U0188705

中医临床病证大典

总主编
陈仁寿

妇科病卷

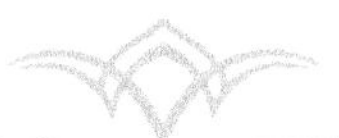

主编
卞雅莉

上海科学技术出版社

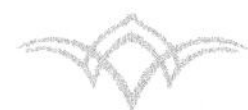

图书在版编目（CIP）数据

中医临床病证大典. 妇科病卷 / 陈仁寿总主编 ; 卞雅莉主编. -- 上海 : 上海科学技术出版社, 2022.8
ISBN 978-7-5478-5722-9

Ⅰ. ①中… Ⅱ. ①陈… ②卞… Ⅲ. ①中医临床②中医妇科学—妇科病 Ⅳ. ①R24②R271.1

中国版本图书馆CIP数据核字(2022)第108941号

中医临床病证大典·妇科病卷

总主编　陈仁寿

主　编　卞雅莉

上海世纪出版(集团)有限公司
上 海 科 学 技 术 出 版 社　出版、发行
(上海市闵行区号景路 159 弄 A 座 9F - 10F)
邮政编码 201101　www.sstp.cn
当纳利（上海）信息技术有限公司印刷
开本 889×1194　1/16　印张 53.25
字数 1 100 千字
2022 年 8 月第 1 版　2022 年 8 月第 1 次印刷
ISBN 978 - 7 - 5478 - 5722 - 9/R · 2507
定价：520.00 元

内容提要

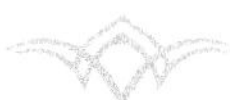

《中医临床病证大典·妇科病卷》以中医妇科常见的月经病、带下病、妊娠病、产后病以及妇科杂病为纲，全面汇集妇科病证的历代中医药文献，摘录辑要其中妇科病证的病名、病因、病机、辨证、治法、用方、用药、医论医案等原文进行类编，归纳总结历代医家辨治妇科疾病的理论和经验，系统反映妇科病证的发展源流和认识轨迹。

本书融理、法、方、药与临床实践为一体，是一部为中医妇科临床、教学、科研提供学习和参考的工具书，可供中医、中西医结合的妇科临床及科研工作者参考使用；同时，本书为现代临床诊治提供丰富资料，以提高中医临床诊疗妇科病证水平，也为中医药科研、新药开发提供有效信息，故具有重要的学术价值和文献价值，对现代妇科病的诊断和治疗具有较好的指导作用。

编 委 名 单

主 编

卞雅莉

编 委

（按姓氏笔画为序）

代秀娟 任威铭 衣兰杰 孙 岩
李 玉 杨 杰 杨 萌 杨文娟
吴诗敏 吴承艳 茆慧芳 范崇峰
赵君谊 晏婷婷 奚飞飞 郭银华
蒋小云 曾 妮

序 言

历代医书以传承为旨，记述中医精粹，启悟后人，可谓功德无量。

对病证之认识，是中医发展过程的一大升华，以病证为目标，则治病可以做到有的放矢。自《黄帝内经》始，可散见有病名或病证的记载，而到了唐代《备急千金要方》，已形成较为系统的五脏分科，对病证及病证系统的认识逐渐深入并丰富，此后更加日益发展。

古人著书立说，擅长总结自己的临床经验，还有一部分熟悉前贤医著的医家，喜欢集解历代医学前贤对病证的认识与治病的思想与经验，并考源与阐释，使分散于众多医书中的内容精华集于同一本医著之中而流传下来。书如明代徐春甫的《古今医统大全》，“撰取历代医源与圣贤立法制方，足为天下准绳者；取诸名医家书与文集，其学本《内经》而方法醇正者。医道以脉为先，分类病证首论病源，病机祖述《内经》与《诸病源候论》”。这种记录中医药文献的范式成了传承中医精华的一种较好的模式，它不仅可以反映历代中医对临床病证的源流与沿革认识，而且较好地将历代对病证认识的精华记述并流传下来。在历史演变过程中，有的著作原书虽已散佚，而正因为有了这一类文献，将原书中的全部或部分内容被保存下来，而今天可以从中辑佚原文，以恢复原貌，并且使后人能够十分便捷地查阅到众多古籍中自己所需要的知识。以这种形式所编纂的文献被称为“类书”，它较“丛书”的编纂工作难度要大得多。编纂者不仅需要有校勘古医书的能力，而且知识面要求更广，且要熟悉更多的中医药古籍，还需要将众多文献中的资料进行分门别类、编辑排序、归纳点评，使之成为一种全新的文献著作。

在类书的编纂上，南京中医药大学中医药文献所与中医文献学科团队的《中药大辞典》《中医方剂大辞典》和《中华本草》做出了很好的榜样，这几本书倾注了一大批专家多年的心血和汗水，它们以记录古代方药认识源流为主，并夹有今人的认识与总结，做到了古今交融，均具有划时代的学术价值。今天这个团队的新一代中医药文献学者，鉴于目前对中医临床病证的系统整理工作尚属空缺，为此以所长陈仁寿教授为首精心策划、带领中青年老师共同编纂《中医临床病证大典》，将成为一部反映历代发展源流的中医病证类临床实用性文献。

与前面三部方药类著作相比，关于临床病证的论述在古代文献中更为繁杂，收集与整理起来更加困难。从我已经看到的部分书稿看，这部书前期准备工作十分仔细，编纂中作者们付出了很多的心血。据了解参考古籍文献超过 1 000 部，稿件中将内容分为病名、病因、病机、病证以及用方、用药，还有医论医案，各项内容分门别类，层次清晰；归纳点评，层层递进。在每一项目中的引用文献，大多数按出处年代排列，这样既避免了重复，又能体现中医知识的发展进程。各个小标题与简要概述起到了点睛的作用，能够帮助读者理解古代文献的原意与内涵，省去中医临床工作查阅古籍的时间，随时可以收集到临床常见病证的文献资料，为诊疗提供思路。

从古代病证到现代疾病，其间经过了中医本身对疾病认识的不断演变，又到现代西方医学疾病的明确诊断，故古今"疾病观"存在明显的差异和区别。可以说，古今疾病名称既有相关性，又有明显的区别，如消渴与糖尿病、头痛与高血压，它们既有关联又有区别，如何利用中医传统理论与疾病认识观来辨治现代疾病常常会造成困惑。因此本书的价值还在于，通过对古代病证进行重新考证与辨别，能引起我们进行古今疾病比较，寻找他们之间的异同点。书中的内容大大超出了我们的现有视野，通过这部书可以让我们对中医古代病证有更加深入和充分的认识，或许通过此，能让新一代中医人，充分利用好中医传统的"病证思维"来辨治现代疾病，真正做到古今融合，守正创新。

书中的每一种病证均具有研究的现实价值与意义，尽管中医临床类教材或参考书籍对一些常见病证都有总结，但从古代大量的文献来看，已有总结都不够全面和系统，如从病证的数量来说，内科疾病只有数十种，但是在古代文献中的病证数量远远超过这些。而且现在的内容一般都不全面，古籍中相关的病证内容要比现在一些教材中丰富得多。所以说《中医临床病证大典》为后人研究病证开辟了一道门径，这或许本就是该书的编纂目的所在。

我还希望通过这部对中医病证进行系统整理的著作，能够对重新构建中医病证体系，让今天的中医人能够真正从中医的角度认识病证，构建既符合古代中医传统病证理论，又能为现代医学思维所接受的"中医病证体系"有所启发。

总之，对历代中医病证的整理总结是一项十分艰巨又有价值的研究工作，《中医临床病证大典》

做了很好的尝试工作，希望陈仁寿教授团队在整理总结的基础上，今后能够进一步挖掘中医病证的学术精华，总结古人留下的中医临证学术思想与经验，充分发挥中医古籍中的丰富内涵在诊疗当代疑难病和重大疾病方面的指导作用，真正做到古为今用。

故乐而为序！

周仲瑛

2020.11 于南京

前 言

从不同学科角度对中医药文献进行阶段性分类整理研究，一直是历代中医药文献研究领域的重要工作之一，无论是古代的《备急千金要方》《外台秘要》《证类本草》《普济方》《本草纲目》，还是当代的《中药大辞典》《中华本草》《中医方剂大辞典》，均成为划时代的著作，为中医药学术的发展起到了促进作用。《中药大辞典》《中华本草》《中医方剂大辞典》等大型著作的出版，表明现代对中医方药的研究成果已有了全面的系统整理，而对于临床中医病证的系统整理工作一直属于空白，因此有必要对中医病证进行系统整理研究，这是编纂本书的初衷之一。

对中医病证的理论和诊治研究历史上的医家均十分重视，并积累了丰富的文献资料，目前中医临床的分科就是在对古代中医病证研究的基础上产生的，古代医家对病证的认识与研究，对现代中医临床产生了极大的影响。然而，通过查阅古代文献可以发现，在古代文献中所记载的病证要比我们现在所认识的病证种类要多得多。在临床上也可以发现，有许多病证从现在的教科书上找不出对应的病证，但是从古代文献中可以找到比较相应的认识和治疗方法。所以对于一些疑难杂证，应不忘从古文献中查找治疗方法。即使是一些古今均属常见病证，也需在中医传统思维下进行辨治，方能起到最佳疗效。

近年来，对中医病证的研究越来越受到重视，许多专家提出应加强对中医临床文献的研究，倡导对中医病证的全面认识。有专家提出"中医临床离不开中医文献的研究"的观点，并举例说明一些疑难杂证在古代文献中可以找到相应的病证，对如何进行治疗具有指导意义，认为对病、证、治的研究是中医临床文献研究的重点，提出要深入挖掘中医文献中有关病证的认识，做到"古为今用"。虽然研究中医病证的相关论文近年来也屡有发表，如水肿、消渴、咳嗽、胃痛等，从认识源流到诊治演变均有归纳和阐释。但大多以单个疾病为主题展开，尚不够系统和全面。部分以古代病证为专题的图书出版物也仅仅以一个或几个疾病为主题进行历代文献的介绍，对内容的分析与分类皆不够深入和细致。

鉴于目前中医临床文献研究的不足及临床需求，我们认为应对历代中医病证文献进行全面而系统的整理和归纳，以病证为纲，从病证名称出处、概念、鉴别、病因病机，到治法、方药、病案等进行逐项介绍，从而反映古今中医文献有关各病证的学术发展源流，阐述历代医家对中医病证病因病机、诊断治疗的认识与发展沿革，总结他们诊治各科病证的学术理论和临证经验，编撰完成一部为中医临床、教学、科研提供学习和参考的工具书，既为现代临床诊治提供丰富资料，以提高中医临床诊疗水平，也为中医药科研、新药开发提供有效信息。此外，系统整理研究中医病证及其内容和体系，对中医临床教材与教学方式的改革也将有重要的参考价值。为此，我们一直在计划并实施编纂这样一部大型的中医临床病证文献著作《中医临床病证大典》。经过多年的努力，本书被列入“十三五”国家重点图书出版规划项目，并得到了很多专家与上海科学技术出版社的大力支持。

收载病证的中医古籍浩如烟海，各种病证分散在不同的书籍之中，为此在编纂过程中，我们首先对中医古籍进行目录编排、版本考证，并参考有关病证辞书，制定了文献目标，涉及中医古籍逾1 000种，从中采集各种病证，确定了总目录与各科分目录。接下来以病证为纲，对历代文献进行考证、梳理、分类、简评，对病证正本清源、梳理源流、整理治法、古今对照，从而系统介绍历代文献对临床病证从病名、病因、病机、病证到治法、方剂、药物、医论与医案等内容，尽可能为现代临床提供丰富的古代文献资料。

从古代病证到现代疾病，其间经过了中医本身对疾病认识的不断演变，又到现代西方医学疾病的明确诊断，故古今“疾病观”存在明显的差异和区别。可以说，古今疾病名称既有相关性，又有明显的区别，如消渴与糖尿病、头痛与高血压，它们既有关联又有区别，可以说古代文献中的中医病名与现代某一病名绝对一致者，这样的病证十分稀少。因此本书主要以中医病名为纲，但在分类与分科上，书中或多或少蕴含我们对古今病证（病名）相关性的探索。当然，中医病证（病名）认识下的文献摘录与编排，对于利用好中医传统的“病证思维”来辨治现代疾病，具有很大的指导意义。

中医对病证的认识与现代疾病完全是两条不同的思路，不仅古今病名无法一一对应，而且从现代疾病观的角度看，古代疾病本身也存在混杂的现象，如泄泻与痢疾、胃痛与腹痛、痞病与积病等。对于疾病的认识，今天的中医已经无法完全脱离现代疾病的知识，因此我们将一些古代资料尽可能按照不同病证进行分开摘录与表述，但一些无法分开的病证资料只能并存共载，如泄泻与痢疾，宋之前资料混杂较为严重，宋以后尽量做到分开。从现代医学的角度，古代病证的“混杂”，或许正是中医病证体系和架构的特征，所以必须予以保留，为中医临床提供“守正”思路与方法。

历代中医药文献对于病证的记载，资料重复甚至抄袭的现象十分严重，我们在编纂过程中，对于重复者尽量予以删除，但有些资料为了保持文献的完整性，部分重复的内容有所保留。按病名、病因、病机到医案分类后的引用资料，均按年代排列。本书的编纂风格，以收载历代医家论述为主，通过建立小标题与撰写概述的方式，对古代文献进行归纳评述，给现代中医临床给予指导。

全书按内、外、妇、儿、眼、耳鼻喉科分类编纂，内科下又分脾胃病、肺系病、肾系病、心系病、肝系病等，分不同卷册分批出版。各册之间的内容亦是尽量避免重复，但由于病名的重合以及资料的不可分割，因此少量的重复也在所难免。

本书的编写难度超出预期，不仅涉及资料多、年代跨越长，而且历代文献存在相互摘抄的情况，因此内容重复现象也十分严重，加上很多资料的流传过程中，错漏亦不时存在。为此编纂中尽管允许借助电子图书或现代网络寻找资料线索，但要求认真核对原文，出处也尽量选择最佳版本，以保证原文的正确性。然而，由于工作量巨大，时间有限，加上作者水平的原因，书中错漏难免存在，敬请读者与同行批评指正，以便再版时修正！

编　者

2020.10

凡 例

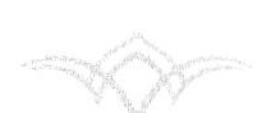

一、本书是一部全面介绍中医临床病证的文献类著作，书中对中医药古籍中的主要病证进行梳理、分类、归纳并简述，以便对中医临床病证有一个全面系统整理与展示，可供现代中医临床工作者查阅与参考。

二、全书按脾胃病卷、肾系病卷、肺系病卷、肝系病卷、心系病卷、伤寒温病卷、气血津液病卷、肢体经络病卷、妇科病卷、儿科病卷、眼科病卷、外科病卷、皮肤科病卷、耳鼻喉科病卷编排，原则上是 1 卷 1 册，少数 2 卷 1 册。每卷下设若干临床常见病证。

三、内科五脏病及伤寒温病、气血津液病、肢体经络病每卷下所列病证从常见病到非常见病排序，妇科病、儿科病、眼科病、外科病、皮肤科病、耳鼻喉科病基本按照现代中医教材上的疾病分类系统编排。

四、每个病证记录历代有关病名、病因、病机、证候、治法、方剂、药物、医论、医案的文献论述，并对文献进行分类与归纳，通过列出标题或撰写概述，对所摘录的文献进行必要的小结。

1. 辨病名：主要收录历代文献有关该病的名称论述，包括病名的命名方式、分类及其他名称，反映历代对该病病名认识的历史演变。

2. 辨病因：主要收录历代文献对该病有关病因的论述，包括内因、外因、不内外因等各种致病原因。

3. 辨病机：主要收录历代文献对该病有关疾病产生机理的论述。病因与病机的内容常常在一起论述，根据主要论述的角度会将内容收录于辨病因或辨病机项中。

4. 辨病证：主要收录历代文献中关于该病的症候属性（外感内伤、脏腑、寒热、阴阳、缓急）、色脉、吉凶等内容。

5. 论治法：主要收录历代文献中有关该病的治疗大法、原则、禁忌等内容。

6. 论用方：主要收录历代文献中有关该病的治疗处方，包括通用方、某病方，主要是有名方为主，收载少量的无名方。

7. 论用药：主要收录历代文献有关某药治疗该病的论述，药物依照笔画排序。

8. 医论医案：主要收录文献中有关该病治疗思路的论述和/或典型病案。

五、书中引文力求正确，发现有问题者根据校勘原则予以迳改，不出注。原文按照成书年代排列。本书根据编写要求，对古籍原文进行了分割摘录，为了保持句子的完整性，部分原文段落会有少量重复。

目录

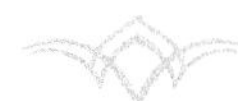

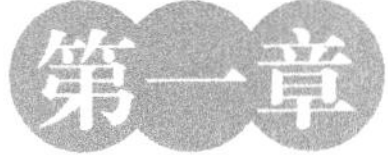

第一章 月经病

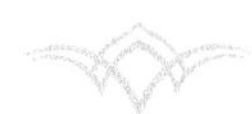

第一节 崩漏

崩漏是指妇女不在行经期间，阴道突然大量出血或淋漓下血不断者，前者称“崩中”，后者称“漏下”。

【辨病名】

崩漏病名最早见于《黄帝内经》,《黄帝内经素问·阴阳别论》:“阴虚阳搏谓之崩。”漏，始见于汉代张仲景《金匮要略》:“妇人宿有癥病，经断未及三月，而得漏下不止。”《诸病源候论》有“漏下候”“崩中候”“崩中漏下候”。《脉经》中有“青、黄、赤、白、黑”五崩之说。《神农本草经》中对于崩漏有如“崩中漏下”“崩中下血”“崩中”“漏下赤白”“漏下”“漏血”等许多称谓。《备急千金要方》和《千金翼方》有“暴崩中”和“血漏”。《圣济总录》有“经血暴下”之名。陈自明在《妇人大全良方》中有“崩暴下血”之称。《严氏济生方》中用“崩漏”之称。

一、崩

《黄帝内经素问·阴阳别论》:“阴虚阳搏谓之崩。”

《黄帝内经素问·腹中论》:“血枯者，月水断绝也。致此之由，其源有二：一则以少时有所大脱血，如胎产既多及崩淋吐衄之类皆是也。”

《脉经·卷九·平郁冒五崩漏下经闭不利腹中诸病证第五》:“问曰：五崩何等类？师曰：白崩者形如涕，赤崩者形如绛津，黄崩者形如烂瓜，青崩者形如蓝色，黑崩者形如衃血也。”

《黄帝内经太素·卷三·阴阳杂说》:“崩，下血也。”

《察病指南·卷中·辨七表八里九道七死脉·八里脉》:“左手尺内脉微，主败血不止，男子溺血，女子崩血，久为白带。”

《四诊抉微·卷七·切诊·动(阳)》:“动脉专司痛与惊，汗因阳动热因阴，或为泄痢拘挛病，男子亡精女子崩。”

《医经读·平集》:“故月事不调，不来及崩，是血病，咎在冲脉。”

《中国医籍考·卷七十三·方论》:“诚以妇人之病，莫重于月经胎产，崩淋带下。”

《灵素节注类编·辨妇人怀妊崩产脉病》:“阴脉虚，阳脉搏，是阳亢不能统血归经，遂致暴崩，此专指妇人也。”

《脉义简摩·卷七·妇科诊略·带下崩漏脉证》:“带下者，崩漏之总名也。世以轻为带，暴为崩，久为漏。”

《脉义简摩·卷七·妇科诊略·经闭血败癥瘕劳损似胎非胎脉证》:“妇人经自断而有躯，其脉反弦，恐其后必大下，不成躯也。大下者，崩也。”

二、血崩

《扁鹊心书·卷下·血崩》:“血崩之证，乃先后天冲任经遂周身之血，悉皆不能收持，一时暴下，有如山崩水溢。”

《察病指南·卷中·辨七表八里九道七死脉·九道脉》:“女人主血崩瘕聚。”

《内经博议·张子和九气感疾论》:“悲气所至，为阴缩筋挛，为肌痹脉痿，男为数便血，女为血崩。”

《四诊抉微·卷六·切诊二十九道脉析脉体象主病·虚(阴)》“汪子良曰：尺虚寸搏，血崩可决。肝肾并虚，则不可治。”

《医会元要·奇经八脉主病及药·带脉主病》:“带脉者，足少阳胆经之穴名也，总束诸脉使不妄行，在人腰间如束带而前垂，故名。其应于关，此脉若固，则无带下漏崩之病矣。带之为病，《经》曰：腹满，腰溶溶如坐水中，女人少腹痛，里急瘛疭，月事不调，赤白带下，血崩久而成枯者宜涩之，血闭久而成竭者宜破之。"

《医学指要·卷三·脉要歌括》："涩为呕逆翻胃，弦强阴疝血崩。"

三、崩中

《察病指南·卷中·辨七表八里九道七死脉·九道脉》："动脉属阴，指下按之无头尾，大如豆，沉沉微动。不来不往曰动，主四体虚劳疼痛，崩中血利，为惊恐，为挛、为泄。"

《濒湖脉学·四言举要》："崩中失血，虚寒相搏，其名为革。男子失精，女子失血，阳盛则促。"

《医灯续焰·卷三·动脉主病第三十》："阴阳相搏不和，则卫、守两失其职，而崩中失血之证，有自来矣。"

《医灯续焰·卷二十一·医家难事有三情》："孙真人曰：夫百病之本，有中风、伤寒、寒热……男子五劳七伤、虚乏羸瘦，女子带下、崩中、血闭、阴蚀，蛊蛇蛊毒。"

《四诊抉微·卷七·切诊·芤(阳中阴)》"寸芤失血病心忪，关芤呕血肠胃痈。尺部见之多下血，赤淋红痢漏崩中。"

《医阶辨证·经水淋沥崩漏辨》："经水淋沥，经行数日不断；漏下，少妇经水一月数行；崩中，老妇经断复下不止。"

《医学指要·卷三·脉要歌括》："脉洪而疾兮，因热结以成痈；脉微而涩兮，必崩中而脱血。"

《脉诀乳海·卷四·动脉指法主病》："不往不来曰动，主四体虚劳，崩中血痢。""阴血积久，有时而忽溢，在女子则为崩中，在男子则为血痢耳。"

四、漏下

《医阶辨证·经水淋沥崩漏辨》："经水淋沥，经行数日不断；漏下，少妇经水一月数行；崩中，老妇经断复下不止。"

《望诊遵经·卷下·月经诊法提纲》："淋沥不止者，谓之漏下。忽然暴下，倾注不断者，谓之崩中。"

五、崩漏

《严氏济生方·妇人门·崩漏论治》："崩漏之病，本乎一证，轻者谓之漏下，甚者谓之崩中。"

《四诊抉微·卷七·切诊·革(阴)》"革脉形如按鼓皮，芤弦相合脉寒虚，女人半产并崩漏，男子营虚或梦遗。"

《素灵微蕴·卷四·带下解》"男子淋浊遗精，女子崩漏带下，病悉同源，而庸工不解，其所制各方，无可用者。"

《望诊遵经·卷下·诊血望法提纲》："况有月事逆行，伤寒误汗者乎？他如外科之疮疡出血，女科之崩漏夺血，以及胎前产后，半产下痢。"

《难经正义·卷四·五十九难》："更有血迷似癫者，妇人月水崩漏过多，血气迷心，或产后恶露上冲，而语言错乱，神志不宁者，血虚神耗也。"

六、崩带下血

《四诊抉微·卷六·切诊二十九道脉析脉体象主病·微(阴)》："气血微兮脉亦微，恶寒发热汗淋漓。男为劳极诸虚候，女作崩带下血医。"

《医阶辨证·经水淋沥崩漏辨》："经水淋沥，经行数日不断；漏下，少妇经水一月数行；崩中，老妇经断复下不止。"

【辨病因】

崩漏发病的原因有很多，如脏腑虚损、七情内伤、饮食不节、劳倦过度等引起冲任二脉受损、气血失调，多表现为冲任不固，血失统摄；热上冲任，迫血妄行；瘀阻冲任，血不循经。

一、起居不慎

《类证治裁·卷八·崩漏论治》："良由起居不时，生冷失节，气血阻滞，一时暴下阴虚，阳失依附，变化内风，眩冒呕逆，如风翔浪翻，当知阴虚阳搏，崩漏乃成。"

二、七情内伤

《扁鹊心书·卷下·血崩》："暴怒内损真气，致任脉崩损。"

《严氏济生方·妇人门·崩漏论治》："且平居妇人，经脉调适，冲任二脉，互相滋养，阴阳二气，不相偏胜，则月事以时下。倘若将理失宜，喜怒不节，疲极过度，大伤于肝。盖肝为血之府库，喜怒劳役，一或伤之，肝不能藏血于宫，宫不能传血于海，所以崩中漏下。”

《丹溪心法附余·卷二十·崩漏》：“盖人之七情过极，则动五志之火，五志之火亢甚，则经血暴下，失期而来。”

《女科撮要·卷上·经漏不止》：“其为患因脾胃虚损，不能摄血归源；或因肝经有火，血得热而下行；或因肝经有风，血得风而妄行；或因怒动肝火，血热而沸腾；或因脾经郁结，血伤而不归经；或因悲哀太过，胞络伤而下崩。”

《内经博议·附录·张子和九气感疾论》：“悲气所至，为阴缩筋挛，为肌痹脉痿，男为数便血，女为血崩。”

《傅青主女科·女科上卷·血崩·郁结血崩十》：“妇人有怀抱甚郁，口干舌渴，呕吐吞酸而血下崩者，人皆以火治之，时而效，时而不效，其故何也？是不识为肝气之郁结也。夫肝主藏血，气结而血亦结，何以反致崩漏？盖肝之性急，气结则其急更甚、更急，则血不能藏，故崩不免也。”

《女科经纶·卷七·崩带门·血崩属真阴虚不能镇守包络相火》：“悲思忧恐太甚，阳气内动，真阴虚，不能镇守包络相火。”“喜怒不常，大伤于肝。”

《女科指要·卷一·经候门·崩漏》：“七情郁结，血液偏渗。”

《竹林女科证治·卷一·调经下·怒后崩漏》：“妇女大怒之后，经血暴下，此暴怒伤肝，肝不藏血，而血妄行者。”

《彤园医书（妇人科）·卷一·崩漏门·总括》：“暴怒伤肝，肝不藏血而妄行者。”

《古今医彻·卷四·女科·带症论》：“崩为肝虚有火，而血不能藏；带为脾虚有湿，而气不能摄。”

《脉义简摩·卷七·妇科诊略·带下崩漏脉证》：“妇人于四旬外，经期将断之年，多有渐见阻隔，经期不至者，此际慎宜防察。若果气血和平，素无他疾，此固渐止而然，无足怪也。若素多忧郁，及湿痰诸患，而见此阻隔，便是崩决之兆。隔浅者，其崩尚轻；隔深者，其崩必甚。”

三、劳倦过度

《备急千金要方·卷四·妇人方下·赤白带下崩中漏下第二十》：“女人劳损因成崩中状。”

《太平圣惠方·卷七十三·治妇人崩中漏下不止诸方》：“妇人劳损因成崩中，不可禁止，积日不断，故成漏下。”

《太平惠民和剂局方·卷九·宝庆新增方》：“劳伤过度，致伤脏腑，冲任气虚，不能约制其经血。”

《兰室秘藏·卷中·妇人门·经漏不止有三论》：“皆由饮食不节，或劳伤形体，或素有心气不足，因饮食劳倦，致令心火乘脾。”

《妇科玉尺·卷五·崩漏》：“若劳动过极，以致脏腑亏伤，而冲任二脉，亦虚不能约束其经血，使之如期而下，故或积久或不须积久，忽然暴下，若山之崩，如器之漏，故曰崩漏。究其原，则有六大端，一由火热，二由虚寒，三由劳伤，四由气陷，五由血瘀，六由虚弱。”

【辨病机】

崩漏的主要病机是冲任损伤，不能制约经血。造成冲任损伤的原因，有脾肾之虚、气血两虚、脏腑两虚等。

一、肾虚

《玉机微义·卷四十九·妇人门·通经之剂》：“治妇人血崩，是肾水阴虚不能镇守胞络相火，故血走而崩也。”

《女科切要·卷二·血崩》：“如妇人血崩不止，乃冲任虚弱，脏腑虚冷所致也。”

《脉诀新编·卷二·四言脉诀》：“崩中失血，皆肾经失闭蛰封藏之本也。”

二、脾虚

《兰室秘藏·卷中·妇人门·经漏不止有三论》：“皆由脾胃有亏，下陷于肾，与相火相合，湿热下迫，经漏不止。”“或人故贵脱势，人事疏少，或先富后贫，心气不足，其火大炽，旺于血脉之中，又致脾胃饮食失节，火乘其中，形质肌肉容颜似不病者，此心病也，不行于诊，故脾胃饮食不调，其证显矣。”

《女科撮要·卷上·经漏不止》:“其为患因脾胃虚损,不能摄血归源。”

《万氏妇人科·卷一·崩漏章·崩》:“妇人崩中之病,皆因中气虚,不能收敛其血,加积热在里,迫血妄行,故令经血暴下而成崩中。崩久不止,遂成下漏。”

《诊家正眼·卷二·微脉(阴)》:“虚中日久为崩带,漏下多时骨亦枯。”

《冯氏锦囊秘录·女科精要·卷十六·崩漏门诸论》:“因脾胃虚而心包乘之,故漏下血水不止。”

《内府秘传经验女科·卷三·崩漏论》:“妇人崩漏,失血过多,由气血俱虚损,伤子宫血海也。血气之行外循经络,内荣脏腑,重则为崩,轻则为漏。而冲任之气虚,不能约制其经血,故脾不能统血,肝不能藏血,忽然血崩暴下,此等症候皆由脾胃气血先损,能受补者可救。”

《妇科玉尺·卷五·崩漏》:“思虑伤脾,不能摄血,致令妄行。”

《血证论·卷四·崩带》:“古名崩中,谓血乃中州脾土所统摄,脾不统血,是以崩溃,故曰崩中。”

三、血热

《伤寒明理论·卷中·热入血室》:“冲之得热,血必妄行。”

《秘传证治要诀及类方·卷十二·妇人门·崩中》:“崩中血热而成者。”

《傅青主女科·女科上卷·血崩·血海太热血崩十二》:“血海者,冲脉也,冲脉太寒而血即亏,冲脉大热而血即沸。血崩之为病,正冲脉之太热也。”

《沈氏女科辑要笺疏·卷上·月事异常》:“崩中一症,因火者多,因寒者少,然则使属热,亦是虚火,非实热可比。”

四、血瘀

《千金翼方·卷八·妇人·月水不利》:“瘀血占据血室,而致血不归经。”

《傅青主女科·女科上卷·血崩·闪跌血崩十一》:“妇人有升高坠落或闪挫受伤,以致恶血下流,有如血崩之状者,若以崩治,非徒无益,而又害之也。盖此症之状,必手按之而疼痛,久之则面色痿黄,形容枯槁,乃是瘀血作祟,并非血崩可比。倘不知解瘀而用补涩,则瘀血内攻,疼无止时,反致新血不得生,旧血无由化,死不能悟,岂不可伤哉!治法须行血以去瘀,活血以止疼,则血自止而愈矣。”

《女科切要·卷二·血崩》:“血崩证有二说:瘀血也,空痛也。瘀血者,体必作寒热。”

《血证论·卷一·男女异同论》:“女子胞中之血,每月一换,除旧生新,旧血即是瘀血,此血不去,便阻化机。”

《血证论·卷五·瘀血》:“盖血初离经,清血也,鲜血也。然即是离经之血,虽清血、鲜血,亦是瘀血。”

五、冲任虚损

《诸病源候论·妇人杂病诸候二·崩中候》:“崩中者,脏腑损伤,冲脉、任脉、血气俱虚故也。”“若劳伤过度,则脏腑俱伤,而冲任之气虚,不能约制经血,故忽然暴下,谓之崩中。”“漏下者,由劳伤气血,冲任之脉虚损故也。”“冲任之脉损,不能约制其经血,故血非时而下,淋漓成漏也。”

《圣济总录·卷一百五十三·妇人经血暴下兼带下》:“论曰:妇人脏腑久冷,素有赤白带下,复因冲任气虚,不能制约经血,以致暴下,二病兼作,故谓经血暴下兼带下也。”

《冯氏锦囊秘录·女科精要·卷十六·崩漏门诸论》:“冲任为经脉之海,凡血气调适,则外循经络,内荣脏腑,经下依时。若劳伤过极,冲任气虚不能约制经血,乃为崩中暴下。”

【辨病证】

崩漏辨证应根据出血的量、色、质变化,参合舌脉以及发病的久暂,辨其寒热虚实。

一、辨脉象

《察病指南·卷中·辨七表八里九道七死脉·八里脉》:“左手尺内脉微,主败血不止。男子溺血,女子崩血,久为白带。”

《诊家枢要·脉阴阳类成》:“妇人崩带,浮而迟。”

《脉诀刊误·卷上·八里》:“崩中日久为白

带。漏下多时骨亦枯。”

《濒湖脉学·微(阴)》:“气血微兮脉亦微,恶寒发热汗淋漓。男为劳极诸虚候,女作崩中带下医。”

《濒湖脉学·芤(阳中阴)》:“寸芤积血在于胸,关内逢芤肠胃痈。尺部见之多下血,赤淋红痢漏崩中。”

《濒湖脉学·革(阴)》:“革脉形如按鼓皮,芤弦相合脉寒虚。女人半产并崩漏,男子营虚或梦遗。”

《濒湖脉学·濡》:“汗雨夜来蒸入骨,血山崩倒湿侵脾。”

《濒湖脉学·动(阳)》:“动脉专司痛与惊,汗因阳动热因阴。或为泄痢拘挛病,男子亡精女子崩。”

《订正太素脉秘诀·卷下·别识妇人脉式》:“尺脉微细者,血气败也,主血崩带下。”“而尺脉浮涩者,主血崩。”

《诊家正眼·卷一·诸病宜忌之脉》:“崩漏:宜微弱,忌实大。”

《诊宗三昧·逆顺》:“崩漏,脉宜微弱,忌实大。”“凡崩漏胎产久病,脉以迟小缓滑为顺,急疾大数者逆。”

《女科经纶·卷七·崩带门·崩漏之脉》:“《脉诀举要》曰:崩漏下血,脉迟小虚滑者生,疾急大实紧数者死。尺寸虚者漏血,脉浮者死不治。”

《四诊心法要诀·下》:“革伤精血,半产带崩。”

《脉确·芤革》:“尺部崩淋便血流。”

《脉确·微》:“女子崩中带下亏。”

《脉确·动》:“见崩症是尺有动脉矣。”

《医学脉灯·二十八脉》:“阳微恶寒,阴微发热,男为劳极诸虚,女为崩中带下之症。”

《医学脉灯·脉要歌》:“涩兮呕逆翻胃,弦强阴疝血崩。”

《脉理求真·卷二·新增四言脉要》:“弦脉主饮,木侮脾经。阳弦头痛,阴弦腹疼。动主搏击,阴阳不调。阳动汗出,为痛为惊。阴动则热,崩中失血。动为阴阳不和,动见于寸,则心肺受累而惊痛与汗自至;动见于尺,则肾水受累而崩中失血自生。”

《诸病主病诗·正文·沉》:“革合芤弦寒与虚(芤为虚,弦为寒,虚寒相搏,故芤弦相合而成革脉,革因为虚寒失血之候),中风感湿胀兼医,女人半产并崩漏,男子营虚或梦遗。(此首总言革脉病)”

《诸病主病诗·正文·迟》:“气血微兮脉亦微,恶寒(阳微也)发热(阴微也)汗淋漓,男为劳极诸虚候,女作崩中带下医。(此首总言微脉病)动脉专司气与惊,汗因阳动热因阴,或为泄痢拘挛病,男子亡阳女子崩。(此首总言动脉病)”

《诸病主病诗·正文·任》:“任脉病,非阴自病,实由阴中无阳,故疝瘕崩带,皆结阴之故。”

《脉象统类·正文》:“左尺:膀胱风热,小便赤涩。兼芤,男子尿血。女子崩漏。兼迟,冷疝,脐下痛。”

《医学指要·卷一·三焦要论》:“六脉微而缓则三焦绝经,其证名曰血崩。”

《脉诀乳海·卷四》:“歌曰:指下寻之有若无,漩之败血小肠居。崩中日久为白带,漏下时多骨木枯。指下寻之,其中往来甚微,再再寻之,若有若无。然何以至如是之虚也,夫心主血者也,脾摄血者也,今脾不能摄血,以至心包络之血漩流而下,入于小肠,然小肠主出而不主纳,不能久居,必下漏,而为崩中之证矣。然崩中日久,则阴已衰而阳无所倚,传变而为虚寒,白带因之而下矣。夫骨,肾所主也,肾主闭藏,受五脏六腑之精而藏之。斯骨有所濡润,而不至于枯槁。今崩中而继之以漏下,则精血已竭。骨无所濡,而如木之枯槁矣。”

《脉义简摩·卷四主病类·陈修园二十八脉纲目》:“数见关中为动,形圆如豆,厥厥摇动,见于关部。主阴阳相搏,主气与惊,男子伤阳,女子血崩。”

《脉义简摩·卷四主病类·郭元峰二十八脉集说·革脉》:“革脉者弦大而数,浮取强直,重按中空,如鼓皮之状。为亡血,为失精,为半产崩漏,为胀满,为中风,为感湿。”

《脉义简摩·卷七妇科诊略·产后杂病脉证》:“产后尺泽虚软而代,至数不及,白涕不止,血崩下带。”

《诊脉三十二辨·辨浮脉所统有十》:“尺芤下焦虚,主血淋血崩。”

《诊脉三十二辨·辨肾膀胱脉》:“洪则属火为

微邪，盗汗发渴，小便赤涩，脚作酸疼，此乃肾虚，小便血，女人血淋血崩为患。”

《脉学正义·卷六》：“便溺崩淋脉动之比。而妇人尺脉动甚。”

《脉诀新编·卷一·男女异脉辨》：“若尺弱寸盛者，上焦有余也，上有余下则亏，冲任不调，月事不准、崩带等症作矣。”

《脉诀新编·卷一·诊脉入式歌》：“革乃变易血气去留常度，男子不交精泄，女子崩中漏下，有孕为半产，总之虚寒怪脉也。”

《脉诀新编·卷二·诊妇人脉法》：“带下崩中，脉多浮动，虚迟者生，实数者死（崩带脉浮而动，浮则为虚，动则为痛，或崩带或阴户脱下）。”

二、辨五色

《望诊遵经·卷上·白色主病条目》：“崩中面目脱色，唇干口燥者，虚极乏气也。”

《望诊遵经·卷上·黑色主病条目》：“妇人眼眶灰黑者，崩中带下也。”

三、辨寒热虚实

《冯氏锦囊秘录·女科精要·卷十六·崩漏门诸论》：“妇人血崩，来如潮涌，明是热势妄行，然岂可用寒治。寒则血凝泣，而热郁于中宫益深矣，治宜清补兼为升提，血自循经，经自摄血，故宜不可骤止也，宜地黄、阿胶、芍药、麦冬、桑耳灰、木耳灰之类。久则亦多虚寒，而宜温补脾肾者，当以脉候之。然血症多兼用黑药者，以血者火之色也，黑者水之象也，血挟火势，令水化制之，故黑能胜红也。”

《顾松园医镜·卷十六·数集·崩漏》：“崩久则成漏下不止，其症有虚有热，有虚热相兼，有房劳致伤。虚则渗下，热则流通，伤则失职。急则治其标，宜先止其血。”

《医宗金鉴·卷四十四·妇科心法要诀·崩漏门》：“淋沥不断名为漏，忽然大下谓之崩。紫黑块痛多属热，日久行多损任冲。”

《妇科玉尺·卷五·崩漏》：“究其源，则有六大端，一由火热，二由虚寒，三由劳伤，四由气陷，五由血瘀，六由虚弱。”

《履霜集·卷二·止血论》：“许鹤年曰：妇人血崩有二：一因虚，一因热。虚则下陷，四物加参、术之类。热则妄行，四物加芩、连之类。若虚热，宜服止血汤。但崩后气血必亏，大补为主。”

《慈济医话·卷一·癸亥夏季·妇女崩漏有寒热虚实之不同》：“再寒能凝血，而患崩漏者，女子天癸，按月而来，因寒将血闭，月留一点，累月所积，一旦俱下，则为崩漏。治法以艾、桂逐瘀。”

四、辨脏腑

《冯氏锦囊秘录·女科精要·卷十六·崩漏门诸论》：“总由劳役过度而伤中，喜怒不节而伤肝，脾虚不能统血，肝伤不能藏血，而为崩中漏下。或悲思忧恐太甚，阳气内动，真阴愈虚，不能镇守胞络，相火迫血而崩，故宜养血安神为主；若因脾胃气虚下陷，肾与相火相合，湿热下迫而致者，宜调理养血为主；或大小新产，遽触房事。或经水未绝，欲炽而伤血海，皆致崩漏，并宜调气养血，于肝心脾肾则脏求之……崩漏不止之症，先因心火亢甚，于是血脉泛溢，以致肝实而不能纳血，出纳之用遂废。《经》曰：子能令母实。是以肝肾之相火，上挟心火之势，从而相扇，至令月水错经妄行，无时泛溢。若不早治，变为血枯发热痨怯矣。”

《临证指南医案·卷九·崩漏》：“有因冲任不能摄血者；有因肝不藏血者；有因脾不统血者；有因热在下焦，迫血妄行者；有因元气大虚，不能收敛其血者；又有瘀血内阻，新血不能归经而下者。”

《类证治裁·卷八·崩漏论治》：“凡五脏俱虚，五色杂下，谓之五崩：肺虚色白如涕，心虚色赤如绛，脾虚色黄如烂瓜，肝虚色青如蓝，肾虚色黑如肝血。”

五、辨气血阴阳

《女科百问·卷上·第四十二问阴崩阳崩何以别之》：“受热而赤者，谓之阳崩；受冷而白者，谓之阴崩。”“当和其阴阳，调其气血，以平为福。”

《明医指掌·卷九·妇人科·崩漏三》：“夫妇人气血调和，则经水依期而来，何崩漏之有？若劳动过极，脏腑俱伤，冲任之脉气虚，不能约制其经血，故忽然暴下，若山崩然，故曰崩中。丹溪云：血崩证有因劳损而致者，有挟热者，有挟寒者，有因气血不足者之不同，当辨明而治之。”

【论治法】

崩漏的治疗须以“急则治其标，缓则治其本”

为原则，采用塞流、澄源、复旧三法。

一、概述

《医学入口·卷六·崩漏》："势急须宜止且行……血崩止后，宜四物汤加炒干姜调之……免致孤阳，防其再发。"

《女科经纶·卷七·崩带门·治血崩有初中末之三法》："治法初用止血，以塞其流；中用清热凉血，以澄其源；末用补血，以复其旧。若止塞其流，不澄其源，则滔天之势不能遏，若止澄其源，而不复其旧，则孤阳之浮无以止，不可不审也。"

《胎产新书·女科秘要·卷四·治崩漏次第》："凡治崩漏，先止血以塞其流；次清热凉血，以清其源；后补气血，以复其旧。"

二、内治法

1. 补肾固脱

《丹溪手镜·卷下·崩漏》："由肾水真阴虚，不能镇守胞络相火，故血走而崩，是气血俱脱，为大寒之证，轻手其脉数实，举手弦紧或涩，皆阳脱也，阴火亦亡，或渴，皆阴燥，宜温之、补之、升之。"

《明医指掌·卷九·妇人科·崩漏三》："肾虚不能镇相火而崩，凉血地黄汤。"

《景岳全书·卷三十八人集·妇人规上·经不调》："调经之要，贵在补脾肾资血之源，养肾气以安血之室。"

《顾松园医镜·卷十六·数集·崩漏》"若因肾水虚衰不能镇守胞中相火，而血走为崩漏者，保阴、左归加减。"

2. 健脾益气

《资生集·卷二·血崩集方·治崩漏气陷》："东垣曰：血脱益气，古法也。先补胃气以助生长，故曰阳生阴长，诸甘药为之先务。举世皆以为补气，殊不知甘能生血，此阳生阴长之理也，故先理胃气。人之一身，内谷为宝，补中益气方加神曲、黄芩，名益胃升阳汤，以起妇人血崩之属气下陷者。"

《血证论·卷四·崩带》："谓血乃中州脾土所统摄，脾不摄血，是以崩溃，名曰崩中。示人治崩，必治中州也。"

3. 补气养血

《丹溪心法·卷五·崩漏八十九》："夫妇人崩中者，由脏腑伤损，冲任二脉，血气俱虚故也。二脉为经脉之海，血气之行，外循经络，内荣脏腑。若气血调适，经下依时。若劳动过极，脏腑俱伤，冲任之气虚，不能约制其经血，故忽然而下，谓之崩中暴下。治宜当大补气血之药，举养脾胃，微加镇坠心火之药，治其心，补阴泻阳，经自止矣。"

《医学入门·外集·卷五·妇人门·崩漏》："虚多房劳挟火邪，经行犯房，及劳役过度，损伤冲任，气血俱虚，不能制约，经血忽然暴下，宜大补气血，大温经汤。气虚者，四物汤加参、芪；血虚者，四物汤加胶、艾、炒干姜。"

《济阴纲目·卷二·血崩门·论崩漏杂治法》："丹溪云：崩漏有虚有热，虚则下溜，热则通流。气虚血虚者，皆以四物汤加参芪。"

《冯氏锦囊秘录·女科精要·卷十六·崩漏门诸论》："崩者，倏忽暴下也；漏者，淋沥不断也。总由劳役过度而伤中，喜怒不节而伤肝，脾虚不能统血，肝伤不能藏血，而为崩中漏下。或悲思忧恐太甚，阳气内动，真阴愈虚，不能镇守胞络，相火迫血而崩，故宜养血安神为主，若因脾胃气虚下陷，肾与相火相合，湿热下迫而致者，宜调理养血为主；或大小新产，遽触房事；或经水未绝，欲炽而伤血海，皆致崩漏，并宜调气养血，于肝心脾肾则脏求之。"

《医学指要·卷六·调经扼要》："至于数月不行，经年不至者，均气血虚也，必两尺浮弱，两寸短涩，宜补血汤合参附汤，或十四味建中汤，或十全大补汤，或补元煎、举元煎择而服之……崩漏者全属气虚下陷，间有湿热，以末治之。"

《类证治裁·卷八·崩漏论治》："《济阴纲目》曰：崩漏属气虚，不能约制，则宜补气，其为热乘者，则凉血。不当混言调补脾胃，尝析而言之。有脏腑及冲任阳虚者；有脏腑及冲任阴虚者；有阴虚兼阳亢者；有初损脏腑，久崩久漏，屡伤冲任，以致络虚不能摄血者。概言调脾胃，尚未切中窾要。"

4. 养血清热

《冯氏锦囊秘录·女科精要·卷十六·崩漏门诸论》："崩必大怒伤肝，冲动血海，或火盛之极，血热沸腾也；漏则房劳过度，伤损冲任二脉，气虚不能约制经血，或其人平素多火，血不能安，故不时漏泄。崩宜理气降火升提，漏宜滋阴补气养血或兼制火也。”

《一见能医·卷七·病因赋下·血山崩漏为损冲任》：“血崩之病，本乎一症。轻者，谓之漏下；重者，谓之崩中。盖冲脉为十二经之血海，任脉为一身生养之元气，因损此二脉，故血妄行。此症无论新久虚实，忌服热燥之药。初起者，属实热，治宜解毒，四物汤加黄芩、黄柏、知母、黄连、生蒲黄、莲蓬之类。稍久者，属虚热，治宜养血清火，四物汤加阿胶、艾叶、芩、连、山栀、炒蒲黄、棕榈灰之类。”

5. 活血化瘀

《神农本草经疏·卷一·〈续序例〉上·论治血三法药各不同》：“血热宜清之、凉之。热则为痈肿疮疖，为鼻衄，为齿衄，为牙龈肿，为舌上出血，为舌肿，为血崩，为赤淋，为月事先期，为热入血室，为赤游丹，为眼暴赤痛。法宜酸寒、苦寒、咸寒、辛凉，以除实热。其药为童便、牡丹皮、赤芍药、生地黄、黄芩、犀角、地榆、大小蓟、茜草、黄连、山栀、大黄、青黛、天门冬、玄参、荆芥之属。”

《医学指要·卷三·奇经八脉》：“《明堂》曰：女人少腹痛、里急瘛疭、月事不调、赤白带下、血崩，久而成枯者，宜涩之；血闭久而成竭者，宜破之。破血有三治，始则四物入红花调黄芪、肉桂，次则四物入红花调鲮鲤甲、桃仁、肉桂，童便煎服。末则四物红花调易老没药散可也。”

《医学指要·卷五·诊治六部虚实》：“如左尺肾脉，三按无力为虚，其外症必男子头晕，腰痛心冲，两足无力，双目瞶瞶，不时流泪，夜间尿涌，遗精败浊，女子崩带，腰痛眼朦，时脚痹而底疼，时经水而不通，宜归肾丸，或左归丸、左归饮，或大补元煎，或地黄饮、补血汤，或还少丹，或五味子散。”

《脉义简摩·卷七·妇科诊略·脏躁脉证》：“此病盖始于忧思郁结伤脾，脾伤不能统血，错出下行，有若崩漏，实名脱营，治宜大补急固。乃认为崩漏，凉血清火，脱出转多。”

6. 疏肝解郁

《竹林女科证治·卷一·调经下·怒后崩漏》：“妇女大怒之后，经血暴下，此暴怒伤肝，肝不藏血，而血妄行者。治宜平肝养血，宜服养血汤。”

三、针灸法

《针灸甲乙经·卷十二·妇人杂病第十》：“妇人漏下，若血闭不通，逆气胀，血海主之。”“女子漏血，太冲主之。”“女子不字，阴暴出，经水漏，然谷主之。”“妇人漏血，腹胀满不得息，小便黄，阴谷主之。”

《素问病机气宜保命集·卷下·药略第三十二（针法附）》：“血崩，当刺足太阴井隐白。”

《卫生宝鉴·卷十八·灸妇人崩漏及诸疾》：“气海一穴，在脐下一寸五分，主妇人月事不调，带下崩中。”

【论用方】

一、常用治崩漏方论

1. 论阿胶丸

《女科指要·卷五·产后门·产后崩漏》：“产后任阳亏损，冲血妄行，故崩漏不止，不能乳子焉。阿胶补阴益血以除崩漏，丹参去宿生新以和血脉，川芎行血海以升阳，当归养血脉以归经，赤石脂涩血定崩漏，鹿茸灰壮阳止血崩，白龙骨涩虚脱，乌贼骨止漏经，续断灰续经脉以止崩漏也。蜜丸以润之，饮下以和之，使经血内充，则冲任完复，而经气固密，血不妄行。”

2. 论补宫丸

《济阴纲目·卷三·赤白带下门·治虚损带下》：“汪琪笺释：此方以鹿角霜、白芍补血，以山药、术、苓补气，以芷、薇而治崩中淋露，以牡、贼而燥湿治带，此又别是一种意见。然不用芎、归、地黄者，虑血药湿润也。变局如此，可不因事制宜？”

3. 论补阴益气煎

《女科指要·卷一·经候门·崩漏》：“气血两亏，清阳下陷而血不归经，故崩而且漏，不能遽止焉。生地滋阴壮水，力能凉血止血；人参扶元补气，又能举陷升阳；山药补脾益阴；当归养血归经；升麻升阳明清气；柴胡升少阳清气；陈皮利气和中；炙草缓中和胃也；佐炒黑荷叶者，亦升阳止血之意。水煎温服，使血气内充，则脾胃受荫而血自归经。”

4. 论地榆散

《女科指要·卷一·经候门·崩漏》：“气血两亏，冲任失守，而寒从中生，故腹痛频频，崩漏久不止焉。熟地补阴滋血以安冲任，黄芪补气举陷以奠生阳，白术健脾燥湿，当归养血归经，白芍敛阴止崩下，茯苓渗湿清治节，炮姜温中逐冷，地榆涩血止血，甘草以缓中益胃也。为散以散之，米饮以下之，使气血内充则中寒自化，而经脉完固，何腹痛不退，崩久不止乎！”

5. 论定崩四物汤

《女科指要·卷五·产后门·产后崩漏》：“方中生地凉血止血，炒松能去阴中之湿；白芷祛风散湿，炒黑亦止崩漏之血；白芍敛阴血以固经；川芎入血海以升阳；当归引血归经；蒲黄散瘀止血；小蓟凉血散瘀；阿胶补阴益血，血余炭炒，以止血定崩也。水煎温服。俾风湿外解，则宿去新生而冲任完复，经色如常。”

6. 论黑逍遥散

《女科指要·卷一·经候门·崩漏》：“任劳多郁，亏损肝脾，致经气不调，经行失其常度而崩漏不已焉。生地壮水滋阴，兼能凉血止血；白术健脾燥湿，即可止漏定崩；白芍敛阴和血；当归养血归经；柴胡升阳解郁；茯苓渗湿和脾；甘草缓中和胃也。血热加丹皮降火，阴虚加牡蛎固涩，随手拈来，无不丝丝入扣。”

7. 论黄土汤

《金匮玉函经二注·卷十六》：“欲崇土以求类，莫如黄土，黄者，土之正色，更以火烧之，火乃土之母，其得母燥而不湿，血就温化，则所积者消，所溢者止；阿胶益血，以牛是土畜，亦是取物类；地黄补血，取其象类；甘草、白术养血补胃和平，取其味类；甘草缓附子之热，使不潜上。是方之药，不惟治远血而已，亦可治久吐血，胃虚脉迟细者，增减用之。盖胃之阳不化者，非附子之善走，不能通诸经脉，散血积也；脾之阴不理者，非黄芩之苦，不能坚其阴以固其血之走也；黄芩又制黄土、附子之热，不令其过，故以二药为使。”

《金匮要略心典·卷中·惊悸吐衄下血胸满瘀血病脉证治第十六》：“黄土温燥入脾，合白术、附子以复健行之气；阿胶、生地黄、甘草以益脱竭之阴，又虑辛温之品，转为血病之厉，故又以黄芩之苦寒，防其太过，所谓有制之师也。”

《金匮要略浅注·卷七》：“以附子温肾之阳，又恐过燥，阿胶、地黄壮阴为佐；白术健脾土之气，土得水气则生物，故以黄芩、甘草清热；而以经火之黄土与脾为类者引之入脾，使脾得暖气，如冬时地中之阳气而为发生之本。”

《血证论·卷八·方解下》：“方用灶土、草、术健补脾土，以为摄血之本；气陷则阳陷，故用附子以振其阳；血伤则阴虚火动，故用黄芩以清火；而阿胶、熟地又滋其既虚之血。合计此方，乃滋补气血，而兼用清之品以和之，为下血崩中之总方。”

8. 论加减当归补血汤

《傅青主女科·女科上卷·血崩·年老血崩七》：“补血汤乃气血两补之神剂，三七根为止血之圣药，加桑叶，既可滋肾之阴，又有收敛之妙。老妇阴精既亏，用此方以止暂时之漏，实有奇功，而不可责其永远之绩者，以补精之味尚少也。服此四剂后，再增入白术五钱、熟地一两、山药四钱、麦冬三钱、北五味一钱，服百剂，则崩漏之根可除。”

9. 论荆芥散

《女科指要·卷一·经候门·崩漏》：“生地炭凉血滋血，兼去血中之湿以止血；荆芥灰和血疏风，能去经络之湿以抚血；当归身养血归经；白芍药敛阴和血；白术炭健脾燥湿；广木香调气醒脾；血余灰去瘀生新以除漏；败棕灰涩血固经以定崩；白茯苓渗湿和脾；荷叶灰升阳止血。血热加丹皮灰以凉血止血；血滞加醋炒香附炭，以调血中之气，亦兼止血；血气滑脱，加醋煅赤石脂，以涩滑脱之血，最能固下；咳嗽加桑皮以肃金气；虚加人参以扶元阴；血虚加阿胶以补任脉之阴，蒲黄灰炒以止冲脉之血；胃中寒加炮姜以缓中宫之冷，淡盐水炒以摄虚阳之动，且能坚肾以固冲任之虚脱也。”

10. 论荆芥四物汤

《济阴纲目·卷二·血崩门·治血热崩漏》：“血藏于肝，肝气不升则热迫于下，故血不能藏而崩也。荆芥升肝气，香附理肝气，条芩除内热，四物生地、芍药养血凉血，故皆取效。”

11. 论马通汤

《千金方衍义·卷四·妇人方下·赤白带下崩中漏下第二十》：“漏下积月不止，非湿热毒蕴即瘀垢生虫，故用马通专行涤垢，而兼胶、艾、归、姜和营之品，可谓当矣。更取焰烬之余结成火土而现坎水之象，以制离火之灾，深得同气相求之妙，然非姜、艾相需，不无止截之虞。每见世医治吐衄崩漏，令人以墨入生地黄汁中服之，应手即止，向后瘀积月深，盈科而行，屡发屡截，劫之不应，仓扁不能复圆矣。然(《千金》)治吐血方，未尝不用生地黄也。然必兼辛散之制，即用一味捣汁，又须渍汁以酒，当无阻滞之患矣。”

12. 论如圣散

《医方集解·经产之剂第二十一》：“此足厥阴药也，涩能止血，故用棕榈；酸能收敛，故用乌梅；温能守中，故用干姜；黑能止血，故并煅用。”

13. 论芍药地榆汤

《医林纂要探源·卷六》：“芍药，治痢君药；苍术以燥湿，且舒郁热而升达阳气；卷柏辛咸平，生于水石，得清洁之气，而色青紫入肝，能除血分之浊热，去瘀软坚，炙用能止崩漏、脱肛，肠风血痢；阿胶滋阴养血，兼能补肺宁心。此亦热淫于内，治以咸寒，佐以苦甘，酸收，苦发之道。但痢至脱肛，则似宜加以升提温补，而后为无弊也。”

14. 论升阳举经汤

《医方集解·经产之剂第二十一》：“此足太阴阳明药也。补中益气汤以益气升阳，退热收汗，加芍药以和血敛阴，黑栀子以清热止血。”

《成方便读·卷四·经产之剂》：“此为中气不固，经血下陷之证也。故以补中益气汤全方，取虚者补之，下者举之之义。加以白芍入血敛阴，庶有所收摄，不致如江河之日下。黑山栀亦能入血，取红见黑则止，血得寒则不妄行之意。虽治本，而兼治标耳。”

15. 论生地黄汤

《千金方衍义·卷四·妇人方下·赤白带下崩中漏下第二十》：“此治风入胞门，蕴化为火而崩漏无度。故专用地黄以滋血室之热，细辛以散厥阴之风，风散则火熄而血自安矣，以有细辛之辛散，故无藉于酒煮也。”

16. 论四神散

《易氏医按·医按》：“四神散此方香附能行气，以之为君；乌药助香附行气，以之为臣；苏梗通十二经之关窍，白芷化腐血，生新血，用之为佐；当归引气入心，而生新血；抚芎引气入肝，舒肝之郁，而去旧纳新；神曲引气入脾，畅脾结而统心血；白术健脾胃而和中气，用之为使。以行气药为主，活血药辅之，此治血先调气之法也。”

17. 论四物加味汤

《女科指要·卷一·经候门·崩漏》：“血室虚寒，阳气不能统运，故蓄泄无权，腹痛崩漏焉。四物汤以滋培血室。吴茱、炮姜以温中逐冷，更用人参扶元补气，石脂涩脱定崩漏也。水煮温服，俾血室既充，则寒邪无不化，而冲任蓄泄有权，经行自然如度，何患腹痛不退，崩漏不除乎！”

18. 论芎䓖汤

《千金方衍义·卷四·妇人方下·赤白带下崩中漏下第二十》：“芎、归、地、芍虽专调血，不得甘、芪不能助卫和营。尤妙在姜、萸之辛温，使血无阻积，得以归经。而经后赤白不止，非但不可用茱萸之浊燥，即地黄之腻滞亦宜斟酌，故退二位而进杜、参以益气，精气充而血液固矣。”

《女科指要·卷一·经候门·崩漏》：“寒湿袭虚，经气不摄，故腹痛不止，崩且传漏焉。熟地补阴滋血，黄芪补气摄血，芎䓖行血中之气以除腹痛，白芍敛失位之血以止崩漏，吴萸温中止痛，炮姜温中止血，当归行血归经，炙草暖中和胃。水煮微温服，使寒湿外散，则经气内充，而冲脉完固，何有腹痛不止，崩且传漏之患哉！”

19. 论禹余粮丸

《千金方衍义·卷四·妇人方下·赤白带下崩中漏下第二十》：“《千金》治崩漏多用血肉之味。此用马蹄、鹿茸、龙骨、乌贼，皆止中寓散之意，禹余粮则专于固脱，惟久崩困笃者宜之。若瘀血固结，少腹坚满者，则又未可轻试也。”

二、治崩漏通用方

1. 理中丸（《伤寒论·辨霍乱病脉证并治第十三》）

脾胃虚寒证，自利不渴，呕吐腹痛，腹满不食及中寒霍乱；阳虚失血，如吐血，便血，或崩漏；胸痹虚证，胸痛彻背，倦怠少气，四肢不温。

人参　干姜　甘草（炙）　白术（各三两）

上四味，捣筛，蜜和为丸如鸡子黄许大。以沸汤数合和一丸，研碎，温服之，日三四、夜二服。腹中未热，益至三四丸，然不及汤。汤法：以四物依两数切，用水八升煮取三升，去滓，温服一升，日三服。服汤后，如食顷，饮热粥一升许，微自温，勿发揭衣被。

2. 黄土汤（《金匮要略·卷中·惊悸吐衄下血胸满瘀血病脉证治第十六》）

治脾虚阳衰，大便下血，或吐血，衄血，妇人崩漏，血色黯淡，四肢不温，面色萎黄，舌淡苔白，脉沉细无力者。

甘草（三两）　干地黄（三两）　白术（三两）

附子（三两，炮） 阿胶（三两） 黄芩（三两） 灶中黄土（半斤）

上七味，以水八升煮取三升，分温二服。

3. 内补芎䓖汤（《备急千金要方·卷三·妇人方中·心腹痛第十三》）

治妇人产后虚羸及崩伤过多，虚竭，腹中绞痛方。

芎䓖 地黄（各四两） 芍药（五两） 桂心（二两） 甘草 干姜（各三两） 大枣（四十枚）

上七味，㕮咀，以水一斗二升煮取三升，去滓分三服，日三。不瘥，复作，至三剂。若有寒，苦微下，加附子三两，治妇人虚羸少气，伤绝，腹中拘急痛，崩伤虚竭，面目无色及唾吐血甚良。

4. 马通汤（《备急千金要方·卷四·妇人方下·赤白带下崩中漏下第二十》）

治漏下血，积月不止。

赤马通汁（一升，取新马屎，绞取汁；干者水浸，绞取汁） 生艾叶（三两） 阿胶（三两） 当归（二两） 干姜（二两） 好墨（半丸）

以水八升、酒二升煮取三升，去滓，纳马通汁及胶，微火煎取二升，分二服，相去如人行十里久。

5. 生地黄汤（《备急千金要方·卷四·妇人方下·赤白带下崩中漏下第二十》）

治崩中漏下，日去数升。

生地黄（一斤） 细辛（三两）

上㕮咀。以水一斗煮取六升，服七合。

6. 芎䓖汤（《备急千金要方·卷四·妇人方下·赤白带下崩中漏下第二十》）

治带下、漏血不止；风虚冷热，劳损冲任，月水不调，崩中暴下，腰重里急，淋沥不断；及产后失血过多，虚羸腹痛；或妊娠胎动不安，下血连日，小便频数，肢体烦倦，头晕目暗，不欲饮食。

芎䓖（二两） 干地黄（二两） 黄芪（二两） 芍药（二两） 吴茱萸（二两） 甘草（二两） 当归（三两） 干姜（三两）

以水一斗煮取三升，分三服。若月经后因有赤白不止者，除地黄、吴茱萸，加杜仲、人参各二两。

7. 小牛角䚡散（《备急千金要方·卷四·妇人方下·赤白带下崩中漏下第二十》）

治带下五贲：一曰热病下血；二曰寒热下血；三曰经脉未断，为房事则血漏；四曰经来举重，伤任脉下血；五曰产后脏开经利。五贲之病，外实内虚方。

牛角䚡（一枚，烧令赤） 鹿茸 禹余粮 当归 干姜 续断（各二两） 阿胶（三两） 乌贼骨 龙骨（各一两） 赤小豆（二升）

上十味治下筛，空腹以酒服方寸匕，日三。

8. 禹余粮丸（《备急千金要方·卷四·妇人方下·赤白带下崩中漏下第二十》）

治崩中赤白不绝，困笃；妇人经血日夜不绝，烦闷困绝。

禹余粮（五两） 白马蹄（十两） 龙骨（三两） 鹿茸（二两） 乌贼鱼骨（一两）

上为末，炼蜜为丸如梧桐子大。每晚服二十丸，以酒送下，一日二次。以知为度。

9. 大胶艾汤（《备急千金要方·卷二十五·备急方·诸般伤损第三》）

治男子伤绝，或从高堕下伤五脏，微者唾血，甚者吐血及金疮伤经者方。治妇人产后崩伤下血过多，虚喘欲死，腹中急痛，下血不止者神良。

阿胶 艾叶 甘草 当归 芎䓖（各二两） 干姜（一两） 芍药 地黄（各三两）

上八味，㕮咀，以水八升煮取三升，去滓纳胶令烊，分再服，羸人分三服。

10. 熟干地黄散（《太平圣惠方·卷七十三·治妇人崩中下血不止诸方》）

治妇人崩中下血不止，心神烦闷，头目昏重。

熟干地黄（一两半） 甘草（半两，炙微赤，锉） 蒲黄（半两） 蟹爪（二合，微炙） 白茯苓（三分） 桂心（三分） 阿胶〔二（一）两，捣碎，炒令黄燥〕 白芍药（三分） 当归（三分，锉，微炒） 伏龙肝（三分） 铫布（三两，烧灰）

上件药，捣粗罗为散。每服四钱，以水一中盏，入竹茹一分，煎至六分，去滓，不计时候温服。

11. 白芍药散（《太平圣惠方·卷七十三·治妇人崩中下血不止诸方》）

治妇人崩中下血，不断淋沥，连年不绝，黄瘦。

白芍药（一两） 牡蛎粉（一两） 熟干地黄（一两） 白术（二分） 麒麟竭〔三两（分）〕 柏子仁〔二（三）分〕 乌贼鱼骨（一两，炙黄） 桂心（一两） 附子（一两，炮裂，去皮脐） 黄芪（一两，锉） 龙骨（一两）

上件药，捣细罗为散。每于食前，以温酒调下二钱。

12. 麒麟竭散(《太平圣惠方·卷七十三·治妇人崩中下血不止诸方》)

治妇人崩中下血不绝,小腹疼痛。

麒麟竭(一两半) 禹余粮(一两半,烧醋淬七遍) 地榆(一两,锉) 黄柏(三分,微炙,锉) 赤芍药(一两) 生干地黄(一两半)

上件药,捣细罗为散。每于食前,以粥饮调下二钱。

13. 狼牙散(《太平圣惠方·卷七十三·治妇人崩中下血不止诸方》)

治妇人崩中,下血不止,心胸虚闷。

狼牙草(二两) 诃黎勒皮(三分) 白芍药(三分) 白术〔三两(分)〕 黄芪〔二两(三分),锉〕

上件药,捣粗罗为散。每服三钱,以水一中盏煎至六分,去滓,不计时候温服。

14. 阿胶散(《太平圣惠方·卷七十三·治妇人崩中下血不止诸方》)

治妇人崩中下血,经七八日不定,或作血片,或如豆汁,腹内疠刺疼痛。

阿胶(一两,捣碎,炒令黄燥) 诃黎勒皮(一两) 干姜〔一(三)分,炮裂,锉〕 附子(三分,炮裂,去皮脐) 密陀僧(半两,细研) 棕榈(二两,烧灰) 补骨脂〔二(三)分,微炒〕

上件药,捣细罗为散。不计时候,以热酒调下二钱。

15. 牛角鰓散(《太平圣惠方·卷七十三·治妇人崩中下血不止诸方》)

治妇人崩中下血不止。

牛角鰓(二两,烧灰) 白矾(二两,烧汁尽) 橡实(一两) 木贼(一两) 芎䓖(一两)

上件药,捣细罗为散。不计时候,以热酒调下二钱。

16. 伏龙肝散(《太平圣惠方·卷七十三·治妇人崩中下血不止诸方》)

治妇人崩中,下血不止,腹脐㽲撮疼痛,或时心烦。

伏龙肝(一两,细研) 麒麟竭(半两) 棕榈〔二(三)两,烧灰〕 地榆(一两,锉) 龙骨(一两) 当归(一两,锉,微炒) 白芍药(一两) 熟干地黄(一两) 禹余粮(二两,烧,醋淬七遍)

上件药,捣细罗为散。不计时候,以温酒调下二钱。

17. 瓷药散(《太平圣惠方·卷七十三·治妇人崩中下血不止诸方》)

治妇人崩中,下血不止。

白瓷药(一两,细研) 柏叶(一两,微炙) 柏树细枝(一两,锉,炒黄) 茴根(一两,锉)

上件药,捣细罗为散,不计时候,以热酒调下二钱。

18. 桑耳散(《太平圣惠方·卷七十三·治妇人崩中下血不止诸方》)

治妇人崩中,下血不止,渐加虚困,黄瘦。

桑耳(二两,微炙) 阿胶(一两,捣碎,炒令黄燥) 茴根(一两,锉) 熟干地黄(二两)

上件药,捣细罗为散。不计时候,以粥饮调下二钱。

19. 绿寒散(《太平圣惠方·卷七十三·治妇人崩中下血不止诸方》)

治妇人崩中下血不止。

晚蚕砂(一两,微炒) 伏龙肝(半两)

上件药,捣细罗为散,研令极细。不计时候,以温酒调下一钱。

20. 通神散(《太平圣惠方·卷七十三·治妇人崩中下血不止诸方》)

治妇人崩中下血不止。

菝葜(一两,锉) 蛇床子(一两) 木贼(一两) 桑鹅(一两,微炙)

上件药,捣细罗为散。每服,不计时候,以粥饮调下二钱。

21. 黄液不止方(《太平圣惠方·卷七十三·治妇人崩中下血不止诸方》)

治妇人崩中下血。

芎䓖(一两,锉)

上以酒一大盏煎至六分,去滓,入地黄汁二合,更煎三两沸,食前分为二服。

22. 地榆散

1)《太平圣惠方·卷七十三·治妇人崩中漏下不止诸方》

治妇人崩中漏下不止。

地榆(一两,锉) 伏龙肝〔一两(半)〕 白茯苓(一两) 熟干地黄(一两) 柏叶(一两,微炙) 蒲黄(一两) 白芍药(一两) 甘草(半两,炙微赤,锉) 鹿角胶(一两,捣碎,炒令黄燥) 当归〔一(三)分,锉,微炒〕 桂心(半两) 芎䓖(三分) 干姜(半两,炮裂,锉) 漏芦(一两) 蟹爪(一两,微炒)

上件药,捣粗罗为散。每服三钱,以水一中盏,入竹茹一分,煎至六分,去滓,每于食前温服。

2)《女科指要·卷一·经候门·崩漏》

治崩久不止,脉软者。

熟地(五两) 黄芪(三两,蜜炙) 白术(一两半,炒黑) 当归(三两) 白芍(一两半,炒黑) 炮姜(五钱) 地榆(三两,炒炭) 茯苓(一两半) 炙草(五钱)

上为散。每服三至五钱,饮下。

23. 蔷薇根皮散(《太平圣惠方·卷七十三·治妇人崩中漏下不止诸方》)

治妇人崩中漏下赤白青黑,腐臭不可近,令人面黑,皮骨相连,月经失度,往来无常,小腹弦急,或时肺间疼,腹内疠痛,不欲饮食。

蔷薇根皮(一两,锉) 慎火草(半两) 白蔹(三分) 黄连(一两,去须,微炒) 败龟(一两,涂酥炙令黄) 干姜(半两,炮裂,锉) 桂心(半两) 细辛(半两) 当归(一两,锉,微炒) 熟干地黄(一两) 芎䓖(半两) 石斛(一两,去根,锉) 白芍药(半两) 禹余粮〔一(二)两,烧醋淬七遍〕 牡蛎〔一(二)两,烧为粉〕 艾叶(一两,微炒)

上件药,捣细罗为散。每于食前,以温酒调下三钱。

24. 禹余粮散(《太平圣惠方·卷七十三·治妇人崩中漏下不止诸方》)

治妇人崩中漏下不止,渐加羸瘦,四肢烦痛。

禹余粮〔一(二)两,烧醋淬七遍〕 甘草〔二(三分)两,炙微赤,锉〕 赤石脂(二两) 龙骨(二两) 附子(一两,炮裂,去皮脐) 芎䓖(三分) 熟干地黄〔一钱(两)〕 白芍药〔三两(分)〕 干姜(半两,炮裂,锉) 当归(一两,锉,微炒) 桂心(半两)

上件药,捣细罗为散。每于食前,以粥饮调下二钱。

25. 柏叶散(《太平圣惠方·卷七十三·治妇人崩中漏下不止诸方》)

治妇人崩中漏下,不问年月远近。

柏叶(一两半,微炙) 续断(一两半) 芎䓖(一两半) 禹余粮(二两半,烧醋淬七遍) 艾叶(一两,微炒) 阿胶(一两,捣碎,炒令黄燥) 赤石脂(一两) 牡蛎(一两,烧为粉) 地榆(一两,锉) 生干地黄(一两,锉) 当归(一两半,锉,微炒) 鹿茸(一两,去毛,涂酥炙微黄) 龟甲(一两半,涂酥炙令黄) 鳖甲(一两半,涂酥炙令黄)

上件药,捣细罗为散。每于食前,以粥饮调下二钱。

26. 鹿茸散(《太平圣惠方·卷七十三·治妇人崩中漏下不止诸方》)

治妇人崩中漏下不止,虚损羸瘦。

鹿茸(一两,去毛,涂酥炙微黄) 鳖甲(一两,涂醋炙令黄,去裙襕) 乌贼鱼骨(一两,炙黄) 白龙骨(一两) 续断(一两) 熟干地黄(一两) 白芍药(一两) 白石脂(一两) 肉苁蓉(一两半,酒浸一宿,刮去皴皮,炙干)

上件药,捣细罗为散。每于食前,以粥饮调下二钱。

27. 柏叶丸(《太平圣惠方·卷七十三·治妇人崩中漏下不止诸方》)

治妇人崩中漏下不止,渐加黄瘦,四肢无力,腹内疼痛,不思饮食。

柏叶(一两,微炙) 续断(三分) 芎䓖(三分) 禹余粮(二两,烧醋淬七遍) 艾叶(三分,微炒) 阿胶(一两,捣碎,炒令黄燥) 牡蛎(一两,烧为粉) 地榆(一两,锉) 熟干地黄(一两) 当归(三分,锉,微炒) 丹参(三分) 鮀甲(一两,炙微黄) 鹿茸(一两,去毛,涂酥炙微黄) 鳖甲(一两,涂醋炙微黄) 赤石脂(一两)

上件药,捣罗为末,炼蜜和捣三五百杵,丸如梧桐子大。每于食前,以温酒下三十丸。

28. 禹余粮丸(《太平圣惠方·卷七十三·治妇人崩中漏下不止诸方》)

治妇人劳损因成崩中,不可禁止,积日不断,故成漏下,致五脏空虚,肉色黄瘦。

禹余粮〔一(二)两,烧醋淬七遍〕 龙骨(一两) 紫石英(一两,细研水飞过) 人参(半两,去芦头) 桂心(半两) 川乌头(半两,炮裂,去皮脐) 泽泻(一两) 桑寄生(一两) 川椒(一两,去目及闭口者,微炒去汗) 石斛(一两,去根,锉) 当归(一两,锉,微炒) 杜仲(一两,去皴皮，炙微黄，锉） 肉苁蓉（一两，酒浸一宿，微锉，去皴皮，炙干） 远志（半两，去心） 五味子（半两） 牡蛎（一两，烧为粉） 甘草（半两，炙微赤，锉）

上件药，捣罗为末，炼蜜和捣三五百杵，丸如梧桐子大。每晚食前，以热酒下二（三）丸。

29. 熟干地黄散（《太平圣惠方·卷七十九·治产后崩中诸方》）

治产后崩中，头目旋运，神志昏迷，四肢烦乱，不知人事。

熟干地黄（一两） 伏龙肝（一两） 黄芪（一两，锉） 赤石脂（一两） 阿胶（半两，捣碎，炒令黄燥） 甘草（半两，炙微赤，锉） 白术（半两） 当归（三分，锉，微炒） 人参（半两，去芦头） 芎䓖（半两） 艾叶（半两，微炒）

上件药，捣筛为散。每服三钱，以水一中盏，入生姜半分，煎至六分，去滓，不计时候温服。

30. 龟甲散（《太平圣惠方·卷七十九·治产后崩中诸方》）

治产后崩中，下血过多不止。

龟甲（二两，醋浸炙令微黄） 黑桑耳（二两） 鹿茸（一两，去毛，涂酥炙令黄） 禹余粮（一两，烧醋淬三遍） 当归（一两，锉，微炒） 柏子仁（一两） 吴茱萸（半两，汤浸七遍，炒令微黄） 芎䓖（一两） 白石脂（一两）

上件药，捣细罗为散。每于食前，以温酒调下一钱。

31. 白芍药散（《太平圣惠方·卷七十九·治产后崩中诸方》）

治产后崩中，下血不止，淋沥不绝，黄瘦虚损。

白芍药（一两） 牡蛎（一两，烧为粉） 熟干地黄（一两） 桂心（一两） 干姜（一两，炮裂，锉） 鹿角胶（一两，捣碎，炒令黄燥） 乌贼鱼骨（一两） 黄芪（一两，锉） 龙骨（一两）

上件药，捣细罗为散。每于食前，以温酒调下一钱。

32. 侧柏丸（《太平圣惠方·卷七十九·治产后崩中诸方》）

治产后崩中，久下血不止，或赤或黑，脐下疼痛。

侧柏（一两，炙微黄） 白芍药（一两） 黄芪（一两，锉） 熟干地黄（一两） 续断（一分） 代赭（一两半） 牛角䚡灰（一两） 当归（一两，锉，微炒） 龟甲（二两，涂醋炙令微黄） 桑耳（一两） 禹余粮（一两，烧醋淬七遍） 艾叶（一两，微炒）

上件药，捣罗为末，炼蜜和捣三五百杵，丸如小豆大。每于空心，以黄芪汤下三十丸。

33. 阿胶丸

1)《太平圣惠方·卷七十九·治产后崩中诸方》

治产后崩中，下血不止，虚羸无力。

阿胶（一两半，捣碎，炒令黄燥） 鳖甲（一两，涂醋炙微黄，去裙襕） 续断（一两） 龙骨（二两） 芎䓖（一两） 赤石脂（一两半） 甘草（一两，炙微赤，锉） 当归（一两，锉，微炒） 鹿茸（二两，去毛，涂酥炙微黄） 乌贼鱼骨（二两） 丹参（一两） 龟甲（二两，涂醋炙微黄）

上件药，捣罗为散，炼蜜和捣三五百杵，丸如梧桐子大。每于食前，以温酒下三十丸。

2)《女科指要·卷五·产后门·产后崩漏》

治产后崩漏不止，不能乳子，脉软者。

阿胶（三两，蒲黄炒灰） 丹参（一两半，炒黑） 川芎（一两） 鹿茸（三两，炙灰） 续断（三两，炒灰） 赤石脂（三两，醋煅） 龙骨（三两，煅灰） 当归（三两） 乌贼骨（三两，煅）

上为末，炼蜜为丸。每服五钱，米饮煎，去滓温服。

34. 香墨散（《太平圣惠方·卷七十九·治产后崩中诸方》）

治产后崩中，下血不止。

香墨（半两） 露蜂房（半两，微炒） 龙骨（半两）

上件药，捣细罗为散。每于食前，用水煎干地黄汤，调下二钱。

35. 地黄酒（《太平圣惠方·卷七十九·治产后崩中诸方》）

治产后崩中，下血不止，心神烦乱。

生地黄汁（半小盏） 益母草汁（半小盏）

上件药，入酒一小盏相和，煎三五沸，分为三服，频频服之。

36. 白薇丸（《博济方·卷四·经气杂证》）

治妇人冲任虚损，子藏受寒，久无子息，及断续不产，此因上热下冷，百病滋生，或月水崩下，带漏五色等。

白薇　干熟地黄　川椒(去目,微炒去汗)　白龙骨(各一两)　车前子　当归(锉碎,炒)　芎䓖　蛇床子　细辛　干姜(炮,各半两)　藁本　白芷　覆盆子　官桂(去皮)　菖蒲　白茯苓　远志(去心)　人参　桃仁(去皮尖,麸炒黄)　卷柏(各三分)　麦门冬(一两半,去心,焙)

上二十一味,同杵为细末,炼蜜为丸如桐子大。每日空心及晚食前,温酒下三十丸。

37. 大圣散(《博济方·卷四·胎产》)

治妇人产前产后一切疾患大能安胎和气,或子死腹中,刺疼痛,产后血晕,血癖,血滞,血崩,劳血入四肢等。

泽兰(九分,使嫩者,不用根)　白术(三分,米泔浸,切作片子,以麸炒令黄色)　白芷(三分,湿纸裹煨过)　人参(三分)　川椒(一两,只取三分红皮用)　厚朴(一两,去皮,姜汁炙)　藁本(二分)　桔梗(一两)　白芜荑(七分,拣择只用仁子)　阿胶(半两,研炒令虚,别杵)　细辛(一两)　丹参(三分)　肉桂(五分,去皮,不见火)　生地干黄(一两半)　吴茱萸(四分,洗,炒)　黄芪(三分)　川乌头(三分,炮,去皮脐)　卷柏(四分,不用根)　白茯苓(一两)　甘草(七分,炙)　石膏(二两,研细,水飞过)　五味子(三分)　柏子仁(一两,生用)　防风(一两)　当归(七分)　芍药(七分)　川芎(七分,微炒)　干姜(三分,炮)　白薇(二分,去土)

上二十九味,并拣择令净,分两为末。每日空心,以热酒调下一钱,如妇人一切疾病但请服之,神妙。

38. 伏火二气丹(《太平惠民和剂局方·卷五·续添诸局经验秘方》)

治真元虚损,精髓耗伤,肾气不足,面黑耳焦,下虚上盛,头目眩晕,心腹刺痛,翻胃吐逆,虚劳盗汗,水气喘满,全不入食。妇人血气久冷,崩中漏下,癥瘕块癖。此药夺阴阳造化之功,济心肾交养之妙,大补诸虚。

硫黄(四两)　黑锡　水银　丁香(不见火)　干姜(各半两)

上先熔黑锡,后下水银,结砂子,与硫黄一处,再研成黑灰色,次入余药研匀,用生姜自然汁煮糊为丸如梧桐子大。每服十粒至十五粒,浓煎生姜汤下,空心,食前。

39. 震灵丹(《太平惠民和剂局方·卷五·吴直阁增诸家名方》)

妇人血气不足,崩漏虚损,带下久冷,胎脏无子。

禹余粮(火煅醋淬不计遍数,以手捻得碎为度)　紫石英　赤石脂　丁头代赭石(如禹余粮炮制,各四两)　滴乳香(别研)　五灵脂(去沙石,研)　没药(去沙石,研,各二两)　朱砂(水飞过,一两)

前四味并成小块,入坩锅内,盐泥固济,候干,用炭一十斤,煅通红,火尽为度,入地坑埋,出火毒,二宿;再与后四味并为细末,以糯米粉煮糊为丸如小鸡头大,晒干出光。每一粒,空心温酒下,冷水亦得。忌猪、羊血。妇人醋汤下,孕妇忌服。

40. 十全大补汤(《太平惠民和剂局方·卷五·吴直阁增诸家名方》)

治男子、妇人诸虚不足,五劳七伤,不进饮食,久病虚损,时发潮热,气攻骨脊,拘急疼痛,夜梦遗精,面色萎黄,脚膝无力,一切病后气不如旧,忧愁思虑伤动血气,喘嗽中满,脾肾气弱,五心烦闷,并皆治之。此药性温不热,平补有效,养气育神,醒脾止渴,顺正辟邪,温暖脾肾,其效不可具述。

人参　肉桂(去粗皮,不见火)　川芎　地黄(洗,酒蒸,焙)　茯苓(焙)　白术(焙)　甘草(炙)　黄芪(去芦)　川当归(洗,去芦)　白芍药(各等分)

上一十味,锉为粗末。每服二大钱,水一盏,生姜三片,枣子二个,同煎至七分,不拘时候温服。

41. 人参养血丸(《太平惠民和剂局方·卷九·续添诸局经验秘方》)

治女人禀受怯弱,血气虚损。常服补冲任,调血脉,宣壅破积,退邪热,除寒痹,缓中、下坚胀,安神润颜色,通气散闷。兼治妇人怀身,腹中绞痛,口干不食,崩伤眩晕,及产出月,羸瘦不复常者。

乌梅肉(三两)　熟干地黄(五两)　当归(去苗,二两)　人参　川芎　赤芍药　菖蒲(微炒,各一两)

为细末,蜜搜,杵数千下,丸如梧桐子大。每服五十丸至百丸,温酒、米汤下,食前服。

42. 皱血丸(《太平惠民和剂局方·卷九·续添诸局经验秘方》)

治妇人血海虚冷，百病变生，气血不调，时发寒热，或下血过多，或久闭不通，崩中不止，带下赤白，癥瘕癖块，攻刺疼痛，小腹紧满，胁肋胀痛，腰重脚弱，面黄体虚，饮食减少，渐成劳状，及经脉不调，胎气多损，产前、产后一切病患，无不治疗。

菊花（去梗） 茴香 香附（炒，酒浸一宿，焙） 熟干地黄 当归 肉桂（去粗皮） 牛膝 延胡索（炒） 芍药 蒲黄 蓬莪术（各三两）

上为细末，用乌豆一升醋煮，候干，焙为末，再入醋二碗，煮至一碗，留为糊，丸如梧桐子大。每服二十丸，温酒或醋汤下。血气攻刺，炒姜酒下。癥块绞痛，当归酒下。忌鸭肉、羊血。此药暖子宫，能令有子。

43. 清心莲子饮（《太平惠民和剂局方·卷五·宝庆新增方》）

心火妄动，气阴两虚，湿热下注，遗精淋浊，血崩带下，遇劳辄发，睡卧不安，四肢倦怠，五心烦热，或心火炎上，肺阴灼伤，口干舌燥，渐成消渴。

黄芩 麦门冬（去心） 地骨皮 车前子 甘草（炙，各半两） 石莲肉（去心） 白茯苓 黄芪（蜜炙） 人参（各七两半）

锉散。每服三钱，麦门冬十粒，水一盏半煎取八分，去滓，水中沉冷，空心，食前服。

44. 如圣散（《圣济总录·卷一百五十二·经血暴下》）

治经血不调，兼治血崩。

棕榈一两（烧黑灰） 乌梅（一两） 干姜（一两，并烧过，存五分性）

上为散。每服一钱匕，乌梅汤调下，食前服。久患甚者不过三服。

45. 补宫丸（《杨氏家藏方·卷十五·妇人方上三十六道》）

治妇人诸虚不足，久不妊娠，骨热形羸，腹痛下利，崩漏带下。

鹿角霜 白术 白茯苓（去皮） 香白芷 白薇 山药 白芍药 牡蛎（火煅） 乌贼鱼骨（各等分）

上为细末，面糊为丸如梧桐子大。每服三十丸，空心、食前温米饮送下。

46. 红花散（《素问病机气宜保命集·卷下·妇人胎产论第二十九》）

治妇人产后血昏血崩，月事不调，远年干血气。

干荷叶 牡丹皮 当归 红花 蒲黄（炒）

上各等分，为细末。每服半两，酒煎，和滓温服。

47. 熟干地黄散（《妇人大全良方·卷二十二·产后血崩方论第七》）

治产后崩中，头目旋运，神思昏迷，四肢烦乱，不知人事。

熟干地黄 伏龙肝 黄芪 赤石脂（各一两） 阿胶 甘草 白术 艾叶（炒） 川芎 人参（各半两） 当归（三分）

上㕮咀。每服三钱，水一盏半，姜三片，煎至七分，去滓温服。

48. 镇宫丸（《严氏济生方·妇人门·崩漏论治》）

治妇人崩漏不止，或下五色，或赤白不定，或如豆汁，或状若豚肝，或下瘀血，脐腹胀痛，头晕眼花，久久不止，令人黄瘦，口干胸烦不食。

代赭石（火煅醋淬七次） 紫石英（火煅醋淬七次） 禹余粮（火煅醋淬七次） 香附子（醋炙，各二两） 阳起石（煅红，细研） 芎䓖 鹿茸（燎去毛，醋蒸，焙） 茯神（去木） 阿胶（锉，蛤粉炒成珠子） 蒲黄（炒） 当归（去芦，酒浸，各一两） 血竭（别研，半两）

上为细末，用艾煎醋汁，打糯米和丸如梧桐子大。每服七十丸，空心，米饮下。

49. 十灰丸（《严氏济生方·妇人门·崩漏论治》）

崩中下血不止。

锦灰 马尾灰 艾叶灰 藕节灰 莲蓬灰 油发灰 赤松皮灰 棕榈灰 蒲黄灰（各等分）

为细末，用醋煮糯米糊丸如梧桐子大。每服七十丸，加至一百丸，空心米饮下。

50. 内补当归丸（《仁斋直指方论·卷二十六·妇人·调经诸方》）

治血气虚损，月水不调，或崩中漏下去血过多，肌体羸困，及月水将行腰腿痛重，并皆治之。

真蒲黄（炒，七钱） 熟地黄（半两） 当归（酒煮） 阿胶（炒） 白芷 续断 干姜（炮） 甘草（炙） 川芎（各四两） 肉桂 附子（炮，去皮梢） 白芍药（各一两） 白术 吴茱萸（汤洗七次，炒，各三两）

上为末,炼蜜丸梧桐子大。每服五十丸,食前温酒下。

51. 秘方龙骨丸(《世医得效方·卷十五·产科兼妇人杂病科·崩漏》)

治半产后及下虚,数月崩漏不止。

白牡蛎　北赤石脂　大赭石(以上并煅)　白龙骨　伏龙肝　海螵蛸　五灵脂　侧柏叶(各等分)　棕榈(不拘多少,烧灰)　真蒲黄(多加入)

上为末,醋糊丸如梧桐子大。每服三十五丸。以十全大补汤三钱,加嫩鹿茸去毛酒炙、阿胶蚌粉炒各一钱半,姜三片,枣二枚,乌梅二个煎,吞服,立效。

52. 固经丸(《医方类聚·卷二百一十·妇人门五·引新效方》)

经水过多,及崩中漏下,舌红,脉弦数。

黄芩(炒)　白芍(炒)　龟板(炙,各一两)　黄柏(炒,三钱)　椿根皮(七钱半)　香附子(二钱半)

为末,酒糊为丸。每服五十丸,空腹时用温酒或白汤送下。

53. 归脾汤(《正体类要·下卷·方药》)

治跌扑等症,气血损伤,或思虑伤脾,血虚火动,寤而不寐,或心脾作痛,怠惰嗜卧,怔忡惊悸,自汗盗汗,大便不调,或血上下妄行,其功甚捷。

白术　当归　茯苓　黄芪(炙)　龙眼肉　远志　酸枣仁(炒,各一钱)　木香(五钱)　甘草(炙,三分)　人参(一钱)

上姜枣水煎服。加柴胡、山栀,即加味归脾汤。

54. 全鹿丸(《古今医统大全·卷四十八·虚损门·药方》)

诸虚百损,五劳七伤,精神虚惫,头眩耳鸣,面色萎黄,体虚怕冷,腰膝酸软,阳萎精冷;妇人宫寒不孕,崩漏带下;老年阳衰,精髓空虚,步履不便,手足麻木,遗尿失禁。

中鹿(一只)　人参　白术(炒)　茯苓　炙甘草　当归　川芎　生地黄　熟地黄　黄芪(蜜炙)　天门冬　麦门冬　枸杞　杜仲(盐水炒)　牛膝(酒拌蒸)　山药(炒)　芡实(炒)　菟丝(制)　五味子　锁阳(酒拌蒸)　肉苁蓉　破故纸(酒炒)　巴戟肉　葫芦巴(酒拌蒸)　川续断　覆盆子(酒拌蒸)　楮实子(酒拌蒸)　秋石　陈皮(各一斤)　川椒(去目,炒)　小茴香(炒)　沉香　青盐(各半斤)

将鹿缚杀,退去毛,将肚、杂洗净,同鹿肉加酒煮熟,将肉横切,焙干为末,取皮同杂仍入原汤熬膏,骨须醺炙为末,余药为末,和匀,与鹿膏和捣为丸桐子大,焙干,用生黄绢作小袋五十条,每袋约盛一斤,悬置透风处,阴雨天须用火烘之。每服八九十丸,空心临卧姜汤、盐汤任下,冬月温酒亦可。

55. 胜金丸(《古今医统大全·卷八十四·螽斯广育·附录广嗣方》)

妇人久虚无子,及产前产后一切病患,男子下虚无力,积年气血亏虚,手足麻痹,半身不遂,赤白带下,血如山崩。

当归(酒洗)　芍药　川芎　人参　白术(炒)　白茯苓　炙甘草　白薇(酒洗)　白芷　赤石脂　牡丹皮　玄胡索　桂心　藁本　没药(各一两,除石脂、没药二味另研外,余皆二处磨罗)　香附子(醋浸三日,炒香晒干为末,一十五两)

上十六味为末,炼蜜和丸如弹子大,银器或瓷器封固收贮。每取七丸,空心温酒化下一丸,食干物压之。服至四十九丸为一剂,以癸水调平,受妊为度。妊中三五日服一丸,产后二三日服一丸,醋汤下尤妙。

56. 解毒四物汤(《医学入门·外集卷七·通用古方诗括·妇人》)

治妇人经脉不住,或如豆汁,五色相杂,面色萎黄,脐腹刺痛,寒热往来,崩漏不止等证。

黄连　黄柏　黄芩　山栀　当归　川芎　白芍　熟地(各一钱)

水煎,温服。

57. 胶艾四物汤(《古今医鉴·卷十一·崩漏》)

治血崩。

阿胶(蛤粉炒珠)　艾叶(醋炒)　当归　川芎　白芍　熟地　蒲黄(炒)　黄连　黄芩　生地　栀子　地榆　白术　甘草

上锉,水煎,空心服。

58. 荆芥四物汤(《古今医鉴·卷十一·崩漏》)

治崩漏初起,不问虚实。

荆芥　条芩　当归　川芎　白芍　生地

香附

上锉。水煎，温服。如不止，加防风、升麻、蒲黄（炒）、白术。

59. 七宝美髯丹（《本草纲目·草部第十八卷·草之七·何首乌》引《积善堂方》）

肝肾不足，须发早白，齿牙动摇，梦遗滑精，崩漏带下，肾虚不育，腰膝酸软。

赤、白何首乌（各一斤，米泔水浸三四日，去皮，切片，用黑豆二斤同蒸至豆熟，取出去豆，晒干，换豆再蒸，如此九次，晒干）　赤白茯苓（各一斤，去皮，研末，以人乳拌匀晒干）　牛膝（八两，去苗，酒浸一日，同何首乌第七次蒸至第九次，晒干）　当归（八两，酒浸，晒）　枸杞子（八两，酒浸，晒）　菟丝子（八两，酒浸生芽，研烂，晒干）　补骨脂（四两，以黑芝麻拌炒）

上药石臼捣为末，炼蜜为丸如梧桐子大。每服三钱，盐汤或温酒送下。

60. 补肝养荣汤（《赤水玄珠·卷十六·眩晕门》）

治吐衄崩漏，肝家不能收摄元气，使诸血失道妄行，以致血虚眩晕者。

当归　川芎（各二钱）　芍药　熟地　陈皮（各一钱半）　甘菊（一钱）　甘草（五分）

水煎，食前服。若肾气不降者，去菊花入煎补肾汤。

61. 益寿比天膏（《万病回春·卷四·补益》）

治下元虚冷，五劳七伤，半身不遂，腰脚酸麻，阳事不举，肾虚喘咳，男子遗精，女子赤白带下，沙淋血崩等。

鹿茸　附子（去皮脐）　牛膝（去芦）　虎胫骨（酥炙）　蛇床子　菟丝子　川续断　远志肉　肉苁蓉　天门冬（去心）　麦门冬（去心）　杏仁　生地　熟地　官桂　川楝子（去核）　山茱萸（去核）　巴戟（去心）　破故纸　杜仲（去皮）　木鳖子（去壳）　肉豆蔻　紫梢花　谷精草　穿山甲　大麻子（去壳，各一两）　甘草（二两，净末，看众药焦枯方下）　桑枝　槐枝　柳枝（各七寸）　真香油（一斤四两）　黄丹（飞过，八两）　黄香（四两）　雄黄　倭硫　龙骨　赤石脂（各二两）　母丁香　沉香　木香　乳香　没药　阳起石　煅蟾酥　哑芙蓉（各二钱）　麝香（一钱）　黄蜡（五钱）

将鹿茸至柳枝锉细，用香油浸一昼夜，慢火熬至黑色；入黄丹、黄香，柳棍不住手搅；再下雄黄至赤石脂等味，用铜匙挑药滴水成珠不散为度；再将沉香至麝香等为末投入，搅匀；后下黄蜡，搅匀，严密封口，入水中浸五日，去火毒。每个重七钱，红绢摊开，贴脐上或两腰眼上，每个贴六十日方换。

62. 益母汤（《万病回春·卷六·血崩》）

治妇人血崩。

当归　川芎　白芍（酒炒）　熟地黄（姜汁炒）　条芩　陈皮　香附（醋炒）　阿胶（蛤粉炒，各一钱）　益母草　白术（去芦，各一钱半）　玄参　蒲黄（炒，各八分）　甘草（四分）

上锉一剂，水煎空心服。

63. 回生丹（《万病回春·卷六·产后·长葛孙奎亭经验》）

妊妇调养失宜，劳复胎动，或胎漏恶露时下；脏极寒久不成胎，或胎萎燥不长、过期不长；日月虽满，动作无力，或致损坠；产时未至，恶露先下，胞终枯燥，致令难产，或逆痼闷乱，连日不产，子死腹中，腹中冰冷，口唇青黑，出冷汗；恶露上攻，昏闷不省，喘促汗出，及血未尽，脐腹冷痛，寒热往来；或因产劳虚损，身羸面黄，体瘦心怯，盗汗，饮食不进，渐成劳疾，以及胎前产后，崩漏带下，室女经闭，月水不调。

大黄（一斤，为末）　苏木（二两，锉，用河水五碗煎汁三碗，去渣不用，存汁）　红花（三两，炒黄色，入好酒一大壶，同煮三五滚，去红花不用，存汁用）　黑豆（三升，煮熟取汁三碗，去豆不用，只用豆汁）　当归　川芎　熟地黄　白茯苓（去皮）　苍术（米泔浸）　香附米　乌药　玄胡索　桃仁（另研）　蒲黄　牛膝（去芦，各一两）　白芍（酒炒）　甘草　陈皮　木香　三棱　五灵脂　羌活　地榆　山萸（酒浸，去核，各五钱）　人参　白术（去芦）　青皮（去瓤）　木瓜（各三钱）　良姜（四钱）　乳香　没药（各一钱）

先将大黄末以好米醋三四碗搅匀，以文武火熬成膏，如此二遍；次下红花酒、苏木汤、黑豆汁，搅开，入大黄膏内，又熬成膏取出。如有锅巴再焙干，与其余药共为细末，用大黄膏为丸如弹子大。每服一丸，酒炖化，通口服。

64. 当归补血汤（《证治准绳·类方第七册·目·目痛》）

治男子衄血、便血，妇人产后崩漏亡血过多，致睛珠疼痛，不能视物，羞明酸涩，眼睫无力，眉骨太阳俱各酸痛。

当归　熟地黄(各六分)　川芎　牛膝　白芍药　炙甘草　白术　防风(各五分)　生地黄　天门冬(各四分)

水二盏煎至一盏，去滓，稍热服。恶心不进食者，加生姜煎。

65. 复元养荣汤(《寿世保元·卷七·崩漏》)

治血崩，恶血去多，心神恍惚，战栗虚晕者。

远志肉(五分)　人参(一钱半)　酸枣仁(炒，一钱)　黄芪(蜜炒，一钱)　荆芥(八分)　白芍(酒炒，一钱)　当归头(一钱)　地榆(一钱)　白术(去芦，一钱)　甘草(三分)

上锉一剂，枣一枚，水煎，温服。如虚极发热，不省人事，口噤，急以醋噀其面，又将铁锤烧通红，浸入醋碗内，沸起醋气，熏本妇鼻边。此产后通用法也。

66. 举元煎(《景岳全书·卷五十一德集·新方八阵·补阵》)

气虚下陷，血崩血脱，亡阳垂危等证，有不利于归、熟等剂，而但宜补气者。

人参　黄芪(炙，各三五钱)　炙甘草(各一二钱)　升麻(五七分，炒用)　白术(炒，一二钱)

水一钟半煎七八分，温服。

67. 寿脾煎(《景岳全书·卷五十一德集·新方八阵·热阵》)

治脾虚不能摄血等证。凡忧思郁怒积劳，及误用攻伐等药，犯损脾阴，以致中气亏陷，神魂不宁，大便脱血不止，或妇人无火崩淋等证，凡兼呕恶，尤为危候，速宜用此，单救脾气，则统摄固而血自归源。此归脾汤之变方，其效如神。若犯此证而再用寒凉，则胃气必脱，无不即毙者。

白术(二或三钱)　当归(二钱)　山药(二钱)　炙甘草(一钱)　枣仁(钱半)　远志(制，三或五分)　干姜(炮，一二三钱)　莲肉(去心，炒，二十粒)　人参(随宜一二钱，急者用一两)

水二钟，煎服。如血未止，加乌梅二个，凡畏酸者不可用，或加地榆一钱半亦可；滑脱不禁者，加醋炒文蛤一钱；下焦虚滑不禁，加鹿角霜二钱为末，搅入药中服之；气虚甚者，加炙黄芪二三钱；气陷而坠者，加炒升麻五七分，或白芷亦可；兼溏泄者，加补骨脂一钱炒用；阳虚畏寒者，加制附子一二三钱；血去过多，阴虚气馁，心跳不宁者，加熟地七八钱，或一二两。

68. 保阴煎(《景岳全书·卷五十一德集·新方八阵·寒阵》)

治男妇带浊遗淋，色赤带血，脉滑多热，便血不止，及血崩血淋，或经期太早，凡一切阴虚内热动血等证。

生地　熟地　芍药(各二钱)　山药　川续断　黄芩　黄柏(各一钱半)　生甘草(一钱)

水二钟煎七分，食远温服。

69. 四神散(《易氏医按·方十一首》)

治气郁崩漏，昼夜十数次，用止血药，血愈甚，羸瘦食少，面青爪黑，气促痰喘，心脉平和，肝脉弦大，时一结，肺脉沉而大且有力，脾胃脉沉涩，两尺沉而无力者。

香附(一钱)　乌药(一钱)　苏梗(五分)　甘草(三分)　抚芎(三分)　白芷(五分)　当归(二分)　白术(三分)　神曲(三分)

水煎服。

70. 升阳举经汤(《医方集解·经产之剂第二十一》)

治劳伤崩漏，身热自汗，短气，倦怠懒食。

补中益气汤加白芍　黑栀子

加生姜三片，大枣三枚，煎服。

71. 固本止崩汤(《傅青主女科·女科上卷·血崩·血崩昏暗六》)

妇人有一时血崩，两目黑暗，昏晕在地，不省人事者。

大熟地(一两，九蒸)　白术(一两，土炒焦)　黄芪(三钱，生用)　当归(五钱，酒洗)　黑姜(二钱)　人参(三钱)

水煎服，一剂崩止，十剂不再发生。

72. 加减当归补血汤(《傅青主女科·女科上卷·血崩·年老血崩七》)

妇人血崩，两目昏暗，昏晕欲倒，不省人事。

当归(一两，酒洗)　黄芪(一两，生用)　三七根末(三钱)　桑叶(十四片)

水煎服，二剂而血少止，四剂不再发。

73. 平肝开郁止血汤(《傅青主女科·女科卷上·血崩·郁结血崩十》)

肝郁化火，崩中漏下，口干舌渴，呕吐吞酸。

白芍(一两，醋炒)　白术(一两，土炒)　当

归（一两，酒洗） 丹皮（三钱） 三七根（三钱，研末） 生地（三钱，酒炒） 甘草（二钱） 黑芥穗（二钱） 柴胡（一钱）

水煎服，一剂呕吐止，二剂干渴除，四剂血崩愈。

74. 生血止崩汤（《傅青主女科·产后编上卷·产后诸症治法·血崩第四》）

治产后血崩。

荆芥（五分，炒黑） 川芎（一钱） 当归（四钱） 乌梅（五分，煅灰） 黑姜（四分） 桃仁（十粒） 蒲黄（五分，炒） 炙草（五分）

枣，水煎。忌姜椒、热物、生冷。

75. 补虚宁血汤（《辨证录·卷十一·妇人科·血崩门》）

妇人有一时血崩，双目黑暗，昏晕于地者。

当归（五钱） 熟地（一两） 黄芪（一两） 甘草（一钱） 炒黑荆芥（三钱）

水煎服。一剂即止崩，四剂全愈。

76. 黑逍遥散

1）《医宗己任篇·卷一》

治肝胆两经郁火，以致胁痛头眩，或胃脘当心而痛，或肩胛绊痛，或时眼赤痛连太阳，无论六经伤寒，但见阳症；妇人郁怒伤肝，致血妄行，赤白淫闭，沙淋崩浊等症。

逍遥散加熟地

水煎，去滓，微微温服。

2）《女科指要·卷一·经候门·崩漏》

肝郁血虚，妇女崩漏，脉弦细数者。

生地（五钱） 柴胡（醋炒，五分） 归身（醋炒，三钱） 白芍 白术（炒） 茯苓（各钱半） 甘草（五分）

为粗末。每服二钱，加生姜一片，薄荷少许，水煎，去渣，温服。

77. 补阴益气煎（《女科指要·卷一·经候门·崩漏》）

治崩漏，气血两亏，清阳下陷，脉软弦微数者。

生地（五钱） 人参（一钱半） 当归（三钱，醋炒） 升麻（三分，醋炒） 山药（三钱，炒） 柴胡（五分，醋炒） 炙草（八分） 陈皮（一钱半）

炒黑荷叶一张，水煎，去滓温服。

78. 荆芥散（《女科指要·卷一·经候门·崩漏》）

治劳伤挟风邪而冲任不调，经血失守，崩漏腹痛，脉弦浮数者。

生地（五钱，炒炭） 荆芥（五钱，炒灰） 白芍（一钱半，醋炒） 白术（一钱半，炒炭） 当归（三钱，醋炒） 木香（一钱） 茯苓（一钱半） 血余灰（三钱） 败棕灰（三钱） 荷叶（三钱，炒黑）

水煎，去滓温服。血热，加丹皮灰；血滞，加延胡灰；血中气滞，加香附炭（醋炒）；血气虚脱，加赤石脂（醋煅）；咳嗽，加桑皮；气虚，加人参；阴血虚，加阿胶珠（蒲黄灰炒）；胃中寒，加炮姜炭（淡盐水炒）。

79. 四物加味汤（《女科指要·卷一·经候门·崩漏》）

治崩漏，脉虚者。

四物汤（一两） 人参（二钱） 吴茱萸（五分，醋泡，炒黑） 赤石脂（三钱，醋炒） 炮姜（五分）

水煎，去滓温服。

80. 定崩四物汤（《女科指要·卷五·产后门·产后崩漏》）

治产后风湿袭于冲任，不能去宿生新，血崩如豆汁，腹胁阵痛，脉浮涩微数者。

生地（五钱，炒松） 白芷（一钱半，炒黑） 白芍（一钱半，醋炒） 川芎（一钱） 当归（三钱，醋炒） 蒲黄（三钱，炒炭） 阿胶（三钱，血余炭炒） 小蓟根（三钱）

水煎，去滓温服。

81. 补养心脾汤（《罗氏会约医镜·卷十五·妇科（下）·产后门》）

治产后崩血，属劳役惊恐，致伤心脾，而不能统血者。

人参 黄芪（蜜炒） 白术 茯神 当归 枣仁（炒，各钱半） 柏子仁（去油，八分） 白芍（酒炒） 阿胶（炒） 山药（炒） 炙草（各一钱）

加发灰、棕灰、百草霜、蒲黄（炒黑）等分研匀，前药煎就，每调钱半服。

82. 安荣汤（《罗氏会约医镜·卷十四·妇科（上）·经脉门·论崩》）

治血有热，崩漏日久，六脉虚弱，体亏无神等证。

当归（去尾，三五钱） 熟地（五六钱） 丹参

(二钱) 淮山药(三钱) 白芍(酒炒,一钱五分) 牡丹皮(二钱二分) 阿胶(蛤粉炒,二钱) 川续断(二钱) 甘草(炙,一钱)

煎就,加发灰、百草霜、败棕灰、蒲黄炒黑,俱存性,等分,再研,用一钱调服。

83. 少腹逐瘀汤(《医林改错·卷下·少腹逐瘀汤说》)

少腹瘀血积块,疼痛或不痛,或痛而无积块,或少腹胀痛,或月经不调,其色或紫或黑,或有瘀块,或崩漏兼少腹疼痛等症。

小茴香(炒,七粒) 干姜(炒二分) 延胡索(一钱) 没药(研,一钱) 当归(三钱) 川芎(一钱) 官桂(一钱) 赤芍(二钱) 生蒲黄(三钱) 五灵脂(炒,二钱)

水煎服。

84. 宁坤至宝丹(《卫生鸿宝·卷五·女科》)

妇人月经不调,久不受孕,带下崩淋,虚劳,胎前产后诸病。

嫩黄芪(蜜炙,三两) 白术(陈壁土炒) 枣仁(炒香) 归身(酒炒) 香附(杵,米酒制) 川断(酒炒) 条芩(酒炒) 甘枸杞 血余(炼,不见火) 阿胶(蛤粉炒) 杜仲(盐水炒,各二两) 茯苓(乳制) 白芍(酒炒) 丹参(酒炒,各一两五钱) 北五味(焙,六钱) 甘草(蜜炙) 朱砂(飞为衣,各一两) 大生地(酒煨,四两)

各为细末,称准分量,和匀,炼蜜为丸,每丸重三钱。按症照引调服。凡妇人久不生育,经脉不调,腹疼酸胀,或赤淋白带,腰痛胃痛,夜热心烦,食少,每日用莲子汤送服一丸,诸病皆愈,即能受孕;孕妇胎气失调,恶心呕吐,虚烦阻食,浮肿气急,腰腹酸痛,胎漏下血,或伤胎见红,用莲子汤服一丸,甚则用人参汤服数丸;临产阵痛时,白汤送服一丸,胎自顺下;如有横逆异产,白汤和童便送服数丸,保全母子;或难产者,用冬葵子三钱,煎汤调服;产后下血过多,白汤和童便送服;恶露不行,腹痛块瘕,用山楂三钱,红花一钱,煎汤调服;或寒热往来,有外感者,荆芥穗一钱煎汤送服;兼虚汗者,人参汤送服;虚烦狂躁,腹满气急,血崩尿血,或因血虚,周身筋骨疼痛者,均用白汤送服。

85. 逍遥散加丹皮山栀方(《临症验舌法·下卷·方略》)

治妇女郁怒伤肝,致血妄行,赤白淫闭,沙淋崩浊等症。

柴胡(一钱) 白芍(二钱) 当归(三钱) 白术(二钱半) 茯苓(一钱半) 甘草(一钱) 丹皮(一钱半) 山栀(一钱半)

水煎服。

86. 补中益气汤加山栀川乌方(《临症验舌法·下卷·方略》)

治崩漏。

升麻(五分) 柴胡(五分) 当归(二钱) 陈皮(一钱) 人参(一钱) 白术(钱半) 炙草(一钱) 黄芪(二钱半,炙) 山栀(一钱) 川乌(一钱) 煨姜(一钱) 大枣(三枚)

水煎服。

87. 附子养荣汤(《临症验舌法·下卷·方略》)

治崩漏。

附子(钱半) 远志(一钱) 白芍(三钱,酒炒) 归身(二钱) 五味(钱半) 熟地(六钱) 肉桂(五分) 茯苓(钱半) 人参(钱半或二三钱) 炙芪(五钱,无参倍用) 白术(三钱) 陈皮(钱半) 炙草(钱半) 煨姜(二钱) 大枣(五枚)

水煎服。

88. 固冲汤(《医学衷中参西录·医方·治女科方》)

治妇女血崩。

白术(一两,炒) 生黄芪(六钱) 龙骨(八钱,煅捣细) 牡蛎(八钱,煅,捣细) 萸肉(八钱,去净核) 生杭芍(四钱) 海螵蛸(四钱,捣细) 茜草(三钱) 棕边炭(二钱) 五倍子(五分,轧细,药汁送服)

脉象热者加大生地一两;凉者加乌附子二钱;大怒之后,因肝气冲激血崩者,加柴胡二钱。若服两剂不愈,去棕边炭,加真阿胶五钱,另炖同服。服药觉热者宜酌加生地。

三、治崩漏验方

1)《太平圣惠方·卷七十三·治妇人崩中漏下不止诸方》

治妇人崩中下血不绝,小腹痛。

鹿角胶(一两,捣碎,炒令黄燥) 柏叶(一两,

微炙） 白芍药（一两）

上件药，捣细罗为散。每于食前，以温酒调下二钱。

2)《滇南本草·卷一·大蓟》

治妇人红崩，下血不止，白带良效。

大蓟（五钱） 土艾叶（三钱） 白鸡冠花子（二钱） 木耳（二钱） 炒黄柏（五钱，白带不用）

引水酒服。

3)《滇南本草·卷一·黄芩》

治妇人月水过多，将成暴崩。

黄芩（一钱，酒炒） 黄柏（一钱，炒黑色） 香附（一钱五分，童便浸） 白芍（一钱） 龟板（二钱，酥炙） 臭椿皮（二钱） 土艾叶（一钱，炒）

不用引，煎服。

4)《本草汇言·卷二·草部·益智子》

治崩血大冲，或吐血盈盆。

人参（一两） 益智子（五钱）

浓煎冷服，立止。

5)《本草汇言·卷八·木部·乌药》

治妇人经水多行久不止者，将成血崩也。

乌药 当归 川芎 白芍药 生地黄 白术 黄芩 黑山栀 地榆 黑荆芥 香附 人参 白茯苓（各一钱五分） 甘草（五分）

俱用醋拌炒过，水二碗，煎八分，食前服，十剂愈。

6)《本草汇言·卷十二·土石类·禹余粮》

治妇人崩漏久不止，色兼青黄赤白杂色者，有此病者，必无子。

禹余粮（制法同前） 赤石脂 牡蛎（俱火煅，各一两） 乌贼鱼骨（三两） 肉桂（八钱）

共研极细末，每服三钱，白汤调服，或用炼蜜作丸亦可。

【论用药】

一、用药概论

《冯氏锦囊秘录·女科精要·卷十六·崩漏门诸论》："立斋曰：有妇人患崩，过服寒药，脾胃久虚，中病未已，寒病复起，烦渴引饮，粒米不进，昏愦时作，脉洪大而按之微弱。此无根之火，内虚寒而外假热也，十全大补加附子而崩减，日服八味丸而愈。又有久患崩者，服四物凉血剂，或作或止。有主降火为治，则更加腹痛、手足俱冷。此脾胃虚寒所致，先用附子理中汤，次用济生归脾、补中益气二汤而崩愈。崩且水泻，是前后二阴之气下脱也，参苓芪术佐升柴，大升大补为佳。如病人自觉寒冷如水，时欲喜暖所，下污水色如屋漏，或多白带，脉虽洪紧而无力，或沉伏者，此属浊气郁滞冲任所致，宜以升散开结平肝为要，必兼辛散，平以辛凉，其纯热纯寒之药俱不可用。炒黄柏、苍术、香附、抚芎、半夏、青陈皮、白芷、柴胡、肉桂、炮姜之类最宜。"

《医学指要·卷六·用方举要》："如遇吐血、衄血、呕血、崩产及诸般失血过多，百药罔效，脉因亡血尽见代芤濡弱，捉摸甚难，法取细料薄纸或湖绵，蘸收本血，晒焙毋拘，速以烧灰调入养气补血安血药内，重用人参，无不应手取效。"

二、治崩漏专药

1. 人参

《神农本草经疏·卷六·草部上品之上·人参》："同地黄、阿胶、麦门冬、山茱萸、五味子、续断、杜仲，治血崩。"

2. 三七根

《本草新编·卷三（角集）·三七根》："三七根，味甘、辛，气微寒，入五脏之经。最止诸血，外血可遏，内血可禁，崩漏可除。"

《本草备要·草部·三七》："治吐血衄血，血痢血崩，目赤痈肿。"

3. 干地黄

《本草经集注·草木上品·干地黄》："味甘、苦，寒，无毒。主治折跌，绝筋，伤中，逐血痹，填骨髓，长肌肉。作汤除寒热，积聚，除痹。主男子五劳七伤，女子伤中，胞漏，下血，破恶血，溺血，利大小肠，去胃中宿食，饱力断绝，补五脏内伤不足，通血脉，益气力，利耳目。生者尤良。生地黄，大寒。主妇人崩中血不止，及产后血上薄心闷绝，伤身胎动下血，胎不落；堕坠，踠折，瘀血，留血，衄鼻，吐血，皆捣饮之。久服轻身，不老。"

4. 大蓟叶

《神农本草经疏·卷九·草部中品之下·大小蓟根》："大蓟叶得地榆、茜草、牛膝、金银花，治肠痈、腹痈，少腹痈。生捣绞汁，入前四味浓汁，和童便饮良。得炒蒲黄、棕皮灰，调汁半升，治崩中下血立瘥。”

5. 山稗子

《滇南本草・卷一・山稗子》：“妇人月水过多，将成崩症，或已成血崩，用山稗子以五钱为度，煎汤点水酒服，良效。”

6. 川芎

《本草新编・卷二（商集）・川芎》：“川芎，味辛，气温，升也，阳也，无毒。入手、足厥阴二经。功专补血。治头痛有神，行血海，通肝经之脏，破癥结宿血，产后去旧生新，凡吐血、衄血、溺血，便血、崩血，俱能治之。”

7. 卫矛

《神农本草经・卷二・中经・卫矛》：“味苦，寒。主女子崩中下血，腹满汗出，除邪，杀鬼毒、虫注。一名鬼箭。生山谷。”

《本草经集注・草木中品・卫矛》：“味苦，寒，无毒。主治女子崩中下血，腹满，汗出，除邪，杀鬼毒蛊疰，中恶，腹痛，去白虫，消皮肤风毒肿，令阴中解。”

8. 马通

《神农本草经疏・卷十七・兽部中品・马通》：“微温。主妇人崩中，止渴及吐、下血、鼻衄，金疮止血。”

9. 木贼

《神农本草经疏・卷十一・草部下品之下・木贼》：“味甘，微苦，无毒。主目疾，退翳膜，又消积块，益肝胆，明目，疗肠风止痢，及妇人月水不断。得牛角鳃、麝香，治休息痢历久不瘥。得禹余粮、当归、芎䓖，疗崩中赤白。”

10. 五灵脂

《本草图经・虫鱼下卷十五・五灵脂》：“又治血崩不止方：五灵脂十两，捣罗为末，以水五大盏，煎至三盏，去滓，澄清，再煎为膏，入神曲末二两，合和，丸如梧子大。每服二十丸，温酒下，空心服便止，诸方用之极多。”

《要药分剂・卷二・宣剂下・五灵脂》：“治血痹、血积、血眼、血痢、肠风、崩中一切血病，凡血晕血崩不止。”

11. 牙齿草

《滇南本草・第二卷・牙齿草》：“下血、妇人红崩漏下，恶血。”

12. 丹参

《本草备要・草部・丹参》：“治冷热劳，骨节痛，风痹不随（手足缓散，不随人用。《经》曰：足受血而能步、掌受血而能握），肠鸣腹痛，崩带癥瘕。”

13. 乌贼骨

《要药分剂・卷二・宣剂下・乌贼鱼骨》：“主赤白漏下。”

14. 文蛤

《本草经集注・虫兽三品・中品・文蛤》：“味咸，平，无毒。主治恶疮，蚀五痔。咳逆胸痹，腰痛胁急，鼠瘘，大孔出血，崩中漏下。生东海，表有文，取无时。”

15. 艾叶

《神农本草经疏・卷九・草部中品之下・艾叶》：“煮则上升，故亦止崩漏也。”

16. 石韦

《本草汇言・卷七・草部・石韦》：“《普济方》治血崩漏：用石韦（去毛）为末，每服三钱，温酒服，极效。”

17. 石胆

《神农本草经・卷一・上经・石胆》：“味酸，寒。主明目，目痛；金创，诸痫痉；女子阴蚀痛，石淋寒热，崩中下血，诸邪毒气，令人有子。炼饵服之，不老；久服，增寿神仙。”

18. 石榴皮

《本草汇言・卷十五・果部・石榴皮》：“石榴皮，涩肠止痢之药也。李氏（朱震宇抄）方能治久痢虚滑不禁，并妇人血崩带下诸疾；陈氏方又安蛔虫。盖取酸涩收敛下脱之意，与诃子肉、罂粟壳同义。”

19. 代赭石

《神农本草经疏・卷五・玉石部下品・代赭石》：“《普济方》妇人血崩：代赭石煅为末，白汤服二钱。”

20. 仙茅

《滇南本草・第二卷・仙茅》：“暖腰膝；又治妇人红崩下血，攻痈疽，排脓。”

21. 白马蹄

《本草经集注・虫兽三品・中品・白马茎》：“白马蹄：主治妇人漏下，白崩；赤马蹄：主治妇人赤崩，并温。”

22. 白石脂

《名医别录·上品·卷一·白石脂》:"味甘、酸,平,无毒。主养肺气,厚肠,补骨髓,治五脏惊悸不足,心下烦,止腹痛,下水,小肠澼热溏,便脓血,女子崩中漏下,赤白沃,排痈疽疮痔。"

《新修本草·卷三·黄石脂》:"白石脂,味甘、酸,平,无毒。主养肺气,厚肠,补骨髓,疗五脏惊悸不足,心下烦,止腹痛下水,小肠澼热溏,便脓血,女子崩中,漏下,赤白沃,排痈疽疮痔。久服安心,不饥,轻身,长年。"

23. 白芍

《本草汇言·卷二·草部·白芍药》:"白芍药,扶阳收阴,益气敛血之药也(方龙潭)。酸能入肝(蔡心吾稿),而苦寒亦能养木,酸能敛血,而气寒尤能生血,然安血室,止崩漏,和营卫,敛虚汗,发痘疹,解毒痢,治胎产,止腹痛,其效甚捷。"

24. 白芷

《要药分剂·卷一·宣剂上·白芷》:"主女人漏下赤白。"

25. 白扁豆花

《神农本草经疏·卷二十五·米谷部中品·扁豆》:"《奇效良方》血崩不止:白扁豆花,焙干为末。每服二钱,空心炒米煮饮,入盐少许,调下,即效。"

26. 白胶

《新修本草·卷十五·兽上·白胶》:"味甘,平、温,无毒。主伤中,劳绝,腰痛,羸瘦,补中益气,妇人血闭无子,止痛,安胎。疗吐血,下血,崩中不止,四肢酸疼,多汗,淋露,折跌伤损。"

27. 白僵蚕

《本草经集注·虫兽三品·中品·白僵蚕》:"味咸、辛,平,无毒。主治小儿惊痫,夜啼,去三虫,灭黑䵟。令人面色好,治男子阴疡病。女子崩中赤白,产后余痛,灭诸疮瘢痕。"

28. 丝瓜

《本草备要·谷菜部·丝瓜》:"治肠风崩漏,疝痔痈疽,滑肠下乳。"

29. 芎䓖

《神农本草经疏·卷七·草部上品之下·芎䓖》:"同当归尾、桂心、牛膝,治子死腹中。同续断、怀熟地、白胶、杜仲、山茱萸、五味子、人参、黄芪、酸枣仁,治血崩久不止。"

30. 当归

《本草汇言·卷二·草部·当归》:"当归生血,养血,止血,活血之药也(时珍)。若吐血衄血(须四可稿),淋血便血,或经漏失血,或产崩损血,皆血走也,必用归头以止之。"

31. 肉苁蓉

《本草备要·草部·肉苁蓉》:"治五劳七伤,绝阳不兴,绝阴不产,腰膝冷痛,崩带遗精,峻补精血。"

32. 竹叶

《新修本草·卷十三·竹叶》:"淡竹叶,味辛,平、大寒。主胸中痰热、咳逆上气。其沥,大寒。疗暴中风,风痹,胸中大热,止烦闷。其皮茹,微寒,疗呕哕,温气,寒热,吐血,崩中,溢筋。"

33. 伏龙肝

《本草经集注·玉石三品·下品·伏龙肝》:"味辛,微温。主治妇人崩中,吐下血,止咳逆,止血,消痈肿毒气。"

34. 延胡索

《神农本草经疏·卷九·草部中品之下·延胡索》:"味辛,温,无毒。主破血,产后诸病因血所为者,妇人月经不调,腹中结块,崩中淋露,产后血晕,暴血冲上,因损下血。或酒摩及煮服。"

《本草新编·卷三(角集)·延胡索》:"延胡索,味辛、苦,气温,无毒。入肺、脾二经,又入肝足厥阴。调月水气滞血凝,止产后血晕,跌扑损伤,下血崩淋,心腹卒痛,小肠胀疼,皆能主治。"

35. 羊肉

《得配本草·卷九·兽部·羊》:"羊肉,甘,温。入脾、肺二经血分。滋益虚羸肌肉之气,眷恋在下欲脱之阳。配生地、当归,治崩中欲死。同归、芎、甘草,治产后厥痛。合当归、生姜,治肾虚寒疝。"

36. 阳起石

《神农本草经·卷二·中经·阳起石》:"味咸,微温。主崩中漏下,破子藏中血,癥瘕结气,寒热腹痛,无子,阴痿不起(《御览》引作阴阳不合),补不足(《御览》引有句挛二字)。一名白石,生山谷。"

37. 赤石脂

《名医别录·上品·卷一·赤石脂》:"味甘、酸、辛,大温,无毒。主养心气,明目,益精,治腹痛，泄澼，下痢赤白，小便利，及痈疽疮痔，女子崩中漏下，产难，胞衣不出。”

38. 赤阳子

《滇南本草·卷一·赤阳子》：“治胸中痞块、食积，消虫、明目、泻肝经之火，止妇人崩漏皆效。”

39. 牡丹皮

《本草汇言·卷二·草部·牡丹皮》：“牡丹皮，清心，养肾，和肝，利包络，并治四经血分伏火（时珍），血中气药也。善治女人经脉不通（赵天民稿），及产后恶血不止。又治衄血吐血，崩漏淋血，跌扑瘀血。”

40. 牡蛎

《神农本草经疏·卷二十·虫鱼部上品·牡蛎》：“同地黄、黄柏、阿胶、木耳、炒黑香附、白芍药、地榆、麦门冬、续断、青蒿、鳖甲、蒲黄，止妇人崩中下血及赤白带下。”

41. 何首乌

《本草备要·草部·何首乌》：“苦坚肾，温补肝，甘益血，涩收敛精气。添精益髓，养血祛风（治风先治血，血活则风散），强筋骨，乌髭发（故名首乌），令人有子，为滋补良药。气血太和，则劳瘦风虚、崩带疮痔、瘰疬痈肿诸病自已。”

42. 诃子

《本草备要·木部·诃子》：“治冷气腹胀，膈气呕逆，痰嗽喘急（肺挟痰水，或被火伤，故宜苦酸以敛之），泻痢脱肛，肠风崩带（皆取其酸涩），开音止渴（肺敛则音开，火降则渴止。古方有诃子清音汤）。”

43. 阿胶

《神农本草经·卷一·上经·阿胶》：“味甘，平。主心腹内崩，劳极，洒洒如疟状，腰腹痛，四肢酸疼，女子下血，安胎。久服，轻身、益气，一名傅致胶。”

44. 茅根

《本草经集注·草木中品·茅根》：“味甘，寒，无毒。主治劳伤虚羸，补中益气，除瘀血，血闭，寒热，利小便，下五淋，除客热在肠胃，止渴，坚筋，妇人崩中。”

45. 败船茹

《新修本草·卷十一·败船茹》：“平。主妇人崩中，吐痢血不止。”

46. 贯众

《本草备要·草部·贯众》：“治崩中带下，产后血气胀痛，破癥瘕，发斑痘（王海藏快斑散用之），化骨哽（能软坚），杀三虫。”

47. 荆芥穗

《滇南本草·第二卷·荆芥穗》：“治便血，止女子暴崩，消风热，通肺气鼻窍塞闭。”

《本草汇言·卷二·草部·荆芥》：“又肠风便血，崩中淋血，暴吐衄血，小肠溺血，凡一切失血之证，已止未止、欲行不行之势，以荆芥之炒黑，可以止之。”

48. 茜草

《本草新编·卷三（角集）·茜草》：“茜草，味苦，气寒，阴中微阳，无毒。入胃、脾二经。止下血崩漏，始跌折损伤，散瘀血。”

49. 茜根

《本草经集注·草木上品·茜根》：“味苦，寒，无毒。主治寒湿风痹，黄疸，补中。止血，内崩，下血，膀胱不足，踒跌，蛊毒。久服益精气，轻身。可以染绛。”

《名医别录·上品·卷一·茜根》：“无毒。主止血内崩，下血，膀胱不足，踒跌，蛊毒。久服益精气，轻身。”

《新修本草·卷七·茜根》：“味苦，寒，无毒。主寒湿风痹，黄疸，补中。止血，内崩，下血，膀胱不足，踒跌，蛊毒。久服益精气轻身。”

50. 柏叶

《本草经集注·草木上品·柏实》：“柏叶，味苦，微温，无毒。主治吐血，衄血，痢血，崩中，赤白，轻身益气，令人耐风寒，去湿痹，止饥。四时各依方面采，阴干。柏白皮，主火灼，烂疮，长毛发。”

51. 莲房

《本经逢原·卷三·水果部·莲房》：“莲房入厥阴，功专止血。故血崩下血溺血，皆烧灰用之。”

52. 荷叶

《本草备要·果部·荷叶》：“能散瘀血，留好血。治吐、衄、崩、淋，损伤产瘀（熬香末服），一切血证。”

53. 莎草根

《神农本草经疏·卷九·草部中品之下·莎草根》：“童便浸透炒黑，能止血治崩漏。”

54. 桃核仁

《本草图经·果部卷十六·桃核仁》：“其实上毛刮取之，以治女子崩中。”

55. 凌霄花

《本草备要·草部·凌霄花》:"主生产乳余疾,崩带癥瘕,肠结(不大便)血闭,淋闷风痒,血热生风之证。"

56. 益母草

《本草汇言·卷三·草部·益母》:"益母草,行血养血,行血而不伤新血,养血而不滞瘀血,诚为血家之圣药也。(李时珍)妇人临产之时(方吉人稿),气有不顺而迫血妄行,或逆于上,或崩于下,或横生不顺,或子死腹中,或胞衣不落,或恶露攻心,血胀血晕,或沥浆虽生,蹊涩不下,或呕逆恶心,烦乱眩晕,是皆临产危急之证,惟益母草统能治之。"

57. 桑上寄生(桑寄生)

《本草经集注·草木上品·桑上寄生》:"味苦、甘,平,无毒。主治腰痛,小儿背强,痈肿,安胎,充肌肤,坚发齿,长须眉。主金创,去痹,女子崩中,内伤不足,产后余疾,下乳汁。其实:明目,轻身,通神。"

58. 桑耳

《神农本草经疏·卷十三·木部中品·桑叶》:"桑耳:味甘,有毒。黑者,主女子漏下赤白沃,血病癥瘕积聚,阴痛,阴阳寒热,无子,疗月水不调。"

59. 桑根白皮

《神农本草经·卷二·中经·桑根白皮》:"味甘,寒。主伤中、五劳六极、羸瘦,崩中脉绝,补虚益气。叶:主除寒热出汗。桑耳黑者:主女子漏下赤白汗,血病,癥瘕积聚,阴补,阴阳寒热,无子。五木耳名糯,益气、不饥、轻身、强志。生山谷。"

60. 桑螵蛸

《本草备要·鳞介鱼虫部·桑螵蛸》:"甘咸。入肝、肾、命门,益精气而固肾。治虚损阴痿,梦遗白浊,血崩腰痛,伤中疝瘕(肝肾不足),通五淋,缩小便。"

61. 黄芪

《本草正·山草部·黄芪》:"味甘,气平。气味俱轻,升多降少,阳中微阴。生者微凉,可治痈疽;蜜炙性温,能补虚损。因其味轻,故专于气分而达表,所以能补元阳、充腠理,治劳伤,长肌肉。气虚而难汗者可发,表疏而多汗者可止。其所以止血崩、血淋者,以气固而血自止也,故曰血脱益气。"

62. 黄柏

《本草备要·木部·黄柏》:"生用降实火,蜜炙则不伤胃,炒黑能止崩带。"

63. 菖蒲

《本草品汇精要·卷七·草部上品之上·菖蒲》:"合酒煎服,治产后崩中下血不止。"

64. 麻蕡

《新修本草·卷十九·米上·麻蕡》:"既以麻蕡为米之上品,今用花为之,花岂堪食乎?根主产难胞衣不出,破血壅胀,带下,崩中不止者,以水煮服之,效。"

65. 鹿茸

《神农本草经疏·卷十七·兽部中品·鹿茸》:"味甘、酸,温、微温,无毒。主漏下恶血,寒热惊痫,益气,强志,生齿,不老。"

66. 淡竹茹

《神农本草经疏·卷十三·木部中品·淡竹茹》:"味甘,微寒,无毒。主呕啘,温气寒热,吐血,崩中。"

67. 续断

《神农本草经·卷一·上经·续断》:"味苦,微温。主伤寒,补不足,金创痈伤,折跌,续筋骨,妇人乳难(《御览》作乳痈,云崩中、漏血;《大观本》作黑字)。久服益气力。一名龙豆,一名属折。生山谷。"

《本草经集注·草木中品·续断》:"味苦、辛,微温,无毒。主治伤寒,补不足,金疮,痈伤,折跌,续筋骨,妇人乳难,崩中漏血,金疮血内漏,止痛,生肌肉,及踠伤,恶血,腰痛,关节缓急。久服益气力。"

《神农本草经疏·卷七·草部上品之下·续断》:"欲止血,补不足,疗崩中,则与白胶、阿胶、地黄、麦门冬、杜仲、五味子、山茱萸、人参、枸杞子、黄芪同用。"

68. 棕榈皮

《本草汇言·卷九·木部·棕榈皮》:"棕榈皮涩肠收痢,止血定崩。"

《神农本草经疏·卷十四·木部下品·棕榈皮》:"平,无毒。止鼻衄,吐血,破癥,治崩中,带下,肠风,赤白痢。"

69. 雄起鸡

《神农本草经·卷一·上经·丹雄鸡》:"味甘,微温。主女人崩中漏下,赤白沃,补虚温中,止血,通神,杀毒,辟不祥。"

70. 紫葳

《神农本草经·卷二·中经·紫葳》:"味酸(《御览》作咸),微寒。主妇人产乳余疾,崩中,癥瘕血闭,寒热羸瘦,养胎。生川谷。"

71. 蒲黄

《神农本草经疏·卷七·草部上品之下·蒲黄》:"同阿胶、白胶、人参、麦门冬、赤茯苓、车前子、杜仲、川续断,治血崩、血淋。"

72. 椿根

《本草汇言·卷九·木部·椿樗》:"《孟氏方》治妇人血崩,或产后血行不止,并平常月信来多及赤白带下:取椿根煎汁服即止,则知性之止涩可知矣。"

73. 鲍鱼

《本草经集注·虫兽三品·上品·鲍鱼》:"味辛、臭,温,无毒。主治坠堕,骽蹶,踠折,瘀血、血痹在四肢不散者,女子崩中血不止。勿令中咸。"

74. 漏芦

《滇南本草·卷一·漏芦》:"滇中产者,其性补阴血,止腰疼,治崩漏,止大肠下血。"

75. 缩砂密

《神农本草经疏·卷九·草部中品之下·缩砂密》:"《妇人良方》治妇人血崩:用砂仁于新瓦上焙,研末,米饮服三钱。"

76. 鮀鱼甲

《神农本草经·卷二·中经·鮀鱼甲》:"味辛,微温,主心腹癥瘕、伏坚、积聚、寒热,女子崩中,下血五色,小腹、阴中相引痛,创疥死肌。"

77. 藕

《滇南本草·卷一·荷叶藕》:"藕,味甘、平,多服润肠肺,生津液。痰中带血,立效。节,治妇人血崩冷浊。"

三、治崩漏药对

桑耳+香附

《神农本草经疏·卷十三·木部中品·桑叶》:"桑耳煅存性,研细,香附、童便炒黑,研细,每用桑耳灰二分,香附三分,淡醋汤空心调服。治血崩奇效,过于他木耳。"

【医论医案】

一、医论

《济阴纲目·卷二·血崩门·论血瘀腹痛法当收止》

戴氏曰:血大至,曰崩中,或清或浊,或纯下瘀血成腐,势不可止,证状非一,所感亦异,甚则头目昏晕,四肢厥冷,并宜胶艾汤、咽震灵丹(震灵丹能止能行,非元礼不能道不能用),佐以三灰散,或以童子小便煎理中汤,或以沉香降气汤加入百草霜,米饮调下。血崩甚而腹痛,人多疑恶血未尽(有此特见),又见血色瘀黑,愈信恶血之说,不敢止截。大凡血之为患,欲出未出之际,停在腹中,即成瘀色,难尽以瘀为恶(妙论),又焉知瘀之不为虚冷乎?若必待见瘀血之后截之,恐并与人无之矣。此腹痛更有说瘀而腹痛,血通而痛止,崩而腹痛,血住则痛止,宜芎归汤加干姜、熟附一钱(非久崩气脱者,不可用),止其血,而痛自止(以下皆止涩之法,而蟹壳、黄麻又有破血之能),仍以刺花绣拭黑片,烧灰研末,米饮调下。一方以毛蟹壳烧存性,米饮下。亦有以早黄麻根,烧灰为末,米饮下。

《临证指南医案·卷九·崩漏》

[秦天一按]崩如山冢芥崩,言其血之横决莫制也。漏如漏卮难塞,言其血之漫无关防也。《经》云:阴在内,阳之守也,气得之以和,神得之以安,毛发得之以润,经脉得之以行,身形之中,不可斯须离也。去血过多,则诸病丛生矣。原其致病之由,有因冲任不能摄血者,有因肝不藏血者,有因脾不统血者,有因热在下焦,迫血妄行者,有因元气大虚,不能收敛其血者,又有瘀血内阻,新血不能归经而下者。医者依此类推,仿叶氏用笔灵活,于崩漏治法,无余蕴矣。

《碎玉篇·下卷·女科》

血崩,损伤未复,操持家政,形质神思未得安宁。上年夏秋漏带淋浊,不特肝肾。脂液告竭,奇经与诸络无血存蓄。气冲犯胃,脘膈刺痛,胁肋高突。更推下焦寒冷,腰围拘束,两足麻木,履地痿软,二便窒塞。五液枯槁,阳不交阴,有关性命。据说尝药一年,从未稚效。有一医者,用沉香降气,不知血枯液燥香燥忌进。至于姜桂,亦非失血所宜。姑以血肉之品，参入人参。若春和温煦，草木藉以资生。人参、沙苑、芝麻、小茴香、甘杞子、苁蓉、归身、羊内肾。

二、医案

1. 肾虚崩漏案

《校注妇人良方·卷一·调经门·崩中漏血生死脉方论第十七》

表弟方健甫内，五十岁，辛丑患血崩，诸药罔效。壬寅八月，身热体痛，头晕涕出，吐痰少食，众作火治，展转发热，绝粒数日。余诊之曰：脾胃久虚，过服寒药，中病未已，寒病复起。遂用八味丸料一服，翌早遂索粥数匙。再服食倍，热减痛止，乃服八味丸而愈。癸卯秋，因劳役忧怒，甲辰夏病复作，胸饱发热，脊痛腰疼，神气怫郁，或作内伤，或作中暑，崩血便血，烦渴引饮，粒米不进，昏愦时作，脉洪大，按之微弱。此无根之火，内虚寒而外假热也。以十全大补加附子一剂，遂食粥三四匙，崩血渐减。日服八味丸，始得全愈。

《眉寿堂方案选存·卷下·女科》

脉数，下焦冷，经淋不止，少腹腰臂痛，火升面热。枸杞子、生杜仲、生地、沙蒺藜、川石斛、女贞。

形冷惊怕，旬日经淋漏注，心怔悸如悬旌，自七八年产后致病。夫肝主惊，肾主恐。产后先虚在下，奇脉不为固束，急急温补固摄，仍佐通药，其力可到八脉。紫石英、炒枸杞、人参、麋茸、乌贼骨、沙苑、茯苓。

郁悖阳升，八脉不和，下少固摄，有崩漏之累。枸杞、鹿角霜、小茴、醋艾、茯苓、沙苑、淡苁蓉、当归、香附，益母草丸。

脏属阴，阴亏内热自起，阳搏动则经多如崩，带下绵绵。治宜坚固其阴。熟地、牡蛎、秦皮、樗皮、艾、阿胶、黄柏、白芍、茯苓。羊肉胶丸。

《临证指南医案·卷九·崩漏》

顾。髓虚，崩淋不止，筋掣痛，不能行。苁蓉、枸杞、柏子仁、茯神、川斛、紫石英、羊内肾、青盐。

沈。天癸当止之年，经来淋漓不断，乃阴衰阳动。入秋深，夜寐甚少，汗泄四肢胸臆。夫冲脉隶于阳明，其气行乎身前，阳明脉空，阳越卫疏，阴火升举。当宗丹溪补阴丸或虎潜丸之属。久病投汤太过，恐妨胃耳。每早服丹溪补阴丸四钱，十服。

吴。崩带淋漓，阴从下走；晕厥汗出，阳从上冒。逢谷雨暴凶，身中阴阳不相接续，怕延虚脱。戌亥时为剧，肝肾病治。人参、阿胶、生龙骨、生牡蛎、五味、茯神。

又：血液去则脏阴失守，神不内附，致目中妄见，非鬼祟也当先镇阳神为主，若骤用阴药，则有妨胃纳矣。人参、龙骨、五味、茯苓、芡实、建莲肉。

又：淋带黄白未净，五更心悸汗出。人参、炒枸杞、五味、茯苓、芡实、湖莲肉。

《未刻本叶氏医案·方案·茯苓桂枝五味甘草汤》

经事淋漓，带下，下体怯冷，心悸。大熟地、杜仲、人参、紫石英、鹿角霜、沙苑、茯神、巴戟天、桑椹子、杞子、白薇、当归身。

《碎玉篇·下卷·女科》

1）冬温阳不潜藏，内风上越，头旋面赤，下焦皆冷。因经漏未已，难进引火归元。人参、甘杞子、巴戟天、胡桃、茯苓、紫石英。

2）经漏带下，上冷畏寒。人参、白术、芡实、姜炭、鹿茸、附子、艾炭。

3）经漏气冲，脘痛腰脊如坠。鹿霜、甘杞子、柏子仁、归身、沙苑、小茴香。

4）昔年多是痰饮方法。今问病原，全属郁勃阳升，八脉不和，下少固摄有崩漏之累。但未询起居，未诊色脉，难定方药，恐难见效。鹿霜、苁蓉、潼蒺藜、香附、艾叶、归身、甘杞子、小茴香、茯苓，益母膏丸。

《扫叶庄一瓢老人医案·卷四·经产淋带女科杂治》

三旬，有崩漏，形体日加充壮，此皆发泄，外盛内虚。如背部周身肌腠之中热烘，肢体皆为动摇，阴液内乏，阳风旋鼓。“病能篇”云：诸风掉眩，皆属肝木。风木不宁，阳明脉空，暴中暴厥，皆由此而起。细生地、柏子仁、麦冬、阿胶、生白芍、茯神、冬桑叶、北沙参。

五旬因怒暴崩，继而气冲脘闷呕吐。此阴既走泄，阳升郁冒，最多暴厥。乌鸡一双，炙；阿胶、湖莲、生地、茯神、天门冬、女贞子、川石斛、麦冬、甜北参，胶丸服。

《南雅堂医案·卷八·妇科·崩漏淋带门》

1）经漏淋漓不断，脉络虚空，腰脊时作酸楚，症属肝肾内损，久则冲任奇脉俱病，调治匪易。熟地黄三钱，鹿角霜五分，阿胶二钱，炒白芍一钱，人参钱五分，炒白术二钱，白茯苓三钱，炙甘草五分，蕲艾八分（焙存性），紫石英三钱，制香附一钱，小茴香一钱。

2）天癸将绝之年，经水淋漓不止，色夺脉弱，下焦未寒先冷，系冲任虚寒，收摄无权，故以温摄通阳为法。鹿茸一钱，人参二钱，当归身三钱，沙苑蒺藜三钱，紫石英钱，蛇床子一钱，小茴香一钱（炒），鹿角霜五分，枸杞子二钱。

3）崩漏不止，食减腹痛，脉虚，用升阳固阴法。鹿角霜一钱五分，龙骨二钱，左牡蛎三钱，杜仲二钱，沙苑蒺藜二钱，怀山药二钱，白茯苓三钱，枸杞子一钱，女贞子一钱，棕榈二钱（焙存性）。

4）经漏最易伤阴，阴不固守，阳乃浮越，是以心常怔悸，四肢酸痛，肝阳内风旋动，非甘柔清熄无效。人参二钱，阿胶二钱，白茯神三钱，炙甘草一钱，生白芍二钱，麦门冬。

《叶氏医案存真·卷三》

无锡，三十九，眷。秋七月经停几两月，继下血块，疑是小产，遂经漏不止。入冬血净，加五心脊椎骨热，天明微汗热缓。凡经漏胎走，下元真阴先损，任脉阴海少液，督脉阳海气升，所谓阴虚生热矣。以肝肾脏阴，精血损伤，医投芪术呆守中上，是不究阴阳气血，不亦左乎？人参、阿胶、建莲肉、茯神、女贞子、萸肉、生白芍、炙草、糯稻根。

《王氏医案续编·卷四·杭州王士雄孟英医案》

其（指周光远）夫人亦因悲郁而患崩漏，面黄腹胀，寝食皆废。孟英用龟板、海螵蛸、女贞、旱莲、贝母、柏叶、青蒿、白薇、小麦、茯苓、藕肉、莲子心而康。

《王氏医案续编·卷五·杭州王士雄孟英医案》

金畹香令媳半产后，营分不摄，淋漓数月，治之弗瘳。孟英于季夏诊视，两尺皆浮，左寸关弦。与三甲、二至、二地、蒿、薇、柏叶、螵蛸、黄柏为方，服之渐愈。仲秋诊其脉，即断受孕。渠谓：怀娠必无病矣，而不知病久初痊，正须培养，虽即受孕，涵蓄无权。果至仲冬而胎堕矣。眉批：肝主疏泄，肾主闭藏，两尺浮而不沉，是肾失其闭藏之职矣；左寸关弦，是肝木太过，擅行其疏泄之权矣。填补肾阴，即以涵养肝木。加黄柏之苦以坚之，螵蛸之涩以固之，用药如法，故收效倍捷。

［石念祖按］上格原注两尺皆浮，肾失其汛藏之职。左寸关弦，肝独行其疏泄之权。煅牡蛎（杵）六两，血鳖甲（杵）四两，血龟板（杵）二两，醋炙乌贼骨（杵）四钱（四味先煨八钟，取汤代水煎药），女贞（杵）五钱，旱莲草四钱，大熟地八钱，大生地一两，鲜青蒿一钱半，酒炒柏叶一钱，醋炒川黄柏三钱。

《叶天士晚年方案真本·卷下·炙甘草汤》

蔡，四十四岁。上年产后致损，所见皆由肝肾阴虚，忌与燥热。见崩漏虚热，骱肿寒热，不必缕缕。清阿胶、云茯神、细生地、生白芍、粗桂枝木、炙甘草。

《叶天士晚年方案真本·卷下·资生丸》

邱，钟由吉巷，四十七岁。十年前小产血崩，损伤未复，家政操持，形神俱不获安养。上年夏秋漏带，久矣淋漓，不但肝肾脂液先竭，奇经与诸络无血存蓄。气冲犯上，气攻聚络，为胃脘刺痛，胁肋高突，更推下焦寒冷，腰围如带拘缚，两足麻木，践地痿软，二便塞窒不爽。五液枯槁，至阳不交于阴，有关性命大症。病人说一年尝药，从未见效，更有医见痛用沉香者。凡血枯液涸，香燥大忌，姜桂燥烈，亦非亡血所宜，姑以血肉参入人参，若春和温煦，草木借以资生。血有形难生，益气，无形以充有形耳。人参、当归身（小茴拌炒，拣去）、羊内肾、肉苁蓉、枸杞子、真沙苑、黑芝麻。

《柳选四家医案·评选爱庐医案·妇人门》

经停三月，骤然崩冲，阅五月而又若漏卮。询系暴崩属虚。虚阳无附，额汗头震，闻声惊惕，多语神烦，脉微虚软。势将二气脱离，其危至速。拟回阳摄阴法，急安其气血。附子五分，鹿角霜一钱五分，杞子炭一钱，熟地七钱，五味七粒，白芍一钱五分，人参一钱，龟板一两，天冬一钱五分，山药三钱。柳宝诒按：证情已急，须得重剂，方可挽回。方中选药甚合，特嫌分量太轻耳。

再诊：脱象既除，经漏较稀，脉犹濡细，神思尚怯。气血乍得依附，再宗暴崩属虚之例，拟温补法。人参一钱，熟地一两，枸杞一钱五分，鹿角胶一钱五分，杜仲三钱，巴戟一钱五分，白芍一钱五分，归身一钱五分，阿胶钱五分，天冬一钱五分。

《柳选四家医案·评选环溪草堂医案三卷·下卷·妇人门》

1）经事来多去少，似崩非崩，是血虚有热也。

所谓天暑地热，则经血沸溢。用白薇汤加阿胶主之。女贞子、白薇、阿胶（米粉炒）、黄芩（醋炒炭）、归身炭、沙苑（盐水炒）、黄柏、白芍、旱莲草、莲心。［柳宝诒按］立方精到熨帖。

2）两次血崩之后，赤带连绵不断，迄今半载有余。脉象虚微，气血大亏，是以头眩心跳，腰酸足软等证均见也。近日腹痛食减恐其夏致崩决，拟方固摄奇经。女贞子、乌贼骨、茜草炭、旱莲草、党参、茯苓、白芍、丹皮、阿胶、莲肉、荷叶蒂、藕节。另，震灵丹二钱。

再诊：固摄奇经，病情不减。崩漏不止，腹痛不已，用升阳固阴法。鹿角霜、沙苑、龙骨、牡蛎、怀药、杜仲、女贞子、杞子、茯苓、棕炭。［柳宝诒按］固摄不效，进用升涩，此用药转换，一定层次。

2. 脾虚崩漏案

《兰室秘藏·卷中·妇人门·经漏不止有二论》

一妇人经候凝结，黑血成块，左厢有血瘕，水泄不止，谷有时不化，后血块暴下，并水俱作，是前后二阴有形血脱竭于下。既久，经候犹不调，水泄日见三两行，食罢烦心，饮食减少，甚至瘦弱。东垣老人曰：夫圣人治病，必本四时升降浮沉之理，权变之宜，必先岁气，无伐天和，无胜无虚，遗人天殃。无致邪，无失正，绝人长命。故仲景云：阳盛阴虚，下之则愈，汗之则死；阴盛阳虚，汗之即愈，下之即死。大抵圣人立法，且如升阳或发散之剂，是助春夏之阳气，令其上升，乃泻秋冬收藏殒杀寒凉之气。此病是也，当用此法治之，升降浮沉之至理也，天地之气以升降浮沉，乃从四时，如治病，不可逆之。故《经》云：顺天则昌，逆天则亡，可不畏哉！夫人之身亦有四时，天地之气不可止认在外，人亦体同天地也。今经漏不止，是前阴之气血已脱下矣，水泄又数年，是后阴之气血下陷以脱矣。后阴者，主有形之物也，前阴者，精气之户。下竭，是病人周身之血气常行秋冬之令，阴主杀，此等收藏之病是也。阳生阴长，春夏是也。在人之身，令气升浮者，谷气上行是也。既病，人周身血气皆不生长，谷气又不胜，其肌肉消少，是两仪之气俱将绝矣。既下元二阴俱脱，血气将竭，假令当是热证，今下焦久脱，化为寒矣。此病久沉久降，寒湿大胜，当急救之。泻寒以热，除湿以燥，大升大举，以助生长，补养气血，不致偏竭。圣人立治之法，既湿气大胜，以所胜治之，助甲风木上升是也。故《经》云：风胜湿，是以所胜平之也。当先调和胃气，次用白术之类，以燥其湿而滋元气。如其不止，后用风药以胜湿，此便是大举大升，以助春夏二湿之久陷下之至治也。

《东垣试效方·卷四·妇人门·崩漏治验》

宜德侯经历之家人，病崩漏，医莫能效。切脉，且以纸疏其证，至四十余种，为药（调经升阳除湿汤，编者注）疗之，明日而二十四证减，前后五六日，良愈。侯厚谢而去。凡治设施，皆此类也。调经升阳除湿汤：治女子漏下恶血，月事不调，或暴崩不止，多下水浆之物，皆由饮食失节，或劳伤形体，或素有心气不足，因饮食劳倦，致令心火乘脾。其人必怠惰嗜卧，四肢不收，困倦乏力，无气以动，气短上气，逆急上冲，其脉缓而弦，急按之洪大，皆中指下得之，脾土受邪也。脾主滋荣周身者也，心主血，血主脉，二者受邪，病皆在脉。脉者，血之府也；脉者，人之神也。心不主令，包络代之，故曰心之脉主属心系。心系者，包络、命门之脉。至月事，因脾胃虚而心包乘之，故漏下月水不调也。况脾胃为血气阴阳根蒂，当除湿去热，益风气上伸以胜其湿。又云：火郁则发之。柴胡、羌活各半钱，防风一钱，蔓荆子七分，独活半钱，苍术一钱半，甘草（炙）一钱，升麻一钱，藁本一钱，当归酒（制）半钱，黄芪一钱半，切碎如麻豆大，勿令作末，都作一服，以洁净新汲水五大盏，煎至一盏，去滓，空心腹中无宿食，热服之，待少时，以早饭压之，可一服而已。如灸足太阴脾经中血海穴二七或三七壮，立已。此药乃从权之法，用风胜湿，为胃下陷而气迫于下，以救其血之暴崩也。并血恶之物住后，必须黄芪、人参、当归之类数服以补之，于补气升阳汤中加以和血药便是也。若经血恶物下之不绝，尤宜究其根源，治其本经，只益脾胃，退心火之亢，乃治其根蒂也。若遇夏月白带下，脱漏不止，宜用此汤，一服立止。

丁未仲冬，郭大方说，其妻经水暴崩不止，先曾损身失血，自后一次缩十日而来，今次不止。其人心窄，性急多惊，以予料之，必因心气不足、饮食失节得之。大方曰：无。到彼诊得掌中寒，脉沉细而缓，间而沉数，九窍微有不利，四肢无力，上喘气短促，口鼻气皆不调，果有心气不足、脾胃虚损之证。胃脘当心而痛，左胁下缩急有积，当脐有动气，腹中鸣下气，大便难，诸虚证极多，不能尽录。拟先治其本，余证可以皆去。与安心定志，镇坠其惊，调和脾胃，益元气，补血脉，养其神，以大热之剂去其冬寒。寒凝在皮肤内，少加生地黄去命门相火，不令四肢痿弱。黄芪当归人参汤主之。黄芪当归人参汤：黄芪一钱，当归身一钱半，人参一钱，草豆蔻仁六分，炒曲半钱，黄连一分，生地黄三分，陈皮半钱，麻黄（不去节）一钱，杏仁五个（研），桂枝半钱，上㕮咀，分作二服，每服水二大盏半，煎麻黄令沸，去沫，煎至二盏，入诸药，同煎至一大盏，于巳午时之间，食消尽服之，一服立止。

《明医杂著·卷一·医论·丹溪治病不出乎气血痰郁》

一妇人崩漏，面黄或赤，时觉腹间脐下痛，四肢困倦，烦热不安，其经行先发寒热，两肋如束。此脾胃亏损，元气下陷，与相火湿热下迫所致。用补中益气汤加防风、芍药，炒黑黄柏，煎服归脾汤而愈。

《明医杂著·卷三·续医论·饮食过伤》

一妇人，饮食后因怒忽患血崩，四肢逆冷，抽搐，口噤，如发痉然，吐痰如涌。灌以二陈、柴胡、山栀、枳壳，吐出酸味神思稍醒，药止，次日进薄粥少许，但乳胁胀痛，寒热，欲呕，四肢倦怠。余以为悉属肝火炽盛，致脾气不能运化。先用六君、柴胡、山栀、钩藤钩，诸症顿退，惟四肢不遂，血崩如初。或又以为肝火未息，欲投清肝凉血之剂，余以为肝脾气血俱弱，先用补中益气汤培其脾土，而血气归经，又用四物、参、术、柴胡养肝筋，而四肢便利。余见《异症名要》。

《医学正传·卷七·妇人科上·月经》

一老妇人年五十三，血崩久不止，诸药不效。予以橡斗、苍耳草根二物烧存性，用四物汤加白芷、茅花、干姜煎汤调服，其经血自此而止，再不行矣。

《石山医案·卷中·调经》

一妇身瘦面黄，旧有白带，产后忧劳，经水不止五十余日，间或带下，心前热，上身麻，下身冷，背心胀，口鼻干，额角冷，小便频而多，大便溏而少，食则呕吐，素厌肉味。遣书示病如此。予曰：虽未见脉，详其所示，多属脾胃不足。令服四君子汤加黄芩、陈皮、神曲、归身二帖，红止白减。复以书示曰：药其神乎！继服十余帖，诸症悉除。

一妇形长质脆，面色黄白，孀居十余年，平素食少，内外俱劳，年五十二岁。二月忽血崩，若左手觉热，崩则又甚。医用苦寒黑灰凉血止血之剂，益剧。更用胶艾汤，少愈。偶因子病，住药月余，后服前汤，崩则日少夜多。七月尽，来就予治。右脉浮软颇大，左脉软小而，缓独左尺尤近微弱。予谓：左脉主血，得此与病相应，右脉主气，今诊得浮软，此乃脾胃气不足也。盖脾具坤静之德，而有乾健之运，虚则不能健运其血矣。胃气者，阳气也，阳主升举，虚则不能升举其血矣。《经》曰：阳病竭而下者此也。又曰阳病治阴，阴病治阳，正其血气，各守其乡，其治此病之谓欤。今气不能健运升举，以致血崩，法当治阳。世医昧此，但知血热则行，逢冷则凝，逢寒则止，故用苦寒黑灰之剂。殊不知苦以泄胃，寒则降下，故《经》曰：苦伤气，寒伤血。安能治其崩哉？盖脾胃属土恶湿，喜温畏寒，理宜甘温养其脾，则热自除，气自运，而血随气各归其经矣。东垣曰：温能除大热。《经》曰形不足者，温之以气；又曰气生形；又曰气固形实，形主血；又曰阳气者，精则养神，柔则养筋。故古人治血多用养气，岂无所本哉？血逢黑则止，但可以治标耳。《经》曰：胃者，五脏之本。苟不固本，未免止而复发。况其所病，或劳，或怒，或恶食，而崩愈甚，此盖由脾胃不足，不胜其劳怒也。遂用参、芪各四钱，归、术各一钱，甘草、厚朴各五分，炒蒲黄、阿胶各七分，煎服十余帖，崩则昼止夜来。夫夜则阴旺阳衰，阳不足以摄血故也。再以棕皮、五倍子、莲蓬烧灰，加阿胶、蒲黄，粥丸，临晚服，而夜亦止。但清水常流，大便结燥，小便日无夜有。又用润麻丸加木通、车前，空心吞之。然腰与小腹及脚腿皆痛，胸膈不宽。予适出月余，归诊，脉皆沉细而数。予曰：数脉所主为热，其症为虚，脉与向日不同，而症反觉虚者，多因久服前药，失于加减，故脏腑习熟，而病反见化于药矣，令暂止药。乘轿归家，登山度岭，加以应接人事，劳而又劳，越三日，血大崩约一桶许，昏懵而气息奄奄，良久稍苏，是夜又崩二三碗许，仍复昏懵。予往视之，脉仍沉细而数。予曰：五十以后，血气大脱，实难求生，但不忍坐视其毙耳。乃用大剂，参、芪各七钱，归、地、姜、附各一钱，甘草五分，煎服二三帖，脉数略减，头痛昏弱，腰脚腿痛亦愈。日则胸膈似烦，至夜亦愈。但小腹时觉微痛，清水常流不绝。《经》曰：冲脉者，经脉之海，主渗溪谷，与阳明合于宗筋，会于气街而阳明为之长，皆属于带脉。故阳明虚，则冲脉失养，不能渗灌，气化为水而下流矣。待其胃气稍完，则清者运而为津液，浊者渗而为小便，而水或可止也，《经》曰"壮者，气行则愈"是矣。若遇严寒，又觉小腹腰脚腿痛者，亦由阳虚不御其寒故也。天地稍和，又不觉矣。予曰：病须少愈，然血气虚脱，来春恐无以资生发之气耳。至春，果洞泻而殁。丹溪曰：气病补血，须不中，亦无所害。血病补气，则血愈虚散，是谓诛罚无过。今病血病，而治以参、芪，宁不犯丹溪之戒乎？予曰：学贵疏通，不可执泥。丹溪又曰：冲任二脉为经脉之海。二脉无损，则血气之行，外循经络，内荣五脏。若劳动过极，损伤二脉，则冲任气虚，不能约制其血，故忽大下，谓之崩中。治宜举养脾胃，大补气血。丹溪治血，何常不归于气虚而养脾胃也！东垣亦曰血脱益气。古圣人之法也，先理其胃，以助生发之气，诸甘药为之先务。盖甘能生血，此阳生阴长之理，故先助胃气。且人之身，纳谷为宝。予考圣经前贤所治血病，未尝专主于治血而不养气。要在临病识宜耳。须然此固不免于死，所以得迟延而无苦楚者，恐亦由于药力也。因笔之，幸同志者考其得失。

《石山医案·附录·石山居士传》

野山汪盛妻，年逾四十，形色苍紫，忽病血崩，诸医莫治。或用凉血，或用止涩，罔效。居士察其六脉，皆沉濡而缓，按之无力。以脉论之，乃气病，非血病也，当用甘温之剂，健脾理胃，庶几胃气上腾，血行经络，无复崩矣，遂用补中益气汤多加参、芪，兼服参苓白术散，崩果愈。

《口齿类要·茧唇》

一妇人善怒……又劳役怒气，饮食失节，发热喘渴，体倦不食，下血如崩，唇肿炽甚。此肝经有火，不能藏血，脾经气虚，不能摄血，用补中益气加炒黑山栀、芍药、丹皮而愈。

《校注妇人良方·卷一·调经门·暴崩下血不止方论第十五》

表弟方健甫内，五十岁，辛丑患血崩，诸药罔效。壬寅八月，身热体痛，头晕涕出，吐痰少食，众作火治，展转发热，绝粒数日。余诊之曰：脾胃久虚，过服寒药，中病未已，寒病复起。遂用八味丸料一服，翌早遂索粥数匙。再服食倍，热减痛止，乃服八味丸而愈。癸卯秋，因劳役忧怒，甲辰夏病复作，胸饱发热，脊痛腰疼，神气怫郁。或作内伤，或作中暑。崩血便血，烦渴引饮，粒米不进，昏愦时作，脉洪大，按之微弱。此无根之火，内虚寒而外假热也。以十全大补加附子一剂，遂食粥三四匙，崩血渐减。日服八味丸，始得全愈。

大尹王大成之内，久患崩，自服四物、凉血之剂，或作或辍因怒发热，其血不止，服前药不应，乃主降火，更加胁腹大痛，手足俱冷。余曰：此脾胃虚寒所致。先用附子理中汤，体热痛止。又用《济生》归脾、补中益气二汤，崩血顿愈。若泥痛无补法，则误矣。

一妇人血崩兼心痛三年矣，诸药不应，每痛甚，虚症悉具，面色萎黄。余曰：心主血，盖由去血过多，心无所养，以致作痛。宜用十全大补汤，参、术倍之。三十余剂稍愈，百余剂全愈。

锦衣杨永兴之内，患前症，过服寒凉之剂，其症益甚，更加肚腹痞闷，饮食不入，发热烦躁，脉洪大而虚。余曰：此脾经气血虚而发躁也，当急用八珍汤加炮姜以温补之，缓则不救。彼不信，乃服止血降火之剂，虚症蜂起，始信余言，缓不及治矣。

《校注妇人良方·卷三·妇人怔忡惊悸方论第十二》

文学归云桥内，月事不及期，忽崩血昏愦，发热不寐。或谓血热妄行，投以寒剂，益甚。或谓胎成受伤，投以止血，亦不效。余曰：此脾气虚弱，无以统摄故耳，法当补脾而血自止。用补中益气加炮姜，不数剂而效。惟终夜少寐惊悸，别服八物汤，不效。余曰：杂矣。乃与归脾汤加炮姜以补心脾，遂如初。

《校注妇人良方·卷七·妇人两胁胀痛方论第十七》

一孀妇内热晡热，肢体酸麻，不时吐痰，或用清气化痰药，喉间不利，白带腹胀；用行气散血药，胸膈不利，肢体时麻。此郁怒伤肝脾而药益甚也，予则朝用归脾汤以解脾郁生脾气，夕用加味逍遥散以清肝火生肝血，百余剂而愈。后因怒，饮食日少，肢体时麻。此乃肝火侮土，用补中益气加山栀、茯苓、半夏而痊。又饮食失调，兼有怒气，肢体麻甚，月经如注，脉浮洪而数。此脾受肝伤，不能统血而致崩，肝气亏损阴血而脉大。继用六君加芎、归、炮姜而血崩止，又用补中益气加炮姜、茯苓、半夏而元气复，更用归脾汤、逍遥散调理而康。

《校注妇人良方·卷二十二·产后月水不通方论第九》

一产妇月经年余不通，内热晡热，服分气丸，经行不止，恶寒作渴，食少倦怠，胸满气壅。朝用加味逍遥散，夕用四君子汤，月许诸症稍愈，佐以八珍汤，兼服两月而愈。

一产妇月经不调，内热燥渴，服寒凉之剂，其血如崩，腹胀寒热，作呕少食。用六君子二十余剂，诸病悉愈，以加味逍遥散调理而安。

《校注妇人良方·卷二十四·妇人流注方论第五·附治验》

一妇人素郁结，肩臂各肿如覆杯。余以为肝脾亏损，用加味逍遥散百余剂，元气复而肿消。后因劳役怒气，经行不止，服凉血之剂，其血如崩。余以为此因脾气复伤下陷，而血从之，朝用补中益气汤，夕用加味归脾汤而愈。

一妇人怀抱素郁，因怒耳作肿痛，经行不止，寒热发热，面色青赤，肝脉弦数。余以为久郁伤脾，暴怒伤肝，先用加味小柴胡汤，随用加味逍遥散而痊。

一妇人……后月经至如崩，前症复作（指因劳晡热，体倦懒食，小腹痞坠，小便涩滞。编者注），此脾气伤而不能统血，血虚而阴火动也，仍用补中益气而痊。

《女科撮要·卷上·经候不调》

一妇人久患血崩，肢体消瘦，饮食到口但闻腥臊，口出津液，强食少许，腹中作胀。此血枯之症，肺肝脾胃亏损之患，用八珍汤、乌贼鱼骨圆，兼服两月而经行，百余剂而康宁如旧矣。

一妇人面黄或赤，时觉腰间或脐下作痛，四肢困倦，烦热不安，其经若行，先发寒热，两肋如束，其血如崩。此脾胃亏损元气下陷，与相火湿热所致，用补中益气加防风、芍药、炒黑黄柏，间以归脾汤调补化源，血自归经矣。

一妇人因怒，寒热头痛，谵言妄语，日晡至夜益甚，而经暴至。盖肝藏血，此怒动火，而血妄行。用加味逍遥散加生地治之，神思顿清，但食少体倦，月经未已。盖脾统血，此脾气虚不能摄，用补中益气治之，月经渐止。

《保婴撮要·卷十·噫气》

一女子十九岁患前症，用六君子汤送四味茱萸丸而愈。但怒即发，服此药亦即愈。后因怒气劳役，前症复作，血崩不止，先用柴胡栀子散一剂，随用补中益气汤加山栀而痊，仍参虚羸。

《赤水玄珠·卷二十·调经门·赤白带下》

有人经年崩漏不止，诸药不效，脉濡微，与此药（指伏龙肝散）兼香矾丸服之即愈。香矾丸。白矾四两，香附子二两，黄狗头骨灰四两。上为末，粥丸，梧子大。每服三十丸。

又一妇人年四十，月水不调，行时腹痛，行后又有三四淋沥皆秽水，口渴面黄，倦怠无力白术一两，归身尾六钱，陈皮七钱，黄连三钱，木通、黄芪、黄芩各二钱，炙甘草一钱。分八帖，水煎，吞五灵丸四十粒。

《古今名医汇粹·卷八·病能集六·产后诸证》

一妇人，产后便血，口干饮汤，胸胁膨满，小腹闷坠，内热晡热，饮食不甘，体倦面黄，日晡则赤，洒淅恶寒。此脾肺气虚，先用六君加炮姜、木香，诸证渐愈，用补中益气将愈，用归脾汤全愈。后饮食失节，劳役兼怒气，发热血崩，夜间热甚，谵语不绝，此热入血室，用加味柴胡，二剂而热退，用补中益气而血止，用逍遥、归脾二方，调理而安。

《古今名医汇粹·卷八·病能集六·食症血症心腹疼痛等证》

一孀妇，内热晡热，肢体酸麻，不时吐痰。或用清气化痰药，喉间不利，白带腹胀。用行气散血药，胸膈不利，肢体时麻。此郁怒伤肝脾而药益甚也。余则朝用归脾汤，以解脾郁、生脾气；夕用加味逍遥散，以清肝火，生肝血。百余剂而愈。后因怒饮食日少，肢体时麻，此乃肝木侮土，用补中益气加山栀、白茯苓、半夏而愈。又饮食失调，兼有怒气，肢体麻甚，月经如注，脉浮洪而数，此脾受肝伤，不能统血而致崩，肝气亏损阴血而脉大，继用六君子加芎、归、炮姜而血崩止。又用补中益气加炮姜、茯苓、半夏而元气复，更用归脾汤、逍遥散调理而安。

《张氏医通·卷三·诸气门上·痞满》

其如夫人久患崩淋，遍服诸血药罔效，以补中益气加制香附、乌梅，升举其阳兼调其气，所谓病在下取之上，端不出古圣之成则耳。

《眉寿堂方案选存·卷下·女科》

1）经漏腹胀，脏阴为病，浊攻脾胃为呕逆。人参、淡附子、茯苓、蒸术、淡干姜。

2）经来绵绵不止，恐延淋带，此后遇里急，为阴弱不内守治。熟地炭、芡实、艾炭、茯神、湖莲、炒归身。

3）入土旺用事，食减恶心，淋带反多。老年阳气渐泄下坠，议东垣升阳法。人参、熟术、炙草、当归、羌活、防风、独活、广皮。

4）小产后劳动嗔怒，陡然血崩，乃身中阳动，阴弱失守之证。用药气味最忌辛温走泄，无有不向安者。缘辛香温热，胃中不安，致呕逆频频，神复欲愦，皆血下而阴亏为病，呕多则阳气再伤耳。古人上下变病当治其中，此安胃第一要旨。以胃为脏腑之大源能纳谷，斯后天生气再振，何容缕缕经营乎！人参、小麦、茯神、乌梅、木瓜、白芍。

5）小产后经月，泄泻腹痛，下血不止，干咳呛逆。乃气血两虚，当以建中法。归芪建中去姜。

《临证指南医案·卷九·崩漏》

黄。长斋有年，脾胃久虚，疟由四末，必犯中宫。血海隶于阳明，苦味辛散，皆伤胃系。虽天癸久绝，病邪药味扰动血络，是为暴崩欲脱。阅医童便、阿胶，味咸润滑。大便溏泻，岂宜润下？即熟地、五味补敛阴液，咽汤停脘，顷欲吐净。滋腻酸浊之药，下焦未得其益，脘中先已受戕。议以仲景理中汤。血脱有益气之法，坤土阳和旋转，喜其中流砥柱。倘得知味纳谷，是为转机。重症之尤，勿得忽视。理中汤。［注］本案在《眉寿堂方案选存·卷下·女科》也有记载，用药为人参、焦於术、炮姜炭、茯苓、炙黑甘草。

程。暴冷阳微，后崩。附子理中汤。

龚。脉数，寒热汗出，腹胁痛。病起经漏崩淋之后，是阴伤阳乘。消渴喜凉饮，不可纯以外邪论。和营卫调中，甘缓主治。当归、白芍、淮小麦、炙草、南枣、茯神。

某。经漏不止，久风飧泄。人参、茯苓、木瓜、炒乌梅、赤石脂、禹粮石。

徐，三三。肝脾郁损，血崩。人参逍遥散去柴、术、炙草，加桑螵蛸、杜仲。

《未刻本叶氏医案·方案·旋覆花代赭汤》

经漏日久，犹然腹膨气激，块下气腥，此血去过多，厥阳无制耳。黄牛角䚡、真陈墨、人参、白薇、乌贼鱼骨、血余胶、艾炭、川断、椿根白皮、陈棕炭、阿胶、姜炭。

《吴鞠通医案·卷四·产后》

余氏，二十三岁，乙酉八月十九日。无论半产与暴崩，六脉沉软而细如伏，阳虚体质，产后漏经半年，经止后一年有余，忽来如崩，又疑半产。一以温经为要。阿胶四钱（去渣后化入），小茴香（炒炭）四钱，干姜炭钱，艾四钱，全当归二钱，炙甘草二钱。煮两大茶杯，分二次服。

二十三日。经停年余始行，故多若暴崩，脉沉细若伏，少腹痛甚，故用胶艾汤温经。兹又感受燥金寒湿，面肿胸痛而泄，少腹痛拒按，舌上白苔满布。仍与温法，去守补之阿胶、甘草。艾叶炭五钱，炮姜五钱，小茴香（炒炭）三钱，姜半夏五钱，云苓五钱，淡吴萸三钱，生薏仁五钱，全归二钱，川椒炭三钱，降香末三钱，煮三杯，分三次服。

二十七日。经色全然不赤，面肿已消，似当用补。但六脉滑甚，舌苔较前虽薄，仍然纯白，腹中按之则胀，少腹仍痛，湿邪之归下焦者未消。仍与温经行湿。艾叶炭五钱，薏仁五钱，车前子五钱，姜半夏五钱，白通草钱，炮姜三钱，大腹皮三钱，云苓皮五钱，厚朴二钱，小茴香（炒炭）三钱，广皮二钱，益母膏二钱。煮三杯，分三次服。

九月初一日。停经一年有余，经通后舌白滑，五日前面肿腹痛，带下特甚，其为带脉之寒湿下注无疑。艾叶炭五钱，薏仁五钱，车前子三钱，小茴香（炒炭）五钱，萆薢五钱，白通草一钱，姜半夏三钱，全归三钱，益母草二钱，大腹皮三钱，炮姜三钱。煮三杯，分二次服。

十六日。湿多成五泄，兼之口糜。与五苓散法加薏仁、木通。猪苓五钱，云苓皮五钱，桂枝一钱，泽泻五钱，苍术炭一钱，木通二钱，薏仁五钱。煮三杯，分三次服。服二帖痊愈。

十一月十四日。带症已久，不时举发。经不调，六脉阳微之极，皆产后受伤，虚不肯复之故。治在八脉，非通补奇经丸不可。且与汤剂行湿而温经，体厚脉细易肿者湿多，此方不妨多服。云苓皮六钱，全归三钱，紫石英三钱，川萆薢六钱，艾叶炭三钱，莲子（去心，连皮）五钱，炒杞子三钱，小茴香三钱，芡实五钱。煮三杯，分三次服。通补奇经丸方：带下本系八脉虚寒之病，久带则下焦愈虚，古人所以有漏卮之喻也。一以通补八脉为要。此证阳虚兼湿，用熟地、萸肉阴柔之品，断无生理。鹿角胶四两，鹿茸八两，沙蒺藜四两，肉苁蓉六两，小茴香(炒炭)六两，人参四两，补骨脂四两，川萆薢六两，当归六两，炙龟板四两，乌贼骨四两，桑螵蛸六两，生牡蛎六两，杜仲炭二两，紫石英(生研)二两，枸杞子四两。上为细末，益母膏和丸，如小梧子大。每服三钱，早晚各服一次。不知，午刻加一次。暂戒生冷，若不能戒，不必服药。间服震灵丸四五十丸。

丙戌正月初六日。大凡胞宫累及阳明者，治在胞宫；阳明累及胞宫者，治在阳明。此症兼而有之。病起产后，漏经半年，胞宫之损可知。体厚湿重易肿，纳食不旺，阳明之虚又可知矣。当兼治之。每日空心服奇经丸三钱，以补胞宫；午间、晚间备服汤药一碗，汤药以理阳明为主。姜半夏六钱，云苓六钱，益智仁三钱，川萆薢六钱，广皮四钱，川椒炭三钱，生薏仁八钱，生姜三钱。水八碗，煮取两碗，午服一碗，临卧服一碗。纳食渐旺，形体稍瘦，则不必服；食减不瘦，则再服。

《南雅堂医案·卷八·妇科·崩漏淋带门》

1）脉沉迟细，经水淋漓不止，似崩非崩。病由劳虑损脾，气虚不能摄血，用归脾汤加味主治。炙黄芪二钱，炒白术二钱，白茯神二钱，炙甘草五分，人参钱五分，远志一钱，当归身一钱(酒洗)，广木香五分，龙眼肉二钱，酸枣仁二钱(炒)，炮姜八分，莲房一钱(焙存性)，棕榈炭一钱，藕节二钱，大枣三枚。

2）病由痨伤而来，崩漏不止，身热自汗，短气倦怠，不思饮食，宜益气升阳，清热敛阴为主，兹仿东垣例治。黄芪一钱五分(蜜炙)，人参一钱，炒白术一钱，陈皮五分，当归身五分，柴胡二分，升麻二分，炙甘草一钱，炒白芍一钱，栀子一钱(炒黑)，生姜三片，大枣二枚。

3）曾患崩漏，忽然寒热汗出，腹胁痛，口渴而喜凉饮，脉数，此乃阴虚阳搏，为热所乘故也，拟先以甘缓和中。当归身一钱，白芍一钱，白茯神二钱，炙甘草二钱，大枣十二枚(去核)，淮小麦三钱。

4）肌躯昔盛今瘦，胃纳日渐减少，饮食无味，夜热汗出，四肢常冷，腹鸣气短，下则频频泄气，大便久溏，腰腿酸软乏力。近复经漏不止，白带甚多，此阳明脉络已空，冲任二脉，俱被损伤血去液耗络热，内风旋转未已，延久虑其增剧。黄芪三钱，左牡蛎四钱，人参二钱，淮小麦三钱，白茯神三钱，苦参二钱。

5）经水非时而至，崩漏不已，头目昏眩，腹腰胀痛，脉虚细数，乃肝脾俱伤，血不归经，势必妄行，致有崩下之患。《经》云：阴虚阳搏谓之崩，又云：脾统血，肝藏血。故暴下崩中，当责诸足太阴厥阴二经，是为正治。白术三钱，怀山药三钱，炒白芍二钱，炙甘草五分，杜仲三钱，香附一钱五分，地榆炭二钱，川续断一钱，北五味八分，荆芥穗八分(炒黑)，乌梅二个。

6）经血非时而行，淋漓不止，是为漏下，脉虚，面唇俱白，阴血亏损已极，非急涩以止血，温以守中，将何措治。乌梅肉一钱，棕榈炭一钱，煨姜一钱五分，人参二钱，当归一钱，桂心五分，黄芪一钱五分。

7）郁损肝脾，崩漏不止，用逍遥散加减主治。当归身三钱(酒洗)，川杜仲三钱，人参二钱，炒白芍一钱，白茯苓二钱，桑螵蛸二钱，薄荷五分，煨姜三分。

3. 血热崩漏案

《儒门事亲·卷六·热形·血崩五十八》

孟官人母，年五十余岁，血崩一载，佥用泽兰丸、黑神散、保安丸、白薇散，补之不效。戴人见之曰：天癸已尽，本不当下血。盖血得热而流散，非寒也。夫女子血崩，多因大悲哭。悲甚则肺叶布，心系为之恐，血不禁而下崩。《内经》曰：阴虚阳搏为之崩。阴脉不足，阳脉有余，数则内崩，血乃下流。举世以虚损治之，莫有知其非者。可服大剂。大剂者，黄连解毒汤是也。次以拣香附子二两(炒)，白芍二两焙，当归一两(焙)，三味同为细末，水调下；又服槟榔丸，不拘日而安。

《石山医案·卷中·调经》

一妇产后，经行不止，或红或白或淡。病逾八月，面色黄白，性躁，头眩，脚软，医用参芪补药，病益加，用止涩药无效。邀予诊之，右脉濡弱无力，左脉略洪而驶。曰：右脉弱者，非病也，左脉偏盛，遂觉右脉弱耳。宜主左脉，治以凉血之剂。遂以生地、白芍、白术各一钱，黄芩、阿胶、归身各八分，陈皮、香附、川芎、椿根皮、茯苓各六分，柴胡、甘草各五分，煎服二十余帖而愈。

《疠疡机要·上卷·类症治验》

一妇人性急善怒……后因大怒，月经如涌，眼赤出泪，用四物汤加山栀、柴胡、连、芩数剂而愈。

《校注妇人良方·卷一·调经门·月水不断方论第十三》

一妇人性急，每怒则太阳耳项喉齿胸乳作痛，则胸满吞酸，吐泻少食，经行不止，此皆肝火之症，肝自病则外症见，土受克则内症作。余先以四物加白术、茯苓、柴胡、炒栀、炒龙胆，清肺养血，次用四君加柴胡、芍药、神曲、吴茱萸、炒黄连以培土制肺，渐愈。惟月经不止，是血分有热，脾气尚虚，以逍遥散倍用白术、茯苓、陈皮，又以补中益气加酒炒芍药，兼服而安。

《校注妇人良方·卷二十四·疮疡门》

一妇人每怒则口苦兼辣，胸痛胁胀，乳内或时如刺，此肝肺之火也，用小柴胡加山栀、青皮、芎、归、桑皮而安。后又劳怒，口复苦，经水顿至，此属内火动，血得热而妄行，用四物加炒芩、炒栀、胆草，一剂而血止，更以加味逍遥散而元气复。

《女科撮要·卷上·经候不调》

一妇人素有头晕，不时而作，月经迟而少，余以为中气虚，不能上升而头晕，不能下化而经少，用补中益气汤而愈。后因劳而仆，月经如涌，此劳伤火动，用前汤加五味子一剂，服之即愈。前症虽云亡血过多，气无所附，实因脾气亏损耳。

一妇人多怒，经行或数日，或半月即止，三年后淋沥无期肌体倦瘦，口干内热，盗汗如洗，日晡热甚。余用参、芪、归、术、茯神、远志、枣仁、麦门、五味、丹皮、龙眼肉、炙草、柴胡、升麻治之获痊。此症先因怒动肝火，血热妄行，后乃脾气下陷，不能摄血归源，故用前药。若胃热亡津液，而经不行，宜清胃；若心火亢甚者，宜清心；若服燥药过多者，宜养血；若病久气血衰，宜健脾胃。

《女科撮要·卷上·经漏不止》

一妇人因怒崩血，久不已，面青黄而或赤。此肝木制脾土，而血虚也，用小柴胡合四物以清肝火生肝血，又用归脾、补中二汤以益脾气生肝血而瘥。此症若因肝经有风热，而血不宁者，用防风一味为丸，以兼症之药煎送；或肝经火动而血不宁者，用条芩炒为丸，以兼症之药煎送，无有不效。

《保婴撮要·卷十·惊悸》

一女子素血虚惊悸，出嫁后更怔忡晡热，月经过期，用八珍汤加远志、山药、酸枣仁，三十余剂渐愈，佐以归脾汤痊愈。后因劳怒，适经行不止，前症复作，先用加味逍遥散，热退经止；又用养心汤而痊。

《保婴撮要·卷十·下气》

一女子十四岁，性悉多怒噫气，常服木香槟榔丸，胸中爽快，次年出嫁孀居，前症复发，服清气化痰丸，发热痰甚，服芩、连等药，经行如崩，发热作渴，四肢抽搐，唇口自动，此因肝盛脾虚，不能统血归经，虚火动而类风也，用加味逍遥散，内归、术各用五钱，加钩藤钩二钱治之，诸症顿愈。又用加味归脾汤，久服而愈。

《保婴撮要·卷十二·赤白游风》

一女子患此，寒热作呕，先用加味小柴胡汤，二剂而安；再用人参消风散而愈。后因怒发热，经行如崩，遍身色赤，四肢抽搐，难以诊脉，视其面色如赭，此肝心二经，木火相搏，而血妄行耳，先用柴胡栀子散，再加味逍遥散，诸症顿退，又用八珍汤而痊。

《保婴撮要·卷十六·跌仆内伤》

一女子因怒捶胸，腹痛，经行如崩，作呕不食，面色青赤，两关脉大而虚。此肝经火动，脾经血伤也，用加味逍遥散，二剂血止。次用异功散加柴胡、升麻而愈。后因复怒，腹痛作泻，面青。此肝木乘脾也，用六君、柴胡、升麻而痊。

《孙文垣医案·卷三·新都治验》

朱宅女眷，经水行一月不止，每黄昏先寒后热，夜遍身疼痛，胸前胀闷不通，必欲大喊叫嘶，用手于喉中斡而吐出痰涎乃宽。今且渴甚，此痰饮疟疾。今饮食不进，夜如见鬼者，乃热入血室也。用小柴胡汤，加生地黄、丹皮、陈皮、桃仁，两帖后，以白术三钱，何首乌二钱，陈皮、麦芽各一钱，乌梅一枚，生姜三片，水煎服之，而寒热止，诸症皆安。

黄颐斋内子，产未弥月，醉犯房事，血来如崩，势不可遏，发热头晕，大小便俱热，六脉洪大。以竹茹、蒲黄、白芍药各一钱，香附、茯苓、侧柏叶、青蒿各七分，甘草、炮姜、艾叶各三分。血止大半，腰犹胀痛，下午胸膈饱闷。改以川芎五分，当归、茯苓、破故纸、蒲黄、香附各八分，姜炭、甘草各一分，陈皮七分，人参一钱，服此血止，腰痛亦愈。

《赤水玄珠·卷二十·调经门·崩》

一妇经漏不止，四物汤加黄连、黄柏、鹿角胶、童便，数剂而愈。缘此妇素服不得参芪，后又小产血崩不止，亦以前剂进之而安。

《济阴纲目·卷之二·血崩门·论血崩因虚热》

一妇人年六十四,久郁怒,头痛寒热,春间乳内作痛,服流气饮之类益甚,不时有血如经行,又大惊恐,饮食不进,夜寐不宁,乳肿及两胁焮痛如炙,午后色赤。余以为肝脾郁火血燥,先以逍遥散加酒炒黑龙胆一钱,山栀一钱半,二剂肿痛顿退,又二剂而全消(方证合宜,而以四剂全消,恐无是速),再用归脾加炒黑栀、贝母,诸证悉愈。

《眉寿堂方案选存·卷下·女科》

久漏成崩,上有疡症,用药极难,仿《内经》七方之一,固下漏,少佐清上。醋炙螵蛸、茜草。煎好滤清,加黄芩、阿胶,煎数十沸,取清服。

《碎玉篇·下卷·女科》

1) 久漏成崩,上有疡症,用药极难,仿《内经》七方之一。但因下漏,稍佐清上。鲗骨、茜草,煎浓滤清;入黄芩、阿胶,再煎十沸服。

2) 脉数,寒热汗出,腹胁痛。病起经漏崩淋之后,是阴伤阳乘。消渴,喜凉饮不可。纯作外邪,和营调卫,甘缓主治。归身、茯神、炙草、白芍、浮小麦、南枣。

《洄溪医案·崩》

徽州盐商汪姓,始富终贫,其夫人年四十六,以忧劳患崩证,服参、附诸药而病益剧,延余治之。处以养血清火之剂,而病稍衰,盖此病本难除根也。越三年夫卒,欲往武林依其亲戚,过吴江求方,且泣曰:我遇先生而得生,今远去,病发必死耳。余为立长服方,且赠以应用丸散而去。阅十数年,郡中有洋客请治其室人,一白头老妪出拜,余惊问,曰:我即汪某妻也。服先生所赠方药,至五十二而崩证绝,今已六十余,强健逾昔,我婿迎我于此,病者即我女也。不但求治我女,必欲面谢,故相屈耳。盖崩证往往在五十岁以前天癸将绝之时,而冲任有火,不能摄纳,横决为害。至五十以后,天癸自绝,有不药而愈者,亦有气旺血热,过时而仍有此证者,当因时消息,总不外填阴补血之法。不知者以温热峻补,气愈旺而阴愈耗,祸不旋踵矣。此极易治之病,而往往不治,盖未能深考其理,而误杀之耳。

《南雅堂医案·卷八·妇科·崩漏淋带门》

崩后常作寒热,口发牙疳,腹有积块,此气血虚亏,虚火妄动,积滞不行,拟培元养阴清火以为治。人参一钱五分,当归身二钱,炒白芍一钱,陈皮八分,粉丹皮二钱,白茯苓三钱,麦门冬一钱五分,玄参一钱五分,黑山栀一钱五分,女贞子一钱,建莲肉二钱。

《归砚录·卷四》

继其(指吴小渔)令妹适岳氏者,久患带下,去冬崩血,赤白并行,延今不已,卧榻数月,佥云无生理矣。余诊脉甚滑数,面赤口干。因问:足冷乎?溲热乎?耳鸣无寐乎?向来辄服温补乎?皆曰然。幸能安谷,是药病也。幸涩之不止,药力尚有分势也。授以大剂清热坚阴之法,服数十剂。仲冬余复游禾,已能踵寓就诊矣。

《王氏医案续编·卷一·浙西王士雄孟英医案》

戴氏妇,年五十六岁,仲冬患感,初服杨某归、柴、丹参药一剂,继服朱某干姜、苍术、厚朴药五剂,遂崩血一阵。谓其热入血室,不可治矣。[眉批]即热入血室,亦岂不可治之证?可见此人并不知热入血室为何病,第妄指其名耳!始延孟英诊之。脉形空软促数,苔黑舌绛,足冷而强,息微善笑,询其汛断逾十载。

[石念祖按]此证可治。在汛断十载,阴精基础,尚不亏损。曰:冬温失于清解,营血暴脱于下,岂可与热入血室同年而语耶?必由误服热药所致,因检所服各方而叹曰:小柴胡汤与冬温何涉?即以伤寒论,亦不能初感即投,况以丹参代人参,尤为悖谬。夫人参补气、丹参行血,主治天渊,不论风寒暑湿各气初感,皆禁用血药,为其早用反致引邪深入也。既引而入,再误于辛热燥烈之数投,焉得不将其仅存无几之血逼迫而使之尽脱于下乎?女人以血为主,天癸既绝,无病者尚不宜有所漏泄,况温邪方炽,而阴从下脱,可不畏哉!病家再四求治。孟英与西洋参、苁蓉、生地、犀角、石斛、生芍、银花、知母、麦冬、甘草、蔗浆、童溺。两剂足温舌润,得解酱粪。

[石念祖按]西洋参三钱,大生地六钱,淡苁蓉三钱,磨犀角(冲)五分,生白芍(杵,先)四钱,酒炒银花五钱,酒炒知母一钱五分,整麦冬三钱,生粉草二钱,蔗浆(冲)大半酒杯、童溺一酒杯(煎去沫,冲药温服)。

脉数渐减而软益甚,乃去犀角,加高丽参。

[石念祖按]宜加丽参三钱。数帖脉渐和,热

退进粥，随以调补，幸得向安。

《王氏医案续编・卷四・杭州王士雄孟英医案》

吴酝香大令仲媳，汛愆而崩之后，脘痛发厥，自汗肢冷。孟英脉之，细而弦滑，口苦便涩。乃素体多痰，风阳内鼓，虽当崩后，病不在血。与旋、赭、羚、茹、枳、贝、薤、蒌、蛤壳为方，痛乃渐下，厥亦止。再加金铃、延胡、苁蓉、鼠矢，服之而愈。

［石念祖按］脘痛发厥二句，本系血去阴伤，风阳陡动。细而弦滑，为阴虚肝热煽痰。口苦便涩，病邪在气。旋覆（包，先）三钱，生赭石一两六钱（杵，先煎八钟），羚次尖（先煎）五钱，姜竹茹三钱，炒枳实一钱半，川贝（杵，八钱），西薤白（打次入）一钱半，姜蒌仁（研）四钱，生蛤壳（杵，先）五钱。风阳炽盛之时，遽与苦寒，病情反形格拒，帷先以旋、赭、羚、蛤息风镇逆，先引药势下行，然后再投川楝苦寒。脉细则阴中之阳亦虚，故用苁蓉。且非补其阴中之阳，则苦寒泻热之品，不能交济以有成，元胡亦咸苦泻肝药中所必资以反佐。鼠矢咸寒，针治便涩。楝核（杵，先）四钱，元胡索一钱半，淡苁蓉一钱半，鼠矢三钱。

4. 血瘀崩漏案

《丹溪治法心要・卷七》

一妇血崩，用白芷、香附等分。为末，作丸服。又方：用生狗头骨烧灰存性，酒调。

《校注妇人良方・卷二十・产后恶露腹痛方论第六》

一妇人经水来比常度过多不止，遂服涩药止之，致腹作痛。此乃气血凝滞也，用失笑散二服而愈。

《孙文垣医案・卷三・新都治验》

汪链兄内人，经水久不止，内有紫黑血块，今则胃脘胸腹皆痛，玉户且肿，手足皆冷，绝不知饿。脐腹之下有一块，坚如铁。脉左数右沉涩，此血瘕症也。用糖球子五钱，玄胡索、五灵脂、香附、麦芽、青皮各一钱，水煎服。夜即痛减其半，手足渐温，后加丹参、川芎、蒲黄、益母草、当归，四帖而痛全止，玉户亦消，再四帖而经调。

《赤水玄珠・卷二十・调经门・崩》

又尝治一老妇，血崩不止，流流不绝，满床皆血，上床不得者三月矣。腹满如孕，乃作虚挟痰积瘀血治之。用四物四两，参术各一两，甘草半两以补虚。香附三两，半夏两半，茯苓、陈皮、枳实、砂仁、玄胡各一两，以破痰积污血。分二十帖，每帖煎干加干荷叶、侧柏叶汤，再煎服之，服尽良愈，今再不发，如神。

《眉寿堂方案选存・卷下・女科》

1）暴崩，癖聚腹胀，经水不来五月，络虚所致。葱白丸。红枣、蕲艾煎汤送下。

2）经漏四十余日，色黯瘀腐成块。病中动怒，遂胸膈胀闷且痛，瘀下稍宽。医治漏血，投地、芍、归、胶。下焦先未治得其益，上焦先受其滞。宗经义先理其上。老苏梗、南山楂、桃仁、香附汁、麦芽、延胡。

3）久崩淋带，少腹结瘕，液涸气坠，二便皆阻。辛甘补方，冀得宣通，勿谓崩症，徒以涩药。柏子霜、淡苁蓉、郁李仁、当归身、枸杞子、葵子。

《扫叶庄一瓢老人医案・卷四・经产淋带女科杂治》

小产未复，继为血崩二次，腹中刺痛，带下不已。当固冲任，使络血生聚，可望经调。鹿角霜、当归身、紫石英、炒黑小茴香、沙苑蒺藜、枸杞子、炒黑蕲艾。

《叶天士晚年方案真本・卷下・炒枯肾气汤》

施，刘真巷。经漏，脐下如卵形，已见血损气结。冲脉为病，女子瘕聚带下，少腹形象是也。血伤忌投气燥温热血药，不取沉滞，血中宣气为主。南楂肉、茺蔚子、新绛、青葱管、生香附。

袁，同里。经年累月宿恙，全是郁悖内因。五志中之阳气有升无降，故得泄泻反爽，背椎必捶摩而胀减。盖脏阴之热鼓动，经腑中气皆逆行上巅。春间经漏，议进滋清补方，亦从权随时令也。暑伏已过，肃降未至，以顺天之气，应乎人身推求。川黄连、广藿香、生麦芽、茯苓皮、蓬术汁、胡黄连、泽泻、南楂、丹皮。

5. 冲任虚损崩漏案

《眉寿堂方案选存・卷下・女科》

1）暴崩去血过多，络中空虚，浮阳夹内风以动，心悸，筋脉痿软。奇经已乏，每经来必病，最难调治。炒熟地、阿胶、女贞子、湖莲肉、白芍、旱莲草。

2）室女经初至，必然畏热。因热求凉，致伤冲任，经漏不已，血色渐紫，腹中痛，得按略缓，是从前经至失调之故。和血脉之中，必佐通阴中之阳。杞子、沙苑、鹿角霜、人参、当归、小茴、紫石英、桂心。

3）小产后，血下暴崩，汗淋昏冒，寐则梦与人争斗，此脏血大走，肝魂易越，补方必兼敛摄。血崩久淋带，致冲任脉络不固，不但不得孕育，更延痛疾耳。人参、龙齿、炒归身、炒枸杞、炙草、茯神、炒枣仁、五味子。

4）小产后经年淋漓，旬日带下绵绵不断，骨节痿软。经临筋脉牵掣，骨热如蒸，皆冲任受伤，久而不复，五液皆枯，日就损怯一途。所幸胃气尚存，按候调摄经年，冀可血气充复。四物汤加胡黄连、炒黄柏。

《临证指南医案·卷九·崩漏》

陈，五十。五旬年岁，经漏如崩，继以白带绵绵。昔形充，今瘦损。当年饮酒湿胜，大便久溏，自病经年，便干不爽。夜热多汗，四肢皆冷，气短腹鸣，上噫气，下泄气，腰足跗酸软无力食物日减，不知其味。此阳明脉衰，厥阴风木由乎血去液伤，冲任交损，内风旋转而为风消之象。病在乎络，故令久延，《金匮》谓络热则凄矣。人参、黄芪、苦参、茯神、牡蛎、小麦。滤清人参汤收。

成。冲任二脉损伤，经漏经年不痠，形瘦肤干畏冷，由阴气走乎阳位。益气以培生阳，温摄以固下真。人参、鹿角霜、归身、蕲艾炭、茯神、炮姜、紫石英、桂心。

卢。停经半截，雨水节后忽然暴崩，交春分节血止。黄白淋漓自下，寒则周身拘束，热时烦躁口干，晡至天明，汗出乃止，寐必身麻如虫行，四肢骨节皆痛。盖血既大去，冲任之脉伤损，而为寒为热，阴损及乎阳位矣。书云：崩中日久为白带，漏下多时骨髓枯。由脂液荡尽，致形骸枯槁，延为瘵疾矣。天热气暖，所当谨慎。乌贼骨、阿胶、生地、生白芍、茜草、小麦。

罗，二四。病属下焦，肝肾内损，延及冲任奇脉，遂至经漏淋漓，腰脊痿弱。脉络交空，有终身不得孕育之事。制熟地、砂仁(制)、河车胶、当归、白芍、人参、茯苓、於术、炙草、蕲艾炭、香附、小茴、紫石英。

某。经漏三年。诊色脉俱夺，面浮跗肿，肌乏华色，纳谷日减，便坚不爽，自脊膂腰髀酸楚如堕。入夏以来，形神日羸。思经水必诸路之血贮于血海而下，其不致崩决淋漓者，任脉为之担任，带脉为之约束，刚维跻脉之拥护，督脉以总督其统摄。今者但以冲脉之动而血下，诸脉皆失其司，症固是虚。日饵补阳不应，未达奇经之理耳。考《内经》于胸胁支满妨食，时时前后血，特制乌鲗丸，咸味就下，通以济涩，更以秽浊气味为之导引，同气相需。后贤谓暴崩暴漏宜温宜补，久漏久崩宜清宜通，正与圣经相符。况乎芪术皆守，不能入奇脉。无病用之，诚是好药，借以调病，焉克有济？夏之月，大气正在泄越，脾胃主令，岁气天和，保之最要。议以早进通阴以理奇经，午余天热气泄，必加烦倦，随用清暑益气之剂，顺天之气，以扶生生。安稳百日，秋半收肃令行，可望其藏聚气交，而奇络渐固。此久损难复，非幸试速功矣。早上汤药议以通阴潜阳方法。早服：龟甲心（秋石水浸）、鹿角霜、真阿胶、柏子霜、生牡蛎、锁阳。另煎清人参汤，入清药，煎取五十余沸。鹿性阳，入督脉；龟体阴，走任脉。阿胶得济水沉伏，味咸色黑，息肝风，养肾水。柏子芳香滑润，养血理燥。牡蛎去湿消肿，咸固下。仲景云：病人腰以下肿者，牡蛎泽泻汤。锁阳固下焦之阳气。乃治八脉之大意。乌鲗丸方：乌骨四分（米醋炙，去甲，另研，水飞），藘茹一分。为细末，用雀卵量捣为丸，每服三钱。用药前，先饮淡鲍鱼汤一小杯为导引。

又：进潜阳颇投，但左耳鸣甚，肠中亦鸣。肝阳内风升动未息，减气刚，用柔。早服：龟甲心（照前制）、真阿胶、柏子霜、天冬、女贞实、旱莲草。另煎人参汤二钱，加入滤清药内，再煎五十余沸。

又：两进柔润清补颇投。询知病由乎悲哀烦劳，调理向愈，继因目病，服苦辛寒散太过，遂经漏淋带，年前七八日始净，今则两旬而止。此奇脉内乏，前议非诬。据述周身累现瘾疹瘔瘰，瘙痒不宁。想脂液久渗，阴不内营，阳气浮越，卫怯少固，客气外乘。凡六淫客邪，无有不从热化，《内经》以疮痍诸病皆属于火，然内症为急，正不必以肌腠见病为治。刻下两三日间，又值经至之期，议进固脉实下，佐以东垣泻阴火意。经至之先用此方。龟甲心、真阿胶、人参、桑螵蛸、生白龙骨、旱莲草、茯神、知母。早上服。

又：当经行，周身寒凛，腰酸腹膨，白疹大发。议用固气和血方。人参、熟地、阿胶、川芎、当归、白芍、南山楂、蕲艾。早上服。

又：经来腹坠腰酸，疹现肌痒，鼻孔耳窍皆然。想阴血下注，必阳气鼓动，内风沸起。风非外来，乃阳之化气耳。昨因经至，用胶艾四物汤和补固经。今午诊脉，右大而涩，左小数，中有坚疾如刃之象。洵乎液枯风动，初定乌鲗鱼丸当进。其早上汤药，凡气味之辛裁去。虽为补剂，勿取动阳耗液也。早上服：人参、生地、天冬、阿胶、生白芍、女贞子、旱莲膏、地榆。早上服。

又：两日早进清补柔剂，夕用通固下焦冲任，是月经来甚少起居颇安。与先哲云暴崩当温涩，久漏宜宣通，若合符节矣。连次候脉，必小弱为少安，则知阳动不息，内风必旋。芪术呆守归艾辛温，守则气壅，辛则阳动，皆不知变化之旨，坐失机宜耳。余未能久候，焉有经年经月之恙骤期速愈？故丸药创自《内经》七方之一，世多渺忽，实出轩岐秘奥。再议理阴息风早用，谅不致误。拟长夏调理二法。晚服乌鲗丸三钱，晨进养肝阴，和阳息风以安胃。盖冲脉即血海，隶于阳明胃脉，乃仿经旨立方。人参、阿胶、白芍、生地、旱莲膏、女贞子、桑寄生、咸秋石、细子芩、三角胡麻。药末，胶膏，再加熟蜜三两，捣千余杵，丸宜细光，早上服四钱。小暑至处暑，生脉散送。

又：此番经后，带下仍有。久漏奇脉少固，前案申说已著。丸剂专司通摄冲任，恪守定然必效。但外来寒暄易御，内因劳嗔难调，余谆谆相告者为此。人参、生地、阿胶、白芍、茯神、女贞子、旱莲膏、小黑穞豆皮。早上服。（初十日）

又：昨晚烦冗，阳动气升，头额震痛，经再下注。更定镇摄一法，久后亦可备用。人参、生地、阿胶、龟甲心、生牡蛎、天冬、黑壳建莲。

又：十二日午诊脉，仍用初十日早服方法，去穞豆皮，加生牡蛎。交小暑后骤热，午后另煎生脉散，微温服一次。

邱，四四。经漏成带，年余医疗无功，乃冲任督带交病。古称久带久崩宜清，视其体丰松软，阳气久亏，与《内经》血脱方法。乌鲗鱼丸，鲍鱼汁丸。又：照前方加阿胶、人中白。

张，四三。经漏十二年，五液皆涸，冲任不用。冬令稍安，夏季病加。心摇动，腹中热，腰膝跗骨皆热，此皆枯槁日著。方书谓暴崩宜温，久崩宜清，以血去阴耗耳。人参、生地、阿胶、天冬、人乳粉、柏子仁、茯神、枣仁、白芍、知母。蜜丸。

张，五十。五旬天癸当止而经淋，周身牵掣，右肢渐不能举。不但冲任督带损伤，阳明胃脉衰微少气，乃最难向安之病。人参、生黄芪、炙草、炒沙苑、炒杞子、炒归身。

张。固补冲任，凉肝宁血。丸方：人参二两，生地二两，阿胶二两，白芍二两，茯苓二两，鲜河车胶一两，石壳建莲肉四两。二胶如少，可加蒸熟山药，捣浆为丸。早服四钱，参汤送，晚服二钱。

朱。崩漏两年，先有带下。始而半月发病，今夏季每交申酉，其漏必至。思下午为阳中之阴，阴虚阳动，冲脉、任脉皆动，下无堤防约束。夫奇经，肝肾主司为多，而冲脉隶于阳明，阳明久虚，脉不固摄，有开无阖矣。医但以涩剂图旦夕苟安，未及按经论痛，宜毫无一效。海螵蛸、鲍鱼、茜草、生菟丝子、石壳广莲肉。接服乌贼鱼骨丸。

文，五五。产育频多，冲任脉虚。天癸当止之年，有紫黑血如豚肝，暴下之后，黄水绵绵不断。三年来所服归脾益气，但调脾胃补虚，未尝齿及奇经为病。论女科冲脉即是血海，今紫黑成块，几月一下，必积贮之血久而瘀浊，有不得不下之理。此属奇经络病，与脏腑无与。考古云：久崩久带，宜清宜通。仿此为法。柏子仁、细生地、青蒿根、淡黄芩、泽兰、樗根皮。接服斑龙丸。

《未刻本叶氏医案·方案·阳旦汤》

经漏一载，腰痛带下，此属奇经失护使然，宜用丸剂调理。近日呕恶脉弦，先宜降胃。鲜枇杷叶、半夏、竹茹、大人参须、茯苓、橘白。

《碎玉篇·下卷·女科》

1）经漏三年，淋漓，带下黄白，视色脉不受温暖，固下汤散力量难以直达冲任。古局方有震灵丹，每朝服六十粒。固奇脉药可使其缓，欲求其愈，非大剂人参汤不可。赤石脂、代赭石、乳香、五灵脂、紫石英、没药、禹余粮、飞辰砂。

2）十四岁室女，无温热药之例。视色夺，脉弱，下焦未寒先冷，经事淋漓，是冲任二气不交。冬宜藏阳，用温摄升阳。人参、鹿茸、甘杞子、小茴香、紫石英、归身、麋茸、潼蒺藜、蛇床子。

3）室女经初至，必自畏热。因热求凉，致伤冲任，经漏不已。血色凝滞，腹中痛得按始缓，是从前经至失调所致。和血脉之中，必佐阴中之阳。人参、鹿霜、紫石英、肉桂、甘杞子、归身、潼蒺藜、小茴香。

《扫叶庄一瓢老人医案·卷四·经产淋带女科杂治》

1）暴崩去血过多，络中空虚，浮阳挟内风，以心悸，筋脉酸软，奇经病也。熟地黄、女贞子、白芍药、清阿胶、旱莲草、湘莲肉。

2）天癸当绝，今屡次崩漏，乃冲任脉衰，久漏成带。延绵之病，且固其下。乌贼骨、小生地、鲍鱼、茜草、阿胶、续断。

3）形冷惊怕，旬日经淋漏注，心怔悸若悬旌，自七八年产后致病。夫肝主惊，肾主恐，产病先虚在下，奇经不为固束。急急温补固摄，仍佐通药，其力可到八脉。紫石英、茯苓、人参、乌鲗骨、鹿茸、炒枸杞子、沙苑蒺藜。

《吴鞠通医案·卷四·调经》

阮氏，三十七岁，丁亥五月十二日。六脉俱细，左兼弦紧。下焦虚寒、八脉不固、阳气不摄之病，岂纯阴所能静守？虽暂用固涩，不旋踵而仍复崩溃。古谓初崩宜温，将来非峻补八脉不可，以兼有带症故也。鹿角霜五钱，艾炭三钱，小茴香（黄酒炒）三钱，真阿胶四钱，全归二钱，干姜炭三钱。煮二杯，分二次服。二帖。

十四日。《金匮》谓脉双弦者寒也。又谓大则为虚，弦则为减，女子半产漏下，主以小建中。其意盖以中焦阳气为要，令营卫调和，胃旺自能生血。前以崩漏而用温下焦之阳，现在虽止脉仍弦紧，阳未复也。况又自汗，纳食不旺。今日仍宗前法，兼与建中，以卫阳虚故也。鹿角霜三钱，桂枝二钱，黑杞子二钱，焦白芍四钱，全归三钱，真阿胶二钱，艾炭二钱，炙甘草一钱（加黄酒湿透，炒半黑），小茴香三钱，川萆薢三钱。煮三杯，分三次服，服此方四肢畏寒解，纳食旺。

十六日。崩带脉弦，左手更紧，四肢畏寒，纳食不旺，皆误用阴药之故。昨与温补下焦，兼用建中调中焦。现在四肢畏寒解，纳食稍旺，左脉之紧亦解，崩止而带未除。与通补八脉法。鹿角霜五钱，萆薢四钱，小茴香三钱，云苓块三钱，全归三钱，紫石英（生，研细）三钱，炙龟板四钱，杞子（炒黑）三钱，生姜炭一钱。煮三杯，分三次服。

十九日。于前方内去生姜炭，加桑螵蛸三钱。

廿二日。崩止而带未除，于前方内加人参、海螵蛸、鲍鱼。

二十三日。八脉虚寒，脉弦紧，与通补奇经九鹿角胶四两，真黄毛鹿茸十二两，小茴香（加黄酒湿透，同炒黑）六两，鹿角霜四两，云苓六两，补骨脂六两，生牡蛎六两，杞子（炒黑）六两，肉苁蓉四两，炙龟板八两，萆薢六两，菟丝子四两，高丽参四两，全当归六两，紫石英（生研，水飞）四两。上为细末，老蜜丸如小梧子大，每服二钱，日三服。若服三钱，早晚各一次。

《南雅堂医案·卷八·妇科·崩漏淋带门》

1）天癸当止之年，经淋不止，右肢痹麻，渐不能举，周身牵掣，阳明胃气式微，冲任督带俱病，最为难治。黄芪三钱，人参二钱，当归身二钱（酒炒），炙甘草一钱，沙苑蒺藜二钱，枸杞子二钱（炒）。

2）月事不调，乃冲任之脉为病，医者不明奇经脉络，故久治罔效，近日经水已来，色淡，淋漓不止，少腹疼痛，必以通阳摄阴为务，斯为合法。鹿角霜七分，当归身二钱，白茯苓二钱，川椒五分（炒），淡苁蓉二钱，紫石英三钱，小茴香二钱（炒），补骨脂二钱。

3）经漏不止，紫黑成块，脉数，系烦劳致伤，冲任脉虚，不能约制，致成漏下，虚而挟热，故有火极如水之象，主以固经丸。炙龟板四两，白芍三两（酒炒），黄柏三两（酒炒），黄芩二两，香附一两五钱，樗皮一两五钱（炒）。上药捣研为末，以黄酒糊丸，早晚各服三钱。

4）经漏久而不愈，肌瘦肤燥，畏冷，冲任二脉俱伤，阴气走入阳位，宜温摄以固下元，益气以培生阳。鹿角霜五分，人参二钱，白茯神三钱，炮姜八分，桂心八分，紫石英三钱，当归身一钱，蕲艾八分（焙存性）。

5）据述经漏八年之久，冲任二脉俱病，阴液久已耗伤，每届夏秋之交，病必增剧，入冬稍愈，心常震荡，腹中热，腰膝两跗亦然，皆血去阴伤所致。昔贤所谓暴崩宜温，久崩宜清，故遵之。生地黄二两，人参二两，阿胶二两，白茯神二两，天门冬一两五钱，柏子仁一两五钱，酸枣仁一两五钱，白芍一两五钱，知母一两，人乳粉二两。上药为末，炼蜜丸如梧桐子大。每服三钱，开水送下，早晚两服。

6）脉大弦数，忽然崩漏不止，乃阴虚阳搏，为热所乘，冲任脉损，是以血热妄行，须凉血清热为主，并以固涩佐之。大生地三钱，粉丹皮二钱，白芍药二钱，川续断一钱，淡黄芩一钱五分，栀子一钱五分(炒黑),侧柏叶一钱,炒棕榈炭一钱,乌梅肉二枚。水同煎服。

《三家医案合刻·卷一》

1)经漏百日,淋带不止,是冲任督带奇经诸脉不能固摄,病在下焦,脉左关沉微而缓,右部虚浮。阳升于上,阴亏于下。然先以血凝成块,决非血热妄行,况食减味少,胃气孱惫,补中益气,仅升脾营,焉得药到病所?滋阴堵塞沉腻与胃衰少谷相背,考古崩漏不止,先用《局方》震灵丹,直达冲任以固之,继用人参汤续其生气,得效,再为进商。

2)经停两月,恰值嗔怒,阳气升降失和,血随气行,冲任脉络不固,遂为崩漏。且血凝成大块,非血热宜凉。从来血脱,必须益气,但冲任奇经在下焦,又非东垣归、芪、升、柴升举诸法所宜。须固摄奇经之药,乃能按经循络耳。人参、茯苓、乌贼骨、鲍鱼、茜草。震灵丹冲服。

再诊:昨拟震灵丹通摄,咸苦入阴,加人参见效。但头痛身热,是血大去,阴气不主内守,阳孤失偶泛越。景岳云阳因阴而离散,宜从阴以收散亡之阳。两仪煎加龟甲、秋石主之,谅中病机。人参、熟地、茯神、龟板、紫石英、桑螵蛸、当归。

3)时令温邪内迫,经水不应期至,淋淋不断。二便不通,唇舌俱白,不喜冷饮,神呆恍惚,言语支离。诊脉细小欲绝。当芒种夏至,阳极泄越,阴未来复,神魂不摄,是谓亡阳昏谵,最属危脱之象。拟用仲景救逆法以扼其危。人参、牡蛎、蜀漆、龙骨、制附子、炙草、桂枝、南枣肉。

第二节

闭经

女子年逾十六岁月经尚未初潮,或已行经而又中断达三个周期以上,或时间超过六个月者称为闭经。妊娠期、哺乳期暂时性的停经、经绝期的绝经或有些少女初潮后,一段时间内有停经现象等,均属生理现象,不作闭经论。也有妇女由于生活环境的突然改变,偶见一二次月经不潮,又无其他不适者,亦可暂不作病论。

【辨病名】

闭经最早记载于《内经》,称为“女子不月”“月事不来”,又有“经闭”“不月”“血枯”等名。

《黄帝内经素问·阴阳别论》:“二阳之病发心脾,有不得隐曲,女子不月,其传为风消,其传为息贲者,死不治。”

《女科证治准绳·卷一·调经门·经闭》:“帝曰:有病胸胁支满者,妨于食,病至则先闻腥臊臭,出清液,先唾血,四肢清,目眩,时时前后血,病名为何?何以得之?岐伯曰:病名血枯。”

《万氏家传保命歌括·卷八·血病》:“妇人天癸以时行,满泻愆期病在身,满则闭经为蓄血,泻为崩漏失同名。”

《丹台玉案·卷五·经闭》:“经闭者,言新血滞而不流。”

《医灯续焰·卷四·代脉主病第三十三》:“有孕则经血不通,许学士所谓妊娠闭经隧以养胎者是也。”

《中国医药论文集·妇人病之汉医疗法》:“(代月经)凡受胎之妇人。普通皆闭经。”

【辨病因】

本病多因外感风冷,寒结胞门,或多产、堕胎、房劳,或久病及肾,或饮食劳倦,或忧思过度,或七情内伤,或过食辛燥,或素体肥胖等所致。

一、外感风冷

《金匮要略·卷下·妇人杂病脉证并治第二十二》:“妇人之病,因虚、积冷、结气,为诸经水断绝,至有历年,血寒积结胞门,寒伤经络。”

《诸病源候论·妇人杂病诸候一·月水不通候》:“月经病证冷,风冷邪气客于胞内,伤损冲任之脉,并手太阳少阴之经,致胞络内绝,血气不通故也。冲任之脉起于胞内,为经脉之海。手太阳小肠之经也,手少阴心之经也,此二经为表里,主下为血水。风冷伤其经血。血性得温则宣流,得寒则涩闭,既为冷所结搏。血结在内,故令月水不通。又云,肠中鸣,则月事不来,病本于胃。所以然者,风冷干于胃气,胃气虚,不能分别水谷,使津液不生,血气不成故也。”

《女科证治准绳·卷一·调经门·经闭》:“妇人之病,因虚积冷结气为证,经水断绝,至有历年,血寒积结胞门,寒伤经络,凝坚在上,呕吐涎沫,久成肺痈,形体损分,在中盘结,绕脐寒疝。”

《四诊抉微·管窥附余·六纲领对待主治·滑主血蓄须知》:“若外因六气所感,内因七情所伤,皆能阻闭经脉,而成不月之病矣。”

《医法圆通·卷二·妇人经闭不行》:“予思经闭不行,亦各有所因。有因经行而偶洗冷水闭者,有因将行而偶食生冷闭者,有因将行而偶忿气闭者,有因素秉中气不足,生化太微而致者,有因偶感风寒,闭塞而致者,不可不知。”

二、情志内伤

《女科证治准绳·卷一·调经门·经闭》:“男子则神色消散,女子则月水先闭。盖忧愁思虑则伤心而血逆竭,神色先散,月水先闭。”

《胎产证治·月经总论·月经不通》:“经闭者,言新血滞而旧血凝积,脐腹腰痛,血瘕血风,与热入血室之症,多自此而始,然闭之之由,或月事将临,适感暴怒,肝气拂逆,血随气而升,亦令经闭。或月事适至,因渴饮水,并食生冷,或坐水中沐浴,寒气入内,血则凝滞,亦令闭经也。或堕胎多产而伤血,或久患潮热而消血,或久发盗汗而耗血或脾胃不和,饮食减少,而不能生血,或思虑悲哀过极,致心脾亏损而不能养血,凡此皆能令人经闭。其有肥白妇人月事不通者,多是湿痰与脂膜壅滞也。若闺女经闭,多因恣食酸咸煎炒,或逾年未嫁,或年未及而思男,以伤心血也。寡妇经闭,因郁闷百端,心火无时不起,或饮食厚味,遂成痰疾,其症乍寒乍热,面赤心烦,或时自汗,肝脉弦长,当随所因而治之。”

《景岳全书·卷三十八人集·妇人规上·经脉类·血枯经闭》:“寇宗奭曰:夫人之生,以血气为本。人之病,未有不先伤其血气者。若室女童男,积想在心,思虑过度,多致劳损,男子则神色消散,女子则月水先闭。”“盖忧愁思虑则伤心,而血逆气竭,神色先散,月水先闭。”

《丹台玉案·卷五·经闭》:“然要其闭之之由,或月事将临之时,适感暴怒,肝气一发,血随气升而不下,亦令经闭。或月事适至之时,因渴饮水,并食生冷之物,及坐水中洗浴,寒气入内,血则凝滞,亦能令人闭经也。或因堕胎多产,而伤其血;或因久患潮热,而消其血;或因久热盗汗,而耗其血;或因脾胃不和,饮食减少,而不能生血;或因思虑悲哀过极,致心脾亏损,而不能养血,凡此之类皆能令人经闭。”

《秘珍济阴·卷一·调经门·行经三忌》:“行经不宜饮酒大醉,恐引血妄行,又不宜郁怒太甚,恐经血忽停,变成闭经。”

《秘珍济阴·卷一·调经门·经闭不行三候歌》:“二因忧怒损肝经,肝火郁闭经始停,开郁二陈汤急用,或制女圣丸亦灵。”

三、房劳多产

《黄帝内经素问·腹中论》:“帝曰:有病胸胁支满者,妨于食,病致则先闻腥臊臭,出清液,先唾血,四支清,目眩,时时前后血,病名为何?何以得之?岐伯曰:病名血枯。此得之年少时有所大脱血,若醉入房中,气竭肝伤,故月事衰少不来也。帝日:治之乃何?复以何术?岐伯曰:以四乌贼骨一藘茹,二物并合之,丸以雀卵,大如小豆;以五丸为后饭,饮以鲍鱼汁,利肠中及伤肝也。”

《诸病源候论·妇人杂病诸候一·月水不通候》:“又云,醉以入房,则内气竭绝伤肝,使月事衰少不来也。所以尔者,肝藏于血,劳伤过度,血气枯竭于内也。又先经唾血及吐血下血,谓之脱血,使血枯亦月事不来也。又利血经水亦断,所以尔者,津液减耗故也。须利止,津液生,其经自下。诊其肾脉微涩不下利者,是月水不来也。又左手关后尺内浮为阳,阳绝者无膀胱脉也,月事则闭。又肝脉沉之,而急浮之亦然,时小便难,苦头眩痛,腰背痛,足为寒时疼,月事不来时。恐得之少时有所堕坠也。月事不通,久则血结于内生块,变为血瘕,亦作血瘕,血水相并,壅涩不宣通。脾胃虚弱,变为水肿也。所以然者,脾候,身之肌肉象于土,土主能克消于水。水血既并,脾气衰弱,不能克消,故水气流溢,浸渍肌肉,故肿满也。”

《妇人大全良方·卷一·调经门·血枯方论第十》:“‘腹中论’曰:有病胸胁支满者,妨于食。病致则先闻腥臊臭,出清液,四肢清,目眩,时时前后血,病名曰血枯。此得之年少时,有所大脱血,若醉入房中,气竭肝伤,故月事衰少不来也。[注]云:夫藏血受天一之气以为滋荣者也。其经上贯膈,布胁肋,今脱血失精,肝气已伤,故血枯而不荣;胸胁满,以经络所贯然也;妨于食,则以肝病传脾胃。病至则先闻腥臊臭,出清液,则以肝病而肺乘之。先唾血,四肢清,目眩,时时前后血,皆肝病血伤之证也。”

《普济方·卷二百三十五·劳瘵门·劳瘵》：“有鬼依其身，有虫食其脏，妇人多病此，盖于产后闭经而传之耳。”

《女科证治准绳·卷一·调经门·经闭》：“得之少年时有所大脱血。若醉入房中，气竭肝伤，故月事衰少不来也。”

【辨病机】

本病虚者多由肝肾不足，气血虚弱，阴虚血燥以致精血不足，血海空虚，无血以下而成闭经；实者多由气滞血瘀，痰湿阻滞以致邪气阻隔脉道不通，经血不得下行而成闭经。

一、气血虚弱

《女科证治准绳·卷一·调经门·经闭》：“李东垣曰：经闭不行有三，补前人之阙。妇人脾胃久虚，形体羸弱，气血俱衰，而致经水断绝不行。或病中消胃热，善食渐瘦，津液不生。夫经者血脉津液所化，津液既绝，为热所烁，肌肉渐瘦，时见渴燥，血海枯竭，名曰血枯经绝。宜泻胃之燥热，补益气血，经自行矣。此病或经适行而有子，子亦不成，而为胎病者有矣。（此中焦胃热结也）或心包络脉洪数，躁作时见，大便秘涩，小便虽清不利，而经水闭绝不行，此乃血海干枯，宜调血脉，除包络中火邪，而经自行矣。（此下焦胞脉热结也）或因劳心，心火上行，月事不来者，胞脉闭也。包脉者，属于心而络于胞中，今气上迫肺，心气不得下通，故月事不来。宜安心、补血、泻火，经自行矣。（此上焦心肺热结也）”

《胎产新书·女科秘要·卷四·原经水不调》：“一由脾胃虚损，《经》曰二阳之病，发于心脾，夫二阳者，阳明胃经也，主纳水谷，长养气血，灌溉腑脏，流行经络，乃水谷之海，气血之升，唯忧愁思虑伤心，心气受伤，脾气失养，郁而不通，腐化不行，胃虽能受，而谓长养灌溉者，安在哉，故脾胃虚弱，饮食少思，血气耗衰，斯有血枯经闭之症，盖血少色必淡，或过期始行，或数月一行矣。”

《秘珍济阴·卷一·调经门·经闭不行三候歌》：“一因脾胃受虚损，食少血亏非血停，急宜补脾还养血，血充气足自经行。”

二、冲任虚损

《景岳全书·卷三十八人集·妇人规上·经脉类·血枯经闭》：“‘邪气脏腑病形篇’曰：肾脉微涩，为不月。血枯之与血隔，本自不同。盖隔者，阻隔也；枯者，枯竭也。阻隔者，因邪气之隔滞，血有所逆也；枯竭者，因冲任之亏败，源断其流也。凡妇女病损，至旬月半载之后，则未有不闭经者。”

《胎产新书·女科秘要·卷四·原经水不调》：“一由冲任损伤，气以顺之，血以濡之，故气行则血行，气滞则血逆，大抵妇人，情多执拗，偏僻忿怒妒忌，多伤肝气，肝为血海，冲任之脉，冲任失守，血气妄行，或女子未及二七天癸之期，而男强与之合，或月事适未尽，而男与合，纵欲不已，皆致冲任内损，血气不固，或为崩，或为漏，有一个月再行，有未及期先行诸症。”

三、阴虚血燥

《女科证治准绳·卷一·调经门·经闭》：“问曰：妇人病下利，而经水反断者，何也？师曰：但当止利，经自当下，勿怪。所以利不止而血断者，但下利亡津液，故经断。”

《辨证奇闻·卷三·血症》：“双目流血，甚直射出，女闭经，男口干唇燥，人谓肝血妄行，谁知肾中火动。”

四、气滞血瘀

《黄帝内经素问·评热病论》：“月事不来者，胞脉闭也。胞脉者，属心而络于胞中。今气上迫肺，心气不得下通，故月事不来也。”

《女科证治准绳·卷一·调经门·经闭》：“《内经》曰：二阳之病发心脾。心受之则血不流，故女子不月。”

《女科证治准绳·卷一·调经门·经闭》：“又《经》曰：月事不来者，胞脉闭也。”

《丹台玉案·卷五·经闭》：“旧血凝而日积，脐腹腰多痛，血瘕、血风与热入血室之症，多自此始也。”

《金匮启钥（妇科）·卷一·经病总论》：“（闭经）然又有经闭者，即胞络闭也。”

五、痰湿阻滞

《女科证治准绳·卷一·调经门·经闭》:“乃涌出痰一二升,下泄水五六行,湿水上下皆去,血气自然湍流,月事不为水湿所隔,自依期而至矣。”

《丹台玉案·卷五·经闭》:“月事不通者,必是湿痰与脂膜壅滞之故也。若闺女经闭多因恣食盐酸煎炒,或逾年未嫁,或年未笄而思男,思伤心血也。寡妇经闭,因郁闷百端,心火无时不起,或加之饮食厚味,遂成痰火,其症乍寒乍热,面赤心烦,或时自汗。”

《长沙药解·卷四》:“土燥之病,伤寒惟阳明有之,而湿居其半,他经已不少睹,内伤杂病之中,那复有此!后世庸工,开滋阴补水之门,而医如萧斧,人若朝菌矣。凡内伤诸病,如气鼓水胀,咳嗽痰饮,泄利淋浊,吐衄崩漏,瘕疝带下,黄疸消渴,中风癫狂,惊悸遗精,反胃噎膈,泄秽吞酸,骨蒸毛热,闭经绝产,霍乱腹痛,伤风齁喘,种种幻怪,百出不穷,究其根原,悉缘土湿。茯苓泻水燥土,冲和淡荡,百病皆宜,至为良药,道家称其有延年之功,信非过也。庸工用乳制,最缪不通!”

《胎产新书·女科秘要·卷四·原经水不调》:“一由脂痰凝滞,肥盛之妇,肠胃多痰,壅滞经络,或闭经带下。”

《秘珍济阴·卷一·调经门·经闭不行三候歌》:“三因体肥痰滞壅,故令经血不能通,加减导痰汤作主,多服方知药有功。未嫁衍期经忽闭,急宜婚嫁勿药攻。”

【辨病证】

闭经辨证须根据其症状和舌脉等分清虚实,一般已逾初潮年龄而未行经者,或月经逐渐稀发而停闭者,并伴有其他虚弱症状的多属虚证;如月经以往正常而突然停闭者,多属实证。

一、辨脉象

《仁斋直指方论·卷二十六·妇人·妇人论》:“然经脉不行,其候有三:一则血气盛实,经络遏闭,其脉滑实见之。(当通经疏利)一则形体憔悴,经络涸竭,其脉虚弱见之。(当滋养血气)一则风冷内伤,七情内贼,以致经络痹滞,其脉浮涩见之。(解散风冷,去淤生热)经脉不行,此诸病之所由生也。”

《胎产证治·月经总论·月经不通》:“脉左寸沉,心病也;寸脉弦,关脉沉,肝病也。两寸弱小属虚,滑属实,寸关调如故,尺脉不至者,月水不利。”

《妇科秘书·脉法》:“女子二七天癸至,调经察脉要分明。两手尺脉皆沉伏,此病分明是闭经。”

《医学入门·内集·卷一·诊脉·脏腑六脉诊法》:“浮绝伤精与闭经。无膀胱脉者,苦逆冷,男子失精,尿有余沥。妇人月经不调或闭。”

《彤园医书(妇人科)·卷一·调经大旨·订正洪氏调经论》:“两手尺脉皆沉伏,此病分明是闭经。”

《评注产科心法·上集胎前门·胎产医法总论·诊孕脉心法》:“或问:闭经之脉,亦于关乎?予曰:经闭之脉必涩滞,亦不定于两关。”

《证治针经·卷四·崩漏·胎前诸证》:“强冲(谓冲任脉强)初孕,(月事如常)至三月而始见闭经;(以养胎)体弱妊娠,常停(经怀)孕而久淹不产。”

《秘珍济阴·卷一·调经门·经候脉证歌》:“女子二七天癸至,调经察脉要分明。左右尺脉皆沉伏,此病分明是闭经。”

《医法圆通·卷二·妇人经闭不行》:“按闭经一证,关系最重,诊视探问,必须留心。如诊得六脉迟涩不利者,乃闭之征。”

《脉理集要·原序要略·统属诊法》:“左尺溲难,女为闭经。”

二、辨症状

《妇人大全良方·卷一·调经门·室女经闭成劳方论第九》:“寇宗奭曰:夫人之生,以气血为本。人之病,未有不先伤其气血者。世有室女、童男,积想在心,思虑过当,多致劳损……女子则月水先闭,何以致然?盖忧愁思虑则伤心,心伤则血逆竭,血逆竭则神色先散而月水先闭也。火既受病,不能荣养其子,故不嗜食;脾既虚,则金气亏,故发嗽;嗽既作,水气绝,故四肢干;木气不充,故多思,鬓发焦,筋痿。俟五脏传遍,故卒不能死者,然终死矣。此一种于劳中最难治。盖病起于五脏之中,无有已期,药力不可及也。若或自能改易心志，用药扶接，如此则可得九死一生。举此为例，其余诸劳，可按脉与证治之。”

《女科证治准绳·卷一·调经门·经闭》：“妇人血下，咽干而不渴，其经必断。此荣不足，本自有微寒，故不引饮。渴而引饮者，津液得通，荣卫自和，其经必复下。”“在下未多，经候不匀，令阴掣痛，少腹恶寒，或引腰脊，下根气冲，气冲急痛，膝胫疼烦，奄忽眩冒，状如厥巅。”

《景岳全书·卷三十八人集·妇人规上·经脉类·血枯经闭》：“正因阴竭，所以血枯，枯之为义，无血而然。故或以羸弱，或以困倦，或以咳嗽，或以夜热，或以食饮减少，或以亡血失血，及一切无胀无痛，无阻无隔，而经有久不至者，即无非血枯经闭之候。”

《血证论·卷四·经血》：“血滞者，瘀血阻滞，因见身痛腹胀，寒热带漏，散经闭经诸证。”

【论治法】

闭经的治法分虚实而言，虚者补而通之，或补益肝肾，或调养气血；实者泻而通之，或活血化瘀，或理气行滞。

一、内治法

《妇人大全良方·卷一·调经门·室女经闭成劳方论第九》：“张氏云：室女月水久不行，切不可用青蒿等凉药。医家多以为室女血热，故以凉药解之。殊不知血得热则行，冷则凝，《养生必用方》言之甚详，此说大有理，不可不知。若经候微少，渐渐不通，手足骨肉烦疼，日渐羸瘦，渐生潮热，其脉微数，此由阴虚血弱，阳往乘之，少水不能灭盛火，火逼水涸，亡津液。当养血益阴，慎无以毒药通之，宜柏子仁圆、泽兰汤。”

《女科撮要·卷上·经闭不行》：“夫经水阴血也，属冲任二脉主，上为乳汁，下为月水，其为患有因脾虚而不能生血者；有因脾郁伤而血耗损者；有因胃火而血消烁者；有因脾胃损而血少者；有因劳伤心而血少者；有因怒伤肝而血少者；有因肾水不能生肝而血少者；有因肺气虚不能行血而闭者。治疗之法，若脾虚而不行者，调而补之；脾郁而不行者，解而补之；胃火而不行者，清而补之；脾胃损而不行者，调而补之；劳伤心血而不行者，静而补之；怒伤肝而不行者，和而补之；肺气虚而不行者，补脾胃；肾虚而不行者，补脾肺。《经》云：损其肺者益其气，损其心者调其荣卫，损其脾者调其饮食，适其寒温，损其肝者缓其中，损其肾者益其经。审而治之，庶无误矣。”

《医学纲目·卷三十四·妇人部·调经》：“（垣）经闭不行有三，补前人之缺。妇人脾胃久虚，形体羸弱，气血俱衰，而致经水断绝不行，或病中消胃热，善食渐瘦，津液不生。夫经者，血脉津液所化，津液既绝，为热所烁，肌肉渐瘦时见渴燥，血海枯竭，病名日血枯经绝。宜泻胃之燥热，补益气血，经自行矣。或心胞脉洪数，躁作时见，大便秘涩小便难清不利，而经水闭绝不行，此乃血海干枯：宜调血脉，除胞络中火邪，而经自行矣。或因劳心，心火上行，月事不来者，胞脉闭也。胞脉者，属于心而络于胞中。今气上迫肺，心气不得下通，故月事不来。宜安心补血泻火，经自行矣。此上焦心肝肺热结也。”

《医林绳墨大全·卷九·室女月水不通》：“夫冲任之脉，起于胞内，为经脉之海，手太阳少阴二经，表里之病也。盖女子十四而天癸至，任脉通，肾气盛，经脉行，血海盈满，七情不扰，应时而下，则一月一来矣。若素忧惊太甚，积想过多，日夜思虑，劳伤心脾，饮食失节，以成虚损之症……在女子月水不通者也。何也？忧愁思虑则伤心，而血海竭矣，所以神光先散，不能发越于面也；饮食劳倦则伤脾，而血源衰矣，所以诸经不能运布，而四肢痿弱也。夫如是皆因气之动火，血之亏竭而月经欲行，岂能行之者乎。吾见心病则不能养脾，然见食而畏，脾虚则不能生金，发当咳嗽。盖嗽者气之胜也，血之衰也。气胜则木无所荣，血衰则水无所归，何期经水之行也耶。苟能养气血，益津液，健脾胃，使气胜血足，而经自行矣。不若用四物汤，加参、术、丹皮、红花、香附之类，又当究其所因。如平日经通或因他事触范而不来者有之；或因郁怒滞气而不行者有之；或因忧思损伤心脾者有之；或因思想欲事不遂者有之；或因气结者有之；或因血闭者有之。当从其症而治之可也。如怒伤肝者，加味逍遥散；郁结伤脾者，加味归脾汤；思虑伤心者，加味定志丸；肾经火动者，加味地黄汤。余当考究本源，发扬心机，参而互之。此治室女调经之大法也，神矣。决不可用通经之药，有伤血海。治法主意，室女月水不行，宜以养血为上；

妇人有经不通，宜以和血为要。不可善用通经，有伤血室之患。”

《女科证治准绳·卷一·调经门·经闭》：“洁古曰：女子月事不来者，先泻心火，血自下也。”“（子和）凡妇人月事不来，用茶调散吐之，次用玉烛散、芎归汤，三和汤、桂苓白术散之类，降心火，益肾水，开胃进食，分阴阳，利水道之药也。”

《景岳全书·卷三十八人集·妇人规上·经脉类·血枯经闭》：“立斋曰：夫经水，阴血也，属冲任二脉，主上为乳汁，下为月水。其为患，有因脾胃虚，不能生血而不行者，调而补之；有因脾郁伤血，耗损而不行者，解而补之；有因胃火，血消烁而不行者，清而补之；有因劳伤心，血少而不行者，静而补之；有因怒伤肝，血少而不行者，和而补之；有因肾水亏，不能生肝血而闭者，补脾肺；有因肺气虚，不能行血而闭者，补脾胃。《经》曰：损其肺者益其气，损其心者调其荣卫，损其脾者调其饮食、适其寒温，损其肝者缓其中，损其肾者益其精。审而治之，庶无误矣。五谷入胃，化以为血，以荣四末，内养五脏六腑。若服苦寒之剂，复伤胃气，必致不起。”

《傅青主女科·女科上卷·调经·年未老经水断二十八》：“《经》云：女子七七而天癸绝。有年未至七七而经水先断者，人以为血枯经闭也，谁知是心肝脾之气郁乎！使其血枯，安能久延于人世。医见其经水不行，妄谓之血枯耳，其实非血之枯，乃经之闭也。且经原非血也，乃天一之水，出自肾中，是至阴之精而有至阳之气，故其色赤红似血，而实非血，所以谓之天癸。世人以经为血，此千古之误，牢不可破，倘果是血，何不名之曰血水，而曰经水乎！经水之名者，原以水出于肾，乃癸干之化，故以名之。无如世人沿袭而不深思其旨，皆以血视之。然则经水早断，似乎肾水衰涸。吾以为心、肝、脾气之郁者，盖以肾水之生，原不由于心、肝、脾，而肾水之化，实有关于心、肝、脾。使水位之下无土气以承之，则水滥灭火，肾气不能化；火位之下无水气以承之，则火炎铄金，肾气无所主；木位之下无金气以承之，则木妄破土，肾气无以成。倘心、肝、脾有一经之郁，则其气不能人于肾中，肾之气即郁而不宣矣。况心、肝、脾俱郁，即肾气真足而无亏，尚有茹而难吐之势。矧肾气本虚，又何能盈满而化经水外泄耶！《经》曰：亢则害，此之谓也。此经之所以闭塞有似乎血枯，而实非血枯耳。治法必须散心、肝、脾之郁，而大补其肾水，仍大补其心、肝、脾之气，则精溢而经水自通矣。”

《张氏医通·卷十·妇人门上·经候》：“经闭不行经水阴血也，属冲任二脉，上为乳汁，下为血水。其为患，有因脾盛不能生血，或郁结伤脾而血损者；有因冒火而血烁者；有因劳伤心脾而血耗者；有因积怒伤肝而血闭者；有因肾水不能生肝而血少者；有因肺气虚伤，不能统血而经不行者。治疗之法，损其肺者，益其气；损其心者，调其营卫；损其脾胃者，调其饮食，适其寒温；损其肝者，缓其中；损其肾者，益其精。审而治之，庶无误矣。室女、妇人诸病，以调经为先，调经以理气为要，盖气不和则血不流，故经闭。”

《金匮启钥（妇科）·卷一·经病总论》：“故月事不来，先服降心火之剂，继进五补丸，后以卫生汤治之。”

《医法圆通·卷二·妇人经闭不行》：“因洗冷水而闭者，盖以经血之流动，全在得温以行，得寒而凝，理势然也。今得冷水以侵之，气机忽然闭塞，血液不流，法当温经，如麻黄附子细辛汤、阳旦汤，或补血汤加丁香、肉桂之类。”

“因外感风寒而闭者，按六经提纲治之，自然中肯。切不可一见经闭，即急于通经，专以四物加桃仁、红花、玄胡、香附、苏木、丑牛之类，胡乱瞎撞，为害非浅，学者宜知。更有寡妇、室女经闭，要不出此，不过多一思交不遂、抑郁一层，终不外开郁行滞而已。”

“因食生冷而闭者，诚以天真之液如雾露之气，全赖中宫运转，血自流通。今为生冷停积中宫，闭其运转之机，血液故不得下降。法当温中，如理中汤加砂仁、丁香、肉桂，或甘草干姜汤加丁香、胡椒之类。”

“因忿气而闭者，盖以忿争则气多抑郁，抑郁则气滞而不舒，气不舒，则血不流，故闭。法宜理气舒肝为主，如小柴胡汤加香附、川芎、麦芽之类。”

“因素秉不足，生化太微而致者，盖以不足之人，多病，多痰，多不食，或多泄泻，或多汗出，元气泄多蓄少，不能如常，应期而下。要知血注多，则下行之势易。血注少，则下行之势难。务宜看其何处病情为重，相其机而治之。或宜甘温，或宜辛温，或宜苦温，又当留意。”

二、针灸法

《针灸问答·卷下·督脉经穴歌注》：“答：腰俞廿一椎下中，二分五壮腰脊疼，冷痹温疟汗不出，妇人溺赤兼闭经。［注］腰俞穴，在二十一椎下，宛宛中。二分，五壮。一曰：五分，七壮。主治腰脊痛不得俯仰，腰脚冷痹不仁，灸随年壮；温疟汗不出，妇人经闭溺赤。灸后忌房劳强力。按《千金》云：治腰卒痛，灸七壮。《席弘赋》云：兼环跳治冷风痹。”

三、治崩漏禁忌

《景岳全书·卷三十八人集·妇人规上·经脉类·血枯经闭》：“欲其不枯，无如养营；欲以通之，无如充之。但使雪消则春水自来，血盈则经脉自至，源泉混混，又孰有能阻之者？奈何今之为治者，不论有滞无滞，多兼开导之药，其有甚者，则专以桃仁、红花之类，通利为事，岂知血滞者可通，血枯者不可通也。血既枯矣，而复通之，则枯者愈枯，其与榨干汁者何异？为不知枯字之义耳，为害不小，无或蹈此弊也。此之治法，当与前血虚肾虚二条，参而用之。”

“张氏云：室女月水久不行，切不可用青蒿等凉药。医家多以为室女血热，故以凉药解之，殊不知血得热则行，冷则凝，《养生必用方》言之甚详，此说大有理，不可不知。若经候微少，渐渐不通，手足骨肉烦疼，日渐羸瘦，渐生潮热，其脉微数，此由阴虚血弱，阳往乘之，少水不能减盛火，火逼水涸，耗亡津液治当养血益阴，慎毋以毒药通之，宜用柏子仁丸、泽兰汤。”

《妇科秘书·行经三忌》：“一行经不宜饮酒，恐引血妄行四肢；又不宜郁怒太甚，恐经血必停，变成闭经。”

【论用方】

一、治闭经方论

1. 论柏子仁丸

《医方集解·经产之剂第二十一》：“此手足少阴、厥阴药也。柏子仁安神而养心，地黄、续断、牛膝补肝肾而益冲任，卷柏、泽兰、活血脉而通经闭。”

2. 论斑蝥通经丸

《女科指要·卷一·经候门·经闭》：“瘀血干结，新血不生，故窍道闭塞，月经不通焉。大黄醋煮，开结滋于以攻血，桃仁生研，破血闭燥以通经，斑蝥以毒攻毒而通经脉之闭塞也。酒丸、酒下，均力行血泽枯之助。血枯干结者，必当以四物汤送下，补血通闭为宜。”

3. 论大调经汤

《陈素庵妇科补解·产后众疾门·卷五·产后月水不至及月水不调方论》：“产后一二年后，儿已长大不吮乳，而月水不至，非血虚而何？或阴火燥血而经枯，或脾气郁结而经阻，或外邪伤冲任二经，必调经以开郁，补阴以生血，则月水自通。是方四物、远志、川断、白术以滋阴补血，红花、玄胡，丹皮、丹参以行血祛滞，香附、乌药顺气，秦艽以祛荣经之风。经调则百病除矣。至以或前或后，或来或止，或经行腹痛，或经尽发热，即为月水不调，亦宜此方作丸久服。”

4. 论二气丹

《女科指要·卷一·经候门·经闭》：“热瘀不清，经血暗耗，故经脉闭遏，月事不行焉。当归养既耗之血，白芍敛热伤之阴，大黄净汁，熬膏入药，丸服。醋以引之入肝，饮以漱之和胃，使热化血荣，则冲任蓄泄有权，何患经闭不通乎！”

5. 论矾石丸

《金匮要略心典·卷下·妇人杂病脉证并治第二十二》：“脏坚癖不止者，子脏干血，坚凝成癖而不去也；干血不去，则新血不荣，而经闭不利矣；由是蓄泄不时，胞宫生湿，湿复生热，所积之血，转为湿热所腐，而成白物，时时自下。是宜先去其脏之湿热，矾石却水除热，合杏仁破结润干血也。”

6. 论和气通经汤

《陈素庵妇科补解·胎前杂症门·卷三·妇人病似娠实非娠方论》：“蓄血宜下其血，肠覃宜逐大肠寒气，石瘕症宜温子门、散瘀血。是方延、莪、红花以破血；青、乌、香附以行气；桂以温经散寒；芎、归、丹、益祛瘀生新。寒者温之，积者散之，滞者通之，蓄者行之，皆以和血而通经也。”

7. 论红花桃仁煎

《陈素庵妇科补解·调经门·卷一·妇人经

血不通属血瘀方论》:“是方红花、桃仁、青皮、延胡索、乳香皆行血;而四物养血,改生地、赤芍凉血破血;丹参去旧血生新血,必用香附佐之者,以行三焦也。”

8. 论化瘀通经散

《医学衷中参西录·医论·论女子癥瘕治法》:“鸡内金消瘀通经;伍以白术者,恐脾胃虚弱,不任鸡内金之开通也;更辅以天冬者,恐阴虚有热,不受白术之温燥也。”

9. 论加味导痰汤

《女科指要·卷一·经候门·经闭》:“躯脂壅遏,阻塞胞门,气上迫肺,故心气不得下通,而月事不来焉。枳、连、芎、半导痰清火,力能入血海以化滞通经;陈、草、姜、苓和中化气,功专入气海以浃壅通闭也。水煎温服,使躯脂默运,则气不上迫而心气无不下通,经血自当顺流而下,何月事之不来足患哉。”

10. 论加味补中益气汤

《女科指要·卷一·经候门·经闭》:“劳倦伤脾,胃气不化,心火不降,而独旺于中,乘阳则发热,食少新血不生,故月事衰少不来焉。参、芪补益中气,善退虚热;归、术调补肝脾,能助运化;生地、花粉泻热凉血以滋干;炙甘草缓中益胃以调气也。水煎温服,使脾胃气壮,则经脉滋荣,而新血自生,何有经闭发热之患哉。”

11. 论利血通经丸

《女科指要·卷一·经候门·经闭》:“血结坚凝,阻遏冲任而结块不消,故经气闭塞,月信不来也。大黄推荡积血以开闭结,广茂消化结块以攻坚垒,水蛭吮血于脏,虻虫啮血于经,干漆消陈久之积瘀,灵脂降浊污之阴凝,桃仁破血润燥,肉桂温经暖血,木香调气化以调经,当归养营血以荣经。白芍敛阴和冲任而生新血也。醋以丸之,酒以行之,无不瘀散结开,则坚凝顿释,结块自消,何患经闭不通,月信不来乎!”

12. 论凌霄花散

《女科指要·卷一·经候门·经闭》:“凌霄花破血降火;刘寄奴破血通经;当归养血,统营之运;赤芍破血,泻火之亢;延胡化血滞以通经脉,红花活血脉以浚血海;官桂温经通闭;丹皮凉血化血;白芷散阳明之邪以清冲任之脉也。为散以散之,温酒以行之,使瘀血顿化,则经气自调,而经血应时以下,何经闭发热之不瘳乎?”

13. 论龙胆清肝散

《陈素庵妇科补解·调经门·卷一·师尼寡妇室女经闭方论》:“是方龙胆苦寒,清肝火为君;柴、丹、栀、香、青皮疏肝气为臣;芩、连、知、翘清上中下三焦伏火为佐;而四物之加红花、赤芍和血行血,为肝家之正药也。”

14. 论牡丹丸

《千金方衍义·卷四·妇人方下·月水不通第十九》:“此以黄芩牡丹汤小变其法。汤以急荡,故用大黄;丸以缓攻,故用桂心,总藉虻、蛭、蛴螬之力也。血盛者作散服,服后血化成水而下。小便赤少,即除桂心而用地肤清热利水,水即血之所化,无限活法,惟在详见证之缓急耳。”

15. 论四乌鲗骨一藘茹丸

《黄帝内经素问》王冰注:“饭后药先,谓之后饭。按古(《本草经》)云:乌鲗鱼骨、藘茹等并不治血枯,然经法用之,是攻其所生所起尔。夫醉劳力以入房,则肾中精气耗竭;月事衰少不至,则中有恶血淹留;精气耗竭,则阴萎不起而无精;恶血淹留,则血痹着中而不散,故先兹四药,用入房焉。古(《本草经》)曰:乌鲗鱼骨味咸,冷平无毒,主治女子血闭;藘茹味辛,寒平有小毒,主散恶血;雀卵味甘,温平无毒,主治男子阴萎不起,强之令热,多精有子;鲍鱼味辛臭,温平无毒,主治瘀血血痹在四肢不散者。寻文会意,方义如此而处治之也。”

《类经》:“乌鲗,即乌贼也,骨名海螵蛸,其气味咸温下行,故主女子赤白漏下及血闭血枯,其性涩,故亦能令人有子。藘茹,亦名藘茹,即茜草也。气味甘寒无毒,能止血治崩,又能益精气,活血通经脉。雀,即麻雀也。雀卵气味甘温,能补益精血,主男子阴萎不起,故可使多精有子,及女子带下,便溺不利。鲍鱼,即今之淡干鱼也。诸鱼皆可为之,惟石首、鲫鱼者为胜,其气味辛温无毒。鱼本水中之物,故其性能入水脏,通血脉,益阴气,煮汁服之,能同诸药通女子血闭也。以上四药皆通血脉,血主于肝,故凡病伤肝者,亦皆可用之。”

《张氏医通·卷十三·专方·虚损门》:“《内经》之方不多见,仅仅数方,世都弃置不讲。尝考本草,乌鲗骨、藘茹并皆走血,故(《内经》)以之治气竭伤肝,血枯经闭等证;丸以雀卵,饮以鲍鱼汁者，取异类有情，以暖肾调肝，则虚中留结之干血，渐化黄水而下矣；后饭者，先药后饭，使药力下行也。又问：雀卵以时而生，急需未必可得，奈何？答曰：大匠在乎绳墨，不拘物料，皆可成器，雀卵功专暖肾，如无，雀肉煮捣可代；鸡卵及肝亦可代。鸡属巽而肝主血也。活法在人，可执一哉？"

《绛雪园古方选注·下卷·女科丸方》："乌鲗骨丸，皆血肉之品。盖血枯气去，苟非有情之物，焉能留恋气血，而使之生长？乌蘆咸酸入肝，活血通经，疏气行伤；丸以雀卵，壮阳益血；药后即饭，复饮鲍鱼汁，压其药性下行，利肠续绝。每用五丸者，《经》言：脱血入房肝伤，由于中气竭，故欲其留顿中宫，仍从脾胃转输于下也。"

16. 论四制香附丸

《成方便读·卷四·经产之剂》："妇人之病，首重调经，经调则诸病易愈。即胎前产后，亦当观其气血之盛衰寒热而调之，调之之法固不同，而总不外乎先理其气，使气顺则血调之意。此方以丹参四物和血调经，必假香附之善行气分者，为之先道，故以为君。然所以资生血气者，又在于脾，若脾虚气滞，则经血亦为之不调，故以甘草、陈、砂补脾疏滞。于是观其病之偏于寒者，则用广艾绒以温之；偏于热者，则用黄芩以清之。是以医不执方，加减在乎人用耳。"

17. 论桃奴散

《女科指要·卷一·经候门·经闭》："血瘀肝脾，不能鼓运气化，而成血臌，男女皆有之，惟经闭为女科所独焉。桃奴抑心气以生血，延胡化滞血以通经，桃仁破瘀血，灵脂降浊阴，鼠屎通幽降浊，香附解郁调经，肉桂温经以运乎经血，砂仁醒脾以鼓运乎经气也。为散以消之，酒煎以行之，使瘀结顿化，则经脉自通，而经闭无不行，胀满无不退矣。"

18. 论桃仁承气汤

《女科指要·卷一·经候门·经闭》："室女血瘀，冲任结滞小腹，而蓄泄不灵，故腹痛不止，经闭不通焉。桃仁生用破积血以开瘀结，大黄醋煮逐瘀血以通经脉，甘草和中缓胃，官桂通经活血也。水煎温服，使瘀血消化则冲任调和，而月事时下，何腹痛之有哉！"

19. 论桃仁煎

《女科指要·卷一·经候门·经闭》："妇人血瘀热结，渐成血积、血瘕，故经闭不行，脐腹闷痛不止焉。桃仁破瘀结以消癥积，大黄荡瘀热以化瘕聚，朴消软坚结，虻虫破积血也。醋煮以收之，酒下以行之，使热降瘀消，则冲任调和，而经闭无不通，血瘕无不化，安有脐腹闷痛之患哉！"

20. 论通经丸

《女科指要·卷一·经候门·经闭》："经寒血闭，结成癥瘕，故冲脉不行，月经不通焉。当归养血活血以荣经脉，桂心暖血温经以通经闭；川椒补火散寒，干姜温中开结；桃仁破积血以通经，干漆消除垢以化积；青皮平肝破瘕，蓬术削积溃癥；川乌振发生阳之气，大黄荡涤陈积之结也。醋以丸之，酒以行之，使经寒解散，则血闭自行而癥瘕无不退、月经无不通矣。"

21. 论乌金丸

《成方便读·卷二·理血之剂》："夫妇人血闭之证，皆由气滞不行所致，故方中仍以香附为君，佐之以木香，通行表里上下一切诸气。而再以大队行血破瘀之药继之，自能荡涤无余，不留纤翳。然既结而成积，非汤剂可能速除，故用丸以缓之耳。"

22. 论玉烛散

《医方考·卷六·虫门第六十五》："诸痛属实，实者可泻，故用朴消、大黄泻其实；生地、赤芍凉其血；川芎、当归和其营；甘草调其卫。"

《血证论·卷八》："取四物以补调其血，而朴消、大黄逐瘀去闭。妙在生姜一味，宣散其气，使消、黄之性不徒直下，而亦能横达，俾在外在内之瘀一并廓清。"

《成方便读·卷一·补养之剂》："夫经闭有虚实之分，虚者由乎血虚，固当补养；实者皆由血瘀，瘀则热，热则血愈坚，故不得不以大黄、芒消之入血软坚者以峻下之。又恐消、黄性急，故又以甘草缓之，即调胃之意。"

二、治闭经通用方

1. 地黄饮(《圣济总录·卷一百六十·产后门·产后血运》)

治产后血晕，心闷气绝。衄血，吐血，经闭。

生地黄(肥嫩者，半斤)

上捣取自然汁。每服半盏，煎令沸服之。未效再服。

2. 济世丹(《普济方·卷二百五十六·杂治门·杂病》)

治妇人经闭不通,赤白带下。

斑蝥(一钱,去头翅) 全蝎(一钱,去足,另研) 草乌(一个,去皮) 雪膏(一两,宿干,另研) 沉香屑(一钱) 木香(一钱) 巴豆(一钱,去皮油) 蓬莪术(二钱) 姜黄(二钱) 丁香(一钱) 粉霜(一钱,另研) 草果(一钱) 京三棱(二钱,炮) 硇砂(一钱,另研) 三柰子(一两) 肉豆蔻(二钱) 槟榔(二钱) 香附子(二钱) 甘草(二钱,炙黄) 乌药(二钱) 雄黄(一钱,另研) 麝香(一钱半,另研,用好者)

上为细末,打醋面糊为丸如小梧桐子大,朱砂为衣。每服三丸、五丸、七丸、九丸、十一丸、十三丸、十五丸,服者只用单数,盐汤送下,温水亦得;红花汤送下,或苏木汤送下。

3. 龙胆清肝散(《陈素庵妇科补解·调经门·卷一·师尼寡妇室女经闭方论》)

治经闭。

龙胆草 柴胡 丹皮 焦栀 黄芩 知母 川连 红花 连翘 赤芍 生地 当归 川芎 香附 青皮

水煎服。

4. 救苦回生丹(《解围元薮·卷三》)

治妇人产后血晕,经闭,胎衣不下。

乳香(一两五钱) 没药(一两五钱) 当归(一两五钱) 川芎(一两五钱) 五灵脂(一两) 檀香(一两) 松香(一两) 自然铜(醋煅,一两) 威灵仙(一两) 虎骨(炙,五钱) 地龙(五钱) 草乌(五钱) 天麻(七钱) 全蝎(二钱) 麝香(三钱) 荆芥(一两二钱) 白芷(一两二钱) 苦参(一两二钱) 番木鳖(三十个,炙) 冰片(三分) 京墨(一块) 黑豆(二合,炒) 闹羊花(五钱) 僵蚕(六钱)

上为末,糯米饭为丸如龙眼大,朱砂为衣,金箔(飞)裹。每服一丸,薄荷酒磨下。如昏迷则病愈。若妇人血晕、经闭、胎衣不下,用炒焦黑豆,淋酒服之。

5. 调卫养荣汤(《古今医统大全·卷八十二·妇科心镜(上)·干血气痨候》)

治妇人室女月经不调,或先或后,或经闭不通,憎寒壮热,口苦无味,饮食少思,连声咳嗽,烦躁头眩,渐成痨证者。

陈皮(一钱) 白术(一钱) 当归(一钱) 生地黄(一钱) 沙参(一钱) 麦门冬(一钱) 牡丹皮(八分) 地骨皮(八分) 桔梗(五分) 柴胡梢(五分) 谷芽(一钱) 甘草(四分)

上加莲子、生姜、大枣,水煎,早、晚服。

6. 女贞剪红丸(《医学入门·外集·卷六·杂病用药赋》)

治妇人闭经、逆经、血疾。

冬青子肉(二斤) 红花(三两)

上为末,炼蜜为丸。食后服。

7. 调荣顺气汤(《古今医鉴·卷十一·妇人科》)

治妇室经闭不调,或前或后,心腹疼痛。

当归(酒洗,一钱) 川芎(八分) 生地(一钱) 白芍(盐水炒,一钱) 香附(便制,一钱) 艾叶(醋炒,八分) 丹皮(酒洗,一钱) 阿胶(蛤粉炒,一钱) 白术(一钱二分) 甘草(四分) 红花(一钱) 桃仁(一钱,去皮尖)

上锉一剂。加生姜三片,水煎,食前服。

8. 牡丹皮汤(《万病回春·卷六·经闭》)

治室女经闭,咳嗽发热。

牡丹皮(一钱半) 当归(一钱半) 川芎(八分) 白芍(一钱) 生地黄(一钱) 陈皮(一钱) 白术(一钱) 香附(一钱) 柴胡(一钱) 黄芩(一钱) 甘草(四分)

上锉一剂。水煎服。

9. 调经丸(《万病回春·卷六·经闭》)

治经闭。

当归(酒洗,二两) 川芎(一两) 熟地黄(姜汁炒,一两) 青皮(麸炒,一两) 陈皮(一两) 枳壳(去瓤,炒,一两) 白术(去芦,一两) 厚朴(姜汁炒,一两) 小茴香(炒,一两) 艾叶(去筋,一两) 三棱(煨醋炒,一两) 莪术(煨醋炒,一两) 砂仁(一两) 白芷(一两) 牛膝(去芦,酒洗,一两) 玄胡(一两) 香附(醋炒,五两) 粉草(五钱) 琥珀(五钱,另研入)

上为末,醋打糊为丸如梧桐子大。每服八十至九十丸,米汤送下;酒下亦可。

10. 万化膏(《鲁府禁方·卷三·康集·经闭》)

治日久经闭不行。

真香油（一小酒杯） 蜂蜜（一小酒杯）

上共合一处，瓷碗内盛之，重汤煮一炷香，空心热服即通。

11. 养血调经丸（《鲁府禁方·卷三·康集·经闭》）

治妇人经闭，或二至三年不通者，脐左下一块如碗大，间或吐血或便血，余无恙。

当归（酒洗，二两） 南芎（一两） 白芍（酒炒，二两） 熟地（四两） 山茱萸（酒蒸，去核，二两） 白茯苓（去皮，一两半） 山药（二两） 牡丹皮（一两半） 泽泻（一两半） 栀子（炒，一两半） 益母草（二两） 生地（酒洗，二两） 香附（醋炒，二两） 陈皮（一两半）

上为末，炼蜜为丸如梧桐子大。每服三钱，空心淡姜汤送下。

12. 一粒金丹（《鲁府禁方·卷四·宁集·通治》）

治妇人室女经闭。

沉香（一钱） 木香（一钱） 血竭（一钱） 牛黄（五分） 狗宝（五分） 鸦片（一钱五分） 麝香（二分）

上为末，用头生小儿乳汁为丸如黄豆大，朱砂为衣。每服一丸，舌下押之，先嚼梨汁送下。

13. 养胃胜金汤（《四明宋氏女科秘书·经闭不调门》）

治妇人女子经脉不行，多有脾胃损伤而致者。

黄芪 白术 茯苓 甘草 芍药 陈皮 麦芽 川芎 柴胡 当归

水煎，空心服。

14. 清热通经汤（《寿世保元·卷七·经闭》）

治妇女经闭，不论虚实寒热新久者。

当归（酒洗，一钱） 川芎（一钱） 白芍（酒炒，一钱） 生地黄（一钱半） 大黄（七分） 官桂（四分） 厚朴（姜炒，八分） 枳壳（麸炒，一钱） 苏木（一钱） 枳实（麸炒，一钱） 黄芩（一钱） 红花（五分） 乌梅（一个） 桃仁（去皮尖，十个）

上锉。加生姜三片，水煎，空心热服。不数剂而奏效。

15. 斑蝥通经丸（《济阴纲目·卷二·经闭门·治血涩经闭》）

治经候闭塞及干血气。

斑蝥（二十个，糯米炒） 桃仁（四十九个，炒） 大黄（锦纹者，五钱，一方加虻虫半钱，水蛭一钱）

上为细末，酒糊为丸如梧桐子大。每服五丸，甚者十丸，空心酒送下；如血枯经闭者，用四物汤送下。

16. 大黄膏子（《丹台玉案·卷五·经闭》）

治闺女经闭。

大黄四两（酒浸，焙干）

上为末，以醋一碗，熬成膏为丸如芡实大。每服一丸，空心酒调下。

17. 石膏柴胡汤（《郑氏家传女科万金方·调经门·调经问答》）

治室女经闭成痨。

石膏 柴胡

水煎服。

18. 保坤至圣丸（《年氏集验良方·卷五》）

治妇女经闭淋崩，产后诸虚百损，久无子嗣。

香附子（八两，童便、酒、醋、盐水各制一次） 当归身（二两，酒浸，晒干，醋拌炒） 大熟地（三两，酒洗蒸，醋炒） 川芎（一两五钱，醋炒） 白芍（一两五钱，酒拌炒） 延胡索（二两，醋炒） 白茯苓（二两，人乳拌蒸，晒） 牡丹皮（一两，酒洗，晒干，醋拌炒） 白术（二两，土拌，切片，麸炒） 绵黄芪（一两五钱，蜜水拌炙） 粉甘草（一两五钱，蜜水拌炙）

上为细末，醋糊为丸如梧桐子大。每服五十丸，空心淡盐汤或淡醋汤送下，一日二次。

19. 益母胜金丹（《医学心悟·卷五·妇人门·室女经闭成损》）

治女人经血不调，及室女经闭成损。

熟地（四两） 当归（四两） 白芍（酒炒，三两） 川芎（一两五钱） 牛膝（二两） 白术（四两） 香附（酒、醋、姜汁、盐水各炒一次，四两） 丹参（四两） 茺蔚子（四两） 益母草（一斤，酒、水各半，熬膏）

炼蜜为丸。每早服三钱，开水送下；晚服二钱，用清酒送下。

20. 泽兰汤（《医学心悟·卷三·腹痛》）

治经闭。

泽兰（二钱） 柏子仁（一钱五分） 当归（一钱五分） 白芍（一钱五分） 熟地（一钱五分）

牛膝（一钱五分） 茺蔚子（一钱五分）

水煎服。

21. 益母丸（《绛囊撮要》）

治妇人经闭，胎前产后诸疾。

益母草（八两，不犯铁器，摘、碎，风干，为末） 当归（一两） 川芎（一两） 赤芍（一两） 木香（忌火，一两） 清陈（一两） 阿胶一两（蛤粉炒）

上为末，炼蜜为丸如弹子大。每服一丸。

22. 耳桃煎（《仙拈集·卷三·妇人科·经闭》）

治妇女经闭。

木耳（水泡去蒂，晒干，炒为细末，二钱） 核桃仁（去皮，捣为泥，二钱）

黄酒煎服。过半炷香，浑身汗出，是其验也。

23. 潜灵散（《仙拈集·卷三·妇人科·经闭》）

治妇女经闭，并血崩，儿枕作痛。

鳖甲（一个，陈醋一斤，将甲用醋淬炙，完醋为度）

上为末。每服三钱，黄酒下。

24. 胎产金丹（《仙拈集·卷三·妇人科·经闭》）

治妇女经闭成疾，麻木疼痛，头昏脚肿，血淋白带，不受孕，胎不安，难产，产后血崩、血晕，儿枕痛，胞衣不下，呕吐。

当归（一两） 川芎（一两） 白芍（一两） 人参（一两） 赤石脂（一两） 白术（一两） 茯苓（一两） 桂心（一两） 藁本（一两） 白薇（一两） 白芷（一两） 丹皮（一两） 玄胡（一两） 没药（一两） 甘草（一两）

除石脂、没药另研外，其余皆以醇酒浸三至七日，烘干为末，称十五两；外用香附米以水浸三日，略炒为末，称十五两，和匀，重罗筛过，炼蜜为丸如弹子大，瓷器收贮。经闭成疾，麻木疼痛，头昏脚肿，血淋白带，滚汤送下；不受孕，服至一月即受孕；胎不安者，俱用滚汤送下；受孕即服不辍，保全足月分娩无忧；临产，清米汤调服一丸，自然顺利，难产者倍用；产下，童便好酒调服一丸，自无崩晕之症；血崩，童便滚水送下；血晕，当归川芎煎汤送下；产后儿枕痛，山楂黑糖煎汤送下；胞衣不下，干姜煎汤送下；呕吐，淡姜汤送下。病轻者调服一丸；重者调服二至三丸。

25. 济阴保元汤（《本草纲目拾遗·卷三》）引（《医铃》）

治妇人经血不调。

滇珍参（三钱） 苡米仁（四钱，拌水蒸透，咀片，再入姜，加米仁汁蒸，晒干） 怀生地（一两，砂仁、酒、姜三味拌蒸，九晒，收，再以瓦焙为炭） 当归（四钱） 白芍（三钱，酒炒） 川芎（二钱，去净油，米泔水浸洗，收干，再入酒浸） 丹参（四钱，酒洗透） 茺蔚子（四钱，酒蒸透） 香附（三钱，以姜、土、醋、盐、童便、甘草水、乳汁逐次制过） 云白术（五钱，陈土炒） 女贞子（三钱，以白芥、车前水浸，干用）

水煎服。

26. 调经琥珀汤（《妇科玉尺·卷一·月经》）

治闭经。

三棱 莪术 白芍 刘寄奴 当归 熟地 官桂 甘菊 延胡索 蒲黄

水煎服。

27. 六物汤（《医级·卷八·杂病类方》）

治妇人胞宫虚冷，带浊崩堕，难产经闭。

当归 熟地 川芎 白芍 肉桂 黄芪（炙）

水煎服。

28. 世秘资生丹（《宁坤秘籍·卷上》）

治经行腹痛，经闭，月经不调。

归身（酒洗，一两） 川芎（酒洗，一两） 香附米（去毛，醋炒，忌铁器，一两） 苍术（米泔水浸，炒，一两） 玄胡（炒，一两） 蒲黄（炒，一两） 白茯苓（去皮，一两） 桃仁（去皮尖，一两） 淮熟地（酒蒸净，一两） 山茱萸（去核，五钱） 地榆（酒洗，五钱） 五灵脂（醋浸，瓦焙，五钱） 羌活（五钱） 甘草（炙，五钱） 白芍（酒炒，五钱） 人参（五钱） 陈皮（五钱） 牛膝（去芦，五钱） 三棱（醋浸透，纸包煨，五钱） 白术（土炒，三钱） 青皮（三钱） 木瓜（三钱） 良姜（四钱） 乳香（去油，一钱） 没药（去油，一钱） 木香（一钱） 天台乌药（一钱五分） 益母草（一两五钱，忌铁器） 阿胶（蛤粉炒成珠，八钱）

上药各制净，为极细末，用大黄膏为丸如弹子大。每服一丸，临用擂为细末，好酒调服，不拘时候。

29. 健捷散（《产科发蒙·卷三·胞衣不下第七》）

治妇人难产经日，及胞衣不下；寻常经闭，儿枕痛。

香白芷　干姜　桂枝　云母(各等分)

上为细末。每服二至三钱，海萝汤搅和匀，顿服。

30. 水门串(《串雅补·卷二·串方》)

治妇人小腹痛，经水不调，经闭。

沉香(一两)　小茴(一两)　萹蓄(一两)　瞿麦(一两)　大腹子(四钱)　生大黄(四两)　巴霜(二钱二分)

上为末。每服一钱，空腹陈酒下。

三、治气血虚弱闭经方

1. 四乌鲗骨一藘茹丸(《黄帝内经素问·腹中论》)

治女子血枯经闭、赤白带下。

乌贼骨(四份)　藘茹(一份)

二物并合，以雀卵为丸如小豆大。每服五丸，饭前以鲍鱼汁送下。

2. 四物汤(《仙授理伤续断秘方》)

治妇女营血虚滞，月经不调，痛经，闭经，崩漏。

白芍药　川当归　熟地黄　川芎(各等分)

每服三钱，水一盏半煎至七分，空心热服。

3. 紫苏饮(《普济本事方·卷十·妇人诸疾》)

治妇人瘦弱而经闭。

大腹皮(半两)　人参(去芦，半两)　川芎(洗，半两)　陈橘皮(去白，半两)　白芍药(半两)　当归(洗，去芦，薄切，三钱)　紫苏茎叶(一两)　甘草(一钱，炙)

上各锉细，分作三服。每服用水一盏半，加生姜四片，葱白七寸，煎至七分。去滓，空心服。

4. 二气丹(《黄帝素问宣明论方·卷十一·妇人门·药证方》)

治月水不调，断绝不产，面黄肌瘦，恒不思美食，经闭脉数涩，左右强弱不调者。

大黄(四两，别为末，醋一升，慢火熬成膏子)　当归(二两)　白芍(二两)

上为末，以膏子为丸如梧桐子大。每服二十丸，食前淡醋汤送下，每日三次。有燥热，以柴胡饮子相参服之。

5. 调经养荣汤(《增补内经拾遗方论·卷一·血枯第三十》)

治血枯经闭。

归身(一钱半)　川芎(七分)　白芍(八分)　熟地(一钱)　生地(五分)　丹参(八分)　玄胡(六分)　丹皮(五分)　香附(一钱)　陈皮(七分)　白术(八分)　砂仁(二分)　红蓝花(三分)

上以水二钟，煎八分，空心服。

6. 愚鲁汤(《增补内经拾遗方论·卷一》)

治咳嗽，血枯经闭，劳热。

银州柴胡(去须)　辽东人参(去芦)

水二钟，加生姜三片，红枣二个，煎至八分，食后服。

7. 艾煎丸(《普济方·卷三百二十三·妇人诸疾门·血风劳气》)

治妇人血虚气滞，月经不调，血气刺痛，腹胁胀满，头晕恶心，经闭、痛经，崩漏带下，便血癥瘕；妇人诸虚。

北艾叶(二两)　大当归(二两)　香附子(四两)

上醋煮半日，焙干为末，再用醋煮糊为丸。艾醋汤送下。

8. 补阴再造丸(《陈素庵妇科补解·调经门·卷一·室女经闭兼干嗽夜热盗汗等症方论》)

治室女血枯经闭，若兼干嗽、夜热、盗汗等症，则已经闭成痨，药最难治，此非瘀滞经闭，经血不通，因精血虚衰，血无源至，故断而不来。

败龟版(醋炙)　知母　秦艽　银柴胡　丹皮　焦栀　当归　川芎　白芍　熟地　生地　天冬　麦门冬　川贝　阿胶　黄芪　白术　人参

为丸服。

9. 大调经汤(《陈素庵妇科补解·产后众疾门·卷五·产后月水不至及月水不调方论》)

治产后一二年月水不至，此乃血虚，夜热肌热，面黄食减，恐成血枯经闭。

香附(六制泔浸，姜汁炒、醋炒，童便浸，焙燥，红花汁煮，细磨为末)　当归(姜汁拌炒)　川芎　白术　秦艽　川断　远志　红花　白芍(酒炒)　丹皮　丹参　熟地(酒煮)　延胡　乌药

水煎服。

10. 加味归脾汤(《正体类要·卷下·方药》)

治妇人血虚，心脾郁结，经闭发热，产门不闭。

归脾汤加柴胡　山栀

水煎服。

11. 丹桂散(《古今医统大全·卷八十四·药方·四物汤论》)

治气血虚损,内则经闭不行,外则肢髓羸瘦,潮热,渐成骨蒸。

牡丹皮(八分)　桂心(八分)　蓬莪术(八分)　京三棱(八分)　玄胡索(炒,八分)　当归(酒洗,一钱半)　陈皮(去白,五分八分)　赤芍药(五分)　甘草(五分)　干漆(炒,四分)　没药(另研,四分)　红花(四分)　苏木(四分)　鬼箭(三分)　乌药(一钱)

水一盏半煎八分,不拘时候服。

12. 加减补中益气汤(《万氏妇人科·卷一·调经章·经闭不行》)

治脾胃损伤,血枯经闭不行者。

人参(二钱)　白术(二钱)　黄芪(炙,七分)　柴胡(七分)　炙草(五分)　归身(一钱)　白芍(一钱)　川芎(一钱)　陈皮(一钱)　神曲(炒,五分)　麦芽(炒,五分)

生姜、大枣为引。更宜服前参术大补丸、乌鸡丸,以经行为度。

13. 通经调气汤(《万病回春·卷六·经闭》)

治妇人经闭虚弱者。

当归(酒洗,一两)　川芎(一两)　白芍(一两,酒炒)　生地黄(一两,酒浸)　香附(一两,童便炒)　牡丹皮(八钱)　柴胡(六钱)　黄柏(酒炒)　知母(酒、童便炒,八钱)　黄芩(酒炒,六钱)　牛膝(去芦,酒洗,八钱)　桃仁　红花(各酌量)

上锉作十剂。水煎,空心、临卧各一服。

14. 丹皮散

1)《郑氏家传女科万金方·调经门·论经闭》

治气血虚损,内则月水不行,外则发潮热,头目昏重,肢体劳倦,五心烦热,心忡面赤,口燥唇焦,腰背疼疼,盗汗。

丹皮　川芎　白术　黄芩　当归　熟地(一用生地)　甘草

水煎服。

2)《女科切要·卷一·调经门》

治妇人经闭,气不调和,血不流转,气血虚损,外发潮热,头痛昏重,肢体倦怠,五心烦热,心忡面赤,口燥神焦,腰背疼疼,盗汗出者。

丹皮　肉桂　归尾　玄胡　牛膝　赤芍　三棱　蓬术

水煎服。

15. 消积汤(《嵩崖尊生·卷十四·妇人部·经候》)

治血虚经闭。

香附(醋炒,十两)　艾叶(醋炒,二两)　当归(二两)　莪术(二两)　川芎(一两)　白芍(一两)　生地(一两)　桃仁(一两)　红花(一两)　三棱(一两)　赤芍(一两)　干漆(一两)

上为末,醋糊为丸。每服二十丸,与调经丸间服。

16. 加味补中益气汤(《女科指要·卷一·经候门·经闭》)

治劳倦伤脾,心火独旺,发热食少,经闭不行,脉软数者。

人参(钱半)　黄芪(三钱,蜜炙)　白术(钱半,炒)　炙草(钱半)　当归(三钱)　生地(三钱)　花粉(三钱)

水煎,去滓温服。

17. 归脾汤(《种痘新书·卷十二》)

治女子闭经,血海干涸,适产出痘。

人参(一钱二分)　白术(一钱二分)　茯神(一钱二分)　黄芪(一钱二分)　地骨皮(一钱二分)　甘草(三分)　木香(五分)　远志(一钱,去心)　枣仁(一钱)

加生姜、大枣,水煎服。

18. 逍遥散(《种痘新书·卷十》)

治女子一向闭经,血海已涸,适逢出痘,毒气郁于冲任之间,二阳并发,热甚。

白术　茯苓　当归　白芍　生地　甘草　柴胡

水煎服。

19. 益损汤(《竹林女科证治·卷一·调经下》)

治生育过多,血海干枯,经闭。

熟地黄(一钱五分)　当归身(一钱二分)　白芍(一钱)　茯苓(一钱)　白术(蜜炙,一钱)　陈皮(一钱)　人参(八分)　知母(八分)　黄柏(七分)　甘草(五分)

加生姜三片，水煎服。

20. 大补益母丸(《履霜集·卷二·大补论》)

治虚损而经候不调，或因虚损而经闭不行。

益母草(八两，用上截)　香附(二两，七制)　嫩黄芪(三两，蜜炒)　人参(二两，去芦)　白术(三两，土炒)　白茯苓(二两，蒸透)　炙草(二两)　当归身(三两，俱酒洗)　白芍(二两，酒炒)　陈皮(二两)　熟地(三两)　砂仁(二两，炒)

为丸服。炒桃仁，炒红花煎汤送下。

21. 补脾散(《秘珍济阴·卷一·调经门·经闭不行三候歌》)

治妇人血亏经闭。

黄芪(二钱)　当归(二钱)　白术(二钱)　枣仁(一钱)　远志肉(一钱)　茯神(一钱)　人参(一钱)　砂仁(八分)　甘草(八分)　芡实(一钱半)　川芎(一钱半)

上为末。每服三钱，沸水调服。

22. 丹地乌梅四物汤(《医门八法·卷四·经期迟早》)

治血虚经乱，先后不定，或血枯经闭，喘嗽骨蒸。

白芍(二钱，醋炒)　生地(三钱)　熟地(二钱)　乌梅(五个)　丹皮(三钱)　当归身(五钱，生)　地骨皮(三钱)

水煎服。

23. 资生通脉汤(《医学衷中参西录·医案·妇女科·处女经闭》)

治室女血枯经闭，饮食减少，灼热咳嗽。

白术(三钱，炒)　生淮山药(一两)　生鸡内金(二钱，黄色)　龙眼肉(六钱)　山萸肉(四钱，去净核)　枸杞果(四钱)　玄参(三钱)　生杭芍(三钱)　桃仁(二钱)　红花(一钱半)　甘草(二钱)

水煎服。

四、治气滞血瘀闭经方

1. 桃核承气汤(《伤寒论·辨太阳病脉证并治第六》)

治下焦蓄血，少腹急结，大便色黑，小便自利，甚则谵语烦渴，其人如狂，至夜发热，及血瘀经闭，痛经，跌打损伤。

桃仁(五十个，去皮尖)　桂枝(二两，去皮)　大黄(四两)　芒消(二两)　甘草(二两，炙)

上以水七升煮取二升半，去滓，纳芒消，更上火微沸下火。先食温服五合，日三次，当微利。

2. 大黄䗪虫丸(《金匮要略·卷上·血痹虚劳病脉证并治第六》)

治妇人瘀血经闭不行。

大黄(十分，蒸)　黄芩(二两)　甘草(二两)　桃仁(一升)　杏仁(一升)　芍药(四两)　干地黄(十两)　干漆(一两)　虻虫(一升)　水蛭(一百个)　蛴螬(一升)　䗪虫(半升)

上为末，炼蜜为丸如小豆大。每服五丸，酒送下，一日三次。

3. 虎杖煎(《备急千金要方·卷四·妇人方下·月水不通第十九》)

治月经闭不通，结瘕，腹大如瓮，短气欲死。

虎杖(一百斤，去头、土，晒干，切)　土瓜根(取汁，二斗)　牛膝(取汁，二斗)

上㕮咀。以水一斛，浸虎杖根一宿，明旦煎取二斗，纳土瓜，牛膝汁搅令调匀，煎令如饴。每以酒服一合，日二夜一，宿血当下。若病去止服。

4. 牡丹丸(《备急千金要方·卷四·妇人方下·月水不通第十九》)

治妇人女子诸病后，月经闭绝不通，及从小来不通，并新产后瘀血不消，服诸汤利血后，余疢未平者。

牡丹(三两)　芍药(二两)　玄参(二两)　桃仁(二两)　当归(二两)　桂心(二两)　虻虫(五十枚)　水蛭(五十枚)　蛴螬(二十枚)　瞿麦(一两)　芎䓖(一两)　海藻(一两)

上为末，炼蜜为丸如梧桐子大。每服十五丸，加至二十丸，以酒送下。血盛者作散，服方寸匕。腹中当转如沸，血自化成水去。

5. 桃仁煎(《备急千金要方·卷四·妇人方下·月水不通第十九》)

治带下，经闭不通，血瘕、血积，脉涩洪大。

桃仁(一升)　虻虫(一升)　朴消(五两)　大黄(六两)

上四味为末，别治桃仁，以醇苦酒四升纳铜铛中，炭火煎取二升，下大黄、桃仁、虻虫等，搅勿住手，当欲可丸，下朴消，更搅勿住手，良久出之，可丸乃止。取一丸和鸡子黄投酒中，预一宿勿食服之，至晡时，下如大豆汁，或如鸡肝凝血、蛤蟆子，或如膏，此是病下也。

6. 桃仁粥（《太平圣惠方·卷九十七》）

治妇女血滞经闭、痛经，及跌打损伤等。

桃仁（三两，去皮尖）

以水一升，研取汁，和粳米二合煮粥食之。

7. 通经丸

1）《普济本事方·卷十·妇人诸疾》

治经闭腹痛，血瘕，妊娠腹痛，吐血。妇人室女月候不通，疼痛，或成血瘕。怀妊三至四个月，头晕腹痛，不能饮食，日渐羸瘦。

桂心（不见火） 青皮（去白） 大黄（炮） 干姜（炮） 川椒（去目并合口，微炒，地上出汗） 蓬莪术 川乌（炮，去皮尖） 干漆（炒令烟出） 当归（洗，去芦，薄切，焙干） 桃仁（去皮尖，炒，各等分）

上为细末，将四分用米醋熬成膏，和余六分末为丸如梧桐子大，阴干。每服二十丸，加至三十丸，用淡醋汤送下，温酒亦得，空心食前服。

2）《古今医统大全·卷八十四·药方·四物汤论》

治经闭不通，结积成块。

熟地黄（三两） 虻虫（去头翅，炒，五十个） 水蛭（糯米炒，五十个） 桃仁（去皮尖，五十个）

上为末，炼蜜为丸如梧桐子大。每服五丸，渐加至七丸，空心酒送下，以通为度。

3）《古今医鉴·卷十一·经闭》

治经闭不通及血块疼痛。

归尾（一两） 桃仁（去皮尖，一两） 大黄（煨，一两） 丹皮（一两） 干漆（炒烟尽，一两） 肉桂（一两） 三棱（五钱） 莪术（醋炒，一两） 牛膝（一两） 麝香（八分）

上为末，皂角五钱，芫花二钱，水煮糊为丸如梧桐子大。每服五十丸，米汤送下。

4）《万病回春·卷六·经闭》

治经闭并干血气属血实气滞者。

斑蝥（二十个，糯米炒） 大黄（五钱） 桃仁（四十九个）

上为末，酒糊为丸如梧桐子大。每服五至七丸，甚者十五丸，空心酒送下。

5）《年氏集验良方·卷五》

治妇人干血经闭。

黑牵牛 神曲（各等分）

上为细末，面为丸如梧桐子大。每服二钱，空心好黄酒送下。

6）《竹林女科证治·卷一·调经下·室女经闭浮肿》

治室女月经初来，不知保养，误饮冷水或用冷水洗衣、洗手，血见冷而凝，以致经闭，面色青黄，遍身浮肿。

三棱（醋炒） 莪术（醋炒） 当归（酒洗） 川芎 赤芍 芫花 穿山甲（炒） 刘寄奴

粳米糊为丸。酒送下。

8. 和血通经汤（《卫生宝鉴·卷十八·妇人门·石瘕论并治方》）

治妇人室女受寒，月事不来，恶血积结，坚硬如石，结为石瘕。寒侵子宫，瘀血积聚，小腹胀大，状如怀孕，经闭不通，时发胀痛，倦怠瘦弱。

当归（五钱） 京三棱（炮，五钱） 广茂（炮，四钱） 木香（三钱） 熟地黄（三钱） 肉桂（三钱） 红花（二钱） 贯众（二钱） 苏木（二钱） 血竭（一钱，另研）

上除血竭外，同为细末，和匀。每服三钱，食前热酒一盏调下。忌生冷及当风大小便。

9. 三棱煎丸（《卫生宝鉴·卷十九·小儿门·癖积疳瘦》）

治妇人气滞血结，经闭不通。

广茂（黑角者，一两） 三棱（二味湿纸煨香，为末，一两） 大黄（去皮，八两，为末）

将大黄银石器内以好醋渍令平，慢火熬可，以二味为丸如麻子大或绿豆大。每服十九至二十丸，食后温水送下。大人丸如梧桐子大，每服四十丸。

10. 金露丸（《医方大成·卷十·引汤氏方》）

治室女经闭阻滞，血脉不通，羸瘦憔悴，不思饮食。

厚朴（二分，去皮，姜制） 柴胡（去芦，一分） 桔梗（去芦，一分） 附子（一个，炮） 大黄（三分） 紫花术（炒，三分） 干姜（炮，半两） 川椒（去合目者，半两） 吴茱萸（半两） 白茯苓（二钱） 人参（去芦，二钱） 川乌（炮，二钱） 官桂（去皮，二钱） 猪牙皂角（去皮，二钱） 菖蒲（二钱）

上为末，别研甜葶苈子半两，巴豆三分（去油膜），续随子半两，同前药一处，面糊为丸如麻子大。空心服。

11. 琥珀丸(《普济方·卷三百三十三·妇人诸疾门·月水不通腹内癥块》)

治月经闭塞不通，腹中成块。

水蛭(石灰炒)　虻虫(去翅足，糯米炒)　琥珀(半两)　芫花(醋浸，焙干，一两)　桃仁(汤浸去皮尖，一两)　当归(酒浸去芦，一两)　桂枝(不见火，一两)　大黄(一两)

上为细末，大黄醋熬成膏为丸如梧桐子大。每服三十丸，空心苏木酒送下。

12. 《元戎》加味四物汤(《玉机微义·卷三十一·理血之剂》)

治血滞经闭，妇人内有瘀血，月经血多有块，色紫稠黏；血肿。

四物汤加桃仁、红花

水煎，空心热服。

13. 玉烛散(《玉机微义·卷四十九·妇人门》)

治经闭，恶露不尽，便毒，跌打瘀血身痛；经候不通，腹胀或痛；疥疮作痛；胃热消渴，善食渐瘦。

四物汤　调胃承气汤

上㕮咀，水煎服。

14. 桃奴散(《医学正传·卷三·肿胀》)

治妇人或室女月经不通，渐成胀满。

桃奴(一二月收用)　玄胡索　豭鼠粪　香附子　官桂　五灵脂　砂仁　桃仁(去皮尖，各等分)

上为末。每服三钱，温酒调下。

15. 和气通经汤(《陈素庵妇科补解·胎前杂症门·卷三·妇人病似娠实非娠方论》)

治妇人有病似怀孕状而实非胎者；或血聚下焦，凝结不散，或寒气客于子门，血壅不流，结硬如石为石瘕；或寒气客于大肠，结瘕在内，状如怀子，腹渐长大，有形可见为肠覃；或经闭，月事不来，疑为有孕，而有蓄血；或月事时下，疑为漏胎，投以补血安胎之剂，非徒无益，而反有害者。

归尾(姜汁炒)　川芎　丹参　益母草(花、茎、叶、根、子全用)　延胡索　桂心　红花　青皮　莪术(醋炒)　香附(酒醋同炒)　乌药

水煎服。

16. 红花桃仁煎(《陈素庵妇科补解·调经门·卷一·妇人经血不通属血瘀方论》)

治妇人月水不通，瘀血凝滞。日久不治，则成癥瘕，有热结下焦而经闭者，有寒袭胞门而经闭者，此症必时时作痛，或少腹板急。

红花　当归　桃仁　香附　延胡索　赤芍　川芎　乳香　丹参　青皮　生地

水煎服。

17. 女圣丸(《扶寿精方·卷下·妇人门·调经篇》)

治气盛经闭。

香附(杵毛净，一斤四两，盐水加姜汁浸透煮熟捣，微炒；四两醋浸透，煮熟微炒；四两)　栀子仁(同炒，去栀子仁；四两童便洗，生用)

上为细末，酒煮面糊为丸如梧桐子大。

18. 桃仁承气汤(《校注妇人良方·卷七·妇人腹中瘀血方论第十》)

治妇人瘀血，小腹急痛，大便不利，或谵语口干，漱水不咽，遍身黄色，小便自利；或血结胸中，手不敢近腹，寒热昏迷，其人如狂。

桃仁(半两)　大黄(炒，二两)　甘草(二钱)　肉桂(一钱)

姜水煎，发日五更服。

19. 通经散

1)《明医指掌·卷六·腹痛证五》

治女人瘀血积滞，经闭，腹中痛。

陈皮(一两)　甘遂(煨，一两)　当归尾(一两五钱)　川芎(一两)　红花(一两，酒洗)　桃仁(一百个，去皮尖)

上锉。每服七钱，水二钟，酒一钟，煎至八分，空心服。

2)《古今医鉴·卷十一·经闭》

治经闭。

斑蝥(去头足)　大黄(酒浸，三钱)　藿香(少许)

上斑蝥量疾远近轻重用之，如一年，壮者用七至八个，每服七至八分，弱者五至六个，每服五至六分；如五至六个月，壮者五至六个，每服五至六分，弱者四至五个，每服四至五分。俱为末。未服之先，以热水漱口令净，即食枣三至四枚，将药用温酒一钟调服，再食枣三至四枚，静卧，勿令人搅扰。待腹疼二三阵，其经即行。如腹不疼，再进一服，立通。后服平胃散，以复胃气也。

20. 验胎法(《医学纲目·卷三十五·妇人

部·胎前症》)

治妇人经脉不行已经三月。

真川芎

上为细末。每服一匕,浓煎艾汤调下。腹内渐动,是有胎也。

21. 开郁二陈汤(《万氏妇人科·卷一·调经章·经闭不行》)

治经闭不行,因气郁血闭者。

陈皮(一钱) 白茯苓(一钱) 苍术(一钱) 香附(一钱) 川芎(一钱) 半夏(七分) 青皮(七分) 莪术(七分) 槟榔(七分) 甘草(五分) 木香(五分)

生姜为引。

22. 四制香附丸(《万氏妇人科·卷一·调经章·经闭不行》)

治因抑郁而致经闭者。

香附(净,一斤,杵,分四制,酒、醋、盐水、童便各浸三日,焙研) 乌药(八两)

上为末,醋糊为丸。白汤送下。

23. 通经秘方(《古今医鉴·卷十一·经闭》)

治经闭。

大船上多年灰条(不拘多少,用炭火烧通红,淬入好烧酒内,取出待干)

上为末。每服三钱,第一服空心好酒调下;第二服红花酒调下;第三服大黄酒调下。三次要见红。

24. 通经汤(《万病回春·卷六·经闭》)

治妇女经闭。

当归 川芎 白芍 生地黄 官桂 厚朴 枳壳 枳实 黄芩 苏木 红花 乌梅

上锉一剂。姜、枣煎服。

25. 养真汤(《万病回春·卷六·经闭》)

治妇人经闭不通,脐下有块,已经三载,颜色如故,百药无功者。

当归(酒洗) 川芎 白芍(酒炒) 益母草 香附(酒、醋、米泔、童便同浸,炒) 熟地黄(姜汁炒) 山茱萸(去核) 白茯苓(去皮) 栀子(炒) 小茴(酒炒) 陈皮(各等分)

上锉六剂,水煎服尽。经通后,作丸服。

26. 消积通经丸(《鲁府禁方·卷三·康集·经闭》)

治经闭。气血不调引起的血瘀、血滞,经血不调,行经腹痛,以及骨蒸烦热、腰腿疼痛。

南香附(醋炒,十两) 艾叶(醋炒,二两) 当归(酒洗,二两) 南芎(一两) 赤芍(一两) 生地(二两) 桃仁(去皮,一两) 红花(酒洗,一两) 三棱(醋炒,一两) 莪术(醋炒,一两) 干漆(炒,一两)

上为细末,醋糊为丸如梧桐子大。每服八十丸,临卧淡醋汤送下。

27. 活血行经汤(《丹台玉案·卷五·经闭》)

治经闭。

大附子(一钱五分) 官桂(一钱五分) 厚朴(二钱) 香附(二钱) 桃仁(二钱) 红花(二钱) 山楂(二钱) 当归(二钱)

加生姜五片,水煎服。

28. 立行饮(《丹台玉案·卷五·经闭》)

治闭经,因食生冷所致。

官桂(三钱) 干姜(一钱) 广木香(一钱) 玄胡索(一钱) 牛膝(一钱五分) 蓬术(一钱五分) 归尾(一钱五分) 山楂(一钱五分)

酒煎,空心热服。

29. 疏通饮(《丹台玉案·卷五·经闭》)

治因感暴怒以至经闭者。

青皮(一钱) 官桂(一钱) 木香(一钱) 当归(二钱) 香附(二钱) 红花(二钱) 山楂(二钱) 桃仁(二钱)

酒煎,空心服。

30. 通经奇方(《丹台玉案·卷五·经闭》)

治经闭。

玉簪花(并叶) 急性子 乳香 没药(各等分)

上为末,以烧酒为丸。每服二钱,空心热酒送下。

31. 荡邪散(《傅青主女科·女科上卷·鬼胎·室女鬼胎十四》)

治女子有在家未嫁,月经忽断,腹大如妊,面色乍赤乍白,六脉乍大乍小。人以为血结经闭,或精神恍惚而梦里求亲,或眼目昏花而对面相狎,或假托亲属而暗处食欢。

雷丸(六钱) 桃仁(六十粒) 当归(一两) 丹皮(一两) 甘草(四钱)

水煎服。一剂必下恶物半桶,再服调正汤治之。

32. 续补汤(《辨证录·卷十一·妇人科·血枯门》)

治气郁、血枯经闭。

人参(二钱) 当归(五钱) 白芍(三钱) 柴胡(五分) 麦冬(五钱) 北五味(十粒) 白术(一两) 巴戟天(五钱) 炒枣仁(五钱) 红花(五分) 牛膝(一钱) 沙参(三钱)

水煎服。十剂必通。

33. 溢经汤(《辨证录·卷十一·妇人科·血枯门》)

治妇人年未至七七之期,经水先断者,此非血枯,乃为血闭。

熟地(一两) 白术(一两) 山药(五钱) 生枣仁(三钱) 白芍(三钱) 当归(五钱) 丹皮(二钱) 沙参(三钱) 柴胡(一钱) 杜仲(一钱) 人参(二钱)

水煎服。连服八剂而经通,服一月人健,不再经闭,兼易受孕。

34. 调经六合汤(《郑氏家传女科万金方·调经门·论经闭》)

治妇人气血凝滞,经闭而腹中结块,腰腿重疼者。

白术 黄芩 香附 陈皮 半夏 白茯苓 归身 白芍 生地 川芎 甘草

水二钟,生姜三片,煎汤,食远服。

35. 通经六合汤

1)《郑氏家传女科万金方·调经门·论经闭》

治经闭,腹中结块,腰腿重疼属气血凝滞者。

当归 白芍 官桂 蓬术 川芎 熟地(一方用生地)

水煎服。

2)《女科切要·卷一·调经门》

治妇人气血凝滞,经闭,腹中结块,腰腿重痛者。

熟地 白芍 当归 川芎 半夏 茯苓 益母草 贝母 白术 知母 橘红

水煎服。

36. 利血通经丸(《女科指要·卷一·经候门·经闭》)

治经闭结块,脉牢者。

大黄(一两) 当归(二两) 肉桂(一两,去皮) 白芍(炒,一两) 水蛭六钱(烧黑透) 虻虫(六钱) 干漆(六钱,烧烟尽) 木香(一两) 广茂(一两,醋炒) 桃仁(二两,去皮尖) 灵脂(一两)

上为末,醋为丸。每服一至二钱,酒送下。

37. 紫金丸(《叶氏女科证治·卷一·调经下》)

治过食生冷,经闭不行。

青皮(五钱) 陈皮(五钱) 苍术(六钱) 槟榔(六钱) 砂仁(六钱) 红豆(六钱) 良姜(八钱) 乌药(八钱) 香附(八钱) 三棱(一两) 蓬术(二两) 枳壳(八钱)

上为末,粳米糊为丸。每服一百丸,食后米汤送下。一方无苍术、蓬术、香附。

38. 黑糖散(《仙拈集·卷三·妇人科·经闭》)

治经闭干血劳。

陈米糖(即饧也,烧成炭)

上为末。每服三钱,黄酒童便下。

39. 花鞭膏(《仙拈集·卷三·妇人科·经闭》)

治妇女月经闭结,腹胁胀痛欲死者。

水红花(一斤) 马鞭草(各洗净,一斤,熬膏) 当归(二两) 生地(二两) 白芍(二两) 玄胡(二两) 灵脂(二两) 乌药(一两) 木香(一两) 红花(一两) 没药(一两)

上为末,和膏内,如膏少,加米糊为丸。每服八十丸,空心酒下。

40. 灵砂散(《仙拈集·卷三·妇人科·经闭》)

治妇人经闭血块。

砂仁(一两) 五灵脂(焙干,一两)

上为末。每服二钱,黄酒送下。

41. 卫生宝丹(《惠直堂经验方·卷一·通治门》)

治妇人经闭。

山慈姑(二两) 川文蛤(二两) 红芽大戟(二两) 千金子(二两) 麝香(三钱) 西牛黄(三钱) 珍珠(三钱) 明雄黄(三钱) 滴乳香(去油,三钱) 没药(去油,三钱) 朱砂(三钱) 琥珀(蜜珀不用,三钱) 丁香(三钱) 沉香(三钱) 金箔(十帖)

上为细末，糯米粉煮糊，木臼捣，印锭，每重一钱。红花汤下。

42. 归尾丸（《妇科玉尺·卷一·月经》）

治内结经闭腹痛，月经下血块。

槟榔　秦艽　归尾　延胡索　姜炭　木香　桃仁　丹皮

为丸服。

43. 红花当归散（《女科切要·卷一·调经门》）

治妇人经闭，气血凝滞，腹中结块，腰腿重疼者。

当归　红花　桃仁　玄胡　川芎　小茴　郁金

水煎服。

44. 逍遥散（《女科切要·卷一·调经门》）

治肝郁血虚，妇人经闭及月经不调。妇人胃气不调，貌本壮实，饮食渐减，经水不通。肝经血虚木郁。脐腹胀痛，午后烦热，精神疲倦。

当归　白芍　茯苓　白术　甘草　柴胡　薄荷　丹皮　山栀

水煎服。

45. 破结丸（《妇科玉尺·卷一·月经》）

治妇人过食生冷酸涩而经闭者。

琥珀（五钱）　玄胡索（五钱）　降香（五钱）　五灵脂（五钱）　莪术（五钱）　牛膝（五钱）　桃仁（一两）　归尾（一两）　肉桂心（三钱）　血竭（各三钱）

上为细末，滴水为丸，熟汤送下。

46. 调经汤

1）《妇科玉尺·卷一·月经》

治瘀积经闭。

当归（二钱）　玄胡索（二钱）　白术（二钱）　香附（一钱）　白芍（一钱）　生地（一钱）　川芎（八分）　陈皮（八分）　丹皮（八分）　甘草（六分）　益母草（三钱）

月经来日，空心服。

2）《竹林女科证治·卷一·调经下·经闭浮肿》

治因经闭，败血停积五脏，流入四肢而作浮肿者。

川芎（七分）　当归（一钱）　生地（一钱）　益母草（一钱）　白芍（八分）　香附（八分）　丹皮（八分）　茯苓（八分）　甘草（三分）　姜（三片）　枣（一个）

空心温服。

47. 三物䗪虫丸（《重订通俗伤寒论·伤寒夹证·夹痛伤寒》）

治干血内滞，目暗腹疼，及妇人经闭作痛。

䗪虫（酒炒，十个）　光桃仁（十粒）　生川军（酒炒，一两）

上为末，炼蜜为丸。每服五丸，陈酒送下，一日三次。

48. 犀羚三黄汤（《重订通俗伤寒论·伤寒兼证·发狂伤寒》）

治发狂。面色赤亮，或色青赤不亮，日夜不寐，月余遂发狂言，逾垣上屋，经闭三月，脉搏长大有力，多从心火炽盛，燔胃烧肝，而为狂惑哭詈。

犀角（一钱）　川连（一钱）　羚角（二钱）　铁粉（二钱）　桃仁（二钱）　鲜生地（五钱）　丹参（五钱）　石决明（五钱）　琥珀（五分）　青黛（五分）　西牛黄（二分）

水煎服。

49. 浮石丸（《名家方选·妇女病·经闭血癖》）

治经闭，及血块。

莪术　三棱　桃仁　大黄　浮石（各等分）

上为末，糊为丸。口服。

50. 琥珀散（《名家方选·妇女病·经闭血癖》）

治经闭血癖，腹痛。

琥珀　鳖甲　大黄（各等分）

上为末。每服二钱，温酒送下，一日二次。

51. 下瘀血方（《名家方选·妇女病·经闭血癖》）

治经闭血癖。

绵实（五钱）　番茄（五钱）　胡椒（五钱）　红花（二钱）　牵牛子（二钱）　牛膝（二钱）　釜煤墨（二钱）

上为细末，面糊为丸如梧桐子大。每服三十丸，以半夏、红花、桃仁、大黄、白芥子煎汤送下，或温酒送下。

52. 延胡索汤（《名家方选·妇女病·经闭血癖》）

治妇人经闭，时腹痛里急者。

延胡索(一钱) 当归(七分) 桂枝(七分) 干姜(六分)

水煎服,日二次。长服益佳。

53. 四制香附丸

1)《罗氏会约医镜·卷十四妇科(上)·经脉门·论经不行》

治气结经闭,脉实体旺者。

净香附片(一斤,用酒、醋、童便、盐水各浸四两,三日,焙,研) 山药(八两,研末)

开水泡糊为丸。白汤送下。

2)《成方便读·卷四·经产之剂》

治妇人经水不调,赤白带下,气血凝滞,腹痛经闭,或气块血块,两胁胀满,及呕吐恶心,胎前产后一切等证。

香附(四两) 当归(三两) 广艾绒(二两) 白芍(二两) 黄芩(二两) 丹参(二两) 生地(四两) 川芎(一两五钱) 甘草(一两) 广皮(一两) 砂仁(一两)

为丸服。

54. 金匮丸(《竹林女科证治·卷一·调经下·经闭浮肿》)

治因经闭,败血停积五脏,流入四肢,作浮肿者。

香附(童便制,酒、醋、盐水各分制,四两) 没药(六钱) 枣皮(焙,去油,四两) 当归(童便制,四两) 茯苓(四两) 白术(米泔水浸,四两) 白薇(洗,去芦,四两) 阿胶(蛤粉炒,四两) 白芍(四两) 生地(酒浸洗,用益智仁二两,以酒同炒,去益智仁,净八两) 人参(二两) 川断(酒洗) 五倍子(炒,净六两) 黄芩(酒浸洗净,四两) 砂仁(炒去衣,二两)

上为细末,用山药一二两为末,水打丸。每服五十丸,空心白汤送下。

55. 开郁二陈汤(《竹林女科证治·卷一·调经下·形瘦血郁经闭》)

治形瘦血郁经闭。

苍术(一钱) 香附(童便制,一钱) 川芎(一钱) 青皮(七分) 莪术(七分) 槟榔(七分) 木香(五分)

生姜为引。

56. 四神丸(《竹林女科证治·卷一·调经下·室女经闭劳嗽》)

治室女经闭劳嗽。

橘红(二两) 玄胡索(一两,醋制) 当归(酒炒,一两) 川郁金(五钱)

上为末,酒糊为丸。每服一百丸,艾醋汤送下。

57. 柴胡连翘汤(《彤园医书(妇人科)·卷六·瘰疬门·瘰疬症治》)

治气寒血滞经闭。

中桂(三分) 当归梢(一钱五分) 鼠粘子(二钱) 炙甘草(三钱) 酒黄柏(三钱) 生地黄(三钱) 柴胡(五钱) 黄芩(炒,五钱) 酒知母(五钱) 连翘(五钱) 瞿麦穗(六钱)

上锉,如麻豆大。每服五钱,水二大盏,煎至一盏,去滓,稍热,食后服之。

58. 魁蛤丸(《产科发蒙·附录·经闭血瘕》)

治妇人瘀血作痛,经闭不行。

香附(醋煮,四两) 桃仁(二两) 瓦楞子(即魁蛤,煅,醋煮一昼夜,二两) 大黄(蒸,一两) 牡丹皮(一两) 当归(一两) 川芎(半两) 红花(半两)

上为末,蒸饼为丸,如梧桐子大。每服三十至五十丸,空心温酒送下。

59. 溃坚丸(《产科发蒙·附录·经闭血瘕》)

治经闭血癥腹痛者。

生漆 大黄 面粉(各等分)

上药炼蜜为丸如梧桐子大。每服二十至三十丸,白汤送下。

60. 化癥回生丹(《温病条辨·卷一》)

治妇女经闭;妇女经来紫黑,甚至成块者;腰痛之因于跌扑死血者;产后瘀血,少腹痛拒按者。

人参(六两) 安南桂(二两) 两头尖(二两) 麝香(二两) 片子姜黄(二两) 公丁香(三两) 川椒炭(二两) 虻虫(二两) 京三棱(二两) 蒲黄炭(一两) 藏红花(二两) 苏木(三两) 桃仁(三两) 苏子霜(二两) 五灵脂(二两) 降真香(二两) 干漆(二两) 当归尾(四两) 没药(二两) 白芍(四两) 杏仁(三两) 香附米(二两) 吴茱萸(二两) 元胡索(二两) 水蛭(二两) 阿魏(二两) 小茴香炭(三两) 川芎(二两) 乳香(二两) 良姜(二两) 艾炭(二两) 益母膏(八两) 熟地黄(四两) 鳖甲胶(一斤) 大黄(八两,为细末,以高

米醋一斤半熬浓，晒干为末，再加醋熬，如是三次，晒干，末之）

上为细末，以鳖甲、益母、大黄三胶和匀，再加炼蜜为丸，重一钱五分，蜡皮封护。用时温开水和，空心服；瘀甚之证，黄酒下。

61. 通经益母丸（《履霜集・卷二・通经论》）

治积块经闭者。

益母草（八两，用上截） 香附米（三两，七制） 桃仁（三两，去皮尖、双仁，晒干，麸炒） 红花（三两，酒炒） 当归（四两，酒洗） 白芍（四两，酒炒） 白术（四两，土炒） 白茯苓（四两，乳拌蒸透） 粉甘草（三两，水拌炒） 陈皮（三两） 丹皮（三两，去骨） 丹参（三两，酒洗）

上为末，炼蜜为丸，每丸重三钱，晒干收用。病轻者，日用一丸，研末热黄酒送下，或蜜汤送下；有痰者，姜汤送下；病甚者，朝、夕各一丸，以愈为度。或丸如绿豆大，每服三钱。

62. 麝香琥珀丸（《医学从众录・卷八》）

治经闭。

土鳖虫（一两，炙存性） 血珀末（五钱） 麝香（三钱）

酒打和为丸。每服三分。

63. 郁金串（《串雅补・卷二・串方》）

治经闭久不行。

郁金（一钱五分） 三棱（酒炒，一钱五分） 莪术（酒炒，一钱五分） 南星（二钱） 半夏（二钱） 雄黄（五分） 生蒲黄（三钱） 赤芍（酒炒，一钱五分） 五灵脂（三钱）

上为末。每服五钱，红花、桃仁煎汤送下。

64. 秘旨乌骨鸡丸（《卫生鸿宝・卷五・女科》）

治妇人郁结不舒，蒸热咳嗽，月事不调，或久闭，或倒经，产后蓐劳，及崩淋不止，赤白带下，白淫。

丝毛乌骨鸡（一只，男用雌，女用雄，溺倒，泡去毛，竹刀剖胁，出肫肝内金，去肠秽，仍入腹内） 熟地（四两） 北五味（碎，一两，二味入鸡腹内，陈酒、童便各二碗，砂锅内水煮，旋添至磨烂汁尽） 绵芪（去皮，蜜水拌炙，三两） 於术（饭上蒸九次，三两） 白茯苓（去皮，二两） 归身（酒洗，二两） 白芍（酒炒，二两） 五味（为粗末，同鸡肉捣烂焙干，骨用酥炙）

为粗末，入下项药：人参（三两，无力者，党参代） 川芎（一两，童便浸晒） 丹参（二两，酒浸晒，三味研末入前药中）

用干山药末六两糊为丸，大便实者，蜜丸亦可，晒干瓶贮。清晨沸汤送下三钱，卧时醇酒送下二钱。

65. 阿魏通经丸（《经验良方》）

治子宫冲逆，因经闭者。

铁粉（十钱） 阿魏（三钱） 芦荟（三钱） 没药（三钱）

上为末，取二厘为一丸。每服十五丸，一日数次。

66. 四物益母丸（《饲鹤亭集方・女科》）

治妇人经水不调，或经闭不通，干血内热，气滞腹痛；产后瘀露未尽，血块作痛之症。

当归（一两五钱） 川芎（一两） 赤芍（一两） 木香（一两）

上为末，益母膏为丸，每重二钱五分。

67. 乌金丸（《成方便读・卷二・理血之剂》）

治妇人气滞血结，癥瘕瘀痛，经闭。

香附（四两，童便一盏，牛膝一两五钱同炒，去牛膝） 官桂（一两） 五灵脂（一两） 延胡（一两） 当归（醋炒，一两） 桃仁（去皮尖，一两） 乌药（一两） 莪术（一两） 乳香（去油，五钱） 没药（去油，五钱） 木香（五钱） 黑豆（一升，煮汁） 红花（二两） 苏木（二两） 酒（五碗）

将红花、苏木煎四碗，去滓，并豆汁熬成膏，和蜜为丸，每丸重二钱，蜡壳为衣。

68. 化瘀通经散（《医学衷中参西录・医论・论女子癥瘕治法》）

治癥瘕坚结，及月事不通。

炒白术 天冬 生鸡内金（各等分）

上为细末。每服三钱，开水送下，一日二次；山楂片三钱煎汤，冲化红蔗糖三钱，以之送药更佳。

69. 理冲汤（《医学衷中参西录・医方・治女科方》）

治妇人经闭不行，或产后恶露不尽，结为癥瘕，以致阴虚作热，阳虚作冷，食少劳嗽，虚证沓来。室女月闭血枯。

生黄芪（三钱） 党参（二钱） 於术（二钱） 生山药（五钱） 天花粉（四钱） 知母（四钱）

三棱（三钱） 莪术（三钱） 生鸡内金（黄者，三钱）

用水三钟，煎至将成，加好醋少许，滚数沸服。

70. 理冲丸（《医学衷中参西录·医案·妇女科·产后癥瘕》）

治妇女经闭不行，或产后恶露不尽，结为癥瘕；室女月闭血枯。

水蛭（不用炙，一两） 生黄芪（一两半） 生三棱（五钱） 生莪术（五钱） 当归（六钱） 知母（六钱） 生桃仁（带皮尖，六钱）

上为细末，炼蜜为丸如梧桐子大。每服二钱，早、晚开水送下。

五、治痰湿阻滞闭经方

1. 加味导痰汤（《济阴纲目·卷二·经闭门·治痰结经闭》）

治躯脂经闭。

半夏 陈皮 白茯苓 甘草 枳实 黄连 川芎

加生姜，水煎服。

2. 桑椹膏丸（《外科百效·卷二》）

治妇人瘰疬，经闭无潮者。

陈皮 半夏 茯苓 当归 川芎 白芍 熟地 牡蛎 龙骨 甘草 丹参 神曲

上为末，以桑椹膏捣丸如绿豆大。每服五十丸，温酒送下。

3. 苍附导痰丸（《叶氏女科证治·卷一·调经下》）

治形盛多痰，气虚，至数月而经始行；形肥痰盛经闭。

苍术（二两） 香附（二两） 枳壳（二两） 陈皮（一两五钱） 茯苓（一两五钱） 胆星（一两） 甘草（一两）

上为末，姜汁和神曲为丸。淡姜汤送下。数月行经宜服苍附六君汤，兼服本方；肥人白带、多痰，直兼服柴术六君汤，兼服本方。

4. 加减开郁二陈汤（《竹林女科证治·卷一·调经下·形肥痰滞经闭》）

治妇人形肥，痰滞经闭。

苍术（一钱） 香附（童便制，一钱） 川芎（一钱） 青皮（七分） 枳壳（麸炒，七分） 槟榔（七分） 木香（五分）

生姜为引。

六、治阴虚血燥闭经方

1. 调经散（《银海精微·卷下》）

治室女或肥壮妇人血热经闭，过期不行，则血逆于上，血灌瞳仁，满眼赤涩者。

香附米（一两） 当归尾（一两） 大黄（五钱，蒸） 黄芩（二两） 黄连（一两） 生地黄（一两） 赤芍药（一两） 川芎（一两） 羌活（一两） 栀子（一两） 薄荷（一两） 木贼（一两） 苏木（一两） 红花（一两） 甘草（一两）

为散服。

2. 芦荟丸（《张氏医通·卷十五·妇人门上》）

治妇人热结经闭作块，上冲梗痛。

大皂角（一两） 干虾蟆（各等分，同烧存性，为末，一两） 青黛（研，一分） 芦荟（研，一钱） 朱砂（研，飞，一钱） 麝香（研，一钱）

上合研匀，用汤浸蒸饼为丸如麻子大。三岁儿，每服二十丸，温米饮送下，不拘时候。

3. 秦艽鳖甲散（《卫生宝鉴·卷五·劳倦所伤虚中有热》）

治经闭。

柴胡（一两） 鳖甲（去裙，酥炙，用九肋者，一两） 地骨皮（一两） 秦艽（半两） 当归（半两） 知母（半两）

上为粗末。每服五钱，水一盏，加青蒿五叶、乌梅一个，煎至七分，去滓，空心、临卧温服。

4. 二连四物汤（《医垒元戎·卷十一·厥阴证》）

治妇人血虚发热，口舌生疮，经闭，妇人或因伤酒，或因产亡血，或虚劳五心烦热，或夜发寒热，或伤于冲任而经闭者。

四物汤（内用生地黄）加黄连、胡黄连（真者）

温饮清汁。

5. 凌花散（《医方大成·卷九·引澹寮》）

治妇人月水不行，发热腹胀。妇人腹满，身体疼痛，瘦淬食少，发热自汗。

当归（酒浸） 凌霄花 刘寄奴 红花（酒浸，候煎药一至二沸即入） 官桂（去皮） 牡丹皮（洗） 川白芷 赤芍药 延胡索（各等分）

上㕮咀。每服四钱，水一盏、酒半盏煎八分，再入红花煎,热服。

6. 柏子仁丸(《普济方·卷三百三十三·妇人诸疾门·月水不通》)

治阴虚血弱,水少火盛,经候微少,渐渐不通,手足骨肉烦疼,日渐羸瘦,渐生潮热,脉象微数。

柏子仁(锉,另研,半两) 牛膝(半两) 卷柏(半两) 泽兰叶(二两) 续断(二两) 熟地黄(三两)

上为细末,炼蜜为丸如梧桐子大。每服三十丸,空心米饮送下。

7. 泻火越毒汤(《痘疹全书·卷下》)

治女子一向经闭不行,血海流血,至天行痘疹发热之时,毒气拂郁冲任之间,其痛必甚。

川芎 木香 桂枝 赤芍 青皮 连翘 木通 枳壳 甘草 当归梢 红花(酒炒) 灯心

水煎服。

8. 四物凉膈散(《万氏妇人科·卷一·调经章·经闭不行》)

治经闭发热,咽燥唇干,血实形盛,脉有力者。

归身(一钱) 川芎(一钱) 赤芍(一钱) 生地(一钱) 黄芩(一钱,酒炒) 黄连(一钱,酒炒) 山栀(一钱,炒黑) 连翘(一钱) 桔梗(一钱) 生草(五分) 薄荷(五分) 淡竹叶(十片)

水煎服。

9. 增减八物柴胡汤(《万氏妇人科·卷一·调经章·经闭不行》)

治经闭不行,骨蒸潮热,脉虚者。

人参(一钱) 白茯苓(一钱) 炙草(五分) 归身(一钱) 白芍(一钱) 生地(一钱) 麦冬(一钱) 知母(一钱) 柴胡(一钱) 淡竹叶(十五片)

水煎服。

10. 清热饮(《古今医鉴·卷十一·虚劳》)

治妇人经闭发热,咳嗽吐血,右胁痛。

紫苏 陈皮 桔梗 枳壳 前胡 半夏 干葛 赤苓 赤芍 丹皮 生地 栀子 黄芩 甘草

上锉一剂。加生姜,水煎服。

11. 养血通经汤(《寿世保元·卷七·经闭》)

治室女经闭,咳嗽发热,属虚弱者。

牡丹皮(一钱七分) 当归(一钱七分) 白芍(一钱) 陈皮(一钱) 白术(去芦,一钱) 香附(一钱) 川芎(七分) 柴胡(七分) 黄芩(七分) 甘草(四分) 生地黄(一钱)

上锉一剂。水煎,空心热服。

12. 填精止血汤(《辨证录·卷三·血症门》)

治君火衰,肾中火动,双目流血,甚至射出,妇人则经闭不行,男子则口干唇燥。

熟地(一两) 白芍(一两) 山茱萸(五钱) 柴胡(五分) 荆芥(炒黑,三钱) 北五味(十粒) 竹沥(一合)

水煎服。二剂愈。

13. 助心丹(《辨证录·卷三·血症门》)

治双目流血,甚至直射而出,妇人则经闭不行,男子则口干唇燥。

麦冬(一两) 远志(二钱) 茯神(三钱) 熟地(一两) 山茱萸(五钱) 玄参(五钱) 丹皮(三钱) 芡实(三钱) 莲子心(一钱) 当归(三钱) 柴胡(三分)

水煎服。

14. 四物合小柴胡汤(《郑氏家传女科万金方·调经门·调经问答》)

治妇人身热如蒸,索汤水无已,经闭不行,咳嗽。

当归 白芍 熟地 川芎 柴胡 甘草 黄芩 人参 半夏

加生姜、大枣,水煎服。

15. 加味逍遥散(《医略六书·杂病证治·卷十八》)

治女子血虚火旺,经闭潮热。

软柴胡(五分) 白芍药(一钱半,酒炒) 冬白术(一钱半,炒) 当归身(二钱) 白茯苓(二钱,去木) 粉甘草(五分) 钩藤钩(五钱) 忍冬藤(三钱) 山栀 丹皮

水煎,去滓温服。

16. 凉血调经丸(《妇科玉尺·卷一·月经》)

治妇人血热经病及热甚经闭。

黄芩 黄柏 白芍 鳖甲 杞子 归身 樗皮

为丸服。

17. 柏子仁丸(《胎产新书·女科秘要·卷四》)

阴虚血弱,火甚水亏而经闭。

柏子仁(炒,另研,五钱) 牛膝(五钱) 薄

荷（五钱） 泽兰叶（二两） 川断（二两） 地黄（三两）

上为末，炼蜜为丸。空心米汤送下，兼服泽兰汤。

18. 加减八物柴胡汤（《胎产新书·女科秘要·卷四》）

治经闭不行，血闭不行，骨蒸潮热，脉虚者。

人参（三钱） 茯苓（一钱） 白芍（一钱） 地黄（一钱） 知母（一钱） 麦冬（一钱） 柴胡（一钱） 炙甘草（五分）

食远服。

19. 麦冬丸（《回生集·卷下》）

治女子经闭，形容枯槁。

杭州麦冬（去心，六斤，熬成膏） 何首乌（半斤，黑豆拌，九蒸九晒，为末，人乳浸不计遍数，要晒得一斤重） 大怀熟地（四两） 红花（五钱，酒洗） 当归（四两，酒洗） 鹿茸（五钱，酥炙）

上为末，和匀，入麦冬膏内，再加炼蜜少许为丸如梧桐子大。每服三钱，渐加至五钱，黄酒、滚水任下。

20. 芩连四物汤

1)《竹林女科证治·卷一·调经下·形瘦血郁经闭》

治经闭，形瘦多热多郁，血少气虚。

熟地黄（一钱） 当归（一钱） 赤芍（一钱） 川芎（一钱） 黄芩（五分） 黄连（姜制，五分）

生姜为引。

2)《竹林女科证治·卷一·调经下·性急多怒经闭》

治经闭不通，性急多怒而妒，气血俱热，必有郁症。

熟地黄 当归 白芍 川芎 柴胡 黄芩（酒炒） 黄连（酒炒） 香附（童便制，各等分）

水煎，空心服。

21. 人参柴胡汤（《竹林女科证治·卷一·调经下·室女经闭骨蒸》）

治室女经闭，骨蒸，五心烦热而脉虚者。

人参（三分） 茯苓（一钱） 白芍（一钱） 干地黄（一钱） 知母（酒炒，一钱） 麦冬（去心，一钱） 柴胡（一钱） 甘草（五分，蜜炙）

水煎，食远服。

22. 人参四物汤（《竹林女科证治·卷一·调经下·形瘦血热经闭》）

治形瘦血热经闭。

生地黄（一钱） 当归（一钱） 川芎（一钱） 白芍（一钱） 知母（酒炒，八分） 麦冬（去心，八分） 甘草（五分，炙）

生姜、大枣为引，水煎，空心服。

23. 养阴汤（《竹林女科证治·卷一·调经下·师尼室寡经闭》）

治师尼室寡经闭，每日上午神思昏愦，畏日羞明，心胸幽痛，稍涉劳动与行经时，其病更极。

熟地黄 当归 川芎 白芍 人参 茯苓 陈皮 柴胡 羌活 香附（童便制） 郁金 甘草

水煎，食前服。

七、治肝肾不足闭经方

1. 地黄丸（《小儿药证直诀·卷下》）

治妇女肾虚，血枯闭经。

熟地黄（八钱） 山萸肉（四钱） 干山药（四钱） 泽泻（三钱） 牡丹皮（三钱） 白茯苓（去皮，三钱）

上为末，炼蜜为丸如梧桐子大。每服三丸，空心温水化下。

2. 加味地黄丸（《四明宋氏女科秘书·经闭不调门》）

治妇人经闭发热或咳嗽。

熟地（四两） 山药（二两） 白茯苓（一两五钱） 丹皮（一两五钱） 泽泻（去毛，一两） 当归（一两，酒拌） 香附（童便制，一两） 桃仁（去皮尖，一两） 山萸肉（去核净肉，四两） 土红花（一两）

上为末，炼蜜为丸如梧桐子大。每服一百丸，空心温酒或盐汤送下。

3. 加味地黄汤（《幼科直言·卷五》）

治女子经闭。

熟地 山萸 山药 丹皮 泽泻 白茯苓 麦冬 沙苑蒺藜

水煎，饿时服。

4. 紫菀汤（《叶氏女科证治·卷一·调经下》）

治房事触伤经闭。经水来时因房事触伤，腹中结块如鸡子大左右，而致月水不行，变成五心烦热，头昏目眩，咳嗽痰喘。

紫菀（一分） 阿胶（蛤粉炒珠，另炖冲服，一分） 川贝母（去心，一分） 苏子（一分） 五味子（五分） 桑白皮（蜜炙，一钱） 知母（蜜炙，一钱） 枳壳（一钱） 杏仁（去皮尖，一钱半） 款冬花（六分） 陈皮（六分，一方无陈皮）

水煎。先服逍遥饮退其热，临卧次服紫菀汤止其嗽。

5. 知柏四物汤（《叶氏女科证治·卷一·调经下》）

治冲任伤损，血枯经闭。或误食辛热之物，以致血枯冲任伏火。月经先期，曾误服辛热暖宫之药而血热者。

熟地黄 当归 川芎 赤芍 知母（酒炒） 黄柏（酒砂） 木通 甘草

水煎，食前服。兼服三补丸。

八、外治方

1. 矾石丸（《金匮要略·卷下·妇人杂病脉证并治第二十二》）

治妇人经水闭不利，脏坚癖不止，中有干血，下白物。

矾石（三分，烧） 杏仁（一分）

上为末，炼蜜为丸如枣核大。纳脏中，剧者再纳之。

2. 通经下取方（《医学正传·卷七·妇人科上·月经》）

治痰结经闭。

海蛤粉（半两） 苦葶苈（二钱半） 牙皂（二钱半） 巴豆（略去油，一钱半） 天花粉（一钱半） 苦丁香（一钱半） 红娘子（一钱半） 麝香（少许）

上为细末。每用一钱，葱涎同捣为丸，薄绵裹，以五寸竹管纳阴户中，候热时先通黄水，次则经行。

3. 反经丸（《万病回春·卷六·经闭》）

治妇人经闭不通，不论新久。

乳香（五分） 没药（五分） 孩儿茶（五分） 巴豆（去壳，五分） 葱白（五分） 斑蝥（五个）

上为末，共捣为丸。绵裹三层，系放筒上，将线系住，送入阴户内三至四寸许，候一炷香时，经水即下。

4. 下取通经丸（《寿世保元·卷七·经闭》）

治妇人经闭不通，不论新久。

乳香（五分） 没药（五分） 孩儿茶（五分） 巴豆（去壳，五分） 血竭（五分） 葱白（五分） 斑蝥（五个）

上为末，共捣为丸。绵裹三层，将线系住，送入阴户内三至四寸许。俟一炷香，经水即下。

5. 毓麟膏（《惠直堂经验方·卷四·膏药门》）

治女人淋带，血枯经闭；诸疮久烂。

人参（一两） 桑寄生（一两） 蚕沙（一两五钱） 生地（一两） 杜仲（一两） 续断（一两） 阿胶（一两） 地榆（五钱） 当归（二两） 熟地（二两） 砂仁（一两）

上药用麻油一斤半，按季浸，桑柴熬药枯去滓，下飞过红丹一二两、黄占二两成膏，离火，下紫石英（火煅，醋淬）七钱、赤石脂（煅）七钱、龙骨（煅）三钱，为末，入膏内搅匀，收贮。摊贴，如惯于三月堕者，先一个月预贴腰眼，七日一换，保过三月之期，以后半月一换，至十月满而止，万无一失；遗精淋带经闭，贴肾俞穴、下丹田；其余俱贴患处。

【论用药】

1. 山慈菇

《本草纲目·草部第十三卷·草之二·山慈菇》："女人经闭，红花酒化服。"

2. 马鞭草

《本草纲目·草部第十六卷·草之五·马鞭草》："妇人经闭，结成瘕块，肋胀大欲死者：马鞭草（根苗）五斤（锉细）。水五斗，煎至一斗，去滓，熬成膏。每服半匙，食前温酒化下，日二服。（《圣惠方》）"

3. 木贼

《滇南本草·卷一·木贼》："辛、微苦，性微温。行十二经络。散肝家流结成翳，治暴赤火眼珠胀痛，退翳膜，消胬肉遮睛，兼治五淋、玉茎疼痛、小便赤白浊症。根治妇人白带淋沥，破血积，通妇人经闭，止大肠下血。"

4. 木通

《本草正·蔓草部·木通》："味苦，气寒。沉也，降也。能利九窍，通关节，消浮肿，清火退热，除烦渴、黄疸，治耳聋目痛、天行时疾、头痛鼻塞、目眩，泻小肠火郁，利膀胱热淋，导痰湿呕哕，消痈肿壅滞、热毒恶疮，排脓止痛，通妇人血热经闭。”

5. 五灵脂

《本草蒙筌·卷十一·虫鱼部·五灵脂》：“味甘，气平。无毒。出河东郡州，系寒号虫粪。状类铁多夹砂石，淘以酒专治女科。行血宜生，止血须炒。通经闭及治经行不止。”

《神农本草经疏·卷二十二·虫鱼部下品·五灵脂》：“以五灵脂，水淘净炒末一两，以好米醋调稀，慢火熬膏，入真蒲黄末，和丸龙眼大。每服一丸，以水与童便各半盏，煎至七八分，温服，少顷再服，恶露即下。血块经闭者，酒磨服之。”

6. 牛膝

《滇南本草·第二卷·白牛膝》：“酸，性温。补肝，行血，破瘀块，凉血热。治月经闭涩，腹痛，产后发热，虚烧蓐劳，室女逆经。”

《本草正·隰草部·牛膝》：“其性下走如奔，故能通经闭，破血癥，引诸药下降。”

《本草易读·卷四·牛膝》：“用生地汁熬，令可丸豆大。每五丸，治经淋经闭。”

7. 乌贼鱼

《本草蒙筌·卷十一·虫鱼部·乌贼鱼》：“肉啖亦佳，益气强志。且通经闭，兼疗黑枯。”

《本草纲目·鳞部第四十四卷·鳞之四·乌贼鱼》：“时珍曰：乌鲗骨，厥阴血分药也，其味咸而走血也。故血枯血瘕，经闭崩带，下痢疳疾，厥阴本病也。”

《雷公炮制药性解·卷六·虫鱼部·乌贼骨》：“味咸，性微温，有小毒，入肾经。主崩漏赤白带下，经闭阴蚀肿痛。”

8. 双叶参

《滇南本草·第三卷·双叶参》：“虚、腰脊痛、遗精，妇女经闭腹痛。”

9. 龙胞胎

《本草蒙筌·卷十一·虫鱼部·龙骨》：“龙胞胎出蜀中山涧，如干鱼鳞而腥臊，景天瓦松同煎，系经闭不通要药。”

《本草纲目·鳞部第四十三卷·鳞之一·龙》：“（主治）产后余疾，女人经闭。弘景曰：比来巴中数得龙胞，形体具存。云治产后余疾，正当末服。颂曰：许孝宗《箧中方》言：龙胎出蜀中山涧，大类干鱼鳞，煎时甚腥臊。治女经积年不通。同瓦松、景天各少许，以水两盏，煎一盏，去滓。分温二服。少顷，腹中转动便下。［按］此物方家罕知，而昔人曾用，世当有识者。”

10. 生干地黄

《本草蒙筌·卷一·草部上·生干地黄》：“又治妇人月经闭绝，产后血上攻心。”

11. 白（红）萝卜秆叶

《滇南本草·第二卷·萝卜莱菔子白（红）萝卜秆叶》：“白萝卜秆叶（红白二种，经霜阴干），味甘，性温。入脾胃二经。治脾胃不和，宿食不消，胸膈膨胀，醒脾气，开胃宽中，噎膈打呃，硬食膨胀，呕吐酸水，赤白痢疾，妇人乳结，乳肿，经闭。”“红萝卜秆叶，味甘平，性温。入阳明胃经。行血破血。乳汁不通，奶硬红肿疼痛，妇人经闭，血痢，里急后重。”

12. 芍药

《神农本草经疏·卷八·草部中品之上·芍药》：“木芍药，色赤。赤者主破散，主通利，专入肝家血分，故主邪气腹痛。其主除血痹，破坚积者，血瘀则发寒热，行血则寒热自止，血痹疝瘕，皆血凝滞而成，破凝滞之血，则痹和而疝瘕自消。凉肝故通顺血脉。肝主血，入肝行血，故散恶血，逐贼血。荣气不和则逆于肉里，结为痈肿，行血凉血则痈肿自消。妇人经行属足厥阴肝经，入肝行血，故主经闭。”

13. 当归

《本草易读·卷三·当归》：“室女闭经，归尾、没药、红花酒浸，面北服之，日一。”

14. 肉桂

《冯氏锦囊秘录·杂症痘疹药性主治全参卷四十·木部》：“通月闭经瘀作楚，催难产胞衣不下。”

15. 安石榴

《本草纲目·果部第三十卷·果之二·安石榴》：“女子经闭不通：用酢榴根（东生者）一握（炙干），水二大盏，浓煎一盏，空心服之。未通再服。（《斗门》）”

16. 红花

《雷公炮制药性解·卷三·草部中·红花》：“味辛，性温无毒，入心肝二经。逐腹中恶血，而补血虚。除产后败血，而止血晕。疗跌扑损伤，疮毒肿胀，老人血少便结，女子经闭不行，催生下胎衣及死胎。”

17. 芥

《本草纲目·菜部第二十六卷·菜之一·芥》:"妇人经闭不行,至一年者,脐腹痛,腰腿沉重,寒热往来:用芥子二两,为末。每服二钱,热酒食前服。(《仁存方》)"

《本草易读·卷六·白芥子》:"妇人经闭腹痛,寒热,黑芥二两,每酒下二钱。"

18. 茺蔚子

《神农本草经疏·卷六·草部上品之上·茺蔚子》:"午月五日采紫花益母草,捣汁,分贮瓷器内各少许,晒干,剔取和蜂蜜封固,加人参、琥珀、乳香、没药、血竭、沉香、丹砂、五灵脂,催生及胞衣不下,神效;兼产后血晕,瘀血薄心,恶露不行腹痛,少腹儿枕痛,调经治血闭经阻,经行作痛。"

19. 禹余粮

《长沙药解·卷一》:"禹余粮敛肠止泄,功同石脂,长于泻湿,达木郁而通经脉,止少腹骨节之痛,治血崩闭经之恙,收痔瘘失血,断赤白带下。煎汤,生,研。作丸、散,煅红,醋淬,研细用。"

20. 桃核仁

《神农本草经疏·卷二十三·果部三品·桃核仁》:"同当归、芍药、泽兰、延胡索、苏木、五灵脂、红花、牛膝、生地黄、益母草,治产后瘀血,结块作痛,并治壮盛妇人经闭不通。"

21. 益母草

《本草征要·第二卷·形体用药及专科用药·女科·益母草》:"味辛,性微寒,无毒。入心胞、肝二经。忌铁。活血行瘀,利水消肿。经闭不通,经来腹痛。临盆难产,子死腹中。"

22. 通草

《本草简要方·卷四·草部三·通草》:"主治利水,退热,明目,泻肺,通九窍。血脉关节耳聋,痈疽诸结不消,五淋水肿浮大,妇人血闭经水不匀。"

23. 绣球防风

《滇南本草·卷一·绣球防风》:"结,破肝血,通经闭,祛风热,明目,退翳膜遮睛。"

24. 紫参

《长沙药解·卷三》:"紫参苦寒,清金泻热,降冲逆而破凝塞,清咳嗽而止疼痛。其诸主治,止吐衄,消痈肿,利小便,滑大肠,治金疮,调血痢,破瘀血,通闭经,开胸膈积聚,散腹胁坚满。"

25. 紫葳

《神农本草经疏·卷十三·木部中品·紫葳》:"同当归、红花、川芎、牛膝、地黄、延胡索、桃仁、苏方木、五灵脂,治壮实妇人经闭。"

26. 黑附子

《汤液本草·卷三·草部·黑附子》:"《象》云:性走而不守。亦能除肾中寒甚,白术为佐,名术附汤,除寒湿之圣药也,湿药中少加之,通行诸经引用药也。治经闭。慢火炮。"

27. 蜀椒

《本草蒙筌·卷四·木部·蜀椒》:"治口齿浮肿动摇并喉痹吐逆,调产后腹痛余疾及经闭不通。"

28. 鼠

《本草纲目·兽部第五十一卷·兽之三·鼠》:"室女经闭:牡鼠屎一两炒研,空心温酒服半钱。(《千金方》)"

29. 䗪虫

《中国医药论文集·本草学一斑·䗪虫》:"(释性)味咸寒,主心腹寒热,洗血积癥瘕,破坚下血闭经。"

30. 鳖甲

《证类本草·卷二十一·中品·鳖甲》:"其壳亦主传尸劳及女子经闭。"

【医论医案】

一、医论

《内府秘传经验女科·卷二·闭经》

夫经闭不通者,或坠胎及多产伤血,或久患潮热消血,或久发盗汗耗血,或脾胃不和、食少而不生血,或痢疾伤风失血,或七情伤心气停郁结,故血闭而不行也。治宜生血、补血、调血。

《女科指掌·卷之一·调经门·经闭》

《经》曰:月事不来者,胞脉闭也。胞脉者,属心而络于胞中,今气上迫肺,心气不得下通,故月事不来也。洁古云:宜先降心火之剂,后服五补丸、卫生汤,治脾以养其血。《经》曰:二阳之病,发于心脾,有不得隐曲,女子不月,其传为风消,为息奔者死,不治。《经》曰:有病胸胁支满,妨于食,病至则先闻腥臊臭,出清液,四肢清,目眩时时，前后血病，名曰血枯。东垣曰：经闭不行有三，脾胃久虚，形体羸瘦，气血俱衰，以致经水断绝，或因劳心，心火上行，月事不来，胞脉闭也，治宜安心补血，泻火则经自行，此上焦心肺有热而不行，一也；或病中消，胃热善饥，渐瘦，津液不生，盖经乃血脉津液所化，津液既为热烁，肌肉渐瘦，时见烦渴，血海干枯，宜泻胃之燥热，补益气血，则经自行，此中焦胃热而不行，二也；或心胞络脉洪数，时见大便闭，小便难而经水断绝，血海干枯，治宜调血脉，除胞络中相火，则经自行，此下焦胞络热结而经不行，三也。

《女科指要・卷一・经候门・经闭》

月事不来者，胞之络脉闭也。胞脉者，属心而络于胞，中气上迫肺心，气不得下通，或寒闭其经，热壅其络，痰凝子宫，气滞胞脉而血瘀血枯皆能令女子经闭。肾脉微涩为不月，肝脉紧涩为经闭，滑数热壅，细涩寒疵。调经必先去病，血热者，宜清凉以利血脉；血寒者，宜温热以资化源；血瘀者，宜破宜消；血枯者，宜润宜补。主以四物汤，血滞换赤芍加延胡索，热加山栀、丹皮，寒加炮姜、肉桂，瘀加桃仁、五灵脂，虚加阿胶、黄明胶，风加荆芥、防风，湿加苍术、白芷，暑加香薷、藿香，气滞加木香、香附。

《女科切要・卷一・调经门》

经闭为女人病者，盖因女子以血为主也。使其经脉调和，往来有准，有以应水道潮汐之期，旧血既尽，新血复生，有以合造化盈亏之数，则周身百脉，无不融液而和畅。夫何病之有？设或闭焉，则新血滞而不流，旧血凝而日积，诸病丛生。凡血癖血风，与夫热入血室之证，多自此而始矣。然要其经闭之由，必要所因，或月事适至之时，因渴饮水，并食生冷之物，及坐冷水中洗浴，寒气内入，血即凝滞，遂令经闭。又或因堕胎多产而伤其血，或因久患潮热而销其血，或因久发盗汗而耗其血，或脾胃不和，饮食减少，而不能生血。凡此类，皆能令人经闭。其肥白妇人，经闭而不通者，必是湿痰与脂膜壅塞之故也，宜以枳实为君，佐以苍术、半夏、香附、乌药、厚朴、牛膝、桃仁之类，则湿痰去而脂膜开，其经自通矣。黑瘦之妇经闭者，血枯气滞也，治宜补血理气，君以归身、白芍、人参、广皮、香附之类，或因堕胎多产而伤其血，或久患潮热而销其血者，不可用行血之剂，宜以四物为主，佐以木香、香附、厚朴、甘草之类，兼调其气，久而自通矣。有因感暴怒而经闭者，治宜开郁活血，君以郁金，佐以官桂、香附、木香、桃仁、牛膝之类，煮酒煎服；或因食生冷而经闭者，君以官桂，佐以干姜、木香、厚朴、香附、红花、归尾之类；因坐冷水而经闭者，君以附子，佐以官桂、木香、山楂、桃仁、当归、干姜、川芎之类。室女及笄而天癸不至，而饮食如常者，只是气血未足，人间往往有之，必服药疗其杂病，时至，经自流通。亦有年长大而经竟不来者，仍能受孕，名曰暗经。每月至期，必作腰痛，此前人之所未发也。有至期而经水不行，上逆而呕血者，名曰倒经，治宜当归大黄汤。有室女经水既通，而至期复又不来者，必须视其有证无证，验其似疾非疾，若面色不改，饮食如常，身无内热，名曰歇经，非疾也，乃血不足也。若面黄肌瘦内热，是为童痨，诊其肝脉，弦出寸口上鱼际，非药所能治也，急与之成婚，则阴阳和，自然经行而疾去矣，否则十死八九。亦有气血不足者，必面黄肌瘦，常带微热，虽歇几年，服药亦可通之，但不可用破血刚猛之药，如虻虫、山甲、三棱、莪术之类，只宜用补血生血之药，以四物、归脾加减可也。至寡妇尼姑经闭，乃因有怀不遂，法当开郁而理其经为妥。

大凡妇人经闭，气不调和，因而血不流转故也。故调经须以理气为先，亦有血海虚寒，小腹冷痛者是，宜服大温经汤。有气血虚损者，外发潮热，头痛昏重，肢体倦怠，五心烦热，心忡面赤，口燥神焦，腰背酸疼，盗汗出者是也，宜服丹皮散。有气血凝滞，腹中结块，腰腿重疼者是也，宜服通经六合汤，或红花当归散，以逐其瘀，通其经络也。亦有胃气不调者，貌本壮实，饮食渐减者是也。盖胃气不调，亦能令人经水不通，当以异功散、逍遥散之类间服，一以消食健脾，使饮食加而元气复；一以和其气血，使气血调而经自行矣。凡妇人女子骨蒸潮热痰嗽，经水不行，诊其脉七八至，视其骨肉消瘦，必死之症，不必用药。大抵男子与妇人同。

二、医案

1. 避年案

《脉经・卷九・平带下绝产无子亡血居经证第四》

师曰：有一妇人将一女子年十五所来诊。言

女年十四时经水自下，今经反断，其母言恐怖。师曰：此女为是夫人亲女非耶？若亲者，当相为说之。妇人因答言：自是女尔。师曰：所以问者无他，夫人年十四时，亦以经水下，所以断，此为避年，勿怪，后当自下。

2. 气血虚弱闭经案

《脉经·卷九·平带下绝产无子亡血居经证第四》

师曰：有一妇人来诊，自道经断，即去。师曰：一月血为闭，二月若有若无，三月为血积，譬如鸡伏子，中寒即浊，中热即禄，欲令胎寿，当治其母，挟寒怀子，命则不寿也。譬如鸡伏子，试取鸡一，毛拔去，覆子不遍，中寒者浊。今夫人有躯，少腹寒，手掌反逆，奈何得有躯？妇人因言，当奈何？师曰：当与温经汤。设与夫家俱来者，有躯；与父母家俱来者，当言寒多，久不作躯。

《校注妇人良方·卷一·调经门·室女经闭成劳方论第九》

一室女年十七，疬久不愈，天癸未通，发热咳嗽，饮食少思，欲用通经丸。余曰：此盖因禀气不足，阴血未充故耳。但养气血，益津液，其经自行。彼惑于速效，仍用之。余曰：非其治也。此乃剽悍之剂，大助阳火，阴血得之则妄行，脾胃得之则愈虚。后果经血妄行，饮食愈少，遂致不救。

《校注妇人良方·卷二十四·妇人血风疮论第六》

一妇人素清苦，四肢患之，误服败毒寒凉，晡热内热，自汗盗汗，月经不行，口干咽燥。余谓四肢者，脾之所主，当调养脾血，其病自愈，遂用归脾汤数剂而愈。

《女科撮要·卷上·血分水分》

一病妇月经不调，小便短少，或用清热分利之剂，小便不利，三月余身面浮肿，月经不通。余曰：此水分也。遂朝用葶苈丸，夕用归脾汤渐愈。乃用人参丸间服而愈。

一妇人性沉多虑，月经不行，胸满少食，或作胀，或吞酸。余以为中气虚寒，用补中益气加砂仁、香附、煨姜二剂，胸膈和而饮食进。更以六君加芎、归、贝母、桔梗、生姜、大枣数剂，脾胃健而经自调矣。

妇人月经不调，晡热内热，饮食少思，肌体消瘦，小便频数。服济阴丸，月经不行，四肢浮肿，小便不通。余曰：此血分也。朝用椒仁丸，夕用归脾汤，渐愈。乃以人参丸代椒仁丸，两月余将愈。专用归脾汤，五十余剂而痊。

《明医杂著·卷三·续医论·妇人女子经脉不行》

一妇人，晡热，肢体瘦倦，食少无味，月经不行，或鼻衄，或血崩，半载矣。或用顺气、清热、止血等剂，不应，更加寒热，且时欲作呕。余以为郁怒亏损脾胃，虚火错经妄行而然耳。遂朝用补中益气汤，夕用六味地黄丸，各数剂，半载而痊。

《外科枢要·卷三·论便痈》

一妇人素清苦，因郁怒，患前症。或用败毒寒凉之药，反晡热内热，自汗盗汗，月经不行，口干咽燥。余谓此郁气伤脾，因药复损，先以当归汤数剂，后兼逍遥散，各五十余剂而诸证皆愈。

《赤水玄珠·卷十三·积聚门·积聚论》

又尝治一妇人，经闭三月，脐下胀痛不移，他医作血积治弗效。予曰：此气虚不能上升而陷于下也，丹溪所谓阳病极于下者此也，治用人参、陈皮而安。

《医宗己任编·卷四·四明医案》

曹远思内人，月水不至四月矣。腹痛不止，饮食少进，医作胎火治。予曰：此郁血也。然气禀怯弱，当补而行之。用八珍汤三大剂，果下血块升许。腹痛犹未除也，以大剂养荣等药调理，而痛除食进。［杨乘六按］第九案中鲜血奔注，反以去蓄之药利之，此症瘀血郁蓄，反以补血之剂行之。时而攻人之所不敢攻，时而补人之所不敢补，洵非有胆者不能，尤非有识者不及也。

《种福堂公选良方·卷一·温热论·续医案》

（小姐）诊脉左劲似数，右寸虚大，中下虚濡。面色白，少寐消渴，纳谷最少，经候不至，已十四月。上年夏秋间，头面肢体曾发风疹。此属血液内夺，阳动化风，以和肝清热得安。今思藏血统血，固在肝脾，必得阳明脉络充旺，斯血海流行称职。议甘补佐以两和方意。人参、炙黑甘草、归身、赤白制首乌、茺蔚子、酒炒白芍、桂圆肉、小黑穞豆皮。

《临证指南医案·卷九·调经》

陈。自经阻寒热，延及浮肿腹膨，小溲日少，入暮心腹中热。此脏阴已涸，腑阳日痹。内因悒郁成劳，情志为病。当收肃司令，而病日加增，料难入冬。无成法可遵，勉拟回生丹，每次服半丸。

冀通其壅痹气血，漫言治病也。

傅。大凡痞满在气，燥实在血。腹胀，经水仍来，大便微溏，固是气分病也。下之暂愈，气得泄也。继而腹胀，经水不来，气与血俱病也，病非轻渺。议中满分消方法。生於术、猪苓、泽泻、椒目、鸡内金、青皮汁、厚朴。

顾，二八。病起经阻，形容日瘦，嘈杂刻饥，心腹常热。此乃悲惋离愁，内损而成劳。阴脏受伤，阳脉不流，难治之症。必得怡悦情怀，经来可挽。但通经败血，断不可用。生地、人参、茯苓、沉香汁、琥珀末（调入）。

顾。经停四月，腹满，尻髀足肢尽肿，食纳胀闷不化，大便溏泻不实。女科认为胎气，恐未必然。方书谓先经断而后肿胀者，治在血分。生白术、厚朴、大腹皮、茺蔚子、椒目、小黑穞豆皮。

何。经阻腹满，泻后变痢。小温中丸。

某。脉数，形疲，咳，经闭半年，已经食减，便溏，浮肿。无清漱通经之理，扶持中土，望其加谷。四君子汤。

某。营虚寒热，咳血，经闭。当归、炒白芍、丹参、枣仁、远志、茯苓、炙草、广皮、桂圆肉。

《眉寿堂方案选存・卷下・女科》

烦劳继以悲哀，经阻三月，是二阳之病发心脾。当归、川芎、泽泻、白芍、香附、楂肉。接服柏子仁丸。

两三月经水不来，少腹痛胀下坠。寒疝属虚，可与当归生姜羊肉汤。

《碎玉篇・下卷・女科》

1）三月经水不至，少腹气胀，下坠寒疝。属虚可与当归生姜羊肉汤。当归、羊肉、生姜、小茴香。

2）上年秋冬带淋，初用震灵丹，继进参茸升阳，佐提摄而安。夏月咳呛，至秋分咳甚必呕，腰脊如坠。问经闭两月，显是冲气下虚。天明欲便，乃瘕泄之渐。都气丸。

《扫叶庄一瓢老人医案・卷四・经产淋带女科杂治》

1）泄泻减食，经水不来，而寒热咳嗽日无间断。据说嗔怒病起，其象已是劳怯。郁劳经闭，最不易治。人参、蒸冬术、广皮、茯苓、炙甘草、白芍。

2）自雍正八年八月间生产，血晕成疾。当七八朝后，减食，断乳，发渴，恶心，便难。至今经水不通，饮食减少，每交节候，常觉倦惫。或稍劳碌，及偶着寒，即手面浮肿，喉痛，面赤腰酸服温补之剂，稍得效验。兼有带症，容易恼怒。今年饮食略好，小腹膨痛，便燥有血，或便溏不爽。紫石英、乌鲗骨、人参、当归身、卷柏、桑寄生、川石斛、淡苁蓉、天冬、柏子霜、桂心、禹余粮、枯黄芩、远志肉、川椒，蜜丸服。

《南雅堂医案・卷八・妇科・调经门》

久咳不已，发热汗出，食减，腹痛便溏，脉弱无力。经阻几近半年，虑其内损成劳，治之匪易，若再以寒凉清肺治嗽，徒然克伐生气，势必增剧，今与以建中法，必须经行纳谷，方可进图。桂枝五分，当归身一钱五分，生白芍一钱五分，炙甘草五分，饴糖二钱，大枣十二枚（去核）。

《叶氏医案存真・卷一》

寒热因经水不来而甚，此《内经》谓二阳之病发心脾，女子不月，肌肉日瘦，腹有动气，即风消息贲矣。内损成劳，非通经逐瘀所能愈也。柏子仁、归身、白芍、桂枝、桂圆肉、生黄芪。

《王氏医案・卷一》

吴馥斋令姊，禀质素弱，幼时凤山诊之，许其不秀。癸巳失其怙恃，情怀悒悒，汛事渐愆，寝食皆废，肌瘦吞酸，势极可畏。孟英以高丽参、盐水炒黄连、甘草、小麦、红枣、百合、茯苓、牡蛎、白芍、旋覆花、新绛等治之，各恙渐已。甘以缓之，苦以降之，酸以敛之，皆古圣之良法也。继参、归、地滋阴，康强竟胜于昔。［石念祖按］情怀悒悒，则心火不生脾土而脾败。寝食皆废，病在气分。脾败则气不生血，故肌瘦。吞酸为肝郁生热，脾败不能荣肝木，则肝郁生热。高丽参（切）三钱，淡盐水炒黄连六分，炒甘草一钱五分，北小麦（杵）四钱，红枣三个，百合须三钱，白茯苓（干切）三钱，土炒白芍一钱。此方用四君合仲景甘麦大枣汤方义，强心脾。且参、草合黄连，于补脾阳中泻肝热，兼取苦甘化阴之义。白芍合黄连，取酸苦泄肝之义。此方接服大效后，宜去甘草、百合须，加旋覆花一钱五分（绢包，次入），醋煅牡蛎四钱（先杵），新绛屑四分，引药势下行，以靖肝阳而使肝不贼脾；继加净归身一钱五分，炒大生地三钱。原方去小麦、旋覆花。

3. 冲任虚损闭经案

《种福堂公选良方・卷一・温热论・续医案》

唐，二一。经来一日，偶食冷物，经水即止。

遂痞闷不食，乳旁坚肿痛胀，此是肝气郁结。盖经水由冲脉而下，冲隶阳明胃中受冷，而冲脉血凝。理从肝胃同治。青橘叶、香附汁、漏芦、蒲公英、厚朴、杏仁。

《临证指南医案·卷九·调经》

某。停经三月，下漏成块，少腹膨痛。议通和奇脉。鹿角霜、生杜仲、当归、茯苓、红枣。

王，三一。居经三月，痞闷膨胀，无妊脉发现。询知劳碌致病，必属脾胃阳伤，中气愈馁，冲脉乏血贮注，洵有诸矣。大腹皮绒、半夏曲、老苏梗、橘红、炒山楂、茺蔚子。又：经停，腹满便秘。郁李仁、冬葵子、柏子仁、当归须、鲜杜牛膝。

姚，三十。面少华色，脉似数，按之芤涩。产后三年，从未经来，腹中有形，升逆则痛，肩背映胁，卒痛难忍。咳吐都是涎沫，著枕气冲欲坐，食减便溏，身动语言喘急。此乃蓐劳损极不复，谅非草木可以图幸。由下焦元海少振，惊恐馁弱，冲脉动，斯诸脉交动。拟益元气，充形骸，佐重镇以理怯，护持体质之义，非治病方药矣。人参、杞子、白龙骨、茯苓、紫石英、羊肉。

朱。当节令呵欠烦倦，秋深进食，微有恶心。病起至今，月事不来。夫冲任血海，皆属阳明主司。见症胃弱，此阴柔腻滞当停，以理胃阳为务。人参、半夏曲、广皮白、茯苓、生益智仁、煨姜。

《叶天士晚年方案真本·卷下·羊肉肾丸》

包，十八岁。经阻三月，咳嗽失血，交夜蒸蒸身热，脉来左搏而促，是阳气烦蒸，致逆诸络，血液不得汇集冲脉。秋深经水不来，必加寒热瘦削，称干血劳矣。生鳖甲、全当归、生白芍、粉丹皮、原生地、茺蔚子、南楂肉、生麦芽。

戈，木渎，廿四岁。经水不来，是络脉无血。古云气旺血自生，大忌通经。人参、茯苓、麋茸、归身、桂心，羊肉胶丸。

钮，吉安州，三十五岁。女科肝病最多，产后必病及八脉，即如少腹聚瘕，瘕气攻心下必呕吐，逆上则咽喉闭塞。经水年半不来，越日必有寒热。凡下焦血病为多，瘕属气结，癥为血痹，病在冲脉、阴维、阳维脉中，混杂医药焉得人奇经？地鳖虫一两，延胡一两，山楂一两，桃仁五钱，蓬术五钱，金铃子五钱，麝香三钱。共为末，用青鳖甲五六两，去衣捣碎。用无灰酒煮汁一杯，和前药末为丸。每服二钱，益母草汤送下。

齐门外，三十眷。上年产蓐无乳，已见血虚之象，延半年后经水不来，少腹瘕气有形。病人自述背脊常冷，心腹中热。视面黄色夺，问食少不美。夫督脉为阳脉之海，由腰而起，剂颈而还。下元无力，阳虚背寒。任脉为阴海之冲，虚攻入络为瘕。考《内经图翼》，病机宛然在目。此产损蓐劳，非是小恙。无如医不读书，见寒热经闭而妄治，淹缠日久，速其笃已。人参、鹿角胶霜、粗桂枝、当归（小茴香炒）、枸杞子、沙蒺藜、白薇。

伍，葑门，二十二岁。上年秋冬，经漏带淋。初用震灵丹，继进参茸升阳佐温摄而安。自夏五月咳嗽，已至秋分，咳甚必呕，腰脊如坠。问经闭已两月，显然下虚冲气。天明欲便，乃瘕泄之渐。附都气丸三钱。

《眉寿堂方案选存·卷下·女科》

1）经闭淋沥。初：柏仁、肉苁蓉、女贞子、郁仁、当归、川石斛。肝风逆，经闭淋沥，便艰。复：柏子仁、当归身、川石斛、女贞子、郁李仁、黑穞豆、淡苁蓉。

2）停经已九月，少腹重坠而痛，及诊少阴脉涩小，并非妊象。冲任虚馁，怕其暴崩。八珍汤加砂仁。

3）悒郁内损经阻，筋骨皆痛，损伤不复，即是劳怯。温养流通，望其郁脾气血融和。但以清热见血理嗽治，百无一活。当归、生鹿角、桑寄、生枸杞、生杜仲。

4）昼夜腹痛，泄气而缓。夜卧扪之，常高突有形横处其间，为肝郁不舒，致冲任二脉乏气流行。经期不来，营卫阻闭，为寒热互作。因泄泻已久，风木久乘中土，峻攻非宜。川楝子、当归身、青木香、山楂、龙胆草、小茴香、炒橘核、青葱。

《未刻本叶氏医案·方案·大补阴汤》

背痛形凛，经阻带多，法宜温养奇经。鹿角霜、沙苑、紫石英、当归、小茴香、茯苓、生杜仲、羊肉。

寒热经阻，形瘦脉涩，此属耗血，最不易治。小建中汤。

血枯经闭。乌贼骨丸。

因外疡复烦劳，致营卫交损。寒热，咳嗽，盗汗，经阻两月，渐延干血瘵疾。小建中汤。

此冲任病也，带多，血液下渗，厥气无涵，是以不时气逆，经事不至，即有干血之患。枸杞、白茯神、当归、沙苑、紫石英、小茴香。

失血，咳嗽，经事不至，渐延干血。细生地、穞豆皮、茯神、生牡蛎、川石斛、鲜藕。

《碎玉篇·下卷·女科》

经闭，寒热，腹痛。青蒿、丹皮、川贝、郁金、香附、茺蔚子、茯苓、焦山楂。

经水不来，是络脉无血。古云：气旺血自生。大忌通瘀。人参、鹿茸、桂心、茯苓、归身，羊肉膏为丸。

经阻带下畏冷。香附、归身、川断、茯苓、砂仁、川芎、杜仲。

脉涩，经滞，食入脘痞，都因情怀失和，肝脾郁绪使然。人参、陈皮、白蔻仁、钩藤、香附、茯苓、焦楂肉。

女科肝病最多，产后必病及八脉。即如少腹聚瘕，瘕气攻心下必呕吐，逆上则咽喉闭塞。经水半年不至，越日必有寒热。下焦病血分为多，瘕属气聚，癥为血痹。疝在冲脉，阴维阳维混混，医药焉能入奇经。地鳖虫、延胡索、楂炭、蓬术、生鳖甲、川楝子、桃仁、麝香，益母膏捣丸。

条寒条热，经水不通，久咳。鹿霜、归身、柏子仁、小茴香、龟板、香附、茯苓，研末，益母草膏为丸。

《扫叶庄一瓢老人医案·卷四·经产淋带女科杂治》

1）停经九月，少腹重坠而痛，及诊少阴脉涩小。并非妊象，且冲任虚馁，怕其暴崩。八珍汤中加入砂仁。

2）悒郁内损经阻，筋骨皆痛，损伤不复，即起劳怯。温养流通，望其郁痹气血和融。若但清热，见血理嗽，百无一治。当归、生杜仲、桑寄生、炒枸杞子、生鹿角。

《南雅堂医案·卷八·妇科·调经门》

1）经闭四月，小腹胀闷而痛，漏下成块，奇脉不和，故与温通法。鹿角霜五分，桂枝五分，生杜仲四钱，当归身三钱，白茯苓三钱，沙苑蒺藜二钱，红枣十二枚。

2）经阻不至，带淋甚多，有形结瘕，痛胀妨食，食入而痛尤剧。由冲任脉络为病，肝胃气逆不和，延久防成蛊胀之症，慎毋玩忽。当归须三钱，吴茱萸一钱五分，桃仁一钱（去皮尖），青皮八分，延胡索二钱，川楝子一钱，小茴香八分（炒），降香五分（研末冲），青葱管二条。水同煎服。

3）面色白，脉右弦左涩，经闭四月，冲气上攻，左胁作痛，腹常胀闷，两跗浮肿，防其延成痞满，治法最为棘手。桂枝七分，延胡索二钱，左牡蛎三钱，泽泻二钱，白茯苓三钱，金铃子一钱五分。

《王氏医案三编·卷一》

朱绀云令正，去年娩后，自乳而月事仍行，至仲冬乳少汛愆，咸以为妊也。既而右胁筋绊作疼，渐至肩背。医投平肝药，痛益甚，改用补剂，遂嗽痰带血，人皆以为损矣，广服温补，其病日增。延至仲春，卧榻已匝月，群医束手，始求诊于孟英。面赤足冷，时时出汗，食减无眠，脉来右寸溢，关尺滑而微数，左手弦而带滑，舌赤而润，微有白苔，气逆口渴，所吐之血淡红而夹痰涎，大解溏，小溲短且热。曰：冲为血海而隶于阳明，自乳而姅不爽期者，血本有余也。因阳明经气为痰所阻而不能流通输布，致经断乳少，痰血而为络痹窜痛，医者不为分导下行，病无出路，以致逆而上溢，再投补剂，气愈窒塞，在山过颡，夫岂水之性哉！予苇茎汤加茜根、海螵蛸、旋覆、滑石、竹茹、海蛇为剂，和藕汁、童溺服，以肃肺通胃，导气化痰而领血下行，覆杯即愈。旬余汛至，不劳培补，寻即受孕。

《惜余医案·瘀血门》

唇舌紫暗，幼时已然。近来爪甲色青，营血凝涩已甚，年已及笄。癸水不通，而便下瘀紫，黑血甚多，少腹绞痛。冲脉之气逆升于上。脉象细涩而数，营阻血瘀，非温养疏通，不能奏效。病经十载，难冀速功。全当归、白芍、红花、延胡、丹参、牛膝（吴萸三分煎汁拌炒）、乌药、香附、川断、丝瓜络、降香。

再诊：瘀血上吐下泻，近月多吐气逆，脉象左手弦硬，右手细数，爪甲唇舌紫黑，较前稍活。惟气火上逆，目红喘促，血之壅滞者，尚未流通。仍当和营导瘀，佐以通降之法，俾得下行为顺。归尾、赤白芍、长牛膝（红花八分炒）、楂肉、延胡、丹皮、丹参、生地炭、乳香、旋覆花（降香同包）、代赭石、苏木、茺蔚子。另：锦纹大黄（酒煮）六分，西珀屑三分，二味研末，冲服。

《柳宝诒医案·卷六》

须。少阳木火之气，上窜经络则齿痛，内犯中土则脘胀，下阻冲任则经停。阴血虚则木火甚，气机窒则营络阻。病绪纷纭，顾此失彼。姑先上清木火，佐以和肝畅营。制香附、炒丹皮、黑山栀、滁菊花、川连（吴萸煎汁，拌炒）、广木香、青皮（醋炒）、沉香、姜半夏（醋炒）、乌药、夏枯草、竹茹。

宗。经停内热，由乎营气虚损。下焦本无瘀热，与血痹致损者不同。血生于肝脾，而统摄于冲任。今脉象虽见虚数，幸纳谷尚佳，营血之源未竭。拟与滋养肝脾，通调奇脉。洋参（元米拌炒）、黄芪、炒当归、大生地（炒）、枣仁、茯神、春砂仁、煨木香、菟丝子（酒炒）、川断（炒）、川怀牛膝（各，酒炒）、丹皮、白薇、木瓜（酒炒）、龙眼肉。

4. 阴虚血燥闭经案

《儒门事亲·卷九·杂记九门·误中寒凉》

妇人年二十余岁，病经闭不行，寒热往来，咳嗽潮热。庸医禁切，无物可食。一日当暑出门，忽见卖凉粉者，以冰水和饮，大为一食，顿觉神清骨健，数月经水自下。

《东垣试效方·卷四·妇人门·经闭治验》

裴泽之夫人，病寒热而月事不至者数年矣，已加喘嗽，医者率以蛤蚧、桂、附等投之。曰：不然。夫人病，阴为阳所搏，温剂太过，故无益而反害，投以凉血和血之药，则经行矣。已而果然。

《卫生宝鉴·卷十·鼻中诸病并方》

妇人病经血半年不通，因见涂中余渣汁（即生地黄汤用法将生地黄取汁饮服），以为弃去，言可惜，辄饮数杯，其经即通。

《外科发挥·卷五·瘰疬》

室女年十七，患瘰疬久不愈，月水尚未通，发热咳嗽，饮食少思。有老媪欲用巴豆、肉桂之类，先通其经。予谓：此证潮热，经候不调者不治。但喜脉不涩，且不潮热，尚可治。须养气血，益津液，其经自行。彼惑于速效之说，仍用之。予曰：非其治也，此类乃剽悍之剂，大助阳火，阴血得之则妄行，脾胃得之则愈虚。经果通而不止，饮食愈少，更加潮热，遂致不救。《经》云：女子七岁肾气盛，齿更发长；二七天癸至，任脉通，太冲脉盛，月事以时下。然过期而不至是为失常，必有所因。夫人之生，以血气为本，人之病未有不先伤其气血者。妇女得之，多患于七情。寇宗奭曰：夫人之生以血气为本，人之病未有不先伤其气血者。世有室女童男，积想在心，思虑过当，多致劳损，男子则神色先散，女子则月水先闭。何以致然？盖愁忧思虑则伤心，心伤则血逆竭，血逆竭则神色先散而月水先闭也。火既受病，不能荣养其子，故不嗜食。脾既虚则金气亏，故发嗽；嗽既作，水气绝，故四肢干；木气不充，故多怒，鬓发焦，筋骨痿。俟五脏传遍，故卒不能死者，然终死矣！此一种于劳中最难治。盖病起于五脏之中，无有已期，药力不可及也。若或自能改易心志，用药扶接，如此则可得九死一生。举此为例，其余诸方，可按脉与证而治之。张氏云：室女月水久不行，切不可用青蒿等凉剂。医家多以为室女血热，故以凉药解之。殊不知血得热则行，冷则凝，《养生必用方》言之甚详，此说大有理，不可不知。若经候微少，渐渐不通，手足骨肉烦疼，日渐减瘦，渐生潮热，其脉微数，此由阴虚血弱，阳往乘之，小水不能灭盛火，火逼水涸，亡津液。当养血益阴慎毋以毒药通之，宜柏子仁丸、泽兰丸。

《外科理例·卷三》

妇月水不行，渐热，咳嗽，肌体渐瘦，胸膈不利，颈肿块，日久不消，令服逍遥散二三月余，更服八珍汤加牡丹皮、香附又月余，加黄芪、白蔹两月余，热退肿消，经行而愈。此凭症也。

《丹溪治法心要·卷四》

一妇人寡居，经事久不行，腹满少食，小腹时痛，形弱身热：用当归一钱，熟地黄一钱，香附一钱，川芎一钱半，白芍药一钱半，陈皮一钱半，黄柏五分，生甘草三钱，知母五分，姜制厚朴五分，玄胡索五分，白术二钱，大腹皮三钱，红花头火酒浸九个，桃仁研九个。上㕮咀水煎。

《丹溪治法心要·卷七》

1）一妇人两月经不行，腹痛发热，行血凉血，经行病自愈。四物汤加黄芩、红花、桃仁、香附、玄胡索之类。

2）一人阴虚，经脉久不通，小便短涩，身体疼痛，以四物汤加苍术、牛膝、陈皮、生甘草，又用苍莎丸加苍耳、酒芍，为丸，煎前药吞之。因热，经候先行于常时，用四物汤加芩、连、香附。经行之先作痛者，小乌沉汤加枳壳、青皮、黄芩、川芎，气实者用之，上煎空心服。

《校注妇人良方·卷六·附治验》

一妇生育多胎，月经不调，两足发热，年余，其身亦热，劳则足酸痛，又年许，唇肿裂痛，又半年，唇裂见血，形体瘦倦，饮食无味，月水不行，此气血俱衰之证，彼误用通经丸等药，复伤气血，遂致不起。

《女科撮要·卷上·经闭不行》

一妇人素有胃火，服清胃散而安。后因劳役，躁渴内热，肌肉消瘦，月经不行，此胃火消烁阴血，用逍遥散加丹皮、炒栀以清胃热，用八珍汤加茯苓、远志以养脾血，而经自行矣。

《孙文垣医案·卷三·新都治验》

族妹经不行者八十日，每饮食入腹即疼痛，必尽吐出乃止，居常亦吐酸水。上焦热，下焦寒，大便半月始一行，食饮不进者四十日。六脉皆数，左滑，右软弱。妹能事者，以其夫多病，且不谙世故，由是悒悒，病从思虑而得，恐成膈症。今大便燥结，吐酸，乃膈之征，急宜拂虑，庶药有功。先与丁灵丸一粒而吐止，继用温胆汤，加大腹皮、姜、连，痛吐全安。改以二陈汤加香附、条芩、山栀仁、丹参、砂仁，调理两月经行，大便始润而膈症斯不作矣。

《寓意草·卷四》

杨季登二女，俱及笄将字。长女病经闭年余，发热食少，肌削多汗，而成痨怯。医见汗多，误为虚也，投以参、术，其血愈锢。余诊时见汗出如蒸笼气水，谓日此症可疗处，全在有汗。盖经血内闭，止有从皮毛间透出一路，以汗亦血也。设无汗而血不流，则皮毛干槁而死矣。宜用极苦之药，以敛其血入内，而下通于冲脉，则热退经行，而汗自止，非补药所能效也，于是以龙荟丸日进三次。月余忽觉经血略至，汗热稍轻，姑减前丸，只日进次。又一月，经血大至，淋漓五日，而诸病全瘳矣。

《种福堂公选良方·卷一·温热论·续医案》

徐，十七。经水未来，春末夏初痰血，形瘦，耳鸣，食过如饥，饥不纳食。肝阴不生，热自内灼，渐成干血劳症，必要经来可愈。但女工针黹，凝眸谛视，即动阳升火，此大忌。细生地、天冬、柏子仁、丹参、泽兰、知母。

《临证指南医案·卷九·调经》

顾，三一。潮热经阻，脉来弦数。营血被寒热交蒸，断其流行之机，即为干血劳瘵，非小恙也。桂枝三分，白芍一钱半，阿胶一钱半，生地三钱，炙草四分，麦冬一钱半，大麻仁一钱。

某。血虚内热，经不至。加味逍遥散去术。

潘，二七。经水不来，少腹刺痛鸣胀，大便不爽，心中热痛。食辛辣及酒，其病更甚。不敢通经，姑与甘缓。甘麦大枣汤。

徐，二三。经水久不来，寒热，喉痛痹，郁劳，药难取效。清阿胶丸，鸡子黄汤送。

仲，二三。先因经阻，继以五志烦热，咳吐涎沫，食减微呕，面肿色瘁。乃肝阳化风，旋动不息。干血劳病，医治无益。阿胶、生地、麦冬、牡蛎、小麦。

《叶天士晚年方案真本·卷下·炙甘草汤》

陈，廿九岁。产后二年，经水不转，呕涎沫，不饥，喜酸味。肝阴久虚，伤损在下焦，阳气逆乘，头巅晕痛，议用酸甘化阴和阳。原生地、白芍、乌梅肉、大麻仁、炙甘草、炒焦枸杞、漂淡天门冬。

袁，四十五岁。平日郁气化火，久则深藏入阴。三时温暑湿热，异气有触，伏热内应而动。是气滞为胀，湿郁为泻，热移于下，湿腐侵肌。凡湿与热皆气分病，既久蔓延，延及血分。自深秋经逾旬日，越两月不来，而消渴形寒，足胫跗骨中热灼燥痒。大凡风热淫于内，必以甘寒，乃和梨汁、蔗浆之属，益胃阴制伏肝阳内风之动，正合《内经》和阳益阴，肝胃忌刚之旨。日间服桑麻丸，用青果汁丸。夜服梨汁、蔗浆熬膏。

《眉寿堂方案选存·卷下·女科》

1）动怒血吐成升，月余再吐，自述少腹常痛，夜必身热汗出。必经水得通，可免干血劳怯。醋炙鳖甲、胡黄连、炒焦延胡、炒桃仁、茺蔚子、炒楂肉。

2）风动液亏，腹痛肠红，经闭，暮热惊恐，治在肾肝。熟地炭、萸肉炭、炙草、五味子、白茯神、白芍。

3）经水两月不来，腹形胀大，兼有形攻触。目瞑将寐，先欲厥冷，后渐热多汗。此皆郁损成蛊之象。当归须、茺蔚子、五灵脂、小茴香、小香附、炒楂肉。

4）虚损久嗽失血，昼寒暮热，经闭食减，大便不实。当交春病增，少阳生气不至，春半后肝木大旺，其能久延乎！炒生地、阿胶、炙甘草、莲肉、炒麦冬、茯神、生白芍。又：人参、芡实、生地炭、茯神、莲肉、川石斛。

《碎玉篇·下卷·女科》

经阻三月，咳嗽失血，交夜蒸蒸身热，脉来左搏而促，是阳气烦蒸致逆，诸络血液不得汇集冲脉。深秋经水不来，必加寒热，瘦削，称干劳矣。

生地、丹皮、全当归、焦山楂、生鳖甲、茺蔚子、白芍、麦芽。

《洄溪医案·肠痈》

南濠徐氏女，经停数月，寒热减食，肌肉消烁，小腹之右，下达环跳，隐痛微肿。医者或作怯弱，或作血痹，俱云不治。余诊其脉，洪数而滑，寒热无次。谓其父曰：此瘀血为痈，已成脓矣，必自破，破后必有变证，宜急治。与以外科托毒方并丸散即返山中。越二日，天未明，叩门甚急，启视则徐之戚也。云脓已大溃，而人将脱矣。即登其舟往视，脓出升余，脉微肤冷，阳随阴脱。余不及处方，急以参、附二味，煎汤灌之，气渐续而身渐温。然后以补血养气之品，兼托脓长肉之药，内外兼治，两月而漏口方满，精神渐复，月事以时。大凡瘀血久留，必致成痈。产后留瘀，及室女停经，外证极多。而医者俱不能知，至脓成之后，方觅外科施治，而外科又不得其法，以致枉死者，比比然也。

《扫叶庄一瓢老人医案·卷四·经产淋带女科杂治》

阴伤于下，热气上冒，脉左坚数。虑其失血，不可强迫通经。丹参、柏子仁、茯苓、泽兰、牡丹皮、生麦芽。

《南雅堂医案·卷四·诸郁门》

1）中年阴虚，八脉失调，渐致经阻，带下不已，气血郁痹已久，宜先清理上焦，勿以滋腻投之，徒呆其气机也。枇杷叶三片（去毛），杏仁二钱（去皮尖），川贝母一钱（去心），橘红八分，瓜蒌皮一钱五分，黑山栀一钱五分，黄郁金一钱。

2）经阻半载，遇劳怒逆气上冲，腹痛，脉弦右大，系邪郁日久，少大变为壮火，气不循行，宜泄木培土，庶几郁热可平。人参一钱，炒白术二钱，当归身二钱，白茯苓三钱，柴胡八分，粉丹皮一钱，炙甘草五分。

《南雅堂医案·卷八·妇科·调经门》

1）阴虚内热，经停两月，投以养血通经之剂，热减经行，已得所效，但脉来仍数，舌红无苔，乃虚阳尚亢，阴津未复之象。仍当善为调理，冀图全功。大生地三钱，当归身二钱，炒白芍一钱五分，粉丹皮一钱五分，阿胶二钱，制香附八分，白茯苓二钱，陈皮八分，人参一钱，地骨皮一钱。水同煎服。

2）肌瘦，经水三月不至，夜热盗汗，饮食减少，脉弦细数，乃思虑过度，血虚肝燥，是以经闭不行，先以解郁和肝，经通诸恙自平。柴胡一钱，当归身二钱（酒炒），炒白芍二钱，炙甘草一钱，炒白术二钱，白茯苓二钱，粉丹皮一钱五分，栀子一钱五分（炒黑），川贝母一钱（去心），左牡蛎三钱。

3）经闭已久，脉上出鱼际，此情怀失旷，郁而成热，少火化为壮火，形瘦食减，久嗽，已具损象奈何，急养心脾营血，疏肝胆郁结，图尚未迟，然必候通经纳谷始佳。柴胡一钱，当归身二钱，炒白芍二钱，炙甘草五分，炒白术二钱，白茯苓二钱，粉丹皮一钱五分，钩藤一钱五分，陈皮五分，大枣二枚。

4）经水百日不至，左脉弦滑流连，乃为有孕之象，肌瘦气促脘闷，时作咳嗽，此热气上乘，损及肺金，但清其上，勿犯中下两焦。桔梗八分，川贝母一钱（去心），地骨皮一钱，甘草八分，冬桑叶二钱，白茯苓二钱，栀子一钱五分（炒黑），陈皮五分。

5）经水两月不至，胸闷不爽，内热，暮夜尤甚，脉形沉数。此由情怀郁勃，损及心脾，热伏营分之中，火郁不达故也。人参二钱，炒白术三钱，生地黄三钱，炒白芍三钱，当归身二钱（酒炒），制香附五分，青蒿梗一钱，炒谷芽，粉丹皮一钱五分，丹参一钱五分，柴胡八分。

6）经阻，血虚内热，用逍遥散加减。柴胡八分，当归身二钱（酒炒），炒白芍一钱五分，炙甘草五分，栀子一钱（炒黑），白茯苓一钱，粉丹皮一钱，煨姜三分，薄荷三分。水同煎服。

7）经阻不行，发热咳嗽，时有寒热往来，脉形洪大，口渴便秘，内有实热阻蓄，拟用四物汤加味主治。干地黄三钱，当归身二钱，炒白芍二钱，川芎一钱，红花二钱，桃仁十枚（去皮尖），大黄二钱（醋炒），乌药一钱，茜草钱。

8）脉来弦数，潮热经阻，气血流行不利，最怕干血成劳，慎勿藐视。生地黄三钱，生白芍一钱五分，麦门冬一钱五分，炙甘草五分，火麻仁一钱五分，阿胶一钱五分，桂枝三分。

《归砚录·卷四》

管君幼斋令正，汛停七月，至仲秋经行不多，腹乃微胀，继则胸闷不饥，身有寒热。吕某以桂枝、黄连等药进，而痞闷转加二便不行，口糜而渴，得饮即吐，夜不能寐，五内如焚。余诊之，脉弦软而细，面赤足冷，神惫不支。是营阴素亏，气机多郁，郁久生热，辛燥忌投。授沙参、蒌、薤、栀、茹、旋、菀、冬瓜子、枇杷叶，二剂而燥屎行，胸腹舒，知饥，吐止，继以宣养而瘥。其汛停良由血不足，非有血不行而阻也。

《王氏医案三编·卷二》

屠小苏令正，自乳经停，泛泛欲吐，或疑为妊。所亲高啸琴进以养阴之药，渐致时有微热，脘闷不饥，气逆嗽痰，卧难著枕，二便秘涩，耳闭汗频。孟英脉之，虚软而涩。曰：根蒂素亏，经停乳少，血之不足；泛泛欲呕，肝乘于胃，率投滋腻，窒滞不行；略受风邪，无从解散，气机痹塞，九窍不和。先以葱、豉、通草、射干、兜铃、杏仁、蒌壳、枇杷叶、白蔻开上，两剂热退。次用小陷胸合雪羹，加竹茹、旋覆、白前、紫菀宣中，三剂便行安谷。继予冬虫夏草、苁蓉、当归、枸杞、麦冬、紫石英、楝实、熟地牛膝滋下而瘳。

《惜余医案·虚损》

起由疟邪内陷，渐致寒热往来，经停盗汗。脉软细而数，右手带弦，脐右瘕痛日作，舌尖红苔黄，泄泻少纳，指浮。统观脉证，因邪陷而伤阴，因阴伤而营损。最重者，刻已损及中焦，不能多进滋浓。用药殊难为力耳全当归、生地炭、白芍（吴萸一分炒）、丹参、丹皮、青蒿、鳖甲、於术、砂仁、青皮、白薇、生谷芽、荷叶。

《时病论·卷五》

鉴湖黄某之内，患疟三年，旭羸之至，无医不迓，靡药不尝。邀丰治之，脉象纤微无力，洒寒烘热，每发于申酉之时，舌淡无荣，眠食俱废，大便溏薄，月水不行（纯是虚疟之象）。丰曰：此虚疟也。出方阅之，计有数百余纸，聊审近日之方，非参、芪、术、草，即地、芍、归、胶，未尝有一剂桴鼓。（应者补之，此其常也。用补而病竟不应，人当深思其故，别求变通之善法矣）细思是证，乃疟邪深踞于阴，阴虚及阳之候。即用制首乌五钱，补其阴也；淡附片三钱，补其阳也；鳖甲二钱，青蒿五分，搜其阴分久踞之邪；鹿霜三钱，羌活五分，随即领邪而还于表；东洋参三钱，炙甘草八分，补其正而御其邪；生姜二片，红枣五枚，安其内而攘其外。诸药虽经服过，然制方实属不同（此用补之变法也，俗医乌足以知之）。古云用药如用兵，孰为主将，孰为先锋，指挥得法，自可望其破垒耳。黄某深信，即使人拣来煎服，二剂寒热觉轻；又二剂，精神稍振；再又二剂，诸疴尽却。调补三月，月信始行，起居犹昔矣。

《柳选四家医案·环溪草堂医案·下卷》

1）内热日久，经停两月。投养阴调血通经之剂，得热减经行可谓效矣，然犹未也。脉数不和，舌仍光赤，乃阴津未充，虚阳未敛也。仍宜小心安养为善。生地、当归、白芍、丹皮、阿胶、香附、党参、茯苓、陈皮、地骨皮。［柳宝诒按］平正妥帖。

再诊：脉数已和，舌色光红已退；但有时尚觉微热。仍以前法增损。前方去丹皮、阿胶，加麦冬、狗脊。

2）忧愁抑郁，耗损心脾之营；而肝木僭逆，胸中气塞。内热夜甚，经事两月不来，脉沉而数，热伏营血之中。拟用柴胡四物汤，和营血以舒木郁。党参、冬术、生地、当归、白芍、香附、青蒿、白薇、生熟谷芽。［柳宝诒按］此等证调治失当，最易人于损途。拟再加丹皮、丹参。

《柳宝诒医案·卷六》

花。经甫至即停，其停也无因，并无瘀阻见证。一载以来并无疾苦，此属血少而停，自无疑义。近日渐有午后寒热，入夜愈重，脉象虽数，而与劳热之虚数有异。窃思经候久愆，营气之流行必滞，冬寒因而内着，得春气而邪气外发。又苦营阴先馁，不能鼓托而达，以致缠绵不已，无汗，经月不愈。若任其留恋，转恐阴气日耗，本非损证，而延成损证者，亦往往有之。兹拟养阴和营，透邪清热，必先使邪机尽达，乃可续用养阴，以善其后。大生地（酒炙）、当归（酒炒）、苏叶、制香附、丹参、青蒿、炒丹皮、嫩白薇、广陈皮、秦艽、鳖甲、茅根肉、益母草。

5. 气滞血瘀闭经案

《脉经·卷九》

师曰：有一妇人来诊，自道经断不来。师言：一月为衃，二月为血，三月为居经。是定作躯也，或为血积，譬如鸡乳子，热者为禄，寒者多浊，且当须后月复来，经当入月几日来。假令以七日所来，因言且须后月十日所来相间。设其主复来者，因脉之，脉反沉而涩，因问曾经半生，若漏下亡血者，定为有躯。其人言实有是，宜当护之。今经微弱，恐复不安。设言当奈何了当为合药治之。

《格致余论·病邪虽实胃气伤者勿使攻击论》

一婢色紫稍肥，性沉多忧，年近四十，经不行三月矣，小腹当中有一气块，初起如栗，渐如炊饼。

予脉之，两手皆涩，重取却有。试令按其块，痛甚，扪之高半寸，遂与千金消石丸。至四五次，彼忽自言乳头黑且有汁，恐有娠。予曰：非也，涩脉无孕之理。又与三五帖，脉之稍觉虚豁。予悟曰：药太峻矣，令止前药。与四物汤倍加白术，佐以陈皮。至三十帖，候脉完再与消石丸。至四五次，忽自言块消一晕，便令莫服。又半月，经行痛甚，下黑血半升，内有如椒核数十粒，乃块消一半，又来索药，以消余块。余晓之曰：勿性急。块已开矣，不可又攻。若次月经行，当尽消矣。次月经行，下少黑血块，又消一晕，又来问药。余曰：但守禁忌，至次月必消尽。已而果然。大凡攻击之药，有病则病受之。病邪轻而药力重，则胃气受伤。夫胃气者，清纯冲和之气也。惟与谷、肉、菜、果相宜。盖药石皆是偏胜之气，虽参、芪辈为性亦偏，况攻击之药乎？此妇胃气自弱，好血亦少，若块尽而却药，胃气之存者几希矣。议论此至，医云乎哉？

《校注妇人良方·卷十四·妊娠鬼胎方论第四》

一妇人经闭八月，肚腹渐大，面色或青或黄，用胎症之药不应。余诊视之曰：面青脉涩，寒热往来，肝经血病也。面黄腹大，少食体倦，脾经血病也。此郁怒伤脾肝之症，非胎也。不信，乃用治胎散之类，不验。余用加味归脾、逍遥二药各二十余剂，诸症稍愈。彼欲速效，别服通经丸，一服下血昏愦，自汗恶寒，手足俱冷，呕吐不食。余用人参、炮姜，二剂渐愈。又用十全大补汤，五十余剂而安。

《孙文垣医案·卷三·新都治验》

富昨汪氏妇，对河程门女也。年仅三八，经不行者半载，腹大如斗。坚如石，时或作痛，里医尽技以治，月余弗瘳。乃举歙友为翼，又治月余，腹转胀急，小水涓滴不通。乃仿予治。孙仲暗法，而用温补下元之剂，则胀急欲裂，自经求尽。文学南瀛怜之，荐予。诊其脉，两关洪滑鼓指，按之不下，乃有余之候也。症虽重，机可生。询其致病之源，由乃姑治家严而过俭，其母极事姑息，常令女童袖熟鸡牛舌之类私授之，因魃食冷物，积而渐成鼓胀。前任事者，并不察病源，不审脉候，误作气虚中满治之，胀而欲裂，宜其然也。乃用积块丸三下之，而胀消积去。后以丹溪保和丸，调养一月而愈。积块丸列《赤水玄珠》第五卷虫蛊后。

《赤水玄珠·卷二十·调经门·月经不通》

一妇年二十余，两年经闭，食少乏力。黄连二两，白术一钱半，陈皮、滑石各一钱，黄芩半两，木通三分，桃仁十二枚，炙甘草少许，水煎服。

《种福堂公选良方·卷一·温热论·续医案》

程，二八。摽梅逾期，病由情志郁伤，庸医不究病因，朝暮更方，病延日久。《内经》谓二阳之病发心脾。盖思伤心，郁伤脾，二脏有病，不司统血。笄年莫重于经水通调，今经闭半载，呕吐清涎，腹痛泄泻，心热皮寒，显是木郁乘土胃口渐败，生气曷振？病成干血劳祛。考古通经等丸，难施于胃惫乏谷之体。姑议安胃和肝，俟秋深时再议。人参、白芍、川楝子、生淡干姜、川连、乌梅、粗桂枝、炒焦归身。

《临证指南医案·卷六·郁》

朱氏。脉弦右大，乳房刺痛，经阻半年。若遇劳怒，腹痛逆气上冲。此邪郁既久，少火化为壮火，气钝不循，胞脉遂痹。治以泄少阳，补太阴。气血流利，郁热可解。人参、柴胡、当归、白术、丹皮、甘草、茯苓。

《临证指南医案·卷九·调经》

金，面无华色，脉右弦左涩，经阻三月，冲气攻左胁而痛，腹时胀，两足跗肿。是血蛊症，勿得小视。桂枝、茯苓、泽泻、牡蛎、金铃子、延胡。

陆，十六。经阻半年，腹形渐大，痛不拒按，溲短便通。据形色脉象，不是用通经丸者。下气还攻于络，有形若癥瘕。炒枯肾气丸。

某，二二。心下有形不饥，经水涩少渐闭。由气滞渐至血结，左右隧道不行，大便坚秘不爽。当与通络。炒桃仁、炒五灵脂、延胡、苏梗、生香附、木香汁、半夏、姜汁。

某。经闭腹胀，渐成蛊。香附、木香、青皮、乌药、赤芍、五灵脂、延胡、当归、郁金。

王，二一。初病寒热，半年经水不来，少腹已有瘕形，食又减半，当此年犯干血劳虑。焦术、茯苓、广皮、香附、当归、南山楂、白芍。［龚商年按］夫癥者征也，血食凝阻，有形可征，一定而不移。瘕者假也，脏气结聚，无形成假，推之而可动。昔有七癥八瘕之说，终属强分名目，不若有形无形之辨为明的也。二症病在肝脾，而胃与八脉亦与有责。治之之法，即从诸经，再究其气血之偏胜。气虚则补中以行气，气滞则开郁以宣通，血衰则养营以通络，血瘀则人络以攻痹，此治癥瘕之大略。古方甚多，而葱白丸、乌鸡煎丸，尤为神效。癥瘕之外，更有痃癖、肠覃、石瘕、内疝等症，古人论之已详，兹不必赘。今参先生方案，如营伤气阻者，于益营之中，佐通泄其气。如络虚则胀，气阻则痛者，以辛香苦温入络通降。又如肝胃两病者，以泄肝救胃。肝胃脾同病者，则扶土制木。肝脏之气独郁不宣者，辛香专治于气。血痹络迸失和者，辛香专理其血。病由冲任扰及肝胃之逆乱者，仍从肝胃两经主治，以疏降温通。凡此悉灵机法眼，药不妄投。总之治癥瘕之要，用攻法宜缓宜曲，用补法忌涩忌呆。上逆则想肝脏冲病之源头，下垂则究中气阴邪之衰旺。吞酸吐水，必兼刚药，液枯肠结，当祖滋营。再辨脉象之神力，形色之枯泽，致病之因由，则治法自然无误矣。

王，三八。苦辛泄降，胸脘胀闷已舒。此嗽血，皆肝胆气火上逆，必经来可安。南山楂、桃仁、黑山栀、丹皮、橘叶、降香末、老韭白汁。

王，十九。服阿魏丸，高突已平，痛未全止。经闭已有十余月，腹微膨，全属气血凝滞。若不经通，病何以去？川芎、当归、延胡、桃仁、楂肉、香附、青皮、牛膝。益母膏丸。

吴，三九。经阻两载，少腹坚硬，大便不爽，不时咯出紫血块。此属血蛊之象。鲜生地汁五钱，熟大黄一钱，浔桂心五分，老生姜渣，炒桃仁三钱，郁李仁一钱半。四服。

许，十八。经闭寒热，便溏腹痛。加味逍遥散去山栀。

姚。经闭一年，腹渐大，恐延血蛊沉病。况聚瘕日久，形寒跗肿。议用大针砂丸，每服一钱二分，六服。

《叶天士晚年方案真本·卷下·炒枯肾气汤》

徐，白马头，十八岁。非但经水不来，食下脘中即痛，是肝胆气热逆乘，致胃气亦逆。问大便渐溏，木侮土位，且形瘦内热。凡理气多属辛燥，明理欲治病，先理体质之宜忌。白芍、炙甘草、新会皮、生谷芽、炒焦丹皮、炒桃仁、茯苓、楂肉、生香附、蓬术。

《眉寿堂方案选存·卷下·女科》

1）本质最虚，多忧积郁。春深入夏，阳气发泄，脾弱失运，纳谷渐减，土中阳渐，湿生气钝，肝木来克，肿胀日著。血败化水凝结，小便日加短涩。湿坠注肠，大便骛溏。阳气不交于下，膝下寒冷不温。脉涩经闭，显然血蛊。浊气上干，必有喘急，夜坐不卧。见症险笃已极，勿得小视。以通阳腑理虚，冀阴浊不致闭锢。人参、淡干姜、茯苓、淡附子、猪胆汁、泽泻。

2）肝痹胀至心下，腹大经闭，二便涩少。橘叶、青皮、银柴胡、茯苓皮、青葱、楂肉、五灵脂、大腹皮。

3）经水不来，先天素弱。因多郁嗔怒，肝木疏泄，水饮傍渍而肿胀，最为难治。米仁、牡蛎、防己、茯苓、泽泻、萆薢。

4）脉沉右弦，月经渐少而闭，肿由下而上，此血化为水，气壅经脉。大便久泻，小便不利，六腑不通，从太阳开导，以泄其水。五苓散加厚朴，调入琥珀末。

5）脉涩经滞，食入脘痞，都因情怀失和，肝脾郁结使然。香附、广皮、蔻仁、丹皮、楂炭、茯苓、神曲、钩藤。

6）嗽急，心腹坚胀，入夜气冲欲坐，下部已冷。久有瘕聚，问月事不来三年。此浊气饮壅塞，以致血脉不通，为络脉之胀。桂枝、淡姜、五味子、茯苓、白术、北细辛。

7）泄泻食减，经水不来，而寒热咳嗽，日无间断。据说嗔怒病来，其象已是劳怯。郁劳经闭，最为难治之症。人参、蒸冬术、炙草、茯苓、广皮、白芍。

8）血结为瘕，腹胀大如缶，进疏肝通瘀稍安，续进针砂丸以缓攻之。此劳怯是悒郁内损，阳土为阴木乘侮，冲脉乏血，经闭肉瘦气胀，减食便溏，五液日枯，阴不上承，喉舌干涸，仍不嗜汤饮。《内经》谓二阳之病发心脾，风消息贲，皆是久损传变见萌。人参、乌梅肉、南楂肉、茯苓、白芍、老苏梗。

9）郁损经停，䐜胀难便。归身、川楝子、茺蔚子、小茴、生白芍、泽兰。

10）症是损怯经闭，诊左脉濡小。前用温通汤药，心下稍舒。继用膏子柔腻，便溏，少腹坚硬，小溲不利。凡胀属气滞，质虚断不可强执通经，议早服五苓散，暮服禹余粮丸。壮水脏以分利小便，是气郁胀闭治法。白术、猪苓、桂心、茯苓、泽泻。

《碎玉篇·下卷·女科》

1）停经两月，经漏不止，百日始净，五心脊椎骨热，天明汗出热缓。下元真阴亏，既不复阴海任脉阳海督脉，医以纯药芪术补中，自然少效人参、建莲、萸肉、女贞子、糯稻根、阿胶、茯苓、白芍、炙草。

2）左胁有形，渐次腹大。每极攻下泄夺大便得泻，胀心少减，继而仍然不通。频频攻下，针刺不已。病有六载，三年前经水已断。念此病之起，由肝气不和气聚成瘕。攻泄脾胃受伤，古称脐突伤脾。今之所苦，二便欲出痛如刀割，是血液内枯，里气愈结。先进利窍润剂。琥珀、怀牛膝、麝香、橹豆，二便通后服归身、茺蔚子、杜牛膝、冬葵子、郁李仁。

3）产后二年，经水不至。今秋纳谷损减，衄血，腹满便溏，形神日敝，显然蓐损。人参、茯苓、桑叶、丹皮、炙草、山药。

《扫叶庄一瓢老人医案・卷二・痞胀便秘》

经水不来，腹大，足冷，浮肿。此乃血分鼓胀，四大症候，何得渺视。禹余粮丸。接服：人参、泽泻、淡干姜、茯苓、淡附子，又禹余粮丸。

《扫叶庄一瓢老人医案・卷四・经产淋带女科杂治》

此气血不和，脉络不通为胀，用大针砂丸胀减。其经水仍阻左胁，宿瘕久聚，此病根未去。炒熟桃仁、生牡蛎、炒黑小茴香、炒延胡索、粗桂木、生香附。

《吴鞠通医案・卷四・调经》

杨室女，二十一岁。经停一年，腹有癥瘕，寒热往来，食少。肝阳郁勃下陷，木来克土。先与提少阳生发之气。姜半夏五钱，桂枝三钱，全当归二钱，焦白芍三钱，青蒿钱，白蔻仁二钱，生薏仁五钱，广皮二钱，黄芩炭二钱。煮三杯，分三次服。服三四帖，而寒热尽退。再与天台乌药散，每日早晚各服钱。驱脏中之浊阴，即所以通下焦之阳气，不惟通下焦之阳，亦且大通胃阳，胃阳得开而健食，健食而生血，所谓受气（谓谷气）取汁（取胃汁），变化而赤，是为血。此血也，心主之，脾统之，肝藏之，由脉下注冲脉。在男子上潮于唇，生须髭；在女子下泄为经。故此方服二十余日，而瘕散经通矣。盖巴豆多用则杀人，少用则和胃。此方中用巴豆之气，而不用其质，少之又少，既能祛下焦之浊阴，又能通胃中之真阳，以胃虽受浊而最恶浊，驱阴正所以护阳，通阳正所以驱浊。一笔文字，而两面俱醒，此其所以见效若神也。伏暑门中王氏之方，亦同此义。

《南雅堂医案・卷八・妇科・调经门》

经水百日不至，脐下瘕聚有形，逆气上冲，胸脘痞闷，咽喉不利，后攻背部胀痛，口渴引饮不止，食入胀闷尤甚，小便通利如常，大便不爽。由情志抑郁，肝胆木火内炽，气血瘀滞不行冲任奇脉，内损为病，拟用苦辛清降一法。芦荟一钱，山楂肉三钱，山栀一钱五分（炒黑），胡黄连八分，鸡内金五钱（瓦上焙）。水煎服。另化回生丹半丸。

《三家医案合刻・卷一・五苓散》

1）闺中室女，忽然神志时惑，遂月事不来，正《内经》谓二阳之病发心脾也。盖气逆血菀，经纬紊乱，日加郁痹，焉得聪明清旷？情怀致病，草木药饵都属无情，所以不易奏功。议以上清心窍以通神，下调奇脉以通经。琥珀末五钱，丹参一两，鲜石菖蒲捣汁法丸，辰砂为衣。回生丹为小丸，早服一钱。另以大黑豆一两炒赤，置竹篮盖内，以无灰酒淋热豆，取酒服药。

2）脉弦数，腹膨便泄，目自泪出。经来身体掣痛，今秋冬两月不至。据说两年患病，医药不效。缘情怀抑郁，热自内起，厥阴风木化火，阳明侵削日迫，气血内蒸，血海无贮，渐渐延及干血劳症。凡调经诸法，须论在气在血。今久郁热胜，经阻有年，正气已亏，补药固宜，而气血偏滞，非徒补可以治病。议厥阴阳明同治，酸苦泄热为先，和补胃气为佐。吴茱萸、川连、胡连、川楝子、乌梅、人参、白芍、延胡索、云苓、香附、南枣。益母草膏，同乌梅肉捣丸。

《归砚录・卷四》

钱塘张君篪伯令郎韵梅茂才之室，自去年夏间娩后，虽不自乳，经亦未行，方疑其劳也。四月间患感，医进升散药，遂腹膨气逆，肢痉欲厥，或又疑其娠也。延余诊之，脉弦巅痛，乃营虚肝郁，微挟客邪，误投提表耳。以清解轻宣之品数剂而愈，继参养荣，月事亦至，人皆诧为神治，其实非大病也。

《王氏医案・卷二》

壬寅春，邵小墀室患汛愆，释医诊以为妊，广服保胎药，渐至腹胀跗肿，气逆碍卧，饮食不进。入夏延孟英视之，曰：血虚气滞，误补成胀也。先以黄连、厚朴、山楂、鸡内金、橘皮、大腹皮、枳实、茯苓、栀子、楝实、杏仁、紫菀、旋覆等药，先疏其滞以治胀，亦一定之法。少佐参术服之，气机旋运，胀去食安。渐入滋阴养血之治，数月经行而愈。［石念祖按］胀分虚实两大门，此为实中挟虚，误补则气滞成胀，气不生血故血虚。重气滞不重血虚，故方多气药。姜炒川连二钱，姜制根朴八分，焦楂肉（杵）一钱，炙鸡金三钱，蛀陈皮一钱，大腹皮（酒洗）一钱五分，炒枳实一钱，白茯苓三钱，焦栀皮三钱（次入），川楝实（杵，先）二钱，苦杏仁泥一钱五分，紫菀茸一钱，潞党参一钱，炒白术七分。渐入滋阴养血之治，前方去连、朴、腹皮、枳、栀、紫菀，加肥玉个三钱，箱归身二钱，大生地八钱，山萸肉三钱，酒制牛膝一钱。

《随息居重订霍乱论·第三医案篇》

徐德生家一婢，年十七矣，陡患腹痛，稍一言动，则痛不可支，以为急痧中恶，遍治不应，飞请余往。尚以丹雄鸡强伏其心下，然神色如常，并不吐泻，脉来牢涩，苔色腻黄，乃多食酸甘而汛阻也，询之果然。以桃仁、红花、生蒲黄、灵脂、香附、延胡、芍药、海、芦菔为方，送龙荟丸，遂愈。

《惜余医案·肿胀门》

1）经阻数年，渐觉腹胀如鼓，脉象细而数。营气内窒，肝阳浮越，此属瘀胀重证。延胡、青皮、归尾、桃仁、丹参、香附、楂炭、平胃散、大腹皮、炒枳实、奎砂仁、石决明、木蝴蝶、香橼皮。再诊：腹张肤错，属瘀胀重证。病历数年，根底已深，不敢妄投攻泄。于畅营中佐以和气，亦血病治气之旨。归尾、桃仁、丹皮、丹参、细生地（红花三分炒）、生草、延胡、香附、木香、桂枝、广皮、益母草，另妇科回生丹一粒，药汁化服。

2）向来肝气不和，近患疟疾，肝脾兼病，经停一载，而无瘀阻见证，想因营血涩少所致。近日纳谷胀闷作呕，中土为木气所乘，脾胃交病。先与泄木和脾，疏通气分。香附、丹参、半夏、广皮、茯苓、桂枝、白芍、全归、青皮、左金丸、砂仁、竹茹、香橼。

《柳选四家医案·环溪草堂医案·下卷》

1）经事不来，足肿腹满，脐下偏左有块，上攻作痛。此瘀凝气滞，病属血分，虑延成臌。三棱（醋炒）、莪术、香附、当归、神曲、楂肉、延胡、砂仁，另大黄䗪虫丸每服五粒，日三次。［柳宝诒按］此气血两疏之法，用药切实不浮，好在丸药缓攻，不嫌其峻。再诊：经停腹满，形瘦色黄。气血瘀凝，防其成臌。香附、延胡、枳壳、茯苓、苏梗、川朴、大腹皮、冬瓜皮，另大黄虫丸。

2）经停少腹痛，小便淋漓有血缕。此肝火与凝瘀交阻，当导而通之。龙胆草、小蓟炭、桃仁、大黄（酒炒）、山栀、冬葵子、延胡、车前子、丹皮、海金沙。［柳宝诒按］立方切实。

《柳宝诒医案·卷六》

曹。木火挟郁痰升逆于上，颈项浮肿。咽物不爽，癸停四月，间作鼻衄，右尺浮动。似乎有勿药之占，况胎火上浮，亦能作衄，拟方以清肝泄火为主，佐以化痰畅气。东白芍（酒炒）、黑山栀、元参、橘红、枳壳、淡黄芩、广郁金、丹皮炭、黑荆芥、象贝、牡蛎、砂仁、夏枯草、竹茹。

穆。经停数载，少腹胀硬而痛，上及于脘，其为血积无疑。甚则青筋脐突，冲气上逆。幸得通瘀之剂，胀势稍松。但所行者仅得黄水，未见瘀积，则病根未拔，胀必复剧。惟久病未可急攻拟改用缓法，再与疏泄。归尾、白芍（酒炒）、延胡索（醋炒）、广木香、乌药、桃仁泥、长牛膝（红花酒炙拌炒）、京三棱（酒炒）、蓬莪术（醋炒）、丹皮（炒）、川芎炭、川断、香橼皮，另大黄䗪虫丸。

伍。内热较前得减，而月信杳然，少腹渐觉块痛。病蒂在于营分，非通畅不能为功。当归、桃仁、丹参、延胡索（醋炒）、川芎炭、山楂炭、橘核、炙甘草、胡桃肉、大黄（红花酒拌透，烘干，炒微黑）。

6. 痰湿阻滞闭经案

《儒门事亲·卷六·热形·月闭寒热六十》

一妇年三十四岁，经水不行，寒热往来，面色萎黄，唇焦颊赤，时咳三两声，向者所服之药，黑神散、乌金丸、四物汤、烧肝散、鳖甲散、建中汤、宁肺散，针艾百千，病转剧。家人意倦，不欲求治。戴人悯之，先涌痰五六升，午前涌毕，午后食进，余证悉除。后三日复轻涌之，又去痰一二升，食益进。不数日，又下通经散泻讫一二升，后数日去死皮数重，小者如麸片，大者如苇膜，不一月经水行，神气大康矣。

一妇月事不行，寒热往来，口干颊赤，喜饮，旦暮闻咳一二声，诸医皆云经血不行，宜虻虫、水蛭、干漆、硇砂、芫青、红娘子、没药、血竭之类。惟戴人不然，曰：古方中虽有此法，奈病患服之，必脐腹发痛，饮食不进。乃命止药，饮食稍进。《内经》曰：二阳之病发心脾，心受之则血不流，故女子不月。既心受积热，宜抑火升水，流湿润燥，开胃进食。乃涌出痰一二升下泄水五六行，湿水上下皆去，血气自行沸流，月事不为水湿所隔，自依期而至矣。亦不用虻虫、水蛭之类有毒之药。如用之，则月经纵来，小溲反闭，他证生矣。凡精血不足，当补之以食，大忌有毒之药，偏胜而成夭阏。

《丹溪治法心要·卷七》

一人积痰伤经不行，夜则谵语，以瓜蒌子一钱，黄连半钱，吴茱萸十粒，桃仁五个，红曲少许，砂仁三钱，山楂一钱，上末之，以生姜汁炊饼丸。

《孙文垣医案·卷一·三吴治验》

潘敬斋令媳，原因经水不行，医投安胎之剂。越七月，经水忽大行，内有血块筋膜如手大者一二桶，昏冒困惫为剧，逆予治。其脉右关洪滑，左寸洪数，两尺皆洪大。病形夜分咬牙乱语，手心热，口噤，时手足皆冷，心头胀闷不快，面色青。始诸医皆谓难治。予曰：无恐，此浊痰流滞血海，以误服安胎之剂，益加其滞。失血去多，故神魂无依，痰迷心窍，故神昏语乱。急为调气开痰，安神养血，可生也。即以温胆汤加石菖蒲、酒芩、天麻、酸枣仁、丹参与服。其夜子丑时，咬牙乱语皆减半，次日仍与前药，每帖加竹茹五钱，临睡，又与黑虎丹数粒，诸症悉去而愈。敬斋问曰：藉高手病痊矣，而每发于夜半何也？予曰：此心包络与胆经有痰热，故每至其时而发，单治此两经，痰既消，而神魂俱安也。敬斋曰：善。

《孙文垣医案·卷四·新都治验》

一妇经不行者三月，大便泻，腹胀嘈杂，吐酸水，时下白带，常恶心，自以为有孕。予脉之，候非有孕。乃脾经有湿热，心经有瘀血症也。与二陈汤加白术、泽泻、猪苓、酒连、木通、吴茱萸、滑石、麦芽、山楂，泻止腹宽，经行，腰腹作痛。以川芎三钱，当归五钱，香附、丹参、桃仁各一钱，水煎服之。经虽行，口中吐出黑血水甚多，且亦有如脓者。改用四物汤，加牡丹皮、丹参、桃仁、红花、山栀、滑石，调理两月而痊。

族侄孙媳程氏，双桂翁女也。年甫三旬，产曾五胎。今则经闭不行者八年。肌肉则丰肥于昔，饮食又倍加于昔，精彩则艳美于昔。腹柔不坚，略无所谓病者。独经闭不行不生育耳。专科率用四物汤、玄胡索、牡丹皮，诸通调之剂计服千余帖矣。又如三棱、莪术、干漆、桃仁、苏木之类，莫不概尝，罔有一应。访予为诊。六脉缓大有力。予曰：此脾湿生痰，脂满子宫，徒行血活血破血无益也。法宜调气消痰，燥湿溶脂，俾使清瘦，庶新饮食不复生痰，不助肥脂，复为经水，经不期行而自行矣。若彼专科者流，局局然养血活血破血，而欲望其经行，不亦难乎。盖前剂皆滋湿生痰之味，非有湿痰者所宜，而肥人尤不宜用也。乃为订一方，以平胃散加滑石、桃仁、黄连、姜黄、丹参、南星、半夏，作丸剂服之。半年而经行。次年生一子，后连生一子一女。

《临证指南医案·卷九·调经》

某，三六。经闭两月，脘痹呕恶。此气窒不宣，胃阳碍钝使然。当用和中为主。半夏曲、老苏梗、茯苓、广皮、枳壳、川斛。

某。脉数经闭，腹胀足肿。茯苓皮、大腹皮、青皮、小香附、延胡、炒山楂、茺蔚子、炒砂仁。

某。夏令寒热，经阻，少腹痛胀，血结洞泻不爽。乃内伤气血不和，兼有时令湿邪。茯苓皮三钱，大腹皮一钱半，生益智一钱，厚朴一钱，蓬莪术五分，青皮子五分(炒研)。又：服五剂后，气已略平。葱白丸，用生蕲艾三分，红枣十五枚，煎清汤送。

邹，十八。腰以下肿，经闭四月，腹痛泻不爽。议开太阳，导其气阻水湿。牡蛎、泽泻、猪苓、茯苓、生白术、防己、厚朴、椒目。

《眉寿堂方案选存·卷下·女科》

1）病起左肢痛痿，即《灵枢》云意伤忧愁则肢废也。盖肝脏多气少血，气胜则热，血不营养经脉，阳明日空，血海无贮，经事遂闭。内风夹阳上升，眩晕，咳出痰沫。冬令天地闭藏，病不致凶。万花畅茂，有增剧之虑。议镇肝安胃法，用麦甘大枣汤。麦以镇逆，枣甘益虚，遵《内经》肝苦急，急食甘以缓之也。麦甘大枣汤。

2）自八月中经止，即食入呕吐，医认怀娠恶阻治，延至小寒节，头巅痛，心中热，吐清涎浊沫。水药仍受，粒米食物下咽即吐，欲寐洒然惊惕，肌表及足寒，晡刻头面热，腹胀，心腹皆痛。初病嗔怒而来，确是肝木犯胃，最怕暴厥急至。金铃子、黑山栀、炒半夏、生姜汁、延胡索、炒香豉、茯苓。

《女科指要·女科医案·浮肿门》

一妇人，年四十，小水先不利，渐渐喘满浮肿，以后经水断绝不来，脉沉伏，寻按俱滑。此水壅阻经，宜专治水，葶苈丸三下，而肿全消。服桑白皮散，而经行如常度矣。

《吴鞠通医案·卷四·带下》

达女，十七岁，戊子二月初十日。初因内伤生冷，又加伏暑中之湿热，去冬寒热频仍可知，以致经闭、淋、带、腹痛等症。现在食太少，大便溏，议先与和脏。《经》谓二阳之病发心脾。女子不月，应从此处入手，近世罕知之。再补土者必先行湿，土恶湿故也。姜半夏五钱，薏仁五钱，川椒炭二钱，云苓块五钱，萆薢五钱，白蔻仁一钱，益智仁二钱，广皮二钱。煮三杯，分三次服十三日。照前方再服三帖。

十七日。瘕气绕脐痛，少腹亦时痛。天台乌药散二两，每服钱，分早、中、晚、夜四次服，淡姜汤和。如痛甚服二钱，服二三日后再商。

二十一日。腹痛已减，胃亦渐开，脉仍弦数，肢倦。与宣肝络之中，兼两和肝胃。新绛纱三钱，归须二钱，姜半夏五钱，郁金二钱，旋覆花（包）三钱，降香末三钱，云苓块五钱，广皮三钱，益智仁三钱，生薏仁五钱。煮三杯，分三次服。每日空心服天台乌药散五六分。此方服十二帖，胃渐开，腹痛止，肢倦减，面色稍红。

《叶氏医案存真·卷一》

形壮色白，气虚有痰，痰阻经络，气血不通，经事三年不来。古人治此，必以调气为先，盖气为血帅也。见病治病，终亦无裨。生台术、茯苓块、香附、砂仁、蒺藜、制半夏。淡水熬膏，临好以文火炖收，清晨开水调服。

《三家医案合刻·卷一·震灵丹》

据述产育频多，产后两年，经水至今未来。此为病根，已属下元阴亏。长夏初患泄泻，必天雨地湿，潮雾秽浊，气由口鼻吸受。原非发散消攻可去，只因体质甚薄，致秽浊蔓延，充布三焦。上则咳痰不饥，下则二便涩少。非表有风寒，故无寒热见症。然气分壅塞，津化浊痰，入夜渴饮，胃汁消乏，求助于水，是本虚标实之病。夫肺位最高，与大肠相表里，清肃不行，小便不利矣。芦根、米仁、通草、茯苓、桑叶、西瓜翠衣。冲入白蔻末。

再诊：前议虚不受补，皆因夏令伏邪著于气分。夫肺主一身之气，既因气阻清肃不行，诸经不能流畅，三焦悉被其蒙。前言攻邪不效，盖客邪由吸而受，与风寒感冒不同，乃氤氲虚空，聚则为殃耳。故取淡渗、无味、气薄之品，仅通其上，勿动中下，俾虚无伤，伏气可去。稍佐辛香，非燥也，仿辟秽之义。经霜桑叶、鲜枇杷叶、茯苓、蔻仁、米仁、芦根。

《归砚录·卷四》

盛泽王西泉丈仲郎巽斋刑部夫人，年未四旬，而十八年前诞子之后，汛即不行，医以为虚，频年温补，略无小效。董味青茂才嘱就余诊。脉弦滑而体甚丰，乃气郁生热，热烁津液以成痰，痰复阻其气道，不能化血以流行，以致行度愆期，腹形胀痛，肢背不舒，骨疼寐惕，渴不欲饮，间或吐酸，二便不宣，苔黄口苦，皆风阳浮动，治节横斜之故也。与沙参、蛤粉各四钱，丝瓜络、石菖蒲各一钱，紫菀、仙夏、旋覆、蒺藜各一钱五分，茯苓三钱，丹参二钱，黄连四分，海蛇二两，凫茈一两。服十余剂，来转方云：胀痛蠲而腹背皆舒，夜寐安而二便亦畅，酸水不吐，痰出已松，是肝已渐柔，惟食少无味，骨节酸疼右甚，乃阳明虚无以束骨利机关也。拟通养法：参须、石菖蒲各一钱，茯神、络石各三钱，薏苡四钱，仙夏、竹茹各一钱五分，木瓜八分，姜汁炒黄连三分，十大功劳一两。仲冬招余往游复视，则诸恙皆安，惟右腿尚疼耳。即于通养方内加黄柏、仙灵脾服之，遂愈。

《王氏医案·卷一》

张养之令侄女，患汛愆而饮食渐减，于某与通经药，服之尤恶谷，请孟英诊之。脉缓滑，曰：此痰气凝滞，经隧不宣，病由安坐不劳。法以豁痰流气，勿投血药，经自流通。于某闻而笑曰：其人从不吐痰，血有病而妄治其气，胀病可立待也。及服孟英药，果渐吐痰而病遂愈，养之大为折服。予谓：世人头痛治头，脚疼疗脚，偶中而愈，贪为已功，误药而亡，冤将奚白？此《寓意草》之所以首列议病之训也。孟英深得力于喻氏，故其议病迥出凡流。要知识见之超，总由读书而得，虽然人存政举，未易言也。［石念祖按］汛愆而饮食渐减，是病在气分。于某与通经药，服之尤恶谷，病在气分明矣。气病治血，宜乎不效。脉缓为阳虚，脉滑为痰郁生热。制半夏米五钱，赖橘红一钱五分，旋覆花（绢包）一钱五分，九节蒲（研，次入）一钱，陈胆星（炖，和服）七分，焦麦芽四钱，炒枳实一钱，紫菀茸一钱。

《王氏医案续编·卷一·浙西王士雄孟英医案》

赵听樵室，高若舟之妹也。去冬偶患脘痛，黄某治之，渐增头疼眩晕，气逆呕吐，痰多不寐，便溏不食，经事不行。脘痛而过投香燥，亦能致此证，况误投温补乎？始谓其虚。三月后又疑为娠，诸药遍试，病日以进。若舟延孟英脉之，左弦而数，右滑以驶。曰：病药耳，旬余可瘳。赵疑大病小视，不服其方。越半月，病者颈软头难举。医谓天柱已倒，势无望矣。若舟闻之，复恳援于孟英。疏方仍是前诊之法。赵问：此病诸医束手，大剂补药，尚无寸效，而君两次用药，皆极清淡，虽分两颇重，亦焉能有济乎？孟英曰：子何愚耶？药惟对证，乃克愈病，病未去而补之，是助桀也。病日加而补益峻，是速死也。原彼初意，非欲以药杀人，总缘医理未明，世故先熟，不须辨证，补可媚人，病家虽死不怨，医者至老无闻，一唱百和，孰能挽此颓风！令壶体质虽丰，而阴虚有素，是以木少水涵，肝阳偏盛，上侮于胃，则为脘痛，斯时投以酸苦泄肝，甘凉养胃，叶氏独得之秘。数日而愈矣。乃温补妄施，油添火上，肺津胃液灼烁无余，怒木直升，枢机窒塞，水饮入胃，凝结为痰，虽见证多端，皆气失下降，岂可指眠食废以为劳，月汛爽而为妊耶？予以大剂轻淡之品，肃清气道，俾一身治节之令、肝胆逆升之火、胃府逗留之浊、枢机郁遏之热、水饮凝滞之痰咸得下趋，自可向愈。不必矫枉过正，而妄以硝黄伤正气。所谓药贵对证，而重病有轻取之法，非敢藐视人命，故将疲药塞责也。赵极感悟。投匕即效，逾旬果安。又月经至，嗣与滋养，康复如常。越二载又病，复惑于黄某，而孟英之功尽堕，惜哉！［石念祖按］方用活水芦根二两，生冬瓜子四钱，生苡仁（杵）八钱，川贝母（杵）一两，南花粉四钱，花麦冬三钱，姜炒枯芩三钱，旋覆花（绢包）三钱，连皮荸荠二两，连皮北梨一两，鲜青果两个（连核杵），生蛤壳一两，海浮石五钱（三味同先煨）。

附：暗经

暗经指妇女终身不见月经，但同样能够孕育者。

【辨病名】

本病之名最早见于《外经微言》。

《外经微言·一卷·救母篇》："容成曰：女过二七，不行经而怀孕者又何也？岐伯曰：女之变者也，名为暗经，非无经也。"

《医宗金鉴·卷四十四·妇科心法要诀·调经门·月经之常》："月经三旬时一下，两月并月三居经，一年一至为避年，一生不至孕暗经。"

《女科切要·卷一·调经门》："亦有年长大而经竟不来者，仍能受孕，名曰暗经。"

《医会元要·妇人月经妊娠》："有一生不行而受孕者，是谓暗经。"

《中国医药论文集·妇人病之汉医疗法》："从卵巢排出卵子，受胎妊娠，则月经止。其卵由受胎后，因体黄而萎缩，次而月经乃起，此乃普遍之事实。然汉名曰暗经，因其无月经，例须妊娠也。"

【辨病因病机】

本病多由先天之因所致。

《资生集·卷一·调经门·总论》："有一生不行而受胎者，是谓暗经。（此由先天阳气独盛，有运行而无停止。血室无积而不满，非病也，故亦能受胎）"

《女科秘诀大全·暗经》："室女年长大而经竟不来者，嫁后仍能受孕，名曰暗经。每月临期，必作腰痛为信，此本先天不足使然。若不能受孕，每月无腰痛者，乃石女也。此二者，非药所能通也。"

【论治法】

本病若无其他症状者，一般无需治疗。

《疑难急症简方·卷二·月经及试胎法》："经有三月一至者，谓之居经，俗名按季。有经年不至者，谓之暗经。有一年一至者，谓之避年。此等经候，经脉之变常，若起居饮食如常，非经病也。欲调之，亦未卒应，不过从血虚为论耳。"

【医论医案】

《续名医类案·卷二十三·经水》

钱国宾云：余游兰溪，时逢端阳，友人宴于花园，谈及邑中篾匠孙二之妻，年三十生四子一女，自来无经。余以戏言，未信。适妇货篮至，客皆笑曰：此妇是也。余即问之，妇云：不知经为何物。夫妇人经候，经者常也；候者，候一月之阴阳也。若潮候应乎天时，真气相与流通，所以女子二七天癸至，月水如期。凡女人受孕经止者，平日所生气血，以养积而为经。血热则经早，血少则经迟。血盛则七七仍经，血衰则五七外经止。受孕则所生气血，皆以养胎。胎生血上为乳，乳止血下为经。元门采真，返经为乳两说，则经乳一耳。经本于肾，旺于冲任二脉。冲为血海，任为胞胎。此妇无经者，乃冲脉与人禀赋不同，任脉与人乳子则一样。《素问》曰：人之心偏，则作事不定。人之下眼眶窄，则胆小。五脏各有禀赋外候，以此理推自明。（尝观书云：人之道根深厚者，其元关坚固，男子则不易输泄，女子则月事不行。此皆久修苦炼之徒，功行未成，复生人道，而仗宿世修养之力，故禀赋之厚，不与常人同。此说最为有理。钱公反复说，究未指明其所以然，殊为可笑）

第三节

痛经

痛经是指妇女在经期或经行前后，出现周期性的小腹疼痛难忍症状的疾病。

【辨病名】

痛经最早的记载可见于汉代张仲景的《金匮要略》，其中有“妇人腹中血气刺痛”“妇人腹中诸疾痛”及“妇人腹中痛”等类似痛经症状，又有“带下，经水不利，少腹满痛，经一月再见者，土瓜根散主之”一说，提出来腹痛与经行有关，并有周期性，但尚未具体命名此病。隋代巢元方《诸病源候论》中提出“妇人月水来腹痛”的病名，此后，不同时期的医家都有对此病的描述，如“经行腹痛”“经前腹痛”“经来时必先少腹大痛”“经期疼痛”“杀血心痛”等，见于《圣济总录》《丹溪心法》《景岳全书》《世医得效方》等。至清代徐大椿《女科指要》中明确阐释“痛经”病名，“痛经”这一名称再次出现并被沿用至今。因此，“妇人腹痛”“经来腹痛”“经前疼痛”“经行腹痛”“经期腹痛”“妇人月水来腹痛”“经前腹痛”“经后腹痛”等不同名称均与痛经有关。

一、痛经

《妇科玉尺·卷一·月经》：“至如痛经一症，乃将行经而少腹腰腿俱痛。”

《女科指要·卷一·经候门·痛经》：“月经之至如潮汐之往来，不愆其期，故谓之月经，亦谓之月信。以通阴阳，以行血气，以荣养于一身，盖血气充满，阴阳和平则经候调而形体盛，旧血不去，新血不生也。若外亏卫气之充捍而邪客于表，内乏营血之灌溉而邪着于里，邪之所凑，留而不去则血气暗伤，经候错乱。将行之际，在表则身先疼痛，在里则小腹疼痛。或蓄热或凝寒，寒者色必紫，热者色必鲜。血虚者色必淡，血瘀者多作块。然血为气配，随气而行，块血而有气滞者，阴从阳化也。至阳极似阴，紫黑亦有血热者。若夹水夹痰，经必异色。”

《王九峰医案·副卷二·妇人》：“痛经症缘阴不济阳，气血两损，加以痼冷沉寒，则月信不独作痛，亦且愆期。”

《类证治裁·卷八·调经论治》：“然不调之中，有先期，有后期，有错乱，有痛经，有倒经，有居经，有淋漓不断，有枯闭不通。”

《华佗神方·卷六·华佗妇科神方》：“妇人行经时，腹痛如绞，谓之痛经。”

二、经行腹痛

《世医得效方·卷十五·产科兼妇人杂病科·调经》：“治经行腹痛不可忍者，立效，红丸子亦效。”

《慎斋遗书·卷十·妇人杂证·经水》：“经行腹痛，愈痛而经愈多，至于痛死者，系火之搏击。”

《医宗金鉴·卷四十四·妇科心法要诀·调经门·经行腹痛》：“腹痛经后气血弱，痛在经前气血凝，气滞腹胀血滞痛，更审虚实寒热情。［注］凡经来腹痛，在经后痛，则为气血虚弱；经前痛，则为气血凝滞。若因气滞血者，则多胀满。因血滞气者，则多疼痛。更当审其凝滞作胀痛之故，或因虚、因实、因寒、因热而分治之也。”

《四圣心源·卷十·妇人解·经行腹痛》：“经行腹痛，肝气郁塞而刑脾也。缘其水土湿寒，乙木抑遏，血脉凝涩不畅。月满血盈，经水不利，木气壅迫，疏泄莫遂，郁勃冲突，克伤脾脏，是以腹痛。中气不运，胃气上逆，则见恶心呕吐之证。血下以后，经脉疏通，木气松和，是以痛止，此多绝产不生。温燥水土，通经达木，经调痛去，然后怀子。

其痛在经后者，血虚肝燥，风木克土也。以经后血虚，肝木失荣，枯燥生风，贼伤土气，是以痛作也。”

《长沙药解·卷一》：“凡女子经行腹痛，陷漏紫黑，失妊伤胎，久不产育者，皆缘肝脾之阳虚，血海之寒凝也，悉宜干姜，补温气而暖血海。”

《古今医案按·卷九·女科·经水》：“经行腹痛如刮，难忍求死，脉得细软而駃。”

《彤园医书(妇人科)·卷一·调经门·经行腹痛》：“经后腹痛，气血虚也。经前腹痛，属气血凝滞。因气滞血者多胀满，因血滞气者多疼痛。又当审其凝滞作胀痛之故，分寒热虚实治之。”

《竹亭医案·女科》：“叶氏女经行腹痛、呕吐酸水作泻。”

《沈菊人医案·卷上·肝风》：“经行腹痛，头晕心嘈，饮以甘草汤其痛即止。”

《脉义简摩·卷七·妇科诊略·月经不调杂病脉证》：“经行腹痛，证有虚实。实者，或因寒滞，或因血滞，或因气滞，或因热滞。虚者，有因血虚，有因气虚。然实痛者，多痛于未行之前，经通则痛自减。虚痛者，多痛于既行之后，血去而痛未止，或痛益甚。大都可按可揉者为虚，亦为热。拒按拒揉者为实，亦为寒。有滞无滞于此可察。但实中有虚，虚中有实，全虚全实不多见也，当于形气禀质兼而辨之。”

三、经来腹痛

《校注妇人良方·卷一·月水行止腹痛方论第十二》：“妇人经来腹痛，由风冷客于胞络冲任，或伤手太阳、少阴经，用温经汤、桂枝桃仁汤。”

《济阴纲目·卷一·调经门·论经病疼痛》：“经事来而腹痛者，经事不来而腹亦痛者，皆血之不调故也。欲调其血，先调其气。”

《诊余举隅录·卷下》：“经来作痛，有胁痛，有腹痛，有遍身痛，有小腹痛，有经前痛，有经后痛，有经未尽作痛，有经已尽作痛，有吊阴痛，有小便痛，其形不一，所因亦殊。”

四、经期腹痛

《景岳全书·卷三十八·妇人规上·经期腹痛》：“经行腹痛，证有虚实。实者，或因寒滞，或因血滞，或因气滞，或因热滞；虚者，有因血虚，有因气虚。然实痛者，多痛于未行之前，经通而痛自减；虚痛者，于既行之后，血去而痛未止，或血去而痛益甚。”

《罗氏会约医镜·卷十四·妇科(上)·经脉门》：“经行腹痛，证有虚实。实者，有因寒滞、热滞，有因血滞、气滞。虚者，有因气虚，有因血虚。”

《何元长医案·女科门》：“经期腹痛，带下不议。乃中虚挟湿，清不胜浊也。从肝胃调治。”

五、妇人月水来腹痛

《诸病源候论·妇人杂病诸候一·月水来腹痛候》载：“妇女月水来腹痛者，由劳伤血气，以致体虚，受风冷之气，客于胞络，损冲任之脉。”

《太平圣惠方·卷七十二·治妇人月水来腹痛诸方》：“夫妇人月水来腹痛者，劳伤气血，致令体虚，风冷之气，客于胞脉，损冲任之脉。”

《圣济总录·卷一百五十一·妇人血气门·妇人月水不断》：“妇人月水来腹痛，论曰月事乃经血之余，和调则所下应期，无过与不及之患。”

六、经前腹痛

《傅青主女科·女科上卷·调经·经水未来腹先疼二十一》：“妇人有经前腹疼数日，而后经水行者，其经来多是紫黑块。”

《辨证录·卷十一·妇人科·调经门》：“人有经水将来，三五日前，脐下疼痛，状如刀刺，寒热交做。”

《沈氏女科辑要·卷上·辨色及病》：“沈尧封曰：经前腹痛，必有所滞。”

《医学见能·卷三·妇人调经》：“经前腹痛，以及行经不利者，血分有瘀滞也。”

《竹泉生女科集要·天癸确论·调经·经前腹痛》：“妇人有每月必先腹痛数日，而后经水始行者，其色多紫黑而成块，此肾虚火炽而肝郁所致也。溷水为火所煎熬，成紫黑之块，肝郁失疏泄之令，故滞而作痛也。痛甚者，至于辗转呼号，俗谓之痛经。”

七、经后腹痛

《傅青主女科·女科上卷·调经》：“妇人有少腹疼于行经之后者，人以为气血虚也，谁知是肾气之涸乎。”

《女科经纶·卷一·月经门》：“朱丹溪曰：经

水过后作痛,是气血俱虚也,宜八珍汤。亦有虚中有热,经后亦作痛,宜逍遥散。亦有经行过后,腹中绵绵走痛者,是血行而气滞未尽行也,四物加木香。[《准绳》按] 经后腹痛为虚,明甚。若脉不数,证不显热,未可断其为热也,八珍为宜。有热,方以逍遥散主之。[慎斋按] 以上八条,序经行腹痛,有寒热虚实之分也。主于风冷寒湿者,经文与良甫、伯仁之论是也。主于血涩气滞者,海藏、丹溪之论是也。若经行后腹痛,是有虚无实,有寒无热矣。而丹溪则又兼热与气滞论病机,不可不审。"

《医宗金鉴·卷四十四·妇科心法要诀·调经门》:"腹痛经后气血弱,痛在经前气血凝……经后腹痛当归建,经前腹痛气为殃。"

《女科秘要·卷四·经后腹痛症》:"此虚中有滞,宜八物汤,加木香、香附、青皮、姜枣引,食前服。"

《彤园医书(妇人科)·卷一·调经门·经行腹痛》:"经后腹痛,气血虚也。经前腹痛,属气血凝滞。"

《验方新编·卷九·妇人科调经门·经后腹痛》:"凡经水过后腹中痛者,此虚中有滞也。"

《医学摘粹·杂证要法·妇人科·经脉》:"如经后腹痛者,缘经后血虚,肝木失荣,枯燥生风。"

八、月水行止腹痛

《校注妇人良方·卷一·调经门·月水行止腹痛方论》:"妇人经来腹痛,由风冷客于胞络冲任,或伤手太阳、少阴经,用温经汤、桂枝桃仁汤。若忧思气郁而血滞,用桂枝桃仁汤、地黄通经丸。若血积而成块,用万病丸。"

【辨病因】

痛经发病有六淫为害,起居不慎,情志所伤或房事不节等不同病因,并与素体及经期、经期前后特殊的生理环境有关。

一、外感六淫

感受六淫邪气可导致痛经。其中,以风寒邪之内侵所致痛经论述为多,其次为湿邪和热邪。

1. 风寒之邪

《诸病源候论·妇人杂病诸候·月水来腹痛候》:"妇人月水来腹痛者,由劳伤血气,以致体虚,受风冷之气,客于胞络,损冲任之脉,手太阳、少阴之经。冲脉、任脉皆起于胞内,为经脉之海也;手太阳小肠之经,手少阴心之经也,此二经共为表里,主下为月水。其经血虚,受风冷,故月水将下之际,血气动于风冷,风冷与血气相击,故令痛也。"

《圣济总录·卷一百五十一·妇人血气门·妇人月水不断》:"妇人月水来腹痛,论曰:月事乃经血之余,和调则所下应期,无过与不及之患,若冲任气虚,为风冷所乘,致气脉不顺,所下不调,或前或后,或多或少,风冷之气,与月事相击,故因所下而腰背拘强脐腹刺痛也。"

《女科百问·卷上·第八问经水欲行先身体痛或腹痛》:"答曰:行血气,通阴阳,以营卫周身者也。血气盛,阴阳和,则形体适平。或外亏卫气之充养,内乏营血之灌溉,血气不足,经候欲行,身体先痛也。或风冷之气,客于胞络,损伤冲任之脉,及手太阳手太阴之经,故月水将下之际,血气与风冷相击,所以经欲行而腰痛也。"

《妇人大全良方·卷一·调经门·月水行或不行心腹刺痛方论》:"若经道不通,绕脐寒疝痛彻,其脉沉紧,此由寒气客于血室,血凝不行,结积血为气所冲,新血与故血相搏,所以发痛。譬如天寒地冻,水凝成冰。"

《景岳全书·卷三十八·妇人规上·经期腹痛》:"若寒滞于经,或因外寒所逆,或素日不慎寒凉,以致凝结不行,则留聚为痛而无虚者。"

《沈氏女科辑要·卷上·月事不调》:"经前腹痛,必有所滞。气滞脉必沉,寒滞脉必紧,湿滞脉必濡,兼寒兼热,当参旁证。至若风邪由下部而入于脉中,亦能作痛,其脉乍大乍小,有时隆起。若风邪由下部而入于脉中,亦能作痛。"

《急救广生集·卷十·防病预诀·纪时调摄》:"夏月单衣,不可坐冷石。寒气侵外肾,多患疝气偏坠。女人寒气入血室,则经不如期,或经行腹痛。"

《类证治裁·卷八·调经论治》:"妇科首重孕育,孕育先在调经……当经行,食禁生冷,药忌寒凉,以血得寒则凝涩不行,不慎禁忌,则腹痛瘕泄,亦致不调。"

2. 湿邪

(1) 寒湿

《傅青主女科·女科上卷·调经》:"妇人有经

水将来三五日前而脐下作疼，状如刀刺者，或寒热交作，所下如黑豆汁，人莫不以为血热之极，谁知是下焦寒湿相争之故乎！夫寒湿乃邪气也。妇人有冲任之脉，居于下焦，冲为血海，任主胞胎，为血室，均喜正气相通，最恶邪气相犯。经水由二经而外出，而寒湿满二经而内乱，两相争而作疼痛，邪愈盛而正气日衰。寒气生浊，而下如豆汁之黑者，见北方寒水之象也。"

《沈氏女科辑要·卷上·辨色及病》："寒湿搏于冲任，寒湿生浊，下如豆汁，与血交争故痛。"

（2）湿热

《女科指要·卷一·经候门·痛经》："血亏气滞，挟湿热而内干冲任，故脐腹作痛，然后经行。"

《医原·卷下·女科论》："血虚者，湿热混入营分，每成痛经。"

二、情志所伤

素体情志抑郁，经期或经期前后复伤于情志，以致肝气郁滞，气滞则血亦瘀滞，血海气机不利，经血运行不畅，发为痛经。

《坤元是保·卷上·经候脉》："若喜怒，则气逆，气逆则血逆，逆于腰腿心腹背胁之间遇经行则重而痛，过期又安。"

《严氏济生方·妇人门·血气论治》："七情之外，益之以寒热二证，而为九气也。气之为病，男子妇人皆有之，惟妇人血气为患尤甚。盖人身血随气行，气一壅滞，则血与气并，或月事不调，心腹作痛；或月事将行，预先作痛；或月事已行，淋漓不断，心胀作痛；或连腰胁，或引背膂，上下攻刺，吐逆不食，甚则手足搐搦，状似惊痫。"

《傅青主女科·女科上卷·调经·经水未来腹先疼二十一》："妇人有经前腹疼数日，而后经水行者，其经来多是紫黑块，人以为寒极而然也，谁知是热极而火不化乎！夫肝属木，其中有火，舒则通畅，郁则不扬，经欲行而肝不应，则抑拂其气而疼生。"

《张氏医通·卷十·妇人门上·经候》："而妇人善怒，易动肝火，木邪乘土，多有腹痛经水妄行之疾。"

《冯氏锦囊秘录·女科精要·卷十六·经病门诸论》："经妇人以血为海，每因忧思忿怒郁结，气行则血行，气止则血止。忧思过度，则气结而血亦结；忿怒过度，则气逆而血亦逆。"

《重订通俗伤寒论·六经方药·清凉剂》："惟妇女情欲不遂，经闭或经痛经乱者，左脉弦出寸口，加制香附二钱、泽兰三钱、鲜生地五钱、广郁金三钱（杵）以和肝理脾，清心开郁。"

《沈氏女科辑要笺疏·卷上·辨色及痛》："经前腹痛，无非肝家气滞，络脉不疏。"

三、先天禀赋气血不足

素体脾胃虚弱，化源不足，或大病久病，气血俱虚，冲任气血虚少，行经以后，血海空虚，冲任胞脉失于濡养，因而发为痛经。

《圣济总录·卷一百五十一·妇人血气门·室女月水来腹痛》："室女月水来腹痛者，以天癸乍至，荣卫未和，心神不宁，间为寒气所客，其血与气两不流利，致令月水结搏于脐腹间，如刺疼痛。"

《女科百问·卷上·第八问经水欲行先身体痛或腹痛》："经脉者，行血气，通阴阳，以营卫周身者也。血气盛，阴阳和，则形体适平。或外亏卫气之充养，内乏营血之灌溉，血气不足，经候欲行，身体先痛也。"

《医学正传·卷七·妇人科上·月经》："经水行后而作疼者，气血俱虚也。"

《校注妇人良方·卷一·调经门》："一妇人经行腹痛，食则呕吐，肢体倦怠，发热作渴。此乃素禀气血不足。"

《傅青主女科·女科上卷·调经·行经后少腹疼痛二十二》："妇人有少腹疼于行经之后者，人以为气血值虚也，谁知是肾气之涸乎！夫经水者，乃天一之真水也，满则溢而虚则闭，亦其常耳，何以虚能作疼哉？盖肾水一虚则水不能生木，而肝木必克脾土，土木相争，则气必逆，故尔作疼。"

《王九峰医案·副卷二·妇人》："痛经症缘阴不济阳，气血两损，加以痼冷沉寒，则月信不独作痛，亦且愆期。"

四、房事不节

《古方汇精·卷三·妇科门》："凡闺女在室行经，并无疼痛。及出嫁后，忽患痛经，渐至滋蔓，服药罔效。此乃少年新娘，男女不知禁忌，或经将来时，或行经未净，遂尔交媾，震动血海之络，损及冲任，以致瘀滞凝结。每致行经，断难流畅，是以作疼。名曰逆经痛。”

【辨病机】

痛经的发生机制主要分为虚、实和虚实夹杂三方面。由于妇人经期或经期前后，血海由满盈而泻溢，气血变化急骤，在这个时期受到致病因素如情志所伤、起居不慎或六淫为害等致病因素的影响，导致冲任瘀阻或寒凝经脉，使气血运行不畅，胞宫经血流通受碍，以致“不通则痛”；或冲任、胞宫失于濡养，不荣则痛。其病位在冲任、胞宫，变化在气血，表现为痛证，其所以随月经周期发作，是与经期冲任气血变化有关。也有因子宫发育不良或畸形，或子宫位置过度不正等而发生痛经的。临床上常见有气滞血瘀、寒凝胞中、湿热下注、气血虚弱、肝肾虚损等证候。

一、不通则痛

情志失调，过度抑郁或恚怒伤肝，致气滞血瘀；感受寒邪或过食生冷，寒客冲任，致寒凝血瘀；素体湿热内蕴，或经期、产后摄生不慎感受湿热之邪，致湿热瘀结。以上因素致实邪滞于冲任、胞宫，气血运行不畅，不通则痛。

1. 气滞血瘀

《格致余论·经水或紫或黑论》：“往往见有成块者，气之凝也，将行而痛者，气之滞也。”

《丹溪心法·卷五·妇人八十八》：“经水将来作痛者，血实也（一云气滞）。”“临行时腰疼腹痛，乃是郁滞，有瘀血。”

《陈素庵妇科补解·卷一·调经门·经欲来腹痛方论》：“妇女经欲来而腹痛者，气滞也。”

《陈素庵妇科补解·卷一·调经门·经正行腹痛方论》：“妇人经正来而腹痛者，血滞也。”

《女科证治准绳·卷一·调经门·经候总论》：“经事将行，脐腹绞痛，临经痛者，血涩故也。”

《傅青主女科·女科上卷·调经·行经后少腹疼痛二十二》：“热极而火不化乎！夫肝属木，其中有火，舒则通畅，郁则不扬，经欲行而肝不应，则抑拂其气而疼生。”

《张氏医通·卷十·妇人门上·经候》：“妇女经行之际，与产后一般，将理失宜，为病不浅。若被惊则血气错乱，渐止不行，或逆于上，而从口鼻中出，或逆于身，而为血分劳瘵。若其时劳力太过，则生虚热，亦为疼痛之根。若郁怒则气逆，气逆则血滞于腰腿心腹背肋之间，遇经行时通则重。”

《医宗金鉴·卷四十四·妇科心法要诀·调经门》：“经前痛，则为气血凝滞。”

《沈氏女科辑要笺疏·卷上·辨色及痛》：“痛在经前，诚是气滞，正惟气滞而血亦滞……经前腹痛，无非厥阴气滞，络脉不疏。”

2. 寒凝胞中

《太平圣惠方·卷七十二·治妇人月水来腹痛诸方》：“夫妇人月水来腹痛者，劳伤血气，致令体虚。风冷之气，客于胞络，损冲任之脉。手太阳少阴之经，冲脉任脉皆起于胞内，为经脉之海也。手太阳，小肠之经也；手少阴，心之经也。此二经为表里，主下为月水，其经血虚则受风冷。故月水将下之际，血气动于风冷，风冷与血气相击，故令痛也。”

《圣济总录·卷一百五十一·妇人血气门·妇人月水来腹痛》：“妇人月水来腹痛，论曰：月事乃经血之余，和调则所下应期，无过余不及之患，若冲任气虚，为风冷所乘，致气脉不顺，所下不调，或前或后，或多或少，风冷之气，与月事相击，故因所下而腰背拘强脐腹刺痛也。”

《妇人大全良方·卷一·调经门·月水行或不行心腹刺痛方论》：“若经道不通，绕脐寒疝痛彻，其脉沉紧，此由寒气客于血室，血凝不行，结积血为气所冲，新血与故血相搏，所以发痛。”

《景岳全书·卷三十八·妇人规上·经期腹痛》：“若寒滞于经，或因外寒所逆，或素日不慎寒凉，以致凝结不行则留聚为痛。”

《傅青主女科·女科上卷·调经·经水将来脐下先疼痛二十四》：“夫寒湿乃邪气也。妇人有冲任之脉，居于下焦；冲为血海，任主胞胎，为血室，均喜正气相通，最恶邪气相犯；经水由二经而外出，而寒湿满二经而内乱，两相争而作疼痛，邪愈盛而正气日衰。”

《辨证录·卷十一·调经门》：“经将来三五日前，脐下疼痛，状如刀刺，寒热交作，下如黑豆汁，既而经来，因无娠，人谓血热，谁知是下焦寒湿相争乎。寒湿，邪气也。女子冲脉为血海，任脉主胞胎，乃血室，皆喜正气相通，不喜邪气相犯。经由二经而出。寒湿弥满二经之外，必相争作疼痛。

邪盛正衰，寒湿主浊，下如黑豆汁者，见北方寒水之象也。”

《长沙药解·卷一》：“凡女子经行腹痛，陷漏紫黑，失妊伤胎，久不产育者，皆缘肝脾之阳虚，血海之寒凝也。”

3. 血热气滞

《坤元是保·卷上·调经》：“经水有痛者……未来作痛为血热气滞。”

《妇科秘书八种·张氏妇科·妇人月水》：“妇人月水先期而至，小腹作痛，气血两热故也。”

二、不荣则痛

1. 气血虚弱

《圣济总录·卷一百五十一·妇人血气门·室女月水来腹痛》：“室女月水来腹痛者，以天癸乍至，荣卫未和，心神不宁，间为寒气所客，其血与气两不流利，致令月水结搏于脐腹间，刺疼痛，治法宜顺血气，无令蕴滞，则痛自愈。”

《坤元是保·卷上·调经》：“经水有痛者……既来作痛为气血两虚。”

《丹溪心法·卷五·妇人八十八》：“经候过而作痛者，气血俱虚也。”

《医学入门·外集·卷五·妇人门·经候》：“经后痛者为血虚。”

《寿世保元·卷七·妇科总论》：“来后或作痛者气之虚也。”

《景岳全书·卷三十八·妇人规上·经期腹痛》：“痛在经后者，多由血虚……凡妇人但遇经期则必作痛，或食则呕吐，肢体困倦，或兼寒热者，是必素禀气血不足。”

《丹台玉案·卷五·疼痛潮热》：“经既止而腰腹痛者，血海空虚气不收也。”

《女科指要·卷一·经候门·痛经》：“月经之至如潮汐之往来，不愆其期，故谓之月经，亦谓之月信。以通阴阳，以行血气，以荣养于一身，盖血气充满，阴阳和平则经候调而形体盛，旧血不去，新血不生也。若外亏卫气之充捍而。”

《医宗金鉴·卷四十四·妇科心法要诀·调经门》：“凡经来腹痛，在经后痛，则为气血虚弱。”

《王九峰医案·副卷二·妇人》：“痛经症缘阴不济阳，气血两损，加以痼冷沉寒，则月信不独作痛，亦且愆期。”

2. 肝肾虚损

《丹溪心法·卷五·妇人八十八》：“经候过而作痛者，乃虚中有热。”

《傅青主女科·女科上卷·调经·行经后少腹疼痛二十二》：“盖肾水一虚，则水不能生木，而肝木必克脾土，木土相争，则气必逆，故而作痛。”

《辨证录·卷十一·调经门》：“经小腹作痛，人谓气血虚，谁知是肾气涸乎。经，天一水也。满则溢，空则虚，何虚能作痛？盖肾水虚，则不能生肝。肝必下克脾土，土木相争，气逆故作痛。须舒肝气，益补肾药，水足肝气益定。”

《沈氏女科辑要笺疏·卷上·辨色及痛》：“经后腹痛，谓为气血俱虚似矣，然所谓血虚者，即是肝肾阴液之虚。”

【辨病证】

痛经辨证首先当识别痛证的属性。根据疼痛发生的时间、性质、部位以及痛的程度，结合月经期、量、色、质及兼证、舌脉，并根据素体情况等辨其寒、热、虚、实。一般痛在经前、经期多属实；痛在经后多属虚。疼痛剧烈拒按多属实；隐隐作痛喜揉喜按多属虚。得热痛减多为寒，得热痛增多为热；痛甚于胀，血块排出则疼痛减轻或刺痛者多为血瘀；胀甚于痛者多为气滞。绞痛、冷痛者属寒；灼痛者属热。痛在两侧少腹病多在肝，痛连腰际病多在肾。

一、辨寒热

《圣济总录·卷一百五十一·妇人血气门·室女月水来腹痛》：“室女月水来腹痛者，以天癸乍至，荣卫未和，心神不宁，间为寒气所客，其血与气两不流利，致令月水结博于脐腹间，疞刺疼痛。”

《妇人大全良方·卷一·调经门·月水行或不行心腹刺痛方论》：“若经道不通，绕脐寒疝痛彻，其脉沉紧。此由寒气客于血室，血凝不行，结积血为气所冲，新血与故血相搏，所以发痛。譬如天寒地冻，水凝成冰。”

《女科经纶·卷一·月经门》：“序经行腹痛，有寒热虚实之分也。主于风冷寒湿者，经文与良甫、伯仁之论是也。主于血涩气滞者，海藏、丹溪之论是也。若经行后腹痛，是有虚无实，有寒无热矣。而丹溪则又兼热与气滞论病机，不可不审。”

《女科指要·卷一·经候门·痛经》："或蓄热或凝寒，寒者色必紫，热者色必鲜，血虚者色必淡，血瘀者多作块，然血为气配，随气而行，块血而有气滞者，阴从阳化也，至阳极似阴，紫黑亦有血热者，若夹水夹痰，经必异色。"

《华佗神方·卷六·华佗治痛经神方》："妇人行经时，腹痛如绞，谓之痛经。其症有郁热与虚寒之异。"

二、辨虚实

《景岳全书·卷三十八·妇人规上·经期腹痛》："经行腹痛，证有虚实。实者，或因寒滞，或因血滞，或因气滞，或因热滞；虚者，有因血虚，有因气虚。然实痛者，多痛于未行之前，经通而痛自减；虚痛者，于既行之后，血去而痛未止，或血去而痛益甚。大都可按可揉者为虚，拒按拒揉者为实。有滞无滞，于此可察。但实中有虚，虚中亦有实，此当于形气禀质，兼而辨之，当以意察，言不能悉也……凡妇人经行作痛，夹虚者多，全实者少，即如以可按拒按及经前经后辨虚实，固其大法也。"

《彤园医书(妇人科)·卷一·调经门·经行腹痛》："经后腹痛，气血虚也。经前腹痛，属气血凝滞。因气滞血者多胀满，因血滞气者多疼痛。又当审其凝滞作胀痛之故，分寒热虚实治之。"

《类证治裁·卷八·调经论治》："至于经期前后腹痛，虚实悬殊，经未行而先痛者，血为气滞，经通则痛自除。经已行而犹痛者，冲脉本虚，血去则痛益甚。滞者理其气，温而行之；虚者培其营，峻以填之。"

三、辨脉象

《女科指要·卷一·经候门·痛经》："寒凝紧盛，迟细虚寒，热结瘀血或洪或数，血少挟热弦数涩芤，水停沉细，滑必痰凝，风冷脉浮，沉则气滞。"

《妇科玉尺·卷一·月经》："脉法，《脉经》曰：左手关上脉阴虚者，足厥阴经也。妇人病苦月经不利，腰腹痛，肝脉沉之而急，浮之亦然……少阴脉弱而微，微则少血；寸口脉浮而弱，浮则为虚，弱则无血。脉来如琴弦，少腹痛，主月不利，孔窍生疮。尺脉来而断续者，月水不利，当患下腹引腰痛，气滞上攻胸臆也。经不通，绕脐寒疝痛，其脉沉紧，此由寒气客于血室内，血凝积血为气所冲，新血与故血相搏，故痛。肾脉微涩，为不月。李梴曰：浮涩胁伤经不利，浮绝精伤与经闭。"

《重订通俗伤寒论·六经方药·清凉剂》："经闭或经痛经乱者，左脉弦出寸口，加制香附二钱、泽兰三钱、鲜生地五钱、广郁金三钱(杵)，以和肝理脾、清心开郁。"

四、辨经色

《丹溪心法·卷五·妇人八十八》："色淡者，亦虚也，而有水混之也。错经妄行者，气滞乱也。紫者，气之热也。黑者，热之甚也……今人但见其紫者、黑者、作痛者、成块者，率指为风冷乘之，而行温热之剂，祸不旋踵矣。"

《济阴纲目·卷一·调经门·论经水异色》："叶氏曰：血黑属热，丹溪之论善矣。然风寒外乘者，十中常见一二，何以辨之？盖寒主引涩，小腹内必时常冷痛，经行之际，或手足厥冷，唇青面白，尺脉或迟或微或虚，或虽大而必无力；热则尺脉或洪或数或实，或虽小而必有力。于此审之，可以得其情矣。"

《女科指掌·卷一·调经门·经病疼痛》："临病疼痛有多般，不识根源治便难，未至先疼因实积，去空觉痛是虚寒，复庵治血先调气，《产宝》临经莫嗜酸，气滞风寒兼血涩，更参脉证下汤丸……沉紧细动皆主腹痛，阳弦头痛，阴弦腹痛，肝脉若弦月水不利，腰腹疼痛，月水不通，绕脐寒疝痛。其脉沉紧，此由血积不散，为气所冲，新血与故血相搏故痛。"

《竹泉生女科集要·天癸确论·调经·经前腹痛》："妇人有每月必先腹痛数日，而后经水始行者，其色多紫黑而成块。此肾虚火炽而肝郁所致也。溷水为火所煎熬，成紫黑之块，肝郁失疏泄之令，故滞而作痛也。痛甚者，至于辗转呼号，俗谓之痛经。"

五、辨痛时

《丹溪心法·卷五·妇人八十八》："经候过而作痛者，乃虚中有热，所以作痛。经水将来作痛者，血实也……临行时腰疼腹痛，乃是郁滞，有瘀血……经将行而痛者，气之滞也。来后作痛者，血气俱虚也。"

《丹台玉案·卷五·疼痛潮热》："经既止而腰

腹痛者，血海空虚气不收也。”

《傅青主女科・女科上卷・调经・经水未来腹先疼二十一》：“妇人有经前腹疼数日，而后经水行者，其经来多是紫黑块，人以为寒极而然也，谁知是热极而火不化乎！夫肝属木，其中有火，舒则通畅，郁则不扬，经欲行而肝不应，则抑拂其气而疼生。然经满则不能内藏，而肝中之郁火焚烧，内逼经出，则气火亦因之而怒泄。其紫黑者，水火两战之象也。其成块者，火煎成形之状也。经失其为经者，正郁火内夺其权耳。”

《傅青主女科・女科上卷・调经・行经后少腹疼痛二十二》：“妇人有少腹疼于行经之后者，人以为气血之虚也，谁知是肾气之涸乎！夫经水者，乃天一之真水也，满则溢而虚则闭，亦其常耳，何以虚能作疼哉？盖肾水一虚则水不能生木，而肝木必克脾土，木土相争，则气必逆，故尔作疼。”

《女科指要・卷一・经候门・痛经》：“经前腹痛，气血之滞；经后刺疼，血室之虚。”

《医宗金鉴・卷四十四・妇科心法要诀・经行腹痛》：“腹痛经后气血弱，痛在经前气血凝，气滞腹胀血滞痛，更审虚实寒热情。（[注] 凡经来腹痛，在经后痛，则为气血虚弱；经前痛，则为气血凝滞。若因气滞血者，则多胀满；因血滞气者，则多疼痛。更当审其凝滞作胀痛之故，或因虚、因实、因寒、因热而分治之也）”

《女科切要・卷一・经行腹痛》：“妇人经水适行，小腹作痛者，气血涩滞也……经行而腹痛者，或属虚寒，然气亦能作痛，恐有血瘀气滞……有经水过而痛者，血虚有寒也……有经水著气，心腹腰胁疼痛者，血瘀气滞也……有经水过期而来作痛者，血虚有热也……有经水行后而作痛者，气血虚而空痛也……有经水过多，久不止而腹痛者，乃脾经血虚也。”

《竹林女科证治・卷一・调经上》：“经水将来，而脐腹绞痛，此血涩不行以作痛也……经来腰腹痛而气滞血实者……经来一半，余血未尽，腹中作痛，或发热或不发热，乃气血俱实也……经尽作痛，手足麻痹，乃腹中虚冷也，血虚衰甚者……经后腹痛，此虚中有滞也。”

六、辨表里

《女科指要・卷一・经候门・痛经》：“月经之至如潮汐之往来，不愆其期，故谓之月经，亦谓之月信。以通阴阳，以行血气，以荣养于一身，盖血气充满，阴阳和平则经候调而形体盛，旧血不去，新血不生也。若外亏卫气之充捍而邪客于表，内乏营血之灌溉而邪着于里。邪之所凑，留而不去则血气暗伤，经候错乱，将行之际，在表则身先疼痛，在里则小腹疼痛。”

【论治法】

痛经的治疗原则，以调理冲任气血为主。又须根据不同的证候，或行气，或活血，或散寒，或清热，或不虚，或泻实。治法分为：月经期调血止痛以治标，平时辨证求因而治本。同时还要结合素体情况，或调肝、或益肾、或扶脾，使之气顺血和，冲任流通，经血畅行则痛可愈。

一、内治法

1. 行气活血化瘀

《素问病机气宜保命集・卷下・妇人胎产论第二十九》：“治妇人气充经脉，月事频并，脐下痛，宜芍药六合汤。治妇人经事欲行，脐腹绞痛，宜服八物汤。”

《妇人大全良方・卷一・调经门》：“由惊恐，忧思，意所不决，气郁抑而不舒，则乘于血，血随气行，滞则血结。以气先之，血主后之。宜桂枝桃仁汤。不瘦，宜地黄通经丸。已成块者，宜万病丸。”

《丹溪心法・卷五・妇人八十八》：“经水将来作痛者，血实也（一云气滞），四物加桃仁、黄连、香附；临行时腰疼腹痛，乃是郁滞，有瘀血，宜四物加红花、桃仁、莪术、玄胡索、香附、木香。发热，加黄芩、柴胡。”

《陈素庵妇科补解・调经门・卷一・经欲来腹痛方论》：“妇女经欲来而腹痛者，气滞也。法当行气和血。宜调气饮。”

《陈素庵妇科补解・调经门・卷一・经正行腹痛方论》：“妇人经正来而腹痛者，血滞也。法当行气和血，宜服大玄胡索散。”

《陈素庵妇科补解・调经门・卷一・调经宜和气》：“妇人经水不调，多因气郁所致。治宜开郁行气，则血随气行，自不致阻塞作痛。”

《四明宋氏女科秘书・经候不调门》：“经水将来作痛者，血于气滞者……治当以行经顺气。”

《济阴纲目·卷之一·调经门·论经病疼痛》："戴氏曰：经事来而腹痛者，经事不来而腹亦痛者，皆血之不调故也。欲调气血，先调其气，四物汤加吴茱萸半钱，香附子一钱。和气饮加吴茱萸半钱亦可。痛甚者，玄胡索汤。"

《景岳全书·卷三十八·妇人规上卷·经期腹痛》："凡妇人经期有气逆作痛，全滞而不虚者，须顺其气，宜调经饮主之。甚者如排气饮之类亦可用……若血瘀不行，全滞无虚者，但破其血，宜通瘀煎主之……若气血俱滞者，宜失笑散主之。"

《傅青主女科·女科上卷·调经·经水未来腹先疼二十一》："妇人有经前腹疼数日，而后经水行者，其经来多少紫黑块，人以为寒极而然也，谁知是热极而火不化乎！夫肝属木，其中有火，舒则通畅，郁则不扬，经欲行而肝不应，则抑拂其气而疼生。然经满则不能内藏，而肝中之郁火焚烧，内逼经出，则气火亦因之而怒泄。其紫黑者，水火两战之象也。其成块者，火煎成形之状也。经失其为经者，正郁火内夺其权耳。治法似宜大泄肝中之火，然泄肝之火，而不解肝之郁，则热之标可去，而热之本未除也，其何能益！"

《女科经纶·卷一·月经门·经行腹痛宜调气》："戴元礼曰：经事来而腹痛，不来腹亦痛，皆血之调故也。欲调其血，先调其气，四物加香附、吴茱，或和气饮加吴茱。痛甚者，加玄胡索汤。"

《冯氏锦囊秘录·女科精要·卷十六·经病门诸论》："妇人以血为海，每因忧思忿怒郁气，气行则血行，气止则血止。忧思过度，则气结而血亦结；忿怒过度，则气逆而血亦逆……将行而痛者，气之滞也……盖人之气血周流，忽因忧思忿怒所触，则郁结不行；忽遇饮冷形寒，则恶露不尽，此经候不调，不通则痛，发热之所由也。调其气而行其血，开其郁而补其虚，凉其血而清其热，气行血行，气止血止。"

《女科切要·卷一·经行腹痛》："妇人经水适行，小腹作痛者，气血涩滞也，用四乌汤。经行而腹痛者，或属虚寒，然气亦能作痛，恐有血瘀气滞，不必骤补，先用四物加陈皮、香附，次用八物汤加香附。如泻者，先止其泻，而痛自止矣……有经行著气，心腹咬胁疼痛者，血瘀气滞也，当顺气消瘀，青皮、归、芍、桃仁、红花、川芎、乌药，水煎服。"

《妇科玉尺·卷一·月经》："至如痛经一症，乃将行经而少腹腰腿俱痛，此瘀血，当于临经时血热气滞也，宜以通利活血药调之。"

2. 温经散寒

《女科百问·卷上·第八问经水欲行先身体痛或腹痛》："温经汤，治风寒客搏经络，小腹作痛。当归、川芎、白芍、官桂、丹皮、莪术各半两，人参、甘草、牛膝各一两。上为粗磨，每服五钱，水二盏，煎八分，食前服。"

《妇人大全良方·卷一·调经门·月水行或不行心腹刺痛方论第十二》："若经道不通，绕脐寒疝痛彻，其脉沉紧，此由寒气客于血室，血凝不行，结积血为气所冲，新血与故血相搏，所以发痛。譬如天寒地冻，水凝成冰。宜温经汤及桂枝桃仁汤、万病丸。"

《丹溪心法·卷五·妇人八十八》："经水将来作痛者，血实也(一云气滞)，四物加桃仁、黄连、香附；临行时腰疼腹痛，乃是郁滞，有瘀血，宜四物加红花、桃仁、莪术、玄胡索、香附、木香；发热，加黄芩、柴胡。"

《景岳全书·卷三十八·妇人规上卷·经期腹痛》："若寒滞于经，或因外寒所逆，或素日不慎寒凉，以致凝结不行，则留聚为痛而无虚者，须去其寒，宜调经饮加姜、桂、吴茱萸之类主之，或和胃饮亦可酌用。"

《济阴纲目·卷一·调经门·论经病疼痛》："《良方》云：妇人经来腹痛，由风冷客于胞络冲任，或伤于太阳少阴经，用温经汤、桂枝桃仁汤……戴氏曰：经事来而腹痛者，经事不来而腹亦痛者，皆血之不调故也……因冷而积，因积而痛，宜大温经汤。冷甚者，去麦门冬不用。"

《傅青主女科·女科上卷·调经·经水将来脐下先疼痛二十四》："妇人有经水将来三五日前而脐下作疼，状如刀刺者；或寒热交作，所下如黑豆汁，人莫不以为血热之极，谁知是下焦寒湿相争之故乎……治法利其湿而温其寒，使冲任无邪气之乱，脐下自无疼痛之疚矣。"

《妇科玉尺·卷一·月经》："张从正曰：经来腹痛，由风冷客于胞络冲任，或伤手太阳少阴经，此时当温经散寒、祛瘀养血，用温经汤、桂枝桃仁汤。其又言：若血结成块，万病丸。"

《女科切要·卷一·经行腹痛》："有每遇经行，辄头痛心忡，饮食减少，肌肤不润泽者，宜加减吴茱萸汤。亦有冲任虚衰，小腹有寒，月水过期，不能受孕者，大温经汤主之。”

3. 补气养血

《陈素庵妇科补解·调经门·卷一·经行后腹痛方论》：“妇人经行后腹痛者，是气血两虚也。法当大补气血。”

《四明宋氏女科秘书·经候不调门》：“经水行后作痛者，气血虚也，治当调养气血。”

《景岳全书·卷三十八·妇人规上卷·经期腹痛》：“经行腹痛，证有虚实……虚者有因血虚，有因气虚……凡涉虚弱不足，而经滞作痛者，惟用决津煎、五物煎加减主之，其效如如神。或用四神散之类亦可……凡妇人但遇经期则必作痛，或食则呕吐，肢体困倦，或兼寒热者，是必素禀气血不足，止宜八珍汤、大营煎之类。若虚而寒甚者，宜理阴煎，随其寒热，加佐使主之。”

《胎产指南·卷首·调经章·经将行腹痛》：“凡经水过多，腹中痛者，此虚中有滞也。加减八物汤主之。”

《妇科玉尺·卷一·月经》：“王肯堂曰：仲景治带下，月水不利，小腹满痛，经一月再见者，土瓜根散主之。此散乃破坚下血之剂，观此则经不及期，有因瘀血者矣，前论所未及也。然欲知瘀血，须以小腹满痛为凭。又曰：经水者，行气血，通阴阳，以荣于身者也，或外亏卫气之充养，内乏荣血之灌溉，血气不足，经候欲行，身体先痛也。”

《笔花医镜·卷四》：“气虚血少，而或痛或热者，四物汤加人参、白术。”

4. 补益肝肾

《傅青主女科·女科上卷·调经·行经后少腹疼痛二十二》：“妇人有少腹疼于行经之后者，人以为气血之虚也，谁知是肾气之涸乎……治法必须以舒肝气为主，而益之以补肾之味，则水足而肝气益安，肝气安而逆气自顺，又何疼痛之有哉！”

5. 滋阴养血

《景岳全书·卷三十八·妇人规上卷·经期腹痛》：“若血热血燥，以致滞涩不行而作痛者，宜加味四物汤，或用保阴煎，去续断加减主之。”

二、针灸法

《针灸甲乙经·卷十二·妇人杂病》：“女子胞中痛，月水不以时休止，天枢主之(《千金》云：腹胀肠鸣，气上冲胸，刺天枢)。小腹胀满，痛引阴中，月水至则腰脊痛，胞中瘕，子门有寒，引髌髀，水道主之(《千金》云：大小便不通，刺水道)。”

《备急千金要方·卷三十·针灸下·妇人病》：“疝瘕按之如以汤沃股内至膝，飧泄，阴中痛，少腹痛坚，急重下湿，不嗜食，刺阴陵泉，入二分，灸三壮，在膝下内侧辅骨下陷中，伸足乃得之……胞中痛、恶血，月水不以时休止，腹胀肠鸣，气上冲胸，刺天枢，入五分，灸三壮，去肓俞一寸半。小腹胀满，痛引阴中，月水至则腰背痛，胞中瘕，子门寒，大小便不通，刺水道，入二寸半，灸五壮，在大巨下三寸。”

《医心方·卷二十一·治妇人月水腹痛方第二十二》：“《百病针灸》治月水来腹痛方：灸中极穴，在脐下四寸。”

《针灸资生经·妇人血气痛》：“四满(又主胞中有血)、石门主子脏有恶血内逆、满痛。(千)四满、治妇人血脏积冷。阳跷，疗妇人血气。(明)阴交，治产后恶露不止、绕脐冷痛(见血崩)。涌泉，治心痛不嗜食、妇人无子，女子如妊娠，五指端尽痛(见虚损)妇女本脏气血癖走刺痛(灸法见肾虚)。阴交，治血块腹痛(余见月事)。”

《普济方·针灸·卷十六·针灸门·绝孕》：“治女子疝瘕，按之如以汤沃两股中，小腹肿，阴挺出，痛经，带下，阴肿或痒，漉青汁如菜羹，血闭，无子，不嗜食，穴曲泉。”

《医宗金鉴·刺灸心法要诀·卷七·足部主病针灸要穴歌》：“曲泉颓疝阴股痛，足膝胫冷久失精，兼治女子阴挺痒，少腹冷痛血瘕癥。”

《神灸经纶·卷四·妇科症治》：“血结月事不调：气海、中极、照海。”“癥瘕：胃俞、脾俞、气海、天枢、行间、三焦俞、肾俞、子宫、子户、中极、会阴、复溜。”

【论用方】

一、常用治痛经方论

1. 论四物汤

《医垒元戎·卷十一·厥阴证》：“熟地黄补血，如脐下痛，非此不能除，乃通于肾经之药也；川芎治风，泄肝木也，如血虚头痛，非此不能除，乃通肝经之药也；芍药和血理脾，如腹中虚痛，非此不能除，乃通脾经之药也；当归和血，如血刺痛，非此不能除，乃通肾经之药也。”

《仁斋直指方论·卷二十六·妇人·附调经诸方》：“经水未行，临经将来作痛者，血实也，一曰瘀血郁滞也。以四物汤加桃仁、香附、黄连、红花，或加延胡索、莪术、木香，有热加柴胡、黄芩。”

《丹溪心法·卷五·妇人八十八》：“临经来时肚痛者，四物汤加陈皮、玄胡索、牡丹、甘草。痛甚者，豆淋酒；痛缓者，童便煮莎，入炒条芩末为丸……经行微少，或胀或疼，四肢疼痛，加玄胡、没药、白芷与本方等，淡醋汤调下末子。经候不调，心腹痛，只用芎、归二胃，名君臣散。气冲经脉，故月事频并，脐下多痛，加芍药；经欲行，脐腹绞痛，加玄胡、槟榔、苦楝、炒木香减半；经水涩少，加葵花、红花；经水适来适断，或有往来寒热，先宜服小柴胡汤，后以四物和之；经候过而作痛，血气俱虚也，宜本方对四君子服之。”

《医方考·卷三·血证门第二十一》：“气、血，人身之二仪也。天地之道，阳常有余，阴常不足。人与天地相似，故阴血难成而易亏。是方也，当归、芍药、地黄，味厚者也，味厚为阴中之阴，故能生血；川芎味薄而气清，为阴中之阳，故能行血中之气。然草木无情，何以便能生血？所以谓其生血者，以当归、芍药、地黄能养五脏之阴，川芎能调营中之气。五脏和而血自生耳。若曰四物便能生血，则未也。当归辛温能活血，芍药酸寒能敛血，熟地甘濡能补血。又曰：当归入心脾，芍药入肝，熟地入肾，乃川芎者，彻上彻下而行血中之气者也。此四物汤所以为妇人之要药，而调月者必以之为主也。”

《古今名医方论·卷一》：“柯韵伯：是方乃肝经调血之专剂，非心经生血之主方也。当归甘温和血，川芎辛温活血，芍药酸寒敛血，地黄甘平补血。四物具生长收藏之用，故能使营气安行经隧也。若血虚加参、芪，血结加桃仁、红花；血闭加大黄、芒消，血寒加桂、附，血热加芩、连；欲行血去芍，欲止血去芎，随所利而行之，则又不必拘泥于四矣。若妇人数脱其血，故用以调经种子。如遇血崩、血晕等症，四物不能骤补，而反助其滑脱，则又当补气生血，助阳生阴长之理。盖此方能补有形之血于平时，不能生无形之血于仓卒；能调阴中之血，而不能培真阴之本。为血分立法，不专为女科套剂也。”

《医方集解·理血之剂第八》：“此手少阴、足太阴、厥阴药也。心生血，脾统血，肝藏血。当归辛苦甘温入心脾生血为君，生地甘寒入心肾滋血为臣，芍药酸寒入肝脾敛阴为佐，芎䓖辛温通上下而行血中之气为使也。《玉机微义》曰：川芎，血中之气药也，通肝经，性味辛散，能行血滞于气也；地黄，血中血药也，通肾经，性味甘寒，能生真阴之虚也；当归，血中主药也，通肝经，性味辛温，分三治，全用活血，各归其经也；芍药，阴分药也，通脾经；性味酸寒，能和血，治血虚腹痛也。此特血病而求血药之属者也。”

《绛雪园古方选注·下卷·女科·四物汤》：“四物汤，物，类也。四者相类而仍各具一性，各建一功，并行不悖。芎、归入少阳主升，芍、地入厥阴主降。芎䓖郁者达之，当归虚者补之，芍药实者泻之，地黄急者缓之。能使肝胆血调，阴阳气畅，故为妇人专剂。”

《女科切要·卷一·经行腹痛》：“经行而腹痛者，或属虚寒，然气亦能作痛，恐有血瘀气滞，不必骤补，先用四物加陈皮、香附，次用八物汤加香附。有经水过而作痛者，血虚有寒也，法当温经养血，宜四物加桃仁、香附、肉桂……有经水过期而来作痛者，血虚有热也，宜生血清热，四物加桃仁、香附、丹皮、甘草、元胡……有经水过多，久不止而腹痛者，乃脾经血虚也，治宜补血健脾，四物加白术、茯苓、木香、厚朴、香附、陈皮、干姜、甘草，水煎。”

《成方便读·卷一·补养之剂》：“补血者，当求之肝肾。地黄入肾，壮水补阴；白芍入肝，敛阴益血，二味为补血之正药。然血虚多滞，经脉隧道，不能滑利通畅，又恐地、芍纯阴之性，无温养流动之机，故必加以当归、川芎辛香温润，能养血而行血中之气者，以流动之。总之，此方乃调理一切血证，是其所长，若纯属阴虚血少，宜静不宜动者，则归、芎之走窜行散，又非所宜也。”

2. 论逍遥散

《仁术便览·卷四·妇女经病》：“逍遥散治血虚烦热，月水不调。脐腹胀痛，痰嗽潮热。［按］此足三阳三阴药也，散血中湿热之剂。”

3. 论桂枝桃仁汤

《玉机微义·卷四十九·妇人门》：“桂枝桃仁汤治经不通，绕脐寒疝痛，其脉沉紧，此由寒客于血室，血凝不行。”

《女科经纶·卷一·调经门·经行腹痛属风冷客于胞络》：“经来腹痛，由风冷客于胞络冲任，或伤手太阳、手少阴二经，用温经汤加桂枝、桃仁。若忧思气郁而血滞，用桂枝桃仁汤、地黄通经丸。若血结而成块，用万病丸。”

4. 论红花当归散

《玉机微义·卷四十九·妇人门》：“红花当归散治妇人血脏虚竭，或积瘀血，经候不行，时作腹痛，腰胯重疼，小腹坚硬，及是女经不通。”

5. 论圣愈汤

《古今名医方论·卷一》：“朱震亨说：四物皆阴，行天地闭塞之令，非长养万物者也。故四物加知柏，久服便能绝孕，谓嫌于无阳耳。此方取参、芪配四物，以治阴虚血脱等证。盖阴阳互为其根，阴虚则阳无所附，所以烦热燥渴；气血相为表里，血脱则气无所归，所以睡卧不宁。然阴虚无骤补之法，计培阴以藏阳，血脱有生血之机，必先补气，此阳生阴长，血随气行之理也。故曰：阴虚则无气。无气则死矣。此方得仲景白虎加人参之义而扩充者乎。前辈治阴虚，用八珍、十全，卒不获效者，因甘草之甘，不达下焦；白术之燥，不利肾阴；茯苓渗泄，碍乎生升；肉桂辛热，动其虚火。此六味皆醇厚和平而滋润，服之则气血疏通，内外调和，合于圣度矣。”

6. 论调经饮

《济生集·卷三·论月经诸症》：“气血凝滞而作痛胀者，调经饮或四物汤加延胡、香附、木香。”

7. 论八珍汤

《女科切要·卷一·经行腹痛》：“有经水行后而作痛者，气血虚而空痛也，法当调养气血，宜八珍汤加姜枣。”

8. 论八物汤

《女科指要·卷一·经候门·痛经》：“血亏气滞，挟湿热而内干冲任，故脐腹作痛，然后经行。熟地补血滋肾，当归养血荣肝，白芍敛阴以调冲任，川芎活血以通血海，槟榔破滞气于三阴，木香调诸气于六腑，苦楝泻湿热，延胡行血滞。水煎温服，使血气调和，则湿热自化而天癸自行，何脐腹绞痛之不除哉。”

9. 论膈下逐瘀汤

《万氏家传保命歌括·卷二十七》：“大抵积块者，皆一物为之根，而血涎裹之，乃成形如杯如盘，按之坚硬也。治宜行气活血化痰，以除癥效积，方用膈下逐瘀汤，或用海石头、三棱、莪术、桃仁、红花、五灵脂、香附等药为丸，石硷、白术煎汤吞下。”

10. 论乌药汤

《女科指要·卷一·经候门·痛经》：“经气凝滞，经血涩少，不能输化于经，故满腹作痛，然后经行焉。乌药顺九天之气，香附行厥阴之经，木香调中气，甘草缓中州，当归养血脉以濡润于经也。水煎温服，使滞化气行，则经络调和而经候如常，何气滞痛经之不除哉。”

11. 论姜黄散

《女科指要·卷一·经候门·痛经》：“血凝寒结于冲任而滞于胞门，故脐腹紧痛经候不调焉。姜黄散血气之滞，白芍敛阴血之耗，寒凝久则郁热生，既用官桂以温经散寒，既需丹皮以凉血化热，川芎行血海以调经，延胡化血滞以通经，蓬术破气消坚，当归养经荣脉，红花活血以行经水也。为散以散之，酒煮以行之，使凝寒顿散，则血结自消而脐腹紧痛无不退，月候愆期无不调矣。”

12. 论痛经琥珀散

《女科指要·卷一·经候门·痛经》：“血气坚凝，月经壅滞，故经水来时先心腹疼痛不可忍焉。三棱破气中之血，蓬术破血中之气，二味均破气破血为攻实削坚之剂，苟无实结不可轻试。蒲黄破瘀血以通经，赤芍散血滞以泻火，熟地滋暗耗之阴，寄奴破逗留之血，当归养血脉以荣经，丹皮凉血热以散滞，官桂温经化气，菊花散热凉肝，黑豆平补肾脏，生姜温散壅结也。醋以丸之，酒以行之，使血气壅滞顿散，则月经自无闭塞之患，何经水来时先心腹疼痛之不可忍哉。”

13. 论调营丸

《医略六书·杂病证治·卷二十三》：“气滞不行，血亦留止，结成痃癖积块，故腹中刺痛，天癸愆期。香附调气解郁结，蓬术破结削积坚，当归养营血以活血脉。醋丸化癖痃消积块，红花子汤下，散血结调天癸。使血活气行，则痃癖积块自消，而腹中刺痛无不退，天癸愆期无不调矣。此调经消积之剂，为痃癖积块痛经之专方。”

14. 论四制香附丸

《成方便读·卷四·经产之剂》：“妇人之病，首重调经，经调则诸病易愈。即胎前产后，亦当观其气血之盛衰寒热而调之，调之之法固不同，而总不外乎先理其气，使气顺则血调之意。此方以丹参四物和血调经，必假香附之善行气分者，为之先道，故以为君。然所以资生血气者，又在于脾，若脾虚气滞，则经血亦为之不调，故以甘草、陈、砂补脾疏滞。于是观其病之偏于寒者，则用广艾绒以温之；偏于热者，则用黄芩以清之。是以医不执方，加减在乎人用耳。"

二、治痛经方

1. 腹中绞痛方(《千金翼方·卷八·妇人·月水不利》)

治妇人产后余疾，月水时来，腹中绞痛。

朴硝(二两) 当归(二两) 薏苡仁(二两) 桂心(二两) 大黄(四两) 代赭(一两) 牛膝(一两) 桃仁(去皮尖、两仁，一两)

上八味，捣筛为末，炼蜜和丸如梧桐子大。先食，酒服五丸，日三服，不知稍增之。

2. 小腹痛方(《千金翼方·卷八·妇人·月水不利》)

治月水不利，小腹痛。

牡丹皮 当归 芎䓖 黄芩 大黄 干姜 人参 细辛 消石 芍药 桂心 甘草(炙，各二两) 水蛭(熬) 虻虫(去翅、足，熬) 桃仁(去皮尖，各五十枚) 蛴螬(熬，十三枚) 干地黄(三两) 黄雌鸡(治如食法，一只)

上一十八味，㕮咀，以清酒五升渍一宿，别以水二斗煮鸡，取一斗五升，去鸡内药，煮取三升，去滓，内消石烊令尽。适寒温，一服一升，日三服。

3. 腰腹痛方(《千金翼方·卷八·妇人·月水不利》)

治妇人月事往来，腰腹痛。

䗪虫(熬，四枚) 女青 芎䓖(各一两) 蜀椒(去目、闭口，汗) 干姜 大黄(各二两) 桂心(半两)

上七味，捣筛为散。先食，酒服一刀圭。服之十日，微去下，善养之佳。

4. 干漆方(《千金翼方·卷八·妇人·月水不利》)

治妇人月事不能，小腹坚痛不得近。

干漆(熬) 大黄 黄芩 当归 芒硝 桂心(各一两) 附子(炮，一枚) 吴茱萸(一升) 萎蕤 芍药 细辛 甘草(炙，各一两)

上一十二味，㕮咀，以清酒一斗渍一宿，煮取三升，绞去滓，内芒硝烊令尽。分三服，服别相去一炊顷。

5. 腹痛血气方(《医心方·卷二十一·治妇人月水腹痛方第二十二》)

治妇人月即来腹痛。

防风(二两) 生姜(六两) 厚朴(三两) 炙甘草(二两) 术(二两) 枳实(二两) 炙桔梗(一两)

上七味切，以水六升煮取一升半，去滓，分为三服。

6. 熟干地黄散(《太平圣惠方·卷七十二·治妇人月水来腹痛诸方》)

治妇人月水每来，不得快利，于脐下疼痛不可忍。

熟干地黄(二分) 菴蕳子(半两) 延胡索(半两) 当归(锉，微炒，半两) 木香(半两) 京三棱(微煨，锉，半两) 蓬莪术(半两) 桂心(半两) 赤芍药(半两)

每服二钱，以水一种盏，入生姜半分，煎至六分，次入酒二合，更煎三两沸，去滓。食前稍热服。

7. 桃仁散(《太平圣惠方·卷七十二·治妇人月水来腹痛诸方》)

治妇人月水每来，绕脐疼痛，上抢心胸，往来寒热。

桃仁(汤浸去皮尖，一两) 双仁(麸炒微黄，一两) 薏苡仁(一两) 代赭(一两) 赤茯苓(一两) 牛膝(去苗，一两) 川大黄(锉，微炒，一两) 桂心(一两) 䗪虫(微炒，一两)

上件药，倒细罗为散。每于食前，以温酒调下一钱。

8. 䗪虫散方(《太平圣惠方·卷七十二·治妇人月水来腹痛诸方》)

治妇人月水每来，腰腹疼痛。

䗪虫(微炒，四枚) 芎䓖(半两) 女青(一分) 川大黄(锉，微炒，一分) 川椒(去目及闭口者，微炒去汗，一分) 干姜(炮裂，锉，一分) 桂心(半两)

上件药，倒细罗为散。每于食前，以温酒调下一钱。

9. 麒麟竭散(《太平圣惠方·卷七十二·治

妇人月水来腹痛诸方》)

治妇人月信来时,脐腹痛如锥刀所刺。

麒麟竭(半两) 芫花(醋拌,炒令干,半两) 芎䓖(半两) 桂心(半两) 延胡索(半两) 当归(锉,微炒,半两) 琥珀(半两) 麝香(研入,一分)

上件药,倒细罗为散。每于食前,以热酒调下一钱。

10. 琥珀散(《太平圣惠方·卷七十二·治妇人月水来腹痛诸方》)

治妇人月水每来,心间刺痛,腹内结块。

琥珀(三分) 芫花(醋浸,炒令干,一分) 牛膝(去苗,三分) 当归(锉,微炒,三分) 赤芍药(三分) 没药(半两)

上件药,倒细罗为散。每于食前,以温酒调下一钱。

11. 当归丸(《太平圣惠方·卷七十二·治妇人月水来腹痛诸方》)

治妇人月水每来,脐下痛,如锥刀所刺,及腰背疼痛。

当归(锉,微炒,二两) 琥珀(一两) 菴蔄子(一两) 益母草(半两) 吴茱萸(汤浸七遍,炒令黄,一两) 水蛭(炒微黄,半两) 芎䓖(一两) 延胡索(一两) 没药(一两)

上件药,捣罗为末,炼蜜和捣三五百杵,丸如梧桐子大。每于食前,以温酒下十五丸。

12. 茯苓饮(《圣济总录·卷一百五十一·妇人血气门·妇人月水来腹痛》)

治妇人月水不调,腰腹疼痛。

白茯苓(去黑皮,一两) 当归(微炙,一两) 芍药(一两) 甘草(炙,一两) 桂(去粗皮,一两半)

粗捣筛。每服三钱匕,水一盏煎七分,去滓空心温服。

13. 温经汤(《圣济总录·卷一百五十一·妇人血气门·妇人月水来腹痛》)

治妇人月水来,腹内痛,不可忍。

白茯苓(去粗皮,半两) 芍药(一两半) 土瓜根(一两半) 牡丹(去心,一两半) 丹砂(别研,一两) 薏苡仁(一两)

上六味,除丹砂研外,粗捣筛,即以丹砂和匀。每服三钱匕,水七分、酒三分共一盏,同煎七分,去滓温服,不计时候。

14. 牡丹汤(《圣济总录·卷一百五十一·妇人血气门·妇人月水来腹痛》)

治妇人月水来不利,虚胀如鼓,不嗜饮食,攻脐腹痛不可忍。

牡丹(去心,一两半) 芎䓖(一两半) 甘草(炙,锉,一两半) 黄芩(去黑心,一两半) 人参(一两半) 桂(去粗皮,一两半) 干姜(炮裂,一两半) 吴茱萸(汤浸三遍,焙干微炒,一两半) 桃仁(汤浸去皮尖、双仁,麸炒黄色,八十枚) 白茯苓(去黑皮,一两) 当归(切焙,一两) 芍药(一两)

上一十二味,粗捣筛。每服三钱匕,水一盏煎七分,去滓温服,不计时候。

15. 芍药汤(《圣济总录·卷一百五十一·妇人血气门·妇人月水来腹痛》)

治妇人月水来,腹痛烦闷体热。

芍药(一两) 人参(一两) 厚朴(去粗皮,生姜汁炙烟出,一两) 肉豆蔻(去壳,半两) 甘草(炙,三分) 当归(微炙,三分) 枳壳(去瓤麸炒,三分)

上七味,粗捣筛。每服三钱匕,水一盏煎七分,去滓温服,不拘时候。

16. 吴茱萸丸(《圣济总录·卷一百五十一·妇人血气门·妇人月水来腹痛》)

治妇人月水欲下,脐腹撮痛不可忍。

吴茱萸(汤浸七遍,焙干,三分) 当归(微炙,一两一分) 桃仁(去皮尖、双仁,麸炒黄,一两一分) 大黄(锉碎,微炒,一两) 朴硝(一两) 桂(一两,去粗皮) 牛膝(去苗,酒浸切,焙,一两) 芎䓖(一两) 黄芪(一两) 人参(锉,一两)

上一十二味,捣罗为末,炼蜜和捣令匀熟,丸如梧桐子大。空心酒下三十丸,加至四十丸,日三服,或为散子,温酒调服一钱匕,亦得。

17. 苦参丸(《圣济总录·卷一百五十一·妇人血气门·妇人月水来腹痛》)

治月事欲下,腹疼痛。

苦参(洗,锉碎,一两) 牡丹(去心,一两) 赤茯苓(去黑皮,一两) 赤芍药(一两) 当归(微炒,一两) 大黄(锉碎,微炒,一两) 吴茱萸(半两) 延胡索(半两) 五味子(半两) 荷叶(微炙,半两) 槟榔(生用,锉,五枚) 桂(去粗皮,三两)　桃仁(汤浸去皮尖、双仁、炒黄,十五枚)　干姜(炮裂,一两)　木香(炮,一两)　芍药(一两)　吴茱萸(微炒,一两)　当归(微炙,一两)　甘草(炙,炮,锉,一两)

上九味,粗捣筛。每服三钱匕,水一盏煎至七分,去滓入芒硝少许,更煎一两沸温服。

18. 三棱汤(《圣济总录·卷一百五十一·妇人血气门·妇人月水来腹痛》)

治妇人月水欲来,腰腹先痛,呕逆不食。

京三棱(炮,锉,一两)　芎䓖(一两)　天雄(炮裂,去皮脐,一两)　桑根白皮(锉,一两)　地榆(一两)　黄连(去须,一两)　代赭(煅,醋淬,一两)　当归(切,焙,一两)　白术(一两)　厚朴(去粗皮,生姜汁炙,锉,半两)　黄芩(去黑心,半两)　桂(去粗皮,半两)　肉豆蔻(去壳,一枚)

上一十三味,㕮咀如麻豆。每服五钱币,水一盏半,入生姜五片,煎取八分,去滓温服,不拘时。

19. 荜茇丸(《妇人大全良方·卷一·调经门·月水行或不行心腹刺痛方论第十二》)

治妇人无时月水来,腹痛。

荜茇(盐炒,去盐为末,一两)　蒲黄(炒,一两)

上为细末,炼蜜丸如梧桐子大。每服三四十圆,食后用盐、米饮吞下。

20. 黑神散(《妇人大全良方·卷二十·产后儿枕心腹刺痛方论第七》)

治产后血块,痛经,脉行后腹疼,并经脉不调。

熟地黄(一斤)　陈生姜(半斤)

上拌,同炒干为末,每服二钱。产前乌梅汤调下;常服,酒调;经脉不通,乌梅、荆芥酒调下。

21. 四圣膏(《普济方·卷二百七十九·诸疮肿门·疥癣》)

治疳疥癣,或痛经年不效者,及一切恶疮。

附子(锉,捣为末,一枚)　鲫鱼(一条长五寸)　乱发(如鸡子大)　猪脂(四两)

先以猪脂煎鱼乱发令消,滤去渣,入附子末熟搅膏成。旋取涂之。

22. 加味四物汤(《济阴纲目·卷一·治经病疼痛》)

治经水将来,作疼不止。

当归(酒洗,一钱半)　川芎(一钱半)　芍药(炒,一钱)　熟地黄(一钱)　延胡索(一钱)　蓬术(醋煮,一钱)　香附(醋煮,一钱)　砂仁(八分)　桃仁(去皮尖,七分)　红花(酒炒,五分)

上锉,水煎服。

23. 柴胡丁香汤(《济阴纲目·卷一·治经病疼痛》)

治妇人年三十岁,临经预先腰脐痛甚,则腹中亦痛,经缩二三日者。

柴胡(一钱半)　羌活(一钱)　当归(一钱)　生地黄(一分)　丁香(四分)　全蝎(洗,一个)

上锉。作一服,水四盏,煎至一盏,去渣,稍热,食前服。

24. 牛膝汤(《竹林女科证治·卷一·调经上·经来小便痛》)

治经来小便痛如刀割,此乃血门不通。

牛膝(三钱)　乳香(二钱)　麝香(一钱)

水一碗半,入牛膝,煎至一碗。临服入乳香、麝香于内。空心,服一贴,即愈。

三、治气滞血瘀痛经方

1. 芎䓖方(《太平圣惠方·卷七十二·治妇人月水来腹痛诸方》)

治妇人月水每来,脐下刺痛,四肢烦疼。

芎䓖(三分)　桂心(三分)　桃仁(汤浸去皮尖、双仁,微炒,三分)　吴茱萸(汤浸七遍,焙干,微炒,三分)　当归(锉,微炒,三分)　厚朴(去粗皮,涂生姜汁炙令香熟,一两)

上件药,捣筛为散。每服三钱,以水一中盏煎至六分,去滓。食前稍热服。

2. 干漆丸(《太平圣惠方·卷七十二·治妇人月水来腹痛诸方》)

治妇人夙有滞血,至月水来时,脐腹疼痛。

干漆(捣碎,炒令烟出,一两)　桃仁(汤浸去皮尖、双仁,麸炒微黄)　木香(半两)　槟榔(半两)　芫花(醋拌炒令干,三分)　赤芍药(三分)　硇砂(半两)　当归(微锉,炒,三分)　桂心(三分)

上件药,捣罗为末,以醋煮面糊和丸如梧桐子大。每服不计时候,以生姜下七丸。

3. 朴硝丸(《太平圣惠方·卷七十二·治妇人月水来腹痛诸方》)

治妇人夙有积血,月水来时,腹中痛,宜下之。

川朴硝(二两)　当归(锉,微炒,二两)　薏苡仁(二两)　川大黄(锉,微炒,二两)　代赭(一两)　牛膝(去苗,一两)　桃仁(汤浸去皮尖、双仁,麸炒微黄,一两)

上件药,捣罗为末,炼蜜和捣三五百杵,丸如梧桐子大。每于食前,以温酒下十丸。

4. 大黄汤(《太平圣惠方·卷七十二·治妇人月水来腹痛诸方》)

治妇人月水来腹痛脐下坚硬,积血不下。

大黄(锉碎,微炒,一两)　朴硝(一两)　当归(微炙,一两)　芍药(一两)　芎䓖(一两一分)　桂(去粗皮,二两半)　厚朴(去粗皮,生姜汁炙烟出,如此七遍,一两一分)

上七味,粗捣筛。每服三钱匕,水一盏,生姜三片,煎至七分,去滓温服,血行即止服。

5. 通经丸(《妇人大全良方·卷一·调经门·月水行或不行心腹刺痛方论第十二》)

治妇人、室女月经不通、疼痛或成血瘕。

桂心　青皮　大黄(煨)　川椒　蓬术　川乌(炮去皮)　干漆(碎之,炒令烟尽)　当归　桃仁(去皮尖、双仁,麸炒)　干姜(各等分)

上为细末,分为四份,用一份以米醋熬成膏,和余份药末成剂,臼中治丸如梧桐子大。每服二十丸,淡醋汤下至三十丸,温酒亦得,空心,食前服。

6. 桂枝桃仁汤(《妇人大全良方·卷一·调经门·月水行或不行心腹刺痛方论第十二》)

治经候顿然不行,脐腹绞痛,上攻心胁欲死。

桂枝(二两)　芍药(二两)　生地黄(二两)　桃仁(制,五十个)　甘草(一两)

上为粗末。每服五钱,水二盏,姜三片,枣一个,煎至一盏,去滓温服。

7. 琥珀散

1)《妇人大全良方·卷一·调经门·月水行或不行心腹刺痛方论第十二》

治妇人月经壅滞,每发心腹脐绞痛不可忍。

三棱　莪术　赤芍药　牡丹皮　刘寄奴　当归　熟地黄　桂心　甘菊　真蒲黄(炒,细碎,各一两)

上前五味,用乌豆一升、生姜半斤切片、米醋四升同煮,豆烂为度,焙干,入后五味,同为细末。每服三钱。空心,食前温酒调下。

2)《济阴纲目·卷一·治经病疼痛》

治妇人月经壅滞,每发心腹脐绞痛不可忍者。

京三棱(一两)　蓬莪术(一两)　赤芍药(一两)　刘寄奴(一两)　牡丹皮(一两)　熟地黄(一两)　真蒲黄(炒,一两)　当归(一两)　官桂(一两)　菊花(一两)

上前五味,用乌豆一升、生姜半斤切片、米醋四升,同煮至豆烂为度,焙干,入后五味,同为细末,每服二钱,温酒调下,空心食前服。

8. 延胡索散(《妇人大全良方·卷七·妇人血气心腹疼痛方论第十五》)

治妇人血气走作,疼痛不可忍者。

延胡索(生)　三棱(生)　当归(去芦,酒浸)　莪术(醋浸少时,各等分)

上为末。每服二钱。空心,温酒调服。

9. 红花当归散(《丹溪心法·卷五·妇人八十八》)

治妇人血脏虚竭,或积瘀血,经候不行,时作痛,腰胯重疼,小腹坚硬,及室女经水不行。

红花(三两)　当归尾(三两)　紫葳(即凌霄花,三两)　牛膝(三两)　甘草(炙,三两)　苏木(三两)　白芷(一两半)　桂心(一两半)　赤芍(九两)　刘寄奴(五两)

上为末,空心热酒调三钱服。

10. 桃仁四物汤(《万氏妇人科·卷一》)

治气滞血实之经水将行,腰胀腹痛者。

归尾(一钱)　川芎(一钱)　赤芍(一钱)　丹皮(一钱)　香附(醋炒,一钱)　延胡索(一钱)　生地(五分)　红花(五分)　桃仁(研泥,二十五粒)

水煎,入桃仁服。

11. 八物汤(《济阴纲目·卷一·治经病疼痛》)

治气滞血涩之经事将行,脐腹绞痛者。

当归(一钱)　川芎(一钱)　芍药(一钱)　熟地黄(一钱)　延胡索(一钱)　苦楝(碎,炒,一钱)　木香(五分)　槟榔(五分)

上作一服,水煎,食前服。

12. 乌药汤(《济阴纲目·卷一·治经病疼痛》)

治血海疼痛。此方治气多。

乌药(二钱半)　香附(二钱)　当归(一钱)

木香（五分） 甘草（炙，五分）

上锉，水煎服。

13. 调经饮（《景岳全书·卷之三十八人集·妇人规（上）·经期腹痛》）

治妇人经期有气逆作痛，全滞而不虚者。

当归（三五钱） 牛膝（二钱） 山楂（一二钱） 香附（二钱） 青皮（一钱半） 茯苓（一钱半）

水二钟煎七分，食远服。如因不避生冷而寒滞其血者，加肉桂、吴茱萸之类；如兼胀闷者，加厚朴一钱，或砂仁亦可；如气滞者，加乌药二钱，或痛在小腹者，加小茴香一钱半。

14. 排气饮（《景岳全书·卷五十一德集·新方八阵·和阵》）

治妇人经期有气逆胀痛甚者。

陈皮（一钱五分） 木香（七分或一钱） 藿香（一钱五分） 香附（二钱） 枳壳（一钱五分） 泽泻（二钱） 乌药（二钱） 厚朴（一钱）

水一钟煎七分，热服。

15. 通瘀煎（《景岳全书·卷五十一德集·新方八阵·因阵》）

治妇人气滞血积，经脉不利，痛极拒按。

归尾（三五钱） 山楂（二钱） 香附（二钱） 红花（新者，炒黄，二钱） 乌药（一二钱） 青皮（钱半） 木香（七分） 泽泻（钱半）

水二钟煎七分，加酒一二小钟，食前服。

16. 失笑散（《景岳全书·卷之六十一长集·妇人规古方·妇人》）

治妇人心痛气刺不可忍，及产后儿枕蓄血，恶血上攻疼痛，并治小肠气痛。

五灵脂（净者） 蒲黄（俱炒，等分）

上为末。每服二三钱，用酒煎，热服。一方用好醋一杓熬成膏，再入水一钟，煎至七分，热服。一方用醋糊和丸龙眼大，每服一丸，以童便和水各半钟，煎七分，温服。［按］此方若用以止痛，蒲黄宜减半；若用止血，则宜等分，或灵脂减半亦可。

17. 调营丸（《医略六书·杂病证治·卷二十三》）

治经愆积癖块刺痛，脉弦牢者。

香附（一斤，醋浸炒） 蓬术（二两，醋炒） 当归（八两）

上为末，醋糊为丸。每服三钱，红花子汤送下。

18. 血府逐瘀汤（《医林改错·卷上·血府逐瘀汤所治症目》）

治血瘀内阻之经行疼痛，经行不畅。

当归（三钱） 生地（三钱） 桃仁（四钱） 红花（三钱） 枳壳（二钱） 赤芍（二钱） 柴胡（一钱） 甘草（一钱） 桔梗（一钱半） 川芎（一钱半） 牛膝（三钱）

水煎服。

19. 膈下逐瘀汤（《医林改错·卷上·膈下逐瘀汤所治症目》）

治肚腹血瘀之症。凡肚腹疼痛，总不移动，是血瘀，用此方治之极效。腹中积聚成块，在左肋、右肋、脐左、脐右、脐上、脐下，或按之跳动。

五灵脂（炒，二钱） 当归（三钱） 川芎（二钱） 桃仁（研泥，三钱） 丹皮（二钱） 赤芍（二钱） 乌药（二钱） 延胡索（一钱） 甘草（三钱） 香附（钱半） 红花（三钱） 枳壳（钱半）

水煎服。

20. 少腹逐瘀汤（《医林改错·卷下·少腹逐瘀汤说》）

治少腹积块疼痛，或有积块不疼痛，或疼痛而无积块，或少腹胀满，或经血见时，先腰酸少腹胀，或经血一月见三五次，接连不断，断而又来，其色或黯，或黑，或块，或崩漏，兼少腹疼痛，或粉红兼白带。

小茴香（炒，七粒） 干姜（炒，二分） 延胡索（一钱） 没药（研，二钱） 当归（三钱） 川芎（一钱） 官桂（一钱） 赤芍（二钱） 蒲黄（生，三钱） 灵脂（炒，二钱）

水煎服。

21. 红花散（《验方新编·新增卷二十·妇科调经门》）

治经来一半，血未曾尽，腹中作痛，变发潮热，或有不热之经行气血作痛者。

枳壳（六分） 红花（炒，八分） 牛膝（八分） 当归（八分） 苏木（八分） 赤芍（八分） 三棱（八分） 莪术（八分） 川芎（五分）

水煎，空心服。

22. 四制香附丸（《成方便读·卷四·经产之剂》）

治妇人经水不调，赤白带下，气血凝滞，腹痛经闭,或气块血块,两胁胀满,及呕吐恶心,胎前产后一切等证。

香附(四两) 当归(三两) 广艾绒(二两) 白芍(二两) 黄芩(二两) 丹参(二两) 生地(四两) 川芎(一两五钱) 甘草(一两) 广皮(一两) 砂仁(一两)

为丸服。

四、治寒凝血瘀痛经方

1. 蓬莪术散(《太平圣惠方·卷七十二·治妇人月水来腹痛诸方》)

治妇人胞络夙夹风冷,每至月事来时,脐腹多痛。

蓬莪术(一两) 当归(剉,微炒,一两) 桂心(半两) 芎䓖(半两) 川大黄(剉,微炒,一两) 牡丹(半两) 木香(半两) 延胡索(半两) 赤芍药(半两) 桃仁(汤浸去皮尖、双仁,麸炒微黄,三分)

上件药,倒细罗为散。每于食前,以温酒调下一钱。

2. 当归饮(《圣济总录·卷一百五十一·妇人血气门·妇人月水不通》)

治妇人寒气内搏,月水不通,腹中气满,结块寒热。

当归(切,炒,一两) 桂(去粗皮,一两) 干漆(捣,炒令烟出,一两) 虻虫(去翅足,炒,一两) 水蛭(糯米同炒,米熟去米,一两) 芍药(一两) 细辛(去苗叶,一两) 黄芩(去黑心,一两) 葳蕤(一两) 甘草(一两) 大黄(三两)

粗捣筛。每服三钱匕,清酒一大盏,煎至六分,去滓,下芒硝二钱,烊尽,再煎令沸,食后温服。

3. 温经汤(《妇人大全良方·卷一·调经门·月水行或不行心腹刺痛方论第十二》)

治寒气客于血室,经道不通,绕脐寒疝痛彻,其脉沉紧。

当归(半两) 川芎(半两) 芍药(半两) 桂心(半两) 牡丹皮(半两) 莪术(半两) 人参(一两) 甘草(一两) 牛膝(一两)

每服五钱。水一盏半,煎至八分,去滓温服。

4. 小温经汤(《济阴纲目·卷一·治经病疼痛》)

治经候不调,脏腑冷痛。

当归 附子(炮,各等分)

上㕮咀。每服三钱,水煎,空心服。

5. 温脐化湿汤(《傅青主女科·女科上卷·调经·经水将来脐下先疼痛二十四》)

治下焦寒湿之经水将来脐下先疼痛者。

白术(土炒,一两) 白茯苓(三钱) 山药(炒,五钱) 巴戟肉(盐水浸,五钱) 扁豆(炒,捣,三钱) 白果(捣碎,十枚) 建莲子(不去心,三十枚)

水煎服。然必须经未来前十日服之。

五、治阳虚血寒痛经方

1. 硇砂丸方(《太平圣惠方·卷七十二·治妇人月水来腹痛诸方》)

治妇人久积虚冷,四肢羸瘦,饮食微少,月水来时,脐腹疼痛不可忍。

硇砂(以浆水一升熬如膏,二两) 当归(剉,微炒,一两) 琥珀(一两) 附子(炮裂,去皮脐,一两) 没药(一两) 桂心(一两) 木香(一两)

上件药,捣罗为末,以枣肉并硇砂膏同和,捣三五百杵,丸如梧桐子大。每于食前,以温酒下十三(五)丸。

2. 朱砂丸(《太平圣惠方·卷七十二·治妇人月水来腹痛诸方》)

治妇人血海风冷,月水每来,攻刺脐腹疼痛,面色萎黄,四肢无力。

朱砂(细研水飞过,二两) 硇砂(细研,二两) 半夏(汤洗七遍去滑,一两) 木香(一两) 当归(剉,微炒,一两) 巴豆(去皮心,用纸裹压去油)

上件药,捣罗为末,都研令匀,先以酽醋一升,和狗胆一枚汁,煎如稀饧,和丸如绿豆大。每于食前,以醋汤下二丸。

3. 琥珀丸(《圣济总录·卷一百五十一·妇人血气门·妇人月水来腹痛》)

治妇人虚冷,月水凝涩不利,腹内疼痛,四肢烦热,皮肤瘾疹,饮食减少。

琥珀(别研,一两) 木香(一两) 禹余粮(煅,醋淬,一两) 白术(一两) 芍药(一两) 鳖甲(去裙襕,酒浸,炙令香,一两) 桂(去粗皮,一两) 附子(炮裂,去皮脐,一两) 羌活(去芦头,一两) 蓬莪术(炮,剉,一两) 细辛(去苗叶，一两） 牡丹（去心，一两） 人参（一两） 京三棱（炮，锉，一两） 黄芪（锉，一两） 当归（微焙，一两半） 槟榔（锉，一两半） 枳壳（去瓤麸炒，一两半） 柴胡（二两，去苗） 芎䓖（二两） 桃仁（汤浸去皮尖、双仁，炒黄色，二两） 安息香（研，半两）

上二十三味，捣罗为末，以生地黄自然汁一碗，与药末同拌，次用酒煮面糊为丸如梧桐子大。每服二十丸，空心温酒下。

4. 姜黄散（《济阴纲目·卷一·治经病疼痛》）

治血脏久冷，月水不调，及瘀血凝滞，脐腹刺痛。

姜黄（三两） 白芍药（炒，三两） 当归（二两） 牡丹皮（二两） 延胡索（二两） 川芎（一两） 蓬术（煨，切，一两） 官桂（一两） 红花（一两）

上锉。每服一两，水二盏、酒少许同煎，食前服。

5. 越痛散（《济阴纲目·卷一·治经病疼痛》）

治血气虚寒，身体作痛。

虎骨（五钱） 当归（三钱） 芍药（三钱） 白术（三钱） 茯苓（三钱） 甘草（三钱） 续断（三钱） 防风（三钱） 白芷（三钱） 藁本（三钱） 附子（三钱）

上为粗末。每服五钱，水二钟，生姜五片，枣三枚，煎至一盏，不拘时候。

6. 艾附暖宫丸（《女科切要·卷二·血癖》）

治子宫虚寒所致之经水不调，小腹时痛。

艾叶 香附（四制） 延胡索 熟地 甘草

共为末，醋糊丸如桐子大。每服八十丸，米汤下。

六、治气血虚弱痛经方

1. 当归汤（《圣济总录·卷一百五十一·妇人血气门·妇人月水来腹痛》）

治妇人月水来，腹内痛，或脐下如盘；妇人经水不通，腰腹刺痛，拘倦少力，呕吐恶心，怠惰多睡，头旋眼涩，日渐羸瘦，饮食减少。

当归（微炙，一两） 生干地黄（微炒，一两） 防风（去叉，一两） 山茱萸（一两） 黄芪（微炙，锉，一两） 牛膝（去苗，酒浸焙，一两） 枳壳（去瓤，麸炒黄，一两） 白术（炒，一两） 人参（一两） 甘草（炙微赤，锉，一两） 羚羊角屑（三分） 芍药（三分）

上一十二味，粗捣筛。每服三钱匕，水一盏煎七分，去滓温服，食前。

2. 干地黄丸（《圣济总录·卷一百五十一·妇人血气门·妇人月水来腹痛》）

治妇人月事欲下，腰腹刺痛，或多或少，或月内再来，或如清水，或似豉汁，心下坚满，沉重虚乏，日渐黄瘦。

生干地黄（微炒，一两一分） 桃仁（汤浸去皮尖、双仁，麸炒黄，一两一分） 芎䓖（一两） 白芷（一两） 蒲黄（一两） 当归（微炙，三分） 牛膝（酒浸去苗，切焙，三分） 甘草（炙，三分） 芍药（三分） 牡丹（干，三分） 姜（炮裂，三分） 人参（三分） 桂（去粗皮，三分） 水蛭（以糯米少许同炒，米熟为度，三十枚） 虻虫（去翅足微炒，三十枚）

上一十五味，捣罗为末，炼蜜和丸梧桐子大。每服三十丸，温酒下，米饮亦得。

3. 芎䓖丸（《圣济总录·卷一百五十一·妇人血气门·妇人月水来腹痛》）

治妇人月水来，腰腹刺痛，不可忍，或多或少，来如清水，或似豉汁，虚乏黄瘦。

芎䓖（一两） 白芷（一两） 生干地黄（锉碎，一两一分） 桃仁（汤浸去皮尖、双仁，炒黄，一两一分） 干姜（炮，半两） 甘草（炙，半两） 蒲黄（微炒，半两） 芍药（三分） 牡丹（去心，三分） 桂（去粗皮，三分） 牛膝（去苗，酒浸，切，焙，三分） 人参（三分） 当归（切，焙，三分）

上一十三味，捣罗为末，炼蜜和更捣匀熟，丸如梧桐子大。每服二十丸，米饮或温酒下，空心食前，日三。

4. 加减八物汤（《万氏妇人科·卷一·调经章·经后腹痛》）

治妇人经水过后，虚中有滞，腹中痛者。

人参（一钱） 白术（一钱） 白茯苓（一钱） 归身（一钱） 白芍（一钱） 生地（一钱） 炙甘草（五分） 木香（五分） 青皮（七分） 香附（醋炒，一钱）

加姜枣，水煎服。

5. 八珍汤(《景岳全书·妇人规上·经脉类·经不调》)

治血虚见经不调,痛在经后者。

人参(二钱) 白术(二钱) 茯苓(二钱) 炙甘草(一钱) 熟地黄(三钱) 当归(三钱) 川芎(一钱) 芍药(二钱)

加姜、枣,水煎服,或加粳米百粒。

6. 小营煎(《景岳全书·卷三十八人集·妇人规上·经期腹痛》)

治血虚经乱,痛在经后者。

当归(二钱) 熟地(二三钱) 芍药(酒炒,二钱) 山药(炒,二钱) 枸杞(二钱) 炙甘草(一钱)

水二钟,煎七分,食远温服。

7. 大营煎(《景岳全书·卷三十八人集·妇人规上·经期腹痛》)

治血虚痛在经后者。

当归(二三钱或五钱) 熟地(三五七钱) 枸杞(二钱) 炙甘草(一二钱) 杜仲(二钱) 牛膝(一钱半) 肉桂(一二钱)

水二钟煎七分,食远温服。

8. 决津煎(《景岳全书·卷三十八人集·妇人规上·经期腹痛》)

治妇人血虚经滞,不能流畅而痛极者。

当归(三五钱或一两) 泽泻(一钱半) 牛膝(二钱) 肉桂(一二三钱) 熟地(二三钱,或五七钱,或不用亦可) 乌药(一钱,如气虚者不用亦可)

水二钟,煎七八分,食前服。

9. 五物煎(《景岳全书·卷三十八人集·妇人规上·经期腹痛》)

治虚弱不足而经滞作痛者。

当归(三五七钱) 熟地(三四钱) 芍药(酒炒,二钱) 川芎(一钱) 肉桂(一二三钱)

水一钟半,煎服。

10. 圣愈汤(《彤园医书(妇人科)·卷一·调经门·先期经行》)

治先期经行,脉虚血少,色淡清稀,面唇皖白,一切亡血之症。

四物内加蜜芪(二钱) 人参(一钱,无人参用蜜蒸萎蕤四钱代)

水煎服。

11. 人参四物汤(《验方新编·新增卷二十·妇科调经门》)

治腹中虚冷,气血衰乏之经尽作痛。

人参(一钱) 白芍(一钱) 当归(两钱) 川芎(八分)

姜三片,枣三个,水煎服。

七、治肝肾虚损痛经方

1. 温经汤(《千金翼方·卷八·妇人·月水不利》)

治妇人胸胁满,月水不利,时绕脐苦痛,手足烦热,两脚酸。

干姜 吴茱萸 附子(炮,去皮) 大黄 芍药(各三两) 黄芩 干地黄 当归 桂心 白术(各二两) 人参 石苇(去毛,各一两) 蜀椒(去目及闭口,汗,一合) 桃仁(去皮、尖及双仁,熬,七十枚) 薏苡仁(一升)

上一十五味,捣筛为末,炼蜜和丸如梧桐子大。先食,酒服一丸,日三服,不知稍加知,以知为度。

2. 调肝汤(《傅青主女科·女科上卷·调经·行经后少腹疼痛二十二》)

治肾水涸之行经后少腹疼痛。补益肾水,平调肝气。主妇人肾水不足,肝气不舒,行经后少腹疼痛。

山药(炒,五钱) 阿胶(白面炒,三钱) 当归(酒洗,三钱) 白芍(酒炒,三钱) 山萸肉(蒸熟,三钱) 巴戟(盐水浸,一钱) 甘草(一钱)

水煎服。

八、治冲任虚损痛经方

1. 暖宫丸(《太平惠民和剂局方·卷九·治妇人诸疾》)

治冲任虚损,下焦久冷,脐腹疼痛,月事不调,或来多不断,或过期不至,或崩中漏血,赤白带下,或月内再行,淋漓不止,带下五色,经脉将至,腰腿沉重,痛连脐腹,小便白浊,面色萎黄,肢体倦怠,饮食不进,渐至羸弱;及治子宫久寒,不成胎孕。

生硫黄(六两) 禹余粮(醋淬,手拈为度,九两) 赤石脂(火煅红,三两) 附子(炮,去皮脐,三两) 海螵蛸(去壳,三两)

上为细末,以醋糊和丸如梧桐子大。每服十

五丸至二十丸，空心、食前温酒下或淡醋汤松下。

2. 四物汤（《太平惠民和剂局方·卷九·治妇人诸疾》）

治冲任虚损，月水不调，崩中漏下，血瘕块硬，发歇疼痛，妊娠宿冷，将理失宜，胎动不安，血下不止；及产后乘虚，风寒内搏，恶露不下，结生瘕聚，少腹坚痛，时作寒热。

当归（去芦，酒浸炒）　川芎　白芍药　熟干地黄（酒洒，蒸，各等分）

上为粗末。每服三钱，水一盏半煎至八分，去渣，热服，空心，食前。

九、治血热血燥痛经方

1. 逍遥散（《太平惠民和剂局方·卷九·治妇人诸疾》）

治血虚烦热，月水不调，脐腹胀痛，痰嗽潮热。

甘草（炙微赤，半两）　当归（去苗，微炒，一两）　茯苓（去皮，白者，一两）　白芍药（一两）　白术（一两）　柴胡（去苗，一两）

上为粗末。每服二钱，水一大盏，烧生姜一块切破，薄荷少许，同煎至七分，去渣热服，不拘时候。

2. 加味四物汤（《景岳全书·卷三十八人集·妇人规上·经期腹痛》）

治血热血燥致经血不调，以致滞涩不行而作痛者。

熟地黄（三钱）　当归（三钱）　川芎（一钱）　芍药（二钱）　山栀（二钱）　柴胡（二钱）　丹皮（二钱）

水二钟煎服。

3. 保阴煎（《景岳全书·卷三十八人集·妇人规上·经期腹痛》）

治血热血燥致血热经早而作痛者。

生地（二钱）　熟地（二钱）　芍药（二钱）　山药（一钱半）　川续断（一钱半）　黄芩（一钱半）　黄柏（一钱半）　生甘草（一钱）

水二钟，煎七分，食远温服。

4. 宣郁通经汤（《傅青主女科·女科上卷·调经·经水未来腹先疼二十一》）

治血热经水未来腹先疼。

白芍（酒炒，五钱）　当归（酒洗，五钱）　丹皮（五钱）　山栀子（炒，三钱）　白芥子（炒，研，二钱）　柴胡（一钱）　香附（酒炒，一钱）　川郁金（醋炒，一钱）　黄芩（酒炒，一钱）　生甘草（一钱）

水煎。连服四剂。

【论用药】

1. 川芎

《本草备要·草部》："补血润燥，宜，行气搜风。辛温升浮。为少阳（胆）引经，入手、足厥阴（心包、肝）气分，乃血中气药。助清阳而开诸郁（丹溪曰：气升则郁自降，为通阴阳血气之使），润肝燥而补肝虚（肝以泻为补，所谓辛以散之，辛以补之），上行头目，下行血海（冲脉），搜风散瘀，止痛调经。"

《药性切用·卷一·中·草部》："辛温升浮，入手足厥阴，为足少阳引经。升清阳而开诸郁，润肝燥而补肝虚，上行头目，下行血海，乃搜风散滞，止痛调经之专药。"

《友渔斋医话·第六种·药笼小品一卷》："辛温，血中气药。升阳开郁，上行头目，下行血海，止痛调经，治诸种头痛。（须加引经之药）"

2. 小皮莲

《滇南本草·第三卷》："小皮莲，味苦、微辛，性微寒。治瘀血结滞，或产后腹痛，或经期腹痛，散血块，破症瘕，发热头痛，寒热往来，有如疟状，退虚热。治跌打损伤，服时忌生冷、鱼、羊。"

3. 马鞭草

《日华子本草》："味辛凉，无毒。通月经，治妇人血气肚胀，月候不匀。似益母草，茎圆，并叶用。"

4. 五灵脂

《药性切用·卷六·上·禽部》："即寒号虫矢。苦咸微寒，入肝经血分，专降浊阴，行血破血，止痛调经。"

5. 丹参

《外科全生集·卷三·诸药法制及药性》："色赤，酒润炒，血分药也。补心血，养神志，生新血，安生胎，落死胎，为胎前产后要药。每晚酒送末二钱，连服四十日，可疗痛经，即孕。"

6. 玉兰花

《本草纲目拾遗·卷七·花部·玉兰花》："痛经不孕。《良方集要》：玉兰花将开未足，每岁一朵，每日清晨空心，水煎服。"

7. 玄胡索

《本草约言·卷一·草部》:"《珍珠囊》云:活精血,疗产后之疾。调月水,主胎前之证。即延胡索因避宋讳,改玄为延。专止痛调经,及产后诸疾,为女中之要药。"

8. 香附

《明医指掌·卷一·药性歌》:"香附味苦,快气开郁,止痛调经,更消宿食。(为妇人之仙药,勿犯铁)"

《医宗说约·卷首·药性炮制歌·草部一百三十九种》:"香附辛甘,疏气开郁,止痛调经,更消宿食(忌铁器,捣去毛。发散消食生用,入血分酒炒,软坚止痛盐水炒,降虚火童便浸,开郁醋炒,止血童便浸炒黑,温经艾汁炒,消痰姜汁炒,又有盐、酒、醋、童便四味合制)。"

9. 益母草

《本草通玄·卷上·草部》:"即益母草。心、肝二经,血分药也。活血破血,调经止痛,下水消肿,胎前产后一切诸症,皆不可缺。"

《本草征要·第二卷·形体用药及专科用药·女科》:"味辛,性微寒,无毒。入心胞、肝二经。忌铁。活血行瘀,利水消肿。经闭不通,经来腹痛。临盆难产,子死腹中。"

《外科全生集·卷三·诸药法制及药性》:"女科诸症皆良,活血破血,调经止痛,下水消肿。"

《本草正义·卷之三·草部·隰草类上》:"石顽亦谓功专于行,崩漏及大便不固者咸忌。然则凡血虚气滞,经前腹痛,及产后血脱,已无瘀积者,亦何可泥定益母二字,为朝饔夕飧之品?"

10. 紫葳

《药性歌括四百味·正文》:"紫葳味酸,调经止痛,崩中带下,癥瘕通用。(即凌霄花)"

11. 蕲艾叶

《药性切用·卷一·下·草部》:"味苦大辛,生温熟热。入三阴而祛寒理血,止痛调经,为暖子宫专药。"

【医论医案】

一、医论

《女科精要·卷一·经病门诸论》

凡寒冷外邪初感,入经必痛,久则郁而为热。且血寒则凝,既行而虽紫黑,乃非寒也。如伤寒而为病热也明矣。

有经行前脐腹绞痛如刺,寒热交作,下如黑豆汁,两尺沉涩,余皆弦急,此由下焦寒湿之邪,搏于冲任,痛极则热,热则流通,因寒湿生浊,故下如豆汁也。宜治下焦,以辛散苦寒、血药治之。亦有血虚血涩者,以养血药佐以顺气。

经行体痛者,盖气血盛,阴阳和则形体通畅,若外亏卫气之充养,内乏荣血之灌溉,故经行身痛也。或曰血海有余者,时至而溢。血海不足,有时至而周身之血亦伤,故欲行而身体先痛也。至于经行后腹痛,尤属气血俱虚,宜八珍汤;然亦有虚中有热者,宜逍遥散;亦有气滞而经行未尽者,宜四物加木香。

《女科指要·卷一·经候门·痛经》

月经之至如潮汐之往来,不愆其期,故谓之月经,亦谓之月信。以通阴阳,以行血气,以荣养于一身,盖血气充满,阴阳和平则经候调而形体盛,旧血不去,新血不生也。若外亏卫气之充捍而邪客于表,内乏营血之灌溉而邪着于里,邪之所凑,留而不去则血气暗伤,经候错乱,将行之际在表则身先疼痛,在里则小腹疼痛;或蓄热或凝寒,寒者色必紫,热者色必鲜,血虚者色必淡;血瘀者多作块,然血为气配,随气而行,块血亦有气滞者,阴从阳化也;至阳极似阴,紫黑亦有血热者,若挟水挟痰,经必异色。寒凝紧盛,迟细虚寒,热结瘀血或洪或数,血少挟热弦数涩芤,水停沉细,滑必痰凝,风冷脉浮,沉则气滞。经前腹痛,气血之滞。经后刺疼,血室之虚。血热者,清之凉之;血瘀者,破之利之;寒者宜温宜散;虚者宜补宜培;痰凝搜涤,水停决壅;风宜疏风理血,气宜调理肝脾。痛经在表主以趁痛散,在里主以八物汤,血滞换赤芍,挟瘀加桃仁,血热加栀丹,血寒加姜桂,血虚四物汤,肝郁逍遥散,肾虚地黄汤。

《女科切要·卷一·经行腹痛》

妇人经水适行,小腹作痛者,气血涩滞也,用四乌汤。经行而腹痛者,或属虚寒,然气亦能作痛,恐有血瘀气滞,不必骤补,先用四物加陈皮、香附,次用八物汤加香附。如泻者,先止其泻,而痛自止矣。有每遇经行,辄头痛心忡,饮食减少,肌肤不润泽者,宜加减吴茱萸汤。亦有冲任虚衰,小腹有寒,月水过期,不能受孕者,大温经汤主之。

有经水过而作痛者，血虚有寒也，法当温经养血，宜四物加桃仁、香附、肉桂。有经行著气，心腹腰胁疼痛者，血瘀气滞也，当顺气消瘀，青皮、归、芍、桃仁、红花、川芎、乌药，水煎服。有经水过期而来作痛者，血虚有热也，宜生血清热，四物加桃仁、香附、丹皮、甘草、元胡。有经水行后而作痛者，气血虚而空痛也，法当调养气血，宜八珍汤加姜枣。有经水过多，久不止而腹痛者，乃脾经血虚也，治宜补血健脾，四物加白术、茯苓、木香、厚朴、香附、陈皮、干姜、甘草，水煎。

二、医案

1. 气滞血瘀痛经案

《卫生宝鉴·卷十八·妇人门·师尼寡妇异乎妻妾之治》

一妇人血气凝疼痛，数服便效。通经丸：治妇人室女月水不调，疼痛，或成血瘕。桂心、川乌头、桃仁、当归、广茂（炮）、干姜（炮）、川椒（炒出汗）、大黄（煨）、青皮（去白）各等分，上九味为末，每一两用四钱，以米醋熬成膏，和余药六钱入臼中，杵千下，可丸，则丸如桐子大。每服二十丸，淡醋汤送下，加至三十丸，温酒亦得。

《校注妇人良方·卷七·妇人痃癖诸气方论第七》

罗安人每经行，脐腹痛甚，以桃仁桂枝汤，一剂而瘥。

《柳选四家医案·评选爱庐医案·妇人门》

痛经数年，不得孕育。经水三日前必腹痛，腹中有块凝滞状似癥瘕、伏梁之类。纳减运迟，形瘦神羸。调经诸法，医者岂目无之。数载之中，服药无间。何以漠然不应？询知闺阁之时无是病，既嫁之后有是疾，痛之来源，良有以也。是证考古欲无，曾见于《济阴纲目》中，姑勿道其名目，宗其意而立方。不必于平时服，俟其痛而进之，经至即止，下期再服。荆三棱一钱，莪术一钱，延胡一钱五分，香附一钱五分，制军一钱，归身一钱五分，丹皮一钱五分，川芎四分，桃仁二钱，枳实七分。

再诊：前方于第二期经前三剂。经来紫黑，下有似胎非胎块，弥月不复痛而经至矣。盖是证亦系凝结于胞中者，今既下矣，复何虑乎。白芍一钱五分，石斛三钱，川芎五分，醋炒柴胡三分，橘白一钱，白术一钱五分，归身一钱五分，丹皮一钱五分，谷芽一两。

《柳选四家医案·环溪草堂医案·下卷》

1）经行后少腹作痛，上及胸脘腰胁，内热口干，大便不通，小便热痛。此肝气挟瘀所致。川楝子、延胡、桃仁、香附、山栀（姜汁炒）、泽兰、川连（吴萸炒）、丹皮。另，当归龙荟丸三钱，淡盐汤送下。［柳宝诒按］病情与前条相似，方亦近之。惟当归龙荟丸用得太重，宜减半服之。

2）痛而经来，肝木横也；经事参前，血分热也；色黑有瘀，和而化之可也。川楝子、延胡、丹皮、当归、白芍、泽兰、香附（醋炒）、木香、茯苓、楂炭、砂仁。［柳宝诒按］立方平善。再诊：经来色黑而痛，当与化瘀。生地、桃仁（炒黑）、红花、泽兰、黑栀、香附（醋炒）、当归、川芎（醋炙）、大黄炭。养血以调经，理气以止痛；补肝之虚以平眩晕，助脾之运以除恶心。熟地六两（分三分，一分砂仁拌炒松，一分姜汁炒焦，一分陈酒煮烂），当归三两（分三分，一分吴萸一钱煎汁炒，一分茴香钱煎汁炒，一分酒炒），白芍二两（分二分，一分肉桂一钱煎汁炒，一分炙草三钱煎汁炒），香附四两（分四分，一分黑栀三钱煎汁炒，一分盐水炒，一分醋炒，一分酒炒），川芎（酒炒）一两，沙苑（盐水炒）三两，茯苓三两（焙），陈皮（盐水炒）一两五钱，党参（炒）三两，丹参（酒浸晒干，再浸再晒，如此七次，焙研）三两。［柳宝诒按］此方制法精巧，养血理气两擅其长。木香、砂仁亦可酌增。

《临证指南医案·卷三·木乘土》

某氏。久有痛经，气血不甚流畅，骤加暴怒伤肝，少腹冲气上犯，逆行于肺为咳。寒热声嘎，胁中拘急，不饥不纳。乃左升右降，不司转旋，致失胃气下行为顺之旨。故肝用宜泄，胃腑宜通，为定例矣。钩藤、丹皮、桑叶、半夏曲、茯苓、广皮白。又：威喜丸。

《临证指南医案·卷九·调经》

某，二十。先腹痛而后经至，气滞为多。晨泄腹鸣，亦脾胃之病，与下焦瘕泄则异。川芎、当归、香附、煨广木香、楂肉、茯苓。

吴。郁伤络脉，痛经。川芎、当归、香附、小茴、乌药、茯苓、红枣。

张，四三。寒热间日，经来腹痛。小生地、丹皮、知母、花粉、生鳖甲、泽兰。

《未刻本叶氏医案·保元方案》

经来腹痛，脉涩，宜两和气血。当归、楂炭、乌贼骨、香附、艾炭、炒延胡。

《碎玉篇·下卷·女科》

经后期心腹痛。香附、延胡索、归尾、茯苓、山楂、川楝子、桃仁、小茴香。

《南雅堂医案·卷八·妇科·调经门》

脉弦，经至必腹痛筋掣，时作干呕，此冲任为病，肝气厥逆所致，温燥之剂忌投。胡黄连八分，粉丹皮三钱，生白芍一钱五分，延胡索一钱，泽兰二钱，炒楂肉二钱，川楝子一钱，当归须二钱。

《叶氏医案存真·卷二》

滞痰阻经脉之气，瘀浊阻络脉之血，病甚难治。每每经水将至之候，必腹痛坚胀，上年用乌骨鸡丸，坚胀势缓痛减，不时举发。今议治法：经水来时，用回生丹三四日。经过用后方，但主宣通络血中气，可免胀满之累。鹿角霜、败龟板、生香附、熟地炭、山楂肉、小茴香、茅术炭、茯苓块。用鲍鱼汁为丸。

《归砚录·卷四》

里中张君雪沂令正，三十七岁。于乙巳年患经行腹痛，医进胶艾汤多剂，痛乃日盛，而加以呕吐，迄今十载，诸药备尝。迩年经至益频，痛势益剧，满床乱滚，声彻比邻。乞余诊之，脉弦滑而数。曰：巅痛口渴乎？带多腰痛乎？汛色紫黑乎？病者惊以为神，惨容为之一展。余谓雪沂曰：此证不但温燥腻补不可用，即四物汤亦在禁例。宜乎遍访女科，而竟无一效也。与芩、连、栀、胆、茹、柏、蒿、薇、乌贼、茅根、藕为剂，服至下月经行，即不吐，痛亦大减。此等药服逾半载，各恙悉蠲。

《类证治裁·卷八·经闭论治》

徐氏。积年痛经，属血中气滞。用调经饮：当归、牛膝、制香附、茯苓、山楂肉、加乌药、小茴香。痛止后，因夹虚迟早不调，用芎归六君子汤加益母膏、白芍、香附、红枣而经调。

《临证经验方·痛经》

邵(右)。痛经数年，不得孕育，经来三日前必腹痛，腹中有块凝滞，状似癥瘕伏梁之类，纳减运迟，形瘦神羸，调经诸法，医者岂曰无之，数载之中，服药亦云无间，何以漠然不应。询知闺阁之时无是痛，既嫁之后有是疾，痛之来源，良有以也。是症考古却无，曾见于《济阴纲目》中载及，姑勿道其名目，宗其意而立方，不必于平时服，俟其痛而进之，经至即止，下期再服。荆三棱(醋炒)一钱，延胡(醋炒)一钱五分，香附(生杵)一钱五分，制军一钱，蓬莪术(酒炒)一钱，桃仁三钱，丹皮一钱五分，炒归身一钱五分，炒枳实七分，川芎(炒)四分。复诊：前方于第二期经前三剂，经来紫黑，下有似胎非胎长形者一块，迩月不腹痛而经至矣。盖是症亦系凝结于胞中者，今既下矣，复何虑乎？柴胡(醋炒)三分，炒白芍一钱五分，川石斛三钱，川芎(炒)五分，白术(生)一钱五分，炒归身一钱五分，粉丹皮一钱五分，橘白(炒)一钱，炒谷芽一两，煎汤代水。

《柳宝诒医案·卷五》

丁。时邪初起，适值经来，行而不畅。病经旬余，脘热盗汗，已属热陷血室之证。昨日脘腹大痛，甚则厥汗淋漓。与芳香疏通之药，痛势下及少腹，手不可按，此为血络瘀阻无疑。拟方于疏瘀通络之中，仍兼调气，冀其瘀通气畅，腹痛得止为幸。归尾(酒炒)、白芍(桂枝煎汁炒)、桃仁泥、泽兰叶、延胡索(醋炒)、青广木香(各)、长牛膝(吴萸煎汁炒)、楂肉炭、青皮(醋炒)、瓦楞子壳(醋煅)、丹皮炭、九香虫、檀降香片(各)。

《柳宝诒医案·卷六》

祝。经来腹痛头晕。肝气不和，郁化于上，则为风阳；阻窒于下，则为奇脉不和。脉象虚细。营血本欠充畅，而气复阻之血虚易于生风，而气复激之。拟方养营以熄风，和气以调经，气血两调，冀得渐效。当归(酒炒)、白芍(酒炒)、丹参、川断(酒炒)、制香附、乌药、长牛膝(吴萸煎汁，拌炒，去吴萸)、石决明、大生地(炒炭)、滁菊花、宣木瓜(酒炒炭)、夜交藤、穞豆衣、竹二青。

钱。邪瘀留结于奇脉，致下焦经络，阻窒不舒。经来掣引撑痛，连及腰脊。此病在经络，与寻常块痛有间。病历多年，营血日耗，肝火转炽。仅与温通，犹恐不合病机，拟于温通奇脉之中，投以养血清肝之品，用缓法治之。金铃子(酒炒)、归尾(茴香炒拌)、白芍、橘核络(各)、川断(炒)、长牛膝(吴萸煎汁拌炒)、小生地(炒)、丹皮炭、穞豆衣、刺蒺藜、乳香(炙)、降香片。

奇脉隶于肝，以肝主血也。经来少腹滞痛，木气下陷，则营络窒滞；周身经络牵掣，以肝主经也。脉象虚软带弦。以和肝为主，佐以温通营络。全归、白芍、川芎、乌药、川断、牛膝(吴萸三分煎汁炒)、延胡、丹参、楂炭、青皮、木瓜、厚杜仲、橘络、丝瓜络、首乌藤。

肝木郁结，下陷于奇脉，经来时少腹撑痛，小便不爽。用清泄木火，通调奇经之法。川楝子、延胡、青皮、丹皮、丹参、全归、白芍、车前子、通草、川断肉、穞豆衣、青广木香、陈佛手、灯心。再诊：肝气内结，营络不通，经事迟而少腹作痛，木郁化火，时常尿阻作痛。当清肝畅营，兼泄火腑。金铃子、延胡、归尾、牛膝(红花炒)、乌药、丹皮、丹参、香附、黑山栀、赤苓、木通、车前子、淡竹叶、玫瑰花。

经来少腹滞痛，营气窒塞，奇脉不调。用温通法。全当归、白芍、川芎、乌药、牛膝(吴萸炒)、红花、川断、木香、楂炭、降香、胡桃肉。

2. 湿热郁滞痛经案

《石山医案·卷中》

一妇瘦小，年二十余，经水紫色，或前或后，临行腹痛，恶寒喜热，或时感寒，腹亦作痛。脉皆细濡近滑，两尺重按略洪而滑。予曰：血热也。或谓恶寒如此，何得为热？曰：此热极似寒也。遂用黄连酒煮四两，香附、归身尾各二两，五灵脂一两，为末，粥丸，空腹吞之，病退。

一妇年二十一岁，六月经行，腹痛如刮，难忍求死。脉得细软而驶，尺则沉弱而近驶。予曰：细软属湿，数则为热，尺沉属郁，此湿热郁滞也。以酒煮黄连半斤，炒香附六两，五灵脂半炒半生三两，归身尾二两，为末，粥丸，空心汤下三四钱，服至五六料。越九年，得一子。又越四年，经行两月不断，腹中微痛，又服前丸而愈。续后经行六七日，经止则流清水，腹中微痛，又服前丸，而痛亦止。又经住只有七八日，若至行时，或大行五六日。续则适来适断，或微红，或淡红。红后尝流清水，小腹大痛，渐连遍身胸背腰腿骨里皆痛，自巳至酉乃止。痛则遍身冷热汗大出，汗止痛减，尚能饮食。自始痛至今历十五年，前药屡服屡效，今罔效者，何也？予在休宁率口，其母伴女荷轿，至彼就医。脉皆洪滑无力，幸其尚有精神。予曰：此非旧日比矣，旧乃郁热，今则虚寒，东垣曰“始为热中，终为寒中”是也。《经》曰：脉至而从，按之不鼓，乃阴盛格阳，当作寒治。且始病时而形敛小，今则形肥大矣。医书曰：瘦人血热，肥人气虚，岂可同一治耶？所可虑者，汗大泄而脉不为汗衰，血大崩而脉不为血减耳。其痛日重夜轻，知由阳虚不能健运，故亦凝滞而作痛。以症参脉，宜用助阳。若得脉减痛轻，方为佳兆。遂投参芪归术大剂，加桂、附一帖。来早再诊，脉皆稍宁。随即回宅，服至二三十帖，时当二月。至五月，予适往城，视之，病且愈矣。盖病有始终寒热之异，药有前后用舍不同，形有少壮肥瘦不等，岂可以方而通治哉？后闻乳有隐核数枚，彼时失告于予，访之外科，归罪于多服参、芪而然。殊不知肥人气虚多滞，若能久服前药，不惟乳无隐核，纵有亦当消矣。多因病退却药，血气未充，故气滞血凝而成此核，《经》曰“壮者气行则愈”是矣。予以书喻柢，恐一齐传众楚咻，莫能回其惑也。

一妇每临经时，腰腹胀痛，玉户淫淫，虫出如鼠粘子状，绿色者数十枚，后经水随至。其夫问故。予曰：厥阴风木生虫，妇人血海属于厥阴，此必风木自甚，兼脾胃湿热而然也。正如春夏之交，木甚湿热之时，而生诸虫是也。宜清厥阴湿热耶。令以酒煮黄连为君，白术、香附为臣，研末，粥丸，空服。吞之月余，经至无虫而妊矣。

《柳选四家医案·环溪草堂医案·下卷》

1) 经后少腹痛连腰股，肛门气坠，大便不通，小便赤涩。拟泄肝经之郁热，通络脉之凝涩。金铃子、延胡、郁李仁、归尾、黑栀、柴胡、龙胆草、大黄(酒炒)、旋覆花、猩绛、青葱管。[柳宝诒按]病情于小便上得之。

2) 经行后，奔走急路，冷粥疗饥，少腹疼痛连腰胁，兼及前阴。此肝肾受伤，又被寒侵而热郁也。《经》云：远行则阳气内伐，热舍于肾，冷粥入胃，则热郁不得伸，故痛也。遵寒热错杂例，兼腹痛治法。川连(酒炒)、炮姜、桂枝、白芍(吴萸三分煎汁炒)、全当归、木通、香附、楂炭、黑栀、旋覆花、猩降。[柳宝诒按]推究病源，亲切不肤。

《柳宝诒医案·卷六》

顾。肝血虚则生热，而经速腹痛；脾气虚则湿陷，而腰酸带下。脉象濡细，肝脾两虚。法当培养，参入调营固下之品。全当归、白芍、生地炭、於术、茯苓、炙甘草、丹皮、香附、砂仁、木香、牡蛎、川断、菟丝子、乌药、银杏肉、胡桃肉。二诊：肝有郁热，营血因之不畅。经速腹痛，血不归经。当以清肝和营为主，其带下之病，宜另从肝脾调治。全当归、白芍、生地炭、丹皮、丹参、香附、黑山栀、金铃子、延胡索、橘核、木香、砂仁、茺蔚子、月季花。

经来少腹痛，发热，肝胆之气不和。用逍遥法加减。全归、白芍、川芎、乌药、川断肉、丹皮、青皮、柴胡、青蒿、楂炭、砂仁、橘叶、橘核。

3. 阳虚寒凝痛经案

《扫叶庄一瓢老人医案·卷四·经产淋带女科杂治》

少腹微膨，经来后期多痛，秋冬膝跗冰冷，冲气致左胁攻触，脘中胀闷，痛不能食。此属气血郁痹，络脉不和。虽无性命之危，然恐有不得孕育之累矣。炒延胡、炒小茴香、川楝子肉、穿山甲、当归尾、生牡蛎、炒烟尽五灵脂、生蒲黄。接服后药：前方专主温通气血，痛果得缓，瘕气亦不上攻触。今复形寒，食不化，与养营方，兼暖冲任，为孕育之基。人参、紫石英、艾粉、四制香附、淡苁蓉、肉桂、归身、巴戟天，各碾细末，以白花益母草膏为丸。

4. 气血虚弱痛经案

《校注妇人良方·卷一·调经门·月水行止腹痛方论第十二》

妇人经行腹痛，食则呕吐，肢体倦怠，发热作渴。此乃素禀气血不足，用八珍汤二十余剂而愈。后生子，二年而经不行，前症仍作，服八珍汤、逍遥散百余剂方愈。

《临证指南医案·卷九·调经》

某，二六。寒热无汗，经先腹痛，喉中燥痒咳逆，食物不思。此郁伤气血，八脉主病。姑先与泽兰汤。归身、泽兰、丹参、白芍、柏子仁、茯神。

费。经水紫黑，来时嘈杂，脉络收引而痛，经过带下不断，形瘦日减，脉来右大左弱。上部火升，下焦冷彻骨中，阴阳乖违，焉得孕育？阅医都以补血涩剂，宜乎鲜效。议通阳摄阴法。鲍鱼、生地、淡苁蓉、天冬、当归、柏子仁、炒山楂、牛膝、茯苓、红枣，蕲艾汤法丸。

《扫叶庄一瓢老人医案·卷四·经产淋带女科杂治》

腰胁刺痛，虚里尤甚，头晕跗肿，形寒，临经诸病皆集。此病久八脉损伤，调经和养气血，不得见病治病。川芎、沙苑蒺藜、桂心、鹿角霜、小茴香、茯苓、炒枸杞子、归身，益母草膏为丸。

《南雅堂医案·卷八·妇科·调经门》

经来腹必作痛，行后痛仍不减，四肢倦疲乏力，不思饮食，脉虚沉细，此乃先天不足，气血虚寒之证，主以温补当效。熟附子一钱，炮姜一钱五分，当归身三钱，牛膝一钱五分，熟地黄三钱，枸杞子二钱，杜仲二钱（炒断丝），肉桂八分，破故纸二钱，炙甘草一钱。

《柳宝诒医案·卷六》

营气虚滞，经来腹痛。用养营法，兼调肝脾。全当归（小茴香五分炒）、白芍、乌药、牛膝（吴萸四分炒）、延胡、川断（肉桂心三分煎汁炒）、橘核、木香、砂仁、红花、玫瑰花、胡桃肉。

5. 冲任虚损痛经案

《东垣试效方·卷四·妇人门·经闭治验》

一妇人，年三十岁，临经预先腰脐痛，甚则腹中亦痛，经缩两三日。柴胡丁香汤：柴胡一钱半，羌活一钱，丁香四分，全蝎一个，防风、当归身各一钱，生地黄二分，都作一服，水四盏，煎至一盏，去滓，稍热服，食前。

《临证指南医案·卷九·调经》

顾。经来筋掣腹痛，常有心痛干呕。此肝气厥逆，冲任皆病。务在宣通气血以调经，温燥忌用，自可得效。川楝一钱，丹皮三钱，炒楂二钱，胡连八分，延胡一钱，泽兰二钱，归须二钱，生白芍一钱半。又：柏子仁丸。

《种福堂公选良方·卷一·温热论·续医案》

徐，三九。月事将至，尻骨脊椎酸痛。此督脉循行之位，况经水之下必由冲脉。产育频多，奇脉失固。议治阴中之阳。麋茸、人参、归身、炒黑小茴、茯苓、川斛。

《南雅堂医案·卷八·妇科·调经门》

经行腰肢闪痛，呼吸不利，畏冷不能屈伸，奇经八脉交伤，故以温通脉络为治。当归身三钱，淡苁蓉二钱，小茴香一钱五分（炒），杞子一钱五分（炒），沙苑蒺藜二钱，鹿角霜八分。

第四节

月经先期

月经周期提前七天以上，甚至十六七天一潮者，称“月经先期”。如每次只提前三五天，或偶尔提前一次，下次仍按期而至的，均不作月经先期论。

【辨病名】

本病亦称为“经早”“月经前期”“经水先期”“经水一月再行”等。《竹林女科证治》将本病定名为“月经先期”。

《女科撮要·卷上·热入血室》：“月经先期，此是肝火血热妄行。”

《万病回春·卷六·调经》：“经水先期而来者，血虚有热也。”

《景岳全书·卷三十八人集·妇人规上·血热经早》：“所谓经早者，当以每月大概论。”

《医方简义·卷五·妇人辨论》：“凡妇人脉盛内热，经水先期而至。”

《竹泉生女科集要·天癸确论·调经·经水再至第五》：“经水一月再行，初谓偶然先期也，既则屡屡若是，此乃崩中之渐也，及早治之，则易为力。”

【辨病因】

本病病因多由饮食失节，或劳倦过度，或思虑过极，或素体阳盛，或过食辛燥助阳之品等。

一、情志内伤

《薛氏济阴万金书·卷二·经候》：“若先期而至者，有因脾经血燥，有因脾经郁滞，有因肝经之怒火，有因血分之有热，有因劳役火动。”

《万氏妇人科·卷一·调经章·不及期而经先行》：“妇性急燥多怒，多妒者，责其气血俱热，且有郁也。”

《女科医则玄要·调经章·一月而经再行》：“如性急多怒者，责其伤肝，以动冲任之脉。”

《女科医则玄要·调经章·不及期而经先行》：“如生性急躁，多怒多妒者，责其血气俱热，且有郁也。”

二、劳倦过度

《济阴纲目·卷一·调经门·论调经大法》：“有因劳役火动者，宜补中益气汤。”

三、过食辛热

《万氏妇人科·卷一·调经章·不及期而经先行》：“如曾误服辛热暖宫之药者，责之冲任伏火也。”

【辨病机】

本病的病机主要是气虚和血热，气虚统摄无权，冲任失固；或血热则流行散溢，以致血海不宁，均可使月经提前而至。

一、血热

《普济本事方·卷十·妇人诸疾》：“若阳气乘阴，则血流散溢，《经》所谓天暑地热，经水沸溢，故令乍多，而在月前。”

《妇人大全良方·调经门·王子亨方论第四》：“论曰：经者常候，谓候其一身之阴阳愆伏，知其安危。故其来必以月，太过不及，皆为不调。过于阳则前期而来。”

《薛氏济阴万金书·卷二·经候》：“因于热者，经多行于月前，而其腹不痛。”

《校注妇人良方·卷一·调经门·王子亨方论第四》：“阳太过则先期而至。”

《济阴纲目·卷一·调经门·论调经大法》：“妇人经病，有月候不调者，有月候不通者。然不调不通之中，有兼疼痛者，有兼发热者，此分而为四也。然四者若细推之，不调之中，有趋前者，有退后者，则趋前为热，退后为虚也。”

《女科经纶·卷一·月经门·经行先期后期有血热血虚之分》：“朱丹溪曰：经水先期而至者，血热也。”

《沈氏女科辑要·卷上·月事不调》：“先期有火，后期火衰，是故有之，然持其一端耳，如虚不能摄，则虽无火，亦必先期，或血液渐枯，则虽有火，亦必后期。”

《女科折衷纂要·调经门先期后期论》：“阳太过则先期而至。”

《济生集·卷三·论月经诸症》：“赶前为热，退后为虚。”

《妇科秘书·行经三忌》：“先期而来，血热也。”

二、气虚失固

《景岳全书·卷三十八人集·妇人规上·血热经早》：“若脉证无火，而经早不及期者，乃心脾气虚，不能固摄而然。”

《竹泉生女科集要·天癸确论·调经·经水先期第三》:“经水先期,其色淡而甚多,属之湿伤气也。淡而多,水之象,先期气伤而不摄血也。”

三、肾阴虚

《景岳全书·卷三十八人集·妇人规上·血热经早》:“若微火阴虚而经多者,治宜滋阴清火。”

《傅青主女科·女科上卷·调经·经水先期十五》:“又有先期经来,只一二点者,人以为血热之极也,谁知,肾中火旺而阴水亏乎。”

四、瘀血阻滞

《血证论·卷二·吐血》:“经隧之中,既有瘀血距住,则新血不能安行无恙,终必妄走。”

【辨病证】

月经先期的辨证,着重于周期的提前及经量、经色、经质的情况,结合形、气、色、脉,辨其属虚、属热。

一、辨经色

《景岳全书·卷三十八人集·妇人规上·血热经早》:“凡血热者,多有先期而至,然必察其阴气之虚实。若形色多赤,或紫而浓,或去多,其脉洪滑,其脏气饮食喜冷畏热,皆火之类也。”

《女科切要·卷一·经水先期而来》:“王肯堂曰:月事先期而来,血热必带紫色,或先或后,血色淡而稠黏者,痰也;将来而先腰腹痛者,血海空虚而气不收摄也。或止或来无定期者,因气不调,故血亦随之为行止也。或一月两至,或数日一至,乃气虚而血热也。或经年之后,累数日而不能止者,乃血海脱滑,兼有火以动之也。既止之后,隔两三日而复见微血者,以旧血未尽,为新生之血所催,故不能容而复出也。明理者观之,即可以施治矣。”

《竹林女科证治·卷一·调经上·月经先期》:“经以月至为常,若阳大过而月经趱前一月,忽早一月,则其形色多赤,或紫而浓,其脏气饮食喜冷畏热,乃为血热。”

《彤园医书(妇人科)·卷一·四言要诀·先期后期》:“血为热迫,先期而行。实热多血,秽浊红深。虚热血少,气腥色清。”

二、辨证候

《内府秘传经验女科·卷一·月经前期论》:“其症血来如猪肝水,五心作热,腰疼,小腹痛,面萎色黄,不思饮食,乃气血皆虚。”

《医法圆通·卷二·经水先期而至》:“予谓不尽属热,多有元气太虚,血稍存注,力不能载,故先期而下。其人定见面白无神,少气懒言,稍有劳动,心惕气喘,脉细而微,亦或浮空。”

《竹泉生女科集要·天癸确论·调经·经水先期第一》:“经水先期色紫且多,倘兼咽燥眩冒,腰痛,筋酸,无力,脉象浮大,大便结者,即为血不归经,随天癸而外溢,当作失血论,治法详后调血门中。”

【论治法】

本病的治法,辨其虚实寒热,或补或泻,或养或清。如虚而挟火,则重在补虚,当以养营安血为主,或脉证无火,则以补中气,或固命门,或心脾同治,或脾肾双补,切勿妄用寒凉。

《郑氏家传女科万金方·调经门·月经不调类》:“妇人、室女经水先期而来,有不及期而来也。其说有二:有血热者,腹多不痛,乃火也,皆内热所致。盖血寒则凝,热则行也,其色必紫,其脉必洪,凉血地黄汤主之;虚热者,逍遥散与补中益气汤加黄柏、知母,或用四物汤加陈皮、香附、黄柏,或用黄芩、知母醋糊为丸服之。如腹中冷痛,禁用寒凉药,宜服五积散。若作泻者,先理脾胃。干咳嗽者,服逍遥散。”

《妇科冰鉴·卷一·月经门·经脉愆期》:“先期而至,脉见洪数之类,证兼喜冷者,热也。大率血分诸病,四物汤主之。属热者,芩连四物汤;虚热者,地骨皮饮;血多日久不止者,胶艾四物汤;血过多属热者,芩术四物汤;血多有块,色紫稠黏者,有瘀停也,桃红四物汤随其流以逐之。血涩少,色赤者,乃热盛滞血也,姜芩四物汤;有瘀者,佛手散;肝脾郁滞者,逍遥散;脾经血燥者,加味逍遥散。若脉见濡弱沉细之类,证兼喜暖,为虚寒也。血色浅淡,乃气虚不能摄血也,当归补血汤;虚甚者,圣愈汤;荣卫怯弱,气血两亏,血多不止者,胶艾八珍汤;心脾亏损,情志抑郁,以致经早,其血淋沥不止者,归脾汤最妙,盖脾统血也。纵肆情欲,致损肝肾冲任之源者，惟当镇固命门为主，如左尺洪大无力者，是真阴虚也，六味地黄汤；若右尺豁大无力，或沉迟细涩，是真阳虚也，八味地黄汤。”

《女科折衷纂要·调经门·先期后期论》：“［按］立斋云：先期而至者，则因脾经血燥，宜加味逍遥散。有因脾经郁火，宜归脾汤。有因肝经怒火，宜加味小柴胡汤。有因血分受热，宜加味四物汤。有因劳役火动，宜补中益气汤。”

《沈氏女科辑要笺疏·卷上·月事不调》：“赵养葵曰：经水不及期而来者，有火也，宜六味丸滋水；如不及期而来多者，加白芍、柴胡、海螵蛸；如半月或十日而来且绵延不止者，属气虚宜补中汤；如过期而来者，火衰也，六味加艾叶；如脉迟而色淡者，加桂，此其大略也。其间有不及期而无火者，有过期而有火者，不可拘于一定，当察脉视禀，滋水为主，随证加减。［笺疏］先期有火，后期火衰，是固有之，然特其一端耳，如虚不能摄，则虽无火亦必先期，或血液渐枯则虽有火亦必后期，六味之丹苓泽泻渗泄伤阴，岂滋养之正将，不及期而经多，肝气疏泄无度，固摄犹虞不及，再以柴胡疏肝为害，奚若至于绵延不绝，更必大封大补，而乃欲用东垣之补中汤，则是肝肾阴虚于下，而升提以拔其根株，尤为可怪，过期纵是火衰，六味之丹泽，何用温经之药，又岂可独特一艾叶，脉迟色淡，亦岂专恃一肉桂。总之养葵所论，无一句不庸陋肤浅，开口便错，语病百出，殊不足道。孟英谓：所禀不同，实从阅历经验而来，无妄药之不可妄投，二句足为呆读古书者痛用针砭赵氏所论，不过耳食之学。”

一、清热凉血

《张氏妇科·妇人月水》：“妇人月水先期而至，小腹作痛，气血两热故也。当理气清火为主。”

《女科证治准绳·卷一·调经门·经候总论》：“有因血分有热者，宜加味四物汤。”

《邯郸遗稿·卷一·经候》：“经水先期而来者，有血热、有气伤血海，血热者腹多不痛，乃是火也，宜服凉血地黄汤，或四物汤加芩、连、柴胡、香附，或加黄柏、知母、陈皮为丸。”

《济阴纲目·卷一·调经门·论调经大法》：“丹溪云：经水不及期而来者，血热也，四物汤加芩、连、香附。肥人不及日数而多者，痰多血虚有热，南星、白术、苍术、黄连、香附、川芎，作丸。”

《济阴纲目·卷一·调经门·治经候先期》：“治经水先期而来，宜凉血固经。”

《景岳全书·卷三十八人集·妇人规上·血热经早》：“治血热有火者，宜清化饮主之。若火之甚者，如抽薪饮之类，亦可暂用。但不可以假火作真火，以虚火作实火也。”

《女科经纶·卷一·月经门·经行先期后期有血热血虚之分》：“朱丹溪曰：经水先期而至者，血热也，四物加芩、连、香附。”

《女科切要·卷一·经水先期而来》：“室女妇人经事先期而来，其故有二：有热甚者，有气血多而伤血海者。血热者腹多不痛，乃火也，身必热，其色必紫，其脉必洪，宜凉血地黄汤。”

《彤园医书（妇人科）·卷一·调经门·先期经行》：“先期者，经来往前赶日，不足三旬也。丹溪曰：先期行者为热。然血热，亦有虚实之分，当随证治之。”

《竹林女科证治·卷一·调经上·月经先期》：“血热如证挟痰火，宜服加味调经丸。”

《妇科问答·经症十八问》：“经事不及期而来，服何药？答曰：此症有血热者，有气多伤血海者，大抵血热妄行之症多耳。血热者，宜服凉血地黄汤。”

《竹泉生女科集要·天癸确论·调经·经水先期第一》：“经水先期，而色紫且多，此乃肾中水火皆太旺，盖有余之病也。然壮年之妇，水则正水，而火则邪火也。邪火不可任其有余，而正水不可使之不足，故治之但少清其热，勿泄其水。”

二、疏肝解郁

《校注妇人良方·卷一·调经门·月水不调方论第五》：“妇人月事未期而至，发热自汗，或用清热止汗之剂，作渴头眩，手掉身麻。余曰：此肝经血虚火动，火为阳，阳盛则生风。”

《女科撮要·卷上·经候不调》：“一妇人月事未期而至，发热自汗，服清热止汗之剂，反作渴头痛，手掉身麻，此因肝经风热，用柴胡、炒芩连、炒山栀、归、芍、生地、丹皮各一钱，参、芪、苓、术各一钱五分，川芎七分，甘草五分，二剂其汗全止，更以补中益气而愈。凡发热久者，阳气亦自病，须调补之。”

《女科证治准绳·卷一·调经门·经候总论》："先期而至者……有因肝经怒火者，宜加味小柴胡汤。"

《邯郸遗稿·卷一·经候》："气伤血海者，宜大用芎归之剂，盖此证以肚腹痛为别，若泻、腹中冷痛，用五个散；干嗽者，逍遥散治之。"

《济阴纲目·卷一·调经门·论调经大法》："薛氏曰……有因肝经怒火者，宜小柴胡汤加生地黄。"

《彤园医书(妇人科)·卷一·调经门·先期经行》："调肝汤治一月数行，时多时少，脉弦而数，郁怒伤肝之症。即四物内加香附、炒芩、柴胡、薄荷，热甚再加栀仁、丹皮。"

《秘珍济阴·卷一·调经门·经水一月再行歌》："经水一月再来行，多因怒气损肝经，四物汤内柴芩入，川连加来信有灵，另增知柏为丸服，滋阴降火治冲任。"

三、养阴清热

《邯郸遗稿·卷一·经候》："经水如不及期而来者，有火也，宜以六味地黄丸滋水，则火自平矣；如不及期而来多者，本方加海螵蛸、柴胡、白芍。"

《女科切要·卷一·经水先期而来》："虚热者逍遥散，或补中益气加黄柏、知母，或四物加陈皮、香附、黄柏、知母，醋糊丸服。"

《彤园医书(妇人科)·卷一·调经门·先期经行》："地骨皮饮：治先期经行，脉数无力，下血多而色浅淡，属虚热者，即四物内加地骨皮、丹皮各钱半。"

《医法圆通·卷二·经水先期而至》"［按］经水先期而来，诸书皆称虚中有热，为太过，为气之盈，多以四物汤加芩、连、阿胶之类治之，以为血中有热，热清而血不妄动，经自如常。"

《竹泉生女科集要·天癸确论·调经·经水先期第二》："经水先期，其色紫而甚少，或至成块者，此乃热伤阴分，火有余而水不足也。水不足，则火为浮阳，不宜泄，泄之则命火衰矣。故治之以专补真水而勿伐真阳。"

四、补气健脾

《邯郸遗稿·卷一·经候》："如半月或十日而来，且绵延不止，此属气虚，用补中汤；如过期而来者，火衰也，本方加艾叶……其间亦有不及期而无火者，有过期而有火者，多寡不同，不可拘于一定，当察脉之迟数，视禀之虚实、强弱，但以滋水为主，随证加减。凡紫与黑色者多属火旺之甚，亦有虚寒而紫黑者，不可不察脉审证，若淡白则无火明矣。"

《济阴纲目·卷一·调经门·论调经大法》："薛氏曰：先期而至，有因脾经血燥者，宜加味逍遥散；有因脾经郁滞者，宜归脾汤。"

《沈氏女科辑要·卷上·月事不调》："赵养葵曰……如不及期而来多者，加白芍、柴胡、海螵蛸；如半月或十日而来，且绵延不止者，属气虚，宜补中汤。"

《彤园医书(妇人科)·卷一·调经门·先期经行》："胶艾四物汤：治先期下血，多而色淡，脉浮涩无力，去血过甚者。即四物加蒲黄、炒阿胶二钱，艾叶、炙草各一钱，酒兑服。"

《妇科问答·经症十八问》："六问：经事不及期而来，服何药？答曰：此症有血热者，有气多伤血海者，大抵血热妄行之症多耳。气多伤血海者，服益气养荣汤。"

《竹泉生女科集要·天癸确论·调经·经水先期第四》："经水先期，其色淡而甚少，或至有块者，属之血分，寒凝而气虚也。淡少者，寒象，故凝为块，然宜后期，或至瘀闭。今反超前，以是知气虚而不摄血也，大法以归脾汤去枣仁加吴萸、姜、艾治之。"

五、滋阴补肾

《傅青主女科·女科上卷·调经·经水先期十五》："又有先期经来只一二点者，人以为血热之极也，谁知肾中火旺而阴水亏乎！夫同是先期之来，何以分虚实之异？盖妇人之经最难调，苟不分别细微，用药鲜克有效。先期者火气之冲，多寡者水气之验，故先期而来多者，火热而水有余也；先期而来少者，火热而水不足也。倘一见先期之来，俱以为有余之热，但泄火而不补水，或水火两泄之，有不更增其病者乎！治之法不必泄火，只专补水，水既足而火自消矣，亦既济之道也。"

《竹林寺女科秘方·第十症·经水一月数行》："妇人经水一月数行，此肾虚不能摄血所致。日久则精神困倦，面色萎黄，头眩眼花，腰膝酸软，宜用归经汤（生地、当归、白芍、山萸、川断、杜仲、荆芥炭），数剂自愈。”

六、活血化瘀

《彤园医书（妇人科）·卷一·调经门·先期经行》：“桃红四物汤：治先期经行，脉实便秘，血多有块，紫赤稠黏，瘀血停者。即四物内加红花一钱，去皮尖研桃仁七粒，酒兑煎服。佛手散：治先期经行，瘀血成块，色紫稠黏，腹胀而痛及一切停瘀之症。”

【论用方】

一、治月经先期方论

1. 论固经丸

《医方集解·经产之剂第二十一》：“此足少阴、厥阴药也。经多不止者，阴虚不足以制胞络之火，故越其常度也；崩中漏下者，虚而挟热也；紫黑成块者，火极似水也。黄芩清上焦之火，黄柏泻下焦之火；龟版、芍药滋阴而养血，皆壮水以制阳光也；香附辛以散郁，樗皮涩以止脱。”

2. 论加减清经散

《医学探骊集·卷六》：“此方专以清热为主，用熟地、黄芩、白芍、地骨皮、青蒿、益母清凉滋养，以柴胡、郁金稍理其气，以古灰微涩其血，其行经不至先期矣。”

3. 论两地汤

《傅青主女科·女科上卷·调经·经水先期十五》：“此方之用地骨、生地，能清骨中之热。骨中之热，由于肾经之热，清其骨髓，则肾气自清，而又不损伤胃气，此治之巧也。况所用诸药，又纯是补水之味，水盛而火自平理也。”

4. 论清经散

《辨证录·卷十一·妇人科·调经门》：“方中虽是清火之品，然仍是滋水之味，火泻而水不与之俱泻，则两不损而两有益也。”

二、治月经先期方

1. 凉血地黄加人参汤（《痳疹全书·卷下》）

治妇人痘疮发热之时，热入血室，经水先期而来，至四日不止者。

当归　川芎　白芍　生地黄　人参　升麻　白术　黄芩（酒炒）　甘草

水煎服。

2. 固经丸（《医方类聚·卷二百一十·妇人门五·引新效方》）

治妇人经水过多。阴虚血热，月经先期，量多，色紫黑，赤白带下。

黄芩（炒，一两）　白芍（炒，一两）　龟版（炙，一两）　黄柏（炒，三钱）　椿树根皮（七钱半）　香附子（二钱半）

上为末，酒糊为丸如梧桐子大。每服五十丸，空心温酒或白汤送下。

3. 调经散（《松崖医径·卷下》）

治经先期而来。

当归身（一钱半）　生地黄（一钱）　条芩（一钱）　香附子（一钱）　白芍药（八分）　黄连（姜汁炒，八分）　川芎（五分）　阿胶珠（五分）　艾叶（五分）　甘草（五分）　黄柏（五分）　知母（五分）

上细切。用水二盏，煎一盏，去滓，空心温服。

4. 安经汤（《医学正传·卷七·妇人科上·月经》）

治月经先期而来。

归身（一钱半）　川芎（半钱）　白芍药（八分）　生地黄（一钱）　阿胶珠（半钱）　艾叶（半钱）　条芩（一钱）　甘草（半钱）　香附（一钱）　黄柏（半钱）　知母（半钱）　黄连（姜汁拌炒，八分）

上切，作一服。水煎，空心服。

5. 四物加芩连汤（《万氏妇人科·卷一·调经章·不及期而经先行》）

治血热而月经先期，经水色黑；及痘疹血虚。

四物（用赤芍）　芩　连（俱炒，各一钱）　生草（五分）

用水煎，食前服。

6. 八珍益母丸（《古今医统大全·卷八十四·药方·四物汤论》）

治妇人气血两虚，脾胃并弱，饮食少思，四肢无力，月经违期，或先期而至，或腰疼腹胀缓而不至，或愆期不收，或断或续，或赤白带下，身作寒热，久不受孕。

益母草（四两，不见铁器，只用上半截带叶者）　人参（去芦，一两）　白术（土炒，一两）　茯苓（去

皮,一两) 炙甘草(去皮,五钱) 当归(酒洗,二两) 川芎(一两) 白芍药(醋炒,一两) 熟地黄(酒洗,二两)

上为末,蜂蜜为丸如弹子大。每次一丸,空心蜜汤送下。如不能嚼者,丸以细粒如小豆大,每服七十至八十丸。

7. 镇经汤(《古今医统大全·卷八十四·药方·四物汤论》)

治肾阴虚,不能镇守相火,经水先期而至,过多不止。

当归(一钱半) 白芍药(七分) 生地黄(七分) 黄柏(七分) 阿胶珠(五分) 条黄芩(五分) 知母(五分) 甘草(五分) 川芎(五分) 香附子(制,八分) 姜黄连(八分) 白芷(三分)

上用水一盏半,煎七分,空心服。

8. 先期汤(《女科证治准绳·卷一·调经门·经候总论》)

治经水先期而来。

生地黄(二钱) 川当归(二钱) 白芍药(二钱) 黄柏(一钱) 知母(一钱) 条芩(八分) 黄连(八分) 川芎(八分) 阿胶(炒,八分) 艾叶(七分) 香附(七分) 炙甘草(七分)

水二钟煎一钟,食前温服。

9. 先期丸(《先醒斋医学广笔记·卷二》)

治妇人血热,经行先期。

枇杷叶(一斤,蜜炙) 白芍药(半斤,酒浸,切片,半生半炒) 怀生地黄(六两,酒洗) 熟怀地黄(四两) 青蒿子(五两,童便浸) 五味子(四两,蜜蒸) 生甘草(去皮,一两) 山茱萸肉(四两) 黄柏(四两,去皮,切片,蜜拌炒) 川续断(酒洗,炒,四两) 阿胶(五两,蛤粉炒,无真者,鹿角胶代之,重汤酒化) 杜仲(去皮,酥炙,三两)

上为细末,怀山药粉四两打糊,同炼蜜为丸如梧桐子大。每服五钱,空心淡醋汤吞,饥时更进一服。

10. 约阴丸(《景岳全书·卷五十一德集·新方八阵·寒阵》)

治妇人血海有热,经脉先期或过多者;或兼肾火而带浊不止。

当归 白术(炒) 芍药(酒炒) 生地 茯苓 地榆 黄芩 白石脂(醋煅,淬) 北五味 丹参 川续断(各等分)

上为末,炼蜜为丸服。

11. 先期腰腹痛丸(《医学正印·卷下·女科·经行先期》)

治经行先期,腰腹疼痛。

杜仲(三两,酥炙) 阿胶(四两,蛤粉炒) 麦门冬(四两,去心) 生地黄(六两,酒洗) 白芍(八两,生用四两,酒炒四两) 北五味子(三两) 青蒿子(三两) 山茱萸肉(三两) 银柴胡(一两) 枳壳(三两,江西陈者良,半生半炒) 艾叶(二两,用浸香附醋打糊饼晒干) 鳖甲(四两,醋炙) 枇杷叶(去毛,蜜炙,十两)

上为末,醋煮山药粉糊为丸如梧桐子大。每服三钱,空心淡醋汤送下。

12. 凉血四物汤(《丹台玉案·卷五·月信不调》)

治月信先期而来,及紫黑色。

当归(一钱) 黄连(一钱) 山栀(一钱) 香附(一钱) 槐花(一钱) 川芎(一钱) 白芍(二钱) 生地(二钱)

加灯心三十茎,水煎,空心服。

13. 两地汤(《傅青主女科·女科上卷·调经·经水先期十五》)

治先期经来只一二点者。

大生地(一两,酒炒) 玄参(一两) 白芍药(五钱,酒炒) 麦冬肉(五钱) 地骨皮(三钱) 阿胶(三钱)

水煎服。四剂而经调。

14. 加味纯阴汤(《辨证录·卷十一·妇人科·调经门》)

治妇人先期经来,其经水止有一二点。

熟地(五钱) 玄参(五钱) 麦冬(五钱) 山茱萸(二钱) 北五味子(一钱) 丹皮(五钱)

水煎服。可服十剂,经水自多。

15. 清经散(《辨证录·卷十一·妇人科·调经门》)

治先期经来,经水甚多。

丹皮(三钱) 地骨皮(五钱) 白芍(三钱) 青蒿(二钱) 黄柏(五分) 熟地(三钱) 茯苓(二钱)

分二剂,水煎服。

16. 损余汤(《辨证录·卷十一·妇人科·调经门》)

治妇人有先期经来者，其经水甚多，人以为血热之极也，谁知肾中之水火旺乎，夫火旺则血热，水旺则血多，此有余之病，非不足之症也。

地骨皮（一两） 茯苓（五钱） 黄柏（二钱） 生地（五钱） 炒黑荆芥（三钱） 玄参（五钱）

水煎服。四剂而经调矣。

17. 益母丸（《惠直堂经验方·卷四·妇人门》）

治胎动不安，难产，产后血气痛，血晕，血崩虚脱，产后痰多，昏乱不知人事，月经先期或过期，赤白带下，血枯，肉淋，吐血，便血，虚损，阴虚潮热，骨痛，白浊，梦遗，足跟痛，心痛，血虚头痛，腰痛胁胀，气冲胸塞。

益母草（四十斤，熬成膏约三斤） 真龟胶（一斤，蛤粉炒） 白当归（二斤） 川芎（一斤，俱蒸熟）

上药三味为末，入益母膏为丸，每丸重三钱，晒干，瓷瓶收贮。月水先期，或一月二次，或恹恹不息，人参、条芩、杜仲汤送下。

18. 固经汤（《嵩崖尊生·卷十四·妇人部·经候》）

治妇人阴虚内热，经水过多不止，或先期，或后期。

黄柏（一钱五分） 白芍（一钱五分） 条芩（一钱） 龟版（炒珠，二钱） 樗白皮（五分） 香附（五分） 阿胶（八分） 地榆（八分） 黄芪（八分）

体弱者，减黄柏用量，倍黄芪，加白术。

19. 四物三补丸（《女科指掌·卷一·调经门·经水愆期》）

治经事先期。

四物汤加黄芩 黄连 黄柏 山栀 香附 荆芥穗 龟板（炙）

上为末，炼蜜为丸服。口服。

20. 姜芩四物汤（《医宗金鉴·卷四十四·妇科心法要诀·调经门》）

治经水先期而至，血涩少，其色赤者，乃热盛滞血。

当归 赤芍 熟地 川芎 姜黄 黄芩 丹皮 延胡索 香附（制，各等分）

水煎服。

21. 芩术四物汤（《医宗金鉴·卷四十四·妇科心法要诀·调经门》）

治经水先期，血多因热者。肝木乘土，热而挟湿，经血过多。

四物汤加黄芩 白术

水煎服。

22. 调经不及期汤（《方氏脉症正宗·卷一》）

治月经先期。

熟地（二钱） 当归（一钱） 白芍（八分） 丹皮（八分） 元参（八分） 麦冬（八分） 陈皮（八分） 杜仲（八分）

水煎服。

23. 知柏四物汤（《叶氏女科证治·卷一·调经上》）

治冲任伤损，血枯经闭。或误食辛热之物，以致血枯冲任伏火。月经先期，曾误服辛热暖宫之药，而血热者。

熟地黄 当归 川芎 赤芍 知母（酒炒） 黄柏（酒砂） 木通 甘草

水煎，食前服。兼服三补丸。此凉剂，不得过服，适病而止。

24. 桂枝姜苓汤（《四圣心源·卷十》）

治经漏及经水先期。

甘草（二钱） 茯苓（三钱） 桂枝（三钱） 芍药（三钱） 干姜（三钱） 丹皮（三钱） 首乌（三钱）

水煎大半杯，温服。

25. 加味调经丸（《胎产新书·女科秘要·卷八》）

治妇人血热，经水先期，气旺痰火者，服本方易孕。

香附（五斤，分五分，一斤用盐水浸，一斤用醋浸，一斤用童便浸，一斤用无灰酒浸，一斤用米泔水浸，每样春三日、夏二日、秋五日、冬十日，仍用原水煎，不犯铁器，晒干，用葱五斤，取白切细，拌香附焙干，以葱白黄香为度） 当归（四两） 白芍（四两） 生地（四两） 青皮（一两五钱） 黄连（三两） 黄芩（三两） 川芎（二两） 杏仁（二两） 柴胡（二两） 白芷（二两五钱） 滑石（水飞净，五两） 荆芥（五两）

上为末，醋面糊为丸。每服八十丸，空心白汤送下。

26. 调经丸（《胎产新书·女科秘要·卷三》）

治妇人血气皆虚，月经前期，色如猪肝水，五心作热，腰痛，小腹痛，面色萎黄，不思饮食。

三棱（一两） 蓬术（一两） 川归（一两） 白芍（一两） 生地（一两） 熟地（一两） 玄胡（一两） 白茯苓（一两） 川芎（八钱） 砂仁（八钱） 乌药（八钱） 香附（一两二钱） 大茴香（二两） 小茴香（二两）

共为末，米糊为丸如梧桐子大。每服一百丸，早、晚温酒送下。先服黄芩散退其烦热，后服此方。

27. 平补心脾汤（《罗氏会约医镜·卷十四·妇科（上）·经脉门》）

治妇人心脾气虚，不能固摄经血，以致先期者。

当归（三至五钱，若血热者用一钱半） 熟地（五至七钱） 白术（二至三钱） 杜仲（盐炒，二钱） 枸杞（二钱） 白芍（酒炒，二钱） 甘草（炙，一钱） 五味子（蜜炒，八分） 续断（酒浸，二至三钱） 丹皮（二钱）

水煎服。

28. 清热安荣汤（《罗氏会约医镜·卷十四·妇科（上）·经脉门》）

治血热，经水先期而行，脉证俱实。

当归（七至八分，血热宜少用为引） 川芎（八分） 麦冬（一钱二分） 赤芍（一钱二分） 生地（二钱） 青蒿（八分） 丹皮（七分） 甘草（六分） 地骨皮（一钱）

水煎，热服。若三至四剂后不应，服黄连、黄柏、黄芩（俱炒）等分为末，蜜丸，名三补丸，适病而止，不得过服。

29. 固经膏（《理瀹骈文·妇科》）

治妇人血虚有热，月经先期，或经行过多，先后不定，或经行不止，或崩中，或漏下，或湿热带下，或五旬后经行者。

全当归（三两） 丹皮（酒炒，二两） 柴胡（二两） 酒芍（二两） 生地（二两） 黄芩（二两） 知母（二两） 麦冬（二两） 地骨皮（二两） 川芎（二两） 贝母（二两） 黄连（二两） 羌活（一两） 防风（一两） 连翘（一两） 薄荷（一两） 蔓荆子（一两） 紫苏（一两） 独活（一两） 藁本（一两） 细辛（一两） 丹参（一两） 党参（一两） 黄芪（一两） 熟地（一两） 元参（一两） 白术（一两） 天冬（一两） 赤芍（一两） 白薇（一两） 苍术（一两） 萸肉（一两） 淮山药（一两） 枳壳（一两） 桔梗（一两） 麦芽（一两） 郁金（一两） 贯众（一两） 青皮（一两） 陈皮（一两） 半夏（一两） 胆南星（一两） 白芷（一两） 升麻（一两） 葛根（一两） 黄柏（一两） 黑山栀（一两） 生甘草（一两） 熟牛膝（一两） 杜仲（一两） 续断（炒，一两） 桑白皮（一两） 椿白皮（一两） 樗白皮（一两） 秦皮（一两） 醋炒延胡（一两） 醋炒蒲黄（一两） 醋炒香附（一两） 黑荆穗（一两） 黑灵脂（一两） 地榆炭（一两） 瓜蒌皮（一两） 五味子（一两） 五倍子（一两） 诃子肉（一两） 乌贼骨（一两） 煅龙骨（一两） 煅左顾牡蛎（一两） 炮山甲（一两） 炒黑蚕砂（一两） 龟版（二两） 鳖甲（二两） 炮姜炭（五钱） 生姜（二两） 葱白（四两） 大蒜（四两） 韭白（四两） 紫花地丁（即大蓟，八两） 益母草（八两） 槐枝（连实，八两） 柳枝（八两） 桑枝（八两） 茅根（二两） 干荷叶（二两） 侧柏叶（二两） 霜桑叶（二两） 薄荷叶（二两） 凤仙草半株 苍耳草（全株，一两） 艾（一两） 乌梅（一两）

上药以油二四斤分熬，去滓，再合熬，入丹收之；俟丹收后，搅至温，以一滴试之，不爆，方下后药：陈壁土、枯矾、百草霜、发灰、赤石脂、紫石英（煅）各一两，牛胶四两（酒蒸化）；再搅千余遍，令匀，愈多愈妙。外用，上贴心口，中贴脐眼，下贴丹田，或兼贴对脐两腰。

30. 生四物汤（《医门八法·卷四·经期迟早》）

治血热经早。

白芍（三钱，生） 生地（三钱） 川芎（二钱） 知母（三钱） 黄芩（三钱，生） 当归身（五钱，生）

水煎服。

31. 妇宝胶归丸（《活人方·卷七》）

治月事先期而至，红紫不一，甚则或崩或漏，淋漓不净，日久去血过多，气亦虚陷，非淋即带，腥秽绵绵，块结脐腹，痛连腰脊，胸膈痞闷，饮食日减，头目眩晕，肢体疲倦；多产成痨，或气虚半产，营卫虚极，形神羸弱，骨蒸烦热，四肢浮肿，昼则嗜卧，夜反无寐；先天不足，久不怀孕。

生地(八两) 香附(八两) 芍药(六两) 山萸肉(六两) 丹皮(四两) 杜仲(四两) 续断(四两) 茯苓(四两) 白术(四两) 黄芩(三两) 椿皮(三两) 黑荆芥(三两)

上药炼蜜为丸。早空心白滚汤吞服四至五钱,临睡服二至三钱。

32. 加减清经散(《医学探骊集·卷六》)

治妇女血热,经水先期。

熟地黄(五钱) 白芍(三钱) 黄芩(三钱) 地骨皮(四钱) 益母草(三钱) 万年灰(三钱) 郁金(三钱) 柴胡(三钱) 青蒿(二钱)

水煎服。

【论用药】

一、常用药

1. 丹参

《本草备要·草部》:"补心,生血,去瘀。气平而降(《本经》:微寒。宏景曰:性应热)。味苦色赤,入心与包络。破宿血,生新血(瘀去然后新生),安生胎(养血),堕死胎(去瘀),调经脉(风寒湿热,袭伤营血,则经水不调。先期属热,后期属寒。又有血虚、血瘀、气滞、痰阻之不同。大抵妇人之病,首重调经,经调则百病散),除烦热,功兼四物(一味丹参散,功同四物汤),为女科要药。"

2. 白薇

《顾松园医镜·卷一·礼集·草部》:"经水先期,乃因血热,不孕,多由阴虚内热,荣血日枯之故。益阴除热,则血自生旺,而令能孕矣。"

3. 枇杷叶

《神农本草经疏·卷二十三·果部三品》:"又治妇人发热咳嗽,经事先期,佐补阴清热之药,服之可使经期正而受孕。"

《冯氏锦囊秘录·杂症痘疹药性主治合参卷四十四·果部》:"及妇人发热咳嗽,经事先期,总性凉清润下气之功也,宜刷去背上毛。"

二、忌用药

1. 乌药

《神农本草经疏·卷十三·木部中品》:"以故妇人月事先期,小便短赤,及咳嗽内热,口渴口干舌苦,不得眠,一切阴虚内热之病,皆不宜服。"

2. 艾叶

《神农本草经疏·卷九·草部中品之下》:"经事先期由于血热;吐血不由于鬼击中恶;霍乱转筋不由于寒邪,而由于脾胃虚弱停滞,或伤暑所致;不孕由于血虚而不由于风寒入子宫,法并忌之。"

《本草述钩元·卷九·隰草部》:"(濒湖)艾乃温下元之药,非经行先期所宜。"

3. 延胡索

《神农本草经疏·卷九·草部中品之下》:"此药性温味辛,能走而不能守。故经事先期,及一切血热为病。凡崩中淋露,皆应补气血,凉血清热则愈。一切辛走之药,法所应禁。"

《得配本草·卷二·草部》:"经事先期,虚而崩漏,或经血枯少不利,产后虚运,或气虚作痛者,皆禁用。"

《本草征要·第一卷·通治部分·气血兼理药与理气药》:"玄胡索走而不守,惟有瘀滞者宜之,若经事先期,虚而崩漏,产后血虚而晕,则不可服。"

4. 香附

《神农本草经疏·卷九·草部中品之下》:"香附香燥,苦温带辛。凡月事先期者,血热也,法当凉血,禁用此药。误犯则愈先期矣。"

《本草汇言·卷二·草部》:"及血热经水先期者,法当用滋阴润养之药。误用香附,病必转甚。然损气,是香附之常道也。"

《本经逢原·卷二·芳草部》:"惟经水先期而淡,及失气无声、无臭者勿用。血气本虚,更与利气,则行之愈速矣。"

《得配本草·卷二·草部》:"气虚作胀,血虚内热,月事先期,精血枯闭,皆禁用。"

《本草害利·肝部药队·泻肝次将》:"(害)性燥、苦温之品,而能耗血散气,气虚血弱服之,恐损气而耗血,愈致其疾。凡月事先期,因于血热,法当凉血,勿用此药。误犯则愈先期矣。"

5. 桂

《神农本草经疏·卷十二·木部上品》:"妇人血热经行先期,妇人阴虚内热经闭,妇人阴虚寒热往来、口苦舌干,妇人血热经行作痛,男妇阴虚内热外寒,中暑泻利,暴注如火热,一切滞下纯血由于心经伏热,肠风下血,脏毒便血,阳厥似阴,梦遗精滑,虚阳数举,脱阴目盲等三十余证,法并忌之。"

《本草述钩元·卷八·芳草部》:“凡月事先期属血热者,禁用。”

6. 蓬莪术

《本草害利·肝部药队·泻肝猛将》:“凡经事先期及一切血热为病,忌之。”

【医论医案】

一、医论

《柳宝诒医论医案·医案·调经门》

经水先期而淡,此肝经有火,血不能藏,血少则淡,理固然也。平日纳谷不多,则血无生长之源。头晕内热,皆肝无血养所致。调治之法,当滋养肝木以为藏血之地;培养脾土以开生血之源;而调补奇经之法,亦当并用。生地、全当归、白芍、丹皮、於术、砂仁、木香、刺蒺藜、石决明、枣仁、茯神、菟丝子、甘杞子、龙眼肉。

二、医案

《女科撮要·卷上·热入血室》

一妇人经行,感冒风寒,日间安静,至夜谵语,用小柴胡加生地,治之顿安。但内热头晕,用补中益气加蔓荆子而愈。后因怒恼,寒热谵语,胸胁胀痛,小便频数,月经先期,此是肝火血热妄行,用加味逍遥加生地而愈。

一妇人月经先期,素有痛症,每劳必作,用众手重按,痛稍止。此气血虚而有火,用十全大补加独活治之而痛痊。用六味丸、逍遥散而经调。

一妇人月事未期而至,发热自汗,服清热止汗之剂,反作渴头痛,手掉身麻。此因肝经风热,用柴胡、炒芩连、炒山栀、归、芍、生地、丹皮各一钱,参、芪、苓、术各一钱五分,川芎七分,甘草五分,二剂其汗全止,更以补中益气而愈。凡发热久者,阳气亦自病,须调补之。

《明医杂著·卷四·拟治诸方》

一妇人,怀抱不舒,腹胀,少寐,饮食素少,痰涎上涌,月经频来。余曰:脾统血而主涎,此郁闷伤脾,不能摄血制涎归源。用补中益气、济生归脾二汤而愈。

《保婴撮要·卷六·寒热》

一女子十五岁,寒热,月经先期,两寸脉弦出鱼际。此肝经血盛之症,用小柴胡汤加生地黄、乌梅治之而愈。

《保婴撮要·卷十·喜笑不休》

一女子十六岁,面色萎黄,素沉静,喜笑不休,月经先期,用柴胡栀子散、加味逍遥散而愈。次年出嫁,不时复作,但作时面赤勇力,发后面黄体倦,朝用补中益气汤,夕用加味逍遥散而愈。后每发,悉用前药即愈。

《孙文垣医案·卷三·新都治验》

令眷辰州太守石峰公女也。吐红发热,经水二十日一行,或一月行二次,带且多,胸膈饱胀,脉洪数。以丹参、生地、山栀子、白芍药、小蓟、鹿角胶,水煎。临服加入童便一酒杯,二十剂而瘳。

《孙文垣医案·卷四·新都治验》

朱桃源内人,胃脘疼,年五十有二,经水尚行不止,一月且二至,每至十余日不净。白带淫淫下,常苦梦遗,近又眩晕。先与积气丸一帖,以止胃脘之痛。再以逍遥散,加石莲子、莲花心、五倍子,炼蜜为丸,每早晚白汤送下二钱,梦遗竟绝。

《孙文垣医案·卷五·宜兴治验》

宜兴令君胡镜阳老先生夫人,夜间热,口渴,经行过十日复行,小腹痛,两寸关短弱,两尺洪滑。予诊毕,语曰:此《内经》所谓:阴虚阳搏之候也。可预防之。以川芎、当归、条芩、蒲黄、白芍、侧柏叶、生地、荆芥进之,下午热甚,口中气如火喷,血下如倾,内有紫块,小腹仍痛。乃用川芎二钱,当归四钱,地榆、香附各钱半,黄芩一钱,莲蓬壳一枚烧灰,煎服两帖而止。

《临证指南医案·卷一·肝风》

程氏。伏暑深秋而发,病从里出,始如疟状。热气逼迫营分,经事不当期而来。舌光如镜,面黯青晦,而胸痞隐痛。正气大虚热气内闭,况乎周身皆痛,卫阳失和极矣。先拟育阴驱热,肝风不旋,不致痉厥。五日中不兴风波,可望向安。生地、阿胶、天冬、麦冬、麻仁、生牡蛎。

王氏。神呆不语,心热烦躁,因惊而后经水即下,肉腠刺痛,时微痞,头即摇。肝风内动,变痉厥之象。小川连、黄芩、阿胶、牡蛎、秦皮。

《临证指南医案·卷九·调经》

张,二九。经先期色变,肤腠刺痛无定所,晨泄不爽利,从来不生育。由情怀少欢悦多愁闷,郁则周行之气血不通,而脉络间亦致间断蒙痹。例以通剂。川芎、当归、肉桂、生艾、小茴、茯苓、生香附、南山楂。益母膏丸。

《眉寿堂方案选存・卷上・疟疾》

经先期三日，热多寒少，脉左弦大。血分偏热，治厥阴疟邪窒在血。生鳖甲、冬桑叶、青蒿梗、炒桃仁、炒丹皮、川贝母。

《未刻本叶氏医案・保元方案》

1）脉涩，经事先期，脘痛引及腰髀，不时寒热，此二维为病也，良由营血不足耳。鹿霜、当归、茯苓、杞子、紫英、茴香。

2）胃痛数载，脉虚而涩，经事先期。此属营虚气痹，不宜过于辛燥。旋覆花汤加柏仁、茯神、橘红。

《扫叶庄一瓢老人医案・卷四・经产淋带女科杂治》

经先期三日，热多寒少，脉右弦大。血分偏热，治厥阴疟，邪窒在血。生鳖甲、青蒿梗、冬桑叶、炒桃仁、川贝母、炒牡丹皮。

《南雅堂医案・卷八・妇科・调经门》

1）脉弱迟细，经水先期而至，淋漓不断，肌瘦食减，腰酸腹痛，由忧虑损及心脾，气血俱虚，致乏固摄之权，拟用归脾汤加味治之。人参二钱，炒白术二钱，白茯神二钱，炙甘草五分，酸枣仁二钱（炒），炙黄芪二钱，龙眼肉二钱，当归身一钱（酒洗），远志一钱，广木香五分，杜仲二钱，川续断一钱，五味子七分，熟附子。

2）脉虚而数，经期渐早，阴虚不足，血海有热，拟用四物汤加味。当归身三钱（酒洗），干地黄三钱，炒白芍二钱，川芎钱，炒黄柏一钱，知母一钱，丹参二钱，制香附二钱，川续断一钱，炒地榆一钱，川连五分（炒），炙甘草一钱。

3）情志抑郁寡欢，气血窒滞，经先期色变，肌肤刺痛，晨泄不爽，此系郁症，于法宜通。生香附一钱五分，当归身三钱，川芎三钱，白茯苓三钱，小茴香二钱，炒楂肉二钱，艾叶一钱，郁金八分，益母膏一钱。

4）阴虚易生内热，火旺善能动血，是以经水先期而至，色紫且浓，乃血热阴分不足也，拟养血滋阴清火为务。当归身三钱，炒白术二钱，白芍药二钱，丹参二钱，生地三钱，白茯苓二钱，地榆一钱（炒），淡黄芩二钱，北五味八分，川续断一钱，女贞子二钱，炙龟板二钱，粉丹皮二钱。

5）月经先期而至，腹中胀痛，脉滑弦数，系肝脾不调，阴虚致生内热，滋阴凉血之法，宜可冀效。当归身三钱（酒拌），大熟地三钱，炒白芍二钱，川芎一钱，阿胶二钱，淡黄芩二钱，艾叶五分，香附八分，续断一钱，益母草三钱。

《归砚录・卷四》

枫泾程笙伯令正，半产之后，汛事先期，淋漓不断，时见痛胀，龃龉减餐，苦渴苔黄，脉弦而数。频服补剂，久不能瘳。余投沙参、龟板、制香附、丝瓜络、茹、陈、菖、蒿、栀、薇、柏、藕十余剂，次月经即调，复来求诊，与柔养善其后。

王西翁令孙芝生茂才室，久患汛行太速，头痛神疲，形瘦内烦，渴喜热饮，纳食滞膈，络胀少眠，脉至软滑虚弦，腿酸而有赤块，甚痛，乃阴亏水不涵木，风阳内炽，气郁痰凝，议宜养清潜互用法：沙参六钱，鳖甲八钱，首乌三钱，茯神、菊花各二钱，栀炭、竹茹、桑叶各一钱五分，白薇、黄柏、丝瓜络各一钱，以藕二两，十大功劳一两，煮汤煎药。外用葱白杵烂，蜜调，涂腿上赤块。仲冬复视，烦减能眠，汛行较缓，头疼腿块均已渐差，乃与通补柔潜之剂。后信来服之甚效。

《柳选四家医案・环溪草堂医案・下卷》

年将五十，经事频来且多，是冲脉不司收摄故也。防其崩决，补之摄之。党参、黄芪、当归、於术、枣仁、陈皮、茯神、阿胶、荷叶蒂、藕。［柳宝诒按］此方从归脾增减，补则有之，摄则未也；拟加牡蛎、龟板、茜草炭、乌贼骨以佐之。

《柳宝诒医案・卷六》

牛。每值小溲淋闭，必因经水先期而起。此必有瘀热流注膀胱，偶因劳动，肝肾之火内炎，与膀胱瘀热相合，有升无降，故上则呕恶不止，下则点滴不通，此病发之情形也。刻下病势暂平，而仍觉气陷溲浊。膀胱之瘀热犹恋，将来势必复发。拟方疏利瘀热，清调肝肾，务使瘀热得清，病根乃拔。小生地、赤白茯苓（各）、猪苓、血余炭、飞滑石（红花同研）、泽兰、甘草梢、川柏、淡竹叶、大蓟炭、牛膝、丹皮炭、木通。

第五节

月经后期

月经周期延长七天以上，甚至三至五个月一

行，连续出现两个周期以上者称为月经后期。月经初潮后1年内，或进入更年期，周期时有延后，但无其他证候者，不作病论。

【辨病名】

月经后期，医籍记述较多，诸如汉代《金匮要略》称其为“至期不来”，并用温经汤治疗。唐代《备急千金要方·妇人方》有“隔月不来”“两月三月一来”的表述，后世又有“月事入时不来”“月水愆期”“月信过期”“经水过期”等说法。

《产育宝庆集·卷下》：“妇人冲任不调，脐腹疼痛，月事入时不来。”“妇人皮聚毛落，心肺俱损，血脉虚弱，月水愆期。”“妇人本经衰弱，愆期不来，及有血结成块，脐下坚硬疼痛不消。”

《鸡峰普济方·卷十一·妇人·崩漏》：“气多血少，卫实荣虚，月信过期。”

【辨病因】

月经后期的发生有虚实不同，虚者多因阴血不足，或肾精亏虚，冲任不调，血海不能如期满溢而致；实者多因血寒、气滞导致血行不畅，冲任受阻，血海不能按时满盈，而使月经错后。《女科切要·卷一·经水过期而来》：“凡妇人女子，月事过期而来，其说有三：有血虚者，有血寒者，有涩滞者。”

一、素体虚弱，营血不足

素体虚弱，营血不足，或久病失血，或产乳过多，或饮食劳倦，致阴血不足，月经周期错后。或先天禀赋不足，或房劳多产，精亏血少，冲任不足，血海不能如期满溢，以致月经后期。

《产育宝庆集·卷下》：“妇人心肺俱损，血脉虚弱，月水愆期。”“妇人本经衰弱，愆期不来。”

《丹溪心法·卷五·妇人八十八》：“过期而来，乃是血虚。”

《女科撮要·卷上·经候不调》：“过期而至者，有因脾经血虚，有因肝经血少，有因气虚血弱。”

《万氏妇人科·卷一·调经章·经过期后行》：“经过期后行，如德性温和，素无疾者，责其血虚少也。”

《景岳全书·卷三十八人集·妇人规上·肾虚经乱》：“妇人因情欲房室，以致经脉不调者，其病皆在肾经。”

二、素体阳虚，失于温养

素体阳虚，或久病伤阳，或经期产后，寒邪内侵，或调摄失宜，过食生冷，或冒雨涉水，感受寒邪，血为寒凝，月经后期。

《景岳全书·卷三十八人集·妇人规上·血寒经迟》：“凡血寒者，经必后期而至。然血何以寒？亦惟阳气不足，则寒从中生，而生化失期，是即所谓寒也。至若阴寒由外而入，生冷由内而伤，或至血逆，或为疼痛，是又寒滞之证，非血寒经迟之谓也。当详辨之。”

《妇科玉尺·卷一·月经》：“经水后期而行者，血虚有寒也。”

《女科证治约旨·卷二》：“经不调如因不慎口服，恣食生冷，寒凝经脉致成经迟腹痛之候。”

三、情志抑郁

素体多抑郁，或忿怒忧思，情志内伤，气机郁滞，则经行延迟。

《万病回春·卷六·调经》：“经水过期而来，紫黑成块者，气郁血滞也。”

《医宗金鉴·卷四十四·妇科心法要诀·调经门》：“经水过期不至，因血气凝滞胀痛。”

【辨病机】

本病的发病机理有因营血亏虚，冲任不充，血海不能按时满溢而致；或阳气不足，肾精不足，无精化血，脏腑失于温养，生化不及，冲任不盛，血海到时不满；或真阴亏损，虚热内生，水亏血少，冲任不足，以致血海不能及时满溢，月经周期因而退后，此类属虚。亦有因外感寒邪，或内伤生冷，血为寒凝，阻滞冲任；或情志不舒，气机郁滞，血不畅行，滞涩冲任；或痰湿停积，壅滞冲任，使血海不能如期满溢，亦致月经后期。此类属实。

一、血虚

体质素弱，营血不足；或久病失血，或产育过多，耗伤阴血，或脾气虚弱，化源不足，均致营血亏虚，冲任不充，经血不能按时而下，遂使月经周期延后。

《产育宝庆集·卷下》:“妇人冲任不调,脐腹疼痛,月事人时不来,及冲任太过,致使阴阳不和,或发寒热,减食和饮,欲成劳病。”

《陈素庵妇科补解·调经门·卷一·经水后期方论》:“妇人经水后期而至者,血虚也。此由脾胃衰弱,饮食减少,不能生血所致。”“血者,水谷之精气也。胃主纳受,脾主运化,大肠主传导。水谷盛则阴血旺。然脾禀气于胃,胃虚不能纳受水谷,而脾无所资。脾虚不能为胃行其津液,而血不生。此经水所以后期而渐少也。”

《医宗金鉴·卷四十四·妇科心法要诀·调经门》:“若过期不至,并不胀痛者,乃无血可行,是血虚也。”

二、肾虚

《傅青主女科·女科上卷·调经·经水后期十六》:“妇人有经水后期而来多者,人以为血虚之病也,谁知非血虚乎！盖后期之多少,实有不同,不可执一而论。盖后期而来少,血寒而不足;后期而来多,血寒而有余。夫经本于肾,而其流五脏六腑之血皆归之,故经来而诸经之血尽来附益,以经水行而门启不遑迅阖,诸经之血乘其隙而皆出也,但血既出矣,则成不足。”

三、血寒

《罗氏会约医镜·卷十四·妇科(上)·经脉门》:“凡血寒血虚者,俱后期。然血何以寒？非阴寒由外而入,生冷由内而伤,原由阳气不足,非春和之时,以致津液不能充盈,故不能如期而至也。”

四、阴虚

《景岳全书·卷三十八人集·妇人规上·经脉类》:“血热者,经期常早,此营血流利及未甚亏者多有之。其有阴火闪烁,血本热而亦每过期者,此水亏血少,燥涩而然。”

五、痰阻

素体脾虚,运化失职,聚湿生痰,下注冲任,经遂不利以致月经延后,或宿有痰饮,或肥胖妇女痰居血海之地,阻碍经血下行故而后期。

《坤元是保·卷上·调经》:“有妇人肥胖,经或二三月一行者,痰气盛而躯脂闭塞经脉也。”

《万氏妇人科·卷一·调经章·概论五条》:“挟痰者痰涎壅滞,血海之波不流,故有过期而经始行,或数月而经一行。”

《妇科玉尺·卷一·月经》:“经水过期色淡者,痰也,有痰占住血海之地,因而不来,目必渐昏,肥人多有之,是痰碍经而不行也。”

【辨病证】

本病以月经周期推后为主证,应根据月经的量、色、质及全身症状,结合形气色脉辨其寒热虚实。一般以后期伴见经量过少,色淡,质清稀,兼见头晕、眼花、心悸等证属血虚;后期,色淡,质稀,伴见小腹冷痛,喜温喜按属虚而兼寒;伴见腰膝酸痛、头晕耳鸣等属肾精亏虚;如月经初潮过迟,初潮后即后期量少为先天肾气不足。如后期伴见经量少,色暗红,质稠有块,胸胁或小腹胀痛为气滞;小腹冷痛拒按为实寒;经血挟黏液,平时带多,形体肥盛为痰阻。

《产育宝庆集·卷下》:“妇人本经衰弱,愆期不来,及有血结成块,脐下坚硬疼痛不消。”

《丹溪心法·卷五·妇人八十八》:“妇人经水过期,血少也……过期紫黑有块,亦血热也,必作痛……过期淡色来者,痰多也……过期而来,乃是血虚。”

《万氏妇人科·卷一·调经章》:“经过期后行,如德性温和,素无疾者,责其血虚少也。如性急躁,多怒多妒者,责其气逆血少也。如形瘦素无他疾者,责其气血俱不足也。如形瘦食少,责其脾胃衰弱,气血虚少也。如肥人及饮食过多之人,责其湿痰壅滞,躯肢迫寒也。如素多痰者,责其脾胃虚损,气血失养也。”

《万病回春·卷六·调经》:“经水过期而来,紫黑成块者,气郁血滞也。经水过期而来,色淡者,痰多也。经水过期而来作痛者,血虚有热也。经水月久不行,发肿者,是瘀血渗入脾经也。”

《景岳全书·卷三十八人集·妇人规上·血寒经迟》:“凡阳气不足血寒经迟者,色多不鲜,或色见沉黑,或涩滞而少。其脉或微,或细,或沉、迟、弦、涩。其藏气形气必恶寒喜暖。凡此者,皆无火之证。”

《医宗金鉴·卷四十四·妇科心法要诀·调经门》:“若过期不至,并不胀痛者,乃无血可行,是血虚也。”

《女科切要·卷一·经水过期而来》:“血虚腹不痛,身微热。然亦有腹痛者,乃空痛也。血寒者,归附丸以脉辨之,若浮大而无力,微、濡、芤、细,皆虚也。沉、迟、弦、紧,皆寒也。王肯堂云:经水过期而至,血虚也,其色必淡。治宜补血为主。”

《罗氏会约医镜·卷十四·妇科(上)·经脉门·论经后期》:“彼血虚者,禀赋素弱,饮食减少,其脉必沉、细、弦、涩,其形必恶寒喜暖,其血自沉黑涩少。”

【论治法】

以“虚者补之,实则泄之,寒者温之,热者清之”的原则分别施治,以调整月经周期为主,应重在平时,虚证以养血为主,如温经养血、健脾益气养血、补肾养血等,佐以调经。实证以行气活血开郁为主,如温经活血、燥湿化痰、行气活血等。但不可过用滋腻或刚燥之剂,以免损伤阳气或劫阴伤津。

《陈素庵妇科补解·调经门·卷一·经水后期方论》:“妇人经水后期而至者,血虚也。当补脾胃,以滋生化之源。血生于至阴,至阴者,脾也。”

“欲补脾健胃,必先补命门之火,使之熏蒸水谷。若火衰,水谷不能运化而湿聚于脾,脾聚湿而饮食不消则必泄泻,泄泻则胃亦病而呕恶作矣。饮食日减,血从何生。脾胃健则饮食进,水气、谷气日隆,阴血自然充足,三旬一下,无后期之患矣。”

【论用方】

一、治月经后期方论

1. 论四物汤

《丹溪心法·卷五·妇人八十八》:“妇人经水过期,血少也,四物加参、术。带痰加南星、半夏、陈皮之类……过期紫黑有块,亦血热也,必作痛,四物加香附、黄连。过期淡色来者,痰多也,二陈加川芎、当归。过期而来,乃是血虚,宜补血,用四物加黄芪、陈皮、升麻。”

2. 论人参养荣汤等

《女科撮要·卷上·经候不调》:“脾经血虚者,人参养荣汤;肝经血少者,六味地黄丸;气虚血弱者,八珍汤。”

3. 论补中汤

《陈素庵妇科补解·调经门·卷一·经水后期方论》:“是方四君、山药、陈皮以补脾土,四物以养阴血,香附行气运脾,炒葛根上行升发胃中生气。脾胃健则饮食进,水气、谷气日隆,阴血自然充足,三旬一下,无后期之患矣。”

4. 论温经摄血汤

《傅青主女科·女科上卷·调经·经水后期十六》:“大补肝、肾、脾之精与血,加肉桂以祛其寒,柴胡以解其郁,是补中有散,而散不耗气;补中有泄,而泄不损阴。所以补之有益,而温之收功,此调经之妙药也,而摄血之仙丹也。凡经来后期者,俱可用。倘元气不足,加人参一二钱亦可。”

二、治月经后期方

1. 加味四物汤(《产育宝庆集·卷下》)

治妇人冲任不调,脐腹疼痛,月事入时不来,及冲任太过,致使阴阳不和,或发寒热,减食和饮,欲成劳病。

当归　地黄　芍药　川芎(各一两)　柴胡(半两)　黄芩(二钱半)

上㕮咀,服食,依前法。

2. 滋血汤(《产育宝庆集·卷下》)

治妇人皮聚毛落,心肺俱损,血脉虚弱,月水愆期。益气养血,调进饮食。

人参　白茯苓(去皮)　熟干地黄　川芎　当归　白芍药　黄芪　干山药(各一两)

上为粗末。每服五钱,水一盏半煎至一盏,去渣,温服下。

3. 滋荣丸(《产育宝庆集·卷下》)

治妇人本经衰弱,愆期不来,及有血结成块,脐下坚硬疼痛不消,并宜治之。

熟干地黄　人参　五味子　赤芍药　当归　远志(去苗)　白茯苓(去皮)　牡丹皮　桂心　藁本(各一两)　防风　卷柏　细辛　山药(各半两)　白术(三钱)

上为细末,炼蜜和丸桐子大。每服三十丸,食前空心温酒下,日进三服。

4. 阿胶丸(《鸡峰普济方·卷十一·妇人·崩漏》)

治气多血少,卫实荣虚,月信过期。大能生血顺气,出颜色,长肌肤,益筋力。

阿胶　熟地黄　牛膝（各二两）　桂（二钱）　白芍药（半两）　五味子　黄芪　白茯苓　当归　人参　牡丹皮　芎（各一两）

上为细末，炼蜜和丸如梧桐子大。空心枣汤下三十丸，日二。一方有白术一两。

5. 和经汤（《医学正传·卷七·妇人科上·月经》）

月经过期不行，宜服。

当归（一钱半）　川芎半（钱）　熟地黄（一钱）　白芍药（一钱）　桃仁（三十个，去皮尖，研）　红花（三分）　香附米（一钱）　熟桂（半钱）　木通（八分）　蓬莪术（一钱）　甘草（五分）　苏木（一钱）

上细切，作一服。水一盏半煎至一盏，空心温服。

6. 补中汤（《陈素庵妇科补解·卷一·调经门·经水后期方论》）

治妇人经水后期而至。

白术（姜汁炒，三钱）　茯苓（一钱）　人参（一钱）　山药（一钱二分）　广皮（一钱）　当归（酒炒，一钱五分）　白芍（酒炒，一钱二分）　熟地（姜汁炒，三钱）　川芎（一钱二分）　炙草（五分）　葛根（酒炒，一钱）　香附（醋炒，三钱）

姜三片，枣五枚，水煎服。

7. 八物汤（《万氏妇人科·卷一·调经章·经过期后行》）

经过期后行，如德性温和，素无疾者，责其血虚少也，八物汤主之。

川芎　白芍　人参　茯苓　归身　生草　生地　白术（各等分）

姜枣引。水煎，食后服。

8. 八物加香附汤（《万氏妇人科·卷一·调经章·经过期后行》）

经过期后行，如性急躁，多怒多妒者，责其气逆血少也。

八物汤加香附（便炒）　青皮（等分）

水煎服。

9. 苍莎丸（《万氏妇人科·卷一·调经章·经过期后行》）

经过期后行，八物加香附汤，兼常服苍莎丸以调之。

苍术（米泔水浸）　香附（便浸一日夜，各三两）　条芩（酒炒，一两）

共为末，汤浸蒸饼为丸，白汤下。

10. 十全大补汤（《万氏妇人科·卷一·调经章·经过期后行》）

经过期后行，如形瘦素无他疾者，责其气血俱不足也，用十全大补汤主之。此药治气血两虚，脾胃不足。

人参　白术（土炒）　茯苓　甘草（蜜炙）　当归　川芎（酒炒）　白芍（酒炒）　熟地　黄芪（蜜炙，各一钱）　肉桂（五分）

姜枣引，水煎服。

11. 异功散加当归川芎汤（《万氏妇人科·卷一·调经章·经过期后行》）

经过期后行，如形瘦食少，责其脾胃衰弱，气血虚少也，用异功散加当归川芎汤主之。此汤专补脾胃，进饮食，养气血。

人参　白术　白茯　炙草　陈皮　归身　川芎（各一钱）

姜枣引。

12. 六君子加归芎汤（《万氏妇人科·卷一·调经章·经过期后行》）

如肥人及饮食过多之人，责其湿痰壅滞，躯肢迫塞也。

人参　白术　茯苓　炙草　陈皮　半夏　归身　川芎　香附（各一钱）

姜引。兼服苍莎丸。

13. 参苓白术散加归芎地黄丸（《万氏妇人科·卷一·调经章·经过期后行》）

经过期后行，如素多痰者，责其脾胃虚损，气血失养也。

人参（五钱）　白术　白茯　陈皮　莲肉　归身（各七钱五分）　炙草（三钱）　山药（一两）　砂仁　川芎　石菖蒲（各五钱）

共末，薄荷包米煮饭为丸。米饮下。

14. 过期饮（《女科证治准绳·卷一·调经门·经候总论》）

治血虚气滞之经水过期不行。

熟地黄（二钱）　白芍药（二钱）　当归（二钱）　香附（二钱）　川芎（一钱）　红花（七分）　桃仁泥（六分）　蓬莪术（五分）　木通（五分）　甘草（四分）　肉桂（四分）

水二钟，煎一钟，食前温服。

15. 温经摄血汤(《傅青主女科·女科上卷·调经·经水后期十六》)

妇女经水后期,经来量多者。

大熟地(一两,九蒸)　白芍(一两,酒炒)　川芎(五钱,酒洗)　白术(五钱,土炒)　柴胡(五分)　五味子(三分)　续断(一钱)　肉桂(五分,去粗,研)

水煎服,三剂而经调矣。

16. 温经汤

1)《罗氏会约医镜·卷十四·妇科(上)·经脉门》

治一切血寒后期者。

当归(二三钱)　川芎(一钱)　炮姜(五分)　白芍(酒炒,钱半)

水煎服。

2)《女科证治约旨·卷二》

经不调,如因不慎口腹,恣食生冷,寒凝经脉,致成经迟腹痛之候。

当归　川芎　芍药　官桂　丹皮　蓬术　人参　牛膝　甘草

水煎服。

17. 大温经汤(《女科证治约旨·卷二》)

经迟腹痛之候,宜温经汤主之。

当归　川芎　人参　阿胶　肉桂　白芍　吴茱萸　牡丹皮　甘草　麦冬　半夏

水煎服。

【医论医案】

一、医论

《张氏医通·卷十·妇人门上·经候》

经水后期来者,多属寒。其证有三:血虚腹多不痛,微微身热,间亦有痛者,乃空痛也,脉必大而无力,或浮涩濡细,宜调气生血,八物加香附。虚则四物加参、术、黄芪、升麻、陈皮。气滞血虚者,四物加丹皮、香附。肥盛多痰,去地黄再加橘、半、茯苓。血寒脉必沉迟弦紧,归附丸。过期色淡者,痰多也,二陈加柴胡、香附、肉桂。若过期兼白带者,艾煎丸加香附。若咳,忌香附,逍遥散加丹皮。嗽而泻者,养胃汤。血涩滞者,胸饱腰腹痛,醋煎散或七气汤加减。冲任虚损,少腹有寒,月水过期不能受孕者,温经汤。

二、医案

《临证指南医案·卷九·调经》

王,脉右缓左涩,经水色淡后期,呕吐痰水食物,毕姻三载余不孕。此久郁凝痰滞气。务宜宣通,从阳明厥阴立方。半夏、广皮、茯苓、厚朴、茅术、淡吴萸、小香附、山楂肉,姜汁法丸。又,三月中,用辛温宣郁方,痰瘀自下,胸次宽,呕逆缓。今喜暖食,恶寒,经迟至五十余日,来必色淡且少。议用温养冲任,栽培生气方法。八珍去术、草、地,加小茴、肉桂、蕲艾、香附、紫石英、河车胶丸。

《丁甘仁医案·卷七》

沈,气升呕吐,止发不常,口干内热,经事愆期,行而不多,夜不安寐。舌质红,苔薄黄,脉象左弦右涩。弦为肝旺,涩为血少。良由中怀抑塞,木郁不达,郁极化火,火性炎上,上冲则为呕吐,《经》所谓诸逆冲上,皆属于火是也。肝胆同宫,肝郁则清净之府岂能无动,挟胆火以上升,则气升呕逆,尤为必有之象。口干内热,可以类推矣。治肝之病,知肝传脾。肝气横逆,不得舒泄,顺乘中土,脾胃受制。胃者,二阳也。《经》云:二阳之病发心脾,有不得隐曲,女子不月。以心生血,脾统血,肝藏血,而细推营血之化源,实由二阳所出。《经》云:饮食入胃,游溢精气,上输于脾。又云:中焦受气取汁,变化而赤,是谓血。又云:营出中焦。木克土虚,中焦失其变化之功能,所生之血日少,上既不能奉生于心脾,下又无以泽灌乎冲任,经来愆期而少,已有不月之渐,一传再传,便有风消息贲之变。蚁穴溃堤,积羽折轴,岂能无虑。先哲云:肝为刚脏,非柔养不克,胃为阳土,非清通不和。拟进养血柔肝,和胃通经之法,不治心脾,而治肝胃,穷源返本之谋也。第是症属七情,尤当怡养和悦,庶使药达病所,即奏肤功,不致缠绵为要耳。生白芍二钱,朱茯神三钱,仙半夏一钱五分,川石斛二钱,炒枣仁三钱,代赭石二钱(煅),旋覆花钱半(包),银柴胡一钱,青龙齿三钱,广橘白一钱,茺蔚子三钱,丹参二钱,鲜竹茹一钱五分,生熟谷芽各三钱,左金丸七分(包)。

二诊:气升呕吐未发,夜寐不安,经事行而不多,苔灰黄,按脉弦细而涩。皆由营血亏耗,肝失条达,脾失健运,胃失降和为病。昨投养血柔肝,和胃降逆,助以调经之剂,尚觉获效。仍拟逍遥合覆赭二陈加减，但得木土不争，则诸恙可愈。白归身二钱，朱茯神三钱，炒枣仁三钱，炒竹茹一钱五分，生白芍二钱，仙半夏一钱五分，青龙齿三钱，广橘白一钱五分，银柴胡八分，北秫米三钱（包），代赭石三钱（煅），茺蔚子三钱，川石斛三钱，旋覆花钱半（包），青橘叶钱半。

第六节

月经先后无定期

月经周期或提前或延后七天以上者，称为"月经先后无定期"。

【辨病名】

本病早在《备急千金要方》中即有记载，《圣济总录》中有"经水无定"之说，《万氏妇人科》称为"经行或前或后"，《景岳全书·妇人规》则称"经乱"，又有"经水先后无定期"等名。

《太平圣惠方·卷七十一·治妇人八瘕诸方》："月水不时，或前或后，因生聚如怀胎状，邪气盛甚。"

《太平惠民和剂局方·附指南总论·卷下·论妇人诸疾》："论月经诸疾。皆因月经不调，或前或后，或多或少，或淋沥不止，或闭塞不通，肢体倦怠，困乏少力，饮食无味。"

《圣济总录·卷一百五十一·妇人血气门·室女月水不调》："论曰：血者阴之物，象月盈亏，应时而至，故谓之月水，女子冲任气虚，经络不和。其血应至而未至，未至而先至，或断或续，或多或少，血色有异，是月水不调之证也。"

【辨病因】

本病多因冲任气虚，外感风冷；情志抑郁，忿怒伤肝，肝失疏泄；或素体肾虚，或年少肾气未充，或因久病失养，或因房劳多产，损伤肾气所致。

一、外感风冷

《圣济总录·卷一百五十一·妇人血气门·妇人月水不断》："论曰：月事乃经血之余，和调则所下应期，无过与不及之患，若冲任气虚，为风冷所乘，致气脉不顺，所下不调，或前或后，或多或少，风冷之气，与月事相击，故因所下而腰背拘强脐腹刺痛也。"

二、情志内伤

《寿世保元·卷七·求嗣》："一论凡妇人无子，多因七情所伤，致使血衰气盛，经水不调，或前或后，或多或少，或淡色如水，或紫色如块，或崩漏带下，或肚腹疼痛，或子宫虚冷，不能受孕。"

《景岳全书·卷三十八人集·妇人规上·肾虚经乱》："凡欲念不遂，沉思积郁，心脾气结，致伤冲任之源，而肾气日消。轻则或早或迟，重则渐成枯闭。"

《万氏家传广嗣纪要·卷四·调元篇第四》："女子月事或前或后，或多或少，无定期者，何以调之？密斋曰：此神思之病，无以治也。公曰：何故？曰：宠多而爱不周，念深而幸不到，是以神思不舒也。以身事人而其性多傲，以色悦人而其心多忌，故难调也。"

《古今医彻·卷四·女科·调经论》："一妇人多怒伤肝，经水或前或后，或发寒热，或内热口苦，脉弦数。"

三、房劳多产

《景岳全书·卷三十八人集·妇人规上·肾虚经乱》："肾虚经乱，妇人因情欲房室，以致经脉不调者，其病皆在肾经。此证最多，所当辨而治之。"

《妇科冰鉴·卷一·月经门·经脉愆期》："又见纵欲之辈，亏损肝肾，冲任失守，以致乍多乍少，或前或后。"

【辨病机】

本病的病机在于气血失于调节而导致的血海蓄溢失常，多由肝气郁滞或肾气虚衰所致。

一、肝郁

《傅青主女科·女科上卷·调经·经水先后无定期十七》："妇人有经来断续，或前或后无定期，人以为气血之虚也，谁知是肝气之郁结乎！夫经水出诸肾，而肝为肾之子，肝郁则肾亦郁矣，肾郁而气必不宣，前后之或断或续，正肾之或通或闭耳。或曰肝气郁而肾气不应，未必至于如此。殊不知子母关切，子病而母必有顾复之情，肝郁而肾不无缱绻之谊，肝气之或开或闭，即肾气之或去或留，相因而致，又何疑焉。”

二、血虚

《竹林女科证治・卷一・调经上・月经愆期》：“经来或前或后，名曰愆期。此由脾胃虚弱，冲任损伤，气血不足。”

《济生集・卷三・论月经诸症》：“经期或前或后者，脾胃虚弱，气血不足。”

【辨病证】

本病的辨证应结合月经的量、色、质及脉证，一般以量或多或少，有块，色黯红，小腹张，连及胸胁者属肝郁；量中等或少，色淡质清，腰部酸痛者多属肾虚。

《景岳全书・卷三十八人集・妇人规上・血虚经乱》：“凡女人血虚者，或迟或早，经多不调。此当察藏气，审阴阳，详参形证脉色，辨而治之，庶无误也。盖血虚之候，或色淡，或涩少，或过期不至，或行后反痛，痛则喜暖、喜按，或经后则困惫难支，腰膝如折，或脉息则微弱弦涩，或饮食素少，或形色薄弱。”

《医宗金鉴・卷四十四・妇科心法要决・调经门》：“经来或前或后，谓之愆期，皆属经病。经来往前赶，日不足三旬者，属血热。若下血多，色深红而浊，则为有余之热。若下血少，色浅淡而清，则为不足之热也。经来往后退，日过三旬后者，属血滞。若色浅淡，血少不胀痛者，则属气虚，血少涩滞，不足之病。若色紫，血多，腹胀痛者，则属气实，血多瘀滞，有余之病也。”

《医学入门・内集卷一・诊脉・妇人脉法》：“凡妇人脉比男子更濡弱者，常也。脉如常，虽月经或前或后，或多或少，或一月未来者，亦不成经病。惟寸关如常，尺绝不至，或至亦弱小者，小腹肠胃有积，痛上抢心，月水不利。若沉而缓者，下虚，月经来多。反虚微不利，不汗出者，其经二月必来，俗云间月。若三部浮沉一止，寸关微涩，微则胃气虚，涩则津血不足。尺微而迟，微则无精，迟则阴中寒，此为居经，三月一来。虽来或血渐少而后不通，曾堕胎及产多者，谓之血枯。”

【论治法】

本病治法以疏肝补肾，调理气血、冲任为主，兼以疏肝理气，补肾调经，使气血调顺，冲任安和，则经期自和。

《景岳全书・卷三十八人集・妇人规上・血虚经乱》：“凡经有不调，而值此不足之证，皆不可妄行克削及寒凉等剂，再伤脾肾，以伐生气，则惟有日甚矣。凡肝脾血虚，微滞微痛者，宜四物汤主之。或加肉桂，或加黄芩，随寒热而用之，自无不可。三阴亏弱，无热无寒，平藏者，宜小营煎、五福饮、六物煎固之类主之，此常人最宜之剂。或八珍汤、十全大补汤之类，皆宜择用。三阴亏弱兼阳虚者，宜大营煎、理阴煎之类主之。忧思过度，心脾受伤者，七福饮、归脾汤之类主之。脾土不健，饮食减少，宜燥宜温者，温胃饮、理中汤之类主之。脾土虚陷，不能统摄营气，而为漏为频者，宜五福饮、归脾汤、寿脾煎、秘元煎或四君子加芎、归主之。肝虚不能藏血，或多惊惕，或多小腹急痛，宜三阴煎、补肝散之类主之。若阴血虚，水不制火，而邪火盛者，或为夜热盗汗，或为烦渴生痰，是即劳损之渐，速宜调治，用一、二、三、四、五阴等煎，择宜治之，否则恐成血枯也。”

《景岳全书・卷三十八人集・妇人规上・肾虚经乱》：“凡欲念不遂，沉思积郁，心脾气结，致伤冲任之源，而肾气日消。轻则或早或迟，重则渐成枯闭。此宜兼治心、脾、肾，以逍遥饮、秘元煎之类主之。若或欲火炽盛，以致真阴日溃者，宜保阴煎、滋阴八味丸之类主之。若房室纵肆不慎者，必伤冲任之流，而肾气不守。治须扃固命门，宜固阴煎、秘元煎之类主之。若左肾真阴不足，而经脉不调者，宜左归饮、左归丸、六味地黄丸之类主之。若右肾真阴不足，而经有不调者，宜右归饮、右归丸、八味地黄丸之类主之。若思郁不解致病者，非得情舒愿遂，多难取效。房室不慎致病者，使非勇于节欲，亦难全恃药饵也。”

《本草纲目拾遗・卷八・诸蔬部・甘储》：“血虚经乱，妇人血虚，或迟或早，经多不定，故阳虚补其阳，阴虚补其阴，气滞顺其气。其有不宜辛燥寒凉而宜于清和者，用此薯蕷飧频服，调养其脾，使脾健生化，经期自定。”

《医学三字经・卷二・妇人经产杂病第二十

三》:"错杂至气血伤,经来或早或迟不一者,气血虚而经乱也,宜前汤加人参、白术、黄芪之类。"

《类证治裁·卷八·经闭论治》:"(经乱)迟早无定,乍前乍后,多因心肺虚损,滋血汤。或因受惊,气乱经亦乱者,茯神、枣仁、柏子仁、麦冬、下归附丸。或气盛于血,不受孕者,抑气散。景岳分三阴亏,兼阳虚者,大营煎去牛膝。忧思损心脾者,归脾汤、七福饮。食少脾不健运,宜温燥者,理中汤、六君子汤。脾虚不摄,为淋漏者,保元汤加杜仲、芡实、牡蛎。肝虚不藏,多惊惕者,补肝散去独活、木瓜,加茯神。情志不遂,肝脾气结,经期乱者,逍遥饮。"

【论用方】

一、治月经先后不定期方论

1. 论桂附乌梅四物汤

《医门八法·卷四·经期迟早》:"于四物汤中,除去川芎之散,加以乌梅之敛,名曰乌梅四物汤,施之血虚经乱之证;其兼寒者,暂加桂心、附片,名曰桂附乌梅四物汤。"

2. 论大调经汤

《陈素庵妇科补解·产后众疾门·卷五·产后月水不至及月水不调方论》:"是方四物、远志、川断、白术以滋阴补血,红花、玄胡,丹皮、丹参以行血祛滞,香附、乌药顺气,秦艽以祛荣经之风。经调则百病除矣。至以或前或后,或来或止,或经行腹痛,或经尽发热,即为月水不调,亦宜此方作丸久服。"

3. 论调元丸

《万氏家传广嗣纪要》:"方用香附子、川芎、陈皮以开郁顺气;白术以补脾利滞血;当归养心生新血。"

4. 论桃仁汤

《千金方衍义·卷四·妇人方下·月经不调第二十一》:"此方专调土衰木败。方中芎䓖、芍、地,专调冲脉之虚;参、甘、姜、半,专扶胃气之衰;桃、丹、蒲、泽,专疏胞宫之滞;桂心、牛膝,一破坚结,一润血枯,血润而下行无阻,坚结散而正气自调,当无前后失期之患矣。"

5. 论阳起石汤

《千金方衍义·卷四·妇人方下·月经不调第二十一》:"于四逆汤中加阳起、人参,则有阳生阴长之功,散子胜之血积;伏龙、石脂专行固脱;地黄、续断专续伤中;桂心佐姜、附,则破寒结,兼行地黄之滞也。"

二、治月经先后不定期方

1. 白垩圆(《备急千金要方·卷四·妇人方下·月经不调》)

治妇人月经一月再来,或隔月不来,或多或少,淋漓不断。或来而腰腹痛,嘘吸不能食,心腹痛。或青黄黑色,或如水,举体沉重方。

白垩　白石脂　牡蛎　禹余粮　龙骨　细辛　乌贼骨(各一两半)　当归　芍药　黄连　云苓　干姜　桂心　人参　瞿麦　石苇　白芷　白蔹　附子　甘草(各一两)　蜀椒(半两)

上二十一味为末,蜜丸如梧子大。空心酒下二十丸,日三。至月候来时,日四五服为佳。

2. 当归圆(《备急千金要方·卷四·妇人方下·月经不调》)

治女人脐下癥结刺痛,如虫所啮,及如锥刀所刺。或赤白带下,十二疾腰背疼痛。月水或在月前,或在月后。

当归　葶苈　附子　吴茱萸　大黄各(二两)　黄芩　桂心　干姜　牡丹　川芎(各一两半)　细辛　秦椒　柴胡　厚朴(各一两六铢)　牡蒙(一方无)　甘草(各一两)　虻虫　水蛭(各五十枚)

上十八味为末,蜜和丸如梧子大。空心酒下十五丸,日再。有胎勿服之。

3. 牡丹大黄汤(《备急千金要方·卷四·妇人方下·月经不调第二十一》)

治月经不调,或月前或月后,或如豆汁,腰痛如折,两脚疼,胞中风寒,下之之方。

大黄　朴硝(各四两)　牡丹(三两)　桃仁(一升)　人参　阳起石　茯苓　甘草　水蛭　虻虫(各二两)

上十味㕮咀,以水九升煮取三升,去滓,纳朴硝令烊尽,分三服,相去如一饭顷。

4. 桃仁汤(《备急千金要方·卷四·妇人方下·月经不调第二十一》)

治产后及堕身月水不调,或淋沥不断,断后复来,状如泻水,四体嘘吸不能食,腹中坚痛不可行动,月水或前或后,或经月不来,举体沉重,惟欲眠卧,多思酸物。

桃仁(五十枚) 泽兰(二两) 甘草(二两) 芎䓖(二两) 人参(二两) 牛膝(三两) 桂心(三两) 牡丹皮(三两) 当归(三两) 芍药(四两) 生姜(四两) 半夏(四两) 地黄(八两) 蒲黄(七合)

上㕮咀。以水二斗煮取六升半,分六服。

5. 杏仁汤(《备急千金要方·卷四·妇人方下·月经不调第二十一》)

治月经不调,或一月再来,或两月三月一来,或月前,或月后,闭塞不通方。

杏仁(二两) 桃人(一两) 大黄(三两) 水蛭 虻虫(各三十枚)

上五味㕮咀,以水六升煮取二升,分三服。一服当有物随大小便有所下,下多者止之,少者勿止,尽三服。

6. 阳起石汤(《千金翼方·卷八·妇人四·月水不利第二》)

治妇人月水不调,或前或后,或多或少,乍赤乍白。

阳起石(二两) 甘草(二两) 续断(二两) 干姜(二两) 人参(二两) 桂心(二两) 附子(一两) 赤石脂(三两) 伏龙肝(五两) 生地黄(一升)

以水一斗煮取三升二合,分四服,日三夜一。

7. 南岳魏夫人济阴丹(《太平惠民和剂局方·卷九·吴直阁增诸家名方》)

治妇人血气久冷无子,及数经堕胎,皆因冲任之脉虚损,胞内宿挟疾病,经水不时,暴下不止,月内再行,或前或后,或崩中漏下,三十六疾,积聚癖瘕,脐下冷痛,小便白浊,以上疾证,皆令孕育不成,以至绝嗣。治产后百病,百日内常服,除宿血,生新血,令人有孕,及生子充实。亦治男子亡血诸疾。

秦艽 石斛(去根,酒浸,焙) 藁本(去芦) 甘草(炙) 蚕布(烧灰) 桔梗(炒,各二两) 京墨(煅,醋淬,研) 茯苓(去皮) 人参(去芦) 木香(炮) 桃仁(去皮、尖,炒,各一两) 熟干地黄(洗过,酒蒸,焙) 香附(炒,去毛) 泽兰(去梗,各四两) 当归(去芦) 肉桂(去粗皮) 干姜(炮) 细辛(去苗) 川芎 牡丹皮(各一两半) 山药 川椒(去目,炒,各三分) 苍术(米泔浸,去皮,八两) 大豆黄卷(炒,半升) 糯米(炒,一升)〔一本:山药、川椒,各云(三两)〕

上为细末,炼蜜搜,每两作六丸。每服一丸,细嚼,空心,食前,温酒、醋汤任下。

8. 犀角大丸(《传家秘宝脉证口诀并方》)

治月经往来不止,或前或后,绝产无子。

马鸣退(二两) 人参(去头,一两) 干姜(炮,一两) 附子(炮,去皮脐,一两) 川芎(一两) 藁本(一两) 白芜荑(一两) 柏子仁(一两) 白薇(一两) 白术(一两) 苍耳(一两) 白芷(五分) 当归(一两) 泽兰(九分) 桔梗(三两) 石膏(二两) 甘草(一两) 防风(五两) 芍药(一两) 川椒(二两) 食茱萸(五分) 厚朴(去皮,姜汁炙,五分) 蝉蜕(二两) 生犀(半两)

上为末,炼蜜为丸如弹子大。每服一丸,空心温酒化下。妊娠临月,日服一丸,产时不知痛。如汗出不止,只用酒下一丸便止。肠痛积聚,朝、暮进一丸。金疮败脓,恶疮生头不合,阴中痛,月经来往不止,多少前后不一,服三至五丸。绝产无子,朝暮服之。

9. 加减四物汤(《类证活人书·卷十九》)

治妊妇产前腹痛,及月事或多或少,或前或后,胎气不安,产后血块不散,或亡血过多,或恶露不下。

当归(切,焙,一两) 川芎(一两) 熟干地黄(一两) 白芍药(一两)

上为粗末。每服四钱,水一盏半煎至八分,取六分清汁,带热服,每日二至三次,以知为度;疾势甚大,散药不知,以四味各半两,细锉,以水四盏,煎至二盏半,去滓,分为四服,热吃,食前服,一日之中令尽,以和为度。平常产乳服至三腊止,如虚弱血脏不调,至一月止。

10. 青蒿丸(《圣济总录·卷九十三·骨蒸传尸门·虚劳五蒸》)

治女人月经不匀,或前或后,多少不定,青黑杂色,或凝或散,渐成劳瘦。

青蒿心(三枚,细切) 童便(三大斗) 生地黄(三梃,竹刀切,捣) 东引桃枝(半握,细捣碎,一至二两) 甘草(四两,炙)

上五味,以新瓮子一口,以小便浸七日,和小便并前件药煮三五百沸,滤出药,晒干为末,然后将小便清入釜中，以桑柴火炼之，以篦搅勿住手，炼三斗小便至三升，用不津器盛，将和后药：

杏仁　桃仁（并去双仁及皮尖，炒令黄）　桔梗（炒）　葳蕤　枳壳（麸炒，去瓤）　大黄（焙）　升麻　苍术（炒，一方用白术）　白茯苓（去黑皮）　地骨皮　天灵盖（酥炙，无以虎骨代，一两）　甘草（炙，一两）　贝母（去心，一两）　芜荑（炒，一两）　当归（切，焙，一两）　黄芪（锉，一两）　桂（去粗皮，一两）　陈橘皮（去白，焙，一两）　厚朴（去粗皮，姜汁炙，一两）　防风（去叉，一两）　槟榔（不得近铁器，一两）　吴茱萸（汤浸炒，一两）　丹砂（别研，一两）　麝香（别研，一两）　木香（二两半）　犀角屑（一两半）　羚羊角屑（二两一分）

上为细末，用前小便煎，都和了，入臼捣五百下，如未粘，可炼蜜为丸如梧桐子大。每服三十丸，食后温水送下，疾重日再服。女人月经不匀，或前或后，多少不定，青黑杂色，或凝或散，渐成劳瘦，服一至二两当愈。

11. 鳖甲丸（《圣济总录·卷一百五十一·妇人血气门·室女月水不调》）

治室女月经不调，或少不利，前后愆期，日月浸久，肌肉黄瘁，胁下积气结硬，时发刺疼，渐成劳状。

鳖甲（去裙襕，醋炙）　桂（去粗皮）　京三棱（煨，锉）　牡丹皮　牛膝（去苗，酒浸切，焙）　诃黎勒皮　琥珀　大黄（炮）　桃仁（去皮尖、双仁，麸炒）　土瓜根　附子（炮裂，去皮脐）　赤茯苓（去黑皮，各一两）

上一十二味，捣罗为末，炼蜜为丸如梧桐子大。每服二十丸，煎桃仁汤下，破血块气块妙。

12. 丹参散（《妇人大全良方·卷二·众疾门》）

治妇人经脉不调，或前或后，或多或少，产前胎不安，产后恶血不下；兼治冷热劳，腰脊痛，骨节烦疼；寒疝，小腹及阴中相引痛。

丹参（不拘多少，去土，切）

上为细末。每服二钱，温酒调下，经脉不调，食前服；冷热劳，不拘时候服。

13. 琥珀散（《妇人大全良方·卷一·调经门》）

疗妇人月经不调，或一月不来，或隔月不来，或多或少，脐下绞痛，面色痿黄，四体虚吸，羸瘦不能食方。

当归　川牛膝　牡丹皮　桃仁（各一两半）　大黄　芎䓖　土瓜根　芍药　朴硝　桂心　虻虫（去翅足，炒）　水蛭（各半两，炒）

上㕮咀。以水九升煮取三升，分温五服。忌如常法。

14. 禹余粮丸（《普济方·卷三百三十二·妇人诸疾门·月水不调》）

治月水乍多乍少，或前或后。

生地黄（一两）　禹余粮（半两）　白术（半两）　芍药（半两）　当归（半两）　续断（半两）

上为细末，炼蜜为丸如梧桐子大。每服三十丸，米饮送下。未知，加至五十丸。

15. 紫石英丸（《奇效良方·卷六十三·妇人门·调经通治方》）

治妇人月经不调，乍多乍少，或前或后，时发疼痛。

紫石英（细研，水飞）　川乌（炮）　杜仲（炒去丝）　禹余粮（醋淬）　远志（去心）　桂心　泽泻　桑寄生　龙骨（别研）　当归　人参　肉苁蓉（酒浸）　石斛　干姜（炮）　五味子　甘草（炙，各一两）　牡蛎　川椒（去目并合口者不用，炒出汗，各半两）

上为细末，炼蜜和丸如梧桐子大。每服五十丸，食前用米饮汤送下。

16. 枇杷叶丸（《扶寿精方·卷下·妇人门·调经篇》）

治妇人血崩，经事失期，或前或后，不育。

枇杷叶（二斤，蜜炙）　山药（一斤）　枸杞子　山茱萸（去核，半斤）　吴茱萸（一两）

上为细末，炼蜜为丸如梧桐子大。每服七十至八十丸，清米汤送下。

17. 调元丸（《万氏家传广嗣纪要·卷四·调元篇第四》）

治女子月事或前或后，或多或少无定期者。

香附子（醋浸，春五，夏三，秋七，冬十，捶极烂，晒干，研为细末，以十两金醋作糊，一斤）　当归（五两）　川芎（五两）　白术（五两）　陈皮（五两）

上五味各为极细末，浸药余醋煮面糊为丸如梧桐子大。每服五十丸，空心食前酒送下；不饮酒，小茴汤送下。

18. 加减八物汤《万氏妇人科·卷一·调经章·经行或前或后》

治经行或前或后。

人参　白术　茯苓　炙草　当归　川芎　白芍　陈皮　丹参　香附　丹皮（各一钱）

姜枣引。

19. 经验调经汤（《古今医统大全·卷八十四·药方·四物汤论》）

治月经不调，或前或后，来多来少，或逾月不来，或一月两至，服之皆效。

当归（酒洗，一钱）　阿胶（炒成珠）　半夏（制）　白芍药（酒炒）　人参　牡丹皮　川芎　麦门冬　甘草（各七分）　桂心　吴茱萸（泡，各二分）

上水钟半，姜三片，煎八分，空心稍热服。

20. 调卫养荣汤（《古今医统大全·卷八十二·妇科心镜（上）·干血气痨候》）

治妇人室女一切月经不调，或先或后，或绝闭不通，憎寒壮热，口苦无味，饮食少思，连声咳嗽，烦躁头眩，渐成痨证者，此药主之。

陈皮　白术　当归　生地黄　沙参　麦门冬（各一钱）　牡丹皮　地骨皮（各八分）　桔梗　柴胡梢（各五分）　谷芽（一钱）　甘草（四分）

上水煎，加莲子、姜、枣。痰中见血加侧柏枝煎，早晚服。

21. 调荣顺气汤（《古今医鉴·卷十一·妇人科》）

治妇室经闭不调，或前或后，心腹疼痛。

当归（酒洗，一钱）　川芎（八分）　生地（一钱）　白芍（盐水炒，一钱）　香附（便制，一钱）　艾叶（醋炒，八分）　丹皮（酒洗，一钱）　阿胶（蛤粉炒，一钱）　白术（一钱二分）　甘草（四分）　红花（一钱）　桃仁（一钱，去皮尖）

上锉一剂。加生姜三片，水煎，食前服。

22. 调经丸

1）《仁术便览·卷四·妇女经病》

治经水或前或后，或多或少，或有积块，或赤白带下，或经水二至三月不行。

熟地（三两）　当归（二两）　芍药（一两半）　香附（四两）　莪术（一两）　陈皮（一两）　白术（二两）　枳实（一两）　乌药（一两）　砂仁（五钱）　阿胶（五钱）　艾叶（七钱）

将艾叶、香附、芍药一处醋煮透焙干为末，醋糊为丸如梧桐子大。每服六十丸，空心米汤送下。

2）《嵩崖尊生·卷十四·妇人部·经候》

治经水或前或后，时多时少，时数时断。

当归（二两）　白芍（二两）　山萸（二两）　山药（二两）　生地（二两）　香附（二两）　茯苓（一两五钱）　丹皮（一两五钱）　泽泻（一两五钱）　炒栀（一两五钱）　陈皮（一两五钱）　益母（一两）　川芎（一两）　白术（一两）

蜜丸服。

23. 经验调经汤（《万病回春·卷六·调经》）

治妇人经水或前或后，或多或少。

当归（一钱二分）　熟地黄（一钱二分）　香附（一钱二分）　白芍（酒炒，一钱）　吴茱萸（炒，一钱）　大腹皮（一钱）　紫荆皮（一钱）　肉苁蓉（一钱）　川芎（七分）　条芩（七分）　粉草（五分）

上锉一剂。加生姜三片，大枣一枚，水煎，待经至之日服起，每日一剂。至四剂而止，即经对期。

24. 调经养血丸（《万病回春·卷六·调经》）

治妇女经脉不行或不调，或前或后，赤白带下，久不成孕。

香附（一二两，酒、醋、盐汤、童便各浸三日，取出炒）　当归（酒洗，二两）　白芍（酒炒，二两）　川芎（一两）　生地黄（酒洗，二两）　茯苓（去皮，一两）　白芷（一两）　牡丹皮（酒洗，一两）　干姜（炒，一两）　肉桂（一两）　红花（一两）　桃仁（泡去皮，一两）　玄胡索（六钱）　没药（一两）　半夏（香油炒，一两）　甘草（炙，一两）　小茴（炒，三钱）　莪术（煨，醋炒，五钱）　阿胶（蛤粉炒成珠，一两）

上为末，醋糊为丸。每服八十丸，空心白汤、黄酒任下。

25. 延寿酒药仙方（《遵生八笺·卷十七》）

治月事或多或少，或前或后，心中闷塞不通，结成瘕块，时作刺痛，或子宫积冷，气毒虚败，赤白带下，渐成虚瘵。

当归（去芦，五钱，净）　人参（去芦，五钱，净）　白茯苓（去皮，五钱，净）　草乌（去皮，五钱，净）　乌药（五钱，净）　杏仁（去皮尖，五钱，净）　何首乌（去皮，五钱，净）　川椒（去目，五钱,净) 川乌(去皮尖,五钱,净) 五加皮(五钱,净) 肉苁蓉(去皮尖,五钱,净) 枸杞子(五钱,净) 砂仁(五钱,净) 木香(三钱) 牛膝(三钱,去芦) 枳壳(三钱,去瓤) 干姜(三钱,火炮) 虎骨(三钱,酥炙黄色) 川芎(三钱) 香附子(三钱,炒去毛) 香白芷(三钱) 厚朴(三钱,姜汁浸) 陈皮(三钱,去白) 白术(三钱,炒) 独活(三钱) 羌活(三钱) 麻黄(三钱,去节) 官桂(三钱,去皮) 白芍药(三钱) 半夏(三钱,姜汁浸) 生地(三钱) 熟地(三钱) 天麦门冬(三钱,去心) 五味子(三钱) 防风(三钱) 细辛(三钱,拣净,酥酒洗,去芦) 沉香(三钱) 苍术(三钱,米泔浸,去皮) 小茴香(盐炒黄,三钱) 破故纸(一两,酒浸微炒) 核桃仁(一两,汤浸去皮) 甘草(火炙,净,一两) 红枣肉(半斤) 酥油(半斤) 白砂糖(一斤)

上药用细绢袋盛之,用烧酒一大坛,浸药三日,放在大锅内,用汤浸坛,煮两个时辰,取起掘一坑,埋三日,出火毒取出。每日用酒一小钟,病在上,食后服;病在下,空心服。饮酒毕后,将药滓晒干,研为细末,用好花烧酒打糊为丸,如梧桐子大。每服三十丸,空心好酒送下。

26. 乌骨鸡丸(《四明宋氏女科秘书·经候不调门》)

治血海虚寒,乃无子嗣,数经堕胎,经水不时,暴下不止,月内丹行,或前或后,或崩中漏下,小便白浊并带,及腰胯疼痛。

人参(三两) 生地(五两) 熟地(五两) 当归(六两,酒洗) 官桂(三两) 茯苓(三两) 黄芪(六两) 川芎(三两) 白术(一两,麸炒) 续断(二两,酒洗) 香附(一二两) 芍药(二两) 石斛(三两,酒浸) 乌药(二两,炒) 杜仲(二两,姜汁炒) 地骨皮(三两)

上为末,用乌骨白鸡或黄鸡一只,男用雌,女用雄,将鸡笼住,用黄芪二两为末,加炒面一两和匀,水为丸如豆大,喂鸡服尽,将鸡吊死,肚肠洗净,挦毛揰骨碎,入前药于鸡腹内,用酒酣五斤浸,火煮烂,取骨捣烂,为细末,将煮鸡、药汁和面糊,加酒酣打匀,同药末为丸。每服八十丸,用温酒送下,或米汤、或艾汤亦可。每药末一斤,用白面四两打糊。

27. 千金化铁丸(《寿世保元·卷三·积聚》)

治积聚。腹中有块,坚硬如石,有时作痛,肚腹膨闷,经水不调,或前或后,或多或少,或闭而不通,白带频下,夜间发热,脉急数。

当归(酒炒,一两半) 白芍(酒炒,一两半) 川芎(七钱) 怀生地(酒洗,一两半) 白术(去芦,炒,一两半) 白茯苓(去皮,一两) 陈皮(去白,一两) 青皮(七钱半) 半夏(姜汁炒,一两) 枳实(麸炒,七钱五分) 木香(炒,七钱五分) 香附(炒,一两) 槟榔(五钱) 莱菔子(炒,五钱) 三棱(炒,五钱) 红花(五钱) 干漆(炒令烟尽,五钱) 桃仁(去皮尖,五钱) 莪术(醋炒,一两五钱) 硇砂(为末,瓷器内煨过,五钱) 琥珀(五钱)

上为细末,醋打面糊为丸如梧桐子大。每服三钱,白汤送下,早、晚各进一服。

28. 资生丹(《绛雪丹书·附录·又明产后二十九症医方》)

治月经不调,前后不一。

当归(酒洗) 川芎 香附(醋炒) 苍术 元胡(炒) 蒲黄(炒) 赤苓 桃仁 熟地(各一两) 山萸 地榆 羌活 五灵脂 白芍 甘草 陈皮 人参 牛膝(各三钱) 白术 木瓜 青皮(各三钱) 乌药(二两七钱,不见铁) 良姜(四钱) 乳香(一钱) 没药(一钱) 益母草(二两七钱,不见铁) 阿胶(一两五钱,蛤粉炒) 大黄(一斤,另研) 苏木(三两,河水六碗,黑豆三升煮熟,取汁二碗,绞取豆九两,烘干为末)

以上俱为末,先将大黄末入锅内,须用铜锅,用好米醋五六碗搅匀熬成膏,又下醋熬,如此三次,再下红花酒(用红花三两炒黄色,好酒三斤,同煮至一斤,去花取汁用),将黑豆汁、苏木汁再熬成膏,盆内盛之,将豆末与众药和匀,以大黄等膏调为丸如弹子大。每服一丸,不拘时服,葱姜酒空心下。合药须择成开平除及天月二德黄道吉日,诚心修合,勿令妇人鸡犬见之。

29. 妇宝调经汤(《简明医彀·卷七·调经》)

治经期不准,或前或后,紫淡不同,多少不等。

当归(二钱) 熟地黄(一钱半) 白芍药(一钱半) 川芎(一钱半) 香附(一钱二分) 大腹皮(一钱) 吴萸(一钱) 紫金皮(一钱) 肉苁蓉(一钱,洗净) 条芩(一钱) 甘草(五分)

加生姜、大枣,水煎,经时服。

30. 琥珀丸(《郑氏家传女科万金方·调经门·月经不调类》)

治妇人月水不准,及难产产后血奔,或因气与风寒暑湿所搏,以致月经不调,或瘀血刺痛,宜服琥珀丸治之,此方有推陈致新之效。

琥珀 当归 乳香(各一两) 没药(五钱) 麝香(一钱) 木香(五钱)

上为细末,用人乳拌乳香,饭锅上煮化,下前药末,和为丸如芡实大,朱砂为衣。临服童便、姜汁、酒送下。一方加白芍、川乌、牛膝、鳖甲、蓬术、制厚朴、泽兰、官桂。

31. 桃仁散(《郑氏家传女科万金方·调经门·月经不调类》)

治妇人月水淋漓不断,或前或后,及腹中疼痛。

桃仁 生地 人参 甘草 桂心 蒲黄 半夏 当归 川芎 赤芍 牛膝 丹皮

加生姜三片,煎七分,空心服。

32. 调经汤

1)《仙拈集·卷三·妇人科·调经》

治经事或前或后,或多或少。

当归(一两) 川芎(五钱) 白芍(六钱) 玄胡(二钱) 肉桂(二钱)

上为末。每服四钱,食远滚水下;煎汤亦妙。

2)《揣摩有得集》

治妇女一切月经不调,或前或后,或多或少,或经后腹痛,或呕吐,或发烧,或血痨,或久不生育,或室女经来腹痛。

泽兰叶(三钱) 熟地(一钱半) 当归(一钱半) 川芎(一钱半,炒) 川楝子(一钱,炒) 白芍(一钱半,炒) 元胡(一钱,炒) 槟榔(一钱) 木香(五分) 小茴香(一钱,炒) 焦楂(一钱半) 砂仁(五分,炒) 青皮(八分,炒) 生草(一钱)

水煎服。

33. 益母八珍汤(《不知医必要·卷四》)

治月经不调,或前或后。

党参(去芦,米炒,二钱) 净白术(二钱) 当归(二钱) 白茯苓(一钱半) 白芍(酒炒,一钱半) 熟地(三钱) 川芎(一钱) 益母草(一钱半) 炙草(一钱) 生姜(二片) 大枣(二枚)

水煎服。

34. 抵当汤《凌临灵方·奇正方·正文》

治月经不调,或一月再来,两月三月一来,或月前或月后,闭塞不通。

水蛭(三十个) 虻虫(三十个) 大黄(五两) 桃仁(二十个)

水煎服。

三、治肾虚月经先后不定期方

1. 人参禹余粮丸(《鸡峰普济方·卷十一·妇人·崩漏》)

治冲任虚弱,荣卫不调,或阴乘阳,胞寒气冷,血不运行。经候乍多乍少,或前或后,脐腹时痛,面色不泽,久不治之,渐至虚损,令人断产,变生他病。

禹余粮(二两) 龙骨(二两) 人参(二两) 桂(二两) 紫石英(二两) 川乌头(二两) 桑寄生(二两) 杜仲(二两) 五味子(二两) 远志(二两) 泽泻(二两) 当归(二两) 石斛(二两) 苁蓉(二两) 干姜(二两) 川椒(二两) 牡蛎(二两) 甘草(二两)

上为细末,炼蜜为丸如梧桐子大。空心,食前服二十丸,米饮送下,一日三次。渐加至三十丸。

2. 济阴丹(《三因极一病证方论·卷十八》)

治妇人久冷无子及数经堕胎,皆因冲任之脉虚冷,胞内宿挟疾病,经水不时,暴下不止,月内再行,或前或后,或崩中漏下,三十六疾,积聚癥瘕,脐下冷痛,小便白浊,以上诸疾,皆令孕育不成,以至绝嗣。

木香(炮,一两) 茯苓(一两) 京墨(烧,一两) 桃仁(炒,去皮尖,一两) 秦艽(二两) 甘草(炙,二两) 人参(二两) 桔梗(炒,二两) 石斛(酒浸,二两) 蚕布(烧,二两) 藁本(二两) 当归(一两半) 桂心(一两半) 干姜(炮,一两半) 细辛(一两半) 牡丹皮(一两半) 川芎(一两半) 川椒(炒,三分) 山药(三分) 泽兰(四两) 熟地黄(四两) 香附(四两) 苍术(八两) 大豆卷(炒,半升) 糯米(炒,一升)

上为末,炼蜜为丸,每两作六丸。每服一丸,嚼细,食前温酒或醋汤送下。

3. 加减吴茱萸汤(《妇人大全良方·卷一·调经门》引张氏方)

治冲任衰弱,月候愆期,或前或后,或崩漏不止,赤白带下,小腹急痛,每至经脉行时头眩,饮食减少，气满心忪，肌肤不泽，悉皆主之。

吴茱萸(半两)　麦门冬　干姜　白茯苓　牡丹皮　南木香　苦梗(各三钱)　甘草(三钱半)　当归(半两)　北细辛(一钱半)　防风　官桂(各一分)　半夏(七钱)

上㕮咀。每服四大钱，水一盏半，生姜五片，枣子一枚，煎至七分，去滓，空心温服。

4. 暖宫万灵丸(《普济方·卷三百二十二·妇人诸疾门·虚损》)

治冲任虚损，下元久冷，脐腹疠痛，月水不调，或前或后，或多或少，过期不来，或来时崩下，或月内再行，淋沥不止，带下五色，经脉时至，肢体倦怠，饮食不进，渐至羸瘦。及子宫久寒，不成孕。

川芎(三两)　当归(三两)　芍药(三两)　熟地黄(三两)　生地黄(三两)　白茯苓(二两)　牡丹皮(二两)　肉桂(二两)　玄胡(二两)　黄芪(二两)　泽兰(二两)　卷柏(二两)　牛膝(酒浸，二两)　香附子(炒，二两)　白术(二两)　甘草(二两)　没药(另研，二两)　吴茱萸(炒，二两)　木香(一两)　薯蓣(一两)　山茱萸(一两)　桂心(一两)　石斛(一两半，去根)　钟乳粉(三分)　藁本(一两)　五味子(一两)

上为末，炼蜜为丸如梧桐子大。每服三十丸，空心及晚食前以温酒送下。

5. 螽斯丸(《古今医鉴·卷十一·妇人科》)

治妇人赤白带下，经候不调，或前或后，或行时小腹作痛，腿膝麻痹，腰腹痛，子宫不能摄养。

生地(酒洗，四两)　熟地(酒蒸，四两)　陈皮(一两)　白茯苓(二两)　川芎(二两)　赤芍(二两)　香附(一斤，童便浸，春三、夏二、秋四、冬五日)　当归(酒洗，四两)　枳壳(麸炒，二两)　黄芩(酒炒，二两)　玄胡索(酒炒，二两)　青皮(二两)　苏木(一两)　红花(一两)　五灵脂(一两)　干姜(炒，五钱)　粉草(二钱)

上为末，用艾煎汤，入醋一盏，打糊为丸如梧桐子大。每服四十至五十丸，酒或白汤空心送下。

6. 白凤丹(《寿世保元·卷七·带下》)

治妇女五劳七伤，骨蒸，五心烦热，心虚惊怕，经水来时，或前或后，或淡白，或紫色，时常注带下。

白丝毛乌骨雄鸡(一只，先以黄芪末一两，当归末一两，甘草末五钱，三味和米粉七合，匀作七分，调成小块，鸡食之，约有六至七日，吊死不出血，去毛肠不用)　当归身(酒洗，三两)　川芎(二两)　白芍(酒炒，三两)　怀生地黄(酒洗，五两)　山药(三两)　鹿角霜(四两)　天门冬(去心，一两)　人参(二两)　丹参(水洗净，二两)　山茱萸(酒蒸，去核，二两)　木瓜(一两半)　胡黄连(一两)　知母(去毛，酒炒，三两)　小茴(酒炒，二两)　麦门冬(去心，二两)　怀牛膝(去芦，酒洗，二两)　秦艽(去芦，二两)　银柴胡(二两)　鳖甲(醋炙，一两)　生甘草(一两)

上俱制如法，锉匀，将鸡切作小块，俱盛于瓷坛内，用水二分，好酒二分，米醋一分，坛口用柿漆纸封固，置大锅内，桑柴火煮三昼夜，取出日晒夜烘，一干，又入汁拌，又烘晒，以汁尽为度；为极细末，炼蜜为丸，如梧桐子大。每服一百丸，空心淡盐汤送下。

7. 调经滋补丸(《寿世保元·卷七·调经诸方》)

治妇人经水不调，或前或后，或多或少，时常头晕，眼黑耳鸣，赤白带下，腰腹疼痛，五心烦热，四肢沉困，胸膈痞闷，不思饮食，肌肤减削。

香附米(酒、醋、童便、盐汤各浸一两，各炒干，四两)　怀生地黄(酒浸蒸，炒黑，二两)　当归(酒洗，二两)　川芎(一两)　白芍(酒炒，一两)　白术(去芦炒，二两)　白茯苓(去皮，一两)　陈皮(一两)　怀山药(一两)　牡丹皮(一两)　小茴(盐酒炒，一两)　元胡索(一两)　阿胶(蛤粉炒，一两)　山茱萸(酒蒸去核，一两)

上为细末，酒醋打面糊为丸如梧桐子大。每服一百丸，空心米汤送下。

8. 乌鸡丸(《寿世保元·卷七·调经诸方》)

治妇人血海虚冷，经水不调，或前或后，或多或少，或时小腹疼痛，或下白带如鱼脑髓，或似米泔，不分信期，每日淋沥不止，头晕眼花，目眩耳鸣，面色萎黄，四肢无力，五心烦热，胸膈闷，不思饮食，肌肤减削。

海金沙(四两)　侧柏叶(盐水炒，焙干，四两)　香附(炒，一两)　厚朴(姜炒，三两)　当归(酒洗，三两)　白术(去芦，二两)　川芎(二两)　白芍(酒炒，二两)　熟地(二两)　羌活(一两半)　防风(一两半)　人参(一两)　砂仁(一两)　粉草(三钱)

上锉，用白毛乌肉膳鸡一只，不问三至五年俱好，宰后去肠屎、毛，将药末装入鸡肚中，放铜锅内，好酒五壶，水二瓶，文武火煮至干，取鸡去骨，取肉切细，同药晒干，为末，用粳米粉、酒、水煮糊为丸，如梧桐子大。

9. 补阴益肾汤（《罗氏会约医镜·卷十四·妇科（上）·经脉门》）

治房劳伤肾，冲任不固，以致经乱者。

熟地（三至五钱） 山药（二钱） 菟丝子（炒研，三钱） 枣皮（一钱五分） 五味子（十五粒） 杜仲（盐炒，一钱五分） 金樱子（去核，二钱） 续断（二钱） 当归（二钱） 枸杞（一钱半）

水煎，温服。如血不时来，加百草霜、发灰调服；经血无故不止，用莲蓬壳烧灰存性，为末，水调二钱服。

四、治肝郁月经先后不定期方

1. 调经种玉汤（《万氏妇人科·末卷·保产良方》）

治妇人无子。因七情所伤，致使血衰气盛，经水不调，或前或后，或多或少，或色淡如水，或紫色如块，或崩漏带下，或肚腹疼痛，或子宫虚冷，不能受孕。

当归身（八钱） 川芎（四钱） 熟地（一两） 香附（六钱，炒） 白芍（酒炒，六钱） 茯苓（去皮，四钱） 陈皮（三钱） 吴茱萸（炒，三钱） 丹皮（三钱） 玄胡索（三钱）

上锉，作四贴。每剂加生姜三片，水一碗半，煎至一碗，空心温服；滓再煎，临卧时服，经至之日服起，一日一服，药完经止，则当入房，必成孕矣，纵未成孕，经当对期，俟经来再服最效。若过期而经水色淡者，乃血虚有寒也，加官桂、炮姜、熟艾各一钱；若先期三至五日色紫者，血虚有热也，加条芩三钱。

2. 艾附女珍丸（《简明医彀·卷七·调经》）

治妇人气盛血衰，经期不准，或前或后，紫多淡少，赤白带下，崩漏淋沥，面黄肌瘦，四肢无力，倦怠嗜卧，精神短少，目暗耳鸣，头眩懒言，五心烦热，咽干口燥，夜寐不安者。

香附（五两，分四份：一童便，一米醋，一人乳，一盐酒浸） 蕲艾（醋煮，二两） 当归（二两） 川芎（一两半） 白芍（一两半） 熟地黄（酒蒸，一两半） 黄芩（一两半） 阿胶（酒蒸，一两） 臭椿根皮（一两）

上为末，捣地黄、阿胶和匀，加醋糊为丸如梧桐子大。每服一百丸，空心米汤送下。

3. 定经汤（《傅青主女科·女科上卷·调经·经水先后无定期十七》）

治经水先后无定期，属肝肾之郁者。

当归（酒洗） 白芍（酒炒） 菟丝子（酒炒，各一两） 熟地黄 山药（炒，各五钱） 茯苓（三钱） 荆芥穗（炒黑，二钱） 柴胡（五分）

清水煎服，二剂经水可净，四剂经期可定，此方舒肝肾之气，非通经之药也，补肝肾之精非利水之品也。肝肾之气舒而经通，肝肾之精旺而水利，不治之治妙于治矣。

4. 顺经汤（《辨证录·卷十一·妇人科·调经门》）

治妇人肝气郁结，经来断续，或前或后，无一定之期者。

香附（三钱） 生地（三钱） 茯苓（三钱） 白芥子（三钱） 当归（一两） 白芍（一两） 车前子（二钱） 神曲（一钱） 甘草（一钱）

水煎服。十剂自调。

5. 活血散（《冯氏锦囊秘录·女科精要·卷一·经病门诸论》）

治冲任气虚，经事不调，或多或少，或前或后。

当归（四两） 川芎（四两） 白芍药（四两） 玄胡索（四两） 肉桂（去粗皮，一两）

上为粗末。每服五至六钱，水一盏半，煎至七分，去滓，食后稍热服。

6. 逍遥散加味方（《重订通俗伤寒论·六经方药·清凉剂》）

治妇女情欲不遂，左脉弦出寸口，经闭或经痛经乱者，以和肝理脾，清心开郁。

逍遥散加制香附（二钱） 泽兰（三钱） 鲜生地（五钱） 广郁金（三钱，杵）

水煎服。

7. 温经滋补汤（《秘珍济阴·卷之一·调经门》）

治经水或前或后，不调匀，眼花目眩，腰膝疼痛，脉虚，两尺沉微。

当归（一钱） 川芎（一钱） 熟地（一钱） 白术（土炒，一钱） 白芍（酒炒，一钱） 白茯苓

（一钱） 淮山药（一钱） 枣皮（一钱） 玄胡（酒炒，一钱） 丹皮（一钱） 小茴（一钱） 香附（酒炒，一钱） 泽泻（一钱） 杜仲（一钱）

加生姜，大枣，水煎服。

五、治血虚月经先后不定期方

1. 禹余粮丸（《太平圣惠方·卷七十三·治妇人崩中下血不止诸方》）

治妇人劳损，因成崩中，不可禁止，积日不断，故成漏下，致五脏空虚，肉色黄瘦。妇人病月经乍多乍少，或前或后，时发疼痛。

禹余粮（一两，烧，醋淬七遍） 龙骨（一两） 紫石英（一两，细研，水飞过） 人参（半两，去芦头） 桂心（半两） 川乌头（半两，炮裂，去皮脐） 泽泻（一两） 桑寄生（一两） 川椒（一两，去目及闭口者，微炒去汗） 石斛（一两，去根，锉） 当归（一两，锉，微炒） 杜仲（一两，去皱皮，炙微黄，锉） 肉苁蓉（一两，酒浸一宿，微锉，去皱皮，炙干） 远志（半两，去心） 五味子（半两） 牡蛎（一两，烧为粉） 甘草（半两，炙微赤，锉）

上为末，炼蜜为丸如梧桐子大。每服二丸，晚食前以热酒送下。

2. 香归饮（《普济方·卷三百二十二·妇人诸疾门·虚损》）

治妇人营卫不调，气血不顺，或气盛血弱，经脉不匀，或前或后，或多或少，临行腹痛，淋沥不绝，身体无力，四肢倦怠，筋骨颈疼，面色萎黄，不思饮食，腹肚膨胀。

木香（不见火，一两） 人参（一两） 牡丹皮（一两） 白芍药（一两） 干姜（炮，一两） 官桂（一两） 熟地黄（一两） 丁香（不见火，一两） 香附子（炒去毛，一两） 藿香（一两） 厚朴（姜制，一两） 茯苓（去皮，一两） 缩砂仁（一两） 莪术（炮，一两） 白芷（一两） 当归（一两） 沉香（一两） 青皮（去瓤，一两） 白檀（一两）

上为粗末。每服四钱，水一大盏半，加生姜三片，煎至一盏，食前温服，滓再煎服。

3. 大调经汤（《陈素庵妇科补解·产后众疾门·卷五·产后月水不至及月水不调方论》）

治产后一至二年，血虚，月水不至，夜热肌热，面黄食减，恐成血枯经闭。

香附（六制泔浸，姜汁炒、醋炒，童便浸，焙燥，红花汁煮，细磨为末） 当归（姜汁拌炒） 川芎 白术 秦艽 川断 远志 红花 白芍（酒炒） 丹皮 丹参 熟地（酒煮） 延胡 乌药

水煎服。

4. 乌鸡丸《万氏妇人科·卷一·调经章·经行或前或后》

治妇人脾胃虚弱，冲任损伤，血气不足，经候不调，以致无子者，服之屡验。

白乌骨雄鸡（一只，要未镦者，以粳米喂养七日，勿令食虫蚁野物，吊死，去毛并杂细，以一斤为率。用生地、熟地、天冬、麦冬各二两放鸡肚中，甜美醇酒十碗，入沙罐煮烂，取出，再用桑柴火上焙。去药，更以余酒淹尽，焙至焦枯，研罗为末） 杜仲（盐水炒去丝，一两） 人参 炙草 肉苁蓉（酒洗） 破故纸（炒） 小茴（炒，各一两） 归身 川芎 白术 丹参 白茯（各二两） 香附（醋浸三日，焙，四两） 砂仁（一两）

共研末，和上末，酒调，面糊为丸。每服五十丸，空心温酒下，或米饮下。

5. 保命延寿烧酒方（《仁术便览·卷三·虚损》）

治妇人经水不调，脐腹疼痛，胁肋虚胀，面黄肌瘦，口苦舌干，饮食无味，四肢倦怠，头晕眼花，神思惊悸，夜多盗汗，时潮热，月事不匀，或多或少，或前或后，或崩漏或止，经脉不通，子宫积冷，赤白带下，或久无子嗣。

人参（五钱） 当归（五钱） 白茯（五钱） 乌药（五钱） 杏仁（五钱） 砂仁（五钱） 川乌（五钱） 川草乌（五钱） 何首乌（五钱） 五加皮（五钱） 枸杞子（五钱） 牛膝（五钱） 杜仲（五钱） 肉桂（五钱） 苍术（五钱，制） 肉苁蓉（一两） 破故纸（一两） 甘草（一两） 木香（三钱） 枳壳（三钱） 干姜（三钱） 虎骨（三钱，酥炙） 香附（三钱） 白芷（三钱） 厚朴（三钱） 陈皮（三钱） 白术（三钱） 川芎（三钱） 麻黄（三钱） 独活（三钱） 羌活（三钱） 川椒（去合口及目，三钱） 白芍（三钱） 生地（三钱） 熟地（三钱） 天冬（去心，三钱） 麦冬（去心，三钱） 防风（三钱） 荆芥（三钱） 五味子（三钱） 小茴香（三钱） 细辛（三钱） 沉香（三钱） 白蔻（三钱） 枣肉（二两） 真蜜（一斤） 核桃仁（四两） 真酥油（半斤） 天麻（三钱） 生姜

（四两）

上除酥、蜜二味外，将前四八味各精制称足，装入绢袋中，入无水高烧酒四十斤同酥、蜜入坛中，将坛口密封严固，放入大锅中，注水，桑柴文武火烧三炷香，待大锅中水冷取出，埋阴地三日，出火毒。常饮一至二杯。

6. 调经四物汤（《鲁府禁方·卷三·康集·妇人》）

治血气不调，或前或后，或多或少。

当归（酒洗，一钱） 川芎（一钱） 白芍（酒炒，一钱） 熟地黄（一钱） 青皮（去瓤，八分） 陈皮（八分） 丹参（八分） 川乌头（火煨，去皮脐，七分） 红花（五分） 桃仁（去皮，十个） 紫苏（六分） 香附（六分） 砂仁（五分）

上锉。水、酒煎服。

7. 小营煎（《景岳全书·卷三十八人集·妇人规上·经期腹痛》）

治三阴亏弱，血虚经乱，无热无寒，经期腹痛，痛在经后者。

当归（二钱） 熟地（二至三钱） 芍药（酒炒，二钱） 山药（炒，二钱） 枸杞（二钱） 炙甘草（一钱）

水二钟，煎七分，食远温服。如营虚于上而为惊恐，怔忡不眠、多汗者，加枣仁二钱、茯神二钱；如营虚兼寒者，去芍药，加生姜；如气滞有痛者，加香附一至二钱，引而行之。

8. 加减补中益气汤（《叶氏女科证治·卷一·调经下》）

治崩漏经乱，经用四物汤、十灰丸、地黄汤，崩漏既止，里热已除，宜补气血者。

人参（三钱） 黄芪（蜜炙，一钱） 白术（蜜炙，一钱） 白芍（酒炒，一钱） 当归身（酒洗，一钱） 川芎（一钱） 陈皮（一钱） 柴胡（七分） 白芷（七分） 茯苓（七分） 黄柏（酒炒，七分） 知母（酒炒，七分） 生地黄（七分） 炙甘草（五分）

加生姜三片，大枣二枚，水二钟，煎七分，食前服。

9. 紫金丸（《叶氏女科证治·卷一·调经上》）

治脾土不胜，月经或前或后，不思饮食；或过食生冷，经闭不行。

青皮（五钱） 陈皮（五钱） 苍术（六钱） 槟榔（六钱） 砂仁（六钱） 红豆（六钱） 良姜（八钱） 乌药（八钱） 香附（八钱） 三棱（一两） 蓬术（二两） 枳壳（八钱）（一方无苍术、蓬术、香附）

上为末，粳米糊为丸。每服一百丸，食后米汤送下。

10. 加味四物汤（《罗氏会约医镜·卷十四·妇科（上）·经脉门》）

治肝脾血虚，微滞微痛，一切经乱之证。

当归（二钱） 白芍（酒炒，一钱三分） 川芎（一钱） 熟地（二三钱） 陈皮（八分） 香附（童便炒，七八分） 丹参（二钱） 丹皮（八分）

水煎服。如食少有痰，加白术一钱半，茯苓一钱；如血寒，加肉桂一钱半；如血热，加生地、黄芩、青蒿之类；如肝不藏血，加阿胶珠一钱半。

11. 调经乌鸡丸（《竹林女科证治·卷一·调经上·月经愆期》）

治月经愆期。由脾胃虚弱，冲任损伤，气血不足，致经来或前或后。

白毛乌骨未炖雄鸡（一只，约重一斤，以糯米喂七日，勿令食虫蚁，以绳缢死，干挦其毛，去肚内杂脏不用，纳生地黄、熟地黄、天门冬、麦门冬各二两于鸡肚内，以好酒十碗，文火煮烂，取出肚内药，将鸡连骨用桑柴火焙干，仍以前煮过之生地等药酒，又浸又焙，至鸡骨肉枯为度，研极细末） 人参（五钱） 肉苁蓉（酒洗净，一两） 炒破故纸（一两） 砂仁（一两） 当归（一两） 白术（一两） 川芎（一两） 丹参（一两） 茯苓（一两） 甘草（炙，一两） 杜仲（盐水炒，一两） 香附米（醋制，四两）

共为细末，入鸡骨肉末和匀，酒面糊为丸。每服五十丸，空心米汤下。

12. 参芪乌梅四物汤（《医门八法·卷四·经期迟早》）

治妇人血虚经乱，兼气虚者。或脾不能统，肝不能藏，年届五旬，经脉已断，血热妄溢，经脉复行。乳岩即溃之后，证属阴亏肝躁，多怒善郁者。

白芍（三钱，醋炒） 熟地（五钱） 乌梅（三个） 党参（三钱） 炙芪（三钱） 当归身（炒，五钱）

水煎服。热证，加丹皮，地骨皮各三钱；寒证，加桂心、附片各一钱。

13. 丹地乌梅四物汤(《医门八法·卷四·经期迟早》)

治血虚经乱,先后不定,或血枯经闭,喘嗽骨蒸。

白芍(二钱,醋炒)　生地(三钱)　熟地(二钱)　乌梅(五个)　丹皮(三钱)　当归身(五钱,生)　地骨皮(三钱)

水煎服。

14. 桂附乌梅四物汤(《医门八法·卷四·经期迟早》)

治血虚经乱之证兼寒者。

白芍(三钱,醋炒)　熟地(五钱)　乌梅(五个)　桂心(一钱,研)　附片(一钱)　当归身(五钱,炒)

水煎服。

【论用药】

1. 丹参

《本草纲目·主治第四卷·百病主治药·妇人经水》:"破宿血,生新血,安生胎,落死胎,止血崩带下,调经脉,或前或后,或多或少,兼治冷热劳,腰脊痛,骨节烦疼,晒研,每服二钱,温酒调下。"

《本草述钩元·卷七·山草部·丹参》:"治妇人经脉不调,或前或后,或多或少。"

2. 甘储

《本草纲目拾遗·卷八·诸蔬部·甘储》:"血虚经乱,妇人血虚,或迟或早,经多不定,故阳虚补其阳,阴虚补其阴,气滞顺其气。其有不宜辛燥寒凉而宜于清和者,用此薯蓣飧频服,调养其脾,使脾健生化,经期自定。"

3. 诃子

《本草正·竹木部·诃子》:"疗女人崩中胎漏、带浊、经乱不常。"

《景岳全书·卷四十九大集·本草正(下)·竹木部》:"味苦酸涩,气温。苦重酸轻,性沉而降,阴也。能消宿食膨胀,止呕吐霍乱,喘止嗽,破结气,安久痢,止肠风便血,降痰下气,开滞涩肠,通达津液,疗女人崩中胎漏带浊,经乱不常。"

4. 桃仁

《本草简要方·卷五·果部·桃》:"经水或前或后,经不来或月,多思酸物。"

【医论医案】

《校注妇人良方·卷三·妇人颤振方论第八》

一妇人性善怒,发热,经水非过期则不及,肢体倦怠,饮食少思而颤振。余以为脾气不足,肝经血少而火盛也。午前以调中益气汤加茯苓、贝母送六味丸,午后以逍遥散送六味丸,两月余而愈。

《临证指南医案·卷九·调经》

朱,二六。经水一月两至,或几月不来,五年来并不孕育,下焦肢体常冷。是冲任脉损,无有贮蓄。暖益肾肝主之。人参、河车胶、熟地砂仁制、归身、白芍、川芎、香附、茯神、肉桂、艾炭、小茴、紫石英,益母膏丸。

《种福堂公选良方·卷一·温热论·续医案》

杨,二七。食入即饥,心空易惊,经水或歇或至。病起产后,逾年不复,自述多食生冷。据理肝阴久损,不宜骤用温补。人参、茯神、炙草、黄精、龙骨、金箔。

《碎玉篇·下卷·女科》

每交五六月,喉间宿疾蛾发,既愈仍有鼻塞,火升上热下冷,经水或前或后,形瘦,脉小数,是阴弱不旺,肝阳左升太过,肺气右降不及,阴亏于里,阳泄上浮。人参、阿胶、天冬、丹皮、丹参、石决明、生地、黑料豆。

《吴鞠通医案·卷四·调经》

池氏,丁亥闰五月初四日。前因中下焦有寒,服霹雳散已效,惟月事总不应期。《经》云:二阳之病发心脾,女子不月。二阳者阳明也。阳明阳气受伤,肝来克土,故常吐白沫。胃虚而肝乘之,故时发呕逆,现在受病,确与经文相合。议与和胃。盖胃和则不呕,肝不来克,纳食旺,自然生血,《经》所谓中焦受气取汁,变化而赤,是为血。又谓营出中焦,阳气充满,则血无阻滞。此等调经法,世人绝不知之。姜半夏五钱,薏仁五钱,生香附三钱,云苓块三钱,广皮三钱,降香末三钱,生姜五大片。煮成三杯,分三次服。以至不呕、不吐沫、纳食旺为度。

《南雅堂医案·卷八·妇科·调经门》

1) 经水不调,忽迟忽早,来则色淡而少,行后少腹反痛,脉沉虚涩,系素体亏弱,阴分多伤,心虚不能生血,肝虚不能藏血,脾虚不能统血,致经期错乱,失其常度,拟先用温补法。炮附子七分,人参一钱，炒白术一钱，炙甘草八分，炙黄芪钱，当归身一钱（酒炒），白茯苓一钱，远志五分，炒白芍一钱五分，桂心八分，熟地黄一钱，五味子七分（炒），陈皮八分，生姜两片，大枣三枚。

2）脉虚迟细，经期不调，肢倦乏力，腹胀腰酸，胃纳渐减，气血俱虚之候，怡养悦情为上。人参二钱，炒白芍二钱，白茯苓三钱，川芎八分，当归身二钱，炒白术三钱，益母草一钱，益智仁一钱，补骨脂一钱，炙甘草八分，沉香五分。

《叶氏医案存真·卷二》

问生产频多，经水失期，此冲脉厥气直攻心下，引胁环及少腹，呕吐黑水。黑为胃底之水，便出稀黑，乃肠中之水。经年累月，病伤胃惫，何暇见病治病，务在安眠进食为议，仿仲景胃虚上逆例。人参、炒半夏、代赭石、茯苓块、降香、苏木。

《叶氏医案存真·卷三》

太仓，十八叁。每交夏五六月，喉间宿病俄发。既愈后仍然鼻塞火升，上热下冷。经水或前或后，形瘦脉小数，是阴弱不旺，肝阳左升太速，右降不及。夏令阴伏于里，阳泄上浮，乃发病根由。阿胶、石决明、生地、天冬肉、丹皮、黑豆皮、银花、白芍药、丹参。

《王氏医案三编·卷三》

王炳华之媳，屡次堕胎，人渐尪羸，月事乱行，其色甚淡，医谓虚也。大投补剂，其瘦日甚，食少带多，遂加桂附，五心如烙，面浮咳逆，痰壅碍眠，大渴善嗔，医皆束手，始请孟英脉之。两尺虚软，左寸关弦数，右兼浮滑，乃阴虚火炎也。然下焦之阴虽虚，而痰火实于上焦，古人治内伤于虚处求实，治外感于实处求虚，乃用药之矩镬也。爰以沙参、竹茹、冬瓜子、芦笋、枇杷叶、冬虫夏草、石英、紫菀、苁蓉、旋覆为方。两剂即能寐，五六剂嗽止餐加，乃去紫菀、旋覆、沙参，加西洋参、归身、黄柏。服五剂，热减带稀，口和能食，再去芦笋、冬瓜子、枇杷叶，加熟地、枸杞、乌鲗骨，服之而愈。

第七节

月经过多

月经过多是指月经量较正常明显增多，一般月经量超过 100 毫升，而月经周期基本正常者，亦称“经水过多”。

【辨病名】

本病早在《金匮要略》就有“月水来过多”的记载，《诸病源候论》中出现“经水过多”之名。

《金匮要略·卷下·妇人杂病脉证并治第二十二》：“亦主妇人少腹寒，久不受胎，兼取崩中去血，或月水来过多，及至期不来。”

《诸病源候论·妇人杂病诸候四·大便不通候》：“张仲景云：妇人经水过多，亡津液者，亦大便难也。”

《圣济总录·卷一百五十二·带下·经血暴下》：“治妇人月经过多，或猝曝血伤不止，或色如肝，或成片者。”

【辨病因】

本病多因素体虚弱或饮食不节，或劳倦过度，或大病伤脾，或素体阴虚，或七情过极，或嗜食辛燥之品，或外感热邪，火热之邪扰动冲任，迫血妄行，以致经行量多。

《诸病源候论·妇人杂病诸候一·月水不调候》：“妇人月水不调，由劳伤气血，致体虚受风冷。风冷之气，客于胞内，伤冲脉任脉，损手太阳少阴之经也。冲任之脉皆起于胞内，为经络之海。手太阳小肠之经，手少阴心之经，此二经为表里，主上为乳汁，下为月水。然则月水是经络之余，若冷热调和，则冲脉任脉气盛，太阳少阴所主之血宣流，以时而下。若寒温乖适，经脉则虚。有风冷乘之，邪搏于血，或寒或温，寒则血结，温则血消，故月水乍多乍少，为不调也。”

《妇科玉尺·卷一·月经》：“经水过多不止，平日肥壮，不发热者，体虚寒也。经水过多不止，平日瘦弱，常发热者，由火旺也，宜龟板丸。”

【辨病机】

本病的病机主要为气虚统摄无权，或血热流行散溢，使冲任不固，血随经泄所致。

《圣济总录·卷一百五十二·带下·经血暴下》：“妇人经血，谓之月事者，常以三旬而一见也，血气和平，则所下应期，若冲任气虚，则经血不能制约，故令暴下，乃至数升。”

《普济本事方·卷十·妇人诸疾》：“治妇人病

多是月经乍多乍少，或前或后，时发疼痛，医者一例呼为经病，不曾说得是阴胜阳，是阳胜阴，所以服药少得有效。盖阴气乘阳，则胞寒气冷，血不运行，《经》所谓天寒地冻，水凝成冰，故令乍少，而在月后。若阳气乘阴，则血流散溢，《经》所谓天暑地热，经水沸溢，故令乍多，而在月前。当和其阴阳，调其血气，使不相乘，以平为福。"

《陈素庵妇科补解·卷一·调经门·经水乍多乍少方论》："许学士云：阴气乘阳，则胞寒气冷，血不运行，所谓天寒地冻，水凝成冰，或在月后而乍少。若阳气乘阴，则血流散溢，所谓天暑地热，经水沸溢，故在月前而乍多。以乍多乍少硬配月前月后，其说似执。盖血来多，必血分有热，热则行而不留。或气虚不能摄血者亦有之。血来少，必血分有瘀滞。或风寒外乘，或脾虚不能生血者亦有之。非先期者血来必多，后期者血来必少也。且有经水应期，不先不后，而经行时亦有乍多乍少者，皆是血热、血虚所致，总属不调。"

《女科证治准绳·卷一·调经门·经候总论》："经水过多，为虚热，为气虚不能摄血。"

《济阴纲目·卷一·调经门·月水不断》："经水过多不止，乃阴虚挟热所致"。

《济阴纲目·卷一·调经门·论月水多少》："经水过多，为虚热，为气虚不能摄血。"

《傅青主女科·女科上卷·调经·经水过多二十五》："妇人有经水过多，行后复行，面色萎黄，身体倦怠，而困乏愈甚者，人以为血热有余之故，谁知是血虚而不归经乎！夫血旺始经多，血虚当经缩。今日血虚而反经多，是何言与？殊不知血归于经，虽旺而经亦不多；血不归经，虽衰而经亦不少，世人之见经水过多，谓是血之旺也，此治之所以多错耳。倘经多果是血旺，自是健壮之体，须当一行即止，精力如常，何至一行后而再行，而困乏无力耶！惟经多是血之虚，故再行而不胜其困乏，血损精散，骨中髓空，所以不能色华于面也。治法宜大补血而引之归经，又安有行后复行之病哉！"

《竹泉生女科集要·气化次序说·调血下·血崩始见经多第一》："经水过多，或至再行，此血不归经，随天癸而外溢也。"

【辨病证】

月经过多之虚、实、寒、热，主要通过经色、经质，并结合伴随症状、舌脉加以辨别。如果月经量多，色淡红、质清稀，气短懒言，舌淡脉虚，属气虚；月经量多，色紫红或鲜红、质黏稠，口渴尿黄，舌红脉数，属血热；月经量多，色暗有块，伴小腹痛，舌紫，脉涩，属血瘀。

《陈素庵妇科补解·卷一·调经门·经水乍多乍少方论》："妇女经水乍多乍少，有阴胜阳，阳胜阴之分。非先期来者，定来多，后期来者，定来少也。先期者，亦有时而少，后期者，亦有时而多。但多则血必热，少则血有滞。"

《医宗金鉴·卷四十四·妇科心法要诀·调经门·经水过多兼时下白带》："多清浅淡虚不摄，稠黏深红热有余，兼带时下湿热秽，形清腥秽冷湿虚。经水过多，清稀浅红，乃气虚不能摄血也。若稠黏深红，则为热盛有余。或经之前后兼赤白带，而时下臭秽，乃湿热腐化也。若形清腥秽，乃湿瘀寒虚所化也。"

《笔花医镜·卷四·女科证治·月经》："若经水过多者，色淡为虚，色深为热，或兼赤白带而下者，臭者为湿热，腥者为寒湿。"

【论治法】

本病治法经期以摄血止血为主，平时以安冲固冲以治本，血瘀者化瘀以止血，慎用温燥之品，以免动血耗血。

《素问病机气宜保命集·卷下·妇人胎产论第二十九》："治妇人经水过多，别无余证，四物内加黄芩、白术各一两。"

《女科百问·卷上·第六问经候或前或后多寡不定》："阳气胜阴，月假多者，当归饮。抑阳助阴，调理经脉。"

《胤产全书·卷一·调经类·经候总论》："又经水过多为热，乃阴挟热所致，当补阴清热。"

《医学正印·下卷·女科·经水过多》："经水过多者为虚热，为气虚不能摄血，阳胜阴则经水过多。治宜抑阳助阴，调理经脉。"

《女科经纶·卷一·月经门·经水辨色有气虚血热痰多之分》："经水过多而淡色者，痰多也，二陈加芎、归。"

《妇科玉尺·卷一·月经》："经水过多不止，平日肥壮，不发热者，体虚寒也，宜姜棕散，经水过多不止，平日瘦弱，常发热者，由火旺也，宜龟板丸。”

《彤园医书(妇人科)·卷一·调经门·错经妄行》:“要之经水过多,清稀色暗者,乃气虚不能摄血,法当补养。若稠黏深红,则为热盛,宜清热凉血。或经之前后兼赤白带,或下臭秽,皆湿热腐化,宜渗湿热。如色清气腥,乃湿瘀寒虚所化,宜温中散寒。”

【论用方】

一、治月经过多方论

1. 论当归和血汤

《陈素庵妇科补解·卷一·调经门·经水乍多乍少方论》:“是方四物为君,生地、二丹补血凉血,红花、香附行气祛滞,秦艽祛血分之风,鳖甲色青,入东方肝木,滋阴养血,川断得秦艽能行周身经络,使关节通利,气行血和矣。亦可作丸服。”

2. 论加减四物汤

《傅青主女科·女科上卷·调经·经水过多二十五》:“夫四物汤乃补血之神品,加白术、荆芥,补中有利;加山萸、续断,止中有行;加甘草以调和诸品,使之各得其宜,所以血足而归经,归经而血自静矣。(荆芥穗炭能引血归经,方妙极,不可轻易加减)”

二、治月经过多方

1. 黄连汤(《圣济总录·卷一百五十一·妇人血气门·妇人月水不调》)

治妇人经候不调,或所下过多,腹痛腰重。

黄连(去须,一两) 地榆 桑耳 赤石脂 黄芪(锉,炒,各一两半) 白芷 厚朴(去粗皮,生姜汁炙,各三分) 黄芩(去黑心,半两)

上八味,粗捣筛。每服五钱七,以水一盏半,入生姜一枣大,切,煎取八分,去滓温服,空心食前日三。

2. 紫石英圆(《普济本事方·卷十》)

治月经过多。

紫石英 禹余粮(烧,醋淬) 人参(去芦) 龙骨 川乌头(炮,去皮尖) 桂心(不见火) 杜仲(去皮,锉如豆,炒令黑) 桑寄生 五味子(拣) 远志(去心) 泽泻 当归(去芦,洗,薄切,焙干称) 石斛(去根,净洗,细锉,酒焙) 苁蓉(酒浸水洗,焙干) 干姜(炮,各一两) 川椒(去目并合口,微炒地上出汗) 牡蛎(盐泥固济干,火烧通赤去泥用) 甘草(炙,各半两)

上为末,炼蜜圆如桐子大。米饮下三十圆至五十圆,空心食前。

3. 当归龙骨丸(《黄帝素问宣明论方·卷十一·妇人门·药证方》)

治月事失常,经水过多。

当归 白芍药 黄连 染槐子 艾叶(炒) 茯苓(各半两) 龙骨 黄柏(各一两) 木香(一分)

上为末,滴水为丸如小豆大。温米饮下三四十丸,食前,日三四服。

4. 当归饮(《女科百问·卷上·第六问经候或前或后多寡不定》)

阳气胜阴,月假多者,当归饮。抑阳助阴,调理经脉。

当归(去芦,微炒) 熟地(净洗,酒蒸焙干) 川芎 白芍 黄芩 白术(各等分)

上为粗末。每服三钱,水盏半,煎至八分,食前热服。

5. 当归和血汤(《陈素庵妇科补解·卷一·调经门·经水乍多乍少方论》)

治月经过多。

当归(二钱) 川芎(一钱五分) 白芍(炒,一钱) 生地(炒,一钱五分) 熟地(一钱五分) 香附(酒醋和炒,一钱二分) 鳖甲(酥炙,一钱二分) 丹皮(一钱五分) 丹参(二钱) 川断(一钱五分) 秦艽(一钱五分) 红花(少许)

水煎服。

6. 四物加芩连汤(《万氏妇人科·卷一·调经章·不及期经先行》)

凡经水来大多者,不问肥瘦,皆属热也,四物加芩连汤主之。

归身 白芍 知母 生地 条芩 黄连(各一钱) 川芎 熟地(各五分) 黄柏(七分)

兼服三补丸。

7. 加减四物汤(《傅青主女科·女科上卷·调经·经水过多二十五》)

妇人有经水过多,行后复行,治法宜大补血而引之归经,又安有行后复行之病哉! 方用加减四物汤。

大熟地（一两，九蒸）　白芍（三钱，酒炒）　当归（五钱，酒洗）　川芎（二钱，酒洗）　白术（五钱，土炒）　黑芥穗（三钱）　山萸（三钱，蒸）　续断（一钱）　甘草（一钱）

水煎服。四剂而血归经矣。十剂之后，加人参三钱，再服十剂，下月行经，适可而止矣。

8. 姜棕散（《妇科玉尺·卷一·月经》）

经水过多不止，平日肥壮，不发热者，体虚寒也。

棕炭（一两）　炮姜（五钱）

上为末，酒煎乌梅汤调下。

9. 龟板丸（《妇科玉尺·卷一·月经》）

经水过多不止，平日瘦弱，常发热者，由火旺也。

龟版（醋炙，一两）　条芩（一两）　白芍（一两）　椿根皮（一两）　黄柏（蜜炙，三钱）

炼蜜为丸。淡醋汤送下。

三、治月经过多验方

1）《素问病机气宜保命集·卷下·妇人胎产论第二十九》

治妇人经水过多。

四物内加黄芩　白术（各一两）

水煎服。

2）《丹溪心法·卷五·妇人八十八》

痰多占住血海地位，因而下多者，目必渐昏，肥人如此。

南星　苍术　川芎　香附

作丸子服之。肥人不及日数而多者，痰多，血虚有热。亦用前丸，药中更加黄连、白术，丸服。

治经水过多。

黄芩（炒）　白芍（炒）　龟板（炙，各一两）　黄柏（炒，三钱）　椿树根皮（七钱半）　香附子（二钱半）

上为末，酒糊丸，空心温酒或白汤下五十丸。

【论用药】

1. 五灵脂

《本草纲目·禽部第四十八卷·禽之二》："疗伤冷积聚（苏颂），凡血崩过多者，半炒半生为末，酒服，能行血止血。治血气刺痛甚效（震亨），止妇人经水过多，赤带不绝，胎前产后血气诸痛。"

《本草正·虫鱼部·五灵脂》："若女子中血崩、经水过多、赤带不止，宜半炒半生，酒调服之。"

《本草述钩元·卷三十·禽部》："治女子血闭，并经水过多，赤带不绝，胎前产后血气诸痛。"

2. 赤石脂

《本草纲目·石部第九卷·金石之三·五色石脂》："经水过多：赤石脂、破故纸一两。为末。每服二钱，米饮下。（《普济方》）"

《得配本草·卷一·石部·赤石脂》："配破故纸，治经水过多。"

【医论医案】

《古今医统大全·卷三十四·痞块门·医案》

一妇人年五十，形气俱实，富而劳神，味厚性急，常经水过多。医每用涩药止之，后病走气，胸腹中共有大小块十余枚，遇夜痛甚，着床累月。其脉两手皆涩而弱。此因用涩药，致败血积聚不行故耳。时三月间以蜀葵根煎汤，再煎人参、白术、陈皮、青皮、甘草梢、牛膝成汤，入玄明粉少许，研桃仁调热饮之。服三帖腹痛，下块一枚；再并渣服，又下一枚；后去葵根、玄明粉，服数剂，渐消。

《济阴纲目·卷一·调经门·论经行泄泻》

一妇年逾四十，形长色脆，病经不调。右脉浮软而大（虚），左脉虚软而小，所以用参术，近驶（以症合脉）常时经前作泄。今年四月感风咳嗽，用汤洗浴，汗多，因泻一月。六月复因洗浴，发疟六七次，疟虽止而神思不爽，至八月尽而经水过多，白带时下，泄泻，遂觉右脚疼痛，旧曾闪伤脚跟，今则假此延痛（阳虚不能健运）臀腿、腰胁、尻骨、颈项左边筋皆掣痛（血凝滞而作痛）。或咳嗽一声，则腰眼痛如刀扎，日轻夜重，叫号不已，幸痛稍止，饮食如常（胃气在）。今详月水过多，白带时下，日轻夜重，泻泄无时，亦属下多亡阴，宜作血虚治，然服四物止痛之剂益甚。九月，汪复诊视，始悟此病乃合仲景所谓阳生则阴长之法矣。夫经水多，白带下，常泄泻，皆由阳虚陷下而然，命曰阳脱是也。日轻夜重，盖日阳旺而得健运之职，故血亦无凝滞之患而日故轻也。夜则阴旺而阳不得其任，失其健运之常，血亦随滞，故夜重也。遂以参术助阳之药，煎服五七贴痛减。此亦病症之变，治法殊常，故记之。

第八节

经行风疹

经行风疹指每值经前或经期，皮肤起红色疹块，瘙痒异常者，亦称“经行瘖癗”，又称“经行风疹块”。本病以体表突发红色疹子或团块，伴随月经周期而出现为特点。其疹子或团块随经行、经净而逐渐减轻并消失，一般不留痕迹，也无脱屑现象。

【辨病名】

本病历代医家论述较少，虽有所论述，但未明确与月经的关系。

《杂病广要·身体类·身痒》：“妇人血气，或通身痒，或头面痒，如虫行皮中，缘月水来时为风所吹。”

【辨病因病机】

本病多因血虚，或血热化风，或血燥生风，遇经行之际风邪乘之而发病。

《女科百问·卷上·第四十六问身体常瘙痒》：“身瘙痒者，是体虚受风，风入腠理，与血气相搏而俱往来在皮肤之间，邪气散而不能冲击为痛，故但瘙痒也。”

《陈素庵妇科补解·调经门·卷一·经行出痘疹方论》：“经正行，忽出痘，此因血虚外感时行风热也。痘本肾经毒火，其发有心、肝、脾、肺四经。”

《陈素庵妇科补解·调经门·卷一·经行发瘢方论》：“经行发瘢，虽属血虚，不可投补，恐邪热得补愈炽。”

“瘢，阳明胃病也。阳明主肌肉，风热客之，则发斑，或红或紫，或紫甚而黑，则危。经行则血虚，血虚则生内热，加于风邪客热乘虚而入，聚于阳明，此瘢之所由发也。”

《杂病广要·身体类·附身痒》：“《经》曰：诸痒为虚，血不荣肌腠，所以痒也。”

【论治法】

本病治法以养血化燥，疏风止痒为主。

《陈素庵妇科补解·调经门·卷一·经行出痘疹方论》：“治宜参幼科主治，总以清肺经祛风热为妥。产后出疳，大同小异。”

《妇人大全良方·卷四·妇人血风瘾疹瘙痒方论第三》：“《局方》治妇人时发遍身瘙痒，或赤肿瘾疹，五心烦热，血风攻疰，与人参荆芥散、消风散、四物汤加荆芥煎。”

《陈素庵妇科补解·调经门·卷一·经行发瘢方论》：“宜疏风清热凉血，则阳明之毒自解，而阴中伏火自消。”“治法疏风、清热、凉血，不可辛温之药。”

《杂病广要·身体类·附身痒》：“当以滋补药以养阴血，血和肌润，痒自不作矣。”

【论用方】

一、治经行斑疹方论

论犀角连翘饮

《陈素庵妇科补解·调经门·卷一·经行发瘢方论》：“是方荆、芷、秦、薄、葛以疏风，犀、翘、丹、地、芩、芍清热凉血，加前胡、花粉、枳壳恐热甚而生痰也，入红花者，佐丹皮、赤芍以行血，以热从血解也。”

二、治经行斑疹方

犀角连翘饮（《陈素庵妇科补解·调经门·卷一·经行发瘢方论》）

治经行发斑。

犀角　连翘　丹皮　生地　枳壳　荆芥　秦艽　白芷　前胡　花粉　赤芍　葛根　薄荷　红花

水煎服。

【医论医案】

《续名医类案·卷二十三·经水》

孙文垣治吴北海内人，每月期之前，四肢累累发块，红紫胀痛，不思饮食，胃脘亦常痛（肝火上逆）。经水多不及期而至（肝火下迫）。脉之，两手皆驶。以症参观，肝脾二经郁火也。盖肝主怒，脾主思，多思多怒，隐而不发，郁滞于中，故临经累累发红肿于四肢也（脾主四肢）。以青皮、香附、柴胡、川芎、乌药、白芍、丹参、元胡索、郁金、酒炒黄连、栀子治之而愈（青皮、乌药宜酌用）。

第九节

经行便血

每逢经前，或正值经行，出现大便下血，伴经量减少，经后即愈，呈周期性发作者，称为“经行便血”。

【辨病名】

本病又名差经、错经、蹉经等。

《苍生司命·卷八（贞集）·调经证》：“女人终身不月者，必便血。盖胃上口名贲门，与心相连，血错经而妄行，不入肝而入胃脘，下出幽门，达小肠阑门，以次传入大肠，此秘验也。”

《竹林女科证治·卷一·调经上·经从大小便出》：“经从大小便出，经来大小便俱出，名曰差经，此因食热物过多，积久而成。”

《医阶辨证·错经妄行血溢辨》：“错经者，当经时而血上出于口为错经妄行。血溢者，不当经期而血上出于口为血上溢。”

《养儿宝·赘叙调经诸方于后》：“经来大小便俱出，名蹉经。因炽热过多，积久而成。”

《临症经应录·卷四·妇女疾病门·血癥》：“遂有错经妄行，过期不及期之弊，或多或少或紫或淡则失其常候，亦为之病也。”

【辨病因】

本病多因嗜食辛辣食品，积热郁久，内扰冲任，迫血妄行所致。

一、饮食不节

《胎产新书·女科秘要·卷三·经来大小便俱出》：“此症名曰差经，因食热物过多，积久而成。宜解其热毒，顺其阴阳。”

《竹林女科证治·卷一·调经上·经从大小便出》：“此因食热物过多，积久而成。”

二、情志失调

《仁斋直指方论·卷二十六·妇人·附诸血方论》：“故《经》曰：一息不运则机缄穷，一毫不续则穹壤判。若夫失于调护者，或暴喜伤心，暴怒伤肝，劳役太过，饮酒坠堕，积热三焦，以致阴火沸腾，血从火起，故错经妄行而出诸窍。”

《简明医彀·卷七·崩中》：“怒气伤肝，肝伤不能藏血，以致错经妄行，先后愆期。”

《资生集·卷二·血崩》：“方氏曰：血，阴也。静则循经荣内，动则错经妄行。盖人之七情过极，则动五志之火，五志之火亢盛，则经血暴下，失期而来，如风动木摇，火燃水沸。”

《医述·卷十三·女科原旨·崩漏》：“血属阴，静则循经荣内，动则错经妄行，故七情过极，则五志亢甚。”

三、房劳过度

《症因脉治·卷二·衄血论·内伤衄血》：“内伤衄血之因，或房劳伤肾，阴精不足，水中火发；或恼怒伤肝，肝火易动，阴血随火上升，错经妄越，则内伤衄血之症作矣。”

《杂病源流犀烛·卷十七·诸血源流》：“又房劳过度，以致阴火沸腾，血从火起，故错经妄行。以上皆七情动血之病也。”

【辨病机】

本病病机主要为热郁肠中，经前胞中气血俱盛，引动肠中积热迫使大便下血；或因脾虚不能统血，肾阴虚火旺而致。

一、血热妄行

《药鉴·新刻药鉴卷一·病机赋》：“阳盛阴虚则生火，火逼血而错经妄行。”

《金匮方歌括·卷五·惊悸吐衄下血胸满瘀血方·泻心汤》：“［蔚按］火邪盛而迫血，则错经妄行。”

《脉诀乳海·卷二·心脉歌》：“芤为阳火，火之发也有声，芤主失血，心脉见芤，则火逼血而错经妄行。”

二、阴虚火旺

《傅青主女科·女科上卷·调经·经前大便下血二十七》：“妇人有行经之前一日大便先出血者，人以为血崩之症，谁知是经流于大肠乎？夫大肠与行经之路，各有分别，何以能入乎其中？不知胞胎之系，上通心而下通肾，心肾不交，则胞胎之血，两无所归，而心肾二经之气，不来照摄，听其自便，所以血不走小肠而走大肠也。治法若单止大肠之血，则愈止而愈多；若击动三焦之气，则更拂乱而不可止。盖经水之妄行，原因心肾之不交，今不使水火之既济，而徒治其胞胎，则胞胎之气无所归，而血安有归经之日？故必大补其心与肾，使心肾之气交，而胞胎之气自不散，则大肠之血自不妄行，而经自顺矣。”

《疡医大全·卷六·论疮疡出血》：“夫疮疡出血，因五脏之气亏损，虚火动而错经妄行也。”

【论治法】

本病的治法以清热凉血止血为主。

《内伤集要·卷四·内伤虚损失血症治》：“凡气逆于上，则血随气乱而错经妄行，此必有气逆喘满，或胁痛胀，或尺寸弦紧等症脉，则当以顺气为先，气顺则血自宁也。”

《医述·卷六·杂证汇参·血证》：“凡治血病，须明血出何经，不可概曰吐衄多是火载血上，错经妄行，过用寒凉。”

【论用方】

1. 顺经两安汤（《傅青主女科·女科上卷·调经·经前大便下血二十七》）

治经行便血。

当归（五钱，酒洗）　白芍（五钱，酒洗）　大熟地（五钱，九蒸）　山萸肉（二钱，蒸）　人参（三钱）　白术（五钱，土炒）　麦冬（五钱，去心）　黑芥穗（二钱）　巴戟肉（一钱，盐水浸）　升麻（四分）

水煎服。二剂大肠血止，而经从前阴出矣。三剂经止，而兼可受妊矣。此方乃大补心肝肾三经之药，全不去顾胞胎，而胞胎有所归者，以心肾之气交也。盖心肾虚则其气两分，心肾足则其气两合，心与肾不离，而胞胎之气听命于二经之摄，又安有妄动之形哉！然则心肾不交，补心肾可也，又何兼补夫肝木耶？不知肝乃肾之子，心之母也。补肝则肝气往来于心肾之间，自然上引心而下入于肾，下引肾而上入于心，不啻介绍之助也，此使心肾相交之一大法门，不特调经而然也。学者其深思诸。

2. 分利五苓汤（《叶氏女科证治·卷一·调经上》）

治经行便血。

猪苓　泽泻　白术（蜜炙）　赤芍（各一钱）　阿胶（炒）　当归（酒洗）　川芎（各八分）

水煎，空心服。

【论用药】

一、常用药

1. 土牛膝

《滇南本草·第二卷·土牛膝》：“治妇人室女经行月事之期，恶寒怯冷、发热、腹痛、胸胁气胀，错经妄行、吐血、衄血、咳痰带血，此由阴虚火盛，虚火逼血以致妄行，治宜滋阴降火。”

2. 麦门冬

《本草蒙筌·卷一·草部上·麦门冬》：“补心劳伤损，并心血错经妄行。”

《本草衍句·高士宗用药大略·本草衍句》：“甘平滋润，强阴益精，清心润肺，滋燥金以壮水源，除烦解渴养胃阴，能令金生（徐云：为纯补胃阴之药，肺气全恃胃阴以生）。治肺中伏火，肺痿，吐脓，燥嗽，补心脏虚损心血，错经妄行，下水消痰。”

二、错经禁药

1. 石硫黄

《神农本草经疏·卷四·玉石部中品·石硫黄》：“夫热甚则骨消筋缓，火载血上则错经妄行，岂有大热之物反能疗是证哉？无是理也！”

2. 橘皮

《本草汇言·卷十五·果部果类·橘皮》：“元虚之人不可用，因其辛不能守也；吐血之证不可用，因其辛散微燥恐有错经妄行也。”

【医论医案】

《医钞类编·调经门》

门人马贯一云：一妇人奇证，每当期腹中痛，连少腹，引入阴中。其经血不行于前阴，反从后阴而行，三日则腹痛诸症皆已，次月当期亦复如是，此为何证？当用何法？余曰：此太阴脾气虚弱，不能统摄少阴，真阳素亏，阴寒内结，而为腹痛；侵入厥阴，则痛连少腹，引入阴中。其证总为三阴寒极，阻截前阴经血不能归于冲任，而直趋大肠。宜用参、芪、苓、术，大补中气；附、桂、姜、砂以驱少阴之寒；吴茱、川椒以散厥阴寒结；更加山药、芡实，兜涩大肠；香附、万年霜引导前阴，一定之理也。贯一依此法为之，调理数月，今经调而受孕矣。

第十节

经行发热

每值经期或行经前后，出现以发热为主的病证，称为“经行发热”，又称“经来发热”。本病伴随月经周期出现，热势一般不高，或为低热，或自觉发热，或午后潮热，经净后自然消退。若经行偶尔一次发热者，不属本病。

【辨病名】

本病始见于《陈素庵妇科补解》，明代《万氏家抄济世良方》中首现“经行发热”病名，亦被称为“血室发热”“经病发热”“触经伤寒”等，清朝时被称为“经来发热”。

《陈素庵妇科补解・卷一・调经门》：“经正行，忽然口燥咽干，手足壮热，此客热乘虚所伤。”

《丹溪心法附余・卷二十・妇人门上・经病发热》：“逍遥治血室发热，脉不调，脐腹胀痛，痰嗽潮热。”

《万氏家抄济世良方・卷五・妇人经病》：“常时发热为血虚有积，经行发热为血虚有热。”

《济阴纲目・卷一・调经门・治经病发热》：“逍遥散，治血虚烦热，口燥咽干，减食嗜卧，月水不调；又主荣卫不和，痰嗽潮热，肢体羸瘦，渐成骨蒸。”

《叶氏女科证治・卷一・调经上》：“经来误食生冷，忽然作渴，遍身潮热，痰气急满，恶寒，四科肢厥冷，名曰触经伤寒。”

《彤园医书（妇人科）・卷一・调经门・发热三症》：“经行发热、时热、潮热三症，若在经前则为血热，若在经后属血虚。［按］发热、时热多因外感，须察客邪之热。午后潮热多属里热，当审阴虚之热。”

【辨病因】

本病多因素体阳盛，或嗜食辛辣，或素体阴虚，或房劳多产，或禀赋素弱，或劳倦过度，或经期外感所致。

《陈素庵妇科补解・调经门・卷一・经行发热方论》：“经正行，忽然口燥，咽干，手足壮热，此客邪乘虚所伤（非脏腑所生，故曰客邪也）。”

“经行则血虚，血虚则外邪易侵，加以去血过多，阳气独盛，厚衣重褥，温暖过度，客热乘虚客于太阴、皮毛、阳明肌肉，故通体及手足皆壮热也。”

“妇人经正行，因天暑畏热，浴时受风，风从胞门而入，与产后受风无异。”

《陈素庵妇科补解・调经门・卷一・经行寒热似疟方论》：“经正行，忽来寒热，乍来又断，名曰热入血室。”

《宁坤秘笈・上卷・妇女之病九十一症・治法七十九方》：“经来误食生冷，遍身潮热，痰气紧满，恶寒，四肢厥冷，乃触经伤寒。”

【辨病机】

本病的主要病机为血热内盛，或肝肾阴虚，或气血虚弱，或瘀热壅阻。

《陈素庵妇科补解・调经门・卷一・经行发热方论》：“清热有时其发热之候，如潮汐之有常，濈濈然汗出，则阳与阴俱虚矣。脾主四肢，四肢倦怠，脾病也。脾为太阴，血所由生。经行脾必虚，旧血即去，新血未充故也。”

《万氏家抄济世良方・卷五・妇人经病》：“经行发热为血虚有热。”

《女科切要・卷二・热入血室》：“热入血室发热，昼静夜甚者，亦有虚实不同。血虚发热者，皆因营血不足，如阴虚内热之证。”

【辨病证】

本病辨证应根据发热的时间、性质以辨阴阳虚实。

《济阴纲目・卷一・调经门・论往来寒热》：“经水适来适断，或有往来寒热者，先服小柴胡，以去其寒热，后以四物汤和之。”

《医宗金鉴・卷四十四・妇科心法要诀・调经门》：“经行发热时潮热，经前血热经后虚，发热无时察客热，潮热午后审阴虚。经行发热，时热潮热之病，若在经前则为血热之热；经后则为血虚之热；发热时热，多是外感，须察客邪之热；午后潮热，多属里热，当审阴虚之热也。”

《妇科冰鉴·卷一·月经门·经行发热》：“经行发热，有经前经后、潮热表热之分，所当察也。”

《彤园医书（妇人科）·卷一·调经门·发热三症》：“经行发热、时热、潮热三症，若在经前则为血热，若在经后属血虚。”

【论治法】

本病治疗以调气血，和营卫为主。

《医宗金鉴·卷四十四·妇科心法要诀·调经门》：“经来身热有表发，内热地骨加胡连，经后六神加芪骨，逍遥理脾而清肝。经来发热有表邪证者，用前桂枝四物等汤发之。若内热者，用地骨皮饮加胡连清之，名加味地骨皮饮。经后发热，乃血虚内热，用四物汤加黄芪、地骨皮补而凉之，名六神汤。若脾虚肝热，用逍遥散理脾而清肝。”

【论用方】

一、治经行发热方论

1. 论地黄养血汤

《陈素庵妇科补解·调经门·卷一·经行发热方论》：“是方四物、远、枣以补肝、肾二经之血，芪、苓、炙草以补气，升、柴举下陷之阳，蔓荆子引诸药上行至头面巅顶为使也。”

2. 论大荆芥散

《陈素庵妇科补解·调经门·卷一·经行发热方论》：“荆芥、黑豆炒黑治产后中风，为上品之药；经行受风用之，再当加当归、红花行血，乌药行气，泽兰辛香，散血中伏风、膈上结气，故用以为佐。”

3. 论柴胡清肌散

《陈素庵妇科补解·调经门·卷一·经行发热方论》：“表药多则亡阴，以后又复亡阳，只宜荆、柴、苏、薄之轻清者以解肌，苓、丹以退热，参、地、赤芍滋阴凉血，桔、薄清胸膈凝滞之热，甘草佐丹皮清肠胃屈曲之火，则阴血不至消烁矣。”

4. 论四物济阴汤

《陈素庵妇科补解·调经门·卷一·经行发热方论》：“此症无外感，故以四物补血为君，麦、杜、苓、知、甘草滋阴降火为臣，柴、丹、荆芥清热解肌为佐。盖阳微恶寒，阴弱发热，理之常也。皮肤燥热乃肌热，口渴咽干乃内热。肌热用柴、苓、丹皮、骨皮、荆、秦之类；内热用地黄、栀子、元参、连翘、胡连之味；血虚用四物、麦冬、杜仲之剂。若寒热如疟，作热入血室治法。”

二、治经行发热方

1. 地黄养血汤（《陈素庵妇科补解·调经门·卷一·经行发热方论》）

治血虚气陷，经行发热，兼头重目暗。

熟地（一钱二分）　归身（一钱）　柴胡（五分）　茯苓（一钱）　白芍（一钱）　蔓荆（八分）　枣仁（一钱）　丹皮（一钱）　炙草（五分）　远志肉（一钱二分）　川芎（一钱）　黄芪（一钱二分）　升麻（三分）

水煎服。

2. 大荆芥散（《陈素庵妇科补解·调经门·卷一·经行发热方论》）

治妇人经正行，因天暑畏热，浴时受风，风从胞门而入，与产后受风无异，头面四肢发肿，项强颈急，脊背痛，身体壮热，状类伤寒。

荆芥（炒黑，三钱）　黑小豆（炒研，半升）　当归　姜汁（拌炒，各三钱）　红花（一钱）　乌药（一钱）　泽兰（一钱）

水两碗、酒小半盏同煎，空心服。

3. 柴胡清肌散（《陈素庵妇科补解·调经门·卷一·经行发热方论》）

妇人经正行，客邪乘虚所伤，忽然口燥咽干，手足壮热。

柴胡　黄芩　甘草　荆芥　丹皮　生地　元参　桔梗　赤芍　苏叶　薄荷　前胡

水煎服。

4. 四物济阴汤（《陈素庵妇科补解·调经门·卷一·经行发热方论》）

治经正行，潮热有时，或濈濈然汗出，四肢倦怠。

芎　归　芍　地　麦冬　杜仲　茯苓　知母　生甘草　柴胡　荆芥　丹皮

水煎服。

5. 大造丸（《女科指掌·卷一·调经门·经

病发热》）

治经行发热。

紫河车（一具，米泔净，去红筋，砂锅煮烂捣） 败龟板（童便浸酥炙，二两） 黄柏（盐酒炒，一两五钱） 杜仲（二两，盐炒） 牛膝（二两） 地黄（三两，酒煮，入砂仁六钱） 茯苓（二两） 天冬（一两二钱，去心） 麦冬（一两二钱，去心） 五味（七钱） 当归（二两）

为末，捣河车、地黄膏，少加米糊丸。每服八十丸。

6. 鸭血酒（《叶士女科证治·经行发热》）

治经来胃气不开，潮热旬日，不思饮食。

白鸭一只，用铜刀取血，调热陈老酒服。

7. 五积汤（《叶氏女科证治·卷一·调经上》）

经来误食生冷，忽然作渴，遍身潮热，痰气急满，恶寒，四科肢厥冷，名曰触经伤寒。急服五积汤。

厚朴（八分，姜汁炒） 陈皮（一钱） 桔梗（八分） 苍术（二钱） 川芎（七分） 白芷（七分） 白茯苓（八分） 当归（八分） 香附（酒炒，八分） 半夏（七分，姜汁制） 枳壳（八分，麸炒） 肉桂（七分） 甘草（六分） 白芍（酒炒，八分） 麻黄（一钱，去节） 青皮（八分）

姜三片，葱一茎，水煎，温服。

8. 莪术汤（《竹林女科证治·卷一·调经上》）

经来一半，遍身潮热，头痛口渴，小便作痛。此因伤食生冷，故血滞不行，内有余血。忌服补剂，宜服莪术汤。

莪术 三棱 红花 苏木 牛膝

水煎，空心服。

【医论医案】

一、医论

《女科撮要·卷上·师尼寡妇寒热》

宋褚氏疗师尼寡妇，别制方药，谓独阴无阳，致血气交争，乍寒乍热如疟，或腰背作痛而寒热，其肝脉弦出寸口，是其症也。若室女出嫁，愆期而寒热亦然。盖男子精盛，则思室，女子血盛以怀胎，此天地自然之理也。治以小柴胡加生地；久而血虚，佐以四物；若兼怒动肝火而寒热者，佐以加味逍遥散；若兼亏损肝经而寒热者，佐以八珍汤；若兼亏损元气而寒热者，佐以补中益气汤；若兼郁伤脾气而寒热者，佐以济生归脾汤。此症多兼经候不调，当详孰为缓急而治之。

二、医案

《女科证治准绳·卷一·调经门·经候总论》

吴茭山治一妇经血过多，五心烦热，日晡潮热，诸药不效。以四物加胡黄连三服而愈。

一妇人月事未期而至，发热自汗，服清热止汗之剂反作渴，头痛，手掉身麻。此因肝经风热，用柴胡、炒芩连、炒山栀、归、芍、生地、丹皮各一钱，参、芪、苓、术各一钱五分，川芎七分，甘草五分。二剂，其汗全止。更以补中益气而愈。凡发热久者，阳气亦自病，须调补之。

第十一节

经行情志异常

每值经前或经期，烦躁易怒，或情绪抑郁，悲伤欲哭，或坐卧不宁，经后又复如常人者，称为“经行情志异常”。本病以经前情绪易于失控，无端悲伤、易怒，而月经周期的其他时间精神、情绪又完全正常为特点。

【辨病名】

本病最早出现在《金匮要略》中，称为“下血谵语”，《陈素庵妇科补解》中有“经行发狂谵语”的表述。《叶天士女科诊治秘方·卷一》中称之为“经来狂言谵语”。

《注解伤寒论·辨太阳病脉证并治法第七》：“妇人中风，发热恶寒，经水适来，得之七八日，热除而脉迟身凉。胸胁下满，如结胸状，谵语者，此为热入血室也。”

《陈素庵妇科补解·卷一·调经门·经行发狂谵语方论》：“经正行发狂谵语，忽不知人，于产后发狂相似。”

《竹林女科证治·卷一·调经上·经来狂言谵语》：“经来怒气触阻，逆血攻心，不知人事，狂言谵语，如见鬼神。”

《金匮玉函要略辑义·卷五·妇人杂病脉证并治第二十二》："妇人伤寒，发热，经水适来，昼日明了，暮则谵语，如见鬼状者，此为热入血室。"

【辨病因】

一、外邪侵袭

《女科百问·卷上》："第三十五问妇人昼则明了暮则谵语如见鬼状：若经水适来，感其寒邪之所搏，则热入血室。"

《陈素庵妇科补解·调经门·卷一·经行寒热似疟方论》："热入血室，与伤寒小异。盖血室者，乃阴血停蓄之所，即冲脉也。经行则血室空虚，热邪皆乘之而入。其中尚有余血未尽，与热相结，故昼则明了。昼属阳，气不伤也。夜则谵语，夜属阴，邪伤营也。然谵语妄言，皆因热结肝经，非阳明胃实之例。表邪惟犯血室，未传别经，故寒热似疟，而非疟也。"

二、惊恐暴怒

《陈素庵妇科补解·卷一·调经门·经行遇惊恐方论》："经行，卒遇惊恐，因而胆怯，神志失守，经血忽闭，面青筋搐，口吐涎沫。此缘惊则气乱，恐则气结故耳。"

《陈素庵妇科补解·卷一·调经门·经行暴怒方论》："经行，因事暴怒，气逆而厥。怒伤肝，肝藏血，因而崩注。"

《叶氏女科证治·卷一·调经上》："经来怒气触阻，逆血攻心，不知人事，狂言谵语，如见鬼神。"

【辨病机】

本病多因肝郁化火，或痰火内盛，经行时冲脉之气夹其上逆，扰动心神而发病；亦有心脾两虚，经期经血下行，心神失养，神不守舍，则致神志异常。

《陈素庵妇科补解·卷一·调经门·经行发狂谵语方论》："经正行发狂谵语，忽不知人，于产后发狂相似。缘此妇素系气血两虚，多怒而动肝火，今经行去血过多，风热乘之，客热与内并而相搏，心神昏闷。"

"妇人血分向有伏火、相火，时发多怒。本体虚弱，气血素亏，今经血正行，未免去多血虚，必生内热，加以外受客邪，引动肝火。血分伏火，一时昏闷不省人事。"

【辨病证】

《女科百问·卷上·第三十五问妇人昼则明了暮则谵语如见鬼状》："热入血室，其证昼则明了，暮则谵语，如见鬼状者，此为热入血室也。"

《陈素庵妇科补解·卷一·调经门·经行发狂谵语方论》："血分伏火，一时昏闷不省人事，或痰涎上涌，或卒仆口噤，或妄言见鬼。此系血虚火旺，不可汗下，宜凉血清热，则狂言自止。"

【论用方】

一、治经行情志异常方论

1. 论柴胡导热汤

《陈素庵妇科补解·调经门·卷一·经行寒热似疟方论》："经正行，忽来寒热，乍来又断，名曰'热入血室'，与伤寒小异。盖血室者，乃阴血停蓄之所，即冲脉也。经行则血室空虚，热邪皆乘之而入。其中尚有余血未尽，与热相结，故昼则明了。昼属阳，气不伤也。夜则谵语，夜属阴，邪伤营也。然谵语妄言，皆因热结肝经，非阳明胃实之例。表邪惟犯血室，未传别经，故寒热似疟，而非疟也。是方以柴、苏、荆、薄微解其表，丹、红、赤、地略行其血，黄芩退热，半夏消痰（热结则痰生），甘、栀引热下行，热邪既清，则血不结而经自通矣。"

2. 论温胆汤

《陈素庵妇科补解·调经门·卷一·经行遇惊恐方论》："是方远、枣、茯神安神定志；二陈祛痰，芎、归养血；香、广顺气；钩藤祛惊止搐。方名温胆者，以十二经皆取决于胆也。病稍愈，用佛手散，少加红花、乌药、丹参、香附、广皮行其未尽之血也。"

3. 论金石清心饮

《陈素庵妇科补解·调经门·卷一·经行发狂谵语方论》："是方石莲、金箔、麦冬、地黄、丹皮清心镇志，赤苓、赤芍、木通、甘草引心火下行，郁金祛心窍恶血，半夏祛膈上热痰，枳壳利气，神曲消滞，石菖蒲能引诸药入心为使也。"

二、治经行情志异常方

1. 地黄汤（《女科百问·卷上》）

治热入血室，其证昼则明了，暮则谵语，如见鬼状。

生地（三两） 柴胡（八两） 人参 黄芩 甘草（炙，各二两） 半夏（汤泡七次，二两半）

上为粗末。每服五钱。水二盏，姜五片，枣一枚，煎一盏，去滓温服。

2. 柴胡导热汤（《陈素庵妇科补解·调经门·卷一·经行寒热似疟方论》）

治经正行时，血室未净，忽寒热往来似疟，经乍来又断。

柴胡 黄芩 半夏 甘草 生地 丹皮 赤芍 红花 薄荷 苏叶 焦栀

水煎服。

3. 温胆汤（《陈素庵妇科补解·调经门·卷一·经行遇惊恐方论》）

治经行，卒遇惊恐，因而胆怯，神志失守，经血忽闭，面青筋搐，口吐涎沫。

远志 枣仁 茯神 当归 川芎 钩藤 半夏 广皮 甘草 香附 茯苓

水煎服。

4. 金石清心饮（《陈素庵妇科补解·调经门·卷一·经行发狂谵语方论》）

治经正行发狂谵语，忽不知人，与产后发狂相似。缘此妇素系气血两虚，多怒而动肝火，今经行去血过多，风热乘之，客热与内火并而相搏，心神昏闷，是以登高而歌，弃衣而走，妄言谵语，如见鬼神。

石莲肉 金箔 郁金 麦冬 丹皮 赤苓 赤芍 石菖蒲 生地 甘草 木通 半夏 神曲 枳壳

水煎服。

5. 抱胆丸（《校注妇人良方·卷十九·产后中风心惊方论第三·附治验》）

治产后遇惊发狂，或遇经行发狂。

水银（二两） 黑铅（一两五钱） 朱砂（一两，细研） 乳香（一两，另研）

上将黑铅入铫内火熔，下水银，结成砂子，下朱砂、乳末，乘热用柳木槌研匀，丸鸡头子大。每服一丸，空心薄荷汤下。得睡忽惊，觉来即安。妙香散亦善。

6. 干姜柴胡汤（《女科证治准绳·卷一·调经门·经候总论》）

治妇人伤寒，经脉方来，热入血室，寒热如疟，或狂言见鬼。

柴胡（一钱） 桂枝（三分） 栝蒌根（五分） 牡蛎（煅） 干姜（炮） 甘草（炒，各三分）

上水煎服，汗出而愈。

7. 麝香散（《叶氏女科证治·卷一·调经上》）

经来怒气触阻，逆血攻心，不知人事，狂言谵语，如见鬼神。先服麝香散定其心志，后服茯神丸以除其根。

麝香 甘草 辰砂（各三分，水飞） 木香（不见火） 人参 茯神 桔梗 柴胡（各八分） 远志（一钱，制）

研末，白汤调服二钱。

8. 茯神丸（《叶氏女科证治·卷一·调经上》）

经来怒气触阻，逆血攻心，不知人事，狂言谵语，如见鬼神。先服麝香散定其心志，后服茯神丸以除其根。

茯神 茯苓 远志（各八钱，制） 砂仁（三钱）

粳米糊丸如绿豆大。金银汤下五十丸。

【医论医案】

《女科撮要·卷上·热入血室》

一妇人因怒，寒热头痛，谵言妄语，日晡至夜益甚，而经暴至。盖肝藏血，此怒动火，而血妄行。用加味逍遥散加生地，治之神思顿清，但食少体倦，月经未已。盖脾统血，此脾气虚不能摄，用补中益气治之，月经渐止。

《校注妇人良方·卷一·调经门·月水不调方论第五》

一妇人，经行劳役，忽然昏愦，面赤吐痰。余日，此乃去血过多，阳无所附故耳。急饮童便碗许，神思渐爽。更用参、芪各五钱，芎、归各三钱，玄参、柴胡、山栀、炙草各一钱，一剂。又用逍遥散，加五味、麦门二剂。如此，月余渐愈。但体倦面黄，又以十全大补，加五味、麦门，治之而愈。

《名医类案·卷十一》

《衍义》云：一妇人温病已十二日，诊之其脉六七至而涩，寸稍大，尺稍小，发寒热，颊赤口干，不了了，耳聋。问之，病数日经水乃行，此属少阳热入血室也。若治不对病则必死。乃按其症与小柴胡汤服之(此治伤寒)。二日,又与小柴胡汤加桂、干姜。一日寒热遂止。又云脐下急痛,又与抵挡丸。微利下,脐下痛瘥,身渐凉,脉渐匀。尚不了了,乃复与小柴胡汤,次日但胸中热燥,口鼻干,又少与调胃承气汤。不得利,次日心下痛,又与大陷胸汤半服。利三行,次日虚烦不宁,时妄有所见,复狂言,虽知其尚有燥屎,以其极虚,不敢攻之。遂与竹叶汤,去其烦热。其夜大便自通,至晓两次,中有燥屎数枚,而狂言虚烦尽解。

《续名医类案·卷二十三·经水》

沈尧封治一妇,热多寒少,谵语夜甚,经水来,三日病发而止。本家亦知热入血室,用小柴胡数帖病增,舌色黄燥,上下齿俱是干血。沈用生地、丹皮、麦冬等药不应,药入则干呕,脉象弱而不大。因思弱脉多火,胃液干燥,所以作呕,遂用白虎汤加生地、麦冬二剂,热退神清,惟二十余日不大便,与麻仁丸三服,得便而安。

一室女发热经来,医用表散药增剧,谵语夜甚。投小柴胡不应,夜起如狂。或疑蓄血,投凉血消瘀药亦不应,左关脉弦硬鼓指。询知病从怒起,因用胆草、黄芩、山栀、丹皮、羚羊角、芦荟、甘草、归身等药。一剂知,四剂愈。

元素侄妇春温后,经水适止,余热不退,口中甚渴,胸胁痛而耳重(少阳),脉左弦数,右滑大而数。小柴胡加石膏知母、桔梗、枳壳、葛根、瓜蒌、半夏、神曲,服下热渴如旧。改用柴胡二钱,人参、甘草、天花粉、黄芩(小柴胡汤去半夏,加天花粉,以血家忌半夏也)、白芍、红花、当归、丹皮、知母各八分,调理而瘳。此症无谵妄发狂,然以凉解不应,必用诸血药乃应,则仍是热入血室矣。

张仪表令爱发热,经水来,昏夜谵语,如见鬼状,投小柴胡增剧。询其病情云:醒时下体恶寒,即愦时亦尝牵被敛衣。因语此证平素必患带下,且完姻未久,隐曲之事,未免过当,复值经水过多,精血两亏,阴阳并竭,其恶寒发热由阴阳相乘所致,非外感邪热深入也。投发散清热,证同亡阳。《伤寒论》云:亡阳则谵语。《内经》云:脱阳者见鬼是也。用肾气丸,早晚各二钱,神气即清,随以苁蓉易桂附,数剂痊愈。

第十二节

经行身痛

每值经期或行经前后,出现以身体疼痛为主的病证,称“经行身痛”,亦称“经行遍身痛”。

【辨病名】

本病始见于《女科百问·卷上》:“经候欲行,身体先痛。”《陈素庵妇科补解·卷一·调经门》:“妇人经行,忽然遍体作痛。”又有“经来时身体疼痛”的表述。

《女科百问·卷上·第八问经水欲行先身体痛或腹痛》:“外亏卫气之充养,内乏荣血之灌溉,血气不足,经候欲行,身体先痛也。”

《陈素庵妇科补解·卷一·调经门·经行遍体作痛方论》:“妇人经行,忽然遍体作痛,此由外邪乘虚而入,或寒邪,或风冷,内伤冲任,外伤皮毛,以致周身疼痛。”

《医宗金鉴·卷四十四·妇科心法要诀·调经门》:“经来时身体疼痛……若无表证,乃血脉壅阻也。”

【辨病因】

本病多由素体正气不足,或因宿有寒湿留滞,经行时则乘虚而发。

《女科百问·卷上·第八问经水欲行先身体痛或腹痛》:“第八问:经水欲行,先身体痛或腹痛者,何也?答曰:经脉者,行血气,通阴阳,以荣卫周身者也。血气盛,阴阳和,则形体适平。或外亏卫气之充养,内乏荣血之灌溉,血气不足,经候欲行,身体先痛也。或风冷之气,客于胞络,损伤冲任之脉及手太阳、手太阴之经,故月水将下之际,血气与风冷相击,所以经欲行而腰痛也。”

《陈素庵妇科补解·卷一·调经门·经行遍体作痛方论》:“妇人经行,忽然遍体作痛,此由外邪乘虚而入,或寒邪,或风冷,内伤冲任,外伤皮毛,以致周身疼痛。治法宜散风寒,温经血。如下血多,筋失其养,痛如行痹,宜补血温经,兼祛外邪。”

《古今医鉴·卷十一·妇人科》:“行经之际,

与产后一般，将理失宜，为病不浅……若其时劳力太过，则生虚热，亦为疼痛之根，若喜怒则气逆，气逆则血逆，逆于腰腿心腹背胁之间，遇经行时，则痛而重着，过期又安。”

【辨病机】

本病病机多为营卫失调，筋脉失养，发为身痛。

《女科经纶·卷一·月经门·经行体痛属于血气不足》：“《产宝百问》曰：经水者，行气血，通阴阳，以荣于身者也。气血盛，阴阳和，则形体通。或外亏卫气之充养，内乏荣血之灌溉，血气不足，故经候欲行，而身体先痛也。”

《冯氏锦囊秘录·女科精要·卷十六·经病门诸论》：“经行体痛者，盖气血盛，阴阳和，则形体通畅，若外亏卫气之充养，内乏营血之灌溉，故经行身痛也。或曰血海有余者，时至而溢；血海不足，有时至而周身之血亦伤，故欲行而身体先痛也。”

【辨病证】

《冯氏锦囊秘录·女科精要·卷十六·经病门诸论》：“经后腹痛，尤属气血俱虚，宜八珍汤。”

《医宗金鉴·卷四十四·妇科心法要诀·调经门》：“经来寒热身体痛，当分荣卫与虚实，有汗不胀卫不足，无汗而胀荣有余。经来之时，恶寒发热，身体疼痛者，当分荣卫虚实。若发热恶寒，身痛不胀而有汗者，属卫虚荣不足；若发热恶寒，身胀痛而无汗者，属荣实卫有余也。”

【论治法】

本病治疗以调气血，和营卫，通经络为主。实证重在理气和血，虚证重在调血和营，寒湿则以温阳散寒除湿为主。

《万病回春·卷六·调经》：“经行身痛麻痹、寒热头疼者，乃触经感冒也。加减五积散，治妇人遇经行时沿身疼痛、手足痹麻，或生寒热头痛、目眩等症。依本方去干姜，加羌活、独活、牛膝，姜枣煎服。”

《医宗金鉴·卷四十四·妇科心法要诀·调经门》：“经来身痛有表发，无表四物羌桂枝，经后血多黄芪建，芪桂芍草枣姜饴。经来时身体疼痛，若有表证者，酌用前麻黄四物、桂枝四物等汤以发之。若无表证者，乃血脉壅阻也，宜用四物汤加羌活、桂枝以疏通经络，名羌桂四物汤。若经行后或血去过多者，乃血虚不荣也，宜用黄芪建中汤以补之，其方即小建中汤（桂枝、白芍、甘草、姜、枣、饴糖）加黄芪也。”

【论用方】

一、治经行身痛方论

论归活温经汤

《陈素庵妇科补解·卷一·调经门·经行遍体作痛方论》：“是方羌活、独活、防风、川芎散风寒，青皮、乌药、香附行气止痛，加以当归、丹参温补营血，厚朴和胃温中，川断利周身筋脉。风寒去，经血行，而体痛自除矣。”

二、治经行身痛方

1. 趁痛饮子（《女科百问·卷上·第八问经水欲行先身体痛或腹痛》）

治经脉虚寒，身体疼痛。

虎骨（五铢）　茯苓　甘草　藁本　防风　白芷（各二铢）　当归　白芍　续断　吴术　附子（各三铢）

上为粗末。每服五钱，水二盏，姜五片，枣二枚，煎至一盏，去滓温服，不拘时。

2. 归活温经汤（《陈素庵妇科补解·卷一·调经门·经行遍体作痛方论》）

治妇人经行，忽然遍体作痛。

当归　羌活　独活　防风　川芎　丹参　青皮　香附　乌药　川断

水煎服。

3. 乌药顺气汤（《叶氏女科证治·卷一·调经上》）

经来二三日，遍身疼痛，此寒邪入骨。或发热，或不发热。俱宜解表，服乌药顺气汤。

乌药（炒）　川芎　白芷　陈皮　枳壳（各八分，麸炒）　干姜（炒）　甘草（各五分）　僵蚕（炒，八分）　麻黄（四分）

姜三片，葱一根，水煎温服。

4. 紫金散（《叶氏女科证治·卷一·调经下》）

妇人十九、二十岁出嫁后，但遇经脉动时遍身疼痛，手足麻痹，或寒热头痛，头目昏迷，此由感冒寒邪而致也，紫金散主之。

厚朴（姜制） 苍术 川芎 茯苓 当归 半夏（制） 白芍 羌活 独活 牛膝（各七分） 陈皮 桔梗 枳壳（麸炒） 白芷（各四分） 麻黄（三分，去节净） 甘草（五分） 桂枝（四分）

姜三片，葱白三茎，空心热服。咳嗽加杏仁（去皮尖）、五味子各五分，泄泻加肉豆蔻（煨）、粟壳各五分。

5. 红花当归散（《女科证治约旨·卷二》）

治经不调，如因气郁血滞，腰腹疼痛，四肢倦怠，致成行经身痛之候。

红花 归尾 凌霄花 牛膝 苏木 甘草 赤芍 刘寄奴 桂心 白芷

水煎服。

【医论医案】

《女科撮要·卷上·历节痛风》

一妇人因怒，月经去多，发热作渴，左目紧小，头项动掉，四肢抽搐，遍身疼痛。此怒动肝火，肝血虚而内生风。用加味逍遥加钩藤数剂，诸症渐愈。又用八珍汤调理而痊。

《名医类案·经水》

一妇头痛口干，经行后身痛，腰甚痛。以生地黄一钱，白术、芍药各一钱，川芎、归身尾各五分，炒柏、炙草各三分。

第十三节

经行头昏头痛

每值经期或行经前后，出现以头痛头晕目眩，视物昏花为主的病证，称“行经头昏头痛”。本病特点多与妇人腹痛、经行腹痛等兼见，其疼痛部位有侧头痛、前头痛、后头痛之分，一般以侧头痛为多见。

【辨病名】

历代医家对本病专门的论述较少，《张氏医通》有“经行辄头痛”的记载，在其他医书中亦称为“经行头眩”或作为兼证出现在月经病当中，如“经行发热，兼头重目暗”“经行身体麻痹，寒热头痛”等。

《陈素庵妇科补解·卷一·调经门·经行头重目暗方论》：“经行发热，兼头重目暗者，何也？”

《女科撮要·卷上·经候不调》：“妇人经行后，劳役失调，忽然昏愦。”

《四明宋氏女科秘书·经候不调门》：“经行身体麻痹，寒热头痛者，乃触经感冒也。”

《女科切要·卷一·经行腹痛》：“有每遇经行，辄头痛心忡，饮食减少。”

《医书汇参辑成·卷二十一》：“经行头眩。”

【辨病因】

本病多因素体气血虚弱，或房劳多产，或情志不畅而致。

《妇人大全良方·卷四·妇人血风头痛方论第五》：“许叔微云：妇人患头风者，十居其半，每发必掉眩，如在车船上，盖因血虚，肝有风邪袭之尔……若头痛，筋挛骨重，少气，哕噫，腹满，时惊，不嗜卧，咳嗽烦冤，其脉举之则弦，按之石坚，由肾气不足而内著，其气逆而上行，谓之肾厥头痛。”

《女科撮要·卷上·经候不调》：“妇人经行后，劳役失调，忽然昏愦，面赤吐痰，此元气虚火妄动。”

【辨病机】

本病多由气血、阴精不足，经行之际，气血更虚，清窍失养，或气血瘀滞、阻于脑络，或郁火偏旺，值经期冲气上逆，清阳受扰，脉络不通而引起头晕头痛。

《陈素庵妇科补解·卷一·调经门·经行头重目暗方论》：“经行发热，兼头重目暗者，何也？血虚发热，阳气下陷，故头重，精血少，故目暗也。”

《陈素庵妇科补解·卷一·调经门·经行头重目暗方论》：“足太阴脾生血、统血。经行血去则脾虚，脾虚则脏腑皆失所养。头为诸阳之会，阳气下陷而不升，故头重。五脏之精华皆注于目，白属肺，黑属肝，眼胞属脾，神水属肾，锐眦属心。脾虚，则水谷不能运化，诸经无以秉借，是以目暗而无光也。”

《张氏医通·卷十·妇人门上·经候》：“每遇经行，辄头疼气满，心下怔忡，饮食减少，肌肤不泽，此痰湿为患也。”

《沈氏女科辑要·卷上·经行声哑及目暗泄泻带下等证》：“经后目暗属血虚。”

【论用方】

一、治经行头昏头痛方论

论地黄养血汤

《陈素庵妇科补解·卷一·调经门·经行头重目暗方论》：“是方四物、远、枣以补肝、肾二经之血，芪、苓、炙草以补气，升、柴升举下陷之阳，蔓荆子引诸药上行至头面巅顶为使也。”

二、治经行头昏头痛方

1. 地黄养血汤（《陈素庵妇科补解·卷一·调经门·经行头重目暗方论》）

治经行发热，兼头重目暗。

熟地（一钱二分）　归身（一钱）　柴胡（五分）　茯苓（一钱）　白芍（一钱）　蔓荆（八分）　枣仁（一钱）　丹皮（一钱）　炙草（五分）　远志肉（一钱二分）　川芎（一钱）　黄芪（一钱二分）　升麻（三分）

水煎服。

2. 加味吴茱萸汤（《女科证治准绳·卷一·调经门·经候总论》）

治每至经脉行时，头眩，饮食减少，气满心怯，肌肉不泽。

吴茱萸（汤泡）　当归（各钱半）　半夏（二钱）　麦门冬（去心）　干姜（炮）　白茯苓　苦桔梗　南木香　防风　牡丹皮　甘草（各一钱）　肉桂　细辛（各五分）

姜三片，枣一枚。煎服。

3. 加味五积散（《四明宋氏女科秘书·经候不调门》）

治妇人遇经行时，沿身疼痛，手足麻痹，或生寒热，头痛目眩，此乃触经感冒也。

陈皮　干姜　肉桂　当归　枳壳　白茯　麻黄　甘草　厚朴　半夏　桔梗　白芷　芍药　苍术　川芎

加姜三片，煎服。

4. 生地汤（《金匮启钥（妇科）·卷一·调经论·方》）

治经行头痛，口干，行后身痛，腰甚痛。

生地　白术　芍药（各一钱）　川芎　归尾（各五分）　黄柏　炙草（各五分）

上用水入少酒煎服。

【医论医案】

《名医类案·卷十一·经水》

一妇头痛口干，经行后身痛，腰甚痛，以生地黄一钱，白术芍药各一钱，川芎、归身尾各五分，炒柏、炙甘草各三分。

第十四节　经行吐衄

经行吐衄指在经行之前或行经过程中出现吐血、衄血的症状，衄血包括鼻衄、齿衄和肌衄，而以鼻衄为多见。部分患者可因周期性吐衄而致月经量少。

【辨病名】

本病始见于《女科百问·卷上·第二十五问》：“诸吐血、衄血系阳气胜，阴之气被伤，血失常道，或从口出，或从鼻出，皆谓之妄行。”因出现规律的吐血或衄血，犹如经血的倒行逆施，所以又称“错经”“倒经”“逆经”。

《万病回春·卷六·调经》：“错经妄行于口鼻者，是火载血上，气之乱也。”

《顾松园医镜·卷十六·数集·调经》：“有终身不月，而血错行，从大便出者，有至经期而血逆行，或吐或衄，或从耳目出，谓之倒经者。”

《医学心悟·卷五·妇人门·室女经闭成损》：“血海枯，则内热咳嗽，鬓发焦，而成怯症；经脉逆转，则失其顺行之常，而为吐为衄。”

《医宗金鉴·卷四十四·妇科心法要诀·调经门》：“伤阴络则下行为崩，伤阳络则上行为吐衄也。”

《资生集·卷一·调经门·总论》：“李时珍曰：经者常也，上应太阴，下应海潮，月有盈亏，潮有朝夕，经候一行。与之相符，故谓之月水。有临期不行，而或吐血衄血，或眼耳出血，是谓倒经。”

《妇科冰鉴·卷一·月经门·经脉异常》：“若

经行吐衄者，是谓逆经。”

《竹林女科证治·卷一·调经上·经从口鼻出》：“经不往下行，而从口鼻中出，名曰逆经。”

《女科要旨·卷一·调经》：“天下事有常而即有变。妇人当月事之期，其血不下，只见吐血、衄血，或眼耳出血者，是谓倒经逆行。”

《医述·卷十三·女科原旨·月经》：“女人之经，一月一行，其常也；或先或后，或通或塞，其病也。有行期只吐血、衄血，或眼耳出血者，是谓倒经。”

《类证治裁·卷八·经闭论治》：“按月倒经，血出鼻口。”

《沈氏女科辑要笺疏·卷上·月事异常》：“倒经一证，亦曰逆经。”

【辨病因】

本病多因素性抑郁，或郁怒伤肝，肝郁化火所致。

《寿世保元·卷七·调经诸方》：“一治妇人晡热，形体瘦倦，饮食无味，月经不行，或鼻衄，或血崩已久，或用顺气清热等剂不应，更加寒热，且时欲作呕。此乃郁怒损伤脾胃，虚火错经妄行而然耳。”

《医方简义·卷五·妇人辨论·加味橘核丸》：“凡妇人以及室女患鼻衄吐血等症，切勿以鼻衄吐血之常法治之，此名倒经，必由肝阳上升，情怀失畅，致冲任失司，逆行而上也，治宜和肝潜阳盐柔润下之法，俾经水一正，而倒者顺矣，存之以备参考。”

【辨病机】

本病多为血热而冲气上逆，迫血妄行所致。

《女科百问·卷上·第二十五问》：“第二十五问：吐血、衄血、齿衄、舌上出血、汗血者，何也？答曰：气属乎阳，血属乎阴，阴盛则阳亏，阳盛则阴亏，《经》所谓阳胜则阴病，阴盛则阳病。诸吐血衄血系阳气胜，阴之气被伤，血失常道，或从口出，或从鼻出，皆谓之妄行。其脉洪数者逆，微细者顺。阳明之经，行络于颐颔，阳明受邪，热血从齿出也。脾气通于口，心气通于舌，心脾二经被伤，血故从舌出也。荣血内通于脏腑，外萦于经络，藏则舍于肝经，行则出于心脏；又心之液为汗，今肝心二脏俱虚，血随汗液出也。”

《陈素庵妇科补解·卷一·调经门·错经妄行方论》：“妇人素有血虚内热，今经行时，风热外乘，血为热迫，则错经妄行，或吐或衄。”

《万病回春·卷六·调经》：“妇人血虚，必有伏火，火伏则生内热，加以经行，则阴益虚，又风热外乘，内则君相互煽，外则风热交攻，以致经错妄行，或吐或衄，所谓血不循经，而反上逆也。”

《傅青主女科·女科上卷·调经·经前腹痛吐血二十三》：“妇人有经未行之前一二日，忽然腹痛而吐血，人以为火热之极也，谁知是肝气之逆乎！夫肝之性最急，宜顺而不宜逆，顺则气安，逆者气动。血随气为行止，气安则血安，气动则血动，亦勿怪其然也……治法似宜平肝以顺气，而不必益精以补肾矣。”

《医宗金鉴·卷四十四·妇科心法要诀·调经门》：“妇女经血逆行，上为吐血、衄血，及错行下为崩血者，皆因热盛也。”

《叶氏女科证治·卷一·调经上》：“此由过食椒姜辛热之物，热伤其血则血乱上行。”

《类证治裁·卷八·经闭论治》：“血出鼻口，此由肝火上迫，不循常道。”

《沈氏女科辑要笺疏·卷上·月事异常》：“倒经一证，亦曰逆经，乃有升无降，倒行逆施，多由阴虚于下，阳反上冲，非重剂抑降，无以复其下行为顺之常。甚者且须攻破，方能顺降。盖气之上扬，为病最急。”

《医学衷中参西录·医方·治吐衄方·补络补管汤》：“有胃自不病，或因别经传入于胃，如妇女倒经，是子宫之血传入于胃。”

《医学衷中参西录·医方·治女科方·加味麦门冬汤》：“冲为血海，居少腹之两旁。其脉上隶阳明，下连少阴。少阴肾虚，其气化不能闭藏以收摄冲气，则冲气易于上干。阳明胃虚，其气化不能下行以镇安冲气，则冲气亦易于上干。冲中之气既上干，冲中之血自随之上逆，此倒经所由来也。”

【辨病证】

本病主要表现为每逢月经周期而吐血或衄血，经净后便逐渐停止。

《张氏医通·卷五·诸血门·诸见血证》：“倒经上溢，虽下上之歧路攸分，然皆冲脉为病，而崩淋皆脾气下陷，倒经则肝血上逆，以脾为身之津梁，冲为肝之血海，是皆关乎脏气，更有肝脾受伤，血虽不下，而气色萎黄，大便稠黑，乃蓄血之征验，为患种种，难以悉陈。”

【论治法】

本病治法以清热降逆，引血下行为主，不可过用苦寒之剂，以免耗伤气血。

《陈素庵妇科补解·卷一·调经门·错经妄行方论》：“治宜先清其火，次和其血，则阴血自行循经而不妄行矣。”

《叶氏女科证治·卷一·调经上》：“经从口鼻出，五心烦热，咳嗽气急。治宜推血下行。”

《类证治裁·卷八·经闭论治》：“经脉气逆，直犯清道而为吐衄，折其逆势而调之，用山栀、丹皮、生地、丹参、白芍、苏子、郁金、童便，或用四物汤和韭汁、童便服。因怒火伤肝致逆者，龙胆、丹皮、青皮、黄芩、白芍、山栀。因心气不足，衄血面黄者，茯苓补心汤。”

《医法圆通·卷二·经水后期而至》：“若是鼻血、吐血，审是火旺，逼血外行，自有火形可征，法宜清凉，如桃仁、地黄、犀角汤之类。审是阳虚不能镇纳阴气，阴血上僭外越，自有阳虚病情可考，不得即为倒经，而妄用通经凉血止血之方，惟有扶阳抑阴，温中固土为准，如甘草干姜汤、潜阳、建中等汤。”

《医学衷中参西录·医论·论吐血衄血之原因及治法》：“至于妇女倒经之证，每至行经之期，其血不下行而上逆作吐衄者，宜治以四物汤去川芎，加怀牛膝、生赭石细末，先期连服数剂可愈。然其证亦间有因气陷者，临证时又宜细察。”

《竹泉生女科集要·气化次序说·调血下·呕血》：“妇人经水以时下（［批］月事时下，知非倒经，降逆清热，虽相同，而一则宜兼行瘀，一则补虚，为迥不同耳），忽呕血，或至冲涌而出，目黑神惫，此肝急冲气逆，血不归经，当以失血论，拟备大法。”

【论用方】

一、治经行吐衄方论

论凉血散

《陈素庵妇科补解·卷一·调经门·错经妄行方论》：“是方犀角、生地凉血为君，黄芩、知母、栀子、丹皮、赤芍分泻三焦火为臣，荆芥、秦艽祛风热为佐，竹叶、生甘草引热下行为使也。”

二、治经行吐衄方

1. 凉血散（《陈素庵妇科补解·卷一·调经门·错经妄行方论》）

治妇人素有血虚有热，今经行时，风热外乘，血为热迫，则错经妄行，或吐或衄。

犀角（一钱）　生地（二钱）　知母（酒炒，一钱五分）　丹皮（一钱）　荆芥（炒黑，一钱）　黄芩（酒炒，一钱五分）　秦艽（一钱）　赤芍（一钱五分）　甘草（八分）　焦栀（一钱五分）　竹叶（十片）

水煎服。

2. 加味香附丸（《女科证治准绳·卷四·胎前门·求子》）

治倒经，自汗，胎漏下血。

香附（一斤，四两老酒浸两宿，炒，捣碎，再焙干，磨为末；四两米醋浸同上；四两童便浸同上；四两用山栀四两煎浓汁，去渣，入香附浸同上）　泽兰（净叶，六两，酒洗）　海螵蛸（六两，捣稍碎，炒）　当归（四两，酒洗）　川芎（三两）　白芍药（四两，酒炒）　怀熟地（八两，捣膏，焙干）

上药各为末，用浮小麦粉酒醋水打糊为丸如绿豆大。每日早、晚服两次。

3. 巽顺丸（《张氏医通·卷十三·专方·虚损门》）

治妇人倒经，血溢于上，男子咳嗽吐血，左手关尺脉弦，背上畏寒，有瘀血者。

乌骨白丝毛鸡（一只，男雌女雄，取嫩长者，溺倒，泡，去毛，竹刀剖胁，出肫肝，去秽，留内金，并去肠垢，仍入腹内）　乌贼骨（童便浸，晒干为末，微炒黄，取净，四两）　藘茹（去梢，酒洗，切片，一两）　鲍鱼（切薄片，四两）

上三味入鸡腹内，用陈酒、童便各二碗，水数碗，砂锅中旋煮旋添，糜烂汁尽，捣烂焙干，骨用酥炙，共为细末，干山药末调糊为丸如梧桐子大。每服五十至七十丸，空心百劳水送下。

4. 引下汤（《嵩崖尊生·卷十四·妇人部·经候》）

逆经吐血。

当归　白芍　生地　熟地（各二钱）　川芎

（一钱） 炒大黄（三钱） 童便（一盏）

煎服。或用郁金、韭汁、降香、当归、生地、童便。

5. 犀角地黄汤（《胎产新书·女科秘要·卷三》）

经从口鼻出，咳嗽气急。

犀角 白芍 牡丹皮 枳壳（各一钱，炒） 生地黄（三钱） 黄芩 桔梗 陈皮 百草霜（各八分） 甘草（三分）

水煎空心服。

6. 红花汤（《竹林女科证治·卷一·调经上·经从口鼻出》）

治经从口鼻出，五心烦热，咳嗽气急。先服红花汤七剂，再服款冬汤止嗽下气，四五剂可安。

红花 黄芩 苏木（各八分） 天花粉（六分）

水煎空心服。

7. 款冬汤（《竹林女科证治·卷一·调经上·经从口鼻出》）

治经从口鼻出，五心烦热，咳嗽气急。先服红花汤七剂，再服款冬汤止嗽下气，四五剂可安。

桔梗 粟壳（蜜炙） 苏子（炒） 紫菀 知母（各八分） 石膏 桑白皮（蜜炙） 杏仁（去皮尖，各一钱）

水煎温服。

8. 秘旨乌骨鸡丸（《卫生鸿宝·卷五·女科》）

治妇人郁结不舒，蒸热咳嗽，月事不调，或久闭，或倒经，产后蓐劳，及崩淋不止，赤白带下，白淫。

丝毛乌骨鸡（一只，男用雌，女用雄，溺倒，泡去毛，竹刀剖胁，出肫肝内金，去肠秽，仍入腹内） 熟地（四两） 北五味（碎，一两，二味入鸡腹内，陈酒、童便各二碗，砂锅内水煮，旋添至磨烂汁尽） 绵芪（去皮，蜜水拌炙，三两） 於术（饭上蒸九次，三两） 白茯苓（去皮，二两） 归身（酒洗，二两） 白芍（酒炒，二两）

五味为粗末，同鸡肉捣烂焙干，骨用酥炙，为粗末，入下项药：

人参（三两，无力者，党参代） 川芎（一两，童便浸，晒） 丹参（二两，酒浸，晒）

用干山药末六两糊为丸，大便实者，蜜丸亦可，晒干瓶贮。清晨沸汤送下三钱，卧时醇酒送下二钱。

9. 正经汤（《医方简义·卷五·崩漏（附倒经辨症）》）

治倒经，鼻衄，吐血。

泽兰（二钱） 当归（三钱） 焦山栀（四钱） 阿胶（烊化，三钱） 丹皮（三钱） 茜草（一钱五分） 益母草（三钱） 柴胡（醋炒，一钱） 琥珀（八分） 左牡蛎（五钱）

加藕一斤，煎汤代水。

10. 散瘀清火止痛汤（《寿世新编·卷下》）

治瘀挟郁火，心胃疼痛，脘中胀闷，不可按扪或呕吐紫黑血块，倒经逆行，或心中滚热，呕吐不食者。

川楝子（去核，二钱） 元胡索（二钱） 黄连（姜汁炒，八分） 山栀仁（炒，一钱五分或二至三钱） 紫丹参（三钱） 香附米（四制，二钱） 法半夏（二钱） 桃仁泥（一钱） 当归尾（二钱） 川郁金（一钱） 高良姜（三至五分） 建泽泻（二钱）

水煎服。服二至三剂必经行痛止而痊。

11. 加味麦门冬汤（《医学衷中参西录·医方·治大气下陷方》）

治妇女倒经。

干寸冬（带心，五钱） 野台参（四钱） 清半夏（三钱） 生山药（四钱，以代粳米） 生杭芍（三钱） 丹参（三钱） 甘草（二钱） 生桃仁（二钱，带皮尖，捣） 大枣（三枚，擘开）

水煎服。

12. 加味犀角地黄汤（《顾氏医径·卷四》）

治血热伤络，乱其常度，逆行而吐，或鼻衄常出，形成倒经。

犀角 生地 白芍 丹皮 枳壳 黄芩 桔梗 陈皮 百草霜 香附 甘草

水煎服。

13. 治经行吐衄验方（《万病回春·卷六·调经》）

治错经妄行于口鼻者，是火载血上，气之乱也。治当滋阴降火，顺气调经，经自准也。脉必芤涩，久而不治，乃成虚怯也。

当归 川芎 白芍 生地黄 黄芩 山栀 牡丹皮 阿胶（炒） 犀角 白茯苓（去皮） 麦

门冬(去心)　陈皮

上剉一剂,水煎服。

【论用药】

1. 郁金

《要药分剂·卷一·宣剂上》:"治吐衄,妇人倒经,痘毒入心。(丹溪)"

2. 茜草

《神农本草经读·卷二·上品》:"气味苦、寒,无毒。主寒湿风痹,黄疸,补中。陈修园曰:气味苦寒者,得少阴之气化也。风寒湿三气合而为痹,而此能入足少阴,俾上下交通而旋转,则痹自愈矣。上下交通则中土自和,斯有补中之效矣。中土和则湿热之气自化,而黄疸愈矣。又《素问》以藘茹一两,乌鲗鱼骨四两,丸以雀卵,饮以鲍鱼汁,治气竭肝伤、脱血、血枯,妇人血枯经闭,丈夫阴痿精伤,名曰四乌鲗骨一藘茹丸。藘茹即茜草也,亦取其入少阴以生血,补中宫以统血。汁可染绛,似血而能行血欤。后人以此三味入乌骨白丝毛鸡腹内,以陈酒、童便、煮烂,烘干为丸。以百劳水下五七十丸,治妇人倒经血溢于上、男子咳嗽吐血、左手关脉弦,背上畏寒有瘀血者。"

3. 韭

《本草简要方·卷四·菜部》:"主治温中,下气补虚,益阳,安脏腑除心腹宿冷痃癖,止泄精,暖腰膝,吐血,衄血,尿血,妇人倒经。"

【医论医案】

一、医论

《辨证录·妇人门》

妇人有行经之前一二日,忽然腹痛而吐血,人以为火盛之极也,谁知肝气之逆而不顺行而上吐乎?夫肝之气最急,宜顺不宜逆,顺则气安,逆则气动,血随气而俱行。若经逆从口上出,乃少阴之火急如奔马,得肝中龙雷之气直冲而上,其势最捷,反经为血,又至便也,不必肝不藏血,始成吐血之症。但此等吐血不同各经之吐血,各经吐血乃内伤而成,此逆经吐血者,乃内溢而激之使出也。其症绝有异同,而逆气则一也。治法似乎治逆以平肝,不必益精以补肾。虽然逆经而吐血,虽不损失血,而反复颠倒,未免伤肾之气,而血又上泄过多,则肾水亦亏。必须于补肾之中,以行其顺气之法也。方用顺经汤。当归五钱,白芍三钱,熟地五钱,茯苓三钱,牛膝三钱,丹皮五钱,沙参三钱,荆芥(炒黑)三钱。水煎服。一剂吐血止,二剂经顺,连服十剂,不再逆经也。此方于补肾、补肝之中,用引血归经之药,肝气不逆,肾气自顺也。肾气既顺,经何能逆哉?

二、医案

《类证治裁·卷八·经闭论治·调经脉案》

沈氏。按月倒经,血出鼻口。此由肝火上迫,不循常道。宜抑肝火,导归冲任,可使下行,此即搏跃过颡之理。拟四物汤去川芎,其当归用醋制,加生熟山栀(各二钱)、丹皮(二钱)、黄芩、枳壳(各钱二分)、降香、甘草(各一钱)、郁金(五分)。每月经前服四剂,后得转逆为顺。

《临证指南医案·卷九·调经》

张。十七岁天癸不至,咳嗽失血,乃倒经重症。先以顺气导血。降香末、郁金、钩藤、丹皮、苏子、炒山楂、黑山栀。

朱(女)。冲年天癸未至,春阳升动,寒热衄血,平昔溺后腰痛,耳目甚聪明。先天质薄,阴本虽充易亏,最多倒经之虑。雄乌骨鸡、生地、生白芍、茯神、天冬、知母、牛膝、茺蔚子、女贞子、阿胶。诸药除阿胶用水煎汁二次。其乌鸡去毛及翅、足,另以童便一碗、青蒿汁四碗、醇酒二碗、米醋一碗同煮,再加入前药汁收膏,入阿胶收。炖暖服五钱。

《续名医类案·卷二十三·经水》

魏玉横曰:徐德滋女,年近二十,素有胁痛肝病,常时月事先期而至。近忽逾数日,脉之两关躁疾,两寸上逆,察其面有如疹者数十点,其色或青或紫,询其身亦有,至舌上亦有数点,绝类阳热症。然并无头痛寒热,且能进饭二瓯。良由肝火内炽,上乘肺胃而然。与生地、杞子、麦冬、丹皮、山栀、当归、白芍、甘草、元参、令服一剂。次日晡后始至,见其偃卧,上半俯着床沿,呕血盆许。询之则自己脾血出如涌,既而心下若有一块上攻,故必偃伏,以床沿抵住稍可,否则上顶闷绝。脉之若有若无。意其经水过期,乘肝火上逆而出,即俗之倒经是也。然其急暴如此,兼之地气上攻,其症危矣,非大剂纯阴,何以挽回?与热地二两,杞子一两,令连服二服。服下即能仰卧,血止脉回。次日忽咳嗽无痰，此肺金燥而肝火未平也。前方减半，加麦冬、沙参、蒌仁、生地，八剂而愈。愈后面上之疹乃消，舌上之疹退下如痘靥。

胡氏女及笄后患吐血，每吐碗余，下午倦怠，夜分潮热，呕恶不食，便秘。时师谓阴虚火动，投滋阴之剂，反加饱闷，背必胀痛，脉之两寸洪大，两尺弱，知其有瘀血凝滞，致新血不得归经，故满而倒溢也。先以龙荟丸通之，更以石膏、橘红、半夏、神曲、黄连、茜根、竹茹、枳壳各一钱，茯苓八分，甘草三分。服后大便行三次，吐止食进。后用二陈汤加滑石、丹参、丹皮、茜根、白芍、香附，二十帖经调而愈。

《古今医案按·卷七·目》

一妇人眼中忽有血如射而出，或缘鼻下，但血出多时，即经不行，乃阴虚相火之病，遂用归尾、生地黄、酒芍，加柴胡、黄柏、知母、条芩、侧柏叶、木通、红花、桃仁水煎，食前服，数剂而愈。震按：眼衄多是肾阴虚，肝火旺，此却是倒经，由于血出多，即经不行，可以问而知之也。

《古今医案按·卷九·女科·经水》

俞子容治一妇寡居，郁结成疾，经事不行，体热如炙，忽吐血若泉涌，医用止血药，不效。愈以茅草根捣汁，浓磨沉香，服至五钱许，日以酽醋贮瓶内，火上炙热，气冲两鼻孔，血始得降下，遂不复吐，经事乃行。震按：此是倒经，故降其气而血自降，茅根汁磨最妙，尤妙在热醋熏鼻，但经倒犹可生，经枯则必死耳。

《医学衷中参西录·医论·论吐血衄血之原因及治法》

曾治一室女吐血，及一少妇衄血，皆系倒行经证，其脉皆微弱无力，气短不足以息，少腹时有气下坠，皆治以他止血之药不效，后再三斟酌，皆投以升陷汤，先期连服，数日全愈。总之，吐衄之证，大抵皆因热而气逆，其因凉气逆者极少，即兼冲气肝气冲逆，亦皆挟热，若至因气下陷致吐衄者，不过千中之一二耳。

第十五节

经行泄泻

每值经前或经期，大便泄泻，而经净自止者，称为“经行泄泻”，亦称“经来泄泻”。本病以伴随月经来潮而出现大便稀薄，或大便次数增多、泄泻为特点。临床也有平时素有慢性腹泻，遇经行而发作加重者。

【辨病名】

本病始见于《陈素庵妇科补解·卷一·调经门》，称为“经正行忽病泄泻”，其后各家对本病的因机证治多有论述。

《陈素庵妇科补解·卷一·调经门·经行泄泻方论》：“经正行忽病泄泻，乃脾虚，亦有外感风冷、内伤饮食而致脾气不实者。虚者补之，风冷所感则温之，饮食所伤则消之。”

《傅青主女科·女科上卷·调经·经前泄水二十六》：“妇人有经未来之前，泄水三日而后行经。”

【辨病因】

本病多因素体脾虚或禀赋肾虚，命门火衰所致。

《女科百问·卷上》：“第三十四问：下利，经水反断者，何也？答曰：谷入于胃，脉道乃行；水入于经，其血乃成。胃，水谷之海也。肠胃虚弱，为风邪冷热之气所乘，不能腐化谷食，先泄后变成利也。受热则赤，虚寒则白。谷气内亏，津液耗减，所以下利而经水反断也。”

《陈素庵妇科补解·卷一·调经门·经行泄泻方论》：“经正行忽病泄泻，乃脾虚，亦有外感风冷、内伤饮食而致脾气不实者。”

【辨病机】

本病发生的主要病机是脾失健运。脾气虚弱或肾阳不足，影响脾的运化功能，水谷精微失运，水湿内停，清浊不分，经行之际，气血下注冲任，脾肾益虚，故于经行时出现泄泻。

《傅青主女科·女科上卷·调经·经前泄水二十六》：“妇人有经未来之前，泄水三日而后行经者，人以为血旺之故，谁知是脾气之虚乎！夫脾统血，脾虚则不能摄血矣；且脾属湿土，脾虚则土不实，土不实而湿更甚。所以经水将动，而脾先不固；脾经所统之血，欲流注于血海，而湿气乘之，所以先泄水而后行经也。”

《张氏医通·卷十·妇人门上·经候》："经行时先泄泻者，此脾虚也。脾统血而恶湿，经水将动，脾血先注血海，然后下流为经。脾血既亏，不能运行其湿，所以必先作泻。"

《医宗金鉴·卷四十四·妇科心法要诀·调经门》："经来泄泻，乃脾虚也。"

《竹林女科证治·卷一·调经上·经来泄泻》："经来之时，五更泄泻，如乳儿尿，此乃肾虚。"

【辨病证】

本病主要辨脾虚和肾虚。

《医宗金鉴·卷四十四·妇科心法要诀·调经门》："经行泄泻是脾虚，鸭溏清痛乃寒湿，胃弱饮伤多呕饮，食伤必痛吐其食。若鸭溏、冷痛是寒湿也。经行呕吐，是胃弱也。若呕出涎饮，则是伤饮。若吐出食物，则是伤食。然伤食者多痛而吐食；伤饮者，不痛而呕饮也。"

【论治法】

本病治疗以健脾温肾为主。

《陈素庵妇科补解·卷一·调经门·经行泄泻方论》："脾主中州，主运化水谷。脾虚火衰，则失其健运之常，加以风寒外侵，饮食内伤，而泄泻之症作矣。虽属脾虚，初泻以消，健脾为先务，泻久以虚，补脾为上策。泄泻之症，大约脾气不足，致水不从小肠而出，并入大肠而泻也。或水粪各半，或水多粪少，非洞泻完谷不化，属虚寒，亦非滞下里急后重，似赤白痢也。治法运脾、利水、温胃、节食，则病自愈。"

《傅青主女科·女科上卷·调经·经前泄水二十六》："调经之法，不在先治其水，而在先治其血；抑不在先治其血，而在先补其气。盖气旺而血自能生，抑气旺而湿自能除，且气旺而经自能调矣。"

《张氏医通·卷十·妇人门上·经候》："经行时先泄泻者，此脾虚也。脾统血而恶湿，经水将动，脾血先注血海，然后下流为经。脾血既亏，不能运行其湿，所以必先作泻，补中益气加炮姜。有热，兼黄连。若饮食减少，六君、理中选用。"

《医宗金鉴·卷四十四·妇科心法要诀·调经门》："经来泄泻乃脾虚也，宜用参苓白术散；鸭溏清澈冷痛乃虚寒也，宜用理中汤；肌热渴泻乃虚热也，宜用七味白术散；呕饮痰水乃虚湿也，宜用香砂六君子汤。"

【论用方】

一、治经行泄泻方论

1. 论运脾饮

《陈素庵妇科补解·卷一·调经门·经行泄泻方论》："是方香、夏、朴、陈、草蔻温中运脾，苍术力猛，祛风散寒，逐湿发汗，楂、曲消食宽中，苓、泻、甘草利水止泻。若遽用参、芪、熟、术、桂、附等药，病必延久，不能速效。当审症酌治，不可执经行为虚，而骤致峻补也。"

2. 论健固汤

《傅青主女科·女科上卷·调经·经前泄水二十六》："此方补脾气以固脾血，则血摄于气之中，脾气日盛，自能运化其湿，湿既化为乌有，自然经水调和，又何至经前泄水哉！"

二、治经行泄泻方

1. 大断下丸（《女科百问·卷上·第三十四问下利经水反断》）

治下利不止。

附子（二两）　细辛（去芦，一两半）　干姜（三两）　高良姜（五两）　肉豆蔻　诃子皮（各二两）　龙骨　赤石脂（各三两）　牡蛎（醋、纸、泥固济，火煅，二两）　酸石榴皮（去穰，醋炙黑心，存性，二两）　白矾二两（火飞）　阳起石（火烧赤，醋淬，别研，三两）

上为细末，面糊丸梧桐子大。每服五十丸，米饮空心下。

2. 渗湿汤（《女科百问·卷上·第三十四问下利经水反断》）

治湿胜濡泄。

白术（一两半）　苍术（半两，炒）　厚朴　肉桂　丁香　干姜（各一两）　陈皮　细辛　白茯苓（各一两）　肉豆蔻（半两）　砂仁（二两）　附子（二只八钱者，同姜炒令赤，去姜先炮切片）

上为粗末。每服四钱，水盏半，姜五片，枣二枚，煎一盏，食前热服。

3. 运脾饮（《陈素庵妇科补解·卷一·调经门·经行泄泻方论》）

脾虚或外感风冷，内伤饮食而致脾气不实，经正行忽病泄泻者。

香附　半夏　苍术　厚朴　陈皮　甘草　茯苓　草豆蔻　山楂　泽泻　神曲

风，加防风；寒，加羌活；伤食，加莱菔子（炒）。

4. 健固汤（《傅青主女科·女科上卷·调经·经前泄水二十六》）

治妇人脾气之虚，行经前先泻三日，而后行经。

人参（五钱）　白茯苓（三钱）　白术（一两，土炒）　巴戟（五钱，盐水浸）　薏苡仁（三钱，炒）

水煎，连服十剂，经前不泄水矣。

5. 术苓固脾饮（《辨证录·卷十一·妇人科·调经门》）

治脾虚而气不摄血，湿气先乘之，行经之前先泻三日，而后行经。

白术（一两）　茯苓　人参　山药　芡实（各五钱）　肉桂（五分）　肉豆蔻（一枚）

水煎服。经未泻前服此则不泄矣，多服为妙。

6. 理中汤（《叶氏女科证治·卷一·调经上》）

肾虚经来泄泻，经来之时五更泄泻，如乳儿尿。

人参　白术（各八分，蜜炙）　五味子　甘草（各三分）　干姜（五分）

水煎空心服。

【医论医案】

《名医类案·经水》

妇年逾四十，形长色脆，病经不调。右脉浮软而大（虚），左脉虚软而小近驶（以症合脉所以用参术）。当时经前作泄。今年四月感风咳嗽，用汤洗浴汗多，因泄一月。六月复因洗浴，发疟六七次，疟虽止而神思不爽。至八月尽而经水过多，白带时下，泄泻，遂觉右脚疼痛。旧曾闪肭脚跟，今则假此延痛（阳虚不能健运）。臀腿腰胁、尻骨、胫项、左边筋皆掣痛（血凝滞而作痛），或咳嗽一声则腰眼痛如刀扎，日轻夜重，叫号不已。幸痛稍止，饮食如常（胃气在）。今详月水过多，白带时下，日轻夜重，泻泄无时，亦属下多亡阴，宜作血虚治。然服四物止痛之剂益甚。九月汪复诊视，始悟此病乃合仲景所谓阳生则阴长之法矣。夫经水多，白带下，常泻泄，皆由阳虚陷下而然，命曰阳脱是也。日轻夜重，盖曰阳旺而得健运之职，故血亦无凝滞之患，而曰故轻也。夜则阴旺而阳不得其任，失其健运之常，血亦随滞，故夜重也。遂以参术助阳之药，煎服五七帖痛减。此亦病症之变，治法殊常，故记之。

《张氏医通·卷十·妇人门上·经候》

经行时先泄泻者，此脾虚也。脾统血而恶湿，经水将动，脾血先注血海，然后下流为经。脾血既亏，不能运行其湿，所以必先作泻。补中益气加炮姜，有热兼黄连；若饮食减少，六君、理中选用。

石顽治一薛姓妇，每遇经行，必先作泻二三日。其脉左手关尺弦细如丝，石手关上小驶而滑。服姜、桂、萸、附则大渴腹痛，泄泻转剧，服苓、泽、车前之属，则目暗如盲，此肝血虚寒，而脾胃有伏火也。俟经将行作泻时，朝用理中加黄连作汤，服五六剂，暮与加减八味加紫石英，作丸常服。不终剂而数年之疾顿除。

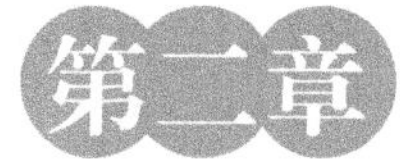

第二章 带下病

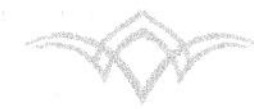

带下量明显增多，色、质、臭气异常，或伴全身或局部症状者，称带下病。正常的带下是肾气充盛，脾气健运，由任、带所约束而润泽于阴户的一种无色、质黏、无臭的阴液，其量不多。

【辨病名】

带下之名首见于《黄帝内经素问》，带下的含义有广义、狭义之分，广义泛指妇女经、带、胎、产诸病，狭义的带下指女子血与秽水相兼而下。隋唐时期带下之名繁多，有“秽液”“白物”“白液”“白崩”“赤白带下”“漏下赤白”“赤白沃”“下赤白”“下苍汁”等。至清代《傅青主女科》始以“带下”命名为妇科病证中以带下量色质异常的病证，以性状描述带下，对五色带下做出定义。

《黄帝内经素问·骨空论》：“任脉为病，男子内结七疝，女子带下瘕瘕。”

《金匮要略·卷下·妇人杂病脉证并治第二十二》“问曰：妇人年五十所，病下利数十日不止，暮即发热，少腹里急，腹满，手掌烦热，唇口干燥，何也？师曰：此病属带下。何以故？曾经半产，瘀血在少腹不去。何以知之？其证唇口干燥，故知之。当以温经汤主之。”

《诸病源候论·妇人杂病诸候一·带下候》：“带下有三门：一曰胞门，二曰龙门，三曰玉门。”

《黄帝内经太素·卷十五·诊候之二·五脏脉诊》：“涩甚为肠颓，颓，徒回反。脉涩，气少血多而寒，故冷气冲下，广肠脱出，名曰肠颓，亦妇人带下病也。”

《鸡峰普济方·卷一·诸论·漏下带下崩中》：“妇人冲任二脉为十二经之海，二经气虚复为劳伤，则不能制其血，故非时即下，淋沥不断，谓之漏下。其血与秽液相兼带而下，谓之带下。”

《仁斋直指方论·卷二十六·附子嗣·论崩中带下》：“秽液常流，谓之带下。”

《赤水玄珠·卷二十·调经门·赤白带下》：“《机要》云：赤者，热入小肠。白者，热入大肠。其本实热，冤结于脉不散，故为赤白带下也。”

《寿世保元·卷七·带下》：“其下赤白稠黏者，谓之带下。”

《傅青主女科·女科上卷·带下·白带下一》：“而以带名者，因带脉不能约束而有此病，故以名之。”

“况加以脾气之虚，肝气之郁，湿气之侵，热气之逼，安得不成带下之病哉！故妇人有终年累月下流白物，如涕如唾，不能禁止，甚则臭秽者，所谓白带也。”

《傅青主女科·女科上卷·带下·青带下二》：“妇人有带下而色青者，甚则绿如绿豆汁，稠黏不断，其气腥臭，所谓青带也。”

《傅青主女科·女科上卷·带下·黄带下三》：“妇人有带下而色黄者，宛如黄茶浓汁，其气腥秽，所谓黄带是也。”

《傅青主女科·女科上卷·带下·黑带下四》：“妇人有带下而色黑者，甚则如黑豆汁，其气亦腥，所谓黑带也。”

《傅青主女科·女科上卷·带下·赤带下五》：“妇人有带下而色红者，似血非血，淋沥不断，所谓赤带也。”

《女科经纶·卷七·带下证·经论带下属任脉为病》：“［王注］曰：任脉起于胞中，上过带脉，贯于脐上，起于季胁章门，似束带状，故曰带下。”

《女科经纶·卷七·带下证·经论带下属思想无穷所致》：“［慎斋按］以上经论三条，序带下为任脉、小肠经之病。”

《女科经纶·卷七·带下证·带下属湿热郁下焦带脉》：“汪石山曰：带证色有赤白之分，病有气血之异，与痢相似，尽由中气亏败，运动失常，致湿热郁结于下焦带脉之分，渗流而下，故名带下。”

《女科经纶·卷七·带下证·治带下属卫胃俱虚以固卫厚脾为主》："杨仁斋曰：下崩出血不止，谓之崩中；秽液常流，谓之带下。"

《女科经纶·卷七·带下证·经论带下属思想无穷所致》："妇人带下，亦属白物。"

《冯氏锦囊秘录·女科精要·卷十六·带下门诸论》："如有滑白稠黏者，谓之带下。"

《四圣心源·卷十·妇人解·带下》："五脏之阴精，皆统于任脉，任中阳秘，带脉横束，环腰如带，为之收引，故精敛而不泄，任脉寒冱，带脉不引，精华流溢，是谓带下。"

《资生集·卷二·带下》："如有滑白稠黏者谓之带下。"

《资生集·卷二·带下》："薛氏曰：徐用诚云带下白属气、赤属血。"

《一见能医·卷七·病因赋下·带下沙淋由于湿热》："带下之状，如涕之稠黏，与男子遗精同也。"

《妇科玉尺·卷五·带下》："带下原由症治，孙思邈曰：诸方说三十六疾者，十二症、九痛、七害、五伤、三痼不通是也。何谓十二症？是所下之物，一曰状如膏，二曰如黑血，三曰如紫汁，四曰如赤肉，五曰如脓痂，六曰如豆汁，七曰如葵羹，八曰如凝血，九曰如清血、血似水，十曰如米泔，十一曰如月浣、乍前乍却，十二曰经度不应期也。"

《竹林女科证治·卷一·调经下·赤白带下证治》："赤者热入小肠，白者热入大肠，原其本皆湿热结于任脉，渗入膀胱，出于大小肠之分，溲出津液淋沥以下，故曰白带下。"

《景岳全书发挥·卷三·带浊遗淋类·带下》："带者，带脉也，奇经八脉之一也，如带之周围于腰，故曰带下。由此而下注，非竟云命门所司。"

《沈氏女科辑要·卷上·带下》："[王孟英按] 带下，女子生而即有，津津常润，本非病也。"

《素灵微蕴·卷四·带下解》："女子带下，精液流溢，五色不同。""《金匮》：妇人病下利，数十日不止，暮即发热，少腹里急，手掌烦热，唇口干燥，此病属带下，曾经半产，瘀血在少腹不去。"

《脉义简摩·卷七·妇科诊略·带下崩漏脉证》："带下者，崩漏之总名也。世以轻为带，暴为崩，久为漏。"

《脉诀新编·卷二·奇经八脉脉病歌》："妇人恶露随带脉而下，故谓之带下。"

【辨病因】

本病的病因主要有久居阴湿之地，感受湿邪，饮食不节，劳倦过度，思虑过度，情志抑郁，房劳多产所致。

一、感受外邪

《诸病源候论·妇人杂病诸候一·带下月水不利候》："带下输泻则脏虚，而重被风冷乘之，入伤手太阳、少阴之经，则使月水不利。所以尔者，手太阳小肠之经也，为腑、主表；手少阴心之经也，为脏、主里，此二经共合，其经血上为乳汁，下为月水。血性得寒则涩，既为风冷所乘，故带下而血涩，所以月水不利也。"

《太平圣惠方·卷七十三·治妇人赤白带下诸方》："妇人赤白带下者，由劳伤过度，损动经血，致令体虚，受于风冷，风冷入于胞络，搏其血气所成也。"

《素问病机气宜保命集·卷下·妇人胎产论第二十九(带下附)》："论曰：赤者热入小肠，白者热入大肠，原其本也。皆湿热结于脉，故津液涌溢，是为赤白带下。"

《女科百问·卷上·第四十九问带下三十六疾》："答曰：带下者，繇劳伤过度，损动经血，致令体虚受冷，风冷入于胞络，搏其血之所成也。"

《明医指掌·卷九·妇人科·带下二》："[歌] 妇人带下为何因？风寒气热乘胞门。精气累滞于带脉，因而带下得其名。湿痰下注或湿热，赤白须将气血分。"

《济阴纲目·卷三·赤白带下门·论室女带下》："《产宝》云：未出女子有三病，何也？答曰：女子一病者，经水初下，阴中热，或当风卧，或扇风；二病者，太冲脉盛，气盛则内热，以冷水洗之；三病者，或见带下惊怖者。若三者，一有所受，后必有带下之证也。(方用神仙聚宝丹)"

《济阴纲目·卷三·赤白带下门·论带下由劳伤冲任》："而带下不显其证，今人唯知赤白二带耳，此由劳伤冲任，风冷据于胞络。妇人平居，血欲常多，气欲常少，百疾不生。或气倍('倍'字作'滞'字看)于血，气倍生寒，血不化赤，遂成白带。若气平血少，血少生热，血不化红，遂成赤带。寒热交并，则赤白俱下(二句透彻)。其脉右手尺浮，浮为阳，阳绝者无子。”

《女科经纶・卷七・带下证・带下属于风冷入脬》：“《圣惠方》曰：妇人带下者，由劳神过度，损动经血，致令身虚，受于风冷，风冷入于脬络，搏其血之所成也。”

《女科经纶・卷七・带下证・妇人带下分三证所感俱属风冷客邪》：“娄全善曰：未嫁之女，月经初下，止而即浴以冷水，或热而当风，此室女病带下之由也。有家之妇，阴阳过多，即伤胞络，风邪乘虚而入，胞络触冷，遂成秽液，与血水相混而下也。产后带下，由亡血过多则气脱，伤动胞络，玉门未闭，外风袭体虚，风冷乘之，冷与热搏，则成液而下。［慎斋按］以上二条，序室女与妇人带下之病，所感有三证之分，不外风冷客邪之伤也。”

《金匮悬解・卷二十二・妇人・杂病》：“冲任之脉既起于胞内，阴阳过度，则伤胞络，故风邪乘虚而入于胞，损冲、任之经，伤太阳、少阴之血，致令胞络之间，秽液与血相兼，连带而下。冷则多白，热则多赤，故名带下。”

《妇科玉尺・卷五・带下》：“一因风寒入于胞门，或中经脉，流传脏腑而下也。”

二、情志所伤

《诸病源候论・妇人杂病诸候一・带下候》：“又三者，或见月水初下，惊恐得病，皆属带下也。”

《济阴纲目・卷三・赤白带下门・论带下杂治法》：“戴氏曰：赤白带下，皆因七情内伤，或下元虚冷，感非一端。”

《女科经纶・卷七・带下证・带下属湿热郁下焦带脉》：“故丹溪论赤白带下，由七情内伤，使下元虚惫，致湿热痰积，乘虚下流。”

《冯氏锦囊秘录・女科精要・卷十六・带下门诸论》：“带脉总束诸脉使不妄行，如人束带而前重也。妇人赤白带下之症，多是怒气伤肝，肝郁乘脾，则脾受伤而有湿，湿而生热，热则流通，所以滑浊之物渗入膀胱而出也。”

《资生集・卷二・带下》：“戴氏曰：赤白带下，皆因七情内伤。”“缪仲淳曰：妇人忧思郁怒，多患带下。”

《女科切要・卷八・产后崩淋带下》：“产后崩淋，及赤白带下者，皆因七情内伤，或下元虚弱。”

《一见能医・卷七・病因赋下・带下沙淋由于湿热》：“如饮食减少，四肢无力，带下多白者，胃中痰积下渗也。如因不得于夫，七情抑郁，郁而为火，以致带下者，郁也。”

《妇科玉尺・卷五・带下》：“妇人又多忧思恚怒，伤损心脾，肺脏之火时发，血走不归经，而患赤白带下。”

《素灵微蕴・卷四・带下解》：“肾主蛰藏，肝主疏泄，己土湿陷，抑遏乙木生发之气，郁怒生风，竭力疏泄，木能疏泄而水不蛰藏，其在男子，则病遗精，其在女子，则病带下。”

三、房劳多产

《诸病源候论・妇人杂病诸候一・带下候》：“此因曾经半产，瘀血在小腹不去，此疾必带下。”

“带下者，由劳伤过度，损动经血，致令体虚受风冷，风冷入于胞络，搏其血之所成也。”

《诸病源候论・妇人杂病诸候二・带下三十六候》：“而张仲景所说三十六种疾，皆由子脏冷热劳损，而挟带下，起于阴内。”

《诸病源候论・妇人产后病诸候下・产后带下候》：“带下之病，由任脉虚损。任脉为经络之海，产后血气劳损未平复，为风冷所乘，伤于任脉，冷热相交，冷多则白多，热多则赤多也，相兼为带下也。”

《女科经纶・卷七・带下证・带下属中焦湿热浊气渗入膀胱》：“罗周彦曰：带下者，荣卫滞气所成也。皆因喜怒忧思，产育房劳，伤其荣卫，或素有湿热，使浊气渗入膀胱，故秽白之物，如涕而下流不止，面色无光，腰腿酸疼，精神短少。”

《女科经纶・卷七・带下证・治带下分诸因有虚实之法》：“其病或醉饱房劳，服燥剂所致。亦有湿痰流注下焦，或肾肝阴淫之湿胜，或因惊恐而木乘土位，浊液下流，或思想无穷而为筋痿，或余经湿热屈滞少腹而下。是皆气血虚损，荣卫之精气累滞而成也。”

《金匮悬解・卷二十二・妇人・杂病》：“以曾经半产，瘀血在少腹不去，阴精不能上济，故少阴失其闭藏，厥阴行其疏泄，下流而为带也。”

《资生集・卷二・带下》：“斋曰：经文三条，序带下为任脉、小肠经之病，而其因或得之思想入房所致也。”

《女科指要·卷一·经候门·带下》："良由思想无穷，所愿不得意，淫于外入房太甚，宗筋弛纵发为筋痿，久为白淫，白淫即白带之甚者，淫溢不止，常如米泔或如粘胶，以及劳伤元气或肝木乘脾，或湿痰下注，或湿热伤阴，或寒湿伤脏，皆能令女子带下。"

《灵验良方汇编·卷上·论带下》："妇人带下，或因六淫七情，或醉饱房劳，或因膏粱厚味，或因多服燥剂，以致脾胃亏损，阳气下陷，或湿痰下注，渗入膀胱而成也。"

【辨病机】

本病主要由于湿邪影响任、带脉，以致带脉失约，任脉不固所形成。湿邪有内外之分，外湿主要是外感之湿邪；内湿，一般多由脾虚失运，肾虚失固所致。

一、湿热郁结

《傅青主女科·女科上卷·带下·白带下一》："夫带下俱是湿症。"

《资生集·卷二·带下》："汪石山曰：带证色有赤白之分，病有气血之异，与痢相似，尽由中气亏败，运动失常，致湿热郁结于下焦带脉之分，渗流而下，故名带下。"

"故丹溪论赤白带下，由七情内伤，使下元虚惫，致湿热痰积，乘虚下流。"

《医阶辨证·带下证辨》："带下所下白液淫淫，是带脉之精液下流，带下所下污秽，如红津壮瓜类，是胃中湿热下流，非带液。"

《古今医统大全·卷八十三·妇科心镜（下）·妇女赤白带下论》："凡妇人女子赤白带下，多由脾胃湿热所致。白多为气虚，赤多为血热。"

《明医指掌·卷九·妇人科·带下二》："《机要》以赤者热入小肠，白者热入大肠，其本实热郁结不散，则为赤白带下，多用寒凉攻下之剂。"

《女科经纶·卷七·带下证·带下属胃中湿痰渗入膀胱》："［慎斋按］以上三条，序带下之属瘀血、败脓、湿痰为病也。带下有风冷、有湿热，是外感有余之病。有瘀血、有败脓、有湿痰，是内伤有余之病。病机不一，不可不审。"

《冯氏锦囊秘录·女科精要·卷十六·带下门诸论》："妇人赤白带下之症，多是怒气伤肝，肝郁乘脾，则脾受伤而有湿，湿而生热，热则流通，所以滑浊之物渗入膀胱而出也。"

二、脾肾不足

《女科经纶·卷七·带下证·带下属脾虚气陷》："若带下如鸡子清者，脾肾虚极也。"

《女科经纶·卷七·带下证·治带下分诸因有虚实之法》："刘宗厚曰：带证多本阴虚阳竭，荣气不升，经脉凝泣，卫气下陷，精气累滞下焦奇经之分，蕴积而成。"

《四圣心源·卷十·妇人解·带下》："带下者，阴精之不藏也。"

《医方简义·卷六·产后带下》："带下因奇脉不固，脾中之精气，不输于肺而注于下，为带下，或因去血过多，血化为带。"

三、冲任虚损

《诸病源候论·妇人杂病诸候一·带下青候》："此由劳伤血气，损动冲脉、任脉。冲任之脉，皆起于胞内，为经脉之海；手太阳小肠之经也，手少阴心之经也，此二经主下为月水。若经脉伤损，冲任气虚，不能约制经血，则与秽液相兼而成带下。"

《太平圣惠方·卷七十三·治妇人赤带下诸方》："夫妇人赤带下者，皆劳伤血气，损动于冲脉任脉故也，冲任为经脉之海，小肠者心之腑，此之经俱主于血，下为月水也，若经脉伤损，冲任气虚，不能约制经血，则与秽液相兼，而成带下，然五脏皆禀血气，其色则随脏不同，心脏之色赤，今心气虚损，故带下而赤色也。"

《太平圣惠方·卷七十三·治妇人白带下诸方》："夫妇人白带下者，是劳伤血气，损动冲任之脉，冲任之脉皆起于胞内，为经脉之海，若冲任气虚，不能约制经血，则血与秽液相兼成带下，然五脏皆禀血气，其色则随脏不同，肺脏之色白，带下白者，是肺脏虚损故也。"

《太平圣惠方·卷七十三·治妇人带下五色诸方》："夫妇人带下五色者，由劳伤血气，损动冲脉任脉，致令其血与秽液，兼带而下也，冲任之脉为经脉之海，经血之行，内荣五脏，五脏俱虚损者，故其色随秽液而下，为带下五色也。"

《太平圣惠方·卷七十三·治妇人久赤白带下诸方》:"夫妇人气血不足,劳逸过度,胞络伤损,任冲气虚,不能约制经血,与秽液相兼而下,然五脏皆禀气血,其色则随脏不同,今心肺二脏俱虚损,故令下赤而挟白色,往来不断,或发或歇,经于岁月,故谓之久赤白带下也。"

《儒门事亲·卷一·证妇人带下赤白错分寒热解六》:"如精选《圣惠方》二十三卷,论妇人赤白带下云:妇人带下者,由劳神过度,损动经血,致令身虚,受于风冷,风冷入于脬络,传其血之所成也。又有《巢氏内篇》四十四卷,论任脉为经之海。其任之为病,女子则为带下。"

《金匮悬解·卷二十二·妇人·杂病》:"阴精之不脱者,带脉横束,环腰如带,为之收引也,水寒木陷,带脉不引,故谓之带下。"

《资生集·卷二·带下》:"若足冷带下,轻则漏下,其则崩中,皆心不荣血,肝不藏血所致。"

【辨病证】

带下病辨证,首先在于辨别其量、色、质、气味,色深(黄、赤、青绿)、质黏稠、有臭秽者,多属实、属热;色淡(淡白、淡黄)、质稀或有腥气者,多属虚、属寒。辨证时要结合全身症状、病史等。

一、辨脉象

《脉经·卷九·平妇人病生死证第八》:"诊妇人漏下赤白,日下血数升,脉急疾者死,迟者生。诊妇人漏下赤白不止,脉小虚滑者生,大紧实数者死。"

《脉经·卷九·平带下绝产无子亡血居经证第四》:"师曰:妇人带下,六极之病,脉浮则为肠鸣腹满,紧则为腹中痛,数则为阴中痒,痛则生疮,弦则阴疼掣痛。师曰:带下有三门:一曰胞门,二曰龙门,三曰玉门。已产属胞门,未产属龙门,未嫁女属玉门。""妇人带下,脉浮,恶寒、漏下者,不治。"

《诸病源候论·妇人杂病诸候一·带下候》:"妇人年五十所,病但苦背痛,时时腹中痛,少食多厌。诊其脉,阳微,关尺小紧,形脉不相应,病如此,在下焦,此必带下。""妇人带下,六极之病,脉浮即肠鸣腹满,脉紧即腹中痛,脉数则阴中痒痛生疮,脉弦即阴疼掣痛。"

《诸病源候论·妇人杂病诸候三·带下无子候》:"诊其右手关后尺中脉,浮为阳,阳绝者,无子户脉也。苦足逆冷,带下故也。"

《察病指南·卷下·诊妇人病脉生死诀》:"妇人赤白带下。脉迟滑吉。数疾凶。"

《普济方·卷三百三十一·妇人诸疾门·赤白带下》:"诊其脉右手尺脉浮,浮为阳,阳绝者无子,苦足冷带下也。"

"盖心气不足,劳役及饮食不节,所得经脉少时,其脉二尺俱弦紧而洪,按之无力。其证自觉脐下如冰,求厚衣被以御其寒,白带白滑之物虽多间下,如有屋漏水下,时有解血不多;右尺脉时洪微,屋漏水多暴下者,是急弦脉为寒多,如洪脉时见乃热少。合而言之,急弦者,北方寒水多也;洪脉时出者,是命门包络之火也,黑物多赤物少,合成屋漏水之状也。"

《明医指掌·卷九·妇人科·带下二》:"(脉)带下崩中,脉多浮动,虚迟者轻,实数者重。"

《脉症治方·卷三·火门·下部》:"女人带下赤白,尺寸必洪大而涩,按之无力,或细微,或沉紧而涩,皆为元气不足。又云:急疾者难治,迟者易治;女人两尺弦细者,必白带;洪数者,必赤带。"

《订正太素脉秘诀·卷上·论妇人经后带下》:"下之时偏补微,沉沉细细要君知,论云血海多虚冷,变作丹田结子迟。"

《女科证治准绳·卷一·调经门·赤白带下》:"(脉)师曰:妇人带下,六极之病,脉浮则为肠鸣腹满,紧则为腹中痛,数则为阴中痒、痛则生疮,弦则阴疼掣痛。妇人带下脉浮,恶寒者不治。"

《济世全书·离集　卷六·带下》:"带下脉宜迟滑,忌浮虚。"

《苍生司命·卷八(贞集)·带下证》:"妇人带下,六极之病,脉浮则为肠鸣腹满,紧则为腹中痛,数则为阴中痒,痒则生疮,弦则阴户掣痛。妇人带下,脉浮恶寒、漏下者不治。"

《妇科玉尺·卷五·带下》:"脉法:《脉经》曰:诊妇人漏血,下赤白,日下血数升,脉急疾者死,迟者生。又曰:诊妇人漏下赤白不止,脉小虚滑者生,大紧实数者死。又曰:妇人带下脉浮,恶寒者,不治。又曰:妇人带下,六极之病,脉浮则为肠鸣腹满,紧则为腹中痛,数则为阴中痒痛生疮,弦则阴中掣痛。李梴曰：肾脉浮迟，主患带浊。”

《履霜集·卷二·赤白带下论》：“丹溪曰：妇人带下，脉宜迟缓虚小，不宜急疾紧大。”

《类证治裁·卷八·带下论治》：“凡带下崩中，脉多浮动。脉虚而迟者轻，数而实者重。”

《脉诀新编·卷二·诊妇人脉法》：“带下崩中，脉多浮动，虚迟者生，实数者死（崩带脉浮而动，浮则为虚，动则为痛，或崩带或阴户脱下）。”

二、辨颜色

《脉经·卷九·郁冒五崩漏下经闭不利腹痛诸病证第五》：“问曰：五崩何等类？师曰：白崩者形如涕；赤崩者形如绛津；黄崩者形如烂瓜；青崩者形如蓝色；黑崩者形如衃血也。”

《诸病源候论·妇人杂病诸候一·带下青候》：“然五脏皆禀血气，其色则随脏而不同。肝脏之色青，带下青者，是肝脏虚损，故带下而挟青色。”

《诸病源候论·妇人杂病诸候一·带下黄候》：“然五脏皆禀血气，其色则随脏不同。脾脏之色黄，带下黄者，是脾脏虚损，故带下而挟黄色。”

《诸病源候论·妇人杂病诸候一·带下赤候》：“然五脏皆禀血气，其色则随脏不同。心脏之色赤，带下赤者，是心脏虚损，故带下而挟赤色。”

《诸病源候论·妇人杂病诸候一·带下白候》：“然五脏皆禀血气，其色则随脏不同。肺脏之色白，带下白者，肺脏虚损，故带下而挟白色也。”

《诸病源候论·妇人杂病诸候一·带下黑候》：“然五脏皆禀血气，其色则随脏不同。肾脏之色黑，带下黑者，是肾脏虚损，故带下而挟黑色也。”

《丹溪心法·卷五·带下九十》：“带下，赤属血，白属气。”“又云：赤白带下皆属血，出于大肠小肠之分。”

《古今医鉴·卷十一·带下》：“下者，荣卫滞气之所成也，经分赤白之殊，感病有深浅之异，所以男子遗精白浊，女子带下白淫。赤属荣，白属卫，此病之常言也。皆因喜怒忧思，素有湿热，产育房劳，伤于荣卫包络，使浊气渗入膀胱，故流秽物，或如白涕，或如红津，或黄如烂瓜，或青如泥泽，或黑如衃血，皆合五脏之色也。轻则来而不来，重则来而无度，下流不止，面色无光，使腰腿酸疼，或便血淋沥，以致饮食减常，精神短少，皆带下之所致也。世俗皆行温补燥热涩剂，从而效者，或有因而延绵者，止知下焦白带之虚寒，凝结浊物，故为之带下。热气熏蒸，则为腥腐之气，安独言其虚寒者乎？”

《赤水玄珠·卷二十·调经门·赤白带下》：“生生子曰：按此论，前既云伤于肝则色青，伤于心则色赤云云。是五脏皆能令人带下也，抑何待于奇经之带脉病而后然欤！缘带乃有形之病，如衣带之状，所下之物，亦必成条或成片而象之也。”

《顾松园医镜·卷十六·数集·带下》：“带下有赤白之分。”

《医宗金鉴·卷四十四·妇科心法要诀·带下门》：“带下劳伤冲与任，邪入胞中五色分，青肝黄脾白主肺，衃血黑肾赤属心，随人五脏兼湿化，治从补泻燥寒温；更审疮脓瘀血化，须别胞膀浊与淫。”

《资生集·卷二·带下》：“《良方》曰：妇人带下，其名有五，因经行产后，风邪入于胞门，传于脏腑而致之，若伤足厥阴经，色如青泥；伤手少阴经，色如红津；伤手太阴经，形如白涕；伤足太阴经，黄如烂瓜；伤足少阴经，黑如衃血。”

《女科指要·卷一·经候门·带下》：“任脉为病，女子带下赤白，冲任伤带脉不能收引，伤于气分则为白带，伤于血分则为赤带。”

《医医偶录·卷一·带下》：“带症有青、黄、赤、白、黑之分，亦不必分属五脏，总之不外乎脾虚有湿而已，用五味异功散加扁豆、苡仁、山药、泽泻等，无不愈者。倘挟五色，则加本脏药一二味亦可。若有热，加黄柏、莲心为得。青色属肝，异功散加柴胡、山栀。黄色属脾，加石斛、荷叶、陈米。赤色属心，加丹参、当归。白色属肺，倍加苡仁。黑色属肾，加杜仲、续断。”

《医阶辨证·带下证辨》：“带下所下，白液淫淫，是带脉之精液下流；带下所下，污秽如红津壮瓜类，是胃中湿热下流非带液。”

《妇科玉尺·卷五·带下》：“带下者，传于小肠，入脬经，下赤白也。”

《秘珍济阴·卷一·调经门·赤白带下论》：“带下之病，妇人多有之，赤者属热，兼虚兼火；白者属湿，兼虚兼痰，白芷散主之。”

三、辨寒热

《普济方·卷三百三十一·妇人诸疾门·赤白带下》："又问何以名为带下，复有冷热者何？答曰：脉有数经，名字不同，奇经八脉，有带在腰如带之状，其病在于带脉之下，其有冷热者，即随其性也。"

《资生集·卷二·带下》："仲景曰：妇人年五十，病下利数十日不止，暮即发热，少腹里急，腹满手掌烦热，唇口干燥，何也？曰：此病属带下。"

《金匮悬解·卷二十二·妇人·杂病》："妇人年五十所，病下利数十日不止，脾土湿陷而风木疏泄也。土湿水寒，暮而阳不内敛，是以发热。乙木郁陷，不得升达，故腹满里急。手厥阴之脉，行手掌而上中指，手少阴之脉，行手掌而走小指，下寒而君相之火不根于水，故手掌烦热。阴精脱泄，肺津枯槁，故唇口干燥。此属带下之证。"

四、辨气味

《丹台玉案·卷五·带下门》："奇经八脉之中，带脉在腰，如带之状。妇人患带下者，病在带脉也。虽有赤白，总属肾虚。其病与淋相似，然淋病之所下者，多散而薄，必觉臭秽。带疾之所下者，多滑而稠，无腥秽之气。以此为辨耳。"

《顾松园医镜·卷十六·数集·带下》："又云：若带下如浓泔而臭秽者，湿热甚也，宜清热除湿为主，而佐以升提之剂；若带下如鸡子清者，脾肾虚极也，面色必不华，足胫必浮肿，腰腿必酸，宜益气健脾，兼滋阴补肾二方，分进以治之。陈自明论带下有五色之异，分属五脏；东垣治带下有主寒之说，临症者并宜精察焉。"

【论治法】

本病的治法证属湿热的以清利湿热为主，属脾肾两虚的以调补脾肾为主。治脾宜升，宜燥；治肾宜补，宜涩。此外还可配合针灸法、外治法等提高疗效。

一、内治法

《儒门事亲·卷一·证妇人带下赤白错分寒热解六》："如白带下病，径以白芍药、干姜，白带虽愈，则小溲必不利。治泻痢与治带下，皆不可骤用峻热之药燥之。"

"带下者，传于小肠，入脬经下赤白也。据此二证，皆可同治湿法治之。先以导水、禹功泻讫，次以淡剂降心火，益肾水，下小溲，分水道，则自愈矣。"

《丹溪心法·卷五·带下九十》："带下，赤属血，白属气。主治燥湿为先。漏与带，俱是胃中痰积流下，渗入膀胱，无人知此。只宜升提，甚者上必用吐以提其气，下用二陈汤加苍术、白术，仍用丸子（一本作瓦楞子）。又云：赤白带下皆属血，出于大肠小肠之分。肥人多是湿痰，海石、半夏、南星、炒柏、苍术、川芎、椿皮一方无椿皮，有青黛。瘦人白带少，如有者多热，以炒黄柏、滑石、椿皮、川芎、海石如无海石，以蛤粉亦可。一方，有青黛作丸子服。赤白带下，炒黄荆子为末，酒调下二钱，或米汤亦可，又治心痛。罗先生法，或十枣汤，或神佑丸，或玉烛散，皆可服。实者可行，虚者不可峻攻。血虚者，加减四物汤；气虚者，参、术、陈皮间与之；湿胜者，用固肠丸；相火动者，于诸药中少加黄柏；滑者，加龙骨、赤石脂；滞者，加葵花（葵花白者治白带，赤者治赤带）；性燥者，加黄连；痰气带下者，苍术、香附、滑石、蛤粉、半夏、茯苓丸服；寒月少加干姜，临机应变。必须断厚味。"

《普济方·卷三百三十一·妇人诸疾门·赤白带下》："妇人赤白带下或出白物如脂，可服导水丸、禹功散；或单用无忧散，量虚实加减。泄讫，服桂苓丸、五苓散、葶苈木香散，同治湿法；或用独圣散上涌亦可也。室女白带下可用茶调散吐之。吐讫，可服导水丸、禹功散泻之；次服葶苈木香散、四物汤、白术散之类则愈矣。治白者，同泻湿法则是也。妇人有浊污水不止，亦同此法也。"

《仁术便览·卷四·赤白带下》："赤属血，白属气。湿热为病，主燥湿为先。漏与带俱是胃中痰积，流下掺入膀胱。法当升之，甚者用吐，以提其气，须断厚味。"

《考证病源·考证病源七十四种·女科杂症·带下沙淋由于湿热》："带下之状如涕之稠黏，与男子遗精同也，治当清心补养为主。沙淋之状，如浆水之淡薄，亦与男子之遗精同也，治当清热燥湿为主。"

《女科证治准绳·卷一·调经门·赤白带下》："带下久而枯涸者濡之。"

《简明医彀·卷七·赤白带下》:“调理之要:治标必以止塞为主,肥人兼消痰,瘦人兼清火,少佐升提固敛。治本必理气和血,次健脾渗湿,六君子、五苓,姜炒黄连。大补气血,多不以为急,患之既久,脾胃虚弱。”

《傅青主女科·女科上卷·带下·白带下一》:“治法宜大补脾胃之气,稍佐以舒肝之品,使风木不闭塞于地中,则地气自升腾于天上,脾气健而湿气消,自无白带之患矣。”

《女科经纶·卷七·带下证·带下出于风冷停宿》:“杨仁斋曰:带之为患,由于风冷停宿,官桂、干姜、细辛、白芷,先与散其寒邪,然后为封固,用二术、人参以补气。”

《女科经纶·卷七·带下证·带下属虚寒精气蕴积而成》:“[慎斋按]以上六条,序妇人带下属风冷寒邪为病也。妇人带下,不止风冷邪干。自《圣惠方》以风冷入脬络立论,巢氏以下诸家,遂无异议。岂知病邪之感不一,故以张子和湿热之论序后,当令湿热诸论参治,庶无偏失也。”

《女科经纶·卷七·带下证·带下属湿热郁下焦带脉》:“带下自《圣惠》、元方以下,主于风冷之邪,子和非之,断为湿热冤郁,不可作风冷治。”

《女科经纶·卷七·带下证·治带下分诸因有虚实之法》:“如戴人以带下得两手俱滑大有力,上用宣去痰饮,下以导水丸泄热去湿,继以淡剂渗之,此泻实法也。”

《女科经纶·卷七·带下证·治带下以壮脾胃升阳气为主》:“带下有寒冷湿热虚实之不同,故诸家治法,有攻下温补之不一。如子和、太无、洁古,用攻下之法也。丹溪、约之、宗厚,用攻补兼施之法也。至杨仁斋、薛立斋,以厚脾壮胃立论,与东垣、仲淳之旨,为共贯矣。吴梅坡以补肾固本为治,与养葵之旨,有先得矣。此皆探本穷源之学,与张、刘之燥湿清热,丹溪之消痰升涩,又有标本内外之殊。读者当会通之。”

《女科经纶·卷七·带下证·治带下同治湿之法》:“张子和曰:赤白痢者,是邪热传于大肠,下广肠,出赤白也。带下者,传于小肠,入脬经,下赤白也。据此二证,皆可同治湿之法治之。”

《冯氏锦囊秘录·女科精要·卷十六·带下门诸论》:“古人作湿寒,而用辛温治之者非,丹溪作湿热,而用苦寒之药,是正治之法也,用辛温之药是从治之法也。盖湿热怫郁于内,肚腹疼痛,赤白带下,非辛温之药从治,而能开散之乎。若在湿热尚未怫郁,但只赤白带下而无腹痛之症者,不若暂用苦寒之药治之为当也。”

《医家心法·妇女带下》:“带下是脾土亏损,不能摄水也。六君子汤加炮姜以实之,甚者补中益气汤加白芍、半夏,久服自除。如脾土湿热下流者,六君子汤加柴胡、黄芩、丹皮、白芍。如恼怒伤肝者,加味逍遥散加人参。亏损者,起于劳力,面色萎黄,不思饮食,脉必大而无力且迟,腰酸脚软。湿热者,起于饮食不节,或多嗜酒,带色必兼黄浊而浓,脉必大而有力,兼见腰酸。恼怒者,以前诸证俱无,但见面色常带红,胸中常闷热,脉必弦数而有力。带证皆由中土亏损,带脉不能收引,以致十二经脉因而内陷也。重剂温补,频频服去,一月少愈,百日可除。”

《医宗己任编·卷三·四明心法(下)·带下》:“带下,是脾土亏损,不能摄水也,六君子汤加炮姜以实之,甚者补中益气汤加白芍、半夏,久服自除。如脾土湿热下流者,六君子汤加柴胡、黄芩、丹皮、白芍。如恼怒伤肝者,加味逍遥散加人参。亏损者,起于劳力,面色萎黄,不思饮食,脉必大而无力且迟。腰酸,湿热者,起于饮食不节,或多嗜酒,带色必兼黄浊而浓,脉必大而有力。兼见腰酸、恼怒者,以前诸症俱无。但见面色常带红,胸中觉闷热,脉必弦数而有力。”

《灵验良方汇编·卷上·论带下》:“治法当壮脾胃、升气血为主。”

《资生集·卷二·带下》:“治先清湿为主,必须却厚味以防湿热之气。”

《资生集·卷二·带下》:“如湿热拂郁于内,腹痛带下,非辛温从治,能开散之乎。”

《妇科玉尺·卷五·带下》:“白是脾虚,盖肝气郁则脾受伤,脾伤则湿胜,皆由风木郁于地中使然耳。宜开提肝气,助补脾元,宜补中益气汤加茯苓、枣仁、山药、苍术、黄柏、麦冬;或六味丸加杜仲、牡蛎、牛膝、海螵蛸。若阴虚火盛,则以滋阴清火为要,宜六味丸加五味子、杞子、黄柏、车前、菟丝子。昔人云:崩中日久,变为白带,漏下多时,骨水枯竭。何谓也?盖崩久气血虚脱,故白滑之物,下流不止也,必大补之。赤带多因心火,时炽不已,久而阴血渐虚,中气渐损,而下赤矣。必养心和肝，缓中凉血清气之品。若赤带久不止，必血虚矣。宜胶艾四物汤加麦冬、杏仁、牡蛎。带下之因，不外乎此。其详更有可述者，如白带腥臭，多悲不乐，阳气虚衰者，大寒也，宜桂附汤。脉息沉微，赤白带下，腹中痛，阴中亦痛，经来愆期，子宫虚冷，不能成孕者，寒甚也，宜元戎六合汤。白带久不止，脐腹冷痛，阴中亦痛，经水不止，或因崩后，脉弱无力而酸疼，由于虚也，宜东垣固真丸。产后去血多，经水不调，白带如倾，淋沥臭秽，亦由虚也，宜卫生汤。内热脉数，赤白带下不止，由于热也，宜杞子、生地。内火盛，阴虚烦热而赤白带下，或七情所伤，脉数而带下，亦由于热也，宜二黄三白丸、白芷散；或益母草末酒服。肥人白带，阴户痛，身黄皮缓体重，阴中如水湿也，宜升麻燥湿汤。湿而挟热，大便或泄或闭，小便塞，脉涩而气盛，湿热也，宜十枣汤。下身畏冷，带下如鸡子白，脾肾虚惫也，宜补骨脂丸加肉桂。漏血久冷，赤白带下，月水不调，面黄肢弱，经水或多或少，如栀子汁，如屋漏水，血虚而寒也，宜血虚带下方。白带淫水不绝，精神虚损也，宜八珍汤加升麻、南星、半夏、陈皮、香附。血气不调，湿热白带，四肢倦怠，五心烦热，痰郁嘈杂也，宜解带散。脉数而白带不止，七情所伤也，宜侧柏樗皮丸。女人癥瘕痃癖，腹胀胸满，赤白带下，久患血气虚弱，萎黄无力，乃由寒湿也，宜大圣万安散。赤白带下不止，燥热烦渴，由湿热郁于下焦之分也，宜宣明导水丸。劳役过度，饮食不节，损伤脾胃，以致阳气下陷，白带久不止也，宜补中益气汤。时时带下，由胃虚有痰，饮食减少，中气不和也，宜六君子汤。健忘怔忡，惊悸不寐，怠惰体困，不思饮食，时常白带不止，由思虑过伤心脾也，宜归脾汤。脐下冷，撮痛，阴冷大寒，而白带时下也，宜延胡苦楝汤。劳伤血脉，胞络受寒，小便白浊，日夜无度，脐腹疼痛，腰膝无力也，宜内金鹿茸丸。癞疝，白带下注，脚气，腰以下冷，尿数，与白带长流而不禁固，肌瘦身重，面白，目无见，行步欹侧，腿膝枯细，大便闭，心下痞闷，懊侬，饮食不下，背寒，此上中下三阳真气俱竭也，故哕呕不止，为胃寒已极；脉沉紧而涩，按之空虚，为阴寒已竭，宜酒煮当归丸。老年白带白淫不止，日久淋沥，皆气多血少，虚寒力衰也，宜老年白带方、十全大补汤加益智仁。室女带下纯白，冲任虚寒也，宜白蔹丸。寡妇师尼室女，郁火盛炽，阴户或痒或痛，而成赤淋，乃血热也，宜泻膀胱之火，宜赤淋丸；其或白淋，则气虚也，宜乌金丸、乌艾丸。如是以治带病，宁有或遗哉。”

《竹林女科证治·卷一·调经下·赤白带下证治》：“治当升阳益阴，则清浊自分，补脾养胃，则湿热自除。尤当断厚味，补元阳，而带下可止矣。”

《素灵微蕴·卷四·带下解》：“此当温燥脾肾，疏木达郁，以荣风木。后之庸医，或用清利，或事固涩，阳败郁增，则风木愈泄，是决江河之流而障之以手也，不竭不止矣。男子淋浊遗精，女子崩漏带下，病悉同源，而庸工不解，其所制各方，无可用者。”

《类证治裁·卷八·带下论治》：“一心旌摇，心火不静而带下者，当先清火。朱砂安神丸、清心莲子饮。如无邪火，但心虚带下者，秘元煎、人参丸。”

二、针灸法

《针灸甲乙经·妇人杂病》：“女子赤白沥，心下积胀，次窌主之。”“妇人下赤白沃后，阴中干痛，恶合阴阳，少腹膜坚，小便闭，曲骨主之。”“女子赤淫，大赫主之。”“乳子下赤白，腰俞主之。”“女子下苍汁，不禁赤沥，阴中痒痛，引少腹控胁，不可俯仰，下窌主之。刺腰尻交者两胂上，以月死生为痏数，发针立已。”“妇人下赤白，里急瘈疭，五枢主之。”

《针灸神书·卷二·琼瑶神书地部·妇人赤白带下八十六法》：“妇人赤白大盘取，圆圆盘盘呼吸停，若盘摄白不能止，中极皮起五分真，五分提搓针不出，三阴升阳病者欣，三阴复使气上法，搓搓连下升阴行。”

《针灸神书·卷二·琼瑶神书地部·妇人赤白带下黄瘦潮热九十六法》：“妇人赤白下愈多，子宫虚冷奈渠何，中极圆盘取下气，精宫双盘搓热过，三里三阴升阳法，连取升阳取调和，次日又行三阴交，连取升阴取调和。”

《针灸神书·卷二·琼瑶神书地部·治妇人赤白带下二百六十七法》：“带下赤白相兼行，右盘气海七七迎，左盘中极后提补，三里灸来气上升，提动精宫右盘七，白环提战数遭平，阴交气下肾俞穴，三次泻提要分明。”

《普济方·针灸·卷十六·赤白带下》：“治带

下瘕聚，因产恶露不止，月脉断绝，下经冷(《资生经》)穴关元；治带下，穴气海、小肠俞；治带下赤白，及胁下气转连背，痛不可忍，穴带脉；治带下，月事不调，穴中髎；治带下，穴阴交；治带下赤白，恶合阴阳，小便闭涩不通，但是虚乏冷极，皆宜灸，穴曲骨。”

《针方六集·卷六·兼罗集·妇人带下七十四》：“妇人带下疗应难，虚惫招游不自安，中极补多宜泻少，灸功休作等闲看。中极，穴在脐下四寸。直针入二寸半，可灸五十壮。赤泻白补；血气攻心，先泻后补；妇人无子，针灸宜补。应穴，白环俞。”

《动功按摩秘诀·偏疝及妇带下症》：“设有妇人赤白带下，治气海、中脘、中极，宜皆查穴参用。”

《灸法秘传·应灸七十症·带下》：“古人治带，有五色之论，而分五脏之疗。又以赤属血、白属气之说。其实带下之病，本在乎带脉，以带脉横于腰间，如束带然，故名也。法当灸关元数壮。”

三、不治之证

《医学原理·卷十二·带下门·带下脉法》：“带下脉迟及虚小者生，急数疾紧实大者必死。沉小者吉，浮大者凶。”

《秘珍济阴·卷一·调经门·崩漏带下不治之症》：“崩带日久，纯下臭黄水，或带紫黑筋块，腥秽不堪者不治；崩带日久，腹满不能饮食，不受参术补益者不治；崩带服大补剂后反加寒热、口燥、面目足胫浮肿者不治；崩带已止，少腹不疼，后变阴户肿胀，痛如刀割者死期迫矣。”

【论用方】

一、治带下方论

1. 论八君子汤

《陈素庵妇科补解·调经门·卷一·经行兼带下方论》：“前方四君子补脾虚，二陈祛湿痰，加苍术健悍，燥湿运脾，加当归辛温，和营养血，由肾虚者，金匮肾气去附子。”

2. 论白马毛散

《医方考·卷六·妇人门第七十》：“气陷于下焦则白带，血陷于下焦则赤带。以涩药止之，则未尽之带留而不出；以利药下之，则既损其中，又伤其下，皆非治也。白马得乾之刚，毛得血之余，血余可以固血，乾刚可以利气，固血则赤止，利气则白愈，此用马毛之意也。龟、鳖、牡蛎，外刚而内柔，离之象也，去其柔而用其刚，故可以化癥，可以固气。化癥，则赤白之成带者，无复中留；固气，则营卫之行不复陷下，营不陷则无赤，卫不陷则无白矣。”

《千金方衍义·卷四·妇人方下·赤白带下崩中漏下第二十》：“此方与后白马蹄丸功用相仿，而白马毛与白马蹄功用亦相仿，龟、鳖二甲相为辅佐亦相仿。惟牡蛎咸寒入肾，有软坚止漏之能，可抵禹余粮、磁石之功，其主赤白带下亦《本经》之旨。”

3. 论白马蹄丸

《千金方衍义·卷四·妇人方下·赤白带下崩中漏下第二十》：“赤白带下积久不愈，必有瘀血留着于内，非辛温无以疗之。然血气久伤，草根木实不足以固其脱，故取异类有情之物，方得同气相感之力。白马蹄、龟、鳖、鲤鱼甲，皆厥阴、任、冲之响导，以其襄填塞罅漏之功；禹余粮、磁石专行固脱；蜀椒、川附专行温散；萆薢、桑耳，一取入肝搜风，一主漏下赤白，有散敛相须之妙。盖白马蹄专主白崩，赤马蹄专主赤崩。《本经》取治惊邪、瘛疭、乳难；《别录》取治衄血、内崩，总取清理血室之用。桑耳凉润，善祛子脏风热，不但主漏下，并可以治寒热积聚，积聚去则不难成孕矣。其用芎、归、续断、杜仲、甘草，不过调和血气之辅助耳。”

4. 论补宫丸

《济阴纲目·卷三·赤白带下门·治虚损带下》：“汪琪笺释：此方以鹿角霜、白芍补血，以山药、术、苓补气，以芷、薇而治崩中淋露，以牡、贼而燥湿治带，此又别是一种意见。然不用芎、归、地黄者，虑血药湿润也。变局如此，可不因事制宜?”

5. 论侧柏地榆汤

《济阴纲目·卷三·赤白带下门·治带下滑脱》：“主闭藏者肾，若滑脱者，肾气不固也。牡蛎咸寒而益肾；蛇床子辛温而壮气；其清而燥涩者，侧柏叶、地榆、乌贼；其温而补气者，则黄芪、苁蓉；若白芷行阳明于血海，僵蚕散结气以消痰。”

6. 论大黄丸

《千金方衍义·卷二·妇人方上·求子第一》：“此治妇人带下百病无子，故用大黄、朴消以散积血；即用干姜、蜀椒以温子脏；柴胡升发生气；芎䓖理荣血；茯苓引领消、黄专行渗道，与后养胎令易产方蒸大黄丸用法相仿。”

7. 论带下丸

《摄生秘剖·卷三》：“气陷于下焦则白带，血陷于下焦则赤带。以涩药止之，则未尽之，带留而不出；以利药下之，则既损其中，又伤其下，皆非治也。马得干之刚，毛得血之余，血余可以固血，干刚可以利气，固血则赤止，利气则白愈，此用马毛之意也。龟、鳖、牡蛎，外刚而内柔，离之象也。去其柔而用其刚，故可以化癥，可以固气，化癥则赤白之成带者，无复中留，固气则营卫之行不复陷下。营不陷则无赤，卫不陷则无白矣。”

8. 论当归泽兰丸

《女科指要·卷一·经候门·带下》：“血亏气滞，天癸愆期，而带脉不能收引，故赤白带下，经久不能生子焉。熟地补阴滋血，生地凉血滋阴，当归养血脉以荣经，白芍敛营阴以和血，川芎行血中之气，艾叶暖子宫之血，泽兰去宿生新，白术健脾燥湿，黄芩清肺气以肃生水之源，香附解郁结以调冲任之气。醋以丸之，汤以下之，使经脉有资，则血气调和，而天癸无不如度，带脉约束有权，何赤白带下之不除哉？自此带愈经调，天下应无不孕之妇矣。”

9. 论丁香楝实丸

《医学发明·卷一·滑脉生癞疝》：“凡疝气带下者，皆属于风，全蝎治风之圣药；茴香、川楝子皆入小肠经；当归、玄胡和血止痛；疝气、带下，皆积寒邪入小肠之间，故以附子佐之，丁香、木香为其引导。”

10. 论伏龙肝散

《济阴纲目·卷三·赤白带下门·治带下滑脱》：“火土之性而生燥，燥则足以培土；梁上尘得土气之飞扬而上升，升则土气不陷而湿不生；棕榈为止涩之用；脑、麝少入，取其能散。然于久病尪悴之人，恐非补剂不可。”

11. 论固阳丸

《绛雪园古方选注·下卷·女科丸方》：“黄芪、茯苓通阳明之气道，引领阳起石升发诸阳；干姜、赤石脂堵截阳明之津液，不使其顺流于前阴；当归、肉桂、茴香升少阳之气，以约在下之津液；韭菜子去淫欲之火，白龙骨固心肾之气；约以黄盐，使热药归下，成固摄之功。”

12. 论固阴煎

《证因方论集要》：“人参、熟地两补气血，山萸涩精固气，山药理脾固肾，远志交通心肾，炙甘草补卫和阴，菟丝强阴益精，五味酸敛肾气，阴虚精脱者，补以固阴也。”

13. 论解带散

《医略六书·卷二十六·调经》：“苍术燥湿强脾，白术健脾燥湿，当归养血荣经脉，白芍敛阴和血脉，茯苓渗湿以清经气，丹皮凉血以清伏热，香附调气解郁，川芎活血调经，甘草缓中以和胃气也。为散以散之，米饮以和之，使脾胃调和，则湿热自化而带脉完固，何带下之淫溢不已哉？”

14. 论苦楝丸

《女科指要·卷一·经候门·带下》：“寒湿伤于带脉，而收引无权，不能约束一身，故带下淫溢不已。苦楝子泻湿热以清带脉；小茴香温经气以祛寒湿；当归养血活血以荣经脉也。酒以丸之，酒以下之，使寒湿顿化，则经脉清和，而带脉完固，带下无不止矣。”

15. 论利火汤

《傅青主女科·女科上卷·带下·黑带下四》：“或谓此方过于迅利，殊不知火盛之时，用不得依违之法，譬如救火之焚，而少为迂缓，则火势延燃，不尽不止。今用黄连、石膏、栀子、知母一派寒凉之品，入于大黄之中，则迅速扫除；而又得王不留行与刘寄奴之利湿甚急，则湿与热俱无停住之机；佐白术以辅土、茯苓芬以渗湿、车前以利水，则火退水进，便成既济之卦矣。”

16. 论清带汤

《医学衷中参西录·医方·治女科方》：“此方用龙骨、牡蛎以固脱；用茜草、海螵蛸以化滞；更用生山药以滋真阴固元气。愚拟此方，则又别有会心也。尝考《神农本草经》龙骨善开癥瘕，牡蛎善消鼠瘘，是二药为收涩之品，而兼具开通之力也；乌鲗骨即海螵蛸，茹芦即茜草，是二药为开通之品，而实具收涩之力也。四药汇集成方，其能开通者，兼能收涩；能收涩者，兼能开通，相助为理，相得益彰。”

17. 论清肝止淋汤

《傅青主女科·女科上卷·带下·赤带下五》：“此方但主补肝之血，全不利脾之湿者，以赤带久为病，火重而湿轻。夫火之所以旺者，由于血之衰，补血即足以制火，且水与血合而成赤带之病，竟不能辨其是湿非湿，则湿亦尽化而为血矣。所以治血则湿亦除，又何必利湿之多事哉。此方之妙，妙在纯于治血，少加清火之味，故奏功独奇。倘一利其湿，反引火下行，转难遽效矣。方中芍以平肝，则肝气得舒，肝气舒自不克土，脾不受克，脾土自旺，是平肝正所以扶脾，又何必加人参、白术之品以致累事哉。"

18. 论巴郡太守奏三黄丸

《千金方衍义・卷二十一・消渴淋闭方・消渴第一》："巴蜀风土刚厚，民多血气刚强，虽有劳伤消渴肌肉不生，多属水亏火旺。故巴郡所奏之方，专取伊尹三黄，随四序而为加减；在春阳气方强之时，虽当寒折，只宜平调以分解之；夏月阴气在内，总有湿热，反堪以苦燥之；又秋燥令司权，热邪伤表居多，故取轻剂以外泄之；平冬阳气潜藏，热邪内伏，专事苦寒以内夺之。药虽峻削，日服无几，可无伤中之虑，妇人湿热带下亦不出此。"

19. 论升带汤

《傅青主女科・女科上卷・种子・腰酸腹胀不受孕三十七》："此方利腰脐之气，正升补任督之气也，任督之气升而疝瘕自有难容之势。况方中有肉桂以散寒，荸荠以祛积，鳖甲之攻坚，茯苓之利湿，有形自化于无形，满腹皆升腾之气矣，何至受精而再坠乎哉。"

20. 论胜湿丸

《济阴纲目・卷三・赤白带下门・治湿热带下》："汪淇笺释：此方加苍术以燥中宫，地榆以温下部，枳壳宽气于上，滑石利湿于下，干姜从而燥湿也。"

《女科指要・卷一・经候门・带下》："湿热内滞，血气俱伤，故赤白带下，淫溢不止焉。苍术燥湿强脾，以清带脉；白芍敛阴和血，以安冲任；枳壳灰破滞化气；滑石末清热渗湿；地榆涩血，以止赤带；椿皮涩脱，以固带脉；炮姜温胃守中；甘草缓中和胃也。粥以丸之，饮以下之，使滞气调而湿热化，则清气和而血气各有所归，何赤白带之淫溢不止乎？"

21. 论四神丸

《女科指要・卷一・经候门・带下》："湿袭冲任，经气滞涩，故带脉不能收引，带下淫溢焉。苍术燥湿强肝，香附调气解郁，砂仁醒脾化气，椿皮涩脱以固带下也。饭以丸之，酒以下之。务使肝胃调和，则湿化气行，而冲任完复，带脉收引，何带下淫溢不已哉！"

22. 论退黄汤

《辨证录・卷十一・妇人科・带门》："盖山药、芡实专补任脉之虚，又能利水，加之白果引入任脉之中，更为便捷，所以奏功甚速。至所用黄柏清肾中之火，肾与任脉相通，同群共济，解肾中之火，即解任脉之热矣。"

23. 论威喜丸

《绛雪园古方选注・中卷・内科丸方》："《抱朴子》云：茯苓千万岁，其上生小木，状似莲花，名威喜芝。今以名方者，须择云茯苓之年深质结者，制以猪苓导之，下出前阴，蜡淡归阳，不能入阴，须用黄蜡性味缓涩，有续绝补髓之功，专调斫丧之阳，分理溃乱之精，故治无阳虚惫而为遗浊带下者。若治肺虚痰火久嗽，茯苓不必结，而猪苓亦可不用矣。"

《成方便读・卷四・收涩之剂》："诸症皆从虚而不固中来，治之者似宜纯用敛涩之剂，然淫浊带下，皆属离位之精，则又宜分消导浊。茯苓，黄蜡二味，一通一涩，交相互用，性皆甘淡，得天地之至味，故能调理阴阳，固虚降浊，以奏全功耳。"

24. 论小牛角鰓散

《千金方衍义・卷四・妇人方下・赤白带下崩中漏下第二十》："此方专主五贲下血。方用角鰓以治带下血崩，鹿茸以治漏下恶血，一止一散，先为五贲之专药；禹余粮以治带下赤白，血闭癥瘕，能行能止，匡佐上二味之功益力；更以龙骨辅角鰓、乌贼辅鹿茸，皆寓止散之机；阿胶专主内崩，干姜专温中气，小豆专清小肠，当归、续断专主冲带二脉之病，为崩带之紧关也。"

25. 论易黄汤

《傅青主女科・女科上卷・带下・黄带下三》："盖山药、芡实专补任脉之虚，又能利水，加白果引入任脉之中，更为便捷，所以奏功之速也。至于用黄柏，清肾中之火也，肾与任脉相通以相济，解肾中之火，即解任脉之热矣。"

26. 论固真丸

《普济方・卷三百三十一・妇人诸疾门・赤白带下》："前症乃寒湿为之也，治法当大泻寒湿，以丸子药治之。故曰寒在下焦，治主病宜缓，以制丸，大忌汤散。以白石脂、龙骨，以枯其湿；以炮干姜大辛热泻寒水；以黄柏之大寒，为因用，又为向导。故云：古者虽有重罪，不绝人之后。亦为之伏其所主先其所因之意，久泻齿中恶热饮也。以柴胡为本经之使，以芍药半钱导之，恐辛热之药大甚损其肝经，故微泻之；当归身辛温，大和其血脉。此用药之法完备矣。"

27. 论茱萸浴汤

《济阴纲目·卷三·赤白带下门·治虚寒带下》："夫医者，意也；凡风寒由外而袭内，以至下焦生寒证者，以此方熏而散之，所谓摩之、浴之、开之、发之也。此外治法，于上热下寒，难服温补之药者宜之。"

28. 论助阳汤

《济阴纲目·卷三·赤白带下门·治虚损带下》："汪淇笺释：此治重在阴中如冰，痛控于心。故用良姜为君，干姜为佐，不用参、术者，痛无补也。柴、防足以胜湿升阳，葵、李可以润枯湿燥，甘、陈和中，生芩凉气分之热。"

29. 论白芷散

《成方便读·卷四·经产之剂》："如带下无虚寒等证，即可于此方求之。白芷独入阳明，芳香辛苦，其温燥之性，为祛风逐湿之专药，以阳明为五脏六腑之海，水谷之所藏，湿浊之所聚，故以为君；女子以肝用事，海螵蛸入肝经血分，其性燥而兼涩，可固可宣，为带下崩中之要药，故以为臣；胎发得血之余气，益阴之中，又有去瘀之力，使瘀者去而新者生，以复妇人之常道。不特赤白带下可痊，而一切瘀浊，亦可愈耳。"

30. 论土瓜根散

《金匮玉函经二注·卷二十二》："土瓜根者，能通月水，消瘀血，生津液，津生则化血也；芍药主邪气腹痛，除血痹，开阴寒；桂枝通血脉，引阳气；䗪虫破血积，以消行之。非独血积冲任者有是证，肝藏血，主化生之气，与冲任同病，而脉循阴器，任、督脉亦结阴下，故皆用是汤治之。"

《张氏医通·卷十五·妇人门上》："土瓜根，黄瓜根也，往往以栝楼根代用，考之《本经》，栝楼根性味虽同苦寒，而无散瘀血，通月闭之功，此治虽专，故以桂、䗪弼之，芍药监之，与旋覆花汤之用新绛不殊。"

《金匮要略浅注·卷九·妇人杂病脉证并治第二十二》："土瓜，即王瓜也，主驱热行瘀；佐以䗪虫之蠕动逐血，桂、芍之调和阴阳，为有制之师。"

31. 论补经固真汤

《普济方·卷三百三十一·妇人诸疾门·赤白带下》："白文举正室白带常漏，久矣，诸药不效。诊得心包尺脉极微，其白带流而不止，其病在带脉。叔和云：崩中日久为白带，漏下多时骨髓枯。言崩中者，始病血崩不已，久下则血少，复亡其阳，故白滑之物下流不止，是本经血海时枯，津液复亡，枯干不能滋养筋骨。以本部行经药为引，用为使；以大辛甘油腻之药润其枯燥而滋益津液；以大辛热之气味药补其阳道，生其血脉；以苦寒之药泄其肺而救上热；伤气以人参补之，微苦温之药为佐而益元气，名曰补经固真汤。"

二、治带下方

1. 四乌鲗骨一藘茹丸（《黄帝内经素问·腹中论》）

治女子血枯经闭、赤白带下。

乌贼骨（四份）　藘茹（一份）

二物并合，以雀卵为丸，如小豆大。每服五丸，饭前以鲍鱼汁送下。

2. 土瓜根散（《金匮要略·卷下·妇人杂病脉证并治第二十二》）

治妇人带下，经水不利，少腹满痛，经一月再见。

土瓜根（三两）　芍药（三两）　桂枝　䗪虫（三两）

上为散。酒服方寸匕，每日三次。

3. 白术散（《金匮要略·卷下·妇人妊娠病脉证并治第二十》）

治室女带下。

白术　芎䓖　蜀椒（三分，去汗）　牡蛎

上为散。每服一钱匕，酒下，日三次，夜一次。若呕，以醋浆水服之；复不解者，小麦汁服之；已后渴者，大麦粥服之。病虽愈，服之勿置。忌桃、李、雀肉等。

4. 温经汤（《金匮要略·卷下·妇人杂病脉证并治第二十二》）

治妇人年五十所，病下利数十日不止，暮即发热，少腹里急，腹满，手掌烦热，唇口干燥。此病属带下，瘀血在少腹不去。

吴茱萸（三两） 当归（二两） 芎䓖（二两） 芍药（二两） 人参（二两） 桂枝（二两） 阿胶（二两） 生姜（二两） 牡丹皮（去心，二两） 甘草（二两） 半夏（半斤） 麦冬（一升，去心）

上以水一斗煮取三升，分温三服。

5. 大黄丸（《备急千金要方·卷二·妇人方上·求子第一》）

治带下、百病、无子。

大黄（破如米豆，熬令黑，一升） 柴胡（一升） 朴消（一升） 芎䓖（五两） 干姜（一升） 蜀椒（二两） 茯苓（如鸡子大，一枚）

上为末，炼蜜为丸如梧桐子大。先食服七丸，米饮送下，加至一十丸，以知为度，五日微下。

6. 白马毛散（《备急千金要方·卷四·妇人方下·赤白带下崩中漏下第二十》）

治带下。

白马毛（二两） 龟甲（四两） 鳖甲（十八铢） 牡蛎（一两十八铢）

上药治下筛。每服方寸匕，日三次，加至一匕半。下白者，取白马毛；下赤者，取赤马毛，随色取之。

7. 当归丸（《备急千金要方·卷四·妇人方下·月水不通第十九》）

治女人脐下癥结刺痛，如虫所啮，及如锥刀所刺，或赤白带下十二疾，腰背疼痛，月水或在月前，或在月后。

当归（二两） 葶苈（二两） 附子（二两） 吴茱萸（二两） 大黄（二两） 黄芩（一两半） 桂心（一两半） 干姜（一两半） 牡丹（一两半） 芎䓖（一两半） 细辛（一两六铢） 秦椒（一两六铢） 柴胡（一两六铢） 厚朴（一两六铢） 牡蒙（一两，一方无） 甘草（一两） 虻虫（五十个） 水蛭（五十个）

上为末，炼蜜为丸如梧桐子大。每服十五丸，空心、以酒送下，日二次。

8. 牡丹皮汤（《备急千金要方·卷四·妇人方下·赤白带下崩中漏下第二十》）

治妇人血伤不止，兼五色带下。

牡丹皮（三两） 干地黄（三两） 槲叶脉（三两） 禹余粮（二两） 艾叶（二两） 龙骨（二两） 柏叶（二两） 厚朴（二两） 白芷（二两） 伏龙肝（二两） 青竹茹（二两） 芎䓖（二两） 地榆（二两） 阿胶（一两） 芍药（四两）

上㕮咀，以水一斗五升煮取五升，分五服，相去如人行一十里久再服。

9. 桃仁煎（《备急千金要方·卷四·妇人方下·月水不通第十九》）

治带下，经闭不通，血瘕、血积，脉涩洪大。

桃仁（一升） 虻虫（一升） 朴消（五两） 大黄（六两）

上四味为末，别治桃仁，以醇苦酒四升纳铜铛中，炭火煎取二升，下大黄、桃仁、虻虫等，搅勿住手，当欲可丸，下朴消，更搅勿住手，良久出之，可丸乃止。取一丸和鸡子黄投酒中，预一宿勿食服之，至晡时，下如大豆汁，或如鸡肝凝血、蛤蟆子，或如膏，此是病下也。

10. 芎䓖汤（《备急千金要方·卷四·妇人方下·赤白带下崩中漏下第二十》）

治带下、漏血不止。

芎䓖（二两） 干地黄（二两） 黄芪（二两） 芍药（二两） 吴茱萸（二两） 甘草（二两） 当归（三两） 干姜（三两）

以水一斗煮取三升，分三服。若月经后因有赤白不止者，除地黄、吴茱萸，加杜仲、人参各二两。

11. 麻子酒（《备急千金要方·卷八·诸风方·风痹第八》）

治妇人带下，月水往来不调，手足疼痹着床。

麻子（一石） 法曲（一斗）

上先捣麻子为末，以水二石著釜中，蒸麻子极熟，炊一石米，须出滓，随汁多少，如家酿酒法，候熟，取清酒随性饮之。

12. 土瓜丸（《备急千金要方·卷十一·肝脏·坚癥积聚第五》）

治妇人产瘕，带下百病。

土瓜根（末，半升） 桔梗（末，半升） 大黄（一斤，蒸二升米下，晒干） 杏仁（一升）

上为末，炼蜜为丸如梧桐子大。空腹饮服三丸，每日三次。不知加之，以知为度。

13. 硝石大丸（《备急千金要方·卷十一·肝脏·坚症积聚第五》）

治十二癥瘕，及妇人带下，绝产无子。

消石（六两，朴消亦得） 大黄（八两） 人参

（二两） 甘草（二两）

上为末，以三年苦酒三升置铜器中，以竹箸柱器中，一升作一刻，凡三升作三刻，以置火上，先纳大黄，常搅不息，使微沸尽一刻，乃纳余药，又尽一刻，有余一刻，极微火使可丸如鸡子中黄。欲下病者用二丸，若不能服大丸者，可分作小丸，不可过四丸也。欲令大，不欲令细，能不分为善。若人羸者可少食，强者不须食，二十日五度服，其和调半日乃下。若妇人服之，下者或如鸡肝，或如米汁正赤黑，或一升，或三升。下后慎风冷，作一杯粥食之，然后作羹臛自养，如产妇法，六月则有子。

14. 巴郡太守奏三黄丸（《备急千金要方·卷二十一·消渴淋闭方·消渴第一》）

治男子五劳七伤，消渴，不生肌肉，妇人带下，手足寒热方。

春三月：黄芩（四两） 大黄（三两） 黄连（四两）

夏三月：黄芩（六两） 大黄（一两） 黄连（七两）

秋三月：黄芩（六两） 大黄（二两） 黄连（三两）

冬三月：黄芩（三两） 大黄（五两） 黄连（二两）

上三味，随时合捣为末，炼蜜和如大豆。饮服五丸，日三，不知稍增至七丸，服一月病愈。久服，行及奔马，尝试有验。

15. 调中汤（《外台秘要·卷一·古今录验方八首》）

治夏月及初秋，忽有暴寒，折于盛热，热结四肢，则壮热头痛；寒伤于胃，则下痢，或血或水，或赤带下，壮热且闷，脉微且数。

大黄（二两） 葛根（二两） 黄芩（二两） 芍药（二两） 桔梗（二两） 茯苓（二两） 藁本（二两） 白术（二两） 甘草（炙，二两）

以水九升，煮取三升，分三次服，服别相去二食久，勿以食隔。须取快下，壮热便歇，其下亦止。

16. 温白丸（《外台秘要·卷十二·癥癖等一切病方四首》）

治妇人不产，或断绪多年，带下淋沥。

紫菀（三分） 吴茱萸（三分） 菖蒲（二分） 柴胡（二分） 厚朴（二分，炙） 桔梗（二分） 皂荚三分（去皮子，炙） 乌头（十分，熬） 茯苓（二分） 桂心（二分） 干姜（二分） 黄连（二分） 蜀椒（二分，汗） 巴豆（一分，熬） 人参（二分）

上为末，和白蜜为丸如梧桐子大。每服二丸，不知，渐加至五丸，以知为度，食后姜汤送下。

17. 和经汤（《元和纪用经》）

治妇人赤白带下。

白芍药（二两） 赤芍药（一两） 干姜（半两） 当归（七钱半）

上为末，若豆米粒。每服三方寸匕，水二升，以文火煎至半，取清汁，温服，每日四次。

18. 黄连汤（《元和纪用经》）

治赤白带下。

黄连（一两） 白芍药（一两） 吴萸（炒，一两）

上㕮咀。分八服，每服以水一升半，煮一升许，投阿胶一分，再煮胶消，去滓，分三次温服。一方加甘草末，艾汤调亦大验。

19. 大豆紫汤（《医心方·卷二十一·治妇人崩中漏下方第二十三》）

治妇人五色带下。

大豆（一升，熬令焦） 好酒（二升）

合煮令沸，随人多少服，取令醉。

20. 黄连丸（《医心方·卷二十二·治妊妇下利方第二十四》）

治妇人妊娠下利赤白，种种带下。

黄连（一两） 甘草（一两） 干姜（二两） 吴茱萸（一两） 乌梅（三十枚） 熟艾（一两） 黄柏（一两）

上药治下筛，炼蜜为丸如梅子大。每服五丸，每日三次。

21. 桑耳散

1）《太平圣惠方·卷七十三·治妇人赤白带下诸方》

治妇人带下赤白，无问远近皆瘥。

桑耳（一两，微炒） 丹参（一两） 续断〔一（三）分〕 芎䓖（三分） 柏叶（三分，炙微黄） 熟艾（三分，焙微黄） 鹿茸（一两，去毛，涂酥炙微黄） 牡蛎（一两，烧为粉） 地榆（三分，锉） 阿胶（一两，炙令黄燥） 刺小蓟根（三分） 龟甲（一两，涂醋炙令黄） 赤石脂（一两） 当归（三分，锉，微炒） 槲叶（一两） 熟干地黄（一两）

牛角鳃(一两,炙令微黄)

上件药,捣细罗为散。每于食前,以温酒调下二钱。

治妇人赤白带下。

桑耳(一两,微炒) 白芍药〔二(三)分〕 黄芪〔二两(三分),锉〕 肉豆蔻(一两,去壳) 阿胶(一两,捣碎,炒令黄燥) 熟干地黄(一两) 当归(一两,锉,微炒) 蒲黄(半两) 桔梗(一两,去芦头)

上件药,捣细罗为散。每服食前,以粥饮调下二钱。

2)《太平圣惠方·卷七十三·治妇人带下五色诸方》

治妇人带下五色,无问新久。

桑耳(一两,微炒) 丹参(三分) 续断(三分) 芎䓖(三分) 柏叶(三分,微黄) 艾叶(三分,微炒) 阿胶(三分,捣碎,炒令黄燥) 牡蛎(一两,烧为粉) 鹿茸(一两,去毛,涂酥炙微黄) 地榆(一两,锉) 刺蓟(一两) 赤石脂(一两) 龟甲(一两,涂醋炙微黄) 当归(一两,锉,微炒) 熟干地黄(一两) 牛角鳃(二两,烧灰) 槲叶(一两)

上件药。捣细罗为散。每于食前。以粥饮调下二钱。

3)《圣济总录·卷一百五十三·妇人经血暴下兼带下》

治伤中无问赤白漏下。

桑耳(炒) 丹参(各一两一分) 续断 芎䓖 柏叶(炙) 熟艾(炒) 鹿茸(酒浸,去毛,各一两半) 阿胶(炙燥) 牡蛎(熬) 地榆(锉) 小蓟根 龟甲(酥炙黄,各二两) 赤石脂 当归(锉,焙,各一两三分) 熟干地黄(焙) 槲叶 牛角鳃(烧灰,各二两半)

上一十七味,捣罗为细散。每日温酒调下二钱匕,二七日未效,稍稍加至四钱匕。

22. 牛角鳃散

1)《太平圣惠方·卷七十三·治妇人赤白带下诸方》

治妇人血气不和,赤白带下。

牛角鳃(三两,烧灰) 桂心(半两) 当归(半两,锉,微炒) 牛膝(半两,去苗)

上件药,捣细罗为散。每于食前,以温酒调下二钱。

2)《圣济总录·卷一百五十三·妇人经血暴下兼带下》

治妇人血伤,兼赤白带下。

黄牛角鳃(酒炙) 侧柏叶 艾叶(炒) 当归(切,焙) 续断(炒) 地榆(炒) 赤石脂(研) 伏龙肝(各一两)

上八味,捣研为散。每服三钱匕,食前米饮或温酒调下。

23. 鹿茸丸

1)《太平圣惠方·卷七十三·治妇人赤白带下诸方》

治妇人赤白带下不止。

鹿茸(一两半,去毛,涂酥炙令黄) 桑耳(一两半,微炒黄) 鹿角胶(一两半,捣碎,炒令黄燥) 干姜(一两半,炮裂,锉) 牛角鳃(一两半,炙令黄) 赤石脂(一两) 艾叶(半两,微炒) 白龙骨(一两) 附子(一两,炮裂,去皮脐)

上件药,捣罗为末,炼蜜和丸如梧桐子大。每于食前,以黄芪汤下三十丸。

2)《圣济总录·卷一百五十三·妇人经血暴下兼带下》

治妇人血伤带下,渐成劳疾。

鹿茸(去毛,酥炙) 白薇(去苗) 覆盆子 细辛(去苗叶) 庵闾子 熟干地黄(焙) 山芋 蛇床子(炒) 白茯苓(去黑皮,各三分) 干姜(炮) 远志(去心) 当归(切,焙) 芎䓖 桂(去粗皮) 续断 牡丹皮 人参 卷柏 龙骨 蒲黄(各半两)

上二十味,捣罗为末,炼蜜和丸如梧桐子大。每服三十丸,空腹温酒下,米饮亦得。

24. 绿矾丸(《太平圣惠方·卷七十三·治妇人赤白带下诸方》)

治妇人赤白带下,连年不瘥。

绿矾(一两,烧赤) 釜底墨(一两) 乌贼鱼骨(一两,炙黄)

上件药,细研为末,以粟米饭和丸如梧桐子大。每于食前,以暖酒下十五丸。

25. 生干地黄散(《太平圣惠方·卷七十三·治妇人赤带下诸方》)

治妇人赤带下不止,令人体瘦心烦。

生干地黄(一两) 茜根(一两,锉) 黄芩

(一两) 当归(一两,锉,微炒) 地榆(一两,锉) 甘草(半两,炙微赤,锉)

上件药,捣粗罗为散。每服四钱,以水一中盏,入竹茹一分,煎至六分,去滓,每于食前温服。

26. 玳瑁丸(《太平圣惠方·卷七十三·治妇人赤带下诸方》)

治妇人赤带下不止。

玳瑁(一两) 麒麟竭(半两) 乳香(半两) 没药(半两) 须灰(故锦,三分) 续断(一两) 安息香(半两)

上件药,捣罗为末,以蜜及安息香熬炼,和诸药末,丸如绿豆大。每于食前,以温酒下二十丸。

27. 龙骨散

1)《太平圣惠方·卷七十三·治妇人白带下诸方》

治妇人久冷白带下,脐腹痛。

白龙骨(一两) 乌贼鱼骨(一两半,烧灰) 白芍药(三分) 当归(一两,锉,微炒) 禹余粮(二两,烧醋淬七遍) 桂心(一两) 熟干地黄(一两半) 吴茱萸〔半两,酒(汤)浸七遍,焙干微炒〕 干姜(半两,炮裂,锉)

上件药,捣细罗为散。每于食前,以热酒调下一(二)钱。

2)《圣济总录·卷一百五十二·带下》

治妇人带下。

龙骨(一两) 干姜(炮,一两) 当归(烧,二两) 禹余粮(煅,醋淬五至七遍,二两) 阿胶(炙燥,二两) 续断(二两) 牛角鰓(炙焦,三两)

上为散。每服三钱匕,食前温酒调下,日三次。

3)《圣济总录·卷一百五十三·妇人经血暴下兼带下》

治妇人经血暴下,兼赤白带下不止。

龙骨(一两) 乌贼鱼骨(去甲) 鹿茸(去毛,酥炙) 续断 芍药(锉,炒) 赤石脂 肉苁蓉(酒浸切,焙,各三分) 干地黄(炒,一两半)

上八味,捣罗为散。每服二钱匕,空腹米饮调下。日再。

4)《普济方·卷三百三十一·妇人诸疾门·赤白带下》

治妇人赤白带下,或因经候不断者。

龙骨(烧灰)

上为细末。每服二钱,空心煎艾叶汤调下。

28. 阿胶散

1)《太平圣惠方·卷七十三·治妇人带下五色诸方》

治妇人带下五色久不止。

阿胶(一两,捣碎,炒令黄燥) 鹿茸〔二(一)两,去毛,涂酥炙令微黄〕 禹余粮(二两,烧醋淬七遍) 牡蛎(二两,微锉) 当归(一两,锉,微炒) 白芍药(一两) 蒲黄(一两) 乌贼鱼骨(一两半,烧灰) 赤石脂〔一(二)两〕

上件药,捣细罗为散。每于食前,以温酒调下二钱。

2)《圣济总录·卷一百五十三·妇人经血暴下兼带下》

治妇人血伤,兼带下不止。

阿胶(炙燥) 柏叶(焙干) 当归(去芦头,焙) 龙齿(别捣细研,各半两) 禹余粮(醋淬,细研,一两)

上五味,捣罗为细散。每服二钱匕,用米饮调下,早晨、午时各一服。

3)《普济方·卷三百三十一·妇人诸疾门·赤白带下》

治妇人血崩不止,赤白带下。

阿胶(炒燥) 白龙骨 赤石脂 干姜(炮,各半两)

上为细末。每服二钱,热酒调下,崩漏,艾汤下。

4)《医方类聚·卷二百一十·妇人门五》引《金匮钩玄》

治赤白带下,年深不愈。

阿胶(一两) 芎䓖(一两) 芍药(一两) 干姜(一两) 牡丹(一两) 艾叶(一两) 甘草(一两) 生地黄(一两)

上为散。每服二钱,以温酒下。

29. 续断丸(《太平圣惠方·卷七十三·治妇人带下五色诸方》)

治妇人带下五色久不止,脐腹疠痛。

续断(三分) 丹参(三分) 当归(二分,锉,微炒) 白芷(半两) 艾叶(三分,微炒) 阿胶(三分,捣碎,炒令黄燥) 桑寄生(三分) 乌兰花(半两)

上件药,捣罗为末,以醋浸蒸饼和丸如梧桐子大。每于食前，以温酒下三十丸。

30. 栝蒌散（《太平圣惠方·卷七十三·治妇人久赤白带下诸方》）

治妇人久赤白带下不瘥，羸困。

栝蒌（一两，并皮细锉） 白矾（一两，研碎） 硝石（一两） 硫黄（一两，研碎）

以上栝蒌、白矾二味，于铫子内炒令黑色，然后入硝石硫黄，又同炒，令相人为度。

31. 川大黄散（《太平圣惠方·卷七十三·治妇人久赤白带下诸方》）

治妇人久赤白带下，胞中有积滞。

川大黄（一两，锉碎，微炒） 川朴硝（一两） 当归（一两，锉，微炒） 桂心（半两） 虻虫〔一两（分），微炒，去翅足〕 桃仁（一两，汤浸去皮尖、双仁，麸炒微黄）

上件药，捣细罗为散。每于临睡，以温酒调下二钱。

32. 肉豆蔻丸（《太平圣惠方·卷七十三·治妇人久赤白带下诸方》）

治妇人白带下，腹内冷痛。

肉豆蔻（一两，去壳） 附子（二两，炮裂，去皮脐） 白石脂（二两）

上为末，炼蜜为丸如梧桐子大。每于食前，以热酒下三十丸。

33. 阿胶丸（《太平圣惠方·卷七十三·治妇人久赤白带下诸方》）

治妇人久赤白带下。

阿胶〔一（二）两，捣碎，炒令黄燥〕 绿矾（一两，烧赤） 白石脂（二两） 釜底墨〔一（二）两〕 乌贼鱼骨（一两，烧灰）

上件药，捣罗为末，用软饭和丸如梧桐子大。每于食前，以热酒下三十丸。

34. 倚金丹（《太平圣惠方·卷九十五·治妇人久赤白带下诸方》）

治赤白带下。

丹砂（三两） 水银（三两） 黄丹（一斤）

上药同研令水银星尽，入瓷瓶中，盖口，如法固济，初以文火养，候热彻，即加火一十斤已来，断令通赤，半日久药成，候冷开取，面上白色，内如紫金色，光明甚好，便为细末，以纸铺地，摊药在上，以盆盖之，出火毒一日后，粟米饭为丸如绿豆大。每服三丸，空心以温水送下。

35. 当归汤（《圣济总录·卷五十七·心腹门·心腹痛》）

治暴冷心腹痛，头面冷汗出，霍乱吐下，脉沉细及伤寒冷毒、下清水，及赤白带下。

当归（切，焙，一两） 人参（一两） 干姜（炮，一两） 白茯苓（去黑皮，一两） 厚朴（去粗皮，生姜汁涂炙，一两） 木香（一两） 桂（去粗皮，一两） 桔梗（炒，一两） 芍药（一两） 甘草（炙，锉，一两）

上为粗末。每服三钱匕，水一盏，煎至七分，去滓温服，日三次。

36. 燔葱散（《太平惠民和剂局方·卷三·新添诸局经验秘方》）

治妇人血气攻刺，癥瘕块硬，带下赤白，或发寒热，胎前产后恶血不止，脐腹疼痛。

延胡索（三两） 苍术（米泔浸一宿，去皮，半斤） 甘草（爁，半斤） 茯苓（白者，去皮，六两） 蓬莪术（六两） 三棱（煨，六两） 青皮（去白，六两） 丁皮（四两） 缩砂（去皮，四两） 槟榔（四两） 肉桂（去粗皮，二两） 干姜（炮，二两）

上为末。每服二钱，水一盏，连根葱白一茎，煎七分，空心、食前稍热服。

37. 妙香散（《太平惠民和剂局方·卷五·绍兴续添方》）

治妇女带下，产后谵狂，恶露不尽。

麝香（别研，一钱） 木香（煨，二两半） 山药（姜汁炙，一两） 茯神（去皮、木，一两） 茯苓（去皮，不焙，一两） 黄芪（一两） 远志（去心，炒，一两） 人参（半两） 桔梗（半两） 甘草（炙，半两） 辰砂（别研，三钱）

上为细末。每服二钱，温酒调下，不拘时候。

38. 当归养血丸（《太平惠民和剂局方·卷九·续添诸局经验秘方》）

治室女经候不匀，赤白带下，心腹腰脚疼痛。

当归（二两） 牡丹皮（二两） 赤芍药（二两） 延胡索（炒，二两） 肉桂（一两）

上为细末，炼蜜为丸如梧桐子大。每服三十丸，食前温酒、米饮送下；痛甚，细嚼咽下。

39. 蒲黄散（《圣济总录·卷七十·鼻衄门·鼻衄》）

治妇人带下。

蒲黄（一钱） 柏子仁（研，一钱） 当归（切，

焙，一钱）　阿胶（炙燥，一钱）　棕榈（烧存性，研，一钱）　乱发灰（研，一钱）

上为散。每服二钱匕，生藕节自然汁调下；如肺损吐血，地黄自然汁调下；肠风下血，用樗根皮煎汤调下；妇人带下，艾汤调下。

40. 温白丸（《圣济总录·卷七十一·积聚门·积聚》）

治妇人血癖，经候不调，赤白带下。

柴胡（去苗，一两）　紫菀（去苗、土，一两）　吴茱萸（汤浸，焙干炒，一两）　菖蒲（一两）　桔梗（锉，炒，一两）　京三棱（煨，锉，一两）　赤茯苓（去黑皮，一两）　人参（一两）　黄连（去须，炒，一两）　干姜（炮，一两）　桂（去粗皮，一两）　蜀椒（去目并合口者，炒出汗，一两）　巴豆（去皮心膜，研出油尽，一两）　皂荚（去皮，炙黄，一两）　鳖甲（去裙襕，醋炙，一两）　厚朴（去粗皮，生姜汁炙，二两）　当归（切，焙，二两）　乌头（炮裂，去皮脐，二两）　黄芪（锉，二两）

上为末，炼蜜为丸如梧桐子大。每服一至二丸，加至三至四丸，温酒送下，利下恶物为度。

41. 漏芦丸（《圣济总录·卷八十七·冷劳》）

治妇人产后带下诸疾。

漏芦（去芦头，一两）　艾叶（去梗，炒，四两）

上为末，用米醋三升，入药末一半，先熬成膏，后入余药为丸，如梧桐子大。每服三十丸，食前用温米饮送下。

42. 白头翁丸（《圣济总录·卷九十一·虚劳兼痢》）

治妇人产后带下。

白头翁（去芦头，半两）　艾叶（二两，微炒）

上为末，用米醋一升，入药一半，先熬成煎，入余药末为丸如梧桐子大。每服三十丸，空心、食前米饮送下。

43. 陈漆丸（《圣济总录·卷九十三·骨蒸传尸门·骨蒸痃癖》）

治妇人带下赤白。

陈漆（二升，以绵绞去滓）　大黄（六两，为末）　薏苡仁（五两，为末）　无灰酒（五升）　蔓菁子（三升，为末）

上先以清酒和蔓菁子末煎，不住手搅至半日许，滤去滓后，用银石器盛，重汤煮之，以竹篦子不住手搅一复时，后下陈漆、大黄、薏苡仁等末，更煮一复时，候药可丸，即丸如梧桐子大，置于不津器中，密封。遇有患者，经宿勿食，明日清旦空心温酒送下十丸。年高或冷疾者，加至十五丸，服之一百日后，须发如漆色，有积年疮痕皆灭。初服四七日内，泻出宿食或鱼黏脓血瘀恶物，勿疑。

44. 补骨脂煎（《圣济总录·卷一百五十二·带下》）

治妇人带下并脚弱。

补骨脂（炒，一两）　安息香（研，一两）　胡桃仁（二两）

上为极细末，炼蜜调如稀饧。每服半匙，空心温酒调下。

45. 桂心饮（《圣济总录·卷一百五十二·带下》）

治月经不调，变为带下。

桂（去粗皮，一两）　芍药（一两）　虻虫（去翅足，炒，半两）　水蛭（微炒，半两）　消石（半两）　土瓜根（半两）　面尘（微炒，半两）　大豆（半两）　续断（半两）　牡丹（去心，半两）　当归（炙，半两）　野狐肝（焙干，一分）　桃仁（去皮尖、双仁，炒，一百粒）

上为粗末。每服三钱匕，水一盏，煎至七分，去滓，食前温服，日三次。

46. 马护干散（《圣济总录·卷一百五十二·带下》）

治妇人带下五色。

马护干（烧存性）

上为细末。每服一钱匕，食前温酒调下，一日三次。

47. 三良散（《圣济总录·卷一百五十二·带下》）

治妇人五色带下不止。

吴茱萸（黑豆同炒，一两）　寒食面（一两）　干姜（炮，一两）

上为散。每服二钱匕，食前温酒调下，一日三次。

48. 桑寄生汤（《圣济总录·卷一百五十二·带下》）

治妇人带下。

桑寄生（炙，一两）　芎䓖（一两）　艾叶（炙，一两）　当归（焙，二两）　白胶（炙燥，一两半）

上为粗末。每服三钱匕，水、酒各半盏同煎至七分，去滓，食前温服，日三次。服此汤口渴者，加茅根（切）二合、生地黄一两、麦门冬（去心）一两。

49. 续断散（《圣济总录·卷一百五十二·带下·经血暴下》）

治妇人带下白色。

续断（一两半） 柏叶（一两半） 芎䓖（一两半） 禹余粮（一两半，煅，醋淬三至五遍） 熟艾（一两半，炒） 阿胶（一两半，炙令燥） 赤石脂（一两半） 牡蛎（一两半，烧，研） 生干地黄（一两半，切，焙） 当归（一两半，切，焙） 丹参（一两半） 鹿茸（一两半，去毛，酥炙） 鳖甲（醋炙，一两半） 鲍甲（二两，醋炙） 地榆（锉，二两）

上为散。每服二钱匕，米饮或温酒调下，不拘时候。

50. 茱萸散（《圣济总录·卷一百五十二·带下》）

治妇人白带下。

吴茱萸（汤洗，焙炒，半两） 乌贼鱼骨（去甲，炙，一两） 芍药（锉，炒，一两） 桑寄生（炙黄，一两） 柏叶（炙，一两） 禹余粮（煅、醋淬七遍，一两半） 桑耳（炙，一两半） 生干地黄（二两）

上为散。每服二钱匕，空心清米饮调下。

51. 牛角䚡丸（《圣济总录·卷一百五十三·妇人经血暴下兼带下》）

治妇人经血暴伤，兼带下久不止。

牛角䚡灰 赤石脂（各一两半） 白龙骨（三两） 艾叶（三分） 桑耳（炙） 鹿茸（去毛，酥炙） 阿胶（炙燥） 干姜（炮，各一两）

上八味，捣罗为末，炼蜜和丸如梧桐子大。每服三十丸，空心食前，煎黄芪汤或温酒下。

52. 寄生汤（《圣济总录·卷一百五十三·妇人经血暴下兼带下》）

治妇人经血暴伤，及带下经久不止。

桑寄生 鸡苏 淡竹茹（各一两） 芍药 地榆（各一两半） 白龙骨（二两）

上六味㕮咀如麻豆大。每服三钱匕，水一盏煎至七分，去滓，食前温服。一方用附子三分，无淡竹茹。

53. 蒲黄丸（《圣济总录·卷一百五十三·妇人经血暴下兼带下》）

治妇人血伤兼赤白带下不止。

蒲黄 龙骨（各三两）

上二味，捣研为末，炼蜜和丸如梧桐子大。每服三十丸，食前黄芪汤下。

54. 芍药浸酒（《圣济总录·卷一百五十三·妇人经血暴下兼带下》）

治妇人血伤兼赤白带下。

芍药 黄芪 生地黄（各三两） 艾叶（一两）

上四味，㕮咀如麻豆大，以绢袋盛，浸酒一斗经宿后，每食前随量温饮之。

55. 黄芪丸（《圣济总录·卷一百五十三·妇人经血暴下兼带下》）

治妇人血伤兼带下不止。

黄芪（锉） 芍药（各三两） 赤石脂（四两） 当归（切，焙） 附子（炮裂，去皮脐） 熟干地黄（焙，各二两）

上六味，捣罗为末，炼蜜和丸如梧桐子大。每服三十丸，温酒下，一方有干姜、无地黄。

56. 人参散（《圣济总录·卷一百五十三·妇人经血暴下兼带下》）

治妇人血伤兼赤白带下，日久不止，羸困。

人参 五味子 地榆 艾叶（烧灰） 牡蛎（煅） 白茯苓（去黑皮） 熟干地黄（焙） 龙骨（煅） 续断 芎䓖 甘草（炙，锉，各一两）

上一十一味，捣罗为散。每服二钱匕，温酒调下，水一盏，煎至七分，温服亦得，空心、日午、卧时各一。

57. 菟丝丸（《圣济总录·卷一百五十三·妇人经血暴下兼带下》）

治妇人血伤，兼赤白带下。

菟丝子（酒浸一宿，别捣） 龙骨 牡蛎（炒） 艾叶（炒） 赤石脂 乌贼鱼骨（烧） 茴香子（微炒） 附子（炮裂，去皮脐，各一两）

上八味，捣罗为末，醋煮面糊和丸如梧桐子大。每服二十丸至三十丸，空心食前醋汤下。

58. 麒麟竭汤（《圣济总录·卷一百五十三·妇人经血暴下兼带下》）

治妇人血伤，赤白带下。

麒麟竭 地榆 黄柏（去粗皮，炙，各一两） 禹余粮（煅赤，醋淬五遍） 赤芍药（锉，炒，各一两半） 熟干地黄（切，炒，四两）

上六味，粗捣筛。每服三钱匕，水一盏煎至七分，去滓温服，不拘时。一方为细散，食前粥饮调下二钱。

59. 熟布汤(《圣济总录·卷一百五十三·妇人经血暴下兼带下》)

治妇人血伤兼赤白带,日夜不止、闷绝。

熟布皮(切刮,取一把) 蟹爪(锉,二合) 甘草(炙,锉) 白茯苓(去黑皮) 熟干地黄(焙) 桂(去粗皮) 阿胶(炙令燥) 芍药(锉,炒) 当归(锉,炒) 伏龙肝(各一两) 淡竹茹(一把) 蒲黄(轻炒,二两)

上一十二味,粗捣筛。每服三钱匕,水一盏半煎一盏,去滓服,不拘时。

60. 黄芩汤(《圣济总录·卷一百五十三·妇人经血暴下兼带下》)

治妇人经血暴下,兼带下赤白不止。

黄芩(去黑心) 当归(切,焙) 柏叶(焙) 蒲黄(微炒,各半两) 艾叶(炒,一分) 生干地黄(焙,二两)

上六味,粗捣筛。每服三钱匕,水一盏煎至七分,去滓,温服日三。

61. 地黄汤(《圣济总录·卷一百五十三·妇人经血暴下兼带下》)

治妇人血伤带下。

地黄(锉,炒) 当归(切,焙) 黄芪(锉) 阿胶(炙令燥,各一两) 艾叶(炒焙,三分)

上五味,粗捣筛。每服三钱匕,水一盏,生姜三片,煎至七分,去滓温服,日三。

62. 地黄益母汤(《圣济总录·卷一百五十三·妇人经血暴下兼带下》)

治妇人血伤不止,兼赤白带下。

生地黄汁 益母草汁(各半碗)

上二味,各取半盏,同煎至七分,日三五服。

63. 龙骨丸(《圣济总录·卷一百五十三·妇人经血暴下兼带下》)

治妇人伤中血不止,兼赤白带下。

龙骨(三分) 乌贼鱼骨(炙,二分) 芍药(三分) 鹿茸(酒炙,三分) 熟干地黄(焙,三分) 侧柏叶(三分)

上六味,捣罗为末,炼蜜和丸如梧桐子大。每服二十丸,干姜米饮下。

64. 车前汤(《圣济总录·卷一百五十三·妇人经血暴下兼带下》)

治经血暴下,兼带下。

车前子 淡竹叶 黄芩(去黑心) 阿胶(炙燥,杵碎) 生地黄(各一分)

上五味,将四味㕮咀,以水二盏煎至一盏,下胶搅烊,顿服。

65. 牡蛎散(《圣济总录·卷一百五十三·妇人经血暴下兼带下》)

治带下兼经水过多,或暴下片血,不限年月远近。

牡蛎 龙骨 肉苁蓉(酒浸切焙) 赤石脂 石斛(去根) 乌贼鱼骨(去甲) 黄芪(锉,各一两半) 芍药(炒) 阿胶(炒燥) 熟干地黄(焙) 牛角鳃灰(各二两) 干姜(炮裂) 当归(切,焙) 白术 人参 桑耳(炙,各一两一分) 桂(去粗皮) 艾叶(炒) 芎䓖 附子(炮裂,去皮脐,各一两)

上二十味,捣罗为散。每服三钱匕,平旦米饮调服,日再。

66. 芦荟丸(《圣济总录·卷一百五十三·妇人经血暴下兼带下》)

治伤中赤白带下。

芦荟(半两) 赤石脂 樗皮(生姜汁炙) 地榆(锉,各一两) 牛角鳃(炙,三分) 禹余粮(醋淬) 阿胶(炙燥,各一两半) 侧柏(一两一分)

上八味,捣罗为末研匀,炼蜜和丸如梧桐子大。每服二十丸,陈米饮下。

67. 杉节散(《圣济总录·卷一百五十三·妇人经血暴下兼带下》)

治血伤兼带下不止。

杉木节(烧灰存性) 楮皮纸(烧灰,各等分)

上二味,研令匀细。每服二钱匕,米饮调下。

68. 拟金丹(《鸡峰普济方·卷二十八》)

治赤白带下。

丹砂(三两) 水银(三两) 黄丹(一斤)

上药同研令水银星尽,入埚瓶中盖口,如法固济,初以文火养候,热彻即加炭一十斤,煅令通赤半日久,药成候冷开取,面上白色,内如紫金色,光明甚好,便细研如面,以纸铺地,摊在上,以盆盖之,出火毒一日,候以粟米饭和丸如绿豆大。空心以温水送下三丸。

69. 软痃丹(《鸡峰普济方·卷十·泻痢疟》)

治妇人血痃、血癖、血冷、血崩、赤白带下。

硫黄(半两) 白矾(枯,半两) 硇砂(精白者,各别研细,半两) 干蝎(半两) 茴香(半两) 桂(半两) 木香(半两) 川楝子(麸炒,去皮,半两) 葫芦巴(半两) 胡椒(半两) 破故纸(半两) 黑附子(一两)

上为细末,炼蜜为丸如弹子大,以朱砂为衣。每服一粒,空心时烧绵灰酒化下,温服入口愈。如急者,不拘时候。新产妇人不得服。

70. 乌龙散(《鸡峰普济方·卷十一·妇人·崩漏》)

治妇人崩漏,带下赤白久不止,或经脉不断,或暴下血不止。

乌贼骨(四两) 棕皮(四两) 牛角䚡(四两) 菩萨退(四两) 绵(四两) 矾(二两,枯) 干姜(一两)

上并入瓶中,泥固济,候干,入火煅赤,放冷研细,加麝香一钱,同研细。每服二钱,空心服。

71. 玉粉丹(《小儿卫生总微论方·卷十六·五淋论》)

治妇人带下。

牡蛎粉(四两,研) 干姜末(二两,炮)

上为末,面糊为丸如麻子大。每服十至二十丸,米饮送下,不拘时候。

72. 千金散(《产宝诸方》)

治妇人赤白带下。

百草霜(一两) 龙骨(一钱) 白石脂(二钱)

上为末。每服二钱,空心温酒调下。

73. 当归龙骨丸(《黄帝素问宣明论方·卷十一·妇人门·药证方》)

治带下淋沥,无问久新赤白诸症。

当归(半两) 芍药(半两) 黄连(半两) 梁槐子(半两) 艾叶(炒,半两) 龙骨(一两) 黄柏(一两) 茯苓(半两) 木香(一分)

上为末,滴水为丸如小豆大。每服三十至四十丸,食前温水饮送下,日三至四次。

74. 海蛤丸

1)《黄帝素问宣明论方·卷十一·妇人门·药证方》

治妇人小便浊败,赤白带下,五淋脐腹疼痛,寒热,口干舌涩,不思饮食。

海蛤(一两) 半夏(一两) 芫花(醋炒,一两) 红娘子(去翅足,一两) 诃子(炒,一两) 玄胡索(一两) 川楝子(面裹煨,去皮,一两) 茴香(炒,一两) 乳香(三钱) 硇砂(半两) 朱砂(半入药,半为衣,一两) 没药(一两,研) 当归(一两半)

上为末,醋煮面糊为丸如小豆大。每服五至十丸,醋汤送下。

2)《普济方·卷三百三十一·妇人诸疾门·赤白带下》

治小肠积败,妇人赤白带下并五淋。

舶上茴香 半夏 芫花(醋炒令干) 红娘子(去翅头足,略炒) 玄胡索 川苦楝 硇砂(去砂石,取霜用) 海蛤 羌青(去上头足,微炒,各等分)

上件药味一处,杵罗为末,醋煮面糊丸桐子大,用朱砂为衣。每服十丸,盐汤下,妇人醋汤下,五淋生姜汤下,心气痛,生姜醋汤下,取恶物为效。

75. 神应丹(《黄帝素问宣明论方·卷九·痰饮门·药证方》)

治妇人带下病,一切肋胁痛满。

薄荷叶(四钱) 甘草(四钱) 巴豆(灯烧存性,二钱) 盆消(二钱) 轻粉(二钱) 豆豉(一两,慢火炒) 五灵脂(二两)

上为末,炼蜜为丸如梧桐子大。每服一丸,温齑汁送下。续后空咽津三至五次,禁饮食少时,觉咽喉微暖效。心腹急痛,温酒下二丸,未效再服,得利尤良;带下,以温酒下二丸,或大便流利再服。

76. 镇心丹(《三因极一病证方论·卷九》)

治女子带下。

光明辰砂(研) 白矾(煅汁尽,各等分)

上为末,水泛为丸如芡实大。每服一丸,煎人参汤食后送服。

77. 乌鸡煎(《三因极一病证方论·卷十八》)

治月经不通,赤白带下,血崩。

吴茱萸(醋煮,一两) 良姜(一两) 白姜(炮,一两) 当归(一两) 赤芍药(一两) 延胡索(炒,一两) 破故纸(炒,一两) 川椒(炒,一两) 生干地黄(一两) 刘寄奴(一两) 蓬莪术(一两) 橘皮(一两) 青皮(一两) 川芎(一两) 荷叶灰(四两) 白熟艾(用糯米饮调饼,二两)

上为末,醋糊为丸如梧桐子大。每服三十至

五十丸。白带，牡蛎粉调酒送下；赤带，建茶清送下。

78. 露华汤(《传信适用方·卷四》)

治妇人赤白带下。

干莲房(隔年者良)

上为细末。每服二钱，空心食前，以麝香米饮送下，每日三次。不数日见效，去麝即不效，切勿减去。

79. 苦楝丸(《素问病机气宜保命集·卷下·妇人胎产论第二十九(带下附)》)

治妇人赤白带下。

苦楝(碎酒浸)　茴香(炒)　当归

上等分为细末，酒糊丸如桐子大。每服三五十丸，空心酒下。腰腿痛疼，四物四两，加羌、活防风各一两。

80. 艾煎丸

1)《是斋百一选方·卷十八·第二十六门·妇人诸疾》

治妇人一切虚寒，胎前产后赤白带下，或成血瘕。

伏道艾(揉去尘土，择净枝梗，取叶，五两。先用大肥淮枣一二两，砂瓶内水煮烂，去核，同艾叶一处捣烂如泥，捻成薄饼子，猛火焙干，乘热急碾为末)　大汉椒(去目、枝梗并合口者，取净，五两。以阿胶二两，米醋三升，同椒于砂瓶内煮极干，取出焙燥，碾为细末)　当归(去芦及须，酒洗，一两)　白芍药(真白者，一两)　熟干地黄(净洗，漉去浮者，晒干，酒浸蒸晒，再入酒浸蒸五至七次，如糖，煎香美方可用，一两)　川芎(一两)　白薇(一两)　附子(大者，炮，去皮脐，一两)　卷柏(取青叶，一两)　泽兰(去枝梗，取叶，上八味各焙干，一两)

上八味同为细末，与前艾叶、椒末拌匀，米醋面糊为丸如梧桐子大。每服五七十丸至一二百丸，空心、食前艾醋汤送下。

2)《普济方·卷三百二十八·妇人诸疾门·杂病》

治妇人诸疾，腹痛，赤白带下。

香附子(四两)　艾叶(四两)　蔓荆子(二两)　神曲(二两)　枳壳(去瓤，二两)　当归(二两)　茱萸(一两)　蓬莪术(一两)

上用醋一大碗，慢火煮香附、艾叶，以醋尽为度，拣去艾叶，加糯米糊捻作饼子，晒干，同前药为末，醋煮面糊为丸如梧桐子大。每服二十丸，食前米饮、醋汤任下。

3)《普济方·卷三百二十三·妇人诸疾门·血风劳气》

治妇人血虚气滞，月经不调，血气刺痛，腹胁胀满，头晕恶心，经闭，痛经，崩漏带下，便血癥瘕，妇人诸虚。

北艾叶(二两)　大当归(二两)　香附子(四两)

上醋煮半日，焙干为末，再用醋煮糊为丸。艾醋汤送下。

4)《张氏医通·卷十六·祖方》)

治妇人崩伤淋沥，带下赤白，小腹疞痛。

当归(二两)　熟地(二两)　白芍(二两)　川芎(一两)　人参(一两)　石菖蒲(炒，一两)　吴茱萸(开口者，醋炒，一两)　蕲艾(四两)　肉桂(一两)　熟附子(一两)　香附(四两)

上为末，蕲艾酒煎浓汁，入糯米糊为丸如梧桐子大。每服一百丸，醇酒送下。

81. 三龙散(《魏氏家藏方·卷十》)

治妇人赤白带下。

乌龙尾(屋上悬尘)　赤龙须(棕榈皮烧灰存性)　黄龙肝(大灶下中心土，各等分)

上为细末。温酒调下。

82. 润体丸(《儒门事亲·卷十二·燥门》)

治妇人少腹痛，带下赤白。

郁李仁(五钱)　大黄(五钱)　桂心(五钱)　黑牵牛(五钱)　当归(五钱)　黄柏(并生用，五钱)　轻粉(少许)

上为细末，滴水为丸如梧桐子大。每服三十至四十丸，温水或生姜汤送下。

83. 安经丸(《魏氏家藏方·卷十》)

治妇人赤白带下。

香附子(二两，去毛，生)　牡蛎(煅，二两)　木香(半两，生，不见火)　木通(生，半两)　石燕子(五对，火煅，用醋焠白为度)　丁香(一钱，不见火)

上为细末，汤浸蒸饼为丸如梧桐子大。每服二十丸，以温酒盐汤送下。

84. 破故纸散(《妇人大全良方·卷一·调经门·崩中漏下生死脉方论第十七》)

治赤白带下。

破故纸　石菖蒲(各等分,并锉,炒)

上为末。每服二钱,用菖蒲浸酒调,温服,更入斑蝥五分,去翅、头、足,糯米同炒黄,去米。

85. 乳香散(《妇人大全良方·卷一·调经门·崩中漏下生死脉方论第十七》)

治赤白带下。

草果(一个,去皮)　乳香(一小块,用面饼裹,火炮焦黄留性,取出和面用之)

上为细末。每服二钱,重者三钱,陈米饮调下。

86. 竹茹丸(《妇人大全良方·卷一·调经门·崩暴下血不止方论第十五》)

治妇人崩中,赤白带下。

当归(一两)　白术(一两)　青木香(一两)　蚕蜕(一两,煅)　黑棕刷(煅,一两)　川山甲(煅,一两)　地榆(半两)　竹茹(半两)　川芎(半两)　白茯苓(半两)　粉草(半两)　血余(煅,半两)　牡蛎(煅,半两)　绵子(煅,半两)　熟地黄(四两)　赤石脂(煅,三两)

上七味煅药用绵子裹定,入瓶子内,用盐泥固济,用炭火半煅存性,却同前药碾为细末,炼蜜为丸如梧桐子大。每服四十丸,空心温酒送下。

87. 独圣汤(《妇人大全良方·卷二十·产后恶露不绝方论第三》)

治赤白带下,年深诸药不能疗者。

贯众(状如刺猬者,一个,全用,不锉断,只揉去毛花萼)

用好醋蘸湿,慢火炙令香熟,候冷,为细末。每服二钱,空心、食前米饮调下。

88. 秘授济阴丹(《何氏济生论·卷七》)

治妇人怀孕常至三月即堕者,带下无子,胸满倦怠。

香附子(二两五钱)　艾叶(酒醋煮,一斤)　熟地(八两,和艾捣切片,晒研)　苍术(八两)　当归(八两)

醋糊为丸。每服一百丸,以淡醋汤送下。

89. 清气固真汤(《何氏济生论·卷七》)

治带下。

白茯苓　生地　白芍　陈皮　川断　当归　香附　白术　扁豆　椿根皮(醋炒)　甘草　川芎

水煎服。

90. 滋阴益气汤(《何氏济生论·卷七》)

治妇人带下。

熟地黄(一钱五分)　山药(八分,炒)　丹皮(六分)　泽泻(三分)　茯苓(六分)　山萸(一钱)　黄芪(蜜炙,一钱)　人参(一钱)　白术(一钱)　甘草(炙,五分)　当归(一钱)　陈皮(八分)　升麻

生姜、大枣为引,水煎服。

91. 奔豚丸(《东垣试效方·卷二·五积门》)

治男子内结七疝,女人瘕聚带下。

厚朴(姜制,七钱)　黄连(去须,炒,五钱)　白茯苓(去皮,另末,二钱)　川乌头(炮,半钱)　泽泻(二钱)　苦楝(酒煮,三钱)　玄胡(一钱半)　全蝎(一钱)　附子(去皮,一钱)　巴豆霜(四分)　菖蒲(二钱)　独活(一钱)　丁香(半钱)　肉桂(去皮,二分)

上除巴豆霜、茯苓,另为末旋入外,为细末,炼蜜为丸如梧桐子大。初服二丸,一日加一丸,二日加二丸,渐加至大便溏,再从二丸加服,食前淡盐汤送下。周而复始,病减大半勿服。

92. 小阴丹(《类编朱氏集验医方·卷十·妇人门·带下》)

治妇人赤白带下,月经不调,诸虚不足。

当归(四两)　白芍药(四两)　白术(一两)　茯苓(一两)　藁本(一两)　白芷(一两)　延胡索(一两)　熟地黄(半两,酒蒸)　牡蛎(半两,草鞋包煅)　人参(二钱)　没药(二钱)　甘草(一两,炙)　南木香(一两)　赤石脂(煅,七钱)　大附子(一两,炮,去皮脐)　蚕退纸(烧,以多为贵)

上为细末,炼蜜为丸如弹子大。每服一丸,空心酒送下。

93. 香桂六合汤(《医垒元戎·卷十一·厥阴证》)

治妇人赤白带下。

四物汤(四两)　桂心(半两)　香附子(半两)

水煎服。

94. 醋煮香附丸(《类编经验医方大成·卷十》引《澹寮方》)

治妇人经候不调,血气刺痛,腹胁膨胀,头晕恶心,崩漏带下,便血癥瘕。

大香附子(置盆中擦去皮,以米醋浸半日,用

瓦锅慢火煮令醋热，滤出切片）

上研为粉，用米醋煮糊为丸如梧桐子大，晒干。每服五十丸，淡醋汤送下。

95. 秋霜丹（《世医得效方·卷十五·产科兼妇人杂病科·带下》）

治赤白带下。

真秋石

上为末，北枣去皮，煮烂为丸如梧桐子大。每服五十丸，空心醋汤送下。

96. 通真丸（《世医得效方·卷十五·产科兼妇人杂病科·通治》）

治血崩，经脉不匀，赤白带下。

当归（去尾）　苍术（切、炒）　肉桂　防风　川芎　人参　白芍药　白薇（去土）　熟地黄（酒炒）　牡丹皮　茴香　白术　白茯苓　桔梗　附子（炮）　泽兰叶（各等分）

上为末，炼蜜为丸。每服一丸，血崩，经脉不匀，炒当归酒送下。

97. 火龙丹（《卫生宝鉴·卷十八·妇人门·崩漏带下》）

治妇人二气不和，赤白带下。

白矾（枯，四两）　蛇床子（炒，三两）

上为末，醋糊为丸如鸡头子大，干胭脂为衣。绵裹，纳阴中。

98. 川乌丸（《普济方·卷一百一十六·诸风门·诸风杂治》）

治一切风疾，并脚气，腰痛，妇人赤白带下。

没药（半两，为细末）　川乌（四两，去皮尖，切作片子，分两处，将一处用齑汁于砂石器内煮腐，取腐和后药，不用汁。如无川乌，草乌头亦得）　麝香（一钱，别研）

上为末，杵烂川乌为丸如鸡头子大，以朱砂为衣。每服一丸至二丸，妇人赤白带下，艾醋汤送下，早晚进二服。

99. 剪红丸（《普济方·卷一百六十九·积聚门·积聚》）

治妇人赤白带下。

槟榔（六钱）　白牵牛（十二两，取头末）　芫荑（六两）　雷丸（五两）　巴豆（一两，取霜）　土朱砂

上为细末，滴水为丸，朱砂为衣，如梧桐子大。每服一丸，蜜水送下。取下病疾为验，白粥补之。

100. 猪膏煎（《普济方·卷二百一十一·泄痢门·下赤痢白痢》）

治赤白带下。

清酒（五合）　煎成猪膏（三合）

上以缓火煎汁沸，适寒温，顿服。

101. 聚宝丹（《普济方·卷二百一十七·诸虚门·补虚固精》）

治妇人赤白带下，血崩。

牡蛎（一两）　硫黄（二钱）　龙骨（二钱）　白石膏（五钱）　白矾（三钱，另研）

上为末。入锅子内，将白矾盖四味药上，二斤火煅无烟为度，乳细，酒糊为丸如鸡头子大。每服一粒，空心盐枣子汤送下；妇人赤白带下血崩，淡竹叶葱汤送下；血海冷，艾醋汤送下。

102. 粉霜丸（《普济方·卷二百五十五·杂治门·杂病》）

治妇人赤白带下。

丁香（二钱）　木香（二钱）　粉霜（二钱）　五灵脂（二钱）　朱砂（二钱）　硇砂（一钱）　乳香（一钱）　麝香（一钱）　信（湿纸裹煨候烟尽，一钱）　肉豆蔻（二两）　巴豆（去壳，湿纸裹煨香，二两）

上为细末，醋糊为丸如黍米大。每服二丸，艾醋汤送下。

103. 石燕散（《普济方·卷二百九十八·痔漏门·久痔》）

治妇人月候不调，赤白带下，多年不愈。

石燕（不拘多少，洗净）

每日空心取一枚，放坚硬无釉钵内，温水磨服之，如弹子大者，分三次服，晚食前服。或为细末，水飞过，取白汁如泔乳者，澄去水，晒干，以磁石协去杵头铁屑后，入硬坚瓷钵内，以硬乳捶研。每服半钱至一钱，清饭饮调下；温水亦得。此方须常服，勿令歇，服及一月勿歇即愈。

104. 立效散（《普济方·卷三百三十·妇人诸疾门·血暴下兼带下》）

治血崩，及赤白带下。

晚蚕沙（醋浸一宿，焙干称，一两）　当归（酒浸，焙干，一两）　女子头发（焙焦，一两）　乌龙尾（即久尘灰，生姜自然汁浸，焙干，一两）　旧棕叶（烧存性，二两）

上为细末。每服二钱，热酒调下。

105. 小蓟根汤(《普济方·卷三百三十·妇人诸疾门·血暴下兼带下》)

治妇人月经过多,或卒暴血伤不止,或色如肝,或成片者。

小蓟根(三两) 当归(微炙) 阿胶(炙令燥) 芎䓖 青竹茹 续断 地榆根(各一两半) 伏龙肝(二两)

上粗捣筛。每服三钱,水一盏煎至七分去滓,温服日三。

106. 龙骨饮(《普济方·卷三百三十·妇人诸疾门·血暴下兼带下》)

治妇人经血暴下不止。

龙骨(三两) 青竹茹(二两) 干姜(炮,一两) 伏龙肝(五两) 槲叶(十枚,炙)

上粗捣筛。每服五钱,水一盏半煎至七分去滓,温服不拘时。

107. 川芎散(《普济方·卷三百三十·妇人诸疾门·血暴下兼带下》)

治妇人崩漏带下,诸方不效者。

川芎 当归 生地黄 伏龙肝 龙骨 芍药 蒲黄(各一两) 御米壳(去蒂,蜜浴炒焦,四两)

上为细末。每服二钱,温酒或米饮调下,食前。

108. 黄芪散(《普济方·卷三百三十·妇人诸疾门·血暴下兼带下》)

治妇人血伤,兼带下不止。

黄芪(锉) 芍药(各二两) 赤石脂(四两) 当归(切,焙) 附子(炮裂,去皮脐) 熟干地黄(焙,各二两)

上为末,炼蜜丸如梧桐子大。每服三十丸,温酒下,一方有干姜无地黄。

109. 地黄散(《普济方·卷三百三十·妇人诸疾门·血暴下兼带下》)

治妇人血伤带下。

地黄(锉,炒) 当归(切,焙) 黄芪(锉) 阿胶(炙令燥,各一两) 艾叶(炒焙,三分)

上粗捣筛。每服三钱,水一盏,生姜三片,煎至七分,去滓,温服日三。

110. 芍药酒浸方(《普济方·卷三百三十·妇人诸疾门·血暴下兼带下》)

治妇人血伤兼赤白带下。

芍药 黄芪 生地黄(各三两) 艾叶(一两)

上四味,㕮咀如麻豆大,以绢袋盛,浸酒一斗,经宿后,每食前随量温饮之。

111. 地黄益母草汤(《普济方·卷三百三十·妇人诸疾门·血暴下兼带下》)

治妇人血伤不止,兼赤白带下。

生地黄汁 益母草汁(各半碗)

上件,取水半盏同煎至七分,日三五服。

112. 五倍子散(《普济方·卷三百三十·妇人诸疾门·血暴下兼带下》)

治血崩带下。

大艾(一两,醋煮) 五倍子(二两,炒末) 乌梅(半两,去核) 川芎(半两)

上为末。每服二钱,空心米饮下,两服止。

113. 金不换散(《普济方·卷三百三十·妇人诸疾门·血暴下兼带下》)

治妇人血海暴崩,淋沥不止。

朱砂(二钱) 当归 飞罗面 乌龙尾(灶屋上垂尘是也,各半两)

上为细末。每服二钱,烧秤锤通红投酒中,用此药酒调下,食前服。

114. 沉香牡丹丸(《普济方·卷三百三十一·妇人诸疾门·赤白带下》)

治妇人血海久虚,经候不利,赤白带下,白气冲心,多发刺痛,四肢困烦。

沉香(三分) 牡丹皮(去心) 赤芍药 当归 桂心 川芎 黄芪(去芦,蜜炙) 人参 茯苓 山药 白芷 橘红 吴茱萸(炮七次,炒) 白巴戟(去心) 木香 牛膝(酒浸去苗) 枳壳(去瓤麸炒) 肉豆蔻 制厚朴 生干姜 白龙骨(各半两)

上为末,炼蜜丸如梧桐子大。每服二十丸,空心温酒下,若心腹痛,煎白芷酒下。

115. 柏叶散(《普济方·卷三百三十一·妇人诸疾门·赤白带下》)

治妇人带下腹痛。

柏叶(炙黄,二两) 芎䓖 芍药 白芷 干姜(炮) 牡丹(去心,各二两) 当归(焙,半两)

上为散。每服二钱,食前温酒调下。

116. 茅花散(《普济方·卷三百三十一·妇人诸疾门·赤白带下》)

治血崩不止,赤白带下。

茅花(一握,炒)　棕树皮(三寸)　嫩荷叶(三张)　甘草节(二两)

上为细末,空心酒调一匙尖服。

117. 棕毛散(《普济方·卷三百三十一·妇人诸疾门·赤白带下》)

治赤白带下,血崩漏下,胎气久冷,脐腹疼痛。

棕毛(烧灰存性)　蒲黄(炒,各等分)

上每服三钱,好酒调下,空心食前,日进二服。

118. 香附子散(《普济方·卷三百三十一·妇人诸疾门·赤白带下》)

治赤白带下。

百草霜(一两)　当归　香附子　紫金皮　乌药(各八钱)　伏龙肝(一两)

上为末,以水牛膏同茴香炒,用酒调三大钱,不拘时候,通口服。忌食鱼腥、母猪等肉。

119. 白马蹄散(《普济方·卷三百三十一·妇人诸疾门·赤白带下》)

治带下。下白者取白马蹄,下赤者取赤马蹄,随色取之。

白马蹄(四两)　鳖甲(十八铢)　牡蛎(一两十八铢)

上为治下筛,空心酒下方寸匕,日三服,加至一匕半。

120. 卫生汤(《普济方·卷三百三十一·妇人诸疾门·赤白带下》)

治带下。

白芍药　当归(各二两)　黄芪(三两)　甘草(一两)

上为粗末。每服半两,水二盏煎至一盏,空心服,如虚者加人参一两,白术二两。月事不来,先服降心火之剂,后服局方五补丸,后以卫生汤治脾胃以补气血可也。

121. 白芷散(《普济方·卷三百三十一·妇人诸疾门·赤白带下》)

治妇人赤白带下。

白芷(一两)　海螵蛸(二两,烧)　胎发(一团,煅)

上为细末,空心温酒调下二钱。

122. 益母草散(《普济方·卷三百三十一·妇人诸疾门·赤白带下》)

治赤白恶露下不止。

益母草

开花时采,阴干为细末。空心温酒调下二钱,日三服。

123. 补经固真汤(《普济方·卷三百三十一·妇人诸疾门·赤白带下》)

治白带常漏久矣。

炙甘草　柴胡(各一钱)　干姜末(三钱)　橘皮(半钱,不用皮)　人参(一钱)　白葵花(十六个,去萼剪碎)　生黄芩(一钱,另锉)　郁李仁(一钱,去皮尖,另研如泥)

上件,除黄芩外,以水三大盏煎至一盏七分,再入黄芩同煎至一盏,去滓,空心大热服之,候少时,以早饭压之。

124. 香附丸(《普济方·卷三百三十一·妇人诸疾门·赤白带下》)

治妇人白带,下元虚冷。

香附子(二两,醋煮)　吴茱萸　白薇(各一两)

上为细末,酒糊为丸如梧桐子大。每服五十丸,米汤下,空心服。

125. 白薇丸(《普济方·卷三百三十一·妇人诸疾门·赤白带下》)

治妇人白带不止。

白薇(拣,一两)　赤芍药　乌贼鱼骨(去甲,各半两)

上为末,炼醋一盏,熬成膏,丸如梧桐子大。每服二十丸,食前熟水下,日再。

126. 五灰散(《普济方·卷三百三十一·妇人诸疾门·赤白带下》)

治崩中带下者,或因月候未止,而有触伤,或产后早起,久悬厕上,为风所伤,各随五脏而为五色,白如涕,赤如血,黄如烂瓜,青如蓝汁,黑如衃血。

艾灰　矾灰　莲蓬灰　牡蛎灰　海螵蛸(烧焦)

上为末。每服二钱,糯米饮调下,食前。

127. 神效三良散(《普济方·卷三百三十一·妇人诸疾门·赤白带下》)

治妇人五色带下不止。

吴茱萸(墨豆同炒)　寒食面　干姜(炮,各一两)

上为散。每服二钱,食前温酒调下,日三服。

128. 坚中丸(《普济方·卷三百三十一·妇

人诸疾门·赤白带下》)

治室女白带下。

半夏(一两) 猪苓(二两,锉,别为末)

上同炒半夏令黄色,取半夏为末,水糊为丸如梧桐子大,焙干。白汤下二十丸,不以时,留猪苓末养此丸子。

129. 煮附丸(《玉机微义·卷四十九·妇人门》)

治妇女经候不调,血气刺痛,腹胁膨胀,头晕恶心,崩漏带下。

香附子(擦去皮,不以多少,米醋浸一日,用瓦铫煮令醋尽)

上为末,醋糊为丸如梧桐子大,晒干。每服五十丸,淡醋汤送下。

130. 如神散(《袖珍方·卷四·妇人·调经众疾》)

治妇人血崩不止,赤白带下。

香附子 赤芍药(各等分)

上为末。盐一捻,水二盏,煎至一盏,去滓,食前温服。

131. 如圣丹(《袖珍方·卷四·妇人·调经众疾》)

治妇人经脉不调,赤白带下。

枯矾(四两) 蛇床子(二两)

上为末,醋糊为丸如弹子大,用干胭脂为衣。绵裹放阴中,如热极再换。

132. 乌鸡煎丸(《袖珍方·卷四·妇人·调经众疾》)

治妇人百病,虚劳血气,赤白带下。

当归(六两) 黄芪(六两) 生地黄(四两) 香附子(四两) 茯苓(三两) 人参(二两) 官桂(二两) 地骨皮(二两)

上用乌骨白鸡一只,男用雌,女用雄,笼住,将黄芪末和炒面为丸,如鸡头子大,喂鸡,眼生眵,吊死,去肠肚洗净,捋毛椎碎骨,入前药鸡腹内,用酒一瓶,醋一瓶,煮一宿,取骨焙枯研,共为细末,用汁打糊为丸如梧桐子大。每服五十丸,盐汤送下。

133. 当归散(《医方类聚·卷二百一十·妇人门五》引《医林方》)

治妇人赤白带下。

夏枯草 当归 白芍药 干姜(各等分)

上为细末。每服三钱,食前、空心米汤调下。

134. 秘金丹(《医方类聚·卷二百一十·妇人门五》引《吴氏集验方》)

治带下。

生地黄(半斤,洗净,薄切,日晒干,入新砂盆内,慢火炒黄黑色) 官桂(半两,去皮) 蒲黄(三钱,以纸衬砂盆内,炒赤黄色) 白芍药(半两) 川芎(三钱,炒) 鸡头粉(半两) 莲花蕊(二钱,焙) 白龙骨(三钱) 熟地黄(一两) 肉苁蓉(三钱,酒浸一宿,焙干) 北五味(三钱) 菟丝子(三钱) 远志(三钱,去心) 鹿茸(半两,酥炙) 川当归(半两,去芦) 木香(三钱) 丁香(三钱) 天雄(一对,去皮,炮,切)

上为极细末,炼蜜为丸如梧桐子大。每服六十丸,空心以酒醋汤送下。

135. 一捏金散(《医学正传·卷四·疝气》)

治女子带下瘕聚,少腹绕脐下引横骨及阴中切痛。

玄胡索 川楝子(酒煮) 全蝎(去毒,炒) 茴香(各等分)

上为细末。每服二钱匕,热酒调下。

136. 香附一物丸(《医学正传·卷七·妇人科上·月经》)

治经候不调,血气刺痛,腹胁膨胀,头眩恶心,崩漏带下,便血癥瘕。

香附子(杵去皮毛,不拘多少,米醋浸一日夜,用瓦铫煮令熟,焙干)

上为细末,醋糊为丸如梧桐子大,晒干。每服五十丸,淡醋汤送下。

137. 归脾汤(《正体类要·卷下·方药》)

治妇女月经不调,赤白带下。

白术(一钱) 当归(一钱) 白茯苓(一钱) 黄芪(炒,一钱) 龙眼肉(一钱) 远志(一钱) 酸枣仁(炒,一钱) 木香(五分) 甘草(炙,三分) 人参(一钱)

加生姜、大枣,水煎服。

138. 大造丸(《扶寿精方·卷上·诸虚门》)

治妇人带下,素无孕育。

紫河车(一具,米泔水洗净,新瓦上焙干,用须首生者佳;或云砂锅随水煮干,捣烂) 败龟版(年久者,童便浸三日,酥炙黄,二两) 黄柏(去粗皮,盐酒浸,炒褐色,一两五钱) 杜仲(酥炙,去丝,一两五钱）　牛膝（去苗，酒浸，晒干，一两二钱）　怀生地黄（二两五钱，肥大沉水者，纳入砂仁末六钱）　白茯苓（一块重二两，稀绢包，同入银罐内，好酒煮七次，去茯苓不用）　天门冬（去心，一两二钱）　麦门冬（去心，一两二钱）　人参（一两）

上除地黄另用石木舂一日，余共为末，和地黄膏，再加酒米糊为丸如小豆大。每服八九十丸，空心、临卧盐汤、沸汤、姜汤任下；寒月好酒下。

139. 蒸脐方（《扶寿精方·卷上·诸虚门》）

治妇人月信不调，赤白带下。

荞麦（以水和为一圈径寸余，脐大者经二寸，二钱）　乳香（二钱）　没药（二钱）　虾鼠粪（即一头尖，二钱）　青盐（二钱）　两头尖（二钱）　川续断（二钱）　麝香（一分）

上各为末，入荞麦圈内，置脐上，上覆槐皮（去粗）半分厚，加豆大艾炷，灸至腹内微作声为度，不可令内痛，痛则反损真气，槐皮觉焦即更新者。每年中秋日蒸一次。若患风气有郁热在腠理者，加女子月信拌药则易汗，汗出而疾随愈。

140. 返魂丹（《丹溪心法附余·卷二十一·产后》）

治产后赤白带下。

野天麻（一名益母草，方梗，四至五月节间开紫花时，采花叶子，阴干，半斤）　木香（五钱）　赤芍药（六钱）　当归（七钱）

上为细末，炼蜜为丸如弹子大。每服一丸，秦艽同糯米煎汤送下。

141. 济阴丹（《活人心统·卷三》）

治月水不调，赤白带下，不受孕，肚腹刺痛。

川芎（八钱）　川归（八钱）　川萆薢（八钱）　生地（八钱）　赤芍（一两半）　香附（一两半）　陈二艾　小茴香（五钱）　南木香（三钱）　刘寄奴（五钱）　蓬术（七钱半）

上为末，米糊为丸如梧桐子大。每服六十丸，空心白汤送下。

142. 加味调经散（《活人心统·卷三》）

治妇人经候不调，带下。

肉桂（五钱）　白芷（五钱）　川芎（五钱）　川归（五钱）　芍药（五钱）　玄胡索（五钱）　牡丹皮（五钱）　蒲黄（五钱）　细辛（一两）　麝香（一两）

上为末。每服二钱，食前白汤调下。

143. 蠲带丸（《活人心统·卷三》）

治妇人久远赤白带下。

当归（一两）　地黄（一两）　茯苓（一两）　石脂（一两）　香附（一两）　地榆（一两）　白芷（一两）　芍药（一两）　川芎（一两）　牡蛎（一两）　秦艽（一两）　龙骨（五钱）　扁豆衣（五钱）　干姜（五钱）　人参（五钱）　青木香（三钱）

上为末，醋为丸如梧桐子大。每服五十丸，空心白汤送下，每日二次。

144. 当归泽兰丸（《摄生众妙方·卷十·妇人门》）

治妇人经脉不调，赤白带下，久无子者。

香附子（去衣，分作四处，童便四两、酒四两、醋四两、米泔四两各浸一宿，一斤）　当归（去须，酒浸，二两）　白芍药（炒，二两）　熟地黄（酒制，二两）　生地黄（二两）　泽兰叶（一两五钱）　艾叶（一两五钱）　白术（一两五钱）　黄芩（一两）　川芎（二两）

上为末，醋糊为丸如赤豆大。每服六十丸，空心白汤或酒送下。

145. 魏元君济生丹（《摄生众妙方·卷十·妇人门》）

治妇人赤白带下。

荞麦面（不拘多少）

用鸡子清为丸。每服三五十丸，白汤送下。

146. 兜肚方（《摄生众妙方·卷十一·子嗣门》）

治痞积，遗精，白浊，妇人赤白带下，及妇人经脉不调，久不受孕。

白檀香（一两）　零陵香（五钱）　马蹄香（五钱）　香白芷（五钱）　马兜铃（五钱）　木鳖子（八钱）　羚羊角（一两）　甘松（五钱）　升麻（五钱）　丁皮（七钱）　血竭（五钱）　麝香（九分）

上为末，用蕲艾絮绵装白绫兜肚内，做成三个兜肚。初服者，用三日后一解，至第五日复服，至一月后常服。

147. 四制香附丸

1）《摄生众妙方·卷十一·子嗣门》

治妇女经水不调，赤白带下，腹痛胞闭，阴虚气滞，不能生育。

香附米（一斤，四两酒浸，四两盐汤浸，四两童便浸，四两醋浸，各三日，滤干，炒）　当归（四两，酒浸） 川芎（四两） 熟地炭（四两，姜汁炒） 白芍药（四两，酒炒） 白术（二两） 陈皮（二两） 泽兰叶（二两） 黄柏（一两，酒炒） 甘草（一两，酒炒）

上为末，酒糊为丸。每服七十丸，空心白汤送下。

2）《成方便读·卷四·经产之剂》

治妇人经水不调，赤白带下，气血凝滞，腹痛经闭，或气块血块，两胁胀满，及呕吐恶心，胎前产后一切等证。

香附（四两） 当归（三两） 广艾绒（二两） 白芍（二两） 黄芩（二两） 丹参（二两） 生地（四两） 川芎（一两五钱） 甘草（一两） 广皮（一两） 砂仁（一两）

上为丸服。

148. 克应丸（《古今医统大全·卷八十四·药方·四物汤论》）

治妇人赤白带下。

熟地黄（二两） 赤芍药（二两） 当归（二两半） 赤石脂（煅，一两） 龙骨（一两） 牡蛎（煅，以酒淬，一两） 茯苓（一两） 牡丹皮（一两） 川芎（一两） 艾叶（制，研，一两）

上为末，醋糊为丸如梧桐子大。每服五十丸，空心白汤送下。

149. 术附丸（《古今医统大全·卷八十四·药方·四物汤论》）

治月经不调，脐腹痛，肋疼腰胀，恶心头晕，或发热发寒，心忪乏力，崩中带下。

苍术（去土，一斤，净，用米泔水浸，逐日换新泔，春五日，夏五日，秋七日，冬一十日，切片，焙干，分四制：一分用茴香一两，盐一两同炒，术黄为度；一分用川乌一个制，切片，川楝子一两打碎，同术炒黄为度；一分用川椒一两，去目及合口者，破故纸一两，同术炒黄为度；一分用好醋、好酒各一盏煮术干，焙燥用之） 香附（一斤，分四制，酒、醋、盐水、童便，如前分四时各浸日数，炒干）

上为末，老米面糊为丸如梧桐子大。每服五十丸，空心、食前白汤送下。

150. 补宫丸（《万氏妇人科·卷一·崩漏章·赤白带下》）

治带下久不止。

鹿角霜 白茯 白术 白芍 白芷 牡蛎（煅，童便炒） 山药 龙骨（煅） 赤石脂（各等分） 干姜（炒，减半）

醋糊为丸。空心米饮送下。

151. 温脐兜肚方（《医学入门·内集·卷一·针灸·炼脐法》）

妇人赤白带下，经脉不调，久不受孕。

白檀香（一两） 羚羊角（一两） 零陵香（五钱） 沉香（五钱） 白芷（五钱） 马兜铃（五钱） 木鳖子（五钱） 甘松（五钱） 升麻（五钱） 血竭（五钱） 丁香皮（七钱） 麝香（九分）

上为末，分作三份。每用一份，以熟艾絮绵装白绫兜肚内，初服者每三日后一解，至第五日又服，一月后常服之。

152. 龟柏姜栀丸（《医学入门·外集·卷七·妇人小儿外科用药赋》）

治赤白带下，或时腹痛。

龟版（三两） 黄柏（一两） 干姜（炒，一钱） 栀子（二钱半）

上为末，酒糊为丸。白汤送下。

153. 琥珀朱砂丸（《医学入门·外集·卷七·妇人小儿外科用药赋》）

治室女带下。

琥珀（四钱） 木香（四钱） 当归（四钱） 没药（四钱） 乳香（一钱） 麝香（二分半） 朱砂（二分半）

上为末，水为丸如龙眼核大。每用一丸，温酒磨服。

154. 熟料五积散（《医学入门·外集·卷七·通用古方诗括》）

治妇人经脉不调及腹痛带下。

白芷（三分） 川芎（三分） 芍药（三分） 甘草（三分） 茯苓（三分） 当归（三分） 肉桂（三分） 陈皮（六分） 麻黄（六分） 厚朴（四分） 干姜（四分） 桔梗（一分半） 枳壳（五分） 半夏（二分） 苍术（七分半）

除白芷、肉桂二味外，余十三味，用慢火炒令色变，摊冷，入桂、芷和匀。

155. 白虎丸（《古今医鉴·卷六·青筋》）

治心腹痛，及妇人崩漏、带下。

千年古石灰（不拘多少，刮去杂色、泥土，杵为末，水飞过）

晒勿令太燥，量可丸即收为丸，如梧桐子大。

每服五十丸,看轻重加减,烧酒送下。

156. 散滞茴香汤(《古今医鉴·卷八·淋闭》)

治诸淋,并妇人赤白带下。

小茴香(一钱) 当归(一钱) 乌药(一钱) 荆芥穗(一钱) 黄连(一钱) 木通(一钱) 萹竹(一钱) 砂仁(八分) 薄荷(八分) 香附子(五分)

上锉一剂,加淡竹叶一十片,水煎,空心温服。

157. 二气丹(《古今医鉴·卷十一·带下》)

治赤白带下。

舶上硫黄(一两,熔化,倾入水中,如此七次) 朱砂(一两) 官桂(一两) 干姜(炮,一两) 大附子(面包煨,去皮,五钱) 鹿茸(二两,酥炙) 麝香(一钱)

上为末,醋糊为丸如梧桐子大。每服三十丸,空心盐汤送下。如虚劳发热,先以四物汤四钱,小柴胡六钱,合和煎服,后用十全大补汤。

158. 四神丸(《古今医鉴·卷十一·带下》)

治白带。

香附米(八两,酒、醋、童便各浸二两,浸三日,炒) 砂仁(二两,炒) 苍术(二两,米泔水浸,牡蛎粉炒) 椿根白皮(二两,蜜水炒)

上为末,黄米煮饭为丸如梧桐子大。每服五十至六十丸,空心黄酒送下。

159. 平补固真丹(《本草纲目·卷十二·引乾坤生意》)

治妇人赤白带下,崩漏。

金州苍术(刮净,一斤,分作四分:一分川椒一两炒,一分破故纸一两炒,一分茴香、食盐各一两炒,一分川楝肉一两炒,取净术为末) 白茯苓末(二两) 酒洗当归末(二两)

酒煮面糊为丸如梧桐子大。每服五十丸,空心盐、酒送下。

160. 无极丸(《本草纲目·卷十七·引医林集要》)

治妇人经血不通,赤白带下,崩漏不止。

锦纹大黄(一斤)

上分作四分:一分用童便一碗,食盐二钱,浸一日,切晒;一分用醇酒一碗,浸一日,切晒,再以巴豆仁三五粒同炒豆黄,去豆不用;一分用红花四两泡水一碗,浸一日,切晒;一分用当归四两,入淡醋一碗,同浸一日,去归切晒;为末,炼蜜为丸如梧桐子大。每服五十丸,空心温酒送下。取下恶物为验,未下再服。

161. 地榆膏(《赤水玄珠·卷二十·调经门·赤白带下》)

治赤白带下骨立者。

地榆(一斤)

用水三升煎至一半,去滓再煎如稠饧,空心服三合,一日二次。

162. 五灵散(《赤水玄珠·卷二十·调经门·赤白带下》)

治赤白带下。

五灵脂(半生半炒)

上为末,酒调服。

163. 秘验带下丸(《医林绳墨大全·卷九·带下》)

治妇人带下虚脱症。

芡实粉(二两) 白茯苓(一两) 赤石脂(煅,一两) 牡蛎(煅,酒淬,一两) 禹余粮(煅,一两) 石灰(风化,八钱,好醋一盏拌和前末,干,再捣筛过)

上药用糯米煮粥,和捣为丸如梧桐子大。每服五十丸,加至六十至七十丸,空心以米汤送下。

164. 白带丸(《仁术便览·卷四·赤白带下》)

治赤白带下。

蕲艾(二两) 当归(二两) 熟地(二两) 香附(三两,醋煮,焙) 川芎(一两二钱) 人参(一两二钱) 白芍(酒炒,一两) 白术(一两) 苍术(一两) 阿胶(一两) 黄柏(酒炒,一两) 樗根皮(一两) 地榆(七钱) 白茯(八钱) 白石脂(火煅,六钱)

上为极细末,醋糊为丸如梧桐子大。每服六十至七十丸,空心温水送下。

165. 调经丸(《仁术便览·卷四·妇女经病》)

治经水或前或后,或多或少,或有积块,或赤白带下,或经水二三月不行。

熟地(三两) 当归(二两) 芍药(一两半) 香附(四两) 莪术(一两) 陈皮(一两) 白术(二两) 枳实(一两) 乌药(一两) 砂仁(五钱) 阿胶(五钱) 艾叶(七钱)

将艾叶、香附、芍药一处醋煮透焙干为末，醋糊为丸如梧桐子大。每服六十丸，空心米汤送下。

166. 回生丹(《万病回春·卷六·产后》)

治妊妇胎前产后，崩漏带下。

大黄(一斤，为末) 苏木(二两，锉，用河水五碗，煎汁三碗，去滓不用，存汁) 红花(三两，炒黄色，入好酒一大壶，同煮三五滚，去红花不用，存汁用) 黑豆(三升，煮熟取汁三碗，去豆不用，只用豆汁)

先将大黄末以好米醋三至四碗搅匀，以文武火熬成膏，如此二遍，次下红花酒、苏木汤、黑豆汁搅开，大黄膏入内，又熬成膏取出，如有锅粑，再焙干入后药：

当归(一两) 川芎(一两) 熟地黄(一两) 白茯苓(去皮，一两) 苍术(米泔浸，一两) 香附米(一两) 乌药(一两) 玄胡索(一两) 桃仁(另研，一两) 蒲黄(一两) 牛膝(去芦，一两) 白芍(酒炒，五钱) 甘草(五钱) 陈皮(五钱) 木香(五钱) 三棱(五钱) 五灵脂(五钱) 羌活(五钱) 地榆(五钱) 山萸(酒浸，去核，五钱) 人参(三钱) 白术(去芦，三钱) 青皮(去瓤，三钱) 木瓜(三钱) 良姜(四钱) 乳香(一钱) 没药(一钱)

上为细末，用大黄膏为丸如弹子大。每服一丸，酒顿化，通口服。

167. 加减八物汤(《万病回春·卷六·带下》)

治妇人赤白带下。

当归 川芎 白芍(酒炒) 生地黄 人参(去芦) 白术(去芦) 茯苓(去皮) 山药 杜仲(酒炒) 香附(炒，各等分) 甘草(减半) 乌梅(一个)

上锉一剂。加生姜、大枣，水煎，食前温服。

168. 千金调经散(《万病回春·卷六·调经》)

治妇人经水不调，或曾经小产，或带下三十六病，腹痛口干，或发热，小腹急痛，手足烦热，六腑不调，时时泄血，经水不调，久不怀孕。

当归(二钱) 白芍(二钱，酒炒) 川芎(二钱) 人参(一钱) 阿胶(一钱，炒) 牡丹皮(一钱) 吴茱萸(一钱，炒) 肉桂(一钱) 甘草(五分) 半夏(一钱五分，姜制) 麦门冬(去心，一钱五分)

上锉一剂。加生姜，水煎服。

169. 收带六合丸(《万病回春·卷六·带下》)

治赤白带下，肚腹疼痛。

白术(二两，米泔浸，焙) 苍术(二两，米泔浸焙) 白茯苓(二两，去皮) 陈皮(二两，盐水洗去白) 当归(二两，酒洗) 白芍(酒炒，二两) 熟地黄(一两半，酒洗) 半夏(姜制，一两半) 椿根白皮(一两二钱，洗，炒) 牡丹皮(一两二钱) 黄柏(酒炒，一两二钱) 防风(九钱) 甘草(炙，一两) 升麻(八钱) 一方加香附、枳壳

上为末，酒糊丸如梧桐子大。每服一百丸，空心米汤下，盐汤亦可。

170. 通经甘露丸(《万病回春·卷六·经闭》)

治妇人经血不通，崩漏肠风，赤白带下，血气五淋。

大黄(十六两，四两用头红花四两，入水取汁浸一日，不用红花；四两以童便入盐二钱浸一日，取出晒干，不用童便；四两用好酒浸一日，令软，切片如杏核大，晒干，入去皮巴豆三五粒，同炒黄色，去巴豆不用；四两用当归四两入淡醋浸一日，晒干，不用当归。上四份共合一处) 南木香(二两) 百草霜(五钱)

上为细末、以当归、醋红花水煮米糊为丸如梧桐子大。每服三十至四十丸，空心温酒送下。

171. 调经养血丸(《万病回春·卷六·经闭》)

治妇女经脉不行或不调，或前或后，赤白带下，久不成孕。

香附(十二两，酒、醋、盐汤、童便各浸三日，取出炒) 当归(酒洗，二两) 白芍(酒炒，二两) 川芎(一两) 生地黄(酒洗，二两) 茯苓(去皮，一两) 白芷(一两) 牡丹皮(酒洗，一两) 干姜(炒，一两) 肉桂(一两) 红花(一两) 桃仁(泡去皮，一两) 玄胡索(六钱) 没药(一两) 半夏(香油炒，一两) 甘草(炙，一两) 小茴(炒，三钱) 莪术(煨，醋炒，五钱) 阿胶(蛤粉炒成珠，一两)

上为末，醋糊为丸。每服八十丸，空心白汤、

黄酒任下。

172. 华山五子丹(《鲁府禁方·卷一·福集·中风》)

治赤白带下。

当归(二两) 川芎(二两) 生地黄(二两) 熟地黄(二两) 川乌(煨,去皮,二两) 白术(二两) 苍术(二两,酒浸三日,焙干) 甘松(二两) 益智仁(二两) 五灵脂(二两) 桔梗(二两) 人参(二两) 白茯苓(二两) 白豆蔻(二两) 天麻(一两) 陈皮(一两) 麻黄(一两) 滑石(一两) 川椒(一两) 甘草(一两) 白芷(一两) 木香(二钱半) 丁香(二钱半) 沉香(二钱半) 乳香(二钱半) 没药(二钱半) 牛黄(二钱半)

上为细末,炼蜜为丸如樱桃大。每服一丸,细嚼,茶酒米汤任下。

173. 刘刺史丸(《鲁府禁方·卷三·康集·带下》)

治赤白带下。

肉苁蓉(酒洗,一两三钱) 覆盆子(去蒂,一两二钱) 蛇床子(一两二钱) 菟丝子(酒制,一两二钱) 乌贼骨(八钱) 五味子(六钱) 当归(酒洗,一两二钱) 川芎(一两一钱) 白芍(一两) 防风(六钱) 黄芩(五钱) 艾叶(三钱) 牡蛎(八钱,盐泥固济煨透,去泥,研)

上为末,炼蜜为丸。每服三十或四十丸,早、晚青盐汤送下。

174. 清带四物汤(《鲁府禁方·卷三·康集·带下》)

治血淋、赤白带下。

当归(酒洗,一钱) 川芎(一钱) 熟地黄(一钱) 枳壳(麸炒,一钱) 香附(炒,一钱) 白附子(五分) 防风(五分) 橘红(一钱) 良姜(五分) 荆芥(七分) 甘草(三分)

上锉,加大枣三枚,酒二钟,煎七分,入白面一撮,入净肉汁,再煎二至三沸,空心服。白带多,加均姜(炮)、吴茱萸(炒)。

175. 益母散(《女科证治准绳·卷一·调经门·赤白带下》)

治带下赤白,恶露下不止。

益母草(开花时采)

上为细末。每服二钱,空心温酒下,日三次。

176. 香矾散(《医学六要·治法汇·卷七》)

治血崩,带下。

香附子 白矾末

用醋浸香附一宿,炒极黑为灰,存性。每一两入白矾末二钱,空心米饮调服。

177. 加味威喜丸(《四明宋氏女科秘书·经漏血崩门》)

治带下,白浊。

白茯苓(去皮,四两,切碎,同猪苓二两煮半日,去猪苓) 牡蛎(二两) 黄蜡(二两)

上将黄蜡熔化,炼蜜为丸如梧桐子大。每服八十丸,空心清汤送下。

178. 归附地黄丸(《寿世保元·卷七·带下》)

治妇女赤白带下。

当归(酒洗,三两) 川芎(一两) 白芍(酒炒,二两) 熟地黄(酒蒸,一两) 香附子(童便浸,炒,二两) 陈皮(一两半) 黄柏(去皮,童便浸三日,晒干,一两半) 知母(去毛,一两半,酒浸,晒干) 五味子(一两半) 苍术(米泔浸,炒,二两) 牡蛎(煅,五钱) 椿根皮(酒炒,二两半) 一方有白葵花;一方有山茱萸(酒蒸,去核),无五味

上为细末,酒糊为丸如梧桐子大。每服五十丸,空心淡盐汤下,后用干物压之。

179. 六龙固本丸(《寿世保元·卷七·带下》)

治妇人赤白带下,不孕,及小产、血崩、五劳七情等致虚者。

怀山药(四两) 巴戟肉(四两) 山茱萸肉(四两) 川楝子肉(二两) 黄芪(一两) 补骨脂(二两,青盐三钱煎汤,拌半日,搓去皮,黄柏五钱酒煎,拌骨脂,炒) 小茴香(一两,盐二钱煎汤,拌楝肉,同炒干) 人参(二两) 莲肉(二两) 木瓜(二两) 当归身(二两) 生地黄(二两) 白芍(一两) 川芎(一两)

用水三碗、童便二钟拌浸一日,烘,又浸又烘干,上为细末,用斑龙胶一料为丸如梧桐子大。每服一百丸,空心淡盐汤送下。

180. 清玉散(《寿世保元·卷七·带下》)

治妇人赤白带下,上热下寒,口出恶气,或咽干,或牙痛,或耳鸣,或遍身流注疼痛,发热憎寒,

或口吐酸水，或心腹气痛，或下五色腥臭。

当归（酒洗） 川芎 生地黄 牡丹皮 陈皮 黄连 升麻 甘草 半夏（姜制） 白茯苓 赤芍 苍术（米泔浸） 香附 黄芩 柴胡（去芦）

上锉一剂，加生姜，水煎服。

181. 十六味保元汤（《寿世保元·卷七·带下》）

治带下。

黄芪（一钱） 石斛（七分） 巴戟肉（二钱） 白茯苓（一钱） 升麻（七分） 圆眼肉（三钱） 贯仲（去根土，三钱） 人参（二钱） 山药（一钱） 川独活（一钱） 当归身（二钱） 莲蕊（一钱） 黄柏（酒炒，八分） 生甘草（三分） 杜仲（小茴、盐、醋汤浸炒，一钱五分） 骨碎补（先以稻草火上烙去毛，以粗布拭净，二钱）

上锉一剂，水煎，空心温服。

182. 溯源丹（《寿世保元·卷七·带下》）

治妇人赤白带下，上热下寒，口出恶气，或咽干，或牙痛，或耳鸣，或遍身流注疼痛，发热憎寒，或口吐酸水，或心腹气痛，或下五色腥臭。

当归（酒洗，二两） 熟地黄（酒蒸，二两） 蕲艾（醋炒，二两） 香附（醋浸炒，三两） 川芎（米泔制，一两二钱） 人参（一两二钱） 白芍（酒炒，六钱） 阿胶（蛤粉炒，六钱） 白术（去芦，六钱） 茅根（六钱） 椿根皮（酒炒，一两） 黄柏（酒炒，一两） 地榆（七钱） 白茯苓（去皮，八钱） 白石脂（七钱）

上为细末，米醋糊为丸如梧桐子大。每服五十至六十丸，空心米汤送下。

183. 侧柏地榆汤（《济阴纲目·卷三·赤白带下门·治带下滑脱》）

治赤白带下，以致不能成孕。

黄芪（一钱） 侧柏叶（一钱） 地榆（一钱） 乌贼骨（一钱） 白僵蚕（一钱） 牡蛎（用盐泥固济，火煨透，去泥研，一钱） 白芷（一钱二分） 肉苁蓉（酒浸，一钱二分） 蛇床子（一钱二分）

上锉。加生姜三片，水煎，半饥时服。

184. 苁蓉菟丝丸（《济阴纲目·卷三·赤白带下门·治虚损带下》）

治赤白带下。

肉苁蓉（酒浸，一两二钱） 菟丝子（酒蒸，一两二钱） 覆盆子（一两二钱） 蛇床子（一两二钱） 当归（酒洗，一两） 白芍药（炒，一两） 川芎（一两） 牡蛎（火煅，八钱） 乌贼骨（八钱） 五味子（六钱） 防风（六钱） 黄芩（五钱） 艾叶（三钱）

上为末，炼蜜为丸如梧桐子大。每服三十至四十丸，盐汤送下，早、晚各进一服。

185. 家宝丹（《先醒斋医学广笔记·卷二》）

治妇人产难，胎衣不下，血晕，胎死腹中，及产后小腹痛如刀刺；兼治诸气中风，乳肿，血淋，胎孕不安，赤白带下，呕吐恶心，心气烦闷，经脉不调或不通，反胃，饮食无味，面唇焦黑，手足顽麻，一切风痰。

何首乌（二两，取鲜者，竹刀切片，晒干） 川乌（四两，先用湿纸包煨，去皮） 草乌（四两，温水浸半日，洗去黑毛，刮去皮，与川乌同切厚片，将无灰酒和匀，入砂器中，炭火慢煮，渐渐添酒，煮一日夜，以入口不麻为度） 苍术（四两，米泔浸一宿，去皮切片，酒炒） 大当归（二两，酒洗） 白附子（二两，去皮） 麻黄（去头节，滚汤泡去沫，四两） 桔梗（炒，四两） 粉草（炙，四两） 防风（四两） 白芷（四两） 川芎（四两） 人参（四两） 天麻（四两） 大茴香（炒，四两） 荆芥（炒，四两） 白术（面炒，四两） 木香（一两） 血竭（一两） 细辛（一两）

上为极细末，炼蜜为丸如弹子大，每丸重二钱。酒化开，和童便送下；如不能饮者，酒化开，白汤送下。

186. 香连丸（《医学启蒙·卷三》）

治女人带下。

川黄连（净，一斤，切豆大，同吴萸用汤浸泡良久，去汤，以湿萸同连闷过，方炒连赤色，去吴萸用连） 广木香（四两） 白芍药（四两，醋炒） 平胃散（四两）

上为末，醋糊为丸如梧桐子大。空心米汤送下一百余丸。

187. 调经至宝汤（《简明医彀·卷七·调经》）

治赤白带下，崩漏淋沥，恶寒发热，口渴，腹痛，小腹急疼，五心烦热，久不成孕。

当归（三钱） 白芍药（酒炒，二钱） 熟地黄（二钱） 川芎（二钱） 人参（一钱） 吴茱萸（炒，一钱） 丹皮（一钱） 半夏（制，一钱） 阿

胶(一钱)　麦冬(一钱五分)　肉桂(五分)

加生姜、大枣，煎服。

188. 保元汤(《丹台玉案·卷五·带下门》)

治赤白带下，久久不愈，气血亏损。

石斛(一钱)　巴戟天(一钱)　人参(一钱)　白茯苓(一钱)　黄柏(七分)　柴胡(七分)　甘草(七分)　地骨皮(七分)　黄连(一钱二分)　荆芥(六分)　知母(六分)　升麻(六分)

加大枣二枚，水煎，空心服。

189. 大灵丹(《丹台玉案·卷五·带下门》)

治妇人一切赤白带下，因此久不孕育，及诸虚百损。

当归身(四两)　人参(四两)　阿胶(三两)　川芎(一两八钱)　牡蛎(一两八钱)　天麻(一两八钱)　生地(二两)　丹皮(二两)　续断(二两)　何首乌(九蒸九晒，二两)　山栀(炒黑，二两)　甘草(八钱)

每服三钱，空心白滚汤送下。

190. 带下丸(《摄生秘剖·卷三》)

治妇人赤白带下。

马毛(二两，伏火一宿，白马毛治白带，赤马毛治赤带)　龟甲(四两，醋炙)　鳖甲(二两，醋炙)　牡蛎(二两，火炙)

上为末，醋水为丸如梧桐子大。每服三钱，温酒送下，一日三次。

191. 保命胜金丹(《良朋汇集经验神方·卷四·妇人门》)

治女子胎前产后，血枯经闭，崩漏，赤白带下。

南香附(一斤，第一次用童便浸，二次酒浸，三次盐水浸，四次醋浸。每次按春五、夏三、秋七、冬一十日，取起晒干)　官拣参(一两五钱)　川当归(一两五钱)　赤芍药(一两五钱)　白芍药(一两五钱)　香白芷(一两五钱)　川芎(一两五钱)　延胡索(一两五钱)　远志(去心，一两五钱)　白术(一两五钱)　桂心(二两五钱)　白茯苓(二两五钱)　牡丹皮(二两五钱)　川牛膝(二两五钱)　大熟地(四两五钱，酒洗，蒸)　白薇(四两，去芦)　大甘草(七钱五分)　藁本(三两)

上除香附另制外，十七味俱用煮酒亦按春五、夏三、秋七、冬一十日浸过，晒干为末听用。后加赤石脂、白石脂各一两，此二味用好醋浸三日，入火煅红，再淬入醋内，如此七次，焙干为末，和入药内。滴乳香、明没药各二两真，琥珀五钱，朱砂五钱(飞过)，上四味用酒煮过，研成膏，和入前药内，炼蜜为丸如弹子大，以金箔为衣，晒干，入瓷罐收贮，封固听用。凡男妇遇诸证，取药一丸，放在瓷碗内，加煮酒半碗蒸服；若女人胎前产后月子诸病，用滚水小半碗，将药用手捺碎，入碗内泡开，上用碟盖，如水冷，将碗放在锅内慢火煮热，取出碗，以银匙研细服之；如月子病，用些许醋滴在药碗内服之，若碗内药末净，再用酒涤之饮尽，令其半醉，服后稍坐片时，待身觉困倦，可卧，用衣被盖暖，使汗出通身畅快，百病退消；如女人经至而腹痛者，服此一丸，下月即不作痛；如行经前依法连服三日，任其久不生育，老必能成孕。经后第三日服药交媾，一定生男，六日行事，则生女矣。赤白石脂、真琥珀、乳香、没药、朱砂，此六味女人可用，男人不可用。

192. 暖宫丸(《良朋汇集经验神方·卷四·妇人门》)

治赤白带下，又兼种子。

蛇床子(四钱)　肉桂(一钱)　杏仁(一钱)　母丁香(一钱)　菟丝子(一钱)　白及(一钱)　细辛(一钱)　吴茱萸(一钱)　薏苡仁(一钱)　砂仁(一钱)　牡蛎(一钱)　川椒(一钱)

上为细末，炼蜜为丸如樱桃大。每用一丸，入阴户内，多时即化，每日一丸。

193. 得命丹(《良朋汇集经验神方·卷五·痈疽门》)

治妇人赤白带下。

沉香(五分)　木香(五分)　乳香(五分)　丁香(五分)　苦葶苈(五分)　牙皂(微倍，三分)　皂矾(三分，生用)　川芎(五钱)　巴豆(去油，少带油性，四钱)

上为细末，枣肉为丸如豌豆大。每服一丸，生水送下。如药不受，呕出药来，再服一丸。大人壮者用大些丸，弱人小儿用小丸。

194. 锁精丸(《女科指掌·卷一·调经门·带下方》)

治妇人带下。

补骨脂　白茯苓　五味子　青盐(各等分)

上为末，酒糊为丸。每服五十丸，空心服。

195. 万安丸(《医宗金鉴·卷四十五·妇科心法要诀·带下门》)

治带下。

牵牛(头末) 胡椒 木香 小茴香(焙,各等分)

上为末,水泛为丸。量虚实服。

196. 带下汤(《方氏脉症正宗·卷一》)

治带下。

黄芪(一钱) 白术(一钱) 当归(八分) 升麻(三分) 柴胡(四分) 苍术(一钱) 半夏(一钱) 熟地(一钱)

水煎服。

197. 赤白煎(《经验广集·卷三》)

治赤白带下。

白术(五钱) 茯苓(二钱) 车前子(一钱) 鸡冠花(二钱,赤用赤,白用白)

水煎服。

198. 雄鸡酒(《仙拈集·卷二·妇人科·带下》)

治妇人赤白带下。

雄鸡(一只,白毛黑骨)

将鸡用绳吊死,退去毛、屎,切作四块,入生姜四两、胶枣半斤、陈酒六斤,装入大坛内,泥封口,重汤煮一日,凉水拔去火毒,空心连姜、枣食之。

199. 愈浊丸(《仙拈集·卷二·妇人科·带下》)

治带下赤白浊。

良姜(二钱) 芍药(二钱) 黄柏(二钱,炒成灰) 椿树根皮(一两半)

上为末,粥为丸。每服四十至五十丸,空心服。

200. 姜芍散(《仙拈集·卷三·妇人科·带下》)

治赤白带下,不论新久。

干姜(炒黑,五钱) 白芍(酒炒,二两)

上为末。每服二钱,空心米饮调下。

201. 西台金丹(《仙拈集·卷三·妇人科·带下》)

治月水不调,赤白带下。

熟地(三两) 川芎(一两) 白芍(一两) 条芩(一两) 藁本(一两) 玄胡(一两) 茯苓(一两) 赤石脂(一两) 没药(一两) 丹皮(一两) 白薇(一两) 人参(一两) 香附(一两) 桂心(一两五钱) 甘草(一两五钱)

上为末,每药一斤,用益母膏四两,同炼蜜为丸如弹子大,约重二钱五至六分,朱砂为衣,日色略照片时,瓷器收贮。清晨服一丸。

202. 愈带丸(《仙拈集·卷三·妇人科·带下》)

治赤白带下。

寒水石 荞面(各等分)

上研细末,用水为丸,如弹子大,阴干。临服时用一丸,烧灰存性为末,黄酒调服。出汗即愈;病重者炒热,艾熏脐。

203. 观音救苦神膏(《仙拈集·卷三·妇人科·带下》)

治妇人赤白带下,难产,胞衣不下,血块痞积。

大黄(二两) 甘遂(二两) 蓖麻子(二两) 当归(一两半) 木鳖子(一两) 三棱(一两) 生地(一两) 川乌(八钱) 黄柏(八钱) 大戟(八钱) 巴豆(八钱) 肉桂(八钱) 麻黄(八钱) 皂角(八钱) 白芷(八钱) 羌活(八钱) 枳实(八钱) 香附(七钱) 芫花(七钱) 天花粉(七钱) 桃仁(七钱) 厚朴(七钱) 杏仁(七钱) 槟榔(七钱) 细辛(七钱) 全蝎(七钱) 五倍子(七钱) 川山甲(七钱) 独活(七钱) 玄参(七钱) 防风(七钱) 黄连(五钱) 蛇蜕(五钱) 蜈蚣(十条)

香油六斤,入药末五日,煎,去滓,再煎至滴水成珠,加密陀僧四两、飞丹二斤四两,熬至不老不嫩收贮,埋地下出火毒三日,随病摊贴;或作丸如豆大,每服七粒,滚水送下;或贴丹田。

204. 胜金丹(《惠直堂经验方·卷一·种子门》)

治胎前产后,月经不调,淋浊,赤白带下,血枯不孕,小产难产,血晕血瘀,停胞死胎。

香附(一斤,四制:童便、酒、盐、醋浸,春七、夏三、秋八、冬一十日,炒) 人参(一两五钱) 白薇(四两,去芦) 赤芍(一两五钱) 白芍(一两五钱) 当归(一两五钱) 白芷(一两五钱) 川芎(一两五钱) 熟地(四两五钱) 藁本(三两) 白茯苓(二两五钱) 丹皮(二两五钱) 牛膝(二两五钱) 杜仲(二两五钱) 甘草(七钱五分)

上药俱用好酒浸,春五、夏三、秋七、冬一十日,淘洗净,晒干为末;再用白石脂一两、赤石脂一两,醋浸三日,煅红、醋淬七次,烘干,研末,入前药末和匀；再用乳香、没药各一两，朱砂、琥珀各五钱，将四味用好酒研成膏，和前药炼蜜为丸如弹子大，金箔为衣。每服一丸，酒送下。如妇人行经腹痛，于经前五日服之，不过三日即愈；如素未受孕，服药数月即孕。

205. 益母丸（《惠直堂经验方·卷四·妇人门》）

治赤白带下。

益母草（四十斤，熬成膏约三斤） 真龟胶（一斤，蛤粉炒） 白当归（二斤） 川芎一斤（俱蒸熟）

上药三味为末，入益母膏为丸，每丸重三钱，晒干，瓷瓶收贮。赤带，用赤鸡冠花，白带，用白鸡冠花煎汤送下。

206. 五效丸（《本草纲目拾遗·卷八·引慈航活人书》）

治赤白带下，热淋尿血，肠风下血。

豆腐锅巴（一两） 川连（一钱）

同捣为丸如梧桐子大。每服五钱，赤带，蜜糖滚水吞下；白带，砂糖汤下。

207. 金凤衔珠丸（《妇科玉尺·卷一·月经》）

治月经不调，赤白带下，经病脐腹痛，小便白浊。

蛇床子（四钱） 母丁香（三钱） 肉桂（三钱） 杏仁（三钱） 白及（三钱） 吴萸（三钱） 菟丝子（三钱） 北细辛（三钱） 薏苡仁（三钱） 砂仁（三钱） 牡蛎（三钱） 川椒（三钱） 麝香（少许）

生蜜为丸如樱桃大。每用一丸，入炉柔存，多待先动其情，待药性行方交，一月后即有孕矣。

208. 乌艾丸（《妇科玉尺·卷五·带下》）

治赤白带下。

乌药（二两半） 艾叶（六两） 香附（四两）

将艾浸醋中一十数日，再将香附后一日晒干，共为末，醋糊为丸。酒送下。

209. 乌金丸（《妇科玉尺·卷五·带下》）

治赤白带下。

乌头 乌附 莪术 艾叶

共用醋煮烂，捣如泥，再以熟地四两、当归四两、白芍二两、川芎二两为末，和前药泥为丸。淡醋汤送下。

210. 小菟丝丸（《种福堂公选良方·卷二·内外科·赤白浊》）

治崩中带下。

石莲肉（二两，陈久者） 白茯苓（二两，蒸） 菟丝子（五两，酒浸，研）

上为细末，山药糊为丸如梧桐子大。每服五十丸，加至一百丸，空心用温酒或盐汤送下；如脚膝无力，木瓜汤送下，晚食前再服。

211. 茅根汤（《名家方选·妇女病·崩漏带下》）

治带下，诸药不效者。

茅根（四钱） 丁子（一钱） 肉桂（一钱）

水煎，频熏前阴。

212. 九霄丸（《胎产新书·女科秘要·卷八》）

治妇人月经不断，崩漏带下。

艾叶（酒浸一宿，煮干为度，一两） 牡蛎（盐泥包煨，一两） 龙骨（煅，一两） 赤石脂（醋煅七次，一两五钱） 吴茱萸（炮，七钱） 当归（酒蒸，七钱）

上为末，酒为丸。每服三四十丸，酒送下，或淡盐汤亦可。

213. 调经种玉丸（《竹林女科证治·卷四·求嗣上·妇人经水不调》）

治妇人经水不调，赤白带下，久不受孕。

香附（四制，八两） 杜仲（姜汁炒，八两） 川芎（四两） 白芍（四两） 当归身（四两） 干地黄（四两） 陈皮（四两） 小茴香（酒炒，四两） 玄胡索（微炒，四两） 肉苁蓉（酒炒，四两） 青皮（陈者，麸炒，四两） 炒乌药（四两） 酒炒黄芩（四两） 乌贼鱼骨（酥炙，四两）

共为末，醋和面糊为丸。每服一百丸，空心好酒送下。

214. 八仙饮（《产科发蒙·附录·产前后经验方》）

治赤白带下不止，阴门瘙痒。

土茯苓 陈皮 茯苓 木通 当归 金银花 大黄 川芎（各等分）

上药每服四钱，水二盏，煎一盏，温服。

215. 白物神散（《产科发蒙·附录·产前后经验方》）

治妇人带下，因气滞，欲郁，血郁者。

土茯苓(炒,十五钱)　当归(五钱)　川芎(五钱)　薏苡仁(五钱)　牡丹皮(五钱,炒)　人参(二钱)　甘草(二钱)

上为细末。每服一钱,白汤送下。

216. 妙应散(《产科发蒙·附录·产前后经验方》)

治产后带下久不止。

白术(六钱)　茯苓(六钱)　陈皮(六钱)　香附子(六钱)　川芎(六钱)　沉香(六钱)　血竭(七钱)　人参(三钱)　甘草(二钱)

上为细末。每服一钱,白汤送下。

217. 束带饮(《产科发蒙·附录·产前后经验方》)

治赤白带下,及产后恶露尽后,清血不止者。

续断　炙艾　红花　地榆　川芎　地黄　芍药　当归

每服四钱,以水一盏半,煎取八分服。

218. 通补奇经丸(《温病条辨·卷五》)

治疟疾,带下,月经不调。

鹿茸(八两,力不能者以嫩毛角代之)　紫石英(生研极细,二两)　龟版(炙,四两)　枸杞子(四两)　当归(炒黑,四两)　肉苁蓉(六两)　小茴香(炒黑,四两)　鹿角胶(六两)　沙苑蒺藜(二两)　补骨脂(四两)　人参(二两,力绵者,以九制洋参四两代之)　杜仲(二两)

上为极细末,炼蜜为丸如小梧桐子大。每服二钱,渐加至三钱。

219. 八味带下方(《先哲医话·卷上·荻野台洲》)

治妇人头疮,起因于带下者。

奇良(即土茯苓)　当归　川芎　茯苓　橘皮　金银花　通草　大黄

水煎,温服,兼用坐药。

220. 乌鸡丸(《类证治裁·卷八·痃癖癥瘕诸积论治》)

治月经不调,蓐劳,带下,崩淋。

乌骨鸡(一只,男用雌,女用雄,去皮去秽,留内金,洗肠留肠)　北五味(一两)　熟地(四两)　黄芪(三两)　於术(三两)　茯苓(二两)　归身(二两)　白芍(二两)　人参(三两)　丹皮(二两)　川芎(一两)　山药末(六两)

将北五味、熟地二味入鸡腹,用陈酒、童便于砂锅中煮,又以黄芪、於术、茯苓、归身、白芍预为末,同鸡肉捣烂焙干,骨用酥炙;研入人参、丹皮、川芎,和前药,以山药末糊丸如梧桐子大。每服三钱,人参汤送下。

221. 柏棉饮(《卫生鸿宝·卷五·女科》)

治赤白带下。

棉花子(半斤,烧存性,净一两)　柏子仁(一两,烧存性,净三钱)

上为末。每服三钱,空心淡酒调服。

222. 秘旨乌骨鸡丸(《卫生鸿宝·卷五·女科》)

治妇人郁结不舒,蒸热咳嗽,月事不调,或久闭,或倒经,产后蓐劳,及崩淋不止,赤白带下,白淫。

丝毛乌骨鸡(一只,男用雌,女用雄,溺倒,泡去毛,竹刀剖胁,出肫肝内金,去肠秽,仍入腹内)　熟地(四两)　北五味(碎,一两,二味入鸡腹内,陈酒、童便各二碗,砂锅内水煮,旋添至磨烂汁尽)　绵芪(去皮,蜜水拌炙,三两)　于术(饭上蒸九次,三两)　白茯苓(去皮,二两)　归身(酒洗,二两)　白芍(酒炒,二两)

五味为粗末,同鸡肉捣烂焙干,骨用酥炙,为粗末,入下项药:

人参(三两,无力者,党参代)　川芎(一两,童便浸晒)　丹参(二两,酒浸晒)

用干山药末六两糊为丸,大便实者,蜜丸亦可,晒干瓶贮。清晨沸汤送下三钱,卧时醇酒送下二钱。

223. 宁坤至宝丹(《卫生鸿宝·卷五·女科》)

治妇人经脉不调,带下,崩淋,虚劳,胎前产后百病。

嫩黄芪(蜜炙,三两)　白术(陈壁土炒,二两)　枣仁(炒香,二两)　归身(酒炒,二两)　香附(杵,米酒制,二两)　川断(酒炒,二两)　条芩(酒炒,二两)　甘枸杞(二两)　血余(煅不见火,二两)　阿胶(蛤粉炒,二两)　杜仲(盐水炒,二两)　茯苓(乳制,一两半)　白芍(酒炒,一两半)　丹参(酒炒,一两半)　北五味(焙,六钱)　甘草(蜜炙,一两)　朱砂(飞为衣,一两)　大生地(酒煨,四两)

上药各为细末,和匀,炼蜜为丸,每重三钱。

日服一丸，莲子汤送下。

224. 秘制兔血丸（《春脚集·卷四》）

治崩漏带下，产后恶露不行，或行血不止，或老妇倒开花症。

藿香（二两） 乳香（一两半） 沉香（一两半） 木香（一两） 母丁香（四两） 麝香（四钱）

上为细末，于腊八日用活兔血，以手就荞麦面再沾老酒为丸，重五分。每服一丸或二至三丸，以无灰老酒送下。

225. 断下丸（《医方简义·卷五·调经（附带下）》）

治赤白带下。

杞子（一两） 覆盆子（一两） 车前子（炒，一两） 煅龙骨（一两） 煅牡蛎（一两） 党参（一两） 茯苓（一两） 淮山药（一两） 杜仲（一两，酒炒） 柴胡（一两） 赤石脂（一两） 生地黄（一两） 棉花子仁（二两）

上为细末，炼蜜为丸如梧桐子大。每服二三钱，白术泡汤送下。

226. 金丹丸（《良方合璧·卷上》）

治赤白带下。

乳香 麝香 雄黄 朱砂 巴豆 牙皂 沉香 官桂 大黄 川乌 良姜 细辛 硼砂（各等分）

上为细末，用小红枣肉为丸，如黄豆大。用时以新棉花包塞鼻内，男左女右。

227. 河车大造丸（《活人方·卷三》）

治妇人多产，老年虚弱，月经不调，赤白带下。

紫河车（二具） 熟地黄（八两） 人参（四两） 白术（四两） 当归（四两） 枸杞（四两） 茯苓（四两） 芍药（四两） 黄芪（三两） 川芎（三两） 杜仲（三两） 牛膝（三两） 山药（三两） 肉桂（三两） 甘草（三两）

上为细末，炼蜜为丸。每服三至五钱，空心白汤吞服。

228. 黑归脾丸（《饲鹤亭集方·补益虚损》）

治妇人带下。

熟地（四两） 人参（二两） 冬术（二两） 茯神（二两） 枣仁（二两） 远志（二两） 黄芪（一两五钱） 当归（一两） 木香（五钱） 炙草（五钱） 桂元（一两） 生姜（一两） 大枣（五十枚）

炼蜜为丸，口服。

229. 九制香附丸（《饲鹤亭集方·女科》）

治妇人经事不调，赤白带下，气血凝滞，腹痛胸闷，两胁胀满，呕吐恶心，气块血块，胎前产后诸症。

香附（十四两） 艾（四两）

春三日，夏一日，秋三日，冬七日，一次酒，二次醋，三次盐，四次童便，五次小茴香二两，六次益智仁二两，七次丹参二两，八次姜汁，九次莱菔子二两，制如法，糊为丸。每服三四钱，开水送下。

230. 七制香附丸（《饲鹤亭集方·女科》）

治妇人一切月事不调，参前落后，赤白带下，气血凝滞，腹痛胁胀及胎产诸症。

制香附（七两） 生地（四两） 熟地（四两） 归身（四两） 白芍（四两） 益母草（四两） 党参（一两） 茯苓（二两） 冬术（二两） 萸肉（二两） 阿胶（二两） 蕲艾（二两） 枣仁（二两） 川芎（三两） 天冬（二两九钱） 黄芩（二两五钱） 延胡（一两五钱） 砂仁（一两五钱） 炙草（九钱）

神曲糊为丸服。

231. 清带汤（《医学衷中参西录·医方·治女科方》）

治妇女赤白带下。

生山药（一两） 生龙骨（六钱，捣细） 生牡蛎（六钱，捣细） 海螵蛸（四钱，去净甲，捣） 茜草（三钱）

水煎服。单赤带，加白芍、苦参各二钱；单白带，加鹿角霜、白术各三钱。

232. 九转灵丹（《灵药秘方·卷下·神仙一剪梅·阴丹法》）

治妇人崩漏、赤白带下。

灵砂（一两） 石菖蒲（一寸九节者佳，一两） 生矾（九钱） 制辰砂（五钱） 制雄黄（五钱）

上为细末，枣肉杵烂为丸如粟米大，金箔为衣，阴干收固。每服二十丸，枣汤送下。

三、治湿热带下方

1. 清心莲子饮（《太平惠民和剂局方·卷五·宝庆新增方》）

治心火偏旺，气阴两虚，湿热下注，遗精淋浊，血崩带下，遇劳则发；或肾阴不足，口舌干燥，烦躁发热。

黄芩（半两） 麦门冬（半两，去心） 地骨皮（半两） 车前子（半两） 甘草（炙，半两） 石莲肉（七两半，去心） 白茯苓（七两半） 黄芪（七两半，蜜炙） 人参（七两半）

上锉散。每服三钱，加麦门冬一十粒，水一盏半，煎取八分，去滓，水中沉冷，空心，食前服。

2. 黄连散（《圣济总录·卷七十五·热痢》）

治妇人带下挟热，多下赤脓。

黄连（一两，去须） 灶突中黑尘（一两）

上为细末。每服二钱匕，空心以温酒调下，一日二次。

3. 三妙丸（《医学正传·卷五·麻木》）

治湿热下注带下、淋浊。

黄柏（四两，切片，酒拌略炒） 苍术（六两，米泔浸一至二宿，细切，焙干） 川牛膝（去芦，二两）

上为细末，面糊为丸如梧桐子大。每服五十至七十丸，空心姜、盐汤任下。

4. 小胃丹（《古今医统大全·卷四十三·痰饮门·治法》）

治水饮痰热互结之肩膊、胸腹疼痛，食积，哮喘，咳嗽，心悸头眩，带下。

芫花（一两） 甘遂（一两） 大戟（一两） 大黄（酒拌蒸，一两半） 黄柏（炒褐色，二两）

上为细末，粥为丸如麻子大。每服十丸，温汤送下。

5. 固经丸（《万病回春·卷六·带下》）

治湿热带下。

黄柏（酒浸炒，一两） 香附（炒，一两） 山栀（炒黑，二两） 苦参（五钱） 白术（去芦，七钱半） 白芍（酒炒，七钱半） 山茱萸（酒蒸，去核，五钱） 椿根皮（酒炒，五钱） 贝母（去心，二钱） 干姜（炒，二钱） 败龟版（酒炙，二两）

上为末，酒糊为丸如梧桐子大。每服八十丸，空心白滚水送下。

6. 胜湿丸（《济阴纲目·卷三·赤白带下门·治湿热带下》）

治因湿热胜而下赤白带。

苍术（盐炒，一两） 白芍药（一两） 滑石（炒，一两） 椿根皮（炒，一两） 干姜（煨，二钱） 地榆（五钱） 枳壳（炒，三钱） 甘草（三钱）

上为末，粥为丸如梧桐子大。空心米饮送下一百丸。

7. 苍曲樗皮丸（《济阴纲目·卷三·赤白带下门·治湿热带下》）

治带下。

椿根皮（二两） 芍药（一两半） 苍术（一两） 神曲（炒，一两） 麦皮曲（炒，一两） 黄柏（炒，一两） 滑石（半两） 枳壳（半两）

上为末，粥为丸如梧桐子大。每服五十丸，空心米饮送下。

8. 万安散（《济阴纲目·卷三·赤白带下门·治湿热带下》）

治女人赤白带下，或出白物如脂，或有臭浊污水。

小茴香（炒香，二钱半） 木香（二钱半） 黑牵牛（一两，另取头末）

上为细末。以生姜自然汁调二钱，临卧服，取尽恶物为效，未尽，间日再服二钱，后以白粥补之。

9. 滋阴八味煎（《景岳全书·卷三十八人集·妇人规上·血热经迟》）

治阴虚火旺，下焦湿热而成之癃闭，尿频急痛，带下，阴痒，腰痠膝软，舌质红，尺脉旺。

山药（四两） 丹皮（三两） 白茯苓（三两） 山茱萸肉（四两） 泽泻（三两） 黄柏（盐水炒，三两） 熟地黄（八两，蒸捣） 知母（盐水炒，三两）

水煎服。

10. 龙胆泻肝汤（《医方集解·泻火之剂第十四》）

治肝胆湿热下注之阴肿阴痒，小便淋浊，尿血，带下。

龙胆草（酒炒） 黄芩（炒） 栀子（酒炒） 泽泻 木通 车前子 当归（酒洗） 生地黄（酒炒） 柴胡 甘草（生用）

水煎服。

11. 加减逍遥散（《傅青主女科·女科上卷·带下·青带下二》）

治妇人青带，带下色青，甚则如绿豆汁，稠黏不断，其气腥臭。

茯苓（五钱） 白芍（酒炒，五钱） 甘草（生用，五钱） 柴胡（一钱） 茵陈（三钱） 陈皮（一钱） 栀子（三钱，炒）

水煎服。

12. 利火汤(《傅青主女科·女科上卷·带下·黑带下四》)

治妇人胃火太旺,与命门、膀胱、三焦之火合而熬煎,带下色黑,甚则如黑豆汁,其气亦腥,腹中疼痛,小便时如刀刺,阴门发肿,面色发红,日久黄瘦,饮食兼人,口中热渴,饮以凉水,少觉宽快。

大黄(三钱) 白术(五钱,土炒) 茯苓(三钱) 车前子(三钱,酒炒) 王不留行(三钱) 黄连(三钱) 栀子(三钱,炒) 知母(二钱) 石膏(五钱,煅) 刘寄奴(三钱)

水煎服。一剂小便疼止而通利,二剂黑带变为白,三剂白亦少减,再三剂全愈矣。病愈后当节饮食,戒辛热之物,调养脾土。若恃有此方,病发即服,必伤元气矣,慎之!

13. 清肝止淋汤(《傅青主女科·女科上卷·带下·赤带下五》)

治赤带,带下色红,似血非血,淋沥不断。

白芍(一两,醋炒) 当归(一两,酒洗) 生地(五钱,酒炒) 阿胶(三钱,白面炒) 粉丹皮(三钱) 黄柏(二钱) 牛膝(二钱) 香附(一钱,酒炒) 红枣(十个) 小黑豆(一两)

水煎服。

14. 易黄汤(《傅青主女科·女科上卷·带下·黄带下三》)

治黄带,带下色黄,宛如黄茶浓汁,其气腥秽。

山药(炒,一两) 芡实(炒,一两) 黄柏(二钱,盐水炒) 车前子(一钱,酒炒) 白果(十枚,碎)

水煎,连服四剂。

15. 利肝解湿汤(《辨证录·卷十一·妇人科·带门》)

治妇人肝经湿热,带下色青,甚则色绿,如绿豆汁,稠黏不断,其气亦腥。

白芍(二两) 茯苓(一两) 干鸡冠花(五钱) 炒栀子(三钱)

水煎服。

16. 退黄汤(《辨证录·卷十一·妇人科·带门》)

治任脉湿热,带下色黄,宛如黄茶浓汁,其气带腥。

山药(一两) 芡实(一两) 黄柏(二钱) 车前子(一钱) 白果(一枚)

水煎服。连用四剂,无不全愈。

17. 解带利湿汤(《辨证录·卷十一·妇人科·带门》)

治妇人任脉湿热,带下色黄,宛如黄茶浓汁,其气带腥。

白果(一两) 茯苓(一两) 泽泻(二钱) 车前子(二钱) 炒栀子(二钱)

水煎服。

18. 解带汤(《嵩崖尊生·卷十四·妇人部·带下》)

治带下由肝经湿热、怒气所致而腹不痛者。

椿根皮(炒,二钱) 醋香附(一钱) 白芍(一钱) 白术(一钱) 侧柏(五分) 黄连(五分) 黄柏(俱酒炒,五分) 白芷(三分)

水煎服。腰腿痛,加四物四钱,羌活、防风各一钱;肥人,加苍术、半夏、南星;腹痛者,是湿热郁结,加黑姜四分、吴萸一分、木香二分、玄胡五分。

19. 解带散(《女科指要·卷一·经候门·带下》)

治湿热白带。冲任为湿热所伤,而带脉不能收引,故带下色白淫溢不已,脉缓涩者。

当归(二两) 苍术(炒,一两) 白芍(一两半,炒) 香附(二两,醋炒) 茯苓(一两) 丹皮(一两) 白术(二两,炒) 川芎(一两) 甘草(五钱)

上为散。每服三钱,空心米饮调下。

20. 葵花散(《医级·卷九·女科类方》)

治带下臭秽如脓。

赤葵花(十朵) 白葵花(十朵)

上烧灰为末。用苍术、黄柏汤调服。

21. 珠粉丸(《医家四要·卷三·〈医宗金鉴〉》)

治湿热所致的赤白浊带下。

椿根皮 黑姜 蛤粉 黄柏 滑石 神曲 青黛

上为丸。

22. 敛带固真丸(《活人方·卷七》)

治郁怒伤于肝,劳倦伤于脾气,带下或赤或白,或赤白不分,或成黄色,淋漓不净,腥秽败浊,旦夕不止,久则头目虚眩,乍寒乍热,骨蒸烦嗽,肢体倦怠,肌黄形瘦,腰膝痿痹,步履艰难。

制香附(八两) 醋艾(四两) 白术(三两)

茯苓(三两) 当归(三两) 川芎(三两) 芍药(三两) 赤石脂(二两) 鹿角霜(二两) 牡蛎粉(二两) 椿皮(二两) 黄柏(二两) 龙骨(一两)

金樱膏熬热为丸。每服三四钱,早空心米汤送下。

23. 加减清心莲子汤(《顾氏医径·卷四》)

治带下,因心火不静,热传于脾,脾中湿热,蒸郁化火而为赤带者。

石莲肉 西洋参 麦冬 地骨皮 黄芩 焦山栀 生甘草 车前子

水煎服。

24. 加减胜湿丸(《顾氏医径·卷四》)

治带下,因嗜酒好茶,湿热素盛,气虚脾弱,白带时下者。

苍术 白芍 滑石 椿根皮 枳壳 甘草 茯苓 陈皮 党参 葛花 莲须

上为丸。

四、治寒湿带下方

1. 甘草干姜茯苓白术汤(《金匮要略·卷中·五脏风寒积聚病脉证并治第十一》)

治妇女年久腰冷带下等。

甘草(二两) 白术(二两) 干姜(四两) 茯苓(四两)

以水五升,煮取三升,分温三服,腰中即温。

2. 鳖甲汤(《备急千金要方·卷三·妇人方中·下痢第十五》)

治产后早起中风冷,泄痢及带下。

鳖甲(如手大,二两) 当归(二两) 黄连(二两) 干姜(二两) 黄柏(长一尺广三寸)

上㕮咀。以水七升,煮取三升,去滓,分三服,每日三次。

3. 白马蹄丸(《备急千金要方·卷四·妇人方下·赤白带下崩中漏下第二十》)

治女人下焦寒冷成带下赤白。

白马蹄(一两) 鳖甲(一两) 鲤鱼甲(一两) 龟甲(一两) 蜀椒(一两) 磁石(二两) 甘草(二两) 杜仲(二两) 萆薢(二两) 当归(二两) 续断(二两) 芎䓖(二两) 禹余粮(二两) 桑耳(二两) 附子(二两)

上为末,炼蜜为丸如梧桐子大。每服一十丸,酒送下,加至三十丸,日三次。

4. 肉豆蔻丸(《太平圣惠方·卷七十三·治妇人白带下诸方》)

治妇人白带下,腹内冷痛。

肉豆蔻(一两,去壳) 附子(二两,炮裂,去皮脐) 白石脂(二两)

上件药,捣罗为末,炼蜜和丸如梧桐子大。每于食前,以热酒下三十丸。

5. 川椒丸(《太平圣惠方·卷七十三·治妇人久赤白带下诸方》)

治妇人久赤白带下,胁腹冷痛。

川椒〔一(二)两,去目及闭口者,微炒去汗〕 艾叶〔二(一)两,微炒〕 干姜(一两,炮裂锉) 白石脂〔一(二)两〕 芎䓖〔一(三)分〕 阿胶(一两,捣碎,炒令黄燥) 伏龙肝(一两,研入) 熟干地黄(二两)

上件药,捣罗为末,炼蜜和捣三五百杵,丸如梧桐子大。每于食前,以热酒下三十丸。

6. 阳起石汤(《圣济总录·卷一百五十三·妇人经血暴下兼带下》)

治妇人血海冷败,脱血带下,诸虚冷疾。

阳起石(二两,别捣) 白茯苓(去黑皮) 人参 甘草(炙,锉) 赤石脂 龙骨(各三两) 伏龙肝(五两) 生地黄(细切,焙,一两) 附子(炮裂,去皮脐,一两) 续断(三两)

上一十味,㕮咀。每服三钱匕,水一盏,煎至七分,去滓温服,早晨日午晚后各一。

7. 大胜金丸(《鸡峰普济方·卷十一·妇人·崩漏》)

治妊娠风冷,气血劳伤,头旋体瞤,怔忪惊悸,寒热往来,心腹胁痛,肢节烦倦,赤白带下,胎气不宁,难产疼痛,及产后一切病。

牡丹(一两) 藁本(一两) 人参(一两) 白术(一两) 白芷(一两) 白薇(一两) 白茯苓(一两) 当归(一两) 赤石脂(一两) 白芍药(一两) 甘草(一两) 川芎(一两) 没药(一两) 延胡索(一两) 桂(二两)

上为细末,炼蜜为丸如弹子大。每服一丸,空心温酒送下。

8. 久炼太素丹(《杨氏家藏方·卷十四·丹药方八道》)

治妇人子宫久寒,赤白带下。

礜石（盐泥固济，火煅十日十夜，放冷用） 阳起石（入坩锅子内，煅令通红，放冷用） 寒水石（入坩锅子内，煅令通红，放冷用） 矾石（飞过成灰用）各等分。

上为极细末，加白石脂细末少许，滴水为丸；如丸时，就口以气吹之，如鸡头子大，候干，放坩锅子内，以瓦子盖口，再烧令通赤，取出，倾在建盏内，放冷。每服一丸，空心温酒或米饮送下。

9. 石脂散（《类编朱氏集验医方·卷十·妇人门·带下》）

治白冷精带下，阴挺脱出，或青黑黄白，腹下攻痛，胸闷，头旋眼晕，耳聋啾啾，痰上壅。

赤芍药（四两，炒） 干姜 香附子（二两）

上细末。每服三钱，空心酒下；如带赤冷，即用陈米饮下，煎阿胶艾汤尤妙；若要顺气加茴香。

10. 白芷散

1）《类编朱氏集验医方·卷十·妇人门·带下》

治妇人带下，肠有败脓，淋露不已，腥秽殊甚，遂至脐腹更增冷痛。此盖为败脓血所致，卒无已期，须以此药排脓。

白芷（一两） 单叶红蜀葵根（二两，即单叶古梅根，无则以苏木节代之） 白芍药 白矾（烧枯，别研，各半两）

上细末，同以蜡丸如梧桐子大。空肚，米饮下十丸或十五丸。候脓尽，仍以他药补之。

2）《医级·卷九·女科类方》

治带下日久，清腥如水。

白芷（一两） 乌贼骨（一两） 白术（一两） 米仁（一两） 赤苓（一两） 芡实（一两）

上为末。每服五钱，米饮下。

11. 当归附子汤（《兰室秘藏·卷中·妇人门·半产误用寒凉之药论》）

治妇人脐下冷痛，赤白带下。

当归（二分） 炒盐（三分） 蝎梢（五分） 升麻（五分） 甘草（六分） 柴胡（七分） 黄柏（少许，为引用） 附子（一钱） 干姜（一钱） 良姜（一钱）

上为粗末。每服五钱，水五盏，煎至一盏，去滓，稍热服；或为细末，酒、面糊为丸，亦可。

12. 助阳汤（《兰室秘藏·卷中·妇人门·经漏不止有三论》）

治白带下，阴户中痛，控心而急痛，身黄皮缓，身重如山，阴中如冰。

生黄芩（五分） 橘皮（五分） 防风（一钱） 高良姜（一钱） 干姜（一钱） 郁李仁（一钱） 甘草（一钱） 柴胡（一钱三分） 白葵花（七朵）

上锉，如麻豆大，分作二服。水二大盏煎至一盏，去滓，食前稍热服。

13. 搐鼻香（《医垒元戎·卷十二·厥阴证》）

治子宫久冷，赤白带下。

牡蛎（煅） 紫梢花 韶脑 母丁香 黄狗头骨（煅） 蛇床子 破故纸 桂心（各等分）

上为细末，炼蜜为丸如鸡头子大。每用一丸。

14. 八味丸（《寿亲养老新书·卷四》）

治积年冷病，累岁沉疴，遗精白浊，赤白带下。

川巴戟（一两半，酒浸，去心，用荔枝肉一两，同炒赤色，去荔枝肉不要） 高良姜（一两，锉碎，用麦门冬一两半，去心，同炒赤色为度，去门冬） 川楝子（二两，去核，用降真香一两，锉碎同炒，油出为度，去降真香） 吴茱萸（一两半，去梗，用青盐一两同炒后，茱萸炮，同用） 胡芦巴（一两，用全蝎一四个同炒后，胡芦巴炮，去全蝎不用） 山药（一两半，用熟地黄同炒焦色，去地黄不用） 茯苓（一两，用川椒一两同炒赤色，去椒不用） 香附子（一两半，去毛，用牡丹皮一两同炒焦色，去牡丹皮不用）

上为细末，盐煮面糊为丸如梧桐子大。每服四五十丸，空心、食前盐汤送下，温酒亦得。

15. 天台乌药散（《医学发明·卷一·滑脉生㿗疝》）

治肝经寒凝气滞，妇人瘕聚、带下。

天台乌药（半两） 木香（半两） 茴香（炒，半两） 青皮（去白，半两） 良姜（炒，半两） 槟榔（锉，二个） 川楝子（十个） 巴豆（七十粒）

先以巴豆微打破，同楝子用麸炒，候黑色，豆、麸不用，余为细末。每服一钱，温酒送下；疼甚者，炒生姜、热酒送下亦得。

16. 玄胡苦楝汤（《普济方·卷三百二十八·妇人诸疾门·杂病》）

治妇人脐下冷撮痛，阴冷大寒，白带下。

肉桂（三分） 附子（三分） 熟地黄（一钱） 炙甘草（五分） 玄胡（二分） 黄柏（三分，为引用） 苦楝子（二分）

上㕮咀，都作一服，水四盏，煎至一盏，去滓，空心、食前稍热服。

17. 金不换丸（《普济方·卷三百三十一·妇人诸疾门·赤白带下》）

治妇人子宫虚惫，或服冷药过多，致令赤白带下，淋沥不止；或产后用力过多，阴门突出不收，一应不正之疾，并宜服之。

当归（半两） 熟地黄（一两） 川白芷（半两） 五倍子（一两） 白石脂（煅，六两） 禹余粮（半两，煅七次，用醋浸） 赤石脂（煅，一钱） 龙骨（煅，六钱） 熟艾（一两） 附子（七钱）

上为细末，醋糊丸二十丸，用艾叶煎，酒米饮亦得。虚加附子一个。

18. 艾茱丸（《普济方·卷三百三十一·妇人诸疾门·赤白带下》）

治妇人子宫久冷，赤白带下。

艾叶（一斤） 苍术 香附子 吴茱萸 橘皮（各四两）

上用米醋五升，慢火煮至醋干为度，晒干为细末，醋糊为丸如梧子大。每服七十丸，淡醋汤送下，空心食前服。

19. 白芷丸（《普济方·卷三百三十一·妇人诸疾门·赤白带下》）

治妇人带下，肠有败脓淋漓不已，腥秽殊甚，遂至脐腹更增冷痛。此盖为败脓血所致，卒无已期，须以此排脓。

白芷（一两） 单叶红蜀葵根（二两，即单叶古梅根，无根以苏木节代之亦可） 白芍药 白矾（烧枯别研，各半两）

上为末，蜡丸如桐子大。空腹米饮下十丸或十五丸，候脓候脓尽，仍以他药补之。

20. 没药散（《普济方·卷三百三十一·妇人诸疾门·赤白带下》）

治妇人血气不调，赤白带下，腰痛宫冷，男子膀胱小肠气痛，疝气沉坠痛闷。

香附子（炒，四两） 干姜（一两，半炒） 白芍药 五灵脂（各二两，炒）

上为细末。每服二钱，热酒调下，心痛，醋调下，食前，日进二服。

21. 煮附子丸（《普济方·卷三百三十一·妇人诸疾门·赤白带下》）

专治妇人子宫久冷，赤白带下。

香附子（去毛，一片） 当归（二两，酒浸） 艾叶（一两） 人参（一两） 木香（一两）

上用银石瓷罐一个，可容五升者，入艾叶、香附子于内，将好醋用慢火煮至一伏时，候微干，捣为饼，用药碾为细末，煮药，米醋糊为丸如梧桐子大。每服五十丸至七八十丸，用淡醋汤送下，空心食前服之。

22. 当归丸（《普济方·卷三百三十一·妇人诸疾门·赤白带下》）

治癞疝、白带下注、脚气，腰以下如在冰雪中，以火焙炕，重重厚绵衣盖其上，犹寒冷不任，寒之极也；面如枯鱼之象，肌肉如刀刮，削瘦峻之速也；小便不止与白带常流而不禁固，自不知觉，面白目青蓝如菜色，目昏眩无所见，身重如山，行步欹侧，不能安地，腿膝枯瘦，大便难秘，口不能言，无力之极，食不下，心下痞，烦心懊侬，不任其苦，面停垢，背恶寒，小便遗而不知。此上中下三阳真气竭，故哕呕不止，胃虚之极也。其脉沉厥紧而涩，按之空虚，若脉洪大而涩，按之无力，犹为身寒之证，沉按之不动，是为阴寒之极也；若空虚，则气血俱虚之极也。

当归（一两） 黑附子（七钱，炮，去皮脐） 茴香（半两） 高良姜（七钱，上锉如麻豆大，以上等干酒一升半同煎，至酒尽为度，木炭火上焙干，同为细末） 炒黄盐 丁香（各半两） 全蝎（三钱） 柴胡（二钱） 升麻 木香（各一钱） 苦楝（半两，生用） 甘草（炙，半钱） 玄胡索

上与前四味同为细末，酒煮白面糊为丸如梧子大。每服二十丸，空心、宿食消尽，淡醋汤下。忌油腻、冷物、酒湿面等。

23. 龙骨散（《普济方·卷三百三十一·妇人诸疾门·赤白带下》）

治妇人久冷白带下，脐腹痛。

白龙骨（一两） 乌贼鱼骨（一两半，烧灰） 桂心（一两） 白芍药（三分） 当归（二两，锉，微炒） 禹余粮（二两，烧醋淬七次） 熟干地黄（一两半） 吴茱萸（半两，汤浸七次，焙干微炒）

上件药，捣细罗为散，每于食前，以热酒调下二钱。

24. 醋煎丸（《普济方·卷三百三十一·妇人诸疾门·赤白带下》）

治血海久冷，赤白带下，月候不调，脐腹刺痛。

高良姜（锉碎，入油炒黄，二两） 干姜（炮，二两） 金毛狗头脊（去毛，二两） 附子（四枚重六钱，炮，去皮脐尖）

上为细末，别用艾叶末二两，酽醋三升煎至一升半，次入面一两，再熬成膏，和前药末为丸如梧桐子大。每服三十丸，淡醋汤下，空心食前。

25. 调经固真汤（《普济方·卷三百三十一·妇人诸疾门·赤白带下》）

治冬后一月，微有地泥冰泮，其白带，再有阴户中寒。

麻黄（不去节，半钱） 杏仁（二个） 桂枝（少许） 炙甘草（半钱） 黄芪（七分） 人参 当归身（各半钱） 高良姜（一钱） 白术（半钱） 苍术（二分） 泽泻 羌活（各一钱） 防风（二分） 柴胡（四分） 独活 藁本（各二分） 升麻 生黄芩（各五分） 干姜（炮，二分） 白葵花（七朵，去萼）

上㕮咀如麻豆大，除黄芩、麻黄各另外，都作一服，先以水三大盏半煎麻黄一味，令沸，掠去沫，入余药同煎至一盏七分，再入生黄芩，煎至一盏去滓，空心，宿食消尽，日高时热服之，待一时许，可食早饭。

26. 桂附汤（《普济方·卷三百三十一·妇人诸疾门·赤白带下》）

治白带腥臭，多悲不乐，大寒。

肉桂（一钱） 附子（三钱） 黄柏（半钱，为别用） 知母（半钱）

又，治不思饮食者，加五味子；治烦恼，面上麻，如虫行，乃胃中元气极虚，加黄芪一钱、人参七分、炙甘草、升麻各半钱。上㕮咀，都作一服，水二盏煎至一盏去滓，稍热服，食远。

27. 升阳燥湿汤（《普济方·卷三百三十一·妇人诸疾门·赤白带下》）

治白带下，阴户痛，控心而急痛，身黄皮肤燥，身重如山，阴冷如水。

防风（一钱） 柴胡（一钱半） 良姜（一钱） 干姜（半钱） 橘皮（半钱） 白葵花（二钱） 生黄芩（半钱，一作黄柏） 郁李仁（一钱） 甘草（一钱）

上锉如麻豆大，分作二服，水二盏煎至一盏，去滓，稍热服，食前，少时以美膳压之。

28. 当归附子汤（《普济方·卷三百三十一·妇人诸疾门·赤白带下》）

治脐下冷痛，赤白带下。

良姜（一钱） 干姜（一钱） 附子（一钱） 柴胡（七分） 升麻（五分） 当归（二钱） 蝎梢（五分） 炙甘草（三分） 炒盐（三分） 黄柏（少许为引用）

上为末，粗。每服五钱，水五盏煎至一盏，去滓，稍热服；或为细末，酒糊丸亦得。

29. 固真丸（《普济方·卷三百三十一·妇人诸疾门·赤白带下》）

治白带久下不止，脐腹冷痛，阴中亦然，目中溜火壅其上，视物䀮䀮然无所见，牙齿恶热饮痛，须得黄连细末㨂之乃止，惟喜干食，大恶汤饮。此病皆寒湿乘其胞内，故喜干而恶湿；肝经阴火上溢走于标，故上壅而目中溜火；肾水浸肝而上溢，致目䀮䀮而无所见；齿恶热饮者，是少阳、阳明经伏火也。

白石脂（一钱，以水烧赤，水飞研细，日干） 干姜（炮，四钱） 黄柏（酒制） 白芍药（各半钱） 白龙骨（二钱） 柴胡（一钱） 当归身（酒制，二钱）

上除石脂、龙骨水飞研外，同为极细末，水煮稀面糊为丸鸡头大，晒干。空心，候宿食消尽，煎百沸汤令大温多用送下，无令胃中停滞，待少时以早膳压之，是不令热药犯胃也。忌生冷、硬物、酒与温面。

30. 妙应丹（《普济方·卷三百三十一·妇人诸疾门·赤白带下》）

治妇人一切冷气，赤白带下。

吴茱萸 当归 艾叶 苍术 禹余粮（火煅碎为末，另火）

上等分，用米醋煮数沸，焙干，仍用醋糊丸如梧子大。每服五十丸，醋汤下。

31. 鹿角胶散（《普济方·卷三百三十一·妇人诸疾门·赤白带下》）

治妇人白带下不止，面色萎黄，绕脐冷痛。

鹿角胶 白龙骨 附子 桂 白术（各一两）

上捣罗为散。每服，于食前以粥饮调下二钱。

32. 干姜丸（《普济方·卷三百三十一·妇人诸疾门·赤白带下》）

治妇人久赤白带下，脐腹冷痛方。

干姜 阿胶 伏龙肝（细研，各一两） 白石

脂　熟干地黄(各二两)

上捣罗为末,用蜜和捣三五百杵,丸如梧桐子大。每服,食前以热酒下三十丸。

33. 白薇丸(《普济方·卷三百三十一·妇人诸疾门·赤白带下》)

治妇人血脏气弱,四肢倦怠,不思饮食,气冷微疼,赤白带下,血崩,妇人一切诸病皆治。

白薇(五两,净洗)　地黄(二两,洗焙)　牛膝(酒浸一宿,焙)　当归(酒浸一宿,焙)　山茱萸(焙)　肉桂(不见火)　白术　诃子皮　石斛　附子(炮熟,去皮尖)　黄连　干姜　肉豆蔻(生)　人参(焙)　荜茇(焙)　槟榔(生)　茯苓(焙)　没药(生研)　麒麟竭(生)　大黄(焙)　肉苁蓉(去皮毛,切,焙)　木香(焙)　薯蓣(焙,以上各一两)

上为末,炼蜜为丸如梧桐大。每服二十丸,空心,日午盐酒下,盐汤亦可。

34. 桃仁丸(《普济方·卷三百三十二·妇人诸疾门·月水不调》)

治妇人脐腹积滞,月经不调,疼痛气闭,腰腿倦弱,寒热,带下冷脓。

桃仁(去皮,炒,一两半)　虻虫(四十九个,去翅足,炒)　大黄(五钱)　朱砂(三钱)　水蛭(四十九个,米内炒二味)　穿山甲(炙,三钱)

上为末,炼蜜为丸如梧桐子大。每服十丸,如一服未效,加至二十丸,空心温酒送下。下恶滞血片,脐下痛却,吃四物汤五至七服效。

35. 二益双补膏(《医方类聚·卷一百五十三·妇人门五·引经验秘方》)

治妇人子宫久冷,年远无孕,赤白带下。

甘松(去土,净,二钱)　藁本(去土梗,净,二钱)　吴茱萸(二钱)　三柰子(面裹烧,二钱)　零陵香(二钱)　白芷(二钱)　母丁香(二钱)　官桂(二钱)　赤石脂(二钱)　藿香叶(二钱)　檀香(二钱)　麝香(二钱)　明白矾(炼去雪,二钱)　韶脑(二钱)　细辛(二钱)　紫梢花(二钱)　干姜(去皮,灰炮,二钱)　乌鱼骨(二钱)

上为极细末,炼蜜为丸。日换二服,服二旬定有孕,见效勿用。

36. 固真丹(《医方类聚·卷一百五十三·妇人门五》引《经验秘方》)

治妇人血海久冷,月水不调,崩漏带下,脐腹疼痛。

沉香(二两)　木香(二两)　小茴香(盐炒,二两)　桑螵蛸(炒,取末,二两)　当归(去头尾,酒浸,二两)　丁香(去顶,二两)　人参(二两)　麝香(另研,二两)　青娘子(二两)　红娘子(去头翅,炒过,夹纸裹三至五重,二两)　白木通(一两半,净,炒,夹纸裹三至五重)　蜻蜓(去翅足,净,微炒,二两)　川山甲(炒,五钱)　全蝎(去毒,炒,五钱)　滑石(水飞,五钱)　代赭石(水飞,五钱)　滴乳(另研,五钱)　没药(另研,五钱)　琥珀(另研,五钱)　血竭(五钱)　朱砂(水飞,为衣,五钱)　干胭脂(五钱)　黄柏(代莲子心,一两)　腽肭脐(一对,为末,银石器内用酒一小碗,重阳煮干为度,后用醋碾开和药)　蛤蚧(一对,酒浸,刷洗净,酥炙黄,去嘴爪)

上为细末,酒浸蒸饼为丸如樱桃大。每服二三丸,空心温酒送下,干物压之。

37. 没药散(《医方类聚·卷二百一十·妇人门五》引《施圆端效方》)

治妇人血气不调,赤白带下,腰腹疼冷。

香附子(炒,四两)　干姜(一两半,炮)　白芍药(二两)　五灵脂(二两,炒)

上为细末。每服二钱,食前以热酒调下;心疼,以醋调下,日二次。

38. 玉仙散(《古今医鉴·卷十一·带下》)

治赤白带下,属寒者。

干姜(炒,一两)　香附(炒,一两)　白芍(炒,一两)　甘草(生,五钱)

上为末。每服三钱,空心黄酒送下。

39. 百子建中丸(《四明宋氏女科秘书·求嗣门》)

治妇人久冷,赤白带下,肚腹疼痛,经水不调,四肢无力,久鲜子息。

香附(一斤,分作四份:一份童便浸七日,一份酒浸七日,一份泔浸七日,一份盐水浸七日,各炒香)　大艾叶(四两,米泔浸七日,将米泔慢火煮半日,焙干为末)　砂仁(五钱)　淮熟地(酒浸,三两)　白芍药(三两)　玄胡索(一两五钱)　五味子(五钱)　杜仲(酒炒,一两)　阿胶(炒,一两五钱)　白术(一两,麸炒)

上为末,用壬子日好米浴打粳米面糊为丸如梧桐子大。每服八十丸,空心用淡醋汤送下,服至半月必有孕矣。

40. 大圣万安散(《济阴纲目·卷三·赤白带下门·治湿热带下》)

治女人癥瘕癖气,腹胀胸满,赤白带下;久患血气虚弱,痿黄无力,并休息赤白痢疾;寒湿带下。

白术(二钱半) 木香(二钱半) 胡椒(二钱半) 陈皮(去白,五钱) 黄芪(五钱) 桑白皮(五钱) 木通(五钱) 白牵牛(炒,取头末,二两)

上为末。每服二钱,用生姜五片,水一钟半,煎至一钟,去姜,调药临卧服;须臾,又用姜汤或温白汤,饮三五口催之。平明可行三至五次,取下恶物及臭污水为度,后以白粥补之。

41. 紫霞丹(《年氏集验良方·卷二》)

治女人寒病带下。

黑铅(一两) 雌黄(三钱) 雄黄(三钱) 硫黄(五钱) 白铅(四两) 阳城罐(一个,盐泥固济,晒干,将黑白二铅铺底盖面,药放中间,以铁盏封固严密,铁线绊紧,架三钉上,外用八卦炉文武火五炷香,水升盏,研极细末) 白茯苓末(九钱五分) 明没药(炙去油,研末,九钱五分)

用头生男乳汁拌药,为丸如绿豆大。每服一钱,酒送下。每次用生药一半,如前封固,升炼九次,名九转仙丹。

42. 加味四物汤(《医宗金鉴·卷四十五·妇科心法要诀·带下门》)

治寒湿带下,胞中冷痛。

四物汤加川附子 炮姜 官桂

水煎服。

43. 当归养血丸(《饲鹤亭集方·女科》)

治妇人经水不调,赤白带下,子宫寒冷,久不受孕。

当归(三两) 白芍(三两) 茯苓(三两) 黄芪(三两) 香附(三两) 阿胶(三两) 生地(八两) 白术(四两) 杜仲(四两) 丹皮(二两)

炼蜜为丸服。

44. 加味樗皮丸(《顾氏医径·卷四》)

治行经之时,风入胞中,寒凝浊瘀,赤白带下。

芍药 良姜 黄柏炭 樗皮炭 归身 川芎 肉桂

面糊为丸,口服。

45. 加味渗湿消痰饮(《顾氏医径·卷四》)

治过食生冷,痰湿内瘀,少腹寒痛,带下者。

白术 苍术 半夏 橘红 白茯苓 白芷 香附 甘草 干姜 附子

水煎服。

五、治虚寒带下方

1. 白薇丸(《备急千金要方·卷二·妇人方上·求子第一》)

治妇人子脏风虚积冷,经候不调,面无血色,肌肉消瘦,不能饮食,带下,久无子。

白薇(一两) 细辛(一两) 防风(一两) 人参(一两) 秦椒(一两) 白蔹(一云白芷,一两) 桂心(一两) 牛膝(一两) 秦艽(一两) 芜荑(一两) 沙参(一两) 芍药(一两) 五味子(一两) 白僵蚕(一两) 牡丹(一两) 蛴螬(一两) 干漆(二十铢) 柏子仁(二十铢) 干姜(二十铢) 卷柏(二十铢) 附子(二十铢) 芎䓖(二十铢) 紫石英(一两半) 桃仁(一两半) 钟乳(二两) 干地黄(二两) 白石英(二两) 鼠妇(半两) 水蛭(十五枚) 虻虫(十五枚) 吴茱萸(十八铢) 麻布叩复头(一尺,烧)

上为末,炼蜜为丸如梧桐子大。每服十五丸,酒送下,一日二次,稍加至三十丸。当有所去,小觉有异即停服。

2. 卫生汤(《元和纪用经》)

治孕妇腹中疞痛,冷气心下急满,产后血晕,内虚气乏,崩中久痢。带下不止,脉微弱。

当归(四两) 余容(白者,四两) 黄芪(陇西者,八两) 甘草(炙,一两)

上为末,如米豆大。每服三匕,甘澜泉二升,石器中煮,七上七下,取清汁,分温二服,不拘时候。年老,水一升、酒一升煮之。

3. 大圣散(《博济方·卷四》)

治妇人子脏虚冷,频频堕胎;或子死腹中,疼痛;产后血晕、血癖、血滞、血崩,胎衣不下;伤寒呕吐,遍身生疮,经候不调,赤白带下,咳嗽寒热。

兰(九分,使嫩者,不用根) 白术(三分,米泔浸,切作片子,以麸炒令黄) 白芷(三分,湿纸裹,煨过) 人参(三分) 川椒(一两,只取三分红皮用) 厚朴(一两,去皮,姜汁炙) 藁本(二分) 桔梗(一两) 白芜荑(七分,拣择,只用仁子)

阿胶（半两，研，炒令虚，别杵） 细辛（一两） 丹参（三分） 肉桂（五分，去皮，不见火） 生干地黄（一两半） 吴茱萸（四分，洗，炒） 黄芪（三分） 川乌头（三分，炮，去皮脐） 卷柏（四分，不用根） 白茯苓（一两） 甘草（七分，炙） 石膏（二两，研细，水飞过） 五味子（三分） 柏子仁（一两，生用） 防风（一两） 当归（七分） 芍药（七分） 川芎（七分，微炒） 干姜（三分，炮） 白薇（二分，去土）

上为末。每日服一钱，空心以热酒调下。

4. 二十六味牡丹煎丸（《博济方·卷四》）

治妇人血刺，血痃上抢，血块走注，心胸疼痛，血海虚冷，脐下膨胀，小腹满闷，腿膝无力，背膊闷倦，手足麻痹，身体振掉，腰脊伛偻，月经不调，或清或浊，赤白带下，血山崩漏，面色萎黄，身生瘾疹，腹内虚鸣，面生鼾黯，手足热疼，并筋挛骨疼，两胁攀急，起坐托壁，腰背牵掣，舒踡不得。

牡丹皮（一两） 黑附子（一两，炮） 牛膝（酒浸一宿，一两） 龙骨（二两，细研，水飞过） 五味子（一两，生） 官桂（去皮，一两） 人参（一两） 槟榔（二两） 白术（一两） 白茯苓（一两） 当归（一两） 续断（细者，一两） 木香（一两） 泽泻（一两） 延胡索（半两） 羌活（二两） 藁本（去土，用细梢，一两） 干熟地黄（二两） 赤芍药（一两） 干姜（半两） 山茱萸（半两） 干薯蓣（一两） 缩砂仁（半两） 石斛（三两） 萆薢（一两） 白芷（一两）

上二十六味，并各州土新好者，洗净焙干，杵为细末，炼蜜为丸如梧桐子大。每服十丸至二十丸，温酒送下，醋汤亦可，空心，临卧各一服，不嚼。

5. 钟乳白泽丸（《太平惠民和剂局方·卷五·续添诸局经验秘方》）

治妇人血海虚冷，崩漏不止，赤白带下，经候不调，脐腹时痛，面无颜色，饮食不进。

白檀香（取末，一两） 滴乳香（别研，一两） 阳起石（煅令通红，研，一两半） 附子（炮，去皮脐，一两半） 钟乳粉（二两） 麝香（别研，一钱）

上和匀，滴水搜成剂，分作六十丸。每服一丸，以水一盏，煎至七分盏，空心热服。如急病，不拘时候。

6. 皱血丸（《太平惠民和剂局方·卷九·续添诸局经验秘方》）

治妇人血海虚冷，气血不调，时发寒热，或下血过多，或久闭不通，崩中不止，带下赤白，癥瘕癖块，攻刺疼痛，小腹紧满，胁肋胀痛，腰重脚弱，面黄体虚，饮食减少，渐成劳状，及经脉不调，胎气多损，产前、产后一切病患。

菊花（去梗，三两） 茴香（三两） 香附（炒，酒浸一宿，焙，三两） 熟干地黄（三两） 当归（三两） 肉桂（去粗皮，三两） 牛膝（三两） 延胡索（炒，三两） 芍药（三两） 蒲黄（三两） 蓬术（三两）

上为末，用乌豆一升醋煮，候干，焙为末，再入醋二碗，煮至一碗留为糊，为丸如梧桐子大。每服二十丸，温酒或醋汤送下；血气攻刺，炒姜酒送下；癥块绞痛，当归酒送下。

7. 大补益摩膏（《圣济总录·卷八十九·虚劳腰痛》）

治女人子脏久冷，头鬓疏薄，面生皯黯，风劳血气，产后诸疾，赤白带下。

木香（一两） 丁香（一两） 零陵香（一两） 附子（炮裂，一两） 沉香（一两） 吴茱萸（一两） 干姜（炮，一两） 舶上硫黄（研，一两） 桂（去粗皮，一两） 白矾（烧灰，研，一两） 麝香（研，一分） 腻粉（研，一分）

上十二味，捣罗八味为末，与四味研者和匀，炼蜜为丸如鸡头子大。每先取生姜自然汁一合煎沸，投水一盏，药一丸同煎，良久化破，以指研之，就温室中蘸药摩腰上，药尽力度。仍加绵裹肚，系之，有顷腰上如火。久用之，血脉舒畅，容颜悦泽。

8. 坚固丸（《圣济总录·卷九十二·虚劳小便利》）

治虚劳极冷，阳气衰弱，小便数滑遗沥，及妇人赤白带下。

乌头（炮裂，去皮脐） 茴香子（炒，各等分）

上为末，姜汁煮糊为丸如梧桐子大。每服十五丸，空心温酒送下；妇人赤白带下，醋汤送下。加至三十丸。

9. 威喜丸（《圣济总录·卷九十二·白淫》）

治妇人血海久冷，白带，白浊，不孕。

白茯苓（四两，去黑皮，锉作大块，与猪苓一分，瓷器内同煮二十至三十沸，取茯苓再细锉，猪苓不用） 黄蜡（四两）

上先捣茯苓为末，炼黄蜡为丸如小弹子大。每服一丸，细嚼干咽下，小便清为度。

10. 大泽兰丸(《圣济总录·卷一百五十·妇人血风门·妇人血风劳气》)

治妇人血风劳气，血海虚冷，经候不调，肌肤黄瘦，八风十二痹，带下三十六疾，妊娠胎动不安，或子死腹中，产后诸疾。

泽兰(去梗，二两)　当归(切，焙，二两)　细辛(去苗叶，一两半)　白术(炒，一两半)　人参(一两半)　桔梗(锉，炒，一两半)　防风(去叉，一两半)　蜀椒(去目并合口者，炒出汗，一两半)　厚朴(去粗皮，生姜汁炙，一两半)　白芷(一两半)　藁本(去苗、土，一两半)　石膏(碎，一两半)　桂(去粗皮，一两)　干姜(炮，一两)　乌头(炮裂，去皮脐，一两)　芍药(一两)　芎䓖(一两)　白薇(一两)　芜荑(炒，一两)　甘草(炙、锉，一两)　柏子仁(研，一两)　吴茱萸(汤浸，焙干，炒，一两)

上为末，炼蜜为丸如弹子大。每服半丸，早、晚食前温酒嚼下。死胎不出，儿衣未下，并服一丸至二丸，用瞿麦煎汤送下；腹中痛，冷血气刺，经脉不利，用当归煎酒送下；产后中风，伤寒汗不出，用麻黄一分(去节)煎汤，并三服，厚衣盖覆，取微汗；血脏久冷无子，及数堕胎，胎漏血下，以熟干地黄煎酒送下。

11. 茯苓散(《圣济总录·卷一百五十一·妇人血气门·妇人月水不断》)

治妇人血海不调，因虚冷成积，月水不绝，及赤白带下，面色萎黄，腰脚沉重，胎气多损。

白茯苓(去黑皮，一两)　木香(一两)　杜仲(切，炒，一两)　菖蒲(一两)　熟干地黄(焙，一两)　柏子仁(研，一两)　秦艽(去苗土，一两)　菟丝子(酒浸，别捣，焙干，一两)　青橘皮(汤浸去白，焙，一两)　诃黎勒皮(炮，一两)　赤石脂(一两)　当归(切，焙，一两)　五加皮(锉，一两)　牛角䚡(烧灰，一两)　乌贼鱼骨(去甲，一两)　艾叶灰(烧存性，一两)

上为散。每服二钱匕，糯米饮调下，温酒亦得，空心、食前服，日三次。

12. 沉香紫桂丸(《圣济总录·卷一百八十六·补虚治风》)

治妇人血海虚冷，月脉衾漏，五般带下，脐腹痛，及一切虚风冷气攻注。

桂(去粗皮，一两)　乌头(炮裂，去皮脐，一两)　赤白脂(烧，一两)　干姜(炮，半两)　蜀椒(去目及合口者，炒出汗，半两)

上为末，酒煮面糊为丸如梧桐子大。每服二十丸，空心、食前以醋汤送下；丈夫以盐汤送下。

13. 牡蛎丸(《圣济总录·卷一百八十七·补益诸疾》)

治妇人血脏虚冷，赤白带下。

牡蛎(煅，醋淬七遍，四两)　白术(锉，炒，一两)　干姜(炮，一两)　附子(炮裂，去皮脐，一两)　乌头(炮裂，去皮脐，一两)

上为末，酒煮面糊为丸如梧桐子大。每服二十至三十丸，空心、食前，丈夫盐汤送下，妇人炒姜酒送下。

14. 延寿内固丹(《鸡峰普济方·卷十一·妇人·崩漏》)

治妇人虚冷带下。

辰砂(三两半)　黑附子(一两，生)　白术(一两)　没药(半两)　木香(一两)　胡芦巴(一两半)　硇砂(半两)　人参(一两)

上用冬月大萝卜作盒子一个，令厚一指以上，又深酌度盛药；或仓卒无大者，只用朱砂三分之一。硇砂、没药、朱砂细研，余药别捣细为末，同罗研匀，入萝卜盒内，先用赤石脂水调固盒子缝，外用六一泥六分，胶泥一分，纸筋固济，令厚一指，已上泥坐在砖上，日气中令五分干；用碳三斤煅，盒子上仍留一小窍子，以竹片子试劄，候萝卜熟为度，候盒窍子中气出及泥干萝卜熟，抽火，半炊饭许时，再添一至二斤火，专守火候，不得令萝卜焦，即恐药败，以泥稍黄熟是候；放令药气透，敲开泥，切开萝卜，取出，丹自软结而香，急丸如豌豆大。每服三丸或二丸，用盐汤温酒送下；若以酒化下尤佳，渐加至五丸止。

15. 胜金元散(《鸡峰普济方·卷十一·妇人·崩漏》)

治风劳气冷，伤寒咳嗽呕逆，寒热不定，四肢遍身疮痒，血海不调，血脏虚惫，赤白带下，血运血崩，瘀血流入四肢，头痛恶心，血癥积滞，漏下，过期不产。

白薇(半两)　人参(三分)　藁本(三分)　蒲黄(三分)　川乌头(三分)　丹参(三分)　吴

茱萸(二分)　柏子仁(二分)　防风(二分)　厚朴(二分)　细辛(二分)　桂心(一两一分)　干姜(一两一分)　当归(一两三分)　芎䓖(一两三分)　生干地黄(八两)　泽兰(二两一分)

上除桂心外,同杵,以马尾罗子筛为粗末,重炒褐色勿焦,候冷,再杵为细末,入桂心末拌和匀,后分为两处;候合成,后药取一半,入在此药中;却将此药一半,入在后药中,丸子如后:

延胡索(三分)　五味子(三分)　白芷(三分)　白术(三分)　石菖蒲(三分)　茯苓(一两)　桔梗(一两)　卷柏(一两)　川椒(一两)　黄芪(一两)　白芜荑(一两三分)　甘草(一两三分)　白芍药(一两三分)　石膏(一两)

上药除石膏外同杵,以马尾罗子筛为粗末,重炒令褐色,候冷,依前再杵为细末,入石膏拌匀;亦分作两处,将一半换前药相和匀,炼蜜为丸如梧桐子大。如有病证,每服用温酒调前散三钱,下此丸三十丸;常服二钱,下此丸二十丸。妇人室女病至垂死,服之无不见效。若服丸子,不可无散子;服散子,不可无丸子。

16. 补宫丸(《扁鹊心书·卷下·血崩》)

治女人子宫久冷,经事不调,致小腹连腰痛,面黄肌瘦,四肢无力,减食发热,夜多盗汗,赤白带下。

当归(酒炒,二两)　熟地(姜汁炒,二两)　肉苁蓉(酒洗,去膜,二两)　菟丝子(酒洗,去膜,二两)　牛膝(酒洗,二两)　肉桂(一两)　沉香(一两)　荜茇(去蒂,炒,一两)　吴茱萸(去梗,一两)　肉果(一两)　真血竭(五钱)　艾叶(五钱)

上为末,醋糊为丸如梧桐子大。每服五十丸,酒或白汤任下。

17. 固本丹(《杨氏家藏方·卷九·痼冷方一十道》)

治妇人血海久冷,崩中带下,久无子息。

牡蛎(白者,生为细末,用好醋和为丸,入火烧令通赤,放冷,四两)　白石脂(二两)　硫黄(一两半)　阳起石(一两)

上为细末,熟汤为丸如梧桐子大,阴干;入盒子内,以赤石脂封口,外用盐泥固济,候干;煅令火焰绝,理黄土内,出火毒三时辰取出。每服十五至三十丸,空心温酒或米饮送下。

18. 青盐椒附丸(《杨氏家藏方·卷九·补益方三十六道》)

治妇人血海久冷,带下赤白,崩漏不止。

青盐(研)　香附子(炒)　川椒(拣去闭口并黑仁,炒黄)　附子(炮,去皮脐)　茴香(炒)　陈橘皮(不去白)　延胡索　苍术(米泔浸一宿,锉碎,炒,各等分)

上为细末,面糊为丸如梧桐子大。每服五十丸,空心、食前温酒或米饮送下。

19. 玉霜丹(《杨氏家藏方·卷十四·丹药方八道》)

治男子虚冷,妇人带下。

砒(一两)　焰消(半两,以上二味同研细,以浓墨汁涂纸,候干,裹作十裹,先用熟炭火三斤烧一新坩锅子令红。先下一裹药,候烟尽,再下一裹,如此下十裹,药尽,看坩锅子内其信砒炼如汁,即倾出碟子内,候冷,研细)　寒水石(一两,火煅过,候冷,研细)　白石脂(一两,研细)

上为末。水和为丸如鸡头子大,日中晒令极干,再入坩锅子内,上用园瓦子盖口,以熟炭五斤煅通红为度,倾出碟内如玉色,候冷,瓷盒收之。每服一丸或二丸,用冷醋汤送下,空心服。

20. 醋煎丸(《杨氏家藏方·卷十五·妇人方上三十六道》)

治血海久冷,赤白带下,月候不调,脐腹刺痛。

高良姜(锉碎,入油炒黄,二两)　干姜(炮,二两)　附子(四枚,重六钱者,去皮脐尖)　金毛狗脊(去毛,一两)

上为细末,别用艾叶末二两,酽醋三升,煎至一升半,次入面一两,再熬成膏,和前药末为丸如梧桐子大。每服三十丸,空心、食前淡醋汤送下。

21. 天仙丸(《杨氏家藏方·卷十五·妇人方上三十六道》)

治妇人一切虚冷,赤白带下,小便膏淋,变成虚损。

附子(一枚,及七钱者,炮,去皮脐)　川乌头(炮,去皮脐尖,一两)　海带(去土,一两)　海藻(去土,一两)　茴香(微炒,一两)　胡芦巴(炒,一两)　天仙子(汤浸,微炒,一两)　硫黄(别研,一两)　干姜(炮,一两)

上为细末,用豮猪肚一枚,去脂净洗,入药在内,用酒、醋、水共一斗,慢火煮猪肚软烂,取出细切，入铁臼内捣为丸如梧桐子大。每服五十丸，空心温醋汤送下。

22. 育真丹（《杨氏家藏方·卷十五·妇人方上三十六道》）

治妇人三十六疾，下脏久虚，沉寒痼冷，带下五色，变易不定，渐觉瘦弱。

代赭石（四两）　左顾牡蛎（去两头，取中间者用，四两）　紫石英（四两）　赤石脂（四两）

上药并为细末，米醋和成剂，匀分为六铤，入在坩锅子内烧通赤，半时辰取出，放冷，再捣为细末，次入：

乳香二两（别研）　茴香（微炒，二两）　五灵脂（去砂石，二两）　干姜（二两，炮）

上药乳香以下四味为细末，与前四味末和匀，醋煮糯米糊为丸如梧桐子大。每服二十丸，食前、空心煎茴香酒送下。

23. 白芷暖宫丸（《妇人大全良方·卷一·调经门·崩中漏下生死脉方论第十七》）

治子宫虚弱，风寒客滞，因而断绪不成孕育；及数尝堕胎，或带下赤色，漏下五色，头目虚晕，吸吸少气，胸腹苦满，心下烦悸，脐腹刺痛，连引腰背，下血过多，两胁牵急，呕吐不食，面色青黄，肌肤瘦瘁，寝常自汗。

禹余粮（制，一两）　白姜（炮，三分）　芍药（三分）　白芷（三分）　川椒（制，三分）　阿胶（粉炒，三分）　艾叶（制，三分）　川芎（三分）

上为末，炼蜜为丸如梧桐子大。每服四十丸，米饮送下；或温酒，醋汤亦得。

24. 艾附暖宫丸

1）《仁斋直指附遗方论·卷二十六·附子嗣·子嗣方论》

治妇人子宫虚冷，带下白淫，面色萎黄，四肢疼痛，倦怠无力，饮食减少，经脉不调，血无颜色，肚腹时痛，久无子息。

艾叶（大叶者，去枝梗，三两）　香附（去毛，六两，俱要合时采者，用醋五升，以瓦罐煮一昼夜，捣烂为饼，慢火焙干）　吴茱萸（去枝梗，二两）　大川芎（雀胎者，二两）　白芍药（用酒炒，二两）　黄芪（取黄色、白色软者，二两）　川椒（酒洗，三两）　续断（去芦，一两五钱）　生地黄（生用，一两，酒洗，焙干）　官桂（五钱）

上为细末，上好米醋打糊为丸如梧桐子大。每服五十至七十丸，食前淡醋汤送下。

2）《万病回春·卷六·调经》

治妇人子宫虚寒，经水不调，小腹时痛，赤白带下。

南香附米（一斤，四两醋浸，四两汤浸，四两童便浸，四两酒浸，各浸一宿，焙干）　北艾叶（焙干，捣烂，去灰，醋浸，炒，四两）　当归（一两）　川芎（一两）　白芍（酒炒，一两）　熟地黄（姜汁炒，一两）　玄胡索子（炒，二两）　甘草（生用，八钱）

上为细末，醋糊为丸如梧桐子大。每服七八十丸，空心米汤送下，酒亦可。

3）《女科切要·卷二·血癖》

治子宫虚寒，经水不调，小腹时痛，赤白带下。

艾叶　香附（四制）　玄胡　熟地　甘草

上为末，醋糊为丸如梧桐子大。每服八十丸，米汤送下。

25. 回阳丹（《兰室秘藏·卷中·妇人门·半产误用寒凉之药论》）

治下焦虚冷，脐腹疼痛，带下五色，月水崩漏，淋沥不绝。

羌活（二分）　全蝎（二分）　升麻根（二分）　甘松（二分）　草乌头（三分）　水蛭（炒，三分）　大椒（五分）　三柰子（五分）　荜茇（五分）　枯矾（五分）　柴胡（七分）　川乌（七分）　炒黄盐（为必用之药，去之则不效，一钱）　破故纸（一钱）　蒜（一钱）　虻虫（三个，去翅足，炒）

上为细末，炼蜜为丸如弹子大。绵裹留系在外，入丸药阴户内，一日一换，脐下觉暖为效。

26. 煨脐种子方（《经验广集·卷三》）

治女人子宫虚冷，赤白带下。

韭菜子（一两）　蛇床子（一两）　附子（一两）　肉桂（一两）　川椒（三两）

上以麻油二斤，飞丹十三两，将药熬枯去滓，熬至滴水成珠，摊如酒杯大，贴之。又用硫黄一两，丁香一钱，麝香三分研末，捣独蒜为丸，如豌豆大，每用一丸，安于脐内，用膏盖之。

27. 神仙固真丹（《普济方·卷二百一十九·诸虚门·补壮元阳》）

治妇人胎前产后诸般冷疾，赤白带下血崩，子宫久冷，面色痿黄，四肢倦怠。

苍术（一斤，切片，米泔水浸）　川乌（一两，炮，去皮尖，切片）　青盐（一两）　川楝子（去核）

当归 枸杞子(一两) 茴香(炒,一两) 破故纸(同术炒黄,一两) 菟丝子(酒浸,一两) 地黄(一两,切细,焙干)

上为末,同术一斤细末,酒和为丸如梧桐子大。每服三十丸,男子以酒送下,女子醋汤送下。

28. 寸金散(《普济方·卷三百二十二·妇人诸疾门·虚损》)

治妇人虚劳百损,内伤气血,风冷客邪,耗散真气,脐下炙寒,刺痛难忍,小便淋沥,腰背拘挛、阴弱盗汗,头目昏重,不时寒热,崩血带下。

紫苏花 胡椒 韶脑 破故纸 蛇床子

上为细末,炼蜜为丸如梧桐子大。每服二十丸至三十丸,空心、食前热酒送下,吃一物压,一日三次。又将此药末一两、酸醋一大升,或好酒一升,同药煎沸,令妇人披衣于收口盆上,坐熏阴户,迤逦淋洗,盆下灰火冷,再温,三至五次立效。

29. 固真丹(《普济方·卷二百二十六·诸虚门·补益诸虚》)

治妇人赤白带下,漏下血崩,子宫久冷,血海虚冷,面色痿黄,产前后诸般冷病。

苍术(洗去泥土,干,米泔水浸,逐日易泔,春五日,夏三日,秋七日,冬一十日,切作片子焙干,一斤分作四份:四两用小茴香、青盐五分,同炒黄色为度;四两用川乌头切作片子,重五钱,川楝子一两,去皮并核,炒黄色为度;四两用酒半升,醋半斤,煮三十来次;四两用川椒一两,去核,破故纸一两,同炒黄色为度)

上为细末,用酒醋打糊为丸如梧桐子大。每服二十丸,空心盐汤或酒送下;妇人醋汤送下。此药性温无毒,小便频数为效。

30. 五龙软金丹(《普济方·卷二百二十八·虚劳门·虚劳》)

治男女诸虚百损,五劳七伤,下元久冷,腰腿膝疼痛,妇人赤白带下。

沉香(二钱) 檀香(一钱) 八角茴香(一钱半) 乳香(一钱) 安息香(一钱半) 麝香(一钱) 莲子心(一钱) 犀角(一钱) 丁香(一钱) 朱砂(一钱) 川山甲(一钱) 仙灵脾(酥炙,一钱) 益智仁(一钱半)

上为末,炼蜜为丸如梧桐子大。每服十丸,空心温酒送下,干物压之。

31. 艾煎丸(《普济方·卷三百三十一·妇人诸疾门·赤白带下》)

治妇人一切虚寒,胎前产后,赤白带下,或成血瘕,久服此药自然融化。

伏道艾(燥去尘土,择净枝梗取叶,秤五两) 大肥淮枣(十二两,砂瓶内水煮烂,去核,同艾叶一处,捣烂如泥,捻成薄饼子,猛火焙干,乘热急碾为末) 大汉椒(去目枝梗并合口者,取净秤五两) 阿胶(二两) 米醋(三升,用椒于砂瓶内,煮极干取出,焙燥碾细末) 当归(去芦及须,酒浸洗) 白芍药(真白者) 川芎 白薇 附子(大者,炮,去皮脐) 卷柏(取青叶) 泽兰(去枝梗取叶,以上各焙干秤用) 熟干地黄(如铺上卖者,须净洗漉去浮者,晒干,酒浸,蒸晒再入,酒浸,蒸五次七次,如饧糖煎香美,方可用亦焙干秤)

上同为细末,与前艾叶、椒末秤匀,米醋丸如梧桐子大。每服五七十丸至百丸、二百丸,艾醋汤空心食前服此药。

32. 万灵丸(《普济方·卷三百三十一·妇人诸疾门·赤白带下》)

治妇人诸虚痼冷,腰腹困疼,赤白带下,一切虚冷。

当归(焙) 川芎 熟地黄(焙) 茯苓 干姜(炮) 桂 白术 芍药 甘草 附子(各等分)

上为细末,炼蜜为丸如弹子大。每服一丸,热酒化下;或作小丸如梧桐子大,温酒米饮下,空心食前,日进二服。

33. 白矾丸(《普济方·卷三百三十一·妇人诸疾门·赤白带下》)

治妇人血脏久冷,赤白带下,补虚退冷,暖血海。

白矾(四两) 大附子(二个) 黄狗头骨(烧灰,四两)

上为末,米粟粥为丸如梧桐子大。每服三十丸,醋汤吞下,或米饮亦可,空心,日三服。忌生冷、毒物。

34. 鹤顶丸(《普济方·卷三百二十九·妇人诸疾门·崩中漏下》)

治带下之证有三:未嫁之女,月经初不止,或浴之以冷水,或热而扇,或当风,此室女病带下之由;有家之妇,阴阳过多,即伤胞络,风邪乘虚而人,胞络触冷,遂使秽液与血水相连带下之;产后带下，由亡失血气，伤动胞络，门开而外风袭，肌体虚冷风入，冷风与热气相连，故成液而下，冷则多白，而热则多赤，冷热相交，赤白俱下，月经不断。

艾叶（一两，醋半盏，煮干，为末） 牡蛎（一两三钱，盐泥煅） 赤石脂（一两半，醋淬七次） 吴茱萸（一两半，汤泡，去涎） 干姜（一两半，炮制） 龙骨（一两，盐泥煅） 当归（七钱半，酒浸） 附子（半两，泡，去皮）

上为细末，醋糊为丸如梧桐子大，以赤石脂为衣。每服五十丸，空心用艾叶盐汤乌梅煎送下。

35. 暖宫妙应丸（《袖珍方·卷四·妇人·调经众疾》）

治妇人赤白带下，及子宫虚冷，无子者。

艾叶 龙骨 当归 川芎 牡蛎 白芍药 牡丹皮 茯苓 赤石脂 熟地（各等分）

上为末，面糊为丸如梧桐子大。每服五十丸，空心艾醋汤送下。

36. 椒朴丸（《医方类聚·卷二百一十·妇人门五》引《施圆端效方》）

治妇人血海虚冷，脐腹疠痛，崩漏，赤白带下。

川椒（去目，炒出汗，二两） 苍术（去皮，酒浸，晒干，四两） 干姜（四两，切） 厚朴（二两，细切，与姜同和炒）

上为细末，酒糊为丸如梧桐子大。每服三十丸，食前温酒送下。

37. 温内玉抱肚（《医方类聚·卷二百一十·妇人门五》引《施圆端效方》）

治妇人虚，带下赤白，绝孕。

川乌 细辛 良姜 天仙子 肉桂 牡蛎粉 胡椒 干姜

上为细末。醋糊调涂脐下，绵衣覆之。

38. 聚宝丹（《活人心统·卷三》）

治妇人血海虚冷，外乘风寒，搏结不散，积聚成块，血气攻痛；及经候不调，崩中带下。

没药（一两） 琥珀（一两） 木香（一两） 当归（一两） 辰砂（一钱） 麝香（一钱） 乳香（一两） 玄胡索（炒，一两）

上为末，水泛为丸如小圆眼大。每服一丸。

39. 保真膏（《摄生众妙方·卷二·补养门》）

治男女下元虚冷，遗精白浊，赤白带下，子宫久冷绝孕，风湿肚疼，痞块。

天门冬（一两） 麦门冬（一两） 远志（一两） 谷精草（一两） 生地黄（一两） 熟地黄（一两） 附子（一两） 小茴香（一两） 大茴香（一两） 羌活（一两） 木鳖子（一两） 独活（一两）

上俱切成片，用香油一斤，将药入内浸三日，连药油入锅，熬药黑色，捞去药滓，放瓷罐内澄清听用。治药方法：用大鲫鱼一尾，去鳞甲肠，洁净；次将雄黄、朱砂（为末）各五钱，硫黄末三两，拌匀装入鱼肚内，以绵纸包裹数层，外用面包，放入灰火内煨熟，取出晾冷，择出三味药来，将鱼刺连头去了，却将鱼肉与药同捣如泥为丸，如绿豆大，白面为衣，晒干听用。喂鸡方法：用白雄乌骨鸡一只，饿三日，加以米泔水饮之，后将鸡粪门缝住，却将前药徐徐喂之，药尽，急将鸡杀死，取出鸡肫内连肠内择出晒干，为细末。熬药方法：松香三两，前听用。香油三两，葱汁、酸醋各半钟。先将葱汁、醋、油熬滴水不散成珠后，下松香末，熬时渐渐入前药，片时取下晾，急下后细药末：

乳香、没药、母丁香（炒）、干姜各五钱，肉桂一两，川山甲五钱（拌上炒），麝香二钱。搅匀，熬成膏药，用瓷罐盛之。每用绢一方摊药三钱，临晚用。先将葱汁、生姜（捣烂）擦脐，热后贴药，饮好酒一至二钟，次加热手熨磨一百度，阳事自然坚壮。每药一个须用一月可换。如欲精通，须去此膏。

40. 调经种玉汤（《万氏妇人科·末卷·保产良方》）

治妇人无子。因七情所伤，致使血衰气盛，经水不调，或前或后，或多或少，或色淡如水，或紫色如块，或崩漏带下，或肚腹疼痛，或子宫虚冷，不能受孕。

当归身（八钱） 川芎（四钱） 熟地（一两） 香附（六钱，炒） 白芍（酒炒，六钱） 茯苓（去皮，四钱） 陈皮（三钱） 吴茱萸（炒，三钱） 丹皮（三钱） 玄胡索（三钱）

上锉，作四贴。每剂加生姜三片，水一碗半煎至一碗，空心温服；滓再煎，临卧时服，经至之日服起，一日一服，药完经止，则当入房，必成孕矣，纵未成孕，经当对期，俟经来再服最效。

41. 附桂汤（《医学入门·外集·卷五·妇人门·带下》）

治虚寒带下，白带腥臭，多悲不乐，大寒。

附子(三钱) 肉桂(一钱) 黄柏(五分) 知母(五分) 升麻(五分) 甘草(五分) 黄芪(一钱半) 人参(七分)

水煎服。

42. 暖宫丸

1)《医学入门·外集·卷五·妇人门·带下》

治赤白带下及子宫虚冷无子。

当归 川芎 白芍 熟地 茯苓 牡丹皮 艾叶 龙骨 牡蛎 赤石脂(各等分)

面糊为丸如梧桐子大。每服五十丸,艾醋汤送下。

2)《仙拈集·卷三·妇人科·带下》

治赤白带下,虚寒诸证。

香附(六两,醋煮) 艾叶(酒煮,三两) 当归(三两) 黄芪(三两) 白芍(二两) 吴萸(二两) 川芎(二两) 生地(一两) 官桂(五钱)

上为末,醋糊为丸如梧桐子大。每服五十丸,空心白汤送下。

43. 乌鸡丸(《古今医鉴·卷十一·带下》)

治下焦虚寒,赤白带下,脐腹冷痛。

乌鸡(一只,不刀血,去毛,用醋五大碗煮熟,火煅存性,成灰为末) 香附米(十两,酒浸旬日,用醋煮,焙干) 乌药(二两) 净艾(二两,醋浸,炒白米饭少许,入杵臼内捣成饼,火上炙令干) 当归(三两,醋洗) 川芎(一两) 白芍(一两) 熟地(一两) 小茴(三两,醋炒) 山药(二两) 牡蛎(二两) 破故纸(醋炒,五钱) 良姜(五钱) 白姜(一两半) 丁香(一两,不见火)

上为末,饭为丸如梧桐子大。赤白带下不止,加龙骨一两、五倍子一两半,每服五十丸,空心醋汤送下。

44. 朝元散(《古今医鉴·卷十一·带下》)

治赤白带下,腹脐冷痛,子宫虚寒。

白芷 陈皮 厚朴 枳壳 桔梗 川芎 白芍 当归 茯苓 苍术 半夏 干姜 官桂 香附 吴茱萸 小茴香 甘草

上锉一剂。加生姜三片,大枣一枚,水煎,空心服。一方加乳香、没药各二钱半、乌药一两,酒煎,入米糖一斤,早晚随量饮酒。

45. 大温经汤(《古今医鉴·卷十一·带下》)

治妇人气血虚弱,经水不调,或赤白带下,或如梅汁淋沥,或成片,有隔二至三个月,渐生潮热,饮食少进;四肢倦怠,日久生骨蒸,即成劳疾;血海虚寒,少腹冷痛。

人参(五分) 白术(土炒,五分) 当归(八分) 白芍(七分) 川芎(五分) 熟地(五分) 砂仁(炒,四分) 小茴(四分) 茯苓(五分) 甘草(三分) 香附(八分,童便制) 陈皮(炒,四分) 沉香(三分,另研) 吴茱萸(炮,五分) 玄胡索(炒,五分) 鹿茸(酒,五分)

上锉一剂。加生姜,水煎服。

46. 硫黄杯(《本草纲目·卷十一》)

治妇人血海枯寒,赤白带下。

石硫黄(无砂) 明矾(少许)

用瓷碗一只,以胡桃擦过,入石硫黄生溶成汁,加入明矾少许,以杖掠去绵,滤过,再入碗溶化,倾入杯内,荡成杯,取出埋土中一夜,木贼打光用之,欲红入朱砂;欲青则入葡萄,研匀同煮成。每用热酒二杯,清早空心温服。

47. 紫霞杯(《本草纲目·卷十一·引水云录》)

治妇人血海枯寒,赤白带下。

硫黄(袋盛,悬罐内,以紫背浮萍同水煮之数十沸,取出候干,研末,十两) 珍珠(一钱) 琥珀(一钱) 乳香(一钱) 雄黄(一钱) 朱砂(一钱) 羊起石(一钱) 赤石脂(一钱) 片脑(一钱) 紫粉(一钱) 白芷(一钱) 甘松(一钱) 三奈(一钱) 木香(一钱) 血竭(一钱) 没药(一钱) 韶脑(一钱) 安息香(一钱) 麝香(七分) 金箔(二十片)

上为末,入铜勺中慢火熔化,以好样酒杯一个,周围以粉纸包裹,中开一孔,倾硫入内,旋转令匀,投冷水中,取出。每旦盛酒饮二至三杯。

48. 调经种子方(《仁术便览·卷四·妇女经病》)

治月经不调,血气刺痛,头晕恶心,赤白带下,子宫虚冷,久无孕育。

蕲艾(四两) 香附(六两,醋浸,炒) 当归(二两) 白茯苓(二两) 吴茱萸(二两,汤泡七次,盐酒炒) 川芎(二两) 白芍(二两) 白芷(一两) 广木香(一两,煨) 生地(二两) 小茴(一两五钱,炒) 炒白术(一两半) 黄芩(一两

二钱，炒）

上为末，醋糊为丸如梧桐子大。每服六十丸，空心米汤送下。

49. 螽斯胜宝丸（《万病回春·卷六·求嗣》）

治妇人经水不调，脐腹冷痛，赤白带下，一切虚寒之疾，久无子嗣。

黄芪（蜜炙，二两） 人参（去芦，二两） 白术（去芦，二两） 白茯苓（去皮，二两） 当归（酒洗，二两） 川芎（二两） 白芍（酒炒，二两） 肉桂（二两） 大附子（面裹火煨，去皮，二两） 干姜（炒，二两） 胡椒（二两） 小茴香（盐、酒炒，二两） 破故纸（酒炒，二两） 艾叶（醋炒，二两） 乌药（炒，二两） 吴茱萸（三两，盐水炒） 香附（六两，醋炒） 苍术（四两，米泔浸炒） 甘草（炙，一两）

上锉作片，用白毛乌骨鸡一只，重一斤半或二斤者，吊死，水泡，去毛、肠屎并头、脚、翼尖不用；将鸡放砂锅里，将前药盖上，入好酒煮烂为度；取去骨，同药在锅焙干，为末，将煮鸡酒汁打稀米糊为丸如梧桐子大。每服五十丸，空心好酒吞下。

50. 加味艾附丸（《四明宋氏女科秘书·经候不调门》）

治妇人子宫虚寒，经水不调，小腹时痛，赤白带下。

艾叶（四两，醋焙干） 当归（酒洗） 川芎 白芍（酒炒） 熟地（二两，姜汁炒） 玄胡索（二两） 生甘草（八钱）

上为末，水糊为丸如梧桐子大。每服七八十丸，空心米汤送下。

51. 白凤丹（《寿世保元·卷七·带下》）

治妇人经水不调，肚腹冷痛，赤白带下，子宫虚冷，久无子息。

嫩黄芪（蜜水炒，二两） 人参（去芦，二两） 川芎（二两） 白茯苓（去皮，二两） 当归（酒洗，二两） 干姜（炒，二两） 大附子（面裹炒，去皮脐，二两） 小茴香（盐酒炒，二两） 白芍（酒炒，二两） 肉桂（二两） 白术（去芦，微炒，二两） 胡椒（二两） 艾叶（醋炒，二两） 破故纸（盐酒炒，二两） 乌药（二两） 甘草（炙，一两） 香附米（醋炒，六两） 苍术（米泔浸，炒，四两） 吴茱萸（炒，一两）

上锉，用白毛乌肉鸡一只重二斤，吊死，水泡，去毛屎并头足不用，入铁锅内，将药片盖上，入好酒，煮烂为度，取去骨，同药在锅焙干，为末，将鸡酒汁打稀米糊为丸如梧桐子大。每服五十丸，空心好酒送下。治后症先宜服五积散加香附、吴茱萸、小茴，减麻黄，入米糖一块煎服；后服此丸药。

52. 鲁府遇仙传种子药酒（《寿世保元·卷七·求嗣》）

治妇人子宫虚冷，带下白淫，面色萎黄，四肢疼痛，倦怠无力，饮食减少，经脉不调，面无颜色，肚腹时痛，久无子息。

白茯苓（去皮净，一斤） 大红枣（煮去皮核，取肉，半斤） 胡桃肉（去壳，泡，去粗皮，六两） 白蜂蜜（六斤，入锅熬滚，入前三味调匀，再用微火熬膏，倾入瓷坛内，又加南烧酒二十斤，糯米白酒一十斤，共入蜜坛内） 绵黄芪（蜜炙） 人参 白术（去芦） 当归 川芎 白芍（炒） 生地黄 熟地黄 小茴 覆盆子 陈皮 沉香 木香 甘枸杞子 官桂 砂仁 甘草 乳香 没药 北五味子

上为细末，共入密坛内和匀，笋叶封口，面外固，入锅内。大柴火煮二炷香取出，埋于土中三日，去火毒。每日早、午、晚三时，男女各饮数杯，勿令太醉。

53. 大补调经汤（《简明医彀·卷七·调经》）

治妇人气血虚损，血海虚寒，经水不调；或心腹作痛，带下淋沥，面黄肢瘦，头眩肌羸。

当归（二钱） 熟地黄（二钱） 白芍药（二钱） 川芎（二钱） 香附（制，一钱） 白术（一钱） 茯苓（一钱） 黄芪（蜜炒，一钱） 阿胶（一钱） 人参（五分） 砂仁（五分） 吴茱萸（炒，五分） 陈皮（五分） 小茴香（五分） 玄胡（五分） 肉桂（三分） 炙草（三分）

加生姜、大枣，水煎服。

54. 妇宝丹（《医方集解·理血之剂第八》）

治虚寒，经水不调，带下淋浊，腰痠腿痛，四肢倦息，崩中漏血，气促头眩，手足冰冷，气血两亏。

艾附暖宫丸加阿胶

上为细末，阿胶化烊，炼蜜为丸，二钱重。每服一丸，白开水送下。

55. 摩腰膏（《张氏医通·卷十四·腰痛门》）

治妇人带下清水不臭者。

附子（二钱半） 川乌头（二钱半） 南星（二

钱半) 蜀椒(一钱半) 雄黄(一钱半) 樟脑(一钱半) 丁香(一钱半) 干姜(一钱) 麝香(一分)

上为末,炼蜜为丸如弹子大。每用一丸,生姜自然汁化开如糜,蘸手掌上,烘热摩腰中痛处,即以缓帛束定,少顷,其热如火。每日饱后用一丸。

56. 加味五积散(《胎产要诀·卷上》)

治带下属虚寒者。

五积散加香附 小茴香 萸肉

水煎服。

57. 药鸡蛋(《仙拈集·卷三·妇人科·带下》)

1) 治赤白带下,虚寒诸症。

鸡蛋(一枚) 硫黄末(五或六分)

将鸡蛋头打一小孔,放硫黄末,用纸封好,外用湿纸重重包裹,火内煨熟,空心烧酒送下。三枚即愈。

2) 治赤白带下,虚寒诸症。

鸡蛋(一个) 白矾末(一钱五分) 辰砂末(五分)

将蛋戳一孔,入白研末、辰砂末,用纸重重包裹,醋湿浸,火内煨透,略带微烟存性,去纸,将蛋并壳为末,分作二服。每早热黄酒送下,重者二蛋即愈。

3) 治赤白带下,虚寒诸症。

破故纸(炒,为末,八分) 鸡子(一枚)

将鸡子开一孔,入药末八分,搅匀,用纸封固,饭上蒸熟,空心酒下。重者不过五至六次愈。

58. 妇宝胜金丹(《饲鹤亭集方·女科》)

治妇人经水不调,色淡色瘀,行经腹痛,赤白带下,子宫虚冷,久不受孕,癥瘕癖痞,胎前产后一切之患,及半身不遂,中风瘫痪。

人参(一两) 白术(一两) 茯苓(一两) 炙草(一两) 当归(一两) 白芍(一两) 熟地(一两) 川芎(一两) 白薇(一两) 肉桂(一两) 藁本(一两) 白芷(一两) 丹皮(一两) 没药(一两) 元胡(一两) 赤石脂(一两) 香附(十五两,一次稻叶,二次童便,三次米醋)

上药蜜丸。每服一丸,温酒化下。

59. 龟鹿桂枝汤(《女科证治约旨·卷二·引曹仁伯方》)

治带下虚寒。

龟腹版 鹿角霜 紫石英 当归身 杜仲 莲须 桂枝 白芍 甘草 生姜 大枣

水煎服。

60. 震灵丹(《妇科大略》)

治妇人气血不足,崩漏,虚损带下,子宫寒冷无子。

乳香(二两) 五灵脂(二两) 没药(另研去砂,二两) 朱砂(一两) 禹余粮(醋淬,捻碎为度)

上为丸。

六、治脾虚带下方

1. 熟干地黄散(《太平圣惠方·卷七十三·治妇人赤白带下诸方》)

治妇人赤白带下,经年不瘥,渐渐黄瘦。

熟干地黄(一两半) 白芍药(一两) 牡蛎(一两,烧为粉) 白芷(三分) 干姜(三分,炮裂,锉) 附子(一两,炮裂,去皮脐) 桂心(一两) 黄芪(一两,锉) 龙骨(一两) 龟甲〔二(一)两,涂酥炙令黄〕 芎䓖(一两)

上件药,捣细罗为散。每于食前,以温酒调下三(二)钱。

2. 艾叶散(《太平圣惠方·卷七十三·治妇人赤白带下诸方》)

治妇人赤白带下,日夜不止,身体黄瘦,不思饮食。

艾叶(一两,微炒) 阿胶(一两,捣碎,炒令黄燥) 龙骨(一两) 附子(三分,炮裂,去皮脐) 芎䓖(三分) 当归(三分,锉,微炒) 熟干地黄(一两半) 赤石脂(一两) 吴茱萸(半两,汤浸七遍焙干,微炒) 硫黄(三分,细研) 缩砂(半两,去皮)

上件药,捣细罗为散。每于食前,以粥饮调下二钱。

3. 黄芪丸

1)《太平圣惠方·卷七十三·治妇人赤白带下诸方》

治妇人腑脏冷热相攻,心腹奇绞疠痛,腰间时疼,赤白带下,面色萎黄。四肢羸乏。

黄芪(一两半,锉) 龙骨(一两) 当归(一两,锉,微炒) 桑寄生(一两) 鹿茸(一两,去毛,涂酥炙令黄) 地榆(一两,锉) 干姜(三分,炮裂，锉） 木香（一两） 代赭（一两） 白石脂（一两） 赤石脂（一两） 人参（一两，去芦头） 艾叶（一两，微炒） 芎䓖（一两） 卷柏（一两半，微炙） 诃黎勒皮（一两） 熟干地黄（一两半）

上件药，捣罗为末，炼蜜和捣三二百杵，丸如梧桐子大。每于食前，以暖酒下三十丸。

2）《普济方·卷三百三十·妇人诸疾门·血暴下兼带下》

治妇人血伤兼带下，脐腹冷痛，腰酸疼，肢体倦怠，烦渴口燥。

黄芪（锉） 熟干地黄（焙） 当归（切，焙） 鹿茸（去毛，酥炙） 地榆 卷柏（去土） 茯神（去木，各一两半） 木香 代赭石 白石脂 艾叶 芎䓖 桑寄生 赤石脂 沙参 白龙骨 诃黎勒皮（各一两）

上为散，炼蜜和丸如梧子大。每服三十丸，米饮下，空心日午卧时各一。

4. 阿胶散（《太平圣惠方·卷七十三·治妇人赤带下诸方》）

治妇人赤带下，腹内疠痛，四肢烦疼，不欲饮食，日渐羸瘦。

阿胶（半两，捣碎，炒令黄燥） 当归（半两，锉，微炒） 赤芍药（半两） 熟干地黄（半两） 牡蛎（半两，烧为粉）

上件药，捣细罗为散。不计时候，以粥饮调下一（二）钱。

5. 鹿角胶散（《太平圣惠方·卷七十三·治妇人白带下诸方》）

治妇人白带下不止，面色萎黄，绕脐冷痛。

鹿角胶（一两，捣碎，炒令黄燥） 白龙骨（一两） 桂心（一两） 当归（一两，微炒） 附子（二两，炮裂，去皮脐） 白术（一两）

上件药，捣细罗为散。每于食前，以粥饮调下二钱。

6. 硇砂丸（《太平圣惠方·卷七十三·治妇人白带下诸方》）

治妇人白带下，脐腹冷痛，面色萎黄，日渐虚损。

硇砂（一两，细研） 白矾灰（半两） 干姜（半两，炮裂，锉） 川乌头（一两，生，去皮脐）

上件药，捣罗为末，醋煎为膏，丸如绿豆大。每于食前，以温酒下丸。

7. 柏叶散

1）《太平圣惠方·卷七十三·治妇人带下五色诸方》

治妇人带下五色，四肢黄瘦，心烦食少。

柏叶（一两，微炙） 牛角䚡（二两，烧灰） 芎䓖〔半两（三分）〕 禹余粮〔一（二）两，烧醋淬七遍〕 黄芪（一两，锉） 白芍药（三分） 龙骨（一两） 白术（三分） 丹参〔三两（分）〕 枳壳（一两，麸炒微黄，去瓤）

上件药，捣细罗为散。每于食前，以温酒调下二钱。

2）《圣济总录·卷一百五十三·妇人经血暴下兼带下》

治伤中血下兼带，或白或赤，脐下疠痛。

侧柏叶 芍药 艾（各三分） 熟干地黄（焙） 禹余粮（醋淬） 麒麟竭（各一两） 当归（锉，焙） 牛角䚡（炙，各三分）

上八味，捣罗为细末研匀。每服二钱匕，生姜米饮调下。

3）《鸡峰普济方·卷十三·妇人》

治妇人赤白带下，腹内疠痛，四肢烦疼，不欲饮食，日渐羸瘦。

柏叶（三分） 阿胶（半两） 当归（半两） 熟地黄（半两） 赤芍（半两） 牡蛎（半两）

上为细末。每服二钱，米饮调下，不拘时候。

8. 禹余粮丸

1）《太平圣惠方·卷七十三·治妇人带下五色诸方》）

治妇人带下五色，脐腹疠痛，渐加黄瘦，不能饮食，四肢少力。

禹余粮（二两，烧醋淬七遍） 白芍药（一两） 桑鹅（一两半，微炙） 黄连（一两，去须） 艾叶（一两，微炒） 芎䓖（三分） 当归（二两，锉，微炒） 川大黄（二两，锉碎，微炒） 生干地黄（二两） 白龙骨（二两） 阿胶（一两，捣碎，炒令黄燥）

上件药，捣罗为末，炼蜜和捣三五百杵，丸如梧桐子大。不计时候，以温酒下三十丸。

治妇人久赤白带下，脐腹冷连腰痛，面色黄瘦，不思饮食。

禹余粮〔一（二）两，烧醋淬七遍〕 白石脂〔一（二）两〕 鳖甲（一两，涂醋炙微黄，去裙襕） 当归（一两，锉，微炒） 狗脊〔一两（三分）去毛〕

白芍药〔一(三分)〕 白术(一两) 附子(一两,炮裂,去皮脐) 桑寄生(一两) 柏叶(一两,微炒) 干姜(一两,炮裂,锉) 厚朴(一两,去粗皮,涂生姜汁炙令香熟) 吴茱萸(半两,汤浸七遍,焙干微炒)

上件药,捣罗为末,炼蜜和捣三二百杵,丸如梧桐子大。每于食前,以热酒下三十丸。

治妇人带下五色,脐腹痛,渐加黄瘦,不能饮食,四肢少力。

禹余粮(二两,烧,醋淬七遍) 白芍药(一两) 桑鹅(一两半,微炙) 黄连(一两,去须) 艾叶(微炒,一两) 芎䓖(三分) 当归(二两,锉,微炒) 川大黄(二两,锉碎,微炒) 生干地黄(二两) 白龙骨(二两) 阿胶(一两,捣碎,炒令黄燥)

上为末,炼蜜为丸如梧桐子大。每服三十丸,以温酒送下。不拘时候。

2)《太平圣惠方·卷七十三·治妇人久赤白带下》

治带下久虚,胞中绝伤,月水不断,积日成崩,气血虚竭,肢体黄瘦,脐腹急胀,心忪头晕,不欲饮食。

禹余粮(一两,烧,醋淬七遍) 白石脂(一两) 龙骨(一两) 芎䓖(三分) 当归(三分,锉,微炒) 桂心(一两) 附子(三分,炮裂,去皮脐) 黄芪(一两,锉) 白芷(半两) 熟干地黄(一两)

上为末,炼蜜为丸如梧桐子大。每服三十丸,食前以粥饮送下。

治妇人带下久虚,胞络伤败,月水不调,渐成崩漏,气血虚竭,面黄体瘦,脐腹里急,腰膝疼重,肢体烦痛,心忪头眩,手足寒热。

禹余粮(一两,烧,醋淬七遍) 白石脂(一两) 鳖甲(一两,涂醋,炙微黄,去裙襕) 当归(一两,锉,微炒) 狗脊(一两,去毛) 白芍药(一分) 白术(一两) 附子(一两,炮裂,去皮脐) 桑寄生(一两) 柏叶(一两,微炒) 干姜(一两,炮裂,锉) 厚朴(一两,去粗皮,涂生姜汁炙令香熟) 吴茱萸(半两,汤浸七遍,焙干,微炒)

上为末,炼蜜为丸如梧桐子大。每服三十丸,食前以热酒送下。

3)《普济方·卷三百二十二·妇人诸疾门·虚损》

治妇人带下久虚,胞络伤败,月水不调,渐成崩漏,气血虚弱,面黄肌瘦,脐腹里急,腰膝疼重,肢体烦痛,心忪头眩,手足寒热,不思饮食。

桑寄生(一两) 柏叶(微炒,一两) 当归(去芦,微炒,一两) 厚朴(去粗皮,姜汁炒,一两) 干姜(一两) 白术(一两) 鳖甲(醋浸,去裙,炒黄,一两) 附子(炮,去皮脐,一两) 禹余粮(烧,醋淬七次,细研,五钱) 扁豆(五钱,炒)

上锉散。每服三钱,以水一盏半,加生姜三片、红枣二枚煎,温服。

9. 鹿茸丸

1)《太平圣惠方·卷七十三·治妇人带下五色诸方》

治妇人带下五色久不瘥,渐加黄瘦。

鹿茸(一两,去毛涂酥,炙令黄) 白芍药(三分) 桑鹅(一两,微炙) 黄连(一两,去须) 艾叶(一两,微炒) 芎䓖(一两) 当归(一两,锉,微炒) 阿胶〔一(二)两,捣碎,炒令黄燥〕 禹余粮(一两,烧醋淬七遍)

上件药,捣罗为末,炼蜜和捣三五百杵,丸如梧桐子大。每于食前,以温酒下三十丸。

2)《圣济总录·卷一百五十三·妇人经血暴下兼带下》

治妇人血伤不止,兼赤白带下不绝,面黄体瘦,渐成劳疾。

鹿茸(去毛,酥炙) 白芷 白马鬐毛(烧灰) 蒲黄(微炒) 小蓟根 续断 禹余粮(煅醋淬,各二两) 伏龙肝 熟艾(各一两) 白马蹄(镑,三两) 人参 熟干地黄(焙) 乌贼鱼骨(去甲) 柏子仁(微炒) 肉苁蓉(酒浸切,焙) 当归(切,焙) 黄芪(炙,锉) 白茯苓(去黑皮,各一两半)

上十八味,捣罗为末,炼蜜和丸如梧桐子大。每服二十丸,至三十丸,温酒或米饮下,不拘时。

10. 当归丸(《太平圣惠方·卷七十三·治妇人带下五色诸方》)

治妇人带下五色,腹痛,羸瘦食少。

当归(一两,锉,微炒) 鳖甲(一两,涂醋炙微黄,去裙襕) 川大黄(一两,锉碎,微炒) 白术(三分) 胡椒(半两) 诃黎勒皮(三分) 槟榔(三分) 枳壳(三分,麸炒微黄,去瓤) 荜茇(半两)

上件药，捣罗为末，炼蜜和捣三二百杵，丸如梧桐子大。每于食前，以温酒下三十丸。

11. 龟甲散（《太平圣惠方·卷七十三·治妇人久赤白带下诸方》）

治妇人久赤白带下，腰腿疼痛，面色萎黄，四肢少力。

龟甲（一两半，涂醋炙令黄） 桑耳（一两，微炙） 当归（一两，锉，微炒） 白芍药（三分） 乌贼鱼骨（一两，烧灰） 禹余粮（二两，烧醋淬七遍） 吴茱萸（半两，汤浸七遍焙干，微炒） 柏叶（一两，微炒） 桑寄生（一两） 芎䓖（三分）

上件药，捣细罗为散。每于食前，以温酒调下二钱。

12. 生干地黄散（《太平圣惠方·卷七十三·治妇人赤带下诸方》）

治妇人赤带下不止，体瘦心烦。

生干地黄（一两） 茜根（一两，锉） 黄芩（一两） 当归（一两，锉，微炒） 地榆（一两，锉） 甘草（半两，炙微赤，锉）

上为粗散。每服四钱，以水一中盏，加竹茹一分，煎至六分，去滓，每于食前温服。

13. 地榆汤（《圣济总录·卷一百五十三·妇人经血暴下兼带下》）

治妇人经血暴下，兼带下，积久不瘥，面目萎黄，困倦羸瘦。

地榆 当归（切焙） 阿胶（炙燥） 黄芪（锉，各一两半） 艾叶（三分） 龙骨（碎，二两）

上六味，㕮咀如麻豆大。每服三钱匕，水一盏，生姜三片，煎至七分，去滓食前温服。

14. 泽兰散（《圣济总录·卷一百五十三·妇人经血暴下兼带下》）

治妇人血伤不止，兼带下不断，虚羸困倦，补血益气。

泽兰叶（炙） 人参 蜀椒（去目并闭口，炒出汗，各一两） 厚朴（去粗皮，生姜汁炙） 桂（去粗皮） 细辛（去苗叶） 芜荑仁（微炒） 藁本（去苗、土） 当归（切，焙） 干姜（炮） 代赭 山茱萸 防风（去叉，各半两） 柏子仁（炒） 芎䓖 牡蛎（粉） 熟干地黄（焙） 甘草（炙，锉） 龙骨（各三分）

上十九味，捣罗为散。每服二钱匕，温酒调下，米饮亦得。

15. 茯神丸（《圣济总录·卷一百五十三·妇人经血暴下兼带下》）

治妇人血伤兼带下，日久不止，头旋目眩，心烦身热，腰脚酸重，肢体瘦瘁。

茯神（去木） 当归（切，焙） 白芷 桑耳（炙） 芎䓖 赤石脂 卷柏（去土） 干姜（炮，各一两） 牡蛎粉 白龙骨 地榆（各一两半）

上十一味，捣罗为末，炼蜜和丸如梧桐子大。每服三十丸，温酒或米饮下，空心日午临卧各一。

16. 小龟甲散（《鸡峰普济方·卷十一·妇人·崩漏》）

治妇人久虚，赤白带下，腰腿疼痛，面色萎黄，四肢少力。

龟甲（一两半） 桑耳（一两） 桑寄生（一两） 乌贼鱼骨（一两） 当归（一两） 柏叶（一两） 白芍药（三分） 禹余粮（一两） 吴茱萸（半两） 芎䓖（三分）

上为细末。每服二钱，食前以温酒调下。

17. 万灵丸（《洪氏集验方·卷五》）

治妇人月水湛浊不通，久无嗣息，血癖气痛，四肢浮肿，呕逆心疼，虚烦劳闷，面色萎黄，崩漏带下，寒热蒸劳，头疼齿痛，血下无度，淋沥诸疾。

牡丹皮（洗，一两） 川藁本（洗，一两） 川当归（切开，里面赤黑色者佳，洗，一两） 白茯苓（去皮，一两） 赤石脂（别研，一两） 香白芷（一两） 官桂（去皮，不见火，一两） 白薇（洗，一两） 京芎（洗，一两） 延胡索（去皮，一两） 白芍药（一两） 白术（米泔浸一宿，一两） 甘草（炙，半两） 沉香（不见火，半两） 没药（别研，半两）

上药皆用温水洗净，杵罗为末，炼蜜为丸如弹子大。每服一丸或半丸，空心温酒化下。

18. 吴茱萸丸（《杨氏家藏方·卷十五·妇人方上三十六道》）

治妇人带下久虚，胞络伤败，月水不调，渐成崩漏，气血虚竭，面无颜色，腰腹急痛，肢体烦疼，心忪头运，手足寒热，不思饮食。

禹余粮（酒、醋淬七遍，二两） 白石脂（二两） 鳖甲（醋炙黄，一两） 当归（洗，焙，一两） 白术（一两） 附子（炮，去皮脐，一两） 柏叶（微炒，一两） 桑寄生（一两） 干姜（炮，一两） 厚朴（去粗皮，姜汁炙，一两） 白芍药（三分） 金毛狗脊（去毛，三分） 吴茱萸（汤洗七遍，焙干，微

炒，半两）

上为细末，炼蜜为丸如梧桐子大。每服三十丸，空心、食前温酒或米饮送下。

19. 水金丹（《是斋百一选方·卷一·第一门·丹药》）

治妇人室女赤白带下，面黄萎瘦。

透明硫黄（一斤） 轻粉（一两）

上先将硫黄研令极细，于一斤之内取研细硫黄一两与轻粉一两合和同研一时辰许，别顿一处；先用真蚌粉一十斤，于一片新瓦上，实填瓦口令平，次用银盂子一枚可盛硫黄末一斤以上者，顿瓦中心，四边用蚌粉紧拥作池子，极要实；然后轻手脱去盂子，将十五两研细硫黄末用一大匙抄入池子内，次入合和轻粉硫黄末二两铺盖顶上，以匙捺，令小实；用熟火五斤，就瓦四边煅之，候硫黄成汁，透底造化，硫黄、轻粉二气融和，用细蚌粉一大盂猛罨药汁之上；其残火留经宿，直至寒炉；取之已成一片，刷去蚌粉尽，净研令极细，用面糊为丸如梧桐子大。每服七丸或十丸，空心人参汤送下。

20. 黑金散（《杨氏家藏方·卷十六·妇人方下五十四道》）

治妇人血气虚损，经候不调，月水过多，崩中带下。

鲤鱼皮（一两） 黄牛角鳃（一两） 棕榈皮（一两） 破故纸（一两） 乱发（一两） 乌贼鱼骨（半两） 熟干地黄（半两） 干姜（炮，半两） 当归（洗，焙，半两） 木贼（半两）

上锉，拌匀，入在藏瓶内，盐泥固济，候干，以炭火五斤，煅令通赤烟尽，土内埋令冷，取出，为细末。每服三钱，空心、食前麝香、米饮调下。

21. 紫金散（《女科百问·卷上·第四十五问积聚之病何以别之》）

治妇人血气不和，血块疼痛，月水不调，久闭羸瘦；临产横逆；产后血运，头旋中风口噤；败血停积，攻刺腰痛；赤白带下，胞漏。

橘红（一两） 枳壳（一两） 肉桂（一两） 玄胡索（一两） 甘草（炙，一两） 紫金牛（五两） 当归（酒浸一宿，焙干，锉，三两） 香附（炒，去毛，三两） 南木香（半两，生）（一方无紫金牛，有紫金皮）

上为末，棕榈灰酒下，绵灰亦得。一日三次，日、午、临睡各一次。

22. 续嗣降生丹（《妇人大全良方·卷九·求嗣门·温隐居求嗣保生篇方论第五》）

治妇人血虚带下，肌瘦寒热。

当归（一两半） 桂心（一两半） 龙齿（一两半） 乌药（真天台者佳，一两半） 益智（一两半） 杜仲（一两半） 石菖蒲（一两半） 吴茱萸（一两半） 茯神（三分） 川牛膝（三分） 秦艽（三分） 细辛（三分） 苦桔梗（三分） 半夏（三分） 防风（三分） 白芍药（三分） 干姜（一两，半生半炒） 附子（一只，重八钱者，脐心作一窍，如皂子大，入朱砂一钱重，湿面裹煨） 川椒（二两，汤浸半日，焙） 牡蛎（一大片，要取漳、泉二州者，却用学堂童子小便浸四九日，五日一换，取出用硫黄末一两，米醋涂遍，却用皮纸裹，又用米醋浸令纸湿，盐泥厚固济，干，用炭五斤煅，每遇合药入二两，余者留后次合药用）

上为细末，取附子纳朱砂别研为细末，糯米糊为丸如梧桐子大。每服三十至一百丸，空心淡醋、温酒、盐汤皆可送下，一日二服。

23. 大效内补丸（《妇人大全良方·卷二十四·拾遗方》）

治受气虚弱及五劳七伤，脏腑积冷，痃癖癥块，虚胀或经脉不调，痟冷，赤白带下，口苦舌干，面色萎黄，心烦惊悸，头目眩晕，不美饮食，痰涕黏涎，手足百节热痛无力，肌肉消瘦，子息断续。

萆薢（四两） 牛膝（二两） 五加皮（二两） 白术（二两） 川乌（炮，一两） 枳实（炒，一两） 丹参（一两）

上为细末，炼蜜为丸如梧桐子大。每服二十丸，温酒送下，空心、日午、晚食前各进一服。

24. 卷柏丸（《严氏济生方·妇人门·带下论治》）

治妇人室女，腹脏冷热相攻，心腹绞痛，腰痛腿痛，赤白带下，面色痿黄，四肢羸乏。

黄芪（去芦，蜜水炙，一两半） 熟地黄（洗，一两半） 卷柏（醋炙，一两） 赤石脂（煅，醋淬七次，一两） 鹿茸（醋炙，一两） 白石脂（一两） 芎䓖（一两） 代赭石（煅，醋淬七次，一两） 艾叶（醋炒，一两） 桑寄生（一两） 鳖甲（醋炙，一两） 当归（去芦，酒洗微炒，一两） 地榆（一两） 木香（不见火，半两） 龙骨（半两） 干姜（炮，三分）

上为末，醋煮糯米糊为丸如梧桐子大。每服七十丸，空心、食前米饮汤送下。

25. 小阴丹（《类编朱氏集验医方·卷十·妇人门·带下》）

治妇人赤白带下，月候不调，诸虚不足。

当归　白芍药（各四两）　白术　茯苓　藁本　白芷　延胡索（各一两）　熟地黄（酒蒸）　牡蛎（草鞋包煅，各半两）　人参　没药（各二钱）　甘草（炙）　南木香（各一两）　赤石脂（煅，七钱）　大附子（一两，炮，去皮脐）　蚕退纸（烧，以多为贵）

上细末，炼蜜为丸如弹子大。每服一丸，空心，酒服。

26. 升阳举经汤（《兰室秘藏·卷中·妇人门·经漏不止有三论》）

治饮食劳倦，暴崩不止，或下水浆，怠惰嗜卧，四肢困倦，及带下脱漏。

肉桂（去皮，盛夏勿用，秋、冬用，五分）　白芍药（五分）　红花（五分）　细辛（六分）　人参（去芦，一钱）　熟地黄（一钱）　川芎（一钱）　独活根（一钱五分）　黑附子（炮制，去皮脐，一钱五分）　炙甘草（一钱五分）　羌活（二钱）　藁本（去土，二钱）　防风（二钱）　白术（三钱）　当归（三钱）　黄芪（三钱）　柴胡（三钱）　桃仁（十个，汤浸去皮尖，细研）

上㕮咀。每服三钱，若病势顺当，渐加至五钱，每服水三盏煎至一盏，空心热服。

27. 铁刷汤（《瑞竹堂经验方·卷二·诸痛》）

治妇人赤白带下，产后血晕气虚。

紫梢花（成块带蒂者佳，一两）　肉桂（一两）　大丁香（一两）　蛇床子（一两）　吴茱萸（一两）　山茱萸（去核，半两）　天仙子（半两）　萝卜子（半两）　川椒（半两）　细辛（半两）　狗脊（半两）　地豆（大者，白眉者佳，半两）　芎䓖（半两）　甘松（半两）　天雄（一个）　白檀（二钱）　槐角子（二钱）　白芷（二钱）　沉香（二钱）　芸苔子（二钱）　葶苈子（二钱）　香附子（二钱）　芫花（二钱）　巴戟（二钱）　肉苁蓉（二钱）　木香（二钱）

上为粗末。用酸浆水一大碗，药末五钱、盐少许，同煎三至五沸，倾在盆内熏之，渐通手洗浴如火热，妇人每日熏浴之。使败精秽血如黑汁下。

28. 替灸丸（《袖珍方·卷四·妇人·调经众疾》）

治妇人赤白带下，久冷肚腹疼痛，经脉不调，面色萎黄，手脚疼痛，四肢无力，久无子息。

茯苓　艾叶（各八两）　香附子　当归（各四两）　吴茱萸（三两，炒）　川芎（二两）　白芍药（二两）

上用酽醋五升，砂锅煮干，为末，醋糊为丸如梧桐子大。每服五十丸，空心用淡醋汤送下，一日二次。

29. 秘方十补丸（《普济方·卷三百二十二·妇人诸疾门·虚损》）

治妇人诸虚百损，荣卫不调，形体羸瘦，面黄背倦，口苦舌干，心忪多汗、血衰气盛，寒热往来，一切血崩带下，堕胎落孕。

熟干地黄（净洗，酒浸蒸过，焙干，四两）　肉苁蓉（酒浸焙干，二两）　人参（二两）　绵黄芪（去芦，蜜使，二两）　川芎（二两）　当归（去芦，酒浸焙，二两）　白芍药（浸，二两）　白茯苓（二两）　白术（去芦，洗净，炒，二两）　甘草（炙，半两）　肉桂（一两，去皮）

上为细末，用好酒调山药末打糊为丸如梧桐子大。每服六十至七十丸，食前以米汤或温酒送下。

30. 茯苓散（《普济方·卷三百三十·妇人诸疾门·血暴下兼带下》）

治妇人血伤兼带下，积久不止，面黄体瘦，渐成虚劳，腰脚沉重，胎气多损。

白茯苓（去黑皮）　木香　杜仲（去粗皮，炙）　菖蒲　熟干地黄（焙）　柏子仁（研）　秦艽（去苗、土）　诃黎勒皮　菟丝子（酒浸，别捣）　青橘皮（去白，焙）　赤石脂　五加皮　牛角䚡灰　乌贼鱼骨（去甲）　艾叶（切，焙，各一两）

上为散。每服二钱，温酒调下，糯米饮亦得，或有喘息，用鲤鱼糯米粥下药。

31. 桑寄生散（《普济方·卷三百三十一·妇人诸疾门·赤白带下》）

治妇人赤白带下，久不止，腰腿酸痛，面黄体瘦，四肢少力。

桑寄生　桑耳（炙）　当归（锉，炙，各一两）　白芍药　芎䓖（各二分）　乌贼鱼骨（烧灰）　柏叶（炙，各一两）　龟甲（醋炙，一两半）　禹余粮

（煅醋淬七次，二两） 吴茱萸（汤洗，焙炒，半两）

上捣研为散。每服二钱，食前温酒调下。

32. 当归煎丸（《普济方·卷三百三十一·妇人诸疾门·赤白带下》）

治妇人室女赤白带下不止，腹疼痛，四肢烦疼，不欲饮食，日渐羸瘦。

当归（去芦，酒浸） 赤芍药 牡蛎（煅取粉） 熟地黄（酒蒸，焙） 阿胶（锉，蛤粉炒成珠） 白芍药 续断（酒浸，各一两） 地榆（半两）

上为细末，醋糊为丸如梧桐子大。每服五十丸，空心用米饮送下。

33. 白垩丸（《普济方·卷三百三十一·妇人诸疾门·赤白带下》）

治妇人白带久而不止，面生鼾黯，绕脐疼痛，腰膝冷痛，日渐虚困。产后白带，并宜服之。

白垩（火煅） 禹余粮（煅醋淬七次） 鳖甲（醋炙） 乌贼鱼骨（醋炙） 当归（去芦，酒浸） 鹊巢灰 干姜（炮） 紫石英（火煅醋七次） 金毛狗脊（燎去毛） 附子（炮，去皮脐） 芎䓖（各一两） 艾叶灰（半两） 香附子（醋煮，二两） 鹿茸（燎去毛，切片醋炙，一两）

上为细末，醋煮糯米糊为丸如梧桐子大。每服七十丸，空心用温酒米汤饮下。

34. 络石汤（《普济方·卷三百五十二·产后诸疾门·血块攻筑疼痛》）

治产后瘦损，不能饮食，腹中有血块，淋沥不尽，赤白带下，天行心闷。

络石（亦名石龙藤）

煎叶服之，亦浸酒服。

35. 十味大建中汤（《医方类聚·卷一百五十·诸虚门》）

治血脉虚少，筋骨不荫，身倦力弱，心忪痰逆，腹痛膝软，或失血后，虚羸不复常，妇人月水不调，带下，腹胁作痛。

白芍药（一两） 桂心（一两） 甘草（炙，一两） 黄芪（蜜炙，一两） 当归（酒浸，一两） 人参（一两） 白茯苓（一两） 远志（去心，一两） 龙骨（一两） 泽泻（半两）

上为粗末。每服五钱，水二盏，加生姜五片，大枣二个，煎取一盏，临时入饴糖一匙，空心、食前服。

36. 八君子汤（《陈素庵妇科补解·调经门·卷一·经行兼带下方论》）

治脾虚兼湿痰，经行见赤白带下，或随血而下，或时时带自下。

人参（一钱） 白茯苓（一钱） 白术（一钱） 炙草（五分） 半夏（一钱） 广皮（八分） 苍术（八分） 当归（二钱五分）

水煎服。

37. 大乌金丸（《丹溪心法附余·卷二十·带下》）

治妇人思虑过度，变生多疾，孕育不成，崩中带下，五心烦热，口苦咽干，饮食无味，身疼羸瘦，面目萎黄，手足瘦软，经水不匀，肚腹胀痛，鬓发黄落，喜卧倦起。

大艾叶（二两） 当归（醋炒，二两） 破故纸（炒，二两） 茴香（炒，二两） 熟地黄（醋炒，二两） 南木香（不见火，二两） 吴茱萸（二两） 三棱（二两） 莪术（二两） 川芎（醋炒，三两） 芍药（醋炒，三两） 香附子（六两） 延胡索（一两） 紫荆皮（醋炒，四两）

上先将艾、香附子用米醋一升，浸一日一夜，冬月三昼夜，煮干炒令黑色，入后十二味，同为末，米醋煮糯米糊为丸如梧桐子大。每服七八十丸，空心盐汤、盐酒任下，一日二次。

38. 八珍益母十全丸（《古今医统大全·卷八十四·药方·四物汤论》）

资益坤元，补养气血，除淋沥带下，俾羸形体壮，有调经、受孕之功，胎前和气，产后补虚。

益母草（五月五日、六月六日俱可采，阴干，折去下半截，用上半截，连穗叶，石臼杵捣，筛为极细末，八两） 人参（饭上蒸，一两） 白术（饭上蒸，一两） 白茯苓（饭上蒸，一两） 甘草（炙，五分） 当归身（酒浸，二两） 川芎（五分） 熟地黄（酒浸，二两） 白芍药（醋炒，一两） 角沉香（四钱）

上药各为极细末，炼蜜为丸如梧桐子大。每服九十丸，空心蜜汤送下，食干果子压之。不善吞者，化开服尤效，冬月酒送下。妇女经脉不调者，或有气血两虚而身体素弱，服此以养且调。当年而经不通者，服一料则通；经不调者，服一月则调；素不孕者，服一月即孕。胎前间或用一服则胎固而自安；妊娠微觉胎动，随用一服即安。产后用一服，以童便。酒化开调下，则无壅滞血运之候。多服之补虚活血。又治产后诸病极稳，急欲取效，以酒调化服。

39. 八珍益母丸(《古今医统大全·卷八十四·药方·四物汤论》)

治妇人气血两虚，脾胃并弱，饮食少思，四肢无力，月经违期，或先期而至，或腰疼腹胀缓而不至，或愆期不收，或断或续，或赤白带下，身作寒热，久不受孕。

益母草(四两，不见铁器，只用上半截带叶者) 人参(去芦，一两) 白术(土炒，一两) 茯苓(去皮，一两) 炙甘草(去皮，五钱) 当归(酒洗，二两) 川芎(一两) 白芍药(醋炒，一两) 熟地黄(酒洗，二两)

上为末，蜂蜜为丸如弹子大。每次一丸，空心蜜汤送下。如不能嚼者，丸以细粒如小豆大，每服七八十丸。

40. 金樱莲子散(《古今医统大全·卷八十四·药方·四物汤论》)

治脾胃虚弱，赤白带下。

金樱子(冬采，干擦去毛，三两净，炒，切破，去子净用) 莲子(去心，二两) 头面(二两，炒) 白扁豆(二两，炒) 牡荆实(即黄荆子) 糯米(一合，炒)

上为细末。每用四钱，入熟蜜三匙，滚汤调服。

41. 扶衰仙凤酒(《万病回春·卷四·补益》)

治诸虚百损，五劳七伤，瘦怯无力，及妇人赤白带下。

肥线鸡(一只，将绳吊死，退去毛屎不用)

将鸡切四大块，再切入生姜四两、胶枣半斤，用好酒五至六壶，共三味装入一大坛内，将泥封固坛口，重汤煮一日，凉水拔出火毒。每服以空心将鸡酒连姜、枣随意食之。

42. 乌骨鸡丸(《万病回春·卷六·虚劳》)

治妇人虚弱，咳嗽吐痰，或骨蒸劳热，或赤带下，或经水不调，形体瘦倦无力，或口干舌燥。

人参(去芦，五钱) 当归(酒洗，一两) 熟地(姜汁浸，焙，一两) 白芍(酒炒，一两) 白茯苓(去皮，一两) 香附(童便浸炒，一两) 川芎(七钱) 陈皮(七钱) 秦艽(七钱) 玄胡索(七钱) 贝母(去心，七钱) 牡丹皮(七钱) 甘草(五钱)

上俱锉成饮片听用。另用黄芪为末，拌饭喂乌鸡，喂至肌肥，眼生眵，缢死，燥去毛，破开取出肠胃，好酒洗净，入前药饮片在鸡肚内线缝住，用酒、醋等分，煮鸡烂如泥，捞起焙干或晒干，为细末，将鸡汁打面糊为丸如梧桐子大。每服五十丸，空心清米汤送下。

43. 止带丸(《万病回春·卷六·带下》)

治妇人赤白带下，腰酸，头晕眼花，小腹胀痛，四肢无力，困倦而虚。

当归(酒洗) 川芎 白术(去芦) 人参(去芦) 山药 杜仲(姜汁、酒炒去丝) 香附(醋炒) 青黛(减半) 牡蛎(火煅) 破故纸(酒炒) 续断 椿根皮(酒炒，各等分)

上为细末，炼蜜为丸如梧桐子大。每服五十丸，空心清米汤吞下。

44. 万补丸(《鲁府禁方·卷一·福集·泄泻》)

治脾胃不和，溏泄晨泄，一切脾气不足；男子遗精，女人赤白带下。

苍术(八两) 厚朴(五两，去皮) 陈皮(五两) 甘草(三两) 小茴(略炒，三两)

上为末，听用；用牙猪肚一个，莲肉末半斤，将猪肚擦洗极净，入莲肉末于中，线扎住，用猪腰二个同煮，用童便煮极烂为度，取出捣如泥，和前药再捣极匀为丸如梧桐子大。每服七十至八十丸，姜汤送下；白水亦可。

45. 艾附女珍丸(《简明医彀·卷七·调经》)

治妇人气盛血衰，经期不准，或前或后，紫多淡少，赤白带下，崩漏淋沥，面黄肌瘦，四肢无力，倦怠嗜卧，精神短少，目暗耳鸣，头眩懒言，五心烦热，咽干口燥，夜寐不安者。

香附(五两，分四份：一童便，一米醋，一人乳，一盐酒浸) 蕲艾(醋煮，二两) 当归(二两) 川芎(一两半) 白芍(一两半) 熟地黄(酒蒸，一两半) 黄芩(一两半) 阿胶(酒蒸，一两) 臭椿根皮(一两)

上为末，捣地黄、阿胶和匀，加醋糊为丸如梧桐子大。每服一十十丸，空心米汤送下。

46. 补元汤(《丹台玉案·卷五·带下门》)

治妇人久因经水不调，气血虚弱，赤白带下，神思倦怠。

人参(一钱) 白术(一钱) 当归(一钱)

白茯苓（一钱） 川芎（一钱） 白芍（八分） 生地（八分） 泽泻（八分） 黄柏（八分） 伏龙肝（一钱） 甘草（三分）

加大枣二枚，水煎，空心服。

47. 清气养荣汤（《丹台玉案·卷五·带下门》）

治妇女气血不调，赤白带下，四肢倦怠，五心烦热。

当归（一钱五分） 生地（一钱五分） 香附（一钱五分） 地榆（一钱五分） 白茯苓（八分） 泽泻（八分） 丹皮（八分） 黄连（八分） 山茱萸肉（八分）

上加灯心三十茎，水煎，空心服。

48. 升带汤（《傅青主女科·女科上卷·种子·腰酸腹胀不受孕三十七》）

治妇人腰痠背楚，胸满腹胀，倦怠欲卧，疝瘕带下，百计求嗣不能如愿者。

白术（一两，土炒） 人参（三钱） 沙参（五钱） 肉桂（一钱，去粗皮，研） 荸荠粉（三钱） 鳖甲（三钱，炒） 茯苓（三钱） 半夏（一钱，制） 神曲（一钱，炒）

水煎。连服三十剂而任督之气旺，再服三十剂而疝瘕之症除。

49. 完带汤（《傅青主女科·女科上卷·带下·白带下一》）

治妇人湿盛火衰，肝郁气弱，脾土受伤，湿气下陷，致患白带终年累月下流白物，如涕如唾，不能禁止，甚则臭秽者。

白术（一两，土炒） 山药（炒，一两） 人参（二钱） 白芍（五钱，酒炒） 车前子（三钱，酒炒） 苍术（三钱，制） 甘草（一钱） 陈皮（五分） 黑芥穗（五分） 柴胡（六分）

水煎服。

50. 补阴益气汤 （《嵩崖尊生·卷十四·妇人部·带下》）

治带下，素气血虚弱者。

熟地（一钱半） 山萸（一钱） 黄芪（一钱） 人参（一钱） 白术（一钱） 当归（一钱） 山药（八分） 陈皮（八分） 丹皮（六分） 茯苓（六分） 炙草（五分） 升麻（三分） 泽泻（三分）

水煎服。

51. 七制香附丸（《奇方类编·卷下》）

治妇人经脉不调。妇人郁怒伤肝，思虑伤脾，肢体困倦，面目枯黄，日晡潮热，夜静昼烦，胸膈膜胀，腰胁疼痛，饮食无味，神识不安，赤白带下，如是等情，渐致经水不调，或致半产漏下，久而不孕，亦有成劳。

香附米（十四两，分作七分，酒、醋、盐、童便，小茴香二两，益智仁二两，莱菔子二两，凡浸，春、秋三日，夏一日，冬七日，同入砂锅内，用艾叶四两，无灰酒随煮随添，以黑色为度，制香附七两） 归身（四两，酒洗） 熟地（四两，姜汁焙） 生地（四两，姜汁焙） 白芍（四两，酒炒） 抚芎（三两） 人参（一两） 白术（土炒，二两） 白茯苓（二两） 枣仁（二两，炒） 炙甘草（九钱） 天冬（二两九钱） 益母草（四两） 条芩（酒炒，二两五钱） 砂仁（炒，一两五钱） 阿胶（二两，炒） 陈皮（二两） 山茱萸（酒蒸，二两） 元胡索（一两五钱，醋炒）

上为细末，用神曲四两，酒煮神曲糊为丸如梧桐子大。每日空心服一百丸。

52. 大温经丸（《女科指掌·卷一·调经门·带下》）

治带下恶寒腹痛，饮食少进，或时时利，吞酸水，足冷腰痛，面色不荣、脉沉迟。

吴茱萸（一两） 当归（五钱） 川芎（五钱） 白芍（五钱） 熟地（二两） 牡丹皮（五钱） 石菖蒲（一两） 阿胶（五钱） 人参（五钱） 茯苓（一两） 肉桂（五钱） 艾叶（一两，醋炒） 琥珀（三钱，另研） 附子（七钱，炮） 朱砂（二钱，另研）

炼蜜为丸。每服四十丸，饮送下。

53. 樗皮丸（《女科指掌·卷一·经候门·带下》）

治湿痰下注，带下如倾，头眩呕哕，麻木，脉滑，肌肥者。

樗根白皮（向东南者，米泔水洗，去黑皮，晒干，酒炒） 陈皮 茯苓 半夏 香附 川芎 苍术 黄柏 炮姜 地榆 牡蛎

醋糊为丸。每服六十丸，以饮送下。

54. 加减人参黄芪汤（《医部全录·卷三百九十八》）

治妇女赤白带下，带下虚滑之证。

人参　黄芪汤加芍药(醋炒)　牡蛎粉　禹余粮

水煎服。

55. 升阳胜湿汤(《胎产要决·卷上》)

治妇人脾胃亏损,阳气下陷或湿痰下注所致之带下。

柴胡　羌活　苍术　黄芪　防风　升麻　独活　当归　藁本　甘草

水煎服。

56. 加味二陈汤(《胎产要诀·卷上》)

治带下属湿痰者。

二陈加苍术(三钱)　白芷(二钱)　黄芩(二钱)　黄连(一钱半)　黄柏(一钱半)　白芍(二钱半)　椿根皮(炒,二钱半)　萸肉(二钱半)

水煎服。

57. 补经汤(《女科切要·卷二·血癖》)

治血癖,经行气血虚弱,血海寒冷,经水不调,心腹疼痛,带下如鱼脑或米泔,错杂不分,信期淋漓不止,面黄肌瘦,四肢无力,头晕眼花者。

人参　白术　川芎　香附　当归　熟地　元胡　肉桂　吴萸　砂仁　茯神　沉香　阿胶　黄芪　小茴　陈皮　白芍

水煎服。

58. 鱼鳔丸(《医级·卷九·女科类方》)

治带下日久,经脉渐少,形气脉气不足,饮食不甘,渐将枯闭。

白鱼鳔(一条,取大白鱼重七至八斤者,取其白)　乌贼骨(四两)　茜草(二两)　当归(四两)　白芍(二两)　川芎(二两)　生地(三两)　川断(三两)　阿胶(三两)　黄芪(三两)　鸽蛋(二十个,如有麻雀蛋更妙)

上为末,炼蜜为丸。每服三至四钱,米饮送下,一日二次。

59. 八物温经汤(《胎产新书·女科旨要·卷一》)

治妇人二十一二,经脉不调,赤白带下,或如梅汁或片,或二三月不行,潮热,咳嗽,饮食不思,四肢困倦。

当归(二钱)　香附(二钱)　鹿茸(醋炙,如热少用,二钱)　川芎(二钱)　熟地(二钱)　白术(二钱)　山萸(二钱)　小茴(二钱)　甘草(一钱)

分四帖,加生姜三片,水煎,空心服。

60. 地骨皮汤(《胎产新书·女科秘要·卷四》)

治妇人肥盛,肠胃多痰,壅滞经络,血闭带下。

地骨皮(一钱)　当归(一钱)　川芎(一钱)　知母(一钱)　麦冬(一钱)　甘草(五分)

空心服。

61. 扶经汤(《竹林女科证治·卷一·调经下》)

治妇人经脉不调,赤白带下,或如梅汁,或成片块,或二三月不行,潮热咳嗽,饮食不思,四肢困倦,若日久不治,则成骨蒸痨瘵。

当归(五分)　香附(四制,五分)　鹿茸(酥炙,热则不用,五分)　熟地(五分)　白术(蜜炙,五分)　山茱萸(去核,五分)　小茴(五分)　生甘草(三分)　生姜(三片)

水煎,空心服。如盗汗,加枣仁、黄芪(蜜炙)各五分;咳嗽,加杏仁(去皮尖)、五味子各五分;潮热,加黄芩(酒炒)、柴胡各七分。

62. 八珍养血丸(《古方汇精·卷三·妇科门》)

治月候不调;赤白带下,皮寒骨热,肢体倦怠;一切崩淋、干血。

上炙芪(三两)　大生地(三两)　白术(三两)　丹参(三两)　当归(一两五钱)　陈阿胶(一两五钱)　茯神(一两五钱)　云茯苓(一两五钱)　白芍(一两五钱)　远志(八钱)　川芎(一两)　炙草(五钱)

上药各为末,杜仲一十两熬膏,和炼蜜为丸。每服四钱,淡酒送下。如症势重者,早三钱,姜汤送下;晚二钱,淡酒送下。

63. 加味异功散(《不知医必要·卷四》)

治脾虚有湿所致带下病。

党参(去芦,米炒,一钱五分)　陈皮(一钱)　扁豆(炒,杵,一钱五分)　生薏米(三钱)　白术(净,二钱)　山药(炒,二钱)　泽泻(盐水炒,一钱)　白茯苓(一钱五分)　炙草(一钱)

水煎服。如有热,加莲子心五分,黄柏一钱;色白清冷,腹痛多寒者,加干姜一钱,或再加制附子一钱。

64. 秘制白带丸(《饲鹤亭集方·女科》)

治妇女月水不调,赤白带下,诸虚百损,面黄肌瘦。

海淡菜　豆腐滞　红枣　糯米　白米(各等分)

将红枣煮合为末,水为丸。

65. 女科白凤丹(《饲鹤亭集方·女科》)

治妇人骨蒸内热,面黄肌瘦,浊淋带下,子宫寒冷,月事参差,难于生育者。

白丝毛雌鸡(一只)　川石斛(四两)　香青蒿(四两,煎汤煮)　人参(一两)　北沙参(一两)　麦冬(一两)　生地(一两)　熟地(一两)　丹参(一两)　白术(一两)　茯苓(一两)　黄芪(一两)　当归(一两)　牛膝(一两)　秦艽(一两)　鳖甲胶(一两)　艾叶(一两)　地骨皮(一两)　川贝(一两)　川芎(一两)　川连(一两)　丹皮(一两)　银胡(一两)

米糊为丸服。

66. 益母毓麟丸(《饲鹤亭集方·女科》)

治妇人血气俱虚,经水不调,腹痛腰痠,饮食不甘,瘦弱不孕及赤白带下。

当归(四两)　熟地(四两)　党参(二两)　鹿角霜(二两)　白术(二两)　茯苓(二两)　川断(二两)　杜仲(二两)　香附(二两)　白芍(二两)　菟丝子(二两)　川芎(一两)　川椒(一两)　甘草(一两)

加蜜二十两,为丸服。

67. 秘制太和丸(《萧山竹林寺妇科秘方考》)

治妇女信水不准,经行腹痛,腰痠带下,骨节疼痛,胸闷食少,停经化胀,脾虚泄泻,气血两亏,积年不孕。

制香附(四两)　制苍术(四两)　广藿香(四两)　净防风(四两)　嫩前胡(四两)　紫苏叶(四两)　薄荷叶(四两)　川厚朴(四两)　草果仁(四两)　姜半夏(四两)　台乌药(四两)　广陈皮(四两)　焦麦芽(四两)　春砂壳(四两)　炒枳壳(四两)　焦山楂(四两)　白蔻米(三两)　广木香(三两)　茯苓(三两)　川芎(三两)　羌活(三两)　白芷(三两)　粉甘草(三两)

上为末,面糊为丸如弹子大。每服一丸,温开水化服,每日二至三次。

七、治肾虚带下方

1. 龟甲散(《太平圣惠方·卷七十三·治妇人白带下诸方》)

治妇人白带下,腰膝疼痛。

龟甲(一两,涂醋炙令微黄)　当归(一两,锉,微炒)　桑耳(三分,微炒)　人参(三分,去芦头)　狗脊(半两,去毛)　禹余粮(一两,烧醋淬七遍)　白石脂(二两)　柏叶(一两,微炙)　吴茱萸(半两,汤浸七遍,焙干微炒)　白芍药(半两)　桑寄生(半两)　桂心(半两)　厚朴(一两,去粗皮,涂生姜汁炙令香熟)

上件药,捣细罗为散。每于食前,以粥饮调下二钱。

2. 附子散(《太平圣惠方·卷七十三·治妇人久赤白带下诸方》)

治妇人久赤白带下,脐腹冷痛,腰膝麻疼。

附子(一两,炮裂,去皮脐)　当归(一两,锉,微炒)　桂心(一两)　硫黄(一两,细研)　硇砂(一两,细研)　白矾灰(一两)　禹余粮(一两,烧醋淬七遍)　鹿角尖屑(一两,炒黄)

上件药,捣细罗为散。每于食前,以温酒调下一钱。

3. 雀儿药粥(《太平圣惠方·卷九十七·食后虚损羸瘦诸方》)

治肾气不足,妇女带下。

雀儿(十枚,剥去皮毛,剥碎)　菟丝子(一两,酒浸三日,晒干,别捣为末)　覆子(一合)　五味子(一两)　枸杞子(一两)　粳米(二合)　酒(二合)

上为末,将雀肉先以酒炒,入水三大盏,次人米煮粥,欲熟,下药末五钱,搅转,入五味调和令匀,更煮熟空心食之。

4. 巴戟丸(《太平惠民和剂局方·卷五·续添诸局经验秘方》)

治元气虚惫,面目黧黑,口干舌涩,梦想虚惊,眼中冷泪,耳作蝉鸣,腰胯沉重,百节痠疼,项筋紧急,背胛劳倦,阴汗盗汗,四肢无力,及妇人子宫久冷,月脉不调,或多或少,赤白带下。

良姜(六两)　紫金藤(十六两)　巴戟(三两)　青盐(二两)　肉桂(去粗皮,四两)　吴茱萸(四两)

上为末,酒糊为丸。每服二十丸,日午、夜卧各一服,暖盐酒送下,盐汤亦得。

5. 沉香牡丹丸(《圣济总录·卷一百五十

二·带下·漏下》)

治妇人血海久虚，经候不利，赤白带下，血气冲心，多发刺痛，四肢困烦。

沉香(锉，一两半) 牡丹皮(一两) 赤芍药(一两) 当归(切，焙，一两) 桂(去粗皮，一两) 芎䓖(一两) 黄芪(锉，一两) 人参(一两) 白茯苓(去黑皮，一两) 山芋(一两) 白芷(一两) 吴茱萸(汤浸焙干，炒，一两) 巴戟天(去心，一两) 陈橘皮(汤浸去白，焙，一两) 木香(一两) 牛膝(去苗，酒浸切，焙，一两) 枳壳(去瓤麸炒，一两) 肉豆蔻(去壳，一两) 厚朴(去粗皮，生姜汁炙，一两) 干姜(炮，一两) 白龙骨(一两)

上为末，炼蜜为丸如梧桐子大。每服二十丸，加至三十丸，空心、日午、临卧温酒送下。

6. 桑耳汤(《圣济总录·卷一百五十二·带下》)

治妇人虚损，或房室无忌，带下赤白。

桑耳(微炒，三分) 芍药(一两) 黄芪(一两) 干熟地黄(焙，一两) 阿胶(炙燥，一两) 蛇黄(煅，醋淬五遍，烧末，一两半) 蒲黄(微炒，一两半) 白垩(煅赤，一两半)

上为粗末。每服三钱匕，水一盏半，入豉半合，煎至八分，去滓，食前温服，日三次。

7. 茯苓散(《圣济总录·卷一百五十三·妇人经血暴下兼带下》)

治妇人血伤兼带下，积久不止，面黄体瘦，渐成虚劳，腰脚沉重。

白茯苓(去黑皮) 木香 杜仲(去粗皮，炙) 菖蒲 熟干地黄(焙) 柏子仁(研) 秦艽(去苗土) 诃黎勒皮 菟丝子(酒浸别捣) 青橘皮(去白焙) 赤石脂 五加皮(锉) 牛角鰓灰 乌贼鱼骨(去甲) 艾叶(烧灰) 当归(切，焙，各一两)

上十六味，捣罗为散。每服二钱匕，温酒调下，糯米饮亦得。

8. 牛角地黄散(《圣济总录·卷一百五十三·妇人经血暴下兼带下》)

治妇人血伤不止，兼带下赤白，腰背痛，虚乏困倦。

牛角鰓(一枚，烧灰) 熟干地黄(焙) 桑耳(锉碎) 人参 续断 赤石脂 白矾(烧) 白术 禹余粮(煅赤，醋淬五遍) 干姜(炮) 蒲黄(微炒) 防风(去叉，各一两) 附子(炮裂，去皮脐，一两半) 龙骨 当归(切，焙，各二两)

上十五味，捣罗为散。每服二钱匕，食前温酒调下，米饮亦得。

9. 乌贼鱼丸(《圣济总录·卷一百五十三·妇人经血暴下兼带下》)

治妇人血海虚，血败兼带下，积久不止，日渐困瘁，肢体烦热，头目旋运，口舌干涩。

乌贼鱼骨 鹿茸(去毛，酥炙) 诃黎勒 当归(切，炒) 白芍药 山茱萸 黄芪(锉) 酸枣仁 地榆 芎䓖 覆盆子(去梗) 玄参 白茯苓(去黑皮) 熟干地黄(焙，各一两半) 荜澄茄(一两)

上十五味，捣罗为末，炼蜜和丸如梧桐子大。每服三十丸，米饮或酒下，空心、日午、夜卧各一。

10. 黄芪丸(《圣济总录·卷一百五十三·妇人经血暴下兼带下》)

治妇人血伤，兼带下，脐腹冷痛，腰脚酸疼，肢体倦怠，心烦渴躁。

黄芪(锉) 熟干地黄(焙) 当归(切焙) 鹿茸(去毛酥炙) 地榆 卷柏(去土) 茯神(去木，各一两半) 木香 代赭 白石脂 艾叶 芎䓖 桑寄生 赤石脂 沙参 白龙骨 诃黎勒皮(各一两)

上十七味，捣罗为末，炼蜜和丸如梧桐子大。每服三十丸，米饮下，空心日午卧时各一。

11. 韭子丸(《圣济总录·卷一八五·补益门·补虚固精》)

治肾脏虚冷，腰胯疼疼，腿膝冷痹，夜多小便，梦寐遗泄，日渐羸瘦，面无颜色；女人恶露，赤白带下。

韭子(七升，净拣)

上以醋汤煮千百沸，取出焙干，旋炒令作油麻香，为末，炼蜜为丸如梧桐子大。每服二十丸，加至三十丸，空心温酒送下。

12. 木瓜煎丸

1)《圣济总录·卷一百八十六·补虚理腰膝》

治肾肝虚损，腰膝无力疼痛，及妇人虚冷，赤白带下。

木瓜(三枚，大者，切开顶，去瓤作瓮子，入硇砂末，用新罐子盛，蒸如稀饧，烂研) 硇砂(半两，水煎成霜） 羌活（二两，去芦头） 菊花（二两，蒸） 地骨皮（二两） 骨碎补（二两） 牛膝（二两，酒浸切，焙） 吴茱萸（汤浸焙炒，二两） 胡椒（一两） 荜澄茄（一两） 诃黎勒（一两，煨，去核） 桂（一两，去粗皮） 葫芦巴（一两） 补骨脂（炒，一两） 巴戟天（一两，去心） 人参（一两） 干姜（半两，炮） 甘草（炙，半两）

上药杵十六味为末，以木瓜、硇砂膏和匀，入熟蜜少许为丸如梧桐子大。每服二十丸，空心、夜卧温酒送下。每二日加一粒，至四十丸止。

2)《普济方·卷二百二十一·诸虚门·补虚理腰膝》

治肾肝虚损，腰膝无力疼痛，及妇人虚冷，赤白带下。

木瓜（三枚，开顶去瓤作瓮子，入硇砂末，用新罐子盛蒸烂研） 菊花（三两，蒸） 地骨皮（三两） 骨碎补（三两） 牛膝（三两，酒浸，切焙） 吴茱萸（汤浸焙炒，三两） 胡椒（一两） 荜澄茄（一两）

上为细末，炼蜜为丸如梧桐子大。每日三钱，空心以温酒送下。

13. 牛角䚡散（《鸡峰普济方·卷十一·妇人·崩漏》）

治外实内虚，带下，四崩。

牛角䚡（五个） 鹿茸（一两） 当归（一两） 禹余粮（一两） 阿胶（一两） 干姜（一两） 续断（一两） 乌贼鱼骨（半两） 赤小豆（一升）

上为细末。每服一至二钱，用酒调下，不拘时候。

14. 小金丹（《鸡峰普济方·卷二十五·丹诀》）

治五脏虚乏，腰膝无力，嗽逆寒热，泄泻下痢，惊气入腹，痈疽痔疮，妇人百病，崩，带下赤白，产难，胞衣不出，血闭血利。

禹余粮末（四两） 赤石脂（五两） 代赭石（一斤） 石中黄（二两）

上为极细末，滴水为丸如梧桐子大，令干，烧沙锅通赤，次入药在内，用木炭火煅令通赤为度。每服二丸，空心、食前，望太阳香水送下。

15. 保安散（《产宝诸方》）

治妇人妊娠不调，血海久病，带下诸虚。

附子（一个） 地黄 棕榈灰 木香 肉桂（各等分）

上为末。每服二钱，羊胫炭烧红浸酒调下。

16. 艾煎丸（《杨氏家藏方·卷十五·妇人方上三十六道》）

治妇人血海虚冷，月候过多，崩漏带下，腹胁疞痛。

艾叶（米醋浸一宿，炒焦，一两） 陈橘皮（去白，一两） 高良姜（锉，炒，一两） 干姜（炒，一两） 赤芍药（一两） 白芍药（一两） 吴茱萸（汤洗七遍，炒，一两） 蓬莪术（煨，切，一两） 龙骨（一两） 牡蛎（煅，一两）

上为细末，醋煮面糊为丸如梧桐子大。每服五十丸，空心、食前煎艾叶汤送下。

17. 补宫丸（《杨氏家藏方·卷十五·妇人方上三十六道》）

治妇人诸虚不足，久不妊娠，骨热形羸，腹痛下利，崩漏带下。

鹿角霜 白术 白茯苓（去皮） 香白芷 白薇 山药 白芍药 牡蛎（火煅） 乌贼鱼骨（各等分）

上为细末，面糊为丸如梧桐子大。每服三十丸，空心、食前温米饮送下。

18. 温卫补血汤（《兰室秘藏·卷中·妇人门·半产误用寒凉之药论》）

治耳鸣，鼻不闻香臭，口不知谷味，气不快，四肢困倦，行步欹侧，发脱落，食不下，膝冷，阴汗，带下，喉中介介，不得卧，口舌益干，太息，头不可以回顾，项筋紧，脊强痛，头旋眼黑，头痛欠嚏。

生地黄（一分） 白术（一分） 藿香（一分） 黄柏（一分） 牡丹皮（二分） 苍术（二分） 王瓜根（二分） 橘皮（二分） 吴茱萸（二分） 当归身（二分半） 柴胡（三分） 人参（三分） 熟甘草（三分） 地骨皮（三分） 升麻（四分） 生甘草（五分） 黄芪（一钱二分） 丁香（一个） 桃仁（三个） 葵花（七朵）

上㕮咀，作一服。用水二大盏煎至一盏，去滓，食前热服。

19. 丁香楝实丸（《医学发明·卷一·滑脉生㿗疝》）

治肾肝受病，妇人瘕聚、带下。

当归（去芦，锉碎，一两） 附子（炮制，去皮脐，锉，一两） 川楝子（锉碎，一两） 茴香（炒，

一两）

上四味锉碎，以好酒三升同煮，酒尽为度，焙干作细末，每称药末一两，再入下项药：

丁香（二钱） 木香（二钱） 全蝎（十三个） 玄胡（一两）

上四味同为细末，入前药末内拌和。酒糊为丸，如梧桐子大。每服三十丸至一百丸，空心、食前温酒送下。

20. 固经丸（《医方类聚·卷二百一十·妇人门五·引新效方》）

治妇人经水过多。阴虚血热，月经先期，量多，色紫黑，赤白带下。

黄芩（炒，一两） 白芍（炒，一两） 龟版（炙，一两） 黄柏（炒，三钱） 椿树根皮（七钱半） 香附子（二钱半）

上为末，酒糊为丸如梧桐子大。每服五十丸，空心温酒或白汤送下。

21. 玉龙软金丹（《奇效良方·卷二十二·痨瘵门》）

治男子诸虚百损，五劳七伤，下元久冷，腰腿膝痛；妇人赤白带下。

沉香（二钱） 檀香（一钱半） 安息香（一钱半） 八角（一钱半） 茴香（一钱半） 益智仁（一钱半） 麝香（一钱） 莲子心（一钱） 仙灵脾（酥炙，一钱） 朱砂（一钱） 穿山甲（一钱） 犀角（一钱） 乳香（一钱） 丁香（一钱）

上为细末，炼蜜为丸如梧桐子大。每服十丸，空心以温酒送下，以干物压之。

22. 乌鸡丸

1）《丹溪心法附余·卷二十一·子嗣》

治妇人瘦弱，血虚有热，经水不调，崩漏带下，骨蒸等疾，不能成胎。

白毛乌骨公鸡（一只，重二斤半许，闭死，去毛、肠，净洗，用艾四两、青蒿四两锉碎，纳一半在鸡腹内，用酒坛一只，纳鸡并余艾、蒿于内，童便和水灌之，令没鸡二寸许，煮绝干，取出去骨，余俱捣烂如薄饼状，焙干，研为细末） 南香附（去毛净，一斤，分作四份，米泔水、童便、醋、酒各浸一份，春秋二日、夏一日、冬四日，取出晒干） 熟地黄（四两） 生地黄（三两，怀庆者，勿犯铁） 当归（酒浸，洗，三两） 川芎（三两半） 白芍（三两） 辽人参（三两） 白术（二两） 黄芪（二两） 川牛膝（去芦，二两） 柴胡（去芦，二两） 黄连（炒，一两） 牡丹皮（去心，二两） 白茯苓（去皮，二两半） 秦艽（一两半） 鳖甲（三两，醋浸炙黄色） 知母（二两） 贝母（二两） 地骨皮（一两） 干姜（一两） 延胡索（一两）

上并香附，共为细末，并鸡末、酒、醋糊为丸如梧桐子大。每服五十至六十丸。渐加至七十至八十丸，温酒或米饮送下。

2）《景岳全书·卷之六十一长集·妇人规古方·妇人》

治妇人羸弱，血虚有热，经水不调，崩漏带下，骨蒸不能成胎。

熟地（四两） 当归（四两） 白术（四两） 山药（四两） 山茱萸（四两） 枣肉（四两） 柿饼（四两） 莲肉（四两） 黄芪（蜜炙，三两） 鹿角胶（二两） 狗脊（二两） 杜仲（二两） 枸杞（二两） 莲须（二两） 香附（二两） 阿胶（二两） 川芎（二两） 乌药（一两半）

上药制净，用乌骨鸡一只闷杀之，干去毛、杂，连骨捶碎，同酒、醋各半，同药煮熟，去骨，烘干，共为末，即将余汁少入面打糊为丸。任意用引送下。

3）《景岳全书·卷六十一长集·妇人规古方·妇人》引《唐氏经验方》

治妇人羸弱，血虚有热，经水不调，崩漏带下，骨蒸不能成胎。

人参（三两） 怀生地（三两） 怀熟地（三两） 青蒿子（去梗，三两） 香附（四制，三两） 鳖甲（三两） 白术（二两） 枣仁肉（二两） 枸杞（二两） 麦冬（二两） 云苓（二两） 地骨皮（去骨，二两） 丹皮（去骨，二两） 白芍（二两） 归身（二两半） 川芎（一两） 甘草（一两）

上先将诸药备完听用；乃取丝毛乌骨白公鸡一只（约重一斤许者）扑倒，去毛、秽、头、足、肠杂不用，将鸡切作四块；先以鳖甲铺铜锅底，次入杂药，以免焦腐，渐加童便约斗许，煮至极烂，捞起晒干，为末，将鳖甲去裙，并鸡骨俱以原汁蘸炙至干，为末，同前药炼蜜为丸如梧桐子大。每服一百余丸，空心用清汤送下。

4）《绛囊撮要》

治男妇血气虚劳，咳嗽吐血，骨蒸潮热，梦遗失精，赤白带下。

人参（三两，或以西党参四两代之亦可） 大生地(三两,忌铁,酒炒) 大熟地(三两,忌铁,酒炒) 青蒿子(三两) 四制香附(三两) 炙鳖甲(三两) 白术(二两,土炒) 枣仁(二两,炒黑) 枸杞子(二两,酒炒) 大麦冬(二两,去心,烘脆) 白茯苓(二两,晒脆) 地骨皮(二两) 丹皮一两(五钱,酒炒) 大白芍(二两,酒炒) 白归身(二两,酒炒黑) 川芎(一两,酒炒) 炙甘草(一两)

上药如法制好,磨为细末;用白毛乌骨鸡一只(男用雌、女用雄,约重一斤外者)闷绝,去毛,竹刀破开,去肠杂并头、翅、足,煮极烂,取出骨,新瓦上炙脆,研细末,和入药末内,即用鸡汤酌和,捣千捶为丸如椒子大。每服三至四钱,空心淡盐汤送下。

23. 固真饮子(《医学入门·外集·卷四·杂病分类》)

治妇人阴虚瘦瘁,食少,虚热,自汗,腹痛,面浮,腰痛,赤白带下者。

人参(一钱) 山药(一钱) 当归(一钱) 黄芪(一钱) 黄柏(一钱) 熟地黄(一钱半) 白术(五分) 泽泻(五分) 山茱萸(五分) 补骨脂(五分) 五味子(十粒) 陈皮(八分) 茯苓(八分) 杜仲(七分) 甘草(七分)

水煎,温服。

24. 芩柏樗皮丸(《医学入门·外集·卷七·妇人小儿外科用药赋》)

治瘦人带下多热。

黄芩 黄柏 樗皮 滑石 川芎 海石 青黛 当归 芍药(各等分)

醋糊为丸,口服。

25. 螽斯丸(《古今医鉴·卷十一·妇人科》)

治妇人赤白带下,经候不调,或前或后,或行时小腹作痛,腿膝麻痹,腰腹痛,子宫不能摄养。

生地(酒洗,四两) 熟地(酒蒸,四两) 陈皮(一两) 白茯苓(二两) 川芎(二两) 赤芍(二两) 香附(一斤,童便浸,春三、夏二、秋四、冬五日) 当归(酒洗,四两) 枳壳(麸炒,二两) 黄芩(酒炒,二两) 玄胡索(酒炒,二两) 青皮(二两) 苏木(一两) 红花(一两) 五灵脂(一两) 干姜(炒,五钱) 粉草(二钱)

上为末,用艾煎汤,入醋一盏,打糊为丸如梧桐子大。每服四五十丸,酒或白汤空心送下。

26. 十补心肾丸(《医学六要·治法汇·卷七》)

治诸虚不足,久不妊娠,骨热形羸,崩中带下。

熟地黄(四两,姜汁制) 干山药(三两) 山萸肉(二两) 枸杞子(二两) 牡丹皮(酒洗,一两五钱) 黄柏(一两五钱) 川牛膝(酒洗,一两五钱) 败龟版(酥炙,一两五钱) 茯神(去皮,为末,水淘,去浮筋取沉腻者,焙干,净用三两,以人乳渗之) 人参(二两五钱) 柏子仁(二两五钱) 酸枣仁(隔纸炒香,二两五钱) 麦冬(酒浸,二两五钱) 辰砂(研极细,甘草煎水飞三次,浸去脚,不见火,一两) 五味子(一两) 天冬(一两五钱) 鹿角霜(二两) 鹿角胶(二两) 鹿茸(煮者尤佳,酒融化,入蜜同炼,二两) 肉苁蓉(酒洗去浮膜,蒸一个时辰,酥油涂炙,一两五钱) 菟丝子(酒洗,捣烂,焙干,一两五钱) 虎胫骨(酒浸酒炙,一两五钱) 紫河车(一具,首胎者更佳)

除茯神、龟版、虎骨、辰砂共为末,柏子仁另研,鹿角霜、胶候各末俱完,酒融化入炼蜜和药外,其余皆㕮咀;紫河车在净水内洗去秽血,用银针挑去紫筋,同咀片,入砂锅内,用陈老酒三碗,陈米醋一碗,清白童便一碗,米泔水数碗,和匀倾入锅内,浮于药寸许,如少再加米泔,以锅盖盖密,桑柴火煮干,为末,和前末,炼蜜为丸如梧桐子大。每空心盐汤送下一百丸,各随人脏腑偏盛偏虚加减。

27. 调经滋补丸(《寿世保元·卷七·调经诸方》)

治妇人经水不调,或前或后,或多或少,时常头晕,眼黑耳鸣,赤白带下,腰腹疼痛,五心烦热,四肢沉困,胸膈痞闷,不思饮食,肌肤减削。

香附米(酒、醋、童便、盐汤各浸一两,各炒干,四两) 怀生地黄(酒浸蒸,炒黑,二两) 当归(酒洗,二两) 川芎(一两) 白芍(酒炒,一两) 白术(去芦炒,二两) 白茯苓(去皮,一两) 陈皮(一两) 怀山药(一两) 牡丹皮(一两) 小茴(盐酒炒,一两) 元胡索(一两) 阿胶(蛤粉炒,一两) 山茱萸(酒蒸去核,一两)

上为细末,酒醋打面糊为丸如梧桐子大。每服一百丸,空心米汤送下。

28. 固阴煎(《景岳全书·卷五十一德集·新方八阵·固阵》)

治肝肾两亏,遗精滑泄,带下崩漏,胎动不安,产后恶露不止,妇人阴挺。

人参(适量) 熟地(三至五钱) 山药(炒,二钱) 山茱萸(一钱半) 远志(七分,炒) 炙甘草(一至二钱) 五味(十四粒) 菟丝子(炒香,二至三钱)

水二钟,煎至七分,食远温服。

29. 固精益肾暖脐膏(《摄生秘剖·卷四》)

治妇人禀受气弱,胎脏虚损,子宫冷惫,血寒痼冷,难成子息,带下崩漏。

韭菜子(一两) 蛇床子(一两) 大附子(一两) 肉桂(一两) 川椒(三两) 真麻油(二斤) 抚丹(飞净者,十二两) 倭硫黄(一两,研) 母丁香(一钱,研) 麝香(三钱,研) 独蒜(一枚,捣烂)

将上药前五味用香油浸半月,入锅内熬至枯黑,滤去滓,入丹再熬,滴水成珠,捻软硬得中即成膏矣。每用大红缎摊如酒杯口大,将倭硫、丁、麝末以蒜捣烂为丸,如豌豆大,安于膏药内贴之。

30. 清带汤(《辨证录·卷十一·妇人科·带门》)

治妇人火热之极,带下色黑,甚则下如墨汁,其气最腥,腹痛,小便时必如刀触,阴门红肿,久则黄瘦,饮食兼人,口必大渴,饮水少觉宽快。

炒栀子(三钱) 黄柏(三钱) 甘草(一钱) 白芍(一两) 车前子(二钱) 王不留行(二钱) 麦冬(一两) 玄参(二两)

水煎服,四剂愈。

31. 莲子清心饮(《郑氏家传女科万金方·调经门·崩中带下类》)

治带下赤白,五心烦热。

石莲肉 麦冬 黄芩 地骨皮 人参 车前子 甘草 赤芍 黄芪

水煎服。如发热,加柴胡、薄荷;上盛下虚,加酒炒黄柏、知母。

32. 三黄三白丸(《女科指掌·卷一·调经门·带下》)

治带下,阳盛阴虚,形衰肤燥,口苦咽干,耳鸣。

黄连(炒,五钱) 黄芩(五钱) 黄柏(炒,五钱) 白术(一两) 白芍(一两) 白芷(二两,炒黑) 香附(一两,醋炒) 扁柏(五钱,酒炒) 樗根皮(二两,酒炒)

上为末,粥为丸。每服汤送下七十丸。

33. 万灵至宝仙酒(《身经通考·卷四·方选·种子门》)

治治妇人赤白带下,月水不调,肚冷脐痛,未孕者即孕。

淫羊藿(酒洗净,剪碎,十两) 列当(如无,以肉苁蓉代之,四两) 仙茅(糯米泔浸一宿,竹刀削去粗皮黑顶,四两) 雄黄(研,二两) 黄柏(去粗皮,二两) 知母(去尾,二两) 当归(酒洗浸,八两)

无灰酒十五斤,装入瓶内封固,桑柴文武火悬煮三个时,埋地内三昼夜,去火毒取出,待七日将药捞出,晒干为细末,糯米粉打糊为丸如梧桐子大。酒药同服,仍以干物压之。此酒用银壶或瓷壶重汤煮热服。酒后不可妄泻,待时而动,少则三月,多则半年,精泻胞成,屡试屡验。

34. 固精丸(《胎产要诀·卷上》)

治带下属虚热者。

白术(七钱半) 白芍(酒炒,七钱半) 败龟版(二两,酒炙) 黄柏(一两,酒炒) 萸肉(五钱,酒蒸)

米糊丸,如梧桐子大。每服七十八十丸,空心清汤送下。

35. 老鸡丸(《灵验良方汇编·卷下》)

治妇人下元气虚,五心烦热,食少,子宫冷,赤白带下,经水不调。

胡黄连(一两) 银柴胡(一两) 人参(一两) 黄芪(一两) 熟地(一两) 川芎(一两) 远志(一两) 肉苁蓉(一两) 秦艽(一两) 甘草(一两) 当归(一两) 山药(五钱) 白术(五钱) 五味(五钱) 天冬(一两二钱) 麦冬(一两二钱)

上为末,用老鸡一只,去油蒸烂,同药捣千余下,细极无骨渣,炼蜜为丸如梧桐子大。每服八十至九十丸,空心米饮送下。

36. 固阳丸(《绛雪园古方选注·下卷·女科丸方》)

治妇女带下,由久旷失志,心阳内耗而命门失守,或内劳无度,液脱阳离而命门不禁引起者。

黄芪(酒炒,三两) 当归(酒净,三两) 干姜(一两六钱) 赤石脂(一两二钱,泥罐中煅赤,研,水飞) 舶茴香(八钱) 白龙骨(煅,捶碎,绢袋盛,大豆同蒸干,豆熟取出焙干,研水飞,一两二钱） 阳起石（用干锅于大火中煅令通红，取出酒淬，置阴地令干，研水飞，一两二钱） 肉桂（八钱） 韭菜子（酒浸，晒干，微炒，一两三钱） 茯苓（三两） 黄盐（炒，三钱）

上为末，酒糊为丸。每服五十丸，温酒送下。

37. 二黄三白汤（《妇科玉尺·卷五·带下》）

治阴虚烦热，赤白带下；或七情所伤，脉数带下，属热者。

酒扁柏（五钱） 川连（五钱） 黄柏（五钱） 醋香附（一两） 白石脂（一两） 白术（一两） 白芍（一两） 椿白皮（二两）

水煎服。

38. 腰滞二妙汤（《名家方选·妇女病·崩漏带下》）

治妇女赤白带下，或产后腰弱不能步者。

毛莨根 前胡 桑白 獐菜（细锉，各等分） 肉桂（少许）

上二钱半为一剂，以水三合，煮取二合，滓再以水二合煮取一合。

39. 千金散（《胎产新书·女科旨要·卷四》）

治妇人带下，脉数，虚而兼热。

杞子（一两） 生地（五两） 酒（一升）

煎至三合服。

40. 芡实茯苓牛角散（《医学从众录·卷八》）

治女子带下虚脱证。

芡实粉（二两） 白茯苓（二两） 赤石脂（一两，煅） 牡蛎（一两，醋煅） 禹余粮（一两，煅） 牛角鳃（一两，炙黄）

上为末，好米醋一杯拌前药，晒干，再研末，打糊为丸。每服三钱。

41. 苋甲二仙种子膏（《良方集腋·卷上》）

治妇女经水不调，赤白带下。

活甲鱼（一个重二斤四两准） 好黄丹（二斤） 红苋菜（二斤四两，连根带叶，晒干、切） 真麻油（五斤） 新鲜桃条（十寸，切碎） 柳条（十寸，切碎） 桑条（十寸，切碎） 榆条（十寸，切碎） 槐条（十寸，切碎）

先将油入锅内，次入活甲鱼并苋菜、桃柳等条，用文武火将甲鱼等熬焦，去滓存油，再入黄丹，熬成膏，即倾入凉水内，浸三昼夜，再熔再倾，如此五次。用时摊布上，贴两腰左右穴并肚脐，贴至一月即可见效。一百日即可种子。

42. 丙种宝月丹（《药庵医学丛书·论医集》）

治月经不调，经行腹痛，色黑不多，或色淡如黄水，或经来腥臭，或经来结块如猪肝，或腰痠带下，或白淫赤带。

白薇（一两八钱） 泽兰（一两二钱） 当归（六钱） 白芷（九钱） 卷柏（二两） 桂心（一两五钱） 藁本（一两二钱） 川芎（六钱，酒洗） 石膏（二两） 桃仁（一两五钱） 麦冬（一两二钱） 人参（九钱） 蜀椒（一两八钱，炒出汗） 茯苓（一两二钱） 橘皮（三钱） 炒车前（一两八钱） 蒲黄（一两五钱） 赤石脂（六钱） 紫石英（三两） 菴蕳子（二两） 蛇床子（六钱，炒） 覆盆子（一两五钱） 干地黄（一两八钱） 泡干姜（一两八钱） 白龙骨（一两二钱） 炙远志（一两二钱） 太乙余粮（一两二钱） 北细辛（一两八钱）

蜜为丸如梧桐子大。每服二小粒，空腹开水送下，日一次。病重者每日早晚各一次，亦每次二小粒，不可间断。

43. 舒肝乌龙丹（《鳞爪集》）

治肝郁不达，胸腹痞闷，两胁作痛，痰饮呕吐，气逆上冲，四肢厥冷，久则遗精带下，病成虚劳。

九香虫（三两） 杜仲（一两六钱） 於术（一两） 陈皮（八钱） 车前（八钱）

上为细末，炼蜜为丸。每服三钱，开水送下。

44. 当归黑豆汤（《顾氏医径·卷四》）

治虚热带下。

当归 黑豆 生地 麦冬 黄柏 知母 山栀 条芩 白薇 竹叶 炙草

水煎服。

45. 加味秘元煎（《顾氏医径·卷四》）

治房事过度，津液亏耗，水不济火，关窍不固，赤白带下。

西党参 白术 茯苓 炙甘草 山药 枣仁 远志 五味子 芡实 金樱子 莲须 阿胶 丹皮

水煎服。

八、治冲任虚损带下方

1. 桑耳散（《太平圣惠方·卷七十三·治妇人白带下诸方》）

治妇人风冷伤于冲任之脉，经络虚损，致成白带下。

桑黄(一两,微黄) 鲍甲(一两,炙微炒黄) 当归(三分,锉,微炒) 乌贼鱼骨(一两,烧灰) 白芍药(一两) 禹余粮(二两,烧醋淬七遍) 干姜(三分,炮裂,锉) 吴茱萸(三分,汤浸七遍,焙干微炒) 白石脂(一两)

上件药,捣细罗为散。每于食前,以粥饮调下二钱。

2. 干柿煎丸(《博济方·卷四》)

治妇人冲任久虚,下漏不时,连年未止,变生多病,夜有盗汗,咳嗽痰涎,头顶多痛,百节疼痛,血海虚冷,脐腹刺疼,不吃饮食,日渐瘦弱,怀妊不牢,或无娠孕,赤白带下。

好干柿(十个,去盖,细切) 沉香(一两,杵为末,用好酒三升,浸沉香、柿子两伏时,入银器中,文武火熬成膏,乳钵内研如糊,次入下诸药) 禹余粮(四两,紫色者,烧通赤,入头醋内淬十度,杵为末,研令细,入诸药内) 白术(一两) 吴茱萸(一两,汤浸一宿去浮者,慢火炒) 川乌头(一两,酒浸一宿,炮裂,去皮脐) 干姜(半两,炮) 地龙(二两,捶碎,去土,于新瓦上,慢火炒令黄色) 陈橘皮(去白,一两)

上为末,入前药膏,和令得所,入臼内,杵一千至二千下,取出为丸如梧桐子大。每服十丸至十五丸,温酒送下;醋汤送下亦可。如患多倦少力,全不思食,粥饮送下,空心、食前服。

3. 安息活血丹(《太平惠民和剂局方·卷九·治妇人诸疾》)

治冲任不足,下焦久寒,脐腹疞痛,月事不匀,或来多不断,或过期不来,或崩中去血,或带下不止,面色萎黄,肌肉瘦瘁,肌体沉重,胸胁胀满,气力衰乏,饮食减少;一切血气虚寒。

吴茱萸(汤浸七遍,焙干,微炒,二十两) 安息香(捣碎,入好酒研,澄去滓,银器内慢火熬成膏,二十两) 柏子仁(炒,二十两) 山茱萸(去核,二十两) 延胡索(二十两) 桃仁(去皮尖,麸炒微黄色,二十两) 虎杖(二十两) 当归(二十两) 杜仲(去粗皮,锉,炒,二十两) 附子(炮,去皮脐,二十两) 木香(二十两) 泽兰叶(二斤半) 干姜(炮,二斤半) 肉桂(去粗皮,二斤半) 艾叶(微炒,二斤半) 黄芪(去芦,二斤半) 牡丹皮(二斤半) 肉苁蓉(酒浸焙,五斤) 厚朴(去粗皮,姜汁炙令熟,五斤)

上为细末,以前安息香膏入白面同煮作糊,为丸如梧桐子大。每服三十丸,食前以温酒送下;醋汤亦得。

4. 暖宫丸

1)《太平惠民和剂局方·卷九·治妇人诸疾》

治冲任虚损,下焦久冷,脐腹疞痛,月事不调,或来多不断,或过期不至,或崩中漏血,赤白带下,或月内再行,淋沥不止,带下五色,经脉将至,腰腿沉重,痛连脐腹,小便白浊,面色萎黄,肢体倦怠,饮食不进,渐至羸弱;及治子宫久寒,不成胎孕。

生硫黄(六两) 禹余粮(醋淬,手捻为度,九两) 赤石脂(火煅红,三两) 附子(炮,去皮脐,三两) 海螵蛸(去壳,三两)

上为细末,醋糊为丸如梧桐子大。每服十五至二十丸,空心、食前温酒或淡醋汤送下。

2)《杨氏家藏方·卷十五·妇人方上三十六道》

治冲任脉弱,经候不调,因成带下。

当归(洗,焙,二两) 续断(一两) 藁本(去土,一两) 吴茱萸(汤洗七遍,焙干,一两) 五味子(一两) 人参(去芦头,一两) 白茯苓(去皮,一两) 白术(一两) 绵黄芪(蜜炙,一两) 川芎(一两) 香白芷(一两) 缩砂仁(一两) 干姜(炮,一两) 萆薢(酒浸一宿,一两) 石斛(三两,去根) 牡蛎(煅通红,研碎,二两) 香附子(炒,二两) 熟干地黄(洗,焙,二两) 山药(二两) 菟丝子(好酒煮软,焙七分干,砂盆内研碎,焙干,二两) 羌活(去芦头,二两) 白龙骨(别研,二两) 茴香(一两半,炒) 山茱萸(去核,半两) 延胡索(半两) 川椒(半两,炒出汗)

上为细末,炼蜜为丸如梧桐子大。每服五十丸,空心食前,温酒或醋汤送下。

5. 艾煎丸(《鸡峰普济方·卷十二·妇人》)

治冲任久虚,血海冷惫,脐腹疼痛,月候不匀,四肢怠堕,百节痠疼,饮食进退,下脏虚鸣,及妊娠不牢,赤白带下,面色萎黄,口淡无味,胸膈满闷。

艾青(五两) 干姜(二两) 附子(一两)

上为细末,醋煮面糊为丸如梧桐子大。每服二十丸,空心醋汤送下。

6. 地龙散(《圣济总录·卷一百五十三·妇

人经血暴下兼带下》)

治妇人冲任气虚,经血暴下,兼带下。

地龙(炒) 郁金 棕榈(烧令存性) 柏叶 地黄汁 胎发(泥裹烧过去泥)

上六味各等分,捣罗为散。每服三钱匕,温地黄汁酒调下,不拘时。

7. 顺经丸(《鸡峰普济方·卷十一·妇人·崩漏》)

治冲任气虚,小腹挟寒,月水不调,腹疞痛,腰腿沉重,四肢倦怠,百节痠疼,心忪恍惚,忧恶不乐,面少光泽,饮食无味;以及带下三十六疾,崩中漏下五色,子脏久冷无子,及数堕胎。

当归(二两) 石膏(二两) 蜀椒(二两) 甘草(二两) 蝉退(二两) 马鸣退(二两) 柏子仁(一两) 白薇(一两) 藁本(一两) 干姜(一两) 白术(一两) 白芜荑(一两) 苍耳(一两) 人参(一两) 白芍药(一两) 川芎(一两) 附子(一两) 食茱萸(五分) 厚朴(五分) 防风(五分) 白芷(五分) 桔梗(三两) 泽兰(九分) 生犀(半两)

上为细末,炼蜜为丸如弹子大。每服一丸,空心温酒或米饮化下。

8. 艾硫丸(《杨氏家藏方·卷九·痼冷方一十道》)

治髓冷血虚,腰疼脚弱,及伤冷心腹疼痛,霍乱吐利,自汗气急,下元久虚,小便频数;妇人冲任不足,月水衍期,腹胁刺痛,崩漏带下,全不思饮食;兼治伤寒阴证,手足厥冷,脉微自汗。

熟艾(十两,用糯米一升煎成粥,浇在艾上,用手拌令匀,于日中晒干) 附子(炮,去皮脐,二两) 生硫黄(别研极细,二两) 干姜(十两,炮)

上为细末,面糊为丸如梧桐子大。每服三十丸或五十丸,食前温米饮送下。

9. 当归丸(《杨氏家藏方·卷十五·妇人方上三十六道》)

治妇人脾虚血弱,冲任不和,腹胁刺痛,月事不通,赤白带下,腰脚痠疼,四肢无力,上攻头目,致多昏晕,时发寒热,多困少食。

苍术(八两,米泔浸一宿,炒黄) 陈橘皮(去白,六两) 前胡(四两) 荆芥穗(三两) 高良姜(三两,炒) 蓬莪术(三两,锉碎,醋炒) 当归(洗,焙,三两) 干熟地黄(洗,焙,三两) 白芍药(二两半) 蒲黄(二两,纸上炒) 干姜(二两,炮) 甘草(二两,炙) 刘寄奴(二两) 泽兰叶(二两) 木香(一两半)

上为细末,醋煮面糊为丸如梧桐子大。空心服五十丸,温酒或盐汤送下。

10. 金银丸(《杨氏家藏方·卷十五·妇人方上三十六道》)

治妇人冲任不足,子脏久寒,肢体烦疼,带下冷痛。

牡蛎(八两,煅粉) 硫黄(二两,生,研)

上为细末,面糊为丸如梧桐子大。每服三十丸,食前米饮送下。

11. 卷柏丸(《杨氏家藏方·卷十五·妇人方上三十六道》)

治冲任本虚,血海不足,不能流通经络,致月事不调,妇女带下。

卷柏(去根,二两) 当归(洗,焙,二两) 熟干地黄(洗,焙,一两半) 川芎(一两半) 柏子仁(微炒,别研,一两半) 香白芷(一两) 肉苁蓉(酒浸一宿,焙干,一两) 牡丹皮(一两) 川椒(去目及闭口者,微炒,三分) 艾叶(炒,三钱)

上为细末,炼蜜为丸如梧桐子大。每服五十丸,空心、食前温酒米饮任下。

12. 温宫丸(《杨氏家藏方·卷十五·妇人方上三十六道》)

治妇女冲任虚损,血气亏伤,月水断续,来不应期,或多或少,腹中疞痛,脏气不实,客热烦壅,咽燥舌干,心神忪悸,头目昏运,肢体倦怠,腰背引痛,筋脉拘急,带下赤白,饮食进退,或发寒热。

生地黄(一斤) 生姜(一斤,切碎,各研取汁,将生姜汁炒地黄滓,地黄汁炒生姜滓令干) 白芍药(二两) 人参(去芦头,一两) 蒲黄(炒,一两) 当归(洗,焙,一两) 琥珀(别研,一两) 白茯苓(去皮,一两) 黄芪(蜜炙,一两) 延胡索(炒,一两) 麦门冬(去心,一两) 乌梅肉(焙,一两)

上为细末,别用白艾叶一斤,水一斗煎取浓汁,熬成膏,和前药为丸如梧桐子大。每服五十丸,空心、食前温米饮送下。

13. 断下汤(《杨氏家藏方·卷十六·妇人方下五十四道》)

治冲任气虚,崩中漏下,经脉不调,每遇月候将行，脐腹腰脚先痛，渐减饮食，四肢乏力及带下。

人参（二两，去芦头） 乌贼鱼骨（二两，烧灰） 当归（洗，焙，二两） 熟干地黄（洗，焙，一两） 艾叶（醋炒，一两） 川芎（七钱半） 阿胶（蛤粉炒成珠子，七钱半） 干姜半两（炮）

上㕮咀。每服五钱，水一盏半，煎至七分，去滓，食前温服。

14. 加减吴茱萸汤（《妇人大全良方·卷一·调经门·月水不调方论第五》）

治冲任衰弱，月候愆期，或前或后，或崩漏不止，赤白带下，小腹急痛，每至经脉行时头眩，饮食减少，气满心忪，肌肤不泽。

吴茱萸（半两） 麦门冬（三钱） 干姜（三钱） 白茯苓（三钱） 牡丹皮（三钱） 南木香（三钱） 苦梗（三钱） 甘草（三钱半） 当归（半两） 北细辛（一钱半） 防风（一分） 官桂（一分） 半夏（七钱）

上㕮咀。每服四大钱，水一盏半，加生姜五片，枣子一个，煎至七分，去滓，空心温服。

15. 黑附散（《类编朱氏集验医方·卷十·妇人门·带下》）

治血海虚损，淋沥不断，心腹疼痛，或产内用力过度，或产内使性气，或食生冷。

干姜 乌梅（各一两） 棕榈（二两，烧存性）

上细末。每服三钱，陈米饮调下，煎乌梅汤下，亦得。如血过多，阿胶、艾一块，水一盏，煎至七分，空心服。

16. 暖宫万灵丸（《普济方·卷三百二十二·妇人诸疾门·虚损》）

治冲任虚损，下元久冷，脐腹疞痛，月水不调，或前或后，或多或少，过期不来，或来时崩下，或月内再行，淋沥不止，带下五色，经脉时至，肢体倦怠，饮食不进，渐至羸瘦，及子宫久寒，不成孕。

川芎（三两） 当归（三两） 芍药（三两） 熟地黄（三两） 生地黄（三两） 白茯苓（二两） 牡丹皮（二两） 肉桂（二两） 玄胡（二两） 黄芪（二两） 泽兰（二两） 卷柏（二两） 牛膝（酒浸，二两） 香附子（炒，二两） 白术（二两） 甘草（二两） 没药（另研，二两） 吴茱萸（炒，二两） 木香（一两） 薯蓣（一两） 山茱萸（一两） 桂心（一两） 石斛（一两半，去根） 钟乳粉（三分） 藁本（一两） 五味子（一两）

上为末，炼蜜为丸如梧桐子大。每服三十丸，空心及晚食前以温酒送下。

17. 紫金散（《普济方·卷三百三十·妇人诸疾门·血暴下兼带下》）

治冲任虚损，月水过多，崩漏带下，淋沥不断，腰腹重痛，凡是五色带疾并治之。

禹余粮（煅，酸醋中淬，如此者七次，细研水飞，挹干秤，三两） 赤石脂（煅） 川芎 龙骨（煅，石器研，各一两） 白芍药 附子 熟地黄 当归（各一两） 干姜（炮） 肉桂（各半两）

上为细末。每服二钱，入麝香少许，米饮调下，空心食前，一日二服。一方有甘草。

18. 小牛角䚡散（《普济方·卷三百三十一·妇人诸疾门·赤白带下》）

治带下五崩，一曰热病下血；二曰寒热下血；三曰经脉未断，为房事则血漏；四曰经来举重，伤任脉下血；五曰产后脏开经利。五崩之病，外实内虚方。

牛角䚡（一枚，烧令赤） 鹿茸 禹余粮 当归 干姜 续断（各二两） 阿胶（三两） 乌贼骨 龙骨（各一两） 赤小豆（二升）

上治下筛。空心服，以酒服方寸匕，日三。一方无鹿茸、乌贼骨。

19. 芎䓖汤（《普济方·卷三百三十一·妇人诸疾门·赤白带下》）

治带下漏血不止，及风虚冷热，劳损冲任，月水不调，崩中暴下，腰重里急，淋沥不断，及产后失血过多，虚羸腹痛，或妊娠胎动不安，下血连日，小便频数，肢体烦倦，头晕目暗，不欲饮食。

芎䓖 干地黄 黄芪 芍药 吴茱萸 甘草（各二两） 当归 干姜（各三两）

上㕮咀，以水一斗煮取三升，分三服，若月经后，因有赤白不止者，除地黄、吴茱萸，加杜仲、人参各二两。

20. 桑耳汤（《普济方·卷三百三十一·妇人诸疾门·赤白带下》）

治妇人带下赤白，是虚损因风得之，或房室无忌得之。

桑耳（微炒，三分） 芍药 黄芪（锉） 熟地黄（焙） 阿胶（炙燥，各一两） 地黄（煅醋淬五次，烧赤） 蒲黄（微炒） 白垩（烧赤，各一两半）

上粗捣筛。每服三钱，水一盏半，入豉半合，煎至八分去滓，食前温服，日三。

21. 白蔹丸（《普济方·卷三百三十一·妇人诸疾门·赤白带下》）

治室女冲任虚寒，带下纯白，及治漏下赤白。

鹿茸（醋蒸焙，二两） 白蔹 金毛狗脊（燎去毛，各一两）

上为细末，用艾煎醋汁打糯米糊为丸如梧桐子大。每服五十丸，空心温酒下。一方为末，空心米饮服方寸匕，日三服。

22. 苦楝丸（《普济方·卷三百三十一·妇人诸疾门·赤白带下》）

治妇人带病，热入小肠为赤，热入大肠为白，皆任脉经虚也。

苦楝（淬，酒浸） 茴香（炒） 当归（各五分）

上为细末，酒糊为丸如梧桐子大。每服五十丸，空心温酒送下。赤者热入小肠，白者热入大肠，其本湿热冤结于脉不散，故为赤白带下也。冤，屈也。结，带也。屈带而病热不散，先以十枣汤下之，后服苦楝丸、大玄胡散调下之，热去湿除，病自愈也。

23. 狗头骨丸（《普济方·卷三百三十一·妇人诸疾门·赤白带下》）

治冲任极虚，白浊、白沃、白带，脐腹疼痛，气体怯弱，饮食减少，久无子息。

黄狗头骨（一付，烧为灰存性，不可白） 紫石英 赤石脂 禹余粮 代赭石（各煅醋淬） 香附子（炒焦） 当归 白薇 卷柏 牛膝 附子（炮） 覆盆子 熟艾（醋煮） 牡蛎（煅） 熟地黄（各二两） 海螵蛸 麝香（各一钱）

上为末，糯米糊为丸如梧子大。每服四十丸，米饮下，空心食前服，酒煮。

24. 金银丸（《普济方·卷三百三十一·妇人诸疾门·赤白带下》）

治妇人冲任不足，子藏久寒，肢体烦疼，带下冷病。

牡蛎（一两，煅粉） 硫黄（二两，生用）

上为细末，面糊丸如梧桐子大。每服二十丸，米饮下，食前服。

25. 加味吴茱萸汤（《女科证治准绳·卷一·调经门·经候总论》）

治冲任虚弱，月候愆期，或前或后，或崩漏不止，赤白带下，小腹急痛，每至经脉行时，头眩，饮食减少，气满心怯，肌肉不泽。

半夏（二钱） 吴茱萸（一钱半） 当归（一钱半） 麦门冬（去心，一钱） 干姜（一钱） 白茯苓（一钱） 苦梗（一钱） 南木香（一钱） 防风（一钱） 牡丹皮（一钱） 甘草（一钱） 官桂（半钱） 北细辛（半钱）

上作一服。水二钟，加生姜三片，红枣一枚，煎至一钟，食前服。

26. 白凤丹（《寿世保元·卷七·带下》）

治妇女五劳七伤，骨蒸，五心烦热，心虚惊怕，经水来时，或前或后，或淡白，或紫色，时常注带下；或因烦劳、性气恼怒、产后失调，致赤白带渗，及夜卧身体上下疼痛，及午后神疲，腰腿痠软，或心嘈，又时饱闷，及梦寐不清，或冲任二脉结，癥瘕隐隐。

白丝毛乌骨雄鸡（一只，先以黄芪末一两，当归末一两，甘草末五钱，三味和米粉七合，匀作七分，调成小块，鸡食之，约有六至七日，吊死不出血，去毛肠不用） 当归身（酒洗，三两） 川芎（二两） 白芍（酒炒，三两） 怀生地黄（酒洗，五两） 山药（三两） 鹿角霜（四两） 天门冬（去心，一两） 人参（二两） 丹参（水洗净，二两） 山茱萸（酒蒸，去核，二两） 木瓜（一两半） 胡黄连（一两） 知母（去毛，酒炒，三两） 小茴（酒炒，二两） 麦门冬（去心，二两） 怀牛膝（去芦，酒洗，二两） 秦艽（去芦，二两） 银柴胡（二两） 鳖甲（醋炙，一两） 生甘草（一两）

上俱制如法，锉匀，将鸡切作小块，俱盛于瓷坛内，用水二分，好酒二分，米醋一分，坛口用柿漆纸封固，置大锅内，桑柴火煮三昼夜，取出日晒夜烘，一干，又入汁拌，又烘晒，以汁尽为度；为极细末，炼蜜为丸如梧桐子大。每服一百丸，空心淡盐汤送下。

27. 胶艾汤（《郑氏家传女科万金方·调经门·崩中带下类》）

治妇人冲任虚损，崩伤淋沥，赤白带下。

阿胶 艾绒 川芎 甘草 当归 白芍 熟地 赤石脂 地榆 菖蒲（一用蒲黄） 小蓟（一用苏木）

水一钟，酒半钟，煎服。

28. 乌金益母丸（《同寿录·卷三》）

治妇人思虑气恼，变生多疾，劳伤冲任，崩淋带下，手足酸软，经脉不调，子宫恶疾，产后月余淋沥不止，或脐腹绞痛，血晕，神昏虚弱。

益母草（一斤，捶，晒，端午日收者佳） 当归身（四两，酒洗） 川芎（三两，酒炒） 白芍（二两，炒黑色）

上为细末，每丸重二钱，飞过朱砂为衣。白汤调下，参汤调服更妙。

29. 调经止带丸（《饲鹤亭集方·女科》）

治妇人带下，乃由七情内伤，气血乖乱，以致带脉失司，伤及冲任，或经水不调，病成崩淋之累，或湿热郁蒸，色有赤白之分，轻则孕育之难，重则劳怯之渐，专治十二带症。

元参（生晒，二两） 白芍（土炒，二两） 杜仲（盐炒，二两） 茯神（辰砂拌，二两） 十大功劳子（二两） 阿胶（蛤粉炒，二两） 牡蛎（二两） 生地（晒干，四两） 制首乌（四两） 乌贼骨（漂煅，四两） 白螺壳（四两） 归身炭（酒炒，一两） 广橘白（盐炒，一两） 茜根炭（水炒，一两） 淡芩（水炒，一两） 川柏皮炭（水炒，一两） 冬术（土炒，一两五钱） 白薇（水炒，一两五钱） 川贝（一两五钱） 柏子仁（水炒，一两五钱） 制香附（一两五钱） 知母（盐炒，一两五钱） 天虫（炒，一两五钱） 枣仁（炒，一两五钱） 川芎（酒炒，七钱） 鸡内金（炙脆，八钱） 木香（煨，二钱） 川连（酒炒，二钱） 甘草梢（生晒，四钱） 砂仁（四钱） 芡实（四两） 莲肉（四两）

上为细末，用藕节炭四两，竹茹二两煎汤，拌蜜四两泛丸如绿豆大。每服二钱，空心将丸烘热吞服，淡盐汤送下。

30. 愈带丸（《饲鹤亭集方·女科》）

治妇人冲任不固，带脉失司，赤白带下，经浊淋漓。

熟地（四两） 白芍（五两） 当归（三两） 川柏（二两） 良姜（二两） 川芎（一两） 椿根皮（十五两）

米饮糊丸。口服。

九、外治方

1. 茱萸浴汤（《杨氏家藏方·卷十六·妇人方下五十四道》）

治下焦虚冷，脐腹疼痛，带下五色，月水崩漏，淋沥不断。

杜仲（炒去丝，一两） 吴茱萸（汤洗七次，一两） 蛇床子（一两） 丁香皮（一两） 五味子（一两） 木香（半两） 丁香（半两）

上锉，如麻豆大。每用半两，以生绢袋盛之，水三大碗，煎数沸，乘热熏下部，通手淋洗，早、晚二次熏洗。

2. 四圣散（《兰室秘藏·卷中·妇人门·半产误用寒凉之药论》）

治妇人赤白带下。

川乌（一钱，炮制） 生白矾（一钱） 红娘子（三个） 斑蝥（十个）

炼蜜为丸，如皂子大。绵裹坐之。

3. 坐药龙盐膏（《兰室秘藏·卷中·妇人门·半产误用寒凉之药论》）

治半产误用寒凉，阴户中寒，脐下冷痛，白带下。

茴香（三分） 枯矾（五分） 良姜（一钱） 当归梢（一钱） 酒防己（一钱） 木通（一钱） 丁香（一钱五分） 木香（一钱五分） 川乌（炮，一钱五分） 龙骨（二钱） 炒盐（二钱） 红豆（二钱） 肉桂（二钱） 厚朴（二钱） 延胡（五钱） 全蝎（五个）

上为细末，炼蜜为丸如弹子大。绵裹留系在外，纳丸药阴户内，每日易之。

4. 如圣丹（《普济方·卷三百三十一·妇人诸疾门·赤白带下》）

治妇人经脉不调。赤白带下。

枯白矾（四两） 蛇床子（二两）

上为细末，醋糊为丸弹子大，干胭脂为衣。绵裹入阴门内，热极再换。

5. 火龙丹（《普济方·卷三百三十一·妇人诸疾门·赤白带下》）

治妇人赤白带下，腹肚疼痛及冷痛。

蛇床子（二两，微炒） 枯白矾（二两） 韶粉（三钱）

上为末，醋糊丸如弹子大，干胭脂为衣。绵裹纳于玉户内，坐不多时，觉下微疼，勿疑其病，却取绵子上如烂粉，每日一丸，暖肚止冷疼。

6. 神功丹（《普济方·卷三百三十一·妇人诸疾门·赤白带下》）

治妇人赤白带下如神。

枯白矾（五钱一分） 乌头（一个，炒黄）

上为细末，蜜丸如弹子大，绵包之。临卧纳阴门内，自效。

7. 夺命丹（《医方类聚·卷二百一十·妇人门五·引施园端效方》）

治赤白带下。

白矾　滑石（各等分）

同瓶器内烧，丸如半枣大。纴坐子宫。

8. 二益丹（《古今医鉴·卷十一·带下》）

治妇人带下，不孕。

木香　丁香　沉香　麝香　砂仁　肉果　草果　吴茱萸　官桂　桂心　肉桂　潮脑　当归　南星　附子　川椒　血竭　川乌　草乌　硫黄　甘松　三奈（各等分）

上为末，炼蜜为丸，金箔为衣，如棉花子大。每次一丸，送至阴内；行房后用之种子，一月见效。

9. 一粒仙丹（《万病回春·卷六·经闭》）

治妇人干血痨，并赤白带下，不孕。

巴豆（一百二十个，去壳，用新砖一块，将豆纸包放砖上，捶去油，令净如面白，方好用）　斑蝥（六十个，去翅足，为末）　穿山甲（五钱，油煎过，为末）　皂角（一两，刮去粗皮，火炮为末）　苦葶苈（末，一两）　大黄（末，一两）

上合一处，以枣煮，去皮、核，丸药如弹子大。用绵茧张开裹药在内，穿入三寸竹筒上，头尾仍留绵二至三寸余，挽一转，不令药气出外。用时先以温水洗阴内令洁净，拭干，却以葱汁浸湿药头，送入子宫极深处，整一日一夜，取出药不用。此药用后，少间有冷气下行，发寒发热如伤寒之状，不怕，饮食任意食用无妨，半日即通，或鲜血或死血，一切恶物悉下。自此，子宫和暖而交媾则有孕矣。

10. 益寿比天膏（《万病回春·卷四·补益》）

治下元虚冷，赤白带下，沙淋血崩。

附子（去皮脐，一两）　牛膝（去芦，一两）　虎胫骨（酥炙，一两）　蛇床子（一两）　菟丝子（一两）　川续断（一两）　远志肉（一两）　肉苁蓉（一两）　天门冬（去心，一两）　麦门冬（去心，一两）　杏仁（一两）　生地（一两）　熟地（一两）　官桂（一两）　川楝子（去核，一两）　山茱萸（去核，一两）　巴戟（去心，一两）　破故纸（一两）　杜仲（去皮，一两）　木鳖子（去壳，一两）　肉豆蔻（一两）　紫梢花（一两）　谷精草（一两）　川山甲（一两）　大麻子（去壳，一两）　鹿茸（一两）　甘草（二两，净末，看众药焦枯方下）　桑枝（七寸）　槐枝（七寸）　柳枝（七寸）

上锉细，用真香油一斤四两浸一昼夜，慢火熬至黑色；用飞过好黄丹八两、黄香四两入内，柳棍搅不住手；再下雄黄、倭硫、龙骨、赤石脂各二两，将铜匙挑药滴水成珠，不散为度；又下母丁香、沉香、木香、乳香、没药、阳起石、煅蟾酥、哑芙蓉各二钱，麝香一钱为末，共搅入内；又下黄蜡五钱。将膏贮瓷罐内，封口严密，入水中浸五日去火毒。每一个贴六十日方换。

11. 蒸脐秘妙方（《遵生八笺·卷十八》）

治下元冷弱，久无子嗣，以及妇人赤白带下，并治痰火等疾。

麝香（五钱）　丁香（三钱）　青盐（四钱）　乳香（三钱）　木香（三钱）　雄黄（三钱）　五灵脂（五钱）　小茴香（五钱）　没药（五钱）　虎骨（五钱）　蛇骨（五钱）　龙骨（五钱）　朱砂（五钱）　人参（七钱）　大附子（七钱）　胡椒（七钱）　白附子（五钱）　夜明砂（五钱）

上为末，听用。每用看人脐孔深浅先将麝香填一至二厘入脐中，次将药填实，上用荞麦面和匀作箍，照脐眼大小圈转按实在脐四围，再将药填其中令铺着实，次用银簪脚插脐中药上数孔，次盖槐皮一片如大钱，皮上以蕲艾壮灸烧至一百二十壮，如汗不出，再灸，灸后保养月余。一年蒸脐四次。

12. 消息向导丸（《疡科选粹·卷八》）

治妇人下寒，赤白带下，子宫冷痛，久不孕。

肉桂（五钱）　蛇床子（五钱）　川乌（五钱）　马蔺花（五钱）　良姜（五钱）　丁香（二钱五分）　韶脑（二钱五分）　木鳖子（去壳，二钱五分）

上为极细末，炼蜜为丸如弹子大，黄丹为衣。每用一丸，以生姜汁化开，先将腰眼温水洗净后，将此药涂腰眼上，令人以手搓磨往来千遍，药尽方止，然后贴造化争雄膏。即用兜肚护住，初贴时忌七日，不得行房事，如入房，再用三钱贴脐上，又服中和丸一丸，然后行房，纵泄亦不多；如种子者，候女人经后一、三、五日将腰肾上膏药俱揭去，早上用车前子为末一钱，温汤调服，至晚交合，方得全泄成孕。

13. 熏脐延龄种子方（《医学正印·卷上·男科》）

治女子月信不调，赤白带下，子宫寒冷，久不成胎者。

五灵脂(二钱) 川续断(二钱) 两头尖(二钱) 乳香(二钱) 没药(二钱) 青盐(二钱) 麝香(一分) 红铅(一分)

上为末。每年中秋日,令人食饱仰卧,用莜麦面汤和,搓成条,圈于脐上,径过寸许,如脐大者,再阔之,以前药末实其中,用槐树皮一块,削去粗皮,只用半分厚,覆圈药之上。如豆大艾壮灸之,但觉脐内微温即好,槐皮觉焦,即换新者。不可令痛,痛则反泄真气。灸至行年岁数为止。灸之觉饥,再食再灸,或至冷汗如雨,或腹内作声作痛,大便有涎沫等物出为验。只服米汤稠粥,白肉好酒,以助药力。

14. 固经膏(《理瀹骈文·妇科》)

治妇人血虚有热,月经先期,或经行过多,先后不定,或经行不止,或崩中,或漏下,或湿热带下,或五旬后经行者。

全当归(三两) 丹皮(酒炒,二两) 柴胡(二两) 酒芍(二两) 生地(二两) 黄芩(二两) 知母(二两) 麦冬(二两) 地骨皮(二两) 川芎(二两) 贝母(二两) 黄连(二两) 羌活(一两) 防风(一两) 连翘(一两) 薄荷(一两) 蔓荆子(一两) 紫苏(一两) 独活(一两) 藁本(一两) 细辛(一两) 丹参(一两) 党参(一两) 黄芪(一两) 熟地(一两) 元参(一两) 白术(一两) 天冬(一两) 赤芍(一两) 白薇(一两) 苍术(一两) 萸肉(一两) 淮山药(一两) 枳壳(一两) 桔梗(一两) 麦芽(一两) 郁金(一两) 贯众(一两) 青皮(一两) 陈皮(一两) 半夏(一两) 胆南星(一两) 白芷(一两) 升麻(一两) 葛根(一两) 黄柏(一两) 黑山栀(一两) 生甘草(一两) 熟牛膝(一两) 杜仲(一两) 续断(炒,一两) 桑白皮(一两) 椿白皮(一两) 樗白皮(一两) 秦皮(一两) 醋炒延胡(一两) 醋炒蒲黄(一两) 醋炒香附(一两) 黑荆穗(一两) 黑灵脂(一两) 地榆炭(一两) 瓜蒌皮(一两) 五味子(一两) 五倍子(一两) 诃子肉(一两) 乌贼骨(一两) 煅龙骨(一两) 煅左顾牡蛎(一两) 炮山甲(一两) 炒黑蚕砂(一两) 龟版(二两) 鳖甲(二两) 炮姜炭(五钱) 生姜(二两) 葱白(四两) 大蒜(四两) 韭白(四两) 紫花地丁(即大蓟,八两) 益母草(八两) 槐枝(连实,八两) 柳枝(八两) 桑枝(八两) 茅根(二两) 干荷叶(二两) 侧柏叶(二两) 霜桑叶(二两) 薄荷叶(二两) 凤仙草(半株) 苍耳草(全株,一两) 艾(一两) 乌梅(一两)

上药以油二四斤分熬,去滓,再合熬,入丹收之;俟丹收后,搅至温,以一滴试之,不爆,方下后药:陈壁土、枯矾、百草霜、发灰、赤石脂、紫石英(煅)各一两,牛胶四两(酒蒸化);再搅千余遍,令匀,愈多愈妙。外用,上贴心口,中贴脐眼,下贴丹田,或兼贴对脐两腰。

15. 固精保元膏(《理瀹骈文·妇科》)

治妇人赤白带下,经水不调。

党参(五钱) 黄芪(五钱) 当归(五钱) 甘草(三钱) 五味子(三钱) 远志(三钱) 苍术(三钱) 白芷(三钱) 白及(三钱) 红花(三钱) 紫梢花(三钱) 肉桂(二钱) 附子(一钱)

上以麻油二斤,熬黄丹收,鹿角胶一两,乳香二钱,丁香二钱,麝香一钱,加芙蓉膏二钱搅匀。贴脐上及丹田。

16. 红缎膏(《理瀹骈文·妇科》)

治女子子宫虚冷,赤白带下。

川椒(三两) 韭子(一两) 蛇床子(一两) 附子(一两) 肉桂(一两) 独蒜(一斤)

真香油二斤浸药熬,黄丹收膏。再用倭硫黄六钱、母丁香五钱、麝香一钱、独蒜丸如豆大,朱砂为衣;或用硫黄、丁香、胡椒、杏仁、麝,枣肉为丸;或用胡椒、硫黄,黄蜡为丸。每用一丸纳脐眼上,外贴本膏。

17. 硫黄补火丸(《理瀹骈文·妇科》)

治女子宫寒虚冷,赤白带下。

硫黄(六钱) 母丁香(五钱) 麝(一钱)

上研末,独头蒜为丸如豆大,朱砂为衣。每次一丸,纳脐眼中,上贴红缎膏。

18. 滋阴百补固精治病膏(《墨宝斋集验方·卷上》)

治女人血崩,赤白带下,经水不调,脏寒。

香油(一斤四两) 苍耳草(一两) 谷精草(五钱) 天门冬(一两) 麦门冬(一两) 蛇床子(一两) 远志(去心,一两) 菟丝子(一两) 生地黄(一两) 熟地黄(一两) 牛膝(去芦,一两) 肉豆蔻(一两) 虎骨(一两) 续断(一两)

鹿茸(一两) 紫稍花(一两) 木鳖子(去壳,六钱) 肉苁蓉(六钱) 官桂(六钱) 大附子(六钱) 黄丹(八两) 柏油(二两) 硫黄(二钱) 赤石脂(煅,二钱) 龙骨(煅,二钱) 木香(二钱) 阳起石(四钱) 乳香(四钱) 没药(四钱) 丁香(四钱) 沉香(四钱) 麝香(一钱) 黄蜡(六钱)

先将苍耳草入香油中熬数滚,再下谷精草以后之十四味药,熬得药黑色,又下木鳖子等四味药,少熬,待药俱焦黑枯,滤去药,将油又熬滚,方下黄丹、柏油二味,用槐条不住手搅,滴水成珠,方将硫黄以后十味药为细末投入,搅匀,又下黄蜡,倾在罐内,封固好,井水中浸七日。每个膏药用红缎一方,药三钱,贴在脐上,再用两个贴在两腰眼,只用一钱一个。男子贴在丹田脐下,妇人贴在脐上下。

19. 梦遗神应膏(《活人方·卷七》)

治因劳烦过度,思虑无穷,谋为不遂,淫欲任意,致伤神动气,神气不守,则精无统摄,遂有淫梦自遗,白淫白浊,五淋滑脱;及妇人带下。

荔枝草(醋煅,末,一两) 三角尖(醋煅,末,一两) 益母草(醋煅,末,一两) 清风藤(醋煅,末,一两) 五味子(醋煅,末,一两) 玄精石(醋煅,末,一两) 粟壳(一两) 诃子肉(一两) 龙骨(一两) 牡蛎(一两)

除玄精、龙骨、牡蛎外,先将七味用麻油二斤熬枯,漉去滓,再熬至滴水不散,方搅入炒黑铅粉十二两停火候冷,徐徐调入前三种末,摊粗皮上,用狗皮亦可。外贴。内服益志固精丸。

十、治带下验方

1)《太平圣惠方·卷七十三·治妇人赤白带下诸方》

治妇人赤白带下,连年不瘥。

白芍药(一两) 艾叶(一两,微炒) 干姜(一两,炮裂,锉)

上件药,捣罗为末,以软饭和丸如梧桐子大。每于食前,以粥饮下三十丸。

治妇人赤白带下,连年不瘥。

牛角鰓(二两,烧灰) 马芹子(一两)

上件药。捣细罗为散。每于食前。以温酒调下一(二)钱。

治妇人带下赤白,年月深久不瘥。

白芍药(二两) 干姜(半两)

上件药细锉,炒令黄色,捣细罗为散。每于食前,以粥饮下一(二)钱。

治妇人带下赤白,年月深久不瘥。

凌霄花 熟干地黄(各二两)

上件药,捣细罗为散,每于食前,以温酒调下二钱。

治妇人赤带下。

龙骨(一两) 当归(一两,锉,微炒) 白矾(一两,烧汁尽)

上件药,捣细罗为散。每于食前,以艾汤调下二钱。

治妇人赤带下。

熟干地黄(半两) 牡蛎(半两,烧为粉) 艾叶(半两,微炒)

上件药。捣细罗为散。每于食前。以粥饮调下二钱。

治妇人赤带下不止。

赤芍药(一两) 熟干地黄(一两)

上件药,捣细罗为散,每于食前,以温酒调下二钱。

治妇人赤带下不止。

桑树东南枝白皮(一握,明前取之)

上细劈,分为三服,每服以酒一中盏煎至六分,去滓,每于食前温服。

2)《太平圣惠方·卷七十三·治妇人带下五色诸方》

治妇人带下五色久不止,脐腹疞痛。

当归(一两,锉,微炒) 萝卜子(一合,微炒)

上件药,捣罗为末,用软饭和丸如绿豆大。每于食前,以温酒下二十丸。

治妇人带下五色久不止,脐腹疞痛。

早蚕出蛾绵〔一(二)两,烧灰〕 蛇床子(末,三分) 麝香(一钱)

上件药,同研如粉,每于食前,以温酒调下一钱。

3)《太平圣惠方·卷七十三·治妇人久赤白带下诸方》

治妇人久赤白带下不瘥,羸困。

禹余粮(五两,烧醋,淬七遍) 狗脊〔半分,毛末(去毛,半两末)〕 麝香(一钱,细研)

上件药，都细研为散。每于食前，以温酒调下二钱。

治妇人久赤白带下不瘥，羸困。

白芍药（三分） 干姜（半两，炮裂，锉） 地榆（一两，锉） 白矾（二两，烧令汁尽）

上件药，捣细罗为散。每于食前，以粥饮调下二钱。

治妇人久赤白带下。

白矾（三两，烧汁尽） 釜底墨（二两） 乌贼鱼骨（一两，烧灰）

上件药，捣罗为末，用软饭和丸如梧桐子大。每于食前，以粥饮下三十丸。

治妇人久赤白带下。

白芍药（一两） 赤石脂（一两） 干姜（一两，炮裂，锉）

上件药，捣细罗为散。每于食前，以粥饮调下二钱。

治妇人久赤白带下。

萹竹叶（切二合） 赤车使者（半两） 红蓝花（半两）

上件药，以酒二大盏，煎至一盏，去滓，分为三服，食前服之。

治妇人久赤白带下。

凌霄花（二两）

上件药，捣细罗为散。每于食前，以温酒调下二钱。

治妇人赤白带下，岁月深远，日渐羸瘦，起止不得，宜服此方。

刺蓟根（不限多少）

曝干，秤每一斤，以童子小便五升，浸一复时，曝干，捣细罗为散。每日空心及晚食前，以温酒调下二钱。

治妇人赤白带下久不止方。

狗头烧灰细研，每于空心及晚食前，以暖酒调下一钱。

马故槽木（蹄护干）烧灰细研，每于空心晚食前，以温酒调下一二钱。

4）《太平圣惠方·卷七十三·治妇人白带下诸方》

治妇人白带下，腹内冷痛。

禹余粮（二两，烧醋淬七遍） 龙骨（二两） 干姜（一两，炮裂，锉） 附子（一两，炮裂，去皮脐）

上件药，捣罗为末，炼蜜和丸如梧桐子大。每于食前，以温酒下三十丸。

治妇人白带下不止，面色萎黄，绕脐冷痛。

牡蛎（一两，烧为粉） 当归（一两，锉，微炒） 龟甲（一两，涂酥，炙令黄） 白马蹄屑（一两，炒微黄） 白石脂（二两） 干姜〔二（一）两，炮裂，锉〕

上件药，捣细罗为散。每于食前，以艾叶汤调下二钱。

治妇人白带下，脐腹冷痛，面色萎黄，日渐虚损。

白矾灰〔一（二）两〕 附子（二两，炮裂，去皮脐） 狗头骨灰（二两）

上件药，捣罗为末，以软饭和丸如梧桐子大。每于食前，以粥饮下三十丸。

治妇人白带下，脐腹冷痛，面色萎黄，日渐虚损。

白芍药（一两半，炒令黄） 柏叶（六两，微炒）

上件药，捣细罗为散。每于食前，以温酒调下二钱。

治妇人白带下，脐腹冷痛，面色萎黄，日渐虚损。

干姜（一两，炮裂，锉） 禹余粮（二两，烧醋淬七遍） 阿胶（一两，捣碎，炒令黄燥）

上件药，捣细罗为散。每于食前，以粥饮调下二钱。

治妇人白带下，脐腹冷痛，面色萎黄，日渐虚损。

蛇床子（一两） 白芷（一两）

上件药，捣细罗为散。每于食前，以粥饮调下二钱。

治妇人白带下，脐腹冷痛，面色萎黄，日渐虚损。

白蜀葵花（五两，阴干）

上捣细罗为散，每于食前，以温酒调下二钱，如赤带下，亦用赤花。

5）《圣济总录·卷一百五十三·妇人经血暴下兼带下》

治妇人伤中，血不止，兼赤白带下。

芍药（炒，一两） 干姜（炒，三分） 牛角䚡（醋炙焦，半两）

上三味，捣罗为散研匀。每服二钱匕，米饮

调下。

治经血暴下，兼带下。

蒲黄（二两） 郁金 熟干地黄（焙，各三分）

上三味，捣罗为散。每服三钱匕，空心米饮调下。

6)《普济方·卷三百三十·妇人诸疾门·血暴下兼带下》

治血下带下。

香附子（杵去皮，二分，童子尿浸一日夜） 艾叶（三分，米醋煮透晒干）

上为末，秫米糊丸梧桐子大。每服五六十丸，艾醋汤或醋汤下，一方为末调服。

治崩中带下，并肠风泻血及血痢。

以野猪外肾和皮烧灰，不用绝过为末，米饮下。

棕榈烧灰存性为末，汤破酒浸令淡，调下三钱，空心服。

治下闭血瘀，女子带下下血，及妇人崩中。

用炒牛角鰓并烧灰，酒服。一方为末，酒调服。

7)《普济方·卷三百三十一·妇人诸疾门·赤白带下》

治女人诸带下方。

大黄 附子 茯苓 牡蒙 牡丹 桔梗 葶苈（各三两） 厚朴 人参 当归 虻虫 蜀椒 吴茱萸 柴胡 干姜 桂心（各半两） 细辛（二两半）

上为末，蜜和丸如梧桐子大。每服空心酒服二丸，不知，加之，以腹中温暖为度。一本有麻子三两，泽兰半两，无蜀椒、葶苈。

治妇人及女子赤白带方。

禹余粮 当归 芎䓖（各一两半） 赤石脂 白石脂 阿胶 龙骨 石苇（一两六铢） 乌贼骨 黄柏 白蔹 黄芩（一作黄连） 续断 桑耳 牡蛎（各一两）

上为末，蜜丸如梧桐子大。空心米饮下十五丸，日再，加至三十丸为度。

治带下有病无子，药十四日下血，二十日下长蛊及青黄汁出，三十日病除，五十日肥白方。

大黄（破如豆粒，煮令黑色） 柴胡 朴硝（各一斤） 芎䓖（五两） 干姜 蜀椒（各一升） 茯苓（如鸡子大一枚）

上为细末，蜜丸梧桐子大。先食米饮服七丸，不知，加至十丸，以知为度。

治产后赤白，下腹绞痛不可忍方。

黄连（四两） 黄柏（三两） 阿胶（炙） 蒲黄（各一两） 当归（六分） 黄芩（二两）

上捣蜜为丸如梧桐子大。米饮下六十丸，日二夜一服，立定。

治妇人一切赤白带下，脐腹疼痛。

干姜（二两，炮） 艾（三两，糯米汤粥和过烧干） 神曲（三两，炒） 吴茱萸（一两半，炒） 当归（一两半，炒）

上为末，醋打前艾叶末糊为丸如梧子大。每服二十丸至三十丸，食前温酒送下。

治赤白带下。

石菖蒲 梳子（等分，为末）

上盐酒温调下。

治妇人赤白带下，及尿水不止如崩之状。

芍药（炒令紫色，以纸盛地上出火毒） 黄狗头骨（各二两，烧存性）

上为末。每服二钱，温酒下。

治妇人赤白带下。

龙骨（半两） 船上硫黄（三钱）

上为末。每服半钱，无灰旧酒调，空心服，一日二服，不问年月远近，尽令全效。

治女人卒赤白下。

李树东向皮

去外皮，炙令黄香，以水三斗煮汁去滓，服之，日再，验。

治赤白带下，不问老幼，虽孕妇悉可服。

马齿苋（捣绞汁，三合） 鸡子白（二枚）

先温令热，乃下苋汁，微温，取顿服，不过再作则愈。

治女子赤白下。

扁豆花末

米饮和服之。

三叶酸草

阴干为末，空心酒下三钱。

治乳妇赤白下方。

猪子肝（一叶）

薄批之，揾著煨热诃子末中，微火炙，又揾炙尽半两末，空腹细嚼，陈米送下。

治赤白带下崩中。

牛角䚡(烧灰烟断)　附子(以盐水浸泡七度去皮,各等分)

捣罗为末,每服空心酒下二钱。

治妇人赤白带下久不止,或因经候不断者。

烧狗头和毛皮骨

为末,以酒服方寸匕,日三二服,食前服。

治赤白带下不止。

兔皮

烧灰极尽为末,酒调服。

治妇人赤白带下,破积症,顽风冷痹,关膈气壅,或经下者更妙。

龟甲

炙令黄色,然后入诸药中。

治产后赤白下久不断,身面悉肿方。

蒲黄　大豆熬小麦(各一升)　吴茱萸(半升)

以水九升,煮取三升,分三服。

治妇人赤带下不止。

赤芍药(一两)　熟干地黄(一两)

上件药,捣细罗为散,每于食前以温酒调下二钱。

治妇人赤带下不止。

桑树东南枝白皮(一握)

日出前取之,细擘分为三服。每服以酒一中盏,煎至六分去滓,每于食前温服。

禹余粮(一两,醋烧淬七次)　龙骨(一两)干姜(一两,炮制,锉)　附子(一两,炮裂,去皮脐)

上件药,捣罗为末,炼蜜和丸如梧桐子大。每于食前,以温酒下二十丸。

治妇人白带下。

禹余粮(一两)　干姜(等分)

将禹余粮用醋淬,同姜为末,空心任酒汤调下二钱匕。

治女人白带。

天门冬

捣汁,井花水调服。

治妇人带下五色久不止,脐下痛。

早蚕鹅绵(二两,烧灰)　蛇床子(末,二分)麝香(一钱)

上件药,同研如粉。每于食前,以温酒调下一钱。

治五色带下。

赤大豆

煎汤,日三服。

马左蹄

烧为末,以酒服方寸匕,日三服。

甑带汁

服一杯良。

治冷热不调,或带下或下白青黄者。

酸石榴子(五枚)

合壳舂,绞取二升汁。每服五合,至二升尽,即断,小儿以意服之二三合。一方子壳皆为末,酒调下。

治带下。

莲蓬(烧灰一倍)　白矾(用末半倍)

上米饮调下。

治赤白带下十年者。

春绵　棕榈　茅花　败荷　莲蓬　帽纱(与绵同烧)　百草霜

上为末。每服二钱,入脑麝,温酒醋汤下。

治妇人脱阴白带下,无药可治,服此药立有应验。

附子(七钱,去皮尖生)　狗头(烧灰,四两)白矾(一两,枯)　绵灰(半两)　棕榈灰(半两)脑麝(少许)

上为细末,醋糊为丸如梧桐子大。每服二十丸,空心用麝香醋汤吞下,一日三服。

治冷白带下。

桑寄生　芍药　柏叶(各四分)　桑耳　禹余粮(各六分)　吴茱萸　干地黄(各八分)　乌贼鱼骨(五分)

上为细末,空心用饭饮调下二钱。

治妇人血海虚冷,赤白带下,肌肉消瘦,脏气亏损,弱绝,无骨肉,宜服此方,六腑热不可吃。

石斛(去根)　白芷　草薢　狗脊(去毛)益智子(去皮)　山茱萸　牡蛎(火煅)　杜仲(去皮)　赤石脂　龙骨(各半两)　艾叶(半两)　甘草　藁本(各一分)　当归(一两)

上为细末。每三钱,水一盏二分,大枣三枚,同煎四五沸,空心去滓,吃。

治妇人白带下,脐腹冷痛,面色萎黄,日渐虚困。

蛇床子(一两) 白芷(一两)

上件药，捣细罗为散，于食前，以粥饮调下二钱。

治妇人白带下，脐腹冷痛，面色萎黄，日渐虚困，及排脓血恶物。

白葵花(一两)

阴干为末，空心温酒下二钱，如赤带用赤芍。

治妇人子宫久冷，赤白带下。

白矾(一两) 硫黄(一两) 黄丹(半两) 硇砂(半钱)

上为末，新瓷碗内先铺硫黄，次铺白矾，上用黄丹盖之，文武火烧令白色为度。再与麝香半钱同研匀细，每服半两，新绵子裹，如弹子大，水蘸过，于阴门内深之，其安三日则药力尽，恶物缠白自落，三次病愈，醋糊作丸。

疗带下。

灶下黄土

水和泥作弹子丸百枚，曝干，以烧热彻，以三年酢渍一丸，绵裹内玉门中，惟深，待冷即易之，新患者三十丸瘥，久者五十丸，余皆日知，即佳。

治妇人带下久不瘥，引下恶水方。

干姜(炮) 末盐 杏仁(去皮尖、双仁，炒，各一两，研) 青矾(炼汁尽，半两) 藜芦(炙，二两)

上捣，研极细，炼蜜和剂捻如栀子大。以绵裹纳阴中，即恶水下。

【论用药】

一、治带下药

1. 土牛膝

《滇南本草·第二卷·土牛膝》："治红崩初起，赤白带下，小便淋沥，或急胀等症。"

2. 大小蓟

《药论·血剂·温血》："大小蓟入肝、脾，大蓟主痈肿而吐衄，除赤白之带下。小蓟专于破血，不能消肿。"

3. 大麻

《本草纲目·谷部第二十二卷·谷之一·大麻》："治产难衣不出，破血壅胀，带下崩中不止者，以水煮服之，效。(苏恭)"

4. 万灵丹

《滇南本草·第三卷·万灵丹》："每两入甘草三分，治诸般危症、伤寒、瘫痪、五劳七伤、风寒、暑湿、伤风、瘴气，不论男女小儿，风疾痰喘，男子遗精，女子赤白带下，经水不调，五脏烦热，胎气不安，产后血气攻心，心酸呕呃，损骨跛跏，肚肠蛊胀，气盛成块，一切诸般杂症，并皆治之。"

5. 山羊肉

《本草品汇精要·续集卷五·兽部·山羊》："山羊肉主男人，食之肥软益人，治冷劳、山岚、疟痢、妇人赤白带下。"

6. 山慈石

《本草经集注·草木类·山慈石》："味苦，平，有毒。主治女子带下。"

7. 卫矛

《证类本草·卷十三·卫矛》："《日华子》云：鬼箭羽，味甘涩。通月经，破癥结，止血崩带下，杀腹脏虫及产后血咬肚痛。"

8. 马先蒿

《神农本草经·卷二·中经·马先蒿》："味平。主寒热鬼注，中风湿痹，女子带下病，无子。一名马尿蒿，生川泽。"

9. 马尿花

《滇南本草·卷一·马尿花》："中草地边，仙人塘近华浦前。(单方)治妇人红崩、白带。水旋覆为末，每服一钱，水牛肉汤送下。"

10. 王瓜

《本草经集注·草木中品·王瓜》："味苦，寒，无毒。主治消渴，内痹，瘀血，月闭，寒热，酸疼，益气，愈聋。治诸邪气，热结，鼠瘘，散痈肿留血，妇人带下不通，下乳汁，止小便数不禁，逐四肢骨节中水，治马骨刺人疮。"

《证类本草·卷九·王瓜》："味苦，寒，无毒。主消渴，内痹，瘀血，月闭寒热，酸疼，益气，愈聋，疗诸邪气，热结，鼠瘘，散痈肿留血，妇人带下不通，下乳汁，止小便数不禁，逐四肢骨节中水，疗马骨刺人疮。一名土瓜。"

《本草备要·草部·王瓜》："泻热，利水，行血苦寒。泻热利水。治天行热疾，黄疸消渴(捣汁饮)，便数带下，月闭瘀血。"

《本草撮要·卷一·草部·王瓜》："味苦寒，入手足太阴经。功专泻热利水，治天行热疾。黄疸消渴，便数带下，月闭瘀血。”

11. 元慈勒

《证类本草·卷十三·元慈勒》：“味甘，无毒。主心病，流血，合金疮，去腹内恶血，血痢下血，妇人带下，明目，去障翳、风泪、努肉。生波斯国，似龙脑香。”

12. 云母

《证类本草·卷三·云母》：“治带下。”

13. 云芎

《滇南本草·第二卷·云芎》：“南芹菜，味甘，性平。补中益气，兼治黄疸，亦治妇人赤白带下，烦燥最良，同南苏叶煎服。”

14. 木槿花

《滇南本草·第二卷·木槿花》：“治妇人白带。”

《本草汇言·卷十·木部·木槿花》：“又根皮止赤白带下，取其韧涩而收固也。分而论之，花叶苦寒，能除诸热，滑利能导积滞；根皮韧涩，能止带下，能化虫癣疮痍也。惟取川中所产肉，厚色红者良。”

《本草征要·第二卷·口齿科用药》：“清湿热，凉血热。久痢带下，痔疮出血。口内之疮频发，颇有效益。”

15. 水䓖

《本草蒙筌·卷六·菜部·水䓖》：“味甘，气平。无毒。多生池泽，一名水英。叶似川芎甚香，花开白色无实……利大小二肠，亦利口齿；止赤沃带下，仍止崩中。”

16. 水芹

《证类本草·卷二十九·水芹》：“高田者名白芹。《日华子》云：治烦渴，疗崩中，带下。”

17. 水苏

《证类本草·卷二十八·水苏》：“《日华子》云：鸡苏，暖。治肺痿，崩中，带下，血痢，头风目眩，产后中风及血不止。又名臭苏、青白苏。”

18. 牛角鰓

《本草图经·兽禽部卷十三·牛黄》：“又中品有牛角鰓，用水牛、黄牛久在粪土中烂白者，主赤白下，烧灰，末服之。沙牛角鰓，主下闭血瘀，女子带下，并烧灰酒服。”

《本草乘雅半偈·第四帙·鰓》：“主下闭血，瘀血疼痛，女子带下血。燔之酒服。”

19. 丹参

《证类本草·卷七·丹参》：“《日华子》云：养神定志，通利关脉，治冷热劳，骨节疼痛，四肢不遂，排脓止痛，生肌长肉，破宿血，补新生血，安生胎，落死胎，止血崩带下，调妇人经脉不匀，血邪心烦，恶疮疥癣，瘿赘肿毒，丹毒，头痛赤眼，热温狂闷。又名山参。”

《本草正·山草部·丹参》：“味微苦、微甘、微涩，性微凉。无毒。反藜芦。能养血、活血、生新血、行宿血，故能安生胎，落死胎，血崩、带下可止，经脉不匀可调。”

《本草汇言·卷一·草部·丹参》：“马瑞峰先生曰：丹参能破宿血，补心血，安生胎，落死胎，止崩中带下，调经脉，治腰脊百节酸痛。”

《本草征要·第二卷·丹参》：“安神散结，益气养阴。去瘀血，生新血；安生胎，落死胎。胎前产后，带下崩中。”

《本经逢原·卷一·山草部·丹参》：“盖丹参能破宿血、生新血，安生胎，落死胎，止崩中带下，调经脉之神品。”

《本草害利·心部药队·丹参》：“（利）苦、微寒，入心主血，去瘀生新，安神养阴，安生胎，落死胎，胎前产后，带下崩中需之。”

20. 乌雄鸡肶胵里黄皮

《证类本草·卷十九·禽上·乌雄鸡》：“[臣禹锡等谨按]《日华子》云：诸鸡肶胵，平，无毒。止泄精并尿血，崩中，带下，肠风，泻痢，此即是肫内黄皮。”

21. 乌贼骨

《雷公炮制药性解·卷六·虫鱼部·乌贼骨》：“味咸，性微温，有小毒，入肾经。主崩漏赤白带下，经闭阴蚀肿痛，除目翳止泪，理金疮止血”。

《本草汇言·卷十九·鳞部·乌贼鱼骨》：“张少怀曰：此药味咸，走血，色黑归肾，体轻属肺，气臊入肝，实为厥阴之剂。故李氏方主血瘕、血闭，赤白带下，乃厥阴本病也。”

22. 六畜毛蹄甲

《新修本草·卷十五·兽下·六畜毛蹄甲》：“味咸，平，有毒。主鬼疰，蛊毒，寒热，惊痫痓，癫疾，狂走；骆驼毛尤良。六畜，谓马、牛、羊、猪、狗、鸡也，骡、驴亦其类。骆驼出外国，方家并不复用。

且马、牛、羊、鸡、猪、狗毛蹄，亦以各出其身之品类中，所主疗不必皆同此矣。[谨案]骆驼毛蹄甲，主妇人赤白带下，最善。”

23. 孔雀屎

《本草经集注·虫兽三品·下品·孔雀屎》：“微寒。主治女子带下，小便不利。”

24. 巴朱

《本草经集注·草木类·巴朱》：“味甘，无毒。主治寒，止血带下。”

25. 玉泉

《本草经集注·玉石三品·上品·玉泉》：“味甘，平，无毒。主治五脏百病，柔筋强骨，安魂魄，长肌肉，益气，利血脉，治妇人带下十二病，除气癃，明耳目。”

26. 艾叶

《证类本草·卷九·艾叶》：“《日华子》云：止霍乱转筋，治心痛，鼻洪，并带下及患痢人后分寒热急痛。”

《本草正·隰草部·艾》：“味微苦，气辛。生用，微温；熟用，微热。能通十二经，而尤为肝、脾、肾之药。善于温中、逐冷、除湿，行血中之气、气中之滞。凡妇人血气寒滞者，最宜用之，故能安胎，止心腹痛，治带下、血崩”。

《本草征要·第二卷·艾叶》：“安胎气，暖子宫。止血痢，理肠风。灸除百病，吐衄崩中。幸可利窍，苦可疏通，故气血交理，而女科带下调经多需之。”

27. 古文钱

《本草纲目·金石部第八卷·金石之一·古文钱》：“赤白带下：铜钱四十文，酒四升，煮取二升，分三服。(《千金方》)”

28. 古砖

《证类本草·卷四·古砖》：“又主妇人带下五色，俱治之。”

29. 术

《本草纲目·草部第十二卷·草之一·术》：“治湿痰留饮，或挟瘀血成窠囊，及脾湿下流，浊沥带下，滑泻肠风。(时珍)”

30. 石流赤

《本草经集注·玉石类·石流赤》：“味苦，无毒。主治妇人带下，止血，轻身长年。理如石芪，生山石间。”

31. 石榴

《本草征要·第四卷·食疗·瓜果》：“味甘、酸、涩，性温，无毒。咽喉燥渴，食之有益。泻痢带下，仗其酸涩。”

32. 石燕

《本草通玄·卷下·金石部·石燕》：“利窍，行湿通淋，目障肠风，痔瘘带下，磨汁饮之。”

《本草征要·第三卷·石燕》：“味甘，性凉，无毒。入肝、肾、膀胱三经。利窍行湿热，明目治淋沥、妇人带下，小儿疳积。”

《本草述钩元·卷五·石部·石燕》：“妇人月水湛浊，赤白带下多年者，每日磨汁饮之，一枚用三日。”

33. 石癣

《滇南本草·第三卷·石癣》：“赤白带下，便浊，五淋疼痛。敷一切诸疮，无名肿毒最良。”

34. 龙骨

《证类本草·卷十六·龙骨》：“《药性论》云：龙骨，君，忌鱼，有小毒。逐邪气，安心神，止冷痢及下脓血，女子崩中，带下，止梦泄精，夜梦鬼交，治尿血，虚而多梦纷纭，加而用之。又云龙齿，君。镇心，安魂魄。齿、角俱主小儿大热。《日华子》云：龙骨，健脾，涩肠胃，止泻痢，渴疾，怀孕漏胎，肠风下血，崩中带下，鼻洪，吐血，止汗。”

《雷公炮制药性解·卷六·禽兽部·龙骨》：“味甘，性平无毒，入肾经。主丈夫精滑遗泄，妇人崩中带下，止肠风下血，疗泻痢不止”。

《本草新编·卷五(羽集)·龙骨》：“龙骨，味甘，气微寒，阳也。虽有雌雄，无分功效，但色黑者不可用。必须火煅研末，水飞过，始可用之。闭塞滑泻之大肠，收敛浮越之正气，止肠风下血，及妇人带下崩中”。

35. 生地

《本草通玄·卷上·草部·生地》：“甘寒，入心、肾两经。滋肾水，养真阴，填骨髓，长肌肉，利耳目，破恶血，理折伤。解烦热，除脾伤痿倦，去胃中宿食。清掌中热痈，润皮肤索泽，疗吐血，衄血，尿血，便血，胎前产后崩中带下。”

《本草求真·上编卷五·血剂·生地黄》：“故凡吐血咯血，衄血畜血溺血，崩中带下，审其症果因于热成者，无不用此调治。”

36. 代赭

《本草经集注·玉石三品·下品·代赭》："味苦甘，寒，无毒。主治鬼疰，贼风，蛊毒，杀精物恶鬼，腹中毒邪气，女子赤沃漏下，带下百病，产难，胞衣不出，堕胎，养血气，除五脏血脉中热、血痹、血瘀，大人小儿惊气入腹及阴痿不起。"

《本草正·金石部·代赭石》："味微甘，性凉而降，血分药也。能下气、降痰、清火，除胸腹邪毒，杀鬼物精气，止反胃、吐血、衄血、血痹、血痢、血中邪热，大人、小儿惊痫、狂热入脏、肠风痔漏、脱精、遗尿及妇人赤白带下、难产、胞衣不出、月经不止"。

《本草新编·卷五(羽集)·代赭石》："代赭石，味苦而甘，气寒，无毒。入少阳三焦及厥阴肝脏。治女人赤白崩漏带下，暨难产胎衣不下。"

《本草述钩元·卷五·石部·代赭石》："味苦甘，气平寒，气薄味厚，阴也，降也，入手少阴手足厥阴经，干姜为之使，畏天雄附子，治鬼疰贼风，腹中毒邪气，除五脏血脉中热，镇虚逆，大人小儿惊气入腹，女子崩漏带下，安胎。"

37. 白牛膝

《滇南本草·第二卷·白牛膝》："酸，性温。补肝，行血，破瘀块，凉血热。治月经闭涩，腹痛，产后发热，虚烧蓐劳，室女逆经，衄呕吐血，红崩白带，尿急淋沥，寒湿气盛，筋骨疼痛，强筋舒筋，攻疮痈热毒红肿，痄腮乳蛾，男子血淋，赤白便浊，妇人赤白带下。"

38. 白芷

《证类本草·卷八·白芷》："《经》曰：能蚀脓。今人用治带下，肠有败脓，淋露不已，腥秽殊甚，遂至脐腹更增冷痛。"

《本草征要·第二卷·白芷》："通鼻塞，祛浊涕。头风目泪，齿痛眉疼，肌肤搔痒，呕吐不宁，女人赤白带下，疮家止痛排脓。"

《本草经解·卷二·草部下·白芷》："白芷气温，禀天春和之木气，入足厥阴肝经，味辛无毒而芳香，得西方燥金之味，入足阳明胃经、手阳明大肠经，气味俱升，阳也；其主女人漏下赤白者，盖肝主风，脾主湿，风湿下陷，则为赤白带下。"

39. 白矾

《本草正·金石部·白矾》："味酸、涩，性凉。有小毒。所用有四：其味酸苦，可以涌泄，故能吐下痰涎，治癫痫、黄疸；其性收涩，可固脱滑，故能治崩淋带下、肠风下血、脱肛阴挺，敛金疮，止血。"

40. 白瓷屑

《新修本草·卷五·白瓷屑》："平，无毒。主妇人带下、白崩，止呕吐逆，破血，止血。"

41. 白鸽

《证类本草·卷十九·禽下·白鸽》："《衍义》曰：白鸽，其毛羽色于禽中品第最多。野鸽粪一两(炒微焦)，麝香(别研)、吴白术各一分，赤芍药、青木香各半两，柴胡三分，延胡索一两(炒赤色，去薄皮)，七物同为末，温无灰酒，空心调一钱服。治带下排脓，候脓尽即止后服，仍以他药补血脏。"

42. 白蔹

《本草乘雅半偈·第六帙·白蔹》："主痈肿疽疡，散结气，止痛，除热，目中赤，小儿惊痫温疟，女子阴中肿痛，带下赤白。"

《本草正·蔓草部·白蔹》："味苦，微寒，性敛。取根捣敷痈毒及面上疮疱；刀箭伤、汤火毒、诸疮不敛，生肌止痛，俱宜为末敷之；若为丸散，亦治眼目赤痛、小儿惊痫、妇人阴中肿痛、赤白带下。"

《本草汇言·卷六·草部·白蔹》："又治女子阴中肿痛，带下赤白，总属营气不和，血分有热者，咸宜用之，敷贴服食，因病制作可也。"

《本草撮要·卷一·草部·白蔹》："味苦，入足少阳厥阴经，功专清上逆之火，泄下郁之热，以及阴肿带下。"

43. 白僵蚕

《证类本草·卷二十一·中品·白僵蚕》："《日华子》云：僵蚕，治中风失音，并一切风疾，小儿客忤，男子阴痒痛，女子带下。"

《本草正·虫鱼部·僵蚕》："味辛、咸，性温。有小毒。辛能散，咸能降，毒能攻毒，轻浮而升，阳中有阴。故能散风痰，去头风，消结核、瘰疬，辟痰疟，破癥坚，消散风热喉痹危证。尤治小儿风痰急惊客忤，发痘疮，攻痘毒，止夜啼，杀三虫、妇人乳汁不通、崩中带下。"

44. 地芩

《本草经集注·草木类·地芩》："味苦，无毒。主治小儿痫，除邪，养胎，风痹，洗浴寒热，目中青翳，女子带下。"

45. 地榆

《神农本草经·卷二·中经·地榆》:“味苦,微寒。主妇人乳痓痛、七伤、带下病,止痛,除恶肉,止汗,疗金创。”

《药鉴·新刻药鉴卷二·地榆》:“气微寒,味苦甘酸,无毒。沉也,阴也。主下部积热之血痢,止下焦不禁之月水。塞痔瘘来红,疗肠风下血,止妇人带下崩中,却小儿疳热积瘀。”

《本草乘雅半偈·第五帙·地榆》:“主妇人乳产痓痛,七伤,带下,五漏,止痛,止汗,除恶肉,疗金疮。”

《雷公炮制药性解·卷二·草部上·地榆》:“味苦甘酸,性微寒无毒,入大肠肝二经。主下部积热之血痢,止下焦不禁之月经,又主金疮,除恶肉,崩中带下。”

《本草通玄·卷上·草部·地榆》:“苦寒微酸,肝家药也。善入下焦理血,凡肠风下血、尿血、痢血、月经不止、带下崩淋、久泻者,皆宜用之。”

《本草征要·第三卷·地榆》:“味苦,性寒,无毒。入肝、大肠二经。恶麦门冬。止血利肠风,除带下五漏。”

《本草择要纲目·寒性药品·地榆》:“主治肠风下血,泻血下血,疗妇人乳疾、七伤、带下。”

《本经逢原·卷一·山草部·地榆》:“苦涩微寒,无毒。去梢,酒拌,炒黑用。《本经》主妇人乳产痓痛,七伤带下五漏,止痛,止汗,除恶肉,疗金疮。”

46. 百草霜

《神农本草经疏·卷五·玉石部下品·石灰》:“百草霜,乃烟气结成。其味辛,气温,无毒。辛主散,故能消化积滞及下食也。凡血见灰则止,此药性能止血,复能散瘀滞,故主上下诸血,及崩中带下,胎前产后诸病。《笔峰杂兴方》:胎动下血,或胎已死。百草霜二钱,棕灰一钱,伏龙肝五钱,为末,每服二钱,白汤入酒及童便调下。《杜壬方》:治横生倒逆,胎前产后虚损,月候不调,崩中带下。百草霜、白芷等分,为末。每服二钱,童子小便、醋各少许调匀,热汤化服,不过二服瘥。”

《要药分剂·卷八·轻剂·百草霜》:“(苏颂)止上下诸血,妇人崩中带下。”

47. 肉苁蓉

《证类本草·卷七·肉苁蓉》:“《日华子》云:治男绝阳不兴,女绝阴不产,润五脏,长肌肉,暖腰膝,男子泄精,尿血,遗沥,带下,阴痛。”

《本草通玄·卷上·草部·肉苁蓉》:“味甘,咸微温,补肾而不峻,故有苁蓉之号。主男子绝阳不兴,女人绝阴不育,益精气,暖腰膝,止遗精遗沥,带下崩中,多服令人大便滑润。”

《本草征要·第三卷·肉苁蓉》:“味甘、咸,性温,无毒。入肾经。酒洗,去甲。益精壮阳事,补伤润大肠。男子血沥遗精,女子阴疼带下。”

48. 竹帚子

《滇南本草·卷一·竹帚子》:“入诸经客热,清利胎热,妇人湿热带下用之良。”

49. 伏龙肝

《证类本草·卷五·伏龙肝》:“治鼻洪,肠风,带下,血崩,泄精,尿血,催生下胞及小儿夜啼。”

《本草征要·第三卷·伏龙肝》:“味辛,性温,无毒。咳逆反胃治之效,燥湿消肿投之灵。女人崩中带下,丈夫尿血遗精。”

50. 伏翼

《新修本草·卷十六·虫鱼中·伏翼》:“味咸,平,无毒。主目瞑痒痛,疗淋,利水道,明目,夜视有精光。久服令人喜乐,媚好,无忧。一名蝙蝠。生太山川谷,及人家屋间。立夏后采,阴干。[谨案]伏翼,以其昼伏有翼尔。《李氏本草》云:即天鼠也;又云西平山中,别有天鼠,十一月、十二月取,主女人生子余疾,带下病,无子。”

51. 血竭

《雷公炮制药性解·卷五·木部·血竭》:“味甘微咸,性平有小毒,入诸阴经。主五脏邪气,心腹卒痛,除带下,破积血,疗疥癣恶疮及金疮,生肌止痛。”

52. 安石榴

《证类本草·卷二十三·下品·安石榴》:“妇人赤白带下同治。”

《本草征要·第四卷·食疗·石榴》:“味甘、酸、涩,性温,无毒。咽喉燥渴,食之有益。泻痢带下,仗其酸涩。”

《得配本草·卷六·果部·石榴皮》:“酸、涩、温。治痢摄精。疗崩中带下,止肠风下血”。

53. 阳起石

《证类本草·卷四·阳起石》:“《日华子》云:治带下,温疫,冷气,补五劳七伤。合药时烧后水淬用，凝白者为上。”

54. 赤地利

《新修本草·卷十一·赤地利》：“味苦，平，无毒。主赤白冷热诸痢，断血破血，带下赤白，生肌肉。”

55. 苍术

《本草述钩元·卷七·山草部·苍术》：“味辛烈，强胃强脾，发谷之气，能径入诸经，疏泄阳明之湿，通行敛涩，故郁散而平，疏滞宽中，强胃安脾，治湿痰留饮，心下急满，水肿胀满，或挟瘀血成窠囊，止寒湿呕逆，下泄冷痢，治痿疗疸，及风寒湿痹，更脾湿下流，浊淋带下。”

56. 芡实

《本草纲目·果部第三十三卷·果之六·芡实》：“止渴益肾，治小便不禁，遗精白浊带下。（时珍）”

《本草正·果部·芡实》：“味苦，气平。入脾、肾两脏。能健脾、养阴、止渴，治腰膝疼痛，强志益神，聪耳明目，补肾固精，治小便不禁、遗精、白浊、带下，延年耐老。”

57. 豆蔻

《本草纲目·草部第十四卷·草之三·豆蔻》：“仁气味辛，温，涩，无毒。好古曰：大辛热，阳也，浮也。入足太阴、阳明经。温中，心腹痛，呕吐，去口臭气。（《别录》）下气，止霍乱，一切冷气，消酒毒。（《开宝》）调中补胃，健脾消食，去客寒，心与胃痛。（李杲）治瘴疠寒疟，伤暑吐下泄痢，噎膈反胃，痞满吐酸，痰饮积聚，妇人恶阻带下，除寒燥湿，开郁破气，杀鱼肉毒。”

58. 牡狗阴茎

《神农本草经·卷二·中经·牡狗阴茎》：“味咸，平。主伤中，阴痿不起，令强热大，生子，除女子带下十二疾。一名狗精。”

59. 牡蛎

《神农本草经·卷一·上经·牡蛎》：“味咸，平。主伤寒寒热，温疟洒洒，惊恚怒气，除拘缓鼠瘘，女子带下赤白。久服，强骨节，杀邪气，延年。一名蛎蛤。生池泽。”

《雷公炮制药性解·卷六·虫鱼部·牡蛎》：“味咸，性微寒，无毒，入肾经。主遗泄带下，喉痹咳嗽，营卫虚热，去来不定，心胁下老痰痞积，宿血温疟，疮肿结核。”

《本草正·虫鱼部·牡蛎》：“味微咸、微涩，气平。用此者，用其涩能固敛，咸能软坚。专入少阴肾脏，随药亦走诸经。能解伤寒温疟、寒热往来，消瘀血，化老痰，去烦热，止惊痫、心脾气痛，解喉痹、咳嗽、疝瘕积块、痢下赤白，涩肠止便，禁鬼交遗沥，止滑精带下及妇人崩中带漏、小儿风痰、虚汗。”

《本草征要·第三卷·牡蛎》：“固精涩二便，止汗免崩淋。消胸中之烦满，化痰凝之瘰疬。愈妇人带下，治虚劳烦热。”

60. 何首乌

《证类本草·卷十一·何首乌》：“亦治妇人产后及带下诸疾。”

《雷公炮制药性解·卷三·草部中·何首乌》：“味苦甘涩，温，无毒，十二经络所不收。观其藤夜交，乃补阴之剂也。消瘰疬，散痈肿，疗五痔，止肠风，乌须发，美容颜，补劳瘦，助精神，长肌肉，坚筋骨，添精髓，固腰膝，除风湿，明眼目，及治妇人产后带下诸血。”

《本草经解·卷一·草部上·何首乌》：“气微温，味苦涩，无毒。主瘰疬，消痈肿，疗头风面疮，治五痔，止心痛，益血气，黑髭发，悦颜色，久服长筋骨，益精髓，延年不老，亦治妇人产后及带下诸疾。（马豆蒸用）”

61. 龟甲

《本草征要·卷一·通治部分·龟甲》：“补肾退骨蒸，养心增智慧。固大肠而止泻痢，除崩漏而截痎疟。小儿囟门不合，臁疮腐臭难闻。治软弱之四肢，愈赤白之带下。”

62. 诃梨勒

《证类本草·卷十四·诃梨勒》：“《日华子》云：消痰下气，除烦治水，调中，止泻痢，霍乱，贲豚肾气，肺气喘急，消食开胃，肠风泻血，崩中带下，五膈气，怀孕未足月人漏胎，及胎动欲生，胀闷气喘。”

《雷公炮制药性解·卷五·木部·诃梨勒》：“味苦酸涩，性温无毒，入肺肝脾肾大肠五经。主冷气心腹胀满，久泻痢，霍乱喘急，肠风泻血，崩中带下，奔豚肾气。开胃消食，生津止渴，治嗽开音。酒浸蒸熟用。”

63. 鸡头实

《滇南本草·卷一·鸡头实》：“谓之鸡头盘。

叶下结实，形类鸡头。庄子谓之鸡雍，管子谓之卯蔆。其茎蔵之嫩者名芀蔵，人多以为菜食。气味甘、平、涩，无毒。仁，主治湿痹，腰脊膝痛，补中，除暴疾，益精神，强志，令人耳目清明。开胃助气，止渴益肾，治小便不禁、遗精、白浊、带下。”

64. 鸡血藤胶

《本草纲目拾遗·卷七·藤部·鸡血藤胶》：“妇女经血不调，赤白带下。”

《本草正义·卷六·草部·蔓草类·鸡血藤胶》：“治老人气血虚弱，手足麻木，瘫痪及风痛湿痹，调经带下，胃寒痛等症。”

65. 鸡肶皮

《要药分剂·卷五·补剂下·鸡肶皮》：“(《别录》)止泄精尿血，崩中带下，肠风泻血。”

66. 鸡冠子

《证类本草·卷十一·鸡冠子》：“凉，无毒。止肠风泻血，赤白痢，妇人崩中带下，入药炒用。”

67. 鸡冠花

《药性切用·卷一下·草部·鸡冠花》：“性味甘凉，专去湿热，治赤白下利，带下崩中。”

68. 驴皮

《证类本草·卷十八·驴屎》：“皮，煎胶食，治一切风并鼻洪，吐血，肠风血痢及崩中带下。”

69. 青石脂

《本草经集注·玉石三品·上品》：“味酸，平，无毒。主养肝胆气，明目，治黄疸，泄痢，肠澼，女子带下百病，及疽痔、恶疮。”

70. 败酱

《证类本草·卷八·败酱》：“《日华子》云：味酸。治赤眼障膜，胬肉，聤耳，血气心腹痛，破癥结，产前后诸疾，催生落胞，血晕，排脓，补瘘，鼻洪，吐血，赤白带下，疮痍疥癣，丹毒。又名酸益。七、八、十月采。”

《本草易读·卷四·败酱》：“辛，苦，微寒，无毒。入足厥阴肝。调产后之恶露，解带下之赤白，止吐衄之血逆，却心腹之瘀痛，兼排痈脓，最破瘀血。”

71. 败瓢

《本草品汇精要·续集卷八·蓏菜部·败瓢》：“败瓢主消胀杀虫，治痔漏下血、崩中带下赤白。”

72. 彼子

《神农本草经·卷三·下经·彼子》：“味甘，温……《尔雅》云：彼，一名棑。女子带下崩中，血闭阴蚀。”

73. 金樱子

《证类本草·卷十二·金樱子》：“皮，平，无毒。炒，止泻血及崩中带下。”

《本草蒙筌·卷七·果部·金樱子》：“皮，治带下崩中，炒过煎服即止。”

《雷公炮制药性解·卷五·木部·金樱子》：“味酸涩，性温无毒，入脾肺肾三经。主脾泄下痢，血崩带下，涩精气，止遗泄，除咳嗽，止小便，助真气，润颜色，久服延年。”

74. 兔头骨

《证类本草·卷十七·兔头骨》：“《外台秘要》必效：疗妇人带下。”

75. 贯众

《本草备要·草部·贯众》：“泻热，解毒。味苦微寒，有毒，而能解邪热之毒。治崩中带下，产后血气胀痛”。

《本草求真·上编·卷四·贯众》：“凡遇崩中带下，并癥瘕斑痘，虫蛊骨鲠，皆可用之。”

《本草撮要·卷一·草部·贯众》：“味苦微寒有毒，入手太阴足厥阴经，功专解邪热，治崩中带下。”

76. 茜草

《要药分剂·卷一·宣剂上·茜草》：“(甄权)止鼻洪尿血，产后血晕，月经不止，带下，扑损瘀血，痔瘘疮疖。”

77. 茜根

《证类本草·卷七·茜根》：“止鼻洪、带下、产后血晕、乳结、月经不止，肠风，痔瘘，排脓，治疮疖、泄精、尿血、扑损、瘀血，酒煎服。杀蛊毒，入药锉、炒用。”

78. 枸杞

《神农本草经疏·卷十二·木部上品·枸杞》：“《千金方》治带下，脉数：枸杞根一斤，生地黄五斤，酒一斗，煮五升，日日饮之。”

79. 韭子

《本草汇言·卷十六·菜部·韭子》：“此药专治遗精漏泄，淋浊，小便不通不禁，女子带下者。”

《本草求真·上编卷五·血剂·韭菜》：“韭子之治遗精漏泄，小便频数，女人带下者，能入厥阴补下焦肝及命门之不足，命门者藏精之府，故同治云。"

80. 钩藤

《本经逢原·卷二·蔓草部·钩藤》:"钩藤手足厥阴药也。足厥阴主风,手厥阴主火。小儿急慢惊痫瘛疭,内钩腹痛,客忤胎风,大人肝风,头旋目眩,妇人带下赤白,皆肝风相火之病,肝木风静火息,则诸证自除矣。"

81. 禹余粮

《证类本草·卷三·禹余粮》:"《胜金方》:治妇人带下。"

《本经逢原·卷一·石部·禹余粮》:"其性涩,故主赤白带下,前后诸病。"

82. 香附子

《本草正·芳草部·香附》:"味苦、辛、微甘,气温。气味俱厚,阳中有阴,血中气药也。专入肝、胆二经,兼行诸经之气。用此者用其行气血之滞。童便炒,欲其下行;醋炒,则理气痛。开六郁,散寒邪,利三焦,行结滞,消饮食、痰涎、痞满腹胀、胕肿脚气,止心腹、肢体、头目、齿耳诸痛,疗霍乱吐逆、气滞泄泻及吐血、下血、尿血、妇人崩中带下、经脉不调、胎前产后气逆诸病。"

《本草易读·卷四·香附》:"甘,苦,微寒,无毒。足厥阴、手少阴药也。理一切气血,止诸般疼痛。解情思之结郁,除胸腹之客热。霍乱吐泻之疾,痰饮痞满之疴。消饮食而攻积聚,治崩漏而止带下,调月经而理胎产,平痈疽而解疮疡。"

83. 食茱萸

《本草纲目·果部第三十二卷·果之四·食茱萸》:"实辛、苦,大热,无毒。时珍曰:有小毒,动脾火,病目者忌之。治冷痢带下,暖胃燥湿。(时珍)附方新二:赤白带下,梲子、石菖蒲等分,为末。每旦盐、酒温服二钱。(《经验方》)"

84. 扁豆

《本草图经·米部卷十八·扁豆》:"扁豆,主行风气,女子带下,兼杀一切草木及酒毒,亦解河豚毒。花亦主女子赤白下,干末米饮和服。"

《本草易读·卷六·白扁豆》:"甘,平,无毒。和中下气,调脾暖胃,消暑除湿,止渴住泻。疗霍乱吐利,除带下赤白。"

《本草征要·第四卷·食疗·扁豆》:"味甘、性温,无毒。入脾经。去皮,炒。补脾胃而止吐泻,疗霍乱而清湿热。解诸毒大良,治带下颇验。"

85. 络石

《证类本草·卷七·络石》:"陈藏器云:地锦,味甘,温,无毒。主破老血,产后血结,妇人瘦损,不能饮食,腹中有块,淋沥不尽,赤白带下,天行心闷。并煎服之,亦浸酒。"

86. 秦皮

《本草经集注·草木中品·秦皮》:"味苦,微寒、大寒,无毒。主治风寒湿痹,洗洗寒气,除热,目中青翳白膜。治男子少精,妇人带下,小儿痫,身热。"

《本经逢原·卷三·乔木部·秦皮》:"崩中带下,热痢下重,取其涩收也。"

《要药分剂·卷九·涩剂·秦皮》:"(《本经》)男子少精,妇人带下,小儿惊痫身热,泽皮肤,有子。"

87. 蚕

《本草纲目·虫部第三十九卷·虫之一·蚕》:"小儿客忤,男子阴痒痛,女子带下。(《日华》)"

88. 蚕连

《本草纲目·虫部第三十九卷·虫之一·蚕茧》:"蚕连:吐血鼻洪,肠风泻血,崩中带下,赤白痢。"

89. 莲藕

《本草纲目·果部第三十三卷·果之六·莲藕》:"交心肾,厚肠胃,固精气,强筋骨,补虚损,利耳目,除寒湿,止脾泄久痢,赤白浊,女人带下崩中诸血病。(时珍)"

《本草汇言·卷十五·果部·莲子》:"故《大氏方》:生食补肾涩精,治男子赤白淋浊,女子带下崩中,又止久痢,固脾泄也。"

90. 莎草根

《神农本草经疏·卷九·草部中品之下·莎草根》:"《世医》专用以治妇人崩漏带下,月经不调者,皆降气调气、散结理滞之所致也。盖血不自行,随气而行,气逆而郁则血亦涩,气顺则血亦从之而和畅,此女人崩漏带下,月事不调之病所以咸须之耳。"

91. 桃毛

《本草经集注·果部药物·下品·桃核仁》:"桃毛:主下血瘕,寒热,积聚,无子,带下诸疾,破坚闭,刮取实毛用之。"

92. 栗子花

《滇南本草·卷一·栗子、栗子花》:“栗子花,味苦、涩,性微温。止日久赤白带下,休息痢疾,止大肠下血。”

93. 夏枯草

《本草经解·卷二·草部下·夏枯草》:“夏枯草末,治血崩不止,及赤白带下。”

94. 原蚕蛾

《证类本草·卷二十一·中品·原蚕蛾》:“蚕布纸,平。治吐血,鼻洪,肠风泻血,崩中带下,赤白痢,敷疔肿疮。”

95. 蚌

《证类本草·卷二十二·下品·蚌》:“冷,无毒。明目,止消渴,除烦,解热毒,补妇人虚劳,下血并痔瘘,血崩带下,压丹石药毒。”

96. 益母草

《证类本草·卷六·茺蔚子》:“《集验方》:治妇人带下赤白色,益母草花开时,采捣为末。每服二钱,食前温汤调下。”

《本草备要·草部·益母草》:“治血风血晕,血痛血淋,胎痛产难,崩中带下”。

《本草易读·卷四·益母草》:“辛,苦,微寒,无毒。入手足厥阴经。消水行血,祛瘀生新。退疔肿而平乳痈,调经脉而通二便。血风、血晕、血痛、血淋之苦,崩中带下胎疼难产之疴。”

97. 海金沙

《本草正义·卷三·草部·海金沙》:“专于利水通淋,男子淫浊,女子带下,皆必用之品。”

98. 海蛇

《本草从新·卷十七·虫鱼鳞介部·海蛇》:“咸平。治妇人劳损、积血、带下。”

99. 海蛤

《证类本草·卷二十·上品·海蛤》:“《日华子》云:治呕逆,阴痿,胸胁胀急,腰痛,五痔,妇人崩中带下病。”

《要药分剂·卷七·泻剂下·海蛤粉》:“主热痰,湿痰,老痰,顽痰,疝气,白浊,带下。”

100. 海螵蛸

《本草通玄·卷下·鳞部·海螵蛸》:“味咸微温,入足厥阴少阴血分。治女人赤白带下,经闭,疗丈夫阴肿囊湿,同蒲黄扑之。”

101. 浮萍草

《滇南本草·第二卷·浮萍草》:“伏平草,或即浮萍。味苦,性寒。利膀胱积热,洗皮肤之风,疗妇人诸经客热,清胎热,妇人湿热带下,用之效。”

102. 桑花

《证类本草·卷十三·桑花》:“暖,无毒。健脾涩肠,止鼻洪,吐血,肠风,崩中带下。”

103. 桑根白皮

《本草图经·木部中品卷十一·桑根白皮》:“碎切,酒煎,主带下。”

104. 桑螵蛸

《药性切用·卷六中·虫部·桑螵蛸》:“甘咸性平,入肝、肾、命门,涩精固肾,治遗浊带下,止小儿夜尿。炙熟用。”

105. 黄芩

《本草图经·草部中品之上卷六·黄芩》:“黄芩,又《千金方》巴郡太守奏加减三黄丸,疗男子五劳七伤,消渴,不生肌肉,妇人带下手足寒热者。”

106. 黄芪

《证类本草·卷七·黄芪》:“《日华子》云:黄芪,恶白藓皮。助气壮筋骨,长肉,补血,破癥癖,瘰疬瘿赘,肠风,血崩,带下,赤白痢,产前后一切病,月候不匀,消渴,痰嗽,并治头风,热毒赤目等。”

《本草述钩元·卷七·山草部·黄芪》:“又治女子月候不匀,血崩带下,胎前产后气耗血虚。”

107. 黄柏

《神农本草经读·卷三·中品·黄柏》:“女子胎漏下血,因血热妄行;赤白带下,及阴户伤蚀成疮,皆因湿热下注”。

108. 菟丝子

《本草汇言·卷六·草部·菟丝子》:“主男子阳道衰微(苏水门稿),阴茎痿弱,或遗精梦泄,小便滑(滑不禁)涩(涩不通);治女人腰脊酸疼,小腹常痛,或子宫虚冷,带下淋沥,或饮食减少,大便不实,是皆男妇足三阴不足之证,惟此剂力堪温补,其效如神。”

109. 硇砂

《证类本草·卷五·硇砂》:“《日华子》云:北庭砂,味辛、酸,暖,无毒。畏一切酸。补水脏,暖子宫,消冷癖瘀血,宿食不消,气块痃癖,及血崩带下，恶疮息肉。”

110. 悬钩根

《证类本草·卷二十三·下品·悬钩根》：“皮，味苦，平，无毒。主子死腹中不下，破血，杀虫毒，卒下血，妇人赤带下，久患痢，不问赤白，脓血，腹痛。”

111. 野猪黄

《证类本草·卷十八·野猪黄》：“外肾和皮，烧作灰，不用绝过为末，饮下，治崩中带下，并肠风泻血及血痢。”

112. 蛇床子

《证类本草·卷七·蛇床子》：“《日华子》云：治暴冷，暖丈夫阳气，助女人阴气，扑损瘀血，腰胯疼，阴汗，湿癣，四肢顽痹，赤白带下，缩小便。”

《本草备要·草部·蛇床子》：“及腰酸体痛，带下脱肛，喉痹齿痛，湿癣恶疮（杀虫止痒），风湿诸病。”

113. 猪苓

《要药分剂·卷三·通剂·猪苓》：“（好古）开腠理，治淋肿，脚气，白浊，带下。”

114. 麻蕡

《新修本草·卷十九·米上·麻蕡》：“味辛，平，有毒。主五劳七伤，利五脏，下血寒气，破积，止痹，散脓。根主产难胞衣不出，破血壅胀，带下。”

115. 鹿茸

《证类本草·卷十七·鹿茸》：“又主赤白带下，人散用。”

《本草正·禽兽部·鹿茸》：“味甘、咸，气温。破开，涂酥炙黄脆入药。益元气，填真阴，扶衰羸瘦弱，善助精血，尤强筋骨，坚齿牙，益神志，治耳聋目暗、头脑眩运，补腰肾虚冷，脚膝无力，夜梦鬼交，遗精滑泄，小便频数，虚痢，尿血及妇人崩中漏血、赤白带下。”

116. 淡菜

《证类本草·卷二十二·下品·淡菜》：“补虚劳损，产后血结，腹内冷痛，治癥瘕，腰痛，润毛发，崩中带下。陈藏器：东海夫人，味甘，温，无毒。主虚羸劳损，因产瘦瘠，血气结积，腹冷，肠鸣，下痢，腰疼，带下，疝瘕。新注云：此名壳菜，大甘美，南人好食，治虚劳伤惫，精血少者及吐血，妇人带下漏下，丈夫久痢，并煮食之，任意。出江湖。”

《本经逢原·卷四·介部·淡菜》：“淡菜生咸水而味不沾咸，为消瘿之善药，兼补阴虚劳伤，精血衰少，及妇人带下，理腰脚气。”

《本草从新·卷十七·虫鱼鳞介部·淡菜》：“甘咸温，补五脏，益阳事，理腰脚气，治虚劳伤惫，精血衰少，及吐血久痢，肠鸣腰痛，妇人带下。”

117. 绵

《本草纲目·服器部第三十八卷·服器之一·绵》：“绵灰：主吐血衄血，下血崩中，赤白带下，疳疮脐疮，聤耳。（时珍）”

118. 斑庄根

《滇南本草·第二卷·斑庄根》：“络，治筋骨疼，痰火痿软，手足麻木战摇，五淋白浊，痔漏疮痈，妇人赤白带下。”

119. 棕虫

《本草纲目拾遗·卷十·虫部·棕虫》：“云食之增髓益血，尤治带下。彼土妇人无患带者，以食此虫也。”

120. 棕榈

《证类本草·卷十四·棕榈子》：“平，无毒。涩肠，止泻痢肠风，崩中带下及养血。皮平，无毒。止鼻洪吐血，破癥，治崩中带下，肠风赤白痢，入药烧灰用，不可绝过。”

《本草通玄·卷下·木部·棕榈皮》：“性涩。止吐血，衄血，肠风下痢，崩中带下。”

《本草征要·第二卷·女科·棕榈皮》：“味苦、涩，性平，无毒。吐血、鼻红、肠毒病，十全奇效。崩中带下赤白痢，一切神功。”

121. 紫矿麒麟竭

《新修本草·卷四·紫矿麒麟竭》：“味甘咸，平，有小毒。主五脏邪气，带下，止痛，破积血，金创，生肉。与麒麟竭二物大同小异。”

122. 紫铆

《本草纲目·虫部第三十九卷·虫之一·紫铆》：“五脏邪气，金疮带下，破积血，生肌止痛，与麒麟竭大同小异。（苏恭）”

123. 紫薇

《证类本草·卷十三·紫薇》：“《日华子》云：根，治热风身痒，游风风疹，治瘀血带下。花、叶功用同。又云凌霄花，治酒渣热毒风刺风，妇人血膈游风、崩中带下。”

《雷公炮制药性解·卷五·木部·紫葳》：“味甘酸，性微寒无毒，入脾肝二经。主妇人产后血崩不定、血隔游风、崩中带下、癥瘕血闭，安胎通淋”。

124. 景天

《证类本草·卷七·景天》：“《日华子》云：景天，冷。治心烦热狂，赤眼，头痛，寒热，游风丹肿，女人带下。”

125. 鹅肠菜

《滇南本草·第二卷·鹅肠菜》：“治肝积肥气，止玉茎疼痛，治劳淋，赤白便浊，妇人赤白带下。”

126. 蒺藜

《本草图经·草部上品之下卷五·蒺藜》：“蒺藜子，兼主痔漏、阴汗及妇人发乳、带下。”

《本草正·隰草部·白蒺藜》：“味苦、微辛、微甘，微凉。能破癥瘕结聚，止遗溺泄精，疗肺痿、肺痈、翳膜目赤，除喉痹、癣疥、痔、瘰、癜风，通身湿烂、恶疮、乳岩、带下俱宜”。

《本草征要·第三卷·沙苑蒺藜》：“味甘，性温，无毒。入肾经。酒炒。补肾止遗，强阴益精。目昏腰痛，带下尿频。”

《本草易读·卷四·蒺藜》：“辛，苦，微温，无毒。补肾益精，祛风明目。治诸风疬疡，身体瘙痒之疾，疗诸结症积，喉痹乳闭之疴。止遗尿泄精，并止溺血带下，解头痛咳逆，并解肺痿奔豚。”

《本草备要·草部·蒺藜子》：“治虚劳腰痛，遗精带下”。

127. 蒲黄

《证类本草·卷七·蒲黄》：“《日华子》云：蒲黄，治扑血闷，排脓，疮疖，妇人带下，月候不匀，血气心腹痛，妊孕人下血坠胎，血晕，血癥，儿枕急痛，小便不通，肠风泻血，游风肿毒，鼻洪，吐血，下乳，止泄精，血痢。”

《本草正·水石草部·蒲黄》：“味微甘，性微寒。解心腹、膀胱烦热疼痛，利小便，善止血，凉血，活血，消瘀血。治吐血、衄血、痢血、尿血，通妇人经脉，止崩中带下、月经不调”。

128. 椿樗

《本草纲目·木部第三十五卷·木之二·椿樗》：“（发明）诜曰：女子血崩，及产后血不止，月信来多，并赤带下。”

《本草汇言·卷九·木部·椿樗》：“故《孟氏方》治妇人血崩，或产后血行不止，并平常月信来多，及赤白带下，取椿根煎汁服即止，则知性之止涩可知矣。”

129. 榆

《本草纲目·木部第三十五卷·木之二·榆》：“荚仁微辛，平，无毒。作糜羹食，令人多睡。（弘景）主妇人带下，和牛肉作羹食。（藏器）”

《本草征要·第三卷·榆荚》：“味微辛，性平，无毒。入心、脾二经。榆令人愉，使之多睡。助肺健脾，消食下气。和牛肉作羹，疗虚弱妇人带下。”

130. 蜂子

《证类本草·卷二十·上品·蜂子》：“今按陈藏器《本草》云：蜂子，主丹毒，风疹，腹内留热，大小便涩，去浮血，妇人带下，下乳汁，此即蜜房中白如蛹者。《日华子》云：树蜂、土蜂、蜜蜂，凉，有毒。利大小便，治妇人带下病等。”

131. 蜀格

《新修本草·卷二十·蜀格》：“味苦，平，无毒。主寒热瘘痹，女子带下，痈肿。生山阳，如藋菌，有刺。”

132. 蜀葵

《证类本草·卷二十七·蜀葵》：“《圣惠方》：治妇人白带下，脐腹冷痛，面色痿黄，日渐虚困。以白葵花一两，阴干为末，空心温酒下二钱匕。如赤带下，用赤花。《衍义》曰：蜀葵，四时取红单叶者，根阴干。治带下，排脓血恶物，极验。”

133. 蜀椒

《本草纲目·果部第三十二卷·果之四·蜀椒》：“崩中带下：椒目炒碾细，每温酒服一勺。（《金匮钩玄》）”

134. 鲎

《证类本草·卷二十一·中品·鲎》：“平，微毒。治痔，杀虫，多食发嗽并疮癣。壳入香，发众香气。尾，烧焦，治肠风泻血并崩中带下及产后痢。脂，烧，集鼠。”

135. 酸浆

《证类本草·卷八·酸浆》：“《千金方》：治妇人赤白带下。”

136. 蜡

《证类本草·卷二十二·下品·蜡》：“味咸，无毒。主生气及妇人劳损，积血带下，小儿风疾，丹毒。”

137. 橡实

《证类本草·卷十四·橡实》：“壳止肠风，崩中带下，冷热泻痢，并染须发，入药并捣炒焦用。”

138. 蝎

《本草纲目·虫部第四十卷·虫之二·蝎》：“甘，辛，平，有毒。诸风瘾疹，及中风半身不遂，口眼㖞斜，语涩，手足抽掣。（《开宝》）小儿惊痫风搐，大人痎疟，耳聋疝气，诸风疮，女人带下阴脱。（时珍）”

《本草求真·上编卷三·散剂·全蝎》：“以治月事不调，寒热带下，亦许蝎以散血分之风热耳，但带下非风非热不用。”

139. 鲤鱼

《本草经集注·虫兽三品·中品·鲤鱼胆》：“味苦，寒，无毒。主治目热赤痛，青盲，明目。久服强悍，益志气。肉：味甘，主咳逆上气，黄疸，止渴。生者，主治水肿脚满，下气。骨：主女子带下赤白。齿：主石淋。生九江池泽，取无时。”

《本草纲目·鳞部第四十四卷·鳞之三·鲤鱼》：“骨：女子赤白带下（《别录》）。”

140. 薤

《证类本草·卷二十八·薤》：“治女人赤白带下。”

141. 鲍鱼甲

《证类本草·卷二十一·中品·鲍鱼甲》：“《药性论》云：鼍甲，臣，味甘，平，有小毒。主百邪鬼魅，治妇人带下，除腹内血积聚伏坚相引结痛。”

142. 鳗鲡鱼

《证类本草·卷二十一·中品·鳗鲡鱼》：“兼女人带下百病，一切风，五色者出歙州。”

《雷公炮制药性解·卷六·虫鱼部·鳗鲡鱼》：“味甘性平，有微毒，不载经络。主虚劳不足，阳事衰微，传尸鬼疰，蛊毒诸虫，妇人阴疮虫痒带下”。

143. 鳖甲

《证类本草·卷二十一·中品·鳖甲》：“《日华子》云：鳖，益气调中，妇人带下，治血瘕腰痛。”

144. 麝香

《本草纲目·兽部第五十一卷·兽之二·麝》：“辛，温，无毒。甄权曰：苦、辛。忌大蒜。纳子宫，暖水脏，止冷带下。（《日华》）”

《本草述钩元·卷三十一·兽部·麝香》：“味苦辛，气温，通诸窍，开经络，透肌骨，治中风中气中恶，痰厥惊痫，积聚癥瘕，及妇人产难，纳子宫，暖水脏，止冷带下。”

145. 蠡实

《证类本草·卷八·蠡实》：“《日华子》云：马蔺，治妇人血气烦闷，产后血运并经脉不止，崩中，带下，消一切疮疖肿毒，止鼻洪吐血，通小肠，消酒毒，治黄病，敷蛇虫咬，杀蕈毒。亦可蔬菜食，茎、叶同用。”

二、带下禁药

1. 人胞

《本草纲目·人部第五十二卷·人之一》：“男子遗精，女子带下，并加牡蛎粉一两。世医用阳药滋补，非徒无益，为害不小。”

2. 乌芋

《证类本草·卷二十三·中品·乌芋》：“多食发虚热及肠风痔瘘、崩中带下、疮疖。煮以生姜御之佳。怀孕人不可食。又名燕尾草及乌芋矣。”

3. 砺石

《证类本草·卷四·砺石》：“无毒。主破宿血，下石淋，除癥结，伏鬼物恶气。一名磨石。烧赤热投酒中，饮之。即今磨刀石，取垽，敷蠼螋溺疮，有效。又不欲人蹋之，令人患带下，未知所由。”

【医论医案】

一、医论

《脉经·卷九·平带下绝产无子亡血居经证第四》

师曰：妇人带下、六极之病，脉浮则为肠鸣腹满，紧则为腹中痛，数则为阴中痒，痛则生疮，弦则阴疼掣痛。

师曰：带下有三门：一曰胞门，二曰龙门，三曰玉门。已产属胞门，未产属龙门，未嫁女属玉门。

问曰：未出门女有三病，何谓也？师曰：一病者，经水初下，阴中热，或有当风，或有扇者；二病者，或有以寒水洗之；三病者，或见丹下，惊怖得病，属带下。

师曰：妇人带下，九实中事。假令得鼠乳之病，剧易，当剧有期，当庚辛为期。余皆仿此。

问曰：有一妇人，年五十所，病但苦背痛，时时腹中痛，少食多厌，喜䐜胀，其脉阳微关尺小紧，形脉不相应，愿知所说？师曰：当问病者饮食何如，假令病者言“我不欲饮食，闻谷气臭”者，病为在上焦；假令病者言“我少多为欲食，不食亦可”，病为在中焦；假令病者言“我自饮食如故”，病为在下焦，为病属带下，当以带下治之。

妇人带下，经水不利，少腹满痛，经一月再见，土瓜根散主之。

妇人带下，脉浮，恶寒，漏下者，不治。

《黄帝素问宣明论方·卷十一·妇人门·妇人总论》

夫带下之造化，但分经络，标本殊异，为病之本气也。其病所发，正在过带脉之分，而淋漓以下，故曰带下也。赤白之说者，无实已。法曰：头目昏眩，口苦舌干，咽喉不利，小便赤色，大便滞涩，皆热证也。凡白带下者，亦多有之，为病寒岂能。《素问》：亢则害，承乃制，谓亢过极而反兼胜己之化，制其甚也。则如火炼金，热极则反化为水，及六月热极，则物反出液而湿润，材木流津。故肝热则泣，心热则汗，脾热则涎，肺热则涕，肾热则唾。

大凡俗论，以煎热汤，煮极则沸溢，及热气里蒸于物，而生津液也。故下部任脉湿热甚者，津溢涌，而溢以为带下。见俗医白带下者，但依方论，而用辛热之药。虽有误中，致令郁结热聚，不能宣通，旧病转加。世传误之久矣。

《寿世保元·卷七·带下》

妇女下白而不甚稠者，曰白淫，与男子白浊同也，系出于相火，如龙雷之扰而不澄清故耳，属于足少阴太阳，治当清补为主。其下赤白稠黏者，谓之带下，属于心胞手厥阴少阳，即若男子自遗之精，甚至如砂石之淋，原乎心胞，系于脊，络于带脉，通于任脉，下抵涌泉，上至泥丸。王叔和云：崩中日久，为白带漏下，多时骨髓枯，言之切矣，治宜血肉之剂以培之。此乃穷源探本之论，百世不易之法。时人皆泥于常套，作湿痰以治，又以牡蛎、龙骨、地榆、胶艾之类涩之，和以四物，兼以提升，殊不知根本损伤，以致腐败而来，彼塞滞不消之物，则益加其滞，升提不正之气，则增剧其郁。噫！或非医者之过，抑求治者之不贤也，凡遇是病，必以六龙固本丸、十六味保元汤主之。

《内经博议·卷二·病能部·带病论》

腹满，腰溶溶如坐水中，妇人小腹痛，里急后重瘛疭，月事不调，赤白带下，左右绕脐腰脊痛，冲心腹。

《经》云：身半已上，天气主之；身半已下，地气主之；中为天枢，天枢则在气交之分。毋论一身二十七气之上下流行，于此关锁，而又必有气焉以坚持而整束之，以牢持于上下之间，是以能聚而为强有力。故凡人之力出于膂，膂在季胁之下，正所谓带脉也。故冲任二脉，传于气街，即属于带脉，而络于督脉太冲之脉，所以能上养心肺者，亦赖于带脉之持之也。及带之为病，其证皆下而不上者，下之肾肝虚，而真阴不荣，上为心脾之郁，气不上下行而不运，于是停湿而为热，而下注于小肠血海之间，则病作矣。故赤白带者，上为心脾郁抑，下为肾肝阴虚。邪热留连，即为带淫之病也；腹满者，中分之不运也；腰溶溶如坐水中者，阴阳两虚，中分弱而力不能镇定也；左右绕脐腰脊痛冲心腹者，阴气袭于下也；阳不能胜，而不能固守于天枢，是以阴得而袭之，为厥逆之事也。盖键束关锁机关，全在于带脉，苟带不能自持其气，其证皆陷下而不上矣。治之有标有本，其升降补泻，在求其本而治之可耳。

《医学心悟·卷五·妇人门·带下》

带下之症，方书以青、黄、赤、白、黑，分属五脏，各立药方。其实不必拘泥，大抵此症不外脾虚有湿。脾气壮旺，则饮食之精华生气血而不生带；脾气虚弱则五味之实秀，生带而不生气血。南方地土卑湿，人禀常弱，故浊带之症，十人有九，予以五味异功散，加扁豆、苡仁、山药之类，投之辄效。倘挟五色，则加本脏药一二味足矣。夫带症似属寻常，若崩而不止，多至髓竭骨枯而成损。治此者，宁可忽诸！

《临证指南医案·卷九·淋带》

［秦天一按］带下者，由湿痰流注于带脉，而下浊液，故曰带下，妇女多有之。赤者属热，兼虚兼火治之；白者属湿，兼虚兼痰治之。年久不止，补脾肾兼升提。大抵瘦人多火，肥人多痰最要分辨。白带、白浊、白淫三种，三者相似，而迥然各别。白带者，时常流出，清冷稠黏，此下元虚损也。白浊者，浊随小便而来，浑浊如泔，此胃中浊气渗入膀胱也。白淫者，常在小便之后，而来亦不多，

此男精不摄，滑而自出也。至于淋症，由肾虚膀胱积热所致。肾虚则小便数，膀胱热则小便涩。淋有气、血、砂、膏、劳五者之殊，皆属湿热。气淋为病，小便涩滞，常有余沥不尽。血淋为病，遇热即发，甚则溺血。痛者为血淋，不痛者为尿血。砂淋为病，阴茎中有砂石而痛，溺不得卒出，砂出痛止是也。膏淋为病，溺浊如膏。败精结者为砂，精结散者为膏，又煮海为盐之义。劳淋遇劳即发，痛引气冲。大约带病，惟女子有之，淋浊男女俱有。景岳云：妇人淋带，其因有六。一心旌摇，心火不静而带下者，先当清火，宜朱砂安神丸、清心莲子饮之类。若无邪火，但心虚带下，宜秘元煎、人参丸、茯菟丸之类。欲事过度，滑泄不固而带下者，宜秘元煎、苓术菟丝丸、济生固精丸之类。一人事不畅，精道逆而为浊为带者，初宜威喜丸，久宜固阴煎之类。一湿热下流而为浊带，脉必滑数，烦渴多热，宜保阴煎、加味逍遥散。若热甚兼淋而赤者，宜龙胆泻肝汤。元气虚而带下者，宜寿脾煎、七福饮、十全大补汤。若阳气虚寒，脉微涩，腹痛多寒，宜加姜、附、家韭子丸。一脾肾气虚下陷多带者，宜归脾汤、补中益气汤之类。已上淋带辨症论治，仿佛已备。语云：鸳鸯绣出从君看，莫把金针度与人。若求金针暗度，全凭叶案搜寻。

《续名医类案·卷二十三·带下》

带下一症，湿热下注者为实，精液不守者为虚。体强气旺之人，不甚为害，惟干燥则病甚，盖荣津枯槁即是虚劳。凡泛愆而带盛者，内热逼液而不及化赤也。并带而枯燥全无者，则为干血劳之候矣。汇而观之，精也，液也，痰也，湿也，血也，皆可由任脉下行而为带。然有虚寒，有虚热、有实热三者之分，治遗精亦然，而虚寒证较少，故叶天士治带，必以黄柏为佐也。又任脉虚而带下不摄者，往往投滋补而不应，余以海螵蛸一味为粉，广鱼鳔煮烂，杵丸绿豆大，淡菜汤下，久服无不收功，真妙法也。

《古今医彻·卷四·女科·带症论》

带下一症，《素问》归于任脉，明堂归于带脉二穴，子和扩而充之，以带为约束诸脉，而会合冲、任、督诸经，郁热淫溢，皆由带脉渗漏而下，可谓原委灿然矣。而宗厚则本阴虚阳竭，及诸病机治法，至详且悉，比之丹溪专重湿痰，子和单主湿热，则悬绝也。然男子遗精之外，有赤白浊，女子崩漏之外，有赤白带，而带独重于浊者，以女子七情偏胜，抑郁为多，绵绵而下，无休止也。须察其五脏之偏甚，所感之虚实，或清或补，或升提下陷，大抵虚多而实少，热多而寒者，亦不乏也。故子和所论者寻其原，而宗厚所列者尽其变，至立斋以带分五色，则又推广言之耳。

《类证治裁·卷八·带下论治》

带下系湿热浊气流注于带脉，连绵而下，故名带下，妇女多有之。赤带属热，因血虚而多火。白带属湿，因气虚而多痰。亦有五色兼下者，多六淫七情所伤，滑泄不止，则腰膝酸。宜调脾肾，或用升提，或用摄固。又当分白带、白浊、白淫三项。白带者，流出稠黏清冷，此出于胞宫，精之余也。白浊者，胃中浊气，渗自膀胱，水之浊也。白淫者，溺后滑精，流出无多，此房后男精不能摄也。[按]景岳云：带症之因有六。一心旌摇，心火不静而带下者，当先清火，朱砂安神丸、清心莲子饮；如无邪火，但心虚带下者，秘元煎、人参丸。一欲事过度，滑泄不固者，秘元煎、固精丸、锁精丸。一人事不畅，精道逆而为带浊者，初宜威喜丸，久宜固阴煎。一湿热下流而为带浊，脉必滑数，烦渴多热，保阴煎、加味逍遥散；若热甚兼淋而赤者，龙胆泻肝汤。一元气虚而带下者，寿脾煎、七福饮、十全大补汤；若阳气虚寒，脉见微涩，腹痛清冷带白者，家韭子丸；如脾肾气虚下陷者，补中汤，或归脾汤。其淫浊初起而见热涩者，大分清饮，初起无火，但见淋涩者，小分清饮或五苓散。如肝经怒火下流者，加味逍遥散，甚者龙胆泻肝汤。如服寒凉太过，致下焦不固者，萆薢分清饮。如元气虚寒下陷者，补中汤。如脾湿下流者，六君子汤、归脾汤。如久而不愈，虚滑下陷者，秘元煎、苓术菟丝煎。凡带下肥人多湿痰，越鞠丸加滑石、海石、蛤粉、茯苓、半夏、椿皮为丸。瘦人多热痰，大补丸加滑石、败龟板、椿皮。又产后去血多，白带淋沥者，卫生汤。其久而不止，脉弱无力者，固真丸、玉关丸、参芪汤、克应丸，或秘真丹。皆可选用。

《鸡鸣录·女科第一》

带下，女子生而即有，津津常润，天赋之恒，或至太多，是病也。然古以妇人隐疾统名带下，今人但知白带、赤带等名耳，病因非止一端。属阴虚者，六味地黄丸，每晨淡盐汤送服三钱。怯弱人多阴虚，肥白者多湿，坚瘦者多火。属湿盛者，松石猪肚丸，每早淡豆腐浆送服三钱。火盛者，黄柏、乌贼骨等分研末，女贞子煎浓汁，法丸绿豆大，砂仁一钱研末泡汤，早晨送服三钱。旱莲草、野苎麻根各四两，十大功劳一两，酒水各半煎服。

二、医案

1. 湿热带下案

《儒门事亲・卷一・证妇人带下赤白错分寒热解六》

顷顿丘一妇人病带下连绵不绝，白物或来，已三载矣，命予脉之。诊其两手，脉俱滑大而有力，得六七至，常上热口干眩运，时呕醋水。余知其实有寒痰在胸中，以瓜蒂散吐讫冷痰三二升，皆醋水也，间如黄涎，状如烂胶。次以浆粥养其胃气，又次用导水、禹攻散以泻其下，然后以淡剂渗泄之药利其水道，不数日而愈。余实悟《内经》中所云：上有病，下取之；下有病，上取之。又上者下之，下者上之。然有此法，亦不可偏执，更宜详其虚实而用之。故知精选《圣惠方》带下风寒之言与巢氏论中赤热白寒之说，正与《难》《素》相违。予非敢妄论先贤，恐后学混而不明，未免从之而行也。如其寡学之人，不察病患脉息，不究病患经脉，妄断寒热，信用群方暴热之药，一旦有失，虽悔何追？呜呼！人命一失，其复能生乎？赤白痢与赤白带下皆不死人。《内经》惟肠便血，血温身热者死。赤白带下，白液白物，蛊病肾消，皆不能死人，有死者药之误也。

《儒门事亲・卷六・湿形・白带七十九》

息城李左衙之妻，病白带如水，窈满中绵绵不绝，秽臭之气不可近，面黄食减，已三年矣。诸医皆云积冷，起石、硫黄、姜、附之药，重重燥补，污水转多，常以袽，日易数次。或一药以木炭十斤，置药在坩埚中，盐泥封固，三日三夜，炭火不绝，烧令通赤，名曰火龙丹。服至数升，污水弥甚。焫艾烧针，三年之间，不可胜数。戴人断之曰：此带浊水。本热乘太阳经，其寒水不可胜如此也。夫水自高而趋下，宜先绝其上源。乃涌痰水二三升，次日下沃水十余行，三遍，汗出周身。至明旦，病人云：污已不下矣。次用寒凉之剂，服及半载，产一子。《内经》曰：少腹冤热，溲出白液。带之为病，溶溶然若坐水中。故治带下同治湿法，泻痢，皆宜逐水利小溲。勿以赤为热，白为寒。今代刘河间书中言之详矣。

《丹溪心法类集・卷四》

一妇人白带急痛。半夏、茯苓、川芎、陈皮、甘草、苍术、黄柏（酒炒）、南星、牛膝（酒洗）。

《丹溪治法心要・卷七・妇人科・带下赤白》

一妇人体肥带下，海石四两，南星、黄芩、苍术、香附各三两，白术、椿皮、神曲各一两半，当归二两，白芷一两二钱，川芎一两二钱半，茯苓一两半，白芍药、黄柏各一两，滑石一两半，上末之，神曲糊丸。

《校注妇人良方・卷一・调经门・带下方论第十六》

一妇人耳鸣胸痞，内热口干，喉中若有一核，吞吐不利，月经不调，兼之带下。余以为肝脾郁结，用归脾汤加半夏、山栀、升麻、柴胡，间以四七汤下白丸子而愈。

一妇人吞酸饱满，食少便泄，月经不调，服清气化痰丸，两膝渐肿，寒热往来，带下黄白，面萎体倦。此脾胃俱虚，湿痰下注。用补中益气，倍用参、术，加茯苓、半夏、炮姜而愈。

一妇人，带下赤白，怒则胸膈不利，饮食少思，或用消导理气之剂，痰喘胸满，大便下血，脉涩缓大。余曰：脾气亏损，挟湿热而不能摄血归经，故二阴俱有所下也。先用补中益气汤加炮姜、白芍、茯苓、半夏，化其湿热，以安营气，随用八珍汤加柴胡、山栀，而诸症悉痊矣。

《校注妇人良方・卷七・妇人疝瘕方论第八》

一妇人小腹痞胀，小便时下，白带，小水淋沥。此肝经湿热下注，用龙胆泻肝汤而愈。

《济阴纲目・卷三・赤白带下门》

一孀妇腹胀胁痛，内热晡热，月经不调，肢体酸麻，不时吐痰。或用清气化痰，喉间不利，带下青黄，腹胁膨胀；又用行气之剂，胸膈不利，肢体如麻。此乃郁怒伤损肝脾，朝用归脾汤，以解脾郁生脾气，夕用加味逍遥散，以生肝血清肝火，百余剂而愈。

一妇人耳鸣胸痞，内热口干，喉中若有一核，吞吐不利，月经不调，兼之带下。予以为肝脾郁结，用归脾汤加半夏、山栀、升麻、柴胡，间以四七汤下白丸子而愈。

《未刻本叶氏医案・方案》

脉细涩，带下赤白。鹿霜、莲须、禹余粮、茯神块、黄丝白薇、生杜仲、椿根皮。

《临证指南医案·卷九·淋带》

某。温邪劫阴，带下，火升胸痞，脉小数。生地、阿胶、牡蛎、川斛、小麦、茯神。

《眉寿堂方案选存·卷下·女科》

肝阳上升，阴失内守，心痛火升，带下。生地炭、天冬、杜仲、归身、女贞子、茯神、川斛、柏仁。

《女科指要·女科医案·白淫门》

妇人，性急善怒，小腹时常痞闷，小便涩痛，频下白物淫溢甚于白带，或面青口苦，寒热往来，脉得弦洪涩大。余以为积愤不发，湿热伤阴而致。先用龙胆泻肝汤，三啜而小便清利，涩痛顿释。改用加味逍遥四剂，而寒热亦解。补以八珍汤加知、柏数剂，而康复如常。

《续名医类案·卷二十三·带下》

一妇人白带兼病痛风，半夏、茯苓、川芎、陈皮、甘草、苍术米泔浸、黄柏酒洗晒干炒、南星、牛膝酒洗，煎服。(《资生经》)

萧万舆治龚氏妾，年三十，娩未百日，恣啖生冷，呕吐脐痛，病白带月余，行经冲任冒寒，发热烦渴，赤带频下，脉沉迟无力，此内真寒而外假热症也。用四物、二陈加炮姜、肉桂、木香，少佐升麻，丸服月余而愈。

一闺女年十五岁，夏间患白带月余，更兼腹痛。诊之，六脉俱弦细而数，按之中指下时一沉，此属脾气下陷，肝脏湿热为患。用升麻、柴胡、苍术、白术、茯苓、半夏、广皮、甘草、黄柏、黄芩，二剂而霍然。沈尧封曰：带下有主风冷入于脬络者，巢元方、孙思邈、严用和、杨仁斋、娄全善诸人是也。有主湿热者，刘河间、张洁古、张戴人、罗周彦诸人是也。有主脾虚、气虚者，赵养葵、薛立斋诸人是也。有主湿痰者，朱丹溪是也。有主脾虚、肾虚者，张景岳、冯兆张是也。又有主木郁地中者，方约之、缪仲淳是也。其所下之物，严主血不化而成，张主血积日久而成，刘主热极则津液日出。其治法有用大辛热者，有用大苦寒者，有用大攻伐者，有用大填补者。虽立论制方，各有意义，然其所下之物，究竟不知为何物。惟丹溪云：妇人带下，与男子梦遗同，显然指着女精言。千古疑窦，一言道破。但精滑一症，所因不同，惜其所制之方，囿于痰火二字中耳。由是言之，白带即同白浊，赤带即同赤浊，此皆滑腻如精者。至若状如米泔，或臭水不黏者，此乃脾家之物，气虚下陷。然高年亦有患此者，非精气之病，不可混治。

《归砚录·卷二》

舍弟季杰之妾，患带下如注，余知其肝热素炽也，亦令服此丸(黄柏研末，水泛丸，淡盐汤下，日一钱)，日三钱，月余果愈。

《归砚录·卷四》

郎氏妇崩后淋带，五内如焚，溲热口干，不饥脘闷，腰疼肌削，卧榻呻吟，头晕耳鸣，夜不能寐，脉来细数，少腹不舒。滋补杂投，皆不见效。余以沙参、菖蒲、斛、柏、薇、芩、蛤壳、冬瓜子、藕、十大功劳先为清展，服五剂热退渴解，脘舒安谷，且能起坐，夜亦能眠，其气机已调畅矣，参入潜阳养血而瘥。

《类证治裁·卷八·带下论治·带下脉案》

徐氏。脉沉小数，体羸久嗽，损象已成，惊蛰后重加喘嗽，带下如注。医用补涩太过，致小溲短少，小腹满闷，是病上加病，法在通摄兼用。潞参、茯苓、灯心、湖莲、薏米、杞子、杜仲、沙苑子(俱生用)、山药(炒)、橘红、五味，数服诸症平，带止食加。但饥则嗽频，劳则体热，知由中气馁怯。去灯心、薏米、杜仲、沙苑子，加黄芪(炙)、甘草、饴糖、贝母、百合，数服而起。

《王氏医案续编·卷三·杭州王士雄孟英医案》

一妇患带下腰疼，足心如烙，不能移步。孟英投大剂甘露饮而瘳。[石念祖按] 大生地一两，大熟地八钱，大冬(切)六钱，花麦冬四钱，石斛(先煎)一两，酒炒西茵陈一钱，酒炒知母三钱，血龟板(杵，炭先煨六盅)四两，淡苁蓉一钱半，川乌梅肉炭一钱，清阿胶二钱(炖和)。

《王氏医案三编·卷二》

嗣有任氏女校书患带，诸药罔瘳。孟英视曰：脉软数而长非虚也，宜猪肚丸清其湿火。服匝月，病良已。

《张聿青医案·卷十七·带下》

梁(右)。带下腰酸，小便不禁，心悸火升。带脉不固，肝肾空虚，阳气上逆也。奎党参三钱，生山药三钱，潼沙苑(盐水炒)三钱，菟丝子(盐水炒)三钱，阿胶珠二钱，生牡蛎五钱，桑螵蛸二钱(炙)，杜仲三钱，杞子三钱，芡实三钱。

二诊：带下大减小便亦能约束，心悸火升。的是阳升而奇脉不固。效方进退。阿胶珠三钱，潼沙苑（盐水炒）三钱，甘杞子（盐水炒）三钱，煅牡蛎五钱，厚杜仲三钱，桑螵蛸三钱（炙），莲须八分，菟丝子三钱，于术一钱五分。肥玉竹三钱。

三诊：带脉渐能约束，火升亦定，然寐醒舌干口燥。阴液耗损不复。前法参入甘凉。石斛四钱，牡蛎五钱，天冬二钱，山药三钱，莲须八分，炒阿胶二钱，沙苑三钱，杞子三钱，桑螵蛸（炙）一钱五分，菟丝子（盐水炒）三钱，杜仲三钱。

顾（右）。赤带绵下，遍体作痛，小便烙热，甚则微痛，头空昏晕。脉象带数。肝火湿热沦陷于下，带脉从而不固矣。吉林参五分（研末，麦冬汤下），白茯苓三钱，川雅连三分，池菊花一钱五分，生于术二钱，车前子（盐水炒）二钱，黑豆衣三钱，酒炒白芍一钱五分，愈带丸二次服三钱。

刘（右）。带下色黄，恶心欲呕。脾胃湿热沦陷。拟和中而化痰湿。制半夏一钱五分，广皮一钱，赤白芍各二钱，革薢一钱五分，竹茹一钱，炙艾叶五分，公丁香三分，白蔻仁七分。

汪（右）。带下如注，腹满不舒。脾胃湿热，尽行下流。深恐元气难支。制半夏、金铃子、海蛤粉、赤白苓、炒椿皮、广皮、泽泻、革薢 、生薏仁，伏龙肝一两（煎汤代水），愈带丸。

二诊：和中分利湿热，带下仍然不减，遍体作痛。虚肝纵横，脾胃亏损，不能收摄。勉拟柔和肝木，双培脾肾。当归、川断肉（盐水炒）、菟丝子、芡实、醋炒青皮、白芍、潼沙苑（盐水炒）、破故纸、莲子、伏龙肝。

三诊：带下稍减，而肝气纵横胀满，右乳作痛。再益脾肾而疏肝木。香附、破故纸 、白芍、菟丝子（盐水炒）、潼沙苑（盐水炒）、枳壳、川断肉、木香、金铃子、杜仲，伏龙肝八钱（煎汤代水）。

张（右）。肝火时升时降，头胀目涩，带下赤白相兼。再清化湿热，兼泄肝火。元参、川雅连（吴萸二分煎汁炒）、香附、白芍、柴胡（盐水炒）、丹参、龟甲心（先煎）、椿根皮（炒黑）、青皮、泽泻、牡蛎（盐水炒）。

严（右）。肝脾肾并亏，摄纳无权，经淋带下，血虚阳升，腰酸悸眩。湿热尽从下溜，不能急切图功。西潞党（元米炒）、茯苓神、炒椿皮、厚杜仲、香附（醋炒）、菟丝子（盐水炒）、女贞子、金毛脊、于术炭，愈带丸。

右。久带不止，腰府酸楚。脉形滑大。此肝火湿热沦下。恐损而难复。法半夏二钱，川石斛四钱，海蛤粉四钱（包），女贞子三钱，橘白一钱，茯苓神各二钱。潼沙苑（盐水炒）三钱，椿根皮三钱（炒），稆豆衣三钱，愈带丸（先服）三钱。

右。淋带不止，小溲作痒。肝火湿热内郁也。龙胆草、泽泻、细生地炭、川革薢、当归炭、车前子、黑山栀、甘草梢、赤白苓。

《柳宝诒医案・卷六》

岑。向患淋带，今春剧发。渐觉少腹胀满，刺痛酸坠，大便不爽，小溲淋数，所下带浊，杂色黏厚如脓。推其病情，先因肝气不调，致营血瘀阻。更因脾运不旺，致湿浊流陷，瘀湿内壅，下注于奇经，蒸蕴而为秽浊，此带下之所由来也。病久正伤，不特肝营就损，即脾土亦形困惫。面跗浮肿，虚热上烘，脉象细弱无神，舌尖红而碎，肝脾两脏，损象已深。而两便窒滞，奇经中之瘀浊，仍未清畅。虚实两面，均难偏顾，调治颇为棘手。姑拟培补肝脾，舒气养营，仍兼疏通瘀浊之意。冀得气营两畅，方可专意培补，以收全功。於术、茯苓、全当归、白芍、木香、砂仁、苡仁、丹皮、川怀牛膝（各，红花煎汁炒）、茜草炭、牡蛎、川断、车前子。另：西珀屑四分（研，水飞），乳香二分（去净油），二味为末作丸吞。

史。带下赤白兼行，而腰不甚痛。湿热伤脾，不能化血，遂下注于奇经。当培脾清湿。白术炭、炙柏片、砂仁、苡仁、赤白苓（各）、广陈皮、牡蛎、归身、怀山药、桑白皮、炙甘草、沙苑、银杏仁。

《医学衷中参西录》

一媪年六旬，患赤白带下，而赤带多于白带，亦医治年余不愈。诊其脉甚洪滑，自言心热头昏，时觉眩晕，已半载未起床矣。遂用此方，加白芍六钱，数剂白带不见，而赤带如故，心热，头眩晕亦如故，又加苦参、龙胆草、白头翁各数钱。连服七至八剂，赤带亦愈，而诸疾亦遂全愈。

《丁甘仁医案・卷七・带下案》

费右。营虚肝旺，肝郁化火，脾虚生湿，湿郁生热，湿热郁火流入带脉，带无约束之权，以致内热溲赤，腰酸带下；湿热下迫大肠，肛门坠胀。郁火宜清，清火必佐养营，蕴湿宜渗，渗湿必兼扶土。白归身二钱，赤茯苓三钱，厚杜仲二钱，六一散（包）三钱，大白芍二钱，淮山药三钱，乌贼骨三钱，炒条芩一钱五分，黑山栀一钱五分，黄柏炭八分，生白术一钱五分，荸荠梗一钱五分。

吴右。三阴不足，湿热下注，带下频频，阴挺坠胀，腑行不实，里急后重。拟益气升清，滋阴化湿。生黄芪三钱，黄柏炭八分，小生地三钱，川升麻三分，蜜炙枳壳一钱，乌贼骨三钱，粉丹皮一钱，净槐米（包）三钱，生甘草八分，苦桔梗一钱，福泽泻一钱五分，威喜丸（包）三钱。

黄右。营血亏，肝火旺，挟湿热入扰带脉，带下赤白，头眩腰酸。与养肝化湿束带。白归身二钱，云茯苓三钱，厚杜仲二钱，鲜藕（切片）二两，生苡仁四钱，乌贼骨三钱，生白芍二钱，嫩白薇一钱五分，川断肉二钱，黄柏炭八分，粉丹皮一钱五分，福泽泻一钱五分，生白术三钱，震灵丹（包）三钱。

复诊：赤白带下，已见轻减。经事超前，营阴不足，肝火有余，冲任不调。再拟养血柔肝，而调奇经。前方去白薇，加炙鳖甲三钱。

2. 脾肾不足带下案

《普济方·卷三百三十一·妇人诸疾门·赤白带下》

一妇人因产后虚寒，呕恶不食，腹痛如割，时作寒热，后出盗汗，瘦悴骨立，脐腹之左，结成硬块，其大如掌、冰冷，虽盛暑，此虚处独无汗，每块微动则痛不可忍，百药治不效。梦中忽有人授以此方，因服之。恶心、寒热、盗汗辄止。尽一料遂平复，独血块如故，服至五六料，其块自融化而出如鱼冻。药用：伏道艾（揉去尘土，择净枝梗，取叶）五两（先用大肥淮枣十二两，砂瓶内水煮烂，去核，同艾叶一处捣烂如泥，捻成薄饼子，猛火焙干，乘热急碾为末），大汉椒（去目、枝梗并合口者，取净）五两（以阿胶二两，米醋三升，同椒于砂瓶内煮极干，取出焙燥，碾为细末），当归（去芦及须，酒洗）、白芍药（真白者）、熟干地黄（净洗，漉去浮者，晒干，酒浸蒸晒，再入酒浸蒸五七次，如糖，煎香美方可用）、川芎、白薇、附子（大者，炮，去皮脐）、卷柏（取青叶）、泽兰（去枝梗，取叶，上八味各焙干）各一两。

《丹溪纂要·卷二》

一老妇患赤白带一年半，只是头眩，坐立不久，睡之则安。治带愈其眩自止。

《丹溪纂要·卷三》

一妇人气血两虚，有痰，痛风时作，阴火间起，小便白浊或赤带下。用青黛、蛤粉、椿木、滑石、干姜（炒）、黄柏（炒），为末，神曲糊丸，仍用燥药。

《医学正传·卷七·妇人科上·月经》

一人上有头风鼻涕，下有白带，用南星、苍术、酒芩、辛夷、川芎、黄柏（炒焦）、滑石、半夏、牡蛎粉，丸服。

《丹溪治法心要·卷七·妇人科·带下赤白》

一妇人白带兼痛风，半夏、茯苓、川芎、陈皮、甘草、苍术（米泔浸）、南星、黄柏（酒洗晒干）、牛膝（酒洗）。

《女科撮要·卷上·带下》

一妇人带下，四肢无力，劳则倦怠。余曰：四肢者，土也，此属脾胃虚弱，湿痰下注。遂以补中益气、济生归脾二药治之而愈。

一妇人吞酸胸满，食少便泄，月经不调，服法制清气化痰丸，两膝渐肿，寒热往来，带下黄白，面黄体倦。余以为脾胃虚，湿热下注，用补中益气，倍用参、术，加茯苓、半夏、炮姜而愈。若因怒，发热少食，或两腿赤肿，或指缝常湿，用六君加柴胡、升麻补中益气。

《孙文垣医案·卷一·三吴治验》

诰封吴太夫人者，车驾涌澜公母也。年余六十，久患白带，历治不效，变为白崩。逆予治之。诊得右寸滑，左寸短弱，两关濡，两尺皆软弱。予曰：据脉，心肾俱不足，而中焦不湿。《脉经》云：崩中日久为白带，漏下多时骨木枯。今白物下多，气血日败，法当燥脾，兼补心肾。以既济丹补其心肾，以断下丸燥中宫之湿，则万全矣。服果不终剂而愈。

《赤水玄珠·卷二十·调经门·赤白带下》

一妇年七十，形瘦善啖，白带。食前姜汤吞大补丸五十丸，二次；午膳后及临卧时，各与小胃丹十五丸愈。

《万病回春·卷六·带下》

一妇人头晕吐痰、胸满气喘，得食稍缓，苦于白带二十余年，诸药不应。此气虚而痰饮也，痰饮愈而带自愈。遂朝用六君子汤，夕用六味丸，不月而验。

一妇人带下，四肢无力。余曰：四肢者，土也。此脾胃虚弱，湿痰下注。以补中益气、归脾二药治之而愈。

一妇人，年逾六十，内热口干，劳则头晕吐痰、带下。或用化痰行气，前症益甚，饮食愈少，肢体或麻；恪服祛风化痰，肢体常麻，手足或冷或热，日渐消瘦。余曰：症属脾气虚弱而不能生肺，祛风之剂复损诸经也，当滋化源。遂用补中益气加茯苓、半夏、炮姜，二十余剂，脾气渐复，饮食渐加，诸症顿愈。

《寿世保元·卷七·带下》

一妇人带下，四肢无力，盖四肢者，土也。此脾胃虚弱，湿痰下注。以补中益气汤兼妇脾汤二药治之，即愈。

一妇人年已六旬，内热口干，劳则头晕，吐痰带下，或用化痰行气，前症益甚，饮食愈少，肢体或麻木。服祛风化痰，肢体常麻，手足或冷或热，日渐消削。此症属脾气虚弱，而不能生肺。祛风之剂，复损诸经也。当滋化源，以补中益气汤加白茯苓、半夏、炮干姜。

《济阴纲目·卷三·赤白带下门》

一妇人头晕吐痰，胸满气喘，得食稍缓，苦于白带，二十余年矣，诸药不应。此气虚而痰饮也，痰饮愈而带自愈，遂朝用六君子汤，夕用六味地黄丸，不月而愈。（立斋得力处，在认症确；未到处，在不言脉。惟以二十余年之痰症，故可用六君以补脾治湿，用六味以治水泛为痰，皆治本而纳气归原者也，但朝夕反用，又其独见也）

一妇人吞酸饱满，食少便泄，月经不调，服清气化痰丸，两膝渐肿，寒热往来，带下黄白，面萎体倦。此脾胃俱虚，湿痰下注。用补中益气，倍用参术加茯苓、半夏、炮姜而愈。

一妇人带下，四肢无力。予曰：四肢者土也，此脾胃虚弱，湿痰下注。以补中益气、《济生》归脾二药，治之而愈。

一妇人带下黄白，怒则胸膈不利，饮食少思，或用消导利气之药，痰喘胸满，大便下血。予曰，此因脾气亏损，不能摄血归源。用补中益气加茯苓、半夏、炮姜，四剂顿减，又用八珍加柴胡、山栀而痊。（以上七案，内五症皆治湿痰，而兼升补者，以立斋名盛，当时非久病，必不延之，故每以升补为效。学立斋者，须得此解，不然徒读甫书矣）

《未刻本叶氏医案·方案》

带多，身痛，腹膨，法宜温养。新鹿角霜、杜仲、白薇、沙苑蒺藜、杞子、当归。

《临证指南医案·卷九·淋带》

某。少腹拘急，大便燥艰，淋带赤白，此属液涸。肉苁蓉、枸杞子、河车、当归、柏子仁、郁李仁。

又：淋带年久，少腹拘急胀痛，溲不爽，大便艰涩，得泄气则胀宽，食物少纳，脘中不降，必抚摩始下。此病久，脏阴腑阳皆伤，热药难受，以通阳固阴兼之。早服：人参、归身、炒杞子、茯苓、麋茸、河车；暮服震灵丹二十粒。

某。阳明脉虚，手麻足冷，身动，带下如注。用通摄方。人参、桂枝木、桑螵蛸、生杜仲、归身、茯苓。又胸中似冷，热饮乃爽。照前方去杜仲，加白芍、炮姜。

王，二七。产后漏淋成带，入暮溺频不爽，惊恐神呆，骨骱尽痛。是肝肾内损，渐及奇经不司束固，是产后虚在下。甘辛润补肝肾，不与燥药，以肾恶燥，肝忌刚也。枸杞子（炒黑）、鹿角霜、归身、菟丝子（炒香）、生杜仲、沙苑子、茯苓、补骨脂（盐水煎淡）。

《眉寿堂方案选存·卷下·女科》

1）多产，五液走泄殆尽。年已六旬，反患淋漓带下，大便日见枯涩，少腹形膨胀。血液既去，气散不收，行气破气，是速其凶矣。炒焦肾气汤。

2）肝脾不和，少腹胀，足浮肿，带下因于产后未复。大腹皮、当归身、茺蔚子、柏子仁、茯苓皮、小茴香、小香附。

3）脉右弦左数。五年前经漏癥瘕，又复生产，继之带下绵绵。年来色夺气短，食减，外寒内热，脊骨腰髀酸楚若坠，时欲捬扪少安。仲景谓产损诸病，多从下焦肝肾起见。脏阴亏损，渐干阳分，而冲任督带诸奇脉受伤，有形精血难以速成，下焦空乏，隧道迂远，虽补剂频施，不能沾及，故未易取效也。若暴崩暴漏温经固涩可投。今屡年带淋，脂液暗耗，阴分大伤，岂可温热刚暴，再劫其阴？宜从阳引阴，扶之培之可耳。见病治病，有何益哉？日久髓枯，将有损不得复而成劳怯者。鹿龟霜、苁蓉、当归、熟地、沙苑、杜仲、小茴香、茯苓。

4）食少便溏带下。人参、生术、小茴、鹿角霜、杜仲、茯苓、炮姜、炒当归、桑螵蛸、艾炭，红枣肉为丸。

5）脘中气通，带下赤白，此平素血虚，近日时气复伤其阳。六脉无力，下滑不禁，为病卧久，非堵塞可愈，仿东垣固真寄升降方法。人参、生干姜、柴胡、郁李仁、广皮、炙甘草、黄芩、白葵子。

《女科指要·女科医案·赤白带下门》

一妇，带下赤白，四肢无力。余诊之曰：四肢者，土也。脉软而滑，此脾胃虚弱，湿热下注也。以补中益气、《济生》归脾二汤，并加白芍、生地。不一月而带愈身康矣。

一妇人，久疟患带，发热口渴，体倦食少，用七味白术散加麦冬、五味。大剂煎与恣饮，疟发稍可，渴亦大减。又用补中益气汤加茯苓、半夏，而带与疟疾悉差。

一妇人，眩晕吐痰，胸满气喘，得食消缓，苦于白带淫溢，已二十余年矣，诸药不应。脉滑而软，此气虚挟痰饮也，痰饮去而带自愈矣。遂朝用六君子汤，夕用六味地黄丸，不一月而带下诸症悉痊。

《续名医类案·卷二十三·带下》

胡安人白带下，月经甚多，食少倦怠，面黄，经中血块，有如筋膜者。与参、术等补血气，调脾胃，后诸症皆除退。惟带不止，以樗皮丸主之。

一女人赤带腰痛，以四君子加干姜、肉桂、地榆而愈。男子腰痛亦效。

一寡妇年三旬，时或憎寒发热，通宵不寐，时或白昼昏睡，喃喃独语，遇劳肢体厥冷，每用姜、葱解表，遂致热停脾胃，乘虚下注，而患赤带。脉沉伏，重按搏指，以为相火蕴结，外假寒而内真热也。用四物加黄连、龙胆、炒栀、知母、茯苓、木通，投八剂，诸症悉安。

来天培治一妇，年四旬外，苦于白带，朝夕常流不止，已十余日矣。外症头晕腰痛，诊其脉涩，此肝肾阴亏，气虚下陷所致。法宜以十剂中涩可去脱之剂治之，否则因循，虑成弱症矣。以六味饮去萸肉、泽泻，加牡蛎、龙骨、川续断、肉桂、杜仲、白芍、鹿角胶，不数剂而瘳。［雄按］今秋许兰屿室患腰腹左痛，诸药罔瘳。黄某询其泛愆，进肾气汤多剂，痛益剧，痛甚则白带如注，犹曰虚寒已极，药不能胜，附、桂日增，痛无停晷。病家谓服此大补而无功，已绝望矣。陈雪舫荐余诊之，左关尺弦数无伦，形消舌赤，夜不成眠，与龟板、乌鲗、苁蓉、楝实、枸杞、黄柏、归身、白薇、竹茹、丝瓜络、蒲桃、干藕，一剂即安。数剂后，加熟地、阿胶补之，泛行而愈。

《南雅堂医案·卷八·妇科·崩漏淋带门》

1）带下频频不止，阴液从下走泄，头胀身热，舌绛无苔。此皆阳气浮越，热从内蒸之象，升举扰动，例尤大忌。熟地黄三钱（砂仁二分拌），白茯苓三钱，怀山药三钱，芡实二钱，阿胶二钱，莲肉三钱。

2）血崩后赤带频下，逡巡半载未痊，头眩心悸，腰肢酸软无力脉形虚弱，气血久已亏损，近复腹痛食减，防其病增为虑，拟用固摄法。人参一钱五分，白茯苓三钱，炒白芍二钱，粉丹皮一钱，阿胶二钱，女贞子二钱，海螵蛸四钱，茜草一钱（焙存性），莲子肉三钱，荷叶蒂七个，藕节一钱，旱莲草八分。

3）自述产后漏淋成带，今已四载不痊，胃纳减少，脘中不舒抚摩始觉稍宽，少腹拘急而痛，大便艰涩，小溲不爽，此久病腑脏阳阴俱伤，拟先和阳固阴为法。人参二钱，阿胶二钱，当归身一钱，炙甘草五分，白茯苓三钱，麦门冬二钱，生白芍一钱五分，川楝子一钱。上药八味，水同煎服。临晚另吞震灵丹二十丸。

《叶氏医案存真·卷二》

产后两三日，恶露即止，下白甚多，明系湿阻。体虚感邪，更疟半月，食减气壅，延久必致虚脱。且拟补虚镇坠以治气逆，气降进食，庶有生机。代赭石（煅）、旋覆花、制半夏、人参、茯苓、新会皮、炒白芍。又：服煎汤逆气已降，饮食渐进，有向愈之机。然产后肝肾自虚，若不填纳，恐冲气复逆。大熟地（砂仁炒松）、人参、枸杞子（炒）、炒白芍、茯苓、生杜仲。又：进填纳，神气虽振，寒热未已，白带仍下，湿郁所致。宜用开湿破癖引邪，以冀疟止。青蒿、生鳖甲、茯苓、当归、炒桃仁、新会皮、生香附。舌微黄，口微酸苦，脘中微闷，议用温胆法，合四逆散。竹茹、生白芍、炒半夏、川连、淡芩、枳实汁、桔梗。

《程杏轩医案·初集·方氏女孩带下罕见之证》

邻村方氏女，年才四岁，其母抱负来舍求治。予问何疾，曰带下。问疾何时起，曰女夜遗溺，常以帛垫卧，旧春晨起晒帛，乍见白物，以为偶然，后频下不已，渐觉面黄肌瘦，饮食减少。今经一载，时发时止，附近求医，皆言未见之证。予曰：此先天禀弱，脾虚挟温故也。但童真未充，早泄诚非所宜,令夜服地黄丸,早服参苓白术散,匝月而效。半载后疾复发,仍令守原方服愈,嗣后不闻消息,及阅《怡堂散记》载一七岁幼女,患此证,虽已治痊,后出室怀孕,一产即脱,亦夭之由也。方氏女孩得无类此。

《临症经应录·卷四 ·妇女疾病门·带下》

某,心悸泛泛,腰痠骨骱尽痛,黄白带下如注,是气虚不司摄,脾胃之痰湿移于带脉。带脉者,如带束腰,肝肾内损,渐及奇经。例以淡渗固提剂。真潞参、云苓、甜冬术(米泔水洗,黄土拌炒)、炙甘草、橘络、半夏、益智仁、九制首乌、怀山药、荷筋、苡米。

《张聿青医案·卷十七·带下》

江(右)。曾经血崩,营血亏损,不能养肝,肝木克土。不时便泄,脐下气聚不舒,四肢节骱痰核结聚,咽中如阻,心悸带下。脉虚弦,舌心光剥。水亏木旺,土弱肝强。养血柔肝,为治本之道。阿胶珠二钱,土炒白芍一钱五分,炒黄川贝一钱五分,生山药三钱,炒木瓜皮一钱,海蛤粉三钱,炙甘草三分,生牡蛎五钱,杜仲三钱,潼沙苑(盐水炒)三钱,盐水炒竹茹一钱。

右。久带液虚,头晕心悸腰楚。惟有暂时调理而已。炒于术二钱,潼沙苑(盐水炒)三钱,椿白皮(炒黑)二钱,炒菊花一钱五分,炒枣仁二钱(研),钩藤(后下)三钱,朱茯神三钱,煨天麻一钱五分,厚杜仲三钱。

汤(右)。带下腰楚,中脘作痛。脉象濡软。八脉不固,湿热沦下也。海蛤壳四钱,川萆薢二钱,泽泻一钱五分,厚杜仲三钱,煅决明四钱,茯苓神各二钱,炒菊花一钱五分,钩藤(后下)二钱,椿根皮(炒黑)三钱,伏龙肝一两(煎汤代水)。

右。带下稍减。血不热,何至淋沥,而且先期。木无火,何至生风。凉营熄肝为法。桑叶一钱,炒白薇二钱,樗白皮(炒黑)二钱,煅决明四钱,黑豆衣四钱,金铃子一钱五分,女贞子(酒炒)三钱,炒菊花一钱五分,炒地骨皮二钱,丹皮二钱,愈带丸三钱。

右。不时气喘,喘则欲厥,偏右头痛,带浊绵下,脉象弦滑。此饮阻肺下,痰水之气上则逆射于肺,下则沦陷于脾。用丹溪法。于术炭、枳实、柴胡、焦苍术、制半夏、炙升麻、猪苓、广陈皮。

《柳宝诒医案·卷六》

林。素质阴虚,兼有带下之疾,故足三阴均形亏损。春间时感咳嗽,历今未愈。阴气不得上承,则肺金虚而不降,故稍感微邪,辄复咳甚。脉象软细,左手尤虚。论治自当以补养为主,但舌苔微黄而浊,当于养阴中,佐以清降肃肺。北沙参、麦冬、白芍、蛤壳、菟丝子、茯苓、苡米、桑白皮(炙)、大生地(炒炭)、砂仁、紫菀(蜜炙)、银杏肉、枇杷叶。

石。病后营阴不复,肝阳易于浮动,加以劳倦,脾土亦少健,带下不已,阴液愈耗。平时见证,阴虚火动者居多。调理之法,以滋养潜熄为主,佐以培脾。党参、洋参、大生地、归身炭、白芍、於术、龙齿、牡蛎、丹皮(炒)、黑山栀(姜汁炒)、杜仲(酒炒)、茯神、净枣仁(川连煎汁,拌炒)、广陈皮、菟丝子(盐水炒)、怀山药(土炒)、潼沙苑、春砂仁,煎汁滤清,熬收,烊入阿胶三两,炼蜜八两,酌加冰糖收膏。如带下不止,另用新制白带丸,盐花汤送下。

《医学衷中参西录》

一妇人,年二十余,患白带甚剧,医治年余不愈。后愚诊视,脉甚微弱。自言下焦凉甚,遂用清带汤:生山药一两,生龙骨(捣细)六钱,生牡蛎(捣细)六钱,海螵蛸(去净甲,捣)四钱,茜草三钱,加干姜六钱,鹿角霜三钱,连服一十剂全愈。

3. 冲任虚损带下案

《东垣试效方·卷四·妇人门·癞疝带下论》

白文举正室,白带常漏久矣,诸药不效。诊得心包尺脉微,其白带下流不止。叔和云:崩中日久为白带,滑下多时骨木枯。言崩中者,始病血崩,久则血少,复亡其阳。故白滑之物下流不止,是本经血海将枯,津液复亡,枯干不能滋养筋骨。以本部行经药为引用,为使;以大辛甘油腻之药润其枯燥而滋津液;以大辛热之气味药补其阳道,生其血脉;以苦寒之药泄其肺而救上;热伤气,以人参补之,以微苦温之药为佐而益元气。名之曰补经固真汤。补经固真汤:柴胡、炙甘草各一钱,干姜细末二钱,橘皮半钱,人参二钱,郁李仁一钱(研如泥),白葵花(去萼)四分,生黄芩一钱(另入),上件除黄芩外,以水三盏,煎至一盏七分,再入生黄芩同煎至一盏,去滓,空心,无宿食滞,热服,少时以早膳压之。

《寿世保元·卷七·带下》

一治妇人久患白带,瘦削无力,倦怠欲睡,腰酸腿痛,饮食无味,面黄,日晡烦热,小水淋漓。用参术香汤去桂,加车前子、地骨皮、鹿角胶。大获全效。

《济阴纲目·卷三·赤白带下门·论带下虚寒宜温补》

韩氏曰(飞霞医案)：山妻年三十余，十八胎，九殇八夭，会先君松潘难作，贱兄弟皆西奔，妻惊忧过甚，遂昏昏不省人事，口唇舌皆疮，或至封喉，下部虚脱，白带如注，如此四十余日，或时少醒，至欲自缢，自悲不能堪。医或投凉剂解其上，则下部疾愈甚，或投热剂，及以汤药熏蒸其下，则热晕欲绝。四弟还，脉之，始知为亡阳证也，大哭曰，宗嗣未立，几误杀吾嫂。急以盐煮大附子九钱为君(用热远热，此从治也，非具确见者，不能用。惜不言脉)，制以薄荷、防风，佐以姜、桂、芎、归之属，水煎，入井水冷与之，未尽剂，鼾鼻熟睡通宵，觉即能识人。时止一嗣，子二女，相抱痛哭 ，疏戚皆悲。执友赵宪长惊曰：君何术也？弟曰：方书有之，假对假，真对真尔，上乃假热，故以假冷之药从之，下乃真冷，故以真热之药反之，斯上下和而病解矣(有产后下泻，上则口舌喉疮，医以理中丸，用紫雪为衣服之，两病皆愈，亦真对真，假对假之意)。继后，主以女金丹，错综以二三方，不但去其疾，且调治元气。庚午生一子，今应袭也，壬申生一子。去年又患疟疾十三月，亦主以养元气，调生气(元气是先天真气，生气是后天谷气)，待饮食大进，然后劫以毒药，吐下块物甚多，投以附子汤三钱而愈。不责效旦暮间，其用女金丹，即胜金丸也(女金丹能令老妇妊娠，方古盖载而赋之)，得之异人，倍加香附，而视气血之偏者，又加姜黄、条芩，倍川芎之属，取效甚多。予念无子者，往往有之。翻思予得子之难，其苦何如，乃次第录其方并女金丹以济人云。

《未刻本叶氏医案·方案》

悲哀太过，心脾交伤，奇经遂尔失护，带下赤白，心悸少寐。鹿角霜、建莲、血余胶、白茯苓、白薇、桑椹子。

《未刻本叶氏医案·保元方案》

带多，腰痛。熟地、鹿角胶、杜仲、沙苑、枸杞子、白薇。

《临证指南医案·卷九·淋带》

龚。带淋日久，脂液垂涸，奇脉俱伤，营卫亦偏，内风自动则中焦气夺，浮肿腹膨，为寒为热矣。暂以咸缓和阴。阿胶、牡蛎、苁蓉、柏子霜、郁李仁。

蒋。带下不止，少腹、内踝连痛，至不能伸缩。络脉不宣最有结痈绵缠，不可不虑。医云肝气，岂有是理。桂枝、生沙苑、远志、当归、鹿角霜、杞子、茯苓。

某。女科病多倍于男子，而胎产调经为主要。淋带瘕泄，奇脉虚空，腰背脊膂牵掣似坠，而热气反升于上，从左而起，女人以肝为先天也。医人不晓八脉之理，但指其虚，刚如桂附，柔如地味，皆非奇经治法。先以震灵丹固之，每服一钱五分。又，淋带瘕泄，诸液耗，必阴伤。此参、附、姜、桂劫阴不效，而胶、地阴柔，亦不能效。盖脉隧气散不摄，阴药沉降，徒扰其滑耳。必引之收之固之。震灵丹意，通则达下，涩则固下，惟其不受偏寒偏热，是法效灵矣。后方：人参一钱，鹿角霜一钱半，沙苑一钱半，桑螵蛸三钱，炒杞子一钱半，茯神三钱，炙草五分。丸：人参二两(隔纸烘研)，麋茸二两(切，烘，研)，生菟丝子二两(研)，淡补骨脂一两半(炒)，生紫石英一两(二钱)，生禹粮石一两二钱，茯苓一两半，炒黑小茴五钱，炒黑远志五钱。晚服妙香(即王荆公妙香散，编者注)三钱。

徐，四十。经漏成带，下焦畏冷，眩晕。肝脏阳升，八脉空乏。当归、炒白芍、炒黑枸杞、杜仲、海螵蛸、炒沙苑。

赵。蓐损八脉，经水不来，带下频频颇多。产后下焦先虚，继及中宫，乃血液脂膏之涸。桂附热燥，更助劫烁。此温药，是温养之义，非温热之谓。人参、河车、麋茸、鹿角霜、归身、茯苓、紫石英。

孔。形畏寒凛凛，忽然轰热，腰膝坠胀，带下汗出。由半产下焦之损，致八脉失其拥护，少腹不和。通摄脉络治之。鹿角霜、炒当归、杜仲、菟丝子、小茴香、桂枝。

《眉寿堂方案选存·卷下·女科》

1）八脉空虚，冲阳上逆，上热下冷，肉瞤筋惕，带下变色，晨必瘕泄，非滋清阴润所宜。桑螵蛸、生杜仲、湖莲、菟丝子、沙蒺藜、茯苓。

2）背痛彻心，带证多下，兼有气逆冲心，周身寒栗，乃冲任脉虚损，病从产后来。归身、炙草、桂心、白芍、杞子、茯苓。

3）冲任脉虚，带下，少腹瘕聚，肢麻。归身、桑叶、牡蛎、茺蔚子、茯神、建莲。

4）频产脉络已空，胎前已见带下，痛甚不随利减，奇经气撒不摄。仲景建中之议，取意在脾营，为上中法，而药力原不及下焦也。肾气汤乃收摄阴中之阳，产后营虚，不耐桂附之猛烈。当年先哲，每炒炭煎服，亦如河间浊药轻投，盖汤、散、饮子，不同法程耳。熟地四钱，山药二钱，丹皮钱半，附子一钱，车前一钱，萸肉二钱，茯苓三钱，泽泻钱半，肉桂一钱，牛膝一钱。各炒炭，急火煎服。

5）脘痛映脊，甚则四肢逆冷。问当年产后瘕泄，今带淋经漏，脊椎酸垂。《内经》云：阴维为病苦心痛。维脉阴伤异治，非破气降气能疗。鹿茸、枸杞子、当归、沙苑、鹿角霜、肉苁蓉、小茴、茯苓。

《碎玉篇·上卷·肿胀》

多产，奇经诸络津液走泄殆尽。年届花甲，反患淋带，大便日见枯涸，少腹形膨膜胀。血液既去，气散不收。炒枯肾气汤，日服一帖。

《碎玉篇·下卷·女科》

1）八脉空虚，冲气上逆，上热下冷，肉瞤筋惕，带下变色，晨必瘕泄，非滋阴清润所宜。菟丝子、沙苑、茯苓、桑螵蛸、杜仲、湖莲。

2）脉右数，左濡，腰髀酸软，带下淡红色，两足带冷，此属八脉空虚。人参、茯神、杜仲、建莲肉、鹿霜、甘杞子、苁蓉、桑螵蛸，河车膏捣丸。

女，四十九岁，天癸当止，谓阳明脉衰，冲脉力怯，不司抬采。诸络之营血聚集血海，按月经行，此向老皆然也。自秋热致伤，客邪亦不甚重，已见带淋。此肌麻血阻，内伤之势渐露。况所患甚于腰腹，明眼医者当推脏阴内损，理必累及八脉，有形之血既去，无形之气掀起飞舞，诸窍百骸攻逼肆虐。即身中之阳气独行，不得真阴来眷恋耳。熟地五味滋收，原无大害，然不入奇经，犹如溃散卒伍自相沙中。偶语耳论古法，介属潜阳咸下，引酸内收，或佐微苦微润。盖肝恶刚喜凉，肾宜温喜暖，古之复方也。鹿霜、知母、天冬、女贞子、山萸肉、龟板、黄柏、茯神、旱莲草。

《扫叶庄一瓢老人医案·卷四·经产淋带女科杂治》

三十五岁。带下，眩晕，心嘈热，背恶寒，经来渐迟，属阴虚奇经损伤。细生地、茯神、续断、牡蛎、阿胶、生仲、柏子仁、湖莲肉。

寡居独阴无阳，下焦常冷，瘕泄带下，腰髀入夜痛甚，自觉肠腑膜胀，而胸次似高突，腹形未见膨满。凡诸腑皆阳，阳微必阴浊来聚。初夏曾定温通奇经法，原效，夏秋时邪暑湿客病贻延，痛复如昔。立冬后十日诊，议：人参、川椒、小茴香、鹿茸、补骨脂、茯苓、归身、熟附子、胡芦巴，蒸饼煮糊为丸。

《续名医类案·卷二十三·带下》

一僧治蔡大尹内人崩中，赤白带下。用墓头回一把，酒水各半盏，童便半盏，新红花一捻，煎七分，卧时服，日近一服，久则三服愈。（董炳《集验方》）

一妇人赤白浊腰痛，四君子加当归、杜仲、续断、干姜、地榆而愈。

王海藏云：李知府妻梅氏，带下病七年，血崩不止，骨痿着床，日服紫菀丸五丸、十丸、十五丸，服下脓血五升、黄水一升、肉块如鸡子状始愈。

《种福堂公选良方·卷一·温热论·续医案》

项，二八。心热巅空，交寅卯带下。向来阴不足，少阳阳动。中虚食减，静养至秋凉，可望阴充。人参、柏子仁、丹参、天冬、茯苓、建莲、龙骨、白薇。

邢。暴怒伤肝，白带下注，继而间血。人身冲任督带诸脉皆丽身半以下，医用上中二焦疲药，焉能图幸？自言月事来而漏带息，初起必少腹腰痛，此内热是血络阴液损伤耳。性嗜酒，酒力先人肝胆，急当禁止。议固脉以摄下。炒枸杞、炒黑当归、白薇、桑螵蛸壳、青花龙骨、生紫石英。煎药送震灵丹。

《吴鞠通医案·卷四·带下》

李氏，三十五岁。久带，甚至流入跗踵，可谓狂带矣。脉弦数，下焦阴阳八脉皆虚。与天根月窟膏每日一两，分早、中、晚次服。服至百日外而愈。

《南雅堂医案·卷八·妇科·崩漏淋带门》

1）带下淋漓，肢臂痹麻不仁，足跗常冷，阳明脉络虚空，用通摄一法。桂枝八分，人参一钱五分，川杜仲三钱，白茯苓三钱，桑螵蛸二钱，当归身二钱。水同煎服。

2）带下如注，五液多耗，阴气必伤，八脉收摄无权，若治以桂附刚烈，反恐重劫真阴，即施以地归阴柔，又虑妨碍脾胃，偏寒偏热之治，究非所宜，必引之收之固之，如是乃冀可效。鹿角霜三钱，人参一钱，桑螵蛸三钱，炙甘草五分，沙苑蒺藜三钱，白茯神三钱，炒杞子一钱五分。上药七味，午前用井水煎至八分温服，午后再作煎服之，早晚另服丸药，开水送下。附录丸：鹿茸二两（切片，焙研），人参二两（烘研），紫石英一两二钱（生研），禹余粮一两二钱（生研），补骨脂二两五钱（炒），菟丝子二两（研），白茯苓一两五钱，小茴香五钱（炒黑），远志五钱（去心，炒）。上药九味，共研细末，炼蜜为丸如梧桐子大，每早以开水吞送三钱。又录丸：怀山药二两（姜汁两匙炒），黄芪一两（炙），人参一两，白茯神一两，白茯苓一两，远志一两（去心炒），木香二两五钱，桔梗二钱，炙甘草二钱，麝香一钱。上药十味，共研细末糊丸，以辰砂二钱研细，水飞净为衣，晚服二钱，开水送下。

3）淋带日久不止，阴液渐就于涸，心悸汗出，腹痛，按之稍缓，八脉俱见空虚，拟先从肝肾治。当归身二钱，杜仲二钱，紫石英三钱，白茯神三钱，枸杞子二钱，海螵蛸二钱，柏子仁一钱，沙苑蒺藜二钱。

《三家医案合刻·卷一》

女子四十九，天癸当止，谓阳明脉衰，冲脉力怯，不能招集诸络之血聚于血海，按月行经，此向老皆然。今秋热致伤，客邪不重，已见带淋，肌麻血阻，内伤之势已露。况所患甚于腰腹，是必脏阴内损及于八脉。有形之血既去，无形之气掀旋。诸窍百骸，攻迫肆虐，即身中之阳气独行不得，真阴眷恋耳。熟地五味滋收，固不甚谬，然不入奇经。法当介用潜阳，咸味下引，酸味内收，或佐微苦微润。盖肝恶刚喜凉，肾恶燥喜暖，古人之制然矣。盐水炒阿胶、茯苓、山萸肉炭、盐水炒鳖甲、知母、女贞子盐水炒旱莲草、天冬、盐水炒黄柏。

《类证治裁·卷八·带下论治·带下脉案》

何氏。五旬外寒从背起，督脉阳虚，带下经旬，肾真失固，多奇经主病。脉象两尺虚涩，右关滑，左寸强，系操劳扰动心阳，中脘停痰，时闷时热，烦嘈干呕，恍惚失寐。先用温胆汤去枳实，加茯神、栀子（炒）。一服能寐。子后便泻，怯冷有年，阳分素亏，急须温摄，鹿角霜、杞子炭、茯神、杜仲（炒）、砂仁、潞参、龙眼肉、莲子（炒）。一啜寒止，三剂诸症全瘳。

《叶天士晚年方案真本·卷下·炙甘草汤》

方，五泾庙前，二十六岁。死胎至旬日乃下，必有尸秽浊气，留着冲任脉中，至今黄白淋带。病人说腰已下冰冷，大便久溏。产后刚药难用，用朱南阳方法。猳鼠粪汤。

居，胥门，六十岁。女人多产，奇经八脉诸络患病，五液走泄殆尽而枯。年已六十，反患淋漏带下，大便日见枯涩，少腹形膨膜胀，血液难生，气散不收，日服炒枯肾气汤一剂。

《张聿青医案·卷十七·带下》

莫（右）。从少腹作痛，以致带下腰痛。冲气不和，带脉因而不固矣。公丁香三分，炙艾叶七分，潼沙苑（盐水炒）三钱，酒炒白芍一钱五分，香附（盐水炒）二钱，菟丝子（盐水炒）三钱，炒小茴香五分，炒山药三钱，杜仲三钱，干橘叶一钱五分。

王（右）。淋带不止，气撑腹痛，里急而欲解不解。冲任损伤，不能固摄，图治不易也。白芍一钱五分，乌贼骨四钱，阿胶珠二钱，川断肉三钱，当归炭二钱，生地四钱，茯苓三钱，艾炭五分，丁香三分，砂仁五分。

二诊：带下不止，气撑而下坠则痛，大便闭阻。再温润大府，疏泄肝木，略参固涩法。乌贼骨四钱，金铃子一钱五分，当归炭二钱，香附三钱，光杏仁三钱，炒椿皮一钱五分，鲜苁蓉六钱（洗），栝蒌仁四钱（打），磨沉香五分，砂仁五分。

右。半产之后，继以血崩，崩则八脉损伤，带脉不固，带下连绵，按月经来甚多，维护皆失其职，不能急切从事也。西党参、乌贼骨（炙）、破故纸（盐水炒）、茯苓神、莲子、阿胶珠、菟丝子（盐水炒）、潼沙苑（盐水炒）、巴戟肉。

《柳宝诒医案·卷六》

范。脾土先虚，湿邪留滞，水谷之液，不能化为营血，乘奇脉之虚，下注而为带下。其发于经水之前者，因冲任气动，则奇脉亦因之下陷也。右关脉弦，中气不旺，左脉软弱，右见数大，舌质偏红，乃营血不足。虚火易动之体，滋养肝肾，统摄奇经，此调经固本一定之法。惟此证宜培脾利湿，兼固带脉，乃与病机有裨。党参、於术、茯苓、炙甘草、生地、白芍、归身、怀山药、木香、砂仁、川柏、苡仁、牡蛎、沙苑、杞子、川断、菟丝子、银杏（炒香，打碎，绞汁，冲入），煎汁熬收，烊入阿胶三两，白蜜十两收膏。空心，陈皮汤送下。另，威喜丸、封髓丹（等分），空心，开水送下。

王。脾虚湿陷，乘虚下注奇脉。带下不已，阴液枯损，渐生内热，神倦纳少，脉象虚细，有肝脾两损之虑。当清阴健脾，两法兼用。野於术、炙柏片、砂仁、苡仁、白茯苓、广陈皮、牡蛎、生地炭、菟丝子、金狗脊、白薇、银杏、樗白皮。

温。脾土虚陷，湿热下注于奇经，则带下不止。病经数载，髓液均伤，腰脊酸楚，内热形寒，皆由乎此。刻诊脉象左手带数，右部虚软；少腹瘕撑脘腹，气闷作痛；癸水参差不期，又属肝脾不调，营气损窒之象。总之，肝肾奇脉，均因病久而虚；而脾胃气机，又因肝气不和而窒。愈延愈虚，势且渐入营损之途。刻下急当和畅肝脾，冀其痛止纳旺，再议调补下焦。归身（炒黑）、东白芍（吴萸煎汁，拌炒）、炒丹皮、橹豆衣、煨木香、砂仁（盐水炒）、连皮苓、菟丝饼、制香附、於术、牡蛎、刺蒺藜、谷麦芽、香橼皮。

二诊：带脉属脾，土虚湿陷者，每致带下不止。久则奇经髓液下注，故八脉均亏。况肝气不畅，则营气不调，而脾土愈困。刻诊脉象渐和，而瘕气不化。拟方和肝培脾，调固奇经。於术（土炒）、归身（蒸熟炒黑）、东白芍（吴萸煎汁，拌炒）、川断（酒炒）、山药（土炒）、菟丝饼、茯苓、杞子（蒸炒）、车前子（盐水炒）、潼蒺藜、刺蒺藜、春砂仁（盐水炒）、制香附（醋炒）、煨木香、丹皮炭，上药为末，用大生地煎浓膏，打糊为丸。

向。患带下红白，脾脏湿热下渗，奇经不能固摄。近日肝火郁燔，内犯于胃，则嘈杂眩晕；下注冲任，则经水淋沥，甚则少腹滞痛，经与带杂下不止。稍投补涩，则木火湿热无外泄之路，愈觉郁闷不舒。况嗳哕并作，气分本失疏畅，尤不可专投血药。夫气为血帅，气滞则血亦滞。肝主藏血，肝不和，则血不能藏。然则调治之道，自当以疏肝和气为治血之本，若补之、涩之，窃恐肝脾滞陷，愈增其病矣。愚见如此，未识有当病机否？当归炭、白芍、丹参、炒丹皮、川郁金（醋炒）、春砂仁、黑山栀、制香附、川断肉（炒）、菟丝子（盐水炒）、广木香、川黄柏（盐水炒）、干荷叶（炒）、鲜藕。二诊：改方，去黄柏、丹皮、菟丝子，加金铃子、延胡索、炒生地。

尹。所见经水不匀，带下腰脊酸痛，头晕筋惕，上热下寒，诸症均属肝肾不足，奇脉不调所致，法当潜摄。惟脉象弱细而涩，舌苔晦浊，纳谷不舒，气机窒于脘膈，此不特肝气逆行，肺气痹阻，并有痰浊阻于胃中，断难遽投滋补。况大疟初至，寒多热少，似乎牝疟亦属阳微痰阻之病。刻当善后之际，尤不能遽与柔腻拟先用调气通痹，温运中宫法，俟气分疏达，再议调补可耳。瓜蒌皮（姜汁炒）、薤白头、广郁金、姜半夏、蔻仁、於术、桂枝、茯苓、白芍、淡干姜、枳实、姜竹茹、广陈皮。二诊：前与调气通阳十剂后，牝疟得止。但时觉烘热，胸闷气迫，脘中嘈胀，兼作纳少便艰，甚则作呕，脉象较前稍畅，右关独弦，舌苔黄腻。胃中痰气窒阻，木火郁而不达，逆行于上，则膈阻气痹，凡此皆气分病也。从前经候愆迟，带白腰酸，营分虚而不畅，亦因气阻所致。气为血帅，自当以调气为先，观古人调经一门，未有脱却气分者，可以识其意矣。拟方再与疏肝安胃，化痰通痹。姜半夏、干姜（盐水炒）、川连（姜汁炒）、瓜蒌皮（姜汁炒）、枳实、旋覆花、薤白头、郁金、黑山栀（姜汁炒）、青皮（醋炒）、橘络、竹茹、制香附、木蝴蝶（炙研，冲服）。

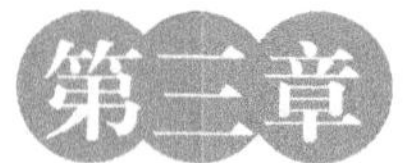

第三章 妊娠病

第一节

胎动不安

胎动不安指妊娠期间出现腰酸、腹痛、小腹下坠，或兼见阴道少量流血者。胎动不安是此类疾病的总称。

【辨病名】

古代文献中胎动不安常以胎动、胎动下血、胎痛等分别代称。相当于西医的先兆流产。

《小品方·卷七·治妊胎诸方》："妊娠五月日，举动惊愕，动胎不安，下在小腹，痛引腰胳，小便疼，下血"

《诸病源候论·妇人妊娠病诸候上·妊娠胎动候》："胎动不安者，多因劳役气力，或触冒冷热，或饮食不适，或居处失宜。"

《圣济总录·卷一百五十四·妊娠门·妊娠胎动下血》："胎动则气血失度，故下血也。古方又云，母有宿疾，子脏为风冷所乘者，亦令胎动下血"

《普济方·卷三百四十二·妊娠诸疾门·安胎》："夫妇人妊娠常胎动不安者……有所损动不安者。"

《医学入门·外集卷五·妇人门·胎前》："心腹痛而下血者，为胎动。"

《冯氏锦囊秘录·女科精要·卷十七·胎前杂症门》："妊娠不时腹痛，或小腹重坠，名胎痛。"

《成方切用·卷十下·胎产门·桂枝茯苓丸》："妊娠六月动者，前三月，经水利时，胎动也。"

《妇科玉尺·卷二·胎前》："李梴曰：心腹痛而下血者，为胎动不安。"

《验方新编·卷十·小儿科痘症》："孕妇出痘腹中作痛，乃胎动也。"

【辨病因】

本病多由饮食劳倦、情志内伤、跌仆损伤、外感六淫、先天不足、误食毒药等原因所致。

《诸病源候论·妇人妊娠病诸候上·妊娠胎动候》："胎动不安者，多因劳役气力，或触冒冷热，或饮食不适，或居处失宜。轻者止转动不安，重者便致伤堕。若其母有疾以动胎者，治母则胎安。若其胎有不牢固，致动以病母者，治胎则母瘥。"

《太平圣惠方·卷七十五·治妊娠胎动下血诸方》："夫妊娠，因劳役，喜怒哀乐不节，饮食生冷，触冒风寒，遂致胎动。若母有宿疾，子脏为风冷所乘，气血失度，使胎不安，故令下血也。"

《太平圣惠方·卷七十五·治妊娠胎动腹痛诸方》："夫妊娠腹痛者，皆由风邪入于腑脏，与血气相击搏所为也，妊娠之人，或宿夹冷疹，或触风邪，疞结而痛，其腹痛不已，则邪正相干，血气相乱，致伤损于胞络，则令胎动腹痛也。"

《太平圣惠方·卷七十五·治妊娠心痛诸方》："夫妊娠心痛者，此是风邪痰饮，乘于心之经络，邪气搏于正气，交结而痛也。若伤心正经而痛者，为真心痛，心为神，统领诸脏，不可受邪，邪若伤之，朝发夕死，夕发朝死；若伤心支别络而痛者，则乍安乍甚，休作有时也。妊娠之人，或其病若痛不已者，气乘胞络，伤损子脏也，则令胎动。凡胎转移则多不安，而动于血者，则血下也。"

《太平圣惠方·卷七十五·治妊娠僵仆胎动腹痛下血诸方》："妊娠僵仆，或从高堕下，伤损胞络，致血下动胎。"

《圣济总录·卷一百五十四·妊娠门·妊娠胎动》："论曰：妊娠胎动，有因母病以动胎，有因胎动以病母，二者皆不得安也。或因母病，则先治其母，胎自安矣；或因胎病，则先治其胎，母自安矣。间有误食毒物，或起居不慎，气疾为梗，寒热更作，胎漏血下，皆致胎动，又宜随其所因以调护之。”

《妇人大全良方·卷十二·妊娠门·胎动不安方论第四》：“《产宝方》云：妇人妊娠常胎动不安者，由冲任经虚，胞门、子户受胎不实故也。并有饮酒、房室过度，有所损动不安者。《巢氏》云：妇人冲任二经，挟风寒而有胎，故不以日月多寡，因误有击触而胎动者。有喜怒不常，气宇不舒，伤于心肝，触动血脉，冲任经虚，乃致胞门不固；或因登高上厕，风攻阴户，入于子宫，如此皆令胎动不安也……又论妊娠胎动，其由有二：一因母病而胎动，但疗母疾，其胎自安；若胎不坚固自动，其母疾唯当安胎，其母自愈。一因劳役气力，或触冒冷热，或饮食不适，或居处失宜。轻者转动不安，重者便致伤堕，当以母形色察之。母面赤舌青色者，儿死母活；唇口青，两边沫出者，子母俱死；面青舌赤，口中沫出者，母死子活也。”

《妇人大全良方·卷十二·妊娠门·妊娠漏胎下血方论第五》：“夫妊娠漏胎者，谓妊娠数月，而经水时下也。此由冲任脉虚，不能约制手太阳、少阴之经血故也。冲任之脉为经络之海，起于胞内。手太阳小肠脉也，手少阴心脉也，是二经为表里，上为乳汁，下为月水。有娠之人，经水所以断者，壅之养胎，蓄之以为乳汁也。冲任气虚则胞内泄，不能制其经血，故月水时下，亦名胞漏，血尽则人毙矣。又有因劳役、喜怒哀乐不节，饮食生冷，触冒风寒，遂致胎动。若母有宿疾，子脏为风冷所乘，气血失度，使胎不安，故令下血也”

《妇人大全良方·卷十二·妊娠门·妊娠心腹痛方论第十二》：“夫妊娠心腹痛者，或由宿有冷疹；或新触风寒，皆由脏虚而致发动也。邪正相击，而并于气，随气上下冲于心，则心痛；下攻于腹则腹痛，故令心腹痛也。妊娠而痛者，邪正二气交攻于内，若不时差者，其痛冲击胞络，必致动胎，甚则伤堕也。又云：妊娠心腹疼痛，多是风寒湿冷、痰饮与脏气相击，故令腹痛。攻伤不已，则致胎动也。”

《冯氏锦囊秘录·女科精要·卷二·胎动胎漏》：“妊娠胎动不安者，由冲任经虚，受胎不实也。有饮酒房事过度、损动不安；有忤触伤仆而动不安；有怒气伤肝或郁结不舒，触动血脉不安；有过服暖药并犯禁之药动而不安。有因母病而胎动者，但治母病，其胎自安；有因胎不坚固动及母病者，但当安胎，其母自愈。”

《验方新编·卷二十·妇科胎前门·胎动不安各方》：“凡妊娠二三月，胎动不安者，盖因子宫久虚，气血两弱，不能摄元养胎，致令不安欲堕”

《医方简义·卷五·胎动不安论》：“妊妇胎动不安，由起居失时，饮食失常，或因寒气搏其冲任之脉，或因跌扑损伤，或因叫号动怒，或脾胃虚弱，皆能动胎。”

【辨病机】

胎动不安的病机有肾虚、气血虚弱、血热、血瘀等。

一、气血虚弱

《诸病源候论·妇人妊娠病诸候上·妊娠心痛候》：“凡胎动，则胎转移不安，不安而动于血者，则血下也。”

《景岳全书·卷三十八人集·妇人规上·胎孕类》：“徐东皋曰：胎有不安而腰疼腹痛，甚则至于下坠者，未必不由气血虚，无所营养而使之然也。”

《临症验舌法·下卷·方略》：“凡妇女胎前气虚，以致胎动不安，小产崩漏，皆因气虚不能升举故也。”

《资生集·卷三·胎前门上·腹痛（胎痛）》：“慎斋曰：以上序胎前腹痛，有气阻、气虚、血虚，为不足病也。”

《资生集·卷三·胎前门上·小腹痛》：“《大全》曰：妊娠小腹痛，由胞络虚，风寒相搏，痛甚令胎动。”

《胎产秘书·上卷·胎动不安》：“凡妊娠二三月，胎动不安者，盖因子宫久虚，气血两弱，不能摄元养胎，致令不安欲堕。”

《医述·卷十三·女科原旨·胎前》：“盖胎气不安，必有所因：或虚或实，或寒或热，皆能为病。”

《医学刍言·妇人门》：“胎动不安，血不养胎也”

《临症验舌法·下卷·方略》：“凡妇女胎前气虚，以致胎动不安，小产崩漏，皆因气虚不能升举故也。”

二、肾虚

《景岳全书·卷三十八人集·妇人规上·胎孕类》："妊娠忽然下血……或因脾肾气陷，命门不固而脱血。"

《傅青主女科·女科下卷·妊娠·妊娠少腹疼四十一》："妊娠少腹作疼，胎动不安，如有下堕之状，人只知带脉无力也，准知是脾肾之亏乎！夫胞胎虽系于带脉，而带脉实关于脾肾。脾肾亏损，则带脉无力，胞胎即无以胜任矣。况人之脾肾亏损者，非饮食之过伤，即色欲之太甚。脾肾亏则带脉急，胞胎所以有下坠之状也。"

《傅青主女科歌·女科下卷·妊娠·妊娠口干咽疼四十二》："妊妇至三四个月，自觉口干舌燥，咽喉微痛，无津以润，以至胎动不安，甚则血流如经水，人以为火动之极也，谁知是水亏之甚乎！夫胎也者，本精与血之相结而成，逐月养胎，古人每分经络，其实均不离肾水之养，故肾水足而胎安，肾水亏而胎动。"

《类证治裁·卷八·胎前论治》："孕后最忌腰痛，胞系于肾，而腰为肾府，腰痛则防堕。"

三、血热

《古今医统大全·卷八十五·胎产须知·安胎方法十条》："无事胎动，因火盛逼之故也。"

《明医指掌·卷九·妇人科·胎前四》："纵然得孕，则胞门子户虚寒而受胎不实；或冲任之脉虚而协热，轻则胎动而不安，重则三、五、七月而即堕。"

《石室秘录·卷四（御集）·产前治法》："胎动是热。不动是寒。"

《张氏医通·卷十·妇人门上·胎前》："胎动，怀胎数动，此胎气热，所以逆上而作喘急也。"

《冯氏锦囊秘录·女科精要·卷十七·子烦》："更有时当盛夏，君火大行，俱能乘肺，以致烦躁、胎动不安者，此因时而致之者也。"

《女科指要·卷三·胎前门·胎动不安》："妊娠冲任脉虚，虚火迫动胎元，故胎动不安，是胎动因于虚热焉。"

《类证治裁·卷八·胎前论治》："此胎气热，动而不安也。"

四、血瘀

《删补名医方论·卷一》："至妊娠胎动，胎伤下血，非血壅胎伤，即血乱妄下。"

【辨病证】

胎动不安当结合不同原因所致的各种证候来辨证，应注意体质因素和有无外伤史、他病史、服药史以及情志因素等。

《医学入门·内集卷二·本草分类·治燥门》："凡血虚而胎动不安，腰腹重坠下血，血痢或卒尿血。"

《景岳全书·卷三十八人集·妇人规上·胎孕类》："胎气有寒而不安者，其证或吞酸吐酸，或呕恶胀满，或喜热畏凉，或下寒泄泻，或脉多沉细，或绝无火证，而胎有不安者，皆属阳虚寒证。""胎气有热而不安者，其证必多烦热，或渴或躁，或上下不清，或漏血、溺赤，或六脉滑数等证。"

《傅青主女科·女科下卷·妊娠·妊娠吐泻腹疼四十三》："妊妇上吐下泻，胎动欲堕，腹疼难忍，急不可缓，此脾胃虚极而然也。"

《辨证录·卷十二·安胎门》："妇人小腹作痛，胎动不安，如下坠之状，人以为带脉之无力也，谁知脾肾两亏乎……妇人怀妊至三、四月，自觉口干舌燥，咽喉微痛，无津以润，以致胎动不安，甚则血流如经水，人以为火动之故也，谁知水虚之故乎……妇人有上吐下泻，以致胎动下坠，痛疼难忍，急不可缓，人以为脾胃之寒极也，谁知脾胃之虚极乎……妇人有怀抱忧郁，以致胎动不安，两胁闷痛，如子上悬，人以为子悬之病，谁知是肝气之不通乎……妇人有跌闪失足，以致伤损胎元，因而疼痛，人以为外伤之故也，谁知仍是内伤之故乎……妇人有口渴出汗，大饮凉水，烦躁发狂，腹痛腰疼，以致胎动欲堕，此乃胃火炽炎，熬干胞胎之水故耳。"

《女科指要·卷三·胎前门·胎动不安》："妊娠胎动不安由冲任经虚胎气不固，或过饮房劳致损，或举重跌蹶致伤，或喜怒过伤血脉，或热药损动胎元。然母病而致胎动者，俱治其母而胎自安；胎有病而致动母疾者，只安其胎而母病无不愈。又当以形色验之，面赤舌青为子死母活，面青舌赤为母死子活，舌面俱青子母皆死，面舌俱赤母子皆活。”“胎动不安脉必急疾，肝脾血虚脉必弦虚，胎损脉涩，触击脉紧。”

《资生集·卷四·胎前门下》：“若云胎动不安，则有脾虚气虚血虚，有寒热之不同。”

《沈氏女科辑要·卷上·子烦》：“胎动不安，亦有停痰积饮，滞于胸膈，以致烦闷者。”

《竹林女科证治·卷二·安胎上》：“妊娠八九月，胎动不安，心腹疼痛，面目青冷，汗出，气欲绝。此由劳动用力伤胎宫”

《彤园医书(妇人科)·卷四·胎前本病门·胎前胞阻》：“孕妇腹痛，名曰胞阻，须审其痛。或上在心胃之间，多属食滞作痛也；或中在腰腹之间，多属胎气不安作痛也；若在少腹之间，则必因胞血受寒，或停水尿难而作痛也。”

《金匮启钥·卷四·恶阻论·脉》：“浮洪滑数为风，沉迟弦滑为寒。脾胃弱者细数而滑，胃气弱者洪滑似散。夹热者濡弱带数，伤湿者沉涩而迟。禀弱阴亏，脾肾之脉必细弱。胎动不安，因虚者，六部必见空散。因实者，六部必见浮洪。酒色过于常度，肾必弱而肝脉必弦。喜怒伤于心肝，心必洪而肝脉必大。”

【论治法】

本病的治法以安胎为主，并根据辨证运用固肾、调气养血、清热等法，经过治疗，出血迅速控制，腹痛消失，多能继续妊娠。若继续出血量多、腰酸、腹痛加重，则已发至堕胎或小产，又当急以去胎益母，按堕胎、小产处理。

《景岳全书·卷三十八人集·妇人规上·胎孕类·安胎》：“故安胎之方不可执，亦不可泥其月数，但当随证随经，因其病而药之，乃为至善。”

“胎气有寒而不安者……皆属阳虚寒证，但温其中而胎自安矣……亦当以平素之脏气，察其何如，酌而用之。”

“胎气有热而不安者……清其火而胎自安矣。”

“胎气有虚而不安者，最费调停。然有先天虚者，有后天虚者，胎元攸系，尽在于此。先天虚者，由于禀赋，当随其阴阳之偏，渐加培补，万毋欲速，以期保全。后天虚者，由于人事，凡色欲劳倦、饮食七情之类，皆能伤及胎气，治此者，当察其所致之由，因病而调，仍加戒慎可也。然总之不离于血气之虚，皆当以胎元饮为主。若心脾气虚于上者，宜逍遥饮、归脾汤、寿脾煎之类主之。若肝肾不足于下者，宜左归饮、右归饮、固阴煎主之。若气血俱虚者，宜五福饮、八珍汤、十全大补汤之类主之。若脾肾气虚而兼带浊者，宜秘元煎、菟丝煎之类主之。若多呕恶者，当随前证前方，各加二陈汤之类以和之。凡治虚证，贵在随机应变，诚有不可以凿执言者。”

“胎气有实滞气滞，凡为恶阻，为胀满而不安者，惟其素本不虚，而或多郁滞者乃有之，但察其所由而开之导之，诸治实者固无难也。呕吐不止者，二陈汤加枳壳、砂仁主之，或用人参橘皮汤亦妙。食滞胀满不安者，小和中饮加减主之。肝气滞逆，胀满不安者，解肝煎主之。怒动肝气兼火者，化肝煎主之。脾肺气滞，上攻作痛者，紫苏饮主之。气滞兼痰者，四七汤、二陈汤加当归主之。气滞兼火，为胀为烦者，枳壳汤、束胎丸之类主之。”

“夫孕之胎气，必随母之脏气，大都阴虚者多热气，阳虚者多寒气，寒之则寒，热之则热者，是为平气。”

《景岳全书·卷三十八人集·妇人规上·胎孕类·妊娠卒然下血》：“然治此者，必先察其血去之多少，及瘀血去之后，尤当察其邪之微甚。如火犹未清，仍当清火；气犹未顺，仍当顺气。若因邪而动血，血去而营虚，则速当专顾元气以防脱陷。此中或当治标，或当救本，或当兼标本而调理之……以上诸动血证，若去血未多，血无所积，胎未至伤而不止者，宜凉则凉，宜补则补，惟以安之固之为主治。若血已离位，蓄积胞宫，为胀为痛，而余血未出者，欲与留之，有不可得，欲去其血而不伤营气，则惟四物汤大加当归为最宜也。若察其胎气已动，势有难留，则五物煎、决津煎皆切要之药。”

《石室秘录·卷四(御集)·产前治法》：“胎之动也，由于男女之颠狂。今补其气血，自然镇定。”

《删补名医方论·卷一》：“血乱胎未动者，血顺则痛止；血壅胎未损者，血行痛止，则胎因之而安也。”

《资生集·卷三·胎前门上·腹痛(胎痛)》：“慎斋曰……胎前有脾胃气虚而腹痛者，用补气调气之法；有阴亏血虚而腹痛者，用补血温经之法，与前条外因证迥别，临证审之。”

《资生集·卷三·胎前门上·胎动不安》：“有因母病而胎动者，但治母病，其胎自安；有因胎不固及母病者，但安胎，母自愈。《女科正宗》云：胎动与胎漏，皆下血，胎动则腹痛，胎漏无腹痛，故胎动宜行气，胎漏宜清热。”

《罗氏会约医镜·卷十四妇科（上）·胎孕门·妊妇失血》：“血以壅养胎元，或七情六淫，一有所感，则气逆而火上乘，血随而溢也。然有虚实之分，实火当清热以养血；虚火当滋阴以补水，则血可安而胎可固。”

《类证普济本事方释义·卷十·治妇人诸疾》：“怀孕而患时热之病，胎动不安者，得诸凉药以解其热，则血宁静而胎自安矣。”

《医述·卷十三·女科原旨·胎前》：“胎前大约以凉血顺气为主，而肝、脾、胃三经，尤为所重。因肝藏血，血以护胎，肝血失荣，胎无以荫矣；肝主升，肝气横逆，胎亦上冲矣。胎气系于脾，如寄生之托于苞桑，女萝之施于松柏，脾虚胎无所附，滑堕难免矣。胃为水谷之海，妊妇全赖水谷之精华以养胎，如兵家饷道，不容一刻缓也。其余有邪去邪，有火去火，阴虚清滋，阳虚温补，随机应变，法尽善矣。”

《医方简义·卷五·胎动不安论》：“若因母病而致胎动者，母病愈而胎安也。若因胎动而致母病者，安其胎而母病愈也。”

《类证治裁·卷八·胎前论治》：“凡胎漏胎动皆下血，而胎动有腹痛，胎漏无腹痛。故胎动宜行气，胎漏宜清热。”

【论用方】

一、治胎动不安方

1. 茯神散（《太平圣惠方·卷七十四·治妊娠中风诸方》）

治妊娠中风，心神恍惚，惊悸，胎动不安，言语失次，四肢抽掣。

茯神（一两）　麦门冬（一两，去心）　人参（三分，去芦头）　独活（半两）　防风（三两，去芦头）　龙齿（一两）　生干地黄〔三两（分）〕　桑寄生〔七（三）分〕　犀角屑（半两）　钩藤（半两）　白藓皮（半两）　远志（半两，去心）　石膏（一两）　甘草（半两，炙微赤，锉）

上件药，捣筛为散。每服四钱，以金银水一中盏煎至六分，去滓，不计时候温服。

2. 阿胶散

1）《太平圣惠方·卷七十五·治妊娠胎动不安诸方》

治妊娠胎动不安，心神虚烦，腹内疼痛。

阿胶（一两，捣碎，炒令黄燥）　白茯苓（三分）　麦门冬（三分，去心）　柴胡（三分，去苗）　甘草（半两，炙微赤，锉）　黄芩（半两）　当归（半两，锉，微炒）　芎䓖（一两）

上件药，捣筛为散。每服四钱，以水一中盏，入生姜半分，枣三枚，煎至六分，去滓，不计时候稍热服。

2）《妇人大全良方·卷十二·妊娠门·妊娠误服毒药伤动胎气方第十》

治妊娠不问月数深浅，或因顿扑，或因毒药，胎动不安，腰痛腹满；或有所下，或胎上抢心、短气力乏。

熟地黄（二两）　白芍药　艾叶　当归　甘草　阿胶　黄芪（各一两）

上㕮咀。每服半两，水一大盏，姜三片，枣一个，煎至七分，去滓温服，无时。一方有川芎。

3. 生苎根散（《太平圣惠方·卷七十五·治妊娠胎动不安诸方》）

治妊娠胎动，腹内疼痛，心神烦热，饮食少。

生苎根（一两半，锉）　阿胶（一两半，捣碎，炒令黄燥）　黄芩（三分）　赤芍药（三分）　当归（一两，锉，微炒）

上件药，捣筛为散。每服四钱，以水一中盏，入枣三枚，同煎至六分，去滓，不计时候稍热服。

4. 干地黄散（《太平圣惠方·卷七十五·治妊娠胎动不安诸方》）

治妊娠胎动，心神烦闷，腹痛不止。

熟干地黄（一两半）　干姜（半两，炮裂，锉）　当归（一两，锉，微炒）　人参（三分，去芦头）　阿胶（三分，捣碎，炒令黄燥）　甘草（一分，炙微赤，锉）

上件药，捣筛为散。每服三钱，以水一中盏，入枣三枚，煎至六分，去滓，不计时候稍热服。

5. 麦门冬散（《太平圣惠方·卷七十五·治

妊娠胎动不安诸方》)

治妊娠胎动,腹中疠痛,坐卧烦闷。

麦门冬(一两,去心) 芎䓖(一两) 陈橘皮(一两,汤浸去白瓤,焙) 白茯苓(一两) 当归(一两,锉,微炒)

上件药,捣筛为散。每服四钱,以水一中盏,入生姜半分,枣三枚,煎至六分,去滓,不计时候稍热服。

6. 竹茹散(《太平圣惠方·卷七十五·治妊娠胎动不安诸方》)

治妊娠胎动不安,手足烦疼。

甜竹茹(一两) 当归(一两,锉,微炒) 芎䓖(一两) 黄芩(一两) 甘草(半两,炙微赤,锉)

上件药,细锉和匀。每服半两,以水一大盏煎至七分,去滓,食前分温二服。

7. 白术散

1)《太平圣惠方·卷七十五·治妊娠胎动不安诸方》

治妊娠腹中冷,胎动不安。

白术(三分) 草豆蔻(一两,去皮) 当归(一两,锉,微炒) 甘草(半两,炙微赤,锉) 干姜(半两,炮裂,锉) 芎䓖(半两) 厚朴(一两,去粗皮,涂生姜汁炙令香熟)

上件药,捣筛为散。每服三钱,以水一中盏,入枣三枚,煎至六分,去滓,每于食前温服。

2)《奇效良方·卷六十三·妇人门·胎前通治方》

治妊娠伤寒,发热头痛,胎动不安,或时吐逆不下食。

白术 人参 橘红 赤茯苓 川芎 前胡 麦门冬(各一钱半) 半夏(炒) 甘草(各半钱)

上作一服,水二盅,生姜三片,煎至一盅,不拘时服。

8. 桑寄生散

1)《太平圣惠方·卷七十五·治妊娠阻病诸方》

治妊娠阻病,气攻肩背,两胁肋腰脐下痛,胎动不安。

桑寄生(一两) 阿胶(一两,捣碎,炒令黄燥) 麦门冬(一两,去心) 刺蓟(一两) 人参(一两,去芦头) 郁李仁(半两,汤浸去皮尖,微炒)

上件药,捣筛为散。每服四钱,以水一中盏,入生姜半分,煎至六分,去滓,不计时候温服。

2)《严氏济生方·妇人门·校正时贤胎前十八论治》

治妊娠胎动不安,下血不止。

桑寄生 当归(去芦,酒浸) 川续断(酒浸) 芎䓖 香附子(炒去毛) 阿胶(锉,蛤粉炒如珠子大) 茯神(去木) 白术(以上各一两) 人参(半两) 甘草(炙,半两)

上㕮咀。每服四钱,水一盏半,姜五片,煎至七分,去滓温服,不拘时候。

9. 芎䓖饮子(《太平圣惠方·卷七十五·治妊娠胎动不安诸方》)

治胎动不安,心神虚烦。

芎䓖(三分) 艾叶(半两,微炒) 阿胶(三分,捣碎,炒令黄燥) 糯米(半合) 熟干地黄(一两) 枣(五枚) 青淡竹茹(半两) 生姜(半两)

上件药,细锉和匀,以水二大盏煎至一盏三分,去滓,不计时候,分温三服。

10. 葱豉安胎方(《太平圣惠方·卷七十五·治妊娠胎动不安诸方》)

治妊娠胎动,令安稳方。

豉(二合) 阿胶(一两,捣碎,炒令黄燥) 葱白(一握)

上件药,以水一大盏半煎至一盏,去滓,食前分温三服。(《圣济总录》中此方无方名,《妇人大全良方》称此方为葱豉安胎方,故此处称之为葱豉安胎方)

11. 秦艽散(《太平圣惠方·卷七十五·治妊娠胎动不安诸方》)

治妊娠胎动,烦热不安。

秦艽(半两,去苗) 甘草(半两,炙微赤,锉) 鹿角胶(半两,捣碎,炒令黄燥)

上件药,捣筛为散。每服三钱,以水一大盏,入糯米五十粒,煮米熟为度,去滓,不计时候温服。(《妇人大全良方》名秦艽汤,用阿胶替代鹿角胶)

12. 鲤鱼臛方(《太平圣惠方·卷七十五·治妊娠胎动不安诸方》)

治妊娠胎动不安,心腹刺痛。

鲤鱼(一斤,修事净,切) 阿胶(一两,捣碎,

炒令黄燥） 糯米（二合）

上件药，以水二升，入鱼胶、米煮令熟，入葱白、生姜、橘皮、盐各少许，更煮五七沸，食前吃，如有所伤，且吃五七日效。

13. 艾叶散（《太平圣惠方·卷七十五·治妊娠胎动腹痛诸方》）

治妊娠胎动不安，腹内疠痛。

艾叶（三分，微炒） 阿胶（一两，捣碎，炒令黄燥） 芎䓖（三分） 干姜（三分，炮裂，锉） 当归（一两，锉，微炒） 甘草（半两，炙微赤，锉） 桑寄生（三分）

上件药，捣筛为散。每服三钱，以水一中盏，入生姜半分、枣三枚，煎至六分，去滓，不计时候稍热服。

14. 杜仲散（《太平圣惠方·卷七十五·治妊娠腰痛诸方》）

治妊娠或有所触，胎动不安，以致腰痛及脐腹内痛。

杜仲（一两，去粗皮，炙微黄，锉） 五加皮（一两） 当归（一两，锉，微炒） 赤芍药（一两） 芎䓖（一两） 人参（一两，去芦头） 萆薢（一两，锉）

上件药，捣粗罗为散。每服四钱，以水一中盏，煎至六分，去滓，不计时候温服。

15. 陟厘丸（《太平圣惠方·卷七十五·治妊娠胎不长养胎诸方》）

治妊娠胎动，腹痛下血，宜服保胎，安定神思。

陟厘（三分） 熟干地黄（一两） 人参（三分，去芦头） 当归（三分，锉，微炒） 白龙骨（三分） 赤石脂（三分） 禹余粮（三分，烧醋淬七遍） 厚朴（一两，去粗皮，涂生姜汁炙令香熟） 赤芍药（半两） 吴茱萸（半两，汤浸七遍，微炒）

上件药，捣罗为末，炼蜜和捣三二百杵，丸如梧桐子大。每服不计时候，以粥饮下三十丸。

16. 厚朴散（《太平圣惠方·卷七十五·治妊娠胎动腹痛诸方》）

治妊娠胎动，时时腹痛，频频下利，渐觉羸瘦，面色萎黄，不欲饮食。

厚朴（一两，去粗皮，涂生姜汁炙令香熟） 白术（一两） 芎䓖（一两） 白芍药（一两） 干姜（半两，炮裂，锉） 当归（一两，锉，微炒） 人参（半两，去芦头） 甘草（一分，炙微赤，锉） 熟干地黄（一两） 诃黎勒（三分，煨，用皮）

上件药，捣筛为散。每服四钱，以水一中盏，入枣三枚，煎至六分，去滓，不计时候稍热服。

17. 钩藤散（《太平圣惠方·卷七十七·治妊娠惊胎诸方》）

治妊娠胎动不安，因用力劳乏，腹痛面青，冷汗出，气息欲绝，由劳动惊胎所致。

钩藤 茯神 人参（去芦头） 当归（锉，微炒） 桔梗（去芦头） 桑寄生（以上各一两）

上件药，捣粗罗为散。每服四钱，以水一中盏，入生姜半分、葱白七寸，煎至六分，去滓，不计时候温服。

18. 大泽兰丸（《圣济总录·卷一百五十·妇人血风门·妇人血风劳气》）

治妇人血风劳气，血海虚冷，经候不调，肌肤黄瘦，八风十二痹，带下三十六疾；妊娠胎动不安，或子死腹中，产后诸疾。

泽兰（去梗） 当归（切，焙，各二两） 细辛（去苗叶） 白术（炒） 人参 桔梗（锉，炒） 防风（去叉） 蜀椒（去目并合口者，炒出汗） 厚朴（去粗皮，生姜汁炙） 白芷 藁本（去苗、土） 石膏（碎，各一两半） 桂（去粗皮） 干姜（炮） 乌头（炮裂，去皮脐） 芍药 芎䓖 白薇 芜荑（炒） 甘草（炙，锉） 柏子仁（研） 吴茱萸（汤浸焙干炒，各一两）

上二十二味，捣罗为末，炼蜜和丸如弹子大。每服半丸，早晚食前，温酒嚼下；死胎不出，儿衣未下，并服一丸，至二丸，用瞿麦煎汤下；腹中痛，血冷气刺，经脉不利，用当归煎酒下；产后中风，伤寒汗不出，用麻黄一分去节煎汤，并三服，厚衣盖覆取微汗即愈；血脏久冷无子及数堕胎，胎漏血下，以熟干地黄煎酒下。

19. 胶艾汤

1）《圣济总录·卷一百五十四·妊娠门·妊娠胎动》

治妊娠二三月，至七八月，胎动不安，腰腹疠痛，及胎奔上抢心短气。

阿胶（炒令燥） 当归（切，焙） 艾叶（炒） 芎䓖 甘草（炙，锉） 芍药（锉，炒） 生干地黄（焙，各一两）

上七味，粗捣筛。每服三钱匕，水半盏，酒半盏，同煎至七分，去滓温服，日三。

2)《太平惠民和剂局方·卷九·治妇人诸疾》

治劳伤血气，冲任虚损，月水过多，淋沥漏下，连日不断，脐腹疼痛，及妊娠将摄失宜，胎动不安，腹痛下坠；或劳伤胞络，胞阻漏血，腰痛闷乱，或因损动，胎上抢心，奔冲短气，及因产乳，冲任气虚，不能约制，经血淋沥不断，延引日月，渐成羸瘦。

阿胶(碎，炒燥) 芎䓖 甘草(炙，各二两) 当归 艾叶(微炒，各三两) 白芍药 熟干地黄(各四两)

上为粗末。每服三钱，水一盏、酒六分，煎至八分，滤去渣，稍热服，空心、食前日三服，甚者连夜并服。

3)《严氏济生方·妇人门·校正时贤胎前十八论治》

治妊娠不问月数浅深，因顿仆，胎动不安，腰腹疼痛，或胎奔上刺心，短气。

熟地黄(洗) 艾叶(炒) 白芍药 川芎 黄芪(去芦) 阿胶(锉，蛤粉炒成珠子) 当归(去芦，酒浸) 甘草(炙，以上各一两)

上㕮咀。每服四钱，水一盏半，生姜五片，枣子一枚，煎至七分，去滓温服，食前。

20. 芍药饮(《圣济总录·卷一百五十六·妊娠伤寒》)

治妊娠七八月，暴伤风寒，身体烦疼，寒热往来，胎动不安，头昏眩，腰背酸痛。

芍药 当归(切，焙) 白术 甘草(炙，锉) 人参 厚朴(去粗皮，生姜汁炙，各一两)

上六味，粗捣筛。每服五钱匕，水一盏半，生姜三片，薤白三寸，同煎至八分，去滓温服，不拘时。

21. 桑寄生饮(《圣济总录·卷一百五十四·妊娠门·妊娠恶阻》)

治妊娠恶阻，头旋呕吐，腰腹㑋痛，胎动不安。

桑寄生 阿胶(炒燥) 柴胡(去苗) 麦门冬(去心，焙) 人参 大蓟(各一两) 郁李仁(去皮炒，半两)

上七味，粗捣筛。每服三钱匕，水一盏煎至七分，去滓温服，不拘时候。

22. 艾叶汤(《圣济总录·卷一百五十四·妊娠门·妊娠惊胎》)

治妊娠外因惊动，胎动不安，转移不宁。

艾叶(炙干，三分) 桑上寄生(锉，炒，一两半) 人参(二两) 茯神(去木，三分) 阿胶(炙令燥，三分)

上五味，粗捣筛。每服三钱匕，以水一盏，入糯米半合，葱白三寸并须切，同煎至七分，去滓温服，食前。

23. 黄芩汤(《圣济总录·卷一百五十四·妊娠门·妊娠惊胎》)

治妊娠惊胎，胎动不安，时时转易。

黄芩(去黑心) 白术(锉，炒) 白芍药(锉，炒，各半两) 黄芪(锉) 人参 山芋(各一两)

上六味，粗捣筛。每服五钱匕，水一盏，糯米半合，葱白三寸细切，煎至八分，去滓温服，食前。

24. 当归汤(《圣济总录·卷一百五十四·妊娠门·妊娠惊胎》)

1) 治妊娠因惊，胎动不安。

当归(炙香，锉) 生干地黄(焙) 艾叶(炒) 甘草(炙，锉，各一两) 芎䓖 芍药(锉，炒) 阿胶(炙令燥，各三分) 人参(二两)

上八味，粗捣筛。每服三钱匕，水一盏煎至七分，去滓温服，食前。

2) 治妊娠胎动，内结疼痛，血下运闷。

当归(锉，炒) 芎䓖 侧柏(焙) 阿胶(炒令燥) 桑上寄生(锉，碎) 艾叶(炒) 淡竹茹 续断(各一两)

上八味，粗捣筛。每服三钱匕，水一盏，生姜三片，枣二枚擘，同煎至七分，去滓温服，日三。

3) 治妊娠胎动，腰痛下血，安胎。

当归(切，焙) 芎䓖(各半两) 艾叶(炒，一分) 苎麻根 鹿角胶(炒燥，各三分)

上五味，粗捣筛。每服四钱匕，水一盏半，入葱白三寸切，同煎八分，去滓温服，空心、食前。

25. 茯神散(《圣济总录·卷一百五十四·妊娠门·妊娠惊胎》)

治妊娠胎不稳，镇心安胎。

茯神(去木) 芍药(锉，炒) 桑根白皮(锉，炒) 当归(切，焙) 芎䓖(各一两) 人参(二两)

上六味，捣罗为散。每服三钱匕，以米饮调服，不拘时。

26. 芎䓖汤(《圣济总录·卷一百五十四·妊

娠门·妊娠惊胎》)

治妊娠外有惊动,令胎不稳。

芎䓖(二两) 人参(三两) 当归(切,焙,一两) 甘草(炙,半两) 阿胶(炙令燥,半两)

上五味,粗捣筛。每服三钱匕,水一盏,葱白二寸拍碎,同煎至七分,去滓温服,食前。

27. 阿胶汤(《圣济总录·卷一百五十四·妊娠门·妊娠胎动》)

1)治妊娠胎动不安,腰腹疼痛,止痛安胎。

阿胶(炒令燥,半两) 当归(锉碎,半两) 桑上寄生(锉碎,半两)

上三味,粗捣筛。每服三钱匕,以水一盏煎至六分,去滓,空心热服。

2)治妊娠胎动不安,腹痛。

阿胶(一两,炒令燥) 芎䓖(一两半) 当归(切,焙,二两) 甘草(一两,炙)

上四味,粗捣筛。每服三钱匕,水一盏煎至六分,去滓,空心、日午、临卧服。

28. 桑寄生汤(《圣济总录·卷一百五十四·妊娠门·妊娠胎动》)

治妊娠胎动不安。

桑寄生(锉) 当归(切,焙) 赤茯苓(去黑皮) 木通(锉) 生干地黄(焙) 诃黎勒(炮取皮) 陈橘皮(去白炒,各一两) 白术 芎䓖(各一两半) 莎草根(去毛炒,半两) 木香(一分)

上一十一味,粗捣筛。每服三钱匕,水一盏,入生姜二片,同煎至六分,去滓温服,日三。

29. 续断汤(《圣济总录·卷一百五十四·妊娠门·妊娠胎动》)

治妊娠胎动,腹痛腰痛。

续断 当归(切焙) 芎䓖 桑上寄生(锉) 糯米(各一两) 阿胶(炒令燥) 艾叶(炒) 竹茹(各半两)

上八味,粗捣筛。每服三钱匕,水一盏,煎至七分,去滓温服,不拘时。

30. 大安散(《圣济总录·卷一百五十四·妊娠门·妊娠胎动》)

治妊娠胎动腹痛。

香子(三两,炒) 白茯苓(去黑皮,一两) 阿胶(炒令燥,半两) 芎䓖 当归(切,焙) 桑上寄生(锉) 甘草(炙) 陈橘皮(汤去白,焙,各三分)

上八味,捣罗为散。每服二钱匕,温酒调下,食前服。

31. 安胎饮

1)《圣济总录·卷一百五十四·妊娠门·妊娠胎动》

治妊娠胎动不安,腰腹疼痛。

当归(半两,锉) 葱白(一分,细切)

上二味,先以水三盏煎至二盏,入好酒一盏,更煎数沸,去滓分作三服。

治妊娠胎气不安,腹痛烦闷。

芎䓖 阿胶(炙燥) 艾叶 当归(切焙) 人参 甘草(炙,锉) 白茯苓(去黑皮) 黄芪(锉) 麦门冬(去心,焙,各一两)

上九味,粗捣筛。每服五钱匕,水一盏半煎至八分,去滓,空心温服,不拘时。

2)《太平惠民和剂局方·卷九·宝庆新增方》

治妊娠三月、四月至九个月恶阻病者,心中愦闷,头重目眩,四肢沉重,懈怠不欲热作,恶闻食气,欲啖咸酸,多睡少起,呕逆不食;或胎动不安,非时转动,腰腹疼痛,或时下血,及妊娠一切疾病,并皆治之。

地榆 甘草(微炙赤) 茯苓(去皮) 熟干地黄(洗,酒洒蒸,焙) 当归(去芦洗,酒浸) 川芎 白术 半夏(汤洗七次) 阿胶(捣碎,麸炒) 黄芪(去苗) 白芍药(各等分)

上为粗散。每服三钱,水一盏半煎至八分,去渣温服,不拘时。如或恶食,但以所思之物任意与之,必愈。[按]妊娠禁忌:勿食鸡、鸭子、鲤鱼脍、兔、犬、驴、骡、山羊肉、鱼子、鳖卵、雉雀、桑椹。

32. 缩砂汤(《圣济总录·卷一百五十四·妊娠门·妊娠胎动》)

治妇人妊娠,偶有所触,或坠高伤打,致胎动不安,腹中痛,不可忍者。

缩砂(和皮不以多少,慢火炒令热透,去皮)

上一味,捣罗为散。每服二钱匕,温酒调下,须臾觉腹中胎动处热,即胎已安矣。(《圣济总录》中无方剂名,《妇人大全良方》中为缩砂汤,因此在此称之为缩砂汤)

33. 小艾叶汤(《圣济总录·卷一百五十四·妊娠门·妊娠胎动》)

治妊娠胎动不安,腰腹痛。

艾叶(炒,一两)　当归(切,焙)　阿胶(炒燥,各一两半)　芎䓖　甘草(炙,锉,各三分)

上五味,粗捣筛。每服五钱匕,水一盏半煎至八分,去滓温服,空心食前。

34. 安胎汤(《圣济总录·卷一百五十四·妊娠门·妊娠胎动》)

治妇人胞胎不安。

槐花(炒香熟)　贝母(去心,焙)　当归(锉,焙)　芎䓖

上四味各等分,粗捣筛。每服三钱匕,酒水各半盏,童子小便二合,同煎至七分,去滓温服。

35. 安胎当归饮(《圣济总录·卷一百五十四·妊娠门·妊娠胎动》)

治妊娠胎动,烦热满闷。

当归(切,焙)　桑寄生(各半两)　芎䓖(一分半)　阿胶(炒燥,三分)

上四味,粗捣筛。每服五钱匕,水一盏半,入葱白三寸切,豉三十粒,同煎至八分,去滓,食前温服。

36. 大腹汤(《圣济总录·卷一百五十四·妊娠门·妊娠胎动》)

治胎动不安,腰腹疼痛。

连皮大腹(锉,微炒,二两)　草豆蔻(去皮,煨)　陈橘皮(浸去白,炙,各一两)

上三味,粗捣筛。每服三钱匕,水一盏,煎至七分,去滓温服,不拘时。

37. 芎䓖散(《圣济总录·卷一百五十四·妊娠门·妊娠胎动》)

治妊娠因坠损胎不转,腹痛腰重。

芎䓖(二两)

上一味,捣罗为散。每服二钱匕,温酒调下。

38. 苎根饮(《圣济总录·卷一百五十四·妊娠门·妊娠胎动》)

治妊娠胎动欲堕,腹痛不可忍。

苎麻根(去皮,切,一升)　银(五两)

上二味,以清酒一升,水一升,同煎取一升,分温五服。

39. 杜仲丸(《圣济总录·卷一百五十四·妊娠门·妊娠胎动》)

治妇人胞胎不安。

杜仲(不计多少)

去粗皮细锉,瓦上焙干,捣罗为末,煮枣肉和丸如弹子大。每服一丸烂嚼,以糯米汤下。

40. 当归饮(《圣济总录·卷一百五十四·妊娠门·妊娠胎动》)

治妊娠腹中冷,胎不安。

当归(切,焙)　人参　生姜(切,各七钱)　厚朴(去粗皮,生姜汁炙)　陈橘皮(汤浸去白,焙,各半两)　大枣(擘破,五枚)

上六味,锉如麻豆大,分为二剂。每剂以水四盏煎取一盏半,去滓,食前分温二服,如人行三五里再服。

41. 厚朴橘皮丸(《圣济总录·卷一百五十四·妊娠门·妊娠胎动》)

治胎动不安,心腹痛。

厚朴(去粗皮,生姜汁炙,一两)　陈橘皮(汤去白,焙,一两)　木香(一两)　白术(一两半)　阿胶(炙燥,半两)　当归(锉,焙,半两)　干姜(炮,半两)　诃黎勒皮(半两)　吴茱萸(洗,焙干炒,一分)

上九味,捣罗为末,炼蜜丸如梧桐子大。每服二十丸,食前米饮下。

42. 麦门冬饮(《圣济总录·卷一百五十四·妊娠门·妊娠胎动》)

治妊娠五六月,胎动不安,寒热往来,身体惊战,猝有所下,腹痛如欲产。

麦门冬(去心,焙)　人参　甘草(炙,锉)　阿胶(炙燥)　黄芩(去黑心)　熟干地黄(焙)　乌梅(去核,炒,各一两)

上七味,粗捣筛。每服五钱匕,水一盏半,生姜三片,枣二枚擘,煎至八分去滓。不拘时温服。

43. 艾胶汤(《圣济总录·卷一百五十四·妊娠门·妊娠胎动》)

治胎动不安。

熟艾(炒)　阿胶(炙燥)　葱(各一两)

上三味㕮咀,分作三服。每服水三盏煎至一盏,去滓温服。

44. 棕灰散(《圣济总录·卷一百五十四·妊娠门·妊娠胎动下血》)

治妊娠胎动,下血不止,脐腹疼痛。

棕榈皮(烧灰)　原蚕砂(炒,各一两)　阿胶(炙燥,三分)

上三味,捣罗为散。每服二钱匕,温酒调下,不拘时。

45. 乌贼鱼骨散(《圣济总录·卷一百五十四·妊娠门·妊娠胎动下血》)

治妊娠胎动不安,下血不止,脐腹疞痛。

乌贼鱼骨(去甲,一两) 白芍药 芎䓖 龙骨 赤石脂(各半两)

上五味,捣罗为散。每服二钱匕,米饮或温酒调下,食前。

46. 侧柏丸(《圣济总录·卷一百五十四·妊娠门·妊娠胎动下血》)

治妊娠胎动脐腹疞痛,下血不止。

侧柏 芍药(各一两) 代赭(研) 黄芪(锉) 木贼(锉,炒) 芎䓖 禹余粮(煅,各半两)

上七味,捣罗为末,酒煮面糊和丸如梧桐子大。每服二十丸,浓煎木贼酒下,食前服。

47. 禹余粮丸(《圣济总录·卷一百五十四·妊娠门·妊娠胎动下血》)

治妊娠胎动腹痛,下血不止。

禹余粮(煅醋淬七遍,二两) 木贼(锉,炒,半两) 干姜(炮) 龙骨 附子(炮裂,去皮脐,各一两) 白芷 当归(切,焙) 芎䓖(各半两)

上八味,捣罗为末,煮面糊和丸如梧桐子大。每服三十丸,温酒下,食前服。

48. 鲤鱼羹方(《圣济总录·卷一百九十·食治妊娠诸病》)

治妊娠伤动,胎气不安。

鲜鲤鱼(一头,理如食法) 黄芪(锉,炒) 当归(切焙) 人参 生地黄(各半两) 蜀椒(拣十粒,炒) 生姜(一分) 陈橘皮(汤浸去白,一分) 糯米(一合)

上九味,锉八味令匀细,纳鱼腹中,用绵裹合,以水三升煮鱼熟,将出去骨取肉,及取鱼腹中药同为羹,下少盐醋,热啜汁吃,神效。

49. 苎麻粥方(《圣济总录·卷一百九十·食治妊娠诸病》)

治妊娠胎不安,腹中疼痛,宜常食。

生苎麻根(一两,净洗,煮取汁二合) 白糯米(二合) 大麦面(一合) 陈橘皮(浸去白,炒,半两,末)

上四味一处,以水煮,似常式粥,稀稠得所,熟后方入盐花少许,平分作二服,空腹热食之。

50. 鸡子羹方(《圣济总录·卷一百九十·食治妊娠诸病》)

治妊娠胎不安。

鸡子(一枚) 阿胶(炒令燥,一两)

上二味,以清酒一升,微火煎胶令消后,入鸡子一枚盐一钱和之,分作三服,相次服。

51. 阿胶粥方(《圣济总录·卷一百九十·食治妊娠诸病》)

治妊娠胎动不安。

阿胶(一两,捣碎,炒令黄燥,捣为末) 糯米(半升)

上二味,先取糯米煮作粥,临熟即下胶搅匀,温食之。

52. 安胎散(《杨氏家藏方·卷十六·妇人方下五十四道》)

治妊娠偶因所触,或从高坠下,致胎动不安,腹中疼痛。服此药后觉胎动处极热,即胎已安。

缩砂(不以多少,熨斗内盛,慢火炒令热透,后去皮取仁用)

上件为细末。每服二钱,热酒调下;不饮酒者,煎盐艾叶汤调下,食空。

53. 寄生散(《鸡峰普济方·卷十一·妇人·崩漏》)

治妊娠胎动不安腹内疼痛下血不止。

桑寄生 续断 芎䓖(各一两) 龙骨(三分) 当归 伏龙肝 阿胶(各一两) 干姜 甘草(各一分)

上为细末。每服三钱,水一盏,入生姜三片、枣一枚,煎至六分,去滓,空心、食前温服。

54. 四物汤(《太平惠民和剂局方·卷九·治妇人诸疾》)

调益荣卫,滋养气血。治冲任虚损,月水不调,脐腹痛,崩中漏下,血瘕块硬,发歇疼痛,妊娠宿冷,将理失宜,胎动不安,血下不止,及产后乘虚,风寒内搏,恶露不下,结生瘕聚,少腹坚痛,时作寒热。

当归(去芦,酒浸炒) 川芎 白芍药 熟干地黄(酒洒蒸,各等分)

上为粗末。每服三钱,水一盏半煎至八分,去渣热服,空心、食前。若妊娠胎动不安,下血不止者,加艾十叶、阿胶一片,同煎如前法;或血脏虚冷,崩中去血过多,亦加胶、艾煎。

55. 保生丸(《太平惠民和剂局方·卷九·治

妇人诸疾》)

养胎益血，安和子脏。治妊娠将理失宜，或因劳役，胎动不安，腰腹痛重，胞阻漏胎，恶露时下，子脏挟疾，久不成胎；或受妊不能固养，痿燥不长，过年不产，日月虽满，转动不力，或致损堕；及临产节适乖宜，惊动太早，产时未至，恶露先下，胎胞枯燥，致令难产；或横或逆，痛极闷乱，连日不产，子死腹中，腹上冰冷，口唇青黑，吐出冷沫。新产恶血上冲，晕闷不省，喘促出汗，及瘀血未尽，脐腹疞痛，寒热往来；或因产劳损，虚羸未复，面黄肌瘦，心忪盗汗，饮食不进，渐成蓐劳。入月常服，壮气养胎，正顺产理，润胎易产。产后常服，滋养血气，和调阴阳，密腠理，实腑脏，治风虚，除痼冷。

大麻仁(去皮，一两半)　贝母　黄芩　大豆黄卷　粳米　甘草(微炙赤)　干姜(炮)　肉桂(去粗皮)　石斛(去根)　石膏(细研，各一两)　当归(去芦，炒，半两)　秦椒(微炒出汗，一两)

上为细末，炼蜜和丸如弹子大。每服一丸，并用温酒或枣汤化下，嚼亦得，空心，食前服。《世医得效方》中言此方：方内用北黄芩、麻仁性寒之药，人疑不服，殊不知娠中有风，风中有热，风热既静，其胎必固。黄芩能去子热，麻仁能去子风。

56. 六物汤(《杨氏家藏方·卷十六·妇人方下五十四道》)

安胎和气。治胎动不安，腰腿疼重，恶露频下。

阿胶(蛤粉炒成珠子)　糯米(炒)　黄芪(蜜炙)　川芎　当归(洗，焙)　熟干地黄(洗焙，六味各等分)

上件为㕮咀。每服三钱，水一盏，生姜三片，葱白一寸，同煎至七分，去滓温服，空心、食前。

57. 补中芎䓖汤(《杨氏家藏方·卷十五·妇人方上三十六道》)

治风虚冷热，劳损冲任，月水不调，崩中暴下，腰重里急，淋沥不断；及产后失血过多，虚羸腹痛或妊娠胎动不安，下血连日，小便频数，肢体烦倦，头晕目暗，不欲饮食。

当归(洗，焙)　干姜(炮洗七次)　川芎　黄芪(蜜炙)　吴茱萸(汤洗七次)　白芍药　甘草　熟干地黄(洗，焙)　杜仲(炒令丝断)　人参(去芦头，以上八味各一两)

上件㕮咀。每服三钱，水一盏半，煎至一盏，去滓热服，空心、食前。

58. 佛手散(一名当归汤)(《妇人大全良方·卷二·众疾门·方序论第五》)

治妊娠子死或未死，胎动不安。

川芎(二两)　川当归(三两)

每服用酒、水合煎，连进数服。胎若已死，服之便下；若未死，其胎即安。此经累效，万不失一。

59. 安胎当归汤(《妇人大全良方·卷十二·妊娠门·妊娠随月数服药及将息法第一》)

疗妊娠五月，举动惊愕，胎动不安，下在小腹，痛引腰骼，小便疼，下血。

当归　阿胶　芎䓖　人参(各一两)　枣(十二个)　艾(一虎口)

上细切，以酒、水各三升，合煮至三升，去滓，内胶令烊，分三服。腹中当安，小便缓也。《古今录验》《救急》同。一方有甘草，无参、枣。

60. 芍药汤(《妇人大全良方·卷十二·妊娠门·妊娠随月数服药及将息法第一》)

治妊娠八月，中风寒有所犯触，身体尽痛，乍寒乍热，胎动不安。常苦头眩痛，绕脐下寒，时时小便白如米汁，或青或黄，或使寒栗，腰背苦冷痛，而目视茫茫。

芍药(四分)　人参　当归　甘草(炙，各，三两)　白术(一两)　厚朴(二两，炙)　薤白(切，一升)　生姜(切，四两)

上八味切，以水五升、酒四升合煮取三升，分三服，日再夜一。忌海藻、菘菜、桃、李、雀肉等。

61. 钩藤汤(《妇人大全良方·卷十二·妊娠门·胎动不安方论第四》)

治妊娠八、九月胎动不安，心腹痛，面目青，冷汗出，气欲绝。此由劳动用力伤胎宫，宜急治之。

钩藤　当归　茯神　人参(各一两)　苦梗(一两半)　桑寄生(半两)

上为粗末。每服五大钱，水二盏煎至一盏，去滓温服，无时候。忌猪肉、菘菜。烦热加石膏二两半；临产月加桂心一两。

62. 黄芪汤(《妇人大全良方·卷十二·妊娠门·胎动不安方论第四》)

治胎动不安，腹痛下黄汁。

糯米(一合)　黄芪　川芎(各一两)

上细锉，水一大盏煎至一盏三分，温服。

63. 寄生汤(《妇人大全良方·卷十二·妊娠

门·胎动不安方论第四》）

治胎气常不安，治五个月以后胎不安。

桑寄生（洗，锉） 秦艽 阿胶（各半两） 糯米（半两，作粉）

上以新汲水三升，先下寄生、秦艽二味，煮至二升，去滓；次入阿胶、糯米再煮，约有一升止。分作三服，空心、食前、日午服之。忌酒、醋三五日。娠妇胎气至五月以后常不安者，服之必效。顷见娠妇好饮酒，食咸酸五辛，胎必动，不可不知之。

64. 治胎动方（《妇人大全良方·卷十二·妊娠门·胎动不安方论第四》）

疗胎动去血，腰腹痛。

阿胶 川芎 当归 青竹茹（各二钱）

上以水十盏，内银一斤，煮至五盏；去银，入上件药三味，煮至二盏半；去滓，入胶再煎胶烊。分温三服，空心，自早至暮尽，未效再作。

65. 当归芍药散（《妇人大全良方·卷十二·妊娠门·妊娠心腹痛方论第十二》）

疗妊娠患腹痛，并胎动不安。

葱白（切，一升） 人参 厚朴 阿胶 川芎（各二两） 当归（三两）

上㕮咀，以水七升煎取三升，分作三服。一方有甘草，无厚朴、川芎。

66. 通气散（《妇人大全良方·卷十二·妊娠门·妊娠腰腹及背痛方论第十四》）

疗妊娠三二月及七八月，胎动不安，或腰肚痛及血下。

川芎 当归（各四两） 艾叶 阿胶（各二两） 甘草（一两）

上细锉，以水五升煮取二升，去滓，分温三服。

67. 大地黄丸（《妇人大全良方·卷十二·妊娠门·妊娠腰腹及背痛方论第十四》）

治产前后腰腹痛，一切血疼。《信效方》治血气虚，四肢不举，骨髓热疼。

熟地黄（二两） 乌梅肉 当归（各一两）

上为细末，炼蜜丸如弹子大。每服一丸，白汤嚼下，空心。

68. 保气散（《妇人大全良方·卷十六·坐月门·滑胎例第三》）

安胎宽气进食，瘦胎易产。设或居处失宜，偶然顿仆，胎动胎痛，漏胎下血。兼服佛手散、神寝丸、枳壳散，此三药入月内大宜常服。

香附子（四两） 山药（二两） 缩砂仁（一两） 木香（四钱） 粉草（一两一分） 益智仁 紫苏叶（各半两）

上为细末，白汤点二钱服。

69. 育胎饮子（《类编朱氏集验医方·卷十·妇人门·胎前》）

治妊娠胎动不安，或腰腹疼痛。

覆盆子 阿胶（蛤粉炒，各三钱） 桑寄生（艾叶炒） 白芍药 当归 人参（各二钱）

上㕮咀。每服四钱，水一盏半，糯米百粒，煎至八分，去滓，食前服。

70. 铁罩散（《类编朱氏集验医方·卷十·妇人门·胎前》）

安胎孕。

缩砂（一斤，和壳炒六七分焦，去壳用仁） 香附子（二两，炒）

上为细末，食后白汤点服；如胎动出血，用阿胶艾叶汤调服。

71. 五圣丸（《御药院方·卷十一·治妇人诸疾门·五圣丸》）

调益营卫，滋养气血，治冲任气虚损，月水不调，脐腹疼痛，崩中漏下，血瘕块硬，发歇疼痛，妊娠宿冷，将理失宜，胎动不安，血下不止及产后乘虚，风寒内搏，恶露不下，结生瘕聚，小腹坚痛，时作寒热。

当归 熟干地黄 川芎 白芍药（各一两） 生干地黄（二两）

上件为细末，酒煮面糊为丸如梧桐子大。每服六七十丸，食前温酒送下。

72. 加减安胎饮（《世医得效方·卷十四·产科兼妇人杂病科·护胎》）

凡妇人昼眠不起，倦于梳饰，干恶心，择食，怕闻饭气，但喜咸酸，止经候，明矣。气血弱者宜服此，兼进脾药安胎温养，令母脏气平和，阴阳全备，免有损堕之患。盛者受胎，母无疾耳，温胎保养之剂，恐非所宜。此方兼治胎动不安，腹痛漏下，或胎奔上，刺心短气，大效。漏胎下血，不可用僭燥热药。

条参（去芦） 嫩黄芪（去芦） 杨芍药 大川芎 熟地黄（酒洗，切，炒） 川续断（去芦） 侧柏叶（炒） 阿胶（麸炒） 粉草 当归（去尾，各等分）

上锉散。每服四钱，水一盏半，生姜三片，金银器各一件。漏下不止，加熟艾一握。又如胎动，口噤唇青，下利不止，亦用熟艾一两，酒三盏煮至二盏，去滓灌之，即安。

73. 小安胎饮（《世医得效方·卷十四·产科兼妇人杂病科·护胎》）

治妊娠从高坠下，或为重物所压，触动胎气，腹痛下血。服此后觉胎动极热，胎已安矣。

缩砂（不拘多少）

上于熨斗内炒令热透，却去皮用仁，研为末。每服二钱，热酒调服。不饮，煎艾、盐汤或米饮，不拘时候调服。

74. 杜仲丸（《世医得效方·卷十四·产科兼妇人杂病科·护胎》）

治妊娠二三月，胎动不安；或曾受此苦，每遇有怀，至期损堕，可预服此以养胎气，不尔胎堕，其危甚于至产。

杜仲（去皮锉，姜汁炒断丝） 川续断（酒浸洗，焙，各二两）

上为末，枣肉煮烂，杵和为丸梧子大。每服七十丸，空心米饮送下，日三服。

75. 牛膝汤（《普济方·卷三百四十三·妊娠诸疾门·下胎》）

疗妊娠胎动不安，子尚在腹，母欲死，须以此药下之。

牛膝（去苗，锉，半两） 水银（二两） 朱砂（二两，半研）

上以水五大盏，煮牛膝可得一半，去滓，即以蜜和朱砂及水银研如膏，每服以牛膝汁一小盏，调下半匙服。

76. 川芎汤（《奇效良方·卷六十三·妇人门·调经通治方》）

治带下漏血不止，及风虚冷热，劳损冲任，月水不调，崩中暴下，腰重里急，淋沥不断，及产后失血过多，虚羸腹痛，或妊娠胎动不安，下血连日，小便频数，肢体烦倦，头运目暗，不欲饮食。

川芎 黄芪 芍药 干地黄 吴茱萸 甘草（各二两） 当归 干姜（各三两）

上㕮咀，以水一斗煮取三升，分三服。若月经后因有赤白不止者，除地黄、吴茱萸，加杜仲、人参各二两。

77. 二香散（《奇效良方·卷六十三·妇人门·胎前通治方》）

治妊娠胎动不安，气不升降，饮食不美，呕吐酸水，起坐觉重。

香附子（一两） 藿香叶 甘草（各三钱）

上为细末。每服二钱，不拘时沸汤调下。

78. 万应丸（《奇效良方·卷六十三·妇人门·胎前通治方》）

治妊娠胎动不安，及产后小腹疼痛。

知母（去皮）

炒为末，炼蜜和丸如弹子大。每服一丸，以清酒一盏化开，食前服。

79. 冬葵子散（《医学正传·卷七·妇人科中·胎前》）

治子淋，小腹疼痛，胎动不安。

冬葵子（炒） 柴胡（去芦） 桑白皮 赤茯苓 赤芍药 当归（各等分）

上细切。每服四钱，水一盏半，加姜三片，葱白七寸，煎至一盏，去渣温服。

80. 胶艾四物汤（《医方集宜·卷七·胎前·子痫》）

治胎动腰酸、腹痛下血。

阿胶 艾叶 当归 川芎 芍药 熟地黄 糯米

姜枣煎，食远服。

81. 芎归艾叶汤（《医方集宜·卷七·胎前·腰痛》）

治妊娠三四个月或七八个月胎动不安腰痛下血。

川芎 当归 艾叶 阿胶 甘草 糯米（一撮）

煎，不拘时服。

82. 白术黄芩汤（《医方集宜·卷七·胎前·子痫》）

治妊娠三五个月胎动不安，内热食少。

白术（五钱） 细条黄芩（三钱）

白水煎服，或作末糊丸服亦可。

83. 安胎寄生散（《医方集宜·卷七·胎前·子痫》）

治胎动下血。

桑寄生 阿胶 川芎 艾叶 香附 当归 川续断 茯神 白术 人参 甘草

姜煎，不拘时服。

84. 如圣散(《医方集宜·卷七·胎前·胎痛》)

治胎动腹痛,或为胎漏。

鲤鱼皮　当归　芍药　阿胶(珠蛤粉炒)　川芎　熟地黄　续断　甘草　苎麻根

姜三片,煎八分,不拘时服。

85. 笔峰杂兴方(《本草纲目·纲目第七卷(下)·土之一·百草霜》)

胎动下血,或胎已死。

百草霜(二钱)　棕灰(一钱)　伏龙肝(五钱)

为末。每服一二钱,白汤入酒及童尿调下。

86. 立圣散(《仁术便览·卷四·产前》)

治胎动不安,下血不止。

雄鸡肝(二具)　好黄酒(一斤)

煮熟,共酒食之,大效。

87. 一母丸(《景岳全书·卷六十一长集·妇人规古方·妇人》)

治妊娠血热顿仆,胎动不安,或欲堕产。

知母(炒,为末)

上捣枣肉为丸弹子大。每服一丸,人参汤嚼送;或丸桐子大,每服三四十丸,白汤下,或嚼咽之。

88. 丹溪安胎饮(《绛雪丹书·胎症上卷·孕妇二十七症方·安胎》)

孕成后,胎气不安,腰腹坠痛,饮食不甘,自二三月至五六月者,并宜服丹溪安胎饮。

白术　当归　熟地(各二钱)　人参(一钱)　川芎　条芩(各八分)　陈皮(四分)　带壳砂仁(三分)　紫苏　炙草(各四分)

姜枣煎服。

89. 加味安胎饮

1)《绛雪丹书·胎症上卷·孕妇二十七症方·安胎》

凡孕妇元气不足,形体倦怠,胎动不安,身热食减,并宜服。如腰痛腿痛,一日必服两三帖方安也。

人参(二钱)　白术(二钱半)　当归(二钱)　熟地(二钱)　条芩(八分)　陈皮(四分)　紫苏(四分)　炙草(三分)

姜枣煎服。烦渴加麦冬一钱。

2)《验方新编·卷二十·妇科胎前门·胎动腹痛各方》

凡妊娠元气不足,精神倦怠,以致胎动不安,或身微热者,并宜服之,必一日两服,方可平安。

砂仁(炒)　麦冬(各一钱)　人参　当归　熟地(各二钱)　条芩(一钱)　陈皮　紫苏(各四分)　甘草(三分)　白术(一钱五分,生用)

大枣二枚,姜三片,水煎服。此即安胎饮去川芎,加砂仁、麦冬。

90. 金匮当归散(《医灯续焰·卷十五·胎产脉证第七十七》)

养血清热,孕妇宜常服之。如瘦人血少有热,胎动不安,素曾半产者,皆宜服之,以清其源,而无后患也。

当归　川芎　白芍药　黄芩(各一两)　白术(二两)

上为末。每服二钱,酒饮调服,日再服。或用酒糊为丸如桐子大,每服五十丸,茶汤任下,日三服。

91. 白扁豆散(《医灯续焰·卷十五·胎产脉证第七十七》)

治妊娠误服诸般毒药,动胎欲堕。

白扁豆(生去皮)

为细末,米饮调服方寸匕,神效。或浓煎亦可。

92. 桂枝茯苓丸(《本草易读·卷六·桂枝》)

治妊娠宿有症病,胎动漏血。

桂枝　白芍　丹皮　桃仁　茯苓

为丸服。

93. 保产无忧方(《惠直堂经验方·卷四·妇人门》)

六七月即可服,临月服三五帖甚妙。难产横生、胎动不安等症并治,兼能下死胎。

归身(一钱五分,酒洗)　川芎(一钱五分)　厚朴(七分,姜汁炒)　白芍(一钱二分,酒炒,冬月只用一钱)　羌活(五分)　枳壳(麸炒,六分)　菟丝饼(一钱五分)　荆芥(炒黑,八分)　川贝(去心,一钱)　蕲艾(醋炒,七分)　黄芪(炙,八分)　炙甘草(五分)　姜(三斤)

空心煎服。

94. 立效散(《良朋汇集经验神方·卷四·妊娠门》)

治胎动不安,如重物所坠,冷如冰。

川芎　当归(各等分)

上为粗末。每服五钱，水煎，食前温服。或下血心腹痛，酒水相煎服。

95. 心腹诸痛方（《方症会要·卷四·调经·心腹诸痛方》）

治妊妇触动胎元痛不可忍及下血者。

白术　条芩　川芎（各八分）　白芍（一钱）　陈皮（七分）　砂仁　玄胡（各五分）

水煎服。

96. 百合散（《罗氏会约医镜·卷十四·妇科（上）·妊妇咳嗽》）

治妊妇咳嗽，心胸不利，烦满不食，胎动不安。

百合　紫菀　麦冬　桔梗（各钱半）　桑白皮（一钱）　甘草（八分）　竹茹（一钱）

水煎去滓，入蜜二匙，再煎一二沸，食后温服。

97. 固元饮（《古方汇精·卷三·妇科门》）

治妊娠三月后。胎动下血。或因倾跌欲堕。服此俱可保安。

大生地（四钱）　川芎（六分）　归身　川续断　云苓（各二钱）　炒白芍　制杜仲　丹参（各一钱五分）　焦白术（一钱三分）　炙草（四分）

煎成，加淡酒半小杯冲服。胎生者安，如已死腹中，方去川续断，加败龟板（炙）三钱、血余灰五分、芒硝六分，投一剂，自然收缩而下。

98. 黑白安胎散（《验方新编·卷二十·妇科胎前门·胎动不安各方》）

治胎动不安。

白术（土炒）　怀熟地黄（九蒸九晒，各一两）

水煎服。此方妙在用白术以利腰脐、熟地以固根本，药品少而用专，所以取效神也。白术用五钱亦可。

99. 如胜饮（《鸡鸣录·女科第一》）

六月胎气不和，或腹痛胎动不安。

归身（二钱）　焦白术（一钱五分）　酒芩　酒芍　炒砂仁　茯苓　酒蒸续断（各一钱）　炙草（五分）

煎服，六日进一剂。

100. 养胎饮（《不知医必要·卷四·胎孕列方》）

治血不养胎，胎动不安。

当归（三钱）　白芍（酒炒，一钱五分）　白术（饭蒸）　杜仲（盐水炒，各二钱）　熟地（四钱）

如腹时痛多寒者，加川椒五分、煨姜一片。有火者，加黄芩一钱。

101. 胎产金丹（《太医院秘藏膏丹丸散剂·卷三·胎产金丹》）

专治胎前产后一切危急诸症。

当归（一两，酒洗）　茯苓（一两）　白术（一两，土炒）　生地（一两，酒煮）　白薇（一两）　元胡（一两）　桂心（六钱）　蕲艾（一两）　藁本（一两）　沉香（三钱）　甘草（一两，炒）　赤石脂（一两）　川芎（一两）　丹皮（一两）　没药（六钱）　鳖甲（一两）　益母草（一两）　香附（二两）　五味子（五钱）

上药共合一处，将紫河车一具，放长流水浸三日，取出入铅球内，入白酒二斤，清水一碗，灌满，以蜡封球口严密，外用炒锅盛水，将球悬于煤火，煮二日，两边为度，取出紫河车，黄白共汁，俱捣群药内，拌匀晒干，研极细末，炼蜜为丸，每丸重二钱，朱砂为衣。每服一丸，临产之前米汤化服一丸，助精神，壮气力，易于分娩。胎动不安，白莲瓣化服一丸。

102. 八宝坤顺丹（《太医院秘藏膏丹丸散剂·卷三》）

专治妇人百病，屡试屡验，真有起死回生之力，不可轻视，妙难尽述。每服一丸，随病用引。

人参（二钱五分）　益母草（三钱，子、梗、叶全用，忌铁器）　全当归（五钱，酒洗）　川芎（五钱，姜炒）　白芍（五钱，酒炒）　白术（五钱，土炒）　茯苓（五钱，人乳拌炒）　黄芩（五钱，酒炒）　缩砂（一钱五分，炒）　川牛膝（二钱五分，炒）　乌药（五钱，微炒）　阿胶（二钱五分，蛤粉炒）　生地（五钱，姜汁炒）　香附（五钱，童便浸，春三夏一秋五）　橘红（盐水炒）　熟地（各五钱，姜汁炒）　紫苏（二钱五分，子梗全用）　广木香（二钱五分，炒）　琥珀（二钱五分）　沉香（五钱）　甘草（一钱五分，微炒）

用水调侧柏叶入锅中，安琥珀于内，浸水煮巳至未时，取起另研。共为细末，炼蜜为丸，每丸重二钱五分，用大赤金为衣。胎动，白术、条芩汤下。

103. 宁坤至宝丹（《太医院秘藏膏丹丸散剂·卷四》）

此丹专治妇人胎前产后诸般百症，大能调经养血，安胎种子，真妇科之妙药，故名宁坤至宝丹。

益母草（三两）　野于术（五钱）　白芍（五

钱）　砂仁（三钱）　生地黄（五钱）　广橘红（六钱）　人参（一两）　川牛膝（一两）　香附米（五钱）　广木香（五钱）　条芩（六钱）　落水沉（五钱）　东阿胶（二钱）　云茯苓（一两）　乌药（五钱）　大苏叶（三钱）　生甘草（一两）　明朱砂（三钱）　琥珀（三钱）　当归（五钱）　川芎（六钱）

共研细末，炼蜜为丸，重一钱五分，金衣，蜡皮封固。每服二丸，黄酒化服。经水过多，血崩不止，及胎动不安者，用条芩、白术汤下。如漏红，加艾叶汤下。

104. 葱白汤（《集验方·卷十·治妊娠胎动及胎不长方》）

治妊娠胎动不安，腹痛。

葱白（切，一升）　阿胶（炙）　当归　续断　芎䓖（各三两）　银（随多少）

上六味，切，以水一斗，先煮银，取七升去银，内余药煎，取二升半，内胶令烊，分三服，不瘥更作。

105. 华佗治安胎神方（《华佗神方·卷七》）

此方功效极伟，凡妊娠七月者，服一剂；八月者服二剂；九月十月皆服三剂；临产服一剂。且凡胎动不安，势欲小产，及临产艰危，横生逆产，儿死腹中，皆可服之，极有奇效。惟预服者空心温服；保产及临产者，皆临时热服。一剂不足，继以二剂。如其人虚弱，可加人参三五分，更佳。迨已产后，切忌入口，慎之。

厚朴（姜汁炒）　蕲艾（醋炒，各七分）　当归（酒炒）　川芎（各一钱五分）　黄芪　荆芥穗（各八分）　菟丝子（酒泡，一钱）　白芍（酒炒，二钱）　羌活　甘草（各五分）　枳壳（面炒，六分）

上以水二碗，煎取一碗，临服时再用贝母去心为末一钱，以药冲服。

106. 黑豆汤（《本草简要方·卷四·谷部·黑大豆》）

治误服毒药毒食，妇人胎动。

黑豆（三合）　淡竹叶（三十片）　甘草（三钱）

水煎服。

二、治胎动不安验方

1）《太平圣惠方·卷七十五·治妊娠胎动不安诸方》

治妊娠胎动不安，心神烦闷。

葱白（一握）　阿胶（一两，捣碎，炒令黄燥）　银（五两）

上以水一大盏半，先煎银取一盏，后入药煎至七分，去滓，不计时候，分温二服。

治妊娠胎动欲堕，腹痛不可忍方。

苎根（二两，锉）　银（五两）

上以清酒一中盏，水一大盏煎至一大盏，去滓，不计时候，分温二服。

治胎动不安。

桑寄生（一两半）　艾叶（半两，微炒）　阿胶（一两，捣碎，炒令黄燥）

上件药，锉，以水一大盏半煎至一盏，去滓，食前分温三服。

治胎动不安，心神烦热，宜服此方。

甘竹根（五两，锉）

以水二大盏，煎至一盏，去滓，不计时候，分温三服。

治胎动不安。

茅根（五两）

以水二大盏，煎至一盏，去滓，不计时候，分温三服。

治妊娠胎动，烦闷不安甚者方。

生地黄（捣绞取汁）

每服一小盏，煎令沸，入鸡子白一枚，搅令匀，顿服之。

2）《妇人大全良方·卷十二·妊娠门》

治胎动不安。

好银（煮，取水）

上着葱白作羹，食之佳。

治胎动不安。

川芎（二两）　葱白（一升）

上以水七升，煮取二升半，分温三服。

疗妊娠忽然下黄汁如胶，或如豆汁，胎动腹痛。

粳米（五升）　黄芪（六两）

上以水七升，煎取二升，分为四服。

3）《仁术便览·卷四·产前》

治胎动出血，产门痛。

黄连为末，温米饮调服一钱，一日三次。

4）《方症会要·卷四·调经·心腹诸痛方》

治妊妇失跌，腹痛胎动。

白术　陈皮　黄芩　川芎　白芍　砂仁　甘草

水煎服。

【论用药】

一、常用药

1. 木贼

《本草纲目·草部第十五卷·草之四·木贼》："胎动不安：木贼(去节)、川芎等分，为末。每服三钱，水一盏，入金银一钱，煎服。(《圣济总录》)"

2. 丹砂

《本经逢原·卷一·石部·丹砂》："以丹砂末一钱和生鸡子黄三枚搅匀顿服，治妊娠胎动不安：胎死即出，未死即安。"

3. 艾叶

《证类本草·卷九·艾叶》："妊娠卒胎动不安，或但腰痛，或胎转抢心，或下血不止。艾叶一鸡子大，以酒四升煮取二升，分为二服，良。"

《神农本草经疏·卷九·草部中品之下·艾叶》："艾性纯阳，善辟风寒湿气及非时邪气。然性气芳裂而燥热，凡妇人胎动不安由于热，而不由于寒；妊娠下利脓血由于暑湿，肠胃热甚而非单湿为病；崩中由于血虚内热；经事先期由于血热；吐血不由于鬼击中恶；霍乱转筋不由于寒邪，而由于脾胃虚弱停滞，或伤暑所致；不孕由于血虚而不由于风寒入子宫，法并忌之。"

4. 生地黄

《名医别录·上品·卷一·生地黄》："大寒。主治妇人崩中血不止，及产后血上薄心、闷绝，伤身、胎动、下血，胎不落，堕坠，踠折，瘀血，留血，衄鼻，吐血，皆捣饮之。"

5. 芋

《证类本草·卷二十三·中品·芋》："又云芋叶，冷，无毒。除烦止泻，疗妊孕心烦迷闷、胎动不安。"

《本草纲目·菜部第二十七卷·菜之二·芋》："叶、茎，气味辛、冷、滑，无毒。主治除烦止泻，疗妊妇心烦迷闷，胎动不安。"

6. 百草霜

《本草纲目·纲目第七卷(下)·土之一·百草霜》："辛，温，无毒。消化积滞，入下食药中用。(苏颂)止上下诸血，妇人崩中带下、胎前产后诸病，伤寒阳毒发狂，黄疸，疟痢，噎膈，咽喉口舌一切诸疮。(时珍)"

7. 当归

《本草汇言·卷二·草部·当归》："《张氏备急方》：妇人胎动不安，或子死腹中，口噤欲死。用当归二两，川芎一两(炒焦)，黑豆一两，童便、酒煎。"

8. 曲

《证类本草·卷二十五·曲》："妊娠卒胎动不安，或腰痛，胎转抢心，下血不止。生曲半饼碎末，水和绞取汁，服三升。"

《本草品汇精要·卷三十六·米谷部中品·曲》："生曲末，治妊娠卒胎动不安，或腰痛胎转抢心，下血不止，及胎动上迫心痛如折，并和水绞取汁服之。伤寒饮食劳复，曲一饼煮取汁服之。"

《本草纲目·谷部第二十五卷·谷之四·曲》："面曲、米曲：胎动不安，或上抢心，下血者：生曲饼研末，水和绞汁，服三升。(《肘后》)"

9. 竹叶

《证类本草·卷十三·竹叶》："《子母秘录》：治胎动，取甘竹根煮汁服。又方安胎，取竹沥服之。又方：治妊娠八月、九月，若堕树或牛马惊伤，得心痛。青竹茹五两切，以酒一升，煎取五合顿服。不瘥，再服之。"

10. 竹茹

《罗氏会约医镜·卷十七本草(中)·竹木部·竹茹》："味甘微寒，入胃经。虽与竹叶同本，然得土气居多。治噎膈呕逆、胎前恶阻(因胃热者宜用)。疗吐衄崩中(血热)、肺痿唾脓、小儿癫痫(清火)、胎动不安(凉胎气)。"

11. 苎根(苎麻根)

《本草蒙筌·卷三·草部下·苎根》："味甘，气寒。无毒。乡落地多种养，宿根春自发生。叶取饲池鱼，面青背面；皮剥续暑布，一年三收。根轻虚白黄，采无时入药。煎疗女人胎动不安，并产前后发热烦闷。"

《本草征要·第二卷·女科·苎麻根》："味甘，性寒，无毒。安胎止血，提气固摄。胎动不安，肛门下脱，痰哮时作，小便带血。"

12. 杜仲

《得配本草·卷七·木部·杜仲》:"辛、甘、淡,气温。入足少阴经气分。除阴下之湿,合筋骨之离,补肝气而利于用,助肾气而胎自安。凡因湿而腰膝酸疼,内寒而便多余沥,须此治之。配糯米、山药,治胎动不安。"

13. 阿胶

《本草汇言·卷十八·兽部·阿胶》:"清金养肺,滋木养肝,济水养肾,平火养心,润土养脾,培养五脏阴分不足之药也(叶氏《本草》)。李秋江曰:此得水气之阴,其补精之质,得甘平之味。故陈氏《本草》主衄血、吐血、咯血、唾血、溺血、便血、肠风粪血,崩中下血,经漏脱血,淋沥不止,或胎动不安血虚腹痛,或两目昏眩血虚头旋,或虚火喘促咳嗽血痰而成肺痿肺痈,或热伤营络下痢纯红而腹痛不止,惟此药补血益阴,调荣养液,故能疗如上诸证也。"

《食鉴本草·血》:"阿胶粥,止血补虚,厚肠胃,又治胎动不安。用糯米煮粥,临熟,入阿胶末一两和匀食之。"

14. 神曲

《汤液本草·卷六·米谷部·神曲》:"气暖,味甘。入足阳明经。《象》云:消食,治脾胃食不化,须于脾胃药中少加之。微炒黄用。《珍》云:益胃气。《本草》云:疗脏腑中风气,调中下气,开胃消宿食。主霍乱,心膈气痰逆。除烦,破癥结及补虚,去冷气,除肠胃中塞,不下食。令人好颜色。落胎,下鬼胎。又能治小儿腹坚大如盘,胸中满,胎动不安;或腰痛抢心,下血不止。火炒以助天五之气,入足阳明。"

《本草蒙筌·卷五·谷部·神曲》:"味甘,气平。无毒。六月六日,制造方宜。曝干仍积月深,入药须炒黄色。助人之真气,走阳明胃经。下气调中,止泻开胃。化水谷,消宿食。破癥结,逐积痰。疗妇人胎动不安,治小儿胸腹坚满。"

15. 秦艽

《本草纲目·草部第十三卷·草之二·秦艽》:"胎动不安:秦艽、甘草(炙)、鹿角胶(炒)各半两。为末。每服三钱,水一大盏,糯米五十粒,煎服。又方:秦艽、阿胶(炒)、艾叶等分。如上煎服。(《圣惠方》)"

16. 莲藕

《本草纲目·果部第三十三卷·果之六·莲藕》:"妊娠胎动,已见黄水者:干荷蒂一枚炙,研为末。糯米淘汁一钟,调服即安。(唐氏《经验方》)"

《本草纲目·草部卷十二·草之一·黄芪》:"胎动不安腹痛,下黄汁。黄芪、川芎䓖各一两,糯米一合。水一升,煎半升,分服。(《妇人良方》)"

《本草汇言·卷一·草部·黄芪》:"治气虚胎动不安,腹痛下黄水。用嫩白黄芪二两,真川芎五钱,当归身一两,糯米一合。水五碗,煎碗半,徐徐服。"

17. 黄连

《证类本草·卷七·黄连》:"《子母秘录》:因惊举重,胎动出血,取黄连末,酒服方寸匕,日三服。"

18. 黄明胶(牛皮胶)

《神农本草经疏·卷三十·兽部·黄明胶》:"味甘,平,无毒。主诸吐血,下血,血淋,妊妇胎动下血,风湿走注疼痛,打扑伤损,汤火灼疮,一切痈疽肿毒,活血止痛。"

19. 菖蒲

《证类本草·卷六·菖蒲》:"卒胎动不安,或腰痛胎转抢心,下血不止,菖蒲根汁三升服之。"

《本草易读·卷五·菖蒲》:"辛,温,苦,平,无毒。手少阳、足厥阴药也。开心孔,通耳窍。明目发音,祛湿逐风,除痰消积,开胃宽中。疗噤口毒痢,除风痹惊痫。崩带胎漏之疾,痈疮疥瘙之疴。胎动不安,或痛或下血,取汁服。"

20. 银

《本草纲目·金石部第八卷·金石之一·银》:"生银辛,寒,无毒。煮水,入葱白、粳米作粥食,治胎动不安、漏血。(时珍)"

21. 鹿茸

《雷公炮制药性解·卷六·禽兽部·鹿茸》:"味甘咸,性温无毒,入肾经。主益气滋阴,强志补肾,理虚羸,固齿牙,止腰膝酸疼,破流血作痛;疗虚劳如疟,女子崩漏胎动,丈夫溺血泄精,小儿惊痫;散石淋痈肿,骨中热中痒。"

22. 淡豆豉

《医学入门·内集·卷二·本草分类·食治门·米谷部》:"淡豆豉苦寒无毒,表汗吐烦及劳复,定喘止痢更安胎,脚痛痈肿敷且服。即豆豉,不入盐者佳。纯阴。主伤寒头痛寒热,一切时行瘴毒,和葱白服之,发汗最速。又能吐虚烦躁闷,心中懊侬，劳复食复，兼定虚劳喘急，暴痢腹痛，血痢，胎动血下。”

23. 葱实

《证类本草·卷二十八·葱实》：“《梅师方》治胎动不安：以银器煮葱白羹服之。”

24. 蒲黄

《证类本草·卷七·蒲黄》：“疗母劳热胎动下血，手足烦躁。蒲黄根绞汁，服一二升。”

25. 蜜蜡

《本草简要方·卷七·虫部·蜂》：“蜜蜡主治补中，续绝，益气，下痢脓血，孕妇胎动下血。”

26. 槟榔

《证类本草·卷十三·槟榔》：“《圣惠方》治胎动腰痛抢心，或有血下：用一两为末，非时水煮葱白浓汁，调下一钱匕。”

27. 缩砂密(缩沙蜜)

《证类本草·卷九·缩沙蜜》：“孙尚药治妇人妊娠偶因所触或坠高伤打，致胎动不安，腹中痛不可忍者。缩沙不计多少，熨斗内盛，慢火炒令热透，去皮用仁，捣罗为末，每服二钱，用热酒调下。须臾觉腹中胎动处极热，即胎已安。神效。”

28. 鲤鱼

《本草纲目·鳞部第四十四卷·鳞之三·鲤鱼》：“胎动不安及妇人数伤胎，下血不止：鲤鱼一斤(治净)，阿胶(炒，一两)，糯米二合，水二升，入葱、姜、橘皮、盐各少许，煮臛食，五七日效。(《圣惠方》)”

《本草汇言·卷十九·鳞部·鲤鱼》：“(《范汪方》)治妊娠胎动不安：用大鲤一尾(去鳞翅肠肚)，煮熟，和酱油，调羹汤饮之。如胎中兼患水肿者，煮鲤饮汤，不可加盐味。(《圣惠方》)治妇人伤胎下血及胎动不安：用大鲤一尾，治净，用糯米一合，黑枣十枚，水二升，煮熟，和葱姜酱油调和食之。”

29. 糯米

《本草纲目·谷部卷二十二·谷之一·稻》：“胎动不安，下黄水：用糯米一合，黄芪、芎䓖各五钱，水一升，煎八合，分服。(《产宝》)”

二、胎动不安禁药

枳实(枳壳)

《本草新编·卷四(徵集)·枳实(枳壳)》：“用枳壳以安胎，必至胎动不安，而生产之时，亦必艰涩。是枳壳非安胎之药，乃损胎之药，非易产之剂，乃难产之剂也。”

【医论医案】

一、医论

《女科经纶·卷四·胎前证下·妊娠胎动不安由冲任经虚诸因所感》：“陈良甫曰：妊娠胎动不安者，由冲任经虚，受胎不实也。有饮酒房室过度，损动不安；有忤触伤仆，而动不安；有怒气伤肝，或郁结不舒，触动血脉不安；有过服暖药，并犯禁之药，动而不安；有因母病而胎动者，但治母病，其胎自安；有因胎不坚固，动及母病者，但当安胎，其母自愈。”

《女科精要·卷二·胎前杂症门·胎动胎漏》：“妊娠胎动不安者，由冲任经虚，受胎不实也。有饮酒房事过度、损动不安；有忤触伤仆而动不安；有怒气伤肝、或郁结不舒，触动血脉不安；有过服暖药并犯禁之药动而不安；有因母病而胎动者，但治母病其胎自安；有因胎不坚固动及母病者，但当安胎，其母自愈。若面赤、舌青，是儿死也；面青、舌赤，是母死也；唇、口、面、舌俱青，吐沫者，是子母俱死。然胎动与胎漏，皆有下血，胎动则腹痛，胎漏无腹痛。胎动宜调气，胎漏宜清热。然子宫久虚，多令坠胎，其危同于风烛，非正产可比，急以杜仲丸预服，以保胎元。”

《女科指掌·卷三·胎前门·胎动不安》：“胎动不安，有因酒色过度者，有举重触犯者，有误食毒物者，有劳役太过者，有喜怒不常，伤于心肝，触动血脉者，有信服热药反为药害者，有血少不能养胎者，有胎元内热者。大法因母病而胎动者，但治母其胎自安。若胎热血少不坚固者，但安胎母疾自愈。胎动不安者欲知男女生死之法，令人摸之，如覆杯者，男也。如肘头参差起者，女也。温者为生，冷者为死。”

二、医案

1. 气血亏虚案

《明医杂著·卷三·续医论·妇人半产》

一妇人，胎及六月，形体倦怠，饮食少思，劳役便血，胎动不安。用六君、生熟地、升麻、柴胡而愈。

《校注妇人良方·卷十二·妊娠疾病门·妊娠小腹痛方论第十五》

一妊妇内热晡热，或兼寒热，饮食少思，其胎或下坠或上攻。此肝经血虚而火动耳。先用加味逍遥散数剂，次用六君子加柴胡枳壳，各数剂而愈。

妊娠小腹痛，由胞络虚，风寒相搏。痛甚亦令胎动也。［愚按］前症若风寒所搏，用紫苏饮加生姜。气血虚，用八珍汤。脾气虚，用六君子汤。中气虚，用补中益气汤。若腹胀痛，用安胎饮加升麻、白术，不应，兼补中益气汤。

《校注妇人良方·卷十三·妊娠胎动不安当下方论第三·附治验》

鸿胪张淑人，痢疾后胎动，心神不安，肢体殊倦，用八珍散二十余剂渐愈。因劳，加烦热头痛，以大剂补中益气汤，加蔓荆子治之，热痛顿止，仍用前散，又五十余剂而安。其后生产甚易。

一妊娠八月，胎欲坠如产，卧久少安，日晡益甚。此气血虚弱，朝用补中益气汤加茯苓、半夏随愈，更以八珍汤调理而安。

一妊妇霍乱已止，但不进饮食，口内味酸，泛行消导宽中。余曰：此胃气伤而虚热也，当用四君子汤。彼不信，乃服人参养胃汤，呕吐酸水，其胎不安，是药复伤也。仍与四君子汤，俾煎熟，令患者先嗅药气，不作呕则呷少许，恐复呕则胎为钓动也。如是旬余而愈。

《校注妇人良方·卷十五·妊娠下痢黄水方论第二·附治验》

一妊娠因停食，服枳术丸，胸腹不利，饮食益少。更服消导宽中之剂，其胎下坠。余谓此脾气虚而不能承载也。用补中益气及六君子汤，中气渐健，其胎渐安。又用八珍汤加柴胡、升麻调理而痊。

一妇八月胎下坠或动，面黄体倦，饮食少思。此脾气虚弱，用补中益气汤倍白术，加苏梗，三十余剂而安。

《孙文垣医案·卷二·三吴治验》

溪亭子室，妊已七月，梦见亡过祖母，挥拳背打一下，惊醒即觉胎动不安，血已下，大小便皆急，腰与小腹胀疼者五日，此亦事之奇也。迓予为治。两寸脉俱短弱，此上焦元气大虚，当骤补之。人参、阿胶、黄芪、白术各二钱，当归、白芍、条芩、杜仲各一钱，砂仁、香附各五分，苎根嫩皮三钱，葱白六钱。一剂而血止，两剂诸症悉除，而神渐安。四帖后，减去苎根、葱白，调理旬日。足月而产一女。

《女科证治准绳·卷四·胎前门·日月未足欲产过期不产》

一妊妇八个月，胎欲坠似产，卧久少安，日晡益甚。此气血虚弱，朝用补中益气汤加茯苓、半夏随愈，更以八珍汤调理而安。

《医宗己任编·卷四·四明医案》

吴餐霞室人，患妊娠胃口膜胀，不思饮食，口渴，下利，面少精采。医以消导寒凉与之，病转甚而胎不安。予曰：此得于饮食后服凉水所致耳。投以大剂理中汤，数剂而愈。［杨乘六按］水能灭火，饮食后服凉水，则伤胃中之阳可知自宜救之理中，以养胃气。顾见病治病之医家，岂能窥寻及此哉。见其胃口膜胀，不思饮食也，则有消导而已矣；见其口渴下利也，则有寒凉而已矣。岂知胃气转伤，则病势转甚，而彼犹不知其故也。方且调药本对症，而无如其病犯条款耳。呜呼！古今来弄假成真，而求生得死者，十中宁有八九也，冤哉！

《南雅堂医案·卷八·妇科·胎孕门门》

1）脉形虚数，腰腹常痛，胎气不安，势若下坠，系脾胃不足，气血俱虚，失于营养使然，主以补养之剂。生地黄二钱，当归身二钱（酒洗），白芍药二钱，砂仁三分，人参二钱，炒白术二钱，白茯苓二钱，杜仲二钱（炒），川续断钱，炙甘草八分，大枣三枚。

2）怀妊六月，胎动不安，腰腹作痛，乃由脾胃素弱，血虚气郁使然，宜养血调气而胎自安。当归身一钱五分，阿胶一钱，杜仲二钱，砂仁三分，炒白术二钱，白茯苓二钱，桑寄生五分，甘草一钱。

2. 肝脾不调案

《校注妇人良方·卷十二·妊娠疾病门·妊娠心痛方论第十一》

一妊妇心腹作痛，胸胁作胀，吞酸不食。此肝脾气滞，用二陈、山楂、山栀、青皮、木香而愈。又因怒仍痛，胎动不食，面色青黄，肝脉弦紧，脾脉弦长。此肝乘其土，用六君子汤加升麻、柴胡、木香而愈。

《校注妇人良方·卷十二·妊娠疾病门·妊娠小腹痛方论第十五》

一妊妇每因恚，其胎上逼，左关脉弦洪。乃肝火内动，用小柴胡加茯苓、枳壳、山栀而愈。但体倦不食，用六君子汤调养脾土，加柴胡、枳壳调和肝气乃瘥。

一妊妇小腹作痛，其胎不安，气攻左右，或时逆上，小便不利。用小柴胡汤加青皮、山栀清肝火而愈。后因怒，小腹胀满，小便不利，水道重坠，胎仍不安。此亦肝木炽盛所致，用龙胆泻肝汤一剂，诸症顿愈。乃以四君子加柴胡、升麻以培脾土而安。

一妊妇胎上逼，胸满嗳气，饮食少思。此脾气郁滞，用紫苏饮顿安，又用四君子加枳壳、柴胡、山栀而瘥。

《南雅堂医案·卷八·妇科·胎孕门》

1）恼怒动肝，肝脏木火内寄，气火上冲，胎乃不安，日晡潮热，心烦口渴，胸胁胀痛，皆木郁不达之象，拟用小柴胡汤加味治之。柴胡八分，当归身一钱，炒白芍一钱，炙甘草五分，炒白术钱，白茯苓一钱，粉丹皮一钱五分，黑山栀一钱五分，薄荷三分。

2）胎气不安，胸腹胀满，呕吐酸水，脉形弦数，系肝郁气滞所致，以调气为重。制香附一钱五分，藿香一钱，制半夏一钱，陈皮八分，川朴八分，白茯苓一钱，枳壳五分，苏叶八分，芍药一钱，缩砂仁五分（研冲），生姜两片。

3. 胎热不安案

《碎玉篇·下卷·女科》

内热，胎不安。人参、石莲、纹银、茯苓、青苧。

《吴鞠通医案·卷一·温疫》

史氏，二十七岁，癸丑年七月初一日，温热误汗于前，又误用龙胆芦荟等极苦化燥于后，致七月胎动不安，舌苔正黄，烂去半边，目睛突出眼眶之外，如蚕豆大，与玉女煎加犀角。以气血两燔，脉浮洪数极故也。生石膏四两，知母一两，炙甘草四钱，犀角六钱，京米一撮，细生地六钱，麦冬五钱。初二日，烦躁稍静，胎不动，余如故。照前方再服三帖。初五日，大便不通，小便数滴而已，溺管痛，舌苔黑，唇黑裂，非下不可。虽有胎，《经》云：有故无殒，故无殒也。生大黄六钱，元明粉四钱，川朴一钱，枳实一钱，煮两杯，分二次服，得快便即止。初六日，下后脉静身凉，目睛渐收，与甘寒柔润。初十日，复脉汤去刚药。十四日，复脉加三甲。二十日，服专翕大生膏十二斤，至产后弥月方止。

《南雅堂医案·卷八·妇科·胎孕门》

1）胎热不安，脘闷妨食，清其郁火当痊。干地黄二钱，生白芍一钱五分，当归身一钱五分（酒洗），川续断二钱，淡黄芩二钱，白术三钱（土炒）。

2）阴亏火旺，血不养胎，致胎动不安，养血清火，便是安护胎元，无庸过虑。干地黄三钱，炒白芍一钱五分，当归身一钱五分，杜仲二钱，白术二钱，淡黄芩二钱。

第二节

胎死不下

胎儿死于母腹后，不能自行娩出者，称“胎死不下”。

【辨病名】

本病早在《诸病源候论》中已有认识，称为“子死腹中”，后有“胎死不下”“胎死腹中”“死胎不出”“胎死不能出”等病名。

《诸病源候论·妇人难产病诸候·产难子死腹中候》：“产难则秽沃下，产时未到，秽露已尽，而胎枯燥，故子死腹中。”

《经效产宝·卷上》：“疗妊娠经五六日，胎死腹中，或胞衣不出。”

《圣济总录·第一百五十九·产难门》：“治子死腹中，产宫气寒，胎血凝聚，死子难下，破寒堕胎，附子汤。”

《杨敬斋针灸全书·下卷》：“胎衣不下及死胎不出：中极、合谷、昆仑。”

《资生集·卷五·临产门·治产难子死腹中有下法》：“若胎死腹中，惟有下法，下后当从立斋之言为是，不可不知。”

【辨病因】

胎死不下的原因，与惊恐跌扑、感染温疫、伤寒、邪毒侵入胞宫等有关，也和孕母宿有疾病及体质等多种因素有关。

《诸病源候论·妇人妊娠病诸候上·妊娠胎死腹中候》：“此或因惊动倒扑，或染温疫伤寒，邪毒入于胞脏，致令胎死。其候，当胎处冷，为胎已死也。”

《太平圣惠方·卷七十四·治妊娠热病胎死腹中诸方》：“夫妊娠因染瘟疫伤寒，邪毒之气入于胞脏，致令胎死。”

《普济本事方·卷十·妇人诸疾》：“治妇人妊孕五七月，因事筑磕著胎，或子死腹中，恶露下，疼痛不止，口噤欲绝。”

《妇人大全良方·卷十四·妊娠热病胎死腹中方论第八》：“论曰：热病，胎死腹中者何？答曰：因母患热病，至六七日以后，脏腑极热，熏煮其胎，是以致死。缘儿死，身冷不能自出，但服黑神散暖其胎，须臾胎即自出。何以知胎已死？但看产母舌青者，是其候也。”

《察病指南·卷下·妊娠杂病生死外候》：“举重顿仆，致胎死腹中未出，而血不止，冲心闷痛者死。”

《校注妇人良方·卷十七·产难子死腹中方论第六》：“产难，子死腹中，多因惊动太早，其血先下，胎干涸而然也。”

《万病回春·卷六·产育》：“夫子死腹中者，多因惊动太早，或触犯禁，或抱腰太重，或频探试水，胞衣先破，血水先尽而胎干涸故耳。其候产母唇舌青黑者，子母俱死。若舌黑，或胀闷甚者，然其子已死矣。”

《景岳全书·卷之三十九人集·妇人规下·子死腹中》：“凡子死腹中者，多以触伤或犯禁忌，或以胎气薄弱不成而殒，或以胞破血干持久困败。”

《产论翼·通计二十术·死胎候法》：“孕妇患水肿，或有不能及临月，八九月而娩者，多死胎。其能至弥月者，此禀赋坚强。幸免其死者，然千百中有一二而已。凡妊娠八九月，因食伤而娩者，多死胎。凡因食伤而娩者，虽临月之胎，其所占娩儿，能育者，甚少……凡发子痫者，多死胎，少活胎。凡妊中颠仆而娩者，多死胎，亦多横生。凡腰间忽觉若负任者，死胎……凡七八月患热痢，因努力而娩免者，多死胎。如满月者，不必然。”

《秘珍济阴·卷二·达生编上卷·临产》：“或母病伤寒之后，热毒伤胎；又或夫妇同房太多，不能节戒，以致欲火伤胎；又或平日过食椒姜煎炒热物及野味，毒风火毒伤胎；或跌扑损伤，皆致难产，多令胎死腹中。除此之外，更无难者矣。然而房欲伤胎，人多易犯。切切记之。”

《脉诀乳海·卷六·妊娠心腹急痛歌》：“妊娠胎死腹中候，此或因惊动倒扑，或染温疫伤寒邪毒入于胞藏，致令胎死，其候当胎处冷，为胎已死也。”

《郑氏女科真传要旨·胎前门(上卷)·胎前问答》：“问临产时胎死腹中者何也？答曰：产母内热，旬经脏腑熏蒸其胎，又无食热毒之物与交合之所伤，所以子死腹中也”。

【辨病机】

胎死不下，可发生在妊娠期，也可发生在临产时，原因可由孕妇素体虚弱，或孕后久病体虚，气血虚损，胎元失养所致，亦可由于瘀血阻滞气机，碍胎排出。

一、气血虚弱

《女科经纶·卷四·胎前证下·妊娠胎病宜下》：“陈良甫曰：人之胃气壮实，冲任荣和，则胎得其所，如鱼处渊。若气血虚弱，无以滋养，则胎终不能成，宜下之，以免其祸。”

《秘珍济阴·卷二·达生编上卷·临产》：“或问依此言，世间总无难产者耶。曰：偶亦有之。或因母太虚，胎养不足，血气不完。”

二、瘀血阻滞

《圣济总录·卷一百五十九·产难门·子死腹中》：“论曰：胞衣未出，急于胎之未降，子死腹中，危于胞之未下。盖胞胎未下，子与母气通其呼吸，若子死腹中，胞脏气寒，胎血凝聚，冱于死子，气不升降，所以难下。”

《胎产心法·卷中·子死腹中论》：“子死腹中，急于胞之未下。盖胞衣未下，子与母气尚相呼吸，若子死腹中，则躯形已冷，胞藏气寒，胎血凝冷，气不升降。”

【辨病证】

本病的辨证须重视孕妇的舌象、脉象，以及孕妇小腹部是否发冷，阴道流水等，并结合其他各种检查，才能确诊。

一、辨脉象

《史载之方·卷上》：“胎死腹中，其脉洪大而沉，尺泽当溢透下部，不涩不绝即无畏，谓胎不下。当气满贯，所以洪大而沉又溢寸过，若涩而短即死。”

《伤寒六书》：“儿死腹中，脉弦数而涩，面赤或青，或变五色，腹满急痛，喘闷，胎已不动者是也。”

《资生集·卷四·胎前门下·喘》：“吕沧洲曰：有妇胎死于腹，病喘不得卧，医以风邪伤肺治之。诊其脉，气口盛人迎一倍，左关弦动而疾，两尺俱短而离经。因曰：病得之毒药动血，致胎死不下，奔迫上冲，非风寒作喘也。大剂芎归汤，加催生药服之，夜半果下死胎而喘止。”

二、辨舌象

《敖氏伤寒金镜录·结语》：“若孕妇舌见纯蓝者，胎死腹中也。”

《订补明医指掌·卷九·妇人科·难产》：“妇人舌青黑及胎上冷者，子已死，或指甲青，胀闷甚者，口中作屎臭，先以平胃散，投朴硝半两，酒与水各半钟，煎服，胎化血水下。”

《景岳全书·卷之三十九人集·妇人规下·子死腹中》：“但察产母腹胀舌黑者，其子已死。若非产期而觉腹中阴冷重坠，或为呕恶，或秽气上冲，而舌见青黑者，皆子死之证。宜速用下死胎方下之。下后察其虚实，随加调补自愈。若唇舌、面色俱青，则母子皆危之兆也。”

《胎产指南·卷三·临产须知异症·子死腹中辨》：“妊妇三四日不产，胎死腹中，其母唇舌俱红者，母子无事。唇青舌红，母死子活。唇红舌青，母活子死。唇舌俱青，夺命丹主之。”

《秘传内府经验女科·胎死上喘》：“妊母面青，口舌黑，指甲青，此子死也。当用斩烂散打下死胎，急救其母。若面不青黑，指甲红色，其子犹生，不可轻用此药也。”

三、辨阴道流水

《产论翼·通计二十术·死胎候法》：“凡阴中出黄汁，如赤豆汁者，为死胎……凡患疫，儿死腹中者，必阴户下血……凡临产下水不止，探之儿头不润者死胎。”

四、辨腹冷

《彤园医书（妇人科）·卷四·胎前本病门·子死腹中》：“凡一应伤胎，子死腹中者，须急下之，免使上奔心胸。然必验其舌青面赤，肚腹胀大，腹冷如冰，久之口中时出臭气者，方可议下。尤当审其母之虚实寒热，随其宜而下之。”

【论治法】

死胎一经确诊，应当立即处理，从速促其下胎。由于气滞而引起的胎死不下，宜顺气行滞；由于血瘀而致胎死不下，宜行血下胎；如孕妇本身气血已虚，则应固其本元，宜于补气养血方中佐以导引之药。在下死胎时，须注意防止大出血或并发其他严重证候，如发生，应采取多种措施积极救治。

《女科经纶·卷四·胎前证下·子死腹中分寒热用药下法论》：“《圣济总录》曰：胞衣未下，急于胎之未生；子死腹中，危于胎之未下。盖胞衣未下，子与母气，通其呼吸，若子死腹中，胞脏气寒，胎血凝冱，气不升降，古方多以行血顺气药及硝石、水银、硇砂之类。若胎已死，躯形已冷，血凝气聚，复以至寒之药下之，不惟无益，而害母命者多矣！古人用药深于用意。子死之理有二端，用药寒温，各从所宜。有妊娠胎漏，血尽子死者；坠堕颠仆，有内伤子死者；有久病胎萎子死者。以附子汤进三服，使胞脏温暖，凝血流动。盖附子能破寒气堕胎，此用温药之意也。有因伤寒热病温疟之类，胎受邪热毒气，内外交困，因致胎死，留于胞脏。古人虑胎受毒气必胀大，故用朴硝、水银、硇砂之药，不惟使胎不长，又能使胎化烂，副以行血顺气之药，死胎即下也。”

《傅青主女科·女科下卷·难产·子死产门难产六十》：“妇人有生产三四日，儿已到产门，交骨不开，儿不得下，子死而母未亡者。正因其子死而胞胎下坠，子母难离开，母气已收未至，同子气俱绝也。治但救其母而不必顾其子……救母丹，活人颇多，故诘之。”

《温病条辨·解产难》：“死胎不下，不可拘执成方，而悉用通法圆，当求其不下之故，参之临时所现之证若何，补偏救弊，而胎自下也。”

《高淑濂胎产方案·卷二》：“凡胎死腹中，外现指甲青黑，胀闷不食，口中极臭，用平胃散加朴硝五钱，水酒煎服，其胎化成血水而下。如血干而寒者，芎归汤下，或服桂香丸，或服立竿见影方；双胎服蟹爪汤。"

《冷庐医话・卷四・胎产》:"治产妇气血弱而胎死腹中者(其症腹胀作痛,一日不下,其脉两尺沉伏,微动无神),熬益母膏,以川芎、当归、肉桂、葵子煎汤,调服二三盏,胎即下,其治最善。"

【论用方】

一、治胎死不下方论

1. 论涤胎散

《医略六书・女科・临产・卷二十九》:"产妇触损胎元,子遂死于腹中,故疼痛不止,小腹重坠焉。官桂温经暖血,丹皮散瘀下胎,川芎行血海以调血气,葵子滑产门以逐死胎也。为散,葱白汤下,使阳气通行,则血气调和,而冷热并化,死胎岂能久羁腹中？而乘药势速下,其腹中疼痛有不霍然者乎。"

2. 论黑神散1)

《医略六书・女科・临产・卷二十九》:"产妇跌扑触损,胎死腹中,故脐腹冰冷,而腹内绞痛,面赤舌青,乃为的确之候,较难产更危。熟地补肾滋血,疗损伤之冲任;肉桂温经暖血,消胎死之阴翳;赤芍破瘀降浊以下胎;蒲黄破瘀通经以逐胎;当归养血荣经,专润胎燥;草霜温经摄血,力送死胎;黑豆补肾解毒,勿伤产母;炮姜温中逐冷,立挽回阳;甘草调和胃气以缓中州也。为散,温酒调下,俾阴翳消散,则腹中无不温暖,而阳和焕发,死胎其能羁留于腹中乎?"

3. 论黑神散2)

《陈素庵妇科补解・胎前杂症门・卷三・妊娠热病胎死方论》:"此方干姜、鹿角屑皆行血之品,辛热故也;赤芍、生蒲黄、归尾、红花、香附、陈皮皆破血行气之药;白芷能排痛;朴消能烂胎,咸寒涩能坠,使胎下行,且能行胞中之水而易出也。"

4. 论花蕊石散

《成方便读・卷二・理血之剂》:"花蕊石散为破血之峻剂,功专化血为水。花蕊石化其既瘀之血;硫黄补下焦之火,以祛阴邪,童便有降下之功,且以制二石之悍性耳。"

5. 论加味佛手散

《陈素庵妇科补解・胎前杂症门・卷三・妊娠因惊胎动方论》:"方中鹿角、姜、桂加以红花使引辛热以下胎,加麝香以开窍,佐以白芷、蒲黄、赤芍、陈皮排胀行血,而芎、归、母、地更入童便,所以救母命于无危也。"

6. 论利胎散

《医略六书・女科・临产・卷二十九》:"孕子三五七月,触损其胎,故脐腹疞痛,小腹重坠,乃为胎死腹中确候,不下必不得安。大腹子破滞下气以逐胎,赤芍药破瘀泻火以下胎,滑石通窍逐胎以开产户,瞿麦通闭逐胎以利湿热,冬葵子滑胎利窍,榆白皮滑窍下胎,赤苓利营渗水能清水府,甘草和胃缓中兼调气化,黄芩清里热以降下,当归养血脉以滑胎也。为散水煮,使瘀化气调则死胎不得羁留而乘药势速下,何脐腹疞痛之不痊哉?"

7. 论霹雳夺命丹

《医略六书・女科・临产・卷二十九》:"产妇伤寒坏病,胎死腹中。故舌青面赤,惟期存活母命而已。黑铅性重坠,水银体轻滑,熔结成砂,以逐死胎之速降;蚕蜕蜕皮肤,蛇蜕窜经络,浅深并济,以逐死胎而不羁;乳香散瘀活血,血余去瘀生新,千里马疾行无羁,不使死胎稽留于腹中。猪心血为丸,金银箔为衣,急流水温调,务使死胎速下,则伤寒坏病亦解,而经府肃清,何虑面赤舌青之危哉。"

8. 论下胞葵子汤

《医略六书・女科・临产・卷二十九》:"产后瘀血内结,新血不行,故胞衣干涩不下,遂成危迫之证。冬葵子滑胞利窍道,杜牛膝破瘀下胞衣,水煎入蜜以润之,务使瘀血化而新血行,则胞门润泽,而胞衣无不自下,何危迫之有哉。"

9. 论下胎散

《医略六书・女科・临产・卷二十九》:"产妇胎死腹中,胀满疼痛,致二便不通,气迫欲绝焉。大黄荡涤壅闭以逐死胎,肉桂开通产门以宣壅闭,桃仁破瘀开结以下胎,甘草和胃缓中以调气,冬葵子利窍门以滑死胎也。为散,葱白汤下,使二便通利,则瘀化气行,而死胎不致久羁腹中,何患胀满不退、气迫不顺乎?"

10. 论芎归加黑豆汤

《医林纂要・卷八》:"临产催生,芎归汤可矣。其有伤胎伤血,及胎死不下,则用此方,产后亦可。以芎、归滋血行血,而黑豆补腰肾,童便滋阴去瘀。”

11. 论紫金牛膝丸

《医略六书·女科·胎前·卷二十八》:“杜牛膝破瘀血以下死胎,紫金藤降瘀血以逐秽,当归养血荣经脉,肉桂温经通闭结,葵根滑胎利产,麝香通窍辟秽。米粥为丸,朱砂为衣,乳香汤下,使瘀滞消化,则死胎自下不羁,而腹内重痛无不退,腹内如冰无不暖矣。”

二、治胎死不下方

1. 真珠汤(《备急千金要方·卷二·妇人方上·子死腹中第六》)

治胎死腹中。

真珠(一两) 榆白皮(切,一升)

以苦酒三升煮取一升,顿服。

2. 大豆紫汤(《备急千金要方·卷三·妇人方中·中风第十二》)

治妊娠伤折,胎死在腹中三日。

大豆(一升,熬令焦) 好酒(二升)

合煮令沸,随人多少服,取令醉。

3. 地黄粥(《太平圣惠方·卷一百九十·食治妊娠诸病》)

治妊娠漏胎,胞干胎死。

生地黄汁(三合) 糯米(三合)

上煮糯米作粥,临熟下地黄汁,搅调令匀,空腹食之。

4. 水银丸(《太平圣惠方·卷七十七·治产难子死腹中诸方》)

治妊娠,胎死腹中不出。

水银(半两) 硫黄(一分,与水银结为砂子) 白矾(半两,灰) 硇砂(半两)

上为细末,煮枣肉为丸如绿豆大。每服五丸,煎榆白皮酒送下。腹痛即胎下。

5. 瞿麦散(《太平圣惠方·卷七十七·治产难子死腹中诸方》)

治妊娠,经三五个月,胎死在腹内不出。

瞿麦(半两) 滑石(三分) 当归(一两,锉,微炒) 赤芍药(三两) 榆皮(三两) 大腹子(三两) 葵子(半两,微炒) 甘草(半两,炙微赤,锉) 子芩(半两) 赤茯苓(半两)

上为粗散。每服四钱,以水一中盏煎至六分,去滓温服,不拘时候。

6. 五积散(《博济方·卷二》)

治难产、胎死腹中。

苍术(二十两) 桔梗(十两) 陈皮(六两,去白) 吴白芷(六两) 厚朴(二两,去皮) 枳壳(四两,麸炒) 官桂(去皮,春夏用三两,秋冬用四两) 芍药(一两) 白茯苓(一两,去皮) 当归(二两) 人参(二两) 川芎(一两半) 甘草(三两) 半夏(一两,洗七遍) 干姜(春夏用一两半,秋冬用三两)

上各洗净,焙干。除官桂、桂壳另杵外,诸药同为粗末,分作六分,于大铁锅内以文武火炒令微赤黄熟为度,不可令焦,取出以净纸衬,安板床下,候冷,却入前枳壳、官桂末和匀,密器内收贮。以末二钱,水一盏,煎至七分服。

7. 顺元散(《苏沈良方·卷三》)

治产妇气乏难产,胎死腹中。

乌头(二两) 附子(炮,一两) 天南星(一两,炮) 木香(半两)

上用药一钱,五积散同煎热服;或以水七分,酒三分,煎服。

8. 肉桂散(《苏沈良方·卷十·引灵苑方》)

治热病胎死腹中。

黑豆(二两,炒熟,去皮) 肉桂(一两) 当归(一两,炒) 芍药(一两) 干姜(炮,一两) 干地黄(一两) 甘草(一两) 蒲黄(纸包,炒,一两)

上为末。每服二钱,温酒调下,日三次。疾甚者三次,无疾二次,七日止。

9. 鹿角屑汤(《伤寒总病论·卷六》)

治妊娠热病,胎死腹中。

鹿角屑(一两)

用水一碗,葱白五茎,豉半合,煎六分,去滓,温作二服。

10. 益母草饮子(《伤寒总病论·卷六》)

治妊娠热病,胎死腹中。

益母草(绞汁)

每服半升。

11. 保安膏(《圣济总录·卷一三〇·一切痈疽诸疮膏药》)

治难产并胎死腹中。

当归(切,焙,一两) 附子(去皮脐,一两) 芎䓖(一两) 防风(去叉,一两) 白蔹(一两)

升麻（一两） 细辛（去苗叶，一两） 侧柏（一两） 萆薢（一两） 桃仁（去皮，半两） 甘草（半两） 桑根白皮（半两） 垂柳枝（半两） 白芨（半两） 黄芪（半两） 白芷（半两） 白僵蚕（半两） 铅丹（研，五两） 雄黄（研，半两） 麝香（研，半两） 硫黄（研，半两） 杏仁（去皮，三分） 丹砂（研，一分）

上㕮咀，以麻油二斤，于新瓷器内浸药一宿，次日纳铛中，文武火炼，候稀稠得所，以绵滤去滓，入雄黄、铅丹、丹砂、麝香、硫黄等物再煎，须臾息火，别入黄蜡四两，候药凝稍过，倾入热瓷器内盛之，勿令尘污。酒化下半两。

12. 蒲黄散（《圣济总录·卷一百五十九·产难门·息胞》）

治胎死腹中，若干已出，胞衣不下，腰背痛。

蒲黄（微炒，三分） 甘草（炙，三分） 桂（去粗皮，三分） 陈橘皮（汤浸去白，焙，三分） 牛膝（去苗，酒浸切，焙，一两）

上为散。每服二钱匕，温酒调下，不拘时候，以下为度。

13. 葵子汤（《圣济总录·卷一百五十九·产难门·子死腹中》）

治胎死腹中，干燥著背。

葵子（一升） 阿胶（五两）

上为粗末。每服三钱匕，水一盏煎至七分，去滓温服，连三二服，未下再服。

14. 半夏散（《全生指迷方·卷四》）

治胎死腹中，其母面赤舌青者，亦治横生逆产。

半夏（汤洗七遍，薄切片，姜汁浸三日，炒干）

上为末。每服一钱，温酒调下；不能饮酒者用汤。

15. 催生丹（《产育宝庆集·卷上》）

治胎死腹中，或产母气乏萎顿，产道干涩。产妇阵疏难产，经二三日不生。

苍术（米泔浸，二两） 桔梗（一两） 陈皮（六钱） 白芷（三钱） 桂心（三钱） 甘草（炙，三钱） 当归（二两） 川乌头（炮，去皮尖，二两） 干姜（炮，二两） 厚朴（制，二两） 南星（炮，二两） 附子（炮，去皮脐，二两） 半夏（汤洗七次，二两） 茯苓（二两） 芍药（二两） 杏仁（炒，去皮尖，二钱五分） 阿胶（面炒，二钱五分） 川芎（一钱半） 枳壳（面炒，四钱） 南木香（一钱）

上为末。每服一大钱，温酒送下；觉热闷，用新汲水调白蜜服。

16. 黑神散

1）《产育宝庆集·卷上》

治热病胎死或胎损，体气虚寒，败血不散。

桂心（一两） 当归（一两） 芍药（一两） 甘草（炙，一两） 干姜（炮，一两） 生地（一两） 黑豆（炒，去皮，二两） 附子（炮，去皮脐，半两）

上为末。每服二钱，空心温酒调下。须臾，胎气温暖即自出。

2）《陈素庵妇科补解·胎前杂症门·卷三》

治妊娠热病胎死腹中。母患热病至六七日以后，病热势不解，脏腑积热熏蒸致胎难保，儿死胎冷，浆水里胀不能自出。

赤芍 桂心 归尾 干姜 蒲黄 白芷 香附 益母草 黑豆 生地 陈皮 红花 朴消 鹿角屑 童便

水煎服。

17. 锡粉丸（《鸡峰普济方·卷十二·妇人》）

治妊娠胎死腹中，其母面色赤，舌青者。

锡粉（一钱） 水银（一钱）

上同研，不见水银为度，枣肉和丸如豌豆大。每服五十丸，瞿麦汤送下。

18. 返魂散（《产宝诸方》）

治胎死腹中，经四五日，母腹胀，脐下冷者；或更月腹中子死胖胀，母气未绝，心头略温者。

多年陈豆酱（二合，晒干，于新瓦上炒令烟白，取摊于地上，少时为末用之） 黑鲤鱼口（并皮作片，起取肉，烧灰存性）

每服鱼末三钱、酱末一钱，二味和匀，用陈米饮调下，轻者一服，重者二服。

19. 乌金散

1）《洪氏集验方·卷五》

治母热疾后胎死在腹，难产，生衣不下。

血余（半两） 鲤鱼皮（一两，二味各用一藏瓶去底入药，盛讫，却用瓦子盖，用好纸筋盐泥固济，用木炭火五斤烧通赤，取藏瓶放冷，打开出药） 没药（半两） 红花一分（生用） 伏龙肝（一分，灶下取烧赤者土是） 凌霄花（半两，色鲜者，焙） 好香墨（半两，生用） 干柏木（一分，细研入，香好者可使） 当归（半两，去梢土，

微炒令香用之）

上为细末。以酒一盏煎取八分，调药二钱，空心频服之。用无灰酒大妙。

2）《世医得效方·卷十四·产科兼妇人杂病科·保产》

治难产热病，胎死腹中。

熟地黄（洗，切，焙干，酒炒，一两） 真蒲黄（一两） 大当归（一两） 交趾桂（一两） 杨芍药（一两） 军姜（去皮，一两） 粉草（一两） 小黑豆（四两） 百草霜（五钱）

上为末。每用二钱，米醋半合许，沸汤六至七分浸起，温服。

20. 延龄丹（《三因极一病证方论·卷十八》）

治胎死腹中，胞衣不下。

熟地黄（半两） 川芎（半两） 防风（半两） 槟榔（半两） 芜荑（炒，半两） 蝉蜕（洗，半两） 柏子仁（别研，半两） 马牙消（烧，半两） 人参（半两） 黄芪（半两） 白蔹（半两） 川椒（半两） 鲤鱼鳞（烧，一两） 晚蚕砂（炒，一两） 当归（一两） 木香（一两） 附子（炮，去皮脐，一两） 石膏（煅，一两） 泽兰（一两） 藁本（一两半） 厚朴（姜制，炒，一两半） 甘草（炙，一两半） 白姜（炮，一两半） 红花（炒，一分） 吴茱萸（洗，一分）

上为末，炼蜜为丸如弹子大。每服一丸，胎死腹中，胞衣不下，并用生地黄汁、童便、酒各一盏，煎二服调下。

21. 乌鸡煎（《三因极一病证方论·卷十八》）

治胎死不动，胞衣不下。

吴茱萸（醋煮，一两） 良姜（一两） 白姜（炮，一两） 当归（一两） 赤芍药（一两） 延胡索（炒，一两） 破故纸（炒，一两） 川椒（炒，一两） 生干地黄（一两） 刘寄奴（一两） 蓬莪术（一两） 橘皮（一两） 青皮（一两） 川芎（一两） 荷叶灰（四两） 白熟艾（用糯米饮调饼，二两）

上为末，醋糊为丸如梧桐子大。每服三五十丸，斑蝥二十个煎酒送下。

22. 追命散（《卫生家宝产科备要·卷七·产后方》）

治产妇危恶变证，胎死上冲，闷运欲绝。

半两钱（四十至五十文，火煅通赤，淬酽醋中不计次数，于醋底淘取淬下碎铜末研之，粗碍乳锤者去之，别以水淘，澄取如粉者，纸上渗干，二钱一字） 巴豆（去皮壳心膜，三钱半，用酸浆水一盏，煮至水欲尽焙干，研如泥） 大黄（绵纹紧实者，八钱，用小便浸七日，每日一换，日足，湿纸裹煨熟，薄切，焙干为末，三钱半） 羊胫炭（即炭中圆细紧实如羊胫骨者，取三至四寸，却作十余段，别以着炭同烧通红，淬入醇酒中，如是七遍，烘干为末，半两）

上合和为散，于瓷罐子实筑，蜡纸密封，收高处。每一服一字至半钱，浓煎当归酒和小便调下；伤折即全用酒，多饮不妨；若产妇血未定，及素饮酒人，即少借酒力行药，多以童便下之可也。

23. 黑散子（《卫生家宝产科备要·卷六·产后诸方》）

治产前胎死。

琥珀（别研细，半两） 朱砂（别研，半两） 京墨（煅通赤，放冷用，半两） 血苗灰（即鲤鱼鳞灰也，半两） 新罗白附子（炮裂，半两） 百草霜（乃锅底上黑煤也，半两） 黑衣（即灶额上煤也，倒挂者亦得，又谓之乌龙尾，蚕茧灰亦得，半两） 麝（别研，极细，一分） 白僵蚕（锉，炒去丝嘴，一分） 川当归（洗去芦须，切，焙，一分）

上为末。每服二钱，炒姜温酒调下。

24. 鲤鱼汤（《女科百问·卷下·第五十九问大小二便秘结不通》）

治胎死腹中，两脚浮肿。

当归（四钱） 白芍药（去皮，四钱） 白术（半两）

上㕮咀。每服四钱，用鲤鱼一尾，不拘大小，破洗去鳞肠，白水煮熟，去鱼，每服鱼汁一盏半，加姜五片，橘皮少许，煎一盏，空心服。如胎水去未尽绝，再服。

25. 催生神妙乳珠丹（《妇人大全良方·卷十七·产难门·催生方论第三》）

治胎死不下，或胎下胞衣未下。

乳香（细研）

上以猪心血为丸如梧桐子大，朱砂为衣，晒干。用黑豆三合，好醋半升，煮令豆烂，取汁一盏放温，化下药一粒，须臾便下矣，万一未下，亦可再服。

26. 大紫豆汤(《续易简方论·卷四》)

治妊娠折伤,胎死腹中。

羌活(一两)　大豆(一升)　酒(三升)

上以酒浸羌活,煎沸,别炒大豆极焦,急投酒中,密封候冷。

27. 蒲黄黑神散(《续易简方论·后集·卷二》)

治妇人胎死腹中,四肢冷,吐沫,爪甲青黑,或胎衣不下,血晕,口干痞闷,乍寒乍热,四肢浮肿。

生熟干地黄(一两半,熟者须是自蒸九遍,或二十余遍,如黑角色,不可经冷水,增秤一两)　生者干秤(半两)　当归(酒浸半日,焙,一两一分)　肉桂(去粗皮,一两一分,不见火)　干姜(炮,一两一分)　白芍药(一两)　甘草(炙,一两)　真蒲黄(白纸衬炒,一两)　附子(炮,二钱)　黑豆(一两半,炒,去皮)

上为细末。每服三钱匕,温酒滴服,须臾胎暖自下。

28. 霹雳夺命丹(《严氏济生方·妇人门·校正时贤胎前十八论治》)

治妇人坐草,蓦然气痿,目翻口噤。盖因恣意喜怒,遂致卫竭荣枯,胎转难动。坐草时,用性过多,腹痛又不能孰忍,目翻口噤,面黑唇青,沫出口中,子母俱殒,若两脸微红,子死母活。

蛇退(一条,入瓦磁罐内煅)　千里马(路上左脚旧草鞋一只,净洗烧灰,一钱)　金箔(七片)　银箔(七片)　发灰(一钱)　马鸣退(蚕退,烧灰,一钱)　乳香(半钱,别研)　黑铅(二钱半,用小挑子火上熔,投水银七分半,急搅,结成砂子,倾出,细研)

上为细末,以豮猪心血为丸如梧桐子大。倒流水灌下二丸,如灌不行,化开灌之。

29. 活水无忧散(《郑氏家传女科万金方·胎前门(上)·十月怀胎调治法》)

治产妇横产,胎死腹中。

益母草(二两)　急性子(即金凤子,四钱)　当归(四钱)　陈枳壳(一两)　生地黄(二钱)　白芍药(二钱)　苏叶(二钱)　甘草(八分)　肉桂(一钱)　川芎(一钱)　陈艾(一钱)　生鲤鱼(一个)

上为散,分作二服。每服用水三碗,煎至二碗,临服之时加入好醋一匙,每一碗和调乌金丸一丸服。如其死胎不落,急取无根水煎药滓,连服二服,救其性命。

30. 乌金丸(《郑氏家传女科万金方·胎前门(上)·十月怀胎调治法》)

治临产艰难,横生逆产,胎死不下。

阿胶(十四两,炒)　熟艾(二两)　谷芽(二两)　麦芽(日晒干,二两)　龙衣(即蛇退之壳,要全者,又要蛇头下山者妙,一条)　败笔(即苏木,二两)

五月五日取角黍煎炼,同捣前药,均匀为丸,如梧桐子大。

31. 催生汤(《世医得效方·卷十四·产科兼妇人杂病科·保产》)

治妊娠欲产,痛阵尚疏,难产经二至三日不生,胎死腹中,或产母气乏萎顿,产道干涩。

苍术(二两,米泔浸洗切,焙黄色)　小原枳壳(麸炒去瓤,一两)　白桔梗(一两)　薄陈皮(去白,一两)　杨芍药(一两)　川白芷(一两)　大川芎(一两)　大当归(去尾,一两)　交趾桂(去粗皮,不见火,五钱)　半夏(汤洗,五钱)　粉草(五钱)　麻黄(去节,五钱)　军姜(去皮,五钱)　厚朴(去粗皮,姜汁炒,五钱)　南木香(不见火,五钱)　杏仁(去皮尖,别研,五钱)　白茯苓(五钱)

上为末。每服二钱,顺流水温暖调下;若觉热闷,白蜜汤送下,或锉散,入真米醋一合煎服。才觉痛密,破水后便可服。

32. 川芎蒲黄黑神散(《普济方·卷三百五十七·产难门·产难子死腹中》)

治胎死腹中,及衣带断者。

地黄(蒸晒九次或二一次如黑角色,不可经冷水,称一两生者,煮取半两)　当归(酒浸火焙,称一两一分)　肉桂(去粗皮,不见火,一两一分)　干姜(一两一分)　白芍药(一两)　甘草(炙,半两)　真蒲黄(白纸上焙,一两)　附子(炮,二钱)　黑豆(一两半,炒,去皮)　川芎(一两)

上为细末。每服三钱半,并用童便调下。若胎已死腹中,四肢冷,口出沫,爪青黑,温酒调服,须臾胎暖自下。

33. 夺命散(《普济方·卷三百五十七·产难门·产难子死腹中》)

治胎死腹中危甚。

白扁豆(生,去皮)

上为末。每服一钱，米饮调下；未下，煎数服亦可。

34. 花蕊石散（《普济方·卷三百四十八·产后诸疾门·产后血晕》）

治产后风欲绝，败血不尽，血迷血晕，恶血奔心，胎死于腹中，胎衣不下，至死者，但心头热。

花蕊（一斤） 土赤硫黄（四两）

上相拌匀，先用纸和胶泥，固瓦罐子一个内，可容药，候泥干入药在内，泥密封口，纳焙笼内，焙令透热，便安在四方砖上，书八卦五行，用炭一秤，笼迭周匝，自巳、午时从下生火，会渐渐上彻，有坠下火，放火上，直至经宿，火冷定，取出研细，以绢罗至细，瓷盒内盛，依法用。人可时时收蓄，以防急难。妇人产后胎衣不下至死者，但心头热，急以童子小便一盏，取下恶物如猪肝，终身无血风、无气痰。

35. 立效丸（《普济方·卷二百七十二·诸疮肿门·诸疮肿》）

治胎死不下。

蟾酥（一钱） 朱砂（二口） 龙脑（一字） 麝香（五分）

上为细末，用头首孩儿乳汁为丸如黄米大。每服二丸，童便、荆芥汤送下。

36. 朱雄丸（《普济方·卷三百五十七·产难门·催生》）

治难产，横生倒生，或胎死不出。

雄黄（一钱） 朱砂（一钱） 蓖麻子（十四粒，去皮） 蛇蜕（一尺）

上为细末，浆水饭为丸如弹子大。临产时，先以椒汤淋洗脐下，次以药安于脐中，用油纸数重敷药上，以帛系之，须臾即生，急取下。一方用蜡纸亦可。

37. 硇砂散（《玉机微义·卷四十九·妇人门》）

治胎死腹中不下。

硇砂（一两，研细） 当归（一两）

上为极细末。只分作二服，温酒调下，如重车行五里，不下，再服。

38. 催生如圣散（《医方类聚·卷二百二十八·妇人门二十三》引《局方》）

治胎脏干涩，难产痛剧，或胎死不下。

黄蜀葵花（不拘多少，焙干）

上为末。熟汤调下；煎红花、温酒调下。

39. 保生大佛手汤（《陈素庵妇科补解·胎前杂症门·卷三》）

治妇人怀孕，或从高坠下，致伤胎气，腹痛见血；或举重用力，便有筑磕伤胎之患，以致胎动下血不止，或胎死腹中。

当归（一两五钱） 川芎（一两） 杜仲（一两） 甘草（五钱） 香附（五钱） 阿胶（五钱，溶化入） 熟艾（五钱）

水煎成入胶，分二次服。

40. 加味佛手散（《陈素庵妇科补解·胎前杂症门·卷三》）

治胎死腹中，孕妇神气清爽，能食，腹不胀满，上焦气不喘急。

川芎 当归 赤芍 生地 红花 白芷 陈皮 益母草 干姜 官桂 甘草 麝香 蒲黄 童便 鹿角屑

水煎服。

41. 至宝得生丹（《急救良方·卷二·妇人第三十八》）

治妊娠胎动不安，子死腹中。

秦归（酒炒，四两） 益母草（一斤） 木香（一两） 柴胡（醋炒，一两） 川芎（五钱） 白芍（炒，四两）

上为细末，白蜜为丸，赤金箔为衣，大者一百张。用炒盐汤、童便、黄酒服。

42. 如圣膏（《医学入门·外集·卷七·妇人小儿外科用药赋》）

治胎死腹中，胞衣不下。

巴豆（十六个） 蓖麻子（四十九个） 麝香（二钱）

共捣如泥，摊绢帛上。如胎死腹中，贴脐上一时，产下即时揭去；如胞衣不下，贴脚心，胞衣下即洗去。若稍迟肠便出，即以此膏涂顶上即入。

43. 加减黑神散（《古今医鉴·卷十二·妊娠》）

治妊娠热病六七日后，脏腑极热熏蒸其胎，致胎死腹中，胎冷不能自出者。

生地 赤芍 桂心 归梢 蒲黄 鹿角屑 红花 白芷 朴消 黑豆 附米 益母草

水煎服。

44. 催生如圣汤（《四明宋氏女科秘书·产

育门》）

治妊妇欲产，痛阵尚疏，经二至三日不生，或产母气乏萎顿，产道干涩，致令难产及胎死不下者。

苍术 枳壳 桔梗 陈皮 芍药 白芷 川芎 当归 肉桂 半夏 甘草 干姜 厚朴 木香 杏仁 茯神

上加生姜三片，大枣三枚，顺流水煎服。才觉腹痛，但破水后，即可服此药。

45. 家宝丹（《先醒斋医学广笔记·卷二》）

治妇人产难，胎衣不下，血晕，胎死腹中，及产后小腹痛如刀刺。

何首乌（二两，取鲜者，竹刀切片，晒干） 川乌（四两，先用湿纸包煨，去皮） 草乌（四两，温水浸半日，洗去黑毛，刮去皮，与川乌同切厚片，将无灰酒和匀，入砂器中，炭火慢煮，渐渐添酒，煮一日夜，以入口不麻为度） 苍术（四两，米泔浸一宿，去皮，切片，酒炒） 大当归（二两，酒洗） 白附子（二两，去皮） 麻黄（去头节，滚汤泡去沫，四两） 桔梗（炒，四两） 粉草（炙，四两） 防风（四两） 白芷（四两） 川芎（四两） 人参（四两） 天麻（四两） 大茴香（炒，四两） 荆芥（炒，四两） 白术（面炒，四两） 木香（一两） 血竭（一两） 细辛（一两）

上为极细末，炼蜜为丸如弹子大，每丸重二钱。酒化开，和童便送下；如不能饮者，酒化开，白汤送下。

46. 产宝丸（《奇方类编·卷下》）

治逆生难产，胎死腹中，产后诸疾。

大黄（一斤，晒干，为末） 苏木（三两，劈细，河水五碗，煎汁三碗，去滓存汁） 红花（三两，略炒黄色，用好短水白酒五碗，煎汁三碗，去滓存汁） 黑豆（三升，煮熟取汁三碗，并取豆皮晒干存用。将大黄末入醋五宫碗，搅匀，文武火熬成膏，次下豆汁、苏木汁、红花汁，渐渐加下，时时搅动，勿令生焦，候成膏取起听用） 当归（酒洗蒸，晒干，一两） 川芎（蒸，晒，一两） 香附（醋炒，一两） 熟地（晒干，一两） 玄胡（生用，一两） 苍术（米泔水浸炒，一两） 蒲黄（微炒，一两） 赤茯苓（蒸晒，一两） 白茯苓（蒸晒，一两） 桃仁（去皮尖油，晒干，一两） 三棱（醋炒，五钱） 牛膝（酒浸蒸，晒干，五钱） 地榆（去梢，蒸晒干，五钱） 甘草（生用，五钱） 五灵脂（醋炒，五钱） 羌活（蒸晒干，五钱） 陈皮（生用，五钱） 广木香（五钱） 赤芍（炒，五钱） 山茱萸（去核，炒，五钱） 人参（炒，五钱） 木瓜（酒浸晒干，三钱） 青皮（生用） 白术（土炒，三钱） 乳香（炙，二钱） 没药（炙，二钱） 良姜（生用，四钱） 乌药（二钱五分，蒸晒干） 饭锅粑（九两，焦黄者佳，取锅底下手掌大一块）

上药同黑豆皮俱为末，投入大黄膏内捣千余下，为丸如龙眼大，带湿重二钱四分；如干难为丸，加酒少许，再捣，以成丸为度；晒干，如阴天以火烘干，新瓷器收贮，忌铁器。每服一丸，照症用引，俱以童便、黄酒各半，连服二丸，立效。

47. 琥珀黑散（《女科指掌·卷四·临产门·横生逆生》）

治横生、逆生及胎死、胞衣不下。

琥珀（五钱） 朱砂（五钱） 松烟墨（各另研末，五钱） 人参（五钱） 附子（炮，五钱） 百草霜（五钱） 僵蚕（一钱，炒） 乳香（一钱一分） 当归（三钱） 黑衣（即灶突上尘，五钱）

上为末。每服二钱，姜酒、童便送下。

48. 榆皮汤（《胎产心法·卷中·子死腹中论》）

治胎死腹中；或母有疾，欲下胎，或难生者。

榆白皮

细切，煮汁三升，服之即下。

49. 立候下胎散（《胎产心法·卷中·子死腹中论》）

治胎死不下，死在顷刻。

皮消（一钱，少壮者一钱五分） 大附子（三至五分，煨，去皮。体弱者用，壮者不用）

用黄酒半钟，煎一至二沸，温服，立下。

50. 涤胎散（《医略六书·女科·临产·卷二十九》）

治胎死腹中，疼痛不止，小腹重坠，脉紧细者。

官桂（一两半） 丹皮（一两半） 川芎（八钱） 冬葵子（三两）

上为散。每服三钱，加葱白三枚，煎汤调下。

51. 利胎散（《医略六书·女科·临产·卷二十九》）

治胎死未足月，脐腹疞痛，小腹重坠，脉数涩者。

大腹子(一两半) 冬葵子(三两) 赤苓(一两半) 赤芍药(一两半) 榆白皮(三两) 黄芩(一两半) 飞滑石(三两) 瞿麦(三两) 当归(三两) 粉草(一两半)

上为散。每服四钱,水煎,去滓温服。

52. 脱胎散(《医略六书·女科·临产·卷二十九》)

治产逆胎死,脉沉者。

蛇蜕(全条,香油灯炙) 麝香(一钱) 葱白(七枚)

上为末,炼蜜为丸。每服一钱许,童便和酒煎,去滓服。

53. 下胞葵子汤(《女科指要·卷五·产后门·胞衣不下》)

治胎死腹中,若母病欲下之。

牛膝(三两) 葵子(一升)

以水七升,煮取三升,分三服。

54. 下胎散(《女科指要·卷四·临产门·选方》)

治子死胞干,脉大者。

大黄(三两) 桃仁(三两) 肉桂(一两半) 甘草(一两半) 冬葵子(三两)

上为散。每服三钱,葱白汤调下。

55. 紫金牛膝丸(《医略六书·女科·胎前·卷二十八》)

治胎死腹中,脉滞者。

紫金藤(一两) 杜牛膝(三两) 当归(二两) 肉桂(五钱,去皮) 麝香(三钱) 蜀葵根(二两)

上为末,粥为丸,朱砂为衣。每服三钱,乳香汤送下,以死胎下为度。

56. 三妙膏(《仙拈集·卷三·妇人科·妊娠》)

治横生逆产,胎死腹中,胞衣不下。

蓖麻仁(十九粒) 巴豆(八粒) 麝香(半分)

共捣如泥。摊贴脐下丹田穴,须臾即下,急急洗去。

57. 独胜膏(《仙拈集·卷三·妇人科·妊娠》)

治难产胎死,胞衣不下。

蓖麻仁(十四粒,去壳)

捣如泥,涂两足心,立刻即下,急洗去;不去,子肠即出。如出,仍以此膏涂顶心,肠即缩回,急去之。

58. 芎归加黑豆汤(《医林纂要·卷八》)

治横生倒产,死胎不下,血上冲心,并治产后血瘀腹痛,发热头痛。

当归(五钱) 川芎(三钱) 黑小豆(一合,炒焦,乘热淬水中煎)

水七分,酒三分,同煎至七分,加童便冲服。

59. 观音普济丹(《卫生鸿宝·卷五·女科》)

治难产,交骨不开,横生倒养,胎衣不下,子肠努出,胎死腹中。

陈徽墨(五钱,顶烟无麝者佳,先置烘箱烘软切开,再和后药研磨) 百草霜(五钱,微烘俟干透细罗) 东天麻(透明者,四钱) 广木香(三钱,忌火,上三味并忌泡水) 飞面(三钱,烘干罗净)

上药各为细末,罗去粗头,再入陈墨,细罗,取长流水为丸,每料分四九粒,晒干瓷瓶收贮。每服一丸,陈老酒送下。

60. 加味脱花煎(《不知医必要·卷四》)

治胎死腹中,非产期而觉腹中阴冷重坠,或为呕恶,或秽气上冲,舌见青黑者。

当归(七钱) 牛膝(盐水炒,二钱) 川芎(二钱) 肉桂(去皮,另炖,一钱) 红花(一钱) 车前(一钱五分) 朴消(三钱)

水煎好,加入朴消,再煎三四沸服。

61. 斩烂散(《秘传内府经验女科·卷四》)

治胎死腹中,面青口舌黑,指甲青者。

肉桂(一钱) 白芷(二钱) 滑石(三钱) 斑蝥(五个)

煎服。

【论用药】

1. 水银

《证类本草·卷四·水银》:"《梅师方》:治胎死腹中不出,其母气绝。以水银二两吞之,立出。"

2. 羊血

《本草纲目·兽部第五十卷·兽之一·羊》:"妊娠胎死不出,及胞衣不下,产后诸疾狼狈者。刺羊血热饮一小盏,极效。(《圣惠方》)"

《得配本草·卷九·兽部·羊》:"咸,平。补血凉血。主治女人血虚风热(宜新血热服)。刺血热饮,治妊娠胎死不下。”

3. 红蓝花

《证类本草·卷九·红蓝花》:“味辛,温,无毒。主产后血晕口噤,腹内恶血不尽绞痛,胎死腹中,并酒煮服。”

《汤液本草·卷三·草部·红蓝花》:“《本草》云:主产后血晕,胎死腹中,并酒煮服。”

《滇南本草·第二卷·红蓝花》:“二经,血分之药。《本草》亦谓之红蓝花、蓝叶红花,滇中处处有之。主治胎死腹中,凡产难者,服之易生,兼止血晕。诚胎产仙丹,女科要药也。”

《本草蒙筌·卷三·草部下·红蓝花》:“味辛、甘、苦,气温。阴中之阳。无毒。各乡俱莳,五月旋收。因叶似蓝,故此为誉。堪染颜色,可作胭脂。欲留日曝干,入药手揉碎。惟入血分,专治女科。下胎死腹中,为未生圣药。”

《神农本草经疏·卷九·草部中品之下·红蓝花》:“胎死腹中,非行血活血则不下,瘀行则血活,故能止绞痛,下死胎也。”

《本草通玄·卷上·草部·红花》:“辛温,入心与肝,血分药也。活血通经,去瘀散肿。产后血运,胎死腹中,并宜用之。”

《本草征要·第二卷·女科·红花》:“味辛,性温,无毒。入心肝二经。酒喷,微焙。通调血脉,去瘀生新。产后血晕急需,胎死腹中必用。”

《本草易读·卷四·红花》:“热病胎死,酒煎服。”

《本经逢原·卷二·隰草部·红蓝花》:“辛温,无毒。[发明]血生于心包,藏于肝,属于冲任,红花汁与之同类。故能行男子血脉,通妇人经水,活血,解痘毒,散赤肿。产后血晕及胎死腹中,并宜和童便服之。”

《本草正义·卷四·草部·红花》:“[发明]红花,其叶如蓝,而其花色红,故古有红蓝之名。始见于《开宝本草》,已名红花,称其辛温,主治产后血晕,口噤,恶瘀不尽,绞痛,胎死腹中。”

4. 花乳石

《本草纲目·石部第十卷·金石之四·花乳石》:“妇人产后败血不尽,血晕,恶血奔心,胎死腹中,胎衣不下,至死,但心头温暖者。急以童子小便调服一钱,取下恶物如猪肝,终身不患血风血气。”

5. 茺蔚子

《本草图经·草部上品之上卷四·茺蔚子》:“韦丹治女子因热病胎死腹中,捣此草并苗,令熟,以少许暖水和,绞取汁,顿服,良。”

《本草品汇精要·卷七·草部上品之上·茺蔚子》:“饮汁疗女子因热病胎死腹中及难产。”

6. 胡麻油

《本草纲目·谷部卷二十二·谷之一·胡麻油》:“胎死腹中:清油和蜜等分,入汤顿服。(《普济方》)”

《本草易读·卷五·胡麻》:“胎死腹中,同上,入汤服之。”

7. 柞木

《本草纲目·木部第三十六卷·木之三·柞木》:“催生柞木饮:不拘横生倒产,胎死腹中,用此屡效,乃上蔡张不愚方也。”

8. 益母草

《本草汇言·卷三·草部·益母》:“治胎死腹中,或胞衣不下。用益母草捣熟,以熟水少许,和绞取汁,顿服之。”

9. 朱砂

《本草汇言·卷十二·金石类·朱砂》:“(《十全博救方》)治胎死腹中不出:用上品朱砂五钱(制法同前),白酒调服即出。”

10. 鹿茸

《证类本草·卷十七·鹿茸》:“胎死得效方:鹿角屑二三方寸匕,煮葱豉汤和服之,立出。”

《本草述钩元·卷三十一·兽部·鹿麋》:“除女子胞中留血不尽欲死(或堕胎血瘀,或胎死腹中)。”

11. 斑蝥

《本草纲目·虫部第四十卷·虫之二·斑蝥》:“妊娠胎死:斑蝥一枚,烧研水服,即下。(《广利方》)”

12. 冬葵子

《本草纲目·草部卷十六·草之五·葵》:“胎死腹中:葵子为末,酒服方寸匕。若口噤不开者,灌之,药下即苏。(《千金方》)”

《雷公炮制药性解·卷六·菜部·冬葵子》:“味甘,性寒,无毒,入小肠膀胱二经。主滑胎产,利小便,疗热淋,逆生者得之即顺,胎死者得之即下,能通乳汁,堪溃痈疽。”

《本草汇言·卷四·草部·冬葵子》:"《莫去瑕家抄》:治胎死腹中,用冬葵子一合,热酒调服,若口噤不开者灌之立醒。"

《本草通玄·卷下·菜部·冬葵子》:"甘寒,入小肠膀胱二经。主滑胎产,逆生者,得之即顺,胎死者,得之即下。"

13. 蒺藜子

《证类本草·卷七·蒺藜子》:"《梅师方》:治难产碍胎在腹中,如已见儿,并胞衣不出,胎死。"

14. 榆白皮

《证类本草·卷十二·榆皮》:"《子母秘录》:疗妊娠胎死腹中,或母病欲下胎,榆白皮煮汁服二升。"

《本草备要·木部·榆白皮》:"甘滑下降,入大、小肠、膀胱经。行经脉、利诸窍,通二便,渗湿热,滑胎产(或胎死腹中,服汁可下),下有形留着之物。"

15. 醋

《证类本草·卷二十六·醋》:"《子母秘录》:治妊娠月未足,胎死不出,醋煮大豆,服三升,死儿立便分解,如未下再服。"

《本草品汇精要·卷三十七·米谷部下品·醋》:"合大豆三升,煮服,治妊娠月未足,胎死不出者,服讫死儿即分解,如未下再服。"

16. 墨

《证类本草·卷十三·墨》:"妊娠胎死腹中,若胞衣不下,上迫心:墨三寸末,酒服。"

《本草品汇精要·卷十八·木部中品之上·墨》:"以好墨二寸,为末,合酒服,治妊娠胎死腹中,及胞衣不下,上迫心者,服之立效。"

《本草纲目·纲目第七卷(下)·土之一·墨》:"胎死腹中:新汲水磨金墨,服之。(《普济方》)"

17. 燕麦

《证类本草·卷十一·燕麦》:"《子母秘录》:妊娠胎死腹中,若胞衣不下,上抢心,雀麦一把,水五升,煮二升汁服。"

18. 甑

《本草纲目·服器部第三十八卷·服器之一》:"胎死腹中及衣不下者:取炊蔽,户前烧末,水服即下。(《千金方》)"

【医论医案】

一、医论

《济生产宝·下卷·郭稽中产后二十一证论评方》

第一论:曰热病胎死腹中者何也?答曰:母因患热病,至六七日以后,脏腑极热,熏蒸其胎,是以致死。缘儿身死,不能自出,但服黑神散暖其胎,须臾胎气暖即自出。何以知其胎之已死,但看产母,舌青是其候也。

《王氏医案三编·卷二》

设果胎不能下,自有因证调治诸法,即胎死腹中,亦有可下之药,自古方书,未闻有脔割之刑加诸投生之婴儿者。惟有一种骡形女子,交骨如环,不能开拆,名锁子骨,能受孕而不能产,如怀妊,必以娩难亡,此乃异禀,千万人中不得其一二者。如寻常可开之交骨,断无不能娩之理也。菊斋闻而浩叹。产后患干呛不饥,少眠善梦,口干溺数,继发寒热。孟英诊曰:幸体气坚实,不过因惊惧而感冬温耳。与白薇、栀子、丹参、竹茹、茯苓、青黛、蛤壳、枇杷叶、豆豉、葱白,投匕而安。数日后,寒热又作,仍投前方,覆杯即愈。继去葱、豉,加百合、石斛、知母,服之各恙皆痊。孟英又曰:骡形为五不可孕之一,方书误作螺者,非也。盖驴与马交则生骡,纯牝无牡,其交骨如环无端,不能孕育,体纯阴,性极驯,而善走胜于驴马,然亦马之属也。故《易》曰:坤为马,行地无疆,利牝马之贞,皆取象于此也。人赋此形而不能安其贞,则厄于娩矣。秋涛闻之,方疑其室之骡形也,迨癸丑冬,产一子竟无恙,始悔前此为稳婆所愚也。

《医原·卷下·女科论》

其有胎死腹中者,舌苔必青黯,继而腹冷、寒战,胎即欲化而落,宜大剂养血,稍加肉桂,气虚者参以益气,亦不可拘执成方,用平胃、朴硝攻下,致伤气血。旧诀云:面赤舌青,母活子死;面青舌赤,母死子活;面舌俱青,母子俱死。此属有验。

二、医案

1. 外伤胎死腹中案

《儒门事亲·卷七·内伤形·收产伤胎一百六》

一妇人临产,召村妪数人侍焉,先产一臂出,妪不测轻重拽之，臂为之断，子死于腹，其母面青身冷，汗浃浃不绝，时微喘呜呼！病家甘于死，忽有人曰：张戴人有奇见，试问之。戴人曰：命在须臾，针药无及。急取秤钩，续以壮绳，以膏涂其钩，令其母分两足向外偃坐，左右各一人脚上立足，次以钩其死胎，命一壮力妇倒身拽出死胎，下败血五七升，其母昏困不醒。待少顷，以冰水灌之，渐咽二口，大醒食进，次日四物汤调血，数日方愈。戴人常曰：产后无他事，因侍妪非其人，转为害耳。

一孕妇年二十余，临产，召稳媪三人，其二媪极拽妇之臂，其一媪头抵妇之腹，更以两手拔其腰，极力为之。胎死于腹，良久乃下，儿亦如血，乃稳媪杀之也。岂知瓜熟自落，何必如此乎？其妇因兹经脉断闭，腹如刀剜，大渴不止，小溲绝，主病者禁水不与饮，口舌枯燥，牙齿黧黑，臭不可闻，食饮不下，昏愦欲死。戴人先以冰雪水恣意饮之，约二升许，痛缓渴止，次以舟车丸、通经散前后五六服，下数十行，食大进，仍以桂苓甘露散、六一散、柴胡饮子等调之，半月获安。

2. 气血不足案

《女科撮要·卷下·子死腹中》

一妇人胎死，服朴硝而下秽水，肢体倦怠，气息奄奄，用四君为主，佐以四物、姜、桂，调补而愈。

《张氏医通·卷十·妇人门上·临蓐》

陆斗岩治一妇，有胎四月，坠下逾旬，腹胀发热，气喘面赤，口鼻舌青黑，诊之其脉洪盛。曰：胎未坠也。面赤者，心火盛而血干也。舌青口鼻黑，肝气绝而胎死矣。内外皆曰，胎坠久矣。复诊，色脉如前，以蛇蜕煎汤，下平胃散加芒硝、归尾。服之须臾腹鸣如雷，腰腹阵痛，复下一死胎而愈。

许裕卿治邵涵贞内子，孕十七月不产，不敢执意凭脉，问诸情况，果孕非病，但云孕五月以后不动，心窃讶之，为主丹参一味，令日服七钱，两旬余胎下，已死而枯。其胎之死，料在五月不动时，经十三月在腹，不腐而枯，如果实在树，败者必腐，然亦有不腐者，则枯胎之理可推也。

石顽曰：余昔治马云生妇，孕十三月不产，脉来微结，为处十全大补汤，服至二十余剂而下，胎枯色白，所治虽异，而胎枯则一也。

《冷庐医话·卷四·胎产》

吴鞠通治一妇死胎不下二日，诊其脉洪大而芤，问其症大汗不止，精神恍惚欲脱，曰：此心气太虚，不能固胎，不问胎死与否，先固心气。用救逆汤（地黄、麦冬、白芍、阿胶、炙草、龙骨、牡蛎）加人参，煮三杯，服一杯而汗敛，服二杯而神清气宁，三杯未服，而死胎下矣。下后补肝肾之阴，以配心阳之用而愈。此又可为治死胎者开一法门也。

3. 胞宫寒凝案

《女科撮要·卷下·子死腹中》

一稳婆之女，勤苦负重，妊娠之后，但觉腹中阴冷重坠，口中气出甚秽。余意其胎之必死。诊其脉不脱，视其舌青黑。此子死母活之症。与朴硝半两许服之，随下污水腐胎而渐安，更勿用他药矣。

一妇人胎死，服朴硝而下秽水，肢体倦怠，气息奄奄，用四君为主，佐以四物、姜、桂，调补而愈。

4. 肝气郁结案

《张氏医通·卷十·妇人门上·胎前》

石顽治一妇，怀孕六月，因丧子悲哭动胎，医用黄芩、白术辈安胎药二服不应，改用枳壳、香附、紫苏、砂仁理气，一服胎遂上逼心下，胀闷喘急，口鼻出血，第三日午后来请石顽，薄暮往诊。其脉急疾如狂风骤雨，十余至则不至，顷之复至如前，因谕之曰，此孕本非好胎，安之无益，不若去之，以存母命。因思此胎，必感震气所结，震属木，惟金可制，令以铁斧烈火烧红，醋淬，乘热调芒硝末一两灌之。明日复来请云，夜半果下异胎，下后脉息微和，神思恍惚，所去恶露甚多，又与安神调血之剂，数服而安。

《女科指要·女科医案·鬼胎门》

一妇，年三十余，断经八九个月，肚腹日渐胀大，面色或青黄，服胎症药不应。余诊之，脉涩面青，往来寒热，病在肝胆；面黄腹大，困倦拒食，病在脾胃。此非正胎，乃郁结伤肝脾，而胆胃气化不清，鬼祟得以乘之，名曰鬼胎。余以归脾、逍遥二汤合煎，下斩鬼丹三钱，下污血浊水甚多，内有一胎，胞内血块，酷似鬼脸，故笔之以志异云。

《医门棒喝·卷一》

又前在粤东，有陈姓妇人，年未三十，怀妊六个月，腹满及脚，饮食不进，大便艰燥，小便不利，左胯间与小腹掣痛如锥刺，日夜坐不能寐。医者谓系湿邪，用五苓散法。又邀余诊视，左脉弦强关尤甚，右关弦滞。余曰：凡湿邪，脉必濡细，今脉象如是，为血少肝气犯脾胃也。彼以小便不利，故认作湿邪，而不知《经》云肝主遗溺癃闭，此肝火郁结之癃闭也。肝为风木，风火煽动，故膀间刺痛。若用利水药，反伤津液，其燥愈甚，必致痉厥之变。乃重用大生地为君，佐当归、白芍、黄芩、香附、紫苏、生甘草，稍加厚朴、木香等。服两剂，脉稍和，满略减，惟小便仍涩，犹有刺痛。即于前方加黄柏、车前，服两剂，小便畅行，其痛若失。乃去黄柏、紫苏，又服两剂，胸宽食进，夜则安睡，惟云腹满，不能全消。余令其夫问之，腹皮有无亮光。答云白而光亮。余思既有亮光，确系水邪，但小便已畅，何以水邪不去，深疑不解。然眠食已安，脉亦平和，姑且听之。而病人安睡至第三夜，于睡梦中，忽闻震响一声，落下死胎一个，满床皆水。余闻之，始悟水蓄胞中，其胎早经泡死。幸得母体安和，气血运化，死胎方得自下。因其平素血少，肝气不和，脾胃受制，水谷不能输化。汤饮一切，由脐带渗入胞中，水在胞中而脏腑反燥，利水之药断不能泄胞中之水，反耗其阴，必致痉厥而死。方知病情变幻，有非常理所能侧者，自古未闻之奇证也，故特记之。

同时有余族侄女，亦患如此证(指胎死腹中)。为医者用利水药而致痉厥。又妄认为中寒，用附子理中汤一剂，乃至阴阳离脱。余用大剂滋阴摄阳之药，昼夜急进，竟不能救，延三日而卒。呜呼！此有幸不幸之命也夫。

《归砚录·卷四》

管君锡棠仲郎兰谷之室，季秋患寒热，娠已八月矣。继因其子患惊，忧劳数月，遂兼痰嗽，而舌糜口臭。服药数帖而娩，其胎已腐。然寒热、咳嗽、口糜诸恙不减。医以其产后也，用药益无把握，驯致气逆自汗，面赤无眠，束手嘱备后事矣。适余游武原归，延诊，其脉寸关弦滑，右大，恶露流通，二便无阻，是下焦无病。虽在产后，而病与产后无涉。若云产后宜温，固是谬说。而此之口舌糜臭，亦非大热，毋庸重剂凉解。良由胎已早殒，失于早下，以致浊气熏蒸于肺胃，故见以上诸证。既见诸证，而早为肃清，则源澄流洁，奚至是耶？设再误作产后虚喘，而妄投补剂，则虽死而莫知其所以死也。爰以南沙参、省头草、厚朴、杏仁、菖蒲、桑皮、竹茹、枇杷叶、冬瓜子、丝瓜络为方，蔷薇叶、芦根煮汤煎服。两剂，气顺嗽止，知饥进谷，去杏、朴，加苡仁、甘草。口舌随愈，寒热亦休，惟骨节酸疼，合目即汗，改清热养阴而起榻。腰足尚酸软，授滋补气血而痊。

5. 胎气上逼案

《脉经·卷七·病可刺证第十三》

妇人伤寒，怀身腹满，不得小便，加从腰以下重，如有水气状，怀身七月，太阴当养不养，此心气实，当刺泻劳宫及关元，小便利则愈。

《女科证治准绳·卷四·胎前门·心腹胀满》

一妊妇腹胀，小便不利，吐逆，诸医杂进温胃、宽气等药，服之反吐，转加胀满凑心，验之胎死已久，服下死胎药不能通，因得鲤鱼汤。其论曰：妊妇通身肿满，或心胸急胀，名曰胎水。遂去妊妇胸前看之，胸肚不分，急以鲤鱼汤三五服，大小便皆下恶水，肿消胀去，方得分娩死胎。此证盖因怀妊腹大，不自知觉，人人皆谓妊娠孕如此，终不知胎水之患也。

《寓意草·卷二》

顾季掖乃室，仲夏时孕已五月，偶尔下血。医以人参、阿胶勉固其胎。又经一月，身肿气胀，血逆上奔，结聚于会厌胸膈间，食饮才人，触之痛楚，转下甚艰，稍急即连粒呕出，全如噎症。更医数手，咸以为胎气上逼，脾虚作肿而成膈噎也。用人参之补、五味之收为治。延至白露节，计孕期已八月，而病造极中之极，呼吸将绝，始请余诊，毫不泄露病状。其脉尺部微涩难推，独肺部洪大无伦，其喘声如曳锯，其手臂青紫肿亮，如殴伤色。余骇曰：似此凶证，何不早商？季掖曰：昨咋闻黄咫旭乃室有孕而膈噎，得遇良治而愈，是以请救。但内子身肿气急，不识亦可疗否？余曰：此证吾视若悬鉴，不必明言，以滋惊恐。姑以善药一二剂投之，通其下闭上壅可也。季掖必求病名。余曰：上壅者，以肺脉之洪大，合于会厌之结塞，知其肺当生痈也；下闭者，以尺脉之微涩，合于肉色之青肿，知其胎已久坏也。善药者，泻白散加芩、桔之苦以开之，不用硝、黄等厉药也。服一大剂，腹即努痛，如欲产状。季掖曰：产乎？余曰：肺气开而下行，数时闭拒，恶秽得出可也，奚产之云！再进一剂，身肿稍退，上气稍平，下白污如脓者数斗，裹朽胎而出。旬余尚去白污，并无点血相间，可知胎朽腹中已近百日，荫胎之血和胎俱化为脓也。病者当时胸膈即开，连连进粥，神思清爽，然朽胎虽去，而秽气充斥周身，为青肿者未去也；胸厌虽宽，而肺气壅遏，为寒热咳嗽者未除也。余认真一以清肺为主，旬余果获全痊。顾生升恒曰：先生议内子病，余甚骇为不然，及投剂如匙开钥，其言果难。朽物既去，忽大肿、大喘可畏，先生一以清肺药，批郄导窾，病邪旋即解散，不二旬体复康平，抑何神耶！内子全而老母不至尸饔，幼子不至啼饥，此身不至只影，厚德固难为报耳！因思谭医如先生，真为轩岐继后，世俗之知先生者，即谓之谤先生可也。然而百世之下，犹当有闻风与起者矣！

《临证指南医案·卷九·胎前》

华。血下，殒胎未下，浊气扰动，晕厥呕逆，腹满，少腹硬，二便窒塞不通，此皆有形有质之阻。若不急为攻治，浊瘀上冒，必致败坏。仿子和玉烛散意。川芎、当归、芒硝、茺蔚子、大腹皮、青皮、黑豆皮。调回生丹。

《吴鞠通医案·卷四·胎前》

黄氏，三十岁。死胎不下，已三日矣。六脉芤大，心悸甚汗大出而喘。按俗派佥以平胃散加朴、硝，兹阳虚欲脱，前法下咽即死矣。与救逆法，护阳敛汗，阴阳和而胎自下。辽参三钱，牡蛎五钱，莲子五钱，云苓四钱，龙骨五钱，炙甘草三钱，麦冬（朱砂拌）三钱，煮三杯，服二杯而死胎自下，服三杯而神定。以天根月窟膏两补下焦阴阳法，两月而安。

6. 瘀血阻滞案

《王氏医案·卷一》

局医黄秀元之舆人韩名谅者，有儿妇重身患热病，局中诸医皆虑胎陨，率以补血为方，旬日后势已垂危，浼人求孟英诊之。曰：胎早腐矣，宜急下之，或可冀幸，若欲保胎，则吾不知也。其家力恳疏方，遂以调胃承气合犀角地黄汤，加西洋参、麦冬、知母、石斛、牛膝投之。［石念祖按］万病不外虚实。热病系实邪，误补则助热伤胎。生大黄四钱，元明粉二钱，生甘草三钱，大生地八钱，西洋参三钱，花麦冬四钱，酒炒知母二钱，鲜石斛（杵，先）一两，生牛膝二钱，镑犀角片（磨，冲）五分。此方贫者去犀角、石斛。

胎落果已臭烂，而神气即清，热亦渐缓。次与西洋参、元参、生地、知母、麦冬、丹参、丹皮、茯苓、山楂、石斛、豆卷、茺蔚、琥珀等药调之，粥食日加，旬日而愈。［石念祖按］西洋参三钱，元参片一两，大生地八钱（二味开水泡汤，去渣，用汤煎药），酒炒知母一钱五分，紫丹参三钱，粉丹皮四钱，云茯苓三钱，焦山楂（杵）三钱，鲜石斛（杵，先）一两，淡盐水炒豆豉一钱，茺蔚子（杵，先）五钱，西琥珀（研，冲）八分。此方大旨主育阴潰热，行瘀安神。茯苓奠中，防阴药败阳；焦楂反佐行瘀；豆豉入阴药上行清热。

《王氏医案三编·卷二》

高鲁川三令爱，为外科姚仰余令郎杏村之室，年三十五岁。自去年仲夏患痢，白少赤多，昼夜一二十行，或有溏粪相杂，医治曰殆，延至今冬，经断半年，胁腹聚块，时时上窜，宛如虫行，痒至于咽，食压始下，腹胀腿肿，唇白口糜，舌绛无津，耳鸣巅痛，略有干呛，渴饮汗频，热泪常流，溺短而热，善嗔多梦，暮热无眠，心似悬旌，屡发昏晕。痢门与虫门方药遍试无功，舍病而补法备施，亦无寸效，佥云不能过冬至。棺衾咸备，无生望矣。杏村之僚婿蒋礼园、黄上水交荐孟英图之。脉至左弦数上溢，尺中滑大，按之细弱，右手软滑，略兼弦数。诊毕谓杏村曰：令正幸能安谷，得以久延，然下痢五百日，喉腭辣燥，阴液固已耗伤，而尺肤淖泽，脂膏未剥，其中盖别有故焉。腹中之块，痢前曾有乎？痢后始起乎？杏村云：起于痢前。然则前此曾有产育乎？云：去年二月间分娩艰难，胞已糜碎，生而未育。曰：是矣，此实似痢而非痢也。夫胞衣糜碎，必有收拾未尽而遗留于腹中者，恶露虽行，此物未去，沾濡血气，结块渐成，阻碍冲任之常道。而冲任二脉，皆隶阳明，月事既不能循度以时下，遂另辟捷径，旁灌于阳明，致赤白之物悉由谷道而出，宛如痢疾。所以病则当去其遗留之物。遗留之物去，则冲任二脉遵道而行，月事如期，痢亦自愈。第物留已将两载，既能上行求食，谅已成形。前医指为虫病，而无面白唇红之证据者，虫必饮食挟湿热之气所化，此但为本身血气所凝，似是而非，判分霄壤。况此物早已脱蒂，不过应去而未去，欲出而不能。开通冲任二脉，其物自下，不比肠覃石瘕，有牢不可拔之势，必用毒药以攻之者。爰以乌鲗、鲍鱼、茜根、龟板、鳖甲、血余、车前子、茺蔚子、藕汁为初方。众见方案，佥云：舍垂危之痢而不顾，乃远推将及两年之产后，而指为未经人道之怪证，不但迂远穿凿，未免立异矜奇。疑不敢从。蒋礼园令弟敬堂云：徐洄溪批叶案，以十年九年之病，仍标产后为大不然。谓产后过百日而起病者，不作产后看，举世皆以为定评余读孟英所辑叶案瑕瑜，谓案中所云十年九年者，乃病从产后起延至于今而屡发也，否则胀泻浮肿，何必远推多载之前而隶于产后耶？更有新产之后，其病不因产育所致者，虽在百日之内，亦不可谓之产后病，仅可云病于产后耳。此证痢虽起于百日之外，块早形于两月之前，因流溯源，正是治病必求其本也。今人之病何必古书尽载？此医之所以不易为，而辨证之所以为最难也。听其议论，具有根柢，并非捕风捉影之谈，况药极平和，又非毒剂，似与久病元虚无碍，他医既皆束手，盍从其计求生，具嘱仰余勿改其方。于是，群议始息。服两剂后，病者忽觉粪从前阴而出大骥，急视之，乃血裹一物，头大尾小，形如鱼鳔而有口，剖之甚韧，血满其中。众始诧为神治，而病者汗晕不支。孟英即与人参、龙骨、牡蛎、茯苓、麦冬、甘草、小麦、红枣为方。服数剂神气安爽，始知脐下之块已落，而左胁下者犹存，然上窜之势，向亦脐下为甚，窜势既减，痢亦渐稀，改用白头翁汤加阿胶、甘草、小麦、红枣，吞仲景乌梅丸，和肝脾之相贼，养营液而息风。旬日后头目渐清，肿消胀减。复以初方舍《金匮》旋覆花汤，服四剂，又下一物，较前差小而胁块乃消，窜痒悉罢，痢亦径止，惟溺热便溏，口犹辣渴，心摇易汗，腿软无眠，烦躁火升，脉形虚豁。乃阴火内炽，脾受木乘，营液久伤，浮阳不敛也，授归芪建中汤去姜，加黄柏、乌梅、龙骨、牡蛎、小麦。以羊肉汤煎，送下交泰丸一钱。脉证虽觉渐和，惟久病元虚，屡生枝节。孟英坚持此法，不过随机略为进退而已。而旁观者议论纷纭，因嘱邀王篪伯会诊，篪伯亦主是法，浮言乃息。服至匝月，喉间渐生甘液而各恙递平。又匝月，甘液布及舌尖而满口皆润。次年二月中旬，经至肌充而愈。适吴楚之警，遂辍药。迨仲冬患疮，误用药水洗之，致毒内陷而殒。惜哉！［曹炳章按］交秦丸黄连、瑶桂心研末为丸。

第三节

胎萎不长

妊娠四五月后，其腹行明显小于妊娠月份，胎儿存活而生长迟缓者，称为“胎萎不长”。

【辨病名】

本病首见于《诸病源候论》，亦称“妊娠胎萎燥”“妊娠胎不长”“胎不长养”“荫胎”“胎消”等。

一、妊娠胎萎燥

《诸病源候论·妇人妊娠诸候下·妊娠胎痿燥候》：“胎之在胞，血气资养，若血气虚损，胞脏冷者，胎则翳燥萎伏不长，其状，儿在胎，都不转动，日月虽满，亦不能生，是其候也。而胎在内萎燥，其胎多死。”

《女科百问·下卷》：“（第七十二问胎痿过年不产又两胎一死一生）且胎之在胞，以气血滋养。若寒温节适，血气强盛，则无伤。若冷热失宜，气血损弱，则胎痿燥而不育，或过年久而不产。”

二、胎不长

《太平圣惠方·卷七十五·治妊娠胎不长养胎诸方》：“夫妊娠之人，有宿挟疴瘵而后有妊，或有娠时节适乖理，致生疾病，并令腑脏衰损气力虚羸，令胎不长。”

《医学心悟·卷五·妇人门·胎不长》：“娠妊胎不长者，多因产母有宿疾，或不慎起居，不善调摄，以致脾胃亏损，气血衰弱，而胎不长也。”

三、胎不长养

《圣济总录·卷一百五十五·妊娠胎不长养》：“治妊娠胎不长养，白术散。”

《张氏医通·卷十·妇人门上·胎前》：“胎不长养，石顽曰：胎之长养，皆赖母之脾土输气于其子也。”

四、荫胎

《济阴要略》：“按荫胎者，由于妊母体质素怯，胎失其养，荫而不长。”

五、胎消

《医方简义·卷五·胎消》：“即胎不长足，妊娠胎形不长，延及一二年不产者。因妇多宿疾，或瘕聚为害，或起居不慎，或时有忧思，致脾胃大虚，不能输精养胎，必须大补元气。”

【辨病因】

本病多因夫妇双方禀赋不足，胞脏虚损，或因孕后将养失宜，以致脏腑气血不足，胎失所养。

《诸病源候论·妇人妊娠病诸候上·妊娠养胎候》："妊娠之人，有宿挟疴疹，因而有娠，或有娠之时，节适乖理，致生疾病，并令腑脏衰损，气力虚羸，令胎不长。"

《诸病源候论·妇人妊娠诸候下·妊娠过年久不产候》："过年不产，由挟寒冷宿血在胞而有胎，则冷血相搏，令胎不长，产不以时。若其胎在胞，日月虽多，其胎翳小，转动劳羸，是挟于病，必过时乃产。"

《校注妇人良方·卷十三·妊娠胎动不安当下方论第三》："妊娠不长者，因有宿疾，或因失调，以致脏腑衰损，气血虚弱，而胎不长也。"

《医方简义·卷五·胎消》："妊娠胎形不长，延及一二年不产者，因妇多宿疾，或瘕聚为害，或起居不慎，或时有忧思，致脾胃大虚，不能输精养胎。"

《女科经纶·卷四·胎前证下·妊娠胎萎燥属于所禀怯弱》："人由受气，至于有生，十二经脉，迭相滋养。凡胎处胞中，或有萎燥者，由孕妇所禀怯弱，不足自周，阴阳血气偏胜，非冷即热，胞胎失于滋养，所以萎燥不长也。惟宜资母血气，则胎从而有养矣。"

【辨病机】

胎萎不长的病机责之于孕妇血气虚弱，胞脏寒冷而不能养胎，亦与气血运行正常与否有密切关系。气血运行正常，胎儿才能得到充沛的气血营养，使之逐月正常生长，若气血供养不足，必致胎萎，轻者不长，重者可致胎死腹中。

《诸病源候论·妇人妊娠诸候下·妊娠胎痿燥候》："胎之在胞，血气资养，若血气虚损，胞脏冷者，胎则翳燥萎伏不长，其状，儿在胎，都不转动，日月虽满，亦不能生，是其候也。而胎在内萎燥，其胎多死。"

《圣济总录·卷一百五十五·妊娠胎不长养》："论曰：妊娠将理无方，脾胃不足，饮食减退，不能行荣卫，化精微，养冲任，故令胎藏内弱，子气不足，生化稍亏。巢元方谓：'母病疗母则胎安'是也。若脾胃和而能饮食，水谷化而运气血，则何虑胎气不长也？"

《产宝百问·卷四》："胎萎过年不产，两胎一死一生……且胎在胞内以血气资养，若寒温节通，血气强盛，则胎无伤。若冷热失宜，气血损弱，则胎痿而不育，或过期而不产。"

《景岳全书·卷之三十八人集·妇人规上·胎不长》："妊娠胎气本乎血气。胎不长者，亦惟血气之不足耳。故于受胎之后而漏血不止者有之，血不归胎也；妇人中年血气衰败者有之，泉源日涸也；妇人多脾胃病者有之，仓廪薄则化源亏而冲任穷也；妇人多郁怒者有之，肝气逆则血有不调而胎失所养也。或以血气寒而不长者，阳气衰则生气少也。或以血热而不长者，火邪盛则真阴损也。"

【论治法】

本病治疗重在养气血，补脾胃，滋化源，使其精充血足，则胎有所养。

《太平圣惠方·卷七十五·治妊娠胎不长养胎诸方》："夫妊娠之人，有宿挟痼瘵而后有妊，或有妊时，节适乖理，致生疾病，并令脏腑衰损，气力虚羸，令胎不长，故须服药。去其疾病，益其气血，以扶养胎者也。"

《圣济总录·卷一百五十五·妊娠胎不长养》："论曰：人由受气，至于有生，十二经脉，迭相滋养。犹之物也，得寒温之正、土地之宜，无物不长。凡胎处胞中，或有萎燥者，盖由妊妇所禀怯弱，不足自周迫，阴阳血气偏系，非冷即热，胞胎失于滋利，所以萎燥而不长也。日月虽过，不能生育，亦有后时致此者。惟宜资母血气，俾阴阳调通，本末相应，则胎从而有养矣。"

《陈素庵妇科补解·胎前杂症门·卷三·妊娠忧郁不解血虚胎燥方论》："妊娠忧郁不解，以致阴血衰耗，胎燥而萎。盖忧郁伤脾，脾伤则饮食减少，水谷之气不能运化为血，无以养胎则胎燥，燥则萎，萎则堕矣。治以大补脾胃为主，佐以开郁之剂，宜大补脾丸。"

《陈素庵妇科补解·胎前杂症门·卷三·妊娠胎瘦不长方论》："妊娠一月至十月，十经之血按月养胎。盖男女精血初成，胚胎渐生，外肾始分，阴阳继则手足肌肤毛发五官百骸以次山而具，迄于成形，然后分娩。《诗》云'诞弥吉月'谓终，十月之期也。各经聚血充养胎元,何至瘦而不长。治法不必求各经属何脏腑,专以补脾。脾生血为主,盖胎瘦由于母血不足也,母血之不充由于脾胃之衰弱耳,可服三才固本膏。"

《景岳全书·卷之三十八人集·妇人规上·胎不长》:"妊娠胎气本乎血气,胎不长者惟血气之不足耳。或以血气寒而不长者,阳气衰则生气少也;或以血热而不长者,火邪盛则真阴损也。凡诸病此者,则宜补、宜固。宜温、宜清,但因其病而随机应之,则或以及期或以过月,胎气渐充,自无不长。惟是年迈血衰而然者,数在天矣,有非可以人力为也。"

《胎产心法·卷上·胎不长养过期不产并枯胎论》:"其胎不长者,亦惟气血不足……胎之能长而旺者,全赖母之脾土输气于子。凡长养万物莫不由土,故胎之生发虽主乎肾肝,而长养实关乎脾土,所以治胎气不长,必用八珍、十全、归脾、补中之类,助其母气以长胎,免致多延日月。"

《医学心悟·卷五·妇人门·胎不长》:"妊娠胎不长者,多因产母有宿疾或不慎起居,不善调摄,以致脾胃亏损,气血衰弱,而胎不长也。治当祛其宿疾,补其脾胃、培其气血,更加调摄得宜而胎自长矣。补脾胃五味异功散主之,培气血八珍汤主之,祛宿疾随证治之。"

《医宗金鉴·卷四十六·妇科心法要诀·胎前诸症门》:"胎萎不长失滋养,气血不足宜八珍,脾虚胃弱六君子,谷化精微气血生。[注]妊娠五六个月,胎萎不长……由于妊母禀赋虚弱。若属气血两虚者,宜用八珍汤;若脾虚胃弱者,宜用六君子汤。但使饮食强壮,俾水谷运化精微,则气血日生而胎自长矣!"

《女科证治准绳·卷四·胎前门·胎不长》:"薛氏曰:前证更当察其经络,审其所因而治之。一妊妇胎六月,体倦懒食,面黄晡热,而胎不长,因劳欲坠,此脾气不足也,用八珍汤,倍加参、术、茯苓三十余剂,脾胃渐健,胎安而长矣。一妊妇因怒,寒热往来,内热晡热,胁痛呕吐,胎至八月而不长,此因肝脾郁怒所致,用六君加柴胡、山栀、枳壳、紫苏、桔梗,病愈而胎亦长矣。"

《盘珠集胎产症治·卷上·胎前·胎不长》:"胎儿全赖血气所养,而血气又赖脾胃水谷之精化之也。以健脾扶胃为主。八珍汤加莲肉,忌食鲤鱼、苋菜。肝气郁怒而气逆,则血不调,血不调则胎无以养而萎逍遥散。气血寒而阳不足,则胎不长左归饮加当归、砂仁、干姜。火邪盛而真阴损,致血热而胎不长加味逍遥散加黄芩、川连、知母。"

《彤园医书(妇人科)·卷四·胎前本病门·胎萎不长》:"怀孕五六个月,胎萎不长,此由孕母禀赋虚弱,宜先调养其气血,使饮食强壮,俾水谷运化精微,则气血日生而胎自长矣。"

【论用方】

一、治胎萎不长方论

1. 论黄芪散

《济阴纲目·卷九·胎前门下·胎不长》:"此方悉以补气为主,而前胡散结气,川芎行结血,皆所助其生长也。"

2. 论白术散

《金匮要略浅注·卷九·妇人妊娠病脉证治第二十》:"妊娠伤胎,有因湿热者,亦有因湿寒者,随人脏气之阴阳而各异也。当归散正治湿热之剂;白术散白术、牡蛎燥湿,川芎温血,蜀椒去寒,则正治寒湿之剂也。仲景并列此,其所以诏示后人者深矣。"

3. 论安胎白术散

《济阴纲目·卷九·胎前门下·胎不长》:"[汪淇笺注]天地以大气春生夏长,人身以心肝应之,若有宿冷者,春气不温也,以吴茱萸温之;胎痿不长者,夏气不大也,以川芎大之;白术、甘草乃培土以补其母也。"

4. 论朴硝急救饮

《陈素庵妇科补解·临产门·卷四·临产子死腹中方论》:"平胃散中苍术燥烈,能祛胞中浊浆;厚朴、陈皮下气;朴消可以烂胎,且味涩性收,能束之使下;肉桂辛热,能行瘀血,逐死胎。"

二、治胎萎不长方

1. 白术散

1)《金匮要略·卷下·妇人妊娠病脉证并治第二十》

治妊娠脾虚,寒湿中阻,脘腹时痛,呕吐清涎,不思饮食,胎动不安,胎萎不长;室女带下,妊娠宿有风冷,胎萎不长。

白术　芎䓖　蜀椒(三分,去汗)　牡蛎

上为散。每服一钱匕,酒下,日三次,夜一次。若呕,以醋浆水服之;复不解者,小麦汁服之;已后渴者,大麦粥服之,病虽愈,服之勿置。

2)《圣济总录·卷一百五十五·妊娠胎不长养》

治妊娠胎不长养。

白术(二两)　芎䓖(一两)　芍药(一两)　人参(一两)　阿胶(炙令燥,一两)　甘草(炙,锉,半两)

上为散。每服三钱匕,以葱粥饮调下,日三次。

2. 干地黄丸(《太平圣惠方·卷七十五·治妊娠胎不长养胎诸方》)

治妊娠气血虚弱,胎不长。

熟干地黄(一两)　芎䓖(三分)　白茯苓(三分)　人参(三分,去芦头)　当归(三分)　柴胡(半两,去苗)　刺蓟(半两)　桑寄生(半两)　厚朴(一两,去粗皮,涂生姜汁炙令香熟)　龙骨(三分)　阿胶(三分,捣碎,炒令黄燥)　白石脂(三分)　黄芪(半两,锉)　甘草(一分,炙微赤,锉)

上为末,炼蜜为丸如梧桐子大。每服三十丸,以清粥饮送下。不拘时候。

3. 黄芪散(《太平圣惠方·卷七十五·治妊娠胎不长养胎诸方》)

治妊娠胎不长。

黄芪(三分,锉)　白术(三分)　人参(三分,去芦头)　麦门冬(三分,去心)　陈橘皮(三分,汤浸去白瓤,焙)　芎䓖(半两)　白茯苓(三分)　前胡(三分,去芦头)　甘草(半两,炙微赤,锉)

上为散。每服三钱,以水一中盏,加生姜半分,大枣三枚,煎至六分,去滓,食前温服。

4. 养胎人参丸

1)《太平圣惠方·卷七十五·治妊娠胎不长养胎诸方》

治妊娠胎不长。

人参(一两,去芦头)　白茯苓(一两)　当归(一两)　柴胡(一两,去苗)　厚朴(一两,去粗皮,涂生姜汁炙令香熟)　枳壳(三分,麸炒微黄,去瓤)　桑寄生(一两)　刺蓟(一两)　阿胶(一两,捣碎,炒令黄燥)　甘草(半两,炙微赤,锉)

上为末,炼蜜为丸如梧桐子大。每服二十丸,食前以温水送下。

2)《妇人大全良方·卷十三·妊娠胎不长养方论第二》

疗妊娠胎不长。

人参　白茯苓　当归　柴胡　刺蓟　厚朴　桑寄生(各一两)　枳壳(三分)　甘草(半两)

上为细末,炼蜜为丸如梧桐子大。每服二十丸。食前温水吞下。

5. 阿胶汤(《圣济总录·卷一百五十五·妊娠胎萎燥》)

治妊娠胎萎燥,全不转动。

阿胶(炙燥,一两半)　当归(切,焙,一两)　甘草(炙,锉,三分)　白术(二两)

上为粗末。每服三钱匕,以水一盏煎至七分,去滓温服,日三次。

6. 艾叶汤(《圣济总录·卷一百五十五·妊娠胎萎燥》)

治妊娠胞中虚冷,致胎萎燥不长。

艾叶(炒,一两)　芎䓖(一两)　当归(炙,锉,一两)　干姜(炮,一两)　白术(一两)

上为粗末。每服三钱匕,以水一盏煎至七分,去滓温服,日三次。

7. 地黄丸(《圣济总录·卷一百五十五·妊娠胎不长养》)

治妇人血衰不足,经候艰涩,致子宫不荣,妊娠多病,胎不长成。

熟干地黄(不拘多少,切,焙)

上为末,炼蜜为丸如弹子大。每服一丸,空心煎当归酒嚼下,温酒亦得。

8. 地黄芎䓖丸(《圣济总录·卷一百五十五·妊娠胎不长养》)

治妊娠气血虚弱,令胎不长。

熟干地黄(焙,一两)　芎䓖(三分)　白茯苓(去黑皮,半两)　人参(三分)　当归(切,焙,三分)　柴胡(去苗,半两)　刺蓟(半两)　桑寄生(焙干,半两)　厚朴(去粗皮,涂生姜汁炙,一两)　龙骨(三分)　阿胶(炒沸,三分)　白石脂(三分)　黄芪(锉,半两)　甘草(炙,锉,一分)

上为末,炼蜜为丸如梧桐子大。每服三十丸,粥饮送下,日三次,不拘时候。

9. 白术当归汤(《圣济总录·卷一百五十五·妊娠胎萎燥》)

治妊娠胎萎燥，胎漏，腹痛不可忍。

白术（二两） 当归（切，焙，二两） 芎䓖（二两） 人参（二两） 阿胶（炙燥，二两） 艾叶（焙干，一两）

上为粗末。每用五钱匕，以水一盏、酒半盏，加大枣三枚（拍碎）同煎至一盏，去滓，分二次温服，空心一服，午食前一服。

10. 白术汤（《圣济总录·卷一百五十五·妊娠胎萎燥》）

治妊娠胎萎燥，渐觉羸劣，面色黄黑，腹脏虚冷。

白术（锉，炒，二两） 厚朴（去粗皮，生姜汁炙，半两） 芎䓖（半两） 芍药（半两） 当归（切，焙，半两） 人参（半两） 甘草（炙，锉，半两） 诃黎勒（炮，去核，半两）

上为粗末。每服三钱匕，水一盏，加生姜一分，煎至七分，去滓温服，日三次。

11. 橘皮汤（《圣济总录·卷一百五十五·妊娠胎萎燥》）

治妊娠虚冷，胎萎燥不长。

陈橘皮（汤浸去白，焙，三分） 厚朴（去粗皮，生姜汁炙，三分） 当归（切，焙，一两） 人参（一两） 阿胶（炙燥，一两） 白术（二两）

上为粗末。每服三钱匕，以水一盏，加生姜一分（切），大枣三枚（擘破），同煎至七分，去滓温服，日三次。

12. 桑寄生汤（《圣济总录·卷一百五十五·妊娠胎萎燥》）

治妊娠胎萎燥，不能转动，心中急痛。

桑寄生（锉，一两） 白茯苓（去黑皮，一两） 人参（一两） 萎蕤（一两） 白术（二两）

上为粗末。每服三钱匕，以水一盏，入粳米半合、生姜一分（切），同煎至七分，去滓温服，日三次。

13. 熟干地黄汤（《圣济总录·卷一百五十五·妊娠胎萎燥》）

1）治妊娠胎萎燥，羸瘦不长。

熟干地黄（焙，三分） 白术（三分） 甘草（炙，锉，三分） 白茯苓（去黑皮，三分） 阿胶（炙燥，一两） 木香（一两） 细辛（去苗叶，半两） 人参（半两） 防风（去叉，半两） 白芷（半两）

上为粗末。每服三钱匕，以水一盏煎至七分，去滓温服，日三次。

2）治妊娠胎萎燥，过时未产。

熟干地黄（炒，一两） 当归（切，焙，一两） 熟艾（炒干，一两） 芎䓖（一两） 阿胶（炙燥，半两） 甘草（炙，锉，半两）

上为粗末。每服三钱匕，以水一盏煎至七分，去滓温服，日三次。

14. 芎䓖汤（《圣济总录·卷一百五十五·妊娠胎萎燥》）

治妊娠胎萎燥。

芎䓖（一两） 艾叶（去梗炒，一两） 当归（切焙，一两） 白术（一两） 甘草（炙，锉，半两）

上为粗末。每服三钱匕，以水一盏煎至七分，去滓温服，日三次。

15. 当归饮（《圣济总录·卷一百五十五·妊娠胎萎燥》）

治妊娠胎萎燥。

当归（切，焙，一两） 芎䓖（三分） 阿胶（炙炮，三分） 白术（二两）

上为粗末。每服三钱匕，以水一盏煎至七分，去滓温服，日三次。

16. 白术丸（《妇人大全良方·卷十三·妊娠胎不长养方论第二》）

治妊娠宿有风冷，胎萎不长，或失于将理，伤动胎气，多致损堕妊孕。

白术（一两） 川芎（一两） 阿胶（炒，一两） 地黄（炒令六分焦，一两） 当归（去尾，炒，一两） 牡蛎（煅为粉，二分） 川椒（三分，如常制）

上为末，炼蜜为丸如梧桐子大。每服三四十丸，空心米饮送下；酒、醋汤亦可。

17. 八珍散（《瑞竹堂经验方·卷四·女科》）

治妇人气血不足，月经不调，崩漏不止，胎萎不长。

当归（去芦，一两） 川芎（一两） 熟地黄（一两） 白芍药（一两） 人参（一两） 甘草（炙，一两） 茯苓（去皮，一两） 白术（一两）

上㕮咀。每服三钱，水一盏半，加生姜五片、大枣一枚，煎至七分，去滓，不拘时候，通口服。

18. 安胎白术散（《奇效良方·卷六十三·妇人门·胎前通治方》）

治妊娠宿有冷，胎痿不长，或失于将理，伤胎多堕。

白术(一两) 川芎(一两) 吴茱萸(汤泡,半两) 甘草(炙,一两半)

上为细末。每服二钱,食前温酒调下。

19. 朴硝急救饮(《陈素庵妇科补解·临产门·卷四·临产子死腹中方论》)

治妇人临产,忽子死腹中,或胎前患热病,以致胎痿,或生理不顺,坐草太迟,阻塞气血,或稳婆不谨伤胎。

苍术(三钱) 陈皮(一钱半) 厚朴(二钱) 甘草(五分) 肉桂(三钱) 朴消(五钱)

俟上药煎好,投入一二沸即可。

20. 加味四君汤(《叶氏女科证治·卷二·安胎上》)

治妊娠五月,禀赋虚弱,胎萎不长,由于气虚者。

人参(一钱五分) 白术(蜜炙,一钱五分) 茯苓(一钱五分) 炙甘草(一钱) 香附(制,一钱) 砂仁(五分,炒)

加生姜三片、大枣二枚,水煎服。

21. 加味四物汤(《叶氏女科证治·卷二·安胎上》)

治妊娠五月,禀赋虚弱,血虚胎萎不长。

熟地黄(一钱五分) 当归(一钱五分) 川芎(一钱) 白芍(一钱) 香附(制,一钱) 砂仁(五分,炒)

生姜三片,大枣二枚,水煎服。

22. 加减人参丸(《顾氏医径·卷四》)

治受孕后,因色欲过甚,精血暗损,荫胎不足,胎系不固,胎不长成,而每致半产者。

人参 白术 茯苓 甘草 当归 阿胶 苏梗 桑寄生

上为末,炼蜜为丸。

【医论医案】

一、医论

《程杏轩医案·辑录·许妇内伤经闭辨明非孕》

叶氏云:勿见热而投凉,勿因咳而理肺,诚哉是言也。形瘦阴亏,脉虚近数,证见咳嗽,侧卧,汗多食少,经停九月,失红三次。据述曩因腹中微动,疑是妊娠。《经》云:妇人手少阴脉动甚者,孕子也。又云:身有病而无邪脉也。今脉证如此,谅非孕征。果真有孕,不过气血之虚,胎不长养,虽费调理,尚在可为,无孕则血海干枯,势走怯途,殊难着手。且妇人重身,即有病端,但去其病而胎自安。漫究妊娠之是否,惟论疗治之何知。君以育阴保金,佐以调养胃气,夏至一阴能复,差可保守。

《谷荪医话·卷二·过用不产》

《病源论》妊娠过年不产,由挟寒冷,宿血在胞而有胎,冷血相搏,令胎不长,产不以时。予观书传所载,古之伟人,如符坚则十二月生,刘朔则十三月生,帝尧及昭帝则皆十四月生,刘聪则十五月生。又《产育宝庆集》云:妇人怀胎,有七月、八月、九月而产者,亦有经一年至二年、三年、五年而后产者,盖人之生,阴注阳定,自有时日,不可改移,今必拘以十月,似为未尽,据此,则《病源》云云,未为通论。证诸生理学家之说,胎儿至第四个月男女已别,爪发始生。至第七个月,头毛密生,睾丸渐下,瞳膜渐消,此时产出之儿,已能续其生命,故七月生子,固不为异。至迟产延至十数月者,证以西说,亦所恒有,惟迟至三年、五年实属骇闻,然造化之奇,每有不可以常理测者,萧慎斋目为不经则过矣。

二、医案

《校注妇人良方·卷十三·妊娠胎不长方论第二》

一妊妇胎六月,体倦懒食,面黄晡热,而胎不长,因劳欲坠。此脾气不足也,用八珍汤倍加参、术、茯苓,三十余剂,脾胃渐健而长矣。

一妊妇因怒,寒热往来,内热晡热,胁痛呕吐,胎至八月而不长。此因肝脾郁怒所致,用六君加柴胡、山栀、枳壳、紫苏、桔梗,病愈而胎亦长矣。

《女科指要·女科医案·胎不长门》

一妇,妊娠六个月,体倦怠,面黄,晡热,而胎不长,因稍劳欲坠,脉软虚数。此气血虚而不能固护其胎也。投八珍汤倍加参、术,二十余剂使脾健旺,则血气日足,胎得所养,而无不长矣。

一娠妇,因怒胁痛,寒热呕吐,胎至八个月而不长,脉数弦软而滑。此肝脾郁结,邪遏不解,血气不能荣运养胎也。投以六君子汤加柴胡、紫苏、山栀、枳壳、桔梗,而诸症悉愈,胎亦渐长矣。

第四节

妊娠恶阻

妊娠后出现恶心呕吐、头晕厌食，或食入即吐者，称为“妊娠恶阻”。本病是妊娠早期最常见的证候。若仅见恶心嗜酸，择食，或晨间偶有呕吐痰涎，为妊娠早期常有的反应，一般三个月后即可逐渐消失。

【辨病名】

妊娠恶阻最早的记载可见于《金匮要略》：“妇人得平脉，阴脉小弱，其人渴，不能食，无寒热，名妊娠。”并称为“妊娠呕吐不止”。隋代《诸病源候论》首次提出“恶阻”病名，唐代称之为“子病”“恶食”，宋代开始有了“胎逆”“病儿”“选饭”“阻病”“病鬼”等名称。

一、恶阻

《诸病源候论·妇人妊娠病诸候上·妊娠恶阻候》：“恶阻者，心中愦闷，头目眩，四肢烦痛，懈惰不欲执作，恶闻食气”。

《金匮要略心典·卷下·妇人妊娠病脉证治第二十》：“妊娠两月，正当恶阻之时。”

《女科指要·卷三·胎前门·恶阻》：“妊娠脾胃虚弱爽气而痰涎内滞，致恶心眩晕呕吐涎饮，恶食择食谓之恶阻。”

二、子病

《妇人大全良方·卷十二·妊娠门·妊娠恶阻方论第二》：“夫妊娠阻病者，按昝殷《产宝方》谓之子病。”

《古今医鉴·卷十二·妊娠》：“妊娠恶阻病，《产宝》谓之子病，《巢氏病源》谓之恶阻。”

《赤水玄珠·卷二十一·胎前恶阻及痰逆不食》：“恶阻者，谓呕吐恶心、头眩、恶食、择食是也。脉息和顺，但觉肢体沉重，头目昏眩，好食咸酸。甚者或作寒热，心中愦闷，呕吐痰水，不能支持。古谓之子病，由胃气怯弱，中脘停痰之所致也。”

《资生集·卷三·胎前门上·恶阻》：“陈良甫曰：恶阻《产宝》谓之子病，由胃气怯弱，中脘停痰，脉息和顺，但体重头眩择食，惟嗜酸，甚者寒热脘闷。”

三、恶食

《小品方·卷七·治妊胎诸方》：“多卧少起，世谓恶食，其至三四月日已上，皆大剧吐逆，不能自胜举也。”

《太平圣惠方·卷七十五·治妊娠阻病诸方》：“夫患阻病者，心中愦闷，头重眼眩，四肢沉重，懈惰不欲执作，恶闻食气，欲啖酸咸，多睡少起，世云恶食是也。”

四、胎逆

《扁鹊心书·卷下·胎逆病》：“胎逆即恶阻，俗所谓病儿是也。苟能慎起居，戒房事，节饮食，不但无病儿之患，而生子亦多易育，若谨摄已当，而仍病者，是系孕妇体弱，气血多虚故耳。”

五、恶心有阻

《圣济总录·卷一百五十四·妊娠门》：“在膜胚之时，血气未用，五味不化，中气壅实，所以脾胃不思谷味，闻见于物，即恶心有阻也。”

《冯氏锦囊秘录·女科精要卷十七·胎前杂症门·恶阻》：“然在三月相火化胎之候，未能上食于母，血气未用，五谷不化，中气壅实，其为郁滞、痰火、秽恶之气尽冲于胃，所以恶心有阻也。”

六、选饭

《妇人大全良方·卷十一·诊妇人有妊歌第二》“汗出不食吐逆时，精神结备其中住（谓妊胎，受五行精气以成形，禀二经以荣其母。怀娠至五月，其胎虽成，其气未备，故胎气未安，上冲心胸，则汗出不食吐逆，名曰恶阻，俗呼选饭）。”

七、病阻

《小品方·卷七·治妊胎诸方》：“凡妇人虚羸，血气不足，肾气少弱，或当风取冷太过，心下有淡水者，欲有胎便喜病阻。”

《备急千金要方·卷二·妇人方上·妊娠恶阻第二》：“妇人血气不足，肾气又弱，或当风饮冷太过，心下有痰水者，欲有胎而喜病阻。”

八、阻病

《小品方·卷七·治妊胎诸方》："阻病者，患心中愦愦，头重眼眩，四肢沉重懈堕，不欲执作，恶闻食气，欲啖咸酸果实。"

九、病鬼

《秘传证治要诀及类方·卷十二·妇人门·胎前产后》："胎前恶阻，见食呕吐，喜啖酸物，多卧少起，俗谓之病鬼。"

《产科发蒙·卷一·恶阻治法第七》："《巢氏病源》此名恶阻，又曰恶食，称恶字。昝殷《产宝方》谓之子病。《小品方》命阻病。《产经》或呼病阻。戴元礼曰：俗谓之病鬼。"

十、病儿

《女科经纶·卷三·胎前证上·妊娠恶阻属痰饮血壅停滞肝经》："恶阻者，妇人有孕，恶心，阻其饮食是也。胎前恶阻，见食呕吐，喜酸物，多卧少起，俗名病儿。"

十一、妊娠呕吐不止

《金匮要略·卷下·妇人妊娠病脉证并治第二十》："妊娠呕吐不止，干姜人参半夏丸主之。"

【辨病因】

本病多由外感风冷，或肝气素旺，或素体痰湿等所致。

一、外感风冷

《诸病源候论·妇人妊娠病诸候上·妊娠恶阻候》："此由妇人元本虚羸，血气不足，肾气又弱，兼当风饮冷太过，心下有痰水挟之，而有娠也。经血既闭，水渍于脏，脏气不宣通，故心烦愦闷，气逆而呕吐也；血脉不通，经络痞涩，则四肢沉重；挟风则头目眩。"

《妇人大全良方·卷十二·妊娠门·妊娠痰逆不思食方论第三》："妊娠之病，若呕逆甚者，伤胎也。原疾之由，皆胃气不调或风冷乘之，冷搏于胃，故成斯病也。亦恶阻之一端。"

二、内伤情志

《万氏家传广嗣纪要·卷八·妊娠恶阻》："妊娠平日喜怒忧思，七情气滞，以致中脘伏痰留饮。"

《医学正传·卷七·妇人科中·胎前》："一妇孕两月，呕吐头眩，医以参、术、川芎、陈皮、茯苓服之，愈重，脉弦，左为甚，此恶阻病，必怒气所激，问之果然。"

《资生集·卷三·胎前门上·恶阻》："凡孕二三月间，呕逆不食，或心烦闷，此气血积聚，以养胎元精血，内郁移腐之气上攻于胃，是以呕逆不能食，用参橘饮。又妊两月，呕吐眩晕，脉左弦而弱，此恶阻。因怒气所激，肝气伤挟胎气上逆，参、术补之，大非所宜，以茯苓半夏汤，下抑青丸。"

《古今医彻·卷四·女科·妊娠论》："妇人性又易怒，肝木有余者多肝欲收，故喜食酸物。"

三、素体痰湿

《妇人大全良方·卷十二·妊娠门·妊娠痰逆不思食方论第三》："妊妇有痰，必生阻病。"

《世医得效方·卷十四·产科兼妇人杂病科·护胎》："加味二陈汤，治受胎一月或两月，呕吐，择食。缘中脘宿有痰饮，经水止后，气滞所作，名曰恶阻。"

《丹溪心法·卷五·产前九十一》："戴云：恶阻者，谓妇人有孕恶心，阻其饮食是也。肥者有痰，瘦者有热，需用二陈汤。"

【辨病机】

恶阻的病机是冲脉之气上逆，胃失和降所致，常见的有脾胃虚弱、痰饮内停、肝胃不和、肝肾阴虚等。

一、脾胃虚弱

《太平圣惠方·卷七十五·治妊娠呕逆不下食诸方》："夫妊娠呕逆者，由胃气逆，胃为水谷之海，其气不调，而有风冷乘之，冷搏于胃气，胃气逆则令呕逆也。"

《圣济总录·卷一百五十六·妊娠呕逆不下食》："论曰：妊娠之人，脾胃气弱，风冷乘之，则中焦痞隔，胃中虚满，其气上溢，气不下降，故虽食饮卒不得下，甚则呕逆。"

《校注妇人良方·卷十二·妊娠疾病门·妊娠恶阻方论第二》："一妊娠呕吐恶食，体倦嗜卧。此胃气虚而恶阻也。"

《医方考·卷六·妇人门第七十》:"恶阻者,恶心而防阻饮食也。此是下部气血不足,复盗脾胃之气以固养胎元,故令脾胃自弱,不胜谷气,一闻谷气,便恶心而防阻。"

《景岳全书·卷三十八人集·妇人规上·恶阻》:"此证惟胃气弱而兼滞者多之。""凡恶阻多由胃虚气滞,然亦有素本不虚,而忽受胎妊,则冲任上壅,气不下行,故为呕逆等证。"

《张氏医通·卷十·妇人门上·胎前》:"是知妊娠矣,妊娠血聚气搏,经水不行……而胃气不足,津液少布。"

《济生集·卷四·论孕妇呕吐·恶阻》:"凡妇人受孕之后,思酸选食……盖人以食为本,胞以胃为根,根蒂受伤,则枝叶萎黄,此自然之理也。"

二、痰饮内停

《妇人大全良方·卷十二·妊娠门·妊娠痰逆不思食方论第三》:"夫水饮停积,结聚为痰,人皆有之。少者不能为害,多则成病,妨害饮食,乃至呕逆。妊娠之病,若呕逆甚者,伤胎也。原疾之由,皆胃气不调或风冷乘之,冷搏于胃,故成斯病也。"

《卫生家宝产科备要·卷三·论初妊娠》:"凡女人妊娠,若素来虚羸,血气不足,体重有风气,心下多痰水者……喜病阻。"

《严氏济生方·妇人门·恶阻论治》:"恶阻者,世该所谓恶食是也。此由妇人本虚,平时喜怒不节,当风取冷,中脘宿有痰饮。受妊经血既闭,饮血相搏,气不宣通,遂致心下愦闷,头晕眼花,四肢沉重懈怠,恶闻食气。"

《普济方·卷三百二十二·妇人诸疾门·虚损》"素有痰饮者……且如妊妇恶阻……皆由素有痰饮以致之,不可不知。"

《普济方·卷三百三十七·妊娠诸疾门·恶阻》:"水饮停积,结聚为痰,人皆有之……若呕逆甚者,伤胎也,原疾之由,皆胃气不调,或风冷乘之,冷搏于胃,故成斯病也。亦恶阻之一也。""妊娠之初,经隧内闭,以气养血,当是之时,肠胃茹沮洳,散入焦膈。若素有痰饮,则饮与血搏,食饮辄吐,头目旋晕,憎闻食气,喜啖酸咸,四肢倦怠,不胜持,多卧少起,厌厌困懒,名曰恶阻。"

《古今医鉴·卷十二·妊娠》:"妊娠恶阻病……由胃气怯弱,中脘停痰,脉息和顺,但肢体沉重,头眩择食,惟嗜醋咸,甚者寒热呕吐,胸膈烦满。"

《济世神验良方·女科门》:"有胎则脾运化不利而生湿,湿生痰,痰生热,热生风,故诸病易作。恶阻者,痰也。"

《孕育玄机·卷中·妊娠痰逆不食》:"妊娠痰逆不食者,乃水饮停积,结聚为痰……皆有胃气不健,或风冷外乘所致,此阻为甚……病有痰涎流不绝者,此乃脾虚不能约束津液也,当健脾自愈。"

《胎产心法·卷上·恶阻论》:"怀子病月,不在形之强弱,在于脏腑虚实。如中宫气健,胃中宿无痰饮,清浊自能升降,不令移气上壅,自无恶阻等症。"

《沈氏女科辑要·卷上·恶阻》:"人身脏腑,本是接壤,怀妊则腹中增了一物,脏腑机栝,为之不灵,水谷之精微,不能上蒸为气血,凝聚而为痰饮,窒塞胃口,所以食入作呕,此是胃病。"

《胎产秘书·上卷·恶阻》:"此由妇人本元虚弱,平时喜怒不节,寒暑不调,中腔宿有停痰积饮,受孕经闭,饮食相搏,气不宣通。"

三、肝胃不和

《女科证治准绳·卷四·胎前门·恶阻》:"一妊妇停食腹满,呕吐吞酸,作泻不食,余以为饮食停滞,兼肝木伤脾土……一妊妇呕吐胁胀,或寒热往来,面色青黄,此木旺而克脾土……一妊妇呕吐酸水,胸满不食,此脾土虚而肝木所侮。"

《丹台玉案·卷五·胎前门》"足厥阴养胎,多有恶心呕逆,谓之恶阻。盖肝常有余,本不能容物,而今乃有妊,则肝气为胎所碍,不得发泄,故恶心呕逆也。"

《辨证录·卷十一·妇人科·妊娠恶阻门》:"然补肝以生血,未为不佳,但恐生血不能生气,则脾胃衰微,不胜频呕。"

《沈氏女科辑要·卷上·恶阻》:"又妇人既娠,则精血养胎,无以摄纳肝阳,而肝阳易升,肝之经脉夹胃,肝阳过升,则饮食自不能下胃,此自肝病。"

四、肝肾阴虚

《绛雪丹书·胎症上卷·孕妇二十七症方》:

“恶阻多在三个月之时，相火化胎之候，壮火食气上冲胃口，食即呕吐。少阴肾水既养其胎，少阳之火益炽。”

《辨证录·卷十一·妇人科·妊娠恶阻门》：“夫肾一受精，则肾水生胎，不能分润于他脏，肝为肾之子，一旦无津液之养，则肝气燥而益急，火动而气乃逆也，于是恶心呕吐之症生。虽呕吐不至太甚，而伤气则一也。气伤则肝血愈耗，世人以四物治产前诸症，正以其能生肝血也。”

《冯氏锦囊秘录·女科精要卷十七·胎前杂症门·恶阻》：“然在三月相火化胎之候，未能上食于母，血气未用，五谷不化，中气壅实，其为郁滞、痰火、秽恶之气尽冲于胃，所以恶心有阻也。其候心中愦闷，头眩，四肢懈惰，恶闻食气，多睡少起，酷嗜酸盐果实者，乃肝肾不足，引以自救也。”

【辨病证】

一、辨脉象

妊娠恶阻之常脉表现为孕脉，如伴有恶心、择食、心闷头眩，恶食嗜酸之象，不属病态，轻则勿药可愈。若呕吐日久，或脉有偏颇，则需察色按脉，辨证论治，重点辨识重症之脉象。

1. 常脉

《普济方·卷三百三十七·妊娠诸疾门·恶阻》：“其状颜色如故，脉息和顺，但觉肢体沉重，头目昏眩，择食，恶闻食气。”

《胎产心法·卷上·金匮解（方附本条）》：“凡妇人脉无病，惟阴脉小弱，乃营气不足。若感邪而营气不足者，必恶寒发热。今无寒热，妨于食，是知妊娠矣。”

《高注金匮要略·妇人妊娠病脉证治第二十》：“脉平，为人病脉不病；四脏之阴脉小弱，为脏真趋赴肾经以养胎；渴，为津液下掣；不能食，为生气上冲；故知为妊娠矣。”

《脉诀刊误·卷下·诊妇人有妊歌》：“往来三部通流利，滑数相参皆替替。阳盛阴虚脉得明，遍满胸堂皆逆气。此言恶阻之证之脉。”

《邯郸遗稿·卷三·妊娠》：“妇人经水二三月不行，身如病状，六脉洪大，此孕脉也。”

2. 病脉

《女科经纶·卷三·胎前证上·妊娠呕吐属怒气伤肝》：“有妊二月，呕吐，眩晕，脉之左弦而弱，此恶阻因怒气所激。肝气既伤，又挟胎气上逆，以茯苓半夏汤下抑青丸。”

《诊宗三昧·师传三十二则》：“代脉者，动而中止，不能自还，因而复动……惟妊娠恶阻，呕逆最剧者，恒见代脉，谷入既少，气血尽并于胎息，是以脉气不能接续，然在二三月时有之。”

《四诊抉微·卷七·切诊·伏（阴）》：“有邪伏幽深，而脉伏不出者，虽与短脉之象有别，而气血壅滞之义则一，凡气郁血结久痛，及留饮宿食，霍乱大吐大利，每多沉伏，皆经脉阻滞，营卫不通之故。所以妊妇恶阻，常有伏匿之脉，此又脉症之变耳。”

《女科指掌·卷三·胎前门·恶阻》：“呕吐痰水寸必沉滑，湿郁迟寒微虚数热，怒气伤肝脉弦而弱，或虚或实有力无力。”

《女科指要·卷三·胎前门·恶阻》：“脉沉气滞，滑为痰阻，紧是寒侵，数乃热壅，脉若弦虚肝木乘脾。”

《类证治裁·卷八·胎前脉案》：“洒淅恶寒，呕吐，绝谷汤饮不下者，四旬余，奄奄沉困，身冷而阳垂绝。诊之脉伏，沉候似无，予断为胎，其家疑未信。予谓此恶阻之重者，胎无疑也。”

二、辨寒热

张仲景谓恶阻为妊娠有虚有寒，寒在胃脘，则令呕吐不止，恶阻其胎而妨饮食也。而宋代陈自明则谓“妊娠恶阻，勿作寒病治也”，均无从寒证而治以温者。

1. 寒证

《女科经纶·卷三·胎前证上·妊娠呕吐属于寒》：“诸呕吐酸，皆属于火。此言胃气不清，暂作呕吐也。若妊娠呕吐不止，则因寒而吐，上出为呕，不止则虚矣。故以半夏治呕，干姜治寒，人参补虚，而以生姜糊、半夏，以下其所逆之气。”

2. 热证

《妇人大全良方·卷十二·妊娠门·妊娠恶阻方论第二》：“治妇人经候不行，身无病似病，脉滑大而六脉俱匀，是孕妇脉也。精神如故，恶闻食气，或但嗜一物，或大吐，或时吐清水，此名恶阻，勿作寒病治之。”

《医方考·卷六·妇人门第七十》：“恶阻以食

入复吐，责之有火，所谓诸逆冲上皆属于火也。”

《万病回春·卷六·妊娠》：“有孕患恶阻，呕吐不止、饮食不下、心中烦躁、头目眩晕……此血虚气盛有火也。若不养血则火不降，火不降则呕不止。”

三、辨轻重缓急

辨治恶阻当分轻重缓急，轻者不需药物，只需生活调理，而重者则应当采用药物治疗。乃因妊娠恶阻，呕则伤气，吐则伤阴，呕吐日久，装水不进，气阴两虚。

《妇人大全良方·卷十二·妊娠门·妊娠恶阻方论第二》：“不拘初妊，但疾苦有轻重耳。轻者，不服药亦不妨；重者需以药疗之”。

《胎产心法·卷上·恶阻论》：“怀子病月，不在形之强弱，在于脏腑虚实……轻者不需服药，乃常病也。重者需少药调之，宜用加味参橘饮。”

1. 轻证

《张氏医通·卷十·妇人门上·胎前》：“经候不行两三月，精神如故……此名恶阻，不可作病治。”

《医学心悟·卷五·妇人门·恶阻》：“恶阻者……病呕吐，愈治愈逆，因思仲景绝之之旨，以炒糯米汤代茶，止药月余，渐安。”

《盘珠集胎产症治·卷上·胎前·恶阻》：“怀娠两月，宜绝医药……非医药所治，治之则愈甚，待其自安可耳。”

《产孕集·上篇·孕疾第五》：“怀妊之后，必患恶阻，恶阻者，谓恶心阻其饮食也……若面色如故，脉象平和，此不需医，但调其饮食，适其寒温，缓缓可愈。”

2. 重证

《医学入门·卷五·妇人门·胎前》：“恶心阻食名恶阻，或大吐，或时吐清水，恶闻食臭……头疼全不入食者……日久水菜不入口，吐清水者。”

《孕育玄机·卷中·妊娠恶阻》：“恶阻者，谓呕恶阻其饮食是也……若呕恶不止，全不进食，其胎或有不能安者。”

《产科发蒙·卷一·恶阻治法第七》：“又至其变，则尚不愈，或咳逆上气，不能横卧，或作下利，作不食，作吐蛔，作肩背疼痛，或寒热咳嗽吐出白沫，或恶明而坐暗处，且不欲与人言。又每睡着汗多出，其状殆如劳瘵，甚则往往不出妊中而毙。”

《产孕集·上篇·孕疾第五》：“怀妊之后，必患恶阻，恶阻者，谓恶心阻其饮食也……其甚者，大吐呕血，食饮不下，寒热往来，心中愦闷，恶闻食臭，肢节疼痛，疲怠自汗，色萎肢瘦，势若危殆，或施治不善，逆其胎气，致暴作吐下，困顿欲绝。”

《类证治裁·卷八·胎前脉案》：“洒淅恶寒，呕吐，绝谷汤饮不下者，四旬余，奄奄沉困，身冷而阳垂绝。诊之脉伏，沉候似无……予谓此恶阻之重者。”

《济生集·卷四·论孕妇呕吐·恶阻》：“凡虚弱之妇人，因此坠胎者，不可胜计。其病根实由恶阻之甚者，使然耳。”

《妇科秘书·恶阻论》：“恶阻者，谓有胎气，恶心阻其饮食也……或大吐，或时吐痰与清水，甚者或作寒热，心中愦闷，呕吐痰水，胸膈烦满，恍惚不能支持。”

【论治法】

恶阻的治疗原则以调气和中，降逆止呕为主，主要有健脾益胃、健脾化痰、健脾调肝、滋肾平肝等，并宜注意饮食和情志的调节。

一、健脾益胃

《校注妇人良方·卷十二·妊娠疾病门·妊娠恶阻方论第二》：“一妊娠呕吐恶食，体倦嗜卧。此胃气虚而恶阻也，用人参橘皮汤，二剂渐愈。又用六君加紫苏，二剂而安。”

《景岳全书·卷三十八人集·妇人规上·恶阻》：“若脾胃气虚者，宜五味异功散、六君子汤、人参橘皮汤之类主之。”

《医宗金鉴·卷四十六·妇科心法要诀·胎前诸症门》：“当以胃弱为主，更审其或因胎气阻逆，或痰饮阻逆，与夫兼热兼寒，而分治之。”

《成方切用·卷十下·胎产门·当归散》：“脾胃健，则能运化精微，取汁为血以养胎，自无恶阻呕逆之患矣。”

《证治针经·卷四·崩漏·胎前诸证》：“恶阻先调脾胃，食痰火郁分治。”

《笔花医镜·卷四·女科证治·胎前诸症》：“脾虚者，六君子汤加苏梗、砂仁、香附。”

《鸡鸣录·女科第一》：“若脾气素弱者，用缓氏资生丸，培运兼施，更为妥妙。"

《医方絜度·卷二》："余谓保胎止呕，皆健运脾胃之功，故曰：资生。"

二、健脾化痰

《普济方·卷三百二十二·妇人诸疾门·虚损》："素有痰饮者，二陈汤之类服之为佳……大抵恶阻，皆由素有痰饮以致之，可用二陈汤，名小茯苓汤，用之极妙，不可不知。"

《医学正传·卷七·妇人科中·胎前》："恶阻，乃有孕而恶心，阻其饮食者是也，多从痰治，用二陈汤之类。"

《广嗣纪要·卷八·妊娠恶阻》："恶阻者……调治之法，顺气理痰，自然安矣。"

《赤水玄珠·卷二十一·胎前恶阻及痰逆不食》："恶阻者……由胃气怯弱，中院停痰之所致也。薛氏曰：脾胃虚弱，呕吐不食，用茯苓半夏汤。盖半夏乃健脾化痰之主药也。痰涎壅滞，饮食少思，胎气不安，为必用之药，须倍加白术。"

《仁术便览·卷四·产前》："恶阻多从痰治，止呕吐，效。"

《景岳全书·卷三十八人集·妇人规上·恶阻》："若中脘多痰者，用二陈汤加枳壳，或用半夏茯苓汤。"

《孕育玄机·卷中·妊娠痰逆不食》："妊娠痰逆不食者，乃水饮停积，结聚为痰……病有痰涎流不绝者，此乃脾虚不能约束津液也，当健脾自愈。"

《邯郸遗稿·卷三·妊娠》："切不可以寒热病治之，须顺气豁痰，服保生汤，倍加丁香、生姜治之。"

《济世神验良方·女科门》："有胎则脾运化不利而生湿，湿生痰，痰生热，热生风，故诸病易作。恶阻者，痰也。肥人多痰，瘦人有热，俱宜二陈汤或茯苓补心汤。"

《医学心悟·卷五·妇人门·恶阻》："法当理脾化痰，升清降浊，以安胃气，用二陈汤加枳壳主之。"

《鸡鸣录·女科第一》："气血为窒碍而不调，不但痰饮渐生，甚或不能客谷，病名恶阻，以其咽恶而阻纳也。治以通气化痰，固为扼要。"

三、健脾调肝

《校注妇人良方·卷十二·妊娠疾病门·妊娠恶阻方论第二》："兼肝木伤脾土，用六君子汤以健脾胃，加苍术、厚术以消饮食，吴茱萸所制黄连以清肝火，诸症悉愈。"

《景岳全书·卷三十八人集·妇人规上·安胎》："肝气滞逆，胀满不安者，解肝煎主之。"

四、滋肾平肝

《医述·卷十三·女科原旨·胎前》："少阴肾水养胎，少阳相火益炽，须用清肝滋肾汤，即六味加柴胡、白芍。先用逍遥止呕，甚则加茱、连。"

《傅青主女科·女科下卷·妊娠·妊娠恶阻三十九》："世人以四物治产前诸症，正以其能生肝血也。""然补肝以生血，未为不佳，但生血而不知生气，则脾胃衰微，不胜频呕，犹恐气虚则血不易生也。""妇故于平肝补血之中，加以健脾开胃之品，以生阳气，则气能生血，尤益胎气耳。"

【论用方】

一、治妊娠恶阻方论

1. 论干姜人参半夏丸

《金匮玉函经二注》："妊娠二月之后，胚化成胎，浊气上冲，中焦不胜其逆，痰饮遂涌，呕吐不已，中寒乃起，故用干姜止寒，人参补虚，生姜、半夏治痰散逆也。"

《金匮要略浅注·卷九·妇人妊娠病脉证治第二十》："此为妊娠之呕吐不止而出其方也。半夏得人参，不惟不碍胎，且能固胎。"

《医宗金鉴·卷四十六·妇科心法要诀·胎前诸症门》："恶阻者，谓胃中素有寒饮，恶阻其胎而妨饮食也。主之以干姜去寒，半夏止呕；恶阻之人，日日呕吐，必伤胃气，故又佐人参也。"

2. 论半夏茯苓汤

《校注妇人良方·卷十二·妊娠疾病门·妊娠恶阻方论第二》："若脾胃虚弱，呕吐不食，用半夏茯苓汤。盖半夏乃健脾气化痰滞之主药也，脾胃虚弱而呕吐，或痰涎壅滞，饮食少思，胎不安，必用茯苓半夏汤倍加白术。然半夏、白术、茯苓、陈皮、砂仁，善能安胎气，健脾胃，予验矣。"

《医方考·卷六·妇人门第七十》："是方半夏、生姜能开胃而醒脾；地黄、芍药、川芎能养阴而益血；人参、茯苓，甘草能和中而益气；及橘皮、桔梗、旋覆、细辛皆辛甘调气之品，可以平恶逆之气而进饮食者也。”

《千金方衍义·卷二·妇人方上·妊娠恶阻第二》：“方用人参鼓舞二陈之制，以运痰止呕，兼旋覆、桔梗以升散结气，芎、芍、地黄以保护荣血，用细辛者协济芎、地以升血分经脉窍隧之邪也。倘服后烦热下痢或二便闭塞，是必兼理客气，其加桂心，加大黄，当效前大黄丸及后方茯苓丸之制，庞安常言桂不伤胎，且熬令黑则专散气而无壮火食气之患，大黄熬黑但能泄热，而无苦寒伤中之虑，世俗每谓半夏辛散，胎未形成时，为之切禁。若妊娠肥盛多痰者，不去其痰，则胎不安。瘦瘠多火者，不清其火，则胎不稳。时师咸谓黄芩、白术为安胎专药，孰知半夏、大黄、桂心有安胎妙用乎！历观《千金》诸方，每以大黄同姜、桂任补益之用，人参协消、黄佐克敌之功，不由《千金》之门，何以求应变之策耶？”

《沈氏女科辑要·卷上·恶阻》：“《千金》半夏茯苓汤中用二陈，化痰以通胃也；用旋覆，高者抑之也；用地黄，补阴吸阳也；用人参，生津养胃也。其法可谓详且尽矣。至若细辛亦能散痰，桔梗亦能理上焦之气，芎亦能宣血中之滞，未免升提；白芍虽能平肝敛阴，仲景法，胸满者去之，故车氏皆不用。斟酌尽善，四剂获安，有以也。”

3. 论白术散

《陈素庵妇科补解·胎前杂症门·卷三·妊娠恶阻方论》：“是方四君以补气；芎、归、芍以养血，砂、陈、藿、蔻、香附以温中和胃；竹茹、前胡以豁痰；乌药以理气；姜、枣和营卫，生津液。”

《医略六书·女科·胎前·卷二十八》：“妊娠胃气暴虚，寒伏中脘，故呕吐清涎。是恶阻，因于胃虚挟寒焉。人参扶元以补胃之虚，白术健脾以壮胃之弱，丁香温中散寒滞，甘草缓中和胃气，稍佐生姜以止呕也。为末姜煎，使虚回寒散，则胃气调和而恶阻无不退矣。”

4. 论菊花汤

《千金方衍义·卷二·妇人方上·养胎第三》：“胎息四月始受水精以成，血脉养胎，属手少阳，火气用事最易损坠，若寒郁火邪，恶阻弥甚，热蒸子脏，溲数异常，然胎已成形，未必便下，必卒受风寒或有所惊动，势难叵测，不得不于安胎剂中兼麻黄一味以开泄之，虽与前艾叶汤并用麻黄，其间轻重迥殊，余味大都相类，彼以胎未具体，固宜艾叶、丹参之温以助之；此以相火养胎，又需麦冬、菊花之清以润之，其用半夏者，专涤胞门垢腻，无虑辛散伤胎也。”

5. 论芦根汤

《医略六书·女科·胎前·卷二十八》：“胎热气逆，胃火上冲，故呕吐涎水，是恶阻因于气逆火亢焉。芦根汁清胃火之升，尖槟榔降胃气之逆，橘红利痰气，生姜散涎水，枇杷叶清肺以平肝安胃，水梨汁清火以滋阴降逆也，水煎冲服，务使火降气平，则胃汁下润，而胎得所荫，何呕吐涎水之不已哉？”

二、治妊娠恶阻方

1. 干姜人参半夏丸（《金匮要略·卷下·妇人妊娠病脉证并治第二十》）

治妊娠呕吐不止。

干姜（一两）　人参（一两）　半夏（二两）

上为末，以生姜汁糊为丸如梧桐子大。饮服十丸，一日三次。

2. 半夏茯苓汤（《备急千金要方·卷二·妇人方上·妊娠恶阻第二》）

治妊娠阻病，心中愦闷，空烦吐逆，恶闻食气，头眩重，四肢百节疼烦沉重，多卧少起，恶寒汗出，疲极黄瘦。

半夏（三十铢）　茯苓（十八铢）　干地黄（十八铢）　橘皮（十二铢）　细辛（十二铢）　人参（十二铢）　芍药（十二铢）　旋覆花（十二铢）　芎䓖（十二铢）　桔梗（十二铢）　甘草（十二铢）　生姜（三十铢）

上㕮咀。以水一斗，煮取三升，分三服。

3. 菊花汤（《备急千金要方·卷二·妇人方上·养胎第三》）

治妊娠四月，有寒，心下愠愠欲呕，胸膈满不欲食；有热，小便难，数数如淋状，脐下苦急。卒风寒颈项强痛寒热，或惊动身躯，腰背腹痛，往来有时，胎上迫胸，心烦不得安，卒有所下。

菊花（如鸡子大一枚）　麦门冬（一升）　麻黄（三两）　阿胶（三两）　人参（一两半）　甘草（二两）　当归（二两）　生姜（五两）　半夏（四两）　大枣（十二个）

上㕮咀，以水八升，煮减半，纳清酒三升并阿胶，煎取三升，分三服。温卧当汗，以粉粉之，护风寒四至五日。一方用乌雌鸡一只，煮水煎药。

4. 青竹茹汤（《医心方·卷二十二·治妊妇恶阻方第四》）

治妊娠二三月，恶阻呕吐不下食。

青竹茹（三两） 生姜（四两） 半夏（五两） 茯苓（四两） 橘皮（三两）

上切。以水六升，煮取二升半，分三服。

5. 陈橘皮散（《太平圣惠方·卷七十五·治妊娠阻病诸方》）

治妊娠二至三月恶阻病，呕吐不能食。

陈橘皮（一两，汤浸去白瓤，焙） 白茯苓（一两） 半夏（一两，汤洗七遍去滑） 麦门冬（一两，去心） 甘草（半两，炙微赤，锉） 人参（三分，去芦头）

上为散。每服三钱，以水一中盏，加生姜半分，淡竹茹一分，煎至六分，去滓温服，不拘时候。

6. 安胎饮

1）《太平惠民和剂局方·卷九·宝庆新增方》

治妊娠三月、四月至九个月恶阻病者，心中愦闷，头重目眩，四肢沉重，懈怠不欲执作，恶闻食气，欲啖咸酸，多睡少起，呕逆不食，或胎动不安，非时转动，腰腹疼痛，或时下血，及妊娠一切疾病。

地榆 甘草（微炙赤） 茯苓（去皮） 熟干地黄（洗，酒蒸，焙） 当归（去芦洗，酒浸） 川芎 白术 半夏（汤洗七次） 阿胶（捣碎，麸炒） 黄芪（去苗） 白芍药（各等分）

上为粗散。每服三钱，水一盏半，煎至八分，去滓温服，不拘时候。一方无半夏、地榆，有人参、桑寄生；一方无白术、黄芪、半夏、地榆，有艾叶，并各等分。

2）《胍后方》

治三月妊娠恶阻。

茯苓 当归 川芎 芍药 地黄 甘草 白术 阿胶 地骨皮 黄芩

水煎服。

7. 橘皮竹茹汤（《类证活人书·卷十六》）

治哕逆，呃逆，妊娠恶阻。

橘皮（二两） 竹茹（一升） 甘草二两（炙） 人参（半两） 半夏（一两，汤洗）

上锉如麻豆大。每服五钱，加生姜六片，大枣一枚，以水二大盏，煎至一盏，去滓温服，日三次。

8. 麦门冬汤（《圣济总录·卷一百五十四》）

治妊娠恶阻病，心中愦闷，见食呕吐，恶闻食气，肢节烦疼，身体沉重，多卧黄瘦。

麦门冬（去心，焙，三分） 人参（三分） 白茯苓（去黑皮，半两） 陈橘皮（汤浸去白，焙，半两） 甘草（炙，锉，一分）

上为粗末。每服三钱匕，以水一盏，加生姜一分（拍破）、大枣二枚（擘），同煎至六分，去滓，食前温服。

9. 前胡饮（《圣济总录·卷一百五十四·妊娠门·妊娠恶阻》）

治妊娠恶阻，食即吐逆，头痛颠倒，寒热。

前胡（去芦头，半两） 细辛（去苗叶，半两） 白茯苓（去黑皮，半两） 甘草（炙，半两） 厚朴（去粗皮，涂生姜汁炙烟出七遍，半两）

上为粗末。每服二钱匕，水一盏，加生姜一分（切），同煎至六分，去滓温服，不拘时候，一日二次。

10. 半夏拨刀（《圣济总录·卷一百九十·食治妊娠诸病》）

治妊娠恶阻，择食痰逆，服诸汤药并皆无效。

半夏（以汤洗七遍后，以生姜汁半盏煮半夏，令汁尽再炒干，一两） 人参（半两）

上为末，加小麦面六两，以水搜作团，切如拨刀，以新生鸡子二枚（去壳）汤内煮，旋以箸剔破，加葱、薤白各三至五茎，劈破，以盐酱调和，候汤沸，下拨刀煮令熟，任意分三次热食之。

11. 半夏饮（《圣济总录·卷一百五十四·妊娠门·妊娠恶阻》）

治妊娠恶阻，心中愦闷，闻食气即吐逆，肢节瘦疼，多汗黄瘦。

半夏（汤洗去滑，生姜汁制过，三分） 白茯苓（去黑皮，三分） 细辛（去苗叶，半两） 旋覆花（半两） 桔梗（半两） 赤芍药（半两） 陈橘皮（去白，焙，半两） 甘草（炙，半两） 熟干地黄（焙，一两一分）

上为粗末。每服三钱匕，水一盏，加生姜五片，同煎至七分，去滓，空心、食前温服。

12. 茯苓汤（《圣济总录·卷一百五十四·妊娠门·妊娠恶阻》）

治妊娠恶阻，呕逆恶心，四肢疼，头痛，恶闻食气，心忪烦闷，多损坠。

白茯苓(去黑皮,二两) 旋覆花(二两) 生干地黄(微炒,二两) 陈橘皮(汤浸去白,焙,一两半) 细辛(去苗叶,一两半) 芎䓖(一两半) 人参(一两半) 芍药(一两半) 桔梗(去芦头,炒,一两半) 甘草(炙令赤色,一两半)

上为粗末。每服三钱匕,以水一盏,加生姜一片(拍碎),同煎至六分,去滓温服,日二次。

13. 桑寄生饮(《圣济总录·卷一百五十四·妊娠门·妊娠恶阻》)

治妊娠恶阻。头旋呕吐,腰腹疞痛,胎动不安。

桑寄生(一两) 阿胶(炒燥,一两) 柴胡(去苗,一两) 麦门冬(去心,焙,一两) 人参(一两) 大蓟(一两) 郁李仁(去皮,炒,半两)

上为粗末。每服三钱匕,水一盏煎至七分,去滓温服,不拘时候。

14. 山芋面(《圣济总录·卷一百九十·食治妊娠诸病》)

治妊娠恶阻,呕逆,及头痛,食物不下。

生山芋(一尺,于沙盆内研令尽,以葛布绞滤过) 苎麻根(一握,去皮,烂研)

上为末,加大麦面三两和搜,细切如棋子法,于葱、薤羹汁内煮熟食之。

15. 人参白术散(《全生指迷方·卷四》)

治妊娠恶阻,恶闻食臭,但嗜一物,或大吐,时吐清水。

白术(一两) 人参(半两) 丁香(一分) 甘草(炙,一分)

上为末。每服三钱,水一盏,加生姜三片,同煎至七分,去滓,食前温服。

16. 龙虎救生丹(《小儿卫生总微论方·卷十·吐泻方治·治吐方》)

治一切吐逆不下食,及妊娠恶阻。

水银(半两) 硫黄(一两,二味同研细,至无星为度) 丁香(半两) 半夏曲(一两) 人参(去芦,一分) 天南星(半两,炮) 白附子(一分,炮裂)

上为末,生姜汁煮糊为丸如萝卜子大。每服十至二十丸,煎藿香汤送下;伏热吐者,煎莲子心汤送下。

17. 保生汤

1)《郑氏家传女科万金方·胎前门(下卷)》

治妊娠恶阻,经候不行,二至三月之间,无病似病,脉浮大,而六部俱匀,精神如困,恶闻食臭,或呕吐痰水者。

人参 白术 白茯 甘草 香附 陈皮 厚朴 门冬 丁香 生姜(五片)

水煎服。

2)《医宗金鉴·卷四十六·妇科心法要诀·胎前诸症门》

治妊娠恶阻,呕吐而无其他兼证者。

砂仁 白术 香附 乌药 陈皮 甘草

水煎服。

18. 归原散(《云岐子保命集·卷下》)

治妊娠恶阻,呕吐不止,头痛,全不入食,服诸药无效者。

人参(半两) 甘草(半两) 川芎(半两) 当归(半两) 芍药(半两) 丁香(半两) 白茯苓(一两半) 白术(一两半) 陈皮(一两半) 桔梗(二钱半,炒) 枳壳(炒,二钱半) 半夏(洗七次,炒黄,一两)

上㕮咀。每服三钱,加生姜五片,大枣一枚,水煎服。

19. 李氏家传快气汤(《普济方·卷三百三十七·妊娠诸疾门·恶阻》)

治妊娠恶阻。

枳壳(五两) 缩砂(二两) 香附子(二两) 甘草(二两)

上各净称,同炒,为末,汤调服。

20. 柴胡汤(《广嗣纪要·卷九》)

治妊娠子烦,烦闷不安,呕吐恶阻。

柴胡(一钱半) 赤茯苓(一钱) 麦冬(一钱) 条芩(一钱) 人参(五分) 橘皮(五分) 甘草(炙,五分)

水一盏半,加生姜三片,煎八分,温服。

21. 旋覆花汤(《广嗣纪要·卷八》)

治肥人恶阻。

旋覆花(一钱) 川芎(一钱) 细辛(减半,一钱) 人参(一钱) 白茯苓(二钱) 半夏(姜制,二钱) 归身(二钱) 陈皮(二钱) 干姜(炮,五分) 炙甘草(一钱)

分作二服,加生姜五片,水煎服。

22. 保胎饮(《医学入门·外集·卷七·妇人小儿外科用药赋》)

治妊娠胎动不安，腹肠疼痛，或时下血，及恶阻一切等症。

当归（七分） 川芎（七分） 芍药（七分） 熟地（七分） 半夏（七分） 茯苓（七分） 甘草（七分） 白术（七分） 黄芪（七分） 阿胶（七分） 艾叶（七分） 地榆（七分）

加生姜，水煎服。

23. 芩连半夏汤（《东医宝鉴·杂病篇·卷十》引《永类钤方》）

治恶阻，病胸背满痛。

黄芩（一钱二分半） 白术（一钱） 半夏（一钱） 赤茯苓（七分半） 黄连（五分） 陈皮（五分） 当归（五分） 栀子（五分） 枳壳（五分） 香附（五分） 人参（五分） 苍术（五分） 缩砂（五分） 甘草（五分）

上锉。加生姜七片，水煎服。

24. 安胃汤（《四明宋氏女科秘书·妊娠门》）

治妊娠恶阻。

当归 白芍药（煨） 陈皮 香附（炒） 白术 半夏（姜汤泡，香油炒） 茯苓 藿香 神曲 砂仁（各等分） 甘草（减半）

加生姜三片，大枣一枚，水煎，温服。

25. 养胃汤（《寿世保元·卷七·妊娠》）

治恶阻。

当归（酒洗） 白芍（酒炒） 白术（去芦，炒） 白茯苓（去皮） 陈皮 藿香 砂仁 神曲（炒） 半夏（汤泡透，切片，用杏仁炒过，不伤胎气） 香附（炒，各等分） 甘草（减半）

上锉。加生姜三片，大枣二枚，水煎服。

26. 人参竹茹汤（《明刊穷乡便方》）

治初受孕，多有呕逆，饮食不下，为之恶阻，火甚者。

陈皮（八分） 川芎（八分） 桔梗（八分） 半夏（香油炒，八分） 白茯苓（八分） 白芍药（八分） 人参（五分） 竹茹（五分） 砂仁（五分，炒） 甘草（二分）

加生姜三片，水煎，空心服。

27. 参橘饮（《丹台玉案·卷五·胎前门》）

治妊娠恶阻，呕吐，喜酸，恶食。

人参（一钱五分） 陈皮（一钱五分） 厚朴（一钱五分） 藿香（一钱五分） 白术（一钱五分） 淡竹茹（五分）

加生姜五片，不拘时候服。

28. 土金双培汤（《辨证录·卷十一·妇人科·妊娠恶阻门》）

治妊娠恶阻。

人参（三钱） 苏子（三钱） 茯苓（三钱） 谷芽（三钱） 巴戟天（三钱） 菟丝子（三钱） 白芍（三钱） 白术（五钱） 薏仁（五钱） 山药（五钱） 神曲（二钱） 砂仁（一粒） 甘草（二分） 柴胡（五分）

水煎服。

29. 加味参橘饮（《胎产秘书·卷上·恶阻》）

治妊妇一至二月，恶阻呕逆，烦闷嗜卧。

人参（一钱） 白术（二钱） 砂仁（三分） 厚朴（一钱） 橘红（四分） 当归（一钱） 香附（五分） 甘草（三分） 生姜（三片） 竹茹（一丸）（一方加夏曲八分）

水煎服。

30. 半夏茯苓丸（《女科指掌·卷三·胎前门·恶阻》）

治妊娠恶阻，甚者寒热呕吐，胸膈烦满。

茯苓 半夏 橘皮 枳壳 人参 甘草 干姜

炼蜜为丸。每服二十丸。

31. 参橘饮（《胎产要诀·卷上》）

治妇人成孕两三月，恶阻呕逆，恶食，头眩倦息。

人参（五分） 橘红（五分） 白术（五分） 半夏（五分） 当归（五分） 藿香（五分） 甘草（四分） 砂仁（四分） 藿香（一分）

水煎服。肥人，加竹沥四至五匙，姜汁二匙。

32. 加味参橘饮（《胎产心法·卷上·恶阻论》）

治孕成二至三月后，恶阻呕逆恶食，或头眩晕倦息者。

人参（一钱） 归身（酒洗，二钱） 白术（土炒，二钱） 半夏（八分，制） 橘红（四分） 藿香（四分） 炙草（四分） 砂仁（三分，碎） 竹茹（一团）

加生姜一片，水煎服。肥人，加竹沥一盏，姜汁一匙。

33. 和胃饮（《叶氏女科证治·卷二·安胎下》）

治妊娠恶阻，腹中疼痛。

陈皮（八分） 桔梗（八分） 厚朴（盐制，八分） 小茴香（八分） 益智仁（八分） 藿香（八分） 砂仁（五分） 苍术（米泔浸，四分） 甘草（三分）

水煎服。

34. 恶阻汤（《方氏脉症正宗·卷一》）

治妊娠恶阻。

当归（一钱） 白术（一钱） 贝母（一钱） 陈皮（八分） 砂仁（五分） 栀子（八分） 香附（一钱） 藿香（八分）

水煎服。

35. 归芩参附汤（《胎产新书·女科秘旨·卷二》）

治妊娠恶阻渐退。

当归（三钱五分） 川芎（一钱七分） 茯苓（二钱） 人参（二钱） 生地（二钱） 香附子（二钱） 白术（一钱五分） 黄芩（七分） 麦冬（一钱五分）

生姜，大枣为引，水煎服。

36. 和气散（《胎产新书·女科秘要·卷二·胎前恶阻》）

治胎前胎气不和，恶阻吐逆，不思饮食，腹中作痛。

陈皮（八分） 桔梗（八分） 厚朴（八分） 小茴（八分） 益智（八分） 藿香（八分） 砂仁（五分） 苍术（四分） 甘草（三分） 丁香（三分） 木香（五分）

水煎服。

37. 回春方（《胎产新书·女科秘要·卷一》）

治恶阻。

茯苓（一钱） 半夏（一钱） 厚朴（一钱） 苍术（一钱） 陈皮（五分） 砂仁（五分） 炙甘草（三分） 干姜（三分） 藿香（八分） 乌梅（一个） 姜（三片）

水煎服。

38. 人参木瓜汤（《妇科玉尺·卷二·胎前》）

治妊娠恶阻，心虚烦闷。

人参 木瓜 橘红 枇杷叶 麦冬 藿香 竹茹

水煎服。

39. 参橘饮（《罗氏会约医镜·卷十四·妇科（上）·妊妇恶阻》）

治妊妇恶阻，呕逆不能食，六脉虚者。

人参（一钱） 白术（二钱） 炙草（一钱） 橘红（一钱） 紫苏（一钱） 麦冬（一钱） 黄芩（一钱） 竹茹（一钱） 生姜（一钱） 广香（五分） 茯苓（一钱半）

加大枣为引。

40. 加味茯苓半夏汤（《罗氏会约医镜·卷十四·妇科（上）·妊妇恶阻》）

治妊妇恶阻。

陈皮（去白，一钱） 半夏（二钱，姜炒则不动胎，为健脾化痰主药） 茯苓（三钱） 甘草（炙，一钱） 砂仁（炒研，八分） 白术（钱半）

生姜、大枣为引。若瘦人兼热，加麦冬、竹茹；或脉滑数之甚，加黄芩。

41. 清竹茹汤（《医钞类编·卷十七》）

治妊娠恶阻，呕吐不食。

竹茹 橘皮 法半夏 白苓 生姜

水煎服。

42. 安胃饮（《医学衷中参西录·医方·治女科方》）

治妊娠恶阻。

清半夏（一两，温水淘洗两次，毫无矾味然后入煎） 净青黛（三钱） 赤石脂（一两）

水煎服。

三、治脾胃虚弱恶阻方

1. 灵液丹（《三因极一病证方论·卷十一》）

治胃中虚寒，聚积痰饮，食饮不化，噫醋停酸，大便反坚，心胸胀满，恶闻食气，及妇人妊娠恶阻，呕吐不纳食者。

硫黄（打碎，一两） 附子（去皮脐，切如绿豆大，一两） 绿豆（四两，用水一碗煮干，焙）

上为末，生姜自然汁煮面糊为丸如梧桐子大。每服五十丸，食前米汤送下。

2. 人参丁香散（《妇人大全良方·卷十二·妊娠门·妊娠恶阻方论第二》）

治妊娠恶阻，胃寒呕逆，翻胃吐食及心腹刺痛。

人参（二两） 丁香（二两） 柿蒂（二两） 甘草（半两） 良姜（半两）

上为细末。每服二钱，热汤点下，不拘时候。

3. 白术散(《普济方·卷三百三十七·妊娠诸疾门·恶阻》)

治妊娠恶阻,吐清水,甚则十余日粥浆不入,恶阻,脉虚弦者。

白术(一两) 人参(半两) 丁香(二钱半) 甘草(一钱)

上为末。每服二钱,水一盏,加生姜五片,煎至七分,温服。

4. 参橘散(《简明医彀·卷七·妊娠》)

治妊娠胃虚,恶阻呕吐,饮食少进。

人参(一钱) 橘皮(一钱) 白术(一钱) 茯苓(一钱) 麦芽(一钱) 炙草(五分) 生姜(二钱) 竹茹(一团) 粳米(一撮)

水煎服。

5. 和中饮(《叶氏女科证治·卷二·安胎下》)

治妊娠恶阻,饮食停滞,胸膈胀闷。

茯苓(一钱半) 陈皮(一钱半) 半夏(汤泡炒黄,一钱半) 厚朴(姜制,一钱半) 山楂肉(一钱) 白扁豆(炒,一钱) 甘草(五分) 砂仁(七分)

加生姜三片,水煎服。

6. 和中理脾汤(《罗氏会约医镜·卷十四·妇科(上)·妊妇恶阻》)

治妊娠恶阻兼腰痛者。

当归(二钱) 熟地(姜汁炒,二钱) 白芍(酒炒,一钱半) 川芎(一钱) 陈皮(一钱) 甘草(一钱) 黄芩(一钱) 半夏(姜炒,一钱半) 白术(二钱) 杜仲(盐炒,二钱) 茯苓(一钱半)

加生姜三分,大枣三个,水煎,空心服。

四、治痰饮内停恶阻方

1. 二陈汤(《太平惠民和剂局方·卷四·绍兴续添方》)

治妊娠恶阻,产后饮食不进。

半夏(汤洗七次,五两) 橘红(五两) 白茯苓(三两) 甘草(炙,一两半)

上㕮咀。每服四钱,用水一盏,生姜七片,乌梅一个,同煎六分,去滓热服,不拘时候。

2. 姜橘汤(《圣济总录·卷一百五十四·妊娠门·妊娠恶阻》)

治妊娠恶阻,呕吐涎痰,不能食。

生姜母(一两一分) 陈橘皮(去白,焙,半两) 青竹茹(半两) 前胡(去苗,三分) 槟榔(锉,二枚)

上锉,如麻豆大。每服三钱匕,水一盏,煎至七分,去滓温服,不拘时候。

3. 胃气丸(《三因极一病证方论·卷十一》)

治忧思过度,脾肺气闭,聚结涎饮,留滞肠胃,气郁于阴,凝寒于阳,阴阳反戾,吐利交作,四肢厥冷,头目眩晕,或复发热;及老人胃寒,大便反秘,妊娠恶阻,全不纳食。

硫黄(猪脏内缚两头,以米泔、酒、童便各一碗,煮干一半,取出洗断秽气,控干,十两) 半夏(汤洗去滑,五两) 白茯苓(一两) 人参(一两) 石膏(一分,煅,一法同硫黄煮)

上为末,生姜自然汁释饮饼糊为丸如梧桐子大。每服五十至一百丸,空腹米汤入少许生姜汁送下。

4. 赤茯苓散(《杨氏家藏方·卷十六·妇人方下五十四道》)

治妊娠恶阻,心胸烦闷,头晕恶心,四肢昏倦,呕吐痰水,恶闻食气。

赤茯苓(去皮,一两) 半夏(汤洗七遍,一两) 陈橘皮(去白,一两) 桔梗(去芦头,一两) 熟干地黄(洗,焙,一两) 白术(三分) 川芎(三分) 人参(去芦头,三分) 赤芍药(三分) 旋覆花(半两) 甘草(炙,半两)

上㕮咀。每服三钱,水一盏半,加生姜三片,煎至一盏,去滓温服,不拘时候,煎至七分,食前温服。

5. 半夏茯苓汤

1)《妇人大全良方·卷十二·妊娠门·妊娠恶阻方论第二》

治妊娠痰逆不思食,妊娠恶阻,恶闻食气,胸膈痰逆,呕吐恶心。

半夏(泡洗七次,炒黄,二两半) 陈皮(二两半) 白茯苓(二两) 缩砂仁(一两) 甘草(四两)

上㕮咀。每服四钱,水二盏,加生姜十片,大枣一个,乌梅半个。

2)《叶氏女科证治·卷二·安胎下》

治妊娠恶阻,痰涎壅滞。

白术(蜜炙,一钱) 半夏(汤泡炒黄,一钱)

陈皮（一钱） 砂仁（一钱，炒） 茯苓（二钱五分） 炙甘草（五分） 生姜（三片） 大枣（二个） 乌梅（一个）

水煎服。

6. 加味二陈汤（《世医得效方·卷十四·产科兼妇人杂病科·护胎》）

治妇人中脘宿有痰饮，受胎一月或二月，因经停气滞，呕吐择食，为恶阻者。

陈皮（一两半） 白茯苓（一两半） 半夏（一两） 白术（七钱半） 粉草（三钱）

上锉散。每服四钱，加生姜三片，乌梅一个，水煎，食前服。未效，加生姜汁。

7. 白术散（《陈素庵妇科补解·胎前杂症门·卷三·妊娠恶阻方论》）

治妊娠恶阻。妇人素禀怯弱，或受风寒，或当风取凉，或中脘有宿痰，受妊之后，经血既闭，饮食相搏，气不宣通，遂使肢体沉重，头目昏眩，好食酸咸，多卧少起，甚或憎寒壮热，心中愦闷呕吐，恍惚不能支持。

白术 砂仁 陈皮 人参 甘草 草豆蔻 茯苓 藿香 乌药 香附 竹茹 前胡 川芎 白芍 当归 姜 枣

水煎服。

8. 加味六君汤

1）《医宗金鉴·卷四十六·妇科心法要诀·胎前诸症门》

治妊娠平素胃虚，中停痰饮，而为恶阻，吐多痰水，心烦头目眩晕。

人参（一钱五分） 白术（土炒，一钱五分） 茯苓（一钱五分） 陈皮（一钱五分） 半夏（制，一钱五分） 甘草（炙，五分） 藿香叶（一钱） 枇杷叶（炙，一钱） 缩砂仁（八分） 枳壳（炒，八分）

上锉。加生姜，水煎服。

2）《叶氏女科证治·卷二·安胎下》

治妊娠饮食不甘，呕吐不止，或体肥痰盛恶阻。

人参（一钱半） 白术（蜜炙，一钱半） 茯苓（八分） 陈皮（去白，八分） 半夏（制，炒黄，八分） 苏叶（八分） 枳壳（麸炒，八分） 炙甘草（五分） 生姜（三片） 大枣（二枚）

水煎服。

9. 竹茹汤（《大生要旨》）

治恶阻，怀孕五十日，四肢软倦，恶寒，眩晕恶心，呕吐痰涎，思食酸食。

熟半夏（用姜汁炒透，一钱） 陈皮（一钱） 苏梗（一钱） 广藿香（一钱） 子芩（一钱，焙） 枳壳（一钱，麸炒） 白芍（酒炒，一钱） 茯苓（一钱五分） 竹茹（五分，重姜汁炒）

河水煎服。宜服此味五至六剂。

10. 苦柚饮（《卫生鸿宝·卷五·女科》）

治妊妇恶阻，呕吐不食，头晕不敢行步。

苦柚皮

浓煎汤，饮数盏而愈。呕甚者，加姜汁。

五、治肝胃不和恶阻方

1. 香术散（《妇人大全良方·卷十二·妊娠门·妊娠心腹痛方论第十二》）

治妊娠五个月以后，因喜怒忧虑过度，饮食失节，以致胸腹间气刺满痛，或肠鸣，呕逆减食。

广中莪术（一两，煨） 丁香（半两） 粉草（一分）

上为细末。空心盐汤点服一大钱，觉胸中如物按下之状。

2. 抑青丸（《丹溪心法·卷四·胁痛》）

治胁痛，属肝火者。怀妊三月，恶阻不止，饮食不进。

黄连（半斤）

上为末，蒸饼糊为丸。口服。

3. 陈皮半夏汤（《济阴纲目·卷八·胎前门上·恶阻》）

治怀妊气血不足，胎气始盛，逆动胃气，恶阻呕吐，不进饮食。

陈皮（去白，盐水炒，一钱） 茯苓（一钱） 半夏（制，一钱半） 子芩（淡姜汁炒，八分） 枳壳（麸炒，八分） 紫苏（八分） 甘草（炙，五分）

上切作一剂，水一钟，加生姜三片，煎七分，食远温服。

4. 芦根汤

1）《女科指掌·卷三·胎前门·恶阻》

治妊娠恶阻，气血成胎两月间，胃实中焦壅塞，移浊攻于胃，水谷不下。

生芦根 橘皮 生姜 大腹皮 枇杷叶

水煎服。

2)《医略六书·女科·胎前·卷二十八》

治妊娠恶阻，气逆，脉滞沉数者。

芦根汁（一杯） 槟榔（一钱） 橘红（一钱） 生姜（二片） 水梨汁（一杯） 枇杷叶（二钱，刷净毛）

先煎四味，去滓，冲二汁顿服。

5. 参橘饮（《盘珠集胎产症治·卷下·列方·和方四十四》）

治妊娠恶阻，气血不足，转致内郁，郁气上冲于胃则呕逆，血虚而心失所养则烦闷。

人参 白术（炒） 甘草（炙） 橘皮 当归 白芍 藿香 香附（制） 茯苓

水煎服。

6. 抑青丸（《盘珠集胎产症治·卷上·胎前·恶阻》）

治妊娠后大怒，气郁伤肝，肝气挟胎气上逆，致生恶阻，胸满眩晕而吐逆。

柴胡 当归 炙甘草 钩藤 白术（炒）

上为丸。

【论用药】

1. 人参

《本草述钩元·卷七·山草部·人参》："治胃虚呕吐，如妊娠呕吐，加竹茹枇杷叶，同橘皮、木瓜、竹茹、紫苏、白术，治恶阻安胎，热多者去白术、紫苏，加麦冬。"

2. 大腹子（大腹皮）

《本草纲目·果部第三十一卷·果之三·大腹子》："降逆气，消肌肤中水气浮肿，脚气壅逆，瘴疟痞满，胎气恶阻胀闷。（时珍）"

《本草正·果部·大腹皮》："逐水气浮肿、脚气、瘴疟及妇人胎气，恶阻胀闷，并宜加姜、盐同煎。"

《本草通玄·卷下·果部·大腹皮》："辛温。主水气浮肿，脚气壅逆，胎气恶阻。"

《本草详节·卷六·木部·大腹皮》："主浮肿，霍乱，瘴疟，通大小肠，冷热气，攻心腹大肠，痰膈醋心，胎气恶阻胀闷。"

《本草述钩元·卷十八·夷果部·大腹子》："治胎气恶阻胀闷，下膈气亦佳。"

3. 半夏

《广嗣纪要·卷八·妊娠恶阻》："然治此者，必用半夏，半夏有动胎之性，须制用，炒过无妨。"

《赤水玄珠·卷二十一·胎前恶阻及痰逆不食》："盖半夏乃健脾化痰之主药也。痰涎壅滞，饮食少思，胎气不安，为必用之药，须倍加白术。然半夏、白术、陈皮、砂仁，善能安胎气，健脾胃也。"

《胎产心法·卷上·恶阻论》："半夏性能动胎，虑其辛燥易燥。但恶阻，又非半夏不止，须姜汁炒，以制其毒。"

《医学心悟·卷五·妇人门·恶阻》："其半夏，虽为妊中禁药，然痰气阻塞中脘，阴阳拂逆，非此不除。以姜汤泡七次，炒透用之，即无碍也……夫妊娠恶阻，似属寻常，然呕吐太多，恐伤胎气，医者可不善为调摄乎！"

《盘珠集胎产症治·卷下·列方·和方四十四》："半夏滚汤洗七次，姜汁炒黄。半夏动胎，胎初结，虑其辛燥易散也，勿用为稳。然恶阻非半夏不能止，《经》云：有故无殒。不妨权用一二剂，但不宜多用，五六分至一钱止。半夏虽损胎，不妨权用，但不宜多耳。"

《医学三字经·卷二·妇人经产杂病第二十三》："得孕三月之内，多有呕吐、不食，名恶阻，宜六君子汤。俗疑半夏碍胎，而不知仲师惯用之妙品也。高鼓峰云：半夏合参术为安胎、止呕、进食之上药。"

4. 竹茹

《本草求真·上编卷四·泻剂·竹茹》："膈噎呕逆，恶阻呕吐。"

5. 豆蔻

《本草纲目·草部第十四卷·草之三·豆蔻》："治瘴疠寒疟，伤暑吐下泄痢，噎膈反胃，痞满吐酸，痰饮积聚，妇人恶阻带下。除寒燥湿，开郁破气，杀鱼肉毒。"

6. 枇杷叶

《本草述钩元·卷十七·山果部·枇杷叶》："同人参、白芍茯苓、竹茹、橘红、苏子、麦冬、木瓜，治妊娠恶阻。"

7. 草果

《本草正·芳草部·草果》："辟除口臭及妇人恶阻气逆、带浊。"

8. 厚朴

《本草害利·脾部药队·泻脾次将·厚朴》："娠妇恶阻，水谷不入。"

9. 香附

《本草易读·卷四·香附》:"妊娠恶阻,同藿香、甘草末服。"

《本草汇言·卷二·草部·香附子》:"治妇人胎气不安,恶阻不食,气不升降,呕吐酸水,起坐不安。"

【医论医案】

一、医论

《推求师意·卷下·妇人门·恶阻与胎化不成》

恶阻与胎化不成何如?曰:一月始形,二月始膏,三月精血始化为胎,男女分矣。所谓恶阻与胎之成否,皆在三月相火化胎之时。恶阻者,由相火化精血为胎,而子宫秽腐因火冲逆,上攻于胃,有伤其味,故食不得人,津液亦不化,停积为痰为饮为呕吐,此以子宫秽气所阻其食,故名恶阻。前人未明相火之道,故止言由中气壅实,故恶闻食气。

《医镜·卷四·胎前诸症》

妇人有妊月余,即恶心呕逆者,谓之恶阻。乃足厥阴肝经养胎之月也。肝尝有余,本不能容物,而今乃有妊,则肝气为胎所碍,不得发泄,故恶心呕逆也。过此月,则别经养胎,而恶阻之病息矣。夫十二经,皆养胎者也,而肝经独养于初妊之时,何哉?盖胎者,血之始成,而肝则血之所藏,以血养血,造化之相为合也。然受气之始,则何经以主之?曰足少阴肾经也。天一生水,得气最先,故男子先生左肾,女子先生右肾。而妇人右肾,亦以系胞,为胞之根柢,先天真一之气,发此以为胎兆也。

《女科经纶·卷三·胎前证上·恶阻呕吐用药大法》

[慎斋按] 以上一十三条,序胎前有恶阻呕吐之证也。凡妇人妊孕,其始证先见于恶阻。而恶阻,自《金匮》有绝之法而下,病机盖非一端。巢元方以下,主于气凝血聚。陈良甫以下,主于停痰积饮。若仲景《金匮》以寒治,太无、养葵作火论,于恶阻病机,可谓详悉。但胎前无寒,产后无热,此常法也。故恶阻呕吐,大抵寒者少,热者多。总属血壅胎元,脏气不能宣通,停痰积饮,郁热壅滞,变而为火,有热无寒,致生诸证。故丹溪、立斋论治,每以枳壳、紫苏、苏梗、木香、砂仁,为降气顺气之法,所谓胎前须顺气者此也。

《胎产心法·卷上·恶阻论》

恶阻者,谓有胎气恶心阻其饮食也。妊娠禀受怯弱,中脘宿有痰饮,便有阻病。其证颜色如故,脉息平和,但觉多卧少起,肢体沉重,头目昏眩,恶闻食气,喜啖酸咸,或嗜一物,或大吐,或时吐痰与清水。甚者或作寒热,心中愦闷,呕吐痰水,胸膈烦满,恍惚不能支持。此皆胃气弱,而兼痰与气滞者也。亦有素本不虚,而一受胎孕,则冲任上壅,气不下行,故呕逆者。又有由经血既闭,水渍于脏,脏气不宣通,故心烦愦闷,气逆而呕吐。及三月余而呕吐渐止。盖三月,相火化胎之候,未能上食于母,血气未用,五味不化,中气壅实,其为郁滞痰火秽恶之气,尽冲于胃,所以有恶阻等证。

《产孕集·上篇·辨孕第一》

怀妊之候,必病恶阻。若沉重愦闷,不欲饮食,又不知患所在,头重眩晕,四肢惰懈,不欲执作,喜啖酸咸果实,多卧少起,气逆呕吐,盖由经血既闭,水渍于藏,藏气不宣,血脉不行,故有此候。察其候,合其脉,孕之是非,无所遁矣。若兼有表里诸疾,脉不可辨,则别有验之之法:以雀脑芎䓖一两,当归七钱为末,分二服,煮艾汤,或醇酒下之,二三时间,觉腹中脐间微动,即为有孕;或以醋煮艾汤半盏服之,有孕必大痛,无孕则否。

《读医随笔·卷六·评释类·男子如蛊女子如怚》

怚者,阻之讹也。《甲乙经》引此作阻。《脉经》有肝中风者,令人嗜甘,如阻妇状,是明明以阻为妊娠之称矣。谓妊娠则经阻不下也。故妊娠之病曰恶阻,谓恶作剧于阻妇也。丹溪解为呕恶以阻饮食者,谬矣。马注径作怚解。考字书无"怚"字,揣其注意,颇似"怛"字之义,穿凿极矣。张隐庵起而正之,宜也,惜未见《甲乙经》耳!又见《太素》作姐,尤非。

二、医案

1. 胃虚气逆案

《济阴纲目·卷九·胎前门下·伤食》

一妊妇因伤食服枳术丸,胸腹不利,饮食益少,更服消导宽胸之剂,其胎下坠。余谓此脾气虚而不能承载也,用补中益气及六君子汤,中气渐健,其胎渐安。又用八珍汤加柴胡、升麻,调理而痊。

《寓意草·卷二》

李思萱室人有孕，冬日感寒，至春而发，初不觉也。连食鸡面鸡子，遂成夹食伤寒，一月才愈。又伤食物，吐泻交作，前后七十日，共反五次，遂成膈症，滴饮不入。延诊时，其脉上涌而乱，重按全无，呕哕连绵不绝，声细如虫鸣，久久方大呕一声。余曰：病者胃中全无水谷，已翻空向外，此不可救之症也。思萱必求良治，以免余憾。余筹画良久，因曰：万不得已，必多用人参。但才入胃中，即从肠出，有日费斗金，不勾西风一浪之譬，奈何？渠曰：尽在十两之内，尚可勉备。余曰：足矣！乃煎人参汤，调赤石脂末，以坠安其翻出之胃。病者气若稍回，少顷大便，气即脱去。凡三日服过人参五两，赤石脂末一斤，俱从大肠泻出。得食仍呕，但不呕药耳。因思必以药之渣滓，如稀粥之类与服，方可望其少停胃中，顷之传下，又可望其少停肠中。于是以人参、陈橘皮二味，煎如芥子大，和粟米同煎作粥，与服半盏，不呕良久又与半盏。如是再三日，始得胃舍稍安。但大肠之空尚未填实，复以赤石脂末为丸，每用人参汤吞两许。如是再三日，大便亦稀。此三日参橘粥内，已加入陈仓米，每进一盏，日进十余次，人事遂大安矣。仍用四君子汤、丸调理，通共享人参九两，全愈。然此亦因其胎尚未堕，有一线生气可续，故为此法以续其生耳！不然者，用参虽多，安能回元气于无何有之乡哉！后生一子，小甚，缘母疾百日，失荫之故。

《临证指南医案·卷九·胎前》

秦，十七。经停三月，无寒热，诊脉大。系恶阻，减食。细子芩、知母、苏梗、砂仁、橘红、当归、生白芍。丸：细子芩三两，苏梗一两（生研），白芍一两半，熟白术二两，砂仁五钱，当归一两半，青苎汤法丸。

《眉寿堂方案选存·卷下·女科》

经阻两月，脉象虚数，呕吐清水，仍以恶阻调治。竹茹、半夏、广皮、生姜、茯苓、厚朴。

《女科指要·女科医案·胎前门》

一妇，怀孕，气逆呕吐，烦热心嘈，脉滞沉数。此胎热气逆，胃火上冲也。与芦根汁汤，一啜而安，再剂而病不复作。后以加味逍遥散去丹加地，或倍术加连，直至胎成顺产，无病勿药。

《南雅堂医案·卷八·妇科·胎孕门》

1）怀妊三月，呕吐时作，饮食少思，此为恶阻，主之以六君。人参二钱，炒白术二钱，白茯苓二钱，炙甘草一钱，制半夏一钱五分，陈皮八分，生姜两片，大枣三枚。

2）呕恶，胸脘烦闷，气逆上冲，乃脾寒气弱，痰浊停阻胃脘，致胎气上通。法以益气和中，呕逆自平。人参二钱，炒白术二钱，白茯苓二钱，炙甘草五分，制半夏一钱，陈皮八分，缩砂仁八分（研冲），藿香一钱，生姜一匙。

《叶氏医案存真·卷二》

女科有胎气，以立基为要。恶阻呕吐酸味，宜安胃调气。产后下虚，血病为多。今脘中痞胀，减食不适，全是气分之病，但调气宽中，勿动下焦为稳。生香附汁、苏木、神曲、豆蔻、桔梗、茯苓。

《归砚录·卷二》

山妻将娩，已见红矣，胎忽上冲作呕。黄夜事急，余以酱油和开水一钱与服，咸能润下，果入口即安。

《柳宝诒医论医案·胎前门》

重身五月，腰脊酸疼，此肾虚不能系胎之象。素病呕恶，胃气上逆，则中气不固。当和胃安胎。党参、於术、茯苓、广皮、白芍、川连、淡芩、砂仁、苏叶、杜仲、菟丝子、竹二青。

2. 肝气乘脾案

《丹溪纂要·卷四》

一妇孕两月，呕吐，头眩，医与参、术、川芎、陈皮、茯苓，服之愈重。脉弦，左为甚。此恶阻病，必怒气所激，问之果然。肝气即逆，又挟胎气。参、术之补大非所宜。以茯苓汤下抑青丸二十四粒，五服稍安，脉略数，口干苦，食则口酸。意其膈间滞气未尽，行以川芎、陈皮、山栀、生姜、茯苓，煎汤下抑青丸十五粒而愈。但口酸易饥，此肝热未平，以热汤下抑青丸二十粒愈。后两手脉平和而右其弱，其胎必堕，此时肝气既平，可用参、术以防之。服一日而胎自堕矣。

《校注妇人良方·卷十二·妊娠疾病门·妊娠心腹胀满方论第十六》

一妊妇饮食停滞，心腹胀满，或用人参养胃汤加青皮、山楂、枳壳，其胀益甚，其胎上攻，恶心不食，右关脉浮大，按之则弦。此脾土不足，肝木所侮。余用六君子加柴胡、升麻而愈。后小腹痞闷，用补中益气汤，升举脾气乃瘥。

一妊妇呕吐酸水，胸满不食。此脾土虚而肝木所侮，用六君子加芍药而愈，又用四君子加枳壳、桔梗而安。

一妊妇呕吐胁胀，或寒热往来，面色青黄。此木旺而克脾土，用六君子加柴胡、桔梗、枳壳而安。

一妊妇停食腹满，呕吐吞酸，作泻不食。余以为饮食停滞，兼肝木伤脾土，用六君子汤以健脾胃，加苍术、厚朴以消饮食，吴茱萸所制黄连以清肝火，诸症悉愈。又以六君加砂仁调理，而脾土乃安。

《女科撮要·卷下·保胎》

一妊娠饮食后恼怒，寒热呕吐，头痛恶寒，胸腹胀痛，大便不实而或青，小便频数而有血。余曰：当清肝健脾为主。不信，乃主安胎止血，益甚。问余曰：何也？余曰：大便不实而色青，此是伤脾土而兼木侮；小便频数而有血，此是肝火，血流于胞而兼挺痿也。用六君子加枳壳、紫苏、山栀二剂，脾胃顿醒。又用加味逍遥加紫苏、枳壳二剂，小便顿清，更节饮食，调理而安。

《临证指南医案·卷九·胎前》

某。怀妊将三月，肝气攻冲，胁痞，呕吐红痰。细条芩、生白芍、川楝子、瓜蒌皮、半夏曲、橘红、竹茹、生姜。

《南雅堂医案·卷八·妇科·胎孕门》

孕已两月有余，呕恶胁痞，觉有热气上攻，痰作粉红色，此乃肝气为病，调之自平。生白芍二钱，淡黄芩二钱，瓜蒌皮一钱五分，橘红八分，淡竹茹三钱，川楝子一钱，半夏曲二钱，生姜三片。

3. 脾虚痰阻案

《石山医案·卷中》

一妇形质瘦小，面色近紫，产后年余，经水不通。首夏忽病，呕吐，手指麻痹，挛拳不能伸展，声音哑小，哕不出声。医皆视为风病，危之。予诊脉，皆细微近滑。曰：此妊娠恶阻病也。众谓经水不通，安有妊理？予谓天下之事有常有变，此乃事之变也。脉虽细微，似近于滑；又尺按不绝，乃妊娠也。遂以四君子加二陈治之，诸症俱减，尚畏粥汤，惟食干糕香燥之物而有生意。

《校注妇人良方·卷十二·妊娠疾病门》

一妊妇胸腹膨胀，吐痰不食。此脾胃虚而饮食为痰，用半夏茯苓汤渐愈。又用六君子加枳壳、苏梗、桔梗，而饮食如常。

《女科撮要·卷下·保胎》

一妊娠将三月，呕吐恶食，体倦嗜卧。此恶阻之症，用人参橘皮汤，二剂渐愈。又用六君加紫苏，二剂而安。

一妊娠吞酸恶心，欲作呕吐。此饮食停滞，用六君加曲糵、炒黑子芩、枳壳、香附治之而愈。

《碎玉篇·下卷·女科》

胎前以立基为要。恶阻呕吐酸水，是热化，与安胃调气。人参、半夏、川石斛、竹茹、茯苓、生姜。

《女科指要·女科医案·胎前门》

一妇人，妊娠烦心，眩晕呕涎沫，或时胸满恶食，或时心嘈易饥，脉数弦滑。此胎气上壅，痰热随之升降。与青竹茹汤，啜而病如失。

一娠妇，二三月间，恶心呕吐，气逆痰多，胸满食少，脉滞数滑。此胎壅痰滞，邪遏肤浮。与陈皮半夏汤，一啜而安。

一孕妇，三四月间，头目眩晕，呕吐痰涎，恶闻食气，嗜好酸咸，多卧少起，肢体烦疼，脉虚浮滑。此气血虚而痰饮不化也与半夏茯苓汤，三啜而诸症皆退，饮食亦进，而神气健旺如常。

4. 胎热壅盛案

《丹溪治法心要·卷七》

一妇人形瘦性急，体本无热，怀孕三月，当盛夏，渴思水，因与四物汤加黄芩、陈皮、生甘草、木通，数帖而安。其后得子，二岁，顿有痎疟，盖孕中药少，胎毒未消，若生疮疥其病自痊，已而验。黄芩乃安胎之圣药也，俗人不知以为寒，而不敢用，谓温药可养胎，殊不知以为产前当清热，清热则血循经，不妄行，故能养胎。

《南雅堂医案·卷八·妇科·胎孕门》

妊娠恶阻，本有恶心厌食之象，今身热头痛而欲呕，必挟有外邪可知，宜先清热为是。连翘二钱，淡黄芩二钱，苏梗八分，生甘草一钱，竹叶一钱，天花粉一钱。

《归砚录·卷四》

冯益三令正，上年春汛偶愆，颇露虚象，群贤咸以为损，余诊为孕，季秋果举一男。至丁巳春初，产逾三月，既不自乳，汛亦未行，偶感客邪，医疗半月，渐至不饥不食，气自少腹上冲似有聚瘕，呕恶腹痛，面黄形瘦，溲热便溏，口渴带多，面浮咳逆，佥云已成蓐损，复延余诊。脉滑而弦，遂以孕断。与沙参苏叶、桑皮、冬瓜皮、黄芩、枳壳、石菖蒲、白薇、橘核、楝实，煎香连丸，三服霍然。复闻六月中旬产一女甚快。

《王氏医案三编·卷二》

兰溪吴氏妇，盛夏患恶阻。洪某进旋覆、姜、桂等药，而壮热神昏，腰疼欲堕，二便秘涩，呕吐不休，脉数而洪。予栀、芩、连、楝、竹茹、知母、银花、绿豆为剂，佐以苏叶二分，冬瓜煮汤煎药。下咽即安，数服而愈。

《王氏医案三编·卷三》

张氏妇先于四月间患呕吐，医以为寒，叠进姜萸之药，致血溢自汗，丐孟英诊之。脉甚滑，按之不绝，舌光无苔。曰：孕也。询其经事，果愆两度。予沙参、枇杷叶、生地、芦根、连、苏、旋、斛之剂而安。

《叶天士晚年方案真本·卷下·炒枯肾气汤》

李，用直，三十三岁。凡女科有胎气，以立基为要。恶阻呕吐酸味，是热化。安胃调气。人参、竹茹、茯苓、半夏、金斛、生姜。

第五节

妊娠腹痛

凡妊娠期间，因胞脉阻滞或失养，气血运行不畅而发生小腹疼痛不甚，病势较缓，或时痛时止者，称为“妊娠腹痛”。

【辨病名】

本病首见于《金匮要略》，亦称为“胞阻”“胎痛”“痛胎”。

一、妊娠腹痛

《外台秘要·卷三十三·妊娠腹痛方三首》：“《古今录验》疗妊娠腹痛，或者冷痛，或者胎动，葱白当归汤。”

《太平圣惠方·治妊娠胎动腹痛诸方》：“治妊娠胎动，时时腹痛，频频下利，渐觉羸瘦，面色萎黄，不欲饮食，厚朴散。”

二、胞阻

《金匮要略·卷下·妇人妊娠病脉证并治第二十》：“师曰：妇人有漏下者，有半产后因续下血都不绝者，有妊娠下血者，假令妊娠腹中痛，为胞阻，胶艾汤主之。”

《医宗金鉴·卷四十六·妇科心法要诀·胎前诸证门》：“妊娠腹痛名胞阻，须审心腹少腹问。”

《沈氏女科辑要·卷上·妊娠腹痛》：“讱庵亦谓妊娠下血腹痛为胞阻。”

《妇科冰鉴·卷五·胎前诸症门·胞阻》：“孕妇腹痛，名曰胞阻。”

三、胎痛

《济阴纲目·卷八·胎前门上·腹痛》：“薛氏曰：若腹中不时作痛，或小腹重坠，名胎痛。”

《盘珠集胎产症治·卷上·胎前·胎动》：“胎痛，血少不能荣养其胎也。”

四、痛胎

《邯郸遗稿·卷三·妊娠》：“妊娠腹痛者，名痛胎。”

《张氏医通·卷十·妇人门上·胎前》：“腹痛，或发或止，名曰痛胎，属血少，四物加香附为末，紫苏汤送下。”

《叶氏女科证治·卷二·安胎上》：“妊娠初受妊时，即常患腹痛者，此由热之故，名曰痛胎。”

【辨病因】

本病病因多由饮食不节，损伤脾胃，或误服碍胎损胎之物，或过食暖官之品，或房事不节，均可导致胞脉受损，气血运行不畅，而令妊娠腹痛。

《诸病源候论·妇人妊娠病诸候上·妊娠腹痛候》：“腹痛皆由风邪入于腑脏，与血气相击搏所为。妊娠之人，或宿挟冷疹，或新触风邪，疞结而痛。其腹痛不已，邪正相干，血气相乱，致伤损胞络，则令动胎也。”

《女科百问·卷二》：“（第五十八问妊娠三月曾经堕胎至其月日复坠）胎动腹痛，其理盖缘饮食、冷热、动风、毒物；或因再交，摇动骨节，伤犯胞胎，其候多呕，气不调匀；或因服热药太过，血气相干，急服顺气药安胎，不然变成漏胎，则难疗矣。”

《女科心法·小腹痛》：“妊娠小腹痛者，多由胞络既虚，风寒相搏，则小腹遂而为痛。”

《秘传内府经验女科·胎痛》：“胎痛者，皆妊娠不知禁忌，或由生冷，或触风寒，邪正相击，随气上下，冲于心则心痛，攻于腹则腹痛，伤于胎则胎痛也。”

【辨病机】

妊娠腹痛分虚实。虚者，血虚气弱，血少胞脉失养，气虚运行无力，胞脉不荣而疼痛；或素体阳虚，胞脉失于温煦而痛。实者，气郁疏泄失常，气血运行不畅，胞脉阻滞，故致腹痛；或感受寒邪，寒凝血气运行受阻，不通则痛；或外感热邪，或过食辛热温燥之品，或气郁化火，以致热伤冲任，而致腹痛。

《女科经纶·卷三·胎前证上·妊娠腹痛属子脏寒》：“徐忠可曰：六七月胃肺养胎，而气为寒所滞，故胎愈胀。寒在内，腹痛恶寒。”

《女科心法·小腹痛》：“痛甚令胎动不安，治当预也。紫苏饮加生姜煎。而薛立斋亦遂有气虚血虚，以及脾气郁结，肝木炽盛之由分。大抵气虚补气，血虚养血。”

《妇科冰鉴·卷五·胎前诸症门·胞阻》：“致此之由，有食滞、胎气、胞寒、水热之分。欲察其因，须审痛处。若在心胃分界者，属食属滞，消导即愈。在少腹之间，小便清利者，必因胞血受寒，法当养血，温暖下焦；或小水闭塞而痛者，则是膀胱蓄热所致，但清热决水，其治无难。惟腹痛连腰，乃胎气作祟，或由触犯而然，治此不易。”

【辨病证】

本病的辨证主要根据腹痛的性质，结合兼证及舌脉等辨其虚实，虚证多隐隐作痛，实证多为胀痛。

《济阴纲目·卷八·胎前门上·腹痛》：“仲景云：妇人怀胎，腹中诸疾痛，当归芍药散主之。《脉经》曰：妇人有胎腹痛，其人不安，若胎病不动，欲知生死，令人摸之，如覆杯者则男；如肘颈参差起者，女也；冷者，何面冷者为死，温者为生。［眉批］所谓何面者，意在腹之左右也。”

《医宗金鉴·卷四十六·妇科心法要诀·胎前诸证门》：“妊娠腹痛胞阻，须审心腹少腹间。伤食心胃胎腰腹，少腹胞寒水尿难。”

《叶氏女科证治·卷二·安胎下》：“妊娠腹痛，须分寒热虚实。寒痛脉迟，宜理中汤；热痛脉数，宜芩芍汤；虚痛脉无力喜按，乃血少不能养胎，宜四君归芍汤；实痛脉有力拒按，宜香壳丸。”

《妇科玉尺·卷二·胎前》：“妊娠腹痛，须辨寒热虚实。寒者脉迟，宜理中汤；热者脉数，宜芩芍汤。虚者脉无力，乃血少不能养胎，宜四君子汤加归、芍；实者脉有力，宜香壳丸；便秘者脉兼实，宜香壳丸加芩、芍、厚朴。又有腹中不时作痛，或小腹重坠者，名曰胎痛，宜地黄当归汤；其心腹俱痛者，或有冷积，或新触风寒，邪正相击而并于气，随气上下，上冲于心则心痛，下攻腹则腹痛，上下混攻，则心腹俱痛，若不时差，其痛冲击胎络，必致动胎，可不惧哉？宜当归芍药汤；有时腹但胀痛，抑犹轻已，宜桑皮汤加姜；至如娠将届期，腹胁胀满，心胸刺痛，宜壮气四物汤；娠已月倍，临期三日前，心腹胁肋疼痛，宜安胎四物饮，皆不可不药。妊娠小腹痛，大概由胞络虚，风寒相搏之故，宜紫苏饮；虽或致病多端，而均以川芎为末酒调服；或芎、归等分煎服，无不解，不然痛甚，亦能动胎也。”

《彤园医书（妇人科）·卷四·胎前本病门·胎前胞阻》：“孕妇腹痛，名曰胞阻。须审其痛或上在心胃之间，多属食滞作痛也。或中在腰腹之间，多属胎气不安作痛也。若在少腹之间，则必因胞血受寒，或停水尿难而作痛也。”

《女科心法·小腹痛》：“若脾气郁结者，其症多满胸嗳气，饮食减少，治当调养脾气，令气得升降，则痛乃已也。若肝木炽盛者，必由恼怒伤肝，其症气攻左右，或时上逆，小便不利，治当平肝清火。”

【论治法】

本病治法以养血安胎止痛，舒肝解郁，暖宫止痛为主。

《金匮要略·卷下·妇人妊娠病脉证并治第二十》：“妇人怀娠六七月，脉弦发热，其胎愈胀，腹痛恶寒者，少腹如扇，所以然者，子脏开故也，当以附子汤温其脏。”

《圣济总录·卷一百五十五·妊娠腹痛》：“妊娠藏府虚弱，冒寒湿之气，邪气与正气相击，故令腹痛，病不已，则伤胞络，令胎不安，治法宜祛散寒湿，安和胎气，则痛自愈。”

《陈素庵妇科补解·胎前杂症门·卷三·妊娠少腹痛方论》：“妊娠少腹痛者，因胞络宿有风冷，后却受娠，受娠之后则血不通，冷与血相搏，故令少腹痛也。甚则胎动不安，宜服归艾饮；或孕后新触风邪即痛，痛则伤胎亦有。”

《校注妇人良方·卷十二·妊娠疾病门·妊娠小腹痛方论第十五》：“妊娠小腹痛，由胞系虚，风寒相搏。痛甚，亦令胎动也。［愚按］前症若风寒所搏，用紫苏饮加生姜；气血虚用八珍汤；脾气虚用六君子汤；中气虚用补中益气汤；若腹胀痛，用安胎饮加升麻、白术，不应，兼补中益气汤。”

《傅青主女科·女科下卷·妊娠·妊娠少腹疼四十一》：“妊娠小腹作疼，胎动不安，如有下堕之状，人只知带脉无力也，准知是脾胃之亏乎！夫胞胎虽系于带脉，而带脉实关于脾肾。脾肾亏损，则带脉无力，胞胎即无以胜任矣。况人之脾肾亏损者，非饮食之过伤，即色欲之太甚。脾肾亏则带脉急，胞胎所以有下坠之状也。然则胞胎之系，通于心与肾，而不通于脾，补肾可也，何故补脾？然脾为后天，肾为先天，脾非先天之气不能化，肾非后天之气不能生，补肾而不补脾，则肾之精何以遽生也，是补后天之脾，正所以补先天之肾也；补称先后二天之脾与肾，正所以固胞胎之气与血，脾肾可不均补乎！方用安奠二天汤。”

《胎产新书·女科秘旨·卷二·胎痛》：“孕妇腹中不时作痛，或小腹重坠，名曰胎痛，宜地黄当归汤主之。如不应，加人参、白术、陈皮；如因血气，加砂仁。因中气虚下坠而作痛，则服补中益气汤。”

《竹林女科证治·卷二·安胎下·妊娠腹痛》：“妊娠初受妊时，即常患腹痛者，此由血热之故，名曰痛胎，一时不能速愈，宜时服栀芩汤数剂。”

【论用方】

一、治妊娠腹痛方论

1. 论砂仁葱白汤

《医方考·卷六·妇人门第七十》：“痛者，气血滞涩不通使然。故用砂仁顺气于下，葱白顺气于中，气行血利，而痛自止。”

2. 论芎归胶艾汤

《金匮要略心典·卷下·妇人妊娠病脉证治第二十》：“妇人经水淋漓，及胎产前后下血不止者，皆冲任脉虚，而阴气不能守也。是惟胶艾汤为能补而固之。中有芎、归，能于血中行气；艾叶利阴气，止痛安胎，故亦治妊娠胞阻。胞阻者，胞脉阻滞，血少而气不行也。”

3. 论归艾饮

《陈素庵妇科补解·胎前杂症门·卷三·妊娠少腹痛方论》：“是方芎、归、艾、术、杜、芍固胎；乌、木、砂、陈以能触冷气；防、苏祛风，与前数症治法大同小异。［补按］妇人篡骨之上即少腹也，冲任二脉皆聚于此，风冷客之，每每交而不孕。”

二、治妊娠腹痛方

1. 芎归胶艾汤（《金匮要略·卷下·妇人妊娠病脉证并治第二十》）

治劳伤胞络，胞阻漏血，腰痛闷乱。

芎䓖（二两） 阿胶（二两） 甘草（二两） 艾叶（三两） 当归（三两） 芍药（四两） 干地黄（四两）

以水五升、清酒三升，合煮取三升，去滓，纳胶令消尽，温服一升，日三次。不愈更作。

2. 葱白当归汤（《外台秘要·卷三十三·妊娠腹痛方三首》）

治妊娠腹痛，或是冷痛，或是胎动。

葱白（一虎口） 当归（三两）

上切。以水、酒共五升煮取二升，分二次服，亦将小便服，相去一炊顷。

3. 神验胎动方（《外台秘要·卷三十三·妊娠胎动方九首》）

治妊娠腹痛不可忍。

当归（六分） 芎䓖（四分）

上切。以水四升、酒三升半煮取三升，分三服。若胎死即出。血上心腹满者，如汤沃雪。

4. 安胎当归丸（《医心方·卷二十二·治妊妇胀满方第二十二》）

治妊娠腹痛，心胸胀满不调。

干姜（一分） 当归（二分） 芎䓖（二分） 胶（四分）

上药治下筛，炼蜜为丸如小豆大。每服五丸，日三次。

5. 赤石脂散（《太平圣惠方·卷七十四·治妊娠下痢诸方》）

治妊娠腹痛，下痢赤白，日夜不止。

赤石脂（一两） 干姜半两（炮裂，锉） 阿胶（一两，捣碎，炒令黄燥） 白术（一两） 艾叶（一两，炒令微黄） 龙骨（半两） 陈橘皮（一两，汤浸去白瓤，焙） 诃梨勒（一两，煨，用皮） 甘草（一分，炙微赤，锉）

上为细散。每服二钱，以粥饮调下，不拘时候。

6. 安胎白术汤（《圣济总录·卷一百五十五·妊娠腹痛》）

治妊娠腹痛疞刺。

白术（锉，麸炒，四两） 桂（去粗皮，二两） 陈橘皮（汤浸去白，焙，二两半） 厚朴（去粗皮，生姜汁炙，二两） 甘草（炙，锉，一两） 芍药（一两） 芎䓖（一两）

上为粗末。每服二钱匕，水一盏，加生姜三片、大枣一枚（擘破）煎至六分，去滓，食前热服。

7. 姜茂汤（《圣济总录·卷一百五十五·妊娠腹痛》）

治妊娠腹痛，中满。

姜黄（一两） 蓬莪茂（煨，一两） 藿香叶（一两） 甘草（炙，半两）

上为粗末。每服二钱匕，水一盏煎至六分，去滓温服，不拘时候。

8. 芎䓖散（《圣济总录·卷一百五十五·妊娠腹痛》）

治妊娠腹痛胀闷。

芎䓖（一两） 当归（切，焙，一两） 陈橘皮（汤浸去白，焙，一两） 干差（炮，半两）

上为散。每服二钱匕，用糯米饮调下，不拘时候。

9. 真白汤（《圣济总录·卷一百五十五·妊娠腹痛》）

治妊娠腹痛，不思饮食。

木香（一分） 沉香（一分） 丁香（一分） 芎䓖（半两） 蓬莪术（煨，半两） 当归（切，焙，半两） 芍药（锉，半两） 楝实（炒，去核，半两） 茴香子（炒，半两） 甘草（炙，一两） 益智（去皮，半两） 陈橘皮（汤浸去白，焙，半两）

上为粗末。每服二钱匕，水一盏，加枣一枚（擘破），煎至六分，去滓，食前温服。

10. 枳壳丸（《圣济总录·卷一百五十五·妊娠腹痛》）

治妊娠腹痛，一切气疾。

枳壳（二两，浆水浸一日去瓤，煮令烂，研作糊） 木香（炒，一两）

上将木香为末，和入枳壳糊内为丸如梧桐子大。每服二十丸，温酒送下，不拘时候。

11. 通经丸（《普济本事方·卷十·妇人诸疾》）

治怀妊三四个月，头晕腹痛，不能饮食，日渐羸瘦。

桂心（不见火） 青皮（去白） 大黄（炮） 干姜（炮） 川椒（去目并合口，微炒，地上出汗） 蓬莪术 川乌（炮，去皮尖） 干漆（炒令烟出） 当归（洗，去芦，薄切，焙干） 桃仁（去皮尖，炒，各等分）

上为细末，将四分用米醋熬成膏，和余六分末为丸如梧桐子大，阴干。每服二十丸，加至三十丸，用淡醋汤送下，温酒亦得，空心食前服。

12. 阿胶散（《类编朱氏集验医方·卷十·妇人门·胎前》）

治妊娠腹痛或下血水。

桑寄生（七钱半） 阿胶半两（炒） 艾叶（二钱半）

上㕮咀。每服四钱，水一盏半，水煎热服，不拘时候。

13. 白术汤（《普济方·卷三百三十八·妊娠诸疾门·心腹痛》）

治妊娠腹痛疞刺。

白术（锉，麸炒，四两） 桂（去粗皮，二两） 陈橘皮（汤浸去白，焙，二两半） 甘草（炙，锉，一两） 厚朴（去粗皮，生姜汁炙，二两） 芍药（一两） 芎䓖（一两）

上为粗末。每服二钱，水一盏，加生姜三片、大枣一个，煎至六分，去滓，食前热服。

14. 胶艾汤（《普济方·卷三百三十七·妊娠诸疾门·恶阻》）

治妊娠胞阻。胎动下血在八九月内，及半产后因续下血不绝。

阿胶（二两） 川芎（二两） 甘草（炙，二两） 艾叶（三两） 当归（三两）

上为粗末。每服五钱，水二盏煎至一盏，去滓，温服。

15. 归艾汤(《陈素庵妇科补解·胎前杂症门·卷三·妊娠少腹痛方论》)

治胞络宿有风冷,受娠之后血不通,冷与血相搏,少腹痛,甚则胎动不安。

当归 川芎 艾叶 茯苓 白术 白芍 杜仲 陈皮 香附 木香 砂仁 乌药 防风 紫苏 甘草

水煎服。

16. 砂仁葱白汤(《医方考·卷六·妇人门第七十》)

治妊娠腹痛。

砂仁(一钱,捶碎) 葱白(十枚)

水煎服。

17. 加味平胃散(《医宗金鉴·卷四十六·妇科心法要诀·胎前诸症门》)

治孕妇胞阻,伤食停滞,心胃作痛者。

陈皮 厚朴 苍术 甘草 草果 枳壳 神曲

水煎服。

18. 加味芎归饮(《医宗金鉴·卷四十六·妇科心法要诀·胎前诸症门》)

治胞阻。孕妇胞中之血受寒致少腹作痛者。

川芎(二钱) 当归(五钱) 人参(一钱) 吴茱萸(五分) 阿胶(二钱) 蕲艾(八分) 甘草(炙,五分)

上锉,水煎服。

19. 芩芍汤(《叶氏女科证治·卷二·安胎下》)

治妊娠腹痛,热痛脉数。

黄芩(一钱) 白芍(一钱) 白术(蜜炙,一钱) 肉桂(五分)

水煎,食前温服。

20. 安胎丸(《仙拈集·卷三·妇人科·妊娠》)

治妊娠腹痛,腰疼作胀。

茯苓(四两) 条芩(二两) 白术(二两) 香附(二两) 益母草(二两) 元胡(五钱) 红花(五钱) 没药(五钱)

上为末,炼蜜为丸如梧桐子大。每服七丸为限,不宜多服,空心以白汤送下。惯于小产者,可预取之。如胎不安,一日间可服四至五次,不宜连吃,安则仍一日一服。

21. 化气汤(《女科切要·卷三·安胎》)

治妊娠腹痛,胎气不安。

砂仁 香附 广皮 苏梗 川芎 枳壳

水煎服。

【论用药】

1. 阿胶

《本草易读·卷八·驴尿》:“治妊娠腹痛下血。”

2. 枣

《本草纲目·果部第二十九卷·果之一》:“妊娠腹痛:大红枣十四枚,烧焦为末,以小便服之。(《梅师》)”

《本草汇言·卷十五·果部·果类》:“(《千金方》)治妊娠腹痛:用大红枣十四枚,烧焦为细末,白汤调下。”

3. 知母

《本草纲目·草部第十二卷·草之一》:“杨归厚《产乳集验方》:妊娠腹痛,月未足,如欲产之状。用知母二两为末,蜜丸梧子大,每粥饮下二十丸。”

《本草易读·卷三·知母》:“妊娠腹痛如欲产,蜜丸豆大,粥饮下。”

4. 蛇黄石

《本草汇言·卷十二·水石类》:“《唐本草》(湘景山抄)主大人心胃攻疼,小儿惊痫容忤,妇人气逆胞阻产难诸证,服之极验。”

5. 榉树皮

《本草品汇精要·卷二十·本部下品之上·木之走》:“《日华子》云:下水气,止热痢,安胎妊娠腹痛,及热毒风熁肿毒。”

6. 蝉壳

《本草便读·昆虫部·昆虫类》:“可解皮肤风热,与惊痰乳瘇,气禀轻虚,善疗翳膜瘢疹,及胞阻产难。”

【医论医案】

一、医论

《血证论·卷五·胎气》

孕妇少腹痛,仍分水分血分两端,在水分者,膀胱之气不能化水,则子脏胀满,水不得泄,必见小便短涩，胀喘诸证。审是热结不行者，导赤散，加山栀、防己以清之。审系寒结而阳气不化者，五苓散治之，取其水利，则少腹之痛自止，橘核丸加茯苓亦治之。在血分者，胞为肝肾所司，肝阳不达于胞中，则胞血凝滞而痛，四物汤加艾叶、香附、阿胶、茴香。肾阳不达于胞室，则胎冷痛，上连腰脊，四物汤加杜仲、故纸、台乌、艾叶，此名胞阻，谓胞中阴血，与阳气阻隔也。

二、医案

1. 肝脾不调案

《校注妇人良方·卷十二·妊娠疾病门·妊娠心痛方论第十一》

一妊妇小腹作痛，其胎不安，气攻左右，或时逆上，小便不利，用小柴胡汤加青皮、山栀，清肝火而愈。后因怒，小腹胀满，小便不利，水道重坠，胎仍不安，此亦肝木炽盛所致，用龙胆泻肝汤一剂，诸症顿愈，乃以四君子加柴胡、升麻，以培脾土而安。

一妊妇，心腹作痛，胸胁膨胀，兼吞酸不食。此肝脾气滞，而不能运化也，脉弦滞微数。投以二陈汤加山楂、山栀、青皮、木香而愈。又后因怒气而痛复作，胎动不食，面色青黄，肝脉弦紧，脾脉弦长，此肝木乘土。用六君子汤加升麻、柴胡、木香而痊愈。

2. 气血亏虚案

《女科撮要·卷下·保胎》

一妊娠每三四月，胎便作痛，余用地黄当归汤治之，不日而愈。

《张氏医通·卷二·诸伤门·伤寒》

尹闵介眉甥媳，素禀气虚多痰，怀妊三月，因腊月举丧受寒，遂恶寒不食，呕逆清血，腹痛下坠，脉得弦细如丝，按之欲绝。与生料干姜人参半夏丸二服，不应，更与附子理中，加苓、半、肉桂调理而康。门人问曰：尝闻桂、附、半夏，孕妇禁服，而此并行无碍，何也？曰：举世皆以黄芩、白术为安胎圣药，桂、附为陨胎峻剂，孰知反有安胎妙用哉！盖子气之安危，系乎母气之偏胜。若母气多火，得芩、连则安，得桂、附则危；母气多痰，得苓、半则安，得归、地则危；母气多寒，得桂、附则安，得芩、连则危。务在调其偏胜，适其寒温，世未有母气逆而胎得安者，亦未有母气安而胎反堕者。所以《金匮》有怀妊六七月，胎胀腹痛恶寒，少腹如扇，用附子汤温其脏者。然认证不果，不得妄行是法，一有差误，祸不旋踵，非比芩、术之误，犹可延引时日也。

《女科指要·女科医案·伤食门》

一妇，妊娠之后，饮食不节，脾胃不调，时常腹痛泄泻。即以六君子汤调其中气，改用八珍汤数服而安。

《女科指要·女科医案·腹痛门》

一妇，妊娠六七个月，忽然腹痛，其胎近下欲坠。召予脉之软大而涩。此冲任血气大虚，不能承载其胎也。投以补中益气汤加熟地、当归，数剂而胎安痛减。后以八珍汤加木香、香附，服一月而全安。

一妇，受孕之后，时常腹痛，延至四五个月，其痛尤甚，其举发靡宁。时召予脉之，脉虚弦数微涩。此血虚气滞，不能运化以养胎也。投以香砂四物汤，三剂而痛减。后以黑逍遥散加木香、香附，四剂而全安。

《女科指要·女科医案·小腹痛门》

一妇人，妊娠以后，常患小腹作痛。脉数虚弦，重按细涩。此肝脾血虚，风寒外搏，痛甚亦能坠胎。亟以逍遥散加川楝子、小茴香，数剂而痛退，胎孕全安。

3. 气滞血瘀案

《孙文垣医案·卷一·三吴治验》

夫人妊，腹痛昏厥者五日，名医如高、陈二公者，沈烟娅，无巨细悉任之，亦不能措手。予至诊之，两手脉皆洪大，法当下，众佥以妊难之。予曰：《经》云：有故无殒，亦无殒也。妊已九月，将解，即胎动奚伤。若当下不下不独其痛难忍而变且不测。考功是予言而请药，予即用小承气汤加苏梗、砂仁，下之而安。

《女科指要·女科医案·心腹痛门》

一妊妇，心腹作痛，吐痰食少，胎气上攻。召予脉之，虚滑弦滞。此脾虚气滞，不能运化而生痰也。投以六君子汤加柴胡、枳壳，而痛退食进。又用四君子汤加枳壳、山栀、桔梗而安。后因怒气两胁作胀，中脘疼痛，复兼恶寒呕吐，仍以六君子汤加柴胡、升麻、木香，一剂而退，加当归、白芍，四剂霍然。

4. 胞脉虚寒案

《眉寿堂方案选存·卷下·女科》

怀妊若患时症，古人主在保胎。今喜暖恶寒，升则厥，痛坠欲便，腰腹绕痛，大虑胎坠。辛香温柔之品，冀其止厥鹿角霜、沙苑、枸杞、小茴、淡苁蓉、茯苓、柏仁、当归。

5. 胎热内扰案

《眉寿堂方案选存·卷下·女科》

寒少热多，即先厥后热之谓。热甚胎攻冲心而痛，盖胎在冲脉，疟邪由四末渐归胃系，冲脉属阳明胃脉管辖，上呕青黑涎沫，胎受邪迫，上冲攻心。总是热邪无由而发泄，内陷不已，势必堕胎，且协热自利，外邪从里而出，有不死不休之戒。方书保胎必固阴益气，今热炽壅塞，参、胶、归、地反为热邪树帜矣！前以绝苦无寒，取其急过上焦，阳明胃与厥阴两治。今用酸苦泄两经之邪热，外以井泥护胎。川连、乌梅肉、黄芩、草决明、川椒、石莲肉、白芍。

6. 失治误治案

《王氏医案续编·卷一·浙西王士雄孟英医案》

曹氏妇，亦怀妊临月腹痛，家人疑其欲产而煎参汤。迨汤成痛已止，察其情景，知不即娩。然炎威甚烈，参汤久存欲坏，其姑云：妇既未娩，岂可服参滞胎？我体素虚，常服补剂，参汤定亦相宜。遂服之，甫下咽即觉气闷躁扰，霎时危殆，多方拯治，逾刻而终。［予按］富贵人之死于温补者，固为常事。当酷暑之令，漫不少惩，诚下愚之不可移矣。附录于此，以冀司命之士，鉴而戒之。

第六节

妊娠痢疾

妊娠痢疾是指妊娠期间出现便次增多，下痢赤白脓血，腹痛阵作，里急后重的病证。妊娠下痢是妊娠期间的重症之一，若治不及时，常可导致流产或早产。

【辨病名】

妊娠痢疾，亦名子痢或胎前痢、胎前赤白痢等。

一、子痢

《竹林女科证治·卷二·安胎下·子痢》："妊娠下痢，名曰子痢。"

《医方简义·卷五·子痢》："妊妇患痢下一症，名子痢。"

《东医四象诊疗医典》："孕娠下痢赤白，腹痛，里急后重，称为子痢。"

二、胎前痢

《邯郸遗稿·卷三·妊娠》："《经》曰：胎前痢疾，产后不治，谓因利下胎故也。"

《资生集·卷四·胎前门下·痢疾》："丹溪曰：胎前痢，先托住正气以固其胎而后顺气和血佐以消积导滞，此治孕妇痢之要法也。"

《妇科问答·胎前三十四问》："《经》云：胎前痢疾，产后多死。宜服黄连护胎饮，可无虞。"

三、胎前赤白痢

《邯郸遗稿·卷三·妊娠》："胎前赤白痢疾，宜服香连术苓汤。"

《类证治裁·卷四·痢症论治》："胎前赤白痢，连理汤加胶艾。"

【辨病因】

子痢多因孕后摄生不慎，或内伤饮食生冷，或外受暑湿热毒之邪，搏结于肠内，阻滞气机，以致里急后重，腹痛，下痢赤白，甚至日夜无度等症。若阳气下陷则胎易坠。

一、饮食生冷

《经效产宝·卷上·妊娠下痢黄水赤白方论第十》："妊娠下痢，皆因误食生冷肥腻。冷即色白；热即色赤；气不和，赤白相兼；搅刺疼痛，脾胃不调之所致也。"

《校注妇人良方·卷十五·妊娠下痢黄水方论第二》："妊娠饮食生冷，脾胃不能剋化，致令心腹疼痛。若血分病则色赤，气分病则色白，血气俱病，则色赤白相杂。若热乘大肠，血虚受病，则成血痢也。"

《医方简义·卷五·子痢》："妊妇患痢下一症，名子痢。因脾肾两虚，不节饮食，以及生冷水湿等物。"

二、外感暑湿

《医述·卷十三·女科原旨·胎前》："胎前痢

疾，亦有暑邪、湿热外感致病，不可专主饮食生冷为患。”

【辨病机】

妊娠痢疾的病机或因肠胃素蕴湿热，或饮食不节，脾不健运而湿留，湿热留聚，与气血相搏，化为脓血而成下痢；或因素体脾胃虚寒，孕后复因恣食生冷不洁之物，致寒湿内蕴，脾阳受困，使肠胃气机阻滞，渐致痢下。

一、湿热壅滞

《胎产秘书·上卷·下痢》：“凡妊娠下痢赤白，此由生冷伤脾，郁积伤胃，以致湿热相干，气血凝滞。”

《产科发蒙·卷二·妊娠痢疾第十二》：“凡妊娠痢疾，三四十行已上者，六七日而不差，动辄致堕胎。非救之于早，则不啻殒胎，母命亦殆矣。世医拘有胎，直用和平之剂迟缓延日，疾势转剧，往往致子母两毙，岂不悼哉！凡痢疾初起二三日，脐下小腹缠扰撮痛，里急后重，频欲登固，及去而所下无多，既起而腹内复急。不问白涕脓血，赤白杂下，紫黑褐色，黄汁豆汁之异，不论天赋之肥瘦强弱，又不拘白为寒、赤为热之说，其缠扰撮痛、里急后重者，皆是肠间湿热郁滞之所致也。及胃气未损，元气未亏，不可不行滞气下湿毒也。”

二、肠胃虚弱

《诸病源候论·妊娠下痢候》：“春伤于风，邪气留连，遇肠胃虚弱，风邪因而伤之，肠虚则泄，故为下痢，然此水谷痢也。”

《诸病源候论·妊娠滞痢候》：“冷热不调，肠虚者，冷热之气客于其间。热气乘之则赤，冷气乘之则白，冷热相交连滞，故赤自如鱼脑鼻涕相杂，为滞利也。”

《陈素庵妇科补解·胎前杂症门·卷三·妊娠下痢赤白方论》：“妊娠滞下赤白及黄水者，自受孕之后，各经聚血养胎，脏气皆为胎气所纳，脾胃弱而易伤。或恣食腥肥生冷，停滞肠胃，不能运化。再兼风寒湿热与宿食冷饮相搏，故令心腹刺痛，或下脓血，或赤白相杂。《内经》为之滞下皆属大肠气虚，冷热不调，客于腹间。伤血则赤；伤气则白；气血俱伤，赤白俱下。邪并于大肠，有血无粪则为血痢；努力欲便不得，里急后重，其有下黄水者，则未成脓血，将变为赤白也，宜阿胶散。”

【辨病证】

子痢乃因血聚养胎，脾胃虚弱，复感暑湿之邪，或内伤生冷肥腻之物，寒热相杂，伤及肠胃所致，表现为腹痛、里急后重、大便脓血。本病尤易损人气血，甚者影响胎元。

一、辨痢色

《妇人大全良方·卷十五·妊娠泄泻方论第一·妊娠下痢赤白及黄水方论第二》：“夫妊娠之人，胞血既闭，脏气不理，脾胃易伤。或恣食腥肥生冷，脾胃停滞，不能克化，冷热相搏，致令心腹搅刺疼痛，脓血赤白杂下，古书所谓滞下是也。原疾之由，皆因冷热不调，大肠虚冷，热气客于肠间，热气乘之则赤，冷气乘之则白，冷热相交，则赤白相杂，而运滞水止事，名为滞痢也。其状白脓如涕而有血杂，亦有血少者。如白脓涕而有赤脉如鱼脑，此名鱼脑痢。又有血痢者，热乘血入于大肠，为血痢也。血之随气，外行经络，内通脏腑，常无滞积。若触冒劳动生热，热乘血散，渗入大肠，肠虚相化，故成血痢也。凡有此证，药之苟缓，恐致伤胎，不可不慎。”

《济阴近编·卷九·胎前门下》：“《大全》云：妊娠饮食生冷，脾胃不能克化，致令心腹疼痛。若血分病，则色赤；气分病，则色白；血气俱病，则赤白相杂。若热乘大肠，血虚受患，则成血痢也。”

二、辨饮食

《胎产心法·卷上·痢论》：“所谓五审者：一审饮食之进与不进，夫痢乃肠胃受病，若痢势虽甚，饮食无妨者易已，故痢以噤口痢为最剧。在初起浊邪全盛之时不足为虑，但要清理积滞，饮食自进矣。若七日已后尚不能食，脉反数盛，此必初时失于清理之故。急需调气理中，则积沫渐下，饮食渐进矣。或初时能食，至一句一气后反不能食，脉息不振，此必涤荡太过，胃气受伤所致。亦有过用芩、连、槟、朴苦寒破气而致呃逆呕秽者，胃气大败，最危之兆，惟峻与温补，庶可挽回。若脉见数疾无伦，或翕翕虚大，或歇止不前，或弦细搏指，皆胃气告匮，百不一生矣。”

三、辨小便

《胎产心法·卷上·痢论》："二审溲之通与不通。下痢清浊不分，若痢虽频而水道顺利者，胎必无虞。若月数将满，胎压尿胞，每多溲便频数，转胞胀闷之患，切忌利水伤津，急与开提自通。但须察其脉无过壮过硬之形，便宜补中益气，稍加泽泻、车前以升清降浊，投之无不辄应。非特妊娠为然，即平人久痢，津液大伤，而溲涩不通者，亦宜此治法也。"

四、辨腹痛

《胎产心法·卷上·痢论》："三审腹之痛与不痛。下痢腹痛必然之理，然间有浊湿下趋而无郁沸之火者，则不痛也。但此多见于肥白人之白痢，若血痢与瘦人多火者罕见也。治宜调气运积，不用清火明矣。原其腹痛有寒热之分，痛有止歇。痛则奔迫下坠，自圊不及者，火也，实也。痛无止歇，常时痛而无绞刺者，寒也。痛自上而奔注于下者，寒也。痛而不满，时喜温手摩按，饮热渐缓，欲至圊而可忍须臾者，虚也、寒也。大约初痢胀痛为热、为实，久痢疠痛为虚、为寒。即初因火注切痛，痢久伤气，亦必变为虚寒也。故久痢腹痛之脉，无论大小迟数，但以按之渐渐小者，并属虚寒，急需温补，慎勿利气。惟急痛脉实，久按不衰者，可稍用炮黑姜、连和之。"

五、辨里急后重

《胎产心法·卷上·痢论》："四审后之重与不重。下痢后重，浊气壅滞也。夫开通壅滞，必以调气为本，在妊娠尤为切要。调气则后重自除，而胎息自安。但初痢后重，首宜开发其滞。若久痢后重，又当升举其阳。阳气升则胃气运，胃气运则周身中外之气皆调达，而无壅滞之患矣。故治孕妇之后重，无问胎之大小，但脉见有余则宜调气，脉见不足便与升提。虽血痢亦宜阳药，一切滋腻血药总无干预，以气有统血之功，则血无妄行之虑也。"

六、辨身热

《胎产心法·卷上·痢论》："五审身之热与不热。下痢为里气受病，若见身热，表里俱困，元神将何所恃而得袪邪之力哉！惟人迎之脉浮数，可先用和营透表之法分解其势，然后徐行清理。若初痢不发热，数日、半月后发热，脉来渐小，或虚大少力者，此真阴内亡，虚阳发露于外。在平人或可用辛温峻补敛之，以归其源。若妊娠则桂、附又难轻用，惟藉参、术、姜、萸、胶、艾之属，非大剂浓煎峻投，难望其转日回天之绩也。或有痢久卫虚，起居不慎而感冒虚风发热者，但当察其左手三部，必显浮数之象，又需理中汤加桂枝，合表里而治之。以内气久虚之邪，不得参、术助其中气，则客邪不得解散也。又有病后、疟后或本质虚羸之人，及秋冬天令寒冷时下痢，加以胎孕扼腕，岂可与平人之痢同日而语哉！其圆机活法，因人论证，因证立方，调治之法，在医之神圣工巧耳。"

七、辨脉象

《郑氏家传女科万金方·胎前门（下卷）》："胎前患痢，脉微小者生，洪大者死。"

《女科指要·卷三·胎前·痢疾》："脉法：肠澼下白沫，脉沉则生，脉浮则死。肠澼下脓血，脉滑大和缓则生，脉浮散数大者死，动促急疾，胎必垂堕。"

【论治法】

子痢治疗大法：因湿热者，宜清热化湿，调气行血，因寒湿者，宜温中燥湿，调气行血。治疗中应注意保胎，但安胎之类多温补滋腻，而痢疾又多见胃肠湿热壅滞，病去则胎自安，过用温补反恋邪不去。如在正衰时，则当用扶正安胎之品，或据病情而定。

《校注妇人良方·卷十五·妊娠下痢黄水方论第二》："治痢之法当参前篇。其下黄水，乃脾土亏损，真色下陷也，当补益中气；若黄而兼青，乃肝木克脾土，宜平肝补脾；若黄而兼白，乃子令母虚，须补脾胃；若黄而兼黑，是水反侮土矣，必温补脾胃；若黄而兼赤，乃心母益子，但补中益气。若肠胃虚弱，风邪客之，用胃风汤。或胎气不安，急补脾胃而自安矣。凡安胎之药，当临病制宜，不必拘用阿胶、艾叶之类。"

《万氏妇人科·卷二·胎前章·妊娠痢疾》："凡孕妇痢疾，以清热和胎，行气养血为主。虚坐努力者，防其损胎，当归黄芩芍药汤主之……痢久不止，黄连阿胶汤主之。”

《周慎斋遗书·卷十·妇人杂证·胎前》：“胎前痢疾，黄芩、白芍，甘草、枳壳、茯苓。胸膈饱闷加紫苏、陈皮、砂仁；吐血加栀子；潮热去枳壳；痰多不必治痰，增白术；嗽加五味；口干加麦冬；不睡加枣仁；心烦加茯神、元眼肉；癫痫加远志、茯神、枣仁；吐泻四君子加姜汁、陈皮；头晕加四物汤。”

《寿世保元·卷三·痢疾》：“虽有赤白二色，终无寒热之分，通作湿热治之，但分新久，更量元气用药。凡痢初患，元气未虚，必须下之，下后未愈，随症调之。痢稍久者，不可下，胃气败也。痢多属热，亦有虚与寒，虚者宜补，寒者宜温。”

《女科经纶·卷四·胎前证下·妊娠下痢黄水属脾亏气陷》：“胎前痢亦有暑邪湿热外感致病，不可专主饮食生冷为患。但妊娠痢疾，本于脾胃不和，因而气血受病，气伤则白，血伤则赤。若守河间之法降气，后重自除，行血便脓血止。不知胎前之气果可降乎？气降则胎下坠；胎前之血果可行乎？血行则胎必堕。莫若多用木香以调气，多用当归以养血。此二药为胎前痢疾妙剂，再以四物倍白术、黄芩。丹溪所谓先托住正气以固其胎，而后顺气和血，佐以消积导滞，此治妊痢之要法也。”

《济阴近编·卷九·胎前门下》：“薛氏曰：治痢之法，当参前篇，其下黄水，乃脾土亏损，真气下陷也，当升补中气；若黄而兼青，乃肝木克脾土，宜平肝补脾；若黄而兼白，乃子令母虚，须补脾胃；若黄而兼黑，是水反侮土矣，必温补脾胃，若黄而兼赤，乃心母益子，但用补中益气；若肠胃虚弱，风邪客之，用胃风汤，或胎气不安，急补脾胃而自安矣。凡安胎之药，当临病制宜，不必拘用阿胶、艾叶之类。［眉批］重坠起于久痢，故为下元气虚，而以补中、六君治之。若非久病者，犹当以安胎为主也。”

《女科指要·卷三·胎前·痢疾》：“治法：和血则便脓自愈，调气则后重自除。寒者温之，热者清之，滋养真阴，扶元补气，固涩安胎，随其攸利。”

【论用方】

一、治妊娠痢疾方论

1. 论归芍六君子汤

《成方便读·卷一·补养之剂》：“以六君子为君，加当归和其血，使瘀者去而新者得有所归；白芍通补奇经，护营敛液，有安脾御木之能，且可济半夏、陈皮之燥性耳。”

2. 论芍药汤

《素问病机气宜保命集·卷中·泻痢论》：“《经》曰：溲而便脓血。气行而血止，行血则便脓自愈，调气则后重自除。”

《杏苑生春·卷四》：“本方以芩、连之苦寒以清湿热；木香、槟榔之辛温以行滞气；白芍、归尾活血养血；大黄下湿热之郁积；桂心通和营卫；甘草缓中和药。”

《医方集解·理血之剂第八》：“此足太阴、手足阳明药也。芍药酸寒，泻肝火，敛阴气，和营卫，故以为君；大黄、归尾破积而行血；木香、槟榔通滞而行气；黄芩、黄连燥湿而清热。盖下痢由湿热郁积于肠胃不得宣通，故大便重急，小便赤涩也。辛以散之，苦以燥之，寒以清之，甘以调之。加肉桂者，假其辛热以为反佐也。”

《成方便读·卷一·攻里之剂》：“此方用大黄之荡涤邪滞；木香、槟榔之理气；当归、肉桂之行血；病多因湿热而起，故用芩、连之苦寒，以燥湿清热；用芍药、甘草者，缓其急而和脾。”

二、治妊娠痢疾方

1. 芍药汤（《素问病机气宜保命集·卷中·泻痢论》）

治湿热痢，腹痛便脓血，赤白相兼，里急后重，肛门灼热，小便短赤。妊娠痢疾，腹痛口渴，后重里急之证。

芍药（一两） 当归（半两） 黄连（半两） 槟榔（二钱） 木香（二钱） 甘草（二钱，炙） 大黄（三钱） 黄芩（半两） 官桂（二钱半）

每服半两，水二盏煎至一盏，食后温服。

2. 罂粟汤（《类编朱氏集验医方·卷十·妇人门·胎前》）

治妇人妊娠痢疾，里急后重，百药不效者。

罂粟壳 甘草 乌梅（各等分）

上㕮咀。白水煎服。

3. 当归黄芩芍药汤（《万氏妇人科·卷二·胎前章·妊娠痢疾》）

治妊娠痢疾，虚坐努力者。

当归（一钱） 黄芩（炒，一钱） 芍药（炒，一钱） 黄连（炒，一钱） 白术（土炒，一钱） 枳壳（麸炒，一钱） 茯苓（一钱） 陈皮（一钱） 生地（一钱） 生草（一钱） 木香（五分） 乌梅（一个）

水煎，空心服。

4. 鸡黄散（《东医宝鉴·杂病篇·卷十·引本事》）

治子痢。

乌鸡卵（一个，倾出清留黄） 黄丹（一钱）

入鸡子壳内搅匀，厚纸糊口，盐泥固济，火煅，研为末。

5. 连香饮（《丹台玉案·卷五·胎前门》）

治妊娠痢疾，恐其坠胎者。

广木香（一钱） 黄连（一钱） 白术（一钱） 白茯苓（一钱） 白芍（六分） 甘草（六分） 陈皮（六分）

加灯心三十茎，水煎服，不拘时候。

6. 桂附理中汤（《证治宝鉴·卷五》）

治妊娠痢疾。

理中汤加桂、附

每服七钱，以水四合煮取二合，去滓温服。

7. 蒙姜黄连丸（《济阴近编·卷九·胎前门下》）

治妊娠下痢赤白，谷道肿痛，冷热皆可服。

干姜（炮） 黄连 缩砂仁（炮） 川芎 阿胶（蛤粉炒） 白术（各一两） 乳香（另研，二钱） 枳壳（去白麸炒，半两）

上为末，用乌梅三个取肉，入少醋糊同杵丸如桐子大。每服四十丸，白痢，干姜汤下；赤痢，甘草汤下；赤白痢，干姜、甘草汤下。一方有木香二钱。

8. 白术汤（《济阴近编·卷九·胎前门下》）

治孕妇下痢脓血。

白术 黄芩 当归（各等分）

上㕮咀。每服三钱至四钱，水二盏煎至一盏，去渣温服，日夜三次。嗽者，加桑白皮，食后服之。

9. 当归芍药汤（《济阴近编·卷九·胎前门下》）

治妊娠腹中绞痛，下痢赤白。

白芍药 白茯苓 当归 川芎 泽泻（各五钱） 白术（七分半）

上为细末，温酒或米饮，任意调服。一方无川芎，有条芩、甘草、黄连、木香、槟榔，㕮咀煎服。

10. 黄连汤（《济阴近编·卷九·胎前门下》）

治妊娠下痢赤白，脓血不止。

黄连（八分） 制厚朴 阿胶 当归 干姜（各六分） 黄柏 艾叶（各四分）

上为细末，空心米饮调下方寸匕，日三服。

11. 三黄熟艾汤（《济阴近编·卷九·胎前门下》）

治妊娠挟热下痢。

黄连 黄芩 黄柏 熟艾（各等分）

上锉，每服五钱，水煎服。呕加橘皮、生姜。［眉批］以三黄汤加熟艾治热痢，加橘皮、生姜治呕，俱妙。

12. 归芪汤（《济阴近编·卷九·胎前门下》）

治妊娠下痢腹痛，小便涩滞。

黄芪 当归（焙，各一两） 糯米（一合）

上细切，分四服，水煎服。

13. 大宁散（《济阴近编·卷九·胎前门下》）

治妊娠下痢赤白，灰色，泄泻疼痛，垂死者。

黑豆（二十粒） 甘草（生炙各半，二寸半） 粟壳（去顶，半生半炒，二个）

上为粗末，作一服，加生姜三片，水煎，食前服，神效。

14. 厚朴散（《济阴近编·卷九·胎前门下》）

治妊娠下痢，黄水不绝。

厚朴（姜汁制） 黄连（各三两） 肉豆蔻（连皮用，五个）

上锉，水煎，徐徐服。一方肉豆蔻止用一枚。

15. 鸭蛋汤（《济阴近编·卷九·胎前门下》）

治妇人胎前产后赤白痢。

生姜（年少者百钱，老者二百钱，重取自然汁） 鸭子（一个，打碎，入姜汁内搅匀）

上二味，煎至八分，入蒲黄三钱，煎五七沸，空心温服，立效。

16. 二黄散（《济阴近编·卷九·胎前门下》）

治妊娠下赤白，绞刺疼痛。

鸡子（一枚，乌鸡者佳，倾出清留黄用） 黄丹（一钱，入鸡子壳内，同黄搅匀，以厚纸糊牢，盐泥固济，火上煨干）

上研为细末。每服二钱，米饮调下。一服愈者是男，二服愈者是女。

17. 芩连红曲汤（《叶氏女科证治·卷二·安胎下》）

治子痢。

黄芩（一钱） 黄连（姜汁炒，一钱） 白芍（一钱） 甘草（炙，一钱） 橘红（一钱） 红曲（一钱） 枳壳（麸炒，一钱） 建莲（去皮心，一钱） 升麻（炒，二分）

水煎服。

18. 七味荡滞饮（《产科发蒙·卷二·妊娠痢疾第十二》）

治妊娠痢疾初发二至三日，不问赤白，无表证，腹痛后重者。

枳实（七分） 木香（五分） 当归（六分） 厚朴（六分） 芍药（一钱） 槟榔（七分） 甘草（三分）

上以水二合，煮取一合，温服。

19. 祛邪化滞煎（《古方汇精·卷三·妇科门》）

治妊娠痢疾。

川芎（八分） 黄芩（八分） 当归（一钱五分） 炒白术（一钱五分） 建曲（二钱） 夏曲（二钱） 藿梗（一钱） 云苓（一钱） 赤芍（一钱二分） 煨木香（四分） 炙草（三分）

加姜皮半分，砂仁壳二分，冬瓜皮五分为引，水煎服。

20. 归芍六君子汤（《笔花医镜·卷二》）

治妊娠痢疾及妇人经水不调。

归身（二钱） 白芍（二钱） 人参（一钱五分） 白术（一钱五分） 茯苓（一钱五分） 陈皮（一钱） 半夏（一钱） 炙草（五分）

水煎服。

21. 安胎饮（《医方简义·卷五·子痢》）

治妊妇患痢，名子痢。腰痛气滞，里急后重，少腹疠痛。

绵芪（三至四钱，炙） 生地炭（三钱） 归身炭（二钱） 茯苓（三钱） 泽泻（二钱） 升麻（炒，五分） 银花（三钱） 条芩（酒炒，一钱五分） 川连（酒炒，八分） 广木香（五分） 范制面（二钱）

加荷叶一角，水煎服。

【论用药】

1. 白杨树皮

《证类本草·卷十四》："《千金方》治妊娠下痢：白杨皮一斤，水一斗，煮取二升，分三服。"

2. 衣带

《本草纲目·服器部第三十八卷·服器之一》："妊娠下痢：中衣带三寸烧研，水服。（《千金方》）"

3. 羊脂

《本草纲目·兽部第五十卷·兽之一》："妊娠下痢：羊脂如棋子大十枚，温酒一升，投中顿服，日三。（《千金》）"

4. 铅丹

《本草纲目·金石部第八卷·金石之一》："妊娠下痢疼痛：用乌鸡卵一个，开孔去白留黄，入铅丹五钱搅匀，泥裹煨干研末。每服二钱，米饮下。"

5. 黄柏

《神农本草经疏·卷十二·木部上品·檗木》："《妇人良方》治妊娠下痢白色，昼夜三五十行：根黄厚者，蜜炒令焦为末，大蒜煨熟，去皮捣烂如泥，和丸梧子大。每空心米饮下三五十丸，日三服。神妙不可述。"

《本草经解·卷三·木部》："治妊娠下痢白色：同木瓜、白茯、二术、石斛、生地。"

【医论医案】

一、医论

《张氏医通·卷十·妇人门上·胎前》

妊娠痢下，有三禁五审，一禁荡涤肠胃，二禁渗利膀胱，三禁兜涩滞气。盖荡涤则阳气下陷，胎气愈坠，渗利则阴津脱亡，胎失荣养，兜涩则浊气愈滞，后重转加，故善治妊娠之痢者，惟以调气为先。盖调气之法，如炉冶分金，已败之积沫，则随气而下，未伤之津液，则统之而安。不善治痢者，惟守通因通用，痛无补法之说。峻用苦寒荡涤，使未伤之津液，溷厕败秽之中，建瓴而下，而胃气有权者，尚可胜其药力，譬诸引汲灌渠，一决而荡无余滓，陈腐去而仓廪自修，津气自复也。若肾气不固之人，秘藏不密，五液尽随转利药注下，使既病之津液，更加猛利峻攻，不致精神离散，血液告竭不已，况能保其胎息乎。夫调气之药有三善，一使胃气有常，水谷输运；二使腹满腹痛后重渐除；三使浊气开发，不致侵犯胎元，此治妊娠下痢之大端也。

二、医案

1. 气血不调案

《校注妇人良方·卷十五·妊娠下痢黄水方论第二》

地官胡成甫之内，妊娠久痢，自用消导理气之剂，腹内重坠，胎气不安；又用阿胶、艾叶之类不应。余曰：腹重坠，下元气虚也，胎动不安，内热盛也，遂用补中益气汤而安，又用六君子汤痊愈。

《女科证治准绳·卷四·胎前门·滞下》

壶仙翁治汤总兵夫人妊娠病痢不止。翁诊其脉，虚而滑，两关若涩，此由胎气不和，相火炎上而有热，似痢实非也。乃用黄芩、白术以安胎，四物、生地黄以调血，数剂而安。当归芍药汤 治妊娠下痢腹痛。

2. 热迫伤胎案

《碎玉篇·上卷·疟疾》

怀妊，为热迫致伤胎气，乘虚邪陷。夏秋疟痢，病经月余渐渐转剧，全属里症。阴伤邪留，显然重候。生地、阿胶、银花、山楂、槐花、川连。

《续名医类案·卷二十四·下痢》

马元仪治张氏妇，孕八月患痢，昼夜四五十行，腹痛，胎气攻逆，不思饮食。诊之，两关尺沉细，下半彻冷，曰：据证亦湿热成痢，但脉沉则为寒，微细则为虚，又下半彻冷，乃火衰于下，土困于中。五阳之火，敷布于上，则水谷之气，顺趋而下，津液血脉不充，胎元失养而攻逆。便脓脉沉，腹痛脉微，均属危险，当舍证从脉，可以母子保全。用人参一两，合附子理中汤二剂，脉安和。四剂减半，调理而愈。

《南雅堂医案·卷八·妇科·胎孕门》

1）怀妊八月，下痢腹痛，胎气逆而上攻，足冷，脉两尺沉微，显系土困于中，火衰于下，阳气无由宣达，水谷之气，乃顺趋下出，津液既伤，营血亦耗，胎元失养，势必攻动不安。证属棘手，故与温中扶阳，以图妥全。附子五分（炮），干姜八分，人参一钱五分，白术二钱，炙甘草一钱。水同煎服。

2）痢必伤阴，孕妇尤以为忌，今滞下经旬未痊，咽喉不利，气逆，时欲呕恶，舌尖色红。阴液已多耗损，必敛阴和阳，斯无偏寒偏热之治。熟地黄三钱，白芍二钱，怀山药三钱，白茯苓三钱，建莲肉二钱，乌梅两枚（去核），川石斛三钱。

《王氏医案续编·卷四·杭州王士雄孟英医案》

徐氏妇怀妊患痢，医投温补，胸腹痛极，昏厥咽糜，水饮碍下。孟英诊之，脉洪数，舌绛燥，亟吹锡类散，灌以犀角、元参、海蛇、茹、贝、栀、菀、知、斛、豆根、射干、银花、枳实诸药。胎下已朽，咽腹之疾随愈。续用甘凉清热存津调之。

［石念祖按］病情为热实阴虚，肝风逆上。胸腹痛极三句，风阳逆干肺胃。方义注重息风。镑犀角（先煎）四钱，元参片（泡煎，去渣）一两，淡海蛇（先煎）二两，姜竹茹三钱，川贝母（杵）四钱，黑栀皮三钱，紫菀茸一钱半，酒炒知母三钱，石斛（先煎）一两，酒炒山豆根一钱，姜射干三钱，济银花一两五钱，楝核（杵，先）二钱。

3. 脾胃虚寒案

《医贯·卷六·疟论》

有一孕妇疟痢齐发，医治两月余，疟止而痢愈甚，又加腹痛，饮食少进，延余视之。余曰虚寒也，以补中益气加姜、桂。一服痢止大半，再一服而反加疟病大作。主人惊恐，余曰：此吉兆也。向者疟之止，乃阴盛之极，阳不敢与之争，今服补阳之剂，阳气有权，敢与阴战，再能助阳之力，阴自退听：方中加附子五分，疟痢齐愈。大服补剂，越三月产一子，产后甚健。

第七节

妊娠疟疾

妊娠疟疾是指妇女妊娠期间感受疟邪，症见症见寒热往来，休作有时，汗出身凉等。妊娠合并疟疾在我国南方山区较为常见，疟痢发作时的发热、寒战可引起流产、早产和死胎。

【辨病名】

妊娠疟疾之名最早见于《诸病源候论·妊娠疟候》，亦称子疟、胎疟。

一、子疟

《明医指掌·卷九·妇人科·胎前四》："妊娠

发疟，名曰子疟。”

《竹林女科证治·卷二·安胎下·子疟》：“妊娠患疟，寒热往来，名曰子疟。”

《医宗损益·卷十一·产前诸症》：“妊妇患疟，寒热往来，露姜饮。”

二、胎疟

《女科经纶·卷四·胎前证下·妊娠即疟属肝虚血燥》：“赵养葵曰：有患胎疟者，一遇有胎，疟病即发。”

【辨病因】

妊娠疟疾病因各异，有因夏伤于暑，感受疟邪所致，亦有与脾胃虚弱或饮食停滞有关。

《诸病源候论·妇人妊娠诸候下·妊娠疟候》：“夫疟者，由夏伤于暑，客于皮肤，至秋因劳动气血，腠理虚，而风邪乘之，动前暑热，正邪相击，阴阳交争，阳盛则热，阴盛则寒，阴阳更虚更盛，故发寒热，阴阳两离，寒热俱歇。若邪动气至，交争则复发，故疟休作有时……妊娠而发者，寒热之气，迫伤于胎，多致损动也。”

《陈素庵妇科补解·胎前杂症门·卷三·妊娠疟疾方论》：“妊娠疟疾者，必非秋时发也。《经》曰：夏伤于暑，秋必痎疟。又曰：夏暑汗不出者，秋成风疟。盖暑为热邪伤气，气伤则腠理虚，能令汗出。若汗不出，乃暑邪乘虚入内也。至秋则凉风袭于外，伏暑发于内，阴阳交争，或寒或热，其名曰疟(《周书·金滕篇》维尔元孙之遘属疟疾)。其发有寒多热少，热多寒少，有寒热各半；有独寒，有独热；有一日，有间日；有发渐晏，有发渐早。亦分三阴三阳，六经主治。”

《校注妇人良方·卷十四·妊娠疟疾方论第十》：“［愚按］前症因脾胃虚弱、饮食停滞，或外邪所感，或郁怒伤脾，或暑邪所伏。”

【辨病机】

妊娠疟疾或因气血虚损而致疟，或因食滞而致疟，或因脾脏虚寒而致疟，或因痰湿而致疟。

《严氏济生方·妇人门·校正时贤胎前十八论治》：“妊娠疟疾者何？答曰：荣卫虚弱，脾胃不足，或感风寒，或伤生冷，传成疟疾，急服驱邪散，莫待吐逆，见物不思，卒难医疗。”

《女科经纶·卷四·胎前证下·妊娠疟疾寒热属气血虚损所致》：“若妊娠寒热，皆因气血虚损，风寒乘之，致阴阳并挟，寒热互见。《经》云：阳微恶寒，阴弱发热。此皆虚之所致，不因暑气所作。若寒热不已，熏蒸其胎，胎必伤，人参羌活汤主之。”

《资生集·卷四·胎前门下·疟疾》：“《产宝》曰：妊娠疟疾，因虚，气血虚损，风寒乘之，风为阳邪，化气而为热；寒为阴邪，化气而为寒，阴阳并挟，寒热互见。《经》云：阳微恶寒，阴弱发热，此皆虚之所致。不因暑气所作，久不已，必伤胎”。

《医方简义·卷五·子疟》：“妊妇患疟，名子疟。每见妊妇五六个月，肝虚受邪，致化疟疾。或风或寒，或暑或湿，不得以治疟之常法治之。因肝藏血，血虚者气必旺。疟脉自弦，弦者必有痰。古人云：无痰不成疟。妊妇患之，每致堕下，治不得法。子母难全。”

【辨病证】

妊娠疟疾须辨寒热，热多寒少的妊娠疟疾，症见妊娠壮热寒战，热多寒少或但热不寒，休作有时，口苦舌干，汗不畅泄，舌红苔黄，脉弦数；寒多热少的妊娠疟，疾症见寒战发热，寒多热少，或但寒不热，休作有时，恶心头痛，面色青白，口不渴，胸胁痞满，舌淡苔薄腻，脉弦迟。

《女科指掌·卷三·胎前门·子疟》：“疟者，寒热交争，皆因于风寒也。风为阳邪，化气而为热；寒为阴邪，化气而为寒。阴阳交争，寒热更作。或阴并于阳，则阴实阳虚而恶寒。若阳并于阴，则阳实阴虚而发热。先伤于寒，后伤于风，则先寒后热。先伤于风，后伤于寒，则先热后寒。初疟无汗者，散之。久疟多汗者，补之。”

《竹林女科证治·卷二·安胎下·子疟》：“或热多寒少及但热不寒，口苦舌干，大便秘涩，脉弦而数，宜醒脾饮；或寒多热少及但寒不热，恶心头痛，面色青白，脉弦而迟，宜人参养胃汤；或元气虚弱，宜补中益气汤；或饮食停滞，宜加减六君汤；或邪盛食少，宜驱邪汤。”

【论治法】

妊娠疟疾的治疗需分阶段，初期正实邪实，急逐其邪，邪去则正安，久病正虚邪实，则宜和解。

《陈素庵妇科补解·胎前杂症门·卷三·妊娠疟疾方论》："但孕妇必安胎为主，而清热凉血佐之。风则祛风，暑则清暑，寒者祛寒，痰则豁痰，湿则治湿，食则消食。一切伤胎动血之药，皆当酌用。发于春者，散其风；发于夏者，清其暑；发于冬者，温其经；其发于秋者，乃正疟也。若气血虚弱，往来寒热，发止无时者，此非疟症，专以参、芪、归、熟大补气血为主，可服驱邪散。"

《校注妇人良方·卷十四·妊娠疟疾方论第十》："审系饮食停滞，用六君子加桔梗、苍术、藿香；外邪多而饮食少，用藿香正气散；外邪少而饮食多，用人参养胃汤；劳伤元气，用补中益气汤；若郁怒所伤，用小柴胡兼归脾汤；若木侮土，久而不愈，用六君子为主，佐以安胎药。乃参三阴三阳经而治之。"

《万氏家传广嗣纪要·卷十一·妊娠痎疟》："疟者，苛毒苦恼之名也，寒则凛凛，汤火不能御，热则蒸蒸，冰雪不能解，所谓来如风火，去似微尘，易受而难退也。有孕之妇，岂堪忍受。方其初得，急驱逐之，及其久也，须和解之，勿犯胎气，勿伤胃气，此治之之大要也。"

《明医指掌·卷九·妇人科·胎前四》："妊娠发疟，名曰子疟。热多寒少者，清脾饮去半夏。寒多热少者，人参养胃汤去半夏。虚者，四兽饮或胜金丹截之。"

《女科经纶·卷四·胎前证下·妊娠疟疾用药以安胎为主》："何松庵曰：妊娠病疟，寒热俱作。气为阳，阳虚则恶寒。血为阴，阴虚则发热。盖怀胎最怕寒战，筋骨皆振，易动其胎。用药者，必以安胎为首务。盖脾胃虚弱，饮食停滞或为暑邪所感，六君子加桔梗、苍术、藿香。若外邪多，饮食少，藿香正气散。外邪少，饮食多，人参养胃汤去半夏。热多寒少者，清脾饮去半夏。虚者用四兽饮、四君子加陈皮、半夏、草果、大枣。若久不愈，六君子为主，佐以安胎药。"

"[慎斋按]已上三条，序胎前有疟疾证也。妊娠疟疾，或有风寒暑热之邪，或有气血虚损之候，寒热交作，颔战股栗，百节振摇，堕胎最易。故古人用药，先以安胎为急。但邪不去，则胎亦未必安。故安胎莫先于去邪。而去邪如常山、草果、槟榔、厚朴、麻、桂、大黄。又未可浪投，唯发表之中兼补气，清热之中兼养血为当耳。"

《胎产心法·卷上·疟论》："世医治妊娠疟初起，用散邪饮，不愈者，用截疟汤截之。又有初用柴胡知母汤，以平为期。疟久不退，则用七圣散截之。然截疟内常山伤胎，万不得已，须用白术煎水煮透用之，然亦宜少用。即寻常治疟，再以白术制之，方免呕泄。又夜明砂单方，亦治孕疟。予加减丹溪安胎饮治孕疟，甚觉稳妥有效，从未用截药而孕疟未尝不愈也。"

《胎产新书·女科秘旨·卷四·疟疾》："妊娠患疟，多伤乎胎，宜早治。若系饮食停滞，宜用六君子汤加桔梗、苍术、藿香。外邪多而饮食少，用藿香正气散。外邪少而饮食多，用人参养胃汤。劳伤元气，用补中益气汤。郁怒所伤，用小柴胡兼归脾汤。若木旺侮于土，久而不愈，用六君子汤，佐以安胎药。仍参三阳三阴而治之。"

《广济秘笈》："孕妇寒热疟疾，寒多，平胃散加槟榔末一钱，干姜、草豆蔻（炒研）各五分，姜五，枣二，水煎，空心服。热多，饮水无度，小柴胡汤减柴胡一钱，去半夏加知母、黄芩、麦门冬、石膏、干葛、生地黄各一钱，乌梅一个，同煎服。（《经验方》）用陈皮三钱，山栀二钱，竹茹一钱半，生姜三片。（《宝鉴》）子悬孕妇心胸胀痛，气逆，宜紫苏饮。"

《医学刍言·疟》："治妊妇疟疾《妇人良方》方小柴胡汤，治疟初起之正法也。初起热甚无汗，加紫苏叶、防风；寒多者，加桂枝，重用老姜；热多者，加知母、贝母、芦根；大渴、大烦、大热，加石膏、麦冬、竹叶。"

【论用方】

一、治妊娠疟疾方论

1. 论柴胡散

《医略六书·女科·胎前·卷二十八》："柴胡升解抑遏之阳邪，黄芩清降内蕴之邪热，甘草缓中泻火，大黄泻热退胀也。为散水煎，使热蕴下泄，则清阳上敷，而寒热无不退，胎孕无不安矣！"

2. 论清脾汤

《医方考·卷二·疟门第十》："方曰清脾者，非清凉之谓，乃攻去其邪而脾部为之一清也。故青皮、厚朴清去脾部之痰，半夏、茯苓清去脾中之湿，柴胡、黄芩清去脾中之热，白术、甘草清去脾脏之虚，而草果仁又所以清膏粱之痰也。"

《医方集解·和解之剂第六》:"脾虚恶寒,胃虚恶热。寒热间作,脾亦有之,不独少阳也。虽十二经皆能为疟,而脾胃受伤者实多。故仲景小柴胡汤人参、甘草、半夏、姜、枣,皆脾胃药,其治少阳,独柴胡一味而已。严氏宗之,故以小柴胡加减而立清脾饮,是明从脾胃论治矣。"

3. 论驱邪散

《陈素庵妇科补解·胎前杂症门·卷三·妊娠疟疾方论》:"是方补正之药多,而方名驱邪者,以养正可以驱邪故也。参、芩、术、草、陈乃异功故也;参、芩、柴、甘,小柴胡汤也;加青皮以平肝;白芍以和肝;砂、藿、苍、果以壮脾温胃;薷、麦清暑宁心;前胡消痰;乌梅生津;归、芍养血。气血得补,则正气自复,寒热自平,胎自安矣。"

二、治妊娠疟疾方

1. 阿胶散(《太平圣惠方·卷七十四·治妊娠疟疾诸方》)

治妊娠疟疾,憎寒,头痛壮热,腹痛及胎不安稳,腰脐下重。

阿胶(一两半,捣碎,炒令黄燥) 赤芍药(一两) 当归(一两,锉,微炒) 柴胡(一两,去苗) 麦门冬(一两半,去心) 黄芩(一两) 白茯苓(一两) 白术(一两) 甘草(半两,炙微赤,锉)。

上为散。每服一钱,以水一中盏,加薤白二茎,煎至六分,去滓温服,不拘时候。

2. 鳖甲散(《太平圣惠方·卷七十四·治妊娠疟疾诸方》)

治妊娠疟疾,寒热腹痛。

鳖甲(一两,涂醋炙令黄,去裙襕) 干姜(半两,炮裂) 当归(一两,锉,微炒) 桃仁(三两,汤浸去皮尖、双仁,麸炒微黄)

上为细散。每服一钱,发时用煎水调下。

3. 恒山散(《太平圣惠方·卷七十四·治妊娠疟疾诸方》)

治妊娠疟疾。

恒山(一两) 甘草(半两,炙微赤) 黄芩(半两) 乌梅(十四枚,微炒) 石膏(一两,捣碎)

上锉细。以酒一大盏、水一大盏相和浸一宿,平旦煎至一盏,去滓,分为二服。

4. 黄连散(《太平圣惠方·卷七十四·治妊娠疟疾诸方》)

治妊娠疟疾,寒热腹痛。

黄连(一两,去须) 当归(一两,锉,微炒)

上为散。每服三钱,以水一中盏煎至六分,去滓温服,不拘时候。

5. 人参散(《太平圣惠方·卷七十四·治妊娠疟疾诸方》)

治妊娠疟疾,头疼,憎寒壮热,面黄,不思饮食。

人参(去芦头,一两) 知母(一两) 麦门冬(去心,一两) 柴胡(去苗,一两) 桑寄生(一两) 白茯苓(一两) 厚朴(去粗皮,涂生姜汁炙令香熟,一两) 甘草(半两,炙微赤,锉)

上为散。每服四钱,以水一中盏煎至六分,去滓,不拘时候温服。

6. 乌梅散(《太平圣惠方·卷七十四·治妊娠疟疾诸方》)

治妊娠疟疾,寒热体痛,烦渴。

乌梅肉(微炒,一两) 黄连(去须,一两) 桑寄生(一两) 人参(去芦头,一两) 甘草(炙微赤,锉,一两)

上为散。每服四钱,以水一中盏煎至六分,去滓温服,不拘时候。

7. 知母散(《太平圣惠方·卷七十四·治妊娠疟疾诸方》)

治妊娠疟疾,憎寒壮热,口干烦闷。

知母(一两) 白茯苓(一两) 乌梅肉(三分,微炒) 大青(半两) 麦门冬(一两,去心) 柴胡(一两,去苗) 甘草(半两,炙微赤,锉)

上为散。每服四钱,以水一中盏煎至六分,去滓温服,不拘时候。

8. 竹茹汤(《产宝诸方》)

治妊娠疟疾。

陈皮(一两,不去白) 竹茹(半两)

上为粗末,分四服。每服水一盏半煎八分,去滓,不拘时候服。

9. 清脾汤(《济生方·卷一》)

治妊娠疟疾。

青皮(去白) 厚朴(姜制,炒) 白术 草果仁 柴胡(去芦) 茯苓(去皮) 半夏(汤泡七次) 黄芩 甘草(炙,各等分)

上㕮咀。每服四钱,以水一盏半,加生姜五

片，煎至七分，去滓温服，不拘时候。

10. 前胡散(《覆载万安方·卷下》)

治妊娠疟疾发作有时，往来寒热者。

前胡　柴胡各(二两)　乌梅肉　茯苓(各半两)　厚朴(姜制)　陈皮　桔梗(炒)　苍术　甘草(炙)　藿香叶　人参(各一两)　半夏(姜汁煮，焙，三分)

上㕮咀。每服五钱，水二盏，生姜三片，枣三个，同煎至一盏，去滓，当发之前，尤宜服之，日二三服，夜一服。

11. 秦艽饮(《覆载万安方·卷下》)

治妊娠寒热往来发作有时。

秦艽(去芦)　常山(酒浸二宿，剉，炒，三两)　草药(二两二分)

上㕮咀。每服四钱，古酒半盏浸，当发日五更，去滓冷服，饮酒者一盏浸。

12. 松罗散(《普济方·卷三百四十一·妊娠诸疾门·疟疾》)

治妊娠患疟，发时憎寒壮热，口干多吃冷水，腹内疠刺，疼痛不止。

松罗(半两)　鳖甲(半两)　恒山(半两)　乌梅肉(七枚)　朱砂　汉防己(各一两)　泽泻(半两)　麦门冬(一两)　知母　连翘(各半两)　黄丹　石苇　虎杖(各一分)　生干姜(一两)

上捣细罗为散。每服不计时候，以温酒调下二钱。

13. 养胃汤(《卫生易简方·卷十一(妇人)·胎前诸证》)

治妊娠疟疾，寒多热少，或但寒不热，头痛恶心，身痛，面色青白，脉弦迟。

厚朴(一两)　苍术(一两)　半夏(一两)　茯苓(半两)　人参(半两)　草果(半两)　藿香(半两)　橘红(三分)　甘草(一分)

上㕮咀。每服四钱，水一盏半，加生姜七片、乌梅一个，煎至六分，去滓热服。先用厚被盖睡，连进此药数服，加以薄粥热汤之类佐之，令四肢微汗濈濈然，候干，则徐徐去被，谨避外风，自然解散。若先自有汗，亦须温润以和解之。

14. 柴胡散(《医方类聚·卷二百二十七·妇人门二十二》引《徐氏胎产方》)

治妊娠疟疾。孕妇疟疾，脉洪数者。

柴胡(二钱)　生大黄(二钱)　黄芩(一钱半)　甘草(一钱)

上㕮咀，作一服。水煎，临发日，五更温服。必取利为愈。

15. 驱邪散

1)《陈素庵妇科补解·胎前杂症门·卷三·妊娠疟疾方论》

治妊娠疟疾，气血虚弱，往来寒热，发止无时。

香薷　青皮　白术　陈皮　茯苓　甘草　砂仁　前胡　柴胡　黄芩　人参　乌梅　麦冬　苍术　藿香　川芎　白芍　草果　大枣

水煎服。一方加当归。

2)《古今医鉴·卷十二·妊娠》

治妊娠疟疾，热极则损胎。

香薷　青皮　柴胡　黄芩　川芎　前胡　砂仁　藿香　白术　乌梅　红枣　人参

水煎服。

16. 千金救急方(《济生产宝·上卷·胎前十八证问答》)

治妊娠疟疾不瘥。

常山　石膏(各一两)　甘草(炙)　黄芩(各半两)　乌梅(十四个，炒)

上细切，以酒水各一大盏相和，浸一宿，平旦煎至一盏，去渣分二服。

17. 异功散(《万氏家传广嗣纪要·卷十一·妊娠痎疟》)

治妊娠疟久。

人参　白术　白茯　炙甘草　陈皮　当归　黄芩　柴胡(各等分)

上为末。每服一钱，米饮调下，每日三次。

18. 七圣散(《万氏妇人科·卷二·胎前章·妊娠疟疾》)

治妊娠疟久不退，转甚者。

柴胡(一钱半)　黄芩(一钱半)　炙草(一钱半)　知母(一钱半)　常山(酒炒，一钱半)　草果仁(一钱半)　乌梅(三个，去核)

水、酒各半煎，宜露，临发五更服之。

19. 截疟丸(《嵩崖尊生·卷十五·幼部·杂病》)

治妊娠疟疾初起。

白术(二钱)　槟榔(二钱)　山楂(并子，二钱)　常山(白酒煮干，炒紫色，二钱)　草果(一钱，醋煮)

神曲为丸。每服三钱,发日五更滚汤服。

20. 加减六君汤(《叶氏女科证治·卷二·安胎下》)

治子疟。妊娠患疟,寒热往来。

人参(八分) 白术(蜜炙,八分) 陈皮(一钱) 苍术(制,一钱) 藿香叶(一钱) 茯苓(五分) 桔梗(五分) 炙甘草(五分)

加生姜三片,水煎服。

21. 醒脾饮(《叶氏女科证治·卷二·安胎下》)

治子疟。妊娠患疟,寒热往来,或热多寒少,及但热不寒,口苦舌干,大便闭涩,脉弦而数。

青皮(五分) 厚朴(姜汁炒,五分) 白术(蜜炙,五分) 草果(五分) 柴胡(五分) 黄芩(五分) 茯苓(五分) 炙甘草(五分)

水煎服。

22. 清脾饮(《胎产秘书·卷上·子疟》)

治妊娠疟症,热多寒少。

白术(一钱) 茯苓(一钱) 知母(一钱) 青皮(四分) 厚朴(八分) 黄芩(二钱) 甘草(五分)

上以生姜为引,水煎服。

23. 正气饮(《古方汇精·卷三·妇科门》)

治妊娠疟。

荆芥(炒,八分) 川芎(八分) 当归 建曲(一钱五分) 夏曲(一钱五分) 赤芍(一钱五分) 苍术(炒,二钱) 白术(二钱) 橘红(一钱) 赤首乌(三钱) 枳壳(六分,炒) 藿香叶(五分) 桂枝木(四分,尖)

引加姜皮二分,葱白三寸,水煎,疟前服。

24. 香薷保安汤(《产孕集·上篇·孕疾第五》)

治子疟。

香薷(八分) 柴胡(五分) 羌活(五分) 陈皮(六分) 白术(二钱) 黄芩(一钱) 炙甘草(四分) 当归(一钱五分) 生姜(一片) 枣(二枚)

水煎服。

25. 加减安胎饮(《家传女科经验摘奇·妊娠》)

治妊娠疟疾,寒多热少。

人参(一钱) 白术 川归(各二钱) 紫苏 黄芩 甘草(各四分) 藿香(五分) 半夏(七分) 草果 青皮(各三分) 乌梅(二个) 姜(三片)

水煎。

26. 柴胡知母汤(《本草简要方·卷二·草部一》)

治妊娠疟。

柴胡(一钱五分) 知母 台党 黄芩 归身 白术(各一钱) 甘草(五分)

加生姜大枣,水煎服。

三、治妊娠疟疾验方

1)《妇人大全良方·卷十四·妊娠疟疾方论第九》

疗妊妇患疟方。

恒山 竹叶(各三两) 石膏(八两,碎) 糯米(百粒)

上切,以水六升煮取二升半,去滓分三服。第一服,未发前一食久服之;第二服取临欲发时服;余一服用涂头额及胸前五心;药滓置头边。当发一日,勿进水及饮食,发过后乃进粥饮。

2)《本草纲目·草部卷十五》

此经验方泛治疟疾,子疟亦可用之。

用端午日采蒿叶阴干 桂心(等分)

为末。每服一钱,先寒用热酒,先热用冷酒。发日五更服之,切忌发物。

3)《种杏仙方·卷三·妊娠》

治妊娠疟疾。

带皮老生姜

取自然汁,用纱帛盖定一宿,发日,天将明时分搅匀,顿服。

4)《良朋汇集经验神方·卷四·妊娠门》

治妊娠疟疾。

常山 石膏(各一两) 甘草(炙) 黄芩(各半两) 乌梅(七个)

上细切,以酒水各一碗浸一宿,平旦煎至一碗,去渣分二服,临发日服。

【论用药】

1. 夜明砂

《卫生易简方·卷十一(妇人)·胎前诸证》:“治妊娠疟疾:用夜明砂为末,茶清调三钱,空心服。”

2. 高良姜

《本草纲目·草部第十四卷·草之三》：“妊妇疟疾，先因伤寒变成者：用高良姜三钱（铿），以豮猪胆汁浸一夜，东壁土炒黑，去土，以肥枣肉十五枚，同焙为末。每用三钱，水一盏，煎热，将发时服。神妙。（《永类钤方》）”

3. 常山

《本草纲目·草部第十七卷·草之六》：“妊娠疟疾：酒蒸常山、石膏（煅）各一钱，乌梅（炒）五分，甘草四分。水一盏，酒一盏，浸一夜，平旦温服。”

《本草易读·卷五·常山》：“妊娠疟疾：常山、石膏、乌梅、甘草，酒浸一宿，平旦温服。”

【医论医案】

一、医论

《胎产心法·卷上·疟论》

更有患胎疟者，一遇有胎，疟病即发，此人素有肝火，遇孕则水养胎元，肝虚血燥，寒热往来，似疟非疟也，以逍遥散清肝火，养肝血，兼六味丸以滋化源，寒热自退。世医治妊娠疟初起，用散邪饮；不愈者，用截疟汤截之。又有初用柴胡知母汤，以平为期。疟久不退，则用七圣散截之。然截疟内常山伤胎，万不得已，须用白术煎水煮透用之，然亦宜少用。即寻常治疟，再以白术制之，方免呕泄。又夜明砂单方，亦治孕疟。予常用加减丹溪安胎饮治孕疟，甚觉稳妥有效，从未用截药而孕疟未尝不愈也。

二、医案

1. 肝脾不调案

《校注妇人良方·卷十四·妊娠疟疾方论第十》

一妊娠疟久不已，嗳气下气，胸腹膨胀，食少欲呕，便血少寐。此属肝脾郁怒，用归脾汤加柴胡、山栀渐愈，又用六君子汤加柴胡、山栀、升麻而愈。

一妇人因怒发疟，举发无期，久而不已，胸腹不利，饮食不思，吞酸吐痰，用六君子加柴胡、山栀，二十余剂向愈。但晡热少食，又用四君子加柴胡、升麻为主，佐以逍遥散而痊。

《女科撮要·卷下·保胎》

一妊娠三月，饮食后因怒患疟，连吐余，其面亦然，此气虚有痰饮也。连吐三次，用藿香正气散二剂，随用安胎饮一剂而愈。后因怒，痰甚狂言，发热胸胀，手按少得。此肝脾气滞，用加味逍遥散加川芎，二剂顿退，四剂而安。

2. 邪热深陷案

《女科证治准绳·卷四·胎前门·疟》

予尝治一妊妇，六七个月患疟，先寒后热，六脉浮紧，医用柴胡、桂枝无效。予曰：此非常山不愈。众医难之，越数日疾甚，乃从予治，以七宝散一服瘥。黄帝问：妇人重身，毒之奈何？岐伯曰：有故无殒。帝曰：何谓也，岐伯曰：大积大聚，其可犯也，衰其大半而止。诚审药物之性，明治疗之方，何疑攻治哉。

《眉寿堂方案选存·卷下·女科》

胎孕而患时疟，古人先保产，佐以治病。兹诊唇燥舌白，呕闷自利，乃夏令伏邪至秋深而发，非柴胡、枳实之属可止。呕吐黑水腹痛，胎气不动，邪热深陷入里，蒸迫脏腑，是凶危之象。黄芩、黄柏、川贝、黄连、秦皮。

《女科指要·女科医案·疟疾门》

一妇，妊娠三四个月，即患疟疾，先寒后热，热多寒少，脉数弦浮，饮食减少。投以黄龙汤，四五剂而寒热俱减。改用逍遥散，而饮食渐进，数剂而疟疾全瘳矣。

《归砚录·卷四》

秋杪山妻怀孕已七月，又患疟，医从清解不应，半月后转为间作。时余卧病省垣，家人恐添忧虑，初不我闻。延至匝月，病渐濒危。钱君意山、管君芝山放棹迎余，扶病归来。诊脉软滑，而尺带虚弦，凡疟至一时之先必大渴、背麻、脘闷，既热则头疼、腿足肿胀，寒不过一时，而热有七八时之久，骨瘦如柴，肌肤甲错，便坚溲涩，心悸无眠，目不见人，舌光无液。乃真阴素亏，水不涵木，风阳内炽，耗血伤津，兼挟劳伤而吸秋热。热茗频啜，米饭恶沾，腰痛而胎动不安，势已十分险恶。遂与西洋参、元参、知、薇、蒿、菊、菖、麦、栀、甘、桑叶、竹沥。两剂嗽痰甚多，渴闷稍减，去桑、菊、栀、蒿，加橘红八分，苏叶五分，葱白两茎。又两剂，疟止，吐痰更多，舌色渐润，去元参知、薇，加冬瓜子、茯苓、蛤壳。一剂嗽虽减，而左胁时疼，乃用北沙参、熟地、麦冬、蒌仁、楝实、石菖蒲、丝瓜络、十大功劳、藕，以养阴柔木而清痰热，服之甚妥。然目虽能视，而早晨必昏卧如迷，遂增熟地，加白薇、归身。一帖寒热陡作，面赤气冲。或咎补早疟复，余曰非也，此不耐归身之窜动耳。即去此味，加葱白、蒲桃干，服之果愈，随去葱白，加甘草、石斛。两帖嗽大减，胃渐和，更衣较润，惟手心如烙，两足不温，乃易沙参以西洋参，去蒌、楝而加生牡蛎一两，盐水炒橘红一钱。二帖足渐温，痰渐浓，而腰痛、胁痛未已，又加酒炒知母一钱。两帖痰出极多，昏卧始减，惟纳食如噎，火降即饥，舌辣腭干，小溲尚热，改用西洋参、二地、二冬、二至、知、柏、牡蛎、十大功劳，少佐砂仁为剂。服六帖各恙皆已，能起榻而腿软腭干，神犹贸贸，即以此方加白芍、木瓜、石菖蒲熬膏，服至冬至后，神气始爽而痊。

山妻怀孕四月，患间疟，腹痛便溏，汗多呕闷，乃痰气内滞，风暑外侵，脉滑而弦。与枳、桔、苏、连、柴、芩、菖、夏，三剂而瘳。

《王氏医案续编·卷一·浙西王士雄孟英医案》

钱氏妇，怀妊四月而患寒热如疟。医与发散安胎，乃至舌黑神昏，大渴便泄，臭痰频吐，腰腹痛坠，人皆不能措手。孟英诊曰：伏暑失于清解，舌虽黑而脉形滑数，痰虽臭而气息调和，是胎尚未坏，犹可治也。重用气血两清之药，五剂而安。

［石念祖按］舌黑神昏，腰腹痛坠，热踞血分；大渴便泻，臭痰频吐，热踞气分。舌虽黑而脉形滑数，为阳证阳脉，阳证阴脉则不治。痰臭而气息调和，而臭痰频吐，是气息尚能频频送痰外出，若死胎阻气机往来之清道，何能臭痰频吐？镑犀角（磨，冲）一钱，大生地（泡冲，去渣）八钱，酒炒雅连八分，酒炒知母三钱，陈胆星（炖，和服）八分，姜竹沥两大酒杯（冲），川贝母（杵）两，鲜茅根五钱，细木通一钱，石菖蒲（次入）一钱。糜粥渐进，腰腹皆舒，胎亦跃跃。

《王氏医案续编·卷二·古杭王士雄孟英医案》

陈足甫室，怀妊九月而患疟，目不能瞑，口渴自汗，便溏气短，医进育阴清解法，数剂不应。改用小柴胡一帖，而咽疼舌黑心头绞痛。乃翁仰山闻之，疑其胎坏，延孟英过诊。曰：右脉洪滑，虽舌黑而胎固无恙也。病由伏暑，育阴嫌其滋腻，小柴胡乃正疟之主方，古人谓为和剂，须知是伤寒之和剂，在温暑等证不特手足异经。而人参、半夏、姜、枣皆不可轻用之药，虽有黄芩之苦寒，而仲圣于伤寒之治，犹有渴者去半夏加栝楼根之文。古人立方之严密，何后人不加体察耶？［眉批］疟亦分径而治，若阳明疟，正以白虎汤为主剂，岂有专守一小柴胡而能愈病者。投以竹叶石膏汤。四剂疟止便秘，口渴不休。与甘凉濡润法数帖，忽腹鸣泄泻，或疑寒凉所致，孟英曰：吾当以凉药解之。人莫识其意，问难终朝语多不备录。果以白头翁汤，两啜而愈。

［石念祖按］论证尽于原案。竹叶石膏汤加减：鲜竹叶二钱，生石膏（先煎）八钱，酒炒知母四钱，酒炒川连一钱，细木通一钱，苏荷尖（次入）八分，姜枇叶（刷，包）三钱，姜竹沥两酒杯（冲），活水芦根二两。甘凉濡润方：酒炒知母三钱，酒炒枯芩一钱，鲜枇叶（刷，包）三钱，枯荷杆三钱，姜竹沥两酒杯（冲），南花粉四钱，连皮荸荠（打）二两。腹鸣泄泻，系热邪由腑而出。白头翁汤加减：酒炒白头翁一钱五分，酒炒川黄柏二钱，川楝核（杵，先）三钱，生白蒺三钱，玄胡索一钱半，酒炒桑枝三钱，石斛（先煎）一两，济银花八钱，青果（杵，先）一个。晚后方：西洋参三钱，大生地八钱，云苓三钱，鲜石斛八钱，女贞五钱，旱莲四钱，生草三钱。少腹气痛方：橘核一钱，橘叶七片，橘络七分，楝核、丝瓜、络鼠矢、黑栀皮各三钱，木香五分，乌药八分，淡海蛇、藕各二两，石斛一两（先煎），淡苁蓉一钱半。外以葱头三钱，捣烂扎贴少腹。

《王氏医案续编·卷七·浙西王士雄孟英医案》

闻氏妇孟夏患间疟，而妊身八月，数发后热炽昏沉，腰疼欲堕，张养之嘱援于孟英。脉来洪滑且数，苔色黄腻垢浊。与黄芩、知母、竹茹、竹叶、银花、桑叶、丝瓜络、石斛、石膏、石菖蒲，一剂而痊。［眉批］案中所载多温疟、暑疟，故治多凉解。疟症多端，寒热俱有，不可执一而论。此证亦温疟也。

［石念祖按］脉滑为热痰，洪滑为实热兼挟阴虚。酒炒枯芩一钱半，酒炒知母三钱，姜竹茹三钱，鲜竹叶二钱，济银花一两五钱，冬桑叶四钱，鲜石斛（先煎）一两，生石膏（先煎）八钱，石菖蒲（次

入)二钱。

3. 正气亏虚案

《张氏医通·卷十·妇人门上·胎前》

郝氏妇怀孕九月患疟,三四发即呕恶畏食。诊其脉,气口涩数不调,右关尺弦数微滑,此中脘有冷物阻滞之候。以小柴胡去黄芩,加炮姜、山楂,四服稍安,思食。但性不嗜粥,连食肺、鸭之类,遂疟痢兼并,胎气下坠不安,以补中益气去黄芪,加木香、乌梅,五服而产,产后疟痢俱不复作矣。其仆妇产后数日,亦忽下痢脓血,至夜微发寒热,小腹胀痛,与《千金》三物胶艾汤去榴皮,加炮姜、山楂,六服而瘳。

《王氏医案三编·卷三》

秋粟之室,怀妊九月,加以忧劳,九月初七日患疟间作。寒热之时,胎痛上窜,或下坠腰疼,更兼痰嗽带下,口渴无苔,其势甚危。孟英但于清解之中加葱白、苏梗投之,连下赤矢,痛势递减。第疟虽渐杀,至期必两发,病者苦之。孟英曰:愈机也,毋忧焉。果浃旬而愈。复苦脘痛呕吐,勺水不纳,药亦不受,授以藕汁、芦根汁、梨汁,少加姜汁,和入蔷薇露、枇杷叶露、香橼露,徐徐呷之渐瘥。嗣予滋养药加黄柏服之而愈。迨冬至分娩甚快健。

第八节

妊娠腰痛

妊娠以后,出现以腰部疼痛为主证者,称为"妊娠腰痛"。

【辨病名】

妊娠腰痛的病名最早记载于《诸病源候论》中,列有"妊娠腰痛候",此后《备急千金要方》《太平圣惠方》《妇人大全良方》《太平惠民和剂局方》《杨氏家藏方》《女科百问》《济生方》《女科指掌》等古籍中也论有本病。宋元之后,本病多在女科"胎前门"中论述。如《张氏医通》《类证治裁》等列有"胎前诸痛"等。

一、妊娠腰痛

《诸病源候论·妇人妊娠病诸候上·妊娠腰痛候》:"肾主腰脚,因劳损伤动,其经虚,则风冷乘之,故腰痛。妇人肾以系胞,妊娠而腰痛甚者,多堕胎也。"

《竹林女科证治·卷二·安胎下·妊娠腰痛》:"妊娠腰痛,最为紧要。盖肾以系胞,而腰为肾之府,故腰痛、酸急为妊家之大忌。"

二、胎前腰痛

《济阴近编·卷二》:"胎前腰痛,杜仲、续断为末,鹿角胶丸酒下。"

《妇科指归·卷二》:"胎前腰痛,此乃血气固胎,不能养肾,肾经水亏,以致腰痛难忍,宜服猪肾丸,再服安胎饮。"

【辨病因】

本病多因外感风邪所乘、湿热内侵、寒湿客居、劳力过度、房事不节、跌仆闪挫、临月将产,但总与肾及其经脉有关。

一、感受外邪

《诸病源候论·妇人妊娠病诸候上·妊娠腰痛候》:"肾主腰脚,因劳损伤动,其经虚,则风冷乘之,故腰痛。妇人肾以系胞,妊娠而腰痛甚者,多堕胎也。"

《外台秘要·卷三十三·妊娠随月数服药及将息法一十九首》:"妊娠二月,始阴阳踞经,有寒多坏不成,有热即萎,猝中风寒,有所动摇,心满脐下悬急,腰背强痛"。

《妇人大全良方·卷十二·妊娠门·妊娠随月数服药及将息法第一》:"妊娠四月为离经。有寒,心下温温欲呕,胸膈满,不饮食;有热,小便难数,数如淋状,脐下苦急。卒中风寒,颈项强痛,寒热。或惊动,身躯腰背腹痛。"

《陈素庵妇科补解·胎前杂症门·卷三·妊娠腰腹及背痛方论》:"若风冷乘虚入伤胞络,则体虚无以系胞,必致胎堕。背上脊椎、督脉所经,故相引而背痛"。

《校注妇人良方大全·卷十二·妊娠疾病门·妊娠腰腹背痛方论第十四》:"肾主腰足,因劳役伤损其经,以致风冷乘之,腹背相引而痛。盖妇人肾以系胞,妊娠痛甚,则胎堕也。"

《女科经纶·卷三·胎前证上·妊娠腰痛有

劳力房事之分》:“若脉缓,遇天阴,或久坐而痛者,湿热也。腰重如带物而冷者,寒湿也”。

二、房事不节

《女科经纶·卷三·胎前证上·妊娠腰痛有劳力房事之分》:“若素享受安逸而腰痛,必房事不节,致伤胞系也”。

三、劳力过度

《女科经纶·卷三·胎前证上·妊娠腰痛有劳力房事之分》:“妊娠腰痛,多属劳力。盖胞系于肾,劳力任重,致伤胞系,则腰必痛;甚则胞系欲脱,多至小产”。

四、跌仆闪挫

《普济方·卷三百四十四·妊娠诸疾门·诸血》:“妇人有娠半年,因伤损腰痛下血。”

《女科经纶·卷三·胎前证上·妊娠腰痛有劳力房事之分》:“脉实者,闪挫也”。

五、临月将产

《女科经纶·卷三·胎前证上·妊娠腰痛有劳力房事之分》:“若临月腰痛,胞欲脱肾,将产之候也”。

【辨病机】

本病多由素体肾虚,孕后血气荫胎,精血益感不足,无以养肾;或因风冷乘于腰脊,经脉受阻;或因跌仆闪挫,损伤经脉气血,瘀阻而痛。

一、肾虚

《陈素庵妇科补解·胎前杂症门·卷三·妊娠腰腹及背痛方论》:“肾者作强之官。又曰:腰者,肾之府,不能屈伸,肾将惫矣。劳役过度,或房劳不节,则腰背受伤。所谓肾气既伤,高骨乃坏,男女一也?若风冷乘虚入伤胞络,则体虚无以系胞,必致胎堕。背上脊椎、督脉所经,故相引而背痛。”

《景岳全书·卷之三十八人集·妇人规上·数堕胎》:“况妇人肾以系胞,而腰为肾之府,故胎妊之妇,最虑腰痛,痛甚则坠,不可不防。”

《郑氏家传女科万金方·胎前门(下卷)》:“胎前腰痛甚者,肾气虚极之故也。”

《妇科秘方·胎产护生篇·二十五证》:“此症乃血脉阴胎不能养肾,以致水枯而腰痛,宜服猪肾丸。”

《沈氏女科辑要笺疏·卷上·妊娠腰痛》:“腰痛皆肾虚,最易堕胎。凡肝肾阴分素亏,及房事不节者,胎最难保,此非医药之能治。若闪挫伤气之痛,尚其轻者。凡妊娠腹痛漏红,胎元坠滞,势将半产者,腰不痠痛,胎尚可安,一有腰痛腰痠,则少有不堕者。”

二、气血亏虚

《备急千金要方·卷二·妇人方上·养胎第三》:“妊娠九月,若猝得下痢……腰背痛不可转侧。”

《普济方·卷三百三十八·妊娠诸疾门·腰痛》:“冲任脉虚,血海虚弱,寒湿邪气客搏胞络,妊娠腰痛。”

《傅青主女科·女科下卷·妊娠·妊娠子鸣四十七》:“妊妇怀胎至七八个月,忽然儿啼腹中,腰间隐隐作痛,人以为胎热之过也,谁知是气虚之故乎。”

三、气滞血瘀

《女科正宗·卷二》:“妊娠三月……猝惊恐忧愁嗔怒喜顿仆,动于经脉……腰背痛。”

【辨病证】

本病属肾虚的主要症状为妊娠后腰痛,或腰膝酸软,头晕耳鸣,小便频数,夜间尤甚;属外感风寒的主要症状为孕后腰部冷痛如折,遇寒加重,得温则舒;孕后由于跌扑、闪挫外伤或负重而致腰痛,或转侧不利,有时伴有少腹痛。

《女科经纶·卷三·胎前证上·妊娠腰痛有劳力房事之分》:“妊娠腰痛,多属劳力。盖胞系于肾,劳力任重,致伤胞系,则腰必痛,甚则胞系欲脱,多至小产……若素安逸而腰痛,必房事不节,致伤胞系也;脉缓,遇天阴、或久坐而痛者,湿热也;腰重如带物而冷者,寒湿也;脉大而痛不已者,肾虚也;脉涩而日轻夜重者,气血凝滞也。脉浮者,风邪所乘;脉实者,闪挫也;临月腰痛如脱肾者,将产也。”

《女科指掌·卷三·胎前门·腰痛》："腰痛脉大而痛不已者，肾虚也，青蛾丸；脉涩而日轻夜重者，气血凝滞也，缩砂饮；脉浮者，为风邪所乘，大豆紫汤；脉实者，闪挫也，通气散，总以安胎为主。"

【论治法】

本病的治疗原则是"安胎为主"，实证者，或发表散寒，祛风除湿，或理气通络；虚证者，益气养血，滋补肝肾，和营止痛。但是本病用药，一定要谨慎处理，多配合外治法和食疗等。

《校注妇人良方·卷十二·妊娠疾病门·妊娠腰腹背痛方论第十四》："［愚按］前症若外邪所伤，用独活寄生汤；劳伤元气，用八珍、杜仲、砂仁、胶、艾；脾肾不足，以前药加白术、补骨脂；气血郁滞，用紫苏饮加桔梗、枳壳；肝火所动，用小柴胡汤加白术、枳壳、山栀；肝脾郁结，用归脾汤加柴胡、枳壳。"

《女科经纶·卷三·胎前证上·妊娠腰痛有劳力房事之分》："妊娠腰痛……宜安胎为主，胎安而痛自愈，痛愈而胎能安。"

《产科心法·上集》："大凡胎气腹痛者常事，而腰痛者，切须防也。急宜服药，补肾安胎不可不早言之。至红一漏，只可十保其三，宜服安胎饮，重用熟地，或加人参、桑寄生。"

《竹林女科证治·卷二·安胎下·妊娠腰痛》："妊娠腰痛，最为紧要。盖肾以系胞，而腰为肾之府，故腰痛、酸急为妊家之大忌。痛甚则堕，不可不预防也。然痛必有因，治之宜审其源，或因劳伤损其经，宜《小品》苧根汤。或因挫闪气滞，宜通气散。或因肾元虚损，宜青娥丸。若血虚瘾胎，无以养肾，以致肾亏腰痛，宜猪肾丸。通治胎动腰痛，宜千金保孕丸。"

《医述·卷十三·女科原旨·胎前》："妊娠腰痛……虽由来不同，若其痛不止，多动胎气。大抵治法总以固胎为主。"

【论用方】

一、治妊娠腰痛方论

1. 论加味青娥丸

《陈素庵妇科补解·胎前杂症门·卷三·妊娠腰痛方论》："是方补骨、桃肉木火相生，此郑相国所进青娥丸也，引以杜、远则入肾，而当归之苦温以补血，白芍之酸收以敛阴，续断可以联经络，益智可以缩水，再加莲子、山药之平涩以入心交肾，则痛止而胎安。"

2. 论通气散

《陈素庵妇科补解·胎前杂症门·卷三·妊娠腰腹及背痛方论》："是方芎、归、胶、芍安胎；山、茴、杜、断、破、故固肾；萆、防、独活除肾家风冷；附、陈达中下二焦之气，自然腰痛除而胎安矣。又风冷伤于腰肾而作痛者，萆薢、茴香、独活、故纸用之合宜，若单肾虚而腰痛者，必菟丝、枸杞、人参、远志、沙苑蒺藜急合膏丸，大剂吞服，方免堕胎之患。"

二、治妊娠腰痛方

1. 当归散（《太平圣惠方·卷七十五·治妊娠腰痛诸方》）

治妊娠腰痛。

当归（一两，锉，微炒）　阿胶（一两，捣碎，炒令黄燥）　甘草（一两，炙微赤，锉）

上为散。每服四钱，以水一中盏，加葱白七寸，煎至六分，去滓温服，不拘时候。

2. 续断丸（《太平圣惠方·卷七十五·治妊娠腰痛诸方》）

治妊娠二三个月，腰痛不可忍。

续断　杜仲（去粗皮，炙微黄，剉，各一两）　芎䓖　独活（各半两）　狗脊　五加皮　萆薢　薯蓣　诃黎勒皮（各三分）　赤芍药（二分）

上件药，捣罗为末，炼蜜和捣三二百杵，丸如梧桐子大。每服不计时候，以温酒下三十丸。

3. 杜仲丸（《杨氏家藏方·卷十六·妇人方下五十四道》）

治冲任脉虚，血海虚弱，寒湿邪气客搏胞络，妊娠腰痛，小腹牵连，行步力弱，难于俯仰，小便白浊，昼夜频行。

五加皮（三两）　萆薢（三两）　山茱萸（三两）　杜仲四两（炒去丝）　阿胶（蛤粉炒成珠子，二两）　金毛狗脊（炙去毛，二两）　防风（去芦头，二两）　川芎（二两）　细辛（二两）　鹿角屑（二两）　当归（洗，焙，一两）　生干地黄（一两）

上为细末，蜜糊为丸如梧桐子大。每服三十

丸，空心、食前温酒送下，或煎艾汤送下。

4. 通气散

1)《妇人大全良方·卷十二·妊娠门·妊娠腰腹及背痛方论第十四》

治妊娠腰痛，状不可忍。妇人肾虚腰痛。

破故纸(不拘多少，瓦上炒令香熟)

上为末。空心先嚼胡桃肉半个，再服药二钱，温酒调下。

2)《陈素庵妇科补解·胎前杂症门·卷三·妊娠腰腹及背痛方论》

治妇人妊娠，劳伤损动，风邪寒气乘之，腰腹痛上连肩背，痛而不止则伤胎易堕。

川芎　当归　白芍　杜仲　阿胶　茴香　川断　补骨脂　山药　橘核　防风　独活　香附　甘草　葱白　萆薢

水煎服。

5. 加味青娥丸(《陈素庵妇科补解·胎前杂症门·卷三·妊娠腰痛方论》)

治妊娠腰痛，肝肾亏虚者。

杜仲　破故纸　胡桃肉　川断　当归　白芍　山药　远志肉　益智仁　莲子

为丸服。

6. 五加皮丸(《女科证治准绳·卷四·胎前门·腰腹及背痛》)

治妊娠腰痛不可忍，或连胯痛。

续断(炒，二两半)　杜仲(二两半)　芎䓖(三两)　独活(三两)　五加皮(四两)　狗脊(四两)　萆薢(四两)　芍药(四两)　诃子肉(四两)

上为细末，炼蜜为丸如梧桐子大。每服四十丸，空心酒送下，一日三次。

7. 加减通气散(《产鉴·卷上》)

治妊娠腰腹皆痛者。

归身　葱白　阿胶　茴香　杜仲　甘草　陈皮　破故纸　山药　川芎　萆薢　独活　香附　橘核　白芍　川续断

上剉作剂，白水煎，空心服。

8. 五加皮散(《济阴纲目·卷八·胎前门上·腰腹及背痛》)

治妊娠腰痛不可忍，或胯痛，先服此散。

杜仲(炒，四两)　五加皮　阿胶(炙，另入)　防风　狗脊　川芎　白芍药　细辛　萆薢(各三两)　杏仁(去皮尖，面炒，八十个)

上㕮咀。以水九升，煮取二升，去渣，下胶，作三服。

9. 青娥丸(《傅青主女科·产后编下卷》)

治产后腰痛，妊娠腰痛。

胡桃(十二个)　破故纸(八两，酒浸炒)　杜仲(一斤，姜汁炒，去丝)

上为细末，炼蜜为丸。每服六十丸，淡醋汤送下。

10. 保胎丸(《医学集成·卷三·产后诸症治法·腰痛第三十七》)

治妊娠腰痛。

杜仲(八两)　熟地(六两)　山药(六两)　续断(盐炒，四两)　当归(酒炒，二两)

为丸服。

【论用药】

1. 大豆

《本草纲目·谷部第二十四卷·谷之三》："妊娠腰痛：大豆一升，酒三升，煮七合，空心饮之。(《心镜》)"

2. 五加皮

《本草简要方·卷六·木部二》："治妊娠腰痛不可忍。"

3. 牛

《本草纲目·兽部第五十卷·兽之一》："妊娠腰痛：牛屎烧末，水服方寸匕，日三。(《外台》)"

4. 补骨脂

《本草纲目·草部第十四卷·草之三》："妊娠腰痛，通气散：用破故纸二两，炒香为末。先嚼胡桃肉半个，空心温酒调下二钱。此药神妙。(《妇人良方》)"

5. 银

《本草纲目·金石部第八卷·金石之一》："妊娠腰痛如折者：银一两，水三升，煎二升，服之。(《子母秘录》)"

6. 鹿

《本草纲目·兽部第五十一卷·兽之二》："妊娠腰痛：鹿角截五寸长，烧赤，投一升酒中。又烧又浸，如此数次，细研。空心酒服方寸匕。(《产宝》)"

《本草述钩元·卷三十一·兽部·鹿麋》："女子妊娠腰痛下血，又活瘀和血，大胜于茸。"

7. 黑豆

《本草易读·卷五·黑豆》："妊娠腰痛，酒煎服。"

《本草备要·谷菜部·黑大豆》："甘寒色黑，属水似肾，肾之谷也（豆有五色，各入五脏），故能补肾镇心（肾水足，则心火宁），明目（肾水足则目明），利水下气（古方治水肿，每单用，或加他药），散热祛风。炒热酒沃，饮其汁，治产后中风危笃及妊娠腰痛，兼能发表。"

《本草纲目拾遗·卷八·诸谷部·稆豆》："妊娠腰痛酸软。"

【医论医案】

一、医论

《女科百问·卷上·第三十九问腰痛如折》

答曰：腰者，肾之外候，足太阳经之所流注，若痛连小腹，不得俯仰，惙惙短气。此由肾气虚弱，劳伤过度，风冷乘之，有所不荣，故腰痛也。《内经》云：腰者，肾之腑，转摇不能，肾将惫矣，若妊娠腰痛者，其胎必堕也。

二、医案

《女科经纶·卷三·胎前证上·妊娠腰痛属血热血滞》

汪石山曰：有妇人怀娠八月，尝病腰痛，不能转侧，大便燥结。医用人参等补剂，痛益加；用硝、黄通利之药，燥结虽行，而痛如故。诊之脉稍洪近驮，曰：此血热血滞也。宜四物加木香、乳、没、黄柏、火麻仁。五贴痛减，燥结润。复加发热面赤，或时恶寒，前方去乳、没，加柴、芩。二帖寒热除，而腰痛复作，此血已利矣，前方加人参，服之安。

《碎玉篇·下卷·女科》

1）怀妊而患时病，古人重在保胎。今喜暖恐寒，气升则厥，气坠欲便，腰腹绕痛，大虑胎堕，辛香柔温之剂冀其厥止。鹿霜、归身、苁蓉、柏子仁、小茴香、甘杞子、沙苑、云茯苓。

2）怀妊三月，腰痛，急固肝阴。生地、生仲、白芍、阿胶、川断、青苧丝。

《柳宝诒医案·卷六》

钟。重身八月，腰腹俱痛。胎气受伤下坠，已属重候。又加寒热无汗，神倦口渴，左关脉弦数，舌尖绛苔黄。温邪郁伏，颇觉深重。姑先疏透里邪为主。鲜生地（豆豉同打）、苏叶、淡黄芩（酒炒）、枳实炭、黑山栀、瓜蒌皮、杏仁、广陈皮、茯苓皮、青蒿、竹茹、茅根肉

第九节

转胞

转胞指妇人脐下急痛，小便不通的之证，其病在下焦膀胱，本病多见于妊娠后期。

【辨病名】

转胞之名最早见于《金匮要略》，《甲乙经》称为"胞转"，《校注妇人良方》称"转脬"，后世医家多将其与"妊娠小便难"并论。

一、转胞

《金匮要略·卷下·妇人杂病脉症并治第二十二》："妇人病，饮食如故，烦热不得卧，而反倚息者，何也？师曰：此名转胞，不得溺也。"

《医宗金鉴·卷四十六·妇科心法要诀·胎前诸症门》："妊娠胎压，胞系了戾，不得小便，饮食如常，心烦不得卧者，名曰转胞。"

二、胞转

《针灸甲乙经·卷九》："胞转不得溺，少腹满，关元主之。小便难，水胀满，溺出少，胞转不得溺，曲骨主之。"

《诸病源候论·妇人杂病诸候四·胞转候》："胞转之病由胞为热所迫，或忍小便，俱令水气还迫于胞，屈辟不得充张，外水应入不得入，内溲应出不得出，外内壅胀不通，故为胞转，其状小便急痛，不得小便，甚者至死。"

《世医得效方·卷六·大方脉杂医科·秘涩》："治虚人下元冷，胞转不得小便，膨急切痛，经四五日，困笃欲死。"

三、转脬

《普济方·卷三百二十一·妇人诸疾门·脬转》："以脬系了戾不得溺，故致此病，名转脬。"

《证治汇补·卷八·下窍门·癃闭》："转脬

者，胞系转戾，脐下并急而痛，小便不通者是也。”

四、妊娠小便不通

《太平圣惠方·卷七十四·治妊娠小便不通诸方》：“夫妊娠小便不通者，由小肠有热，热入于胞内也，热(结甚者)故小便不通，若不通，则心胁小腹气涩喘急也。”

《校注妇人良方·卷十五·妊娠小便不通方论第四》：“夫妊娠小便不通，为小肠有热，传于脬而不通耳。若兼心肺气滞，则致喘急。陈无择云：妊娠胎满逼胞，多致小便不利，若心肾气虚，清浊相干，而为诸淋。若胞系了戾，小便不通，名曰转胞。”

五、妊娠尿难

《本草纲目·草部第十三卷·草之二》：“妊娠尿难，饮食如故。”

【辨病因】

转胞多由于妊娠中胎压膀胱，胞系了戾所致，多与饱食、憋尿、胞胎压迫等有关。

《诸病源候论·小便病诸候·胞转候》：“饱食食讫，应小便而忍之；或饱食讫而走马；或小便急，因疾走；或忍尿入房，亦皆令胞转。”

《仁斋直指方论·卷二·证治提纲·转胞》：“转胞证候，孕妇多有之。患在忍缩小便，或喜食煎煿，或饱后为热所迫，遂使小肠之气逆而不通，大肠之气与之俱滞，外水不能人膀胱，内水不能出膀胱，淋沥急数，每欲尿时痛不可言，大便亦里急频并，似痢非痢。必以手从胸间按至脐下，庶可立出小便，否则逆上出而不禁，甚者因此腹胀浮肿。治法用凉药疏利小肠中热，仍与通泄大肠，迨其腹中搅痛，大便得下，则溺胞随即归正，于是小便顺流。”

《丹溪心法·卷三·淋四十三》：“胞转证脐下急痛，小便不通，凡强忍小便，或尿急疾走，或饱食忍尿，跑急走马，忍尿入房，或水气上逆，气迫于胞，故屈戾而不得舒张也，胞落则殂。”

《格致余论·胎妇转胞病论》：“转胞病，胎妇之禀受弱者，忧闷多者，性急躁者，食味厚者，大率有之。古方皆用滑利疏导药，鲜有应效。因思胞为胎所堕，展在一边，胞系了戾不通者，胎若举起，悬在中央，胞系得疏，水道自行。然胎之坠下，必有其由。”

《女科经纶·卷三·胎前证上·转胞病属饱食气伤胎系》：“王海藏曰：转胞小便，非小肠膀胱厥阴受病，盖因强忍房事，或过忍小便，以致此疾，非利药所能利，法当治其气则愈，以沉香木香汤之。”

【辨病机】

转胞的主要病机是胎气下坠，压迫膀胱，水道不利，有气虚和肾虚的不同。气虚者，脾胃素弱，中气较虚，孕后赖气以载胎，气虚不足以举胎，以致胎压膀胱，溺不得出。肾虚者，素体肾虚，胞系于肾，肾虚则系胞无力，致胎压膀胱；或肾虚不能化气行水，皆可导致溺不得出。

一、肾虚

《金匮要略·卷下·妇人杂病脉证并治第二十二》：“妇人病饮食如故，烦热不得卧，而反倚息者，何也？师曰：此名转胞，不得溺也。以胞系了戾，故致此病，但利小便则愈，宜肾气丸主之。”

二、气虚

《女科经纶·卷三·胎前证上·转胞病属中气虚怯宜用升举》：“由中气虚怯，不能举胎，胎压其胞，胞系了戾，小便不通。”

《妇科玉尺·卷二·胎前》：“妊娠八、九月，小便不通，盖因气弱不能举胎，胎壅膀胱，水不能出，名曰转胞。忌服利水之品。”

《女科秘方·浙江萧山竹林寺秘授女科一百二十症》：“妇人胎前小便不通，此症乃因气弱，名为气闭，宜用海金砂丸治之。”

三、热郁膀胱

《金匮要略·卷下·妇人妊娠病脉证并治第二十二》：“妊娠，小便难，饮食如故，当归贝母苦参丸主之。”

《诸病源候论·妇人妊娠诸候下·妊娠小便不通候》：“小肠有热，热入于胞，热结甚者，故小便不通，则心胁小肠俱热，气喘急也。”

《女科百问·卷下》：“(第七十五问小便或有利者或有不通者何也)小便或有利者，或有不通者，何也？答曰：小肠为盛受之府，膀胱乃州都之官。启玄子云：位当孤府，故谓都官；居下内空，故藏津液，若得气海之气，则能泄注也。或受热渗于脬，脬屈辦而系转，故使小便不通利也。”

《张氏医通·卷十·妇人门上·胎前》：“此小便难者，膀胱热郁，气结成燥，病在下焦，所以饮食如故。”

【辨病证】

本病辨证当分虚实，此外还要和子淋鉴别，子淋小便不畅兼见溺时淋沥涩痛之症，而转胞小便不通，溺时却无痛感。

一、辨虚实

《胎产新书·女科秘旨·卷三·转胞》：“孕妇六个月以后，觉胎坠一边，小水不通，其症有因火，有气虚，有痰滞，有血虚。两寸脉弦急，或两尺弦急有力，兼口干心烦等火症者，属热，宜用冬葵子、滑石、栀子、木通、条芩、白术以清之：外以冬葵子、滑石、栀子为末，以田螺研成膏，或生葱捣膏贴脐上，立通。右三部微弱无力，或气口虚大，兼倦怠不食者，属气虚，以补中益气汤服下探吐以提其气。左脉不足或涩而数，兼夜热心烦或大肠闭者，属血虚，宜四物汤加黄芩、知母、黄柏，调益元散服。肥盛妇人，右寸脉沉滑，症兼恶心，心胀，小水不利，属痰滞，以二陈汤加青皮、升麻、柴胡煎服探吐，使药汁与痰同出，然后用参芪大补之。大抵有孕小水不利，月份浅者，当清之，兼保胎；月份多而虚者，当补之，兼升提。治分两途。”

二、辨转胞与子淋

《三因极一病证方论·卷十七》：“凡妊娠胎满逼脬，多致小便不利者，或心肾气不足，不能使胞冷，清浊相干，为诸淋病；或胞系了戾，小便不通，名曰转胞；又胎满尿出不知时，名曰遗尿。治之各有方。”

《女科要略·安胎二》：“转胞症，又与子淋、便难二症分别，或因禀受弱者，或因忧郁伤脾者，或因性急伤肝者，或因忍小便所致者，大抵胎下而压胞，胞系了戾不通。其状小腹急痛，不得小便，甚者至死。必令胎能举起，悬在中央，胞系得疏，水道自行……又《金匮》云：但利小便则愈，宜肾气丸主之。意者：胞之所以正者，胞之前后左右皆大气充满，扶之使正。此方大补肾中之气，所以神效。”

《沈氏女科辑要·卷上·子淋转胞》：“妊妇淋曰子淋，小便不出曰转胞。子淋小便频数，点滴而痛；转胞频数，出少不痛。淋属肝经阴亏火炽；转胞因膀胱被胎压住。膀胱只有一口，未溺时其口向上，口端横一管，上半管即名下焦，下半管即是溺孔。未溺时，膀胱之底下垂如瓶状，其口在上，与下焦直对，溺从下焦渗入，故曰下焦者，别迎肠而渗入膀胱焉。欲溺时，大气举膀胱之底，如倾瓶状，其口向下，以溺孔注出，故曰气化则能出矣。转胞一证，因胎大压住膀胱，或因气虚不能举膀胱之底。气虚者补气，胎压者托胎，若浪投通利，无益于病，反伤正气。”

《产鉴·卷上·转胞》：“转胞谓妊娠率不得小便也。因胎长逼近于胞，胞为所逼，令人数溲，胞即膀胱也。然子淋与转胞相类，但小便频数点滴而痛为子淋，频数出少不痛为转胞，间有微痛，终是与淋不同，并宜五苓散加阿胶。”

【辨治法】

转胞的治法有补虚和疏利，补法以益气升阳、调补脾胃，中气恢复则能举胎，疏法以清热泻火，利水通淋为主。此外还有举胎法、泄闭法、探吐法，也可用针灸、外治贴脐法，亦可配用。若尿闭时间较长，腹部疼痛难忍者，宜急用导尿法。

《医学入门·外集卷五·妇人门·胎前》：“妊孕脬为胎压，展在一边，脬系转戾，小便不通，禀弱性急味厚者多有之。治疗之法，但升举其胎，脬转水道自通，宜四物汤合六君子汤去茯苓，探吐以提之，不可专用滑渗之药。有素肥盛忽瘦，两尺脉绝者，阳虚也，肾气丸主之。甚者，冬葵子、赤茯苓等分水煎，入发灰少许。有热者，与苓术汤，合益元散服之。”

《医宗金鉴·卷四十六·妇科心法要诀·胎前诸症门》：“妊娠……转胞，宜用丹溪举胎法：令稳婆香油涂手举胎起，则尿自出，以暂救其急。然后以四物汤加升麻、人参、白术、陈皮煎服。服后以指探吐，吐后再服再吐。如此三四次，则胎举而小便利矣。如不应，则是有饮，用五苓散加阿胶以清利之。”

《产论翼·泄闭》:“泄闭,此救世呼转胞者之术。而是症难产妇尤多患此者,余尝数救此症。诊其腹,率皆其左小腹水道穴边胀起,甚则通腹胀闷如鼓,因知此本非真胞系了戾者,特以其小便不利,强起其名者也。凡患此者,有二种。其一,临产儿未出,产婆强按其腹,腹内子宫与儿胎相摩轧,子宫因致伤肿起,胀坠以闭塞尿道而然。其二,子宫追下,梗于便道。此二症,其因虽异,其候则同。救之之术,凡有四。一按腹第六术为之数遍,若不通者,令妇人仰卧,医就其右胁边坐,叠聚两手指头,而按其左水道穴上,拘拽向前,子宫因此拘拽起,蓄水乃出。若犹不通者,医就妇前跪坐尺许小儿,先伸进两臂,指头向下,以掌按妇左右水道穴边胀起之处,此两手用力,意各不同,右以推撑之,左膝头当左肘后骨佐以支拒之。是时,又须令妇以两手挂医颈,以其身悬任之。医仍须反己身,而以左顾,亦其子宫得拘起,而蓄水乃出。若犹不治者,令妇仰卧,医跨其妇,当其膝上,面妇立,仍俯以两手掌侧骨,承其水道穴胀起处,用力推托上,其左右手意略与前同,而此法尤妙,蓄水随手而出。”

《产科发蒙·卷二·妊娠小便不利第六》:“开闭术:令患者横卧床间,医以患者两脚膝弯架于肩上,将患者下身虚空提起,摇摆数回,俾尿脬倒上,徐徐放下,患者去衣不及,小便箭射而出。”

《金匮启钥·卷四·小便不通论》:“妊娠小便不通,书名转胞。夫脬为胎所压,展在一边,胞系已不通矣。胎若举起,悬在中央,则胞系则疏,水道自行。惟用药水吐之为善。古人有以四物汤加参、术、半夏、陈皮、甘草、生姜,空心饮之,随以指探喉中,吐出药汁,候少顷,气定,又与一贴,次日亦然,如是数贴而安。又有以人参、归尾、白术、白芍、陈皮、炙草、半夏、生姜浓煎汤,与四贴,任其叫唤,又与四贴,药渣作一贴煎,令顿饮之,探喉吐出药水,小便立通。后就此方,加腹皮、枳壳、葱叶、砂仁多服,以防产前、产后之虚,或令老妇用香油涂手,入产门托起其胎,溺出如注,却以人参、黄芪、升麻六剂,复有急满,仍用托法,多服,药力既至,小便如故,若徒以分利之药多不效,惟有八味丸加车前子,奏效捷也。亦有脾肺气虚,不能下输膀胱者,可用补中益气加茯苓、车前。亦有气滞郁结膀胱,津液不利者,可用紫苏饮合五苓散。又有肺金为火烁,脾土湿热甚而不利者,则又不能离乎加味逍遥散加车前、黄芩、木通、葵子、滑石之类也。”

《胎产秘书·上卷·转脬》:“凡妊娠将足月,脬为胎压,转在一边,以致脐下急痛,小便不通。但升举其胎,则脬仍还旧而水道自通,宜六君子合四物汤去茯苓加半夏、陈皮探吐以提之,不宜专滑渗之药。”

《中西合纂妇科大全·卷六》:“然孕妇胞胎坠下,多致压胞。胞系缭乱则小便滴点不通,名曰转胞,其祸最速。法当升举其胎,俾胎不下坠,则小便通矣。用补中益气,随服而探吐之,往往有验。用茯苓升麻汤,亦多获效,皆升举之意也。然则仲景治转胞,用桂附八味汤,何也?曰:此下焦虚寒,胎气阴冷,无阳则阴不化,寒水断流,得桂附温暖命门,则阳气宣通,寒冰解冻,而小便行矣,况方内复有茯苓、泽泻为之疏决乎?然亦有阳亢阴消,孤阳无阴不能化气者,必须补其真阴,古方用滋肾丸……大抵右尺偏旺,左尺偏弱,脉细数而无力者,真水虚也;左尺偏旺,右尺偏弱,虚大而无力者,真火虚也。火虚者,腹中阴冷,喜热畏寒,小便滴沥而清白;水虚者,腹中烦热,喜冷畏热,小便滴出如黄柏。脉证自是不同,安危在于反掌,辨之不可不早也”。

【论用方】

一、治转胞方论

1. 论八正散

《医方集解·利湿之剂第十二》:“此手足太阳、手少阳药也。木通、灯草清肺热而降心火,肺力气化之源,心为小肠之合也;车前清肝热而通膀胱,肝脉络于阴器,膀胱津液之府也;瞿麦、萹蓄降火通淋,此皆利湿而兼泻热者也。滑石利窍散结;栀子、大黄苦寒下行,此皆泻热而兼利湿者也。甘草合滑石为六一散,用梢者,取其径达茎中,甘能缓痛也;虽治下焦而不专于治下,必三焦通利,水乃下行也。”

《医方论·卷三》:“此方治实火下注小肠、膀胱者则可。若阴虚夹湿火之体,便当去大黄,加天冬、丹参、丹皮、琥珀等味,不可再用大黄,以伤其元气。”

《成方便读·卷三·利湿之剂》:“此方以大黄导湿热直下大肠,不使其再下膀胱,庶几源清而流自洁耳。其既蓄于膀胱者,又不得不疏其流。以上诸药,或清心而下降,或导浊以分消,自然痛可止,热可蠲,湿热之邪尽从溺道而出矣。”

2. 论三合汤

《医方考·卷六·妇人门第七十》:“胞,非转也,由孕妇中气怯弱,不能举胎,胎压其胞,胞系了戾,而小便不通耳。故用二陈、四物、四君子三合煎汤而探吐之,所以升提其气,上窍通而下窍自利也。”

3. 论肾沥汤

《医略六书·女科·胎前·卷二十八》:“妊娠胎热熏肺,不能通调水道而胞系了戾,故小便不利,谓之转胞。桔梗开提肺气,桑皮清肃肺金,条芩清肺热以安胎,山栀清肺热以降火,麦冬清润肺气,紫菀温润肺金,赤苓利营以渗水道,生草泻火以正胞系也。水煎温服,使热化气行,则胞系自正而水道清长,胎孕无不自安,何转胞之足患哉!”

4. 论肾气丸

《医经溯洄集·卷二·八味丸用泽泻论》:“八味丸以地黄为君,而以余药佐之,非止为补血之剂,盖兼补气也。气者,血之母,东垣所谓阳旺则能生阴血者此也。夫其用地黄为君者,大补血虚不足与补肾也;用诸药佐之者,山药之强阴益气;山茱萸之强阴益精而壮元气;白茯苓之补阳长阴而益气;牡丹皮之泻阴火,而治神志不足;泽泻之养五脏,益气力,起阴气,而补虚损五劳,桂、附立补下焦火也。由此观之,则余之所谓兼补气者,非臆说也。”

《医方考·卷四·消渴门第三十五》:“渴而未消者,此方主之。此为心肾不交,水不足以济火,故令亡液口干,乃是阴无阳而不升,阳无阴而不降,水下火上,不相既济耳!故用肉桂、附子之辛热壮其少火,用六味地黄丸益其真阴。真阴益,则阳可降;少火壮,则阴自生。肾间水火俱虚,小便不调者,此方主之。肾间之水竭则火独治,能合而不能开,令人病小便不出;肾间之火熄则水独治,能开而不能合,令人小便不禁。是方也,以附子、肉桂之温热益其火;以熟地、山萸之濡润壮其水;火欲实,则丹皮、泽泻之酸咸者可以收而泻之;水欲实,则茯苓、山药之甘淡者可以制而渗之。水火既济,则开阖治矣。”

《绛雪园古方选注·中卷·内科丸方》:“肾气丸者,纳气归肾也。地黄、萸肉、山药补足三阴经,泽泻、丹皮、茯苓补足三阳经。脏者,藏经气而不泄,以填塞浊阴为补;腑者,如府库之出入,以通利清阳为补。复以肉桂从少阳纳气归肝,复以附子从太阳纳气归肾。”

《血证论·卷七·方解上》:“肾为水脏,而其中一点真阳便是呼吸之母,水足阳秘,则呼吸细而津液调。如真阳不秘,水泛火逆,则用苓、泽以行水饮,用地、萸以滋水阴,用淮药入脾,以输水于肾,用丹皮入心,以清火安肾,得六味以滋肾,而肾水足矣。然水中一点真阳,又恐其不能生化也,故用附子、肉桂以补之。”

二、治转胞方

1. 肾气丸(《金匮要略·卷下·妇人杂病脉证并治第二十二》)

治肾阳不足,腰痛脚软,下半身常有冷感,少腹拘急,小便不利或小便反多,舌质淡胖,脉虚弱尺部沉细,以及痰饮咳喘、水肿脚气、消渴、转胞、久泄、阴疽等属肾中阳气虚衰者。

干地黄(八两)　薯蓣(四两)　山茱萸(四两)　泽泻(三两)　茯苓(三两)　牡丹皮(三两)　桂枝(一两)　附子(炮,一两)

上为末,炼蜜为丸如梧桐子大。每服十五丸,加至二五丸,酒送下,每日二次。

2. 八正散(《太平惠民和剂局方·卷六·治积热》)

治妊娠转胞,小便不通者。

车前子(一斤)　瞿麦(一斤)　萹蓄(一斤)　滑石(一斤)　山栀子仁(一斤)　甘草(炙,一斤)　木通(一斤)　大黄(面裹煨,去面,切,焙,一斤)

上为散。每服二钱,水一盏,加灯心,煎至七分,去滓,食后、临卧温服。小儿量力少少与之。

3. 琥珀汤(《圣济总录·卷五十三·膀胱门·胞转》)

治转胞。小便不利,烦闷。

琥珀(一两)　大黄(锉,炒,一两)　滑石(碎,一两)　车前子(一两)　车前叶(一两)

上为粗末。每服二钱匕,水一盏,葱白半分(拍碎),煎至七分,去滓温服,不拘时候。

4. 栀子仁汤(《圣济总录·卷五十三·膀胱门·膀胱实热》)

治膀胱实热,转胞不得小便,头眩痛烦满,脊背强,腰中痛,不可俯仰。

石膏(八两) 栀子仁(三两) 茯苓(三两) 知母(三两) 蜜(五合) 生地黄(切,一升) 淡竹叶(切,一升)

上㕮咀。以水七升煮取二升,去滓,下蜜煮二沸,分三次服。

5. 滑石散(《世医得效方·卷六·大方脉杂医科·转胞》)

治转胞。胞为热所迫,或忍小便,俱令水气迫于胞,屈辟不得充张,外水应入不得入,内溲应出不得出,小腹急痛,不得小便,小腹胀。

寒水石(二两) 白滑石(一两) 葵子(一合) 乱发灰(一两) 车前子(一两) 木通(去皮节,一两)

上为散。水一斗煮取五升,时时服一升,即利。

6. 参术饮(《丹溪心法·卷五·妇人八十八》)

治妊娠转胞。

四物汤加人参、白术、半夏(制)、陈皮、甘草

上㕮咀,加生姜煎,空心服。

7. 秘传木通汤(《松崖医径·卷下》)

治孕妇转胞,及男子小便不通。

冬葵子(半两) 山栀仁(半两,炒,研) 木通(三钱) 滑石(半两,研)

上切细,作一服,用水一盏半煎八分温服。外以冬葵子、滑石、栀子为末,田螺肉和捣成膏,或用生葱汁,调贴脐中。

8. 冬葵子散(《古今医鉴·卷十二·妊娠》)

治孕妇转胞,小便不通。

木通(五钱) 栀子(五钱) 冬葵子(五钱) 滑石(五钱)

上锉一剂。水一钟半煎至一钟,空心温服。

9. 举气汤(《杏苑生春·卷八》)

治妊娠转胞,小便不通者。

当归(一钱) 川芎(一钱) 橘皮(一钱) 人参(一钱) 白术(一钱) 甘草(四分) 熟地黄(八分) 半夏(八分) 白芍药(七分)

上㕮咀。水煎,空心服。服后拍探喉中,吐出药水,少顷再饮再吐。

10. 五苓散

1)《四明宋氏女科秘书·妊娠门》

治妊娠转胞,小便不通者。

白术 赤茯苓 猪苓 泽泻 肉桂(减半) 阿胶(炒,各等分)

水煎服。

2)《履霜集·卷二·保胎论》

治妊娠转胞,小便频数,出少不疼。

猪苓(一钱) 泽泻(一钱) 白术(一钱) 茯苓(八分) 阿胶(八分)

水煎服。

11. 二陈升提饮(《嵩崖尊生·卷十四·妇人部·妊娠》)

治妊娠转胞。气虚胎压尿胞,淋闭不痛,或微痛。

当归(二钱) 白术(一钱五分) 生地(一钱五分) 川芎(八分) 人参(一钱) 甘草(四分) 陈皮(四分) 半夏(油炒,六分) 柴胡(四分) 升麻(四分)

水煎服。

12. 肾沥汤(《医略六书·女科·胎前·卷二十八》)

治孕妇转胞,脉沉数者。

桔梗(八分) 桑皮(一钱半) 甘草(五分) 条芩(一钱半) 赤苓(一钱半) 山栀(一钱半) 麦冬(三钱,去心) 紫菀(二钱)

水煎,去滓温服。

13. 阿胶五苓散(《医宗金鉴·卷四十六·妇科心法要诀·胎前诸症门》)

治转胞。

五苓散加阿胶

水煎,温服。

14. 举胎四物汤(《医宗金鉴·卷四十六·妇科心法要诀·胎前诸症门》)

治转胞。饮食如常,心烦不卧,不得小便。

当归(二钱) 白芍(二钱) 熟地(二钱) 川芎(二钱) 人参(二钱) 白术(二钱) 陈皮(一钱) 升麻(一钱)

上锉。水煎服。

15. 苏香丸(《盘珠集胎产症治·卷上·胎前·转胞》)

治忍尿饱食，房劳气逆而水不能化，以致转胞。

当归　炒白芍　砂仁　炙甘草　黄芩（炒）苏梗　木香

水煎服。

16. 玄英汤（《产论·卷一》）

治妊娠转胞。

干地黄（一钱）　薯蓣（五分）　茯苓（一钱）　山茱萸（三分）　牡丹皮（三分）　泽泻（一钱）　牛膝（八分）　车前子（五分）　桂枝（一钱）　附子（八分）

以水二合半，煮取一合半服。

17. 八味汤（《产科心法·卷上》）

治下焦虚寒，胎气阴冷，致患转胞，小便不通。

熟地（三钱）　萸肉（一钱）　山药（一钱五分）　茯苓（一钱）　泽泻（八分）　麦冬（一钱）　肉桂（三分）　制附子（三分，此二味胎中慎用）

水煎，凉服。

18. 开脬煎（《产科发蒙·卷二·妊娠小便不利第六》）

治妊娠小便不通。

石苇（去毛）　茯苓　车前子　冬葵子（各等分）

每服五钱，水二盏，煎至一盏，服。

19. 苓麻饮（《卫生鸿宝·卷五·女科》）

治妊娠转胞，小便不通。

白茯苓（二钱）　赤茯苓（二钱）　升麻（一钱五分）　当归（二钱）　川芎（一钱）　苎根（三钱）

流水煎服；或调琥珀末二钱服，更妙。

20. 升麻黄芪汤（《医学衷中参西录·医论·论水臌气臌治法》）

治转胞，小便滴沥不通。

生黄芪（五钱）　当归（四钱）　升麻（二钱）　柴胡（二钱）

水煎服。

三、探吐法

三合汤探吐法（《医方考·卷六·妇人门第七十》）

治妊娠转胞，不得小便者。

人参　白术　茯苓　甘草　当归　川芎　芍药　地黄　半夏　陈皮

此汤服之探吐，数日愈。

四、外治疗法

1. 棕榈汤（《普济方·卷二百一十五·小便淋秘门·小便出血》）

治转胞失血。

棕榈灰

上为细末，以灰吹入鼻中。

2. 冬葵子散（《古今医鉴·卷十二·妊娠》）

治孕妇转胞，小便不通。

冬葵子　滑石　栀子

上为末，田螺肉捣膏，或生葱汁调膏，贴脐中，立通。

3. 坐药（《产科发蒙·附录·产前后经验方》）

治妇人久不产，阴中隐隐如虫啮，冷冷如风吹，或转胞不通，或妊子不成，惯堕者。

硫黄　桂皮　川芎　丁香（各等分）

上为细末。以绢袋盛，大如指，束纳阴中。坐卧任意，勿走行，小便时取出，更安新者。

五、针灸疗法

《针灸甲乙经·卷九》："胞转不得溺，少腹满，关元主之。小便难，水胀满，溺出少，胞转不得溺，曲骨主之。"

《千金翼方·卷二十七·针灸中·膀胱病第十》："灸转胞法：玉泉，主腰痛，小便不利，若胞转，灸七壮，第十七椎灸五十壮，又灸脐下一寸，又灸脐下四寸，各随年壮。"

《圣济总录·卷一百九十四·治胞转灸法》："转胞：关元穴，脐下三寸，灸一七壮，主转胞不得小便。《甲乙经》云：足三阴任脉之会。"

《针灸资生经·第三》："涌泉主胞转。关元主妇人胞转不得尿，腰痛小便不利，苦胞转，灸中极七壮，又灸十五椎，或脐下一寸或四寸，随年壮。"

《备急灸法·转胞小便不通七》："葛仙翁、徐嗣伯治卒胞转，小便不通，烦闷气促欲死者，用盐填脐孔，大艾炷灸二十一炷，未通更灸，已通即住。"

《扁鹊神应针灸玉龙经·阴疝小便部》："转胞不溺淋沥，关元。妇人胞转不利小便，灸关元二七壮。"

《类经图翼·卷八·经络六·任脉穴》："阴交主治，《千金》云：转胞，灸随年壮。"

《针灸逢源·妇科病门》："转胞，脐下急痛，小便不通是也。关元灸二七壮，阴陵泉。"

《神灸经纶·卷四·妇科症治》："转胞腰痛，十七椎穴，灸五十壮。"

【论用药】

1. 贝母

《本草纲目·草部第十三卷·草之二·贝母》："(《救急易方》)妊娠尿难，饮食如故：用贝母、苦参、当归各四两。为末，蜜丸小豆大，每饮服三丸至十丸。"

《得配本草·卷二·草部·川贝母》："配苦参、当归，治妊娠尿难。"

2. 升麻

《本草汇言·卷一·草部·升麻》："或胎妇转胞下坠，小水不通"。

3. 爪甲

《本草纲目·人部第五十二卷·人之一·爪甲》："小便转胞：自取爪甲，烧灰水服。"

4. 石苇

《本经逢原·卷二·石草部》："治妊娠转胞，同车前煎服。"

5. 当归

《本草易读·卷三·当归》："治妊娠尿难，食如故。当归散：当归、白芍、川芎、黄芩、白术(等分)。"

6. 连枷关

《本草品汇精要·续集卷四·人部》："连枷关(《本草纲目》)主转胞，小便不通，烧灰水服。(《千金方》)"

7. 乱发

《新修本草·卷十五·兽上》："乱发灰，疗转胞，小便不通，赤白利，哽噎，鼻衄，狐尿刺，尸疰，疔肿，骨疽，杂疮，古方用之。"

《证类本草·卷十五》："陶隐居云：此常人头发尔，与发髲疗体相似。《唐本》注云：乱发灰，疗转胞，小便不通，赤白痢，哽噎，鼻衄，痈肿，狐尿刺，尸疰，疔肿，骨疽杂疮。古方用之也。[臣禹锡等谨按]《药性论》云：乱发，使，味苦。能消瘀血，关格不通，利水道。"

《增广和剂局方药性总论·人部》："《唐本》注云：灰疗转胞，小便不通"。

《珍珠囊补遗药性赋·卷四·人部》："血余，乃常人乱发烧灰，味苦微温无毒，治痈疽及转胞。"

《本草易读·卷八·乱发》："苦，微寒，无毒。入足少阴、厥阴。利二便而通淋，止诸血而补阴，疗惊痫而治嗽，平痈肿而消瘀。转胞泻痢之疾，口口哽咽之疴。"

8. 沉香

《本草汇言·卷八·木部》："《医垒元戎》：治转胞不通，非小肠膀胱厥阴受病，乃强忍房事，或过忍小便所致，当治其气则愈，非利药可通也。用沉香、木香各二钱，为末，空心用白汤调服。"

9. 秦艽

《本草乘雅半偈·第五帙》："别录诸家，用治转胞口噤，目暗耳鸣，即九窍内闭。"

10. 琥珀

《本草纲目·木部第三十七卷·木之四》："小便转胞：真琥珀一两，为末，用水四升，葱白十茎，煮汁三升，入珀末二钱，温服。"

《本草汇言·卷十一·木部》："《圣惠方》：治小便砂石诸淋，并小便不通，转胞胀坠而痛者。"

11. 葱茎白

《本草乘雅半偈·第六帙》："蕲阳云：葱管吹盐入玉茎内，治小便不通及转胞。"

12. 冬葵子

《本草纲目·草部卷十六·草之五》："若转胞者，加发灰，神效。"

13. 滑石

《神农本草经疏·卷三·玉石部上品》："《圣惠方》治妇人转胞，因过忍小便而致。"

14. 蒲黄

《本草纲目·草部卷十九·草之八》："小便转胞：以布包蒲黄裹腰肾，令头致地，数次取通。(《肘后方》)"

15. 蜣螂

《本草纲目·虫部第四十一卷·虫之三》："小便转胞不通：用死蜣螂二枚，烧末，井华水一盏调服。(《千金》)"

《本草汇言·卷十七·虫部》："《千金方》治转胞大小不通欲死：用蜣螂炙干为末，白汤调服，立通。"

16. 熟地黄

《本草易读·卷四·生地黄》:"治虚腰痛,小腹拘急,小便不利;又治妇人转胞,不得小便,短气;又治男子消渴尿多。"

17. 蠹鱼

《得配本草·卷八·虫部》:"纳二十枚于妇人阴户,尿血自愈。纳一枚茎中,治小便转胞。"

【医论医案】

一、医论

《证治准绳·杂病第六册·大小腑门》

妊娠胎满逼胞,多致小便不利,若胞系了戾,小便不通,名曰转胞。丹溪以为多因胎妇虚弱,忧闷性躁,食味厚。古方用滑利疏导药鲜效,若脬为胎所坠而不通,但升举其胎,胞系疏而小便自行。若脐腹作胀而小便淋闷,此脾胃气虚,胎压尿胞,四物、二陈、参、术,空心服后探吐,数次自安。薛氏云:前证亦有脾肺气虚,不能下输膀胱者;亦有气热郁结,膀胱津液不利者;亦有金为火燥,脾土湿热甚而不利者。更当详审施治。《金匮要略》问曰:妇人病饮食如故,烦热不得卧,而反倚息者,何也?师曰:此名转胞,不得溺也。以胞系了戾,故致此病。但利小便则愈,宜肾气丸主之(即八味丸,酒下十五丸至三十丸,日再服)。又云:妊娠有水气,身重小便不利,洒淅恶寒,起即头眩,葵子茯苓散主之。又云:妊娠小便难,饮食如故,归母苦参丸主之。丹溪治一妇转胞,小便闭,脉似涩,重取则弦,左稍和,此得之忧患。涩为血少气多,弦为有饮。血少则胞不举,气多有饮,中焦不清而溢,则胞知所避而就下故坠。以四物汤加参、术、半夏、陈皮、甘草、生姜空心饮,随以指探吐之,俟气定又与,至八帖而安。此恐偶中,后又治数人皆效。又一妇四十一岁,孕九月转胞小便闭,脚肿形瘁,脉左稍和而右涩,此饱食气伤胎系,弱不能自举而下坠,压着膀胱,偏在一边,气急为其所闭,所以水窍不能出也。宜补血养气,气血既正,胎系自举,则不下坠,方有安之理。遂用人参、当归身尾、白芍药、白术、陈皮、炙甘草、半夏、生姜煎汤,浓与四帖,次早以渣煎,顿服探吐之,小便即通,皆黑水。后就此方加大腹皮、枳壳、青葱叶、砂仁二十帖与之,而得以安产。一孕妇小便不通,脉细弱,乃气血俱虚,胎压膀胱下口。用补药升起恐迟,反加急满。令稳婆以香油抹手,入产户托起其胎,溺出如注。却以参、芪、升麻大剂服之。一法将孕妇倒竖起,胎自运,溺自出,胜手托远矣。

《评注产科心法·上集·胎前门·小便不通》

此症不比淋,淋乃频数,为子淋。不通则点点滴滴,甚至点滴不能下,症重于子淋矣。此胎坠于下胞系被压,故名转胞。其祸最速,如不急治,即浊污上逆,上吐清水,如关格者,可不危乎。升举胎气,朱丹溪先生用补中益气汤,服下随探吐之,大有义理。吾师钟龄先生用茯苓升麻汤,每效如神。古方有用四物汤加黄芩、泽泻,此治轻者而用也。又张仲景先生治转胞,方用八味汤。乃下焦偶感虚寒,胎气阴冷,密水断流,得暖则阳气宣通矣。又有一症,为孤阳无阴,不能化气者,宜补其阴,古方滋肾丸是也。吾师用六味汤加车前、牛膝,亦多收功。斯二症一阴一阳,水火之分,极宜深究,不可错误。当诊其脉之迟数,察其人喜冷喜热,合而辨之,庶不误人。

《齐氏医案·卷六·女科秘要·安胎》

孕妇小便癃闭不通,女科书名转胞,谓气虚则胎下坠,压翻膀胱为转胞,因而胞系了戾(了戾者,纹细也),小便不通,法主大补中气。何其胡说也?胞为胎胞,膀胱为尿脬,并非尿胞。小便不通,关系出窍,于系何干?何必曰胞系了戾耳。小便不通,名曰癃闭,不宜骤补,法当宣畅胸膈而醒脾胃,使上焦得通,中枢得运,而后气化能行。方宜白蔻、砂仁、半夏、肉桂,加桔梗开提,生姜升散,俾转运之机乃得先升而后降。妄投芪、术、参、芩,壅遏不行,有何益哉?

《女科要旨·卷四·杂病》

问曰:妇人病,饮食如故,烦热不得卧,而反倚息者,何也?师曰:(饮食如故者,病不在胃也;烦热者,阳气不化也;倚息不得卧者,水不下行也)此名转胞,不得溺也,以胞系(不顺而)了戾,故致此病,(但无并症)但(当)利其小便,(则胞中之气,使之下行气道,斯胞系不了戾而)愈,以肾气丸主之。此为转胞症胞系了戾而不得溺者,出其方治也。了戾与缭戾同,言胞系缭戾而不顺,而胞为之转,胞转则不得溺也。治以此方,补肾则气化,气化则水行而愈矣。然转胞之病,亦不尽此,或中焦脾虚,不能散精归于胞;及上焦肺虚,不能下输布于胞；或胎重压其胞；或忍溺入房；皆能致此，当求其所因而治之也。

二、医案

1. 气血不调案

《丹溪治法心要・卷七妇人科》

一妇人怀胎，患转胞病，两脉似涩，重则弦，左稍和，此得之忧患。涩为血少气多，弦为饮。血少则胎弱而不能自举，气多有饮，中焦不清而隘，则胎知所避而就下，故喜坠。以四物汤加参、术、半夏、陈皮、生甘草、生姜煎，空心饮，随以指探喉中药汁，候少顷气定，又与一帖，次早亦然，至八帖安。

《证治准绳・女科・卷四》

一妇人妊娠七、八个月，患小便不通，百医不能利，转加急胀。诊其脉细弱，予意其血气虚弱，不然水载其胎，故胎重坠下，压住膀胱下口，因此溺不得出。若服补药升扶胎起则自下。药力未至，愈加急满，遂令一老妇用香油涂手，自产门入，托起其胎，溺出如注，胀急顿解。一面却以人参黄芪升麻大剂煮服，或少有急满，仍用手托放取溺，如此三日后，胎渐起，小便如故。

《古今医部全录・卷三百八十七》

一妇人四十一岁，妊孕九个月转胞，小便不出三日矣。下急脚肿，不堪存活，来告急。予往视之，见其形瘁，脉之右涩而左稍和，此伤食而气伤，胎系弱不能自举而下坠，压著膀胱，偏在一边，气急为其所闭，所以水窍不能出也。转胞之病，大率如此。予遂制一方，补血养气，血气既正，胎系自举则不下坠，方有安之理。遂用人参、当归身尾、白芍药、白术、带白陈皮、炙甘草、半夏、生姜煎浓汤，与四帖，任其叫啖。至次早，又与四帖药渣，作一帖煎，令顿饮之，探喉令吐出此药汤，小便立通，皆黑水。后就此方加大腹皮、枳壳、青葱叶、缩砂仁二十帖与之，以防产前后之虚。果得就蓐平安，产后亦健。

《古今医案按・卷九》

丹溪治一妇，年四旬，孕九月，转胞，小便闭，三日矣，脚肿，形瘁，左脉稍和而右涩。此必饱食气伤，胎系弱，不能自举而下堕，压膀胱偏在一边，气急为其所闭，所以水窍不能出也，当补血养气，血气一正，胎系自举。以参、术、归尾、芍药、带白陈皮、炙甘草、半夏、生姜，浓煎四帖，任其叫号；次早，以四帖渣作一服煎，顿饮，探吐之，小便大通，皆黑水；后遂就此方，加大腹皮、炒枳壳、青葱叶、砂仁，作二十帖与之，以防产前后之虚，果得平安，产后亦健。

一孕妇，七月，小便不通，百医不得利，转加急胀，脉细弱，乃气血虚，不能乘载其胎，故胎压膀胱下口，所以溺不能出，用补药升起，恐迟，反加急满。遂令稳婆以香油抹手入产户，托起其胎，溺出如注，胀急顿解；却以参、芪、升麻，大剂服之，或少有急满，再托如前。江云：不如将孕妇眠于榻上，将榻倒竖起，胎自坠转，其溺溅出，胜于手托多矣。

［震按］二案皆用补药，则可知利水破气药之谬。观前案任其叫号，四日方用探吐，后学宜借以壮胆，毋事纷更自误。

2. 肾气亏虚案

《脉经・卷九》

问曰：有一妇人病，饮食如故，烦热不得卧，而反倚息者，何也？师曰：得病转胞，不得溺也。何以故？师曰；此人故肌盛，头举身满，今反羸瘦，头举中空感。胞系了戾，故致此病，但利小便则愈，宜服肾气丸，以中有茯苓故也。方在《虚劳》中。

第十节

子烦

妇女在妊娠期间出现烦闷不安，郁郁不乐，或烦躁易怒等现象，称为“子烦”，亦称“妊娠心烦”。

【辨病名】

子烦始见于《诸病源候论》，此外又有“妊娠烦躁”“妊娠虚烦”等名称。

一、子烦

《诸病源候论・妇人妊娠诸候下・妊娠子烦候》：“脏虚而热，气乘于心，则令心烦。停痰积饮，在于心胸，其冲心者，亦令烦也。若虚热而烦者，但烦热而已；若有痰饮而烦者，则呕吐涎沫。妊娠之人，即血饮停积，或虚热相搏，故亦烦。以其妊娠而烦，故谓之子烦也。”

《妇人大全良方・卷十三・妊娠子烦方论第

九》："妊娠苦烦闷者，以四月受少阴君火气以养精，六月受少阳相火气以养气。若母心惊胆寒，多有烦闷，名曰子烦也。"

《医学心悟·卷五·妇人门·子烦》："娠妊子烦者，烦心闷乱也。"

《胎产方书·卷上》："妊娠若心惊胆怯，烦闷不安，名子烦。"

《济阴近编·卷二》："子烦者，妊娠而烦闷不安也。"

二、妊娠烦躁

《妇人大全良方·卷十三·妊娠烦躁口干方论第十》："夫足太阴，脾之经也，其气通于口。手少阴，心之经也，其气通于舌。若妊娠之人，脏腑气虚，荣卫不理，阴阳隔绝，热气乘于心脾，津液枯少，故令心烦而口干也。"

《孕育玄机·卷中》："妊娠烦躁，面赤口干者，盖足太阴脾经其气通于口，手少阴心经其气通于舌，脏腑不调，气血不和，以致内热乘于心脾，津液消铄，故令心烦口干也。与子烦大同小异。"

三、妊娠虚烦

《圣济总录·卷一百五十六·妊娠虚烦懊热》："妊娠虚烦懊热者，以阳气偏胜，热气独作，心下懊闷，头痛面赤，小便黄涩，甚则淋痛是也。《病源》又谓之子烦。"

【辨病因】

一、外感邪气

《备急千金要方·卷二·妇人方上·妊娠诸病第四》："妊娠四月，外感风寒或热邪，可致心烦不安。"

《陈素庵妇科补解·胎前杂症门·卷三·妊娠子烦方论》："烦出于心，心主火，更加客热乘之，故烦躁。"

《订补明医指掌·卷九·妇人科·胎前》："平素有火之人，内外之火相感，而作烦躁闷乱不安者，名曰子烦。"

《医宗损益》："《入门》：孕妇心烦燥闷，多于受胎后，四五月间相火盛，或值天令君火大行，暑热乘之，俱能发燥胎动。"

二、内有胎热

《妇科良方·胎前·子烦》："时时烦心，由胎中郁热上乘也。"

《沈氏女科辑要·卷上·第十七节·子烦》："妊娠烦名子烦。丹溪云：因胎元壅郁热气所致。"

《家藏蒙筌·卷十一》："知母饮治孕妇别无他症而时心烦者，因胎中郁热上乘于心也"。

三、情志内伤

《丹溪心法附余·卷二十一·妇人门下·产前》："妊娠心惊胆怯，终日烦闷，证曰子烦。"

《孕育玄机·卷中》："若烦闷，由娠母将理失宜，七情感伤，心惊胆寒，多有此症。"

《女科指掌·卷三·胎前门·子烦》："若母心惊胆寒有郁闷，名子烦也。"

四、饮食不节

《严氏济生方·妇人门·子烦论治》："缘恣情饮食，因食桃李、羊鸡、面、鱼腥毒物。"

【辨病机】

本病的病机主要是火热乘心，所谓"无热不成烦"，热邪扰心，则神明不宁，但有虚实之分。明代万全认为："子烦之证，皆属于热，有虚有实。"《沈氏女科辑要笺疏》："子烦病因，曰痰，曰火，曰阴亏。"

一、阴血亏虚

机体素有阴虚，冲任摄精不足，无力养胎而易致胎动不安妊娠病；同时孕期阴血聚于下滋养冲任、胞宫，阴虚更甚，阴虚生内热，虚热扰心神，而致心烦不安，更不利于安胎。

《丹台玉案·卷五·胎前门》："娠妊苦烦者，乃肺脏虚而热乘于心，则烦躁闷乱，因火克肺金，故令其烦也。"

《傅青主女科·女科下卷·妊娠·妊娠恶阻三十九》："夫妇人受孕，本于肾气旺以摄精，然肾一受精成孕，则肾水生胎，不暇化润五脏。"

《孕育玄机·卷中》："脏腑虚而热乘于心，曰心烦；但烦热而已，曰虚烦。"

《血证论·卷五·胎气》："子烦者，血虚也，血者心之所主，血足则心不烦，胎既耗血，胎中之火又与心火相合，火扰其心，是以虚烦不能眠。"

二、痰热扰心

《诸病源候论·妇人妊娠诸候下·妊娠子烦候》："停痰积饮，在于心胸，其冲于心者，亦令烦也。"

《罗太无口授三法》："烦躁闷乱而心神不宁也，此症皆由于心血少而痰与火乘之耳。"

《孕育玄机·卷中》："有痰饮而呕吐涎沫，五心烦热，曰胸中烦。"

《妇科指归·卷二》："此症胎至七八月，因肺脏阴火上乘于心，则心烦。停痰积饮在胸，气濂冲心，亦烦。"

【辨病证】

一、辨病位

《经效产宝》："夫妊娠而子烦者，是肺脏虚而热乘于心，则令心烦也。停痰积饮在心胸之间，或冲于心，亦令烦也。若热而烦者，但热而已；若有痰饮而烦者，呕吐涎沫，恶闻食气，烦躁不安也。大抵妊娠之人，既停痰积饮，又虚热相搏，气郁不舒；或烦躁，或呕吐涎沫，剧则胎动不安，均谓之子烦也。"

《女科百问·卷下·第六十八问何谓子烦》："第六十八问：何谓子烦？答曰：烦有四证，有心中烦，有胸中烦，有虚烦，有子烦。诸如此者，皆热也。若脏虚而热气乘心，则令心烦。但烦热而已，别无他证者，名曰虚烦。若积痰饮而呕吐涎沫者，谓之胸中烦。或血饮停积，虚热相搏，以其妊娠而烦，故谓之子烦也。犀角散：治妊娠心烦热闷。"

《女科指掌·卷三·胎前门·子烦》："子烦有四证，有心中烦，有胸中烦，有虚烦，有子烦，皆热也。肺虚而火乘之，则心烦也；停痰积饮而呕吐涎沫，恶闻食气，胸中烦也；但热而烦，似无疾者，虚烦也；气血停积，虚热相搏，气郁不舒，烦躁吐沫，剧则胎动不安，均为子烦也。"

二、辨脉象

《弄丸心法·卷八》："妊娠子烦，多得之四、六两个月。其症心热而烦，气逆而喘，痰留胸膈，时作呕吐，胸膈膨闷，不进饮食，其脉左寸大而数，左关大而滑，右关弦滑。盖妊娠四月受少阴君火以养精，妊娠六月受少阳相火以养气。若孕妇心惊，寒热，遂成子烦。若肺心脉浮而洪大，或沉而数，此有内热也。"

【论治法】

本病有虚实之分，虚烦者，烦而不满，治宜清热养阴；痰热者，胸多烦满，治宜清热涤痰。

《赤水玄珠·卷二十一·子烦》："薛氏曰：内热子烦用竹叶汤。气滞用紫苏饮。痰滞用二陈加白术、黄芩、枳壳。气郁用分气饮加川芎。脾胃虚弱用六君子加紫苏、山栀。"

《张氏医通·卷十·妇人门上·胎前》："妊娠苦烦闷，头目昏重，是心肺虚热，或痰积于胸，吐涎恶食，《千金》竹沥汤。若吐甚则胎动不安，烦闷口干，不得眠者，加味竹叶汤；气虚者，倍人参；气滞，紫苏饮；痰滞二陈加白术、黄芩、枳壳；胁满寒热，小柴胡；脾胃虚弱，六君子加紫苏、山栀。"

《孕育玄机·卷中》："［愚按］娠母身中大热烦躁，日夜不寐，呕吐痰涎，米谷水浆入口即吐，多日不曾下咽，六脉洪大急数，一似有余热症，似宜寒凉泻火乃为正治。医用寒凉，芩、连、栀、柏之类，火不少退，更用犀角、地黄，热反倍甚，前症益增，坐卧不安，只可人扶而立，视其六脉空大，乃假热，非真火也。以肝肾之阴虚极，火厥上矣。理应大补肾肝之阴，佐以引火归经之品，斯火敛归经而诸症陡息矣！用六味地黄加减治之。"

《医学心悟·卷五·妇人门·子烦》："大法：火盛内热而烦者，淡竹叶汤。若气滞痰凝而闷乱者，二陈汤加白术、黄芩、苏梗、枳壳。若脾胃虚弱，呕恶食少而烦者，用六君子汤。"

《妇科指归·卷二》："若热烦，宜清解。若停痰，必呕。宜顺气利膈。烦退，务服安胎饮，仍摩羚羊角尖引。"

《医悟·卷十》："子烦者，烦心闷乱也。或由素禀内热，重身转侧不安，本有心烦，加以胎火上冲，则烦更甚，治宜淡竹叶汤；有气壮痰凝，胎火上犯，因而闷乱者，宜白术、橘红、黄芩、苏梗、苏子、枳壳。最忌呕恶，恐胎动不安也。"

【论用方】

一、治子烦方论

1. 论当归散

《医略六书·女科·胎前·卷二十八》:“妊娠血亏,邪伏遏抑心气而心血不荣,亦令心烦,是亦为子烦。当归养血荣心,阿胶补阴益血,川芎行血海以通心气,寄生补腰膝以壮肾气,淡豆豉解散伏邪,葱白头宣通阳气也。水煎温服,使阳气通而伏邪解,则心血荣而心气通,其心烦无不自退,何子烦心足虑哉?”

2. 论麦冬散

《陈素庵妇科补解·胎前杂症门·卷三·妊娠子烦方论》:“芩、连、知、芍、竹叶皆以清热除烦;参、苓、术、草以保护元气;川断、大枣以固肾安胎。微嫌方中柴胡、黄芩清客热足矣;防风、川芎恐引火邪上行横溢,不可用也。”

3. 论竹叶汤

《医林纂要·卷八》:“麦门冬甘淡微苦,以补心泻火,且以清金保肺;茯苓宁心安神,且去胸膈积湿;黄连降泄心火,兼能泻肝胆火。妊娠之火,妊娠之火虚火也,火必伤肺,伤肺则气不足,人参、麦冬以补之。淡竹叶升肝胆之阳于膈上而舒散之。故能治惊怯,解心烦。”

4. 论竹叶汤

《医方集解·经产之剂第二十一》:“此手太阴、少阴药也。竹叶清烦,黄芩消热,麦冬凉肺,茯苓宁心,人参补虚,妊娠心烦,固多虚也。”

二、治子烦方

1. 竹沥汤

1)《备急千金要方·卷二·妇人方上·妊娠诸病第四》

治子烦。

竹沥(一升) 防风(三两) 黄芩(三两) 麦门冬(三两) 茯苓(四两)

以水四升,合竹沥煮取二升,分三服,不愈再作。

2)《证类本草·卷十三·引梅师方》

治子烦。

茯苓(三两) 竹沥(一升)

用水四升,合竹沥煎取二升,分三服,不愈重作,亦时时服竹沥。

2. 犀角散(《太平圣惠方·卷七十四·治妊娠心烦热诸方》)

治妊娠心烦热闷。

犀角屑(一两) 地骨皮(一两) 黄芩(一两) 麦门冬(去心,一两) 赤芍药(一两) 甘草(半两,炙微赤,锉)

上为散。每服四钱,以水一中盏煎至六分,去滓,入竹沥一合,更煎一二沸,不拘时候温服。

3. 栝楼子散(《太平圣惠方·卷七十四·治妊娠心烦热诸方》)

治妊娠心烦躁热,口干,头目不利。

栝楼子(二升,干者) 黄芪(一两,锉) 枳壳(一两,麸炒微黄,去瓤) 人参(半两,去芦头) 甘草(半两,炙微赤,锉) 石膏(一两)

上为散。每服三钱,以水一中盏,加竹叶二至七片,同煎至六分,去滓温服,不拘时候。

4. 竹叶汤

1)《三因极一病证方论·卷十七》

治子烦。

防风(去叉,三两) 黄芩(三两) 麦门冬(去心,三两) 白茯苓(四两)

上锉散。每服四大钱,水一盏半,加竹叶十数片煎,去滓温服。

2)《女科撮要·卷下·保胎》

治子烦。

白茯苓(三两) 麦门冬(三两) 黄芩(三两)

每服四钱,加竹叶五片,水煎服。

3)《古今医统大全·卷八十五·胎产须知·妊娠子烦》

治子烦。

竹叶(二十个,揉) 防风(八分) 黄芩(八分) 栀子仁(八分) 白茯苓(一钱) 当归(一钱) 麦门冬(去心,一钱半)

水煎服。

4)《医方集解·经产之剂第二十一》

治子烦。

麦冬(一钱半) 茯苓 黄芩(一钱) 人参(五分) 淡竹叶(十片)

水煎服。

5)《叶氏女科证治·卷二·安胎下》

治子烦。

白茯苓(二钱) 麦门冬(一钱五分,去心) 黄芩(一钱五分) 淡竹叶(七片) 灯心(十茎)

水煎服,日二次。

6)《医林纂要·卷八》

治子烦。

麦门冬(一钱五分) 茯苓(一钱) 黄连(一钱) 人参(五分) 淡竹叶(十片)

水煎服。

7)《女科切要·卷五·难产缩胎法》

治子烦。

淡竹叶 麦冬肉 黄芩 人参 茯苓 防风 知母

水煎服。

8)《医学集成·卷三》

治子烦。

茯神(四钱) 麦冬(二钱) 黄芩(二钱) 知母(二钱) 竹叶(十四片)

水煎服。

9)《不知医必要·卷四》

治子烦。

当归(一钱) 川芎(五分) 黄芩(一钱) 熟地(一钱) 麦冬(去心,一钱) 白芍(酒炒,一钱) 茯苓(一钱) 竹叶(五片)

水煎服。

5. 麦门冬汤

1)《严氏济生方·妇人门·子烦论治》

治子烦。

麦冬(去心,一两) 防风(一两) 茯苓(去皮,一两) 人参(半两)

上㕮咀。每服四钱,水一盏半,加生姜五片,淡竹叶十片,煎至八分,去滓温服,不拘时候。

2)《慈幼新书·卷首》

治妊娠子烦,心常惊悸。

麦冬 黄芩 茯苓 淡竹叶

水煎服。

6. 圣济汤(《郑氏家传女科万金方·胎前门(下卷)》)

治子烦。

茯苓(三钱) 防风(二钱) 麦冬(二钱) 黄芩(二钱)

加竹叶,水煎服。

7. 竹沥粥(《医方类聚·卷二百二十七·妇人门二十二·引食医心鉴》)

治子烦。

粟米(三合)

上煮粥,临熟下淡竹沥三合,搅令匀,空心食之。

8. 一母丸(《医方类聚·卷二百二十四·妇人门十九·引管见良方》)

治妊娠日月未足而痛,如欲产者,难产及子烦。妊娠胎动不安,及产后小户痛不可忍。

知母(洗,焙,一两)

上为细末,炼蜜为丸如鸡头子大。温酒嚼下。

9. 麦冬散(《陈素庵妇科补解·胎前杂症门·卷三·妊娠子烦方论》)

治妊娠子烦。

麦冬 淡竹叶 黄芩 柴胡 知母 芎 白芍 川断 茯苓 术 参 甘草 陈皮 黄连 防风 大枣

水煎服。

10. 麦门冬饮(《古今医统大全·卷八十五·胎产须知·妊娠子烦》)

治妊娠子烦。

麦门冬(二钱) 人参(一钱) 生地黄(一钱) 茯神(一钱) 黄芩(一钱) 甘草(四分) 犀角屑(一钱)

用水一钟半,加莲子五个,煎七分,不拘时候服。

11. 人参麦冬散(《万氏妇人科·卷二·胎前章·子烦》)

治孕妇心惊胆怯,终日烦闷不安者。谓之子烦。

人参 茯苓 黄芩 麦冬 知母 炙草 生地(各等分) 竹茹(一大团)

水煎,食前服。

12. 竹叶安胎饮

1)《胎产指南·卷一·胎前辨论诸症·胎前二十七症医方》

治子烦。

当归(二钱) 白术(二钱) 人参(一钱) 川芎(七分) 甘草(四分) 陈皮(三分) 黄芩(八分) 枣仁(一钱) 远志(八分) 麦冬(一

钱） 竹叶（十片） 怀生地（一钱五分）

生姜、大枣为引。

2）《盘珠集胎产症治·卷上·胎前·子烦》

治子烦。

生地 当归 黄芩 麦冬（去心） 枣仁（炒） 甘草（炙） 人参 陈皮 竹叶 竹茹

生姜、大枣为引，有痰，竹沥冲服。

13. 加味竹叶汤（《张氏医通·卷十五·妇人门上·胎前》）

治妊娠心烦不解。

白茯苓（一钱半） 麦门冬（去心，二钱半） 黄芩（一钱） 人参（一钱） 竹叶（五片） 粳米（一撮）

水煎，空腹热服。

14. 当归散（《医略六书·女科·胎前·卷二十八》）

治子烦，脉浮涩者。

当归（三钱） 川芎（八分） 桑寄生（三钱，酒炒） 淡豉（一钱半） 阿胶（三钱，粳粉炒） 葱白头（三枚）

水煎，去滓温服。

15. 知母汤（《古今医彻·卷四·女科·妊娠论》）

治子烦。

知母（一钱） 麦门冬（一钱） 竹茹（一团） 广皮（七分） 炙甘草（三分） 茯苓（一钱）

灯心二十根，加生姜一片，水煎服。

16. 清心汤（《医学集成·卷三》）

治妊娠子烦，烦躁闷乱。

黄芩（二钱） 麦冬（二钱） 炒栀（二钱） 知母（一钱） 花粉（一钱） 犀角（三分） 甘草（五分） 生姜 大枣

水煎服。

三、治阴虚子烦方

1. 赤茯苓散（《太平圣惠方·卷七十四·治妊娠心烦热诸方》）

治妊娠心烦，头项疼痛，不思饮食，手足多热。

赤茯苓（一两） 桑寄生（一两） 知母（一两） 百合（一两） 麦门冬（去心，一两） 川升麻（一两） 人参（去芦头，一两） 柴胡（去苗，一两） 甘草（半两，炙微赤，锉）

上为散。每服四钱，以水一中盏，加甜竹茹一分、生姜半分、薤白七寸，煎至六分，去滓温服，不拘时候。

2. 益母丸（《妇人大全良方·卷十三·妊娠子烦方论第九》）

治子烦。妊娠因服药致胎气不安，有似虚烦不得卧者。

知母（一两，洗，焙）

上为粗末，以枣肉为丸如弹子大。每服一丸，细嚼，煎人参汤送下。

3. 加味竹沥汤（《万氏家传广嗣纪要·卷九·妊娠子烦》）

治子烦。妊娠三四月，因心包、三焦二经气逆，致烦闷不安，口干舌燥者。

淡竹沥（一合） 黄芩（一钱） 麦冬（一钱） 知母（一钱） 白茯苓（一钱半）

上㕮咀。水二盏，加炒黄柏三分，煎一盏，入竹沥再煎一二沸服。

4. 竹叶茯苓汤（《灵验良方汇编·卷上》）

治心肺虚热，心惊胆怯之子烦。

茯苓 条芩 麦冬 防风 人参 竹叶

水煎服。

5. 知母饮（《叶氏女科证治·卷二·安胎下》）

治子烦，心虚有火者。

知母（一钱） 麦冬（去心，一钱） 黄芪（生用，一钱） 甘草（一钱）

去滓，入竹沥一杯，温服。

6. 柏子养心汤（《叶氏女科证治·卷二·安胎下》）

治妊娠子烦，左寸脉微弱者。

生黄芪（一钱） 麦冬（一钱） 枣仁（一钱） 人参（一钱） 柏子仁（一钱） 茯神（八分） 川芎（八分） 远志（制，八分） 当归（二钱） 五味子（十粒） 炙甘草（五分）

加生姜三片，水煎服。

7. 加减地黄汤（《类证治裁·卷八·胎前论治》）

治妊娠肾亏火燥而为子烦者。

生地 山药 丹皮 萸肉 茯苓 杜仲 续断 五味 阿胶

水煎服。

8. 乌梅四物汤(《医门八法·卷四·子烦》)

治妊娠子烦、子悬、子痫、子嗽、子淋,阴血不足,肝气不调者。

大乌梅(五个,去骨) 归身(五钱,炒) 白芍(三钱,醋炒) 生地(三钱) 熟地(三钱)

水煎服。

四、治痰热子烦方

1. 麦门冬散(《太平圣惠方·卷七十四·治妊娠心烦热诸方》)

治妊娠心烦,愦闷虚躁,吐逆,恶闻食气,头眩,四肢沉重,百节疼痛,多卧。

麦门冬(一两,去心) 柴胡(去苗,半两) 人参(去芦头,半两) 赤芍药(半两) 陈橘皮(汤浸去白瓤,焙,半两) 桑寄生(半两) 桔梗(去芦头,半两) 甘草(炙微赤,锉,半两) 旋覆花(半两) 赤茯苓(一两) 子芩(一两) 生干地黄(二两)

上为散。每服四钱,以水一中盏,加生姜半分,煎至六分,去滓温服,不拘时候。

2. 柴胡散(《太平圣惠方·卷七十四·治妊娠心烦热诸方》)

治妊娠心烦,头昏躁闷,不思饮食,或时呕吐。

柴胡(一两半,去苗) 赤茯苓(一两) 麦门冬(一两,去心) 人参(半两,去芦头) 枇杷叶(半两,拭去毛,炙微黄) 陈橘皮(半两,汤浸去白瓤,焙) 甘草(半两,炙微赤,锉)

上为散。每服四钱,以水一中盏,加生姜半分,煎至六分,去滓温服。

3. 诃黎勒丸(《太平圣惠方·卷七十五·治妊娠呕逆不下食诸方》)

治妊娠心烦,头目眩闷,闻食气即呕逆。

诃黎勒皮(一两) 人参(半两,去芦头) 赤茯苓(半两) 白术(一两) 半夏(半两,汤洗七遍去滑) 葛根(半两,锉) 甘草(半两,炙微赤,锉) 枳壳(三分,麸炒微黄,去瓤)

上为末,炼蜜为丸如梧桐子大。每服二十丸,以生姜粥饮送下,不拘时候。

4. 知母饮(《类编经验医方大成·卷九·引简易方》)

治妊娠心脾壅热,咽膈渴苦,烦闷多惊,子烦,脉软数者。

赤茯苓(三两) 黄芩(三两) 黄芪(三两) 知母(二两) 麦冬(去心,二两) 甘草(二两)

上㕮咀。每服四钱,水一盏,入桑白皮煎熟,再入竹沥同服。

5. 竹叶汤(《万氏家传广嗣纪要·卷九·妊娠子烦》)

治子烦,气实体壮者。

白茯苓(一钱) 防风(一钱) 麦门冬(一钱) 条芩(一钱) 知母(一钱) 淡竹叶(十片)

水煎服。

6. 柴胡汤(《万氏家传广嗣纪要·卷九·妊娠子烦》)

治妊娠子烦,烦闷不安,呕吐恶阻。

柴胡(一钱半) 赤茯苓(一钱) 麦冬(一钱) 条芩(一钱) 人参(五分) 橘皮(五分) 甘草(炙,五分)

水一盏半,加生姜三片,煎八分,温服。

7. 麦冬散(《何氏济生论·卷七》)

治妊娠心烦,愦闷虚躁,吐逆,恶闻食气,四肢沉重,百节疼痛,头眩多卧。

麦冬(一两) 子芩(一两) 赤苓(一两) 茯神(五钱) 赤芍(五钱) 陈皮(五钱) 人参(五钱) 苦梗(五钱) 桑寄(五钱) 甘草(五钱) 旋覆花(五钱) 生地(七钱五分)

每服四钱,加生姜一片,水煎,温服。

8. 淡竹叶汤(《医学心悟·卷五·妇人门·子烦》)

治子烦,孕妇火盛内热而烦者。

淡竹叶(七片) 黄芩(一钱) 知母(一钱) 麦冬(一钱) 茯苓(二钱)

水煎服。

9. 麦冬汤(《盘珠集胎产症治·卷上·胎前·子烦》)

治子烦。妊娠停痰积饮,气郁不舒,以致呕吐涎沫,剧则胎动。

麦冬(去心) 人参 茯神 生地 黄芩 犀角 炙甘草 莲子

水煎服。

【论用药】

1. 知母

《本草纲目·草部卷十二·草之一》:“安胎,止子烦,辟射工、溪毒。(时珍)”

《本草汇言·卷一·草部》:"杨氏《产宝》:治妊娠胎气不安,烦不得卧,病名子烦。用知母二两,炒为末,枣肉丸如弹子大,早晚各服一丸,白汤化下。"

《本草易读·卷三·知母》:"子烦不得卧,枣肉丸弹大,参汤下。"

《本草述钩元·卷七·山草部》:"又安胎,止子烦。"

《本草撮要·卷一·草部》:"得人参,治妊娠子烦。"

2. 黄连

《本草纲目·草部第十三卷·草之二》:"(《子母秘录》)妊娠子烦,口干不得卧:黄连末,每服一钱,粥饮下。或酒蒸黄连丸,亦妙。"

《本草易读·卷三·黄连》:"子烦,口干不卧,为末,粥下一钱。"

《得配本草·卷二·草部》:"孕妇腹中儿啼,胎惊子烦"。

3. 淡竹沥

《本草品汇精要·卷十八·木部中品之上·木之飞》:"治妊娠恒若烦闷,此名子烦。"

《神农本草经疏·卷十三·木部中品》:"《梅师方》:孕妇子烦,茯苓二两,竹沥一升,水四升,煎二升,分三服。"

《本草易读·卷七·淡竹叶》:"子烦,频服。"

《本草备要·木部》:"《产乳》方:妊娠苦烦名子烦,竹沥不限多少细服。"

《本草撮要·卷二·木部》:"得茯苓治子烦,姜汁为使。"

【医论医案】

一、医论

《万氏家传广嗣纪要·卷九·妊娠子烦》

妊娠四月、六月,多苦烦闷,盖四月属少阴君火以养精,六月属少阳相火以养气,所以如是。又有不在此两月分,而苦烦闷者,由将息失宜,七情伤感而然也,名曰子烦。密斋云:子烦之症,皆属于热,有虚有实,更宜分十二经养胎之月,各随其脏气治之。此吾家传之秘,群书未载。

《女科经纶·卷三·胎前证上·妊娠暴渴为血凝病》

［慎斋按］以上九条,序胎前有子烦、烦躁、口干、血渴之证也。妊娠烦躁,本属肺肾二经有火。仲景云:火入于肺则烦,入于肾则躁。胎系于肾,肾水养其胎元,则元气弱,不足以滋肾中之火,火上烁肺,肺受火刑,变为烦躁,此金亏水涸之候。法当滋其化源,清金保肺,壮水滋肾为主。良甫以君相二火论子烦,《产宝》以停痰积饮论子烦,未悉病机之要。若丹溪,以子烦为气血壅聚胎元,热气上冲为病,亦是大概言之耳。

二、医案

《校注妇人良方·卷十三·妊娠烦躁口干方论第十》

一妊妇烦热,兼咽间作痛,用知母散加山栀以清肺经而愈。

一妊妇烦热,吐痰恶食,恶心头晕。此乃脾虚风寒为患,用半夏白术天麻汤以补元气,祛风邪,数剂渐愈。惟头晕未痊,乃用补中益气汤加蔓荆子以升补阳气而愈。

《校注妇人良方·卷十五·妊娠脏躁悲伤方论第十三》

一妊妇悲哀烦躁,其夫询之,云:我无故,但自欲悲耳。用淡竹茹汤为主,佐以八珍汤而安。

一妊妇无故自悲,用大枣汤二剂而愈。后复患,又用前汤,佐以四君子加山栀而安。

《女科指要·女科医案·子烦子燥门》

一妇人,素奉膏粱,纵态酩酒,怀娠至五六个月,心烦肉跳不宁,脉数洪大。此胃火乘心,湿热浸淫于肌肉也。先服竹叶石膏汤三剂,而烦热退;后以加味黑逍遥散去丹皮,加麦冬、牡蛎,数剂而心烦肉跳全安矣。

一孕妇,房劳太过,心肾失养。一日朝膳后,忽躁扰不宁,终宵不寐,独言独语,若有神灵所附。脉之虚浮急疾,重按少神。急以知柏地黄汤去丹皮、泽泻,加人参、五味、麦冬。数剂而神志宁,语言静,丸服而胎成顺产矣。

第十一节

子淋

妊娠期间出现尿频、尿急、淋漓涩痛等症状者,称为"子淋"。亦称"妊娠小便淋痛"。

【辨病名】

《金匮要略》中已有妊娠小便不利的记载,“子淋”之名最早见于隋代《诸病源候论·妇人妊娠诸候》中妊娠患子淋候。

一、子淋

《诸病源候论·妇人妊娠诸候下·妊娠患子淋候》:“淋者,肾虚膀胱热也。肾虚不能制水,则小便数也;膀胱热则水行涩,涩而且数,淋沥不宣。妊娠之人,胞系于肾,肾患虚热成淋,故谓子淋也。”

《圣济总录·卷一百五十六·妊娠子淋》:“妇人怀子而淋者,谓之子淋。”

《医方考·卷六·妇人门第七十》:“怀子而小便淋涩,谓之子淋。”

《医宗金鉴·卷四十六·妇科心法要诀·胎前诸症门》:“孕妇小便频数窘涩,点滴疼痛,名曰子淋。”

《胎产指南·卷一·前辨论诸症·胎前二十七症医方》:“孕妇小便涩,或成淋沥,名曰子淋。”

二、妊娠小便淋沥

《严氏济生方·妇人门·校正时贤胎前十八论治》:“第八问:妊娠小便淋沥者何?答曰:本因调摄失宜,子脏气虚,盖缘酒色过度,伤其血气,致水脏闭涩,遂成淋沥,名曰子淋。宜服安荣散,通利小便。”

【辨病因】

子淋病因可分为孕妇自身和胞胎两方面,孕妇自身病因和外感湿邪、饮食、房室等有关,而胞胎方面则有胎气热壅和胚胎压迫阻塞等。

一、外感湿邪

《丹台玉案·卷五·胎前门》:“娠妊受湿,渗于膀胱,积热不行,以致淋沥,腹中疼痛是也。”

二、内伤酒色

《胎产金针》:“妊娠小便淋漓,此由调摄失宜,酒色过度,伤损荣卫,致令子宫气虚而然。”

《女科正宗·第十一节·子淋》:“若孕妇酒色不节,内伤胞门,或饮食积热,水道闭涩,乃肾、膀胱虚热不能制火,则小便淋沥而酸痛”。

《严氏济生方·妇人门·校正时贤胎前十八论治》:“第八问:妊娠小便淋沥者何?答曰:本因调摄失宜,子脏气虚,盖缘酒色过度,伤其血气,致水脏闭涩,遂成淋沥,名曰子淋。宜服安荣散,通利小便。”

三、胞胎因素

《万氏家传广嗣纪要·卷十二·妊娠子淋》:“子淋之病,须分二症:一则妊母自病,一则子为母病。然妊母自病,又分二症:或服食辛燥,因生内热者;或自汗自利,津液燥者。其子为母病,亦分二症:或胎气热壅者,或胎形迫塞者。”

【辨病机】

一、肾虚膀胱热

素体阴虚,孕后精血下聚养胎,阴不上承,阴津益亏,虚火内生,下移膀胱,灼伤津液,则小便淋沥涩痛。

《诸病源候论·淋病诸候·诸淋候》:“肾虚则小便数,膀胱热则水下涩,数而且涩,则淋沥不宣。”“淋者,肾虚膀胱热也。肾虚不能制水,则小便数也;膀胱热则水行涩,涩而且数,淋渐不宣。妊娠之人,胞系于肾,肾患虚热成淋,故谓子淋也。”

《普济方·卷三百三十八·妊娠诸疾门·子淋》:“妊娠之人,胞系于肾,肾间虚热而成淋疾,甚者心烦闷乱,故谓之子淋也……患在忍缩小便,或喜食煎炒,或胞胎为热所迫,遂使小肠之气逆而不通,大肠之气与之俱滞,外水不得入膀胱,内水不能出膀胱,淋沥数急,每欲尿时,痛不可言。”

《校注妇人良方·卷十五·妊娠子淋方论第五》:“妊娠小便淋者,乃肾与膀胱虚热不能制水。”

《竹林女科证治·卷二·安胎下·子淋》:“妊娠因酒色过度,内伤胞门,热积膀胱,小便淋涩,心烦闷乱,名曰子淋。”

《妇科备考·卷一》:“子淋,膀胱小肠虚热也。虚则不能制水,热则不能通利,故淋;心与小肠相表里故烦闷。”

二、湿热蕴结

本病也可由于摄生不慎，湿热蕴结，灼伤膀胱津液，而发为小便淋痛。

《校注妇人良方·卷十五·妊娠子淋方论第五》："若肝经湿热，用龙胆泻肝汤。"

《产科发蒙·卷二·妊娠淋疾第十》："孕而患淋疾者，其妇本有湿热而受孕，故下焦之运化失常度，而随胎渐长，更酿成郁热也。"

《沈氏女科辑要笺疏·卷上·子淋》："小便频数，不爽且痛，乃谓之淋。妊妇得此是阴虚热炽，津液耗伤者为多，不比寻常淋痛，皆由膀胱湿热郁结也。"

三、气虚失约

胞系于肾，肾气虚则不能温化膀胱；肺气虚则失于治节，通调水道失职，故肺气虚者宜扶气以滋化源；心气虚不通于肾，膀胱小肠受其制，同样发生小便频数欲解不能约制。

《三因极一病证方论·小便病证治》："凡妊娠胎逼胞，多致小便不利者，或心肾气不足，清浊相干，为诸淋病。"

【辨病证】

子淋的原因虽有虚实，但大多有热象。大凡属于郁热的，多见面红气盛，口苦而干，脉数有力；属于虚热的，则精神较差，头目眩晕，口干不喜饮，脉象虚数。临证时应详细审察，辨明虚实，才能作出正确的诊断。

一、辨虚实

《太平圣惠方·卷七十四·治妊娠小便淋涩诸方》："妇人怀子而淋者，谓之子淋。因肾虚膀胱经客邪热，令溲少而数，水道涩痛，痛引于脐者，是其候也。"

"夫淋者，由肾虚膀胱热也。肾虚不能制水，则小便数也；膀胱热，则水行涩。涩而且数，淋沥不宣。妊娠之人胞系于肾，肾间虚热而成淋，故谓之子淋也。"

二、辨症状

《陈素庵妇科补解·胎前杂症门·卷三·妊娠子淋方论》："子淋者，便后点滴淋沥不止也。欲便则涩而不利（似数非数），已便则时时淋沥，由肾虚不能制水，兼膀胱有客热，故成此症。妊妇名曰子淋，子淋乃系肾与膀胱虚热，故淋沥不止。水性趋下内热阻塞溺道，故便后时时淋出也。但妊娠胞系于肾，淋久不止，肾水亏损。小肠为心之腑，水火不交，必心神烦闷，口燥咽干，以致胎动不安，宜安荣散。"

《沈氏女科辑要·卷上·子淋》："子淋小便频数，点滴而痛；转胞频数，而溲少不痛。淋属肝经阴亏火炽；转胞因膀胱被胎压住。"

【论治法】

本病的治疗原则以清润通利为主，具体治法为滋水、泻火、通淋。因气得补而愈胀，血得补而愈涩，故纵兼虚象，亦不宜补虚为主，而当佐以通利的药物，补中有泻。

《丹溪治法心要·卷五·淋》："淋有五，皆属热，解热利小便为主。山栀子之类同虎杖、甘草，煎汤服。小蓟汤，治下焦热结血淋。又有肾虚极而淋者，当补肾精及利小便，不可独泻。"

《校注妇人良方·卷十五·妊娠子淋方论第五》："若颈项筋挛，语涩痰甚，用羚羊角散。若小便涩少淋沥，用安荣散。若肝经湿热，用龙胆泻肝汤。若肝经虚热，用加味逍遥散。腿足转筋而小便不利，急用八味丸，缓则不救。若服燥剂而小便频数或不利，用生地黄、茯苓、牛膝、黄柏、知母、芎、归、甘草。若频数而色黄，用四物加黄柏、知母、五味、麦门、玄参。若肺气虚而短少，用补中益气加山药、麦门。若阴挺痿痹而频数，用地黄丸。若热结膀胱而不利，用五淋散。若脾肺燥不能化生，宜黄芩清肺饮。若膀胱阴虚，阳无所生，用滋肾丸。若膀胱阳虚，阴无所化，用肾气丸。"

《万氏家传广嗣纪要·卷十二·妊娠子淋》："子淋之病当分二证：一则妊母自病，一则子为母病。然妊母自病，又分二证，或服食辛燥，因生内热者，或自汗自利，津液内燥者。其子为母病，亦分二证，或胎气热壅者，或胎形迫塞者，证既不同，治亦有别。大抵热则清之，燥则润之，壅者通之，塞则行之，此治之之法也。"

《医学入门·外集卷五·妇人门·胎前》："妊孕饮食积热膀胱，以致小便闭涩，又谓之子满，宜古芎归汤，加木通、麦门冬、人参、甘草、灯心。临月，加滑石为君。热甚者，五苓散。原因房劳内伤胞门，冲任虚者，四物汤合六君子汤或肾气丸。”

《女科正宗·胎前门》：“肾者，作强之官，伎巧出焉，与膀胱为合，男子以藏精，女子以系胞。若孕妇酒色不节，内伤胞门，或饮食积热，水道闭涩，乃肾、膀胱虚热不能制火，则小便淋沥而酸痛，故名子淋。若日久倦怠，右脉微弱，气虚也，用人参、黄芪、白术、麦冬、茯苓，加条芩、知母、栀子以清火；若左脉细数，形羸，每便则痛，血虚也，用四物汤加知母、黄柏、条芩、白术；若内热者，安荣散；虚者六味丸，参芪散亦佳。”

《女科经纶·卷三·胎前证上·妊娠淋涩分经用药之法》：“妊娠小便涩少淋沥，用安荣散。若肝经湿热用龙胆泻肝汤；若肝经虚热，用加味逍遥散。”

《女科经纶·卷三·胎前证上·妊娠小便涩宜养血导郁》：“孕妇小便涩少，由气血聚养胎元，不及敷荣渗道，遂使膀胱郁热，法当养血以荣渗道，利小便以导郁热，用归、芍调血，人参补气，麦冬清肺，以滋肾水之源；滑石、通草利小便以清郁滞，名安荣散。方内有滑石，乃重剂，恐致堕胎，若临月极妙。如在七、八月前，宜去此味，加石斛、以栀尤稳。”

《张氏医通·卷十·妇人门上·胎前》：“若小便涩少淋涩，生料六味丸加麦冬、五味、肉桂、车前；若膀胱阳虚，阴无以化，肾气丸；肺气虚而频数短少，生脉散加山药、泽泻；若小肠热，小便赤涩，导赤散；若肺虚膀胱热而气化不行，生脉合导赤散；若因肺经蕴热，黄芩清肺饮；肝经湿热，加味逍遥散；膏粱厚味，加味清胃散；苦因劳役所伤，或食煎爆，小便带血，此血得热而流于脬中，补中益气加丹皮、栀子；若因脾胃气虚，胎压尿脬而胎胀腹痛，八珍汤倍茯苓加橘、半，空心服，服后探吐，药出气定，又服又吐，数次必安。”

《叶氏女科证治·卷二·安胎下》：“妊娠因酒色过度，内伤胞门，热积膀胱，小便淋涩，心烦闷乱，名曰子淋。若淋痛涩少，宜安荣散；若房劳内伤而不利，宜肾气丸；若气虚短少，宜补中益气汤；血虚涩少，宜滋肾丸；热结膀胱而不利，宜五苓散；若肝肾虚热成淋，宜知柏四物汤；若肺经郁热，宜黄芩清肺饮；若膏粱厚味，宜清胃饮；若肝脾湿热，宜加味逍遥散。”

《盘珠集胎产症治·卷上·胎前·子淋》：“气血养胎不及，宜通渗道，遂使膀胱郁热不化而为淋，法当养血为主，兼利小便”。

《产论·卷一·孕育》：“病候曰：小便涩滞者肿满。测法曰：得之数浴下身，而浴后温已则寒也。治法曰：玄英汤主之。凡孕妇忌数浴，浴者无久处之，孕至九月，法当断浴，但以热汤濡巾试之可也。”

《广济秘笈》：“孕妇小便淋涩作痛，芎归汤加木通、麦门冬、人参、灯心、甘草。当月，加滑石。”

《沈氏女科辑要笺疏·卷上·转胞》：“故前人治此，多于毓阴之中，参以清泄，非一味苦寒胜湿、淡渗利水可治转胞之症，亦是小溲频数，不能畅达，但不必热，不必痛，则胎长而压塞膀胱之旁，府气不得自如，故宜归、芎之升举。”

【论用方】

一、治子淋方论

1. 论安荣散

《陈素庵妇科补解·胎前杂症门·卷三·妊娠子淋方论》：“是方参、归、芎、芍、麦、知、柏、芩凉血安荣以滋天一之源，滑、通、苓、草、灯心利水清膀胱之热。养血滋阴则肾不虚，利水清热膀胱不为虚热所阻，加以香附行气，则小便清利而淋自止矣。”

《医方集解·经产之剂第二十一》：“此手太阴、足太阳、少阴药也。陈来章曰：虚热宜补，故用人参、甘草之甘；淋闷宜通，故用木通、灯草之渗，滑石之滑；肺燥则天气不降，而麦冬能清之；肾燥则地气不升，而细辛能润之；血燥则沟渎不濡，而当归能滋之也。”

2. 论安营散

《医略六书·女科·胎前·卷二十八》：“妊娠湿热伤阴，气不施方，故小便涩痛，淋沥不已焉。生地滋阴壮水；木通利水通淋；麦冬清心润肺，以资水之上源；人参扶元补气，以助脾之气化；当归养血荣经脉；紫菀润肺，达州都；车前子清肺火，善利水道；白灯心降心火，兼利小便；为散水煮，俾湿热并解，则气化有权，而小便清利，何涩痛淋沥之不已，胎孕无不安矣。”

3. 论地肤大黄汤

《医略六书·女科·胎前·卷二十八》:“妊娠胎肥火盛,热壅胃肠,而膀胱之气亦不能化,故小便涩痛,淋沥不已。大黄泻热通幽,水道亦得以快;枳壳泻滞化气,火热亦从下泄;地肤子利水道以通淋;猪苓利溺道以通闭;条芩清热安胎;白芍敛阴护胎;知母清热存阴以润燥;甘草泻火缓中以除痛;更以升麻升举清阳,而浊阴自降。水煎温服,使热降清升,则气得施化,而小便清长,何淋沥涩痛之有?胎孕无不安矣。”

4. 论通淋散

《医略六书·女科·胎前·卷二十八》:“妊娠湿热,渍于胞门,脾气不得施化而溺窍闭塞,故小便涩痛,淋沥不已,谓之子淋,胎孕何以能安?瞿麦降心热,以通淋闭;条芩清肺热,以安胎元;白芍敛阴护胎,最滋阴血;麦冬润肺清心,得振水源;赤苓利营渗水道;生草泻火,缓涩痛;桑白皮肃清肺金;冬葵子滑利溺窍;车前子清降以利小水也。为散水煎,使湿热并解,则气化有权,而胞门清肃,小便快利,何淋沥涩痛之不已者?胎孕无不安矣。”

5. 论子淋散

《医略六书·女科·胎前·卷二十八》:“妊娠胎燥,气壅不能施化津液,而决渎无权,水府不快,故小便涩痛淋漓不已焉。麦冬清心润肺以滋水之上源;赤苓利荣化气以洁水之下流;大腹绒泻滞气专利三焦之用;淡竹叶清膈热更雄渎之权;车前子清肝热以利小水也。为散水煎,使气化调和,则胎燥自润而小水通行无不畅快,何涩痛淋沥之不止哉!”

二、治子淋方

1. 甘遂散(《外台秘要·卷三十三·妊娠大小便不利方五首》)

治妊娠子淋,大小便并不利,气急,已服猪苓散不愈者。

太山赤皮甘遂(二两)

上为末,以白蜜二合和。每服如大豆粒,多觉心下烦。得微下者,每日一次,下后还服猪苓散;不得下,日二次。渐加可至半钱匕,以微下为度。

2. 滑石散(《太平圣惠方·卷七十四·治妊娠小便淋涩诸方》)

治妊娠子淋,小便涩痛;热淋,小肠不利,茎中急痛。小便不利,赤涩疼痛。

滑石　木通(锉)　冬葵子(微炒)

上为散。每服四钱,以水一中盏,加葱白七寸,煎至六分,去滓温服,不拘时候。

3. 白芷散(《圣济总录·卷一百五十六·妊娠子淋》)

治妊娠子淋,小便频涩痛。

白芷(三分)　郁金(一两)　阿胶(炙燥,一两)　滑石(一两)

上为散。每服二钱匕,煎葱白汤调下。

4. 赤芍药汤(《圣济总录·卷一百五十六·妊娠子淋》)

治妊娠子淋,小便涩少,疼痛烦闷。

赤芍药(一两)　槟榔(一枚,面裹煨熟,去面)

上为粗散。每服三钱匕,水一盏,煎至七分,去滓,空心温服。

5. 当归汤(《圣济总录·卷一百五十六·妊娠子淋》)

治妊娠子淋,涩痛烦闷。

当归(切,焙,半两)　芍药(半两)　赤茯苓(去黑皮,半两)　甘草(炙,锉,半两)　栀子仁(半两)

上为粗末。每服三钱匕,水一盏,煎至八分,去滓温服。

6. 海蛤汤(《圣济总录·卷一百五十六·妊娠子淋》)

治妊娠子淋。

海蛤(半两)　木通(锉,半两)　猪苓(去黑皮,半两)　滑石(碎,一分)　冬葵子(微炒,一分)

上为粗末。每服三钱匕,水一盏,加灯心十茎,同煎至六分,去滓,食前温服。

7. 滑石汤(《圣济总录·卷一百五十六·妊娠子淋》)

治妊娠子淋。

滑石(二两,研)　赤柳根(锉,焙,半两)

上为粗末。每服五钱匕,水一盏半,煎至八分,去滓,食前温服。

8. 木通汤(《圣济总录·卷一百五十六·妊娠子淋》)

治妊娠子淋涩痛。

木通(一两,锉) 石苇(去毛,一两) 陈橘皮(三分,汤浸去白,炒) 赤茯苓(三分,去黑皮) 芍药(三分) 桑根白皮(三分,锉) 人参(三分)

上为粗末。每服三钱匕,水一盏半,加生姜一枣大(拍碎),煎至八分,去滓温服。

9. 人参散(《圣济总录·卷一百五十六·妊娠子淋》)

治妊娠子淋。

人参(一分) 木通(锉,一分) 青盐(研,一分) 海金沙(别研,一分) 莎草根(炒,去毛,半两)

上药除海金沙、青盐外,捣罗为散,合研匀。每服二钱匕,空心米饮调下。

10. 石蟹散(《圣济总录·卷一百五十六·妊娠子淋》)

治妊娠子淋,日夜频数涩痛。

石蟹(碎,一枚) 乳香(一分) 滑石(一两半)

上为细散。每服一钱匕,煎灯心汤调下。

11. 大黄汤(《圣济总录·卷一百五十七·妊娠小便不通》)

治妊娠子淋,小便不通。

大黄(锉,炒,一两) 地肤草(一两) 猪苓(去黑皮,一两) 知母(微炒,一两) 芍药(一两) 枳实(去瓤麸炒,一两) 升麻(一两) 木通(锉,一两) 甘草(炙,一两) 黄芩(去黑心,半两)

上为粗末。每服三钱匕,以水一盏煎至七分,去滓温服,一日两次。

12. 冬葵根汤(《圣济总录·卷一百五十七·妊娠小便不通》)

治妊娠患子淋,及小便不通。

葵根(一握,锉,用子一合研亦得)

以水三盏煎取一盏半,去滓,分温二服。

13. 冬葵子汤

1)《圣济总录·卷一百五十七·妊娠小便不通》

治妊娠子淋,小便涩不通,小腹急,水道热痛。

冬葵子(三合) 黄芩(去黑心,半两) 赤茯苓(去黑皮,一两) 芍药(一两) 车前子(一两)

上为粗末。每服五钱匕,水一盏半煎取八分,去滓,空心温服。

2)《大生要旨·卷二》

治子淋。

冬葵子(二钱,略炒) 柴胡(五分,炒) 桑白皮(炒) 白茯神(一钱五分) 归身(一钱五分) 白芍(一钱,酒炒)

水煎服。

14. 地肤汤(《女科百问·卷下·第七十四问何以谓之子淋》)

治妊娠患子淋。

地肤草(三两) 车前子(三两) 知母(二两) 黄芩(二两) 赤茯苓(二两) 赤芍(二两) 枳实(炙,二两) 升麻(二两) 通草(二两) 甘草(炙,二两)

每服四钱,水一盏半煎八分,去滓,空心温服。

15. 葵子散(《普济方·卷三百三十八·妊娠诸疾门·子淋》)

治妊娠患子淋,小便涩痛。

冬葵子(一两) 滑石(一两) 木通(锉,一两)

上为散。每服四钱,以水一中盏,入葱白七寸,煎至六分,去滓温服,不拘时候。

16. 葵子饮(《普济方·卷三百三十八·妊娠诸疾门·子淋》)

治妊娠患子淋,亦治小便不通。

葵子(一升,一方无葵子,用葵根)

上,水五升煮取二升,分二服。

17. 安荣散

1)《医方类聚·卷二百二十四·妇人门十九》引《济生》

治妊娠子淋。

麦门冬(一钱,去心) 通草(一钱) 滑石(一钱) 当归(半两,去芦,酒浸) 灯心(半两) 甘草(炙,半两) 人参(一钱) 细辛(洗,一钱)

上为细末。每服三钱,煎麦门冬汤调服,不拘时候。

2)《陈素庵妇科补解·胎前杂症门·卷三·妊娠子淋方论》

治妊娠子淋,便后点滴,淋沥不止,欲便则涩而不利,似数非数,已便则时时淋沥,以致胎动不安。

麦冬 滑石 当归 灯心 人参 赤苓 白芍 甘草梢 黄芩 知母 香附 木通 黄柏

川芎

水煎服。

18. 地肤子汤(《医学正传·卷七·妇人科中·胎前》)

治妊娠子淋,小便涩数。

地肤草(一钱)　车前子(一钱)　知母(去毛,炒,七分)　黄芩(七分)　赤茯苓(七分)　白芍药(七分)　枳壳(麸炒黄色,七分)　升麻(三分)　通草(三分)　甘草(三分)

上切细,作一服。水一盏半煎至一盏,温服。

19. 加味火府汤(《万氏妇人科·卷二·胎前章·子淋》)

治孕妇小便少,又涩痛者,谓之子淋;亦治溺血。

木通(一钱)　生地(一钱)　条芩(一钱)　甘草梢(一钱)　麦冬(一钱)　人参(一钱)　赤芍(一钱)　淡竹叶(十五片)

加灯心,水煎,空心服。

20. 子淋散

1)《古今医鉴·卷十二·妊娠》

治子淋。妊娠小便涩痛频数。

麦门冬(去心)　赤茯苓　大腹皮(洗去沙土,姜汁拌炒)　木通　甘草　淡竹叶

上锉。水煎服。

2)《医略六书·女科·胎前·卷二十八》

治孕妇淋痛溺涩,脉微数者。

麦冬(三两,去心)　赤苓(二两)　大腹绒(半两)　车前子(三两)　淡竹叶(三两)

上为散。每服三钱,水煎,去滓温服。

21. 加味导赤汤(《胎产心法·卷上·子淋论》)

治子淋。孕妇小便少;溺血。

人参(一钱)　生地(一钱)　条芩(一钱)　木通(一钱)　甘草梢(一钱)　麦冬(去心,一钱)　赤芍(一钱)　淡竹叶(十五片)

加灯心四十九寸,水煎,空心服。

22. 安营散(《医略六书·女科·胎前·卷二十八》)

治子淋涩痛,脉微数者。

生地(五两)　通草(一两半)　人参(一两半)　紫菀(二两)　灯心(一两半)　当归(三两)　车前子(三两)　麦冬(三两,去心)

上为散。水煎三钱,去滓温服。

23. 安乐散(《大生要旨·卷二》)

治妇人子淋,属肾虚热不能司化者。

人参(四分,党参用一钱五分)　麦冬(一钱五分)　归身(一钱五分)　甘草(三分)　通草(八分)　滑石(一钱)　细辛(三分)　灯心(五分)

水煎服。

24. 芣苡汤(《产科发蒙·卷二·妊娠淋疾第十》)

治子淋,小便短涩。

车前子(五分)　麦门冬(五分)　当归(五分)　川芎(五分)　木通(五分)　滑石(五分)　细辛(三分)　甘草(三分)

用灯心一弹,水煎服。

25. 葵子蜀黍汤(《产科发蒙·卷二·妊娠淋疾第十》)

治子淋,小便涩痛。

冬葵子　蜀黍　木通　滑石(各等分)

每服四钱,以水一盏半煎至一盏,温服。

三、治湿热子淋方

1. 地肤大黄汤(《外台秘要·卷三十三·妊娠子淋方五首》)

疗妊娠患子淋。

地肤草(三两)　大黄(三两)　知母(二两)　黄芩(二两)　茯苓(一作猪苓,二两)　芍药(二两)　枳实(炙,二两)　升麻(二两)　通草(二两)　甘草(炙,二两)

上切。以水八升煮取三升,分三次服。得下后,淋不愈,还饮地肤葵根汁。

2. 清利饮(《丹台玉案·卷五·胎前门》)

治子淋。湿热不行,肚腹作痛。

木通(一钱五分)　白茯苓(一钱五分)　麦门冬(一钱五分)　车前子(一钱五分)　大腹皮(一钱五分)　淡竹叶(十五片)

上加灯心三十茎,水煎,食前服。

3. 通淋散(《医略六书·女科·胎前·卷二十八》)

治子淋,脉滑数者。

瞿麦穗(三两)　赤茯苓(一两半)　条黄芩(一两半)　白芍药(一两半)　麦门冬(三两,去心)　生甘草(一两半)　桑白皮(一两半)　车前

子(三两) 冬葵子(三两)

上为散。每服三钱,水煎去滓,温服。

4. 加味五淋散(《医宗金鉴·卷四十六·妇科心法要诀·胎前诸症门》)

治子淋。孕妇小便频数窘涩,点滴疼痛。

黑栀 赤茯苓 当归 白芍 黄芩 甘草 生地 泽泻 车前子 滑石 木通

水煎服。

5. 知柏六味汤(《顾氏医径·卷四》)

治子淋,心火炽盛,移热小肠,下焦郁热,溲溺涓滴。

生地 淮山药 丹皮 黄连 泽泻 茯苓 知母 黄柏

水煎服。

四、治阴虚子淋方

1. 安胎和气饮(《郑氏家传女科万金方·胎前门(下卷)》)

治肾间虚热而致子淋,甚者心烦闷乱。

白术 陈皮 白芍 木香

加生姜三片,陈米一撮,水煎服。

2. 安荣散(《罗氏会约医镜·卷十四·妇科(上)·子淋》)

治子淋因于膀胱、小肠虚热。

当归(一钱) 白芍(一钱) 人参(一钱) 麦冬(一钱) 石斛(一钱) 通草(一钱) 山栀(七分)

空心服。

3. 肾气丸(《竹林女科证治·卷二·安胎下·子淋》)

治子淋,因房劳内伤而致热积膀胱,小便淋涩,心烦闷乱。

熟地黄(八两) 菟丝子(八两) 当归身(三两五钱) 肉苁蓉(五两,酥炙) 山萸肉(二两五钱) 黄柏(酒炒,一钱) 知母(酒炒,一钱) 破故纸(酒炒,五两)

上为末,酒糊为丸。每服五十至七十丸,空心淡盐汤送下。

4. 乌梅四物汤(《医门八法·卷四·子淋》)

治子淋阴血不足,肝气不调者。

大乌梅(五个,去骨) 归身(五钱,炒) 白芍(三钱,醋炒) 生地(三钱) 熟地(三钱)

水煎服。

【论用药】

1. 冬葵子

《本草撮要·卷一·草部》:"味甘气寒,入足太阳经。功专滑利,能通精下胎,得砂仁治乳汁蓄痈,得牛膝下胞衣,得榆皮治水肿,得滑石、木通、葱白治子淋。"

2. 地肤草

《医方考·卷六·妇人门第七十》:"子淋之原,本于湿热,地肤草能利膀胱,能疏风热,以之而治子淋,亦单剂之良方也。"

3. 猪苓

《证类本草·卷十三·猪苓》:"《外台秘要》治妊娠患子淋:猪苓五两,一味末,以白汤三合服方寸匕,渐至二匕,日三夜二,尽剂不瘥,宜转用之。"

《本草品汇精要·卷十八·木部中品之上·木之木》:"《别录》云:去邪气,妊娠患子淋及妊娠从脚上至腹肿,小便不利,微渴引饮,又消遍身肿。妊娠子淋:方同上法,日三夜二,以通为度。(《小品方》)"

《本草纲目·木部第三十七卷·木之四·猪苓》:"开腠理,治淋肿脚气,白浊带下,妊娠子淋胎肿,小便不利。(时珍)"

《本草正·竹木部·猪苓》:"味微苦、甘,气平。阳中阴也。性善降渗,入膀胱、肾经。通淋,消水肿,除湿利小便。因其苦,故能泄滞;因其淡,故能利窍;亦解伤寒湿热、脚气、白浊;亦治妊娠子淋、胎肿。"

《本草易读·卷七·猪苓》:"甘,平,无毒。入足太阴、太阳经。治肿胀腹痛,除湿热心烦,解淋肿脚气,退妊娠子淋。"

《要药分剂·卷三·通剂》:"妊娠子淋胎肿。小便闭。(《纲目》)"

《本草述钩元·卷二十五·寓木部》:"甘淡苦平,气味俱薄,升而微降,阳中阴也。入足太阳少阴经。主开腠理,利水道,治渴除湿,去心中懊侬,通淋消肿,并脚气作肿,疗白浊带下,妊娠子淋,胎肿小便不利。"

4. 滑石

《本草纲目·石部第九卷·金石之三》:"妊娠

子淋，不得小便：滑石末水和，泥脐下二寸。（《外台秘要》）”

《本草易读·卷八·滑石四百三十五》：“妊娠子淋尿闭，水合敷脐下。”

【医论医案】

一、医论

《女科经纶·卷三·胎前证上·妊娠淋涩分经用药之法》

薛立斋曰：妊娠小便涩少淋沥，用安荣散。若肝经湿热，用龙胆泻肝汤。若肝经虚热，用加味逍遥散。若服燥剂而小便频数，或不利，用生地、茯苓、牛膝、黄柏、知母、芎、归、甘草。或频数而色黄，用四物加知、柏、五味、麦冬、元参。若肺气虚而短少，用补中汤加山药、麦冬。若热结膀胱而不利，用五淋散。若脾肺燥不能生化，宜黄芩清肺饮。若膀胱阴虚，阳无所生，用滋肾丸。若膀胱阳虚，阴无所化，用肾气丸。［慎斋按］以上四条，序胎前有小便淋涩之证也。淋有五，丹溪一主于热，若妊娠淋病。《产宝》《良方》以虚热郁热，属之膀胱。立斋则又推原肝经有湿热、虚热之别。正以膀胱为藏溺之器，而出溺之窍，则为足厥阴部分。故欲清膀胱之热者，必兼疏厥阴之气也。

《彤园医书（妇人科）·卷四·胎前本病门·妊娠子淋》

万罗田曰：子淋有二症，一因孕妇自病，一因子为母病。然孕妇自病亦有二因，或服食辛热，致生内热者，或自汗自利，日久津液枯竭者。子为母病亦有二因，或因胎气郁热者，或因胎形逼塞，尿窍不利者。治法，热者清之，燥者润之，壅则行之，塞则通之。

二、医案

1. 湿热内结案

《女科指要·女科医案·淋沥门》

一妇，妊娠六七个月，溺出涩痛，淋沥不断，脉带沉数。此湿热积于膀胱，气不施化，而溺窍不利也。先投五淋散，服三剂而涩痛稍减。又以导赤散加麦冬、山栀、黄芩、知母，数服而小便清利。后用加味黑逍遥散去丹皮，加麦冬、知母，调理一月，而精神倍加。

2. 热结下焦案

《女科指要·女科医案·淋沥门》

一孕妇，患淋，血赤涩痛，脉数沉涩。此热结水府，伤血室而阻塞溺窍也。先投加味木通汤，利其溺窍，而涩痛稍减。又以知柏地黄汤去丹皮加山栀、麦冬，数服而血自止。后以八珍汤加麦冬、知、柏，调理一月而全安。

《扫叶庄一瓢老人医案·卷四·经产淋带女科杂治》

怀孕子淋，多热在下焦，产即当愈。仍心热嘈，腰酸骨软，阴亏生热，主乎养肝阴矣。穞豆皮、生地、续断、茯神、湖莲肉、阿胶、天门冬。

3. 肺火致盛案

《续名医类案·卷二十四·转脬》

马元仪治沈氏妾，妊娠八月，下利二十余日，利后患小便淋闭，渴而引饮，饮毕方去滴许，涩痛异常，已三昼夜。诊得肺脉独大，余脉虚涩，曰：下利经久，脾阴必耗，燥火自强。今见肺脉独大，是火据肺位，金被火制，气化不及州都，便溺何由而出？《经》曰：病在下者治上，令上窍越，则下窍自行矣。且妊妇之体脉见虚涩，气血不能养胎可知。若再行趋下，不惟病不除，且有胎动之患。因与紫菀五钱，专理肺气下及膀胱；干葛一钱，升发胃气，敷布津液；火郁则气燥，以杏仁、苏子润之；燥胜则风生，以薄荷清之，加枳壳、桔梗开提三焦之气。一剂小便如泉，再剂利下亦止。

《南雅堂医案·卷八·妇科·胎孕门》

妊娠下痢半月，痢止，小溲癃闭成淋，口渴引饮，饮毕方去滴许，涩痛异常，诊得脉形虚涩，右寸独大。此乃金被火刑，州都气化不行，溺道乃闭，经旨病在下者治其上，上窍开则下窍自通，且妊娠脉见虚涩，是气血俱虚之候，若再以渗利分消为务恐势愈顺趋而下，非特病不减，虑或胎动何。苏子一钱五分，杏仁二钱（去皮尖），桔梗二钱，薄荷八分，紫菀二钱，枳壳八分（炒），干葛一钱。

《归砚录·卷四》

况夏间，余尝治其（沈云峰令正）胎前溺涩，群医渗利而不应，余专清肺而得手。

《柳宝诒医案·卷六》

江。考古人子淋治法，本不忌伤胎之品，诚以病与胎不能兼顾，正合《内经》有故无陨之义。此证气机陷坠，颇如气淋见象；而溺白屑，又与砂淋似。重身三月，相火养胎。仿古人成法而变通之，兼参气淋治法，望其两不相碍，乃为得手。北沙参、黄芪、升麻、柴胡、甘草梢、赤苓、车前子、黑山栀、枳壳、春砂仁、海金沙(包)、淡竹叶、西珀屑。

第十二节

子嗽

妊娠期中，久嗽不已，或伴五心烦热者，称为"子嗽"。因咳不已或咳嗽剧烈，易损胎气，引起腰酸、腹痛、小腹坠胀等症状，病情严重可致堕胎小产。

【辨病名】

一、子嗽

《女科百问·卷下·第六十九问何谓子嗽》："妊而嗽者，谓之子嗽，久而不已则伤胎"。

《医宗金鉴·卷四十六·妇科心法要诀·胎前诸症门》："妊娠咳嗽，谓之子嗽，甚或发展为劳嗽，俗称'抱儿痨'。"

二、子咳

《妇科玉尺·卷二·胎前》："妊娠咳嗽，名曰子咳，此胎气为病，产后自愈，不必服药。然或因外感风寒，或因火盛乘金，是又不可不治者。"

三、子呛

《医学见能·卷三·证治·妇人安胎》："胎前咳嗽，以及呛呕不安者，子咳与子呛也。宜调肺平肝汤。"

《血证论·卷五·胎气》："子呛者何也？胎中之水火，上干于肺故也。养胎全赖水与血二者，若水不足以濡血，则血燥，血不足以济水，则气热，燥热相合，是为胎火，胎火循冲脉而上，干犯肺金，则咳喘交作，两颊发赤，咽喉不利，气呛咳嗽，故名子呛。仲景麦门冬汤治之，《时方》玉女煎加五味子亦妙，方中牛膝，正取其降冲逆，半夏降冲逆，降水也，牛膝降冲逆，降火也，皆以堕胎之药安胎，用之得宜，正无畏缩。又有胎中之水，上泛为痰，冲肺作咳，以致子呛者，于法又宜去水，苏子降气汤、六君子汤加五味、炮姜、细辛治之。若是水火兼动，而致咳嗽，宜泻白散加杏仁、栝蒌霜、白前、黄芩、枳壳、甘草，或葶苈大枣泻肺汤治之，但葶苈猛，不可多用。"

【辨病因】

一、外感寒邪

《女科百问·卷下·第六十九问何谓子嗽》："何为子嗽？答曰：肺主气，外合皮毛，风寒外感人射于肺，故为咳也。有涎者谓之嗽，无痰者谓之咳。夫五脏六腑俱受气于肺，各以其时感于寒而为病也。秋则肺受之，冬则肾受之，春则肝受之，夏则心受之，长夏则脾受之。长夏者，夏末秋初也。诸脏不已，各传于腑也。"

《妇人大全良方·卷十三·妊娠咳嗽方论第七》："夫肺感于寒，寒伤于肺，则成咳嗽也。所以然者，肺主气而外合皮毛，毛窍不密，则寒邪乘虚而入，故肺受之也，五脏六腑俱受气于肺，以其时感于寒而为嗽也……其诸脏嗽不已，则传于腑。妊娠病久不已者，则伤胎。"

二、饮食所伤

《竹林女科证治·第四十六·胎前咳嗽》："胎前咳嗽此因每食生冷，又吃姜、椒，中伤胎热，胃气不胜，故此作疾，宜用五虎汤，嗽止人安"。

【辨病机】

子嗽多由火热上扰，肺失清肃所致。产生火热的原因，有阴虚或痰壅的不同。

一、阴虚肺燥

《女科经纶·卷四·胎前证下·妊娠咳嗽属肺燥郁热》："胎前咳嗽，由津血聚养胎元，肺乏濡润，又兼郁火上炎所致。"

《古今医彻·卷四·女科·妊娠论》："子嗽者，肺火也"。

《医原·卷下·女科论》："至胎前杂病，如子痛、子烦、子晕、子淋、子抑、子悬、子嗽等证，大抵不外阴虚化燥、阳虚化湿两端，随证参酌，自可无误。"

二、脾虚痰饮

《校注妇人良方·卷十三·妊娠咳嗽方论第七》:"妊娠久嗽不愈者,多因脾土虚而不能生肺气,而腠理不密,以致外邪复感;或因肺气虚不能生水,致阴火上炎而致。"

【论治法】

子嗽发病于妊娠期间,尤须注意胎孕。治疗必须治病与安胎并举,慎用过于降气、豁痰、滑利等碍胎药物。

《圣济总录·卷一百五十五·妊娠咳嗽》:"论曰:妊娠咳嗽者,以肺感寒气故也。《经》谓:形寒饮冷则伤肺。久咳不已,则寒气相移,不惟孕育有伤,而肺气痿弱,皮毛枯悴,治法宜发散寒邪,资补胎气,则咳嗽自已。"

《陈素庵妇科补解·胎前杂症门·卷三·妊娠咳嗽方论》:"妊娠咳嗽,因感冒寒邪,伤于肺经,以致咳嗽不已也。肺主气,外合皮毛,腠理不密,则寒邪乘虚入肺。或昼甚夜安,昼安夜甚;或有痰,或无痰,名曰子嗽,久则伤胎,宜紫菀汤……《经》云:形寒饮冷则伤肺,治肺用苦寒之品,非本治也。然寒久不去,积而为热。肺,金脏也。热伤肺,久嗽必致成痿,痿者,肺叶焦而不舒。又失久不治变成痈,痈者,咯出脓血,不可治也。况妇人怀孕,周身气血皆聚养胎,久嗽胎气必伤,卧不安枕,昼则或吐水饮,必用凉补之剂,清肺而滋肾水,十可一生。"

《校注妇人良方·卷十三·妊娠咳嗽方论第七》:"妊娠久嗽不愈者,多因脾土虚而不能生肺气,而腠理不密,以致外邪复感;或因肺气虚不能生水,致阴火上炎而致,治法当壮土金,生肾水为善。"

《万氏妇人科·卷二·胎前章·妊娠咳嗽》:"妊娠咳嗽,如初得之,恶风寒,发热,鼻塞,或流清涕者,宜发散,加减参苏饮主之。"

《女科经纶·卷四·胎前证下·妊娠咳嗽属肺燥郁热》:"朱丹溪曰:胎前咳嗽,由津血聚养胎元,肺乏濡润,又兼郁火上炎所致。法当润肺为主,天冬汤主之。"

《女科经纶·卷四·胎前证下·咳嗽分证用药之法》:"薛立斋曰:前证若秋间风邪伤肺,金沸草散;夏间火邪克金,人参平肺散;冬间寒邪伤肺,人参败毒散;春间风邪伤肺,参苏饮。若脾肺气虚,六君子加归、芎、桔梗。若血虚,四物加桑皮、杏仁、桔梗。肾火上炎,六味丸加五味。脾胃气虚,为风寒所伤,补中汤加桑皮、杏仁、桔梗。盖肺属卒金,生于己土,嗽久不已,多因脾虚不能生肺气,腠理不密,致外邪复感。或因肺虚不能生水,致阴火上炎。治法当壮土金,生肾水,以安胎为要。[慎斋按]已上三条,序胎前有咳嗽证也。咳嗽属肺病,《大全》主于外感寒邪,丹溪主于内伤肺燥。若立斋则分四时所感,五脏均受,有风寒火之不同,外感内伤之各别,虽不专属胎前咳嗽论,而治法无殊,总兼安胎为主也。"

《医宗金鉴·卷四十六·妇科心法要诀·胎前诸症门》:"因痰饮者,用二陈汤加枳壳、桔梗治之;因感冒风寒者,用桔梗汤;若久嗽,属阴虚,宜滋阴润肺清润之,用麦味地黄汤治之。"

《女科医则玄要·妊娠章》:"妊娠咳嗽如初得之,恶风寒、发热、鼻塞或流清涕者,宜发散,加减参苏饮主之。久嗽不已,引动其气,恐致堕胎,参术苓胶饮主之"。

《女科指要·卷三·胎前·咳嗽喘哮》:"咳宜润燥疏风,嗽则疏风化痰,阴虚挟热宜滋培肾水以降火,阳虚挟寒宜补肾气以归经"。

《竹林女科证治·第四十六·胎前咳嗽》:"妊娠四五月,咳嗽,五心烦热,胎动不安,名曰子嗽,宜服宜胎饮。""妇人受孕,不拘月数多少,咳嗽气紧,不得伏卧,此症皆因胎气不足,变生此症,宜用白虎汤治之。""胎前咳嗽此因每食生冷,又吃姜、椒,中伤胎热,胃气不胜,故此作疾,宜用五虎汤,嗽止人安"。

【论用方】

一、治子嗽方论

1. 论紫菀汤

《医方集解·经产之剂第二十一》:"此手太阴药也。子嗽由于火邪,当以清火润肺为务,桔梗、桑皮之凉以泻之,天冬、竹茹之寒以清之,紫菀、炙草之温,杏仁、白蜜之泽以润之也。"

《医林纂要·卷八》:"肺气不足则生燥,胎热有余则烁金,故子嗽。肺燥润之,紫菀、天冬、杏仁、白蜜；肺热泄之，天冬、桑皮、桔梗、杏仁；炙草温之，竹茹散之，嗽可止矣。”

2. 论紫菀汤

《陈素庵妇科补解·胎前杂症门·卷三·妊娠咳嗽方论》：“知、贝、归、味滋水益肝；麻黄、紫苏祛肺之邪；杏、前、桑、菀清肺退热，豁痰定喘；桔梗、甘草利咽快膈而嗽自止；白术、黄芩安胎凉血而固本。”

二、治子嗽方

1. 紫菀汤（《妇人大全良方·卷十三·妊娠咳嗽方论第七》）

治妊娠咳嗽不止，胎不安。

甘草（一分） 杏仁（一分） 紫菀（一两） 桑白皮（一分） 苦梗（三分） 天门冬（一两）

上㕮咀。每服三钱，水一盏，竹茹一块，煎至七分，去滓，入蜜半匙，再煎二沸，温服。忌食鲤鱼。

2. 清肺饮（《盘珠集胎产症治·卷上·胎前·子嗽》）

治子嗽，嗽血不止。

栀子 黄芩 知母 麦冬（去心） 桑皮 乌梅

水煎服。

3. 五虎饮（《盘珠集胎产症治·卷上·胎前·子嗽》）

治子嗽。食生冷及椒、姜，致伤胎气，胃火冲肺，咳嗽不止。

杏仁（去皮） 苏梗 木贼 陈皮 知母（炒） 北五味 桔梗 甘草（炙） 石膏（不可多用） 蒌仁（喘者重用）

水煎服。

4. 安胎饮（《沈氏经验方·附胎产良方》）

治子嗽。

生地（三钱） 归身（一钱五分） 麦冬（去心，一钱五分） 白芍（二钱，酒炒） 真阿胶（一钱） 杜仲（盐水炒，一钱） 续断（盐水炒，一钱） 条芩（焙，一钱） 枳壳（一钱，炒） 炒砂仁末（三分）

河水煎服。

5. 百合散（《胎产秘书·卷上·子嗽》）

治子嗽。

百合（二钱） 桑皮（七分） 前胡（八分） 桔梗（七分） 芍药（一钱） 赤苓（八分） 贝母（一钱） 橘红（一钱） 甘草（五分）

或加紫菀、款冬。生姜为引，水煎服。

6. 生地饮（《胎产秘书·卷上·子嗽》）

治妊娠子嗽，咳嗽吐血不止。

生地（三钱） 犀角（三分） 白芍（二钱） 知母（二钱） 天冬（二钱） 麦冬（二钱） 黄芩（八分） 桔梗（八分） 当归（二钱） 紫菀（钱半） 甘草（四分）

水煎服。

7. 调肺平肝汤（《医学见能·卷三·证治·妇人安胎》）

治胎前咳嗽，以及呛呕不安者。

桔梗（八分） 枳壳（一钱五分） 杏仁（三钱） 云苓（三钱） 百合（三钱） 生地（三钱） 前胡（一钱五分） 当归（一钱五分） 麦冬（一钱五分） 紫菀（一钱五分）

水煎服。

三、治风寒子嗽方

1. 天门冬饮（《医学正传·卷七·妇人科中·胎前》）

治子嗽。妊娠外感风寒，久嗽不已。

天门冬（一钱） 紫菀茸（一钱） 知母（去毛，酒洗，一钱） 桑白皮（蜜炙，一钱） 五味子（五分） 桔梗（去芦，五分）

上药细切，作一服，水一盏半煎至一盏。

2. 紫菀汤（《陈素庵妇科补解·胎前杂症门·卷三·妊娠咳嗽方论》）

治子嗽。妊娠咳嗽，因感冒寒邪，伤于肺经，以致咳嗽而不已。腠理不密则寒邪乘虚入肺，或昼甚夜安，昼安夜甚，或有痰，或无痰。

贝母 前胡 桑皮 紫菀 白术 甘草 黄芩 五味子 桔梗 麻黄 紫苏 杏仁 知母 当归 陈皮 赤苓

水煎服。

3. 加减紫菀汤（《古今医鉴·卷十二·妊娠》）

治妊娠咳嗽，因感风寒伤肺而成，谓之子嗽。

贝母 前胡 紫菀 白术 桑皮 甘草 黄芩 紫苏 陈皮 五味子 知母 杏仁 赤苓

当归　麻黄

水煎服。

4. 加减参苏饮（《胎产秘书·卷上·子嗽》）

治妊娠子嗽，因外感风寒者。

苏叶（一钱）　杏仁（一钱）　橘红（一钱）　枳壳（炒，七分）　前胡（八分）　木香（三分）　桔梗（七分）　干葛（七分）　桑皮（七分）　甘草（四分）

水煎服。

5. 桔梗汤（《医宗金鉴·卷四十六·妇科心法要诀·胎前诸症门》）

治风寒子嗽。

紫苏叶　桔梗　麻黄　桑白皮　杏仁　赤茯苓　天冬　百合　川贝母　前胡

水煎服。

6. 百合汤（《产孕集·上篇·孕疾第五》）

治外感风寒所致子嗽，甚则胎动。

百合（三钱）　紫菀（一钱）　贝母（一钱）　白芍（一钱）　当归（一钱五分）　前胡（五分）　茯苓（二钱）　桔梗（一钱五分）　苏叶（三分）

水煎服。

四、治痰热子嗽方

1. 枳梗二陈汤（《医学入门·外集·卷四·杂病分类》）

治痰饮子嗽。

二陈汤加枳壳　桔梗

水煎服。

2. 加减二陈汤（《胎产秘书·卷上·子嗽》）

治妊娠子嗽痰喘，因火乘肺金者。

枯芩（二钱）　川连（一钱）　橘红（一钱）　川贝（一钱）　茯苓（一钱）　桑皮（一钱）　前胡（七分）　枳壳（八分）　甘草（五分）　瓜蒌（一钱）

水煎服。

3. 兜铃散（《叶氏女科证治·卷二·安胎下》）

治子嗽。火盛乘金，胎气壅塞者。

马兜铃（五分）　桔梗（五分）　人参（五分）　川贝母（去心，杵，五分）　甘草（炙，五分）　桑白皮（一钱）　陈皮（一钱）　大腹皮（豆汁浸洗，一钱）　苏叶（一钱）　五味子（四分）

水煎服。一方有枳壳，无人参、川贝母。

五、治阴虚子嗽方

1. 宜胎饮（《叶氏女科证治·卷二·安胎下》）

治妊娠四五月，咳嗽，五心烦热，胎动不安，名曰子嗽。

干地黄（三钱，酒洗）　当归身（酒洗，一钱半）　麦冬（去心，一钱半）　白芍（酒炒，二钱）　阿胶（蛤粉炒珠，一钱）　杜仲（盐水炒断丝，一钱）　川续断（盐水炒，一钱）　条芩（一钱）　枳壳（麸炒，一钱）　砂仁（炒，去壳，三分，研）

河水煎服。

2. 人参阿胶散（《万氏妇人科·卷二·胎前章·妊娠咳嗽》）

治妊妇久嗽不已，谓之子嗽，引动其气，恐其堕胎。

人参　白术　茯苓　甘草（炙）　苏叶　阿胶　桔梗（各等分）

水煎，食后服。

3. 乌梅四物汤（《医门八法·卷四·子嗽》）

治妊娠子烦、子悬、子痫、子嗽、子淋阴血不足，肝气不调者。

大乌梅（五个，去骨）　归身（五钱，炒）　白芍（三钱，醋炒）　生地（三钱）　熟地（三钱）

水煎服。

4. 清金退热饮（《女科指南·胎前诸症门》）

治妇女虚火上炎，咳嗽发热，虚弱，月事不行，痨怯，男子亦治，更治子嗽。

当归　芍药　人参　茯苓　黄芩　川芎　知母　贝母　桔梗　陈皮　软柴胡　五味子　桑皮　甘草　地骨皮

加生姜，水煎服。加姜炒黄连尤妙。

【论用药】

1. 车辖

《证类本草·卷四》："《圣惠方》：治妊娠咳嗽。以车釭（辖）一枚，烧令赤，投酒中，候冷饮之。"

2. 菩萨草

《本草图经·本经外草类卷十九》："主妇人妊娠咳嗽，捣筛，蜜丸服之，立效。此草凌冬不凋，秋中有花直出，赤子似蒴头。冬月采根用。”

3. 紫菀

《本草简要方·卷三·草部二》：“治妊娠咳嗽，胎动不安。”

【医论医案】

一、医论

《妇科冰鉴·卷五·胎前诸证门·子嗽八》

妊娠咳嗽，名曰子嗽。有感冒风寒、痰饮上逆、阴虚火动之不同。若不速治，久必伤胎。感冒者，必有表证可据，一散可解。痰饮上逆者，痰涎必多，法当理气化痰。阴虚火动者，身体壮热，其嗽午后益甚，须以壮水滋金为主，则痰可瘳而胎可保矣。

二、医案

1. 肺肾不调案

《校注妇人良方·卷十三·妊娠烦躁口干方论第十》

一妊妇烦热，兼咽间作痛，用知母散加山栀，以清肺经而愈。后内热咳嗽，小便自遗，用补中益气加麦门、山栀，以补肺气、滋肾水而痊。

一妊妇咳嗽，其痰上涌，日五六碗许，诸药不应。予以为此水泛为痰，用六味丸料及四君子汤各一剂稍愈，数剂而安。

《女科指要·女科医案·咳嗽门》

一娠妇，咳嗽不已，咳甚则大便遗出不禁，脉之虚软微数无神。此肾阴亏损，肺气不足，不能收摄而司开阖也。朝用补中益气汤加麦冬、五味，以培土生金；夕用地黄汤合生脉散，以收摄肾气而安。

2. 肺气虚弱案

《石山医案·卷上》

一妇怀妊七月，嗽喘不能伏枕，两臀坐久皮皆溃烂。医用苏子降气汤、三拗汤、参苏饮，罔有效者。邀予诊之。右脉浮濡近驶，按之无力，左脉稍和。曰：此肺虚也，宜用补法。遂以人参钱半，白术、麦门冬各一钱，茯苓八分，归身、阿胶、黄芩各七分，陈皮、五味、甘草各五分，煎服五七帖而痊。

《济阴纲目·卷八》

一妊妇嗽则便自出，此肺气不足，肾气亏损，不能司摄，用补中益气汤以培土生金，六味丸加五味以生肾气而愈。

一妊妇咳嗽，其痰上涌，日五六碗许，诸药不应。予以为此水泛为褒，用六味丸料及四君子汤各一剂，稍愈，数剂而安。

《张氏医通·卷二·诸伤门·伤寒》

国学郑墨林夫人，素有便红，怀妊七月，正肺气养胎时，而患冬温咳嗽，咽痛如刺，下血如崩，脉较平时反觉小弱而数，此热伤手太阴血分也。与黄连阿胶汤二剂，血止。后去黄连加葳蕤、桔梗、人中黄，四剂而安。

《王氏医案三编·卷三》

朱砥斋司李之夫人，屡患半产，每怀妊服保胎药卒无效。今秋受孕后病嗽，孟英视之，尽屏温补，纯与清肺。或诘其故，曰：胎之不固，或由元气之弱者，宜补正；或由病气之侵耳，宜治病。今右寸脉滑大搏指，吾治其病，正所以保其胎。苟不知其所以然而徒以俗尚保胎之药投之，则肺气愈塞，咳逆愈盛，震动胞系，其胎必堕矣。朱极钦佩，服之良效。次年夏，诞子甚茁壮。［眉批］通达之论，凡病俱宜如此看。

3. 肺脾不调案

《柳选四家医案·静香楼医案·下卷》

胎前喘咳肿满，是脾湿不行，上侵于肺，手足太阴病也。治在去湿下气。茯苓、陈皮、白芍、泽泻、厚朴、当归、苏梗、杏仁。［柳宝诒按］方颇灵动，再加紫菀、枇杷叶何如？

《南雅堂医案·卷八·妇科·胎孕门》

胎前喘咳胸满，乃脾土虚弱，湿郁不行，上焦肺气被阻，当从手足太阴治。当归身二钱，白茯苓三钱，川朴五分，炒陈皮八分，苏梗一钱，杏仁二钱（去皮尖），白芍一钱，泽泻一钱。

4. 肺热壅盛案

《临证指南医案·卷九·胎前》

钱，三九。上年夏产，过月经转。今经停四个月，左脉弦滑流动，乃为妊象。此气急，脘痞，咳嗽，热气上乘迫肺之征。形肉日瘦，热能烁阴耗气。议清金平气，勿碍于下。桑叶、川贝、桔梗、广皮、黑山栀、地骨皮、茯苓、甘草。

王。先寒后热，咳呛，是春月风温肺病。风为阳邪，温渐变热，客气著人，即曰时气。怀妊九月，足少阴肾脉养胎。上受热气，肺痹喘急，消渴胸满，便溺不爽，皆肺与大肠为表里之现症，状若绘矣。芎归辛温，参术守补，肉桂、沉香辛热，皆胎前忌用。致大热烦闷，势属危殆。议以清肺之急，润肺之燥。俾胎得凉则安，去病身安，自为不补之补。古人先治其实，实者邪也。泡淡黄芩、知母、鲜生地、花粉、阿胶、天冬。又：喘热减半，四肢微冷，腹中不和，胎气有上冲之虑。昨进清润之方，漐漐有汗。可见辛燥耗血，便是助热。今烦渴既止，问初病由悲哀惊恐之伤。养肝阴，滋肾液为治，稳保胎元，病体可调。复脉去桂、麻、姜、枣，加天冬、知母、子芩。

谢。始而热入阴伤，少腹痛，溺不爽。秋暑再伤，霍乱继起。今不饥不食，全是胃病。况怀妊五月，胎气正吸脾胃真气，津液重伤，致令咳逆。人参、知母、炒麦冬、木瓜、莲子肉、茯神。

《王氏医案三编·卷二》

孟英治其令弟季杰之簉室，怀孕患嗽，嗽则鼻衄如喷，憎寒乍热，口渴头疼，右脉洪数，授白虎汤合葱豉，投匕而瘳。或云时已隆冬，何以径投白虎？孟英曰：脉证如是，当用是剂，况今年自夏徂冬，亢旱不雨，寒虽外束，伏热蕴隆，此即麻杏甘膏之变法耳。

5. 肝肺不调案

《济阴纲目·卷八》

一妊妇因怒咳嗽吐痰，两胁作痛。此肝火伤金，以小柴胡汤加山栀、枳壳、白术、茯苓治之而愈。但欲作呕，此肝侮脾也，用六君子加升麻、柴胡而愈。

《眉寿堂方案选存·卷下·女科》

脉沉，怀妊八月，久咳背冷，冲逆不得卧。此因抑郁，阳失转旋，浊凝饮结，当治饮不治咳。桂枝、淡姜、白芍、茯苓、五味。始于嗔怒动肝，冬季温暖少藏，肝气多升，肺气不降，遂令咳逆喘促。热郁入里，耳聋自利。延绵经月，真损必然殒胎，非轻小之恙。黄芩、蒌皮、杏仁、白芍、橘皮、乌梅。

《女科指要·女科医案·咳嗽门》

一孕妇，因怒咳嗽，呕吐痰涎，两胁作痛，脉沉弦数。此肝火侮金，肺失清肃也。全福花汤加羚羊角、山栀、生地，调治三日而减。后以润肺抑肝，半月而全安。

《柳选四家医案·环溪草堂医案·下卷》

咳嗽发热日久，前投补益脾胃之药六七剂，食欲加增，起居略健，但热势每交寅卯而盛，乃少阳旺时也。少阳属胆，与肝相为表里，肝胆有郁热，戕伐生生之气，肺金失其清肃，脾胃失其转输，相火日益炽，阴津日益涸，燎原之势，不至涸极不止也。其脉弦数者，肝胆郁热之候也。刻下初交夏令，趁其胃旺加餐。拟进酸苦法，益阴和阳，清彻肝胆之郁热。考古方柴前连梅煎颇有深意，录出备正。柴胡（猪胆汁浸炒）五分，川连（盐水炒）五分，白芍一钱，前胡一钱，乌梅五分，麦冬二钱，党参三钱，秋石三分，炙草四分，薤白五分。［原注］此方服后，热势竟退。此时已经停两月，以后或热或止，喜其能食，至四五月后，方知其有孕。［柳宝诒按］此等证最易认作虚损，得此议论，大开后人眼目。又［按］此必有微邪伏于肝胆之间，挟木火而发。煎熬津液日就干涸，古人所谓劳风者，曹仁伯谓即是此证。

6. 气阴两亏案

《女科指要·女科医案·咳嗽门》

一娠妇，久嗽不止，其痰上涌，日吐五六碗许，诸药不应，脉虚数无神。此气阴两亏，不能收摄邪水，而水泛为痰也。朝用地黄汤，夕用四君子汤，更迭调治，数服稍减，一月全安。

《王氏医案三编·卷三》

张氏妇……仲冬举一男，胎前即患痰嗽，娩后招专科治之，服四物汤增损多剂，而气逆碍眠，嗽则汗出，便溏遗溺，口渴不饥。再乞援于孟英，脉洪大，按之虚软。授沙参、石英、黄芪、苡仁、甘草、牡蛎、石斛、茯苓、小麦、红枣、冬虫夏草之方，两帖而汗收安谷，四帖而渴减便坚，旬余遂愈。

石念祖：脉滑为痰实，脉大在此证为阴虚。酒炒知母四钱，陈胆星（炖，和服）八分，鲜芦根二两，鲜枇叶（刷，包）三钱，旋覆（包，先）三钱，淡海蛇（先煎）二两，南花粉五钱，青果（连核，先）一枚、北沙参八钱，片通草三钱，石斛（先煎）一两。

《时病论·卷六》

三湘喻某之内，孕经七月，忽受燥气，咳嗽音嘶。前医贸贸，不询月数，方内遂批为子喑，竟忘却《内经》有“妇人重身，九月而喑”一段。医者如此，未免为识者所讥，观其方案，庞杂之至，所以罔效。丰诊其脉，弦滑而来，斯时肺经司胎，咳逆音哑，显系肺金被燥气所侵之证。宜辛凉解表法（此用辛凉解表法之实验）去蝉衣、淡豉，加桑叶、菊花，橄榄为引，连尝三服，音扬咳止矣。

第十三节

子痫

妊娠晚期或正值临产时或新产后，发生眩晕倒仆，昏不知人，手足搐搦，全身强直，双目上视，须臾醒，醒复发，甚或昏迷不醒者，称为“子痫”。本病为妇产科危急症，往往由子肿、妊娠眩晕治疗不及时发展而来。

【辨病名】

子痫病名首先见于《诸病源候论·妊娠痓候》，称为“子痫”，亦称“子冒”“胎痫”“妊娠痫证”等。

一、子痫

《丹台玉案·卷五·胎前门》：“娠妊头项强直，筋脉挛急，语言蹇塞，痰涎壅盛，昏昏不识人，时醒时作者，子痫也。”

《胎产心法·卷上·子痫论》：“冯氏云：孕妇忽然僵仆，痰涎壅盛，不省人事，乃是血虚而阴火炎上，鼓动其痰，左脉微数，右脉滑大者，名曰子痫。”

二、子冒

《诸病源候论·妇人妊娠诸候下·妊娠痓候》：“体虚受风，而伤太阳之经，停滞经络，后复遇寒湿相搏，发则口噤背强，名之为痓。妊娠而发者，闷冒不识人，须臾醒，醒复发，亦是风伤太阳之经作痓也。亦名子痫，亦名子冒也。”

《女科百问·卷下·第七十一问何谓子痫》：“妊娠忽闷，眼不识人，须臾醒，醒复发，似醒不醒者，名曰痓病。亦号子痫，亦号子冒。”

三、胎痫

《卫生家宝产科备要·卷四·累用经效方》：“治妊娠四、五月以上，忽然仆地，手足抽掣，咽中涎声衮衮，口眼不开，如小儿瘈疭之状，名曰胎痫。”

《得心集医案》：“余曰：令媳之症乃胎痫，怀孕使然。”

【辨病因】

子痫多因妊娠体虚，感受风邪，或郁怒伤肝，肝郁而化火，火盛动风，风火相煽所致。

一、外感风邪

《女科百问·卷下·第七十一问何谓子痫》：“第七十一问，何谓子痫？答曰：风是四时八方之气，常以冬至日候之。风从其方来者，长养万物，不从其方来者，乃名虚邪贼风。体虚之人中之者，随其虚而为病也……若伤太阳之经，复遇寒湿相搏，口噤背强，名之曰痓。故妊娠而发者，昏冒不识人，须臾则醒，醒而复发，名曰子痫，又名子冒，久则变成痓。”

《胎产证治·胎前总论·子痫》：“子痫，风也。风则平之，因受风寒，头项强直，筋脉挛急，语言謇涩，痰涎壅盛，昏晕不识人，时醒时作。”

《胤产全书·卷二·子痫类》：“妊娠体虚受风，而伤太阳之经络，后复遇风寒相搏，发则口噤背强，名之曰痓。”

二、郁怒伤肝

《孙氏医案·四卷·新都治验》：“此风痰为怒所动而成子痫。”

《产论·卷一·孕育·治法》：“其人七情郁结过度，则内火煽盛，热薰大肠。怒掸愤起，上动委食之府，是为子痫。”

《医医偶录·卷一》：“子痫者，血虚受风，忽然口噤反张，其症最暴，羚羊角散定之。若怒动肝火者，佐以逍遥散，胎气上逆者佐以紫苏饮。”

【辨病机】

子痫病机为肝阳上亢，肝风内动或痰火上扰。主要在于阴虚阳旺，肝阳上亢，热极生风，痰蒙心包。

《万氏妇人科·卷二·胎前章·子痫》：“孕妇忽然眩晕卒倒，口噤不能言，状如中风，须臾即醒，醒而复发，此名子痫。乃气虚挟痰挟火证也。”

《大生要旨·胎前》：“治怀孕而痫仆者，由阴虚火亢，痰气厥逆，故令晕倒，作羊犬之声，名曰子痫。”

《沈氏女科辑要·卷上·妊妇似风》："或腰背反张，时昏时醒。名为痉，又名子痫。古来皆作风治，不知卒倒不语，病名为厥，阴虚失纳，孤阳逆上之谓。口眼歪斜，手足瘛疭，或因痰滞经络；或因阴亏不吸，肝阳内风暴动。"

【辨病证】

子痫之病本为精亏血虚，妊娠之时精血愈亏，孤阳失于潜藏，复因情志内伤，五志化火，炼液成痰，痰蒙清窍，气机逆乱，筋脉失养，故而见昏迷不醒，四肢抽搐。发作时以昏迷为主者属昏迷型子痫，以痰火为主；以抽搐为主者属抽搐型子痫，以风火为主。

《万氏家传广嗣纪要·卷十·妊娠风痉》："痉，俗作痓，乃太阳膀胱病之别名也。论曰：妊娠中风，颈项强直，筋脉挛急，言语蹇涩，痰涎壅盛，或发搐不省人事，名曰子痫。亦有临月发风痓，或晕闷倒地不识人，吐逆如痫，治各有方。"

《万氏妇人科·卷二·胎前章·子痫》："孕妇忽然眩晕卒倒，口噤不能言，状如中风，须臾即醒，醒而复发，此名子痫。乃气虚挟痰挟火症也，清神汤主之。"

【论治法】

子痫之病本为精亏血虚，妊娠之时精血愈亏，孤阳失于潜藏，复因情志内伤，五志化火，炼液成痰，痰蒙清窍，气机逆乱，筋脉失养，故而见昏迷不醒，四肢抽搐。治法为滋养肾精、理气化痰，佐以熄风潜阳、清心安神。若昏迷，抽搐时间较长，往往危害母子安全，症情危重。

《女科百问·卷下·第七十一问何谓子痫》："妊娠忽闷，眼不识人，须臾醒，醒复发，似醒不醒者，名曰痓病。亦号子痫，亦号子冒。以葛根汤，若有竹近可速办，当先作竹沥汤。其竹远不可即办者，当先办葛根汤。此二物偏疗诸痓。取新伐青淡竹断之，除两头节，作片，以砖并侧，令竹两头虚，布列其上，烧中央，两头汁出，以器盛之取服。"

《胎产心法·卷上·子痫论》："冯氏云：孕妇忽然僵仆，痰涎壅盛，不省人事，乃是血虚而阴火炎上，鼓动其痰，左脉微数，右脉滑大者，名曰子痫，宜四物养血，酒芩清热，二陈化痰理气，治法仍以安胎为主，勿过用中风之药。此由血虚生热，热盛生风，皆内起之风火，养血而风自灭。"

《医学心悟·卷五·妇人门·子痫》："此症必速愈为善，若发无休，非惟胎孕骤下，将见气血涣散，母命亦难保全。"

《叶氏女科证治·卷二·安胎下》："妊娠中风，颈项强直，筋脉挛急，口噤语涩，痰甚昏迷，癫痫发搐，不省人事，名曰子痫。轻则四物汤加黄连、黄芩以降火，半夏、陈皮以化痰，更加白术以燥湿强脾，名曰清痰四物汤，甚则角弓反张，宜羚羊角散。"

《产论·卷一·孕育·治术》："凡救子痫，须急如奉漏沃燋，不则死矣。其状大类癫而发狂瘈疭者是也。其救法：先使其妇仰卧，而医以右膝膑抵于妇人左腹季肋，以此为其用力之地，却以右手上推右不容冗，左手下按右章门冗，乃其手下必应有物如巨柱，愤动掀起，用力按之则止矣。"

《胎产秘书·上卷·胎前》："凡妊娠口噤项强，手足挛搐，言语蹇涩，痰壅盛，不省人事，名曰子痫，切不可作中风治，宜服加味羚羊角散。如无痰涎，言语如常，但见中风形状，此缘血少类风，概以风药投之，贻害不浅。"

《胎产新书·女科秘旨·卷三·子痫》："孕妇痰涎壅盛阻塞，或时发搐，不省人事，名曰子痫，治宜清气化痰为主。盖此症因于气者多，治法与痫症同，惟剂稍小耳。若恶心甚者，煎二陈汤探吐，吐定则理气化痰，兼用黄芩、白术保胎。古方羚羊角散、葛根汤药味偏于辛散，治者当因时制宜可也。"

《女科要旨·卷二·胎前》："子痫者，怀孕卒倒无知，目吊口噤，角弓反张，系肝风内动，火势乘风而迅发，前方加羚羊角、钩藤、竹沥、贝母、僵蚕，甚者间服风引汤，继以竹叶石膏汤、鸡子黄连汤以急救之。"

【论用方】

一、治子痫方论

1. 论钩藤散

《医方集解·经产之剂第二十一》："此足厥阴药也。钩藤之甘寒以除心热而散肝风；柴胡、桔梗之辛凉，黄芩、栀子之苦寒，以平少阳，厥阴之风热，风热去则瘈疭止矣；人参、茯神以益气而宁神；当归、寄生以养血而安胎也。”

2. 论羚角钩藤汤

《重订通俗伤寒论·六经方药·清凉剂》：“［秀按］以羚、藤、桑、菊熄风定惊为君；臣以川贝善治风痉，茯神木专平肝风；但火旺生风，风助火势，最易劫伤血液，尤必佐以芍药、甘草、鲜生地酸甘化阴，滋血液以缓肝急；使以竹茹，不过以竹之脉络通人之脉络耳。”

3. 论羚羊角散

《医方集解·经产之剂第二十一》：“此足厥阴药也。羚羊之辛凉以平肝火，防风、独活之辛温以散肝邪，茯神、酸枣以宁神，当归、川芎以活血，杏仁、木香以利气，薏仁、甘草以调脾也。”

《医林纂要·卷八》：“子痫作于猝然，旧有风湿，溢于冲任，因孕而动，肝血养胎。血热风生，时或动其经血，而风涎猝作，非中风也。羚羊角苦咸寒，补心宁神，宣布血脉，搜刷经络，无坚不软，无瘀不行，兼平君相之火，降已亢之阳，除妄作之热，故可以治痫而安胎也。独活、防风以去风湿；当归、川芎以滋血补肝；茯神、酸枣仁以收散宁心；杏仁降逆气，破坚结，润心肺；薏苡仁甘淡清肺和脾，缓肝舒筋，能除血脉经络中风湿；木香行肝气之滞；甘草缓肝急，加姜煎，姜亦能补肝行瘀。总之，当归、川芎以补肝血而行之，茯神、枣仁以安心神而敛之，防风、独活以达其风，杏仁、木香以顺其气，君以羚羊角以穷极隐之风湿无不搜而逐之，且清宫除道以安心主也，加用薏苡、甘草以和其脾，则以培木之本也。”

4. 论芎活散

《女科指要·卷三·胎前·中风》：“妊娠中风伤筋脉，而发为风痉，故角弓反张，奄忽不知人焉。芎䓖入血海以升阳，羌活通经络以散风。为散，水煎入酒下，使风邪外解，则经气清和，而筋脉得养，何角弓反张，奄忽不知人之有，而胎无不安矣。”

二、治子痫方

1. 葛根汤

1）《外台秘要·卷三十三·妊娠子痫方二首》

治子痫，妊娠临月，因发风痉，忽闷愦不识人，吐逆眩倒，小醒复发。

贝母（二两） 葛根（二两） 丹皮（去心，二两） 木防己（二两） 防风（二两） 当归（二两） 芎䓖（二两） 桂肉（切，熬，二两） 茯苓（二两） 泽泻（二两） 甘草（炙，二两） 独活（三两） 石膏（碎，三两） 人参（三两）

上切。以水九升煮取三升，分二次服。

2）《女科指掌·卷三·胎前门·子痫》

治妇人妊娠，风伤太阳之经，复遇寒湿相搏，发为子痫，口噤背强，昏冒不识人，须臾则醒，醒后复发。

葛根 茯苓 人参 泽泻 甘草 防己 防风 当归 川芎 独活

水煎。临服加竹沥半杯、生姜汁二匙。

2. 钩藤散（《太平圣惠方·卷七十七·治妊娠惊胎诸方》）

治妊娠，胎动不安，因用力劳乏，腹痛面青，冷汗出，气息欲绝，由劳动惊胎所致。

钩藤（二两） 茯神（二两） 人参（二两） 当归（二两） 桔梗（三两） 寄生（一两）

上以水五升煎取二升，分三次服。

3. 夺命褐散子（《卫生家宝产科备要·卷四·累用经效方》）

治妊娠四、五月以上，忽然仆地，手足抽掣，咽中涎声衮衮，口眼不开，如小儿瘈疭之状，名曰胎痫。

甜葶苈（纸上微炒） 芫花（醋煮，干焙燥，各半两） 郁李仁（汤浸去皮） 地榆（锉，各一分）

上为细末。每服一字，煎沉香、人参、钩藤钩子、防风汤调下。如牙噤者用物斡开灌下，药汁不过一匙，不拘时候。

4. 羚羊角散

1）《严氏济生方·妇人门·校正时贤胎前十八论治》

治妊娠中风，涎潮忽仆，目吊口噤，角弓反张，名子痫。

羚羊角（半钱，镑） 川独活（半钱，去芦） 酸枣仁（半钱，炒，去壳） 五加皮（去木，半钱） 薏苡仁（四分，炒） 防风（四分，去芦） 当归（四分，去芦，酒浸） 川芎（四分） 茯神（四分） 杏仁（去皮尖，四分） 木香（二分半，不见火） 甘草（炙，二分半）

上㕮咀。每服四钱，以水一盏，加生姜五片，煎至七分，去滓温服，不拘时候。

2)《医学心悟·卷五·妇人门·子痫》

治妊娠中，血虚受风，以致口噤，腰背反张，名曰子痫。

羚羊角（一钱，镑） 独活（一钱） 当归（一钱） 川芎（七分） 茯神（七分） 防风（七分） 甘草（炙，七分） 钩藤（三钱） 人参（八分） 桑寄生（二钱）

上加生姜五分、大枣二枚，水煎服。

3)《医方简义·卷五·子痫》

治妊妇血虚受风，口噤，角弓反张，不省人事，痰涎上潮，名曰子痫。

羚羊角（镑，一钱五分） 独活（一钱五分） 归身（三钱） 川芎（一钱） 茯神（三钱） 羌活（一钱） 苡仁（三钱） 防风（一钱） 炙甘草（七分） 东洋参（七分） 钩藤（二钱） 桑寄生（二钱）

上加生姜三片，水煎服。

5. 独活防风汤（《云岐子保命集·卷十三》）

治妊娠中风，角弓反张，口噤语涩，谓之风痉，亦名子痫。

麻黄（去节，一两） 防风（一两） 独活（一两） 桂心（半两） 羚羊角屑（半两） 升麻（半两） 甘草（半两） 酸枣仁（半两） 秦艽（半两） 川芎（七分） 当归（七分） 杏仁（制，七分）

上㕮咀。每服四钱，加生姜四片、竹沥一合，水煎服。

6. 防风葛根汤（《万氏家传广嗣纪要·卷十·妊娠风痉》）

治中风，腰背强直，时复反张无汗。

防风 葛根 生地黄 川芎（各二钱） 杏仁（去皮尖） 麻黄（去节，各一钱半） 桂枝（少许） 独活 甘草 防己（各一钱）

上㕮咀，分二贴。每贴水盏半，煎麻黄去上沫，入诸药煎八分，温服，以安为度，不安，连服勿间。

7. 竹沥饮（《古今医统大全·卷八十五·胎产须知·妊娠子痫》）

治妊娠子痫。

防己 防风 桑寄生 人参 当归 川芎 独活 竹沥 茯苓 甘草

水煎服。

8. 清神汤（《万氏妇人科·卷二·胎前章·子痫》）

治子痫，孕妇忽然眩晕卒倒，口噤不能言，状如中风，须臾即醒，醒而复发。

人参 白术 茯苓 炙芪 炙草 麦冬 归身（各等分）

生姜、大枣为引，水煎，食远服。兼服寿星丸。

9. 芎活散（《医学入门·外集·卷七·妇人小儿外科用药赋》）

治子痫；孕妇风痉，脉浮细涩者。

川芎 羌活（各等分）

水煎，入酒少许温服。

10. 四物汤加芩连姜夏方（《医方考·卷六·妇人门第七十》）

治妊娠子痫，属阴虚火亢，痰气厥逆者。

当归 川芎 芍药 熟地黄 黄芩 黄连 半夏 生姜

水煎服。

11. 三合汤（《寿世保元·卷七·妊娠》）

妊娠忽然口噤吐沫，不省人事，言语错乱。

当归（酒洗） 川芎 白芍（酒炒） 生地黄 陈皮 白茯苓（去皮） 远志（甘草水泡，去心） 麦门冬（去心） 竹茹 石菖蒲 甘草 半夏（姜泡，香油炒）

上剉。生姜水煎服。

12. 芎活汤（《济阴纲目·卷之九·胎前门下·风痉》）

治子痫，兼用产后逐瘀血、下胞衣。

川芎 羌活（各等分）

上剉。水煎，入酒少许，温服。

13. 羚羊角汤（《丹台玉案·卷五·胎前门》）

治妊娠子痫。头项强直，筋脉挛急，语言謇涩，痰涎壅盛，昏不识人，时醒时作者。

羚羊角（三钱） 杏仁（一钱） 五加皮（一钱） 独活（一钱） 防风（八分） 当归（八分） 川芎（八分） 羌活（八分）

上加生姜五片，煎服，不拘时候。

14. 加味地黄汤（《胎产秘书·卷上·子痫》）

治子痫，口噤项强，手足挛搐，言语謇涩，痰涎壅盛，不省人事。

大熟地（姜汁、砂仁拌炒，八钱） 净萸肉（四钱） 怀山药（四钱） 茯苓（三钱） 丹皮（三钱）

泽泻（二钱） 陈胆星（二钱） 吴茱萸（五分） 川连（五分煮汁，泡七次，炒）

水煎，加荆沥一钱冲服。

15. 清痰四物汤（《叶氏女科证治·卷二·安胎下》）

治子痫。

熟地黄（三钱） 白芍（二钱半，酒炒） 黄芩（酒炒，二钱半） 当归（二钱） 半夏（一钱，制，炒黄） 陈皮（一钱） 白术（蜜炙，一钱） 姜（三片）

水煎，温服。

16. 四物加芩连姜夏汤（《大生要旨·胎前》）

治怀孕而痫仆者，由阴虚火亢，痰气厥逆，故令晕倒，作羊犬之声，名曰子痫。

当归（二钱） 川芎 黄连（酒炒，各五分） 熟地（三钱） 白芍（酒炒，一钱半） 黄芩 半夏（姜汁炒，各一钱） 生姜（三片）

水煎服。

17. 羚角钩藤汤（《重订通俗伤寒论·六经方药·清凉剂》）

治孕妇子痫、产后惊风。

羚角片（一钱半，先煎） 霜桑叶（二钱） 京川贝（四钱，去心） 鲜生地（五钱） 双钩藤（三钱，后入） 滁菊花（三钱） 茯神木（三钱） 生白芍（三钱） 生甘草（八分） 淡竹茹（五钱，鲜刮，与羚羊角先煎代水）

水煎服。

18. 养血清热汤（《罗氏会约医镜·卷十四·妇科（上）·胎孕门·子痫》）

治风热子痫，因风木为热，痰涎壅盛。

当归（二钱） 川芎（一钱） 白芍（酒炒，一钱半） 熟地（二至三钱） 陈皮（去白，一钱半） 半夏（姜炒，一钱半） 炙草（一钱半） 黄芩（酒炒，一钱半）

加竹沥、姜汁，水煎服。

19. 单兵散（《产科发蒙·卷二·子痫第二》）

治子痫。

白槟榔（一个，鸡心大者）

上为末。用童便、生姜汁、温酒共半盏，调作一服，不拘时候。

20. 妙功救命散（《产科发蒙·卷二·子痫第二》）

治妊娠子痫痛，痰涎壅盛，咽喉锯声，角弓反张。

鹿角灰（四钱） 牛胆（二钱） 麝香（三分）

上研鹿角为极细末，以牛胆水化开，灌前末搅和，日晒干，入麝香再研细，贮锡器听用。

21. 双神丸（《产科发蒙·卷二·子痫第二》）

治子痫。

牛胆南星（八钱） 鸡冠雄黄（四钱）

上为极细末，炼蜜为丸如梧桐子大。每服五十丸，白汤送下。

22. 加味羚羊角散

1)《胎产秘书·卷上·子痫》

治妊娠子痫，口噤项强，手足挛搐，言语蹇涩，痰涎壅盛，不省人事。

羚羊角（一钱） 当归（一钱） 防风（一钱） 独活（一钱） 茯苓（一钱） 枣仁（一钱） 五加皮（一钱） 米仁（五分） 杏仁（八分） 甘草（三分） 木香（三分） 葱白（五寸） 生姜（五片）

水煎服。

2)《顾氏医径·卷四》

治妊娠血虚受风，痰涎上潮，致卒倒无知，目吊口噤，角弓反张，昏厥而为子痫者。

羚羊角 独活 归身 川芎 茯神 枣仁 米仁 防风 炙甘草 钩藤 桑寄生 人参

水煎服。

23. 竹茹阿胶汤（《产孕集·上篇·孕疾第五》）

治子痫。

青竹茹（二钱，姜汁浸） 阿胶（二钱，蛤粉炒） 炒当归（三钱） 黑山栀（八分） 大生地（四钱） 白芍药（二钱） 川芎（一钱） 明天麻（一钱，煨） 石决明（三钱，煅） 陈皮（八分） 焦术（二钱）

水煎服。

24. 安胎主膏（《理瀹骈文·妇科》）

治下血，子肿，子喘，子痫，肝脾血热. 小便带血，胎动不安。

党参（二两） 酒当归（二两） 熟地（三两） 酒条芩（半两） 淮药（半两） 白术（两半） 酒川芎（五钱） 酒芍（五钱） 陈皮（五钱） 苏梗（五钱） 香附（五钱） 杜仲（五钱） 续断（五钱） 贝母（五钱）

麻油熬，黄丹收，贴肾俞处。一方加黄芪、生地各一两。

25. 乌梅四物汤(《医门八法·卷四·子痫》)

治妊娠子烦、子悬、子痫、子嗽、子淋阴血不足，肝气不调者。

大乌梅(五个，去骨)　归身(五钱，炒)　白芍(三钱，醋炒)　生地(三钱)　熟地(三钱)

水煎服。

26. 当归独活汤(《女科指南·胎前诸症门》)

治孕妇子痫。

贝母　干葛　丹皮　防风　防己　川芎　甘草　泽泻　官桂　当归　人参　茯苓　独活　石膏

加生姜五片煎，入竹沥更妙。

27. 青铅饮(《顾氏医径·卷四》)

治子痫之甚者。

青铅(一斤，化烊，即须倾水盆中，捞起，再烊再倾三至五次，而即以此水煎药方)　生地(一钱)　羚羊(一钱)　天冬(三钱)　石斛(三钱)　菖蒲(一钱)　甘草(一钱)

水煎服。

【论用药】

1. 砂仁

《本草纲目·草部第十四卷·草之三》："子痫昏冒：缩砂(和皮炒黑)，热酒调下二钱；不饮者，米饮下。"

《本草正义·卷五·草部·芳草类》："谓缩砂和皮炒黑，研末，米饮下二钱，治子痫昏冒，安胎止痛皆效。此是胎气上逼，气升神昏之证。"

2. 羚羊角

《本草纲目·兽部第五十一卷·兽之二》："平肝舒筋，定风安魂，散血下气，辟恶解毒，治子痫痉疾。(时珍)"

《本草择要纲目·寒性药品》："治子痫痉疾，盖羊火畜也，而羚羊则属木，故其角入厥阴肝经甚捷，同气相求也。"

《本经逢原·卷四·兽部》："小儿惊痫，妇人子痫，大人中风搐搦及筋寒历节痛，而羚羊角能舒之。"

《本草求真·上编·卷四泻剂·泻火》："小儿惊痫，妇人子痫。"

《本草述钩元·卷三十一·兽部》："妇人产后恶血攻心，烦闷，子痫痉疾。"

【医论医案】

一、医论

《医学心悟杂症要义·子痫》

子痫有二：一为本无此病，受孕后因肝处受风而得者，篇中所论是也。宜羚羊角散去防风加秦艽，极稳极捷。一为平日本有痫病，受胎后发病较重者，羚羊角散去防风、独活，加熟地、续断、阿胶，《景岳全书》《胎产秘书》皆用此法。二段兼怒，宜逍遥散去柴胡加女贞子。三段兼胎气上逆，羚羊角散加苏子。四段兼痰，宜该方加茯苓、川贝母、橘红、竹茹，半夏断不可用。五段兼寒，不得已酌加小茴香、吴茱萸，更无用附子之理；防风引热药入肺，亦不相宜。

《妇科秘书·子痫论》

妊娠子痫，乃为恶候，若不早治，必致坠胎。其症或口噤项强，手足挛缩，言语蹇涩，痰涎壅盛，不省人事，或忽然眩晕卒倒，口不能言，状如中风，实非中风之证，不可作中风治。即或无痰，言语如常，但似风状，多因血燥、血虚，亦不可概以风治而误也，羚羊角散主之。冯氏云：孕妇忽然僵仆，痰涎壅盛，不省人事，乃是血虚而阴火炎上，鼓动其痰，左脉微数，右脉滑大者，名曰子痫。宜四物养血，酒芩清热，二陈化痰理气，治法仍以安胎为主，勿过用中风之药。此由血虚生热，热盛生风，皆内起之风火，养血而风自灭。若心肝风热，用钩藤汤，肝脾血虚，加味逍遥散；肝脾郁怒，加味归脾汤；气郁痰滞，紫苏饮；脾郁痰滞，二陈加竹沥、姜汁。密斋云：孕妇气虚挟痰火症，状如中风，卒倒即醒，醒而复发，清神汤主之。予谓：妊娠子痫，至有目昏黑而厥者，胎前绝少。但一有此症，即是儿晕，属气与痰，故目昏黑发厥，只服紫苏饮，慎不可服苏合丸及乌药顺气散等药。至于破伤失血，或吐衄血，忽患口噤，项强背直，类中风症，皆因失血所致，不可不知，用荆防安胎散治之。

二、医案

1. 痰蒙清窍案

《丹溪纂要·卷三》

一妇有孕六个月，发痫，手扬直，面紫黑，合眼，流涎昏聩而苏。医与震灵丹五十帖，时作时止，至产自愈。其夫疑丹毒发，未治。脉举弦按涩，至骨则沉带数。予意其痫必于五月复发，至则果作，皆巳午时，乃制通圣散，其甘草生用，加桃仁、红花，或服或吐，四五剂渐轻，发疥而愈。

《孙文垣医案·卷四·新都治验》

一黄氏妇，青年初妊，已及弥月。忽午夜口中呶呶，目作上视，角弓反张，裸裎不避羞耻，口眼偏邪，昏愦不知人事，问之不能言对，举家惊骇。予曰：此风痰为怒所动而成子痫。当从云箕子葛根汤加大腹皮，一两剂可愈也。方以葛根、贝母、丹皮、防风、川芎、当归、茯苓、桂心、泽泻、甘草各二钱，独活、石膏、人参各四钱，水煎饮之而苏。

《素圃医案·卷四·胎产治效》

吴绍先兄令眷，年三十余岁，平素脾虚中冷，而夹痰饮，生产多胎，气虚时晕。癸未春间，怀孕一二月，便下血，服药而止。隔一月，又下血，药亦不止。听其淋滴不断者半月，欲其堕而不堕，反自止。本性畏热喜风，兼嗜瓜果，六月夜分，霍乱大吐，吐后汗多厥冷，遂昏沉不语，手足抽搐，目珠上窜。次日往看，脉弦细而紧软，卧于床，手足微温，手筋惕动，而手即挛，灌以药能咽，呕则欲吐。幸小便未遗，欲小便则有起床之状，人扶起能自立而便。但目不瞪，口不能语耳。此因大吐中虚，寒痰上涌，须用类中风治法。扬医众议不一，适金坛周医驻扬，议论相合。于是定方六君子汤，用人参一钱，白术、茯苓、半夏曲、桂枝、吴茱萸、姜汁、天麻、橘红，灌服二剂，至夜半回苏。计昏厥一昼夜，次日能言，谓周身皆痛，气塞喉中，胸中胀闷，腹痛作泻，外则筋惕而手拘挛，呕呃不能食。又迎鲍医，亦主温补，议用肉桂，予因频次下血，恐桂破血，易用桂枝合真武汤，换炮姜，救其亡阳虚脱。议用人参一钱，白术、茯苓、炮姜、附子、芍药、桂枝、甘草，姜枣为引，如此温补之剂，服一月方能坐床进食。后渐次去附子，调理而愈。至冬杪生产一男。母子平安。若病时执怀孕不用附子、半夏之说，病必不除，则产母不保，母不保，又安有子乎。程案产后中风，则气血交虚，故施重剂。此胎前中风，因未产不甚虚，故剂轻也。

《沈氏女科辑要·卷上·妊娠似风》

吴门叶氏治一反张，发时如跳虫，离席数寸，发过如平人。用白芍、甘草、紫石英、炒小麦、南枣，煎服而愈。

《得心集医案》

谢星焕医案。傅海翁之媳，于归匝月，时值暮春，忽然仆地，眼翻口噤，两手握固，半晌方醒，已而复发。他医认为痰火闭窍，进大黄、槟榔、菖蒲、桃仁之属。治经半月不痊，人皆束手，延余诊治，见其唇红面赤，脉沉实而滑，问得饮食间微若有呕，因称贺。海翁惊问。余曰：令媳之症乃胎痫，怀孕使然。因其体素有火，即误服破泻之药，而体坚病实，亦无大碍，不治并亦无妨，但得药早愈，免合室惊惶耳。因以四物加枯芩、半夏与之，仍然发闭。病者瞑目，口中呓语曰：我要银子还，不然，我要索尔命。众议此必邪祟所侵。又见其两手撮空，循衣摸床，皆曰：昨谢某在此，妄言胎痫，今已将危，何不延他广视。慌忙来寓，急延余往。余曰：早言胎痫小恙，何必如此大惊。此女肝家枯燥，此刻胎中正肝经主事，肝藏魂，血燥神魂不安，所以目中见鬼，口中乱语。又肝属木，木喜摇，所以手循摸耳。今吾以收魂药招之镇之，即可痊愈，疏方与服，数日未发。然不可停药，停药数日，往往复发如前，竟服至足月方已。后获弄璋，肥大之甚，母子均安，众称良治。

附方：首乌、胡麻、茯神、枣仁、钩藤、小麦、菊花、法夏、麦冬、金银（汤代水煎）。

大凡中风、中痰、气厥、血厥，病虽起于仓卒，决无屡发不愈。兼之妇科患此，即不论脉与症，亦当拟度其胎。况有脉可凭，有症可据，有因可问。是以预许为胎痫之疾。今方中具有收魂、养神、镇惊、消痰、补虚、润燥种种妙用，全无方书所用胎药，一概出乎心裁。男澍谨识。

《王氏医案三编·卷二》

蒋敬堂令正怀妊九月，忽患胎上撞心，面浮痰塞，四肢搐搦，神气昏瞀，亟延孟英视之。予紫苏、菖蒲、半夏、枳实、茯苓、橘皮、羚羊、钩藤、旋覆、赭石为剂。服后即举一男，母子皆安而愈。同时闻幼科王蔚文令媳，妊已临月，患证亦尔，治不如法，不产而亡。

2. 肝火旺盛案

《校注妇人良方·卷十四·妊娠风痉方论第二》

一妊妇因怒，忽仆地，良久而苏，吐痰发搐，口噤项强。用羚羊角散渐愈，更用钩藤散始痊，又用归脾汤而安。

一妊妇出汗口噤，腰背反张，时作时止。此怒动肝火也。用加味逍遥散渐愈，又用钩藤散而止，更以四君加钩藤、山栀、柴胡而安。

《女科指要·女科医案·中风门》

一妇，妊娠六七个月，一日清晨昏仆，移时苏醒，语言谵妄，手足抽搐不已，脉象弦数。此木旺风淫，热乘于心之候也。先以羚羊角散，三剂而神志清，语言静。惟抽搐未定，小水频数，更以加味黑逍遥散去丹皮，加池菊。水煎去渣，冲竹沥、姜汁数匙服。

第十四节

子肿

妇女妊娠期间出现的肢体面目发生肿胀者，称为子肿。如在妊娠七八月以后，只是脚部浮肿，无其他不适者，为妊娠晚期常有现象，可不必治疗，产后自消。

【辨病名】

子肿最早的记载可见于汉代张仲景《金匮要略》，此后古籍文献中对本病有许多形象的描述，如"妊娠有水气""妊娠胎间水气""子满体肿""妊娠毒肿""妊娠手脚皆肿挛急""水怀""子满""皱脚""胎水""水气""子肿""琉璃胎""脆脚""子气""子带"等。根据水肿部位，浮肿皮厚薄，指间是否出水，水肿是否影响到呼吸以及饮食，是否兼有喘证等，《医宗金鉴·妇科心法要诀》中，将妊娠水肿分类如下："头面遍身浮肿，小水短少者，属水气为病，故名子肿；自膝至足肿，小水长者，属湿气为病，故名曰子气；遍身俱肿，腹胀而喘，在六、七个月时者，名曰子满。但两脚肿而肤厚者，属湿，名曰皱脚；皮薄者，属水，名曰脆脚。"

一、子肿

《金匮要略·卷下·妇人妊娠病脉证并治第二十》："妊娠有水气，身重，小便不利，洒淅恶寒，起即头眩，葵子茯苓散主之。"

《万氏家传广嗣纪要·卷九·妊娠子满》："戴云：子肿者，谓妇人手足或头面通浮肿者是也。"

《明医指掌·卷九·妇人科·胎前四》："妊娠五六月以来，浮肿如水气者，名曰子肿；俗呼为琉璃胎是也。"

《古今医鉴·卷十二·妊娠》："子肿者，谓妊娠面部虚浮、肢体满也。"

《医学入门·外集·卷五·妇人门·胎前》："胎水遍身虚肿浮，妊孕经血闭以养胎，胎中挟水湿，与血相搏，湿气流溢，故令面目肢体遍身浮肿；名曰胎水，又曰子肿。"

《胎产证治·胎前总论·子肿》："子肿，湿也。湿则渗之，遍身浮肿，小便不利，腹大异常，高过心胸者，胎中蓄水所致，多五六个月有之。"

《邯郸遗稿·卷三·妊娠》："妊娠两足面肿至腿膝，行步艰难，喘闷妨食，似水肿，甚至指间水出者，名曰子肿。"

《产鉴·上卷·子肿》："子肿者，谓妊娠面目虚浮，肢体肿满也，用茯苓汤，治妊娠七八个月前后，面目四肢浮肿。"

《济阴纲目·卷八·胎前门上·胎水肿满》："妊娠面目虚浮，四肢肿如水气，名曰子肿。"

《女科切要·卷四·子肿》："子肿伤肝唇定黑，缺盆平也必心伤，背平伤肺脾脐凸，脚背平时肾病深。妊娠浮肿，其说有二。盖胎前患水肿者少，而患胎气者多，乃气病也，名曰子肿。"

《医学心悟·卷五·妇人门·胎水肿满》："娠妊胎水肿满，名曰子肿，又名曰子气。"

《竹林女科证治·卷二·安胎下·子肿》："妊娠五六个月，遍身浮肿，腹胀喘促，高过心胸，气逆不安，小便不利者，属水气为病，名曰子肿。"

《彤园医书(妇人科)·卷四·胎前本病门·子肿子满》："遍身俱肿，腹胀而喘，在六七个月内，名曰子满。"

《医医偶录·胎前诸症》："胎水肿满者，名曰子肿"。

《医述·卷十三·女科原旨·胎前》："头面遍身浮肿，小水短少者，属水气为病，名曰子肿。"

《秘珍济阴·卷一·胎前门·妊娠子肿歌》："四肢头面皆浮肿，名为子肿身体重。"

《验方新编·卷二十·妇科胎前门·子肿》："汤氏云：子肿于五六月时多有之，其或腹大高过心胸，气不安，此由胎中蓄水所致。"

《王乐亭指要·卷四·妇人科》："身怀六甲，

遍体虚浮，名曰子肿。虽半由胎气，半由外邪。”

二、子满

《诸病源候论·妇人妊娠病诸候上·妊娠胎间水气子满体肿候》：“胎间水气，子满体肿者，此由脾胃弱，脏腑之间有停水，而挟以妊娠故也。”

《女科百问·卷下·第五十七问何谓子满》：“何谓子满？答曰：妊娠之人，经血拥闭以养其胎，或掩水气，血水相搏以致体肿，皆由脾胃虚弱，脏腑之间宿有停水之所掩也，谓之子满。”

《医学原理·卷十二》：“治妊娠气壅成湿，以致身体腹胁浮肿，喘急气促，小便闭涩不利，谓之子满。”

《胎产心法·卷上·子肿子气子满论》：“所谓子满者，妊娠至五六个月，胸腹急胀，腹大异常，或遍身浮肿，胸胁不分，气逆不安，小便艰涩，名曰子满，又为胎水不利。”

《叶氏女科证治·卷二·安胎下》：“妊娠五六月间，腹大异常，胸膈满闷，小水不通，遍身浮肿，名曰子满。”

《兰台轨范·卷八》：“子满，此由脾胃虚弱，有停水而挟以妊娠也。水渍于胞，则令胎坏，惟将产之月，而脚微肿，则其产易，盖胞藏水血多也。”

《妇科冰鉴·卷五·胎前诸证门》：“若遍身俱肿，腹胀而喘，在六七个月之间者，名曰子满。”

《妇科秘书·子肿子气子满论》：“所谓子满者，妊娠至五六个月，胸腹急胀，腹大异常，或遍身浮肿，胸胁不分，气逆不安，小便艰涩，名曰子满，又为胎水不利。”

《华佗神方·卷七·华佗治妊娠子满神方》：“妇人妊娠至七八月，胎已长成，腹部膨大，逼迫子户，坐卧不宁，是名子满。”

三、胎水

《三因极一病证方论·胎水证治》：“亦有通身肿满，心腹急胀，名曰胎水。”

《济阴纲目·卷八·胎前门上·胎水肿满》：“亦有通身肿满，心腹急胀，名曰胎水。”

四、子气

《妇人大全良方·卷十五·妊娠胎水肿满方论第八》：“妊娠自三月成胎之后，两足自脚面渐肿腿膝以来，行步艰辛，以至喘闷，饮食不美，似水气状。至于脚指间有黄水出者，谓之子气，直至分娩方消。”

《医学正传·卷七·妇人科中·胎前》：“妊娠自三月成胎之后，两足自脚面渐肿腿膝，行步艰难，喘闷妨食。若水肿甚至足指间有黄水出者，谓之子气。”

《产鉴·子肿》：“子气者，谓妊娠两足浮肿也。”

《丹台玉案·胎前门·胎前门》：“娠妊单止腿足发肿，以致喘闷，甚则脚指间有黄水流出，即是子气也。”

《冯氏锦囊秘录·女科精要卷十七·胎前杂症门·子满子肿子气》：“若只脚面浮肿，行走艰难，或脚趾内有黄水出者，谓之子气。”

《女科指要·卷三·胎前门·心腹胀满》：“土不制水，水散皮肤，头面手足尽皆浮肿谓之子肿。指按不凹，分娩即退，此胎气壅闭，谓之子气。”

《胎产新书·女科秘旨·卷二·子肿》：“怀胎三月以后，两足浮肿，行步艰难，食不甘味，且喘状如水气，名曰子气。”

《竹林女科证治·卷二·安胎下·子气》：“妊娠三月之后，两足浮肿，甚者自脚面肿至腿膝，饮食不甘。小水流利者属湿气为病，名曰子气。”

《医述·卷十三·女科原旨·胎前》：“自膝至足肿，小水清长者，属湿气为病，名曰子气。”

《验方新编·卷二十·妇科胎前门·子肿》：“孕妇自六七月以来，两足肿大，行步艰难，脚趾出有黄水出，此名子气，亦多有之。”

五、皱脚、脆脚

《三因极一病证方论·胎水证治》：“凡妇人宿有风寒冷湿，妊娠喜脚肿，俗呼为皱脚。”

《普济方·卷三百三十八·妊娠诸疾门·身体肿胀》：“治妊妇两脚浮肿，名曰脆脚。”

《医学入门·外集卷五·妇人门·胎前》：“妊孕七八个月以来，两脚浮肿，头面不肿，乃胞浆水湿下流。微肿者易产，名曰皱脚。”

《胎产心法·卷上·子肿子气子满论》：“所谓子气者，妊娠自三月成胎之后，两足面渐肿至腿膝，或腰以下肿……诸书名曰子气，即水气，俗名皱脚。”

《妇科冰鉴·卷五·胎前诸证门·子肿子气子满皱脚脆》:“但两脚肿而肤厚者属湿,名曰皱脚;皮薄者属水,名曰脆脚。”

《彤园医书(妇人科)·卷四·胎前本病门·皱脚脆脚》:“两脚肿大,肤厚如黄柏皮者,名曰皱脚,属湿也。脚肿皮薄,光亮如吹尿胞者,名曰脆脚,属水也。”

《验方新编·卷二十·妇科胎前门·子满》:“妊娠七八个月,两足浮肿,乃胞浆水湿下流之故。其微肿者名曰皱脚,得之易产。”

《医述·卷十三·女科原旨·胎前》:“但两脚肿而肤厚者属湿,名曰皱脚。皮薄者属水,名曰脆脚。”

六、子带

《医述·卷十三·女科原旨·胎前》:“遍身俱肿,腹胀而喘,在六七个月时者,名曰子带。”

七、水怀

《脉经·平妊娠胎动血分水分吐下腹痛证第二》:“怀躯,迟归经,体重,腰以下脚为肿,按之没指,腰冷不仁,此为水怀。”

【辨病因】

妊娠水肿病的发生与妊妇体质、胞胎有直接关系,气机不畅以及水气、湿邪、气血等均是导致妊娠水肿病发生的主要原因。

一、妊妇体质因素

《三因极一病证方论·胎水证治》:“凡妇人宿有风寒冷湿,妊娠喜脚肿。”

《妇人大全良方·卷十五·妊娠胎水肿满方论第八》:“妊娠自三月成胎之后,两足自脚面渐肿腿膝以来,行步艰辛,以至喘闷,饮食不美,似水气状。至于脚指间有黄水出者,谓之子气,直至分挽方消。此由妇人素有风气,或冲任经有血风,未可妄投汤药。”

“《产宝》论曰:夫妊娠肿满,由脏气本弱,因产重虚,土不克水,血散入四肢,遂致腹胀,手足、面目皆浮肿,小便秘涩”。

《医宗金鉴·卷四十六·妇科心法要诀·胎前诸症门》:“以其人素有水气湿邪,故受孕有肿满之证”。

二、胞胎因素

《太平圣惠方·卷七十五·治妊娠胎间水气子满体肿诸方》:“夫妊娠虚肿者,凡妊娠无使气极。若心静气和则胎安,若中风寒邪气有所触犯,身体受病,乍寒乍热,头弦腰痛,胎中有水,寒气所伤,脾胃虚弱所致也。妊娠之人,经血壅闭,以养于胎,若胎中挟水气,则水血相搏而胎伤脏腑,脾胃主身之肌肉,故气虚弱则肌肉虚,水气流溢,故令全身肿满也,水渍于胎则令胎坏。”

《名医类案·胎水胎肿·引济生方》:“妊妇通身肿满,或心腹急胀,名曰胎水,遂去妊妇胸前看之,胸肚不分,急以鲤鱼汤三五服,大小便皆下恶水,肿消胀去,方得分娩死胎。此症盖因怀妊腹大,无自知觉,人人皆谓妊娠孕如此,终不知胎水为患也。”

《医学入门·外集卷五·妇人门·胎前》:“妊孕经血闭以养胎,胎中挟水湿,与血相搏,湿水流溢,故令面目肢体遍身浮肿。”

《医学心悟·卷五·妇人门·胎水肿满》:“胞胎壅遏,水饮不及通流。”

三、外感因素

《女科证治准绳·卷四·胎前门·胎水肿满》:“凡妊娠之人,无使气极。若心静气和,则胎气安稳。若中风寒邪气及有所触犯,则随邪而生病也。凡妊娠经血壅闭以养胎,若忽然虚肿,乃胎中挟水,水血相搏,脾胃恶湿,主身之肌肉,湿渍气弱,则肌肉虚,水气流溢,故令身肿满也。然其由有自,或因泄泻下痢,脏腑虚滑,耗损脾胃;或因寒热疟疾烦渴,引饮太过,湿渍脾胃,皆能使头面或手足浮肿也。然水渍于胞,儿未成形而胎多损坏,及其临产日脚微肿,乃胞脏水少血多,水出于外,故现微肿,则易生也。宿有寒气,因寒冷所触,故能令腹胀肿满也。”

《妇科冰鉴·卷五·胎前诸证门·子肿子气子满皱脚脆脚》:“自足肿至膝,或指缝出水,小便长利者,湿气为病也,名曰子气。”

《产孕集·上篇·孕疾第五》:“水肿胀满,谓之子肿,其候或遍身浮肿,或手足肿,或肚腹壅大,高过心胸,气逆喘急,甚则损胎,此因水气过甚,正气不化，溢于皮肉，轻者产后即愈，不必施治，甚者宜鲤鱼汤”

四、情志内伤

《张聿青医案·卷十七·胎前》:“病从烦恼而来，肝气挟痰饮上逆，肺气不能下降，则脾土失其运旋，遂致水气泛溢于肌肤分肉之间，名曰子肿。”

【辨病机】

本病主要是由于素体脾肾阳虚，孕后更感不足，脾阳虚不能运化水湿，肾阳虚不能温煦脾阳及不能温化膀胱，水道不利，泛溢肌肤所致。

一、脾虚湿盛

《诸病源候论·妇人妊娠病诸候上·妊娠胎间水气子满体肿候》:“胎间水气，子满体肿者，此由脾胃虚弱，脏腑之间有停水，而挟以妊娠故也。”

《经效产宝·卷上》:“脏气本弱，因孕重虚，土不克水。”

《圣济总录·卷一百五十七·妊娠门·妊娠胎间水气肌肤浮肿》:“论曰：脾合土，候肌肉，土气和平，则能制水，水自传化，无有停积，若妊娠脾胃气虚，经血壅闭，则水饮不化，湿气淫溢，外攻形体，内注胞胎，怀妊之始肿满者，必伤胎气，如临月而脚微肿者，利其小便，则病可愈。”

《校注妇人良方·卷十五·妊娠胎水肿满方论第八》:“妊娠三月，足肿至腿出水，饮食不甘，似水肿，谓之子气。至分娩方消者，此脾胃气虚，或冲任经有血风。”

《女科证治准绳·卷四·胎前门·胎水肿满》:“夫妊娠肿满，由脏气本弱，因产重虚，土不克水，血散入四肢，遂致腹胀，手足面目皆浮肿，小便秘涩。”

《女科经纶·卷三·胎前证上·妊娠子满属脾虚有湿清浊不分》:“何松庵曰：妊娠三月后，肿满如水气者，俗呼为琉璃胎是也。古方一主于湿，大率脾虚者多。脾虚不运，则清池不分，须以补脾兼分利。”

“妊娠两脚浮肿，名曰脆脚。因脾衰不能制水，血化成水所致，全生白术散主之。”

《孕育玄机·卷中·子肿》:“妊娠三月，足肿至腿出水，饮食不甘，似水肿，谓之子气。至分娩方消者，此脾胃气虚，或冲任经有血风。”

《彤园医书(妇人科)·卷四·胎前本病门·子肿子满》:“大抵气之为病多喘促，水之为病多胀满。喘促属肺，胀满属脾，因素有水气湿邪，故受孕有肿满之症也。倘见未成形，被水浸渍，其胎每致损坏。已成形者，尚可调治，故在五月六月后，虽患肿满，亦无妨也。”

《彤园医书(妇人科)·卷四·胎前本病门·子肿子满》:“大抵气之为病多喘促，水之为病多胀满。喘促属肺，胀满属脾，因素有水气湿邪，故受孕有肿满之症也。倘见未成形，被水浸渍，其胎每致损坏。”

《医方简义·卷五·子肿》:“子肿者，肢体面目足附皆肿也，系胎中受湿，与血相搏。湿气流溢使然，名曰子肿，与子气大相悬殊。一名胎水，因引饮过多。或脾虚泄泻，土不制水所致。”

二、肺脾气虚

《医学研悦·胤嗣全书研悦卷四·子肿症》:“子肿者，因脏气虚弱，土不克木，血散四肢，手足面目浮肿，心腹胀满，名曰子肿，宜服千金鲤鱼汤。”

《傅青主女科·女科下卷·妊娠·妊娠浮肿四十》:“妊娠有至五个月，肢体倦怠，饮食无味，先两足肿，渐至遍身头面俱肿，人以为湿气使然也，谁知是脾肺气虚乎……苟肺衰则气馁，气馁则不能运气于皮肤矣。脾虚则血少，血少则不能运血于肢体矣。气与血两虚，脾与肺失职，所以饮食难消，精微不化，势必至气血下陷而不能升举，而湿邪即乘其所虚之处，积而成浮肿症，非由脾肺之气血虚而然耶?”

《医宗金鉴·卷四十六·妇科心法要诀·胎前诸症门》:“大凡水之为病多喘促，气之为病多胀满。喘促属肺，胀满属脾也。”

三、气机壅滞

《丹溪心法·卷三·水肿三十八》:“气遏水道而虚肿者，此但顺气安脾，饮食无阻，既产而肿自消。”

《女科经纶·卷三·胎前证上·妊娠胎水属气壅成湿》:“陈良甫曰：胎气壅塞成湿，致身体胁腹浮肿，喘急，小便涩。”

“凡妊娠无使气极，若心静气和，则胎气安稳……如妊娠经血壅闭养胎，忽然虚肿，是胎中挟水，水血相搏，脾胃恶湿，主身之肌肉，湿渍气弱，则肌肉虚，水气流溢，故令身肿满。”

“朱丹溪曰：妊娠两足胫肿至膝，甚则足趾间出水。此由中气聚养胎元，壅郁不得升发而致。”

《血证论·卷五·胎气》：“子气者，水肿也。胞与膀胱，并域而居，胞宫为胎所占，侵逼膀胱，以致膀胱之水不能化行，亦由膀胱之气化先有不足，故能为胎占。”

【辨病证】

一、辨水肿部位

《济阴纲目·卷八·胎前门上·胎水肿满》：“子肿与子气相类，然子气在下体，子肿在头面，须识之。”

《冯氏锦囊秘录·女科精要·卷十七·胎前杂症门》：“子肿者，面目虚浮，肢体肿满也。子气者，两足浮肿也。”

“子肿与子气相类，但子气在下体，子肿在头面。若子满产五六月以后，比子气与子肿不同。盖胎大则腹满，满则甚气，遍身浮肿也。”

《女科指掌·卷三·胎前门·胎水》：“胎水总名也，其面目浮肿者，为子肿。胸腹胀满者，为子满。但脚肿者，为子气也。”

《医宗金鉴·卷四十六·妇科心法要诀·胎前诸症门》：“头面四肢肿子肿，自膝至足子气名，肿胀喘满曰子满，但脚肿者脆皱称。”

《沈氏女科辑要·卷上·妊娠肿胀》：“妊妇腹过胀满，或一身及手足面目俱浮，病名子满，或名子肿，或名子气，或名胎水，或名琉璃胎。但两脚肿者，或名皱脚，或名脆脚。”

《妇科秘书·子肿子气子满论》：“妊娠子肿，与子气相类，但子气在下体，子肿在头面。若子满症，又名为胎水，则在五六月以后，比子气、子肿不同。盖胎大则腹满，遍身浮肿。”

二、辨浮肿皮厚薄

《医宗金鉴·卷四十六·妇科心法要诀·胎前诸症门》：“头目遍身浮肿，小水短少者，属水气为病，故名曰子肿。自膝至足肿，小水长者，属湿气为病，故名曰子气。遍身俱肿，腹胀而喘，在六七个月时者，名曰子满。但两脚肿而肤厚者，属湿，名曰皱脚；皮薄者属水，名曰脆脚。”

【论治法】

妊娠水肿的治疗方法可以根据脾虚、肾虚、气滞确定健脾利水，疏气利水等相应的治法，也可以根据水肿部位的不同而产生相应的治疗方法，《类证治裁》：“若胎至七八月，胫膝渐肿，足趾出黄水者，为胎气，非水也，至分娩方消，宜天仙藤散。郑虚庵云：身半以上肿者利小便，上下俱肿者，汗利分消其湿。”

一、健脾利水

《万氏妇人科·卷二·胎前章·子肿》：“孕妇面目、身体、四肢浮肿者，此胎水泛溢，谓之子肿，加味五皮汤主之。”

《女科经纶·卷三·胎前证上·妊娠子满属脾虚有湿清浊不分》：“妊娠三月后，肿满如水气者，俗呼为琉璃胎是也。古方一主于湿，大率脾虚者多。脾虚不运，则清浊不分，须以补脾兼分利”。

《医学心悟·杂症要义·胎水肿满》：“妊娠胎水肿满，名曰子肿，又名曰子气。其症多属胞胎壅遏，水饮不及通流。或脾虚不能制水，以致停蓄。大法：胎水壅遏，用五皮饮加白术茯苓主之。脾虚不能制水，用六君子汤主之。凡腰以上肿，宜发汗，加秦艽、荆芥、防风。腰以下肿，宜利小便，加车前泽泻、防己。胎水通行，生息顺易，宜先时治之，不可俟其既产而自消也。此篇治法，大旨悉合，惟六君子汤之半夏及五皮饮，皆未免峻厉，恐致伤胎。论上下截以心坎骨为界，在上者四君子汤加秦艽、荆芥、木通；在下者宜遵《胎产秘书》鲤鱼汤，其法先以鲤鱼煮汤，加白术、木通、车前子，重者加冬葵子仁，用之屡效。此间鲤鱼不可多得，可多取鱼鳞，炒焦入药，其功同也。”

《胎产新书·女科秘旨·卷二·子肿》：“面目虚浮，四肢作肿如水，此皆脾虚不运、清浊不分所致，以补脾分利为主。”

《竹林女科证治·卷二·安胎下·子肿》：“妊娠五六个月，遍身浮肿，腹胀喘促，高过心胸，气逆不安，小便不利者，属水气为病，名曰子肿（俗云：琉璃胎）。此胎中有水也，宜防己汤。若面目虚浮，四肢作肿，宜全生白术散，未应，佐以四君子汤。若下部肿甚，宜补中益气汤加茯苓三钱。若脾虚肿满，宜单氏白术散。若胎前浮肿，脾肺俱病者，宜五皮散。若湿热肿满，宜栀子散。”

《产孕集·上篇·孕疾第五》：“水肿胀满，谓之子肿，其候或遍身浮壮，或手足挛肿，或肚腹壅大，高过心胸，气逆喘急，甚则损胎，此因水气过甚，正气不化，溢于皮肉，轻者产后即愈，不必施治，甚者宜鲤鱼汤。”

《妇科秘书·子肿子气子满论》：“所谓子肿者，妊娠面目虚浮，多因脾胃气虚，或久泻所致。宜健脾利水，全生白术散主之，或用健脾利水汤。所谓子气者，妊娠自三月成胎之后，两足面渐肿至腿膝，或腰以下肿，行步艰难，以致喘闷不宁，饮食不美，似水气状，甚至脚指间有黄水出者。盖脾主四肢，脾气虚弱，不能制水而发肿，肺金少母气滋养，而气促满闷，诸书名曰子气，即水气。治此病者，先服加味天仙藤散。如不效，则服茯苓汤；再不效，服补中益气汤加茯苓。至孕妇八九个月，胫腿俱肿，非水气比，不可以水气治之，反伤正气。凡有此者，必易产。因胞脏中水血俱多，不致胎燥也。”

二、疏气行湿

《女科证治准绳·卷四·胎前门·胎水肿满》：“胎水肿满，若胸满腹胀，小便不通，遍身浮肿，用鲤鱼汤。脾胃虚弱，佐以四君子汤。若面目虚浮，肢体如水气，用全生白术散；如未应，用六君子汤。脾虚湿热，下部作肿，用补中益气汤加茯苓。若饮食失宜，呕吐泄泻，用六君子汤。若腿足发肿，喘闷不安，或指缝出水，用天仙藤散。脾胃虚弱，兼四君子汤；如未应，用补中益气汤。若脾肺气滞，用加味归脾汤，佐以加味逍遥散。”

“一妊妇每胎至五月，肢体疲倦，饮食无味，先两足肿，渐至遍身，后及头面。此是脾肺气虚，朝用补中益气汤，夕用六君子汤加苏梗而愈。凡治妊娠，毋泥月数，但见某经证，即用本药为善。还谓防己治腰以下湿热肿，如内伤胃弱者，不可用也。”

《女科经纶·卷三·胎前证上·妊娠胎水属气壅成湿》：“胎气壅塞成湿，致身体胁腹浮肿，喘急气促，小便涩。法当疏壅气，行水湿，泽泻散主之”。

《胎产心书·女科秘旨·卷二·子肿》：“脾气虚弱不能制水而发肿，肺肾少母气滋赖，则气促满闷，治宜补兼分利”。

【论用方】

一、治子肿方论

1. 论加减补中益气汤

《傅青主女科·女科下卷·妊娠·妊娠浮肿四十》：“夫补中益气汤之立法也，原是升提脾肺之气似乎益气而不补血，然而血非气不生，是补气即所以生血。观当归补血汤用黄芪为君，则较著彰明矣。况湿气乘脾肺之虚而相犯，未便大补其血，恐阴太盛而招阴也只补气而助以利湿之品，则气升而水尤易散，血亦随之而生矣。然则何以重用茯苓而至一两，不几以利湿为君乎？嗟嗟！湿症而不以此药为君，将以何者为君乎？况重用茯苓于补气之中，虽曰渗湿，而仍是健脾清肺之意。且凡利水之品，多是耗气之药，而茯苓与参术合，实补多于利，所以重用之以分湿邪，即以补气血耳白术一味，今多以苍术充之，凡白术伪者更多。白术补胎，苍术打胎，用者宜审。若恐其伪，以白扁豆、山药代之较妥。”

2. 论白术散

《女科指要·卷三·胎前·子肿》：“妊娠脾亏气滞，肺不通调，致湿流四肢，渍于皮肤，溢于头面，故肢腹上下浮肿，谓之子肿。白术健脾以运动其气；桑皮肃金以通其湿；茯苓渗湿气，清治节；陈皮利中气，除痰涎；大腹绒泻滞宽胀；生姜皮散湿退肿也，为散米饮下，使脾气健运，则肺气通调而湿流气化，浮肿无不退，胎气无不安矣。”

3. 论肾着汤

《陈素庵妇科补解·胎前杂症门·卷三·妊娠胎水肿满方论》：“是症虽由脾虚土衰不能制水，亦平日停饮聚湿，清浊不分，以致此也。是方二术、香、苓燥湿利水，温胃健脾以壮土；芎、归、芍、芩养血和荣以安胎；附、陈、紫苏以利气；腹皮行水除满，羌活风能胜湿，使周身关节疏通，水无停蓄之所。盖治病至不得已之时，虽羌、苍、腹皮雄悍泄气，亦不得不用耳。”

二、治子肿方

1. 葵子茯苓散(《金匮要略·卷下·妇人妊娠病脉证并治第二十》)

治妊娠水肿,身重,小便不利,洒淅恶寒,起即头眩者。

葵子(一斤)　茯苓(三两)

杵为散,饮服方寸匕,日三服,小便利则愈。

2. 鲤鱼汤(《备急千金要方·卷二·妇人方上·妊娠诸病第四》)

治妊娠腹大,胎间有水气。

生鲤鱼(二斤)　生姜(五两)　白术(三两)　芍药　当归(各三两)　茯苓(四两)

上六味㕮咀,以水一斗二升先煮鱼,熟澄清,取八升,纳药煎,取三升,分五服。

3. 生料平胃散(《世医得效方·卷十四·产科兼妇人杂病科·护胎》)

治妊妇两脚浮肿,名曰脆脚。因脾衰不能制水,血化为水所致。

苍术　陈皮　厚朴　草果　半夏　白芷　乌梅　藿香　前胡　草豆蔻　甘草

每服三钱,姜、枣煎服。为末,苏汤调亦可。

4. 肾着汤

1)《陈素庵妇科补解·胎前杂症门·卷三·妊娠胎水肿满方论》

治妊娠胎水肿满。

香附　陈皮　甘草　川芎　木香　茯苓　白术　黄芩　苏叶　归　白芍　腹皮　羌活　苍术

水煎服。

2)《济阴纲目·卷八·胎前门上·胎水肿满》

治妊娠腰脚肿。

茯苓　白术(各二钱)　干姜(炮)　甘草(各一钱)　杏仁(一钱半)

上㕮咀,水煎服。

5. 五皮散(《校注妇人良方·卷十五·妊娠胎水肿满方论第八》)

治胎水肿满。

大腹皮(一钱)　桑白皮(炒,一钱)　生姜皮(一钱)　茯苓皮(一钱)　橘皮(一钱)　木香(二分)

水煎服。

6. 白术散(《万氏家传广嗣纪要·卷九·妊娠子肿》)

治妊娠面目虚浮,四肢肿如水气,子肿,脉浮濡数者。

白术(一钱)　生姜皮(五钱)　大腹皮(五钱)　白茯苓皮(五钱)　陈皮(五钱)　桑白皮(五钱)

上㕮咀。浓磨木香汁半盏,同煎八分,去滓温服。《医略六书》本方用法:为散,米饮下。

7. 加味五皮汤(《万氏妇人科·卷二·胎前章·子肿》)

治孕妇面目四肢浮肿者,谓之子肿。

大腹皮(一钱)　生姜皮(一钱)　桑白皮(一钱)　白茯苓皮(一钱)　白术(一钱)　紫苏(茎叶等分,一钱)

大枣为引,水煎,木香磨浓汁三匙,入内同服。

8. 指迷五皮散(《女科证治准绳·卷五·胎前门·胎水肿满》)

治胎水肿满。

大腹皮　桑白皮　生姜皮　茯苓皮　橘皮(各等分)

上㕮咀。每服半两,水二盏,浓磨木香水一呷,同煎至八分,去滓,空心服。

9. 紫苏和气饮(《寿世保元·卷七·妊娠》)

治子肿。妊娠七八月前后,面目虚浮,肢体肿满。

当归(酒洗)　川芎　白芍(酒炒)　人参　紫苏　陈皮　大腹皮　甘草

上锉。加生姜五片,葱白五寸,水煎,温服。

10. 千金鲤鱼汤(《济阴纲目·卷八·胎前门上·胎水肿满》)

治妊娠腹胀满,或浑身浮肿,小便赤涩。

当归　白芍药(各一钱)　白茯苓(一钱半)　白术(二钱)　橘红(五分)　鲤鱼(一尾)

上作一服,将鲤鱼(鲤鱼治怀妊身肿,及胎气不安,煮食又下水气,利小便)去鳞肠,白水煮熟,去鱼,用汁一盏半,入生姜三片,煎至一盏,空心服,胎水即下。如未尽,腹闷未除,再合一剂服之。

11. 天仙藤散(《济阴纲目·卷八·胎前门上·胎水肿满》)

治妊娠自三月成胎之后,两足自脚面渐肿至腿膝,行步艰难,喘闷妨食,状似水气,甚至足趾间有黄水出者，谓之子气。

仙藤（洗，略炒，即青木香藤） 香附子（炒） 陈皮 甘草 乌药 木香（各等分，一方作木瓜）

上锉。每服五钱，加生姜三片，紫苏五叶，水煎，日三服，肿消止药。

12. 木通散（《济阴纲目·卷八·胎前门上·胎水肿满》）

治妊娠身体浮肿，四肢胀急，小便不利。

木通 香薷 紫苏茎叶（各一钱） 枳壳（面炒） 槟榔 条芩（各五分） 木香 诃子皮（各三分）

上锉，加生姜三片，水煎，食前服。

13. 全生白术散（《济阴纲目·卷八·胎前门上·胎水肿满》）

治妊娠面目虚浮，四肢肿如水气，名曰子肿。

白术（二钱半） 茯苓皮（一钱半） 陈皮 生姜皮 大腹皮 桑白皮（各一钱）

上锉，水煎服；或为细末，每服三钱，米饮调下。本方去白术名五皮散，或加木香。

14. 产宝方（《济阴纲目·卷八·胎前门上·胎水肿满》）

疗妊娠身肿有水气，心腹胀满，小便少。

茯苓（四两） 杏仁 槟榔（各三两） 旋覆花 郁李仁（各一两）

上为粗末，以水六升煮取二升，去滓，分温三服，小便通即瘥。

15. 防己汤（《济阴纲目·卷八·胎前门上·胎水肿满》）

治妊娠脾虚，遍身浮肿，腹胀喘促，小便不利。

防己（一钱半） 桑白皮（炒） 紫苏茎叶 赤茯苓（各二钱） 木香（五分）

上锉一服，加生姜四片，水煎服。如大便不通，加枳壳、槟榔。

16. 泽泻散（《济阴纲目·卷八·胎前门上·胎水肿满》）

治妊娠遍身浮肿，上气喘急，大便不通，小便赤涩，谓之子满。

泽泻 桑白皮（炒） 木通 枳壳（面炒） 槟榔 赤茯苓（各一钱半）

上锉一服，加生姜五片，水煎服。

17. 崔氏方（《济阴纲目·卷八·胎前门上·胎水肿满》）

疗妊娠体肿有水气，心腹急满。

茯苓 白术（各四两） 旋覆花（二两） 杏仁 黄芩（各三两）

上细切，以水七升煮取二升半，分温三服。忌桃、李、雀肉、酢物。

18. 子和方（《济阴纲目·卷八·胎前门上·胎水肿满》）

治妊娠从脚上至腹肿，小便不利，微渴。

猪苓（五两）

为末，以热水调服方寸匕，日三服。

19. 葶苈散（《济阴纲目·卷八·胎前门上·胎水肿满》）

治妊娠遍身洪肿。

葶苈子（一两） 白术（五两） 茯苓 桑白皮 郁李仁（各二两）

上为粗末，水六升煎取二升，分三服，小便利即瘥。

20. 加减补中益气汤（《傅青主女科·女科下卷·妊娠·妊娠浮肿四十》）

治妊娠浮肿。

人参（五钱） 黄芪（三钱） 柴胡（一钱） 甘草（一分） 当归（三钱） 茯苓（一两） 白术（五钱） 升麻（三分） 陈皮（三分）

水煎服。

21. 栀子散（《叶氏女科证治·卷二·安胎下》）

治妊娠子肿，属湿热肿满者。

山栀仁（炒） 萝卜子（炒，各等分）

上为末。每服一钱，米饮调下。

22. 子肿子气汤（《方氏脉症正宗·卷一》）

治子肿、子气。

白术（一钱） 香附（一钱） 当归（一钱） 川芎（八分） 茯苓（八分） 苍术（八分） 伏毛（八分） 苏梗（八分）

水煎服。

23. 加味归脾汤（《盘珠集胎产症治·卷上·胎前·子肿》）

治子肿，血少气滞者。

人参 白术（炒） 茯神（去皮木） 当归（去尾） 枣仁（去壳，炒） 莲肉（去心） 黄芪（蜜炙） 远志 木香远志辛散而上升，不宜多用，四五分足矣。

24. 腹皮汤（《古今医彻·卷四·女科·妊娠论》）

治子肿。

大腹皮（一钱五分） 桑白皮（蜜炒，一钱） 生姜皮（五分） 茯苓皮（一钱五分） 广陈皮（一钱） 白术（土炒，一钱） 条芩（七分） 车前子（二钱，焙，研） 木瓜（七分） 大枣（二枚）

水煎。

25. 消肿紫苏饮（《秘珍济阴·卷一·胎前门·妊娠子肿歌》）

治妊娠子肿。

紫苏 陈皮 大腹皮 当归 白芍 川芎 姜皮 赤茯苓

水煎服。

26. 胎主膏（《理瀹骈文·妇科》）

治下血，子肿，子喘，子痫，肝脾血热，小便带血，胎动不安。

党参（二两） 酒当归（二两） 熟地（三两） 酒条芩（半两） 淮药（半两） 白术（两半） 酒川芎（五钱） 酒芍（五钱） 陈皮（五钱） 苏梗（五钱） 香附（五钱） 杜仲（五钱） 续断（五钱） 贝母（五钱）

麻油熬，黄丹收，贴肾俞处。一方加黄芪、生地各一两。

【论用药】

一、治子肿药

1. 天仙藤

《本草纲目·草部第十八卷·草之七·天仙藤》："妊娠水肿，始自两足，渐至喘闷，似水，足趾出水，谓之子气。"

2. 冬葵子

《本草纲目·草部卷十六·草之五·葵》："妊娠水肿身重，小便不利，洒淅恶寒，起即头眩。"

3. 茯苓

《本草纲目·木部第三十七卷·木之四·茯苓》："妊娠水肿，小便不利，恶寒：赤茯苓（去皮）、葵子各半两，为末。每服二钱，新汲水下。（《禹讲师方》）"

4. 椒目

《本经逢原·卷三·味部·椒目》："又妊娠水肿喘逆，用椒仁丸能引诸药下行渗道，所以定喘下水。"

5. 鲤鱼胆

《神农本草经疏·卷二十·虫鱼部上品·鲤鱼胆》："《外台秘要》治水肿：用大鲤一尾，赤小豆一升，水二斗，煮二升余，滤去滓，顿服尽，当小利，利尽即瘥。并治妊娠水肿有神效。"

二、子肿禁药

羖羊角

《本草蒙筌·卷九·兽部·羖羊角》："孕妇及水肿暴来，禁勿入口；骨蒸并疟疾方愈，忌莫沾唇。水肿啖者，百不一瘳。"

【医论医案】

一、医论

《济阴纲目·卷八·胎前门·上·胎水肿满》

妊娠肿满，由脏气本弱，因妊重虚，土不克水，血散于四肢，遂致腹胀，手足面目皆浮肿，小便秘涩。陈无择云：凡妇人宿有风寒冷湿，妊娠喜脚肿，俗呼为皱脚。亦有通身肿满，心腹急胀，名曰胎水。论曰：凡妊娠之人，无使气极，若心静气和，则胎气安稳，若中风寒邪气，及有所触犯，则随邪而生病也。凡妊娠经血壅闭以养胎，若忽然虚肿，乃胎中挟水，水血相搏，脾胃恶湿，身之肌肉温渍，气弱则肌肉虚，水气流溢，故令身肿满也。然其由有自，或因泄泻下痢，脏腑虚滑，耗损脾胃，或因寒热疟疾，烦渴引饮太过，湿渍脾胃，皆能使头面或手足浮肿也。然水渍于胞，儿未成形，则胎多损坏，及临产日，脚微痛者，乃胞脏水少血多，水出于外，故现微肿，则易生也，宿有寒气，因寒冷所触，故能令腹胀满肿也。

《彤园医书（妇人科）·卷四·胎前本病门·子肿子满》

头面遍身浮肿，小水短少者，属水气为病，名曰子肿。遍身俱肿，腹胀而喘，在六七个月内，名曰子满。大抵气之为病多喘促，水之为病多胀满。喘促属肺，胀满属脾，因素有水气湿邪，故受孕有肿满之症也。倘见未成形，被水浸渍，其胎每致损坏。已成形者，尚可调治，故在五月六月后，虽患肿满，亦无妨也。

《妇科秘书·子肿子气子满论》

妊娠子肿，与子气相类，但子气在下体，子肿在头面。若子满症，又名为胎水，则在五六月以后，比子气、子肿不同。盖胎大则腹满，遍身浮肿。凡子气、子肿、子满，由脏腑本弱，或因泄泻下利，耗伤脾胃，或寒热疟疾，烦渴加饮，湿渍脾胃，使头面手足浮肿也。然水渍于胞，儿未成形，则胎多损坏，故初妊即肿，急宜调治，水去胀消，仍用六君子调补。所谓子肿者，妊娠面目虚浮，多因脾胃气虚，或久泻所致，宜健脾利水，全生白术散主之，或用健脾利水汤。所谓子气者，妊娠自三月成胎之后，两足面渐肿至腿膝，或腰以下肿，行步艰难，以致喘闷不宁，饮食不美，似水气状，甚至脚指间有黄水出者。盖脾主四肢，脾气虚弱，不能制水而发肿，肺金少母气滋养，而气促满闷，诸书名曰子气，即水气。治此病者，先服加味天仙藤散；如不效，则服茯苓汤；再不效，服补中益气汤加茯苓。至孕妇八九个月，胫腿俱肿，非水气比，不可以水气治之，反伤正气。凡有此者，必易产。因胞脏中水血俱多，不致胎燥也。所谓子满者，妊娠至五六个月，胸腹急胀，腹大异常，或遍身浮肿，胸胁不分，气逆不安，小便艰涩，名曰子满，又为胎水不利。若不早治，生子手足软短有疾，甚至胎死腹中，宜服《千金》鲤鱼汤治其水。

二、医案

1. 气滞案

《伤寒九十论·妊娠伤寒脚肿证第四十三》

里巷一妇人，妊娠得伤寒，自腰以下肿满，医者或谓之阻或谓之脚气，或谓之水分。予曰：此证受胎脉也，病名曰心实，当利小便。医者曰：利小便是作水分治，莫用木通、葶苈、桑皮否？曰：当刺劳宫、关元穴。医大骇，曰：此出何家书？予曰：仲景《玉函经》曰：妇人伤寒，妊娠及七月，腹满，腰以下如水溢之状，七月太阴当养不养，此心气实，当刺劳宫及关元，以利小便则愈。予教令刺穴，遂瘥。

《续名医类案·卷二十四·子肿》

一孕妇遍身发肿，既产仍不消，只向里床卧，终日昏迷，不省人事，有时少醒，即又狂躁不宁。如此二十余日，绝口不食，诸医束手。偶有村媪闻而告曰：无忧。我儿媳亦曾如此，不饿死也。但用陈年白鲞，向病人前炙热，以米醋沃之，彼闻香自然饮食。如言果愈，肿亦遂消。

2. 脾虚案

《女科撮要·卷下·保胎》

妊娠每至五月，肢体倦怠，饮食无味，先两足肿，渐至遍身，后及头面。此是脾肺气虚，朝用补中益气，夕用六君子加苏梗而愈。凡治妊娠，毋泥其月数，但见某经症，便用某药为善。

《柳选四家医案·静香楼医案·下卷》

腹满、足肿、泄泻。此属胎水，得之脾虚有湿。白术、茯苓、泽泻、广皮、厚朴、川芎、苏叶、姜皮、黄芩。［柳宝诒按］方案俱老当。

《续名医类案·卷二十四·子肿》

薛立斋治一妊妇，每胎至五月，肢体倦怠，饮食无味，先两腿肿渐至遍身，后及头面，此脾肺气虚。朝用补中益气汤，夕用六君加苏梗而愈。

《南雅堂医案·卷八·妇科·胎孕门》

怀妊五月，气短，肢倦乏力，不思饮食，两跗先肿，渐及腰胁，此乃肺脾气虚，不能化湿，湿淫于内，势必发为漫肿。法宜益气补中，庶湿走肿消而恙自平，今仿东垣法，略为加减。炒白术四钱，炙黄芪二钱，人参二钱，陈皮一钱，当归身钱，白茯苓三钱，升麻三分，柴胡三分，炙甘草五分。

《柳宝诒医案·卷六》

花。子肿咳嗽，均属脾肺气窒之病。产后浮肿咳喘，寒热无汗，加以口甜脘闷，两便不爽。湿浊阻窒，气机不畅。表里两层，均无外达之路，故病势缠绵不解。拟方疏肺和中，俾邪机得以外达。苏子叶（各）、杏仁、紫菀、川广郁金（各）、茯苓皮、广陈皮、蔻仁、青蒿、苡米、瓜蒌皮（姜汁炒）、佩兰叶、益母草、茅根肉（去心）、桑白皮、大腹皮。

3. 湿热下注案

《女科证治准绳·卷四·胎前门·胎水肿满》

一妊妇年三十八，妊娠水肿，以鲤鱼汤加五苓散、人参。湿加苍术一钱，厚朴、陈皮五分，萝卜子炒、车前子、滑石各一钱，作一帖。若喘急加苦葶苈，小便不利加木通、灯草，甚者车前子、浚川散，其湿毒自消。防己治腰以下湿热肿，如内伤胃弱者，不可用也。

4. 气血不足案

《临证指南医案·卷九·胎前》

程。怀妊八月，子肿，腹渐坠，正气虚弱。补剂必须理气，预为临产之算。人参、茯苓、广皮、大腹皮、苏梗、砂仁末。［秦天一按］《易》曰大哉乾元，万物资始。此言气之始也。又曰至哉坤元，万物资生。此言形之始也。人得父母之气，以生气生形，即察此乾坤之气也。两仪既兆，五行斯彰。故天一生水，水属肾，肾脏先生。地二生火，火属心，心又次生。天三生木，木属肝，肝又次生。地四生金，金属肺，肺又次生。天五生土，土属脾，脾又次生。天既以五行生五脏，而仁义礼智信之五德，亦即寓于其中。朱夫子所云天以阴阳五行，化生万物，气以成形，而理亦赋焉，此之谓也。因此古人重胎教，所以端其本也，而今不复讲矣。然六淫之感，七情之伤，妊妇禀气有强弱，小儿胎元有静躁，故安胎之法，不可不详。如恶阻、胎淋、胎晕、胎肿胎悬及漏胎等症，古人言之甚晰，兹不具赘。今阅叶先生案，胎前大约以凉血顺气为主，而肝、脾、胃三经，尤为所重。因肝藏血，血以护胎，肝血失荣，胎无以荫矣。肝主升，肝气横逆，胎亦上冲矣。胎气系于脾，如寄生之托于苞桑，茑与女萝之施于松柏。脾气过虚，胎无所附，堕滑难免矣。至于胃为水谷之海，妊妇全赖水谷之精华以养身护胎，故胃气如兵家之饷道，不容一刻稍缓也。其余有邪则去邪，有火则治火，阴虚则清滋，阳虚则温补，随机应变，无所执著。学者更能引而伸之，触类而通之。安胎之法，可一以贯之，无余蕴矣。

《眉寿堂方案选存·卷下·女科》

1）气日长，诸经气机不行，略进水谷之物，变化水湿，不肯从膀胱而下，横渍肌肤为肿，逆奔射肺，咳嗽气冲，夜不得卧，阴阳不分，二便不爽。延绵经月，药难治效，当刺太阳穴，使其气通，坐其安产。桂枝、五味、牡蛎、杏仁、茯苓、淡姜、泽泻。

2）胎前水溢浮肿，喘满不得卧，开太阳获效，既产浮肿自然渐退。女科不明产后下虚，多以破气宽胀，百日来腹大且满，按之则痛，此皆气散弥漫，为难治之症。议用炒枯肾气丸，兼调琥珀末以调其血。

《碎玉篇·下卷·女科》

胎气日长，诸经气机不行，水谷变化水湿，不肯从膀胱而下横渍肌肤为肿，逆奔射肺咳呛，气冲夜不得卧。阴阳不分，二便不爽，绵延经月，药治难效。当刺太阳穴，使其气安。桂木、杏仁、茯苓、左牡蛎、干姜、五味子、泽泻。

《女科指要·女科医案·子肿子气门》

一妇，妊娠自三月成胎以后，两足脚面浮肿，以及腿膝，渐至周身，喘急满闷，行步艰辛，脉虚弦滑。此为子肿，投全生白术散，数服而肿退食进。继以千金鲤鱼汤、紫苏饮间服，一月而胎孕全安。

一娠妇，四五个月后，遍身浮肿，饮食如常，脉缓沉涩。谓之子气，投天仙藤散，四服而肿势顿减。改以四君子汤加木香、苏梗，日渐调理。至弥月，进紫苏饮三服，当晚分娩，而肿势全消矣。

《续名医类案·卷二十四·子肿》

孕妇遍身皆肿，或以为白火疸，或以为鼓胀，治俱不效。产科郭大生曰：此名琉璃胎。至将产一月前，必饮食大进，产即肿消矣。后果然，彼盖阅历多故耳。然病之所以然，究未之知也。

一妇孕七月，先下体发肿，渐及面目。阅数日，忽子户内突出一水泡，皮薄而光亮，于是身体悉消矣。然起卧不便，困苦非常，后复皮破出水，恒不得干。偶一内亲自言昔尝患此，有医教用王不留行及明矾等药煎洗而痊。如言试之，苦于螫痛，如此月余，比前稍愈，而终不除。询产科亦罕知者，但云此似不妨，必所谓琉璃胎也，产时自消。后果然。［雄按］此症恐是气虚挟水。

《生生堂治验·卷上》

车屋街夷川北万屋喜兵卫之妻，妊娠至五个月，患水肿，及分娩尚甚。一医人治之，用许多利水之方剂无效，既而胸满短气，烦躁几死，一坐仓遑不知所为焉。时向半夜，病者云，腹上津津似有水流状。皆异之，即披衾视之。脐傍腠理自开，肿水流漓，自是肿减者过半，然尚大便溏泄，形状殊危。医以为表虚里夺，荣阳益气，亦不可及，勇退而去。因迓先生，先生诊之脉微而促，指甲暗黑，面色鲜白，四肢肿存半，按其腹无痛，唯脐下鼓然，如未制皮，中包絮者。问家人曰：小便利否？答曰：就蓐以来，未曾见其快通。即作麦门冬木通汤与之。小便快利，大便时通。仍与前方数十贴，腹皮竟软。尔后发痫狂，呼妄詈，昼夜无常。先生往，将脉之，则张目举拳，势不可近。因换以甘麦大枣汤，服百数贴，而渐渐得复故。麦门冬木通汤：麦门冬三钱，木通四钱。上二味，以水三合，煮取一合温服。

第十五节

子悬

妊娠胸胁胀满，甚或喘急，烦躁不安者，称为“子悬”。本病病位在胸脘，发作时犹有物悬阻胸膈，甚者影响呼吸。

【辨病名】

子悬病证首见于《妇人大全良方》，其病名最早见于《普济本事方》，亦名“胎上逼心”。

一、子悬

《万氏家传广嗣纪要·卷九·妊娠子悬》：“密斋云：五脏系皆通于心，而心通五脏系也，故胞门子户上通心系。胎气和则安静而不动，胎气不和则伸缩转动，牵拽其系而心痛也，如物悬坠之状，名曰子悬。”

《东医宝鉴·杂病篇·卷十》：“胎气不和，逆上心胸，胀满疼痛，谓之子悬。”

《医学汇函·卷九》：“子悬，谓妊娠心胃胀满也。”

《医学入门·外集卷五·妇人门·胎前》：“胸膈胀满疼痛，谓之子悬。”

《丹台玉案·卷五·胎前门》：“娠妊气逆凑上，胸膈满、疼痛，甚则一时闷绝者，谓之子悬也。”

《经验良方全集·卷二·妊娠》：“胎气不和凑上胸前，腹满头痛，心腹痛，名曰子悬。”

二、胎上逼心

《胤产全书·卷二·子悬类》：“灵保饮治妊娠胎上逼心，烦闷，六七月以后胎动困笃。”

《女科证治准绳·卷四·胎前门·胎上逼心》：“胎上逼心之证，若气逆胎上，用紫苏饮。”

【辨病因】

子悬的发病与孕妇胎热内盛、素体寒盛、饮食生冷、将养休息失宜以及情志失调等因素有关。

一、胎热内盛

《万氏妇人科·附录·产前治法》：“子悬之症，乃胎热而子不安，身欲起立于胞中，故若悬起之象，其实非子能悬挂也。”

二、饮食生冷

《妇科冰鉴·卷五·胎前诸证门·子悬胎上逼心》：“孕妇心胸胀满，名曰子悬，由其人累有寒气，重因食冷，与气相传，故胸次胀满不舒也。更加喘甚者，名为胎上逼心，其因亦然。”

三、将养失宜

《诸病源候论·妇人难产病诸候·产子上逼心候》：“妊娠将养得所，则气血调和，故儿在胎则安，当产亦易。若节适失宜，则血气乖理，儿在胎则亟动，至产育亦难。产而子上迫于心者，由产难用力，胎动气逆，胎上冲逼于心也。”

《妇人大全良方·卷十二·妊娠门·妊娠胎上逼心方论第八》：“夫妊娠将养得所，则气血调和，故儿在胎则安，当产亦易。若节适失宜，则血气乖理，儿在胎亟营动，至产孕亦难。而子逼于心者，由产难用气力，胎动气逆，胎上冲逼于心者，凡胎上逼于心则闷绝，胎下乃苏，甚者至死也。”

四、情志失调

《景岳全书·卷之三十八人集·妇人规上·胎气上逼》：“妊娠将理失宜，或七情郁怒，以致气逆，多有上逼之证。”

【辨病机】

本病病机主要为素体肝肾阴虚，孕后赖肾精荫胎，肾阴更虚，肝阳偏亢，或肝木乘脾，致气机升降失常所致；或由腹中寒气与停饮相争，命门火衰，胎寒上就心火。

一、胎热气逆

《胎产新书·女科秘旨·卷三·子悬》：“妊娠四五月，手少阳三焦相火与足太阴脾经养胎，平素火旺，以致胎热，气逆上凑，则心腹胀满。”

《彤园医书(妇人科)·卷四·胎前本病门·子悬胎上逼心》：“孕妇胸膈胀满，名曰子悬，更加喘甚，名胎上逼心。盖受孕四五月内，相火养胎，以致胎热，气逆上冲也。”

二、肝气郁结

《傅青主女科·女科下卷·妊娠·妊娠子悬胁疼四十四》："妊妇有怀抱忧郁，以致胎动不安，两胁闷而疼痛，如弓上弦，人止知是子悬之病也，谁知是肝气不通乎！夫养胎半系于肾水，然非肝血相助，则肾水实有独力难支之势。故保胎必滋肾水，而肝血断不可不顾，使肝气不郁，则肝之气不闭，而肝之血必旺，自然灌溉胞胎，合肾水而并协养胎之力。今肝气因忧郁而闭塞，则胎无血荫，肾难独任，而胎安得不上升以觅食，此乃郁气使然也。莫认为子之欲而自悬，而妄用泄子之品则得矣。"

《罗氏会约医镜·卷十四·妇科（上）·子悬》："孕妇五六个月以后，胎气不和，上凑心腹，胀满疼痛，谓之子悬。此证挟气者居多，能疏气养血，而胎自降而安。"

三、寒饮内停

《女科经纶·卷三·胎前证上·妊娠子悬属寒冷与气相争》："陈良甫曰：妊娠心腹胀满者，由腹内素有寒气，致令停饮与气相争，故令心腹胀满也。赵养葵曰：有胎从心腹凑上者，名曰子悬。此命门火衰，胎在腹中寒冷，不得已，上就心火之温暖"。

《女科指掌·卷三·胎前门·子悬》："子悬者，胎气不和，上凑心腹，腹满疼痛也。由素有寒气，致令停饮，触寒发动，与气相争，故心腹胀满也。"

【辨病证】

一、辨寒热

《女科指掌·卷三·胎前门·子悬》："子悬者，胎气不和，上凑心腹，胀满疼痛也，由素有寒气，致令停饮触寒发动，与气相争，故心腹胀满也。李氏曰：四五月以来君相二火养胎，以致胎热气逆凑心，心腹胀满疼痛。"

《弄丸心法·卷八》："妊娠子悬，多得之七八两月间。其症胎气冲胸，心下胀满，气逆而喘，其脉两寸浮，关尺濡弱。因孕妇下部虚寒，以致胎气逆而上行也。"

二、辨脉象

《女科指掌·卷三·胎前门·子悬》："脉有两尺脉伏而绝者，若劳役胎上胀痛不安者，紫苏饮；若误服动胎药以致胎损者，芎归汤；脉浮滑者，葱白汤。"

《罗氏会约医镜·卷十四·妇科（上）·子悬》："孕妇五六个月以后，胎气不和，上凑心腹，胀满疼痛，谓之子悬。此证挟气者居多，能疏气养血，而胎自降而安。然邪之所凑，其气必虚，当知补正，而邪自除。又有由腹内气寒，致令停饮，与气相争，故令腹胀，须以脉之迟数辨之。"

三、辨子悬和胎死腹中

《胎产新书·女科秘旨·卷三·子悬》："胎气不和，浊气举胎，而上凑胸腹胀满，谓之子悬，然必面不赤，目不青者方是，不然则胎坏矣。"

【论治法】

子悬病机多为阴血不足、气机阻遏，致胎气不安，随气上逆。然临床多见肝血虚、脾虚、胃热、肝郁脾虚等，则应随证治之。

《校注妇人良方·卷十二·妊娠疾病门·妊娠胎上逼方论第八》："［愚按］前症若气逆于胎上，用紫苏饮，饮食不甘，兼以四君子；若内热晡热，兼以逍遥散；若胃火所致，用四君、黄芩、枳壳、柴、栀；若脾郁所致，用归脾汤加柴、栀、枳壳。"

《医学入门·外集卷五·妇人门·胎前》："妊孕四五个月来，相火养胎，以致胎热，气逆凑心，胸膈胀满疼痛，谓之子悬，宜紫苏饮。有郁，心腹胀满甚者，加莪术及丁香少许；不食者，古芩术汤倍白术加芎劳；火盛极一时，心气闷绝而死，紫苏饮连进救之；有误服动胎药，子死腹中者，古芎归汤救之。"

《傅青主女科·女科下卷·妊娠·妊娠子悬胁疼四十四》："治法宜开肝气之郁结，补肝血之燥干，则子悬自定矣，方用解郁汤。"

《胎产心法·卷上·胎逆上逼胀满子悬论》："妊娠胎逆上逼，重则胀满疼痛，谓之子悬，紫苏饮为必用之药。盖因紫苏饮为治妊娠胎气不和，浊气举胎上凑，胎热气逆，心胃胀满之证，且此证挟气者居多，宜疏气舒郁，非紫苏、腹皮、川芎、陈皮无以流气，非归、芍无以养血，气血即利而胎自降。然邪之所凑，其正必虚，故以人参、甘草补之，如饮食不甘，加四君子，有热加苓、栀、归、芎。内热晡热，或用四君兼逍遥散。若常常多怒，时觉胀满，服顺气药不应，宜用和气安胎饮，或加味逍遥散。胎上攻而作痛，宜紫苏饮，或顺气安胎散。若脾虚停滞胀满，安胎饮力薄，宜用加参平胃散。有因郁滞者，亦宜紫苏饮，或加味归脾汤。有因痰结聚者，紫苏饮加苓、连、贝母。有因暴怒者，左关必弦洪，肝火内动，用小柴胡汤加茯苓、枳壳、山栀。大抵胎气上逆，皆属火旺，急用苓、术、香附之类，不可服大寒之药，反致他病。予每治孕妇心胃胀满，用尊生和气饮，甚效。”

《叶氏女科证治·卷二·安胎下》：“妊娠四五月，君相二火以养胎，平素火盛，以致胎气不和，逆上心胸，胀满疼痛名曰子悬，宜紫苏饮或子悬汤。若肝脾气血虚而有火不安者宜紫苏饮兼逍遥散；若脾虚而不安者宜四君芎归汤；若胃热不安者宜加味四君汤；若脾郁而不安者宜加味归脾汤；若胎动困笃者宜葱白汤。”

【论用方】

一、治子悬方论

1. 论香苏散

《医方集解·表里之剂第五》：“此手太阴药也，紫苏疏表气而散外寒，香附行里气而消内壅，橘红能兼行表里以佐之，甘草和中，亦能解表为使也。”

《医林纂要·卷八》：“紫苏辛温，补肝祛风发汗，亦表散风寒主药；香附辛温，行肝气于脾胃，以祛郁宣滞，此用治内也；陈皮辛，行肝气，苦理脾胃，去白则轻而能表，此以兼行内外；甘草缓肝和中；加姜、葱煎，以祛风表汗为主。此表里兼治，而用药有条理，亦良方也。此补肝而平胃也。”

2. 论紫苏饮 1)

《女科指要·卷三·胎前·心腹胀满》：“胎气内壅，风邪外束，血气不足以养胎，故胎动浮肿焉。紫苏理血气以散肿，大腹理滞气以安胎；当归养血荣胎，白芍敛阴和血；川芎行血海善调血中之气，人参补脾肺长养胎息之元；陈皮利气和中，炙草缓中益胃；生姜散表邪，葱白通阳气。水煮，温服，使风邪外解，则血气清和而胎气自顺，胎得所养，胎动无不安，浮肿无不退矣。”

《类证普济本事方释义·卷十·治妇人诸疾》：“紫苏茎叶气味辛温，入足太阳；大腹皮气味辛温，入足太阴、太阳；人参气味甘温，入足阳明；川芎气味辛温，入足少阳、厥阴；陈橘皮气味苦辛微温，入手足太阴；白芍药气味酸微寒，入足厥阴；当归气味辛甘微温，入手少阴、足厥阴；甘草气味甘平，入足太阴，通行十经络，能缓诸药之性；佐以生姜、葱白之辛通温散。此因胎气不和，腹中疼痛，上逆胀满，非调气养血，扶正疏滞不能效也。”

3. 论紫苏饮 2)

《陈素庵妇科补解·胎前杂症门·卷三·妊娠胎上逼心方论》：“妊娠胎气上冲，动而复安，此其常也。至于胎逼神明，甚或胀急痛闷则危甚矣。是方专为胀痛而胎不安，故用术、陈、乌、厚、附、腹、紫苏以消胀定痛，而芎、归、艾、芪、术则所以安胎而兼补气血也。甘草以和之，配白芍而止痛；葱白以开之，合紫苏而胀除，一剂之后，胀除痛定，仍用四物、四君、杜、断、益、苓为中正不易之法。”

二、治子悬方

1. 紫苏饮

1)《普济本事方·卷十·妇人诸疾》

治妊娠子悬，浮肿；气结难产；妇人瘦弱而经闭；伤寒头痛发热，遍身疼痛。

大腹皮（半两） 人参（去芦，半两） 川芎（洗，半两） 陈橘皮（去白，半两） 白芍药（半两） 当归（洗，去芦，薄切，三钱） 紫苏茎叶（一两） 甘草（一钱，炙）

上各锉细，分作三服。每服用水一盏半，加生姜四片、葱白七寸，煎至七分，去滓，空心服。

2)《普济方·卷三百四十二·妊娠诸疾门·安胎》

治子悬。妊娠六七月，怀胎逼上腹痛。

紫苏叶（一两） 大腹皮（炙） 川芎 当归（各三钱，去芦） 粉草一钱 人参

上分三服。水一盏半，姜四片、葱七寸，煎七分，去滓，空心服。

3)《陈素庵妇科补解·胎前杂症门·卷三·妊娠胎上逼心方论》

治子悬。妊娠胎上逼心，胀痛闷绝。

紫苏　白芍　陈皮　川芎　当归　甘草　黄芪　大腹皮　白术　乌药　木香　香附　厚朴　黄芩　葱白　艾

水煎服。

4)《郑氏家传女科万金方·胎前门(下卷)》

治子悬。

苏梗　白芍　大腹皮　归身　茯苓　香附　川芎　甘草　陈皮　乌药　人参　生姜　枳壳　滑石　砂仁

加带须葱白头，水煎服。

2. 香苏散(《太平惠民和剂局方·卷二·绍兴续添方》)

治妊娠霍乱、子悬、鱼蟹积等；四时瘟疫、伤寒；四时感冒，头痛发热，或兼内伤，胸膈满闷，嗳气恶食。

香附子(炒香，去毛，四两)　紫苏叶(四两)　甘草(炙，一两)　陈皮(二两，不去白)

上为粗末。每服三钱，水一盏，煎七分，去滓热服，不拘时候，日三次；若作细末，只服二钱，入盐点服。

3. 知母补胎饮(《郑氏家传女科万金方·胎前门(下卷)》)

治子悬症。妊娠七至八月，胎重如石，行步艰难，脾胃虚弱，时有气急冲心，胸前胀满，咳嗽，误食热毒，胎气不安者。

知母(二分)　苏叶(二分)　枳壳(四钱)　益母草(五分)　黄芩(五分)　滑石(五分)　白芍药(二钱)　甘草(五分)　香附(五分)

上用水一钟半煎七分，空心温服，滓再煎。

4. 分气护胎饮(《医方集宜·卷七·胎前·子悬(即胎上逼心胀痛)》)

治胎上逼心胀痛。

白术　茯苓　桑白皮　陈皮　紫苏　甘草　枳壳　川芎

姜三片，煎八分，不拘时服。

5. 灵保饮(《胤产全书·卷二·子悬类》)

治妊娠胎上逼心，烦闷，六七月以后胎动困笃。

葱白(二七茎)

浓煮汁饮之。若胎未死即安，已死即出，未效再服。

6. 解郁汤(《傅青主女科·女科下卷·妊娠·妊娠子悬胁疼四十四》)

治妊娠怀抱忧郁，肝气不通，以致子悬，胎动不安，两胁闷而疼痛，如弓上弦。

人参(一钱)　白术(五钱，土炒)　白茯苓(三钱)　当归(一两，酒洗)　白芍(一两，酒炒)　枳壳(五分，炒)　砂仁(三粒，炒，研)　山栀子(三钱，炒)　薄荷(二钱)

水煎服。一剂而闷痛除，二剂而子悬定，至三剂而全安。去栀子，再多服数剂不复发。

7. 解悬汤(《辨证录·卷十二·安胎门》)

治妇人怀抱忧郁，肝气不通，以致胎动不安，两胁闷痛，如子上悬。

白芍(一两)　当归(一两)　炒栀子(三钱)　枳壳(五分)　砂仁(三粒)　白术(五钱)　人参(一钱)　茯苓(三钱)　薄荷(三钱)

水煎服。一剂闷痛除，二剂子悬定，三剂全安。去栀子多服数剂，尤妙。加生姜三片、葱白三茎，水煎服。

8. 安胎扶元饮(《郑氏家传女科万金方·胎前门(下卷)》)

治子悬。

枳壳(麸炒，一钱)　制香附(一钱)　川续断(一钱)　白术(一钱)　丹参(八分)　前胡(八分)　黄芩(八分)　阿胶(一钱半，蛤粉炒)　苏梗(一钱)　广皮(五分)　砂仁末(六分)

水煎服。

9. 安胎易产紫苏饮(《郑氏家传女科万金方·胎前门(下卷)》)

治子悬。

苏梗(八分)　人参(五分)　广皮(五分)　甘草(五分)　当归(一钱二分)　川芎(七分)　白芍(一钱)　条芩(一钱)　白术(一钱)　枳壳(一钱)　大腹皮(三钱，盐水炒)　砂仁(六分，炒去衣，研)

加黄杨脑七个，河水煎，怀胎八至九月服。一方有制香附、姜汁炒厚朴各一钱，葱头五个。

10. 下气汤(《女科指掌·卷三·胎前门·子悬》)

治子悬。

苏叶　陈皮　桑皮　茯苓　青皮　白芍　大腹皮　甘草

水煎服。

11. 加味归脾汤(《叶氏女科证治·卷二·安胎下》)

治子悬。妊娠四至五月,因脾郁而致胎气不和,逆上心胸,胀满疼痛不安者。

人参(二钱) 黄芪(二钱) 白术(蜜炙,二钱) 茯苓(二钱) 枣仁(二钱) 远志(制,一钱) 当归(一钱) 柴胡(八分) 山栀仁(八分) 枳壳(麸炒,八分) 木香(不见火,五分) 炙甘草(五分)

加龙眼肉七枚,水二钟,煎七分,空腹服。

12. 加味四君汤(《叶氏女科证治·卷二·安胎下》)

治子悬,妊娠四五月,胃热而致胎气不和,逆上心胸,胀满疼痛不安者。

人参(一钱) 白术(蜜炙,一钱) 茯苓(一钱) 枳壳(麸炒,一钱) 柴胡(一钱) 黄芩(一钱) 山栀仁(炒,一钱) 甘草(五分)

水煎服。

13. 四君芎归汤(《叶氏女科证治·卷二·安胎下》)

治妊娠四至五月,胎气不和,逆上心胸,胀满疼痛,名子悬,脾虚而不安者。

人参(一钱) 白术(一钱,蜜炙) 茯苓(一钱) 当归(一钱) 川芎(一钱) 砂仁(一钱) 炙甘草(一钱)

加生姜三片,葱白三茎,水煎服。

14. 子悬汤

1)《叶氏女科证治·卷二·安胎下》

治子悬。妊娠四至五月,君相二火以养胎,平素火盛,以致胎气不和逆上,心胸胀满疼痛。

人参(一钱) 当归身(二钱) 白芍(二钱) 黄芩(八分) 丹参(八分) 苏叶(八分) 陈皮(八分) 砂仁(八分) 香附(制,八分)

水煎服。

2)《方氏脉症正宗·卷一》

治子悬。

生地(二钱) 当归(一钱) 白芍(八分) 丹皮(八分) 黄芩(八分) 栀子(八分) 木通(六分) 杜仲(八分)

加生姜三片、葱白三茎,水煎服。

15. 调中和气散(《盘珠集胎产症治·卷下·列方·寒》)

治子悬。胎热气逆,胎上攻心,不知人事。

苏梗 砂仁壳 石膏(不可多) 知母(炒) 川柏(炒) 前胡 百草霜

水煎服。

16. 安胎顺气饮(《胎产秘书·卷上·子悬》)

治火盛胎热,气逆凑心所致子悬。

紫苏 陈皮 白术 当归 川芎(各等分) 人参 甘草(各减半) 生姜(五片) 葱白(七寸) 砂仁(三粒) 木香(三分)

磨汁,加生姜,水煎服。

17. 乌梅四物汤(《医门八法·卷四·子悬》)

治妊娠子烦、子悬、子痫、子嗽、子淋阴血不足,肝气不调者。

大乌梅(五个,去骨) 归身(五钱,炒) 白芍(三钱,醋炒) 生地(三钱) 熟地(三钱)

水煎服。

【论用药】

1. 半夏

《本草易读·卷五·半夏》:"子悬逆上捧心,半夏、枳壳、瓜蒌、香附、拣砂、白芍、苏梗、陈皮、生姜。去半夏,加丹参、青皮尤良。"

2. 菖蒲

《本草简要方·卷四·草部三》:"妊娠胎上逼心,川芎汤下。"

3. 紫苏

《本草简要方·卷三·草部二》:"治妊娠感冒发热,胎气不和,子悬腹痛,及临产惊恐气结。"

4. 缩砂密

《本草正义·卷五·草部·芳草类》:"此是胎气上逼,气升神昏之证,与子悬同一病理,而此能治之,尤可见其沉降功用。"

【医论医案】

一、医论

《女科经纶·卷三·胎前证上·妊娠子悬属寒冷与气相争》

赵养葵曰:有胎从心腹凑上者,名曰子悬。此命门火衰,胎在腹中寒冷,不得已上就心火之温暖,须理中汤,不应,八味丸作汤。[慎斋按]以上四条,序胎前心腹胀满,有子悬之证也。胎气上逼心胸，正以气血壅郁胎元，郁久则热。故良甫主于胎热气逆，松庵主于浊气举胎，是以火热立论为当。若《大全》以寒气冷饮，养葵以命门火衰论子悬证，必以人之壮弱，脉之迟数为凭。如禀厚质壮，脉来洪数，而心腹胀满者，此子悬之属火热为病也。如脾胃素虚，脉来迟细，而心腹胀满者，此子悬之属虚寒为患也，则百不失一矣。［慎斋按］命门为男子藏精，女子系胞之所。胎孕受于命门，命门之火，即是元气养胎。故有日长之势。譬如果实，生于春而结于夏，夏月热盛，则果实渐长，至秋冬肃杀，则果实黄殒而落。胎在母腹，若命门火衰，势必堕殒，岂有上就心火而为子悬之证。至云"不得已"三字，尤属可嗤。若必以桂附八味丸治子悬，夫桂附为堕胎药，恐火未必益，而胎反可虞，明者辨之。

《医学课儿策·正文》

子悬者，怀子六七月胸腹满而胎上悬也。中于气郁者多，紫苏饮一方出许学士《本事方》中，自注云：有妇产数日催生法不验，此必心怀畏惧、气结不行。《经》谓恐则气下精神怯，怯则上焦闭，闭则气还，还则下焦胀，气乃不行。爰制此方服之即产，分明紫苏、川芎、陈皮、腹皮疏气舒郁，归、芍补血，参草补气，皆佐使也。自注又云：兼治六七月子悬，数有效，亦疏气开郁之意。

二、医案

1. 休息失宜案

《普济本事方·卷十》

丁未六月间，罗新恩孺人黄氏有孕七个月，远出而归，忽然胎上冲心而痛，卧坐不安，两医治之无效，遂说胎已死矣，便将蓖麻子去皮研烂，加麝香调贴脐中以下之，命在垂危。召仆诊视，两尺脉沉绝，他脉平和。仆问二医者曰：契兄作何证治之？答曰：死胎也。何以知之？答曰：两尺脉绝，以此知之。仆问之曰：此说出在何经？二医无答。遂问仆曰：门下作何证治之？仆答曰：此子悬也。若是死胎，却有辨处。夫面赤舌青者，子死母活；面青舌青吐沫者，母死子活；唇口俱青者，母子俱死，是其验也。今面色不赤，舌色不青，其子未死；其证不安，冲心而痛，是胎上逼心，谓之子悬。宜紫苏饮子治。药十服，而胎近下矣。

《赤水玄珠·卷二十一·胎气上逼》

陈良甫云：治一妇人，有孕七个月，远归忽然胎上冲心而痛，坐卧不安，两医治之无效，遂说胎已死矣。用蓖麻子研烂加麝香贴脐中以下之，命在垂亡。召陈诊视，两尺脉绝，他脉平和。陈问二医作何症治？答曰：死胎也。陈曰：何以知之？曰：两尺脉绝，是以知之。陈曰：否，此子悬也。若是胎死，却有辨处。面赤舌青，子死母活。面青舌赤，吐沫，母死子活。唇口俱青，母子俱死。今面不赤，舌不青，其子未死，是胎上逼心，宜以紫苏饮治之。至十服，其胎遂不逼不安矣。紫苏饮治妊娠胎气不和，逼上胀满疼痛。谓之子悬。兼治临产惊恐气结，连日不下。紫苏叶一两，大腹皮、人参、川芎、陈皮、白芍各五钱，当归三钱，甘草一钱。上锉，分三服，每服加姜四片，葱白七寸，水煎至七分，空心服。

2. 肝脾不调案

《校注妇人良方·卷十二·妊娠疾病门·妊娠心腹胀满方论第十六》

一妊妇饮食停滞，心腹胀满，或用人参养胃汤加青皮、山楂、枳壳，其胀益甚，其胎上攻，恶心不食，右关脉浮大，按之则弦。此脾土不足，肝木所侮。余用六君子加柴胡、升麻而愈。后小腹痞闷，用补中益气汤升举脾气乃瘥。

《孙文垣医案·卷二·三吴治验》

包继可先生令眷，孕三月而疟疾发，先寒后热，胸膈大胀疼，口渴，汤水入即吐，谵语，无汗，胎气上冲而成子悬。脉皆弦大，以川芎、柴胡、黄芩、知母、甘草、橘红、紫苏、枳壳、砂仁，水煎服之。吐止痛除。

3. 治胎气上逼

《孙文垣医案·卷二·三吴治验》

程相如丈令政，孕四月，头疼，遍身皆痛，腰痛更甚，恶寒发热，咳嗽口渴，六脉浮数。以小柴胡汤加防风、羌活、葛根、姜枣煎服。夜忽大发寒战，继而发热，五更又发战，告急于予。予曰：此作汗之兆。俄而汗出，口渴头疼身热皆减，惟胸膈胀闷，此胎气上逼而为子悬。以大紫苏饮与之。紫苏、人参、白术、茯苓、甘草、当归、陈皮、大腹皮、川芎、白芍药，服后身冷而汗出不止，胸腹胀痛。急以夺命丹进，服下嗒然而睡，觉则痛止胀消。始进饮食，身温汗止，骎骎向安，夺命丹用白茯苓、牡丹皮、桃仁、白芍药、桂枝，醋水煎服，止痛如神。

朱宅内眷，孕已八月，因送殡受惊，胸膈胀闷，呕逆不入食。城中时师认为外感，为之发散，呕恶愈剧。举家恐胎有动，延予诊视。两寸脉皆洪滑，两尺弱，此亢上不下之候。胸膈胀者，盖由子悬而然，此一剂可瘳也。夫曰：胎妇难任峻剂，觑其呕恶之状，胀闷之势，时刻不止，一剂曷愈？予曰：请试之，与温胆汤，加姜汁炒黄连、大腹皮，水煎成，送下姜汁益元丸，果一帖而呕止膈宽，即能进食，午后酣寝，怡然若未始有病者。其夫讶曰：温胆汤何神若此？幸详其义。予曰：胎孕之症，重在足少阳，足少阳者胆也，病起于惊，气逆，痰随胎气上逼，故脉亢上不下。《难经》为溢候，由木火之性上而不下。《经》曰：上部有脉，下部无脉，其人当吐，不吐者死。予故云一剂可愈也。方名温胆者，此温字非温暖之温，乃温存之温，黄连、竹茹，清其肝胆之火，同白茯苓而安心神，益元丸压其痰火下行，火下行而胎因之亦安矣！筠皋公曰：先生认症真，故投剂确，非神乎药，神乎用也。

《女科辑要按·卷上》

今年冬仲，以八月之娠，而悲哀劳瘁之余，胎气逆冲，眩晕嗽痰，脘胀便溏，苔黄口渴。予阖饮六神汤去胆星、茯苓，加枳实、苏叶、大腹皮以理气开郁，黄芩、栀子、竹茹以清热安胎，一剂知，二剂已。凡子悬证因于痰滞者，余每用此法，无不应如桴鼓。

4. 邪热内扰案

《碎玉篇·下卷·女科》

寒少热多，即先厥后热之谓。热甚，胎攻冲心而痛。盖胎在冲脉，疟邪四末渐归胃系，冲脉属阳明管辖。上呕青黑涎沫，胎受邪迫，上冲攻心。总是热邪无由发泄，内陷不已，势必堕胎。且协热自利，外邪从里而出，有不死不休之戒。方书保胎必固阴益气，今热势壅塞，参胶地属反为热邪树帜矣。前以纯苦气寒取其急过，上焦阳明胃与厥阴肝两治。今则用酸苦泄两经之邪热，外以井泥固胎。川连、川椒、白芍、草决明、黄芩、乌梅、石莲肉。

《南雅堂医案·卷八·妇科·胎孕门》

怀孕至八九月，心痛，引及少腹，乃胎吸母气，是名子悬。大生地三钱，阿胶二钱，天门冬二钱，白茯神三钱，女贞子一钱，柏子仁三钱。

《叶氏医案存真·卷一》

妊娠八九月，胎吸母气，阳扰烦蒸，心痛引入少腹，谓之子悬。失治有三冲三激之累。柏子仁、天冬肉、女贞实、茯神、生地、真陈阿胶。

《女科辑要按·卷上》

戊申秋，荆人（王士雄之妻）妊八月而患咳嗽碍眠，鼻衄如射，面浮指肿，诸药不应。谛思其故，素属阴虚，内火自盛，胎因火动，上凑心胸，肺受其冲，咳逆乃作，是不必治其嗽，仍当以子悬治之。因以七宝散去参、芍、生姜，为其胸满而内热也，加生石膏以清阳明之火，熟地黄以摄根蒂之阴，投匕即安。

第十六节

子瘖

因妊娠而出现声音嘶哑，甚或不能出声者，称为“子瘖”。本病多发生于妊娠晚期。

【辨病名】

子瘖的记载最早见于《黄帝内经素问·奇病论》：“黄帝问曰：人有重身九月而瘖，此为何也？岐伯对曰：胞之络脉绝也。帝曰：何以言之？岐伯曰：胞络者，系于肾，少阴之脉，贯肾系舌本，故不能言。帝曰：治之奈何？岐伯曰：无治也，当十月复。”

一、子瘖

《黄帝内经素问·奇病论》：“黄帝问曰：人有重身九月而瘖，此为何也？岐伯对曰：胞之络脉绝也。帝曰：何以言之？岐伯曰：胞络者，系于肾，少阴之脉，贯肾系舌本，故不能言。帝曰：治之奈何？岐伯曰：无治也，当十月复。”

《女科正宗·子瘖》：“孕妇至四五月后，忽然失音不语，名曰子瘖。”

《验方新编·卷二十·妇科胎前门·子喑》：“凡妊娠三五个月，忽失音不语者，胞络脉绝也，名曰子喑。”

二、妊娠失音

《世医得效方·卷十四·产科兼妇人杂病

科·护胎》:"治妊娠失音不能言方。"

《万氏家传广嗣纪要·卷十三·妊娠杂症》:"妊娠失音不语,'奇病论':帝问曰:人有重身,九月而瘖者,何也?"

三、孕妇不语

《妇人大全良方·卷十五·妊娠不语论第十一》:"孕妇不语,非病也,间有如此者,不须服药。"

【辨病因】

子瘖之病,主要胞胎因素有关。因妊娠胎体渐长,阴血养胎,阴津益虚,肾精不能上承,遂致声瘖。

《妇科良方·胎前·子喑》:"孕妇声音细哑不响也(非绝然无语),由胎盛阻遏少阴之脉,不能上至舌本故也。产后音自出,不必治。"

《金匮启钥·卷四·子烦论》:"有孕妇不语,非病也。间有如此者,盖原胞络系于肾少阴之脉。(病喑)肾系舌本,故不能言,亦勿药有喜也,临产月候,多服保全丸,产下能言矣。医家知之不说,临月惟与寻常之药,产后能语,反冒为医之功,不大可恶乎。"

【辨病机】

子瘖与肺肾相关,因音出于喉,发于舌本,肾脉循喉咙,系舌本。喉者,肺之门户,肺主声音,若素体阴虚,复因妊娠胎体渐长,阴血养胎,阴津益虚,肾精不能上承,发为本病。

一、胎气壅闭

《丹台玉案·卷五·胎前门》:"娠妊三五个月,忽然失音不语,或至九月而喑,此可不必治也,分娩之后不药而自愈。盖系于肾,肾脉贯舌,为胎气所约,故不能言矣。"

《苍生司命·卷八(贞集)》:"子瘖者,娠妇忽然失音不能言语,《内经》曰:子瘖者,乃胎气使然,当十月复。非药可疗,故不用服药,产后自能言。"

《罗氏会约医镜·卷十四·妇科(上)·子喑》:"喑者,谓有言无声,非绝然之不语也。肾脉入肺,循喉咙,系舌本,而为声之所由出也。因胎气肥大,阻肾上行之经,故间有之。十月分娩后,而自能言也,不必加治,人亦勿虑。"

《验方新编·卷二十·妇科胎前门·子喑》"凡妊娠三五个月,忽失音不语者,胞络脉绝也,名曰子喑。盖胞系于肾,肾脉贯舌,故失音。此非药可治,分娩即自出声,无须服药。"

二、痰气闭阻

《郑氏女科真传要旨·胎前门(上卷)·胎前问答》:"问胎前不语者何也?答曰:声出于肺,不语者多为痰气闭于心窍故也,以安胎饮内加痰药,只有哑胎九月不语者,不须服药,俟生子则能言矣。"

【辨病证】

本病主要特点是因妊娠而失音,并多在妊娠后期发生。若因外感风寒而致瘖者,必有表证,须予以鉴别。

《医宗金鉴·卷四十六·妇科心法要诀·胎前诸症门》:"子喑声哑细无音,非谓绝然无语声,九月胎盛阻其脉,分娩之后自然通。[注]妊娠九月,孕妇声音细哑不响,谓之子喑。非似子哑绝然无语也。盖少阴之脉络于舌本,九月肾脉养胎,至其时盛阻遏其脉,不能上至舌本,故声音细哑。待分娩之后,肾脉上通,其音自出矣。"

《彤园医书(妇人科)·卷四·胎前本病门·子喑辨症》:"孕至九个月,声音忽然细哑,不似从前之响亮,谓之子喑,非若子哑绝然无语也。盖少阴之脉络于舌本,九月肾脉养胎,至其时胎盛阻遏,其脉不能上至舌本,故声音细哑。待分娩之后,肾脉自通,其音自出矣。"

【论治法】

本病多属肺肾阴虚,一般无需治疗,产后即愈,亦可予以滋肾养阴,润肺利咽。

《妇人大全良方·卷十五·妊娠不语论第十一》:"孕妇不语非病也,间有如此者,不须服药。临产月但服保生丸、四物汤之类,产下便语。得亦自然之理,非药之功也。医家不说与人,临月则与寻常之药,产后能语则以为医之功,岂其功也哉!"

《济世全书·离集卷六·妊娠》:"一孕妇不语,非病也,不须服药,临产日,但服四物汤之类,产后便语。"

《女科经论·胎前证》:“妊娠子瘖以降心火,清肺金为治。张子和曰:妇人重身,九月而瘖者,是脬之络脉不相接也。《经》曰无治,虽有此论,可煎玉烛散二两,放冷,入蜜少许,时呷之,则心火下降,而肺金自清,故能作声也。”

《医悟·卷十》:“受孕八九月,忽然不语,为子喑。人之胞胎系于肾,肾脉贯系舌本,胎气壅闭,肾脉阻塞,故不能言。但谨慎调摄,及期生产,自然复言,或用四物汤加茯苓、远志调理亦可。”

《疑难急症简方·卷二·胎》:“孕妇不语,非病也。不须服药,产后自然能语。”

【论用方】

1. 广嗣丸(《增补内经拾遗方论·卷四·九月而瘖第八十八》)

治妊娠胞络阻绝,九月而瘖。

沉香(一钱) 丁香(一钱) 茱萸(一钱) 官桂(一钱) 白及(一钱) 蛇床子(二钱) 木鳖子(二钱) 杏仁(二钱) 砂仁(二钱) 细辛(二钱)

炼蜜为丸,如绿豆大。

2. 玉烛散(《普济方·卷三百三十八·妊娠诸疾门·身体肿胀》)

治妇人身肿,九月而瘖,哑不能言者。

当归 芍药 川芎 熟地黄 芒硝 大黄 甘草

用玉烛散二两,净水半碗煎至七分,去滓,入蜜加温,时时呷之。

3. 桔梗独活汤(《医方简义·卷五·子瘖》)

治子瘖。

桔梗(一钱五分) 独活(一钱五分) 苏梗(一钱五分) 条芩(一钱五分) 真化橘红(八分)

加生姜三片、青果一枚,水煎服。

4. 加味桔梗汤(《女科证治约旨·卷三》)

治子瘖。

桔梗 甘草 元参 麦冬 金石斛 细辛

水煎服。

【医论医案】

《女科指掌·卷三》

博陵医之神者曰郝翁。有一妊妇瘖嘿不能言。郝曰:儿大经壅故不能言,儿生经通自能言矣。

一妇人,怀孕之后,欲语无声,遂至无语,举家惊惶,邀余诊之。曰:此名子喑,非病也,不须治之。黄帝曰:人有重身九月而喑,何也?岐伯对曰:胞之络脉绝也。帝曰:何以言之?岐伯曰:胞络者,系于肾,少阴之脉,贯肾,系舌本,故不能言。帝曰:治之奈何?岐伯曰:无治也,当十月复。

第四章

产后病

第一节

胞衣不下

胞衣不下指胎儿娩出后半小时，胎盘尚未排出者，即胎盘滞留。胞衣即胎盘和胞膜的总称。

【辨病名】

本病又名胞衣不出、息胞、息胎、胎衣不下、儿衣不出、胞胀不下等。

一、胞衣不下

《产育宝庆方》："产科之难，临产莫重于催生，既产莫甚于胞衣不下。"

二、胞衣不出

《太平圣惠方·卷七十七·治胞衣不出诸方》："由产妇初时用力，比产儿出，而体已疲惫，不能更用气力产胞，经停之间，而外冷气乘之，则血道涩，故胞衣不出。"

《圣济总录·卷一百五十八·妊娠堕胎后衣不出》："论曰：胎气内动，不能自安，非时而堕，既堕而胞衣不出者，以衣带尚与母气相属。"

三、息胞

《诸病源候论·妇人将产病诸候·胞衣不出候》："有产儿下，苦胞衣不落者，世谓之息胞。"

《医灯续焰·卷十五·胎产脉证第七十七·胎产杂述》："胞衣不下者，谓之息胞。"

四、息胎

《坤元是保·卷上·产后》："恶血流入胞中，胞为血胀而不下，谓之息胎。"

《胤产全书·卷三·胞衣不下类》："又儿产出胎衣不落，世谓之息胎。"

【辨病因】

胞衣不下病因主要有产妇力乏、外感寒邪、血入胞衣、禀赋不足、临盆过早、下血过多及饮食不慎。

一、产妇力乏

《诸病源候论·妇人妊娠诸候下·妊娠堕胎衣不出候》："此由堕胎初下，妇人力羸，不能更用气产胞。"

《诸病源候论·妇人将产病诸候·胞衣不出候》："由产妇初时用力，故产儿出而体已疲顿，不能更用气产胞。"

《圣济总录·卷一百五十九·产难门·息胞》："盖由欲产之时，用力太过……乏力运用，以致持久。"

《赤水玄珠·卷二十二·胞衣不出》："郭稽中曰：胎衣不下者，因气力疲惫不能努出。"

《产论·卷三·已娩·治术》："凡胞衣难下者有二，其一由产妇元气血虚弱，既免子胎，则真气衰惫，不复鼓作，故不能下胞衣也。其一产妇虽本壮实，不幸遇产难，努力极苦，命垂将毙，医为救之，才脱死涂，则神气昏困，体皆委顿，不足复振，而不能下胞衣也。"

《妇科冰鉴·卷七·产后门·胞衣不下》："胞衣不下，其因有四……或产久气弱，困怠无力运托而外行。"

《验方新编·卷二十·妇科临产门·胞衣不下》："凡胞衣不下，皆因产妇送儿力竭，无力送衣。"

《医方简义·卷六·产后证治总论》："又有胞衣不下者，因产妇送儿努力，气已虚乏，无力送衣。"

二、外感寒邪

《诸病源候论·妇人妊娠诸候下·妊娠堕胎衣不出候》:“便遇冷,冷则血涩,故胞衣不出也。”

《诸病源候论·妇人将产病诸候·胞衣不出候》:“经停之间,外冷乘之,则血道痞涩,故胞久不出。”

《圣济总录·卷一百五十九·产难门·息胞》:“产罢复被风寒冷气所侵,血气凝涩。乏力运用,以致持久。”

《妇科冰鉴·卷七·产后门·胞衣不下》:“胞衣不下,其因有四,或风冷干犯,因使振血凝滞。”

《寿世编·上卷·附:薛氏治法》:“胞衣不下,或因风冷相干,致血凝滞。”

《彤园医书(妇人科)·卷五·产后门·胞衣不下》:“《金鉴》曰:胞衣不下者,或因初产用力困乏,风冷相干,致血瘀凝。”

《验方新编·卷二十·妇科临产门·胞衣不下》:“凡胞衣不下……或经停日久,外乘冷气则血道凝滞。”

三、血入胞衣

《赤水玄珠·卷二十二·胞衣不出》:“或血入衣中,胀大而不能下,以致心胸胀痛,喘急,速服夺命丹,血散胀消,其衣自下。牛膝散亦效。”

《妇科冰鉴·卷七·产后门·胞衣不下》:“胞衣不下,其因有四……或恶血流入胞内,衣渐胀满而疼痛。”

《寿世编·上卷·薛氏治法》:“胞衣不下……或因恶露入胞衣中,胀而不能出,腹中胀痛。”

《彤园医书(妇人科)·卷五·产后门·胞衣不下》:“《金鉴》曰:胞衣不下者……或血入胞衣,胀满疼痛,皆令胞衣不下。”

四、禀赋不足

《验方新编·卷二十·妇科临产门·胞衣不下》:“凡胞衣不下……又或胎前体弱,血气枯涸而衣停。”

《医方简义·卷六·产后证治总论》:“或因平素体气虚弱,血水沥尽,而胞衣涩滞不下。”

五、临盆过早

《达生编·卷中·胞衣不下》:“或问胞衣不下何故。曰总是临盆早之故。当产之时,骨节开张,壮者数日而合,怯者弥月方合。今不待其开,而强出之,故胎出而骨眼随闭,以致胞出不及耳。”

六、下血过多

《妇科冰鉴·卷七·产后门·胞衣不下》:“胞衣不下,其因有四……或下血过多,以致产路涩干。”

《寿世编·上卷·薛氏治法》:“胞衣不下……或因下血过多,产路枯涩。”

《彤园医书(妇人科)·卷五·产后门·胞衣不下》:“《金鉴》曰:胞衣不下者……或因下血过多,血枯产路干涩。”

七、饮食不慎

《评注产科心法·下集·产后门·胞衣不下》:“胞衣不下,最关利害。或孕中食煎炒,或临产气力惫,皆不能出。”

【辨病机】

本病的病机为气虚和血瘀导致胞宫活动力减弱,不能促使胞衣排出。气虚者,多因体质虚弱,元气不足;或产程过长,用力过度,耗伤气血,无力送出胞衣。血瘀者,多因产时调摄失宜,感受寒邪,致气血凝滞;或败血瘀滞胞中,不能排出。

一、气血虚弱

《女科撮要·卷下·胎衣不出》:“有因元气亏损,而不能送出。”

《胎产心法·卷中·胞衣不下论》:“所以不下者……有因气血虚弱,产母力乏,气不转运,不能传送而停阁不下。”

《罗氏会约医镜·卷十五·妇科(下)·胞衣不出》:“胞衣不出,或因产母力乏,气不能传送者。”

二、血枯干涩

《胎产心法·卷中·胞衣不下论》:“所以不下者,有因血少干涩,或子宫空虚吸贴而不下。”

《罗氏会约医镜·卷十五·妇科(下)·胞衣不出》:"胞衣不出……或因血少,干涩而难下者。"

三、血瘀

1. 寒凝血瘀

《圣济总录·卷一百五十八·妊娠堕胎后衣不出》:"论曰:胎气内动,不能自安,非时而堕,既堕而胞衣不出者,以衣带尚与母气相属。血气犹固,伤堕之次,复加风冷,气血凝涩,遂致衣不出,治法宜以破血温气之剂。"

2. 血流衣胀

《妇人大全良方·卷十八·产后门·胞衣不出方论第四》:"郭稽中论曰:胎衣不下者何?答曰:母生子讫,流血入衣中,衣为血所胀,是故不得下。"

《女科撮要·卷下·胎衣不出》:"有因恶露入衣,胀而不能出。"

《神农本草经疏·卷十二·木部上品·桂》:"血瘀不走,则胞衣不下。"

《胎产心法·卷中·胞衣不下论》:"所以不下者……又有因恶露流入胞中,胀而不能出。"

《罗氏会约医镜·卷十五·妇科(下)·胞衣不出》:"胞衣不出……有以恶露流入胞中,胀滞而不出者。"

3. 经络不开

《类证普济本事方释义·卷十·治妇人诸疾》:"凡妇人致胞衣不下者,及胎死不能下者,由乎经络不开也。"

【辨病证】

本病辨证有属虚属寒的区别,一般气虚证,多见面色苍白,喜热畏冷,心悸气短,舌淡脉虚;寒凝证,必腹痛而冷,恶露极少,脉象沉迟。此外还须辨轻重缓急、胞衣位置等。

一、辨虚实

《女科撮要·卷下·胎衣不出》:"其恶露流衣中者,腹中胀痛,用夺命丹或失笑散,以消瘀血,缓则不救。其元气不能送者,腹中不胀痛,用保生无忧散,以补固元气。或用萆麻子肉一两,细研成膏,涂母右脚心,衣下即洗去,缓则肠亦出,如肠不上,仍用此膏涂脑顶,则肠自人,益母丸亦效。"

《景岳全书·卷三十九人集·妇人规下·胞衣不出》:"胞衣不出,有以气血疲弱,不能传送而停阁不出者。其证但见无力,而别无痛胀,治当补气助血,宜速用决津煎,或滑胎煎、保生无忧散、《局方》黑神散之类主之。有以恶露流入胞中,胀滞不出者。盖儿既脱,胞带必下坠,故胞在腹中,形如仰叶,仰则盛聚血水而胀碍难出。惟老成稳婆多有识者,但以手指顶其胞底,以使血散,或以指摸上口,攀开一角,使恶露倾泻,则腹空自落矣……若血渗胞中,停蓄既久,而为胀为痛,或喘或急,则非逐血破血不可也,宜速用夺命丹,或用失笑散,以热酒调服,使血散胀消,其衣自下。若气血兼虚者,亦惟决津煎为善。"

《辨证录·卷十二·胞衣不下门》:"妇人儿已生地,而胞衣尚留于腹,三日不下,心烦意躁,时欲晕去,人以为胞胎之蒂未断也,谁知血少干枯粘连于腹乎。世见胞衣不下,心怀疑惧,恐其上冲于心,有死亡之兆,然胎衣何能冲于心也。但胞衣未下,则瘀血未免难行,有血晕之虞耳。""妇人子生五六日,胞衣留于腹中,百计治之,竟不肯下,然又绝无烦躁昏晕之状,人以为瘀血之粘连也,谁知气虚不能推送乎。夫瘀血在腹,断无不作祟之理,有则必然发晕,今安然无恙,是血已净矣。血净宜清气升而浊气降,今胞胎不下,是清气下陷难升,遂至浊气上浮难降。然浊气上升,必有烦躁之病,今反安然者,是清浊之气两不能升也。然则补其气,不无浊气之上升乎?不知清升而浊降者,一定之理也。苟能于补气之中,仍分其清浊之气,则升清正所以降浊矣。"

《女科经纶·卷五·产后证上·产后胞衣不下急断脐带法》:"胞衣不下,有冷乘血凝,有血流衣胀,有元气虚脱三证,当分因用药急治。如冬天严寒,风冷乘虚而入,胞冷血凝而不下,则当用夺命丹、牛膝散、桂附热药以下之。如血入胞衣胀满,恶露不下,则当用失笑散、花蕊石散,逐血消瘀药以下之。若元气弱,气血亏损不能下,则当用无忧散、生化汤以温补之。寒热虚实之际,不可不详审施治也。"

《竹林女科证治·卷三·保产上·胞衣不下》:"若血流入胞衣,血胀不下,治之少缓,必致胀满。以次上冲心胸疼痛喘急者,宜服牛膝汤。若气血虚弱,不能传达而不下者,产母但觉乏力,别无胀痛，宜加味芎归汤。”

二、辨胞衣位置

《产科发蒙·卷三·胞衣不下第七》：“娩后未经数时，则阴中滋润，子宫不收口，是以手术易施，药饵亦有效。但其施术之法，功效最速。而非笔力之可形容焉……虽历一二日不下者，胞衣在近门户一二寸者，犹可疗也。若胞衣在高，粘着子宫底不离，且子宫已收口，则不能遽下之。此证间有肚腹坚满，触之痛甚，手不可近者，以千金半膝汤、脱花煎之类，兼进含阳散。若虚者盘珠煎加人参二三钱，此皆百死中求一活之法也。若夫历四五日，战栗发热一日二三度作，或烦渴汗出，或谵语烦躁，或饮食不进，或喉中有痰声者，必死。”

三、辨缓急

《明医指掌·卷九·妇人科·临产五》：“胞衣不下，为血入胞中，上冲心胸，气血胀闷不出，欲死者，必用逐其血，酒煎红花服，或朴硝散，甚则夺命丹。胞衣不下，脐腹坚胀，急痛欲死，牛膝汤服即烂下。产后一切危急证候，及胞衣不下急证者，黑龙丹。”

《医学入门·外集·卷五·妇人门·临产》：“皆因用力太早，产下不能更用力送出胞衣，停久被外冷所乘，则血涩胀胞而不出，腹满冲胸，喘急疼痛者危，急将脐带以少物系坠，然后截断，不然则胞上抱心而死。只要产母心安，不可轻信洗母用手，宜内服牛膝汤、催生五积散，或用真血竭为末，酒调服。甚者，夺命丹，外用如圣膏贴脚心。昏晕危甚，八味黑神散、黑龙丹。”

《邯郸遗稿·卷四·产后》：“产妇胞衣不下，恶露不尽，攻冲心腹刺痛，或血晕神昏，眼黑，口噤，宜服黑神散。若临产难生，及胞衣不下，血晕不省人事者，败血冲攻，心腹刺痛，语言狂妄，困顿垂死，宜用琥珀黑龙丹。若败血攻心迷晕，或胞衣不下，胎死腹中，垂危者，但心头暖，急以童便调花蕊石散服之，不能服者灌之。若胞衣不下，寒热腹痛，宜五个散去茯苓、麻、桔主之。”“凡胞衣不下，稍久困倦，败血流入胞中，因血胀满，冲心喘急，疼痛危笃，先用物系住脐带，然后断之。否则胞上掩心，危在顷刻。须令产母口衔发尾，得呕哕，即时下矣。或单将蓖麻子捣烂，涂脚底，若胞下，随即洗去，如迟，恐伤母，肠亦下，慎之！如胞无冲掩等患，虽延数日，亦不害人，止要产妇安心，终自下也。”

四、辨脉

《产论·卷三·已娩·治术》：“凡遇此类，当先审诊其脉。脉微细者，次未得下之，手足厥冷者亦然，当与之以参附之类。脉已复，手足温则下之。若误急下之则必死，但其下之之术，颇极神奥。”

【论治法】

产妇禀赋虚弱，产程过长，疲惫不堪，胎盘滞留不下，宜补益中气；瘀血内阻，胞衣胀大难下，需化瘀消胀。胎盘滞留出现心胸胀痛喘急之危象，需手术剥离为妥。

《张氏医通·卷十·妇人门上·临蓐》：“脐肠坠断，恶露入胞，胀大不能出者，二味参苏饮童便和服。壮实人，失笑散以消瘀血，甚则平胃散加朴硝下之。胞衣不下，古法用蛇蜕一条，香油灯上烧研，入麝香为末，童便调服。或加蕲艾、阿胶、苏木各一钱，麦芽末打糊为丸，名乌金丸。难产及死胎不出，俱童便服之。亦有单用蛇蜕酥炙为末，童便下一钱匙者。《千金》治胞衣不出，胞烂喘急欲死，用牛膝汤服之即下。妊娠肥盛多痰，阻逆气道而致产难，及子死胎干，或子下而胎衣不出，半夏为散，尿服方寸匙，连进三服，并用吹鼻取嚏，以激动关窍，大妙。常见下死胎胞衣用朴硝等法，非惟不效。即使得下，胃气大伤，往往不能收功。丹方用蓖麻子肉，研涂母右脚心，胞下急洗去。缓则肠亦出矣，今人以产妇头发，入口作呕，胎衣自出，其法甚效。如不出，反逆上者必死。”

《胎产心法·卷中·胞衣不下论》：“又有血极膏、三奈方、花蕊石散、良方牛膝散、神应丹、灸足小趾法、牛膝汤、蛇蜕乌金丸、半夏散，皆治胎衣不下之方。予谓既有手法下衣简便，又不伤人，当以用手法为最。至于吐法虽效，如不出，反逆上者必死。至下胎衣诸方中，用硝、膝、花蕊石、硫黄等药，非惟不效，即使得下，胃气大伤，况金石峻厉之品，恐非肠胃大虚者所宜。后方录之以备参考耳。用者慎之，况药力未必如手法之速效，而无损于人也。如不能手法，必欲用药，总不若以失笑散，或万全汤去人参，并可取效为至当。其次亦惟决津煎为善。”

《验方新编·卷二十·妇科临产门·胞衣不下》：“三者，速煎生化汤大料进之，血旺腹和，衣自下矣；或加鹿角灰二钱、或益母丸和生化汤送下；胞衣不下时，产母必须坐守，不可卧倒。若断脐带，必要草鞋一只系之。如寒月扶产母上床，倚人扶靠坐定，盖以热被，时换热衣暖腹，血和腹暖，胞衣即下。但下后须连服生化汤数贴，块痛一止，即服加参生化汤。”

《寿世编·上卷·薛氏治法》：“胞衣不下，或因风冷相干，致血凝滞；或因下血过多，产路枯涩；或因恶露入胞衣中，胀而不能出，腹中胀痛。均当急用夺命散，或夺命丹，或失笑散，免致上攻心胸，缓则不救。若元气亏损，不能送出者，腹不胀痛，用保生无忧散。若胞衣出而昏愦不食，用芎归汤，再进十全大补汤。若胞衣出而腹胀痛，大危，仍用夺命丹或失笑散。儿既脱胞，带亦坠下，故胞在腹中，形如仰叶，仰则盛聚血水，而胀硬难出。惟令老成有识稳婆，以手指抬其胞底，使其血散。或以指摸其上口，攀开下角，使恶露倾泻，则胞自落。此亦一法。”

一、内治法

1. 补气养血法

《圣济总录·卷一百五十九·产难门·息胞》：“使形体平正，息气少时，可以运动，及以壮气益血汤散助之。俾气血滑利，其胞可下矣。”

《辨证录·卷十二·胞衣不下门》：“治法仍大补气血，使生血以送胎衣，则胎衣自然润滑，生气以助生血，则血生迅速，尤易推堕也。”

《胎产心法·卷中·胞衣不下论》：“其证但见无力，腹中不痛胀，治当补气助血，速煎生化汤大剂，速进二三钟，或兼进益母丸，使血旺气和而衣自下。或用保生无忧散以固元气。至于万密斋用五苓散，予恐无助血之能，不敢遵而用之。不若《景岳全书》决津煎，或滑胎煎、无忧散、《局方》黑神散之类。”

《医学心悟·卷五·妇人门·胞衣不下》：“胞衣不下，或因气力疲惫，不能努力，宜于剪脐时，用物系定，再用归芎汤一服，即下。”

《金匮启钥（妇科）·卷四·产要论》：“有胞衣不下或来缓者，大补血气，脱花煎及夺命丹或黑神散，保产无忧散、下胎丸，听人择用，半夏汤兼治胎干无水，亦有验。”

2. 活血祛瘀法

《太平惠民和剂局方·指南总论·卷下·论妇人诸疾》：“产难或横或逆，或三二日不产者，及胎死腹中，或胞衣不下，可与花蕊石散，或用保安膏，一贴作一服，丸如梧桐子大，温酒吞下，如未下，再服……产儿已出，但胞衣不下，脐腹坚胀急痛者，可与服牛膝汤。”

《妇人大全良方·卷十八·产后门·胞衣不出方论第四》：“治之稍缓，胀满腹中，以次上冲心胸，疼痛喘急者。但服夺命丹以逐去衣中之血，血散胀消，胎衣自下而无所患。更有牛膝汤等用之甚效。”

“妇人百病，莫甚于生产。产科之难，临产莫重于催生；既产莫甚于胞衣不下。惟有花蕊石散一件，最为紧要。如黑神散、琥珀散诸方之类，虽皆有验，然乡居或远于药局，仓卒之间，无法可施。”

《济世全书·离集　卷六·产育》：“妇人胞衣不出，胸腹胀疼，手不可近，用失笑散，滚酒调下，恶露、胞衣并下。”

《邯郸遗稿·卷四·产后》：“因堕胎，胞衣不出，及胎死腹中，宜牛膝散，或大黄醋熬成膏，为丸，醋汤下。”

《胎产心法·卷中·胞衣不下论》：“但血渗胞中不下，又不能用手法下之，停蓄既久，渐充心胸，为胀痛或喘急，非逐血破血不可。古人用良方夺命丹，或用失笑散，以热酒调服，使血散胀消衣下，缓则不救。”

《医学心悟·卷五·妇人门·胞衣不下》：“或血入衣中，胀大而不能下，以致心腹胀痛喘急，速用清酒下失笑丸三钱，俾血散胀消，其衣自下。如不应，更佐以花蕊石散，或牛膝散亦得。”

《女科切要·卷六·产后胞衣不下》：“产后胞衣不下，为血入胞中，上冲心胸，气血胀闷，不出欲死。必须逐其血，用红花、茜草酒煎服，或朴硝散，甚则夺命丹。如再不下，脐坚胀急痛欲死者，牛膝汤。”

《医述·卷十三·女科原旨·临产》：“胞衣不下，古方用花蕊石散。但恐石药非肠胃虚者所宜，莫若生化、万全二方选而用之。亦有用佛手散，加红花、益母、香附、山楂、陈皮、牛膝煎成，冲童便服，更妙。（《冯氏锦囊》）”

《胎产新书·女科旨要·卷四·治十八般难产论》：“胞衣不下，因分娩时，母受其寒，血入其中。因寒，寒则作胀，胀则胞不下，令人胀闷，汤水不欲到口。服乌金丸。用葱头三个，当归三钱，酒煎化服。胞衣遂下，败血净尽。”

3. 涌吐法

《济世全书·离集卷六·产育》：“胞衣不下，令产妇衔自已发尾于口中，令呕哕，衣即下。”

《景岳全书·卷三十九人集·妇人规下·胞衣不出》：“又一法，以本妇头发，搅入喉中，使之作呕，则气升血散，胞软亦自落矣。凡胎胞不出者多死，授以此法，甚效。”

二、外治法

1. 断脐

《圣济总录·卷一百五十九·产难门·息胞》：“若初生产妇，未能谙练，见胞衣未下。恐妨儿体，辄便剪脐，或误牵断，或执握不固，其胞直上掩心，使不尽天年者多矣。昔人剪脐之法，必欲惯熟坐人，先备金银铜铁秤锤之类。用软熟衣带一条，就一头绾定，仍留一头。才下脐，即将脐带与衣带，相联结定，以紧牢为度，所贵胞不上掩心也。”

《妇人大全良方·卷十八·产后门·胞衣不出方论第四》：“旧法胞衣不出恐损儿者，依法截脐而已。产处须顺四时方面，并避五行禁忌者。若有触犯，多令产妇难产。”

“今采得胡氏《宝庆方》一妙法云：若产讫胞衣不下，停待稍久，非特产母疲倦，又且血流入胞中，为血所胀，上冲心胸，喘急疼痛，必致危笃。若有此证，宜急断脐带以少物系坠（以物系坠之时，切宜用心。先系，然后截断。不尔则胞上掩心而死），使其子血脉不潮入胞中，则胞衣自当痿缩而下，纵淹延数日亦不害人。只要产母心怀安泰，终自下矣，累试有验。不可轻信坐婆，妄用手法，多有因此而亡，深可浩叹。所以胡氏重引，亲见其说为据。”

《女科撮要·卷下·胎衣不出》：“宝庆方胎衣未下，若欲断脐带，先以少物系坠，然后断之，否则胞上掩心而死。”

《达生编·卷中·胞衣不下》：“若胞衣不出，急用粗麻线将脐带系住，又将脐带双折再系一道，以微物坠住，再将脐带剪断。过三五日，自痿缩干小而下。累用有验。只要与产母说知，放心不必惊恐。不必听稳婆，妄用手取。多有因此而伤生者。慎之慎之。”

《胎产心法·卷中·胞衣不下论》：“亦有人因衣迟不下，恐天寒不便于子，急断脐洗儿，用帛系坠脐带。”

2. 手法

《胎产心法·卷中·胞衣不下论》：“将儿抱定，不可断脐带，惟老成有识见隐婆，以右手二指紧跟脐带而上，带尽处，将指向上半寸余，摸之觉有血便是胎衣，向下一捺，其血覆，其衣自下。或以手指顶其胎底，使其血散。或以指摸上口，攀开一角，使恶露倾泻，则腹空自下矣。法甚简明，当为下胞衣第一妙法。”

《产科发蒙·卷三·胞衣不下第七》：“《集验方》云：产下如胞衣不来，先将婴孩抱定，不可断脐带。（周云：当断脐带而施术，假令断之，曷害于子母耶。）用一伶俐老成女眷，将右手二指，紧跟脐带而上，带尽处，将指向上半寸余，摸之觉有血，便是胞衣逆转，盛血在内。不得下，即以指连胞衣向下一捺，其血覆其衣自随而下。法甚简明。每见孕妇衣不下，多服药，或用吐法，甚至以足拄腹者，易至丧命，小必至于成病。不知衣之不下，正为婴孩出门，脐带一扯，衣必逆转向上。污血淋下，尽入衣中，以致衣渐满大不能出。夫岂药力之所能与哉。故特书之，以免此患。”

3. 热熨法

《胎产心法·卷中·胞衣不下论》：“亦有用产妇鞋底炙热，熨小腹上下即出。”

《女科切要·卷五·胞衣不下》：“《准绳》云：胞衣不下，用瓦油盏烘热，仰放产妇脐上，令男人以脚抵住油盏，其胞即下，乃乡村之法，果验。”

4. 按腹法

《产论·卷三·已娩·诸论》：“凡胞衣不下，而医为下之者，其按腹之法，但当自其小腹按摩之，而切勿按其前腹。如误按前腹者，则愈按愈缩，而肚带之断余，恐复尽入腹中矣。子既下，而胞衣尚在腹内者，其衣附蒂之处，犹反向上，胞衣依附子宫里最高处。下之自有法。不知者妄摩其腹，则愈摩愈人，终不能下。此不可不知也。”

5. 针灸法

《针灸甲乙经·卷十二·妇人杂病第十》：“女子月水不利，或暴闭塞，腹胀满，癃，淫泺身热，腹中绞痛，癞疝阴肿，及乳难，子抢心，若胞衣不出，众气尽乱，腹满不得反复，正偃卧，屈一膝，伸一膝，并气冲针上人三寸，气至泻之。”

《备急千金要方·卷三十·针灸下·妇人病第八》：“字难若胞衣不出，泄风从头至足，刺昆仑，入五分，灸三壮，在足外踝后跟骨上。”

《千金翼方·卷二十六·针灸上·妇人第二》：“胞衣不出，针足太阳人四寸，在外踝下后一寸宛宛中。”“胞衣不出，或腹中积聚，皆针胞门入一寸，先补后泻，去关元左二寸。”

《普济方·针灸·卷十六·难产》：“治产生理不顺，或横或逆，胞死腹中，胞衣不下：穴太冲，针八分。补百会，次补合谷，次泻三阴交。立时分解，决验如神。”

《针灸大成·卷六·足阳明经穴主治·考正穴法》：“气冲……妊娠子上冲心，生难胞衣不出。”

《针灸大成·卷六·足太阳经穴主治·考正穴法》：“昆仑……妇人孕难，胞衣不出，小儿发痫瘛疭。”

《寿世保元·卷十·灸法·灸诸疮法》：“论妇人难产及胞衣不下，急于产妇右脚小指尖上，灸三壮，炷如小麦大，立产。”

《刺灸心法要诀·卷一·八脉交会八穴歌·冲脉公孙穴主治歌》：“伤酒，伤食，积滞，肠胃雷鸣，水食，气疾，膈间脐腹疼痛，两胁作胀，胸膈满闷，疟疾肠风，大便下血，以及妇人胞衣不下，瘀血上攻迷心，皆宜刺此公孙穴，则立应也。”

《刺灸心法要诀·卷八·针子户穴歌》：“胞衣不出，子死腹中，宜刺子户穴，针入一寸。其穴在任脉经之关元穴傍右二寸。”

《针灸易学·卷下·三寻穴·经外奇穴》：“独阴二穴：在足第二指下横纹中是穴。治小肠疝气，又下死胎，胞衣不下。灸五壮。又女人干哕呕吐，红经不调。”

《针灸集成·卷二·妇人》：“胞衣不下，足小指尖，三壮，中极、肩井。”“胞衣不下，取三阴交、中极、照海、内关、昆仑。”

《选针三要集·卷下·针灸要穴论》：“胞衣不下，三阴交、昆仑。”

【论用方】

一、治胞衣不下方论

1. 论黑神散

《医方考·卷六·妇人门第七十》：“胎死者，产难经日而胎死也，法以妊娠舌头青黑为用之方也。蒲黄能逐败血，熟地、芍药、当归能养新血，干姜、肉桂能引新血而逐败血，甘草、黑豆能调正气而逐败气。师云：此方更治胞衣不下，产难血晕，余血奔心，儿枕疼痛，乍见鬼神等证。盖诸证皆是瘀血为患，故并治之。”

《成方切用·卷十下·胎产门·黑神散》：“前证皆因血瘀不行，熟地、归、芍之润以濡血，蒲黄、黑豆之滑以行血，桂心、干姜之热以破血（干姜辛热，能去恶生新，故产后发热多用之）。用甘草者，缓其正气。用童便者，散其瘀逆。加酒者，引入血分以助药力也。（产后恶露不行，坐蓐劳伤者，以前四味从轻治之。若挟宿冷，气滞血凝，胞胎不下，则宜全用快行之也。寒多及秋冬宜之，若性急形瘦有火之人及夏月，均宜审用）”

2. 论红花酒

《医方考·卷六·妇人门第七十》：“胞衣不下者，气弱而瘀血盈于胞也。故用清酒壮其气，红花败其瘀。”

3. 论花蕊石散

《成方便读·卷二·理血之剂》：“夫花蕊石散为破血之峻剂，功专化血为水，而世畏其峻，罕能用之。葛可久言：暴血成升斗者，宜花蕊石散。若病久涉虚，及肝肾二家之血，非其所宜。与前之十灰散，寒热天渊，不可不别。当知十灰散专主火炎上涌之血，倘误用以治阴邪迫激之证，为害犹轻。若误用花蕊石散治血热妄行之病，为患莫测。况血热妄行者，十常八九，阴邪迫激者，十仅一二。所以举世医者、病者，俱畏之如蝎，遂致置而不讲，乃致一切阴邪暴涌之血，悉皆委之莫救，岂其命耶？此方以花蕊石化其既瘀之血，硫黄补下焦之火，以祛阴邪；童便有降下之功，且以制二石之悍性耳。”

4. 论脱花煎

《成方便读·卷四·经产之剂》:"此为妊娠禀气素充,血分有寒滞而不得通泰者设也。故以当归、川芎、红花活血行气;再以肉桂之辛热,从血分可以散其积寒,可以助其流动;牛膝、车前引之以下行;能饮酒者,服药后饮酒数杯,以助药势。方后另有加减法,如因气虚者,仍加人参;血虚者,仍加熟地,活法在乎运化耳。"

5. 论送胎汤

《辨证录·卷十二·胞衣不下门》:"此方以当归、川芎补其气血,以荆芥引气血归经,用益母草、乳香等药逐瘀下胎。新血既长,旧血难存,气旺上升,瘀浊自然迅降,无留滞之苦也。盖胞衣留腹,有回顾其母胎之心,往往有六七日不下,胞衣竟不腐烂,正以其有生气也。可见胎衣在腹,不能杀人,补之自降也。或谓胞衣既有生气,补气补血,则胞衣宜益坚牢,何补之反降?不知子未下,补则益于子,子已下,补则益于母,益子而胞衣之气连,益母而胞衣之气脱,实有不同。故此补气、补血,乃补各经之气血,以推送之,非补胞胆之气血,是以补气、补血,而胎衣反降也。"

6. 论补中益气汤

《辨证录·卷十二·胞衣不下门》:"夫补中益气汤补气之药,即提气之药也。并非推送之剂,何能下胎衣如此之速?不知浊气之下陷者,由于清气之不升也。提其气,则清气升而浊气自降,腹中所存之物无不尽降,正不必又去推送之也。况方中又加萝卜子数分,能分理清浊,不致两相扞格,此奏功之所以神耳。"

二、治胞衣不下方

1. 真珠汤(《备急千金要方·卷二·妇人方上·子死腹中第六》)

治妊娠胎死腹中,若子生,胞衣不出,腹中引腰背痛。

甘草(一尺) 筒桂(四寸) 鸡子(一枚) 蒲黄(二合) 香豉(二升)

上五味,以水六升煮取一升,顿服之,胎胞秽恶尽去,大良。

2. 牛膝汤

1)《备急千金要方·卷二·妇人方上·胞胎不出第八》

治产儿胞衣不出、令胞烂。

牛膝 瞿麦(各一两) 当归 通草(各一两半) 滑石(二两,一作桂心二两) 葵子(半升)

上六味㕮咀,以水九升煮取三升,分三服。

2)《圣济总录·卷一百五十八·妊娠堕胎后衣不出》

治妊娠堕胎,胞衣不下。

牛膝(酒浸,切焙) 冬葵子(炒,各半两)

上二味,粗捣筛。每服五钱匕,水一盏半煎至八分,去滓温服,未下更服。

3)《圣济总录·卷一百五十九·产难门·息胞》

治胞衣半出半不出,或子死腹中,着脊不下,数日不产,血气上冲。

牛膝(去苗,酒浸切,焙) 葵子(炒) 榆白皮(锉,各三两) 生地黄汁(三合)

上四味,除地黄汁外,粗捣筛。每服三钱匕,水一大盏,入地黄汁一合,同煎至七分,去滓温服。不拘时。

4)《三因极一病证方论·卷十七·产科二十一论评》

治产儿已出,胞衣不下,脐腹坚,胀急痛甚;及子死腹中,不得出。

牛膝(酒浸) 瞿麦(各四两) 滑石(八两) 当归(酒浸) 木通(各六两) 葵子(五两)

上为锉散。每服三钱,水两盏煎七分,去滓,不以时服。

5)《妇科玉尺·卷三·临产·治临产病方》

治胞衣不下。

延胡索(五钱) 牛膝 当归(各三钱)

酒煎。

3. 芫婆万病丸(《备急千金要方·卷十二·胆腑方·万病丸散第七》)

治七种癖块,五种癫病。十种疰忤,七种飞尸,十二种蛊毒,五种黄病,十二时疟疾,十种水病,八种大风,十二种瘴痹,并风入头眼暗漠漠,及上气咳嗽,喉中如水鸡声,不得眠卧,饮食不作肌肤,五脏滞气,积聚不消,壅闭不通,心腹胀满,及连胸背鼓气坚结流入四肢,或复叉心膈气满时定时发,十年、二十年不瘥。五种下痢疳虫寸白诸虫,上下冷热,久积痰饮,令人多睡,消瘦无力,荫入骨髓便成滞，患身体气肿，饮食呕逆，腰脚酸痛，四肢沉重，行立不能久，妇人因产冷入子脏，脏中不净，或闭塞不通，胞中瘀血，冷滞出流不尽，时时疼痛为患，或因此断产，并小儿赤白下痢，及胡臭、耳聋、鼻塞等病。此药以三丸为一剂，服药不过三剂，万病悉除，说无穷尽，故称万病丸。

牛黄　麝香　犀角　桑白皮　茯苓　干姜　桂心　当归　川芎　芍药　甘遂　黄芩　蜀椒　细辛　桔梗　巴豆　前胡　紫菀　蒲黄　葶苈　防风　人参　朱砂　雄黄　黄连　大戟　禹余粮　芫花(各二分)　蜈蚣(六节)　石蜥蜴(一寸)　芫青(十四枚)

上三十一味(崔氏无黄芩、桑白皮、桔梗、防风为二十七味)并令精细，牛黄、麝香、犀角、朱砂、雄黄、禹余粮、巴豆别研，余者合捣，重绢下筛，以白蜜和，更捣三千杵，密封之，破除日，平旦空腹酒服三丸，如梧子大，取微下三升恶水为良。若卒暴病，不拘平旦早晚皆可服，但以吐利为度。若不吐利，更加一丸，或至三丸、五丸，须吐利为度，不得限以丸数。病强药少即不吐利，更非他故。若其发迟以热饮汁投之。若吐利不止即以酢饭两三口止之。服药忌陈臭生冷酢滑粘食、大蒜、猪鸡鱼狗马驴肉、白酒、行房，七日外始得。一日服，二日补之，得食新米，韭菜汁作羹粥臛饮食之三四顿大良，亦不得全饱。产妇勿服。吐利以后，常须闭口少语，于无风处温床暖室将息。若旅行卒暴，无饮，以小便送之为佳，若一岁以下小儿有疾者，令乳母服两小豆，亦以吐利为度。近病及卒病皆用，多积久病即少服，常取微溏利为度。卒病欲死，服三丸如小豆，取吐利即瘥。卒得中恶噤，服二丸如小豆，暖水一合灌口令下，微利即瘥。妇人诸疾，胞衣不下，服二丸如小豆，取吐利即出。

4. 牛膝散

1)《太平圣惠方·卷七十七·治妊娠堕胎胞衣不出诸方》

治妊娠，五六月堕胎，胞衣不出。

牛膝(三分去苗)　桂心(半两)　芎䓖(三分)　川朴硝(三分)　当归(一两半)　蒲黄〔一(二)分〕

上件药，捣粗罗为散。每服四钱，以水一中盏，入生姜半分，生地黄一分，煎至六分，去滓，放温频服效。

2)《圣济总录·卷一百五十九·产难门·息胞》

治胞衣不出，令胞烂。

牛膝(去苗，一两)

上一味细锉。以水三盏煎至一盏半。去滓分作三服。

5. 蒲黄散

1)《太平圣惠方·卷七十七·治妊娠堕胎胞衣不出诸方》

治堕胎，胞衣不出，腹中疞痛，牵引腰脊。

蒲黄(三分)　桂心(一两)　赤芍药(一两)　牛膝(二两去苗)

上件药，捣粗罗为散。每服四钱，以水酒各半盏煎至六分，去滓，温服。

2)《圣济总录·卷一百五十九·产难门·息胞》

治胎死腹中，若子已出，胞衣不下，腰背痛。

蒲黄(微炒)　甘草(炙)　桂(去粗皮)　陈橘皮(汤浸去白，焙，各三分)　牛膝(去苗，酒浸切，焙，一两)

上五味，捣罗为散。每服二钱匕，温酒调下。不拘时，以下为度。

6. 滑石汤

1)《太平圣惠方·卷七十七·治胞衣不出诸方》

治胞衣不出，腹内疼痛不可忍，心头妨闷，四肢昏沉，不欲言语。

滑石　瞿麦　桂心　赤芍药　石苇　槟榔　甘草(炙微赤，锉)　葵子　赤茯苓　地榆(锉，各一分)

上件药，都锉，以水一大盏半，煎至一盏，入酒一小盏，更煎三五沸，去滓，分温三服。

2)《圣济总录·卷一百五十九·产难门·息胞》

治胞衣不出。烂胞。

滑石(一两)　牛膝(去苗，酒浸切，焙，一两半)　当归(切，焙)　甘草(炙，各一两)　葵子(炒，二合)　瞿麦穗(一两半)

上六味，粗捣筛。每服三钱匕，水一盏，煎至七分，去滓不拘时服，以下为度。

7. 贝母丸(《太平圣惠方·卷七十七·治横产诸方》)

治横产，或颠倒，胞衣不出，伤毁不下，产后余病汗出，烦满不止，少气逆满。

贝母（煨微黄） 甘草（炙微赤，锉） 秦椒（去目及闭口者，微炒去汗） 干姜（炮裂，锉） 桂心 粳米 石膏（细研） 黄芩 大豆黄卷 石斛（去根锉，各一分） 当归（半两，锉，微炒） 大麻仁（三分）

上件药，捣罗为末，用枣肉和丸如弹子大。不计时候，以温酒研下一丸。

8. 琥珀黑散（《太平惠民和剂局方・卷九・吴直阁增诸家名方》）

治产妇一切疾病：产前胎死、产难、横生、逆生。产后胞衣不下，衣带先断，遍身疼痛，口干心闷，非时不语。

琥珀（别研） 朱砂（别研） 百草霜（别研） 新罗白附子（炮） 松墨（烧） 黑衣（灶屋尘也） 血猫灰（鲤鱼鳞是也，烧为末，各半两） 麝香（研） 川当归（去芦） 白僵蚕（炒，去丝、嘴，各一分）

上为末。每服二钱，炒姜、温酒和童子小便调下，食前。

9. 妙应丹（《太平惠民和剂局方・卷九・续添诸局经验秘方》）

治妇人众病，无所不治。

晚蚕砂（炒） 鲤鱼鳞（烧为末） 当归（去芦） 石膏（煅，研） 泽兰（去梗） 附子（炮，去皮、脐） 木香（炮，各二两） 熟干地黄（洗，酒浸，蒸，焙） 川芎 防风（去芦、叉） 芜荑（炒） 马牙硝（烧） 人参 黄芪 川椒（微炒） 柏子仁（微炒，别研） 蝉蜕（去足，洗，焙） 白薇 槟榔（不见火，各一两） 厚朴（去粗皮，姜制） 藁本（去苗） 白姜（炮） 甘草（炙赤，各三两） 吴茱萸（汤洗七次） 红花（炒，各半两）

上为末，炼蜜搜和，杵数千下，丸如弹子大。每服一丸，血瘕块痛，绵灰酒下；催生，温酒吞细下；血劳血虚，桔梗酒下；血崩，棕榈灰酒下；血气痛，炒白姜酒血风，荆芥酒下；血晕闷绝，胎死腹中，胞衣不下，并用生地黄汁、童子小便、酒各一盏，煎二沸调下；常服，醋汤、温酒化下，并空心、食前服。

10. 交感地黄煎丸（《太平惠民和剂局方・卷九・续添诸局经验秘方》）

治妇人产前、产后眼见黑花，或即发狂，如见鬼状，胞衣不下，失音不语，心腹胀满，水谷不化，口干烦渴，寒热往来，口内生疮，咽中肿痛，心虚忪悸，夜不得眠，产后中风，角弓反张，面赤，牙关紧急，崩中下血，如豚肝状，脐腹疞痛，血多血少，结为癥瘕，恍惚昏迷，四肢肿满，产前胎不安，产后血刺痛，皆治之。

生地黄（净洗，研，以布裂汁留渣，以生姜汁炒地黄渣，以地黄汁炒生姜渣，各至干，堪为末为度） 生姜（净洗，烂研，以布裂汁留渣，各二斤） 延胡索（拌糯米，炒赤，去米） 当归（去苗） 琥珀（别研，各一两） 蒲黄（炒香，四两）

上为末，蜜丸弹子大。当归汤化下一丸，食前服。

11. 当归汤

1）《圣济总录・卷一百五十八・妊娠堕胎后衣不出》

治妊娠堕胎，胞衣不出。

当归（切炒） 牛膝（酒浸切，焙，各一两半） 木通（锉） 滑石（碎，各二两） 冬葵子（炒二合） 瞿麦穗（一两）

上六味，粗捣筛。每服三钱匕，水一盏半煎至八分，去滓温服，未下再服，以下为度。

2）《圣济总录・卷一百五十九・产难门・息胞》

治产后胞衣不下。

当归（切，焙） 芍药（锉） 桂（去粗皮，各一两）

上三味，粗捣筛。每服三钱匕，水一盏煎至七分，去滓温服，不拘时。

12. 冬葵子汤（《圣济总录・卷一百五十八・妊娠堕胎后衣不出》）

治妊娠堕胎，胞衣不出。

冬葵子（炒） 牛膝（酒浸切，焙） 木通（锉，各二两） 瞿麦穗（一两） 桂（去粗皮，二两）

上五味，粗捣筛。每服二钱匕，水一盏半煎至八分，去滓温服，以下为度。

13. 莽草汤（《圣济总录・卷一百五十八・妊娠堕胎后衣不出》）

治妊娠堕胎，胞衣不出，令胞衣烂。

莽草 滑石 冬葵子（炒各，三两） 瞿麦穗 牛膝（酒浸切，焙） 当归（切，炒，各二两）

上六味，粗捣筛。每服三钱匕，水一盏半煎至八分，去滓温服，以下为度。

14. 阿胶汤（《圣济总录·卷一百五十八·妊娠堕胎后衣不出》）

治妊娠堕胎，胞衣不出。

阿胶（炙令燥） 冬葵子（炒） 牛膝（酒浸切，焙） 当归（切，焙，各三分）

上四味，粗捣筛。每服三钱匕，水一盏半煎至八分，去滓温服，以下为度。

15. 雄黄散（《圣济总录·卷一百五十八·妊娠堕胎后衣不出》）

治妊娠堕胎，胞衣不下，昏闷喘急者，宜急救之。

雄黄（研） 香墨（研，各一钱） 金薄（三片） 马牙硝（一分，研）

上四味研匀，每服一钱匕，以蜜少许，与温汤调服之，未下更服。

16. 地黄酒（《圣济总录·卷一百五十八·妊娠堕胎后衣不出》）

治妊娠堕胎，胞衣不出。

生地黄（以铜竹刀切，炒，半两） 蒲黄（炒） 生姜（切，炒，各一分）

上三味，以无灰酒三盏，于银器内，同煎至二盏，去滓分温三服，未下更服。

17. 泽兰汤（《圣济总录·卷一百五十八·妊娠堕胎后衣不出》）

治妊娠堕胎，胞衣不出。

泽兰叶（切碎） 滑石（末，各半两） 生麻油（少许）

上三味，以水三盏，先煎泽兰至一盏半，去滓入滑石末并油，更煎三沸，顿服之，未下更服。

18. 蒲黄酒（《圣济总录·卷一百五十八·妊娠堕胎后衣不出》）

治妊娠堕胎，胞衣不出。

蒲黄（炒，一合） 槐子（十四枚，为末）

上二味，以酒三盏煎至二盏，去滓分温二服，未下更服。

19. 瞿麦汤

1）《圣济总录·卷一百五十九·产难门·产难》

治难产，及已产胞衣不下，或堕胎后血不下。

瞿麦穗 硝石 黄连（去须） 滑石 甘草（炙，各一两） 王不留行 延胡索 当归（切焙） 大黄（锉，炒，各一两一分） 生干地黄（焙） 连皮大腹（锉） 鬼箭羽 射干 威灵仙（去土） 雷丸 槟榔（锉） 京三棱（煨，锉） 郁李仁（炒，各一两半） 吴茱萸（汤洗，焙炒，半两） 牵牛子（炒，二两）

上二十味，粗捣筛。每服五钱匕，水一盏半，入生姜五片，同煎至八分，去滓温服，不拘时。

2）《圣济总录·卷一百五十九·产难门·息胞》

治产后胞衣不出。

瞿麦穗（二两） 牛膝（去苗，酒浸切，焙） 桂（去粗皮） 木通（锉碎，各一两）

上四味，粗捣筛。每服三钱匕，水一盏，煎取七分，去滓温服，不拘时，未下再服。

20. 槐子汤（《圣济总录·卷一百五十九·产难门·息胞》）

治胞衣不出。

槐子（如无子用枝，细切一两） 牛膝（去苗，酒浸切，焙，一两半） 木通（锉） 榆白皮（锉） 瞿麦穗（各二两） 麻子仁（二合）

上六味，粗捣筛。每服三钱匕，水一盏煎至七分，去滓温服，不拘时服，以下为度。

21. 地黄汤（《圣济总录·卷一百五十九·产难门·息胞》）

治产五六日，胞衣不出。

生地黄（切，焙） 牛膝（去苗，酒浸切，焙） 桂（去粗皮） 芎䓖 大黄（锉，炒，各一两） 蒲黄（炒，三分） 朴硝（一两半）

上七味，粗捣筛。每服三钱匕，水一盏同煎至七分，去滓不拘时服，以下为度。

22. 桂心汤（《圣济总录·卷一百五十九·产难门·息胞》）

治胞衣不出，胞烂。

桂（去粗皮，三分） 牛膝（去苗，酒浸切，焙，一两） 滑石 当归（切，焙，各三分） 瞿麦穗（一两） 葵子（炒，二合） 甘草（炙，半两）

上七味，粗捣筛。每服三钱匕，水一盏，入生地黄半合，同煎至七分，去滓不拘时温服，以下为度。

23. 牛膝饮（《圣济总录·卷一百五十九·产难门·息胞》）

治胞衣半出半不出，或子死腹中，着脊不下，数日不产，血气上冲。

牛膝（去苗，酒浸切，焙） 葵子（各三两） 榆白皮（锉） 瞿麦穗（各二两）

上四味，粗捣筛。每服三钱匕，水一盏，入生地黄一分拍破，同煎至七分，去滓温服，不拘时，以下为度。

24. 蒺藜子散（《圣济总录·卷一百五十九·产难门·息胞》）

治产困乏，腹痛目有所见，儿及衣俱不下。

蒺藜子（炒去角） 贝母（去心，各二两）

上二味，捣罗为散。每服二钱匕，温酒调下，未下再服，以下为度，热水调亦得。

25. 松叶散（《圣济总录·卷一百五十九·产难门·息胞》）

治胞衣不下，气血冲心，迷闷欲死。

松叶（炙） 墨（细研） 紫葛（各半两）

上三味，捣研为散。每服二钱匕，温水调下，不拘时。

26. 芎䓖散（《圣济总录·卷一百五十九·产难门·息胞》）

治胞衣不出。

芎䓖 当归（切，焙，各半两） 榆白皮（锉，一两）

上三味，捣罗为散。每服三钱匕，用生地黄汁温调下，未下再服，以下为度。

27. 香墨丸（《圣济总录·卷一百五十九·产难门·息胞》）

治产难胞衣不下，心腹痛。

香墨 麝香（各一钱，同研细）

上二味，以腊月兔脑丸如梧桐子大。每服三丸，以温酒下，不拘时，以下为度。

28. 葱油方（《圣济总录·卷一百五十九·产难门·息胞》）

治胞衣不出。

葱白（三茎） 麻油（半合）

上二味，先研葱白汁少许，入油相和服之，未下再一服。

29. 伏龙肝散（《圣济总录·卷一百五十九·产难门·息胞》）

治胞衣不出。

伏龙肝 蒲黄（炒研，各一两）

上二味，捣研为散。每服二钱匕，温酒调下，不拘时，以下为度。

30. 丹砂散（《圣济总录·卷一百五十九·产难门·息胞》）

治胞衣不出令胞烂。

丹砂（研，半两）

上一味，每服一钱匕，温酒调下，未下再服。

31. 小金丹（《鸡峰普济方·卷二十五·丹诀》）

治五脏虚乏，腰膝无力，养心气，明目，解贼风蛊毒，杀精物恶鬼，嗽逆寒热，泄泻下痢，惊气入腹，痈疽疮痔，悉皆治之。久服补精髓，好颜色，益智，不饥，轻身长年，又疗妇人百病，崩带下赤白，产难，胞衣不出，血闭血利，大进饮食。

禹余粮末（四两） 赤石脂（五两） 代赭石（一斤） 石中黄（二两）

上件药四味，捣罗令极细，滴水为丸如梧桐子大，令干，烧砂锅通赤，次入药在内，用木炭火，煅令通赤为度。每服二粒，空心食前，望太阳，香水吞下。

32. 至圣密陀僧法（《鸡峰普济方·卷二十五·丹诀》）

治胞衣不下。

每一炉黄丹入：轻粉（十个） 白矾（一两） 黄丹（一斤）

虢丹细研如粉，红好米醋拌，干湿得所，有日色即晒令干，无日色以文武火养，然后入通油瓶子，以文武火烧，瓦片盖头时时揭看，不湿即加火候，干，瓶子似火色一般，火箸搅之如水，去火安放冷处，取湿土焙瓶子，干，取之为团，面色于中，如紫金色，光明可爱。治一切疾。若服硫黄一两，即服一丸可也。此是四黄之君，见此便伏，但有药毒，即能制之。胞衣不下，葵菜汤下。

33. 乌鸡煎（《三因极一病证方论·卷十八·妇人女子众病论证治法》）

治妇人百病。

吴茱萸（醋煮） 良姜 白姜（炮） 当归 赤芍药 延胡索（炒） 破故纸（炒） 川椒（炒） 生干地黄 刘寄奴 蓬莪术 橘皮 青皮 川芎（各一两） 荷叶灰（四两） 白熟艾（用糯米饮调饼，二两）

上为末，醋糊丸如梧子大。每服三五十丸。

具汤使如后：月经不通，红花苏木酒下；白带，牡蛎粉调酒下；子宫久冷，白茯苓煎汤下；赤带，建茶清下；血崩，豆淋酒调绵灰下；胎不安，蜜和酒下；肠风，陈米饮调百草霜下；心疼，菖蒲煎酒下；漏阻下血，乌梅温酒下；耳聋，蜡点茶汤下；胎死不动，斑蝥二十个煎酒下；腰脚痛，当归酒下；胞衣不下，芸苔研水下；头风，薄荷点茶下；血风眼，黑豆甘草汤下；生疮，地黄汤下；身体疼痛，黄芪末调酒下；四肢浮肿，麝香汤下；咳嗽喘痛，杏仁、桑白皮汤下；腹痛，芍药调酒下；产前后痢白者，白姜汤下；赤者，甘草汤下；杂者，二宜汤下；常服，温酒醋汤任下，并空心食前服。

34. 下胎蛇蜕散(《活人事证方后集·卷十三·胎产门》)

治妇人生产不下，死胎在腹，横生、倒生，胞衣不下，一切危急，神效。

蛇蜕(一条，全者，断者不可用。以火箸挑起，令直，用麻油纸燃，从尾烧上，以乳钵接贮，研细，罗过。须要是雄者。墙头或篱上者是)　燕翁窠(一个，泥须通透，儿出了者，研细)

上二件和匀，作一服。以无灰酒半盏暖热，再以童子小便半盏浸(平)之，服下即分娩。

35. 二圣大宝琥珀散(《妇人大全良方·卷二·众疾门·方序论第五》)

治产后胞衣不下。

生地黄(一斤)　生姜(一斤，二味修制如前交加散)　当归　川芎　牡丹皮　芍药　莪术　蒲黄　香白芷　羌活(八味各炒)　桂心(不见火)　熟地黄(炒)

上十味各一两，同煎二味为细末，于瓷盒内收之(汤使于后)。暖酒调下二钱。

36. 如圣膏

1)《妇人大全良方·卷十七·产难门·催生方论第三》

治难产，兼治胞衣不下，兼治死胎。

蓖麻子(去壳，七粒)

细研成膏，涂脚心，胞衣即下，速洗去，不洗肠出，却用此膏涂顶上，肠自缩入，如圣之妙。一方男用七粒，女用十四粒。一方用蓖麻子百粒，雄黄末一钱，同研并用如前法。

2)《医学入门·外集·卷七·妇人小儿外科用药赋》

治胎衣不下。

巴豆(十六个)　蓖麻子(四十九个)　麝香(二钱)

共捣如泥，摊绢帛上。如胎死腹中，贴脐上一时，产下即时揭去；如胞衣不下，贴脚心，胞衣下即洗去，若稍迟肠便出，即以此膏涂项上即入。

37. 乳珠丹(《世医得效方·卷十四·产科兼妇人杂病科·保产》)

治胞衣不下。

乳香(研细)

以猪心血为丸梧桐子大，朱砂为衣，日干。每服一粒。如催生，冷酒化下，良久未下，再服一粒。若大段难产，以莲叶心蒂七个，水二盏，煎至一盏，放温，化下一粒。良久未下，可再服之。效验如神，无有不下者。如胞浆先下，恶水来多，胎干不得卧时，须先与四物汤及通真丸，补养其血气。次更浓煎葱汤放冷，令坐婆洗产户，须是款曲洗，令气上下通畅后，更用酥调滑石末，涂产户里。次服前催生药，则万全矣。如胎死不下者，用黑豆三合，好醋半升，煮令豆烂，取汁一盏，放温，化下药一粒，须臾下矣。万一未下，亦可再服。如胎下胞衣不下者，服此亦便下。若胎横逆不顺，即先服神应黑散，再服此药复以催之。合药时要五月五日午时极妙，或七月七日、三月三日及初上辰日亦可。

38. 黑琥珀散(《普济方·卷三百五十五·产后诸疾门·诸疾》)

治产后一切疾病。产前胎死、产难横生、逆生，产后胞衣不下，衣带先断。遍身疼痛。口干心闷，非时不语。如血晕眼花，误以为暗风。乍寒乍热，误以为疟疾。四肢浮肿，误以为水气。言语癫狂，乍见鬼神，误以为邪祟。腹胁胀满，呕逆不定，误以为翻胃。大便秘涩，小便出血，误为五淋。及恶露未尽，经候未还。起居饮食，便不戒忌。血气之疾，聚即成块，散即上冲，气急心痛，咳嗽多睡，惊悸盗汗，崩中败症，绕脐刺痛，或即面赤，因变骨蒸，皆宜多服。若产后鼻衄，口鼻黑色气起，喉中喘急，中风口噤，皆为难治，须急服之。凡产前宜进一两服，能安神顺胎。产后虽无疾，七日内亦进一二服，能散诸病。或因惊恐变生他证，当连服取效。

琥珀(研别治)　朱砂(别研)　百草霜(别

研） 新罗白附子（炮） 松墨（烧） 黑衣（皂屋尘是也） 血猫灰（鲤鱼鳞是也，烧为末，各半两） 麝香（研） 当归（去芦） 白蚕（即僵蚕是也，各一分）

上为散。每服一钱，炒姜温酒和童子小便调下，食前。一方有桂心半两，无小便。

39. 大黑神散（《普济方·卷三百五十五·产后诸疾门·诸疾》）

治妇人产后众疾，并皆治之。

生熟地黄（生者半两，熟者一两） 甘草（炙，一两） 当归（酒浸半日燥秤） 肉桂（各三两一分） 干姜（炮，一两一分） 白芍药 真蒲黄（纸裹炮，各一两） 极小黑豆（炒去皮，一两半，一方作黑豆） 附子（炮，六钱，去皮脐，重去二钱）

上为末，每服二钱。产后一旬内，并以童子小便温调服。胎毙腹中，温酒下。月内不语，加独活末，酒调下。衣带断，胞衣不下，血晕，口干心闷，乍寒乍热，四肢浮肿，凡有此证，并宜服之。

40. 半夏汤（《普济方·卷三百五十七·产难门·胞衣不出》）

治胎衣不下，或子死腹中，或子冲上而昏闷，或血暴下及胎干不能产者。

半夏曲（一两半） 桂（一钱半） 桃仁（二十个，去皮尖双仁不用） 大黄（五钱）

上为细末。先服四物汤三两服，半夏汤生姜同煎，食后。如未效，次服下胎丸。

41. 桂心散（《普济方·卷三百五十七·产难门·胞衣不出》）

治胞衣不下。

肉桂

为末。每服二钱，温酒调汤服尤好。童子小便亦得。

42. 催衣方（《普济方·卷三百五十七·产难门·胞衣不出》）

治产后衣未下。

官桂（去皮，一两半） 牛膝 木通草 川芎（各一分）

上为细末，每服四钱，葱汤半盏，童子小便半盏，下药末煎一两沸，和滓热服。未下再服。

43. 三蜕饮（《医学正传·卷七·妇人科中·胎前》）

治胞衣不下。

蛇蜕（一条，全者） 蚕蜕纸（一方） 蝉蜕（四十九个）

用瓷瓶盛烧存性，细研，顺流水调服，立下。

44. 济阴返魂丹（《古今医统大全·卷八十五·胎产须知·药方》）

专治横生逆产，胎前产后一切诸证，引下于后。

益母草（八两，一名野生麻，一名茺蔚子。方梗，叶类火麻，对叶而生。四五月节间开紫花，白花者不是，可为丹家之用。端午日或小暑日俱可收采，连根透置风虎，阴干。用时以手摘去根，不犯铁器，石臼捣烂，磨罗为细末，听用） 川当归（七钱） 赤芍药（六钱） 南木香（五钱）

上为末，炼蜜和丸如弹子大。每服一丸，好酒、童便各半化下。或丸如梧桐子大，酒便各半，吞三十丸。凡产仓卒未合，只生用益母草捣烂绞汁，入蜜小许，服之，其效甚大。《本草》云：此草胎前无滞，产后无虚，故名益母。产胞衣不下，脏腑虚羸，五心烦闷躁热，败血流入衣中，胀而难出，用好酒化下。

45. 神圣代针散（《医学入门·外集·卷七·妇人小儿外科用药赋》）

治胞衣不下。

乳香 没药 当归 白芷 川芎（各五钱） 青红蜻蜓（去足翅，一两，为末）

每服一字，甚者五分，先点好茶一盏，次糁药末在茶上，不得吹搅立地，细细呷之。治血积疝气及心惊欲死，小肠气搐如角弓，膀胱肿硬，一切气刺虚痛并妇人血癖、血迷、血晕、血刺冲心，胞衣不下，难产及一切痛疾，服之神效。

46. 脱衣散（《古今医鉴·卷十二·产育》）

治胞衣不下。

牛膝（三钱） 归尾（二钱） 木通（三钱） 滑石（四钱） 冬葵子（二钱半） 枳壳（三钱）

上锉，水煎，温服。有胞衣不下，因产母元气虚薄者，用芎、归倍桂以温之，自下。

47. 催生散（《万病回春·卷六·产育》）

治难产并胞衣不下。

白芷 伏龙肝 百草霜 滑石（各等分） 甘草（减半）

上为细末，用芎归汤入酒、童便少许，调前末服之，二次立效。

48. 芎归汤(《松厓医径·卷下·胎前·催生方法》)

治胎前因事跌扑,子死腹中,恶露妄下,疼痛不已,口噤欲绝,一切等证。临产催生,胞衣不下。

当归(酒洗,一两) 川芎(七钱) 陈皮(去白,五钱,惟催生用,胎前只用芎归,勿用陈皮)

上细切,用水二大盏,煎至一盏,入酒半盏,再煎顿时去滓服。

49. 乳朱丹(《女科证治准绳·卷四·胎前门·催生法》)

治胞衣不下。

通明乳香(研细)

以猪心血为丸梧子大,朱砂为衣,日干。每服一粒,催生冷酒化下,良久未下,再服一粒。若大段难产,以莲叶心蒂七个,水二盏,煎至一盏,放温化下一粒,良久未下,再服,其验如神。如胎下胞衣不下者,服此便下。若胎横逆不顺,即先服神应黑散,再服此药催之。合药时要五月五日午时极妙,或七月七日、三月三日及初上辰日亦可。

50. 至宝催生丸(《胤产全书·卷三·催生类》)

治胞衣不下。

何首乌(白色者,二两,酒洗净,去皮,捣碎,干末) 川乌(四两,湿草纸裹煨,取出,去皮苗,待草乌同制) 两头尖(草药,勿认作鼠粪。擦去黑皮,净二两) 大当归(酒洗,四两) 草乌(四两,先洗净,去黑毛,同川乌俱切为片,用无灰酒煮一日,捣成饼,晒干为末。前三乌俱不可犯铁器) 苍术(四两,米泔水浸去粗皮,换酒浸切一宿,刮去皮,晒干) 人参(去芦,四两) 桔梗 甘草 白芷 白术 川芎 天麻 茴香 麻黄 防风 荆芥(已上各四两) 木香 细辛 血竭(各一两)

上制为极细末,炼蜜丸如栗子大,每重二钱二分。临产红花、当归煎酒化服。如难产胞衣不下,进三次,服三丸即下。

51. 神龙散(《胤产全书·卷三·子死腹中下死胎类·杂方》)

治生产不顺,胎死腹中,胞衣不下,临产危急。

蛇退(一条全者,香油灯上烧,研) 麝香(少许)

上为末,童便、酒各半盏,调一服即生下。

52. 䓖归榆白汤(《胤产全书·卷三·胞衣不下类》)

治胎衣不下。

芎䓖 当归(焙,各半两) 榆白皮(一两,锉)

上为细末。每服三钱,食前用生地黄汁同温酒调下。

53. 一字神散(《济阴纲目·卷十·临产门·治胎死腹中》)

治子死腹中,胞衣不下,胞破不生,累有神验。

鬼臼(不拘多少)

黄色者,去毛,研为末,以手指捻之如粉,极细为度。此药不用罗,每服三钱,用无灰酒一盏,煎至八分,通口服,立生如神。

54. 夺命丸(《济阴纲目·卷十一·产后门上·胞衣不下》)

治胞衣不下,并治胎死。

牡丹皮 桃仁 茯苓 赤芍 桂心(各等分)

上为末,蜜丸弹子大。每一丸,醋汤化下,或葱白煎浓汤下,尤妙,连进两丸,死胎腐烂立出。

55. 归膝汤(《简明医彀·卷七·产后·初产十要》)

治胞衣不下,服此即下。

归尾(二钱) 牛膝 木通 滑石(各五钱) 冬葵子(研,三钱半)

水煎服。

56. 送胎汤(《辨证录·卷十二·胞衣不下门》)

治胞衣不下。

当归(二两) 川芎(五钱) 乳香末(一钱) 益母草(一两) 没药末(一钱) 麝香(半分,研) 荆芥(三钱)

水煎调服。立下。

57. 香桂散(《张氏医通·卷十五·妇人门上》)

治子死腹中,胞衣不下,服片时,如手推出。

肉桂(三钱) 麝香(三分)

为散,酒煎和滓服。加生川乌三钱,为下私胎猛剂。

58. 大金丹(《慈幼新书·卷首·保产》)

治产后血晕、血崩、风痉,气血不调,小产胎坠,诸虚百损。

当归(肥白大枝者,酒洗净晒干,切厚片) 白茯苓（乳拌晒） 白术（黄土裹饭上蒸七次，去土切片烘） 延胡索（酒煮透晒干） 蕲艾（去梗，淘净灰尘，醋煮） 川芎 川藁本（去土，洗净晒干） 丹皮（水洗净晒） 赤石脂（煅） 茵陈（童便煮） 鳖甲（醋炙酥） 黄芩（酒炒） 白芷（各二两） 人参（切片，饭上蒸） 大地黄（酒煮烂） 益母草（取上半截熬膏） 香附（醋、乳、酒、童便、盐水、泔水六制，各四两） 桂心 大粉草（酒洗炒） 没药（透明者，去油，各一两二钱） 北五味子（去梗，净炒，一两） 沉香（六钱） 阿胶（蛤粉炒成珠，三两）

紫河车一具盛竹篮内，放长流水中浸半日，去其秽恶，用黄柏四两入煨罐内，将河车放黄柏上，酒浸没，炭火煮熟，取起，合各药同捣晒干，磨极细，如飞面；复合益母草膏、烂地黄、阿胶和匀，捣二千杵，如干，渐加炼蜜丸如弹子大，每重三钱五分，日色中略晒片时收起。阿胶难得佳者，用龟胶神妙，吴子通传此方，以朱砂为衣，合时勿经妇人手。产后胞衣不下，黑姜煎汤服即下。

59. 千金不易牡丹方（《达生编·卷下·附方》）

治胞衣不下。

当归（三钱） 川芎 生地 泽兰叶 香附（醋炒） 益母草 延胡索（各一钱五分） 朴硝（三钱）

俱煎服。

60. 家传胎产金丹（《胎产心法·卷中·保产论》）

治妇人经水不调，诸虚百损，种子安胎，及胎前产后诸证，应效如神。

当归（酒洗） 丹皮（水洗，晒干，勿见火） 蕲艾（醋煮） 延胡索（酒拌，炒干） 川芎 益母草（取上头半截，童便浸，晒干） 青蒿（人多内热者更宜，不用亦可） 白薇（洗净，人乳拌） 人参 赤石脂（火煅，水飞亦可） 白茯苓 川藁本（洗净） 白术（土炒，各二两） 生地（酒洗，煮不犯铁器） 鳖甲（醋炙，各四两） 香附（共四两，醋、酒、盐、童便各浸一两） 桂心 没药（去油） 粉草（酒炒，各一两二钱） 北五味（一两，去梗，焙） 沉香（六钱）

以上共为细末，再用新鲜头次男胎紫河车一具，长流水浸半日，洗净。黑铅打成大铅罐一个，将河车放在铅罐内，再将黄柏四两放在河车下，加白酒酿二斤，清水二碗，灌满铅罐，仍以铅化封口；再以铁锅盛水，将铅罐悬在锅内，煮两日夜为度，取出捣烂，和入药内，拌匀晒干；再研为末，炼蜜丸弹子大，每丸重三钱五分，水飞朱砂为衣，再以黄蜡为皮，如蜡丸式收贮。胞衣不下，干姜炒黑煎汤服一丸，即下。

61. 益母丸（《胎产心法·卷中·胞衣不下论》）

治妇人赤白带，恶露时下不止，及治胎前、产后、经中诸般奇痛，无所不疗。

益母草（一味，一名茺蔚子，一名野天麻。方梗，对节生叶，叶类火麻，四五月开紫花是，白花者非）

上于五月采取，晒干连根茎叶，勿犯铁器，磨为细末，炼蜜丸如弹子大。每服一丸，用热酒和童便化下。或随证用汤引送下。一方，以此为末，每服二钱，或酒或童便，或随证用引服之。一方，凡产时仓卒未合，只用生益母草捣汁，入蜜少许服之，其效甚大。一益母膏方，依前采取捣烂，以布滤取浓汁，用砂锅文武火熬成膏，如黑砂糖色为度，入瓷罐收贮。每服二三匙，酒便调下；或于治血汤药中，加一匙服之犹妙。

62. 三柰下胞方（《胎产心法·卷中·胞衣不下论》）

治胞衣不下。

三柰（一二斤）

含口内，有水咽下，其胞自落。

63. 蛇蜕乌金丸（《胎产心法·卷中·胞衣不下论》）

胞衣不下。

蛇蜕（一条）

香油灯上烧研，入麝香为末，童便调服。或加蕲艾、阿胶、苏木各一钱，麦芽末打糊为丸，名为乌金丸。遇有难产及死胎不出，俱童便服之。亦有单用蛇蜕，酥炙为末，童便调下一钱匙者。

64. 半夏散（《胎产心法·卷中·胞衣不下论》）

治产妇肥盛多痰，阻逆气道而至产难，及子死胎干，或子下而胞衣不出。

半夏（制，不拘多少）

上为散，童便服方寸匙，连进三服。并用吹鼻取嚏,以激动关窍大妙。

65. 秘授万灵一粒九转还丹(《疡医大全·卷七·痈疽肿疡门主方》)

治一切危急等证。

真鸦片(三两,冬研夏炖。看鸦片真伪法:真者成块,视之如鸦毛片之色,研开加黄泥,嗅之如青草味而带香,嚼之如黄连苦,此为真者。伪者,亦成块,绿色或黑色,研开亦黑色并不香,虽贱无用) 犀牛黄 真麝香(各一钱二分,去毛) 百草霜(九钱)

上为细末研匀,然后将白米饭二两四钱,研如糊,再下前四味,再研匀为丸,每丸重三厘,丸完用朱砂为衣,衣完入大封筒内封固,放在翻转脚炉盖内,将包扎好草纸盖好,微微炭火烘三炷香,每炷香摇动炉盖三次,三三见九,名曰九转还丹,香完移过炉盖,待冷拆封,入瓷瓶内听用。凡用此丹,大人每服一丸,小儿八九岁一丸作二次服。四、五、六、七岁一丸作三次服。三岁未周一丸作四次服。无论大人小儿,倘误多服,以浓茶饮之即解。孕妇忌服。修合时,务必三日前斋戒,忌妇女、鸡、犬见之。胞衣不下,童便和酒下。

66. 牛膝芒硝汤(《妇科玉尺·卷三·临产·治临产病方》)

治胞衣不下。

牛膝 芒硝 当归 红花 桃仁

酒煎。

67. 回生丹

1)《妇科冰鉴·卷七·产后门·产后门汇方》

治胞衣不下。

锦纹大黄(一斤,为细末) 苏木(三两,打碎,用河水五碗,煎汁三碗,听用) 大黑豆(三升,水浸取壳,用绢袋盛壳,同豆煮熟,去豆不用,将壳晒干,其汁留用) 红花(三两,炒黄色,入好酒四碗,煎三五滚,去渣,取汁,听用) 米醋(九斤,陈者佳)

将大黄末一斤,入净锅,下米醋三斤,文火熬之,以长木筋不住手搅之成膏,再加醋三斤熬之,又加醋三斤,次第加毕,然后下黑豆汁三碗,再熬,次下苏木汁,次下红花汁,熬成大黄膏。取入瓦盆盛之,大黄锅粑亦铲下,入后药同磨:

人参 当归(酒洗) 川芎(酒洗) 香附(醋炒) 延胡索(酒炒) 苍术(米泔浸炒) 蒲黄 茯苓 桃仁(各一两,去皮尖油) 川牛膝(酒洗) 甘草(炙) 地榆(酒洗) 川羌活 广橘红 白芍(各五钱,酒炒) 木瓜 青皮(各三钱,去穰炒) 乳香 没药(各二钱) 益母草(三两) 木香(四钱) 白术(三钱,米泔浸炒) 乌药(二两五钱,去皮) 良姜(四钱) 马鞭草(五钱) 秋葵子(三钱) 熟地(一两,务要九蒸九晒) 三棱(五钱,醋浸透纸里煨) 五灵脂(五钱,醋煮化,焙干研细) 山萸肉(五钱,酒浸蒸捣)

上三十味并前黑豆壳,共晒为末,入石臼内,下大黄膏拌匀,再下炼熟蜜一斤,共捣千杵,取起为丸,每丸重二钱七八分,静室阴干,须二十余日,不可日晒,不可火烘,干后只重二钱有零,铄蜡护之,即蜡丸也。用时去蜡壳,调服。胞衣不下,用炒盐少许泡汤,调服一丸,或二丸、三丸即下。

2)《羊毛瘟证论·备用诸方》

治妇人产后诸疾,污秽未净,及实邪胀痛,瘀血冲逆,并治羊毛温毒等证,另有汤引。

生黄芪(二两) 白术(五钱) 青皮(三钱) 醋炒木瓜(三钱) 全当归(一两五钱) 酒洗川芎(八钱) 香附(醋炒,八钱) 地榆炒(五钱) 蒲黄(五钱) 赤茯苓(八钱) 桃仁(炒研,八钱) 大熟地(一两五钱) 怀牛膝(五钱) 盐汤炒山萸肉(五钱) 京三棱(酒炒,三钱) 五灵脂(醋炒,五钱) 甘草(五钱) 荆芥穗(五钱) 新会橘皮(五钱) 白芍(五钱) 乌药(一两) 乳香煅(一钱) 没药煅(一钱) 广木香(一钱) 白僵蚕(一两) 蝉蜕(五钱) 广姜黄(三钱) 红曲(八钱)

上为细末,用大黄膏为丸弹子大,金箔为衣。大黄膏法:用苏木三两,河水五碗,煎至三碗,去渣,红花三两炒黄色,用无灰酒二斤,煮十数滚,去渣,小黑豆一升水煮,留汁三碗,黑豆晒干,研末,俱听。用生大黄一斤,为末,用米醋八碗,熬成膏,次下苏木汤、红花酒、黑豆汁,搅匀又熬成膏,贮于盆。将锅焦焙干,为末,同黑豆末,前药末,合丸。产时黄逆难生,并胞衣不下,用丹一粒,开水和,加黄蜜一匙,童便一杯,黄酒一杯,温服。

68. 加味五苓散(《罗氏会约医镜·卷十五·妇科(下)·胎产门·胞衣不出》)

治子死腹中,用此下之,并下胞衣。

白术　茯苓（各三钱）　泽泻　猪苓　肉桂（各二钱）

半酒半水（水须顺流取之）煎就，加朴硝四钱再煎二三沸，热服。死胎立下，并下胞衣。

69. 生化汤（《罗氏会约医镜·卷十五·妇科（下）·产后门》）

善化恶血，骤生新血，为产后稳协最效之方。

当归（五钱）　川芎（钱半）　甘草（炙，五分）　干姜（炒黑，三五分）　桃仁（十粒，去尖皮）　熟地（二钱）

枣引，温服。如胞衣不下，加益母草研末调服三四钱。

70. 陈氏脱花煎（《彤园医书（妇人科）·卷五·催生门》）

治难产数日不下，服此立生。并治胎死腹中及胞衣不下。

当归（五钱）　川芎（三钱）　牛膝　车前子（各钱半）　桂心（一钱）

酒一杯兑煎服。若下死胎、下胞衣，用童便和酒煎熟，临服调入朴硝一钱，乘热服下。

71. 济阴方（《彤园医书（妇人科）·卷五·产后门·胞衣不下》）

治夏月胞衣不下，胀痛喘急。服此，衣自腐化，亦下死胎。

当归　生地（各三钱）　川芎　蒲黄　牛膝　朴硝（各钱半）　桂心（一钱）

水煎童便兑服。

72. 含阳散（《产科发蒙·卷三·胞衣不下第七》）

治胞衣不下神效。

蝮蛇（烧存性）　云母　鹿角（烧存性，各一钱）　麝香（二分）

上细末。每服一二钱，海萝汤搅调顿服。

73. 盘珠煎（《产科发蒙·卷三·胞衣不下第七》）

治难产经日不下，并死胎及胞衣不下。

当归（一钱）　川芎（二钱半）　桂枝　牛膝（各二钱）　附子（一钱）

水煎。先饮温酒一盏，寻服此药。虚甚者加人参二三钱。

74. 神效方（《产科发蒙·卷三·胞衣不下第七》）

治难产经日不下及胞衣不出。

乌鸦左翅（全者，十二枚）

烧研末。每服一钱，海萝汤送下即时出。

75. 资生汤（《一见能医·卷十·病因赋类方卷下·产后门》）

治胞衣不下。

全当归（三钱，破血用尾，养血用身，泄泻者炒）　真川芎（二钱，春倍川芎，头痛倍用，多汗喘急去之）　炮姜炭（一钱，冬倍炮姜，腹痛身热，下血不止者倍之）　炙甘草（五分，腹痛以甘缓之，若胸满痞胀者去之）　牡丹皮（一钱，夏倍，恶露不去，内热倍用，虚寒失血去之）　山楂肉（二钱，儿枕块痛，胸腹不快者倍之）　鲜红花（八两，破血多用，养血少用，止血炒用）　白茯苓（一钱，秋倍用，泄泻发热倍用，多汗者去之）　黑豆（三十粒，炒令熟透，以酒少许沃之）

用水煎服。加木通、牛膝。

76. 仙传夺命丹（《一见能医·卷十·病因赋类方卷下·产后门》）

治腹中死胎，或小产下血，其症憎寒怯冷，指甲唇口皆青，面色黄黑，胎上冲心，闷绝欲死，冷汗自出，喘满不食。胎若未损，服之可安；如胎已死，服之即下；如胞衣不下者，服之立效，始于其人传授神良方。

桃仁（泡去皮，烘干，面拌炒，去面）　牡丹皮　赤芍　桂心（等分）

共为细末，炼蜜和丸，重三钱一枚。每用一丸，入口嚼，化白滚汤入醋少许温服，死胎即出。若未出，又服一丸，最效验，最稳当，无如此药。

77. 紧衣散（《生生宝录·卷下·产后门·产后方》）

防胞衣不下，最好须预备之。

生白矾（研极细末，三五分）

当儿才生下时，随以开水调服，胞即收紧，纵不下无妨。又法：于儿才生下，已服矾末时，将产母扶半起，令一人从背后来，以两手操抱产母腹，从脐以上起向下刮之，其胞即出。

78. 褪衣散（《生生宝录·卷下·产后门·产后方》）

治胞衣不下。

荷叶

于五月五日、六月六、七月七、九月九，或月下旬吉日，五更时出门至水边，不天明采荷叶，法用快刀一把，长柄，捞箕一只亦长柄，先将捞箕放贴水荷叶边，即将刀断其梗，随用刀翻其里向上入捞箕内，持归，不令人见、鸡犬见。挂于无人到处，檐下风干，不见日。临用，剪蒂三个，烧灰存性，滚水泡服。

79. 剪衣散（《生生宝录·卷下·产后门·产后方》）

治胞衣不下。

芡实叶

径一尺者，采法收法禁忌并与上褪衣散同。临用剪作数片，烧存性，滚水泡服，胞自片片脱下。

80. 竹裂饮（《生生宝录·卷下·产后门·产后方》）

治产后恶血冲心，胞衣不下，腹中血块。

枳壳　枳实　姜皮（各一钱）　乳香　没药（制，各三钱）　槐枝　柳枝（各一寸，拇指大）　脱落竹叶（十皮，不拘何竹，盐水炒）

急流水煎，罐口上放本妇平素所用剪刀一把。

81. 至宝丹（《文十六卷·卷十二·文十二》）

疗难产，闷乳，胎死腹中，胞衣不下，中恶气绝，中诸毒，中风不语，卒中客忤。

生乌犀尖　生玳瑁屑　牛黄　雄黄　朱砂　安息香　龙脑　当门子　金箔　银箔

为丸服。

82. 女金丹（《宁坤秘笈·中卷·女金丹方》）

治胞衣不下。

金华香附（一斤，拣净，童便浸十日足，清水淘净晒干，砂锅炒黄）　桂心（五钱）　当归身　白芍药　白薇　白茯苓　白芷　丹皮　人参　甘草　玄胡索　川芎　藁本　白术　没药　赤石脂（火煅醋淬七次，后二味不酒浸）

以上各一两，用老酒拌，闷一刻，晒干。同前香附为细末，炼蜜为丸，每丸重二钱，朱砂为衣，照引服。妇人临产，清水汤调服一丸，助精神，壮气力，分娩自然顺利。难产用二丸，即产下。童便好酒调服一丸，神清体健，无血崩之患。每日服一丸，过五日或十余日，气血完固，自无他病。血崩者，童便和滚水调服一丸，用至二三丸即止。胞衣不下，干姜炒黑煎汤，调服一二丸，即下。

83. 脱花煎（《成方便读·卷四·经产之剂》）

治临盆将产，服此催生最佳，并治胞衣不下，以及死胎不下等证。

当归（五钱）　肉桂（一钱）　川芎（一钱）　牛膝（二钱）　车前子（二钱）　红花（一钱）

水煎服。

84. 八宝坤顺丹（《太医院秘藏膏丹丸散剂·卷三》）

治胞衣不下。

人参（二钱五分）　益母草（三钱，子、梗、叶全用，忌铁器）　全当归（五钱，酒洗）　川芎（五钱，姜炒）　白芍（五钱，酒炒）　白术（五钱，土炒）　茯苓（五钱，人乳拌炒）　黄芩（五钱，酒炒）　缩砂（一钱五分，炒）　川牛膝（二钱五分，炒）　乌药（五钱，微炒）　阿胶（二钱五分，蛤粉炒）　生地（五钱，姜汁炒）　香附（五钱，童便浸，春三、夏一、秋五）　橘红（盐水炒）　熟地（各五钱，姜汁炒）　紫苏（二钱五分，子梗全用）　广木香（二钱五分，炒）　琥珀（二钱五分）　沉香（五钱）　甘草（一钱五分，微炒）

用水调侧柏叶入锅中，安琥珀于内，浸水煮巳至未时，取起另研。共为细末，炼蜜为丸，每丸重二钱五分，用大赤金为衣。专治妇人百病，屡试屡验，真有起死回生之力，不可轻视，妙难尽述。每服一丸，随病用引。经水先期，知母、白芍汤下；经水后期，当归、地黄汤下；经行腰膝疼痛，防风、羌活汤下；经闭，桃仁、红花汤下；赤白带下，阿胶、艾叶汤下；胎动，白术、条芩汤下；胎漏，阿胶汤下；胎前腹痛，香附汤下；临产艰难，葵子汤下；交骨不开，龟板汤下；胞衣不下，童便、老酒汤下；横生逆产，子死腹中，炒盐汤下；产后恶露不行，脐腹刺痛，童便、益母草汤下；产后儿枕疼痛，炒山楂汤下；产后崩漏，糯米汤下；呕吐，姜汤下；虚劳喘嗽，杏仁、桑皮汤下；泄泻，米汤下；禁口诸痢，诃子、肉蔻汤下。服药后忌煎炒油腻。

85. 观世音菩萨救苦神膏（《太医院秘藏膏丹丸散剂·卷四》）

治妇人难产逆生，胞衣不下，作丸热酒送下，立刻便产。

大黄（一两）　细辛（七钱）　木鳖子（一两，研）　三棱（一两）　芫花（八钱）　白芷（八钱）　天花粉（七钱）　桃仁（七钱，研）　蜈蚣（十条）　槟榔（七钱）　密陀僧（四两，研，收膏用）　甘遂（二两）　生地（一两）　大戟（八钱）　莪术（一两） 黄柏（八钱） 枳实（八钱） 独活（七钱） 蓖麻子（二两） 蛇蜕（五钱） 草乌（七钱） 全蝎（七钱，去勾） 五倍子（七钱） 皂角（八钱） 黄连（五钱） 元参（七钱） 穿山甲（七钱） 香附（七钱） 羌活（八钱） 当归（一两五钱） 川厚朴（七钱） 杏仁（七钱） 麻黄（八钱） 巴豆（八钱） 防风（七钱） 川乌（一两） 肉桂（八钱，研末，取膏放入） 飞过黄丹（二斤四两）

收膏放入。制法：地道药材称准，用真香芝麻油六斤，浸瓷盆内，然后熬膏。用桑皮纸摊成大小膏药，对症贴之即愈。每修合药时，须净手净口，念：南无大慈大悲救苦救难广大灵感观世音菩萨。念千遍。此方系天师业法善，以世人苦难莫多于病患，诚心济世。此膏不拘大小病症，用之无不神效，久病新病皆能全愈。如遇危急之症，即将此膏做豆大，每服七粒，滚汤送下，立刻苏醒，百发百中，无不奏功。但甘遂、甘草，药性相反，不可并用，此膏内有甘遂，如服药丸，不可用甘草汤，谨记，贴者无论。产门、小腹，煎甘草汤频洗，不可服。

86. 宁坤至宝丹（《太医院秘藏膏丹丸散剂·卷四》）

治妇人胎前产后诸般百症，大能调经养血，安胎种子，真妇科之妙药。

益母草（三两） 野于术（五钱） 白芍（五钱） 砂仁（三钱） 生地黄（五钱） 广橘红（六钱） 人参（一两） 川牛膝（一两） 香附米（五钱） 广木香（五钱） 条芩（六钱） 落水沉（五钱） 东阿胶（二钱） 云茯苓（一两） 乌药（五钱） 大苏叶（三钱） 生甘草（一两） 明朱砂（三钱） 琥珀（三钱） 当归（五钱） 川芎（六钱）

共研细末，炼蜜为丸，重一钱五分，金衣，蜡皮封固。每服二丸，黄酒化服。胞衣不下，归尾、枳壳、红花汤下。

三、治气血虚弱证胞衣不下方

1. 壮气益血汤（《圣济总录·卷一百五十九·产难门·息胞》）

治产后胞衣不下，或被风寒所侵，血气凝涩或气力疲乏，不能运用胞衣停息。

生干地黄（焙） 人参（切） 当归（切，焙，各一两） 代赭（别研，半两） 木香（一分）

上五味，粗捣筛。每服五钱匕，水一盏半，生姜三片，枣一枚擘破，同煎七分，去滓，不拘时温服，以胞衣下为度。

2. 五行散（《普济方·卷三百五十六·产难门·产难》）

治产难及胞衣不下。难产者，初觉腹痛，产时未至，便惊动，秽物早下，使子道干涩，难之一也。用力太早致儿伤，难之二也。如是难产，即将夫衣覆井口，以弓弦系其腹治之。以五行散主之。

牛膝（洗去芦，酒浸一日，急酒蒸为度） 榆皮 桂心 瞿麦 木通（以上各半两）

上为细末。每服二钱，用熟水芝麻大三五点调下。子死腹中，加附子半两。

3. 无忧散（《医学正传·卷七·妇人科中·胎前》）

治分娩难产，及胞衣不下等证。孕妇临月，预服此药，日进二服，则子易生而胞易落也。

当归（酒洗） 川芎 白芍药（各七分） 木香（不见火） 甘草（各五分） 枳壳（麸炒黄色） 乳香（各一钱） 血余灰（四分）

上为细末，分作二服，水一盏煎八分，滤去渣，温服，不拘时。

4. 加桂芎归汤（《济阴纲目·卷十一·产后门上·胞衣不下》）

有胎衣不下，因产母元气虚薄者，以此温之自下。

川芎 当归（各二钱） 官桂（四钱，至当之极，妙在官桂四钱）

上锉一服，水煎服。

5. 如圣散（《绛雪丹书·临产·临产须知十二条·胎衣不下》）

治胎衣干涩，儿在腹中不动或浆尽，血来闭塞道路难产者，服之俱宜。

黄葵花（晒干或子亦可）

为末，热汤调下二钱，酒下亦可。如口噤不可用，粗箸顶足心则口开，灌下即醒。胎水干者连进三服。

6. 补中益气汤（《辨证录·卷十二·胞衣不下门》）

人参（三钱） 黄芪（一两） 当归（五钱） 升麻（三分） 柴胡（三分） 陈皮（二分） 甘草（一分） 白术（五钱） 萝卜子（五分）

水煎服。一剂胎衣自下。

7. 益母丸(《绛囊撮要·妇人科》)

治妇人虚劳经闭,胎前产后,一切百病无不神效。

益母草(八两,不犯铁器摘碎,风干为末) 当归 川芎 赤芍 木香(忌火) 清陈阿胶(各一两,蛤粉炒)

为末,炼蜜丸如弹子大。照后汤引化下一丸。(或将此方煎膏亦妙)胎前腹痛,胎动下血不止,用米汤下;寒热往来,状如疟疾,米汤下;胞衣不下,炒盐汤下;产后中风,无灰酒下;气喘恶心,两胁疼痛,温酒下;身热手足顽麻,百节疼痛,温米汤下;眼黑血晕,青盐汤下;腹有血块,童便酒下;产后痢疾,米汤下;泻血,枣酒下;白带,胶艾汤下;血崩,糯米汤下。

8. 保生无忧散(《彤园医书(妇人科)·卷五·产后门·胞衣不下》)

治胞衣不下,其腹又不胀痛。此因元气虚不能送出也。

当归 川芎 葳蕤(各二钱) 炒芍 炙草(各一钱) 炒枳壳 头发灰 木香 乳香(各五分)

煎熟酒少许兑服。

9. 桂芎当归散(《产科发蒙·卷三·胞衣不下第七》)

治胞衣不下。

当归 川芎 芍药 地黄 桂枝(各二钱) 牛膝(五分)

上六味,生姜水煎,温服。

10. 下胞衣方(《齐氏医案·卷六·女科秘要·产后论》)

治胞衣不下。

人参 黄芪 白术 肉桂 山羊血 无名子 没药 苡仁 朱砂 楂肉 紫降香 制硫黄

已上各等分为末,饭碾成丸,梧子大。开水吞服五钱。

11. 决津煎(《不知医必要·卷四·胞衣不下列方》)

治胞衣不下,但见无力,不痛不胀者。

当归(七钱) 泽泻(盐水炒,一钱五分) 牛膝(盐水炒,二钱) 肉桂(去皮,另炖,八分)

水煎服。一方,川芎二钱,当归六钱,肉桂一钱,治同。

四、治气血瘀滞证胞衣不下方

1. 黑神散

1)《太平惠民和剂局方·卷九·绍兴续添方》

治妇人产后恶露不尽,胞衣不下,攻冲心胸痞满,或脐腹坚胀撮疼,及血晕神昏,眼黑口噤,产后瘀血诸疾,并皆治之。

黑豆(炒半升,去皮) 熟干地黄(酒浸) 当归(去芦,酒制) 肉桂(去粗皮) 干姜(炮) 甘草(炙) 芍药 蒲黄(各四两)

上为细末。每服二钱,酒半盏,童子小便半盏,同煎调下,急患不拘时候,连进二服。

2)《寿世保元·卷七·产后》

胞衣不下,败血攻心,眩晕欲绝,服此即醒。

棕皮灰 元胡索 当归(酒洗) 赤芍 白芍 生地黄 五灵脂(各一钱) 蒲黄(一两) 熟地黄(一两) 香附米(炒,一两) 干姜(炮,一两) 沉香(五钱) 乳香(五钱) 大黑豆(五钱) 莪术(五钱) 红花(五钱)

上为细末。每服二钱,温酒童便调下。

2. 干漆散(《圣济总录·卷一百五十九·产难门·息胞》)

治胞衣不出及恶血不行。

干漆散(碎炒令烟) 当归(切焙,一两)

上二味,捣罗为散。每服二钱匕,用荆芥酒调下,时一服,以下为度。

3. 乌金丸(《杨氏家藏方·卷十六·妇人方下五十四道》)

治产后血晕,及恶露未尽,腰腹刺痛,或胞衣不下,腹胀喘满。

斑蝥(四十九枚) 血竭(一分,如无,便加没药半两代之) 没药(半两,别研) 五灵脂(半两) 硇砂(三钱)

上件为细末,用酒、醋各一升半,慢火熬成膏子,搜药丸如梧桐子大。每服十丸至十五丸,麝香熟酒送下,不拘时候。

4. 夺命丹

1)《妇人大全良方·卷十八·产后门·胞衣不出方论第四》

治胞衣不下。

附子（半两，炮） 牡丹皮（一两） 干漆（一分，碎之，炒令烟尽）

上为细末，以酽醋一升，大黄末一两同熬成膏，和药丸如梧桐子大。温酒吞五七丸，不拘时。

2）《明医指掌·卷九·妇人科·临产五》

死胎不出及胞衣不下，欲死之候用此丹。

蛇蜕（一条，煅） 千里马（即路上左脚草鞋，洗净，煅存性，一钱） 金箔（七片） 银箔（七片） 血余（煅，一钱） 马明蜕（即蚕蜕，煅二钱） 乳香（五分，另研） 黑铅（二钱五分，火熔，投水银七钱半，急搔，结成砂子，细研）

上为末，猪心血丸桐子大。每服二丸，倒流水灌下。

5. 花蕊石散

1）《妇人大全良方·卷十八·产后门·胞衣不出方论第四》

治产后气欲绝，缘败血不尽，血迷、血晕，恶血奔心，胎死腹中，胎衣不下至死者。但心头暖，急以童子小便调一钱，取下恶物如猪肝，终身无血风、血气疾。膈上有血，化为黄水即吐出，或小便中出也。若先下胎衣，则泛泛之药不能达；若先治血闷，则寻常之药无此功，无如此药有两全之效也。

花蕊石（一斤） 上色硫黄（四两）

上二味相拌令均，先用纸和胶泥固瓦罐子一个，内可容药。候泥干入药在内，密泥封口了，焙笼内焙令透热，便安在四方砖上（砖上书八卦五行字）；用炭一秤，笼叠周匝，自巳、午时从下生火，令渐渐上彻，有坠下火，放夹火上，直至经宿火冷炭消尽；又放经宿，罐冷定，取出细研，以绢罗至细，瓷合内盛，依法用之。

2）《医方絜度·卷一》

治血凝壅聚，胸膈迸痛，涌血色黯，血逆血晕，胞衣不下，脚气冲心。

青、花蕊石（等分）

为末，童便调服。

6. 牛膝汤（《世医得效方·卷十四·产科兼妇人杂病科·保产》）

治产儿已出，胞衣不下，脐腹坚，胀急痛甚，及子死腹中，不得出者。

牛膝（酒浸） 瞿麦（各一两） 滑石（二两） 赤小豆（二合半） 当归（酒浸） 木通（各一两半） 葵子（一两二钱半）

上锉散。每服三钱，水二盏煎，不拘时服。

7. 芎归汤（《医学正传·卷七·妇人科中·胎前》）

治妊娠因事跌仆，子死腹中，恶露妄下，疼痛不已，口噤欲绝。用此药探之，若子死腹中，立便遂下，若腹痛随止，子母俱安。又治临产难生，胞衣不下，及产后血晕，不省人事，状如中风，血崩恶露不止，腹中血刺疞痛，血滞浮肿，入心经，语言颠倒，血风相搏，身热头痛，或似疟非疟，一切胎前产后危急狼狈垂死等证，并皆治之。

当归（酒洗去芦，一两） 川芎（七钱）

上细切，分作四服，每服用水一盏，煎水将干，投酒一盏半，煎五七沸，温服。如口噤，斡开灌之，如人行五里许，再灌，尽此四服便省，立产神验。

8. 黑龙丹

1）《医学正传·卷七·妇人科中·胎前》

治难产及胞衣不下，血迷血晕等证。

当归 五灵脂 川芎 良姜 生地黄（以上各二钱，细切，入鸡子壳内，纸筋盐泥固济，火煅，入后药） 百草霜（一两） 硫黄 乳香（各二钱） 琥珀 花蕊石（各一钱）

上件连前药共为细末，酒米糊为丸如弹子大。如用时，将一二丸仍用火煅红为末，以童子小便合酒调灌下，垂死者灌三四丸即活，其功不可尽述。

2）《明医指掌·卷九·妇人科·临产五》

治产后一切血疾及胎衣不下危急之证。

当归（二钱） 五灵脂（二钱） 川芎（二钱） 熟地黄（二钱） 良姜（二钱）

以沙合盛赤石脂以泥缝纸筋，盐泥固济炭火十斤，煅令通赤，火候冷，取开看，成黑糟色，研细，却入后药：

百草霜（五两） 硫黄（一钱半） 乳香（一钱半） 花蕊石（一钱） 琥珀（一钱）

并研细，与前药再研匀，以米醋糊丸如弹子大。每服一丸，炭火煅令通赤，投于生姜自然汁，与童便入酒漉出控干，研细，只此酒下。

9. 夺命丸（《古今医统大全·卷八十五·胎产须知·药方》）

治产妇血寒凝滞，胎衣不下。

牡丹皮（八钱） 干漆 黑附子 当归尾（各三钱） 大黄（为末，八钱，好醋熬膏）

上为末，以大黄膏同鸡子白捣匀，和丸梧桐子大，酒急吞下五十丸即下。

10. 朴硝散（《明医指掌·卷九·妇人科·临产五》）

下死胎，取胞衣、产后败血。

朴硝（末）

每服三钱，童便调下。

11. 蒲黄黑神散（《女科证治准绳·卷一·治法通论》）

调理室女、妇人风虚劳冷，一切气血之疾，及胎前产后血滞血晕，恶露不快，败血为疾，并宜服之。凡生产之后，首先进乌金散压血晕、逐恶血，第二日即便常进此药，逐败血，安新血，自然百病不生。此方，百发百中，悉得效验。若将调理女人诸疾，用炼蜜为剂，每一两三钱重，分作十丸；或用酒煮面糊为丸如梧桐子大，每服三五十丸，随证用汤。使各以其病立名称之，名益阴丹，又名通真丸，又名胜金丹，又名金钗煎，又名保生丸，又名四顺理中散。

黑豆（一升，炒热去皮）　香附子末（四两）　干姜（炮）　生姜　蒲黄（各一两）

上为末，每服二钱，食前温酒调下；或以酒煮面糊为丸如梧桐子大，每服三十丸，温酒米汤任下；临产之时，胞衣不下，以童子小便同煎，酒调下。

12. 家传黑神散（《济世全书·离集卷六·产后》）

治妇人胎死腹中，胞衣不下，败血攻心，眩晕欲绝，并产后一十八症。

当归（一两）　赤芍（一两）　白术（一两）　生地黄（一两）　熟地黄（一两）　香附（炒，一两）　五灵脂（一两）　蒲黄（炒，一两）　干姜（炒，一两）　玄胡索（一两）　棕炭（一两）　乳香（五钱）　沉香（五钱）

上为细末。每服二钱，童便和酒调下。产后一十八症，俱童便酒下。

13. 破血红花散〔《郑氏家传女科万金方·胎前门（上卷）·胎前问答》〕

治胞衣不下。

归尾　赤芍　枳壳（各一钱）　肉桂　人参　甘草（各五分）　威灵仙（一分）

不下，再服《济生方》黑神散。去蒲黄，加附子。

14. 遂衣汤（《郑氏家传女科万金方·产后门》）

治产后胞衣不下，血闷冲心。

三棱　蓬术　官桂　赤芍　香附　甘草　乌药

如有血甚，加红花、当归、青皮，用好醋一蛤蜊煎服。

15. 失笑散（《胎产心法·卷中·胞衣不下论》）

治妇人心痛气刺不可忍，及产后儿枕蓄血，恶血上攻疼痛。并治小肠气痛，更治胞衣由瘀血胀满不能出者。

五灵脂（生，酒研，澄去沙）　蒲黄（生，筛净）

为末，每服二三钱，葱汤调末服之。一方，用酒煎热服。一方，用好醋一杓，熬成膏，再入水一钟，煎至七分，热服。一方，用醋糊和丸龙眼大，每服一丸，以童便和水各半钟，煎七分，温服。按此方，如行血，各等分，俱生用。如止血，俱炒用，或五灵脂减半用。若用以止痛，蒲黄宜减半。又一方，蒲黄一半生，一半炒用。

16. 仙传保命丹（《绛雪丹书·临产·临产须知十二条》）

治胞衣不下。

丹皮　赤芍　桃仁（去皮尖）　桂心　茯苓（各等分）

共为末，蜜丸弹子大。每服一丸，细嚼，淡醋汤下，连服二丸，神效。

17. 健捷散（《产科发蒙·卷三·胞衣不下第七》）

治难产经日，及胞衣不下，又寻常经闭，儿枕痛等服此，其效如神。

香白芷　干姜　桂枝　云母（各等分）

上四味，细末。每服二三钱，海萝汤搅和匀顿服。

18. 桃核承气汤（《方机·正文》）

治小腹急结如狂者；胞衣不下，气急息迫者。

桃仁（五十个）　桂枝　芒硝　甘草（各二两，各五分）　大黄（四两，一钱）

上五味，以水七升，煮取二升半，去滓，内芒硝，更上火微沸，下火，先食，温服五合。日三服，当微利。水一合五勺,煮取六勺,去滓,内芒硝,微沸,令肖。

19. 夺命散(《寿世编·上卷·薛氏治法》)

治胞衣不下,腹中胀痛

没药、血竭(等分)

研细末。才产下,即用童便,陈酒各半杯,煎一两沸,调下二钱,良久再服,其恶血自下行,便不冲上,免生百病。

五、治胞衣不下验方

1)《小品方·卷七·治妊胎诸方》

治胞衣不出。

皂荚捣末,著鼻孔中,嚏,即出。

鹿角末三指撮,酒服之。

夫单衣,盖井上,立出。

井中土如梧子大,吞之。

小豆、小麦相和,浓煮汁饮之,立出。

治胞衣不出,并儿横倒死腹中,母气欲绝。

半夏(二两,洗)　白蔹(二两)

上二味,捣筛,服方寸匕。小难一服,横生二服,倒生三服,儿死四服。亦可加代赭、瞿麦各二两。

2)《备急千金要方·卷二·妇人方上·胞胎不出第八》

治胞衣不出。

瓜瓣二七枚,服之立出,良。

弓弩弦水煮,饮其汁五合,即出。亦可烧灰,酒服。

宅中所埋柱,掘出取坎底,当柱下土大如鸡子,酒和服之良。

墨三寸为末,酒服。

蒲黄如枣许,以井花水服。

真珠一两,苦酒服。

鸡子一枚,苦酒一合,和饮之。

灶屋上墨,以酒煮一两沸,取汁饮之。

井底土如鸡子中黄,以井花水和服之,立出。

末灶突中墨三指撮许,以水若酒调服之,立出,当着儿头生。

炊蔽,当户前烧服之。

治子死腹中,若衣不出,欲上抢心。

蚓蛭土三升,熬令热,囊盛熨心下,令胎不得上抢心,良。

3)《外台秘要·卷三十三·胞衣不出方二十首》

疗胞衣不出。

赤米一两,苦酒服。

黍穰,当户烧黍穰即出。

洗儿水服半杯即出。

吞鸡子黄两三枚,解发刺喉中,令得呕,即出。若困极死者,以水一升,煮栝蒌一枚三两沸泻口中,汁下即出。

生男吞小豆七枚,生女吞二七枚。

生地黄汁一升,苦酒三合,暖服之,不能顿服再服之。

疗妇人伤娠,及胎死腹中,胞衣不出,产后疾病,及诸困竭欲死。

羊血热饮之,不能者,人含吐与之能多益善,若不能咽,啖少盐,又水噀其面,此方神验。

疗胞衣不出,腹中满则杀人。

但多服猪膏;又大豆一升,苦酒一斗煮,取三升,分三服。

治胞衣不出。

泽兰叶(三两)　滑石(五两屑)　生麻油(二合)

上三味,以水一升半,煮泽兰,取七合,去滓纳滑石、生麻油,顿服之。

4)《医心方·卷二十三·治胞衣不出方第十四》

治胞衣不出。

多服猪肪。

吞胡麻油少少。

弓弩弦缚腰。

月水布烧末,以服少少。

水银,服如小豆二枚。

牛膝半斤,葵子三升,切,以水七升,煮取三升,分三服。

灶中黄土末,着脐中。

5)《太平圣惠方·卷七十七·治妊娠堕胎胞衣不出诸方》

治胞衣不出。

蚁窠土三升,炒帛裹,拓心下,胞自出也。

葱白十茎并须,上以铜盆中热水烹之,候冷热得所,令产妇就上坐,以葱气熏,须臾即下。

治胞衣未下,腹满。

猪脂(一两)

以水一中盏,煎五七沸,和脂服之,当下。

治已产,胞衣不出。

朱砂末(一钱)　腻粉(一钱)

上件药,细研为散,煎滑石当归,酒调下二钱。

治胞衣不出,若腹满则杀人。

黑豆一合炒令熟,入醋一小盏,煎三五沸,去滓,分温三服。

治胞衣不出,如困极气绝者。

蝼蛄一枚,以水一中盏,煎一二十沸,折齿灌之,药入腹,则衣出,自然活也。

6)《圣济总录·卷一百五十九·产难门》

治难产并胞衣不出。

大麻根(三本)

上一味,以水一升,煎取三合,顿服之立下。

治胞衣不出。

蓖麻子二七枚,去壳研,涂脚心,衣才下,速去之。

葱叶细切,用三指撮,以热酒沃之,去葱服立下。

败簸箕舌,烧作灰细研,每服三钱匕,酒服之。

枣肉丸水银一皂子大,酒服立下。

7)《妇人大全良方·卷十八·产后门·胞衣不出方论第四》

疗产后恶血冲心,或胞衣不下,腹中血块等疾。

大黄(一两,为末)

以好醋半升熬成膏,以药末搜膏为丸如梧桐子大。温醋汤吞五丸,良久取下恶物,不可多服。

疗胞衣不下。

栝蒌实(一个,取子,研令细)

上酒与童子小便各半盏,煎至七分,去滓温服。

红花一两,酒煮浓汁服。

鹿角镑屑三分,为末,煮葱白汤调下。

8)《薛氏济阴万金书·卷三·逐月养胎法》

治难产胞衣不下。

芒硝(二钱)　牛膝(三钱)

水煎,童便一杯冲服,立下。

9)《普济方·卷三百四十三·妊娠诸疾门·堕胎后衣不出》

治胎衣不下。

蛇蜕皮炒焦为末,酒调下。如胎衣在腹,另碾榆白皮末同煎服,立下。

10)《普济方·卷三百五十六·产难门·产难》

治难产及已产,胞衣不下,或随胎后血不下。

真珠(研半两)　伏龙肝(一两)

上为散。每服二钱,温酒调下。

11)《普济方·卷三百五十七·产难门》

治生产不下,死胎在腹,横生倒生,胞衣不下,一切危急者。

蛇蜕一条(全者,断者不可用)

以火箸挑起令直,用麻油纸燃,从尾烧上,以乳钵接贮,研细罗过。又蠮螉窠一个,泥须通透出过子者。研细和匀,作一服。以无灰酒半盏,暖热。再以童子小便半盏,浸平之。服下,即便分娩。蛇蜕须是雄,墙头篱上者是。验方蛇蜕皮一条,烧灰存性。以榆白皮煎汤调下。

治妊娠胎死腹中,若胎衣不下上抢心者。

雀麦一把,水五升,煮汁二升服。

治妊娠胎死腹中,若子生胞衣不出,腹中引腰背痛方。

甘草(一尺)　筒桂(四寸)　鸡子(一枚)　蒲黄(二合)　香豉(二升)

上以水六升煮取二升,顿服之,胎胞秽恶尽去。大良。

治胎衣不下。

胭脂一块,水温服,催下。

五灵脂拣去砂石及铁屑,以一半炒,一半生,为末。每服二钱,用酒调下。亦治恶血冲心,验方童便共酒调服。

苎根水浓煮,温服二碗即下;或用干荷叶一片,煎浓汤一盏服,立下。

治产后胎衣不下。

虻虫(七个,去翅足)　水蛭(七个)　斑蝥(七个,去翅足)　地胆(十个,去翅足)　蚖蜻(七个,去翅足)　硇砂(一钱)　巴豆(七粒,去皮)　朱砂(一钱)　血竭(一钱)

上为细末,醋和为丸如小豆大。每服三丸,空心温酒调下。

治产后胎衣不下。

荷叶酒煮服之。

香油一盏熬熟,即下黄蜡一两重,服之立下。

治胞衣不下欲死者。

灯心为球，送入竹筒内，打实。用火烧灰为末，用无根倒流水送下。

治胎衣不下，恶血凑心。其证心头迷闷，胎衣逆上冲心。须臾不治，则其母即亡。

大附子（一枚，炮去皮脐，为末） 干漆（半两，为末）

上用大黄为末半两，酒醋熬干。却入前二味。为丸如梧桐子大。每服三丸，淡醋汤吞下。须臾又进二服，胎衣立下。此药可预先合下。如无前药，用赤小豆一升，炒过，用水三升，煮取二升，去豆取汁，温服，其胎衣立下。又无赤小豆，用妇人自己手足指甲烧灰，酒调下。须臾又进一服。更令有力妇人抱起，徐徐将竹筒于心上赶下为妙。

12）《医学正传·卷七·妇人科中·胎前》

治胞衣不下。

川牛膝（二钱） 当归（一钱半） 木通（三钱） 滑石（四钱半） 黄葵子（二钱半）

上用水煎，连进三四服，立下。

治胞衣不下。

川牛膝（三钱） 当归身尾（二钱） 木通（三钱） 滑石（四钱） 冬葵子（二钱半）

上细切，水煎，连进二三服，即下。

13）《顾松园医镜·卷十六·数集·产后》

治胞衣不下。

益母草（三两，验方单用益母草六两，酒煎入童便顿饮，治横生甚验） 牛膝 当归（各五分） 芒硝（二三钱，或用元明粉代之，虚人勿用）

酒煎入童便一杯，或合失笑散蒲黄、五灵脂同用。此方责之血入衣中，胀大难下腹中胀痛，手不可近，甚至胸满喘急，速进此药，血散胀消，其衣自下，缓则不救。验方以产妇头发入口作呕，即出。亦有因气虚无力送出者，本方可合参苏汤；或因血少干涩不下者，本方可加麻油、生鸡子白各一杯顿服。

14）《胎产心法·卷中·胞衣不下论》

治胞衣不下。

黑牛粪不拘多少，上略焙，带润，以布裹之，束于腹上，即下。

治胞衣不下。

芒硝（三钱） 牛膝 当归（各五钱）

黄酒煎服即下。非壮实妇人，此方不可轻投。

15）《产科发蒙·卷三·胞衣不下第七》

治胞衣不下。

芒硝（三钱） 牛膝 当归（各五钱）

上三味，水酒煎服。

治胞衣不下。

茄子阴干，为末，白汤送下。

酸浆实熟红者，压而阴干。上细末，每服一枚许，海萝汤下。

16）《寿世编·上卷·薛氏治法》

治难产并胞衣不下。

茅柞皮（七钱） 生甘草（三钱）

水三盅，煎一盅，温服即下，并治死胎。

治难产并胞衣不下。

凤仙子炒黄为末，热黄酒调服一钱，立下。以产妇自己发尾衔之近喉，使恶心呕哕即下。

【论用药】

1. 人溺

《证类本草·卷十五·人溺》："难产及胞衣不下，即取一升，用姜、葱各一分，煎三两沸，乘热饮，便下。"

《神农本草经疏·卷十五·人部·人溺》："《日华子》：止劳渴，润心肺，疗血闷热狂、扑损瘀血在内晕绝，止吐血，鼻衄，皮肤皴裂，难产，胞衣不下诸证，悉由此故。"

《本草求真·上编卷四 泻剂·童便》："凡人久嗽失音，劳渴烦燥，吐衄损伤，皮肤皴裂，人咬火烧，绞肠痧痛，难产胞衣不下，法当乘热饮之。"

《本草撮要·卷七人部·童便》："味咸寒，入手太阴经。功专润肺清瘀。治肺痿失音，吐衄损伤，胞衣不下，产后血晕，败血入肺，阴虚火嗽，火热如燎者，惟此可治。当热饮。"

2. 弓弩弦

《本草经集注·虫兽三品·下品·弓弩弦》："主治难产，胞衣不出。"

3. 五灵脂

《本草简要方·卷七·禽部·五灵脂》："（半炒、半生，温酒服）胞衣不下，产后血晕。"

4. 贝母

《证类本草·卷八·贝母》："《药性论》云：贝母，臣，微寒。治虚热，主难产，作末服之。兼治胞衣不出，取七枚末酒下。"

《本草详节·卷三·草部·贝母》:"除烦热渴,喉痹,时疾,黄疸,疝瘕,瘿瘤,产难,胞衣不下,乳难,乳痈,目中肤翳,金疮,风痉,人面恶疮。"

《本草新编·卷二(商集)·贝母》:"贝母,味苦,气平、微寒,无毒。入肺、胃、脾、心四经。消热痰最利,止久嗽宜用,心中逆气多愁郁者可解,并治伤寒结胸之症,疗人面疮能效。难产与胞衣不下,调服于人参汤中最神。"

《本草述钩元·卷七·山草部·贝母》:"气味苦平,微寒。阴中微阳,可升可降。阴也,入手太阴少阴,为肺经气分药。润肺清心,开郁结,和中气,除邪气烦热,心下实满,胸胁逆气,涤热消痰,疗喘嗽红痰,治产难及胞衣不下,下乳汁。"

5. 牛膝

《证类本草·卷六·牛膝》:"治胞衣不出:牛膝八两,葵子一两。以水九升,煎取三升,分三服。"

6. 爪甲

《本草纲目·人部第五十二卷·人之一·爪甲》:"胞衣不下:取本妇手足爪甲,烧灰酒服。即令有力妇人抱起,将竹筒于胸前赶下。(《圣惠》)"

7. 生大豆

《证类本草·卷二十五·生大豆》:"治胞衣不下:以大豆大半升,醇酒三升,煮取折半,分三服。"

8. 代赭石

《本草经集注·玉石三品·下品·代赭》:"味苦甘,寒,无毒。主治鬼疰,贼风,蛊毒,杀精物恶鬼,腹中毒邪气;女子赤沃漏下,带下百病,产难,胞衣不出,堕胎,养血气,除五脏血脉中热、血痹、血瘀,大人小儿惊气入腹及阴痿不起。"

《本经逢原·卷一·石部·代赭石》:"其治难产,胞衣不下,及大人小儿惊风入腹,取重以镇之也。"

9. 冬葵子

《本草纲目·草部第十六卷·草之五·葵》:"胞衣不下:冬葵子一合,牛膝一两,水二升,煎一升服。(《千金方》)"

10. 玄明粉

《药鉴·新刻药鉴卷二·玄明粉》:"妇人胞衣不下,即用童便调二五钱,热服立下。大都寒能泄实,咸能软坚,辛能散滞,此三者,玄明粉之功也。予用之以代芒硝,虽老弱之人,亦可服之。"

11. 必思答

《本草纲目拾遗·卷八·果部下·必思答》:"难产不下,或子死腹中,必思答七枚,酒煎服即下。又治胞衣不下。"

12. 芒硝

《本草发挥·卷一·金石部》:"丹溪云:治胞衣不下,以童便调芒硝一二钱,热服之,立下。牛马胞不下,亦可用之。"

《神农本草经疏·卷二·续序例下·妇人门》:"胞衣不下,用乳香、没药末各七分五厘,麝香一分,芒硝一钱五分,研细。以酒调服,立下。饮热童便以滋药力,更妙。"

13. 芎䓖

《证类本草·卷七·芎䓖》:"《药性论》云:芎䓖,臣。能治腰脚软弱,半身不遂,主胞衣不出,治腹内冷痛。"

14. 百草霜

《要药分剂·卷八·轻剂·百草霜》:"治热毒,止暴泻痢,妇人月候不调,横生逆产,胞衣不下,小儿白秃疮。(《医鉴》)"

15. 伏龙肝

《证类本草·卷五·伏龙肝》:"《产宝》治胞衣不出:取灶下土一寸,研碎,用好醋调令相得,纳于脐中,续取甘草汤三四合服之,出。"

16. 羊血

《本草纲目·兽部第五十卷·兽之一·羊》:"妊娠胎死不出,及胞衣不下,产后诸疾狼狈者:刺羊血热饮一小盏,极效。(《圣惠方》)"

17. 红蓝花

《神农本草经疏·卷九·草部中品之下·红蓝花》:"热病胎死腹中,新汲水浓煮红蓝花汁,和童便热饮之立瘥。胞衣不下,产后血晕,并同此法,无不立效。"

18. 赤小豆

《本草纲目·谷部第二十四卷·谷之三·赤小豆》:"胞衣不下:用赤小豆,男七枚,女二七枚,东流水吞服之。(《救急方》)"

19. 赤石脂

《本草经集注·玉石三品·上品》:"味甘、酸、辛,大温,无毒。主养心气,明目,益精,治腹痛,泄澼,下痢赤白,小便利,及痈疽疮痔,女子崩中漏下,产难,胞衣不出。”

20. 花乳石

《神农本草经疏·卷五·玉石部下品·花乳石》:“《和剂局方》花蕊石散:治一切金刃箭镞伤,及打扑损伤,狗咬至死者,急以药掺伤处,其血化为黄水,再掺便活,更不疼痛。如内损血入脏腑,热童便入酒少许,热调一钱服,立效。妇人产后败血不尽,血晕,恶血奔心,胎死腹中,胞衣不下,至死,但心头温暖者,急以童便调服一钱,取下恶物愈。”

《本草求真·上编卷五·血剂·花蕊石》:“花蕊石(专入肝),虽产硫黄山中,号为性温,然究味酸而涩,其气亦平,故有化血之功耳。是以损伤诸血,胎产恶血血晕,并子死腹中,胞衣不下,服之体即疏通。”

21. 芡实

《随息居饮食谱·果食类》:“芡实……叶一张(须囫囵者)煎汤服,治胞衣不下。”

22. 皂荚

《本草简要方·卷六·木部二·皂荚》:“(研末吹鼻中)妇人吹乳,产难,胞衣不下。”

23. 阿息儿

《本草品汇精要·续集卷二·草部·杂草》:“主妇人胞衣不下。”

24. 鸡子

《本草经集注·虫兽三品·上品·丹雄鸡》:“卵白:微寒,治目热赤痛,除心下伏热,止烦满,咳逆,小儿下泄,妇人产难,胞衣不出。”

《本草备要·禽兽部·鸡》:“鸡子甘平。镇心,安五脏,益气补血,清咽开音,散热定惊,止嗽止痢(醋煮食,治赤、白久痢),利产安胎(胞衣不下者,吞卵黄二三枚,解发刺喉,令吐即下)。多食令人滞闷。”

《本经逢原·卷四·禽部·鸡》:“鸡子黄治产后胞衣不下,并用生者。”

《本草从新·卷十六 禽兽部·鸡》:“胞衣不下,吞卵黄二三枚,解发刺喉,令吐即下。”

25. 兔皮

《本草蒙筌·卷九·兽部·兔头骨》:“皮,晒连毛烧灰,擂细调均热酒,理产后胞衣不下,余血抢心几危,须急饮也。”

26. 珍珠

《证类本草·卷二十·上品·珍珠》:“《千金方》治儿胞衣不出:苦酒服珍珠末一两。”

27. 胡麻油

《神农本草经疏·卷二十四·米谷部上品·胡麻油》:“麻油,甘寒而滑利,故主胞衣不下,及利大肠。”

《本草求真·上编卷一 补剂·胡麻》:“凡胞衣不下,用蜜同煎温服。”

28. 蚁垤土

《本草纲目·纲目第七卷(下)·土之一·蚁垤土》:“死胎在腹及胞衣不下,炒三升,囊盛,拓心下,自出也。(藏器)”

29. 莲房

《得配本草·卷六·果部·莲》:“苦、涩,温。入足厥阴经血分。消瘀散血。治血胀腹痛,及胞衣不下,止血崩、下血、溺血。”

30. 荷叶

《本草衍句·高士宗用药大略》:“产后心痛瘀血不尽:荷叶炒为末,童便调下。并治胞衣不下。”

31. 桂心

《证类本草·卷十二·桂》:“《药性论》云:桂心,君。亦名紫桂。杀草木毒,忌生葱。味苦、辛,无毒。主治九种心痛,杀三虫,主破血,通利月闭,治软脚,痹不仁,治胞衣不下,除咳逆,结气壅痹,止腹内冷气,痛不可忍,主下痢,治鼻息肉。”

《神农本草经疏·卷十二·木部上品·桂》:“甄权:主九种心痛,腹内冷气痛不可忍,咳逆结气壅痹,脚痹不仁,止下利,杀三虫,治鼻中息肉,破血,通利月闭,胞衣不下。”

32. 栝蒌

《本草纲目·草部第十八卷·草之七·栝蒌》:“胞衣不下:栝蒌实一个,取子细研,以酒与童子小便各半盏,煎七分,温服。无实,用根亦可。(陈良甫《妇人良方》)”

33. 铁器

《本草纲目·金石部第八卷·金石之一·诸铁器》:“妇人横产,胞衣不下,烧赤淬酒饮,自顺。(藏器)”

《本草汇言·卷十二·金石部·铁秤锤》："味辛，气温，无毒。《开宝》方主贼风关节不利，男子疝瘕，奔豚，妇人产后瘀血胀痛，及横生逆产、胞衣不下等证。并烧赤，淬酒中，俟滚响声息，取饮之。（铁杵、铁斧取用亦同）"

34. 益母草

《本草汇言·卷三·草部·益母》："治胎死腹中，或胞衣不下：用益母草捣熟，以熟水少许，和绞取汁，顿服之。"

《本草述钩元·卷九·隰草部·茺蔚》："午月五日，采紫花益母草捣汁，分贮瓷器内，各少许，晒干剔取，和蜂蜜封固。加人参、琥珀、乳香、没药、血竭、沉香、丹砂、五灵脂，主催生及胞衣不下神效。"

《本草正义·卷三·草部·充蔚》："茎叶，活血破血、调经，解毒，治胎漏，产难，胞衣不下，血运，血风。"

35. 通草

《医学入门·内集卷二·本草分类·治热门》："惟其利便开关格，故疗脾疸及浮肿多睡，胃热反胃呕哕，一切脾胃寒热不通，小腹虚满，耳聋鼻塞，声音不出，及妇人血闭血块，月水平匀，难产胞衣不下，乳汁不通。"

36. 蚱蝉

《本草经集注·虫兽三品·中品·蚱蝉》："味咸、甘，寒，无毒。主治小儿惊痫，夜啼，癫病，寒热，惊悸，妇人乳难，胞衣不出，又堕胎。"

《本草纲目·虫部第四十一卷·虫之三·蚱蝉》："藏器曰：本功外，其脑煮汁服之，主产后胞衣不下，自有正传。"

37. 蛇蜕

《本草纲目·鳞部第四十三卷·鳞之二·蛇蜕》："横生逆生、胞衣不下：《千金》用蛇蜕炒焦为末，向东酒服一刀圭，即顺。"

《本草汇言·卷十八·鳞部·蛇蜕》："（《千金方》）治横生逆产，胞衣不下：用蛇蜕一条，去头尾（制法同前）研细末，酒调服三钱，即顺。"

《本草述钩元·卷二十八·鳞部·蛇蜕》："横产逆生，胞衣不下：蛇蜕一具，蝉蜕十四个，头发一握，并烧存性，分二服，酒下。仍以小针刺儿足心三七下，擦盐少许，即生。"

38. 猪脂

《证类本草·卷十八·豚卵》："胞衣不出，腹满则杀人，但多服脂，佳。"

《本草纲目·兽部第五十卷·兽之一·豕》："胞衣不下：猪脂一两，水一盏，煎五七沸，服之当下。（《圣惠方》）"

39. 麻根皮

《本草汇言·卷十四·谷部·大麻皮》："麻根皮，活瘀血，通小便之药也。苏氏方（朱震宇抄）：治挝打内伤心腹，瘀血胀闷，及骨痛不可忍，或产难胎孕不落，或胞衣不出，或瘀血血淋，小便结闭不通者。并宜用麻皮或麻根数两，煮汁饮，立效。"

40. 麻蕡

《新修本草·卷十九·米上·麻蕡》："根主产难胞衣不出，破血壅胀，带下，崩中不止者，以水煮服之，效。"

41. 鹿角屑

《本草纲目·兽部第五十一卷·兽之二·鹿》："胞衣不下：鹿角屑三分为末，姜汤调下。（《产乳》）"

42. 裈裆

《证类本草·卷十五·妇人裈裆》："又妇人裈，主胞衣不出，覆井口立下，取本妇人者即佳。"

43. 琥珀

《本草简要方·卷六·木部二·琥珀》："用琥珀、百草霜、硫磺各三钱五分，花蕊石（煅）、乳香各三钱，研末和匀，醋糊丸弹子大。每服一丸，炭火煅通红，投入生姜自然汁内，浸碎研化，以无灰酒入麝香少许，不时频服一口。治死胎胞衣不下，败血上冲。"

44. 黑豆

《本草易读·卷五·黑豆》："胞衣不下，酒煎服。"

45. 蓖麻子

《本草图经·草部下品之下卷九·蓖麻》："崔元亮《海上方》，治难产及胞衣不下：取蓖麻子七枚，研如膏，涂脚心底，子及衣才下，便速洗去。不尔肠出，即用此膏涂顶，肠当自入。"

《神农本草经疏·卷十一·草部下品之下·蓖麻子》："李氏主偏风半身不遂，口眼㖞斜，头风脚气毒肿，丹瘤火伤，针刺入肉，女人胞衣不下，及子肠挺出，皆从外治，不经内服，良有见也。"

《本草征要·第四卷·外治·蓖麻子》："口眼不正，疮毒肿浮，头风脚气，瘰疬丹瘤，胞衣不下，子肠不收。”

《本草撮要·卷一·草部·蓖麻子》：“胞衣不下：以蓖麻一粒，巴豆一粒，麝香一分。贴脐中并足心，胎下即去。”

46. 蒺藜子

《证类本草·卷七·蒺藜子》：“《梅师方》：治难产碍胎在腹中，如已见儿，并胞衣不出，胎死。蒺藜子、贝母各四两，为末，米汤下一匙，相去四五里不下，再服。”

47. 蒲黄

《本草纲目·主治第四卷·百病主治药·产难》：“蒲黄，日月未足欲产，及胞衣不下，并水服二钱；同地龙、橘皮末服，甚妙。”

《本草纲目·主治第四卷·百病主治药·产后》：“蒲黄，血晕、血症、血烦、血痛，胞衣不下，并水服二钱，或煎服。”

48. 慈菇

《本经逢原·卷三·水果部·慈菇》：“主治百毒，产后血闷攻心欲死，产难胞衣不出，并生捣汁服之。”

49. 煅灶灰

《证类本草·卷五·煅灶灰》：“陈藏器云：灶突后黑土，无毒。主产后胞衣不下。末服三指撮，暖水及酒服之。天未明时取，至验也。”

50. 蝉蜕

《本草择要纲目·寒性药品·蝉蜕》：“小儿惊痫夜啼，寒热惊悸，妇人乳难，胞衣不出，杀疳虫，去壮热。”

51. 醋

《本草纲目·谷部第二十五卷·谷之四·醋》：“胞衣不下，腹满则杀人：以水入醋少许，噀面，神效。(《圣惠方》)”

52. 蝼蛄

《本草纲目·虫部第四十一卷·虫之三·蝼蛄》：“胞衣不下，困极腹胀则杀人：蝼蛄一枚，水一升，煮三沸，灌入，下喉即出也。(《延年方》)”

《本草述钩元·卷二十七·虫部·蝼蛄》：“味咸，气寒。《日华》曰凉，有毒。治水肿头面肿，利大小便，通石淋，疗胞衣不下，及颈项瘰疬，蝼蛄治水甚效。但其性急，虚人戒之。”

53. 墨

《证类本草·卷十三·墨》：“治坠胎胞衣不出腹中，腹中疼痛，牵引腰脊痛：用好墨细研，每服非时温酒调下二钱匕。”“妊娠胎死腹中，若胞衣不下，上迫心：墨三寸末，酒服。”

54. 燕麦

《证类本草·卷十一·燕麦》：“《子母秘录》：妊娠胎死腹中，若胞衣不下，上抢心。雀麦一把，水五升，煮二升汁服。”

【医论医案】

一、医论

《医灯续焰·卷十五·胎产脉证第七十七·胎产杂述》

胞衣不下者，谓之息胞。由产初用力，比儿出而体已疲惫，不复能用力。产胞停留间，而或外冷乘之，则血道涩，故不下。须急以方药救治，不妨害于儿。所奈者，胞系连儿脐。胞不出，即不得以时断脐浴洗，冷气伤儿，则成病也。旧法胞衣不出，恐损儿者，依法截脐而已。产处须顺四时方向，并避五行禁忌。若有触犯，多令产妇难产。

郭稽中曰：胞衣不下，亦有流血入衣中，衣为血所胀，故不得下。治之稍缓，胀满腹中，以次上冲心胸、疼痛喘急者难治。但服夺命丹，以逐去衣中之血、血散胀消，衣自下也。牛膝汤亦效。

薛氏曰：有因恶露入衣，胀而不能出；有因元气亏损而不能送出。其恶露流衣中者，腹中胀痛，用夺命丹或失笑散，并胡氏法之类以消瘀血，缓则不救。其元气不能送者，腹中不胀痛，用保生无忧散以固补元气；或用蓖麻子肉一两细研成膏，涂母右足心，衣下即洗去，缓则肠亦出。如肠不收，仍用此膏涂脑顶，则肠自入。或加桂芎归丸、红花酒之类。

《医宗说约·女科·胞衣不下》

产后何症最为急？胞衣不下腹闷极，皆因恶露胀胞中，渐冲清道痛不息。若喘满时定主凶，脱衣散用从来得，牛膝、木通各三钱，归尾、枳壳(各)二钱入，滑石四钱，冬葵子(二钱五分)，水煎热服应有益。产母自衔头发尾，得呕哕时胞自出。[按]胞衣不下，急以脐带断之，以物坠住，使其子血脉不潮入胞中，则胞衣自当萎缩而下，总淹延时日，亦无害矣。只要产母心怀安泰，不可焦躁惊忧。古法取夫单衣盖井上，立出。一用铁秤槌烧红，酒浸少顷服。一用胭脂一张，温水洗服。一用黑豆一合，炒熟入醋一盏，煎五沸去渣，分五服。外用鞋底炙热熨小腹，上下三五次，立效。

《女科精要·卷三·产后门·产后当知》

妇人百病，莫重于生产，产科之难，临产莫重于催生，既生莫重于胞衣不下，古方用花蕊石散最为紧要，但恐石药非肠胃大虚者所宜，莫若生化万全二方，选而用之。有川佛手散，加红花、益母草、香附、山楂、陈皮、牛膝稍煎成，冲重便服。更有一法，产讫胞衣不下，停久非特产母疲倦，又恐血流胞中，必致危笃，宜急断脐带，以物系坠，使血不潮入胞中，则胞衣自痿缩而下。只要产母安心以物系坠之时，尤宜用心，先系然后截断，不尔胞上掩心而死，慎之。

《灵验良方汇编·卷上·临产调理》

胞衣不下，由产母才送儿出，无力送衣；或经时久，冷气外乘，则血道凝涩而胎不下；或胎前素弱，血气枯涸而衣停，三者速服大料生化汤两贴，斯血旺腹和而衣自下也。产妇不可睡倒，须先断脐带，以草鞋带坠之；寒月火笼被中，时换热衣暖腹。至朴硝虽下胞神效，弱人慎之。又济坤丹，一名回生丹，取其催生、下胞、消血块也。但多用醋煮大黄、苏木豆汁为主。虽有落胎、下胞、定痛之捷，其产妇新生之血，岂得宁留耶？服之而成虚症者固矣。

二、医案

1. 瘀血阻滞案

《妇人大全良方·卷十八·产后门·胞衣不出方论第四》

有一亲戚妇人，产后胞衣不下，血胀迷闷，不记人事。告之曰死矣！仆曰：某收得赵大观文局中真花蕊石散在笥中，谩以一帖赠之，以童便调，灌药下即苏，衣与恶物旋即随下，乘兴无恙。

《校注妇人良方·卷十八·胞衣不出方论第四》

一妇人胞衣不出，胸腹胀痛，手不敢近。用滚酒下失笑散一剂，恶露、胎衣并下。

《女科证治准绳·卷五·产后门·胞衣不下》

家人妇胎衣不出，胸腹胀痛，手不敢近，此瘀血为患，用热酒下失笑散一剂，恶露胎衣并下。

《沈氏女科辑要·卷下·胞衣不下》

松郡一老稳婆，包医是证。自带白末药一包，买牛膝二两，同煎去渣，冲童便半杯服，立下。沈尧封曰：白末药定是玄明粉，玄明粉即制朴硝也。

《产科发蒙·卷五·治验》

远山君夫人，年几三十，怀孕弥月方临产，多进催生药及粥饭，才产下而缘其子已殇，悲伤大过，忽发晕眩，恶露下颇多。吐饮食药汁而胞衣不下，稳婆按腹强令努力引胞茎而不出。渠术极巧言曰，强下之必有不测之变，不如俟其自然下也。自此昏晕往来，脉沉细数，或时沈伏，乃延众医诊视。或曰，脉沉细为虚寒，若胞衣下必脱血，乃以四味回阳饮，参附汤交用之。至次日前症不愈。或曰：夫人平素多郁结，用开郁之剂，则必可晕止而胞衣亦下也。便用沉香、香附、枳实、人参、甘草之类，犹不验。于是黄昏走使邀予，乃诊视曰：予见与诸医不侔，今屡晕眩或脉沉伏者，此以胞衣粘着于子宫底血气不顺流故也，胞衣得下则必痊矣。其下之予在生产日行手术，谈笑可奏功，今已失之迟，则假令施术，不得为必可以下也。然为予听，则当万全者十之九矣。亲串议者哓哓曰，何敢轻试手术乎？宁耐静俟，毋涉险为也。予极言排之曰，胞衣者，乃血肉之渣滓，子生地后，以取下为佳，何得与生产之譬诸瓜熟自辞蒂者同日而论哉！用药俟自下者，是舍纪律而务野战也。若胞更不下二日，则夫人之命，必至颠巇。举族闻予言大悚骇，欲求予治，则又有畏前医与坐婆之言，踌躇不决。漏已近鸡鸣，傍有夫人亲家长臣某者，听予之论，而幡然有悟，乃劝主人，遂亟索予剂。又请手术，便先与含阳散，继以盘珠煎，而后按腹数回，令离胞之粘着于子宫底者，乃欲下而视肚带，则三裂如丝，盖坐婆强引而伤者尔。予百计殚力，胎裂四而悉取下，此时予周身汗津津下，衣里尽如灌水。主人大喜曰：微足下荆妻已为黄泉物必矣。便与还元煎，自此诸患脱然如失。饮食日进，数日而康宁如常。

《费绳甫先生医案·费绳甫先生女科要略·临产》

小儿已产，胞衣不下，诚恐上腾，贻害非浅，稳婆能以两指伸进拉下最妙。如用药，须和荣导下。全当归二钱，大丹参三钱，金香附一钱半，南楂炭三钱，莲房一个，六一散三钱。共煎汤调服。

2. 气血虚弱案

《女科撮要·卷下·胎衣不出》

一产妇胎衣不出，腹不胀痛，手按之，痛稍缓。此是气虚而不能送出，用无忧散而下。前症余询诸稳婆，云：宜服益母草丸，或就以产妇头发入口作呕，胎衣自出，其不出者必死。授与前法甚效。

《周慎斋遗书》

一妇胞衣不下，用人参汤送下砂仁末钱许，一日二三次，三四日胞衣烂出，其妇无恙。

《女科指要·女科医案·产后门》

一产妇胞衣不下，腹无痛胀，手按之满腹和软，脉亦软弱微涩。此气虚不能推送其胞也。用保生无忧散一剂而下，恶露亦下而安。

《续名医类案·卷二十五·产后·胞衣不下》

吕东庄治陈氏妇，半产，胎衣不下，连服行血催衣之药四剂，点血不行，胸痛瞀乱。吕视之曰：此脾失职也。先与黄芪一两，下咽而瞀乱顿减。时有以《准绳》女科中恶露不下及胞衣不下方书一本进者，上注某方经验，某方试效，以示曰：中有可用否？曰：一无可用。遂用大剂人参、白术、白芍、黄芪、归身、茯苓、甘草等药，一服而恶露渐至。皆惊叹曰：古方数十，无一可用，《准绳》一书，真可废也。吕曰：恶，是何言也！王损庵，医之海岱也，读书者，自不察耳。若惟以恶阻（恶阻二字，岂可用耶）及胞衣不下条中，求合吾方，宜其谬也。试以血崩及下血条中求之，吾方可见矣。盖此病本气血太亏，而致半产。脾失统血之职，水湮土崩，冲决将至，故生瞀乱。不为之修筑，而反加穿凿，是愈虚也。吾正忧血之不不止，其不合又何怪焉？曰：今从子法，可得免乎。曰：不能也。穿凿过当，所决之水，已离故道，狂澜壅积，势无所归，故必崩。急服吾药，第可固其堤，使不致荡没耳。至第三日，诊尺内动甚，曰：今夜子时以前，必崩矣。因留方，戒之曰：血至即服。至黄昏果发，如言得无恙。方即补中益气加参、芪各二两也。次用调补脾肾之药而愈。

《续名医类案·卷二十五·产后·隐疾》

薛立斋治一妇，胞衣不下，努力太过，致子宫脱出如猪肚状，令用温汤治之，即以手捺子宫，去其恶露，仰卧徐徐推入而安。

《程杏轩医案·初集·吕妇产后胞衣不下误药晕脱》

吕妇年甫三旬，平时面黄体弱，因少乳求方，与八珍汤服之，有验。数年后又因胎产胞衣不下，予诊之，曰：此气虚不能传送，血虚不能濡润故也。令服碍十全大补汤，众议以为新产，胞衣积血，阻障不出，补之不宜，或授以单方，用芒硝一两煎服，云下胞如神，众咸称善，一匕入喉，即时晕脱。

《齐氏医案·卷六·女科秘要·产后论》

黎明入署，有洪元正薄莫问曰：吾姊于午间产一女，胞衣未下，特来求方。予问：此刻人事何如？曰：其腹仍大，不作胀痛，饮食有味，嗜卧懒言，别无所苦。予曰：此骈胎也。还有一个在内，故腹大而无所苦。若为胞衣灌血，势必浊气上干，而为胀痛闷乱，莫可名状。欲其饮食有味而安静，何可得也？此为气虚不能运送，观嗜卧懒言，骈胎显然矣。吾用黄芪、白术、苡仁各三钱，肉桂、半夏、益智各二钱，生姜一片，令即煎服，明早再看。次日元正来云：吾姊服药后即熟睡，至半夜又产一女，胞衣随落无恙。可见用药必当详察，不可忽略，此明验也。

《孤鹤医案·杂证案例》

胞衣不下　产后胞衣不下，腹中奇痛。拟用温达。生绵芪四钱，炒冬术三钱，酒炒当归五钱，上肉桂三钱，川芎二钱，沉香片五分，炒怀膝一钱半，制香附三钱，炙艾绒一钱半，山楂炭三钱，丹皮三钱，陈皮一钱。

3. 败血入胞案

《女科证治准绳·卷五·产后门·胞衣不下》

一产妇产后面赤，五心烦热，败血入胞，胞衣不下，热有冷汗。思但去其败血，其衣自下，遂用乌豆二合，炒透，然后烧红铁秤锤同豆淬其酒，将豆淋酒化下益母丹二丸，胞衣从血而出，余证尽平。

《女科指要·女科医案·产后门》

一妇，产后面赤口干，五心烦热，其血败瘀入胞，故胞衣不下，脉数滞涩。但去其败血，则胞衣自下。遂用黑豆炒透二合，并烧红铁秤锤一枚，同豆淬酒，冲热童便一杯，调下益母丹二丸，胞衣从血而出，诸症悉平。

一家人妇，胞衣不下，胸腹胀痛，手不可近，脉滞沉涩，此瘀血入胞，胞满为患。用温酒下失笑散一剂，恶露、胞衣并下而安。

《产论·附录子玄子治验四十八则》

一妇产后胞衣不下。有一妇人科，十日治之，而其术方穷。适其族劝迎子，子往则其医在焉。子因与论曰：胞久不出恐其已烂，不急下之寻必致死。医素忌其能，抗言曰，三世之医亦有所传已，君不必独善也。子因谢去，其明日妇果死。

《产科发蒙·卷三·胞衣不下第七》

往岁一贫家妇，产后数月经血不止，已用胶艾四物、温经等汤，毫末无效。予将黄连解毒汤，兼用独味莲房灰，日二三钱，不日而奏全效。一日妇谓予曰，妾至于今凡八产，其初产再产，则佣稳婆而托之，其后怀孕至五月则以帛自缠腹，已至弥月，稍觉腰腹挛痛，则设草与故絮于屋隅，乃就灶下燃釜沸汤，而待生下，若阵痛频来，则趋坐于草上而努力，已分娩则厉声呼邻家妇（东都贫民所居之屋，大抵一栋而分数家，隔壁一层以成邻）而与俱浴儿，自收拾秽物胞衣讫。乃倚被而坐焉，过二三日，则与平常无异矣。如此者总六产，曾不请媪婆，其间偶胞衣不下者半日，因自衔头发，使油气入咽，温温欲吐而衣即下云。此虽出发愚妇一时之智，实与薛新甫蒋示吉等有衔头发尾作呕而胎衣自下之法暗相合矣。予亦用此法。凡遇壮妇之胎衣不下者，则常以鸡翎或纸捻，探其咽中，令其恶心，而取效甚多。如怯弱妇，容易勿施。

下谷头踏街，一武士室女，年十九岁，天性伶俐，父母钟爱太甚。而女偶与一奴通而娠，事已发觉。而奴先见追，后父母窃相议。谓令其施白牡丹术，则恐害乎性命，遂决令偷生。因令称病而不令逢于人，迨其娩身，儿子生地呱声达四邻，女虑臭声外闻陨家声，惊畏而发血晕。醒后胞衣不下，百药不效。既历九日而邀余，余便往坐堂上，则女自房内步出而求诊。余心窃疑，胞衣不下数日而行步如常。乃望之，面色青惨，唇舌无血色。问之，脐带三日而腐脱，惟微微下黄汁而已。近之则臭气扑鼻，切其脉沉劲，候其腹缩小，独脐下微满坚硬如石。余乃欲按其腹以下胞衣，居然不移，盖以子宫已收其口复本位也。因进大剂脱花煎加芒硝二贴，其夕下血片一瓯许。然其家以余术之无捷效，又延医求药。腐秽渐渐下，历累月而得尽矣。唯形体羸瘦，饮食不成肌肤，遂为废人者。一年有半，然后气体渐复。十又余月而始得为完人矣。余尝治胞衣不下者，以百数，其逾七八日而尚不出者，率皆见发热谵语等证而不救焉，嗟乎此女有天禀所实而然者欤，岂不亦奇哉。

《许氏医案·正文》

己丑，工部员外杨味春夫人吴勤惠公小姐产时搐搦，不省人事，集医治，以肝风不效。适夫人嫡堂兄吴纯甫太守进京，引见与余，父子世交，延余诊视。脉虚，知为血晕非肝风也。先用韭菜根置两壶中加醋煮开，以壶两嘴对两鼻孔热气熏之，立时生男，苏醒，拟以当归参芪千金汤服之安。然继而胞衣不下者一日，合家惊惶，余着寻鸡头、菱叶，撕破，加炒皂刺三钱，同煎，服之。时许，胞衣随恶血分碎而下，安然无恙矣。

第二节

产后中风

产后中风是指产后外受风寒邪气所致的疾病。多由产后感受外邪引起，轻者头微痛，恶寒，时见发热，心下闷，干呕，汗出；稍重者发热面赤，喘而头痛；重者筋脉挛急，牙关紧闭，不省人事，角弓反张。

【辨病名】

本病之名首见于《金匮要略》，又名“蓐风”“产褥风”等。

《诸病源候论·妇人产后病诸候上·产后中风候》：“产则伤动血气，劳损腑脏，其后未平复，起早劳动，气虚而风邪乘虚伤之，致发病者，故曰中风。”

《医心方·卷二十三·妇人产后禁忌第十九》：“凡妇人产后百日以来，极须怖惧忧畏，勿浪犯触是等，犯触房事弥深，若有所犯，必身反强直犹如角弓反张，名曰褥风，则是其犯候也。”

《妇人大全良方·卷十八·产后门·产后将护法第一》：“大都产妇将息，须是满百日方可平复。大慎！触犯此，多致身体强直如角弓反张，名曰蓐风，遂致不救。”

《世医得效方·卷十四·产科兼妇人杂病科·济阴论》：“正产后中风，口眼㖞斜，角弓反张，六脉紧大。”

《医学入门·外集卷五·妇人门·产后》："亦不可脱衣洗浴，强起离床太早，以致外感身强，角弓反张，名曰褥风。""产后中风，名曰褥风。"

《家用良方·卷二·治妇女各症·治胎前产后各症》："凡产后为风邪所中，角弓反张，口噤不开，名曰蓐风。"

《产孕集·下篇·去疾第十三》："中风之候，舌寒唇急，手指振动，甚则牙关紧急，手足瘛疭，背项强直，一身皆重，或痛或痒，呕逆直视，角弓反张，名曰蓐风。"

【辨病因】

产后气血骤虚，腠理不密，外邪易乘虚而入。轻者多为产后感冒所致，稍重者多因产后感染所致，重者可能为产后破伤风所致。

一、外感六淫

《诸病源候论·妇人产后病诸候上·产后中风候》："产则伤动血气，劳损腑脏，其后未平复，起早劳动，气虚而风邪乘虚伤之，致发病者，故曰中风。若风邪冷气，初客皮肤经络，疼痹不仁；若乏少气，其人筋脉挟寒，则挛急僻；挟湿则强，脉缓弱；若入伤诸脏腑，恍惚惊悸。随其所伤腑脏经络，而为诸疾。"

《三因极一病证方论·卷十七·产科二十一论评》："产后中风者何？答曰：产后五七日内，强力下床；或一月之内，伤于房室；或怀忧发怒，扰荡冲和；或因着艾伤艾，伤动脏腑，得病之初，眼涩口噤，肌肉瞤搐。渐至腰脊筋急强直者不可治，此乃人作，非偶尔中风所得也。"

《卫生家宝产科备要·卷五·产前后十八论乌金散》："问：产后中风兼有黑血点者何？答曰：产后七日内，下床冲风。百日内伤房劳，或有灸疮，中风取性慢，易即中风也。初中之状，气涩腰痛，筋急如角弓反张，牙关急，若有此状，即是风邪所入。或面色黑，遍身赤黑，败血流入脏腑，脏腑皆满，流入皮肤，退反不得，变成血点或得此变。"

《严氏济生方·妇人门·校正郭稽中产后二十一论治》："论曰：产后中风者何？答曰：盖因产后伤动血气，劳损经络，腠理空疏，劳役太早，风邪乘间而入，始则客于皮肤，次则入于筋脉，又其次也传于诸脏，随其诸脏经络而生病焉。或身体缓急，或顽痹不仁，或口目不正，或奄奄忽忽，神情闷乱，乃中风候，宜服小续命汤。"

《仁斋直指方论·卷二·证治提纲·发痉详证》："按产后中风，因怀胎时多啖生冷，脾胃受湿，复经乳卧之后，津液内竭，履地太早，脱着不时，以致风邪乘虚入于足太阳之经。"

《鲁府禁方·卷三·康集·产后》："产后中风，腰疼眼涩，腿脚如弓者何也？答曰：缘产后未满月之时，或百日之内，伤行房事，或因于灸疮内中风，初时眼涩，体腰脊浑身筋急，有如角弓，牙关紧闭。用河乌虾、野麻子草、酒煎服。"

《妇科百辨·产后》："妇人产后中风不语者何？曰：此因产妇不避风寒，赤脚下床，踏于冷地，兼百日内遇房事，或当风取凉洗浴，宜用乌金散，不可作风治。"

《胎产新书·女科秘要·卷一·产后中风》："中风不语，或胎前先染风邪未发，致产后失于调理而然。或兼产难感冒，转成此症。"

《妇科问答·产后三十四问》："产后中风不语者，何治？答曰：因产后元气虚弱，或赤脚下床踏于冷地，或月内房事，或当风取凉洗，风邪触伤所致。宜服后药：川芎、半夏、当归、广皮、枳实、丹皮、甘草、白茯、防风、僵蚕、赤芍。"

二、内伤七情

《备急千金要方·卷十七·肺脏方·积气第五》："七气者，寒气、热气、怒气、恚气、喜气、忧气、愁气。凡七种气积聚坚大如杯，若积在心下腹中，疾痛不能饮食，时来时去，每发欲死如有祸祟，皆七气所生。寒气即呕逆恶心；热气即说物不竟而迫；怒气即上气不可忍，热痛上抢心，短气欲死不得息；恚气即积聚在心下不得饮食；喜气即不可疾行，不能久立；忧气即不可剧作，暮卧不安；愁气即喜忘不识人语，置物四方还取不得，去处若闻，急即四肢浮肿，手足筋挛，捉不能举如得病。此是七气所生。男子卒得，饮食不时所致。妇人即产后中风诸疾也。"

【辨病机】

本病主要病机为产中失血，正气大伤，腠理不密，百脉空虚，风邪乘虚而入。

《诸病源候论·妇人产后病诸候上·产后中

风口噤候》："产后中风噤者，是血气虚，而风入于颔颊夹口之筋也。手三阳之筋结，入于颔颊。产则劳损腑脏，伤动筋脉，风乘之者。其三阳之筋偏虚，则风偏搏之，筋得风冷则急，故令口噤也。"

《诸病源候论·妇人产后病诸候上·产后中风痉候》："产后中风痉者，因产伤动血脉，脏腑虚竭，饮食未复，未满日月。荣卫虚伤，风气得入五脏，伤太阳之经，复感寒湿，寒搏于筋则发痉。其状，口急噤，背强直，摇头马鸣，腰为反折，须臾十发，气急如绝，汗出如雨，手拭不及者，皆死。"

《诸病源候论·妇人产后病诸候上·产后中柔风候》："柔风者，四肢不收，或缓或急，不得俯仰也。由阴阳俱虚，风邪乘之，风入于阳则表缓，四肢不收也；入于阴则里急，不得俯仰也。产则血气皆损，故阴阳俱虚，未得平复，而风邪乘之故也。"

《诸病源候论·妇人产后病诸候上·产后中风不随候》："产后腑脏伤动，经络虚损。日月未满，未得平复，而起早劳动，风邪乘虚入。邪搏于阳经者，气行则迟，机关缓纵，故令不随也。"

《太平圣惠方·卷七十八·治产后中风角弓反张诸方》："夫产后角弓反张者，是体虚受风，风入诸阳之经也。人阴阳经络，周环于身，风邪乘虚，入于诸阳之经，则腰背反折，挛急如角弓状也。"

《太平圣惠方·卷七十八·治产后中风恍惚诸方》："夫产后中风恍惚者，由心主血，血气通于荣卫腑脏，遍循经络。产则血气俱伤，腑脏皆虚，心不能统于诸脏，荣卫不足，即为风邪所乘，则令心神恍惚不安也。"

《太平圣惠方·卷七十八·治产后中风筋脉四肢挛急诸方》："夫产后中风筋脉四肢挛急者，是气血不足，脏腑俱虚，日月未满，而起早劳役，动伤，腑脏虚损未复，为风邪所乘。风邪冷气，初客于皮肤经络，则令人顽痹不仁，羸乏少气；风气入于筋脉，挟寒则挛急也。"

《圣济总录·卷一百六十一·产后中风》："论曰：产后血气未完，风邪中之，入于经络，则发为痉。其候口噤不开，筋脉挛急。面目㖞僻。至于五脏六腑，则随所中而证候出焉。甚者瘛疭直视，角弓反张，神志昏塞，便溺遗失，喑不能言。"

《圣济总录·卷一百六十一·产后中风口㖞》："论曰：足阳明经入上齿中，还出侠口，环唇，下交承浆；手太阳经循颈上颊至目锐眦。此二经为风寒所中，使经筋缩急，牵引于颊，故为口㖞僻不正，言语謇涩，目不能平视也。"

《圣济总录·卷一百六十二·产后中风偏枯》："论曰：人之气血，环周一身，无或偏废。产后中风偏枯者，由新产之后，气血俱耗，不能周荣于肌肉，致体或偏虚，风邪乘虚入客于半身，日加痿瘁而为偏枯也。"

《圣济总录·卷一百六十二·产后中风角弓反张》："论曰：背为阳，腹为阴，阴阳之脉，交相维持。产后血气不足，风邪中于阳经，使阳脉拘急，反引腰背，如弓反张，故以角弓反张为名焉。"

《校注妇人良方·卷十九·产后中风心惊方论第三》："产后眼张口噤，肢体强直，腰背反偃，言语错乱如痫者，此气虚风邪所伤而成痉也。"

《校注妇人良方·卷十九·产后中风恍惚方论第四》："产后恍惚，因元气俱虚，心经血少，或外邪所侵，以致心神恍惚，怔忡不宁。"

《赤水玄珠·卷二十三·产后四肢筋挛》："产后中风，四肢筋脉挛急，乃气血俱虚，或风邪客于皮肤，则顽痹羸乏。若入于筋脉，则四肢挛急。皆由大经空虚，风寒乘虚而渐入也。"

《产鉴·下卷·中风》："产后虚极生风者……因下血太多，气无所主，唇青，肉冷，汗出，目眩，神昏，命在须臾者，虚极生风也。"

《郑氏家传女科万金方·产后门·产后问答》："产后中风不语何也？答曰：因失调理，气血虚耗，或赤脚下床，或当风取凉淋浴，或未满百日即交媾，因此外邪乘虚而入也，服乌金散可也。"

【辨病证】

一、概述

《赤水玄珠·卷二十三·产后中风》："产后中风，或气血未复，风寒所感，以致筋挛拘急，口眼歪斜；或肢体缓弱，入脏则恍惚惊悸。"

《郑氏家传女科万金方·产后门·产后二十一论》："产后中风，有血虚外邪客之，有中之者，当以脉辨，看在何脏，依经治之。"

二、辨脏腑

《诸病源候论·妇人产后病诸候上·产后中

风候》："凡中风，风先客皮肤，后因虚入伤五脏，多从诸脏俞入。若心中风，但得偃卧，不得倾侧，汗出，若唇赤汁流者可治，急灸心俞百壮。若唇或青或白，或黄或黑，此是心坏为水，面目亭亭，时悚动者，皆不可复治，五六日而死。若肝中风，踞坐，不得低头，若绕两目连额上色微有青，唇青面黄，可治，急灸肝俞百壮。若大青黑，面一黄一白者，是肝已伤，不可复治，数日而死。若脾中风，踞而腹满，体通黄，吐咸水出，可治，急灸脾俞百壮。若手足青者，不可复治也。肾中风，踞而腰痛，视胁左右，未有黄色如饼大者，可治，急灸肾俞百壮。若齿黄赤，鬓发直，面土色，不可复治也。肺中风，偃卧而胸满短气，冒闷汗出，视目下鼻上下两边下行至口色白者，可治，急灸肺俞百壮。若色黄者，为肺已伤，化为血，而不可复治。其人当妄掇空，或自拈衣，如此数日。"

三、辨经络

《古今医鉴·卷十二·产后》："产后中风口噤，乃血虚而风入于颊口，筋得风则急，故口噤也。若角弓反张，乃体虚而风入于诸阳之经，故独腰背挛急，如角弓反张之状也，四物汤加秦艽、羌活。又宜荆芥略炒为末，每服二钱，黑豆淋酒调下，童便亦可。又方，用当归、荆芥各等分，水一盏，酒少许，煎七分灌之。如口噤用匙斡开，微微灌下，但下咽即效。"

四、辨缓急

《丹台玉案·卷五·产后诸症》："产后中风，危疾也。若外有六经之形症，内有便溺之阻塞，皆难治之症。唯口眼㖞斜者无事耳。若忽然角弓反张，目定项强者，必平素有痰，风邪乘虚而入，风痰交作壅塞经络，致使荣卫不通，痰气上逆，似中而非中也。若又汗出不止或遗尿不禁，其死必矣。"

《素问绍识·卷二·通评虚实论篇第二十八》："产后中风发热而喘鸣肩息者，邪客中上二焦，气道不利，故喘息有音摇肩以伸其气也。肩息之证邪实者可治，故得实大之脉。然必有舒缓之象，则胃气犹存，且合中风之症。若得弦急，为阴盛于内，而阳绝于外，故主死也。"

五、辨内风外风

《万氏妇人科·卷三·产后章·产后中风》："产后正气暴虚，百节开张，风邪易入，调理失宜，风即中之，不省人事，口自蠕动，手足挛曲，身如角弓，此风外中者也，愈风汤主之。""诸风振掉，皆属肝木。肝为血海，胞之主也。产后去血过多，肝气暴虚，内则不能养神，外则不能养筋，以致神昏气少，汗出肤冷，眩晕卒倒，手足瘈疭，此肝虚生风，风自内生者也。用当归建中汤加黄芪、人参各一钱，熟附五分，姜枣引，不用饴汤。""如痰迷心窍，神气不清，恍惚昏眩者，用琥珀寿星丸，人参煎汤下。"

《罗氏会约医镜·卷十五·妇科（下）·产后中风》："风证有二：有外中者，由产后正气暴虚，百节开张，调理失宜，风邪乘之，不省人事，口目蠕动，手足挛曲，此外中之风也。又有产后去血过多，内则不能养神，外则不能养筋，以致神昏气少，汗出肤冷，眩晕卒倒，手足瘛疭，此肝无血养，虚则生风，此风自内生者也。能分内外，庶治疗可以合宜。"

【论治法】

产后中风以补虚为主，当大补气血。风胜、痰多须酌情加减。用药宜轻，芩连苦寒之品禁用，汗法不可轻用，非用不可，微汗即停，以免耗气伤津。

《针灸资生经·第四·风痉（角弓反张）》："《产论》云：痉者口噤不开，背强而直，如发痫状，摇头马鸣，身反折，宜速灌小续命汤，是也。又云，产后中风，如角弓状，无治法。后人惟用荆芥穗末酒服二钱匕立效，若是则灸未必如药之速见效也。"

《丹溪心法·卷五·产后九十二》："产后中风，切不可作风治，必大补气血为主，然后治痰，当以左右手之脉，分其气血多少而治。产后中风，口眼㖞斜，切不可服小续命汤。"

《医学正传·卷七·妇人科下·产后》："产后中风，口眼歪斜，八物加附子、荆芥，少加防风、羌活，煎服。"

《校注妇人良方·卷十九·产后中风恍惚方论第四》："前症当大补血气为主，而佐以后方为善。盖风乃虚极之假象也，固其本源，诸病自退。若专治风，则速其危矣。"

《医方集宜·卷七·产后·产后法》："产后中

风，眼开口噤，身肿反张，语言笑哭，盖因心虚血少，触风所致，宜用小续命汤、竹沥汤、防风当归汤、愈风散、当归茯神散。”

《明医指掌·卷九·妇人科·产后六》：“产后中风口噤，牙关紧急，手足瘛疭者，举轻古拜散。产后血大损，经络空虚，劳碌太早，风邪乘虚而入者，小续命汤或愈风汤。中风角弓反张，涎潮，大豆子汤。”

《医学入门·外集卷五·妇人门·产后》：“口噤牙关紧急，手足瘛疭，及血晕强直，筑心眼倒，吐泻欲死者，单荆芥散、古荆归汤；血虚劳碌太早，风邪乘虚而入者，小续命汤、羌活愈风汤。如口噤反张，涎潮多者，交加散；或大黑豆半升，炒令烟起，以酒二碗沃之，入瓷器内，每用酒半碗，入独活五钱同煎温服。产后汗多，风搏成痓者，难治。”

《赤水玄珠·卷一·风门》：“妇人产后中风，口噤，手足瘛疭，如角弓状，或血晕，四肢强直。俱用荆芥略炒为末，黑豆淋酒调下三钱极妙；或加当归，入酒少许，水煎灌下即省。”

《万氏家抄济世良方·卷一·中风》：“如中腑者，当随症发其表，如兼中脏则大便多秘涩，宜以三化汤通其滞。”

《邯郸遗稿·卷四·产后》：“产后中风、中气，口噤，汤药不能下者，用旧油篦箕，烧存性，为末，擦其牙根即开，应验，然后主意用药。”“产后中风，医血为要，不可先治风，败血得行则止也，宜清心牛黄丸。不语者，乃风触阴户也，以小续命汤治之。若手足瘫痪者，败血入经络也，宜五积散，或二四汤加桔梗，活血入姜汁治之。若谵语，以二四加消食、活血之药，入薄荷、姜汁少许治之。产后中风，不过痰、气、血虚也，故二四汤不可缺，若眼合而痰喘者，尤宜服之。”“产后中风口噤，角弓反张，以小续命汤或交加散治之，加竹沥。若中风口噤，四肢顽痹不仁，角弓反张者，宜羌活酒服之，汗出则愈也。”

《产鉴·下卷·中风》：“产后虚极生风者，妇人以荣血为主……应急服济危上丹，若以风药治之则误也。”“薛立斋曰：前证属血气俱虚者，用十全大补汤；如不应，加附子、钩藤钩。若肝经血虚，用逍遥散加钩藤钩。《经》云：脾之荣在唇，心之液为汗，若心脾两脏虚极，急用参附汤救之。”

《郑氏家传女科万金方·产后门》：“产后中风，治血为主。败血行后，牛黄清心丸可服。”“产后痰、气、血、风壅盛，乃中风也，二陈合四物汤皆不可缺。眼合痰喘者，亦二陈四物汤加竹沥、姜汁主之；谵语者，二陈四物汤加活血消食药及薄荷、姜汁治之；手足瘫痪者，败血入经络也，五积散主之。或二陈四物汤加桔梗及活血等药，后入姜汁同服。大抵产后中风，不过痰与气、血与风也，故多用二陈四物汤。”

《女科经纶·卷五·产后证上》：“又云产后中风，切不可作中风治，用风药。然则产后不问诸证，悉宜大补气血乎。曰：详主末二字，其义自明。”

《女科经纶·卷六·产后证下》：“薛立斋曰：产后中风，果外邪所属，形气不足，病气有余，当补元气为主，稍佐治病之药。若强力不休，月内入房，形气俱不足，当纯补元气，多有复苏者。若误投风药，是促其危也。前证若心脾血气俱虚，十全汤，不应，加附子、钩藤。若肝经血虚，逍遥散加钩藤。《经》云：脾之荣在唇，心之液为汗。若心脾二脏虚极，急用参附救之。”“中风有真中、类中，有火有气有痰，中脏中腑中血脉之不一。若产后中风，总属血虚而动伤脏腑所致。即有外邪，以大补为主。遵丹溪、立斋之法，为不易也。若舍此而以中风为治，用愈风、续命之类，速之毙矣。戒之。”

“产后有口噤、角弓、瘈疭，拘挛诸证也。诸证为中风内见证，虽有口噤、角弓异名，总以产后气血大虚所致。故一切风药，概不可用。唯遵丹溪、立斋之论治，为产后中风病之要道也。”

《张氏医通·卷十一·妇人门下·产后》：“《千金》治产后中风头痛，手臂逆冷：白术三两，附子一枚，独活一两，生姜三两，豆淋酒煎服。”

《妇科玉尺·卷四·产后》：“产后中风，口噤，牙关紧闭，手足瘛疭者，以气血大损，经络空虚，劳碌太早，风邪从虚而入，宜举轻古拜散、小续命汤。故忽然口眼喎斜，痰涎潮壅，或角弓反张，宜大豆子汤。”

《医学三信编·中卷·感证传变病似相同治法有别》：“产后中风，危急屡验：方以黑豆一茶钟，连须葱头五个，先将黑豆焙至有烟时，再入葱头，黄酒一钟，水一钟半，煎至一钟，服之汗出即愈。传之救人，莫大阴功。”

《先哲医话·卷上·和田东郭》：“产后中风，筋络拘急，手足瘛疭，四物合薯蓣、生芐、秦艽，补之则易愈，不可概作风治。”

【论用方】

一、治产后中风方论

1. 论竹叶汤

《伤寒绪论·卷下·杂方》：“《金匮衍义》云：产后中风发热，面正赤头痛，为太阳阳明合病。以产后中风，易于发痉，故用桂枝加葛根汤，以解二经之邪，去芍药之酸收，而加人参之甘温以益气，更加桔梗、防风、竹叶通阳明之风热，而主面赤喘满也。若头项强者，知邪袭太阳阳明，将成痉也，以产后新虚，故加附子助人参温散之。若呕者，知痰湿上逆，故加半夏以开涤之，世本本方中即有附子，乃后人所加，观方后所云自知。”

《金匮要略广注·卷下·妇人产后病脉证治第二十一》：“发热头痛，表证也，面正赤而喘者，风邪怫郁于上，未得汗解而气逆也。《经》云：面色缘缘正赤者，阳气怫郁在表，当解之熏之，若汗出不彻者，烦躁，不知痛处，其人短气（喘即短气之甚者），但坐以汗出不彻故也。故与竹叶汤，于温补中复令解表。”

《金匮玉函经二注·卷二十一·妇人产后病脉证治第二十一》：“此证太阳上行至头表，阳脉过膈上循于面，二经合病，故如是，竹叶汤亦桂枝汤变化者。仲景凡治二经合病，多加葛根，为阳明解肌药也。防风佐桂主二经之风，竹叶主气上喘，桔梗佐竹叶利之，人参亦治喘，甘草和中，生姜、大枣行谷气，发荣卫。谷气行，荣卫和，则上下交济而汗出解矣。附子恐是后所加，治头项强耳。颈项强，邪在太阳有禁，固其筋脉不得屈伸，故用附子温经散寒湿，以佐葛根。若邪在胸中而呕，加半夏治之。”

《女科经纶·卷六·产后证下·产后中风属于虚》：“《金匮要略》曰：产后中风发热，面正赤，喘而头痛，竹叶汤主之。徐忠可曰：中风，发热头痛，表邪也。然面正赤，所谓面若朱妆，乃真阳上浮，加之以喘，气高不下也。明是产后大虚，元阳不能自固，又杂以表邪，自宜攻补兼施。故以桂、甘、防、葛、桔梗、姜、枣，清在上之邪，竹叶清胆腑之热，而以参、附培元气，返其欲脱之阳也。”

《伤寒经解·卷三·阳明经全篇》：“产后则阴血暴亡，而中风邪，风为阳，阳盛故热。面乃阳明经部。赤者，火色也。火炎刑肺，故喘。风火在上，故头痛也。竹叶汤主之，扶元以祛邪也。”“防风、桂枝以散风，竹叶、甘草以解热，桔梗以定喘，葛根以止头痛，姜枣以和营卫，人参以扶元气。盖以产后发热，壮火食气也。温服汗出，则风火解而愈。头项强，阳虚也。加附子以回阳。呕者，脾土湿也。加半夏以燥脾。”

《金匮要略心典·卷下·妇人产后病脉证治第二十一》：“此产后表有邪而里适虚之证。若攻其表，则气浮易脱。若补其里，则表多不服。竹叶汤，用竹叶、葛根、桂枝、防风、桔梗，解外之风热，人参、附子，固里之脱，甘草、姜、枣，以调阴阳之气，而使其平，乃表里兼济之法。”

《订正仲景全书金匮要略注·卷六·妇人产后病脉证并治第二十一》：“［注］产后汗多，表虚而中风邪病痉者，主之竹叶汤，发散太阳、阳明两经风邪。用竹叶为君者，以发热，面正赤，有热也；用人参为臣者，以产后而喘，不足也；颈项强急，风邪之甚，故佐附子；呕者气逆，故加半夏也。［集注］程林曰：产后血虚多汗出，喜中风，故令病痉，今证中未至背反张，而发热面赤头痛，亦风痉之渐也。”

《金匮悬解·卷二十一·妇人产后》：“产后中风，发热，面色正赤，喘而头痛，此阳虚土败，水泛胃逆，肺气壅满，阳郁头面，而不降也。竹叶汤，竹叶、桔梗，凉肺而下气，生姜、葛根，清胃而降逆，附子温寒而暖水，桂、防，燥湿而达木，甘、枣、人参，补中而培土也。盖产后中气虚弱，一感风邪，郁其里气，脾肝下陷而生寒，胃胆上逆而生热。其发热面赤，喘促头痛，皆阳逆上热之证。即其胃逆而上热，知其脾陷而下寒，非寒水下旺，君相之火不得格郁而不降也。”

《金匮要略浅注·卷九·妇人产后病脉证治第二十一》：“此为产后中风，正虚邪盛者，而出其补正散邪之方也。方中以竹叶为君者，以风为阳邪，不解即变为热，热甚则灼筋而成痉，故于温散药中，先以此而折其势，即杜渐防微之道也。［次男元犀按］太阳之脉，上行至头，阳明脉过膈上复于面，二经合病，多加葛根。”

《金匮玉函要略辑义·卷五·妇人产后病脉证治第二十一》：“产后中风，发热面正赤，喘而头痛，竹叶汤主之（‘喘而’，《千金》作‘喘气’。‘头痛’，《圣济》作‘头目昏痛’）。（尤）此产后表有邪，而里适虚之证，若攻其表，则气浮易脱，若补其里，则表多不服。竹叶汤，用竹叶、葛根、桂枝、防风、桔梗，解外之风热；人参、附子，固里之脱；甘草、姜枣，以调阴阳之气，而使其平，乃表里兼济之法。凡风热外淫，而里气不固者，宜于此取则焉。（沈）产后最易变为柔痉，故发热头痛，虽属太阳表证，恐隐痉病之机，所以方后云，颈项强，加大附子一枚。［案］《金鉴》云：产后中风之下，当有‘病痉者’之三字，始与方合，若无此三字，则人参、附子，施之于中风发热可乎，而又以竹叶命名者，何所谓也。且方内有颈项强用大附子之文，本篇有证无方，则可知必有脱简，此注恐非。是方盖防发痉之渐，若至直发痉，则难奏效也。”“（程）产后血虚，多汗出，喜中风，故令病痉。今证中未至背反张，而发热面赤头痛，亦风痉之渐，故用竹叶主风痉，防风治内痉。葛根治刚痉，桂枝治柔痉，生姜散风邪，桔梗除风痹，辛以散之之剂也，邪之所凑，其气必虚，佐人参以固卫，附子以温经，甘草以和诸药，大枣以助十二经，同诸风剂，则发中有补，为产后中风之大剂也。颈项强急，痉病也，加附子以散寒。呕者，风拥气逆也，加半夏以散逆。”

2. 论阳旦汤

《金匮要略广注·卷下·妇人产后病脉证治第二十一》：“阳旦汤，即桂枝汤也。产后气血两虚，虽中风至十数日，头痛恶寒等表证不解者，以原自汗出，但宜解肌而不可发汗，故与此汤。”

《金匮玉函经二注·卷二十一·妇人产后病脉证治第二十一》：“［衍义］伤寒病，太阳证，头痛发热，汗出恶风者，桂枝汤主之。又太阳病，八九日不解者，表证仍在，当发其汗。此治伤寒法。凡产后感于风寒诸证，皆不越其规矩。举此条与上文承气为表里之例耳，东垣治劳役饮食所伤挟外感者，亦名两感，必顾胃气。《大全良方》谓新产去血，津液枯竭，如有时气之类，当发其汗，决不可用麻黄，取汗无取过多。《活人书》妇人诸病，皆用四物，与所见证如阳旦之类，各随所感而消息之。”

《金匮要略心典·卷下·妇人产后病脉证治第二十一》：“产后中风，至数十日之久，而头疼寒热等证不解，是未可卜度其虚，而不与解之散之也。阳旦汤治伤寒太阳中风挟热者，此风久而热续在者，亦宜以此治之。夫审证用药，不拘日数，表里既分，汗下斯判。”

《订正仲景全书金匮要略注·卷六·妇人产后病脉证并治第二十一》：“［注］产后续感风邪，数十日不解，头微痛，恶寒，时热汗出，表未解也，虽有心下闷、干呕之里，但有桂枝证在，可与阳旦汤解表可也。阳旦汤，即桂枝汤加黄芩。阳旦证，即桂枝证也。《集注》沈明宗曰：上下三条，乃产后感冒证也。世谓产后气血两虚，不论外感内伤，皆以补虚为主，而仲景拈伤寒中之风伤卫发热，仍以表里阴阳去邪为训。故云：产后中风，数十日不解，头微痛，恶寒，时时有热，汗出，乃太阳表未解也，但心下闷干呕，是外邪入于胸中之里。太阳表里有邪，谓之阳旦证，故以桂枝汤加黄芩而为阳旦汤。以风邪在表，故用桂枝解肌，邪入胸膈之间，当以清凉解其内热，故加黄芩，正谓不犯其虚，是益其余，不补正而正自补，不驱邪而邪自散，斯为产后感冒入神之妙方也。奈后人不察其理，反谓芍药酸寒，能伐生生之气，桂枝辛热，恐伤其血，弃而不用，以致病剧不解，只因未窥仲景门墙耳！故《千金方》以此加饴糖、当归，为当归建中汤，治产后诸虚或外感病。推仲景之意，尝以此汤加减出入，治产后诸病，屡获神效，故表出之。尤怡曰：夫审证用药，不拘日数，表里既分，汗下斯判。上条里热成实，虽产后七八日，与大承气而不伤于峻；此条表不解，虽数十日之久，与阳旦汤而不虑其散，非通于权变者，未足语此也。”

《金匮悬解·卷二十一·妇人产后》：“产后太阳中风，续续数十日不解，头痛恶寒，时时有热，心下壅闷，干呕汗出，此皆太阳中风之证。日期虽久，太阳之阳旦证续在耳，可与阳旦汤，以解其表。阳旦汤即桂枝汤。《伤寒·太阳篇》：伤寒脉浮，自汗出，反与桂枝汤，欲攻其表，此误也。问曰：证象阳旦，按法治之而增剧。答曰：病证象桂枝，是阳旦即桂枝，义甚明白。喻嘉言无知妄作，乃有桂枝加黄芩之论，又造阴旦之方。庸愚狂缪，何至于此！”

《金匮要略浅注·卷九·妇人产后病脉证治第二十一》：“此言产后阳旦证未罢，病虽久而仍用其方也。《伤寒论·太阳篇》,有因加附子参其间,增桂令汗出之句。言因者,承上病证象桂枝,因取桂枝汤之原方也。言增桂者,即于桂枝汤原方外,更增桂枝二两,合共五两是也。言加附子参其间者,即于前方间,参以附子一枚也。孙真人于此数句,未能体认,反以桂枝汤加黄芩为阳旦汤,后人因之,至今相沿不解,甚哉,读书之难也。然此方《伤寒论》特笔用'令汗出'三字,大是眼目,其与桂枝加附子汤之治遂漏者,为同中之异,而亦异中之同。盖止汗漏者,匡正之功;令出汗者,驱邪之力,泛应曲当,方之所以入神也。上节里热成实,虽产七八日,与大承气汤而不伤于峻,此节表邪不解,虽数十日之久,与阳旦汤而不虑其散,此中之奥妙,难与浅人道也。丹溪谓产后惟大补气血为主,其余以末治之。又云芍药伐生生之气,此授庸医藏拙之术以误人,不得不直斥之。头疼恶寒,时时有热,自汗,干呕,俱是桂枝证,而不用桂枝汤者,以心下闷,当用桂枝去芍药汤之法,今因产后亡血,不可径去芍药,须当增桂以宣其阳,汗出至数十日之久,虽与发汗遂漏者迥别,亦当借桂枝加附子汤之法,固少阴之根以止汗,且止汗即在发汗之中,此所以阳旦汤为丝丝入扣也。"

《金匮玉函要略辑义·卷五·妇人产后病脉证治第二十一》:"产后风,续之数十日不解,头微痛,恶寒时时有热,心下闷,干呕汗出,虽久阳旦证续在耳,可与阳旦汤……(徐)此段言产后中风,迁延不愈,而表里杂见者,仍当去其风也。谓中风之轻者,数十日不解,似乎不可责表,然头疼恶寒汗出,时有热,皆表证也。心下闷干呕,太阳之邪欲内入,而内不受也。今阳旦证仍在,阳旦汤何不可与,而因循以致误也。案阳旦汤,徐、沈、尤、《金鉴》,为桂枝汤加黄芩。而魏则据《伤寒论》证象阳旦条,为桂枝加附子。并误,唯程依原注为是。"

3. 论愈风散

《类证普济本事方释义·卷十·治妇人诸疾》:"荆芥穗气味辛温,入足厥阴。温酒送药,引入经络。凡妇人产后或起居不慎,汗出太过,腠理开泄,风邪入之,则牙关紧急,手足瘛疭,不省人事。以此治之,辛温之味能开窍,能解表也。"

4. 论交加散

《类证普济本事方释义·卷十·治妇人诸疾》:"生地黄气味甘苦微寒,入手、足少阴、厥阴。生姜气味辛温,入手、足太阴。各捣汁,互相浸渍,炒黄,欲其气味之和也。此妇人产后中风,荣卫不通,经脉不调,欲结癥瘕者宜服之。用此二味,只取乎调气血耳。"

5. 论返魂丹

《医方集解·经产之剂第二十一》:"此手足厥阴药也。益母草功擅消水行血,去瘀生新,利大小便,故为经产良药;而又能消疔肿、散乳痈也(益母草,一名茺蔚。李时珍曰:益母草根茎、花叶、实皆可用,若治血分风热,明目调经,用子为良;若胎产疮肿、消水行血,则可并用;盖根茎、花叶专于行,子则行中有补也)。"

6. 论独活汤

《医方考·卷六·妇人门第七十》:"产后血气俱虚,易受风寒,风伤乎筋则痉,寒伤乎筋则疼,故令口噤背反。是方也,独活、防风、秦艽、葛根、防己,疏风药也。桂心、附子,驱寒药也。风去则筋不痉,寒去则筋不疼。乃当归者,所以养血于驱风之后。生姜、白术、甘草者,所以调气于散寒之余。必欲养血调气者,产后不忘其虚也。"

二、治产后中风方

1. 一物独活汤(《小品方·卷七·治产后诸方》)

治产后中风,虚人不可服它药者,一物若独活汤主之,及一物白藓汤主之,亦可与独活合煮之方。

独活(三两)

以水三升煮取一升,分服,奈酒者,亦可酒、水等煮之。用白藓皮亦依此法。

2. 独活汤(《备急千金要方·卷三·妇人方中·中风第十二》)

1)治产后中风,口噤不能言方。

独活　生姜(各五两)　防风　秦艽　桂心　白术　甘草　当归　附子(各二两)　葛根(三两)　防己(一两)

上十一味㕮咀,以水一斗二升,煮取三升,去滓,分三服。

2)治产后中风方。

独活(一斤)　桂心(三两)　秦艽(五两)

上三味㕮咀,以酒一斗半渍三日,饮五合,稍加至一升,不能多饮,随性服。

3. 鸡粪酒(《备急千金要方·卷三·妇人方中·中风第十二》)

治产后中风及百病,并男子中一切风,神效方。

鸡粪(一升,熬令黄) 乌豆(一升,熬令声绝,勿焦)

上二味,以清酒三升半,先淋鸡粪,次淋豆取汁,一服一升,温服取汗,病重者凡四五日服之,无不愈。

4. 羊肉汤(《备急千金要方·卷三·妇人方中·中风第十二》)

治产后中风,久绝不产,月水不利,乍赤乍白,及男子虚劳冷甚方。

羊肉(二斤) 成籜大蒜(去皮,切) 香豉(各三升)

上三味,以水一斗三升煮取五升,去滓,纳酥一升,更煮取三升,分温三服。

5. 葛根汤(《备急千金要方·卷三·妇人方中·中风第十二》)

治产后中风,口噤痉痹,气息迫急,眩冒困顿,并产后诸疾方。

葛根 生姜(各六两) 独活(四两) 当归(三两) 甘草 桂心 茯苓 石膏 人参 白术 川芎 防风(各二两)

上十二味㕮咀,以水一斗二升煮取三升,去滓,分三服,日三。

6. 防风酒(《备急千金要方·卷三·妇人方中·中风第十二》)

治产后中风方。

防风 独活(各一斤) 女萎 桂心(各二两) 茵芋(一两) 石斛(五两)

上六味㕮咀,以酒二斗渍三宿,初服一合,稍加至三、四合,日三。

7. 木防己膏(《备急千金要方·卷三·妇人方中·中风第十二》)

治产后中风方。

木防己(半斤) 茵芋(五两)

上二味㕮咀,以苦酒九升渍一宿,猪膏四升,煎三上三下膏成,炙手摩千遍瘥。

8. 七气丸(《备急千金要方·卷十七·肺脏方·积气第五》)

主七气。七气者,寒气、热气、怒气、恚气、喜气、忧气、愁气,此之为病皆生积聚,坚牢如杯,心腹绞痛,不能饮食,时去时来,发则欲死。凡寒气状吐逆心满;热气状恍惚眩冒失精;怒气状不可当,热痛上荡心,短气欲绝不得息;恚气状积聚心满,不得食饮;喜气状不可疾行久立;忧气状不可苦作,卧不安席;愁气状平故如怒喜忘,四肢浮肿不得举止。亦治产后中风余疾方。

大黄(二两半) 人参 半夏 吴萸 柴胡 干姜 细辛 桔梗 菖蒲(各二分) 茯苓 川芎 甘草 川椒(一用桂心) 石膏 桃仁(各三分)

上十五味为末,蜜丸如梧子大。每服酒下三丸,日三服,渐加至十丸。《翼方》无茯苓、川芎、甘草、石膏、桃仁。

9. 石灰酒(《备急千金要方·卷二十三·痔漏方·恶疾大风第五》)

主生毛发须眉,去大风方。

石灰(一石,水拌湿蒸,令气足) 松脂成炼(十斤,为末) 上曲(一斗二升) 黍米(一石)

上四味,先于大锅中炒石灰,以木札着灰中,火出为度,以枸杞根锉五斗,水一石五斗,煮取九斗,去滓,以淋石灰三遍澄清,以石灰汁和渍曲,用汁多少一如酿酒法,讫封四七日开服,常令酒气相及为度,百无所忌,不得触风,其米泔及饭糟,一事以上,不得使人、畜、犬、鼠食之,皆令深埋却,此酒九月作,二月止。恐膈上热者,服后进冷饭三五口压之。妇人不能饮食,黄瘦积年及蓐风,不过一石即瘥。其松脂末初酘酿酒,摊饭时均散着饭上,待饭冷乃投之,此酒、饭宜冷,不尔即醋,宜知之。

10. 小独活汤(《外台秘要·卷三十四·产后中风方三首》引《深师》)

疗产后中风,口噤不知人。

独活(八两) 葛根(六两) 生姜(五两) 甘草(二两炙)

上四味切,以水九升煮取三升,分三服,微汗佳。忌如常。

11. 保生丸(《博济方·卷四·胎产》)

治产前产后,血气风冷,及是妇人所患一切疾病,并皆理疗神验。

金钗石斛(二分,另杵) 秦艽 官桂(去皮) 干地黄 贝母 防风 糯米 甘草(炙) 干姜(炮) 细辛(以上各一分) 当归 蜀椒(去目) 大麻仁 大豆卷(即黑豆皮) 黄芩(以上各二

分） 石膏（明净者） 麒麟竭 没药 龙脑（各一钱半）

上一十九味，并须州土新好者，大分细捣罗为末，炼蜜六两热，须入水一分同炼，令水尽，和药为丸，先杵五百下，后丸如弹子大。匀可成七十二丸，用汤使治病，状如后……产后中风血晕，生地黄汁同煎十沸，研药一丸，灌之，立瘥。

12. 大琥珀丸（《博济方·卷四·经气杂证》）

治妇人百病。

木香（二两，细切，微炒） 琥珀（二两，生用） 北亭（一两，以热汤化为水，澄去砂石，取青者，白瓷器内，熬成粉） 京芎（二两，炒） 官桂（一两，去皮） 当归（一两，略炒） 白僵蚕（一两，拣直者，去丝取净用，生自然汁于白碗内焙干） 没药（一两，生用） 姜黄（一两，略炒） 蝉壳（一两，去土爪面，洗净用之）

上一十味，并依法修事，秤定分两，一处为末，别以乳香一两用水磨尽，香在水内，入少白面为糊，丸如绿豆大，以好生朱砂一两半、麝香一钱为衣，将朱砂、麝香末，分为三度，上之，贵色匀也。治妇人室女百病，常服五丸，温酒汤亦得；久病，十五丸至二十丸，日两服……产后中风，用川乌头二个（炮制，去皮脐），白僵蚕少许，一处为末，酒煎半盏下。

13. 双丸子（《博济方·卷四·惊痫》）

治小儿瘫痪，一切风痰伤寒，小儿惊风等。

天麻（轻炙） 天南星（炮） 蚕蛾 生犀末 朱砂（另研） 羚羊角末 藿香叶 白檀香 蝎梢（须是锋全者） 乌蛇（酒浸去皮骨，轻炙） 零陵香（一钱） 天雄尖 麝香（各半两） 牛黄（一分） 雄黄（一钱） 狐肝（一具，水煮薄切，焙干另杵） 乌鸦（一只，去嘴爪肠肚，于瓦罐内烧为灰，另研，罗入诸药末内）

上一十七味，并拣择净，分两秤足，依法修制，捣细，研令匀，炼蜜和硬软得所，却于石上捶三百下，用垍器盛。每服二丸，薄荷汤下，大人白豆大，小儿绿豆大，卒患，并三服。瘫痪中风，用腻粉三大钱，水调，同药化下；小儿惊风，金银薄荷汤下；妇人血风，并产前产后中风，手足弯曲，当归红花酒下；伤寒，豆淋酒下三五丸。

14. 交感地黄煎丸（《太平惠民和剂局方·卷九·续添诸局经验秘方》）

治妇人产前、产后眼见黑花，或即发狂，如见鬼状，胞衣不下，失音不语，心腹胀满，水谷不化，口干烦渴，寒热往来，口内生疮，咽中肿痛，心虚忪悸，夜不得眠，产后中风，角弓反张，面赤，牙关紧急，崩中下血如豚肝状，脐腹疞痛，血多血少，结为癥瘕，恍惚昏迷，四肢肿满，产前胎不安，产后血刺痛，皆治之。

生地黄（净洗，研，以布裂汁留渣，以生姜汁炒地黄渣，以地黄汁炒生姜渣，各至干，堪为末为度） 生姜（净洗，烂研，以布裂汁留渣，各二斤） 延胡索（拌糯米，炒赤，去米） 当归（去苗） 琥珀（别研，各一两） 蒲黄（炒香，四两）

上为末，蜜丸弹子大。当归汤化下一丸，食前服。

15. 铁粉散（《圣济总录·卷五·诸风门·中风》）

治中风涎潮搐搦，口眼㖞斜，手足垂亸，及破伤风、沐风、产后中风等。

铁粉（研，四两） 天麻 白僵蚕（直者炒，各一两） 蝎梢（炒，一分） 白附子（炮，半两） 乌头（炮裂，去脐皮） 白花蛇（酒浸去皮骨炙，各三分） 桂（去粗皮，半两） 麝香 龙脑（各一分） 丹砂（一两，三味同细研）

上一十一味，以前八味捣罗为末，同后三味合研令匀。每服一钱匕，薄荷汁和酒调下，腊茶清亦得；如病势危急，研龙脑腻粉薄荷水调服。小儿惊风服半钱匕。

16. 紫葛散（《圣济总录·卷七·柔风》）

治柔风四肢不收，腹内拘急，兼治妇人产后中风。

紫葛（锉） 防风（去叉） 羌活（去芦头，各一两） 甘草（炙，锉） 黄连（去须，各半两）

上五味，捣罗为散。每服二钱匕，温酒调下。

17. 地肤子散（《圣济总录·卷七·柔风》）

治柔风肢体弛缓不收，里急不能仰息，兼治妇人产后中风。

地肤子（炒，二两） 紫葛（锉，一两半） 白头翁（锉，炒，一两）

上三味，捣罗为散。每服二钱匕，加至三钱匕，温酒调下。

18. 仙人杖浸酒（《圣济总录·卷七·柔风》）

治柔风脚膝痿弱，久积风毒，上冲肩膊胸背疼痛。妇人产后中风。

仙人杖根（一斤四两，刮洗去土皮，锉，枸杞根白皮是也）

上一味，用生绢囊贮，以酒二斗浸七日。每日温饮一盏，至两盏，不拘时。酒欲尽，再入五升，依前浸服。兼治一切热毒风。

19. 保寿丸（《圣济总录·卷九·风痱》）

治风痱身体不痛，四肢不收，神智不乱，时能言者。

牛黄（研） 丹砂（研） 雄黄（研） 犀角（镑屑） 天麻 蝉壳（去土） 干姜（炮） 白僵蚕（炒） 半夏（汤洗十遍，焙） 乌蛇（酒浸去皮骨，炙） 天南星（炮） 白附子（炮） 当归（切，焙） 麝香（研，各半两） 腻粉（一分）

上一十五味，捣研为细末，用槐胶三两，以长流水浸三日，取捣令烂，入药末，不语搜和，丸如鸡头大。常服一丸，茶酒嚼下。小有风疾，用槐、柳、桃、葱白各十茎细锉，同盐浆水浓煎下二丸，浴后更服二丸，衣被盖汗出立瘥。产后中风，或中急风，豆淋酒及梨汁、薄荷汁，化下五丸，立效。风痰、酒痰偏宜服之。

20. 大泽兰丸（《圣济总录·卷一百五十·妇人血风门·妇人血风劳气》）

治妇人血风劳气，血海虚冷，经候不调，肌肤黄瘦，八风十二痹，带下三十六疾。妊娠胎动不安，或子死腹中，产后诸疾。

泽兰（去梗） 当归（切，焙，各二两） 细辛（去苗叶） 白术（炒） 人参 桔梗（锉，炒） 防风（去叉） 蜀椒（去目并合口者，炒出汗） 厚朴（去粗皮，生姜汁炙） 白芷 藁本（去苗、土） 石膏（碎，各一两半） 桂（去粗皮） 干姜（炮） 乌头（炮裂，去皮脐） 芍药 芎䓖 白薇 芜荑（炒） 甘草（炙，锉） 柏子仁（研） 吴茱萸（汤浸焙干炒，各一两）

上二十二味，捣罗为末，炼蜜和丸如弹子大。每服半丸，早晚食前，温酒嚼下；死胎不出，儿衣未下，并服一丸至二丸，用瞿麦煎汤下；腹中疞痛，血冷气刺，经脉不利，用当归煎酒下；产后中风，伤寒汗不出，用麻黄一分去节煎汤，并三服，厚衣盖覆取微汗即愈；血脏久冷无子及数堕胎，胎漏血下，以熟干地黄煎酒下。

21. 独活煮散（《圣济总录·卷一百六十一·产后中风》）

治产后中风。

独活（去芦头，一两） 当归（切，焙，三分） 赤芍药（炒，半两） 芎䓖 秦艽（去苗、土） 桂（去粗皮） 生干地黄（焙，各三分） 黑豆（二合）

上八味，㕮咀如麻豆。每服五钱匕，水一盏半，入生姜三片，同煎至八分，去滓温服。日二。

22. 交加散（《普济本事方·卷十·妇人诸疾》）

治妇人荣卫不通，经脉不调，腹中撮痛，气多血少，结聚为瘕，产后中风。

生地黄（五两，研，取汁） 生姜（五两，研，取汁）

上交互用汁浸一夕，各炒黄渍，汁尽为度，末之。寻常腹痛酒调下三钱，产后尤不可缺。

23. 黑神丸（《幼幼新书·卷十·一切惊第一》引《张氏家传》）

治一切左瘫右缓，小儿惊风，妇人产后中风，心神恍惚，头目昏晕眩，常服活血驻颜及治伤风鼻塞头痛，善治山岚瘴气，其效如神。

桔梗 麻黄（去节） 川芎 防风 香白芷 木贼 桂心（去皮） 红豆 缩砂仁 釜墨（以上各四两） 大川乌头（汤洗去皮脐，一斤） 天南星（灰炒黄裂为度，半斤） 天台乌药 沉香（各一两） 麝香（一钱）

上件为末，炼蜜为丸如龙眼大。每服半丸，葱白一寸同嚼，茶酒任下，不计时候。

24. 神应养真丹（《三因极一病证方论·卷三·厥阴经脚气证兼治法》）

治厥阴肝经为四气进袭肝脏，左瘫右痪，涎潮昏塞，半身不遂，手足顽麻，语言謇涩，头旋目眩，牙关紧急，气喘自汗，心神恍惚，肢体缓弱，上攻头目，下注脚膝，荣气凝滞，遍身疼痛。兼治妇人产后中风，角弓反张，堕车落马，打扑伤损，瘀血在内。

当归（酒浸） 天麻 川芎 羌活 白芍药 熟地黄（各等分）

上为末，蜜丸如鸡子黄大。每服一丸，木瓜、菟丝子浸酒下；脚痹，薏苡仁浸酒下；中风，温酒米汤下。一法，无羌活，入木瓜、熟阿胶，等分。

25. 神仙秘宝丹（《杨氏家藏方·卷一·诸风上·中风方四十一道》）

治一切中风，左瘫右痪，手足亸曳，牙关紧急，口眼㖞斜，语言謇涩，昏塞如醉，或痛连骨髓，或痹袭皮肤，瘙痒顽痹，血脉不行；及治小儿心肺中风，涎潮搐搦，妇人产后中风。

白花蛇头（一枚，酒浸三日，焙干）　乌蛇头（一枚，酒浸三日，焙干）　赤足蜈蚣（二条，酒浸三日，炙）　附子（一枚重六钱者，炮，去皮脐）　白花蛇项后肉（二两，离项七寸后取，酒浸三日，去皮骨，焙干，秤七钱）　朱砂（六钱，别研，内二钱入药，四钱为衣）　白僵蚕（半两，直者，炒去丝嘴）　雄雀（一枚，去毛、肚肠，入硇砂一钱，用泥固济，日干，用文武火煅青烟出为度，别末）　全蝎（去毒，炒）　天麻（去苗）　天南星（炮）　人参（去芦头）　沉香（以上五味各半两）　五灵脂（八钱，炒，别末）　川芎　脑子（别研）　乳香（别研）　没药（别研）　牛黄（别研）　血竭　麝香（别研，以上七味各一钱）

上件为细末，入脑子等末，拌研极匀，用好无灰酒和丸，每一两作一十五丸，朱砂为衣。每服一丸，空心、温酒磨下。小儿急慢惊风者，以一丸分作四服，薄荷汤磨下。

26. 大阿胶丸（《杨氏家藏方·卷一·诸风上·中风方四十一道》）

治一切中风，半身不遂，口眼㖞斜，并产后中风及风气注痛，游走不定。

白花蛇（酒浸取肉，四两）　乌蛇（酒浸取肉）　虎胫骨（酥炙）　海桐皮　赤箭（以上四味各三两）　麻黄（去根节）　蝉蜕（去土）　天南星（酒浸一宿）　木香　白僵蚕（炒去丝嘴）　半夏（汤洗，生姜汁制）　附子（炮，去皮脐、尖）　白术（以上八味各二两半）　全蝎（去毒，糯米炒）　香白芷　川芎　防风（去芦头）　独活（去芦头）　羌活（去芦头）　当归（酒洗，焙）　白藓皮　白附子（炮，以上九味各二两）　阿胶（蚌粉炒）　没药（别研）　肉桂（去粗皮）　细辛（去土、叶）　人参（去芦头）　犀角屑　朱砂（别研）　麝香（别研，以上八味各一两半）

上件同为细末，炼蜜丸，每一两作一十丸。每服一丸，空心，生姜酒磨下。小儿每一丸分作四服，薄荷汤化下。

27. 白薇丸（《杨氏家藏方·卷十六·妇人方下五十四道》）

治产后诸疾，四肢浮肿，呕逆心痛。或子死腹中，恶露不下，胸胁气满，小便不禁，气刺不定，虚烦冒闷；及产后中风，口噤寒热、头痛；又能安胎，临月服之，即滑胎易产。

人参（去芦头）　当归（洗，焙）　香白芷　赤石脂　牡丹皮　藁本（去土）　白茯苓（去皮）　肉桂（去粗皮）　白薇（去土）　川芎　附子（炮，去皮脐）　延胡索　白术　白芍药（以上十四味各一两）　甘草（炙，半两）　没药（半两，别研）

上件为细末，炼蜜为丸，每一两作十丸。每服一丸，温酒或淡醋汤化下，食前。

28. 金钗煎（《妇人大全良方·卷二·众疾门·方序论第五》）

专治妇人诸疾。产前产后风虚痼冷，手足僵痹，豆淋酒化下。血风头痛，产后中风，荆芥酒化下。产前、产后痰涎咳嗽，桑白皮汤下。经脉不调，或前或后，或多或少，血气攻刺，腰胁重痛，温酒化下。经脉不通，产后血喘，苏木、人参煎汤化下。血崩不止，赤白带下，侧柏烧灰调酒下。妊娠将理失宜，或因惊动，痛极妨闷，漏胎下血，胶艾煎汤化下。临产艰难，乳香研，酒化下。子死腹中，胎衣不下，用朴硝三钱重研细，童便和酒化下。产后劳倦，伤败血气，如疟寒热，遍身疼痛，喘嗽盗汗，地黄、乌梅煎汤化下。产后败血，浮肿，姜汁少许和酒半盏化下。产前服之则安胎；临产亦易产；产后则逐出恶血，不生诸疾；用童便和酒化下。常服活血驻颜，大暖血海，升降阴阳，滋养荣卫。或子宫久冷，多病少子，能久服之，见效立致。忌生冷、油腻、地黄、鱼腥、猪母、白猪，一切毒物。

当归　白芍药　川芎　石斛（酒炒）　香附子（炒）　糯米（各二两，炒）　降真香（细锉）　熟地黄（各四两）　秦艽　贝母（去心）　羌活　桂心　粉草　干姜（炮）　北细辛　牡丹皮　大豆卷（炒）　茴香（炒）　枳壳（去穰麸炒）　延胡索　白芷（各一两）　人参　木香　石膏（煅）　沉香　黄芩（各半两）　川椒（三分）　交加（修制，八两）

上为细末，炼蜜为丸，每两作七丸。依前服饵，常服，温酒化下。（檀峰晓公方）

29. 地黄丸（《妇人大全良方·卷十八·产后门·产后方论第三》）

治产后腹痛，眼见黑花。或发狂如见鬼状；或胎衣不下，失音不语，心胸胀满，水谷不化，口干烦渴，寒热往来，口内生疮，咽喉肿痛，心中忪悸，夜不得睡；产后中风，角弓反张，面赤，牙关紧急；或崩中如豚肝，脐腹㽲痛，烦躁恍惚，四肢肿满；及受胎不稳，唇口、指甲青黑。

生地黄（研，取汁留滓） 生姜（各二斤，研，取汁留滓） 蒲黄 当归（各四两）

上于银石器内，用慢火取地黄汁炒生姜滓，以生姜汁炒地黄滓，各令干。四味同焙干为细末，醋煮面糊丸如弹子大。每服一丸，食前用当归酒化下神妙。

30. 木香保命丹（《御药院方·卷一·治风药门》）

治男子妇人体虚，腠开中风，牙齿噤、口眼㖞斜，手足偏枯，四肢拘挛、屈伸不得、麻痹不仁、惊痫等病，遍身瘙痒疼痛，头目昏暗，风入腹内拘急切痛，体如虫行，心神恍惚，伤风瘴疫，偏正头疼，风病，诸般冷气，兼疗男子、妇人脾胃气虚，或伤冷物心腹大痛，脏腑不调。妇人产前产后中风病，壮热体重，头疼旋晕欲倒，气闭血涩，月事不行。此药引血调养营卫，升降阴阳，补益五脏。好饮之人酒煎一服，即发风动气之物不能为患。或中酒痰，作昏倦力乏，饮食减少，一服见效。常服细嚼，温酒、茶清任下，不计时候。如中风加薄荷汤化下，如不能咽者灌之，药下立效。若早晨一服，除诸风，永不患伤寒时气壮热。壮元阳，理筋骨腿膝之患，化风痰快滞气，温脾胃进饮食。小儿急慢惊风，薄荷汤下一皂子大。如人才觉痰涎蓄滞，手足急麻，体脚缓弱乃是中风之兆，急服此药，无不立愈之者。

木香 白附子（生用） 官桂 杜仲（去粗皮，炒，去丝） 厚朴（去皮，生姜汁炒干） 藁本（去须土） 独活 羌活（生用，去芦头） 海桐皮（生） 白芷 甘菊花（去土） 牛膝（去苗，酒浸一日，焙干） 白花蛇（酒浸三日，去皮骨，焙干秤） 全蝎（炒） 威灵仙（水浸去土） 天麻（另捣取末，去土） 当归（去芦头，水浸去土，干秤） 蔓荆子（生，去皮） 虎骨（酒浸焦黄，去油，或酥炙，或用粗心） 天南星（浆水煮五七遍） 大防风（去芦头，干秤） 山药（生用） 甘草（酥炙微黄） 赤箭（生用，以上二十四味各一两） 麝香（三钱真者，另研） 朱砂（上好者一两半）

上件为细末，其药分作十分，将麝香一分拌匀，炼蜜和丸如弹子大。每服一丸，细嚼酒下，不计时候。

31. 惊气丸（《普济方·卷十六·心脏门·心虚》）

治忧愁思虑，喜怒不常，或因惊怕而伤心，或因思虑而神损，或心忪恍惚，或手足不仁。身热自汗，腰背引痛，嗜卧少力，举动多惊，饮食无味，及治产后中风，一切惊病。

代赭石（一两，醋淬七次） 朱砂（二钱，别研） 麝香（半钱） 茯苓（一两） 人参（一两，去芦头） 白僵蚕（半两，微炒） 蛇黄（一两，火烧醋淬七次） 铁粉（四钱） 酸枣仁（一两，汤浸去壳） 蝎梢〔一钱（分），去毒用〕 远志（一两，去心） 五味子（半两）

上件各为末，炼蜜为丸如鸡头大。每服一丸，金银薄荷煎汤嚼下，荆芥汤化下亦得，日进三五服，临卧一服，不拘时候。

32. 通真丸（《普济方·卷三百二十八·妇人诸疾门·杂病》）

治产后中风。

当归（去尾） 苍术（切炒） 肉桂 防风 川芎 人参 白芍药 白薇（去土） 熟地黄（酒炒） 牡丹皮 茴香 白术 白茯苓 桔梗 附子（炮） 泽兰叶（各等分）

上为末，炼蜜丸。每服一丸，血崩，经脉不匀，赤白带下，炒当归酒下。血风瘾疹，瘙痒，薄荷蜜汤下，冷气块筑心腹，呕逆反胃，炒盐汤下。肠风泻血，赤白痢，月信不止，米饮下。血风劳倦，青蒿酒下。头疼眼花，酒下。月信不行，室女经脉不通，产后中风不语，迷闷，五丸，用红花苏木汤下。治漏下，血气刺心腹胀满，炒姜酒下。

33. 小续命汤（《脉症治方·卷一·风门·中风》）

治诸风中风，四时加减。

麻黄（一钱，去节根） 人参（五分，去芦） 黄芪（一钱） 当归（一钱，酒洗） 川芎（八分） 杏仁（八分，去尖） 防己（八分） 附子（八分，炮） 官桂（六分） 防风（一钱五分，去芦） 甘草（三分） 白芍药（一钱）

上用姜五片，枣一枚，水二钟，煎一钟，去渣，食前热服。产后中风，加荆芥穗各一钱，桃仁、红花、泽兰叶各八分。

三、治血虚受风产后中风方

1. 竹叶汤(《金匮要略·卷下·妇人产后病脉证治第二十一》)

产后中风,发热,面正赤,喘而头痛,竹叶汤主之。

竹叶(一把) 葛根(三两) 防风 桔梗 桂枝 人参 甘草(各一两) 附子(一枚,炮) 大枣(十五枚) 生姜(五两)

上十味,以水一斗煮取二升半,分温三服,温复使汗出。颈项强,用大附子一枚,破之如豆大,煎药扬去沫。呕者,加半夏半升洗。

2. 大豆紫汤(《小品方·卷七·治产后诸方》)

主妇人产后中风,困笃,或背强口噤,或但烦热,苦渴,或头身皆重,或身痒,剧者呕逆直视,此皆因风冷湿所为方。

大豆(三升)

炒令炮断,预取器盛清酒五升,沃热,豆中讫,漉去豆,得余汁尽服之。温覆取微汗出,身体才润则愈。一以去风,二则消血结云。

3. 防风汤

1)《备急千金要方·卷三·妇人方中·中风第十二》

治产后中风,背急短气方。

防风 独活 葛根(各五两) 当归 芍药 人参 甘草 干姜(各二两)

上八味㕮咀,以水九升,煮取三升,去滓,分三服,日三。

2)《圣济总录·卷一百六十二·产后中风偏枯》

治产后中风偏枯,疼痛拘挛,言语謇涩。

防风(去叉,一两半) 芎䓖(一两) 吴茱萸(汤浸焙干炒,一分) 天雄(炮裂,去皮脐) 人参 山芋 秦艽(去苗、土,各三分) 狗脊(去毛锉,炒) 白蔹 干姜(炮) 干漆(炒烟出) 桂(去粗皮,各半两)

上一十二味,锉如麻豆。每服三钱匕,水一盏,生姜三片,枣一枚擘破,煎七分,去滓温服,不拘时。

4. 羌活汤

1)《备急千金要方·卷八·治诸风方·贼风第三》

治中风身体疼痛、四肢缓弱不遂及产后中风方。

羌活 桂心 芍药 葛根 麻黄 干地黄(各三两) 甘草(二两) 生姜(五两)

上八味㕮咀,以清酒三升、水五升,煮取三升,温服五合,日三服。

2)《千金翼方·卷七·妇人三·中风第四》

治产后中风,身体痹疼痛。

羌活 防风 乌头(炮去皮) 桂心 芍药 干地黄(各三两) 防己 女萎 麻黄(去节,各一两) 葛根(半斤) 生姜(各六两) 甘草(二两,炙)

上一十二味㕮咀,以水九升、清酒三升合煮,取三升,服五合,日三夜一服,极佳。

3)《普济方·卷三百五十·产后诸疾门·中风口噤》

治产后中风,口噤愦闷,不能言,身体强直。

羌活 防风 秦艽 桂心 粉草 葛根(各三两) 生姜(八分) 防子(一个,炮) 杏仁(八十枚,去皮尖) 麻黄(十分,去节)

上㕮咀,水九升,煮麻黄去沫后,下诸药,取二升,分三服,有汗不可服。

5. 华佗赤散(《备急千金要方·卷九·伤寒方上·发汗散第四》)

治伤寒头痛身热,腰背强引颈,及中风口噤疟不绝,妇人产后中风寒经气腹大方。

丹砂(十二铢) 蜀椒 蜀漆 干姜 细辛 黄芩 防己 桂心 茯苓 人参 沙参 桔梗 女萎(即葳蕤) 乌头(各十八铢) 雄黄(二十四铢) 吴茱萸(三十铢) 麻黄 代赭(各二两半)

上十八味治下筛,酒服方寸匕,日三;耐药者二匕,覆令汗出。欲治疟先发一时,所服药二匕半,以意消息之。细辛、姜、桂、丹砂、雄黄不熬,余皆熬之。

6. 灭瘢膏(《千金翼方·卷二十三·疮痈上·处疗痈疽第九》)

主百痈疽恶疮赤疽,皆先以布揩作疮,以涂之鼻中息肉如大豆纳鼻中,痢血酒服如枣核大;病痔以绵裹梅子大纳下部中;中风涂摩取愈;妇人崩中产后中风皆主之方。

乌头 矾石(烧) 女萎 狼毒 踯躅 附子

野葛　乌贼骨　皂荚(炙)　赤石脂　天雄　芍药　芎䓖　当归　石膏　莽草　地榆　鬼臼　续断　蜀椒　白术　巴豆(去皮)　大黄　细辛　白芷　干地黄

上二十七味,各一两,捣筛以成,煎猪脂四升和药,以此为率,三沸三下,纳三指撮盐其中下之,须服摩之。妊娠妇人勿服。其药绢筛猪膏,腊月当多合,用之神效。别取一升和鹰屎白三两,调和使熟敷之,灭瘢大验。

7. 独活紫汤(《医心方·卷二十三·治产后中风口噤方第二十七》)

治产后百病并中风痉口噤不开,理血止痛。

独活(一斤)　大豆(一斤)　酒(一斗三升)

三味,先以酒渍独活再宿;若急须,微火煮之令减三升,去滓;别熬大豆极焦,以独活酒洗大豆,即去滓服一升,日三夜一。

8. 录验方(《医心方·卷二十三·治产后中风口噤方第二十七》)

治产后中风及饮痛方。

当归(二两)　独活(四两)

凡二物,以水八升,煮取三升,分服一升。

9. 博济安众方(《医心方·卷二十三·治产后中风口噤方第二十七》)

产后中风,角弓反倒,口不语方。

蒜(二十辨)

上,以水一升半煎取五合,灌之,极验。

10. 独活汤

1)《医心方·卷二十三·治产后中风口噤方第二十七》

治产后中风,口噤独活汤。

独活(三两)　防风(二两)　干姜(二两)　桂心(二两)　甘草(二两)　当归(二两)

凡六物,以清酒三升,水七升,合煮,取二升半,分三服。

2)《圣济总录·卷一百六十一·产后中风》

治产后中风,或虚汗多困乏,体热头痛。

独活(去芦头,一两半)　白藓皮(半两)　羌活(去芦头)　人参(各一两)

上四味,粗捣筛。每服三钱匕,水七分,酒三分,同煎七分,去滓温服,不拘时候。

3)《圣济总录·卷一百六十一·产后中风口㖞》

治产后中风,口面㖞斜,语涩筋脉拘急。

独活(去芦头,一两半)　枳壳(去瓤麸炒)　芎䓖　当归(切,焙,各一两)　竹沥(半碗)　细辛(去苗叶)　桂(去粗皮,各半两)　防风(去叉)　蔓荆实(各一两半)

上九味,将八味粗捣筛。每服三钱匕,水一盏半,煎至一盏,入竹沥一合,再煎至七分,去滓温服,不拘时。

4)《圣济总录·卷一百六十二·产后中风偏枯》

治产后中风偏枯,手足不遂,痿弱无力,或痴或痛。

独活(去芦头,二两)　桑寄生(一两一分)　杜仲(去粗皮切,炒)　牛膝(酒浸切,焙)　细辛(去苗叶)　秦艽(去苗、土)　白茯苓(去黑皮)　桂(去粗皮)　防风(去叉)　甘草(炙,锉)　芎䓖　人参(各一两半)　当归(切,焙,一两三分)　芍药　熟干地黄(焙,各二两)

上一十五味,粗捣筛。每服三钱匕,水一盏,生姜三片,枣一枚擘,同煎七分,去滓温服,不拘时。

5)《圣济总录·卷一百六十二·产后中风角弓反张》

治产后中风,角弓反张,口噤发痉。

独活(去芦头,一两半)　当归(锉,炒)　防风(去叉,各三分)　麻黄(去根节,煎掠去沫,焙,一两)　附子(炮裂,去皮脐,一枚)　细辛(去苗叶,半两)

上六味,锉如麻豆。每服五钱匕,水酒共一盏半同煎一盏,去滓温服,不拘时。

11. 独活散

1)《太平圣惠方·卷七十八·治产后中风诸方》

治产后中风,若背项强,四肢拘急,不得转动。

独活(一两半)　麻黄(一两,去根节)　甘草(半两,炙微赤,锉)　芎䓖　桂心　天麻　当归(锉,微炒)　生干地黄　五加皮　防风(去芦头)　侧子(炮裂,去皮脐,以上各一两)

上件药,捣粗罗为散。每服三钱,以水一中盏煎至六分,去滓,不计时候温服。

2)《太平圣惠方·卷七十八·治产后中风口噤诸方》

治产后中风，口噤肩强直，四肢拘急。

独活（二两） 防风（二两，去芦头） 附子（半两，炮裂，去皮脐） 桂心（一两） 甘草（一两，炙微赤，锉） 当归（一两，锉，微炒） 麻黄（一两，去根节） 细辛（半两）

上件药，捣粗罗为散。每服四钱，以水酒各半中盏煎至六分，去滓，不计时候，拗开口灌之。

3）《太平圣惠方·卷七十八·治产后中风角弓反张诸方》

治产后中风，角弓反张，手足硬强，顽痹不仁。

独活（一两） 白术（三分） 防风（一两，去芦头） 葛根（三分，锉） 秦艽（去苗） 桂心 当归（锉，微炒） 附子（炮裂，去皮脐） 汉防己 甘草（炙微赤，锉，以上各半两）

上件药，捣粗罗为散。每服四钱，以水一中盏，入生姜半分，煎至六分，去滓，不计时候温服。

4）《太平圣惠方·卷七十八·治产后中风恍惚诸方》

治产后中风恍惚，语涩，心胸不利，头目疼痛，四肢壮热。

独活（一两） 麻黄（一两，去根节） 防风（一两，去芦头） 石膏（二两） 芎䓖 蔓荆子 桂心 赤芍药 犀角屑 茯神 甘草（炙微赤，锉） 甘菊花 人参（去芦头） 羚羊角屑 枳壳（麸炒微黄，去瓤，以上各半两）

上件药，捣粗罗为散。每服四钱，以水一中盏，入生姜半分，煎至六分，去滓，不计时候温服。

5）《太平圣惠方·卷七十八·治产后中风筋脉四肢挛急诸方》

治产后中风，睡卧不安，筋脉四肢挛急，或强直。

独活（一两） 天麻（一两） 防风（一两，去芦头） 桂心（半两） 麻黄（三分，去根节） 附子（三分，炮裂，去皮脐） 当归（半两，锉，微炒） 赤芍药（三分） 荆芥（半两） 羚羊角屑（三分） 芎䓖（半两） 蔓荆子（半两）

上件药，捣粗罗为散。每服四钱，以水酒各半中盏，煎至六分，去滓，不计时候温服之。

12. 芎䓖散

1）《太平圣惠方·卷七十八·治产后中风诸方》

治产后体虚中风，四肢烦疼，腹内疞痛。

芎䓖 附子（炮裂，去皮脐） 琥珀 生干地黄 当归（锉，微炒） 羌活 桂心 赤芍药（以上各一两） 枳壳（半两，麸炒微黄去瓤）

上件药，捣粗罗为散，用羊肉二斤，川椒半分，葱白二七茎，生姜一两，以水五升煮取汁三升。每服，用肉汁一中盏，药末四钱，煎至六分，去滓，不计时候稍热服。

2）《太平圣惠方·卷七十八·治产后中风筋脉四肢挛急诸方》

治产后中风，四肢筋脉挛急疼痛，背项强直。

芎䓖（三分） 防风（一两，去芦头） 桂心（半两） 赤芍药（半两） 羌活（三分） 当归（三分，锉，微炒） 羚羊角屑（三分） 牛蒡子（一两，微炒） 酸枣仁（三分，微炒）

上件药，捣粗罗为散。每服四钱，以水一中盏煎至六分，去滓，不计时候温服。

13. 羌活散

1）《太平圣惠方·卷七十八·治产后中风诸方》

治产后中风，身体麻痹疼痛。

羌活〔二（一）两〕 莽草（微炙） 防风（去芦头） 川乌头（炮裂，去皮脐） 桂心 赤芍药 生干地黄 麻黄（去根节，锉） 萆薢（锉） 牛膝（去苗） 枳壳（麸炒微黄去瓤） 当归（锉，微炒，以上各一两）

上件药，捣粗罗为散。每服四钱，以水酒各半中盏，入生姜半分，煎至六分，去滓，不计时候温服。

2）《太平圣惠方·卷七十八·治产后中风口噤诸方》

治产后中风，口噤，昏闷不语，身体痉直。

羌活〔一（二）两〕 麻黄（二两，去根节） 防风（去芦头） 秦艽（去苗） 桂心 甘草（炙微赤，锉） 葛根（锉） 附子（炮裂，去皮脐） 当归（锉，微炒） 杏仁（去皮尖、双仁，麸炒微黄） 芎䓖（以上各一两）

上件药，捣筛为散。每服四钱，以水一中盏，入生姜半分，煎至五分，去滓，入竹沥半合搅匀，不计时候，拗开口灌之。

3）《太平圣惠方·卷七十八·治产后中风筋脉四肢挛急诸方》

治产后中风，四肢筋脉挛急疼痛。

羌活(一两)　天麻(一两)　防风(一两,去芦头)　酸枣仁(一两,微炒)　蔓荆子(半两)　羚羊角屑(三分)　附子(三分,炮裂,去皮脐)　牛膝(一两,去苗)　桂心(半两)　薏苡仁(一两)　芎䓖(三分)　当归(一两,锉,微炒)　鹿角胶(一两,捣碎,炒令黄燥)　柏子仁(半两)　麝香(一分,研入)

上件药,捣细罗为散。不计时候,以豆淋酒调下二钱。

14. 侧子散

1)《太平圣惠方·卷七十八·治产后中风诸方》

治产后中风,四肢筋脉拘急疼痛,心中烦乱,言语謇涩。

侧子(一两半,炮裂,去皮脐)　赤芍药(半两)　当归(锉,微炒)　芎䓖　桂心　生干地黄　薏苡仁(以上各三分)　酸枣仁(微炒)　羚羊角屑　防风(去芦头)　牛膝(去苗)　海桐皮(锉,以上各一两)

上件药,捣粗罗为散。每服四钱,以水一中盏,入生姜半分,煎至六分,去滓,入竹沥半合,相和令匀,不计时候温服。

2)《太平圣惠方·卷七十八·治产后中风角弓反张诸方》

治产后中风,角弓反张,手足强硬,转侧不得。

侧子(一两,炮裂,去皮脐)　桂心(三分)　藁本(半两)　防风(半两,去芦头)　细辛(半两)　赤茯苓(半两)　麻黄(一两,去根节)　白藓皮(半两)　阿胶(一两,捣碎,炒令黄燥)　赤箭(一两)　乌蛇(二两,酒浸去皮骨,炙令微黄)　干姜(半两,炮裂,锉)　甘菊花(半两)　当归(半两,锉,微炒)　独活(半两)　龙脑(半两,细研)　麝香(一分,细研)

上件药,捣细罗为散,入研了药令匀。每服以暖酒调下二钱,续吃葱豉粥投之,汗出效。

15. 羚羊角散

1)《太平圣惠方·卷七十八·治产后中风诸方》

治产后中风发热,面赤气喘,头痛。

羚羊角屑　生干地黄　汉防己　当归(锉,微炒)　赤芍药　桂心(以上各一两)　石膏(二两)　麻黄(二两,去根节)　甘草(半两,炙微赤,锉)

上件药,捣筛为散。每服四钱,以水一中盏,入竹叶二七片,生姜半分,煎至六分,去滓,不计时候温服。

2)《太平圣惠方·卷七十八·治产后中风口噤诸方》

治产后中风,眼张口噤,筋骨强直,腰背反偃,心中惊悸。

羚羊角屑　防风(去芦头)　芎䓖　天麻　当归(锉,微炒)　秦艽(去苗)　麻黄(去根节)　赤芍药　生干地黄(各一两)　桂心(半两)　黑豆(三合,炒熟)

上件药,捣粗罗为散。每服四钱,以水一中盏,入生姜半合(分),煎至五分,去滓,入竹沥半合,不计时候,拗开口灌之。

3)《太平圣惠方·卷七十八·治产后中风角弓反张诸方》

治产后中风,身体反张如角弓。

羚羊角屑(三分)　独活(一两)　当归(三分,锉,微炒)　防风(一两,去芦头)　人参(半两,去芦头)　赤芍药(半两)　细辛(半两)　桂心(半两)　麻黄(一两,去根节)

上件药,捣粗罗为末。每服四钱,以水一中盏,入生姜半分,煎至六分,去滓,不计时候温服。

4)《太平圣惠方·卷七十八·治产后中风恍惚诸方》

治产后中风,心神烦热,恍惚,言语謇涩,四肢拘急。

羚羊角屑　白茯苓　人参(去芦头)　犀角屑　当归(锉,微炒)　桂心　枳壳(麸炒微黄,去瓤)　甘草(炙微赤,锉,以上各半两)　独活　芎䓖　防风(去芦头)　酸枣仁(微炒)　远志(去心)　麦门冬(去心焙,以上各三分)

上件药,捣粗罗为散。每服四钱,以水一中盏,入生姜半分,煎至六分,去滓,不计时候温服。

16. 乌豆煎方(《太平圣惠方·卷七十八·治产后中风诸方》)

治产后中风,言语謇涩,心神恍惚,筋脉不利。

黑豆(一升,炒熟)　天麻　羚羊角屑　防风(去芦头)　赤茯苓　羌活　桂心　酸枣仁(微炒)　生干地黄(以上各一两)

上件药,细锉,以水八升煎至三升,绞去滓,更熬成膏。每服不计时候,以温酒调下一匙。

17. 当归散

1)《太平圣惠方·卷七十八·治产后中风诸方》

治产后中风,手脚顽痹,缓弱无力。

当归(锉,微炒) 羌活 附子(炮裂,去皮脐) 防风(去芦头) 薏苡仁 麻黄(去根节,各二两) 茵芋 羚羊角屑 菖蒲 阿胶(捣碎,炒令黄燥) 干蝎(微炒) 木香 牛膝(去苗) 柏子仁(以上各一两) 芎䓖(一两半) 桂心(一两半) 麝香(一分,细研) 乌蛇(酒浸去皮骨,炙微黄)

上件药,捣细罗为散,入麝香,相和令匀。每服不计时候,以豆淋酒调下二钱。

2)《普济方·卷三百五十·产后诸疾门·中风》

治妇人产后中风,不省人事,口吐涎沫,手足牵搐。

当归 荆芥穗(各等分)

上为细末。每服二钱,水一盏,酒少许,煎至七分,灌之。如牙关紧急,用匙斡微微灌之,但下咽即生。不问多少便服。不可以药味寻常忽之。

18. 牛黄散(《太平圣惠方·卷七十八·治产后中风诸方》)

治产后中风,言语謇涩,精神昏愦,四肢急强。

牛黄(三分,细研) 龙脑(半两,细研) 天麻(三分) 桂心(一两) 人参(半两,去芦头) 芎䓖(半两) 独活(半两) 乌蛇(二两,酒浸去皮骨,炙微黄) 枳壳(半两,麸炒微黄去瓤) 秦艽(三分,去苗) 防风(三分,去芦头) 蝎尾(半两,微炒) 天雄(三分,炮裂,去皮脐) 甘草(半两,炙微赤,锉) 金箔(五十片,细研) 藁本(三分) 银箔(五十片,细研) 当归(三分,锉,微炒) 天南星(三分,炮裂) 麝香(半两,细研)

上件药,捣细罗为散,都研令匀,不计时候,以豆淋酒调下一钱。

19. 乌蛇丸(《太平圣惠方·卷七十八·治产后中风诸方》)

治产后中风,四肢顽痹不仁,心腹疼痛。

乌蛇(一两,酒浸去皮骨,炙微黄) 釜底墨(半两) 天麻(半两) 牛膝(半两,去苗) 独活(半两) 当归(半两,锉,微炒) 附子(一两,炮裂,去皮脐) 麻黄(一分,去根节) 桂心(半两) 干蝎(半两,微炒) 天南星(半两,炮裂) 柏子仁(半两) 干姜(半两,炮裂,锉) 芎䓖(半两) 龙脑(一分,细研) 麝香(一分,细研) 朱砂(半两,细研)

上件药,捣罗为末,入研了药令匀,炼蜜和捣三五百杵,丸如梧桐子大。每服不计时候,以温酒下一(十)五丸。

20. 石斛浸酒(《太平圣惠方·卷七十八·治产后中风诸方》)

治产后中风,四肢缓弱,举体不仁者。

石斛(二两,去根) 附子(炮裂,去皮脐) 牛膝(去苗) 茵芋 桂心 芎䓖 羌活 当归(锉,微炒) 熟干地黄(以上各一两)

上件药,细锉,用生绢袋盛,以清酒一斗,浸三日。每服不计时候,暖一小盏服之。

21. 乌鸦散(《太平圣惠方·卷七十八·治产后中风诸方》)

治产后中风,及暗风头旋。

乌鸦(一只,去嘴仄后,从脊破开不出肠胃,用真虎粪实筑腹中,令满缝合)

上件瓷罐盛,用黄泥封裹候干,猛火煅令通赤,取出出火毒,良久入麝香半两,细研为散。每服不计时候,以暖酒调下二钱。

22. 防风散

1)《太平圣惠方·卷七十八·治产后中风口噤诸方》

治产后中风,口噤心闷,通身强直,腰背反偃,状如风痉。

防风(去芦头) 秦艽(去苗) 赤茯苓 独活 芎䓖 人参(去芦头) 当归(锉,微炒) 汉防己 白藓皮(锉) 白薇(以上各一两) 麻黄(二两,去根节) 石膏(二两) 甘草(半两,炙微赤,锉)

上件药,捣筛为散。每服四钱,以水一中盏,入生姜半分,煎至五分,去滓,入竹沥半合搅匀,不计时候,拗开口灌之。

2)《太平圣惠方·卷七十八·治产后中风角弓反张诸方》

治产后中风,如角弓,时时反张,口噤。

防风(一两,去芦头) 葛根(一两,锉) 芎䓖(一两) 生干地黄(一两) 麻黄(一两,去根节) 甘草(三分,炙微赤,锉) 桂心(三分) 独

活(二两)　汉防己(三分)　蔓荆子(三分)　藁本(一两)　杏仁(一两,汤浸去皮尖、双仁,麸炒微黄)

上件药,捣粗罗为散。每服四钱,以水一中盏,煎至六分,去滓,不计时候温服。

23. 紫石英散(《太平圣惠方·卷七十八·治产后中风口噤诸方》)

治产后中风,口噤,手足搐掣,晕闷不知人事,及缓急诸风毒痹,身体强硬。

紫石英(细研)　白石英(细研)　石膏　赤石脂　芎䓖　独活　葛根(锉)　桂心(以上各一两)　麻黄(二两,去根节)　赤芍药(三分)　甘草(三分,炙微赤,锉)　黄芩(三分)

上件药,捣粗罗为散,入研了药令匀。每服四钱,以水一中盏,入生姜半分,煎至六分,去滓,不计时候,拗开口灌之。

24. 秦艽散(《太平圣惠方·卷七十八·治产后中风口噤诸方》)

治产后中风,口噤不开,神志昏迷,肩背急强。

秦艽(去苗)　防风(去芦头)　葛根(锉,以上各三分)　独活(一两半)　附子(炮裂,去皮脐)　桂心(以上各半两)　当归(半两,微锉,炒)

上件药,捣粗罗为散。每服四钱,以水一中盏,入生姜半分,煎至六分,去滓,不计时候温服。

25. 天南星散(《太平圣惠方·卷七十八·治产后中风口噤诸方》)

治产后中风,口噤,四肢强直。

天南星(半两,炮裂)　蝎稍(半两,生用)　生附子(半两,炮裂)　附子(半两,炮裂,去皮脐)　天麻(半两)　腻粉(一分)　半夏(三分,汤洗七遍去滑,以生姜三分,去皮同捣令烂,炒干)

上件药,捣细罗为散,研入腻粉令匀。每服不计时候,以生姜薄荷酒调下一钱。

26. 乌蛇散(《太平圣惠方·卷七十八·治产后中风口噤诸方》)

治产后中风,口噤,四肢抽搐。

乌蛇肉(一两,酒拌炙令黄)　天麻(一两)　桂心　莽草　槟榔　麻黄(去根节)　天雄(炮裂,去皮脐)　独活　天南星(炮裂)　蝉壳(微炒)　犀角屑(以上各半两)　麝香(一分,细研入)

上件药,捣细罗为散,研入麝香令匀。每服不计时候,以豆淋酒调下一钱。

27. 白僵蚕散(《太平圣惠方·卷七十八·治产后中风口噤诸方》)

治产后中风,口噤。

白僵蚕(微炒)　天南星(炮裂)　干蝎(微炒)　桑螵蛸(微炒)　桂心　藿香　川乌头(炮裂,去皮脐)　乌蛇肉(酒拌炒令黄,各半两)　防风(一分,去芦头)

上件药,捣细罗为散。每服不计时候,以生姜酒调半钱,拗开口灌之。

28. 天麻散

1)《太平圣惠方·卷七十八·治产后中风口噤诸方》

治产后中风,口噤。

天麻(三分)　白附子(炮裂)　天南星(炮裂)　软蝎(微炒)　半夏(汤浸七遍去滑,以生姜半两,去皮同捣令烂,炒干,各半两)

上件药,捣细罗为散。每服不计时候,以生姜薄荷酒调下半钱,拗开口灌之。

2)《圣济总录·卷一百六十一·产后中风口㖞》

治产后中风,口眼㖞斜,筋脉不利。

天麻　荆芥穗　生干地黄(焙)　独活(去芦头)　当归(切,焙)　桂(去粗皮)　白僵蚕(炒)　防风(去叉)　延胡索(各半两)

上九味,捣罗为散,研匀。每服二钱匕,空心薄荷酒调下。

29. 伏龙肝散(《太平圣惠方·卷七十八·治产后中风口噤诸方》)

治产后中风,口噤不能语,腰背著床不得。

伏龙肝(一两半)　干姜(半两,炮裂,锉)

上件药,捣细罗为散。不计时候,以酒调下二钱。

30. 麻黄散(《太平圣惠方·卷七十八·治产后中风口噤诸方》)

治产后中风痉,通身拘急,口噤,不知人事。

麻黄(去根节)　白术　独活(以上各一两)

上件药,捣筛为散。每服四钱,以水酒各半盏煎至六分,去滓,不计时候温服。

31. 龙脑散(《太平圣惠方·卷七十八·治产后中风角弓反张诸方》)

治产后中风,口噤,身体如角弓反张,迷闷。

龙脑(细研)　腻粉　干蝎(微炒)　白矾灰

(以上各一分) 天麻 天雄(炮裂,去皮脐) 天南星(用酒一升,微火煮令酒尽,取出切曝干) 天竹黄(以上各一两)

上件药,捣罗为末,都入乳钵中,再研令匀,不计时候,以暖酒调下一钱。

32. 天麻丸

1)《太平圣惠方·卷七十八·治产后中风角弓反张诸方》

治产后中风,身体如角弓反张,言语謇涩。

天麻 白附子(炮裂,锉) 天南星(炮裂) 羌活 白僵蚕(微炒) 赤茯苓 防风(去芦头) 桂心 朱砂(细研,水飞过) 干蝎(微炒) 蝉壳(微炒) 羚羊角屑(以上各一两) 铅霜(半两,细研) 麝香(一分,细研) 乌蛇(一两,酒浸去皮骨,炙令黄)

上件药,捣罗为末,入研了药令匀,煮槐胶和丸如梧桐子大。不计时候,以温酒研破十丸,服之。

2)《太平圣惠方·卷七十八·治产后中风恍惚诸方》

治产后中风,恍惚,语涩,四肢不利。

天麻(一两) 白僵蚕(二分,微炒) 干蝎(半两,微炒) 白附子(半两,炮裂) 五灵脂(半两) 羌活(一两) 朱砂(一两,细研水飞过) 防风(一两,去芦头) 雄雀粪(一分,微炒) 牛黄(一分,细研)

上件药,捣罗为末,入研了药令匀,以糯米饭和丸如梧桐子大。不计时候,以薄荷汁和酒,研十五丸服之。

3)《圣济总录·卷一百六十二·产后中风角弓反张》

治产后中风,角弓反张,筋脉强急。

天麻(酒炙) 白附子(炮) 天南星(炮) 桂(去粗皮) 乌蛇(酒浸去皮骨炙) 麻黄(去根节,沸汤掠去沫,焙) 独活(去芦头) 白僵蚕(炒) 干蝎(去土,炒) 吴茱萸(炒,各一两) 丹砂(别研,半两) 麝香(别研,一分)

上一十二味,除丹麝外,捣罗为末,共和匀,炼蜜为丸如梧桐子大。每服二十丸,温酒下,不拘时服。

4)《绛雪丹书·产后上卷·产后诸症总论·类中风论》

治产后中风,言语謇涩,四肢不利,精神恍惚。

天麻(五钱) 防风(五钱) 茯神(一两) 川芎(一钱) 枣仁(一钱,炒黑) 人参 远志 山药 柏子仁 麦冬(各一两) 羌活(七钱) 细辛 胆星(各八分) 半夏曲(八钱) 当归(二两) 石菖蒲(八钱)

共为细末,蜜丸桐子大,朱砂为衣。每服五十丸,淡姜汤送下。

5)《傅青主女科·产后编上卷·产后诸症治法·类中风第十二》

治产后中风,恍惚语涩,四肢不利。

天麻(一钱) 防风(一钱) 川芎(七分) 羌活(七分) 人参 远志 柏子仁 山药 麦冬(各一钱) 枣仁(一两) 细辛(一钱) 南星曲(八分) 石菖蒲(一钱)

研细末,炼蜜为丸,辰砂为衣。清汤下六七十丸。

33. 羌活浸酒(《太平圣惠方·卷七十八·治产后中风角弓反张诸方》)

治产后中风,口噤,四肢顽痹不仁,身体如角弓反张。

羌活(五两) 防风(五两,去芦头) 黑豆(二升)

上件药,细锉,以好酒一斗,于瓶中浸羌活防风一宿,即炒黑豆令熟,承热投于酒中,搅动,密封盖,经半日许,又于锅中著水,煮瓶至半日,候瓶冷取出。每服暖一中盏饮之,日可三四度服之,当汗出即瘥。

34. 琥珀散(《太平圣惠方·卷七十八·治产后中风恍惚诸方》)

治产后中风恍惚,语涩,心神烦闷,四肢不利。

琥珀(一两,细研) 茯神(一两) 远志(去心) 菖蒲 黄芪(锉) 羚羊角屑 防风(去芦头) 麦门冬(去心,焙) 芎劳 独活 人参(去芦头) 桑寄生 赤芍药(以上各半两) 甘草(一分,炙微赤,锉)

上件药,捣粗罗为散。每服三钱,以水一中盏,煎至六分,去滓,不计时候温服。

35. 茯神散(《太平圣惠方·卷七十八·治产后中风恍惚诸方》)

治产后风邪所干,心神恍惚,志意不定。

茯神(一两) 远志(三分,去心) 白薇(三分） 人参（三分，去芦头） 龙头（一两） 防风（三分，去芦头） 独活（三分） 熟干地黄（一两） 荆芥（三分） 甘草（半两，炙微赤，锉） 银（一斤，以水五升，煮取三升）

上件药，捣粗罗为散。每服四钱，以银水一中盏煎至六分，去滓，不计时候温服。

36. 远志散（《太平圣惠方·卷七十八·治产后中风恍惚诸方》）

治产后中风，心神恍惚，言语错误，烦闷，睡卧不安。

远志（一两，去心） 防风（一两，去芦头） 甘草（半两，炙微赤，锉） 麦门冬（去心） 羚羊角屑 酸枣仁（微炒） 桑寄生 独活 桂心 当归（锉，微炒） 茯神（以上各三分）

上件药，捣筛为散。每服三钱，以水一中盏，煎至六分，去滓，不计时候温服。

37. 朱砂丸（《太平圣惠方·卷七十八·治产后中风恍惚诸方》）

治产后中风，恍惚，语涩，口角涎出。

朱砂（一两，细研水飞过） 乳香（半两） 白附子（半两，炮裂） 铅霜（一分，细研） 赤箭（一两） 独活（一两） 桑螵蛸（半两，微炒） 阿胶（三分，捣碎，炒令黄） 附子（三分，炮裂，去皮脐） 琥珀（半两） 桂心（半两） 麝香（一分，细研）

上件药，捣罗为末，入研了药令匀，炼蜜和丸如梧桐子大。不计时候，以竹沥酒下十五丸。

38. 牛黄丸（《太平圣惠方·卷七十八·治产后中风恍惚诸方》）

治产后中风，心神恍惚，或时口噤。

牛黄（细研） 人参（去芦头） 茯神 芎䓖 独活 犀角屑 羌活 麻黄（去根节） 干蝎（微炒） 防风（去芦头） 龙齿 赤箭 甘菊花 当归（锉，微炒） 桂心 麝香（细研，以上各半两） 羚羊角屑（三分） 生干地黄（一两） 朱砂（一两，细研水飞过）

上件药，捣罗为末，入研了药令匀，炼蜜和捣五七百杵，丸如小弹子大。不计时候，以薄荷竹沥酒，研破一丸服之。

39. 细辛散（《太平圣惠方·卷七十八·治产后中风筋脉四肢挛急诸方》）

治产后中风，手脚不遂，筋脉挛急，不能言。

细辛 肉桂（去皴皮） 独活 秦艽（去苗） 麻黄（去根节） 菖蒲 红蓝花 薏苡仁 附子（炮裂，去皮脐） 当归（锉，微炒） 萆薢（锉，以上各一两） 枳壳（麸炒微黄，去瓤，半两）

上件药，捣筛为散。每服四钱，以水酒各半中盏，入生姜半分，煎至六分，去滓，不计时候温服。

40. 赤箭散（《太平圣惠方·卷七十八·治产后中风筋脉四肢挛急诸方》）

治产后中风，四肢筋脉挛急，腰背强直。

赤箭（一两） 防风（一两，去芦头） 羌活（一两） 酸枣仁（一两，微炒） 桂心（半两） 赤芍药（三分） 附子（一两，炮裂，去皮脐） 秦艽（半两，去苗） 海桐皮（三分，锉） 萆薢（三分，锉） 牛膝（一两，去苗） 薏苡仁（一两）

上件药，捣粗罗为散。每服四钱，以水一中盏煎至六分，去滓，不计时候温服。

41. 白花蛇散（《太平圣惠方·卷七十八·治产后中风筋脉四肢挛急诸方》）

治产后中风，四肢筋脉挛急，皮肤麻痹。

白花蛇肉（一两，酒拌炒令黄） 天南星（一两，炮裂） 土蜂儿（微炒） 干蝎（微炒） 桑螵蛸（微炒） 麻黄（去根节） 赤箭 薏苡仁（微炒） 酸枣仁（微炒） 柏子仁 当归（锉，微炒） 桂心 羚羊角屑 牛膝（去苗，以上各半两） 麝香（一分，研入）

上件药，捣细罗为散，入研了药令匀。每服不计时候，豆淋酒调下一钱。

42. 羚羊角丸（《太平圣惠方·卷七十八·治产后中风筋脉四肢挛急诸方》）

治产后中风，四肢筋脉挛急疼痛，心神烦闷，背项强直。

羚羊角屑（一两） 生干地黄（三分） 羌活（一两） 防风（一两，去芦头） 附子（一两，炮裂，去皮脐） 桂心（三分） 黄芪（半两，锉） 麻黄（一两，去根节） 当归（半两，锉，微炒） 酸枣仁（半两，微炒） 牛膝（半两，去苗） 芎䓖（半两） 萆薢（三分，锉）

上件药，捣罗为末，炼蜜和捣三五百杵，丸如梧桐子大。不计时候，以温酒下三十丸。

43. 大续命汤（《圣济总录·卷一百六十一·产后中风》）

治妇人产后中风，猝然喑哑，及治偏枯贼风。

麻黄(去根节,煎掠去沫,焙,八两) 石膏(四两) 桂(去粗皮) 干姜(炮) 芎䓖(各二两) 当归(切,焙) 黄芩(去黑心,各一两) 杏仁(三十枚,去皮尖、双仁,炒)

上八味,㕮咀如麻豆大。每服五钱匕,以水一盏半,煎取七分,去滓入荆沥半合再煎数沸,温服,能言未瘥,服后小续命汤。

44. 小续命汤

1)《圣济总录·卷一百六十一·产后中风》

治妇人产后失血中风,冒昧不知痛处,拘急不得转侧,四肢缓急遗失便利。

麻黄(去根节,煎掠去沫) 桂(去粗皮) 甘草(炙,各二两) 人参 芎䓖 白术 附子(炮裂,去皮脐) 防己 芍药 黄芩(去黑心,各一两) 防风(去叉,一两半)

上一十一味,锉如麻豆大。每服五钱匕,以水一盏半,入生姜一枣大切,同煎取七分,去滓温服。

2)《圣济总录·卷一百六十一·产后中风口㖞》

治产后中风,口面㖞斜,手足不遂,语涩昏昧。

甘草(炙) 桂(去粗皮,各一两) 麻黄(去根节,煎掠去沫焙,三两) 芎䓖 当归(锉,炒) 干姜(炮) 黄芩(去黑心) 石膏(各半两) 杏仁(去皮尖、双仁,炒,四十枚)

上九味,粗捣筛。每服三钱匕,水一盏半,煎七分,去滓温服,不拘时。

3)《明医指掌·卷九·妇人科·产后六》

治产后风邪乘虚而入,偏枯不遂。

麻黄(去节,一钱) 人参(去芦,一钱) 黄芩(炒,一钱) 白芍药(炒,一钱) 川芎䓖(一钱) 甘草(炙,八分) 杏仁(十四粒) 防己(一钱) 肉桂(七分) 附子(面裹,煨,一钱)

锉一帖,姜三片,水煎服。

45. 羊肉当归汤(《圣济总录·卷一百六十一·产后中风》)

治产后虚弱受风,欲得补气除风。

肥羊肉(去脂膜切,半斤) 当归(切,焙,二两半) 黄芪(锉,二两) 芎䓖(二两)

上四味,除羊肉外,锉如麻豆大。每先以水二升,微火煮羊肉,取汁一升,澄清去肉,入药十钱匕,煎取二盏,去滓分温三服。一日令尽。

46. 知母汤(《圣济总录·卷一百六十一·产后中风》)

治产后中风,烦闷发热,渴躁头痛。

知母 独活(去芦头) 葛根(锉) 白术(各三两) 甘草(炙) 石膏(碎) 桂(去粗皮) 芍药 防风(去叉,各二两) 半夏(生姜汁制,半两)

上一十味,粗捣筛。每服三钱匕,水一盏,酒少许,入生姜半分切,同煎七分,去滓温服。不拘时候。

47. 人参汤

1)《圣济总录·卷一百六十一·产后中风》

治产后中风,里急气短,头目昏痛体热。

人参 当归(切焙,各二两) 芍药 干桑耳 防风(去叉) 独活(去芦头) 葛根(锉) 甘草(炙,各半两)

上八味,粗捣筛。每服三钱匕,水一盏煎七分,去滓温服,不拘时候。

2)《圣济总录·卷一百六十一·产后中风口㖞》

治产后中风,口面㖞斜。

人参 防己 麻黄(去根节,煎掠去沫焙) 芍药 芎䓖 甘草 黄芩(去黑心) 白术(锉,炒,各半两) 桂(去粗皮) 防风(去叉,各一两) 附子(一枚,炮裂,去皮脐)

上一十一味,锉如麻豆。每服五钱匕,水一盏半,入生姜一枣大切,煎至七分,去滓温服,不拘时。

3)《普济方·卷三百五十·产后诸疾门·中风》

疗产后中风,心忪悸,志意不定,恍惚,语言謇涩。

人参(六分) 羚羊角屑 麦门冬 茯神(各八分) 黄芩 白藓皮 甘草(各四两) 石膏(十二分)

上㕮咀,以水二大升煎至七合,下竹沥二大合,分三服。

48. 石膏汤(《圣济总录·卷一百六十一·产后中风》)

治产后中风烦热,身体拘急。头目昏痛。

石膏(碎) 知母(焙) 芍药 半夏(生姜汁制) 独活(去芦头) 桂(去粗皮) 白术 防风(去叉) 甘草(炙)

上九味等分，粗捣筛。每服三钱匕，水一盏，酒少许，生姜二片，同煎七分，去滓温服，不拘时。

49. 芍药汤

1)《圣济总录·卷一百六十一·产后中风》

治产后中风，言语不爽，恍惚多忘，体热倦怠。

芍药　当归(切，焙)　独活(去芦头)　防风(去叉)　芎䓖　人参(各二两)　桂(去粗皮)　玄参(各半两)

上八味，粗捣筛。每服三钱匕，水一盏煎至七分，去滓温服，不拘时。

2)《圣济总录·卷一百六十二·产后中风偏枯》

治产后中风偏枯。

芍药　当归　麻黄(去根节)　防风(去叉)　独活(去芦头)　白僵蚕(炒)　牛膝(酒浸切，焙)　附子(炮裂，去皮脐)　桂(去粗皮，各一两)

上九味，锉如麻豆。每服三钱匕，水一盏，生姜三片，煎七分，去滓温服，不拘时。

50. 芎䓖汤

1)《圣济总录·卷一百六十一·产后中风》

治产后中风，舌强不知人。

芎䓖(一两半)　防风(去叉)　人参　附子(炮裂，去皮脐)　芍药　当归(切，焙)　鬼箭羽(锉)　虎杖(锉)　甘草(炙)　生干地黄(切，焙)　槟榔(各半两)　牛黄(别研，一分)

上一十二味，锉如麻豆。每服三钱匕，水七分，酒三分，同煎七分，去滓温服，不拘时候。

治产后中风，身背拘挛。

芎䓖　芍药　羌活(去芦头)　羚羊角(镑屑)　酸枣仁(微炒，各一分)　防风(去叉)　桑根白皮(锉，炒，各一分半)

上七味㕮咀如麻豆大，以水三盏，煎取一盏半，去滓空腹分温二服。

2)《圣济总录·卷一百六十二·产后中风角弓反张》

治产后中风，身体强直，如弓反张。

芎䓖　防风(去叉)　桂(去粗皮)　人参(各一两)　麻黄(去根节，煎掠去沫焙，一两半)　附子(炮裂，去皮脐)　甘草(炙，各半两)　石膏(打碎，二两)　杏仁(去皮尖、双仁，炒，八十枚)

上九味，锉如麻豆。每服五钱匕，水二盏，入生姜半分切，煎取一盏，去滓温服，不拘时。

51. 蚕蛾散(《圣济总录·卷一百六十一·产后中风》)

治产后中风，偏风失音不利，或只发热，昏冒，筋脉挛急。

原蚕蛾(炒)　陈曲(各一两)　桂(去粗皮，一分)　麝香(别研)　肉苁蓉(酒浸切，焙)　防风(去叉)　巴戟天(去心)　白芍药(各二两)　丹砂(别研)　生干地黄(焙)　白芋　白芷(各半两)

上一十二味，捣研为散。每服一钱匕，生姜薄荷酒调下，不拘时服。

52. 麻黄汤

1)《圣济总录·卷一百六十一·产后中风》

治产后中风，四肢拘急，筋节掣痛。

麻黄(去根节)　桂(去粗皮，各一两)　防风(去叉)　芍药(各三分)　芎䓖(二分半)　白术(半两)　甜竹沥(二合)

上七味，除竹沥，并细锉，分作两剂。每剂用水五盏，入生姜一分切，煎至两盏，去滓下竹沥，更煎三沸，分温三服，服了取微汗为度。

2)《圣济总录·卷一百六十二·产后中风角弓反张》

治产后中风，腰背反折，强急疼痛。

麻黄(去根节，煎掠去沫焙)　防风(去叉)　桂(去粗皮)　白术(锉，炒)　人参　芎䓖　当归(锉，炒)　甘草(炙，各一两)　杏仁(去皮尖、双仁，炒，四十枚)　附子(炮裂，去皮脐)　干姜(炮，各半两)

上一十一味，锉如麻豆。每服五钱匕，水二盏煎至一盏，去滓温服，不拘时。

53. 独活防风散(《圣济总录·卷一百六十一·产后中风》)

治产后柔风。

独活(去芦头)　防风(去叉，各二两)　牛膝(去苗，一两半)　当归(切焙)　芍药　秦艽(去苗、土)　白术(各一两)

上七味，捣罗为散。每服三钱匕，空心豆淋酒调下，日三服。

54. 羌活防风汤(《圣济总录·卷一百六十一·产后中风》)

治产后腹中坚硬，两胁满胀，手足厥冷，心中烦热，引饮干呕，关节劳痓中风等疾。

羌活(去芦头,三两) 防风(去叉,四两) 桔梗(三两) 柴胡(去苗,一两半) 败酱(三两) 桂(去粗皮,一两半) 大黄(锉,二两) 羚羊角(镑屑,一两)

上八味,粗捣筛。每服五钱匕,水二盏煎至一盏,去滓空腹温服,相次再服之。

55. 黑豆酒

1)《圣济总录·卷一百六十一·产后中风》

治产后中风,腰背反折,筋急口噤。

黑豆(二升,小者打碎) 酒(四升)

上将黑豆,铛中慢火炒令香熟,即以酒投之,取出以绢滤去豆,将酒瓮器盛。每服一盏,温服不拘时。

2)《圣济总录·卷一百六十二·产后中风角弓反张》

治产后腰背反折,四肢不遂。

酒(五升) 鸡屎白(半盏) 黑豆(一升,打碎)

上先将黑豆,铛中炒令香熟,即入鸡屎白,同炒良久,以酒投之,取出以绢滤去滓,将酒瓷器盛。每服一盏,温服不拘时。

56. 地黄酒(《圣济总录·卷一百六十一·产后中风》)

治产后服豆酒已,再服。

生地黄汁(二升) 清酒(三升) 生姜汁(二合)

上三味,煮地黄四五沸,入姜酒,更煎三沸,任性细细饮,冷多加桂末二两,热多加生藕汁二合。

57. 紫葛散(《圣济总录·卷一百六十一·产后中风》)

治产后柔风。

紫葛(去心,四两) 甘草(炙,半两) 羌活(去芦头,一两)

上三味,捣罗为散。每服三钱匕,空心热酒调下,日再服。

58. 吴茱萸饮(《圣济总录·卷一百六十一·产后中风》)

治产后中风腹痛。

吴茱萸(汤洗干炒,四两)

上一味,每服半两,水一盏半煎至一盏,去滓温服,不拘时。

59. 羌活酒(《圣济总录·卷一百六十一·产后中风》)

治产后中风腹痛。

羌活(去芦头,锉)

上一味,以醇酒煎半两,候浓温服。

60. 黄土酒(《圣济总录·卷一百六十一·产后中风》)

治产后风痉。

灶中黄土 干姜(炮) 附子(炮裂,去皮脐) 干姜(炮,各四两) 桂(去粗皮) 麻黄(去根节,煎掠去沫,焙,各一两) 芎䓖(一两半)

上五味,锉如麻豆。每服五钱匕,水一盏半煎七分,去滓温服,不拘时。

61. 葛根汤

1)《圣济总录·卷一百六十一·产后中风口㖞》

治产后中风,口面㖞僻。

葛根(锉) 防风(去叉,各一两) 枳实(去瓤麸炒,一两半) 附子(炮裂去皮脐,一两) 独活(去芦头,半两) 杏仁(去皮尖双仁炒,四十枚) 麻黄(去根节煎掠去沫,焙,一两)

上七味,锉如麻豆。每服五钱匕,水一盏半,入生姜半分切,煎七分,去滓温服,不拘时。

2)《普济方·卷三百五十·产后诸疾门·中风》

治产后中风。

葛根(四钱) 麻黄(去节) 桂枝(去皮) 芍药 甘草(炙,四味各二钱)

上锉末。抄五钱,姜四片,枣一枚,水一盏半煎至八分,温温灌救,却以薄衣盖覆取汗为好。

62. 地黄汤

1)《圣济总录·卷一百六十一·产后中风口㖞》

治产后中风,口面㖞僻,语涩不利。

生地黄汁 竹沥(半斤) 独活(去芦头,一两半)

上三味,将独活粗捣筛。每服三钱匕,水一盏煎至六分,入地黄汁、竹沥各一合,再煎取七分,去滓温服,不拘时。

2)《圣济总录·卷一百六十二·产后中风偏枯》

治产后中风偏枯。

熟干地黄(焙,一两一分) 萆薢 附子(炮裂,去皮脐,各三分) 干漆(炒烟出) 麻黄(去节根) 细辛(去苗叶) 防风(去叉) 羌活(去芦头) 当归(切,焙,各一两) 蜀椒(去目并闭口者,炒出汗,半两)

上一十味,锉如麻豆。每服三钱匕,水一盏煎至七分,去滓温服,不拘时。

63. 竹沥汤

1)《圣济总录·卷一百六十一·产后中风口㖞》

治产后中风口㖞,言语不利,手足不遂。

竹沥(半两) 防风(去叉,一两半) 升麻(一两一分) 羌活(去芦头) 桂(去粗皮) 芎䓖 羚羊角屑(各一两) 麻黄(去根节,煎掠去沫焙,一两半) 杏仁(去皮尖、双仁,炒,八十枚)

上九味,除竹沥外,粗捣筛。每服三钱匕,水一盏,煎至七分,去滓入竹沥半合。再煎至七分温服,不拘时。

2)《圣济总录·卷一百六十二·产后中风角弓反张》

治产后中风,角弓反张,及贼风入腹,腹中拘痛烦乱,惚恍忘误,迷惑不知人事,口噤不开,手足缓纵,产后余病,体虚受风,烦愦欲死。

秦艽(去苗、土) 甘草(炙) 防风(去叉) 当归(切,焙,各一两) 茵芋(去粗茎) 乌头(炮裂,去皮脐) 干姜(炮) 细辛(去苗叶) 人参 黄芩(去黑心) 桂(去粗皮) 天雄(炮裂,去皮脐) 防己 白茯苓(去黑皮) 白术(各半两)

上一十五味,锉如麻豆。每服三钱匕,竹沥并水合一盏煎取六分,去滓温服,不拘时。

3)《医方集宜·卷七·产后·治方》

治产后中风,眼开口噤,身强反张,语谬哭笑。

人参 茯苓 羌活 当归 竹沥 远志 桂心 川芎

白水煎,食远服。

64. 桂心汤(《圣济总录·卷一百六十一·产后中风口㖞》)

治产后中风口㖞,言语不利,筋脉拘急。

桂(去粗皮,三分) 升麻 防风(去叉) 麻黄(去根节,煎掠去沫焙,各一两) 芎䓖 羚羊角(镑,各一两半)

上六味,粗捣筛。每服三钱匕,水一盏,煎至七分,去滓入竹沥半合,再煎三两沸温服,不拘时。

65. 紫石英饮(《圣济总录·卷一百六十一·产后中风口㖞》)

治产后中风,口㖞舌强,牵掣反张,及风寒湿痹,身体强痛。

紫石英(碎) 白石英(碎) 赤石英(碎) 桂(去粗皮) 石膏(碎) 葛根 芎䓖 赤石脂(碎) 黄芩(去黑心) 甘草(炙,各一两) 独活(去芦头,三两)

上一十一味,粗捣筛。每服五钱匕,水一盏半,生姜三片,煎至一盏,去滓不拘时温服。

66. 天雄散(《圣济总录·卷一百六十二·产后中风偏枯》)

治产后中风偏枯,手足不遂,痿弱无力。

天雄(炮裂,去皮脐) 附子(炮裂,去皮脐) 五味子(炮) 白术 人参 白芷 细辛(去苗叶,各一两) 乌头(炮裂,去皮脐) 柴胡(去苗) 麦门冬(去心,焙) 干姜(炮,各三分) 麻黄(去根节) 山茱萸 蜀椒(去目并闭口,炒出汗) 桔梗(锉,炒,各半两) 当归(切,焙,一两半) 防风(去叉,二两)

上一十七味,捣罗为散。每服二钱匕,温酒调下,不拘时。

67. 椒附汤(《圣济总录·卷一百六十二·产后中风偏枯》)

治产后中风,手足偏枯,筋脉弛缓,疼痛无力。

蜀椒(去目并闭口者,炒出汗,半两) 附子(炮裂,去皮脐) 防风(去叉) 桂(去粗皮) 白茯苓(去黑皮) 甘草(炙,锉) 麻黄(去节,煎去沫焙) 杏仁(去皮尖、双仁,炒) 石膏(碎,各一两) 人参 芍药(各一两半) 当归(切,焙) 芎䓖(各二两) 干姜(炮) 黄芩(去黑心,各半两)

上一十五味,锉如麻豆。每服三钱匕,水一盏,入生姜三片,枣一枚擘,煎至七分,去滓温服,不拘时。

68. 菖蒲汤(《圣济总录·卷一百六十二·产后中风偏枯》)

治产后中风偏枯,手足不仁,或筋脉无力,不能自举,心下多惊。

菖蒲(洗,锉) 远志(去心) 木通(锉) 白茯苓(去黑皮) 人参 石决明 当归(切,焙) 防风(去叉) 桂(去粗皮,各一两)

上九味，粗捣筛。每服三钱匕，水一盏，生姜三片，枣一枚擘，同煎七分，去滓温服，不拘时。

69. 黄芪酒(《圣济总录·卷一百六十二·产后中风偏枯》)

治产后中风偏枯，半身不遂，言语不利，疼痛无力。

黄芪　蜀椒(去目并闭口者，炒出汗)　白术　牛膝(去苗，锉)　葛根(各三两)　防风(去叉，四两)　芎䓖　甘草(炙，锉)　细辛(去苗叶)　山茱萸　附子(炮裂，去皮脐)　秦艽(去苗、土)　干姜(炮)　当归(切，焙)　乌头(炮裂，去皮脐)　人参(各二两)　独活(去芦头)　桂(去粗皮，三分)

上一十八味，锉如麻豆，用生绢袋盛，于四斗醇酒内浸三日，每温服一盏，不拘时。

70. 独活饮(《圣济总录·卷一百六十二·产后中风偏枯》)

治产后中风偏枯，半身不收，麻痹不仁。

独活(去芦头)　杜仲(去粗皮切，炒)　牛膝(去苗，酒浸焙)　桂(去粗皮)　细辛(去苗叶)　芎䓖　附子(炮裂，去皮脐)　芍药　当归(切，焙)　秦艽(去苗、土)　麻黄(去根节，各一两)

上一十一味，锉如麻豆。每服三钱匕，水一盏煎至七分，去滓温服，不拘时。

71. 当归饮(《圣济总录·卷一百六十二·产后中风偏枯》)

治产后中风，手足偏枯，言语迟涩，恍惚多忘。

当归(切，焙)　防风(去叉)　桂(去粗皮)　人参　芎䓖　玄参(各一两)　独活(去芦头，一两半)

上七味，粗捣筛。每服五钱匕，水一盏半煎至一盏，去滓不拘时温服。

72. 大黄汤(《圣济总录·卷一百六十二·产后中风角弓反张》)

治产后中风，角弓反张，不得俯仰，筋脉急痛。

大黄(锉碎，醋少许炒)　当归(切，焙)　熟干地黄(焙)　桂(去粗皮)　芍药(各半两)　吴茱萸(浸洗焙干炒)　雄黄(研，各一分)

上七味，粗捣筛。每服三钱匕，水一盏，入羊脂一枣大。同煎七分，去滓温服，不拘时。

73. 当归汤

1)《圣济总录·卷一百六十二·产后中风角弓反张》

治产后中风，角弓反张，筋急疼痛。

当归(切，焙，二两)　大黄(锉，微炒)　干姜(炮，各一两)　吴茱萸(炒)　雄黄(研，各半两)　桂(去粗皮)　芍药　甘草(炙)　细辛(去苗叶)　生干地黄(焙，各二两)

上一十味，粗捣筛。每服五钱匕，水一盏半，羊脂一枣大，同煎七分，去滓温服，不拘时。

2)《普济方·卷三百五十·产后诸疾门·中风》

治产后中风，半身手足不遂，言语謇涩，恍惚精神不定。

川独活　当归　芍药　防风　川芎　玄参(各一两)　桂心(二分半)

上细锉，以水八升，煮取二升半，为三服，觉效更作一剂渐瘥。须适寒温将息。如不瘥，即以此方作丸，每服二十丸。一方用天麻二分，有热加干葛五两，有冷加白术五两，有气加生姜六分，手足不遂加牛膝五分、萆薢二两、黄芪四两，腹痛加当归、芍药各三分，不食加人参四分、玄参四分。

74. 茯苓汤(《圣济总录·卷一百六十二·产后中风角弓反张》)

治产后中风，身如角弓反张，口噤。

白茯苓(去黑皮)　芎䓖(锉)　当归(锉，炒)　甘草(炙)　栀子仁(各半两)　桂(去粗皮)　吴茱萸(炒)　细辛(去苗叶)　干姜(炮)　熟干地黄(焙，各一两)

上一十味，粗捣筛。每服五钱匕，水一盏半，煎至八分，去滓温服，不拘时。

75. 犀角散(《圣济总录·卷一百六十二·产后中风角弓反张》)

治产后中风，角弓反张，筋急口噤。

犀角(屑)　乌蛇(酒浸去皮骨，炙)　细辛(去苗叶)　芎䓖　独活(去芦头)　黄芪(锉)　蜀椒(去目并闭口，炒汗出)　升麻　天麻(酒浸焙)　羌活(去芦头)　苦参(各一两)　龙骨(火烧)　酸枣仁(炒)　蔓荆实(各三分)　枳壳(去瓤麸炒，半两)

上一十五味，捣罗为散。每服三钱匕，温酒调下；或二三服后，于温暖浴室内，澡浴一次，令身内外和暖，浴后再服，每日一次，佳，不可太汗出，慎风冷。

76. 排风酒（《圣济总录·卷一百六十二·产后中风角弓反张》）

治产后中风，口噤四肢㿗痹不仁，或角弓反张。

羌活（去芦头） 防风（去叉，各一两） 大豆（拭去土，熬令皮拆声出，半升）

上三味，以醇酒三升，浸羌活、防风经一宿，即炒大豆令有声，乘热投于酒中，搅匀封盖，经半日，于铛中重汤文火煮一时，即乘热尽量顿服，被衣覆盖，当有微汗，如不能饮，即量性服之，使令微似醉状。若要急用，即以酒煎羌活、防风汁淋豆服之亦得。服不尽一剂，即瘥。

77. 愈风散

1）《普济本事方·卷十·妇人诸疾》

治产后中风，口噤，牙关紧急，手足瘛疭。

荆芥穗（轻焙过，一两）

细末，每服二钱，温酒调下。

2）《妇人大全良方·卷十九·中风口噤角弓反张方论附》

疗产后中风口噤，牙关紧急，手足瘛疭如角弓状，亦治血晕，四肢强直，不省人事；或筑心眼倒，吐泻欲死。（出华佗方。《百问》《经验》《产宝》、陈氏、《本事》同）

荆芥（略焙为末）

上每服三钱，豆淋酒调下，用童子小便亦可，其效如神。口噤者灌，齿龈噤者吹鼻中皆效。一方用古老钱煎汤调服，名一捻金散。一方云用举卿、古拜二味，盖切脚隐语以秘方也，此药委有奇效神圣之功。

3）《仁斋直指方论·卷二十六》

疗产后中风不省人事，口噤牙紧，手足瘛疭如角弓状，口吐涎沫，亦治血晕，四肢强直，或筑心眼倒，吐泻欲死。

荆芥穗（略焙） 当归身尾（各等分）

上为末。每服三钱，豆淋、酒调下，用童子小便亦可，其效如神。口噤者，斡开灌之，或吹鼻中皆效。一方用蜜丸，或面糊丸如梧子大，每服五十丸，空心米汤下。

4）《世医得效方·卷十四·产科兼妇人杂病科·产后》

疗产后中风，口噤，牙关紧急，手足瘛疭。

举卿古拜（即荆芥也）

上略焙为末。每服二大钱，酒调下，有神圣之功。或用荆芥加当归、前胡服，甚则煎一盆浓汤，坐者其中，先熏后淋沃，名荆芥汤。角弓反张，以豆淋酒下，尤快。

78. 荆芥散

1）《妇人大全良方·卷十九·中风口噤角弓反张方论附》

治产后中风，不省人事，口吐涎，手足瘛疭。

当归 荆芥穗（等分）

上为细末。每服二钱，水一盏，酒少许，煎至七分灌之。如牙关紧急，用匙斡微微灌下，但下咽即有生理。不问多少便服，不可以药味寻常忽之，屡用救人有效。

2）《普济方·卷三百五十·产后诸疾门·中风》

治产后中风，血眩瞀，精神昏昧。

荆芥穗（一两三钱） 桃仁（五钱，炒去皮尖）

为细末，温酒调下三钱。如微喘，加杏仁（炒去皮尖）、甘草（炒）二钱半同煎服。

79. 《千金》鸡屎醴（《妇人大全良方·卷十九·中风口噤角弓反张方论附》）

疗产后中风及男子诸风，并产后百疾神效方。又治产后中风，口噤拘急，困笃，腰背强直，时时反折。

乌鸡屎（三升） 大豆（二升）

上先炒豆令声绝，次炒鸡屎令黄，以酒一升先淋鸡屎，取汁淋大豆。每服一升，重者凡四、五服之极妙。

80. 独活酒（《妇人大全良方·卷十九·产后中风筋脉四肢挛急方论第十》）

疗产后中风，睡卧不安，筋脉四肢挛急或强直。

独活 天麻 防风（各一两） 桂心 当归 荆芥 川芎 蔓荆子（各半两） 麻黄（去节） 附子（炮） 羚羊角（屑） 赤芍药（各三分）

上㕮咀。每服四钱，水、酒各半盏煎至六分，去滓温服。有汗者莫服。

81. 返魂丹（一名益母丸）

1）《仁斋直指方论·卷二十六》

治生产一十六证。

野天麻（一名益母草，方梗，四五月节间开紫花时采花、叶子，阴干，半斤） 木香（五钱） 赤芍

药（六钱） 当归（七钱）

上同为末，炼蜜丸如弹子大。每服一丸，随饮子下。产后中风，牙关紧急，半身不遂，失音不语，童便和酒下。

2）《普济方·卷三百二十八·妇人诸疾门·杂病》

治产后中风，牙关紧急，半身不遂，失音不语。

野天麻（叶似艾叶，开紫花，如红蓼花形，名茺蔚子是也。又名益母，又名火杴，又名贞蔚，又名负担）

四五月采取阴干，用叶及花子，瓷器研为末，炼蜜丸如弹子大，随后治证嚼服。其根烧存性为末，酒调服之。功与黑神散不相上下。胎前脐腹作痛或作声者，温米饮下。童子小便用无灰酒各半下。

82. 一得散（《世医得效方·卷十三·风科·热症》）

治中风口噤，不知人事。产后中风同。

白术（四两）

水三升，煎一升，顿服。

83. 苏合香丸（《岭南卫生方·中卷·集验·治蛊毒诸方》）

治气中，或卒暴气逆心痛、鬼魅恶气。

沉香 麝香（别研） 诃黎勒（煨，用皮） 丁香 青木香 香附子（炒，去皮） 安息香（别研为末，用无灰酒一升煮为膏） 荜茇 白术 白檀香 熏陆香（别研） 乌犀角（各五钱）

上为细末，入别研药极匀，用安息香膏并炼蜜和丸，重八分，蜡为皮。治大人卒中风痫、小儿急慢惊风，牙关紧闭，每服一丸或半丸，去蜡用生姜自然汁化开，擦牙关，再用姜汤调药灌下。及治感冒风寒，恶心吐泻，心气腹痛，白痢，妇人产后中风，泄泻呕吐，腹痛，俱用姜汤化下。山岚瘴气，清晨温酒化下。

84. 芎归活风汤（《绛雪丹书·产后上卷·产后诸症总论·类痉》）

产后中风，无汗类痉。

川芎 当归（各三钱） 防风 羌活（各五分） 枣仁（一钱）

水煎服。

85. 独活寄生汤

1）《普济方·卷三百五十·产后诸疾门·中风》

治产后血气生风，手足抽掣，筋脉挛急，时发搐搦，半身不遂，或因劳役太早，风邪乘间而入，服之立愈。有痰间服加味紫石英散。

独活（二两半） 真桑寄生（无则用川续断代） 杜仲（切，炒断丝） 北细辛 白芍药 桂心 川芎 防风（去芦） 甘草 人参 熟地黄（洗） 大当归（各二两）

上锉散。每服四钱，水二盏煎，空心服，或小续命汤加桃仁煎。气虚不和不食，除地黄。

2）《孕育玄机·卷下·产后中风》

治产后中风。

独活 桑寄生 杜仲 肉桂 人参 茯苓 甘草 当归 川芎 芍药 熟地 牛膝 细辛（各二两） 秦艽

上每服一两，姜水煎。

86. 寿星丸（《普济方·卷三百五十·产后诸疾门·中风》）

治产后中风。

独活（二两半） 桑寄生（如无以续断代之） 杜仲（姜制炒） 细辛 牛膝（酒浸焙） 秦艽（去苗） 茯苓 白芍药 辣桂 川芎 防风 人参 当归 熟地黄（净） 甘草（炙，各二两）

上细锉。每服三钱，姜枣煎服。下痢者去地黄。

87. 五石汤（《普济方·卷三百五十·产后诸疾门·中风》引《千金方》）

治产后猝中风，发疾口噤，倒闷吐沫，瘛疭眩冒不知人，及湿痹缓弱，身体痉，妊娠百病。

紫石英（三两） 钟乳 赤石脂 石膏 白石英 牡蛎 人参 黄芩 白术 甘草 栝蒌根 芎䓖 桂心 防己 当归 干姜（各二两） 独活（三两） 葛根（四两）

上以五石为末，诸药㕮咀，用水一斗四升煮取三升半，分五服，日三夜二。一方有滑石、寒水石各二两，枣二十枚。

88. 四石汤（《普济方·卷三百五十·产后诸疾门·中风》）

治产后猝中风，发疾口噤，瘛疭闷满，不知人，并缓急诸风毒痹，身体痉强，及挟胎中风，妇人百病方。

紫石英 白石英 石膏 赤石脂（各三两）

独活　生姜(各六两)　葛根(四两)　芎䓖　桂心　甘草　芍药　黄芩(各二两)

上㕮咀。以水一斗二升煎去三升半,去滓分五服。一方有麻黄、黄芩各二两。

89. 甘草汤(《普济方·卷三百五十·产后诸疾门·中风》)

1) 治在蓐中风,背强不得转动,名曰风痉方。

甘草　干地黄　麦门冬　麻黄(各二两)　栝蒌根　芎䓖　黄芩(各三两,锉碎)　杏仁(五十枚)

上㕮咀。以水一斗五升,合煮葛根,取八升,去滓,纳药煮取三升,去滓分再服,一剂不瘥,更服良。一方有前胡三两。

2) 治产后腹中受伤,寒热恍惚,狂言见鬼。此病由风中内脏,气虚所为。

甘草　芍药(各五两)　羊肉(三斤)　通草(三两)

上㕮咀。以水一斗六升煮肉取一斗,去肉纳药,煮取六升,去滓,分五服,日三夜二。一方用当归。

90. 羚羊角汤(《普济方·卷三百五十·产后诸疾门·中风》)

疗产后腹中坚硬,两胁膈胀,手足冷,心中热,欲饮水干呕,关节劳痉中风之疾。

羚羊角(二分)　防风(十二分)　羌活　苦梗　败酱(各八分)　桂心　柴胡　大黄(浸过,各六分)

上,以水二升煎取八分,空心二服毕即吐,良久更服。

91. 增损柴胡汤(《普济方·卷三百五十·产后诸疾门·中风》)

治产后经水适断,感于异证,手足牵搐,昏冒恍惚。

柴胡(八钱)　黄芩(四钱半)　人参　半夏(各三钱)　甘草(炒)　石膏(各四钱)　知母(二钱)　黄芪(五钱)

上为粗末。每服用生姜半两、大黑枣四个,水一盏半煎至一盏,温服无时。

92. 秦艽汤(《普济方·卷三百五十·产后诸疾门·中风》)

前证已去,次服此以去风邪。

秦艽(八钱)　芍药(半两)　柴胡(八钱)　防风　黄芩(各四钱半)　人参　半夏(各三钱)　甘草(炙四钱)

上为粗末。每服七钱,水一盏煎至七分,温服无时,二三日经水复行。

93. 小柴胡汤(《普济方·卷三百五十·产后诸疾门·中风》)

治妇人在蓐得风,致四肢苦烦,皆自发露,时若头疼服此方。

柴胡　半夏(各半斤)　人参　甘草(各三两)　大枣(十二枚)　生姜(二两)　黄芩(三两)

上㕮咀,以水一斗二升煮取六升,去滓,每服一升,日进三服。若头不痛,但烦热,与后方三物黄芩汤。

94. 三物黄芩汤(《普济方·卷三百五十·产后诸疾门·中风》)

治妇人草蓐中伤风,四肢烦苦,宜与小柴胡汤,头不疼但与此药耳。

黄芩　苦参(各二两)　干地黄(四两)

上㕮咀,以水八升,煮取一升,去滓适寒温服,一升日二,多吐下虫。

95. 川芎汤(《普济方·卷三百五十·产后诸疾门·中风》)

疗产后中风,身背拘急如束,并渴。

川芎　羌活　羚羊角屑　酸枣仁　芍药(各四两)　桑白皮(六分)　防风

上㕮咀,水四升,煎取二升,分温三服。

96. 大豆汤(《普济方·卷三百五十·产后诸疾门·中风》)

1) 治产后中风,头面手臂通满。

大豆(三升,以水六升煮取一升半,去豆澄清,更煎取一升入后药)　附子　白术　独活(各三两)　生姜(八两)

上以煮豆水一升,纳药后,添水一斗煎取五升,入好酒五升,合煎,取五升,分五服,日三夜二,间粥服。

2) 治产后猝中风发病,倒闷不知人,及妊娠挟风,兼治在蓐诸疾。

大豆(五升炒令焦)　葛根　独活(各八两)　防己(六两)

上㕮咀,以水一斗二升煮豆取八升,去豆纳药,煮取四升,去滓分六服,日四夜二。

97. 独活干姜汤(《普济方·卷三百五十·产

后诸疾门·中风》）

治产后中风，口噤不任，身体强直，角弓反张。重者名为蓐风，盖由触犯所致。

独活（四钱） 甘草（二钱） 干姜 生姜（各六钱）

上，以水二升煎至一升，作二服。

98. 全蝎散（《普济方·卷三百五十·产后诸疾门·中风》）

治产后中风，诸风皆治之。

全蝎 麝香（少许） 砂糖 朱砂

上为末，用颈白地龙捣如泥，以井花水调前药服之。

99. 海神散（《普济方·卷三百五十·产后诸疾门·中风》）

治产后身虽强直，手足搐搦，不反张，无汗出，亦宜作中风治之。恐产时损动子宫，风因而入子脏，谓之破伤风证。

鱼鳔（一两，锉）

以蛤粉炒黑，去粉为细末，作三服，煎蝉蜕汤调下。

100. 荆芥穗散（《普济方·卷三百五十·产后诸疾门·中风》）

治产后中风，或口噤，或角弓，或狂言如见鬼，或搐搦如痫方。

荆芥穗 熟干地黄（各二两）

上锉为细末。每剂六钱，不拘时候，温服。亦治一切风血。

101. 桂枝加葛根汤（《普济方·卷三百五十·产后诸疾门·中风》）

《活人书》曰：新产血虚，多喜中风，当察其有汗无汗，以分刚柔二痓。无汗恶寒，名曰刚痓。有汗不恶寒，名曰柔痓。若有汗，宜服此方。

桂枝 芍药 甘草（炙，三味各三钱半） 干葛（六钱半）

上锉末。抄五钱，姜四片，枣三枚，水一盏半煎至八分，温灌下。如无汗不宜。

102. 血风汤（《普济方·卷三百五十·产后诸疾门·中风筋脉挛急》）

疗产后诸风，痿挛无力，四肢不利。

秦艽 羌活 防风 白芷 川芎 芎藭 芍药 当归 地黄 茯苓 白术（各等分）

上为细末，加半夏、黄芪。以一半为丸炼蜜如梧桐子大，一半为散，温酒调下丸药五七十丸。

103. 加减续命汤（《丹台玉案·卷五·产后诸症》）

治产后中风，不省人事，口眼歪斜，半身不遂，语言謇涩，手足颤摇。

杏仁 官桂 胆星 橘红（各八分） 川芎 防风 人参 黄芩 附子（各一钱） 甘草（五分）

生姜五片煎服。

104. 防风当归汤（《医方集宜·卷七·产后·治方》）

治产后中风。

防风 茯苓 秦艽 川芎 白藓皮 防己 当归 人参 甘草 白薇

水二钟，姜三片，竹沥一盏，煎八分，食远服。

105. 辰砂远志丸（《赤水玄珠·卷二十三·产后中风恍惚》）

产后中风惊狂，起卧不安，或痰涎上涌。

石菖蒲 远志（去心芦，用甘草汤煮） 人参 茯神 辰砂（各三钱） 川芎 山药 铁粉 麦冬 细辛 天麻 半夏 南星 白附子（各一两）

为末，姜汁糊为丸绿豆大，别以朱砂为衣。每服三十丸，姜汤送下。

106. 单荆芥散（《医学入门·外集卷七·妇人小儿外科用药赋》）

治产后中风，牙关紧急，手足瘛疭。

荆芥

焙干为末。每二钱，黑豆淬酒调服。

107. 古荆归汤（《医学入门·外集卷七·妇人小儿外科用药赋》）

治产后中风，不省人事，口噤牙关紧急，手足瘛疭，如角弓状，口吐涎沫；亦治血晕，四肢强直；或筑心眼倒，吐泻欲死，宜此清神气，通血脉，其效如神。

荆芥 当归身尾（各等分，为末）

每服三钱，黑豆淬酒调服，或童子小便亦可，口噤者开灌之，或吹鼻中皆效。一方用蜜丸，或面糊丸如梧桐子大，每服五七十丸，空心米饮下。

108. 经效茯苓汤（《女科证治准绳·卷五·产后门·中风》）

治产后风虚头痛，语言謇涩。

茯苓（去皮） 防风（去芦） 干葛（各八钱）

麦门冬(去心,一两) 芍药 黄芩(各六钱) 犀角屑(四钱) 甘草(炙,二两)

上㕮咀。每服一两,水一大盏半煎至一盏,去滓温服,不拘时。

109. 鹿肉汤(《女科证治准绳·卷五·产后门·中风》)

治产后中风,头痛壮热,言语謇涩。

鹿肉(三斤) 阿胶(炒胀) 黄芩 茯神(去木) 黄芪(蜜炙) 甘草(炙) 白芍药 人参 独活(各去芦,各三两) 桂心 干地黄 川芎(各二两) 半夏(汤洗,一两)

上为㕮咀。每服五钱,水四盏,鹿肉五钱,姜五片,同煎至二盏,去鹿肉,再煎至盏半,入阿胶消化,去滓温服,不拘时,日进二服。

110. 干葛汤(《女科证治准绳·卷五·产后门·中风》引《深师》)

疗产后中风,口噤不能言。

独活(去芦,二两) 干葛(一两半) 甘草(半两,炙) 生姜(一两二钱半)

上为㕮咀。每服一两,水二大盏煎至一大盏,去滓,温服无时。

111. 云岐方(《胤产全书·卷三·中风类》)

治产后中风,半身手足不遂,言语謇涩,恍惚多忘,精神不定。

独活 当归 芍药 防风 川芎 玄参 天麻(各五钱) 桂心(三钱)

上㕮咀,以水八升,煮取二升半,分为三服,觉效更作一剂。又作丸,每服二十丸。如有热加葛根五钱,有冷加白术五钱,若有气症加生姜一两半,若手足不遂加牛膝一钱半、萆薢三钱、黄芪四钱,若腹痛加当归、芍药各七钱半,若不食加人参五钱、玄参一两。

112. 牛黄清心丸(《郑氏家传女科万金方·产后门》)

治产后中风。

牛黄 片脑 麝香 雄精(水飞) 犀角 阿魏 肉桂(各另研) 人参 白术 当归 白芍 川芎 麦冬 杏仁 黄芩 防风 阿胶 茯苓 桔梗 柴胡 干姜 羚羊角 大豆 黄卷 神曲 山药 白蔹 甘草 蒲黄

上为末,用大枣肉十二枚,同金箔六十张,共捣成膏,炼蜜六两作丸。仍用金箔为衣,薄荷汤下,或竹叶汤亦可。

113. 愈风汤

1)《罗氏会约医镜·卷十五·妇科(下)·产后中风》

治外中之风,以固表为主,而治风之药,亦略兼之。

当归 黄芪(蜜炒,各二钱) 白芍(酒炒,钱半) 川芎 肉桂 天麻 秦艽 防风(各一钱) 羌活(七分)

姜枣引,热服。

2)《秘珍济阴·卷三·产后门·产后中风》

产后正气暴虚,百节开张,风邪中之,不省人事,口目蠕动,手足挛曲,身如角弓,此风由外中,宜用愈风汤。

当归 川芎 白芍 黄芪 肉桂 天麻 秦艽 白附

水煎服。

114. 四物补心汤(《彤园医书(妇人科)·卷五·产后门·产后中风》)

治中风痰、火痰,神昏频倒。

当归 生地 酒芍 川芎 法半 茯神 桔梗 甘草 陈皮 炙术 石菖蒲 远志肉

风加荆防,火加炒芩、麦冬。

115. 补中益气汤(《傅青主女科·产后编下卷·产后诸症治法·膨胀第二十九》)

如产后中风,气不足,微满,误服耗气药而胀者服。

人参(五分) 当归(五分) 白术(五分) 白茯苓(一钱) 川芎(四分) 白芍(四分) 萝卜子(四分) 木香(三分)

水煎服。

116. 脚气普济大风丹(《救生集·卷一·风湿痿痹门》)

此方系东京开地挖出石碑篆文,能治瘫痪癫疾,一切风疾脚气,跌打损伤及破伤风等症。服至五七九,便自发汗,汗速则除风,百验。

紫背浮萍

七月十五日,取紫背浮萍拣净用,放竹筛内,置水盆上晒干为末,炼蜜成丸如弹子大。每服一丸,饮豆汁酒送下(取豆汁酒法,以乌豆半升炒红,淬入好酒内浸一昼夜,去豆为豆汁酒)。此酒凡属筋骨疼痛,并产后中风危笃及妊娠腰痛,产后余血未尽，兼能治之，诚单方之良也。

117. 滋荣活络汤(《胎产新书·女科秘旨·卷七·产后类中风》)

治产后中风，恍惚语涩，四肢不利。

川芎(一钱五分) 当归(三钱) 熟地 人参(各二钱) 甘草 陈皮 羌活(各四分) 黄芪 茯神 天麻 麦冬(各一钱) 荆芥 防风(各四分) 黄连(姜汁炒，八分)

有痰加半夏曲、竹沥、姜汁，渴加麦冬、葛根。

118. 加减生化汤(《胎产新书·女科秘旨·卷七·产后类痉》)

治产后中风，无汗类痉。

川芎 麻黄根(各一钱) 当归(四钱) 桂枝 防风 甘草 羌活(各五分) 人参(二钱) 附子(一片) 羚羊角 天麻(各八分)

水煎服。

119. 灵枢保产黑神丹(《竹林女科证治·卷三·保产下》)

是丹有回天造命之功，其用甚广，其传甚稀(世所传如海南一勺及扬城乌金丸，亦用陈墨为主，然与此方异)。惟徐灵胎先生《洄溪医案》中略举其概(在瘀血上冲，厥而不回一条)曰黑神丸以陈墨为主，而以消瘀镇心之品佐之，为产后安神定魄，去瘀生新之要品方亦未之出也。今从诸氏鸣皋却病锦囊中幸获全方，亟为录刊广传于世，此药也累世蓄之，或未必用，一旦求之则难猝得。有室家者，依方预合于以利己救人，同登仁寿，亦有裨于生生之一端焉！谨将本方及治证引药开列于后。

陈墨(一锭，须觅顶上选烟历百十年胶性全脱者，俟天雨时用新净瓷器当空接取，是为无根水洗净砚。男子手磨成浓汁，倾入净细大瓷盘中，晒燥刮下研细待用。每料约用净墨粉肆钱，墨汁易坏用水勿太多，遇久雨及夏令更宜斟酌。梅雨勿用) 百草霜(二钱，得陈者佳，须取近山沿海人家烧各种野草者，取烟时先扫净火，门上积烟逐日扫下筛净，研细待用，烧牛粪者最良。凡烧独种柴草者勿用，并勿误用锅煤) 天麻(二钱，要透明切时勿用，水泡研细待用) 淮小麦面粉(二钱，踰淮安府城西三十里外，麦方间开花可用，筛净，半入药中，余半糊丸) 足赤大金箔(五十页，以四十页研入药中，余俟丸成为衣)

上药先各研极细秤准足分，再合和研匀，即将淮面粉打糊为丸(打丸开水须俟凉定)，金箔为衣，晒令极干如芡实大。每丸约重一分，外用蜡壳封护。宜择天医天月二德等吉日斋戒，严洁于净室中，焚香修合得诵人。保产神咒等诸经虔礼斗忏尤著神验，忌手足不具人，妇女孝服一切荤秽及鸡犬等触犯(药工务宜预戒仆从先，须约束一切，器用俱要洁净，用此丸催生者，忌犯阴人手)。服药得愈，当量行善，愿以答神祐。以后所开引药，如急证猝不及购，俱用童便或白汤研送。证轻者用药一丸，重者二三丸(用丸时剥去蜡壳)。凡治小产后诸证与正产同。产后中风，口开(口开一作口闭)气急，半身不遂，并头痛寒热，均用童便研送(此条与前言语不出，手足不遂条相似，因有气急一证，故不用豆淋酒，恶其升也)。

四、治虚极生风产后中风方

1. 续命煮散(《妇人大全良方·卷三·妇人中风自汗方论第六》)

治风气留滞，心中昏愦，四肢无力，口眼瞤动，有时搐搦，亡失津液，渴欲引饮。此能扶荣卫、去虚风。中风自汗及产后中风自汗，尤宜服之。

防风 独活 当归 人参 细辛 葛根 芍药 川芎 甘草 熟地黄 半夏 远志(去心) 荆芥穗(各半两) 桂心(七钱半)

上㕮咀。每服五钱，水一盏，生姜三大片，煎至七分，去滓温服，不拘时。汗多不止者，加牡蛎粉一分半。

2. 济危上丹(《普济方·卷三百五十·产后诸疾门·中风》)

夫产后中风者，五七日内，强力下床，或月未满而行房，伤于血室，或怀荡冲和，或因火惊惕，脏腑得病，初时眼涩口噤肉搐，以渐腰背强直，此候难治，是自作招风中疾。或血下过多，虚极生风，气无所主，唇青肉冷，汗出目眩神昏，命在须臾，若以风药治之，则误矣。

乳香 五灵脂 硫黄 太阴玄精石(细研) 陈皮 桑寄生 真阿胶 卷柏子(各等分)

上同研，不入铁器内，微火焙干为细末，用生地黄汁煮糊为丸如梧桐子大。空心温酒或当归酒吞下二十丸。一方不用阿胶。

3. 加味当归建中汤〔《罗氏会约医镜·卷十五·妇科(下)·产后中风》〕

治内生之风，肝虚掉眩，血海干也。

当归（二钱） 蜜芪（钱半） 桂枝 炙草 生姜（各钱半） 白芍（三钱） 胶饴（两半） 人参

姜枣引。即用十全大补汤加附子亦妙。

4. 养肝活络汤〔《罗氏会约医镜·卷十五·妇科（下）·产后中风》〕

治血虚不能养肝，以致木动风摇，角弓反张，神昏扑倒，即痉证也。

当归（二钱） 白芍（酒炒） 肉桂（各一钱） 蜜芪（钱半） 熟地（二三钱） 秦艽 防风 木瓜 阿胶（炒，各一钱） 白术（钱半）

以此温养之。如不应，加附子、人参。如血虚有热者，加生地二钱、丹皮钱半。如风甚不退，四肢拘挛，加钩藤钩二钱。犹未应，乃药力未到，宜多用之。中风昏迷，用荆芥穗为末，童便加酒调服二钱，神效。

5. 当归建中汤（《秘珍济阴·卷三·产后门·产后中风》）

若神昏气少，汗出肤冷，眩晕卒倒，手足瘛疭，此肝虚生风，风由内生，宜服当归建中汤。

黄芪 人参 肉桂 附块 当归 白芍 钩藤 甘草

水煎服。

五、治产后中风验方

1）《小品方·卷七·治产后诸方》

治产后中风、语涩，四肢拘急。

羌活（三两）

为末，每服五钱，水、酒各半盏，煎去滓，温服。

治产后中柔风，举体疼痛，自汗出者，及余百疾方。

独活（八两） 当归（四两）

上二味㕮咀，以酒八升，煮取四升，去滓，分四服，日三夜一，取微汗。若上气者，加桂心二两，不瘥更作。

2）《备急千金要方·卷三·妇人方中·中风第十二》

治产后中风流肿。

盐（五升，熬令赤） 鸡毛（一把，烧作灰）

上二味，以水一石煮盐作汤，纳鸡毛灰着汤中，适冷暖以浴，大良；又浴妇人阴冷肿痛。

治产后中风，头面手臂通满。

大豆（三升，以水六升，煮取一升半，去豆澄清，更煎取一升） 白术（八两） 附子 独活（各三两） 生姜（八两）

添水一斗，煮取五升，纳好酒五升，合煎，取五升，去滓，分五服，日三夜二，间粥频服三剂。

3）《千金翼方·卷七·妇人三·中风第四》

治产后中风时烦。

知母 石膏（碎） 芍药 甘草（炙，各二两） 半夏（一升，洗） 生姜（切） 防风 白术（各三两） 独活（四两） 桂心（四两）

上一十味㕮咀，以水一斗清酒五升合煮，取三升，分三服。

治产后魇言鬼语，由内虚未定，外客风邪所干。

羊心（一枚） 远志（去心） 芍药 黄芩 牡蛎（熬） 防风 甘草（炙，各二两） 干地黄人参（各三两）

上九味㕮咀，以水一斗煮羊心取五升，去心，纳诸药，煎取三升，分为三服。

4）《外台秘要·卷三十四·产后中风方三首》

疗产后中寒风痉。通身冷直，口噤不知人。

白术（四两） 酒（二升）

煮取一升，去滓顿服，忌如常法。

5）《医心方·卷二十三·治产后中风口噤方第二十七》

治产后忽痉口噤，面青手足强反张。

竹沥汁（一升）

即醒，中风者尤佳。

治若中风，若风痉，通身冷直，口噤不知人。

作沸汤纳壶中，令生妇以足蹦壶上，冷复易之。

治产后中风。

吴茱萸（一升） 生姜（五累）

以酒五升，煮三沸，分三服。

6）《太平圣惠方·卷七十八·治产后中风口噤诸方》

治产后中风。

独活（一两，捣末）

上以酒一大盏，煎至七分，去滓，入竹沥一合，分温二服。

鸡粪白(一两)

炒令黄色,上以酒一大盏,煎五七沸,去滓,分温二服。

7)《太平圣惠方·卷七十八·治产后中风角弓反张诸方》

治产后中风,角弓反张,口噤不开,颈项强。

独活(一斤,锉) 黑豆(一升)

上以酒五升,浸独活再宿,然后炒黑豆令烟出,投酒于豆中,良久去滓,不计时候,温一小盏服。

治产后中风,身如角弓反张,口噤不语。

川乌头(五两,锉如豆大)

上取黑豆半升,同炒半黑,以酒三大升,泻于铛中,急搅,以绢滤取酒,微温服一小盏,取汗,若口不开者,拗开口灌之。未效,加鸡粪合炒,纳酒中再服之,以瘥为度。

8)《妇人大全良方·卷十九·中风口噤角弓反张方论附》

疗产后腹中坚硬,两胁膈胀,手足冷,心中烦热欲饮水,干呕;关节劳痓,中风之疾。

羚羊角(二分) 防风(十二分) 羌活 苦梗 败酱(各八分) 桂心 柴胡 大黄(浸过,各六分)

上水二升,煎取八合,空心两服,服了吐,即良久更服了吃地黄酒。用地黄切一升,炒令黑,瓷瓶中下热酒三升,密封口,煮令减半,任意服之。

疗产后中风,腰背强直,时时反张,名曰风痓。

防风 葛根 川芎 地黄(各八分) 麻黄(去节) 甘草 桂心 川独活 防己(各六两) 杏仁(五个,去皮尖,炒)

上细切,以水八升,煮麻黄去沫,后下诸药,煎取三升,分温三服。有汗者不可服。

治产后中风,口噤,溃闷不能言,身体强直。

羌活 防风 秦艽 桂心 粉草 葛根(各三分) 生姜(八分) 附子(一个,炮) 杏仁(八十枚,去皮、尖) 麻黄(十分,去节)

上吹咀,水九升,煮麻黄去沫,后下诸药,煮取二升,分为三服。有汗者不可服。

9)《妇人大全良方·卷十九·郭稽中产后中风方论》

疗产后中风,心忪悸,志意不定,恍惚。

人参(六分) 羚羊角(屑) 麦门冬 茯神(各八分) 黄芩 白藓皮 甘草(各四两) 石膏(十二分) 淡竹沥(两大合)

上吹咀,水二大升煎至七合,下竹沥,分三服。

疗产后中风,身背拘急如束,并渴。

川芎 羌活 羚羊角(屑) 酸枣仁 芍药(各四两) 桑白皮(六分) 防风(五分)

上吹咀,水四升煎取二升,分温三服。

疗产后中风,四肢拘束,筋节掣痛,不得转侧,如角弓反张。

麻黄(八分,去根节) 生姜 桂心 白术(各四分) 防风 芍药(各六分) 川芎(五分) 竹沥(二合)

上细锉,以水三升,先煮麻黄掠去沫,下诸药煎取七合,下竹沥再煎三沸,分三服,取微汗为度。

疗产后中风烦渴。

红花子(五合,炒微热,研碎)

上以水一升,煎取七合,每一匙头,徐徐呷。

治产后中风,半身、手足不遂,言语謇涩,恍惚多忘,精神不定。

川独活 当归 芍药 防风 川芎 玄参(各二分) 桂心(分半)

上细锉,以水八升煮取二升半,分为三服。觉效又更作一剂,渐瘥,须适寒温将息。如不瘥,即以此方作丸,每服二十丸。有热加干葛五两,有冷加白术五两,有气加生姜六分,手足不稳加牛膝五分、萆薢三两、黄芪四两,腹痛加当归、芍药各三分,不食加人参二分、玄参四分。

10)《妇人大全良方·卷十九·产后中风筋脉四肢挛急方论第十》

治产后中风,四肢筋脉挛急疼痛,背项强直。

防风(一两) 赤芍药 桂心(各半两) 羚羊角(屑) 川芎 羌活 当归 酸枣仁 牛蒡子(炒,各三分)

上吹咀。每服四钱,水一盏,煎至六分,去滓温服。

疗产后中风,四肢筋脉挛急疼痛。

羌活 天麻 酸枣仁 川牛膝 防风 当归 薏苡仁 柏子仁 鹿角胶(炒,各一两) 蔓荆子 桂心(各半两) 羚羊角(屑) 附子(炮) 川芎(各三分) 麝香(一分,研)

上为细末,无时,以豆淋酒调二钱服。

治产后中风,四肢筋挛急疼痛,心神烦闷,背项强直。

羌活　防风　附子(炮,去皮)　羚羊角(屑)　麻黄(去节,各一两)　地黄　桂心(各三分)　酸枣仁(炒)　黄芪　当归　川牛膝　川芎　萆薢(各半两)

上为细末,炼蜜丸如梧桐子大。每服三十丸,温酒吞下。

11)《世医得效方·卷十三·风科·热症》

治中风,通身冷,口噤不知人者。

川独活(四两)　好酒(一升)

煎至半升,分温服。

12)《普济方·卷三百五十·产后诸疾门·中风》

治中风口噤,手足麻痹,面青,身体强直反张。

竹沥(三升)

以竹签一尺五寸长,砖架起仰着,下用干竹烧之,则有汁出。两头以碗盛之,取沥饮之佳。每二升分五服,温服。

治产后中风,身痉直眼,口角及目外皆向上,牵急不省人事。

鸡子清(一个)　荆芥末(二钱)

调服。后医治他病,如无他证,服此即愈。

治产后中风,腰背强直,时时反张,名曰风痉。

防风　干葛　川芎　地黄(各二两)　麻黄(去节)　甘草　桂心　独活　羌活　秦艽　防己(各四两)　杏仁(五十个,去皮尖,炒)

上㕮咀。每服一两,水煎。有汗者不可服。

治产后中风,肌肉顽痹,肢节牵抽,非时憎寒,大腑虚冷。

防风　独活　羌活　细辛　豆蔻　续断(各一分)　芎䓖　桂心　白术　萆薢(各半两)　牛膝　当归(各一两)　附子(炮,去皮,一个)

上为细末。每服三钱,水一盏三分煎取一盏,空心和滓吃。

治产后中风,四肢躁,身体疼痛,精神昏闷,大腑秘热不通。

麻黄(去根)　羌活　独活　干葛　防风　芎䓖　荆芥穗(各一分)　大黄(三分,炮热)　细辛(二铢)

上为细末。每服四钱,水一盏二分,薄荷五茎,同煎取一盏,去滓,热吃。

治产后心虚中风,心中战栗,惊动不安,每日如人将捕,精神恍惚。

藿香　人参　菖蒲　芎䓖　紫石英　白石英　远志(去心)　茯苓　当归　续断　桑寄生　独活　石斛　细辛　沉香(各一分)

上为细末。每服二钱,水一盏,煎一两沸,去滓吃。

治产后肾气虚弱,风邪所中。因而病传其所胜,必感肾邪,非时惊悸,如人将捕,既吃前方药了,仍是吃此,抑肾邪药,免令干心也。

石斛　巴戟(去心)　茯苓　山茱萸　防风　芎䓖　独活　木香(各一分)　阿魏(二铢)　葫芦巴(半两,炒)

上为细末,熟水化阿魏对蜜丸如梧桐子大。早朝空心汤下五十丸,日午或晚西,空心即可吃。

13)《普济方·卷三百五十·产后诸疾门·中风口噤》

治产后浑身厥冷,非时口噤,不识人。

白术　羌活　芎䓖　吴茱萸　人参　续断　炙艾叶　官桂(去皮)　菖蒲(各一分)　当归　牛膝(各半两)　附子(一个,炮,去皮)　天南星(四钱)

上为细末。每服三钱,热汤调下,空心吃。

14)《卫生易简方·卷十一(妇人)·产后中风》

治产后中风,口噤舌缩不语。

芥菜子(一升)

为末,好醋三升,煮取一升,频敷领颊下遂愈。

治血风虚冷,月候不匀,五心烦热,或头面浮肿,或身体顽麻。

川乌(一斤,去皮脐)　小油(四两)　解盐(四两)

于砂锅内炒烈如桑椹子色为度,同为末,五灵脂四两别研,和匀,酒浸蒸饼,丸如桐子大。每服十丸,空心温酒或盐汤送下,日二服大效。

15)《妇科秘方·产后》

治产后中风。

石菖蒲　贝母(各二钱)　陈皮　防风　荆芥　苏梗　干葛　干姜　肉桂　牛膝　朱砂(各一钱)　白芷　乌药　砂仁　姜(三片)　童便(一钟)

水煎服。另方用香附。

16)《华佗神方·卷七》

治产后中风。

独活(八两)　葛根(六两)　生姜(五两)　甘草(炙,二两)

上,以水六升煮取三升,分三服,微汗佳。

六、治产后中风食疗方

猪心羹方

1)《太平圣惠方·卷九十六·食治风邪癫痫诸方》

治风邪癫痫,忧恚虚悸,及产后中风痫恍惚。

猪心(一枚,细切)　枸杞菜(半斤,切)　葱白(五茎,切)

上以豉二合,用水二大盏半煎取汁二盏,去豉,入猪心等,并五味料物作羹食。

治产后中风,血气惊邪,忧恚悸逆。

猪心(一枚,切)　葱白(一握,去须细切)

上以豉汁盐椒米,同作羹食之。

2)《圣济总录·卷一百八十八·食治门·食治诸风》

治风痫惊痫,忧恚虚悸气逆,及妇人产后中风,惊邪恍惚。

猪心(一枚)　枸杞叶(半斤)

上二味,各细切,于豉汁中调和作羹食之,作粥及蒸炒食之亦得。

【论用药】

一、概述

《医镜·卷四·产后诸症》:"产后中风,不可以尝人中风例治之。虽中腑亦不宜汗,禁用麻黄;虽中脏,亦不宜下,禁用大黄。惟审其在表,则羌活、防风、荆芥、紫苏、甘草之类可用也;审其在里,则枳实、厚朴、茯苓、陈皮、乌药、木通之类可用也。兼用南星、半夏、瓜蒌、苏子、竹沥、姜汁之类以治痰,佐以四物汤补阴血。治之之法,不过如此,必不可求奇取异,而用孟浪之药也。"

二、治产后中风药

1. 干地黄

《本草纲目·草部卷十六·草之五·生地黄》:"产后中风,胁不得转,交加散:用生地黄五两(研汁),生姜五两(取汁)。交互相浸一夕,次日各炒黄,浸汁干,乃焙为末。每酒服一方寸匕。(《济生方》)"

《神农本草经疏·卷六·草部上品之上·干地黄》:"同生姜,治产后中风。"

2. 大豆

《证类本草·卷二十五·生大豆》:"主产后中风困笃,或背强口噤,或但烦热苦渴,或身头皆重,或身痒极,呕逆,直视,此皆虚热中风。大豆三升,熬令极熟,候无声,器盛,以酒五升沃之,热投可得二升,尽服之,温覆令少汗出,身润即愈。"

《本经逢原·卷三·谷部·诸豆》:"治风毒脚气,筋脉拘挛,产后中风口㖞,头风破伤,并宜炒熟酒淋服之。"

3. 乌头

《本草纲目·草部第十七卷·草之六·乌头》:"产后中风,身如角弓反张,口噤不语:川乌头五两(锉块),黑大豆半升,同炒半黑,以酒三升,倾锅内急搅,以绢滤取酒,微温服一小盏,取汗。"

4. 白术

《证类本草·卷六·术》:"《产宝》:产后中风寒,遍身冷直,口噤不识人方:白术四两,以酒三升,煎取一升顿服。"

《医学入门·内集卷二·本草分类·治湿门》:"兼安胎产,产后中风口噤及大风、痿痹、足胫毒疮,皆效。"

5. 白藓

《本草纲目·草部第十三卷·草之二·白藓》:"产后中风,人虚不可服他药者。一物白藓皮汤,用新汲水三升,煮取一升,温服。(陈延之《小品方》)"

6. 当归

《本草纲目·主治第三卷·百病主治药·痉风》:"当归:客血内塞,中风痉,汗不出。产后中风不省,吐涎瘛疭,同荆芥末,童尿、酒服,下咽即有生意。"

《本草纲目·草部第十四卷·草之三·当归》:"产后中风,不省人事,口吐涎沫,手足瘛疭:当归、荆芥穗等分,为末。每服三钱,水一盏,酒少许,童尿少许,煎七分,灌之,下咽即有生意,神效。"

《本草汇言·卷二·草部·当归》:"《圣惠方》:产后中风不省人事,口吐涎沫,手足瘛疭:制附子、当归、荆芥各五钱。煎服即醒。"

《得配本草·卷二·草部·当归》:"佐荆芥,

治产后中风。”

7. 羊肉

《本草纲目·兽部第五十卷·兽之一·羊》：“产后带下，产后中风，绝孕，带下赤白：用羊肉二斤，香豉、大蒜各三升，水一斗三升，煮五升，纳酥一升，更煮三升，分温三服。(《千金方》)”

8. 羊血

《医学入门·内集卷二·本草分类·食治门》：“血，主女人产后中风，血闷血晕欲绝，或下血不止，饮一升即愈。”

9. 红花

《证类本草·卷九·红蓝花》：“疗产后中风，烦渴：红花子五合，微熬研碎，以一匙水一升，煎取七合，徐徐呷之。”

《医学入门·内集卷二·本草分类·治燥门》：“兼治三十六种风及产后中风，血热烦渴，喉痹壅塞不通，一切肿毒及蛊毒下血，生绞汁或煎服之。”

10. 苏枋木

《本草纲目·主治第三卷·百病主治药·痉风》：“苏枋木：破伤中风，产后中风，为末，酒服三钱，立效。”

11. 羌活

《证类本草·卷六·独活》：“治产后中风语涩，四肢拘急：羌活三两，为末。每服五钱，水、酒各半盏煎，去滓温服。”

《医学入门·内集卷二·本草分类·治风门》：“兼治赤眼及贼风失音，多痒血癞，手足不遂，口眼㖞斜，及妇人产后中风、腹痛、子肠脱出。”

《本草纲目·主治第三卷·百病主治药·痉风》：“羌活：风寒风湿，伤金疮痫痉；产后中风，口噤不知人，酒水煎服。”

《本草问答·卷下·卷下一》：“仲景治产后中风，及痢疾后重者，是取其熄风火、达肝阳也。羌独活皆一茎直上，有风不动，但味太辛，气太温，能散寒风，力甚于天麻，而兼能燥湿，不如天麻之刚柔得中也。”

12. 鸡苏

《证类本草·卷二十八·水苏》：“头风目眩者，以清酒煮汁一升服。产后中风，服之弥佳。”“《日华子》云：鸡苏，暖。治肺痿，崩中，带下，血痢，头风目眩，产后中风及血不止。”

《食物本草·卷上·菜类》：“一种水苏，主吐血、衄血、血崩、血痢、产后中风，下气，辟口臭，去毒恶气，久服通神明，轻身耐老。一名鸡苏。”

《本草纲目·主治第四卷·百病主治药·产后》：“鸡苏：产后中风，恶血不止，煎服。”

《本草纲目·草部第十四卷·草之三·水苏》：“酿酒、渍酒及酒煮汁常服，治头昏目眩，及产后中风，恶血不止，服之弥妙。(孟诜)”

13. 鸡屎白

《本草纲目·主治第三卷·百病主治药·痉风》：“鸡屎白：破伤中风，产后中风，小儿脐风，口噤反张，强直瘛疭。以黑豆同炒黄，用酒沃之，少顷温服，取汗。或入竹沥。”

《本草纲目·禽部第四十八卷·禽之二·鸡》：“产后中风，口噤瘛疭，角弓反张：黑豆二升半，同鸡矢白一升炒熟，入清酒一升半，浸取一升，入竹沥服，取汗。(《产宝》)”

14. 荆芥

《证类本草·卷二十八·假苏》：“［新注］云：产后中风，身强直，取末，酒和服，瘥。”“《经验方》：产后中风，眼反折，四肢搐搦，下药可立待应效。如圣散：荆芥穗子为末，酒服二钱，必效。”

《本草纲目·主治第三卷·百病主治药·诸风》：“荆芥：散风热，祛表邪，清头目，行瘀血，主贼风、顽痹、㖞斜。同薄荷熬膏服，治偏风。研末，童尿、酒服，治产后中风，神效。”

《本草纲目·主治第三卷·百病主治药·痉风》：“荆芥：散风湿风热。产后中风口噤，四肢强直，角弓反张，或搐搦欲死，为末，豆淋酒服。入童尿尤妙。”

《本草纲目·主治第四卷·百病主治药·产后》：“荆芥：产后中风，痉直口噤，寒热，不识人，水煎，入童尿、酒服。或加当归。”

《本草纲目·草部第十四卷·草之三·假苏》：“华佗愈风散：治妇人产后中风口噤，手足瘛疭如角弓，或产后血运，不省人事，四肢强直，或筑心眼倒，吐泻欲死。用荆芥穗子，微焙为末。每服三钱，豆淋酒调服，或童子小便服之。”

《万氏家抄济世良方·卷八·药性菜部》：“荆芥(味辛苦，气温)主寒热，鼠瘘、瘰疬诸疮，破结聚，下瘀血，除湿痹，通血脉，发汗，治头风眩晕，妇人血风，产后中风血晕。醋调封风毒疔肿。”

《本草详节·卷三·草部·荆芥》:"主散头目、咽喉、口齿风热,冷风出汗,吐血,衄血,血痢,痔瘘,湿痹,崩中,产后中风身强直,及瘰疬,疮疥。"

《本经逢原·卷二·芳草部·荆芥》:"华元化治产后中风、口噤发痉,及血晕不醒:荆芥末三钱,豆淋酒调服神效。"

《得配本草·卷二·草部·荆芥》:"得童便,治产后中风。"

《本草述钩元·卷八·芳草部·荆芥》:"凡吐衄下血,血痢崩漏,妇人血风,及产后中风为要药。"

《本草简要方·卷三·草部二·荆芥》:"主治,发表,袪风,清热,下气,破积,醒酒,风气壅满头痛,目眩,口面㖞斜,身强项直,背脊疼痛,手足筋急,妇人产后中风。"

15. 茵芋

《本草纲目·草部第十七卷·草之六·茵芋》:"产后中风:茵芋五两,木防己半斤,苦酒九升,渍一宿。猪脂四斤,煎三上三下,膏成。炙手热摩千遍。(《千金方》)"

《本经逢原·卷二·毒草部·茵芋》:"治妇人产后中风有茵芋膏,风湿诸方多用之。"

16. 茺蔚(益母草)

《本草纲目·草部第十五卷·草之四·茺蔚》:"产后中风,牙关紧急,半身不遂,失音不语,童便、酒下。"

《本草汇言·卷三·草部·益母》:"治产后中风,牙关紧闭,半身不遂,失音不语,生姜汤下。"

17. 秦艽

《得配本草·卷二·草部·秦艽》:"得肉桂,治产后中风。"

《本草撮要·卷一 草部·秦艽》:"味苦辛,入手足阳明兼入肝胆。功专去风湿挛痹。得独活、桂心治产后中风。"

18. 桂枝

《神农本草经读·卷二·上品·牡桂》:"产后中风面赤:桂枝、附子、竹叶并用。"

19. 猪心

《备急千金要方·卷二十六·食治方·鸟兽第五》:"心,主惊邪忧恚,虚悸气逆,妇人产后中风,聚血气惊恐。"

《证类本草·卷十八·豚卵》:"又理产后中风,血气,惊邪,忧悸,气逆:猪心一枚,切,于豉汁中煮,五味糁调和食之。"

20. 淡竹沥

《本草纲目·主治第三卷·百病主治药·痉风》:"竹沥:去痰热子冒风痉。金疮中风,破伤中风,产后中风,小儿中风,发痉口噤,反张欲死,饮一二升,或入姜汁。"

《神农本草经疏·卷十三·木部中品·附淡竹沥》:"《梅师方》治产后中风口噤,身直面青,手足反张:以竹沥饮一二升,即苏。"

21. 黑大豆

《本草备要·谷菜部·黑大豆》:"甘寒色黑。属水似肾,肾之谷也(豆有五色,各入五脏),故能补肾镇心(肾水足,则心火宁),明目(肾水足则目明),利水下气(古方治水肿,每单用,或加他药),散热袪风(炒热酒沃,饮其汁,治产后中风危笃及妊娠腰痛,兼能发表)。"

《本草纲目拾遗·卷八·诸谷部·稆豆》:"治产后中风,口噤目瞪,角弓反张 姚希周集验:用黑料豆锅内炒极焦,冲入热黄酒内,服之立效;再服回生丹,全愈。"

《本草撮要·卷五 五谷部·黑大豆》:"得独活,治产后中风。"

22. 蒜

《证类本草·卷二十九·葫》:"《子母秘录》治产后中风,角弓反张,不语:大蒜三十瓣,以水三升,煮取一升,拗口灌之,瘥。"

《本草纲目·主治第三卷·百病主治药·痉风》:"大蒜:产后中风,角弓反张不语,煎酒服,取汗。或煎水服。"

《本草述钩元·卷十五·菜部·葫》:"捣汁饮,治产后中风,角弓反张。"

《本草简要方·卷四·菜部·蒜》:"大蒜主治:通窍下气,消谷,辟恶,破冷气,利水道,止痛散肿,角弓反张,霍乱转筋,泄泻暴痢,噤口痢,关格不通,产后中风,阴肿。"

【医论医案】

一、医论

《卫生家宝产科备要·卷五·产前后十八论乌金散》

第十八论问:产后中风兼有黑血点者,何?答曰：产后七日内下床冲风。百日内伤房劳或有灸疮，中风取性慢，易即中风也。初中之状，气涩腰痛，筋急如角弓反张，牙关急，若有此状，即是风邪所入。或面色黑，遍身赤黑，败血流入脏腑，脏腑皆满，流入皮肤，退反不得，变成血点或得此变。急服此药，无有不瘥。

《产鉴·卷下·中风》

产后中风者，由产时伤动血气，劳损脏腑，未曾平复，起早劳动，致使气虚而风邪乘虚入之，客于皮肤经络，致令痛痹，羸乏不任，少气。大凡筋脉挟寒则挛急㖞僻，挟湿则纵缓虚弱，若入诸脏，恍惚惊悸，随其所伤脏腑经络而生病焉。郭稽中论曰：产后中风者何？答曰：产后五七日内，强力下床，或一月之内，伤于房室，或怀忧怒，扰荡中和，或因食生硬，伤动脏腑，得病之初，眼涩口噤，肌肉瞤搐，渐至腰脊筋急强直者，不可治，此乃人作，非偶尔中风所得也。薛立斋曰：前证果外邪所伤，形气不足，病气有余，当补元气为主，稍佐以治病之药。若强力不休，月内入房，属形气俱不足，当纯补元气，多有复苏者，若误投风药，乃促其危也。丹溪先生曰：产后中风，口眼㖞斜，必用大补气血，然后治痰，当以左右手脉，分其气血多少以治，切不可作中风，用发表治风之药。

二、医案

1. 外感风邪案

《续医说·卷九·痈疽疮疡痔漏·荆芥疗蓐风》

余治一妇人，新产后七日，为将息失宜，腠理不密，偶因风寒所侵，身热头痛，两眼反视，手足瘛疭，名曰蓐风。用荆芥穗一味，新瓦上焙干，为细末，豆淋酒调下二钱，其疾即愈。古人珍秘此方隐，其名故曰举卿古拜散。盖用韵之切语，举卿为荆，故拜为芥，曾公谈录谓之再生丹亦神之也。

《素圃医案·卷四·胎产治效》

程农长兄令媳，吴宅之女也。二月大产，天气尚寒，未满月，便开窗梳洗，方满月，便尔洗浴，因受风寒，次日头痛身疼，遍身筋惕，汗多而热不退，脉不浮而单弦。初诊便告病家，此产后中风大病，不可轻视。用当归四逆汤，当归、赤芍、桂枝、细辛、茯苓、炮姜、甘草，姜枣为引。医治三日，因本气大虚，风邪不解，更头疼如破，筋惕肉瞤，汗出如浴，手足抽搐，时时昏厥，病甚危笃。余曰：此产后气血大虚，风邪直入肝经，已现亡阳脱证，须急用人参固里，附子温经，使里气壮，逼邪外解：否则风邪入藏，必昏厥不语，手足逆冷，呕哕不食，不可治矣。未几果哕，病家遂信予言，重用参附，加于当归四逆汤中，更加吴萸以治哕，间加天麻、半夏，兼治虚风。如斯大剂，日服人参两许，附子六七钱，半月后方渐次而回。再去细辛、吴萸，增芪术，四十日方能起床。此证幸病家不吝人参，而任医得专，故获收功也。

2. 虚极生风案

《校注妇人良方·卷十九·产后中风恍惚方论第四》

一产妇患前症，盗汗自汗，发热晡热，面色黄白，四肢畏冷，此气血俱虚，用八珍汤不应，更用十全大补、加味归脾二汤始应。后因劳怒，发厥昏愦，左目牵紧，两唇抽动，小便自遗，余为肝火炽盛，用十全大补加钩藤、山栀而安，再用十全大补汤、辰砂远志丸而愈。

《赤水玄珠·卷二十三·产后四肢筋挛》

一产妇筋挛臂软，筋肉掣动，此气血俱虚而自热也。用十全大补汤而安。

一产妇手麻，服愈风丹，遍身皆麻，神思倦怠。乃气血虚弱，以十全大补汤加炮姜数剂渐愈，去姜继服而安。

《古今医案按·卷九·女科·中风》

立斋治一产后中风，口眼㖞斜，四肢逆冷，自汗泄泻，肠鸣腹痛。用六君子加姜、附各五钱。不应，以参、附各一两，始应。良久不服，仍肠鸣腹痛，复灸关元穴百余壮，及服十全大补方效。

［震按］此种治法，惟薛公能之。若今人用参、附至四五钱不应，惟束手待毙耳。但不载脉象若何，想诸虚寒证毕现，其脉之大小迟数不足计耶。

第三节

产后恶露不绝

产后恶露持续二十天以上仍淋漓不断者，称为“产后恶露不绝”。

【辨病名】

本病病名首见于《金匮要略》,《肘后方》提出"恶露不止",《小品方》中记载"产后漏血不息",《陶隐居效验方》记录"产后恶露不尽",《千金翼方》列有"恶露不尽""余血不尽""子血不尽""留血不尽"等病名。

一、产后恶露不绝

《妇人大全良方·卷二十·产后恶露不绝方论第三》:"夫产后恶露不绝者,由产后伤于经血,虚损不足。或分解之时,恶血不尽,在于腹中,而脏腑挟于宿冷,致气血不调,故令恶露淋漓不绝也。"

二、产后恶露不尽

《金匮要略·卷下·妇人产后病脉证并治第二十一》,"产后七八日,无太阳证,少腹坚痛,此恶露不尽,不大便……宜大承气汤。"

《妇人大全良方·卷二十·产后恶露不尽腹痛方论第六》:"论曰:产后恶露不尽,腹痛者何?"

三、产后恶血不止

《女科百问·卷上·第四十五问积聚之病何以别之》:"产后恶血不止,血海衰败,赤白带下,胞漏。"

《济阴纲目·卷十一·产后门上·腹痛》:"定痛散治产后恶血不止。"

四、产后漏血不息

《小品方·卷七·治产后诸方》:"治产后漏血不息方"。

【辨病因】

本病多因产后胞脉空虚,寒邪乘虚入胞;或素体正虚,产生失血耗气;或产后操劳过早,劳倦所伤;或产后过服辛热温燥之品等导致。

一、外感寒邪

《诸病源候论·妇人产后病诸候上·产后血露不尽候》:"凡妊妇当风取凉,则胞络有冷,至于产时,其血下必少。或新产而取风凉,皆令风冷搏于血,致使血不宣消,蓄积在内,则有时血露淋沥不下尽。"

《女科经纶·卷五·产后证上》:"(产后恶露不下属风冷乘虚抟血)产后恶露不下,属风冷乘虚抟血。《大全》曰:恶露不下,由产后脏腑劳伤,气血虚损,或胞络挟于宿冷,或产后当风取凉,风冷乘虚而抟于血,壅滞不宣,积蓄在内,故不下也。"

二、产后劳伤

《诸病源候论·妇人产后病诸候上·产后崩中恶露不尽候》:"产伤于经血,其后虚损未平复,或劳役损动而血暴崩下。遂因淋沥不断时来,故谓崩中恶露不尽。凡崩中若小腹急满,为内有瘀血,不可断之。断之终不断,而加小腹胀满,为难愈。若无瘀血,则可断易治也。"

《妇人大全良方·卷二十·产后恶露不绝方论第三》:"夫产后恶露不绝者,由产后伤于经血,虚损不足。或分解之时,恶血不尽,在于腹中,而脏腑挟于宿冷,致气血不调,故令恶露淋沥不绝也。"

《陈素庵妇科补解·产后众疾门·卷五·产后恶露不止方论》:"产后恶露不绝者,由产后劳伤,经血虚损,或分娩时血去不尽,在于腹中,脏腑挟于宿冷,冷则血欲行而或阻,故恶露淋沥不绝也。"

三、房事损伤

《胎产新书·女科秘要·卷二》:"产后一月恶露重来,此症来如流水不止,昏迷倒地,不省人事,此乃未满一月,夫妇交姤房事,摇动筋骨,血不归络,以致血崩不止。"

四、过用固胎药

《女科指掌·卷四·临产门·恶露不绝》:"戴复庵曰:妇人服固胎药过多,故产虽下而恶血不去,或经二三月,犹点滴不尽,此非败血之比,正缘有固经药在内,以致血滞不化。"

【辨病机】

本病病机主要为寒瘀互结,冲任虚损,肝脾失调,气血虚惫,旧血未尽,新血不敛,相并而下。

一、寒瘀互结

《妇科秘兰全书·恶露不尽腹痛第二十六》："产后恶露不尽，腹痛者，因产恶血难行，或外感五秘，内伤七气，致令渐然而止，余血停积，壅滞不行，所下不尽，故令腹痛。"

《妇人大全良方·卷二十·产后恶露不绝方论第三》："夫产后恶露不绝者，由产后伤于经血，虚损不足；或分解之时，恶血不尽，在于腹中，而脏腑挟于宿冷，致气血不调，故令恶露淋沥不绝也。"

二、冲任虚损

《女科医则玄要·产后章》："产后冲任损伤，气血虚惫，旧血未尽，新血不敛，相并而下，乃不止者也。日久不止，渐成虚劳。"

《妇科冰鉴·卷七·产后门·恶露不绝》："产后恶露，乃裹儿污血也。产时当随胎而下，其未尽之余，常以七朝为率。若日久不断，时时淋漓者，有冲任虚损，不能收摄；有瘀停不尽，随化随行。"

《妇科良方·产后·恶露不绝》："恶露不绝，或由停瘀，零星渐下，或瘀已尽去，而冲任虚损不能收摄也。"

《沈氏女科辑要笺疏·卷下·恶露过多不止》："新产恶露过多，而鲜红无瘀者，是肝之疏泄无度，肾之闭藏无权，冲任不能约束，关闸尽废，暴脱之变。"

三、肝脾失调

《陈素庵妇科补解·产后众疾门·卷五·产后恶露不止方论》："或肝虚不能藏血，或脾虚不能摄血，或肝虚生热，致血妄行，或脾郁生热，血不归源，亦未可知。"

【辨病证】

本病证可分为虚证、实证和热证、寒证。虚证除恶露量较多、色淡外，尚伴有神疲乏力，面色㿠白等症；实证除恶露涩滞不爽，兼有血色紫黯、有块，小腹疼拒按；热证当见恶露量较多、色红、质黏稠，或有臭秽气，面色潮红，口燥咽干；寒证可见恶露量少、色暗，畏寒，或腰膝酸冷。

一、辨虚实

《节斋公胎产医案》："凡产后血大来，用审血色之红紫，视形色之虚实。如血多色紫有块，乃当重去败血也。若止留及作痛，不可论崩。如紫红色大来，乃是惊伤心不能生，怒伤肝不能藏，劳伤脾，不能助血归经耳。"

二、辨出血量和色

《邯郸遗稿·卷四·产后》："产后谵语者，须问其去血多少。产妇虽不能言，然旁观可知去血多少，宜用治血药清魂散、延胡散，或用四物加易汤亦可。"

《医宗金鉴·卷四十七·妇科心法要诀·恶露不绝证治》："产后恶露乃裹儿污血，产时当随胎而下？若血久不断，时时淋漓者，或因冲任虚损，血不收摄，或困瘀行不尽，停留腹内，随化随行者，当审其血之色，或污浊不明，或浅淡不鲜，或臭、或腥、或秽，辨其为实、为虚而攻补之。"

【论治法】

产后恶露不绝，有寒热虚实之不同。虚者扶气养血，实者活血行血，热者清热凉血，寒者温补止血。忌单纯止血，需辨证求因，审因论治，"见血休治血"。

《普济方·卷三百四十六·产后恶露不尽腹痛》："夫产后恶露不断者，盖由脏腑有冷，肺气不调和，既产之后，恶露乘虚不能制约，淋漓不断，久不已则经血不荣，脐腹坚痛，面色焦黄，气短不足，是其证也。治法宜温补之剂。"

《陈素庵妇科补解·产后众疾门·卷五·产后恶露不止方论》："［补按］产后恶露宜去，但七日后，或半月内，当去尽而止。若迁延不止，淋沥不断者，大约劳伤筋脉所致。至于分娩时血去不尽，在于腹中，风冷乘之，行而复阻，淋沥不快。未产前服固经药太多，以致血滞不化，至月余犹来。此二者，理固有之，然后是恶露，则非新生之血，不可复留，若迟至一二月，犹点滴未尽，则又非恶血可比矣。或肝虚不能藏血，或脾虚不能摄血，或肝虚生热，致血妄行，或脾郁生热，血不归源，亦未可知。况淋沥不断则又非产后血崩、血败诸症，可以例治。是方芎、归、芍、生地、熟地、艾、断以补血，黄芪、陈皮、甘草以补气，伏龙肝之温，牡蛎之涩，地榆、醉芩之凉以止淋沥。产后经血虚损而致者，服之有效，若脏腑挟宿冷者，榆、芩二味恐不宜人。

[补按] 前方只为劳伤经血,以致恶露淋沥者设也。若肝虚不能藏血,四物参合逍遥散。肝火妄行,四物加丹皮、地榆、生地、黑蒲黄。肝经风热,加防风、柴胡、黄芩、丹皮。脾虚不能摄血,八珍加丹皮、远志、龙眼肉、黄芪、山药。脾经郁热,胃气下陷,肌热夜热,胃纳不思,十全大补汤加丹参、沙参。盖淋沥不止,自属血虚,或兼有火。至于生产时,血来或不尽,胎前服固经药太多,以至恶露不绝,十不二也。"

《女科精要·卷三·产后杂症门·恶露不绝》:"产后恶露不绝,由产时伤其经血虚损不足,不能收敛;或恶血不尽则好血难安;或阴虚内热,热搏血分;或挟于宿冷致气血不调,并宜脉候参详。虚极者,但温补生新而瘀自化;虚不甚者,则为去瘀生新可也。产后恶露不绝,若肝气热,不能生血,六味丸;若肝气虚,不能藏血,逍遥散;若脾气虚,不能摄血,六君子汤;胃气下陷,不能统血,补中汤;若脾经郁热,血不归源,加味归脾汤;若肝经怒火,荣血妄行,加味四物汤;若气血两虚,十全大补汤;若肝经风邪,其血沸腾,一味防风丸;若淫欲怒气,有伤冲任,血久不止者,六味地黄汤加阿胶、麦冬、五味子。"

《医宗金鉴·卷四十七·妇科心法要诀·恶露不绝证治》:"当审其血之色,或污浊不明,或浅淡不鲜,或臭或腥或秽,辨其为实、为虚而攻补之。"

【论用方】

《万氏妇人科·卷三·产后章·产后恶露不止》:"产后冲任损伤,气血虚惫,旧血未尽,新血不敛,相并而下,日久不止,渐成虚劳者,大补气血,使旧血得行,新血得生。不可轻用固涩之剂,使败血凝聚,变为癥瘕,反为终身之害,十全大补汤主之。如小腹刺痛者,四物汤加元胡、蒲黄(炒)、干姜(炒)各等分。"

《景岳全书·卷三十九人集·妇人规下·产后类》:"产后恶露不止,若因血热者,宜保阴煎、清化饮;有伤冲任之络而不止者,宜固阴煎加减用之;若肝脾气虚,不能收摄而血不止者,宜寿脾煎或补中益气汤。若气血俱虚而淡血津津也不已者,宜大补元煎或十全大补汤。若怒火伤肝而血不藏者,宜加味四物汤。若风热在肝而血下泄者,宜一味防风散。"

《医学心悟·卷五·妇人门·恶露不绝》:"产后恶露不绝,大抵因产时、劳伤经脉所致也。其症,若肝气不和,不能藏血者,宜用逍遥散。若脾气虚弱,不能统血者,宜用归脾汤。若气血两虚,经络亏损者,宜用八珍汤。若瘀血停积,阻碍新血,不得归经者,其症腹痛拒按,宜用归芎汤送下失笑丸,先去其瘀而后补其新,则血归经矣。"

《妇科冰鉴·卷七·产后门·恶露不绝》:"若冲任虚损,不能摄血者,十全大补汤加续断、阿胶。色污浊不明者,人参养荣汤。色浅者,八珍汤。其气臭腥而秽,随化随行,瘀停所致也,佛手散加益母草。"

一、治产后恶露不绝方论

1. 论干地黄汤

《千金方衍义·卷三·妇人方中·恶露第十四》:"此方以保元,四物兼补气血;佐细辛,防风以行保元之力,桂心、茯苓以行四物之滞。滞通而恶露自行,本虚挟血之良法也。"

2. 论姜黄散

《女科指要·卷五·产后门·血漏不绝》:"产后污血不尽,新血又虚,故腹痛,胸闷,恶露经久不尽焉。姜黄一味,性能行散血气,醋浸炒黑又能祛血中之湿,以止多郁人污血之漏血也。为散,米饮调下,使污血去尽,则郁结顿开,而新血自生,经脉完复,何患恶露不净,腹痛胸闷不除乎。"

3. 论蒲醋丸

《女科指要·卷五·产后门·血漏不绝》:"蒲黄一味,性能破瘀行血,炒黑醋丸,又能涩血止血,以定污血之漏血。米饮调下,使污血去尽,则新血自生,而经脉完复,其血露无不净,腹痛无不除,何尪羸日当之有哉。"

4. 论桃仁煎

《女科指要·卷五·产后门·血漏不绝》:"产后恶露不尽,瘀血留结,故腹中坚痛,不可忍焉。桃仁泥破瘀开结,当归身养血荣筋,赤芍药破血泻血滞,甜桂心通闭温经脉,砂糖炒黑以去瘀和血。水煎温服,务使恶露去尽,则血无瘀结之患,而经脉融和,何虑腹中坚痛不减哉!"

5. 论铜镜鼻汤

《千金方衍义·卷三·妇人方中·恶露第十

四》："产后恶露不除，日久而成积聚，虽有大黄、芒消、干漆、地黄之属，不能消磨坚积，故取铜镜之鼻以磨砺之，深契(《本经》)'主治女子血闭癥瘕'之旨；芍药、芎䓖、发灰、大枣，乃干漆之佐使耳。"

6. 论泽兰汤

《千金方衍义·卷三·妇人方中·恶露第十四》："泽兰为产后去宿生新要药，与丹参功用不殊，济以地黄、归、芍调血之品，和以甘草、姜、枣辛散之味。不独恶露可通，即小产去血过多亦能疗之，总藉去宿生新之力。"

二、治恶露不绝方

1. 大黄汤(《备急千金要方·卷三·妇人方中·恶露第十四》)

治产后恶露不尽，妊娠堕胎后，血不出。

大黄(三两)　当归(三两)　甘草(三两)　生姜(三两)　牡丹(三两)　芍药(三两)　吴茱萸(一升)

上㕮咀。以水一斗煮取四升，去滓，分四服，一日令尽。

2. 干地黄汤(《备急千金要方·卷三·妇人方中·恶露第十四》)

治产后恶露不尽。

干地黄(三两)　芎䓖(二两)　桂心(二两)　黄芪(二两)　当归(二两)　人参(一两)　防风(一两)　茯苓(一两)　细辛(一两)　芍药(一两)　甘草(一两)

上㕮咀。以水一斗煮取三升，去滓，分三服，日再夜一。

3. 龙骨丸(《备急千金要方·卷三·妇人方中·恶露第十四》)

治产后恶露不断。

龙骨(四两)　干姜(二两)　甘草(二两)　桂心(二两，一方用人参三两)　地黄(三两)。

上为末，蜜为丸如梧桐子大。每服二十丸，暖酒送下，日三次。

4. 铜镜鼻汤(《备急千金要方·卷三·妇人方中·恶露第十四》)

治产后余疾，恶露不除，积聚作病，血气结搏，心腹疼痛。

铜镜鼻(十八铢，烧，末)　大黄(二两半)　干地黄(二两)　芍药(二两)　芎䓖(二两)　干漆(二两)　芒消(二两)　乱发(如鸡子大，烧)　大枣(三十枚)

上㕮咀。以水七升，煮取二升二合，去滓，纳发灰、镜鼻末，分三服。

5. 泽兰汤

1)《外台秘要·卷三十四·产后恶露不绝方四首》

治产后恶露不尽，腹痛往来兼满，少气，堕身欲死者。

泽兰(八分)　当归(三分)　生地黄(三分)　芍药(十分)　甘草(六分，炙)　生姜(十分)　大枣(十四枚)

上切，以水九升，煮取三升，分为三服。欲死，涂身。

2)《圣济总录·卷一百六十·产后门·产后恶露不下》

治产后恶露不尽，脐腹㽲痛。

泽兰(一两)　当归(切，焙，二两)　生地黄(切，焙，二两)　甘草(炙，锉，一两)　芍药(二两)

上为粗末。每服五钱匕，水二盏，加大枣三枚(擘破)，煎至一盏，去滓温服。

6. 阿胶散

1)《太平圣惠方·卷八十·治产后恶露不绝诸方》

治产后恶露不绝，心腹疼痛，不思饮食。

阿胶(一两，炙令黄燥)　芎䓖(一两)　艾叶(半两，微炒)　当归(一两，锉，微炒)　桂心(一两)　地榆(一两，锉)　甘草(半两，炙微赤，锉)　厚朴(三分，去粗皮，涂生姜汁炙令香熟)

上为散。每服二钱，以水一中盏，加大枣二枚，煎至六分，去滓温服，不拘时候。

2)《圣济总录·卷一百六十一·产后恶露不断》

治产后恶露不绝。

阿胶(炙令燥，一两)　牛角䚡(烧灰，一两)　龙骨(煅，一两)

上为散。每服二钱匕，薄粥饮调下。

7. 艾叶散(《太平圣惠方·卷八十·治产后恶露不绝诸方》)

治产后恶露不绝，脐腹时痛。

艾叶(二分，微炒)　当归(三分，锉，微炒)

白芍药（一两） 芎䓖（半两） 熟干地黄（一两半） 续断（一两） 牛膝（半两，去苗） 桑耳（半两） 败酱（三分）

上为细散。每服二钱，食前以生姜粥饮调下。

8. 艾叶丸（《太平圣惠方·卷八十·治产后恶露不绝诸方》）

治产后恶露不绝，腹㽲痛，气息乏力。

艾叶（一两，微炒） 熟干地黄（二两） 代赭石（一两半，细研） 干姜（一两，炮裂，锉） 芎䓖（一两） 阿胶（一两，捣碎，炒令黄燥） 牛角䚡（二两，烧） 牡蛎（一两，烧为粉）

上为末，炼蜜为丸如梧桐子大。每服三十丸，食前以温酒送下。

9. 琥珀散（《太平圣惠方·卷八十·治产后恶露不绝诸方》）

治产后恶露不尽，心神烦热，四肢疼痛。

琥珀（三分） 虎杖（一两） 赤芍药（一两） 桂心（半两） 土瓜根（一两） 川大黄（一两） 当归（半两，锉，微炒） 红蓝花（三分）

上为粗散。每服三钱，以水一中盏，入生姜半分，煎至六分，去滓温服，不拘时候。

10. 牡蛎散（《太平圣惠方·卷八十·治产后恶露不绝诸方》）

1）治产后恶露不绝，心闷短气，四肢乏力，不能饮食，头目昏重。

牡蛎（烧为粉，一两） 芎䓖（一两） 熟干地黄（一两） 白茯苓（一两） 龙骨（一两） 续断（半两） 当归（锉，微炒，半两） 艾叶（微炒，半两） 人参（去芦头，半两） 五味子（半两） 地榆（半两） 甘草（一分，炙微赤，锉）

上为粗散。每服四钱，以水一中盏，入生姜半分，大枣二个，煎至六分，去滓，每于食前温服。

2）治产后恶露不绝。

牡蛎（一两，烧） 龟甲（一两，涂醋炙令黄）

上件药，捣细罗，研为散。每服食前，以温酒调下二钱。

11. 熟干地黄丸（《太平圣惠方·卷八十·治产后恶露不绝诸方》）

治产后恶露不绝，或崩血不可禁止，腹中㽲痛，喘息气急。

熟干地黄（二两） 乱发（一两，烧灰） 代赭一两（细研） 干姜（半两，炮裂，锉） 马蹄（半两，烧令烟绝） 牛角䚡（二两半，烧灰） 阿胶（一两，捣碎，炒令黄燥）

上为末，炼蜜为丸如梧桐子大。每服二十丸，食前以粥饮送下。

12. 续断丸（《太平圣惠方·卷八十·治产后恶露不绝诸方》）

治产后恶露不绝，虚极少气，腹中㽲痛，面无血色。

续断（一两） 桂心（三分） 熟干地黄（一两半） 赤石脂（三分） 艾叶（三分，微炒） 白术（三分） 卷柏（半两） 当归（半两，锉，微炒） 附子（半两，炮裂，去皮脐） 阿胶（半两，捣碎，炒令黄燥） 芎䓖（半两） 干姜（炮裂，锉，半两）

上为末，炼蜜为丸如梧桐子大。每服三十丸，食前温酒送下。

13. 败酱散（《太平圣惠方·卷八十·治产后恶露不绝腹痛诸方》）

治产后恶露不尽，血气冲心，闷绝。

败酱（三分） 琥珀（三分） 枳壳（三分，麸炒微黄，去瓤） 当归（三分，锉，微炒） 桂心（三分） 赤芍药（三分） 赤鲤鱼鳞（二两，烧灰） 乱发（二两，烧灰） 釜底墨（二两） 麝香（二两，细研）

上为细散。每服二钱，炒生姜酒调下，不拘时候。

14. 赤龙麟散（《太平圣惠方·卷八十·治产后恶露不绝腹痛诸方》）

治产后恶露不尽，腹痛不可忍。

赤鲤鱼鳞（一两，烧灰） 乱发（二两，烧灰） 棕榈皮（二两，烧灰） 当归（二两，末） 麝香（一钱） 赤芍药（一两，末）

上为散，令匀。每服二钱，于食前以热酒调下。

15. 干漆散（《太平圣惠方·卷八十·治产后恶露不绝腹痛诸方》）

治产后恶露不尽，腹内痛。

干漆（一两，捣碎，炒令烟出） 没药（一两）

上为细散。每服一钱，食前以热酒调下。

16. 龟甲散（《太平圣惠方·卷八十·治产后恶露不绝腹痛诸方》）

治产后恶露不绝，腹内㽲刺疼痛，背膊烦闷，不欲饮食。

龟甲（一两，涂醋炙令黄） 当归（三分，锉，微炒） 干姜（一分，炮裂，锉） 阿胶（半两，捣碎，炒令黄燥） 诃黎勒（一两，煨，用皮） 龙骨（一分） 赤石脂（半两） 艾叶（一两，微炒） 甘草（一分，炙微赤，锉）

上为细散。每服二钱，不拘时候，以热酒调下。

17. 没药散（《太平圣惠方·卷八十·治产后恶露不绝腹痛诸方》）

治产后恶露不尽，脐腹疼痛。

没药（半两） 木香（半两） 琥珀（半两） 桂心（半两） 当归（锉，微炒，一两） 赤芍药（一两） 芎䓖（一两） 麒麟竭（一两） 牛膝（去苗，一两）

上为细散。每服二钱，以热酒调下，不拘时候。

18. 牛膝散（《太平圣惠方·卷八十·治产后恶露不绝腹痛诸方》）

治产后恶露不尽，心腹及胁肋疼痛。

牛膝（一两，去苗） 琥珀（三分） 赤芍药（三分） 延胡索（三分） 川大黄（三分，锉，微炒） 牡丹（半两） 姜黄（半两） 桂心（半两） 虻虫（二分，微炒，去翅足） 当归（三分，锉，微炒） 桃仁（一两，汤浸去皮尖、双仁，麸炒微黄） 枳实（一两，麸炒微黄）

上为粗散。每服三钱，以水一中盏，煎至六分，去滓，不拘时候稍热服。

19. 苏枋木散（《太平圣惠方·卷八十·治产后恶露不绝腹痛诸方》）

治产后恶露不尽，腹内疞痛，心神烦闷，不思饮食。

苏枋木（一两） 当归（三分，锉，微炒） 桂心（三分） 赤芍药（半两） 鬼箭羽（半两） 羚羊角屑（一两） 蒲黄（三分） 牛膝（一两，去苗） 刘寄奴（三分）

上为粗散。每服三钱，以水一中盏，加生姜半分，煎至六分，去滓温服，不拘时候。

20. 桃仁散（《太平圣惠方·卷八十·治产后恶露不绝腹痛诸方》）

1）治产后恶露不尽，腹胁疼痛。

桃仁（三分，汤浸去皮尖、双仁，麸炒微黄） 当归（半两，锉，微炒） 木香（半两） 芎䓖（半两） 干姜（一分，炮裂，锉）

上件药，捣细罗为散。每服不计时候。以热酒调下一（二）钱。

2）治产后恶露不尽，腹胁疼痛。

桃仁（一两，汤浸去皮尖、双仁，麸炒微黄） 赤芍药（三分） 芎䓖（三分） 当归（锉，微炒，三分） 菴蕳子（三分） 桂心（三分） 琥珀（三分） 鬼箭羽（三分） 甘草（半两，炙微赤，锉）

上件药，捣粗罗为散。每服三钱，以水一中盏，入生姜半分，煎至六分，去滓，不计时候稍热服。

21. 乌金散（《太平圣惠方·卷八十·治产后恶露不绝腹痛诸方》）

治产后恶露不尽，腹内疞痛，头重，吃粥呕逆，血晕。

乱发（二两，烧灰） 赤鲤鱼鳞（二两，烧灰） 香墨（一枚） 灶突墨（三分） 麝香（一分，细研） 延胡索（三分） 肉桂（三分，去皱皮） 麒麟竭（三分） 赤芍药（三分）

上为细散。每服二钱，以温酒调下，不拘时候；生姜、童便调服亦得。

22. 延胡索散（《太平圣惠方·卷八十·治产后恶露不绝腹痛诸方》）

治产后恶露不尽，腹中疼痛不可忍。

延胡素（一两） 干漆（一两，捣碎，炒令烟出） 旱莲子（一两） 桂心（一两） 当归（锉，微炒，一两）

上为细散。每服二钱，以温酒调下，不拘时候。

23. 犀角丸（《鸡峰普济方·卷十三·妇人》）

治产后恶露不尽。

马鸣退（二两） 甘草（二两） 石膏（二两） 当归（二两） 川椒（二两） 蝉退（二两） 人参（一两） 干姜（一两） 附子（一两） 芎䓖（一两） 藁本（一两） 白芜荑（一两） 柏子仁（一两） 白薇（一两） 白术（一两） 苍耳（一两） 白芍药（一两） 桔梗（三两） 白芷（五分） 泽兰（九分） 食茱萸（五分） 厚朴（五分） 防风（五分） 生犀（半两）

上为细末，炼蜜为丸如弹子大。每服一丸，空心温酒送下。

24. 犀角大丸(《传家秘宝脉证口诀并方》)

治产后恶露不尽。

马鸣退(二两) 人参(去头,一两) 干姜(炮,一两) 附子(炮,去皮脐,一两) 川芎(一两) 藁本(一两) 白芜荑(一两) 柏子仁(一两) 白薇(一两) 白术(一两) 苍耳(一两) 白芷(五分) 当归(一两) 泽兰(九分) 桔梗(三两) 石膏(二两) 甘草(一两) 防风(五两) 芍药(一两) 川椒(二两) 食茱萸(五分) 厚朴(去皮,姜汁炙,五分) 蝉蜕(二两) 生犀(半两)

上为末,炼蜜为丸如弹子大。每服一丸,空心温酒化下。妊娠临月,日服一丸,产时不知痛。如汗出不止,只用酒下一丸便止。

25. 芒硝散(《圣济总录·卷一百五十七·妊娠半产》)

治半产后,恶露不尽,气攻疼痛,血下成块,结筑脐腹。

芒消(半两) 蒲黄(半两) 芎䓖(半两) 桂(去粗皮,半两) 鬼箭羽(半两) 生干地黄(焙,一两) 桃仁(去皮尖双仁,炒,半两)

上为粗末。每服三钱匕,水一盏,煎至七分,去滓温服,不拘时候。

26. 豉饮(《圣济总录·卷一百六十·产后门·产后恶露不下》)

治产后恶露未尽,气血攻心腹疠痛,心胸有热。

豉(炒干,半两) 羊肉(一斤,去脂,水八盏煮取肉汁五盏,澄清) 当归(切,焙,半两) 桂(去粗皮,半两) 黄芩(去黑心,三分) 麦门冬(去心,微炒,三分) 莎草根(炒,半两) 生干地黄(焙,一两半)

上除肉外,为粗末。每服三钱匕,加生姜三片、葱白一茎(切)、肉汁一盏半,同煎至七分,去滓温服。

27. 当归汤(《圣济总录·卷一百六十·产后门·产后恶露不下》)

治产后恶露不尽。

当归(切,焙,三两) 桂(去粗皮,二两) 荷叶蒂(三至七个)

上为粗末。每服三钱匕,水半盏,酒一盏,加生姜三片,同煎至七分,去滓温服,早晨、日晚各一服。

28. 黄芪汤(《圣济总录·卷一百六十·产后门·产后恶露不下》)

治产后恶露不尽。

黄芪(锉,半两) 熟干地黄(锉,一两) 芎䓖(半两) 桂(去粗皮,半两) 人参(三分) 防风(去叉,一分) 当归(切,焙,半两) 白茯苓(去黑皮,一分) 细辛(去苗叶,一分) 芍药(一分) 甘草(炙,一分)

上为粗末。每服三钱匕,水一盏煎至六分,去滓温服,不拘时候。

29. 刘寄奴汤(《圣济总录·卷一百六十·产后门·产后恶露不下》)

1)治产后恶露不尽,七八日腹痛,两胁妨满,兼儿枕痛。

刘寄奴(二两) 桔梗(炒,三两) 当归(锉,焙,二两) 生姜(切,焙,一两) 桂(去粗皮,二两) 陈橘皮(汤去白,焙,一两半) 芍药(三两) 赤茯苓(去黑皮,三两)

上为粗末。每服三钱匕,水一盏半煎至八分,去滓,入延胡索末半钱匕,搅匀温服,日三次。

2)治产后恶露不尽,脐腹疠痛,壮热憎寒,咽干烦渴。

刘寄奴(一两) 知母(焙,一两) 当归(切,焙,二两) 鬼箭羽(二两) 桃仁(去皮尖、双仁,炒,一两半)

上为粗末。每服四钱匕,水一盏半煎至八分,去滓,空心、食前温服。

30. 阿胶丸(《圣济总录·卷一百六十一·产后恶露不断》)

治产后恶露不绝,腹痛气急,及产蓐三十六疾。

阿胶(炙令燥,半两) 乱发灰(别研,半两) 代赭(别研) 干姜(炮,一两) 马蹄(半个,烧令烟尽) 生干地黄(焙,一两一分) 牛角䚡(炙焦,二两)

上为末,炼蜜为丸如梧桐子大。每服二十丸,空心粥饮送下,日午、夜卧再服,加至四十丸。

31. 败酱饮(《圣济总录·卷一百六十一·产后恶露不断》)

治产后恶露下不绝。

败酱(半两) 当归(切,焙,半两) 芍药(半

两） 芎䓖（半两） 竹茹（一两） 生干地黄（焙干，一两）

上为粗末。每服三钱匕，水一盏煎至七分，去滓温服，一日三次。

32. 地榆饮（《圣济总录·卷一百六十一·产后恶露不断》）

治产后恶露下多，心烦气短，食少多倦。

地榆（一两） 当归（切，焙，二两） 艾叶（二两） 人参（二两） 生干地黄（焙，三两） 桂（去粗皮，一两）

上为粗末。每服二钱匕，以水一盏，加生姜三片，同煎至七分，去滓，空心温服。

33. 虎掌饮（《圣济总录·卷一百六十一·产后恶露不断》）

治产后恶露过多，心闷气短无力，不能食。

虎掌（一两） 当归（切，焙，一两） 艾叶（微炒，一两） 人参（半两） 地榆（三分） 生干地黄（焙，一两一分）

上为粗末。每服三钱匕，加生姜三片，水一盏煎至七分，去滓温服。

34. 秦艽汤（《圣济总录·卷一百六十一·产后恶露不断》）

治产后恶露不断。

秦艽（去苗、土，一两） 玄参（一两） 芍药（一两） 艾叶（炙，一两半） 白芷（一两半） 续断（一两半） 当归（切，焙，一两半）

上为粗末。每服二钱匕，水一盏，加生姜三片，煎七分，去滓温服，不拘时候。

35. 黑神散（《妇人大全良方·卷十八·产后门·产后通用方论第三》）

治妇人产后恶露不尽，胞衣不下，攻冲心胸痞满；或脐腹坚胀撮痛，及血晕神昏眼黑口噤，产后瘀血诸疾。

熟干地黄（四两） 蒲黄（炒，四两） 当归（四两） 干姜（炮，四两） 桂心（四两） 芍药（四两） 甘草（四两） 黑豆（炒，去皮，半斤）

上为细末。每服二钱，酒半盏，童便半盏，同煎调服。

36. 玉烛散（《玉机微义·卷四十九·妇人门》）

治恶露不尽。

四物汤 调胃承气汤

上㕮咀，水煎服。

37. 玄胡散（《医方类聚·卷一百九十二·诸疮门五》引《施圆端效方》）

治妇人血气痛，产后恶露不尽，腹内痛。

玄胡索末

以温酒调下一钱。

38. 薏苡仁汤（《外科发挥·卷四·肠痈》）

治妇人产后恶露不尽，或经后瘀血作痛，或肠胃停滞，瘀血作痛，或作痈患。

薏苡仁（三钱） 瓜蒌仁（三钱） 牡丹皮（二钱） 桃仁（去皮尖，二钱）

作一剂，水二钟煎八分，空心服。

39. 当归须散（《医学入门·外集·卷七·妇人小儿外科用药赋》）

治打扑，以致气凝血结，胸腹胁痛，或寒热；月经适来，被气凝聚，或产后恶露不尽，腹痛。

归尾（一钱半） 红花（八分） 桃仁（七分） 甘草（五分） 赤芍（一钱） 乌药（一钱） 香附（一钱） 苏木（一钱） 官桂（六分）

水、酒各半煎，空心腹。

40. 益母汤（《古今医鉴·卷十二·产后》）

治产后恶露不尽，攻冲心腹，或作眩晕，或寒热交攻。

益母草（锉，一大剂） 川芎（二钱） 当归（二钱）

水煎，去滓，入黄酒、童便各一盏服。

41. 活血散瘀汤（《外科正宗·卷三·肠痈论第二十八》）

治肠痈；产后恶露不尽，或经后瘀血作痛；或暴急奔走，或男子杖后，瘀血流注肠胃作痛，渐成内疽，腹痛，大便燥者；委中毒，木硬肿痛微红，屈曲艰难。

川芎（一钱） 归尾（一钱） 赤芍（一钱） 苏木（一钱） 牡丹皮（一钱） 枳壳（一钱） 瓜蒌仁（去壳，一钱） 桃仁（去皮尖，一钱） 槟榔（六分） 大黄（酒炒，二钱）

水二茶钟煎八分，空心服，滓再煎服。

42. 加味四物汤（《济阴纲目·卷十一·产后门上·腹痛》）

治产后恶露不尽，腹痛。

当归（一钱） 川芎（一钱） 芍药（一钱） 熟地（一钱） 香附（炒，一钱） 五灵脂（炒，二味

另为末,一钱,临服调入)

上锉一剂,水煎服。

43. 固阴煎(《景岳全书·卷五十一德集·新方八阵·固阵》)

治肝肾两亏,遗精滑泄,带下崩漏,胎动不安,产后恶露不止,妇人阴挺,带浊淋遗,及经水因虚不固;肝肾血虚,胎动不安;产后冲任损伤,恶露不止;阴虚滑脱,以致下坠者。

人参(适量) 熟地(三五钱) 山药(炒,二钱) 山茱萸(一钱半) 远志(七分,炒) 炙甘草(一二钱) 五味(十四粒) 菟丝子(炒香,二至三钱)

水二钟煎至七分,食远温服。

44. 益荣汤(《胎产良方》)

治产后恶露不断。

当归(一钱) 川芎(一钱) 生地(五分) 香附(八分) 荆芥(六分) 焦杜仲(八分) 续断(七分) 山萸肉(八分) 茯苓(八分) 陈皮(三分) 甘草(五分)

水煎服。

45. 蒲索四物汤(《胎产心法·卷下·恶露不止论》)

治产后恶露不止。

当归(一钱五分) 川芎(八分) 熟地黄(二钱) 白芍(酒炒,一钱) 延胡索(醋炒,一钱) 蒲黄(七分,炒) 干姜(五分,炒黑)

水煎服。

46. 姜黄散(《女科指要·卷五·产后门·血漏不绝》)

治产后恶露不尽,脉沉涩者。

姜黄(八两,醋浸,炒黑)

上为散。每服三钱,米饮调下。

47. 桃仁煎(《女科指要·卷五·产后门·血漏不绝》)

治产后恶露不尽,脉弦滞涩。

桃仁(三钱) 当归(三钱) 赤芍(钱半) 桂心(钱半) 砂糖(三钱,炒黑)

水煎,去滓温服。

48. 蒲醋丸(《女科指掌·卷四·临产门·恶露不绝》)

治产后恶露不绝。产后污血未尽,新血又虚,致血露不净,腹痛尪羸,日当一日。

真蒲黄(炒)

上为末,熬米醋为丸。每服五十丸,米饮送下。

49. 三黄宝蜡丸(《医宗金鉴·卷八十九·正骨心法要旨·胸背部》)

治女人产后恶露不尽,致生怪证,瘀血奔心,痰迷心窍,危在旦夕。

天竹黄(三两) 雄黄(二两) 刘寄奴(三两) 红芽大戟(去骨,三两) 麒麟竭(三两) 归尾(一两五钱) 朱砂(一两) 儿茶(一两) 净乳香(去油,三钱) 琥珀(三钱) 轻粉(三钱) 水银(同轻粉研不见星,三钱) 麝香(三钱,如无真天竹黄,以真胆星三两代之)

以上各称足分两,各为细末,再用好黄蜡二十四两,炼净,滚汤坐定,将药投入,不住手搅匀,取出装瓷罐内备用。重者一钱,轻者三分,用无灰酒送下,立刻全生;如被鸟枪伤,铅子在内,危在顷刻,服一钱,吃酒数杯,睡一时,汗出即愈;如外敷,将香油热化少许,鸡翎扫患处。

50. 加减四物汤(《叶氏女科证治·卷三·保产上》)

治产后恶露不止,怒火伤肝而血不藏者。

熟地黄(三钱) 当归(三钱) 川芎(一钱) 白芍(二钱) 山栀仁(炒,一钱) 柴胡(一钱) 牡丹皮(一钱)

水煎服。

51. 磨块四物汤(《妇科玉尺·卷四·产后》)

治产后恶露不止,小便急痛。

四物汤加延胡索 桃仁 肉桂 熟大黄

水煎服。

52. 束带饮(《产科发蒙·附录·产前后经验方》)

治赤白带下,及产后恶露尽后,清血不止者。

续断 炙艾 红花 地榆 川芎 地黄 芍药 当归

每服四钱,以水一盏半煎取八分服。

53. 双乌散(《产科发蒙·卷三·产后第五》)

治产后恶露下多,虚惫甚,热壮而口燥。

莲房灰 棕榈灰(各等分,各烧存性)

上为极细末,白汤点服;与还元煎、童便一小杯同服。

54. 紫葳苏木汤(《产科发蒙·卷四·产后肿

满第十一》)

治恶露不尽,产后浮肿者。

紫葳(即凌霄花叶,一大合半) 冬瓜子(一大合) 苏木(一中合) 当归(一中合) 川芎(一中合) 茯苓(一中合) 牡丹皮(一中合) 甘草(一小合)

以水一盏半煮取一盏,去滓温服。

55. 六合定中丸(《医方易简·卷四》)

治妇人产后恶露不尽。

苏叶(四两) 藿香叶(四两) 香薷(四两) 木香(另研,一两) 赤茯苓(二两) 生甘草(一两) 木瓜(二两) 檀香(另研,一两) 羌活(二两) 枳壳(二两五钱) 厚朴(姜汁制,一两五钱) 柴胡(一两)

上为细末,炼蜜为丸,重一钱五分。红花、山楂煎汤送下。

56. 惜红煎(《医门八法·卷四·宜梅》)

治产后恶露不止。

白术(一钱,炒) 黄芩(一钱半) 生地(二钱) 地榆(二钱) 川断(二钱) 荆穗(二钱) 扁豆(三钱,炒,研) 莲肉(三钱) 砂仁(一钱,研) 文蛤(一钱,即五倍子) 金樱子(二钱,去核) 乌梅肉(二钱)

上合一处,炒黑,水煎服。

57. 夺天造化丸(《饲鹤亭集方·补益虚损》)

治五劳七伤,九种心痛,诸般饱胀,胸膈肚痛,虚浮肿胀,内伤脱力,跌打损伤,行走气喘,遍身疼痛,精滑阳痿,肠红痞塞,面黄腰痛,妇女砂淋,白浊淫带,经水不调,产后恶露不尽,小儿疳膨食积。

针砂(煅,三两) 大麦粉(三两) 红花(一两) 木香(一两) 泽泻(一两) 当归(一两) 赤芍(一两) 生地(一两) 牛膝(一两) 苏子(一两) 麦冬(一两) 川贝(一两) 陈皮(一两) 枳壳(一两) 香附(一两) 山楂(一两) 神曲(一两) 青皮(一两) 丹皮(一两) 地骨皮(一两) 五加皮(一两) 秦艽(一两) 川芎(一两) 乌药(一两) 玄胡(一两) 木通(一两)

上为末,泛丸。每服三钱,开水送下。

58. 理冲汤(《医学衷中参西录·医方·治女科方》)

治妇人经闭不行,或产后恶露不尽,结为癥瘕,以致阴虚作热,阳虚作冷,食少劳嗽,虚证沓来。

生黄芪(三钱) 党参(二钱) 于术(二钱) 生山药(五钱) 天花粉(四钱) 知母(四钱) 三棱(三钱) 莪术(三钱) 生鸡内金(黄者,三钱)

用水三钟,煎至将成,加好醋少许,滚数沸服。

59. 理冲丸(《医学衷中参西录·医案·妇女科·产后癥瘕》)

治妇女经闭不行,或产后恶露不尽,结为癥瘕;室女月闭血枯,男子劳瘵,一切脏腑癥瘕积聚、气郁脾弱、满闷痞胀、不能饮食。

水蛭(不用炙,一两) 生黄芪(一两半) 生三棱(五钱) 生莪术(五钱) 当归(六钱) 知母(六钱) 生桃仁(带皮尖,六钱)

上为细末,炼蜜为丸如梧桐子大。每服二钱,早、晚开水送下。

【论用药】

1. 干姜

《神农本草经疏·卷八·草部中品之上》:"炒黑,同生地黄、白芍药、当归、牛膝,治产后恶露不尽,血虚发热。"

2. 山楂

《本草纲目·果部第三十卷·果之二》:"健胃,行结气。治妇人产后儿枕痛,恶露不尽,煎汁入沙糖服之,立效。(震亨)"

《本草易读·卷六·楂肉》:"产后儿枕痛,恶露不尽也。同糖服之立效。"

3. 五灵脂

《神农本草经疏·卷二十二·虫鱼部下品》:"同泽兰、牛膝、益母草、延胡索、牡丹皮、红花、赤芍药、山楂、生地黄,治产后恶露不净,腹中作疼。"

4. 升麻

《本草易读·卷三·升麻》:"恶露不尽,或经月或半年,酒煎三两服。当吐下恶物极良。"

5. 火麻仁

《本草详节·卷七·谷部》:"主大肠风热结燥,小便淋闭,皮肤顽痹风癞,骨髓疼痛,风水腹大,腰脐重痛,中风汗出,呕逆,消渴,妊娠心痛腹痛,逆生倒产,产后恶露不尽,小儿赤白痢。"

6. 白牛膝

《滇南本草·第二卷》:"治妇人产后七天内伤风或着气,寒邪入于血分,头痛怯寒,潮热口干,胸膈饱胀,不思饮食,肝气作痛,恶露不止,蓐劳等症。"

7. 伏龙肝

《汤液本草·卷六·玉石部》:"《衍义》云:妇人恶露不止,蚕沙一两(炒),伏龙肝半两,阿胶一两。同为末,温酒调,空心服三二钱,以止为度。"

《神农本草经疏·卷·玉石部下品》:"《救急方》:产后血气攻心痛,恶露不下,灶中心土研末,酒服二钱,泻出恶物,立效。"

《本草易读·卷八·诸土》:"产后血攻,恶露不行,酒下。"

8. 红曲

《神农本草经疏·卷三十·米谷部》:"同泽兰、牛膝、地黄、续断、蒲黄、赤芍药,治产后恶露不尽,腹中痛。"

《本草备要·谷菜部》:"治赤白下痢,跌打损伤,产后恶露不尽"。

9. 赤爪木实

《神农本草经疏·卷二十三·果部三品》:"二经有积滞,则成下痢,产后恶露不尽。"

10. 苏方木

《神农本草经疏·卷十四·木部下品》:"《海药》:主虚劳,血癖,气壅滞,产后恶露不净,心腹搅痛,及经络不通。"

11. 败芒箔

《证类本草·卷十一》:"主产妇血满腹胀痛,血渴,恶露不尽,月闭,止好血,下恶血,去鬼气疰痛癥结,酒煮服之。"

12. 泽兰

《神农本草经疏·卷九·草部中品之下》:"泽兰得炒黑豆、炮干姜、当归、芎䓖、干地黄、牛膝、益母草、赤芍药、蒲黄、五灵脂,治产后恶露不尽,少腹作痛,俗名儿枕痛。"

13. 帘箔

《本草纲目·服器部第三十八卷·服器之一》:"无毒。主产妇血满腹胀痛,血渴,恶露不尽,月闭,下恶血,止好血,去鬼气疰痛癥结,酒煮服之。亦烧末,酒服。(藏器)"

14. 茺蔚子

《证类本草·卷六》:"或有产妇恶露不尽及血晕,一二服瘥。"

《本草品汇精要·卷七·草部上品之上·草之木》:"茎煎膏合酒服,治折伤内损,天阴则痛,及产妇恶露不尽,血晕诸疾。"

《神农本草经疏·卷六·草部上品之上》:"兼产后血晕,瘀血薄心,恶露不行腹痛,少腹儿枕痛,调经治血闭经阻,经行作痛。"

《本草纲目·草部卷十五·草之四》:"产后恶露不尽,结滞刺痛,上冲心胸满闷,童子小便、酒下。"

15. 威灵仙

《本草汇言·卷六·草部》:"妇人月闭,气血冲心,产后恶露不行"。

16. 息王藤

《本草汇言·卷七·草部》:"主产后腹痛,恶露不尽,取尺余煎汁服。"

17. 琥珀

《本草述钩元·卷二十五·寓木部》:"治儿枕痛,恶露不尽,腹痛,少腹痛,寒热等证,极效。"

18. 蒴藋

《本草纲目·草部第十六卷·草之五》:"产后恶露不除:续骨木二十两(锉),水一斗,煮三升,分三服,即下。(《千金方》)"

【医论医案】

一、医论

《女科经纶·卷五·产后证上·产后恶露不绝属肝脾经病》

产后有恶露不绝之证也。妇人产下,其血不止,大约一月为期。如不及一月而止者,气血虚也;如逾一月、二月而淋漓不绝,非气虚不能摄血,即立斋所论肝脾二经有亏,《大全》云经血虚损不足是矣。又主于脏腑挟宿冷所致。夫血得热则行,得冷则凝。岂恶露不绝,反为寒冷致病之理?立斋以为肝脾郁热怒火,此诚善悉病机者也!但产后血脱,当用益气升提之法。如《千金方》治恶露不绝,经月半岁,用一味升麻,酒煎服,正是此意。至下多亡阴,则有寒无热,姜、桂亦所宜用,临证审之。

《医学心悟·杂症要义·恶露不绝》

产后恶露不绝，大抵因产时，劳伤经脉所致也。其症，若肝气不和，不能藏血者，宜用逍遥散。若脾气虚弱，不能统血者，宜用归脾汤。若气血两虚，经络亏损者，宜用八珍汤。产后必十日左右血不止者，方谓之不绝。其人面黄唇白，总由于虚，归脾汤去木香，加煮文叶，阿胶、续断，汗多者加龙骨，无有不愈；有兼泻者，再加赤石脂、肉豆蔻。凡此症多有大汗，一泄手指即冷，顷刻变症，较寻常崩漏重十倍也。

二、医案

1. 瘀血阻滞案

《外科发挥·卷四·肠痈》

一妇人产后，恶血不止，小腹作痛，服瓜子仁汤，下瘀血而痊。凡瘀血停滞，宜急治之，缓则腐化为脓，最为难治。若流注关节，则为败症。

《外科理例·卷七·肠痈》

一妇小腹恶露不尽，小腹痛，以薏苡仁汤下瘀血而痊。此凭症也。

《孙文垣医案·卷三·新都治验》

一仆妇，产后恶露不尽，腹中作痛。且冒风咳嗽，呕吐头晕，脚麻木不知痛痒，亦不能转侧。与糖球子、紫苏、旋覆、乌药、五灵脂、茯苓、川芎、当归、泽兰叶、玄胡索，加砂糖煎服而痛止。再进恶露行，咳嗽呕吐皆愈。

《医宗己任编·卷四·四明医案》

妇人产后恶露不尽，至六七日，鲜血奔注，发热口渴，胁痛狂叫，饮食不进。或用四物汤调理，或用山楂、青皮、延胡索、黄芩等行血药，卒无一效。予至，见诸医议论纷纭，无一确实。细切其脉，洪大而数。予曰：此恶露未尽，留泊血海，凡新化之血，皆迷失故道。不去蓄利瘀，则以妄为常，曷以御之？遂以醋制大黄一两、生地黄一两、桃仁泥五钱、干漆三钱，浓煎饮之。

或曰：产后大虚，药毋过峻否？予曰：生者自生，去者自去，何虚之有。第急饮之，果熟寐竟夜。次早下黑血块数升，诸病如失矣。复用补中益气调理而安。

［杨乘六按］前案以麻黄、桂枝等止汗，此案以大黄、桃仁等止血，变化莫测，谁不惊奇。而不知其所辨亦止在症，所窥亦止在脉也。

《洄溪医案·产后肠痈》

洞庭某妇，产后小腹痛甚，恶露不止，奄奄垂毙。余诊之，曰：恶露如此多，何以其痛反剧？更询其所行之物，又如脓象。余曰：此乃子宫受伤，腐烂成痈也。宜令名手稳婆探之，果然。遂用绵作条，裹入生肌收口之药，而内服解毒消瘀之方，应手而愈。凡产后停瘀，每多外证，如此甚多，不可不知也。

《女科指要·女科医案·腹痛门》

一妇，产后恶露下来，比常较多，医以涩药止之，遂腹痛牵引小腹难忍，脉滞沉涩，此血气凝滞而不调也。投失笑散，用木香、枳壳煎汤，三服而安。

《南雅堂医案·卷八·妇科·产后门》

1）产后恶露不止，痛自腰胁攻及少腹，此带脉为病，须通奇经可效。制首乌二钱，当归身三钱，炒丹皮二钱，泽兰一钱，川断二钱，山楂肉一钱（炒焦）。

2）恶露未尽，瘀血停滞，少腹坚实而胀，觉有逆气上冲，按之痛甚，实者宜去，通则不痛，今从此例治之。当归尾二钱，香附一钱五分，乌药一钱五分，青皮一钱，红花一钱，焦山楂二钱，广木香八分，泽泻一钱，延胡索一钱五分，桃仁十枚（去皮尖）。水同煎服。

2. 肝脾不调案

《校注妇人良方·卷二十·产后恶露不绝方论第三》

一产妇恶露淋沥，体倦面黄，食少恶寒，昼夜不寐，惊悸汗出。此脾经虚热，用加味归脾汤而痊。后因怒，胁胀作呕，少食，用六君加柴胡治之而痊。

3. 脾不统血案

《孙文垣医案·卷二·三吴治验》

陈仰山先生内人，小产后二月而血大下，白沫如注，五更泄泻，面虚浮，下午身热口渴，面色青黄，脉右手豁大近芤，左濡弱。据此，大虚之候，血海尚有瘀血不尽，以致新血不得归源，稍动气即下如崩。盖脾乃统血之经，虚则不能约束，且面浮食少，脾虚剧矣。急宜温补，势或可为。人参、白术各二钱，姜炭、粉草各五分，茯苓六分，香附八分，丹参炒过一钱，水煎服。四帖而泻止。再以人参、白术各二钱，茯苓、丹参、黄芪、蒲黄各一钱，姜炭、泽兰叶、粉草各五分，调理痊愈。

4. 冲任虚损案

《临证指南医案·卷九·产后》

程。脉濡，恶露紫黑，痛处紧按稍缓。此属络虚，治在冲任。以辛甘理阳。炒归身、炒白芍、肉桂、茯苓、小茴、杜仲。又：脉濡空大，营络虚冷。人参、炒归身、炒白芍、茯神、炙草、桂心。又：当归羊肉汤加茯苓、茴香。

程。坐蓐过劳，肝风阳气动，面浮气短，腹膨，恶露未清。不可腻滞，须防痉厥。小生地、丹参、泽兰、茯神、黑稆豆皮、琥珀末。又：血分既亏，风阳动泄，汗出心悸，此辛气走泄须忌。所虑痉厥，如已见端。议静药和阳意。阿胶、鸡子黄、细生地、生牡蛎、丹参、茯神。

某，二五。恶露淋漓，痛由腰起，攻及少腹。此督带空虚，奇经气阻奚疑？奇经为病，通因一法，为古圣贤之定例。当归、楂肉炭、炒丹皮、泽兰、川断、制首乌。

某，二五。小产后，恶露淋漓，营血内亏，厥阳由是鼓动，头胀耳鸣，心中洞然，病在下焦矣。枸杞子三钱，柏子仁一钱，全当归一钱半，白芍一钱半，稆豆皮三钱，茯神三钱。

《眉寿堂方案选存·卷下·女科》

产后下虚，腹中刺痛。虽因恶露未尽而起，然病经五十日未可专以逐瘀为主。当归生姜羊肉汤。

5. 寒凝血瘀案

《女科指要·女科医案·发热门》

一妇，产后恶露未尽，因早离床抹浴，寒湿之气客于经络，乍寒乍热不已，脉紧细软涩。此寒郁其经，不能运行血气，而托出外邪也。令与生料五积散，三剂恶露下，而寒热亦解。

6. 外邪侵袭案

《叶氏医案存真·卷一》

产后六日，恶露仍下，每呵欠寒栗，凡进汤必呕逆，舌粉白有苔，面目四肢浮肿，兼之消渴，喜得凉饮，胸脘痞闷不饥。此临产外邪乘虚竟入厥阴，邪犯阳明，状如疟证。但产后虚弱，值冬暖不藏之候，得汗方解，显然客邪。然柴胡动竭肝阴，决不可用，议和胃清邪一法。制半夏、郁金、新会皮、天花粉、杏仁、竹茹。

浊气上逆，恶心不食，冷汗烦躁，最防暴脱。不可但执恶露滞满，而专泄气攻血。人参、淡干姜、淡附子、泽泻。冲入童便。

7. 阴虚内热案

《三家医案合刻·卷一·小建中汤》

产后阴虚阳实，热易拂郁。近日客邪，乃冬应寒而温。凡羌活辛温、柴胡扰动肝血，皆属禁忌。谓阳明未复，再动冲阳耳。恶露变成腥水，亦是热犯肝阴之极，液不养筋，内风必动，致面肿身痛，消渴呕逆，自利，暮热汗多，全是肝胃受病。诸厥皆隶厥阴，呕不能食，厥阴之气冲犯阳明所致。产后厥冒，厥而下利，恐其阴涸难愈。今神气欲昏，正是冲阳上犯。治以镇逆，佐以酸苦，泄热调经。牡蛎、乌梅、黄芩、茯苓皮、川连、郁金、秦皮、炒山楂。

《归砚录·卷四》

金氏妇，自仲夏堕胎，迄今四月有余，恶露淋漓不断，两臂近复患疮，浑身肤痒，脉数而弦，多药罔效，亦为产后宜温之谬说所误也。用西洋参、银花各二钱，生地、龟板各四钱，冬瓜皮三钱，栀炭、竹茹各一钱五分，白薇、青蒿、黄柏各一钱，甘草六分。不十帖愈矣。

《叶天士晚年方案真本·卷下·资生丸》

朱。大队阴药佐以人参，诚为阴分益气之法。服之热疖累累而起，恶露缓缓而下。扶正却邪，并行不悖。今谷食已安，谅无反复。然难成易亏之阴，须安养可望图成。倘加情志感触，轻则奇经淋带，重则髓枯内损。面浮气短腹胀，由坐蓐过劳，扰动肝阳上升，但恶露未尽，切腻滞，例应忌投。细生地三钱，黑绿豆皮二钱，丹参二钱，白茯神三钱，泽兰钱，琥珀末八分（冲）。

8. 阴阳两虚案

《王氏医案续编·卷五·杭州王士雄孟英医案》

魏西林令侄女，娩后恶露延至两月，继闻乃翁条珊主政及两弟卒于京，悲哀不释，而为干嗽吐血，头痛偏左，不饥不食，不眠不便，渴饮而溲，必间日一行，久治不效。孟英切脉，虚弦豁大。与甘麦大枣，加熟地、首乌、鳖甲、二至、菊花、旋覆、芍药、贝母、麻仁、青盐等药。

［石念祖按］病情为阴虚肝逆，肺胃不降，阴中之阳亦虚。血鳖甲二两（杵，先煎八钟，取汤代水煎药），生粉草三钱，北小麦四钱，大枣一枚（擘，先），大熟地八钱，制首乌二钱，女贞（杵）五钱，旱

莲草四钱，杭白菊二钱，旋覆(包，先)三钱，酒炒白芍一钱半，川贝(杵)三钱，麻仁(研)三钱，青盐一分。服后脉渐敛，血亦止。七八剂头疼始息，旬日后便行安谷。逾年接柩悲恸，血复溢，误投温补而亡。

《丛桂草堂医案·卷四》

倪姓妇年逾三旬，产后下血不止，头晕心慌，汗多手冷，脉息细弱。其时有某医在坐同诊，主用童便，以防其血晕。予谓此阴阳两脱危亡在即之病，童便力薄，恐误事机，乃以党参、黄芪、熟地、阿胶、枣仁各四钱。此医亦以为然。遂以予方煎服。复杯而血止汗收，能进粥一碗矣。复以原方减轻其剂。接服两日而安。

第四节

产后恶露不下

产后恶露停蓄胞宫不下，或所下甚少，致使瘀败血停蓄，可引起腹痛，发热等症，称为产后恶露不下。

【辨病名】

本病在《金匮要略》中即有记载，但却在“恶露不尽”之名下。《诸病源候论》中“产后血露不尽候”及“血露不尽腹痛候”，实际是指恶露不下，《千金要方》称之为“积血不去”或“恶露不除”。

《备急千金要方·卷三·妇人方中·恶露第十四》：“产后余疾，有积血不去，腹大短气，不得饮食，上冲胸胁，时时烦愦逆满。”“恶露不除，积聚作病，血气结搏，心腹疼痛。”

《外台秘要·卷三十四·产乳晕绝方五首》：“产后余血不尽，腰脚疼及恶露不下方七首。”

《圣济总录·卷一百六十·产后门·产后恶露不下》：“治产后三日外，恶露不多下，心烦闷，麦门冬饮。”

《医方类聚·卷二百三十八·妇人门三十三·产后食治》：“治产后血瘕痛，恶露不多下，宜吃桃仁粥方。”

《女科切要·卷二·白带》：“其有因产后恶血不下，逆而上升，渗入肌肤，充满于中宫，甚至上腾于面，而成充色者，是必死之证也。”

《妇科玉尺·卷四·产后》：“当归血竭丸，治恶露停结。”

《沈氏女科辑要笺疏·卷中·恶露不来》：“王孟英曰：产后苟无寒证的据，一切辛热之药皆忌，恶露不来，腹无痛苦者，勿乱授药饵，听之可也。”

【辨病因】

本病的病因多与寒邪侵袭，情志不畅有关。

一、寒邪侵袭

《妇人大全良方·卷二十·产后恶露不下方论第四》：“夫恶露不下者，由产后脏腑劳伤，气血虚损，或胞络挟于宿冷，或产后当风取凉，风冷乘虚而博于血，血则壅滞不宣，积蓄在内，故令恶露不下也。”

《傅青主女科·产后编下卷·产后诸症治法·恶露四十》：“恶露即系裹儿污血。产时恶露随下则不痛而产自安。若腹欠温暖或伤冷物，以致恶露凝块，日久布散，则虚症百出。”

《孕育玄机·卷下》：“产后恶露不下，因脏腑劳伤，气血虚损，或风冷相搏所致。”

《医宗金鉴·卷四十七·妇科心法要诀·恶露不下证治》：“恶露不下是何因？风冷气滞血瘀凝。若还不下因无血，面色黄白不胀疼。风冷血凝失笑散，去多圣愈补而行。”

《弄丸心法·卷八》：“产后恶露自下，遂无他症。恶露不下，小腹胀痛，恶心欲吐，日晡发热。此因脏腑伤劳，血气虚损，或冷风相搏所致也。以失笑散行其血，则诸病悉退。”

《保生造福錄·恶露不下》：“产后恶露不下，其症或腹痛，往来寒热，或小腹痛引腰脊。盖因腹有宿冷，或感新寒，以致败血壅滞不行。”

二、情志不畅

《济阴纲目·卷之十一·产后门上·恶露不下》：“思虑动怒，气所壅遏，血蓄不行。”

【辨病机】

本病的病机多为寒凝胞宫，瘀结不下；或肝气郁结，气机不利，血行受阻，致恶血留滞，瘀阻胞宫；气滞血瘀，或气虚血弱，不能尽下等。

一、寒凝血瘀

《圣济总录·卷一百六十·产后门·产后恶露不下》:“论曰:产后恶露不下者,以脏腑宿挟虚冷,或临产受寒气,使经络凝涩,气道不利,故恶血凝积而不下也,日久为结癖瘕瘕之疾,令人心腹胀满,疼痛寒热之证生焉。”

《圣济总录·卷一百五十八·妊娠堕胎后血不出》:“论曰:血性喜温而恶寒,温则宣流,寒则凝泣。妊娠堕胎,恶血不出,由妊娠宿有风冷,在于胞脏,冷搏恶血,故令不下,令人寒热去来,脐腹满痛,口干燥渴,手足苦烦。”

《胎产心法·卷下·恶露不下论》:“凡产后脏腑劳伤,气血虚损,或胞络挟于宿冷,或当风取凉,风冷乘虚而搏于血,积蓄在内,故不下也。”

《女科医则玄要·产后章》:“产后恶露不下者,有二症也,治各不同。或因子宫索冷停滞不行者,黑神散主之,此必小腹胀满,刺痛无时者也。”

二、气滞血瘀

《女科证治准绳·卷五·产后门·血不下》:“薛:前症若恶露不下,用失笑散。见后心痛。若气滞血凝,用花蕊石散。”

三、气虚瘀阻

《女科经纶·卷五·产后证上》:“(产后恶露不下属风冷乘虚抟血)彭用光有云:凡看产后病,须问恶露多少有无。此要语也。夫新产恶露,属养胎余血,杂浊浆水。儿既产,如气血旺者,恶露随之而下,如气血弱者,阻碍小腹为病。”

《女科医则玄要·产后章》:“产后恶露不下者……或因脾胃素弱,中气本虚,败血亦少,气乏血阻,不能尽下,其症乍疼乍止,痛亦不甚,加减八物汤主之。”

【辨病证】

产后恶露不下的形成,不外血瘀、气虚两种。血瘀者当见小腹刺痛、痛位固定、拒按等症,属寒凝者兼有怕冷,得热痛缓;属气滞者兼胀满。气虚者当见小腹疼痛,乍痛乍止,喜按喜温,伴见气虚乏力,疲倦懒言,或大便欠实,脉细弱。

《陈素庵妇科补解·产后众疾门·卷五·产后恶露不下方论》:“[补按]新产虽极虚,以祛瘀为第一义,此先辈名言也。今医泥丹溪,产后宜大补气血为主,余症宜从末之言,遂妄投参、芪、熟、术等药。不知恶露不行,或恶露未尽,遂用补剂,停蓄于内,上攻则冲心为血晕,冲肺为气喘,冲胃为呃逆,为鼻衄、黑气;散于脾胃,为胀满呕吐,为浮肿,为血臌;留于大小腹则为腹痛,脐下痛,儿枕痛;隐于腰肋则为腰痛、胁痛;逆于上,则为心痛、胃脘痛;滞于关节,则为通身疼痛;壅于头,则为血污头痛;久则为癥瘕积聚,只一瘀血耳。已为风冷寒邪所乘,加以参、术补塞,变生诸症,贻害非轻。即行矣,尚有余血停留经络,尤能变为寒热往来、骨蒸、血痨诸症。故知新产三日以外,七日之内,当以祛瘀为先,用药宜生新去旧,补中有行。”

《医宗金鉴·卷四十七·妇科心法要诀·恶露不下证治》:“恶露不下是何因?风冷气滞血瘀凝,若还不下因无血,面色黄白不胀疼。风冷血凝失笑散,去多圣愈补而行。[注]产后恶露不下,有因风冷相干,气滞血凝而不行者,必腹中胀痛;有因产时去血太多,无血不行者,面色必黄白,腹必不疼,以此辨之。血凝者用失笑散逐而行之;无血者用圣愈汤补而行之。”

《妇科冰鉴·卷七·产后门·恶露不下》:“恶露不下,有因风冷袭于胞门,以致气滞血凝,腹中必有胀痛之虞。有因产时去血太多,血海干涩,面颜必见黄白之色。以此辨之,诚切当不易法也。”

【论治法】

产后胞宫遗留的余血和浊液自应排出体外,若因寒、因气虚、因气滞,使其不能排出或排出甚少的,当尽早施方逐之,不可因其产后体虚而畏之,造成后患。治法寒凝者当温经行血,气滞者当理气舒郁;气虚不能行者当补气行血。恶露不下,可预防之,产后即按摩腹部,有利于恶露的排出。

《陈素庵妇科补解·产后众疾门·卷五·产后恶露乍来忽断方论》:“产后恶露方下,忽然一断,寒热往来,妄言谵语,如见鬼神,此热入血室,故乍行忽断也。治宜清热行血,血行则热自退,一切寒热谵语之症自除矣。盖热入血室二症,不独伤寒门中用小柴胡汤也,凡大小产、经行时皆有之,别男子亦间有之。产后得此,宜柴胡地黄汤。[补按]伤寒热入血室必在少阳,惟小柴胡治之,若产后寒热往来，恶露下而即断，妄言谵语，如见鬼神，不可概用小柴胡汤。遵仲圣主治，宜先祛痰，次清热行血。盖热清则痰自化，血自行，结血一行，则热随血解，而痰亦从热与血而降矣。”

《丹溪治法心要·卷七·妇人科·产后》：“产后恶露不下，以五灵脂为末，神曲糊丸，白术、陈皮汤下。麒麟竭、五灵脂消产后血块极好。”

《万氏妇人科·卷三·产后章·产后恶露不下》：“此有二症，治各不同，或因子宫素冷，停滞不行者，黑神散主之，此必小腹胀满刺痛无时也。或因脾胃虚弱，中气本虚，败血亦少，气乏血阻，不能尽下，其症乍痛乍止，痛亦不甚，加减八珍汤主之。”

《万病回春·卷六·产后》：“妇人产毕，饮热酒、童便共一盅，闭目小坐，上床倚高，立膝仰卧，不时唤醒，及以酸醋涂鼻，或以醋烧炭，或烧漆器，更以手从心下干至脐下，使恶露不滞。”

《女科指掌·卷四·临产门·恶露不下》：“蓁谓：人之一身，不过气血。然气有清浊，血有新瘀。浊气不降，则清气不升；瘀血不除，则新血不长。故恶露不行，百病由此，诚为产后第一症也。回生丹主之。腹痛甚者，失笑散；点滴不行者，花蕊石散；头痛者，黑龙丹、起枕散、黑神散。”

《沈氏女科辑要笺疏·卷下·恶露不来》：“轻则艾叶及夺命散，重则无极丸。寒凝者肉桂、红花等药，并花蕊石散。［雄按］产后苟无寒证的据，一切辛热之药皆忌。恶露不来，腹无疼苦者，勿乱投药饵，听之可也。如有疼胀者，只宜丹参、牡丹皮、延胡索、滑石、益母草、山楂、泽兰、桃仁、归尾、通草之类为治。慎毋妄施峻剂，生化汤最弗擅用。”

【论用方】

一、治产后恶露不下方论

1. 论柴胡地黄汤

《陈素庵妇科补解·产后众疾门·卷五·产后恶露不下方论》：“柴胡、黄芩、人参、半夏、甘草，小柴胡也；生地、川芎、赤芍、当归，四物汤；半夏、陈皮，二陈汤也，佐以丹皮、童便凉血清热，加芪、枣，佐参、甘以益气除热，痰化热退，结血消而自无妄言见鬼之症矣。”

2. 论荷叶散

《女科指要·卷五·产后门·恶露不通》：“产后瘀血凝结挟热，而心神烦闷，恶露不行，故胁腹阵痛不已。荷叶升阳散瘀以除胁痛，鬼羽破血辟邪以止腹疼；刘寄奴通经破血，生蒲黄破瘀通经，桃仁泥破血润燥以开瘀结也。为散，大黄以涤之，生姜以温之；童便以降之，使瘀热消化，则结闷自开，而恶露无不下，何胁腹烦痛之不止哉。”

3. 论琥珀散

《类证普济本事方释义·卷十·治妇人诸疾》：“荆三棱气味苦平，入足厥阴；蓬莪术气味辛温，入足厥阴；赤芍药气味苦平，入足厥阴，能行血中之滞；刘寄奴气味苦温，入足厥阴，能行血止疼、去癥瘕；牡丹皮气味辛平，入足少阳；官桂气味辛甘温，入足厥阴；熟地黄气味甘苦微寒，入足少阴；甘菊花气味辛凉，入手太阴、足少阳、厥阴；蒲黄气味辛温，入足厥阴；当归气味辛甘微温，入手少阴、足厥阴；佐以乌豆之润而下行，生姜之辛温而通，米醋之酸而入肝，温酒送药引入经络。妇人经水壅滞及产后恶露不快，腹脐疞痛，血上抢心，迷闷欲绝者，此药治之。虽方中养血药少，行血疏滞药多，要不过欲其去故生新，遂大有功于妇人矣。”

4. 论生化汤

《医林纂要·卷八》：“妇人产子，血既大破矣，而用力已劳，气亦耗泄，故产后多属虚寒。其有恶露不行，儿枕作痛诸病，皆气不足以行之故，故治此宜用温以行之。当归以滋养其新血，川芎以行血中之气，干姜以温之，炙草温中补气，而微用桃仁以行之。治余血作痛之方，宜莫良于此矣。”

《成方便读·卷四·经产之剂》：“夫产后血气大虚，固当培补，然有败血不去，则新血亦无由而生，故见腹中疼痛等证，又不可不以去瘀为首务也。方中当归养血，甘草补中，川芎理血中之气，桃仁行血中之瘀；炮姜色黑入营，助归、草以生新，佐芎、桃而化旧，生化之妙，神乎其神；用童便者，可以益阴除热，引败血下行故道也。”

5. 论失笑散

《古今名医方论·卷四》：“吴于宣曰：是方用灵脂之甘温走肝，生用则行血；蒲黄甘平入肝，生用则破血；佐酒煎以行其力，庶可直抉厥阴之滞，而有其推陈致新之功。甘不伤脾，辛能逐瘀，不觉诸证悉除，直可以一笑而置之矣。”

《医方集解·经产之剂第二十一》:“此手足厥阴药也,生蒲黄性滑而行血,五灵脂气臊而散血,皆能入厥阴而活血止痛,故治血痛如神。”

《血证论·卷七·方解上》:“蒲生水中,花香行水,水即气也,水行则气行,气止则血止,故蒲黄能止刀伤之血;灵脂气味温,行以行血,二者合用大能行血也。”

二、治产后恶露不下方

1. 大黄牡丹汤(《金匮要略·卷中·疮痈肠痈浸淫病脉证并治第十八》)

治产后恶露不下,小便不利,血水壅遏,少腹满痛,通身浮肿,大便难者。

大黄(四两)　牡丹(一两)　桃仁(五十个)　瓜子(半升)　芒消(三合)

以水六升煮取一升,去滓,纳芒消再煎沸,顿服之。

2. 大黄汤(《千金翼方·卷六·妇人二·恶露第四》)

治产后恶露不行。

大黄(一两)　黄芩(一两)　当归(一两)　芍药(一两)　芒消(一两)　甘草(炙,一两)　桃仁(三十枚)　杏仁(三十枚,去皮尖)

上㕮咀。以水一斗煮取三升,去滓,纳芒消令烊,分为四服。法当下利。利若不止,作白粥饮一杯暖服;去一炊久,乃再服。

3. 四物汤(《仙授理伤续断秘方》)

治妊娠胎动不安,产后恶露不下。

白芍药　川当归　熟地黄　川芎(各等分)

每服三钱,水一盏半煎至七分,空心热服。

4. 补益阿胶丸(《太平圣惠方·卷八十·治产后恶露不绝诸方》)

治产后恶露不下,四肢虚羸乏力,不能饮食。

阿胶(一两,捣碎,炒令黄燥)　熟干地黄(一两)　牛膝(一两半,去苗,烧灰)　黄芪(半两)　人参(半两,去芦头)　白术(半两)　柏子仁(一两)　芎䓖(三分)　赤石脂(二两)　艾叶(三分,微炒)　当归(三分,锉,微炒)　续断(三分)

上为末,炼蜜为丸如梧桐子大。每服三十丸,食前以粥饮送下。

5. 赤龙鳞散(《太平圣惠方·卷八十·治产后恶露不下诸方》)

治产后恶露不下,腹内坚痛不可忍。

赤鲤鱼鳞(三两,烧为灰)　乱发(三两,烧灰)　水蛭(半两,微炒)　虻虫(半两,微炒,去翅足)　桂心(三分)　川大黄(一两,锉,微炒)

上为细散。每服一钱,以温酒调下,不拘时候。

6. 当归散

1)《太平圣惠方·卷七十八·治产后虚汗不止诸方》

治产后恶露少,汗出多,虚无力。

当归(锉,微炒,二两)　白芍药(二两)　木通(二两)　熟干地黄(二两)　牡蛎粉(二两)　苍术(锉,微炒,二两)

上为粗散。每服四钱,以水一中盏,加生姜半分,煎至六分,去滓温服,不拘时候。

治产后恶露不下,气攻心腹,烦闷,胁肋刺痛。

当归(三分,锉,微炒)　牡丹(半两)　牛膝(半两,去苗)　姜黄(半两)　川大黄(一两,锉,微炒)　虻虫(三分,炒微黄,去翅足)　生干地黄(三分)　琥珀(半两)　虎杖(半两)　桃仁(三分,汤浸去皮尖、双仁,麸炒微黄)　川芒消(一两)　肉桂(三分,去皱皮)　水蛭(一分,炒微黄)　蒲黄(三分)

上为粗散。每服三钱,以水、酒各半中盏,加生姜半分,煎至五分,去滓稍热服,不拘时候。

2)《太平圣惠方·卷八十·治产后恶露不下诸方》

治产后恶露不下。

当归(三分,锉,微炒)　赤芍药(三分)　桂心(三分)　川大黄(三两)　桃仁(一百三十个,汤浸去皮尖、双仁,麸炒微黄)

上为粗散。每服四钱,以水一中盏煎至六分,去滓稍热服,不拘时候。

7. 荷叶散(《太平圣惠方·卷八十·治产后恶露不下诸方》)

治产后恶露不下,腹中疼痛,心神烦闷。

干荷叶(二两)　鬼箭羽(一两)　桃仁(半两,汤浸去皮尖、双仁,麸炒微黄)　蒲黄(一两)　刘寄奴(一两)

上为散。每服三钱,以童子小便一中盏,生姜半分,生地黄一分,拍碎,同煎至六分,去滓稍热服,不拘时候。

8. 琥珀散

1)《太平圣惠方·卷八十·治产后恶露不下诸方》

治产后恶血不下。疼痛。

琥珀(半两) 芫花(一两,醋拌炒令干) 虻虫(半两,微炒,去翅足) 水蛭(半两,微炒) 麒麟竭(半两) 没药(一两) 干姜(半两,炮裂,锉)

上件药,捣细罗为散。每服以酒一小盏、醋半盏相和,煎一两沸,不计时候,调下二钱。

2)《普济本事方·卷十·妇人诸疾》

治产后恶露不快,血上抢心,迷闷不省,气绝欲死。

荆三棱(一两) 蓬莪术(一两) 赤芍药(一两) 刘寄奴(一两) 牡丹皮(一两) 官桂(一两) 熟干地黄(一两) 菊花(一两) 真蒲黄(一两) 当归(干称,一两,细锉)

上前五味用乌豆一升,生姜半斤(切片),米醋四升,同煮豆烂为度,焙干,入后五味,同为末。每服二钱,空心、食前温酒调下。若是寻常血气痛,只一服;产后血冲心,二服便下。一方不用菊花、蒲黄,用乌药、延胡索。

9. 刘寄奴散(《太平圣惠方·卷八十·治产后恶露不下诸方》)

治产后恶露不下,腹内疞刺疼痛,日夜不止。

刘寄奴(三分) 当归(三分,锉,微炒) 延胡索(半两) 蒲黄(半两) 肉桂(三分,去粗皮) 红蓝花(半两) 木香(一分) 生干地黄(半两) 桑寄生(半两) 赤芍药(半两) 川大黄(一两,锉,微炒) 苏枋木(三分,锉)

上为散。每服以水一中盏,加生姜半分,煎至六分,去滓稍热服,不拘时候。

10. 虻虫散(《太平圣惠方·卷八十·治产后恶露不下诸方》)

治产后恶露不下,腹中疼痛不止。

虻虫(一百枚) 水蛭(一百枚) 延胡索(一两) 棕榈皮(一两) 赤鲤鱼鳞(二两) 干荷叶(三片) 干藕节(一两)

上为末,一同入瓷瓶子内固济,候干,烧令赤色,冷了细研为散。每服一钱,温酒调下,不拘时候。

11. 牡丹散(《太平圣惠方·卷七十二·治妇人月水不调诸方》)

治妇人月水不调,及产后恶露不下,狂语闷乱,口干,寒热往来,腹中疼痛。

牡丹(半两) 土瓜根(半两) 牛膝(去苗,半两) 虎杖(半两) 桃仁(汤浸去皮尖、双仁,麸炒微黄,半两) 赤芍药(半两) 当归(锉,微炒,半两) 川大黄(细锉,醋拌炒干,半两) 槟榔(半两) 荷叶(半两) 红蓝花(半两) 延胡索(半两) 蒲黄(半两) 虻虫(炒微黄,去翅足,半两) 水蛭(微炒,半两)

上为细散。每服二钱,以当归酒调下,不拘时候。

12. 硇砂煎丸(《太平圣惠方·卷八十·产后恶露不下诸方》)

治产后恶露不下,心腹胀,疼痛。

硇砂(一两,细研) 狗胆(二枚) 芫花(一两,微炒,以上三味用头醋二升熬如稠膏) 虻虫(半两,微炒,去翅足) 水蛭(半两,炒令黄) 麒麟竭(半两) 当归(半两,锉,微炒) 琥珀(半两)

上为细散,入前膏中拌和为丸如梧桐子大。每服以红花酒送下三丸,不拘时候。

13. 牛膝散(《太平圣惠方·卷八十·产后恶露不下诸方》)

治产后恶露不下,致心腹疼痛,烦闷。

牛膝(一两,去苗) 琥珀(三分) 桃仁(一两,汤浸去皮尖、双仁,麸炒微黄) 羚羊角屑(三分) 当归(三分,锉,微炒) 桂心(半两) 川大黄(一两,锉,微炒) 姜黄(三分) 蒲黄(半两)

上为细散。每服一钱,以酒一小盏,加地黄汁一合,煎二至三沸,不拘时候调下。

14. 蒲黄散(《太平圣惠方·卷八十·产后恶露不下诸方》)

治产后恶露不下,心腹疼痛。

蒲黄(一两) 牛膝(一两,去苗) 菴蕳子(半两) 桂心(三分) 鬼箭羽(半两) 川大黄(半两,锉,微炒)

上为散。每服三钱,以水一中盏,加生姜半分,煎至六分,去滓稍热服,不拘时候。

15. 桃仁散(《太平圣惠方·卷八十·产后恶露不下诸方》)

治产后恶露不下,脐腹气滞,时攻胁肋疼痛。

桃仁（一两，汤浸去皮尖、双仁，麸炒微黄） 生干地黄（一两） 蓬莪术（一两） 槟榔（一两） 牛膝（三分，去苗） 桂心（三分） 牡丹（三分） 当归（一两，锉，微炒）

上为粗散。每服三钱，以水一中盏，加生姜半分，煎至六分，去滓，稍热服，不拘时候。

16. 芫花散（《太平圣惠方·卷八十·产后恶露不下诸方》）

治产后恶露不下，或时心腹疼痛不可忍。

芫花（一两，醋拌，炒令干） 当归（一两半，锉，微炒） 姜黄（一两） 肉桂（三分，去皴皮） 蓬莪术（一两） 凌霄花（半两，醋拌微炒）

上为细散。以热酒调下，不拘时候。

17. 益母草散（《太平圣惠方·卷八十·产后恶露不下诸方》）

治产后恶露不下，在于腹中不散，身体烦闷，及腹内疞刺疼痛不可忍。

益母草（一两） 赤芍药（三分） 桂心（三分） 当归（锉，微炒，三分） 川大黄（锉，微炒，三分） 桃仁（汤浸去皮尖、双仁，麸炒微黄，三分） 牛膝（去苗，半两） 蒲黄（半两） 苏枋木（锉，半两）

上为散。每服三钱，以水一中盏，加生姜半分，煎至六分，去滓稍热服，不拘时候。

18. 金花散（《博济方·卷四》）

治产后恶露不快，大便秘涩。

桂心（去皮） 威灵仙 白芷 当归 牡丹皮（各等分）

上为末。每服二钱，煎面汤调下。

19. 失笑散（《证类本草·卷二十二·引近效方》）

治产后恶露不行，或胞衣不下，或月经不调，少腹急痛。

五灵脂（二钱） 蒲黄（二钱）

上药先用酽醋一合，熬药成膏，以水一小盏，煎至七分，热呷。

20. 干漆丸（《圣济总录·卷一百六十·产后门·产后恶露不下》）

治产后恶露不下，攻刺心腹疼痛。

干漆（捣碎，炒烟出，半两） 五灵脂（半两） 没药（研，半两） 牡丹皮（去心，半两） 陈曲（炒，半两） 菴蔺子（一两） 延胡索（一两） 桂（去粗皮，一两） 当归（切，焙，一两）

上为末，醋煮面糊为丸如梧桐子大。每服二十丸，煎生姜醋汤送下，温酒亦可，不拘时候。

21. 琥珀汤（《圣济总录·卷一百六十·产后门·产后恶露不下》）

治产后恶露不下，气攻心腹，烦闷刺痛。

琥珀（半两） 姜黄（半两） 牛膝（酒浸切，焙，半两） 虎杖（半两） 牡丹皮（半两） 当归（切，焙，三分） 生干地黄（焙，三分） 桂（去粗皮，三分） 桃仁（汤浸去皮尖、双仁，麸炒，三分） 大黄（锉，焙，一两） 虻虫（去翅足，炒黄，一分） 芒消（一两）

上为粗末。每服二钱匕，水一盏煎取七分，去滓温服。

22. 藕汁饮（《圣济总录·卷一百六十·产后门·产后恶露不下》）

治产后恶露不下，或下未尽，有热。

藕汁（半盏） 生地黄汁（一盏） 生姜（三分） 酒（一盏）

上先煎地黄汁令沸，次下藕汁、生姜汁与酒，更煎三五沸，放温。时时饮之。

23. 人参汤（《圣济总录·卷一百六十·产后门·产后恶露不下》）

治产后恶露不下。

人参（半两） 大黄（锉，炒，一两） 当归（切，焙，一两） 甘草（炙，一两） 芍药（一两） 牡丹皮（去心，一两） 吴茱萸（微炒过，半两）

上为粗末。每服三钱匕，水一盏，加生姜三片，煎至七分，去滓温服，一日四五次。

24. 柴胡地黄汤（《鸡峰普济方·卷五·伤风》）

治产后恶露方下，忽尔断绝，热入血室，昼日明了，暮则谵语，寒热往来，如见鬼状。

柴胡（八两） 人参（三两） 黄芩（三两） 甘草（三两） 地黄（三两） 半夏（二两）

上为粗末。每服五钱，水二盏，加生姜三片，大枣一个，煎至一盏，去滓温服。

25. 顺经丸（《鸡峰普济方·卷十一·妇人·崩漏》）

治产后恶露不下，余血未尽，脐腹疼痛，憎寒发热，血逆上冲，狂言目瞑。

当归（二两） 石膏（二两） 蜀椒（二两）

甘草(二两) 蝉退(二两) 马鸣退(二两) 柏子仁(一两) 白薇(一两) 藁本(一两) 干姜(一两) 白术(一两) 白芜荑(一两) 苍耳(一两) 人参(一两) 白芍药(一两) 芎(一两) 附子(一两) 食茱萸(五分) 厚朴(五分) 防风(五分) 白芷(五分) 桔梗(三两) 泽兰(九分) 生犀(半两)

上为细末,炼蜜为丸如弹子大。每服一丸,空心温酒或米饮化下。

26. 没药散(《杨氏家藏方·卷十六·妇人方下五十四道》)

治产后恶露不快,儿枕块痛。

血竭(别研) 肉桂(去粗皮) 当归(洗,焙) 蒲黄 红花 木香 没药(别研) 延胡索 干漆(炒烟尽) 赤芍药(各等分)

上为细末。每服二钱,食前以热酒调下。

27. 刘寄奴饮(《卫生家宝产科备要·卷七·产后方》)

治产后恶露不快,败血上攻,心胸烦躁,大渴闷乱,眼黑旋运,或见鬼神,脐腹疼痛,呕哕恶心,不进饮食。

刘寄奴(二两,择去梗草) 当归(一两,去芦头,切,焙) 甘草(二钱,炙,锉)

上为粗末。每服二钱,水一盏半,加生姜七片,煎至七分盏,去滓热服。凡治血晕,药须乘闲煎下,以备急用。

28. 的奇散(《妇人大全良方·卷二十·产后腹痛及泻利方论第十一》)

治产后恶露不行,余血渗入大肠为泻泄。

荆芥(大者,四至五穗,于盏内燃火烧成灰,不得犯油火) 麝香(少许,研)

上为末。沸汤一二呷,调下此药。

29. 芸苔散(《妇人大全良方·卷二十·产后恶露不尽腹痛方论第六》)

治产后恶露不下,血结不散,冲心刺痛,并产后心腹诸疾。

芸苔子(隔纸炒) 当归 桂心 赤芍药(各等分)

上为细末。每服二平钱,温酒调下。赶下恶物,产后三日不可无此。

30. 大乌金丸(《类编朱氏集验医方·卷十·妇人门·胎前》)

治妇人心腹刺痛,身体疼痛,产前恶心,产后恶露不下,疼痛不已。

当归(一两) 熟地黄(一两) 白芍药(一两) 川芎(一两) 附子(一两) 肉桂(一两) 沉香(一两) 延胡索(半两) 粉草(半两) 香附子(半两) 乳香(半两) 缩砂仁(半两) 败姜(半两) 白芷(半两) 蒲黄(半两) 姜黄(半两) 槟榔(半两) 白茯苓(二两) 丁香(二两) 白术(二两) 没药(二钱) 人参(二钱)

上为细末,酒糊为丸如弹子大,百草霜为衣。每服一丸,当归酒送下,或嚼姜下。或作梧桐子大,则加丸数。

31. 女科金丹(《妇科胎产问答要旨》)

治产后恶露不行,败血上攻。

人参(二两,去芦) 蕲艾(六钱七分) 枳壳(一两二钱,麸炒) 黄芩(一两二钱) 绵芪(一两二钱,蜜炙) 香附(二两六钱,四制) 橘红(一两六钱) 茯苓(六两四钱) 丹参(四两二钱,酒洗) 砂仁(二两九钱) 苁蓉(一两二钱) 木香(八钱五分) 抚芎(二两四钱) 白芍(一两六钱,酒洗) 琥珀(八钱四分) 淮药(四两三钱) 归身(一两二钱,酒拌) 川断(六钱四分,酒炒) 川贝(二两二钱,去心) 甘草(三两二钱) 羌活(八钱四分) 杜仲(三两六钱) 于术(八钱四分) 潼蒺(二两二钱) 紫苏(一两五钱) 血余(八钱四分) 麦冬(二两二钱,去心) 腹皮(八钱四分,煎汁) 川朴(一两五钱,去皮,姜制) 生地(一两二钱,酒浸) 莲肉(六钱四分,去心) 菟丝(三两二钱) 沉香(一两六钱) 楂肉(八钱四分) 阿胶(二两六钱,酒化) 益母(六两四钱,酒蒸九次)

照数配准,不能加减,研极细末,用炼热白蜜八十两,将方内阿胶酒化,共入臼中,杵匀为丸,每丸重二钱,辰砂为衣,白蜡固封。蒲黄炭五分、桃仁五分煎汤送下。

32. 青金散(《普济方·卷三百四十六·产后诸疾门·产后恶露不尽腹痛》)

治妇人产后恶露不快,腰腹疼痛。

当归(一两,焙) 甘草(半两,炒) 没药 自然铜(三两,醋淬)

上为末。每服一钱,食前热醋调下。

33. 芎归汤(《普济方·卷三百四十五·产后

诸疾门·产后诸疾》)

治产后恶露不下,腹痛。

川芎(二斤) 当归(二斤)

将芎、归各半斤,于瓦器内用水浓煎,不拘时候多少温服。

34. 遇仙汤(《普济方·卷三百四十六·产后诸疾门·产后恶露不尽腹痛》)

治恶露不快,肠痛满胀;或血室有冷滞不快者。

当归(半两) 桂心(半两) 白芷(三分) 甘草(三分)

上㕮咀。水煎,食前热服。

35. 走马散(《普济方·卷三百四十六·产后诸疾门·产后恶露不尽腹痛》)

治产后恶露不散,脐下疼,若刀搅几死者。

当归(一两) 红花(二钱半) 苏木(二钱半) 没药(二钱半) 官桂(去皮,二钱半)

上为末。每服三钱,好酒一大盏煎三五沸,食前和滓温服。

36. 柴胡地黄汤(《陈素庵妇科补解·产后众疾门·卷五·产后恶露不下方论》)

治产后恶露方下,忽然一断,热入血室,寒热往来,妄言谵语,如见鬼神。

柴胡 黄芩 川芎 归须 生地 人参 甘草 香附 陈皮 黄芪 半夏 丹皮 童便 大枣 赤芍

水煎服。

37. 牡丹皮散(《校注妇人良方·卷十八·产后门·产后血晕方论第五》)

治产后恶露闷绝。

牡丹皮(一两) 芒消(一两) 大黄(蒸,一两) 冬瓜子(三至七粒,去皮尖)

上每用五钱,水煎服。

38. 加味五苓散(《万氏妇人科·卷三·产后章·产后恶露不下》)

治妇人产后恶露不来,败血停滞,闭塞水渎,小便不通,其症小腹胀满刺痛,乍寒乍热,烦闷不安。

猪苓(一钱) 泽泻(一钱) 白术(一钱) 茯苓(一钱) 桂(一钱) 桃仁(去皮尖,二钱) 红花(二钱)

水煎服。

39. 通瘀饮(《古今医鉴·卷十二·产后》)

治产后恶露不通,心慌昏沉,寒热交攻。

当归尾(三钱) 大黄(三钱) 白术(蜜炙,一钱) 木通(一钱) 红花(五分)

上以水一碗,黄酒一小盏,煎二滚;加桃仁三十个(捣烂)再煎二滚,去滓温服。

40. 苏葛汤(《济阴纲目·卷之十一·产后门上·恶露不下》)

治产后恶露不下,血气壅痞,胁胀痛,不下食。

苏木(十二分) 紫葛(十二分) 芍药(八分) 当归(八分) 桂心(六分) 蒲黄(六分) 生地黄汁(三合)

上㕮咀。以水二升,煎七合,下蒲黄,分两服。

41. 生化汤

1)《景岳全书·卷六十一长集·妇人规古方·妇人》

治产后恶露不行,小腹冷痛。

当归(五钱) 川芎(二钱) 甘草(炙,五分) 焦姜(三分) 桃仁(十粒,去皮尖、双仁) 熟地(三钱)

上㕮咀。水二钟,加大枣二枚,煎八分,温服。

2)《良方合璧·卷下》

治产后恶露不通。

川芎(五分) 泽兰(一钱五分) 楂肉炭(一两) 炙草(五分) 黑荆芥(一钱) 黑姜片(八分,遇暑天减轻些) 全当归(二钱) 生香附(二钱,捣碎) 延胡索(一钱五分) 上红花(一钱)

用水二碗煎至一碗,将药滤出,仍入水二碗,再煎至一碗,将二碗药煎至一碗,早、晚温服。

42. 醋煮散(《郑氏家传女科万金方·产后门》)

治产后恶露不行。

三棱 莪术 宫桂 赤芍 香附 甘草 乌药

临服加醋一匙。一方无熟地。

43. 儿枕散(《郑氏家传女科万金方·产后门》)

治产后恶露不行,儿枕痛。

乌药 香附(盐水炒) 红花 丹皮 赤芍 官桂 干姜(炒黑) 陈皮 姜黄 元胡 桃仁(或加山楂 归尾 川芎 甘草 熟地)

水煎服。

44. 桃仁红花汤(《症因脉治·卷二》)

治产后恶露不行。

桃仁 红花 苍术 生玄胡 生蒲黄 泽兰 芍药 楂肉 枳壳

水煎服。

45. 泽兰汤(《医学心悟·卷五·妇人门·产后癫狂》)

治产后恶露不行,败血上冲,癫狂及狂言谵语,乍见鬼神,胸腹胀痛。

泽兰(一钱五分) 生地(酒洗,一钱五分) 当归(一钱五分) 赤芍(一钱五分) 甘草(炙,五分) 生姜(一钱) 大枣(四枚) 桂心(三分)

水煎服。

46. 神仙回脓散(《盘珠集胎产症治·卷中·产后·恶露不下》)

治产后恶露不下,流注四肢腰背等处,久必肿起作痛。

大黄(炒) 白芷 木香 沉香 没药 蛤粉 穿山甲(炙)

每服一丸,重一钱五分,参汤送下。

47. 化瘀方(《罗氏会约医镜·卷十五·妇科(下)·产后痢疾》)

治产后恶露不下,以致败血渗入大肠而利鲜血者;及腹中刺痛,但里不急、后不重者。

枳壳(面炒,钱半) 荆芥穗(略炒,二钱半)

水煎服。

48. 忍冬饮(《产科发蒙·卷四·产后腹胀第二十》)

治产后恶露下少,腹胀满,大小便秘涩。妇人月经不来,二三月腹胀满,大小便秘者。

当归 川芎 芍药 木通 赤茯苓 荜澄茄 忍冬(各等分)

每服五钱,水煎温服。

49. 阳和生化汤(《古方汇精·卷三·妇科门》)

治产后恶露不行,儿枕作痛,一切血晕及小产。

当归(五钱) 炙草(五分) 炮姜(四分) 川芎(二钱) 丹参(一钱五分) 桃仁(九粒,去皮尖)

煎好,加花酒、童便各半小杯冲服,一产下即服之,留滓再煎再服。

50. 一味通瘀饮(《古方汇精·卷三·妇科门》)

治小产后恶露不行,小腹胀痛。

丹参(六钱,酒浸一宿,炒)

每取二钱,煎减一小盏,和入童便、淡酒各半小杯,更加姜汁一滴,每早服一次,三次为度。

51. 秘制兔血丸(《春脚集·卷四》)

治产后恶露不行。

藿香(二两) 乳香(一两半) 沉香(一两半) 木香(一两) 母丁香(四两) 麝香(四钱)

上为细末,于腊八日用活兔血,以手就荞麦面再沾老酒为丸,重五分。每服一丸或二至三丸,以无灰老酒送下。

【论用药】

1. 山楂

《本草汇言·卷十五·果部·果类》:"治产后儿枕块痛及恶露不行:用山楂五钱,益母草三钱,当归、泽兰叶、三棱、川芎各一钱五分,炮姜、玄胡索、五灵脂、牛膝、陈皮各一钱,水煎服。"

2. 芍药

《神农本草经疏·卷八·草部中品之上》:"同牛膝、当归、地黄、延胡索、山楂、泽兰、红蓝花、五灵脂,治初产恶露不下腹痛;冬月加肉桂。"

3. 苏方木

《本草汇言·卷九·木部》:"治妇人血气阻滞,心腹搅痛,恶露不行,上攻欲呕。用苏方木五钱(捣细),当归、川芎、白术、干姜、玄胡索、五灵脂、木香、香附、乌药(俱酒炒)、桃仁(研)、乳香、没药各一钱,益母草三钱,水煎服。"

4. 肉桂

《本草汇言·卷八·木部》:"(《杨氏产宝》)治产后恶露不行,上攻心呕:用牡桂五钱,玄胡索(醋炒)、五灵脂、当归、红花、陈皮各二钱,水煎服。"

5. 牡桂

《本草汇言·卷八·木部》:"或恶露不行,上攻心呕,或跌扑损伤,瘀血积滞,藉此辛甘温热之用,善行血脉以通筋骨,去陈以致新也。"

6. 益母草

《本草撮要·卷一·草部》:"味苦辛,入足厥阴经,功专治络调经,功效甚捷,得炒黑山楂,治产后恶露不行。”

【医论医案】

一、医论

《女科经纶·卷五·产后证 上·产后恶露不下属风冷乘虚抟血》

彭用光有云：凡看产后病，须问恶露多少有无。此要语也。夫新产恶露，属养胎余血，杂浊浆水。儿既产，如气血旺者，恶露随之而下。如气血弱者，阻碍小腹为病。上攻则为血晕闷绝，蓄瘀则为儿枕痛，心腹痛，癥瘕积聚，四肢肿满，血鼓诸证。《大全》以风冷乘虚，抟血不宣所致。此在秋冬寒月，多有犯之。但《大全》既云风冷抟血矣，何疗三四日，恶露不下，方中独加芍药、知母，《广济方》内更用大黄、芍药、生地汁。夫以寒药治寒凝之血，有是理乎？《准绳》独首载之，不可解。

《金匮启钥(妇科)·卷五·恶露不下或不止论·证治歌》

恶露不下必有缘，劳伤虚损滞不宣。瘀蓄腹疼荷叶散，冷热不调没药丸。血蓄不行宜失笑，气滞血凝蕊石研。近时妇人多体弱，血少难如井底泉。腹痛辄用行破药，祸不旋踵谁受衍。治法总宜生气血，略加导药保安全。初起腹痛身无下，黑神(散)加入五灵(脂)便。十全大补继宜进，黑姜益母加入恬。甚加丹皮姜用炮，肉桂去皮必另研。血来不止又何故，产后伤损是病原。各有所因宜辨析，肝热六味地黄先。脾经郁热归脾(汤)进，怒动肝火四物(汤)拈。肝中风邪血腾沸，一味防风(散)莫舍弃。若此等证间亦有，虚损而今必倍然。故有肝虚不藏血，逍遥散进可解悬。胃气下陷宜益气，脾虚惟有六君贤。气血两虚十全(大)补(汤)，阴中阳弱更申言。阳衰气散肝脾败，附子加入补元煎。或进右归或八味，如此调理病不延。滑流不绝气短瘦，毓麟珠与牡蛎(散)传。倘以芎归平淡治，贻人重疾可慨焉。

二、医案

1. 气血亏虚案

《校注妇人良方·卷二十·产后恶露不下方论第四》

一产妇患前症，服峻厉之剂，恶露随下，久而昏愦，以手护其腹。余曰：此脾气复伤作痛，故用手护也。以人参理中汤加肉桂二剂，补之而愈。

《张氏医通·卷九·杂门·汗》

飞畴治陈子厚媳，八月间因产不顺，去血过多，产后恶露稀少，服益母草汤不行，身热汗出，产科用发散行血更剧，自用焦糖酒一碗，遂周身络脉樫楚难堪，恶露大下，昏沉戴眼，汗出如浴，但言心痛不可名状。此血去过多，心失其养，故痛。肝主筋，为藏血之地，肝失其荣，故络脉樫楚不堪。且汗为产后之大禁，若非急用人参，恐难保其朝夕也，用四君合保元加白芍、五味，一剂汗止，因其语言如祟，疑为瘀血未尽，更欲通利。予曰：声怯无神，此属郑声，且腹不疼痛，瘀何从有？此神气散乱不收之故，前方加入枣仁、龙齿，诸证渐平，后服独参汤，至弥月而安。

《女科指要·女科医案·发渴门》

一妇，产后恶露不行，上渴下泻，无少宁时，脉软弦浮，此脾胃虚而津液不能上奉也。与七味白术散，二剂泄泻顿止。又用八珍汤加糯粉炒麦冬、五味子，三十余剂而渴亦全解。

《女科指要·女科医案·伤寒门》

一妇，产后寒热泄泻，恶露不行，小腹痛胀，脉细紧数，此中气大虚，寒邪伤之，而不能化血也。投理中汤合三物建中汤去当归，加荆芥、泽兰，三剂而寒热退，恶露行，小腹痛减，泄泻渐稀。又以理中汤加熟地、肉桂，数剂则泄泻定，腹痛除，调理半月而健旺如常。

一妇，新产后恶露涩少，寒热不止，饮食少进，神志时昏，脉软细数，此冲任两亏，寒邪伤之，为血分伤寒。投三物建中汤合清魂散，二剂而寒热顿解。改用八珍汤去川芎、甘草，加姜桂，三剂而全安。三物建中汤：当归、赤芍、肉桂。清魂散见产后。

《王氏医案续编·卷五·杭州王士雄孟英医案》

翁嘉顺令正，娩后阴户坠下一物……继而恶露不行，白带时下，乳汁全无，两腿作痛，又求方以通之。前方只治其标，未治其本，故复发此患。孟英曰：此血虚也，乳与恶露虽无，其腹必不胀，前证亦属大虚，合而论之，毋庸诊视。因与黄芪、当归、甘草、生地、杜仲、大枣、糯米、脂麻、藕，浓煎羊肉汤煮药。服后乳汁渐充，久服乃健。

［石念祖按］生黄芪一两，箱归身二钱，生粉草三钱，干生地五钱，绵杜仲四钱，大枣（擘）三枚、糯米（洗）五钱，脂麻（研）五钱，藕（切）一两，生羊肉四两（煮汤煎药）。

2. 气滞血瘀案

《张氏医通·卷七·大小府门·痢》

大兵船上妇胎前下痢，产后三日不止，恶露不行，发热喘胀，法在不救，有同道误许可治，与药一服，次早反加呃逆，计无所施，乃同兵丁，托言货船，拉石顽往诊。其脉三至一代，直以难治辞之，彼则留住前医，不使上涯，方知其意原欲巧卸，恐余不往，故不明言其故，当此急迫之际，不与解围，必致大伤体面，因谓之曰：此证虽危，尚有一线生机，必从长计议，庶可图治。彼闻是言，始放其医抵家，而求药于余。遂与盏一枚，钱数文，令买砂糖熬枯，白汤调服，既可治痢，又能下瘀，且不伤犯元气，急与服之。彼欣然而去，其医得脱，闭户挈家而遁，直至数日，大兵去后宁家，即过我而谢曰：若非金蝉脱壳，不免为螳臂所执也。

绿石山奢石匠之妇，产后五六日，恶露不行，腹胀喘满，大便从前阴而出。省其故，缘平昔酷嗜烟酒，所产之儿，身软无骨，因而惊骇，遂患此证。余以芎归汤，加莪术、肉桂、炒黑山楂一服，恶露通而二便如常。

《未刻本叶氏医案·方案》

产后恶露不行，腹痛脘闷，法宜两和气血。香附、丹皮、茺蔚子、延胡索、泽兰、楂肉、穞豆皮、柏子仁。

《碎玉篇·上卷·诸血》

产后恶露全无，少腹疼痛，时时昏冒，是谓血厥。夫气血之帅也，理血先理气，气行则血行。肉桂、乌药、香附、归尾、桃仁、红花、木香、青皮。

《洄溪医案·产后血臌》

苏州顾某继室，产后恶露不出，遂成血臌，医者束手，顾君之兄掌夫，余戚也，延余治之。余曰：此瘀血凝结，非桃仁等所能下，古法有抵当汤，今一时不及备，以唐人法，用肉桂、黄连、人参、大黄、五灵脂成剂，下其瘀血。群医无不大笑，谓寒热补泻并相犯之药合而成方，此怪人也。其家因平日相信，与服。明日，掌夫告余曰：病不可治矣。病者见鬼，窃饮所服药，乃大呼曰：我不能食鬼之所吐也，先生可无治矣。余往验之，药本气味最烈之品，尝之与水无二，怪之。仍以前方煎成，亲往饮之，病者不肯饮，以威迫之，惧而饮，是夕下瘀血升余，而腹渐平，思食。余以事暂归，隔日复往，其门首挂榜烧楮，余疑有他故，入门见者皆有喜色，询之，则曰：先生去之夕，病者梦其前夫人怒曰：汝据余之室，夺余之财，虐余之女，余欲伤汝命，今为某所治，余将为大蛇以杀汝，即变为大蛇。大惊而醒，故特延僧修忏耳。盖前夫人以产后血臌亡，病状如一，而医者治不中病，遂致不起。盖一病有一病治法，学不可不博也。

《女科指要·女科医案·呃逆门》

一妇，产后恶露不通，三日后水谷入口即发呃二三声。医用丁香柿蒂汤不应，反加昏愦，口中喃喃，呃发则撮口抬肩，危迫殆甚。薛氏诊之，脉洪涩动。曰：此难产受惊，心气不下，胃气上逆，瘀血阻而升降失调也。其夫应之曰：然，三日不产，分娩后即便如此。遂以失笑散，热童便调下三钱，一剂而苏醒，再剂而呃减，三剂而呃定，恶露亦下而霍然矣。

《南雅堂医案·卷八·妇科·产后门》

产后瘀血不下，走而上逆，急宜引而下之，否则冲逆，防厥。当归身三钱，赤芍药二钱，飞滑石三钱，通草一钱五分，怀牛膝一钱五分，蒲黄一钱，瞿麦一钱，五灵脂二钱（醋炒）。

《王氏医案·卷一》

朱氏妇，产后恶露不行，而宿哮顿发，专是科者不能下手。孟英以丹参、桃仁、贝母、茯苓、滑石、花粉、桂枝、通草、蛤壳、苡仁、紫菀、山楂、丝瓜子、茺蔚子、旋覆、琥珀出入为方，三日而愈。

［石念祖按］因恶露停而发宿哮，是由血病及气。紫丹参三钱，生桃仁（研）三钱，茺蔚子（杵，先）四钱，西琥珀（研、冲）八分，焦山楂（研）二钱，川贝母（研）三钱，片通草三钱，桑枝（酒炒）三钱，旋覆花一钱五分（绢包，次入）。此方服二日去丹参、桃仁、茺蔚、琥珀，加白茯苓三钱，西滑石（包，先）四钱，生蛤壳（杵，先）五钱，生苡仁四钱，紫菀茸一钱五分（次入），丝瓜子三钱（杵，先）。此方服一日。宜先于治停瘀中兼治哮，续方则专治哮。

《王氏医案续编·卷二·古杭王士雄孟英医案》

金亚伯廷尉簉室，产后恶露不行，渴泻痰多。

孟英以北沙参、滑石、生薏苡、生扁豆、蛤壳、豆卷、石斛、竹茹、枇杷叶、琥珀、茯苓等药，数剂而愈。

［石念祖按］恶露不行病在血，渴泻痰多病在气，血病治气，泻止痰清，则恶露自行。气为血帅也，故方中止滑石、琥珀两味泻瘀，余皆气药。豆卷尤用淂精确，大凡清肺下行药中，不可无升发上行之品以反佐之，《经》所谓“将欲降之，必先升之”。北沙参四钱，西滑石（先煎）四钱，生苡仁八钱，生扁豆（杵）三钱，生蛤壳（杵，先）五钱，大豆卷三钱，鲜石斛（先）八钱，姜竹茹三钱，鲜枇叶（刷，包）三钱，西毛珀（研，冲）八分，云苓一钱半。

3. 瘀结水留案

《柳选四家医案·静香楼医案·下卷》

产后恶露不行，小腹作痛，渐见足肿、面浮、喘咳。此血滞于先，水渍于后。宜兼治血水，如甘遂、大黄之例。紫菀、茯苓、桃仁、牛膝、青皮、杏仁、山楂肉、小川朴、延胡。

［柳宝诒按］用其例而易其药，因原方太峻也。

再诊：瘀血不下，走而上逆，急宜以法引而下之，否则冲逆成厥矣。归身、滑石、蒲黄、通草、牛膝、瞿麦、五灵脂、赤芍。

三诊：膈宽而腹满，血瘀胞中，宜以缓法下之。大黄、青皮、炙草、丹皮、桃仁、赤芍、归身。又丸：牛膝一两，赤芍、延胡、蒲黄、五灵脂、川芎、桂枝、桃仁各五钱，归尾、丹皮各八钱。

［柳宝诒按］迭换四方，一层深一层，次序秩然，恰与病机宛转相赴。

《女科指要·女科医案·腹胀门》

一妇，产后恶露涩少，遂至大腹胀闷，呕吐不定，脉数濡弦涩滞，此气亏不能化血，而湿伏于中也。与抵当汤三钱，而血水大下，腹胀顿退。后以六君子汤，数剂呕吐不复再作矣。

《吴鞠通医案·卷四·产后》

丁氏，二十八岁，癸亥五月二十六日。血与水搏，产后恶露不行，腹坚大拒按，神思昏冒，其为瘀血上攻无疑。归尾五钱，藏红花三钱，川芎一钱，桃仁三钱，两头尖三钱。煮三杯，分三次服。间服化癥回生丹五丸。

二十七日，血化为水，瘀滞攻心，昨已危急，因用回生丹，以直入厥阴阴络之两头尖为向导，续下瘀滞，而神气已清，但瘀滞尚多。议以化癥回生丹缓攻为宜。藏红花二钱，泽兰二钱，两头尖三钱，广郁金三钱。煮二杯，渣再煮一杯，分三次服。化癥回生丹三丸，每次和服一丸。

二十八日，腹中无处不痛，脉沉数有力，瘀血尚多。归尾五钱，元胡索四钱，泽兰三钱，桃仁三钱，京三棱三钱，莪术三钱，红花二钱，两头尖五钱，川芎一钱五分。煮四杯，每杯和化癥回生丹一丸服。

二十九日，瘀滞已去不少，腹痛减去八九。《经》谓：大毒治病，十衰其六，即无毒治病，十衰其九，勿使过剂。今日头晕而冒，视歧见两物，不可孟浪再与攻瘀。议七味丸加车前子、牛膝、琥珀，一面摄少阴生气，一面宣络脉之血，方为合拍。此时生死相关之际，不可不精细也。茯苓（炒黄）四钱，熟地炭八钱，肉桂（炒焦）三钱，炒泽泻六钱，萸肉炭三钱，丹皮（炒焦）四钱，山药（炒焦）三钱，车前子四钱，牛膝四钱。共炒炭，煮成三碗，又加琥珀细末九分，分三次冲服。

三十日，同前。

六月初一日，瘀血随冲气上攻，神昏。又用化癥回生丹五丸。

初二日，前用摄少阴开太阳法，小便稍利，肿胀微消，但冲气上动，咳而不寐。议伐肾邪止冲气，和胃以令寐。茯苓块（连皮）八钱，半夏六钱，紫石英（生，研细）三钱，桂枝木三钱，秫米一撮，制五味一钱。甘澜水煮成三杯，分三次服。

初三日，昨与伐冲气兼和胃，业已见效，仍宗前法。腰冷少腹胀，加小茴香。猪苓三钱，茯苓块（连皮）八钱，半夏八钱，泽泻三钱，老厚朴一钱，秫米一合，桂枝三钱，小茴香（炒炭）一钱五分。甘澜水煮成三杯，分三次服。

初五日，脉渐小为病退；左关独大，为肝旺。夜间气上冲胸，浊阴随肝阳上升之故。产后阴虚，不敢峻攻，食少，宜开太阳，兼与和胃。茯苓块（连皮）五钱，桂枝三钱，小枳实（打碎）一钱，旋覆花（包）三钱，泽泻三钱，五味子（制）一钱，焦白芍三钱，半夏六钱，广皮炭一钱五分，广郁金一钱五分，泽兰一钱五分。煮三杯，分三次服

初七日，诸症悉除，惟余痰饮咳嗽，喘满短气胸痹，皆系应有之症，无足怪者。谓病痰饮者冬夏难治，况十数年之痼疾又届后乎？桂枝五钱，姜半

夏六钱，厚朴二钱，桂心（冲）三分，生薏仁五分，薤白一钱五分，猪苓三钱，茯苓块五钱，广皮二钱，泽泻三钱。煮三大杯，分三次服。

《南雅堂医案·卷八·妇科·产后门》

产后恶露不行，少腹作痛，面浮，时作喘咳，足跗浮肿，此内有瘀血，并挟水气为患，理血兼利水为治。紫菀一钱，川朴八分，白茯苓三钱，桃仁八分（去皮尖），杏仁二钱，延胡索一钱五分，山楂肉一钱五分，怀牛膝一钱，青皮八分。

《柳宝诒医案·卷五》

祝。肤肿起于胎前，剧于产后。据述蓐中恶露不畅，弥月不减。古人谓血分化为水分者，以消瘀为主。拟用疏瘀行水，温调脾肺之法。桂枝、椒目（盐水炒）、归尾炭、红花（酒炒）、广木香、杏仁、冬瓜皮、大腹皮、茯苓皮、桑白皮、苏子叶（各）、青陈皮（各）、六曲炭、姜皮。

二诊：前与疏瘀行水，肿势稍平。舌中黄浊，兼有浊积。拟于前方增入疏滞之品。桂心（研冲）、茯苓皮、大腹皮、青陈皮（各）、冬瓜皮、莱菔炭、楂肉炭、六曲炭、枳实炭、长牛膝（红花酒煎拌炒）、姜皮、通草。

三诊：肿势减而未平，甚于上脘。拟从气分着想。桂枝、於术、广木香、茯苓皮、大腹皮、冬瓜皮、炙鸡金、川朴、砂仁、焦谷芽、生熟神曲（各）、通草、姜皮。

4. 瘀血阻络案

《扫叶庄一瓢老人医案·卷四·经产淋带女科杂治》

自产后五日，恶露渐少，遂卒然右胁下痛引少腹，手不可按，身体不能转侧，此乃卧着于右太早，致败血横行入络。痛甚神迷昏乱，皆瘀腐浊气，上冒胞络矣。此属产后重病。夫通则不痛，议宜通脉络之壅。黑豆皮、西琥珀末、生蒲黄、乳香、苏木、益母草、五灵脂。

《南雅堂医案·卷八·妇科·产后门》

新产头目眩晕，胸痞腹痛，汗常出，恶露阻滞不通，逐瘀调血自愈。香附一钱五分，延胡索一钱，炒山楂一钱，郁金八分，赤芍钱五分，怀牛膝一钱五分，益母草三钱，童便二盏（冲）。

5. 瘀热互结案

《女科指要·女科医案·发热门》

一妇，经盛暑月中产三日，恶露不行，遂热狂言，叫呼奔走，拿捉不住，脉大而疾。此败血冲心，心气不降，而神明失指也。以干荷叶、生地黄、牡丹皮煎汤，调下生蒲黄三钱，一服即定，恶露旋下而安。

《女科指要·女科医案·鼻衄门》

一妇，产后血逆上行，鼻衄心燥，舌黑口干，脉数沉涩，此恶露不下，瘀血上升也。遂以益母丸二丸，童便化下，鼻衄渐止恶露下而安。

《王氏医案三编·卷一》

石北涯仲媳，胎前患泻，季秋娩后，泻如漏水，不分遍数，恶露不行，专科束手，咸虑其脱，亟孟英脉之。左弦而数，右大不空，口苦不饥，苔黄无溺。曰：非虚证也，参汤断弗沾唇。予白头翁合石顽伏龙肝汤丸治之。一剂知，三剂愈。

《王氏医案三编·卷三》

四弟妇怀娠临月，西甫（指四舍弟）起病之次日即患疟，因弟病日剧，不免忧劳。至第五日孟英视之，脉欲离经，腰疼腹坠，伏暑化疟，将娩之征。以栀、豉、苏、归、芩、连、茹、半、知母、葱白服两帖而产。产后疟来颇减，恶露不行，腹不胀疼，不饥而渴。投栀、滑、薇、茹、泽兰、丹参、通草、桃仁、茺蔚药一剂，恶露即行，而狂言不寐，面红口渴，人皆危之。盖杭谚有云：夫病妻怀孕，铁船过海难逃命。未产先萦忧惧，既娩血去火炎，故昼夜辄以铁船沉海云云。孟英于前方去泽兰、通草，加琥珀、菖蒲、胆星、灯心，和以童溲投之。一饮神识渐清，再剂即安睡矣。去琥珀、菖、星、桃仁、灯草、茺蔚，加知母、麦冬、甘草、沙参、枇杷叶，冲入藕汁一杯。三服解赤矢而苔退疟亦减而嗽痰，改用沙参、枇杷叶、冬瓜子、甘、斛、栀、薇、茹、翘两帖。嗽减犹渴而身痛，去栀、薇、枇杷叶，加归、贝、鳖甲。四帖而疟罢，眠食咸安，调养至弥月，即出房矣。

6. 阴虚内热案

《王氏医案·卷二》

予荆人娩后恶露不行，或劝服生化汤，适孟英枉顾，诊曰：阴虚内热，天令炎蒸，虽赤沙糖不可服也。以生地、丹参、丹皮、豆卷、茺蔚子、茯苓、桃仁、山楂、栀子、泽兰、琥珀，投之即效，且无别恙而易健。［眉批］不寒不燥，真阴虚血滞者之良剂。可见体质不齐，药难概用。况其致病之因不一，病机传变无穷。语云量体裁衣，而治病者可不辨证而施治耶？孟英尝曰：凡产后世俗多尚生化汤，是以一定之死方疗万人之活病。体寒者固为妙法，若血热之人或兼感温热之气者，而一概投之，骤则变证蜂起，缓则蓐损渐成。[眉批] 通人之论，无论寒药热药用不得当，皆足误人，不可不知。人但知产后之常有，而不知半由生化汤之厉阶此风最胜于越，方本传于越之钱氏。自景岳采入八阵，遂致流播四海，人之阴受其害者，数百年矣，从无一人能议其非。今特为此长夜之灯，冀后人不致永远冥行，或可稍补于世。但景岳最偏于温补，而独于产后一门，力辩丹溪大补气血为主之非，可谓此老之一隙微明，惜犹泥于产后宜温之谬说，盖由未入仲圣之宫墙也。

[石念祖按] 阴虚内热，兴另有脉象病情可据，非但以天令炎蒸，遂制此方。大生地八钱，丹参三钱，丹皮二钱，大豆卷（次入）一钱五分，白茯苓（人乳拌，蒸）三钱，生桃仁（研）三钱，茺蔚子（杵，先）四钱，焦楂肉（杵）一钱五分，黑栀皮三钱，泽兰叶一钱五分，琥珀（研，冲）八分。

《王氏医案续编·卷二·古杭王士雄孟英医案》

陈足甫室……迨季秋娩后，发热不蒸乳，恶露淡且少，家人欲用生化汤。孟英急止之曰：血去阴更伤，岂可妄疑瘀停而攻之。与西洋参、生地、茯苓、石斛、女贞、旱莲、甘草为大剂，数日而安。

《王氏医案三编·卷二》

舜廷继室，娩后略有咳嗽，微有寒热，恶露不多，少腹似有聚瘕，时觉窜痛，腰疼不能反侧，齿衄频流，溺少口干，仍不喜饮，舌色无液，善怒不眠，四肢牵掣不舒，易于出汗。逆孟英诊之，脉至虚弦细弱，系素属阴亏，新产血去之后，八脉皆空，阳不能潜，游行于上。见证虽然错杂，治当清息风阳，表散攻瘀，毫不可犯。爰以沙参、竹茹、白薇、丹参、丝瓜络、石斛、栀子、小麦、甘草、红枣、藕为方。服数帖嗽衄皆蠲，为去丹参、麦、枣、栀、斛，加归身、熟地、枸杞、麦冬、楝实。服之各恙渐瘥。

汪少洪令侄女适孙彬士者，产后患证与此相似，误投温散，发热愈壮，但在上部。医者犹不知为阴虚阳越，仍从感治，迨脉脱汗淋，始邀孟英视之。始知是虚阳外越，然已不能拯救。病者自赋绝命词而逝。盖凡属虚脱之证，至死而神不昏也，医者识之。

7. 寒凝血瘀案

《柳选四家医案·评选爱庐医案·妇人门》

上腊严寒生产，受寒必甚。当时瘀露未畅，脐下阵痛，迄今五月未止。阅所服药，皆宗产后宜温之例，固属近是，惜未考经穴经隧耳。譬诸锁则买矣，何以不付以匙？买者不知，卖者当知；病者不知，医者当知，致使远途跋涉，幸遇善与人配匙者。肉桂一钱，细辛五分，同研末，饭丸，匀五服，每晨一服。[柳宝诒按] 方颇奇特。

第五节

产后腹痛

产妇在产褥期内，发生与分娩或产褥有关的小腹疼痛，称为产后腹痛。

【辨病名】

本病早在《金匮要略》中已有记载，其中因瘀血引起者，称“儿枕痛”。

《妇人大全良方·卷二十·产后儿枕心腹刺痛方论第七》：“夫儿枕者，由母胎中宿有血块，因产时其血破散与儿俱下，则无患也。若产妇脏腑风冷，使血凝滞，在于小腹不能流通，则令结聚疼痛，名曰儿枕也。”

《万氏妇人科·卷三·产后章·产后儿枕痛》：“腹中有块，上下时动，痛不可忍，此由产前聚血，产后气虚，恶露未尽，新血与故血相搏而痛，俗谓之儿枕痛，即血瘕之类也。”

《古今医鉴·卷十二·产后》：“产后恶露不尽，亦有发热恶寒，必胁肋胀满，连大小腹有块作痛，名儿枕痛。”

《神农本草经疏·卷二·续序例下·妇人门》：“产后少腹痛，按之痛甚有结块，名儿枕痛。”

《绛雪丹书·产后上卷·产后诸症总论·血块论》：“恶露未尽，有块作痛，名曰儿枕痛。”“儿枕俗称衣疙瘩，痛无妨。”

《辨证录·卷十二·产后诸病门》：“妇人产后，小腹疼痛，甚则结成一块，手按之益痛，此名儿枕痛也。夫儿枕者，前人谓儿枕头之物也。”

《女科经纶·卷五·产后证上·产后脐下痛作恶露不尽论》：“儿产后，一有不慎，则风寒乘虚，与恶血凝结，即有儿枕痛之名。"

《医学心悟·卷五·妇人门·产后心腹诸痛》："若小腹痛处有块，不可手按，此瘀血壅滞，名曰儿枕痛。"

《罗氏会约医镜·卷十五·妇科（下）·产后腹痛》："产妇气虚不能行血，故或闭而不来，或来而不尽，致令腹痛。乍作乍止，其痛如刺，手不可近，其血成块，时见而痛，时隐而止，此为儿枕痛，俗谓血气痛者是也。"

《验方新编·卷九·妇人科产后门》："（产后腹中有块上下时动痛不可忍）此由产前聚血，产后气虚，恶露未尽，新血与旧血相搏，俗谓之儿枕痛，即血瘕之类也。"

《经验良方全集·卷二·心气痛》："又妇人新产，子宫未敛作痛者，名儿枕痛，又名瘕母块痛。"

《盘珠集胎产症治·卷中·产后·小腹痛》："儿在胞中，食母之血，所余者，结而成块。产时块从儿下则无患。不下，则滞而痛，名曰儿枕痛。"

【辨病因】

产后腹痛病因有外感与内伤两方面，外感者多因感受寒邪，内伤着多与产后多虚多瘀及饮食相关。

《校注妇人良方·卷二十·产后恶露腹痛方论第六》："产后腹痛，或因外感五邪，内伤六淫，或瘀血壅滞所致，当审其因而治之。"

《孕育玄机·卷下·泄泻腹痛》："产后腹痛泄泻，因肠胃虚怯，寒邪乘虚袭之，或水谷不化，洞泄肠鸣，或产前停食，或产后伤食，或肠有干结宿积，或寒泻，或热泻，或六淫七情而致者，当随所因而治之。"

《妇科冰鉴·卷七·产后门·腹痛》："产后腹痛，其因有四。或去血过，则脏府乏其充养；或恶露去少，则瘀血凝滞不通；或恣食过伤，必见恶食胀满；或寒乘胞中，必有冷凝形状，皆致痛之由也。"

《胎产新书·女科秘旨·卷八·产后小腹痛》："产后虚中感寒饮冷，寒气下攻，则小腹作痛，又有血块作痛者，亦有产后血虚，脐下痛者。"

一、外感风寒

《诸病源候论·妇人产后病诸候上·产后恶露不尽腹痛候》："妊娠取风冷过度，胞络有冷，比产血下则少。或新产血露未尽，而取风凉，皆令风冷搏于血，血则壅滞不宜消，蓄积在内，内有冷气，共相搏击，故令痛也，甚者则变成血瘕，亦令月水不通也。"

《太平惠民和剂局方·附指南总论·卷下·论妇人诸疾》："产后六七日，忽然脐腹作痛，皆因呼吸之间，冷气乘虚而入。"

《万氏妇人科·卷三·产后章·产后腹痛》："又有因产时寒气客于子门，入于小腹，或坐卧不谨，使风冷之气乘虚而入，此寒疝也，但不作胀，且无形影为异。"

《胎产心法·卷下·小腹痛并儿枕痛论》："产后虚中感寒，及饮食冷物，下攻小腹作痛。"

二、产后血虚

《诸病源候论·妇人产后病诸候上·产后腹中痛候》："产后脏虚，或宿挟风寒，或新触冷，与气相击搏，故腹痛，若气逆上者，亦令心痛、胸胁痛也，久则变成疝瘕。"

《万氏妇人科·卷三·产后章·产后腹痛》："或产后血虚，外受风冷之气，内伤寒冷之物，以致腹痛者，得人按摩略止，或热物熨之略止者是也。"

《傅青主女科·女科下卷·产后·产后少腹疼六十七》："妇人产后少腹疼痛，按之即止，人亦以为儿枕之疼也，谁知是血虚而然乎！夫产后亡血过多，血室空虚，原能腹疼，十妇九然。但疼有虚实之分，不可不辨，如燥糠触体光景，是虚疼而非实疼也。"

三、恶露瘀阻

《诸病源候论·妇人产后病诸候上·产后小腹痛候》："上由产时恶露下少，胞络之间有余血者，与气相击搏，令小腹痛也。因重遇冷则血结，变成血瘕，亦月水不利也。"

《妇人大全良方·卷二十·产后儿枕心腹刺痛方论第七》："夫儿枕者，由母胎中宿有血块，因产时其血破散与儿俱下，则无患也。若产妇脏腑风冷，使血凝滞，在于小腹不能流通，则令结聚疼痛，名曰儿枕也。"

《万氏妇人科·卷三·产后章·产后腹痛》："问云：云者何？曰：女人之血，未有胎时，则为经水，经水不来则病；产时则为恶露，恶露不来则病。故产妇中气多虚，不能行血，血斯凝滞，或闭而不来，或来而不尽，败血入腹，故为腹痛，乍作乍止，其痛如刺，手不可近，黑神散主之。盖败血随其所止之处，无不成病。”“或小腹痛者，脐下胞胎所系之处，血之所聚也，产后血去不尽，即成痛症。其症无时刺痛，痛则有形，须臾痛止，又不见形。黑神散主之。”

《赤水玄珠・卷二十三・产后腹痛儿枕痛》：“产后腹痛，或因外感内伤，瘀血壅滞所致。”“产后儿枕痛者，乃母胎中宿血也。其痛在小腹。大抵小腹痛多由恶露凝滞，或外寒相搏。或久而不散，必成血瘕。月水因之而不调也。”

《傅青主女科・女科下卷・产后・产后少腹疼六十七》：“妇人产后少腹疼痛，甚则结成一块，按之愈疼，人以为儿枕之疼也，谁知是瘀血作祟乎！夫儿枕者，前人谓儿头枕之物也。儿枕之不疼，岂儿生不枕而反疼，是非儿枕可知矣。既非儿枕，何故作疼？乃是瘀血未散，结作成团而作疼耳。凡此等症，多是壮健之妇血有余，而非血不足也。”

《女科经纶・卷五・产后证上・产后小腹痛属恶露凝结》：“《产宝百问》曰：产后小腹痛，由恶露凝结，或外寒搏之。若久而不散，必成血瘕，月水不调。”

四、饮食不慎

《卫生家宝产科备要・卷五・产前后十八论乌金散》：“产后未满月间，误饮冷水，水与血相和，流入大肠，大肠受之血，遂成病，水谷不化或泄或胀，脓血不定。”

《严氏济生方・妇人门・校正郭稽中产后二十一论治》：“因产血气劳伤，外则腠理空疏，内则肠胃虚怯，若未满月饮冷当风，邪毒乘虚进袭，留于分肉之间，布于肠胃之内，遂致腹胁疞痛，痛如刀刺，流入大肠，肠鸣洞泄不已，痢下赤白，宜服调中汤。又有食肉太早，强食过多，停积不化，脐腹疼痛而成泄痢者，诚有之矣。”

《妇科冰鉴・卷七・产后门・产后门汇方》：“产后腹痛兼泻痢，或腹胀虚满者，皆因月中误吃生冷热物，而余血结聚，日久渐甚，腹胀疼痛，米谷不消，或脓血不止。水气入肠冷痛，或败血入小肠，变赤白带。”

五、情志不畅

《孕育玄机・卷下・腹痛》：“产后腹痛并小腹作疼，未可全为瘀血，血虚受寒固多。犹有产母生平性急，或有感触，肝火倏起，气滞小腹，手不可按，若认为瘀血，投失笑散，误矣。”

【辨病机】

本病的发生，主要是气血运行不畅，迟滞而痛，导致不畅的原因，有血虚和血瘀。

一、寒邪内盛

《妇人大全良方・卷二十二・产后腹痛及泻利方论第十一》：“论曰：产后腹痛及泻利者何？答曰：产后肠胃虚怯，寒邪易侵。若未满月，欲冷当风，乘虚袭留于肓膜，散于腹胁，故腹痛作阵，或如锥刀所刺。流入大肠，水谷不化，洞泄肠鸣，或下赤白，胠胁䐜胀，或痛走不定，急服调中汤立愈。若医者以为积滞取之，祸不旋踵。谨之谨之。”

《孕育玄机・卷下・腹痛》：“产后小腹作痛，盖以气血既虚，受寒感冷，则寒冷之气下攻，小腹故痛，并有瘀血而痛。”

二、气血虚弱

《景岳全书・卷三十九人集・妇人规下・产后腹痛》：“凡新产之后，多有儿枕腹痛者，摸之亦有块，按之亦微拒手，故古方谓之儿枕，皆指为胞中之宿血，此大不然。夫胎胞俱去，血亦岂能独留？盖子宫蓄子既久，忽尔相离，血海陡虚，所以作痛。胞门受伤，必致壅肿，所以亦若有块，而实非真块。肿既未消，所以亦颇拒按。”

《孕育玄机・卷下・腹痛》：“血虚，脐下亦能作痛。”

三、瘀血阻滞

《妇人大全良方・卷二十・产后恶露不尽腹痛方论第六》：“论曰：产后恶露不尽，腹痛者何？答曰：产后恶血虽常通行，或因外感五邪，内伤七气，致令斩然而止；余血停积，壅滞不行，所下不尽，故令腹痛。《产宝》云：皆因妊娠当风取凉，则胞络有冷，至于产时，其血必少。或新产时而取风凉，皆令风冷搏于血，血则壅滞不得宣通，蓄积在内，有时恶露不尽，故令腹痛。"

《校注妇人良方·卷二十·产后小腹痛方论第八》："产后小腹作痛，由恶露凝结，或外寒相搏。若久而不散，必成血瘕，而月水不调。"

《女科经纶·卷五·产后证上·产后脐下痛作恶露不尽论》："产后小腹痛，非恶露瘀蓄，即风寒乘袭。小腹为足厥阴部分，藏血之所。儿产后，一有不慎，则风寒乘虚，与恶血凝结，即有儿枕痛之名。若瘀血溃脓，亦不早治之故也，临证宜虑及之。"

《罗氏会约医镜·卷十五·妇科(下)·产后腹痛》："产妇气虚不能行血，故或闭而不来，或来而不尽，致令腹痛。乍作乍止，其痛如刺，手不可近，其血成块，时见而痛，时隐而止，此为儿枕痛，俗谓血气痛者是也。"

《金匮启钥(妇科)·卷五·腹痛论》："产后小腹作痛，俗名儿枕块，多由脏腑风冷，使血凝滞在小腹间，不能流通，则冷结聚疼痛，亦由子宫蓄子既久，忽然离去，血气乘虚而入，故摸之有块，愈觉疼痛也。"

《验方新编·卷九·妇人科产后门》："(产后腹中有块上下时动痛不可忍)此由产前聚血，产后气虚，恶露未尽，新血与旧血相搏，俗谓之儿枕痛，即血瘕之类也。"

《竹林女科证治·卷三·保产上·儿枕痛》："胎侧有成块，名曰儿枕子。欲生时枕破血下，若败血不下，则成块作痛不可忍。"

《竹林女科证治·卷三·保产下·呕吐》："产后腹痛呕逆，由恶露下少，败血乘虚散入于脾，而为胀满，胃受之则呕吐也。"

【辨病证】

本病发于新产后，痛在下腹部，多为阵发性，临证时应与伤食腹痛、感染邪毒腹痛等鉴别。

一、辨证候

1. 辨外感内伤

《太平惠民和剂局方·附指南总论·卷下·论妇人诸疾》："产后六七日，忽然脐腹作痛，皆因呼吸之间，冷气乘虚而入，可与当归建中汤、理中丸、通真丸、温经汤、大沉香丸、盐煎散。不退者，与服平胃散吞下茴香丸。产后腹痛甚者，可与花蕊石散、太岳活血丹。"

《校注妇人良方·卷二十·产后小腹痛方论第八》："前症若因气滞，用延胡索散。若因外寒，用五积散。若因怒气，用四物加木香、柴胡。若因血虚，用四物、参、术、炮姜。若因阳气虚弱，用四君、当归、炮姜。若因脾虚血弱，用六君、当归、炮姜治之。"

《校注妇人良方·卷二十二·产后腹痛泻利方论第十一》："前症若胸膈饱胀，或恶食吞酸，此饮食停滞，用六君、枳实、山楂以消导。若食既消而仍痛，更或头痛热渴，恶寒欲呕，此中气被伤，用补中益气、半夏、茯苓，以健脾胃。"

《赤水玄珠·卷二十三·产后腹痛儿枕痛》："产后腹痛，或因外感内伤，瘀血壅滞所致。瘀血以失笑散，风寒外感以五积散，内伤饮食以养胃汤加山楂治之。"

《女科经纶·卷五·产后证上·产后腹痛属冷气乘虚入产门》："寇宗奭曰：妇人产当寒月，寒气入产门，脐下胀满，手不得犯，此寒疝也。医将治以抵当汤，谓有瘀血也。予教之曰：非其治也，可服仲景羊肉汤。又产后六七日，忽然脐腹痛，皆由呼吸之间，使冷气乘虚而入，宜服当归建中汤、四顺理中丸。"

《郑氏家传女科万金方·产后门》："产后腹痛者，当辨明症而用药。若因气，食而腹痛者，当消食理气，宜服香砂养胃汤药，泻者亦然；若感寒气而腹痛者，理中汤去人参治之；若因食冷物、冷水而腹痛者，用五积散。小腹痛者，当视其去血多少。败血凝滞而痛者，必有块，服醋煎散；无块，服四乌汤；有食，加消食药。须量人虚实而用之，去血多而腹痛者，名为空痛，当服补剂以补其血气也。"

《孕育玄机·卷下·腹痛》："薛云：若以手按腹愈痛，此是瘀血为患，宜行血以消散之；若按之反不痛，是血虚，宜四物加参、苓、白术；若痛而作呕，是胃虚，宜六君子汤；若痛而作泻，是脾虚，宜六君子汤送二神丸；或因停食泻痛，须用山楂、厚朴、当归、车前、滑石等行之。"

《妇科冰鉴·卷七·产后门·腹痛》："若去血过多者，当归建中汤或八珍汤、当归羊肉汤。瘀血壅滞者，失笑散最验。饮食伤者，异功散加山楂、神曲，或查木二陈汤。风寒乘虚入于胞中者，香桂散，或吴茱萸汤。”

2. 辨寒热虚实

《赤水玄珠·卷二十三·产后腹痛儿枕痛》：“生生子曰：设以手按之痛甚者，瘀血也。按之而痛缓者，或喜热物熨之者，此虚中有寒也，当补而温之。”

《景岳全书·卷三十九人集·妇人规下·产后腹痛》：“产后腹痛，最当辨察虚实。血有留瘀而痛者，实痛也；无血而痛者，虚痛也。大都痛而且胀，或上冲胸胁，或拒按而手不可近者，皆实痛也，宜行之散之。若无胀满，或喜揉按，或喜热熨，或得食稍缓者，皆属虚痛，不可妄用推逐等剂。”“有母体本虚而血少者，即于产时亦无多血，此辈尤非血滞。若有疼痛，只宜治以前法，或以大、小营煎、黄雌鸡汤主之。凡新产之后，其有阳气虚弱而寒从中生，或寒由外入，以致心腹作痛，呕吐不食，四肢厥冷者，宜九蜜煎、大严蜜汤，或理阴煎主之。产当寒月，以致寒气入腹，脐下胀痛，手不可近者，宜羊肉汤主之。若气实寒甚者，宜蟠葱散。产后恶露不尽，留滞作痛者，亦常有之。然此与虚痛者不同，必其由渐而甚，或大小便不行，或小腹硬实作胀，痛极不可近手，或自下上冲心腹，或痛极牙关紧急，有此实证，当速去其血。近上者，宜失笑散；近下者，宜通瘀煎、夺命丹、回生丹。如或未效，当用决津煎为善。产后有脾虚、肾虚而为腹痛者，此不由产而由脏气之不足。若脾气虚寒，为呕吐，为食少，而兼腹痛者，宜五君子煎、六君子汤、温胃饮之类主之。若肾气虚寒，为泻为痢，而兼腹痛者，宜胃关煎、理阴煎之类主之。产后有饮食停滞及气逆作痛，亦当因其类而消去之，如排气饮、大和中饮之类，皆可酌用。”“仲景曰：产后腹中疠痛，当归生姜羊肉汤主之。并治腹中寒疝，虚劳不足。立斋曰：前证若因气滞，用延胡索散。若因外寒，用五积散。若因怒气，用四物加木香、柴胡。若因血虚，用四物、参、术、炮姜。若因阳气虚弱，用四君、当归、炮姜。若因脾虚血弱，用六君、当归、炮姜。”

《女科经纶·卷五·产后证上·产后脐下痛作恶露不尽论》：“单养贤曰：产后脐下痛，在七日内未曾服药者，当作恶露不尽论。如按而痛止者属虚，加味生化汤。”

《女科经纶·卷五·产后证上·产后血块腹痛戒用峻厉药》：“产后腹痛有虚实之分，实者有恶露不尽，有干血瘀滞，有食伤裹血。虚者有气弱寒阻，有血虚空痛。自当审因施治。在虚者固宜补气补血，而实者亦未可以峻厉克伐，重虚其虚也。”

《女科经纶·卷五·产后证上·产后恶露不下属风冷乘虚抟血》：“儿既产，如气血旺者，恶露随之而下。如气血弱者，阻碍小腹为病。上攻则为血晕闷绝，蓄瘀则为儿枕痛，心腹痛，癥瘕积聚，四肢肿满，血鼓诸证。”

《顾松园医镜·卷十六·数集·产后》：“如《金匮》治产后腹中疠痛，疠痛者，绵绵而痛，是属虚也。责之气血两虚，或有微寒阻滞气血所致，用羊肉汤。以羊肉补益气血，当归养血而行血滞，生姜散寒而行气滞，温补之法也。治产后腹中痛，有瘀血着脐下，用下瘀血汤。以大黄、桃仁、䗪虫蜜丸，酒化调服，峻药缓治，攻之法也。治产妇腹痛烦满，不得卧，责其脾虚气滞食停之故，用枳芍散，以枳实通气消食，芍药补脾养肝，一攻一补，攻补兼施之法也。”

《灵验良方汇编·卷下·产后小腹痛头痛腰痛》：“小腹痛乃恶露停滞或血虚之故，若恶露停滞，用延胡索做。痛可按揉而止者，血虚也，生化汤加熟地。”

《胎产新书·女科秘要·卷一·产后腹痛》：“若腹满者，当去恶血。腹不满者，此虚痛也。”

《医医病书·四十八、产后恣用归芎论》：“产后之血，大概有三：有瘀滞而痛者，有络虚而痛者，有不寒不热，不虚不实，不必用药者。此中惟瘀血作痛、儿枕痛者，可用归芎。”

3. 辨腹痛性质

《冯氏锦囊秘录·女科精要·卷十八·产后腹痛》：“产后腹痛，恶露既去而仍痛，四神调补之，不应八珍汤。若痛而恶心，或欲作呕，六君子汤；若痛而泄泻，六君子汤送四神丸；若胸膈饱闷，或恶食吞酸，或腹痛手不可按，此是饮食所伤，用二陈加白术、山楂，消导之；若食既消而仍痛，按之不痛，更加头痛，烦热作渴，恶寒欲呕等症，此是中气被伤，宜温补脾胃为主；若发热腹痛，按之痛甚，不恶食吞酸，此是瘀血停滞，失笑散消之；若只发热，头痛，腹痛，按之却不痛，此是血虚，用四物加炮姜、参、术，以补之。”

《医学心悟·杂症要义·产后心腹诸痛》："若小腹痛，气自脐下逆冲而上，忽聚忽散者，此瘕气也，橘核丸主之。若小腹痛处有块，不可手按，此瘀血壅滞，有曰儿枕痛，并用前失笑丸，瘀血行而痛止矣。"

《妇科玉尺·卷四·产后》："产后儿枕腹痛，宜延胡索散。或身体壮热，小腹有块而痛，亦名儿枕，宜归尾泽兰汤、杏苏散。或不发热，但腹痛，或有块，时起时没，亦名儿枕，宜延胡索散、归尾泽兰汤。"

《产科发蒙·卷四·产后儿枕痛第四》："产后脐下疼痛，其痛一阵来而止，后来者，名曰儿枕痛。此瘀血将出而为痛者，其实佳兆也。然产讫则忽腹中空虚，是以产妇多不堪其痛，宜用破血之剂。行瘀煎、独行散、延胡索散、熊氏延胡索汤之辈，宜择用。若产后不大便数日，而小腹疼痛者，宜兼用龙飞丸，或用四物加大黄汤，木直煎之类。若初瘀血颇快下，大便亦如故，而腹中疠痛者，则属疝，加味建中汤，加味通气汤之类，并有奇效。"

《证治针经·卷四·崩漏·产后诸症》："儿枕痛属胞宫，虽拒按而当分瘀肿（恶露不行，痛固拒按，然有因产伤胞宫者，胞伤肿痛，亦必拒按。实必行瘀，伤宜安脏），中虚痛来呕厥，或熨灸而耳进温中。"

《验方新编·卷九·妇人科产后门·产后腹痛》："产妇中气多虚，不能行血，血斯凝滞，或闭而不来，或来而不尽，败血入腹，故为腹痛，乍作乍止，其痛如刺，手不可近。宜用黑神散或用失笑散或后羊肉汤，俱妙。或产后血虚，外受风冷之气，内伤寒冷之物，以致腹痛者，得人按摩则止，或热物熨之即止者是也。用当归建中汤：归身、白芍、肉桂、炙草各二钱，生姜五片，大枣三枚，水煎，米汤三匙搅匀，热服。或小腹痛者，脐下胞胎所系之处，血之所聚也。产后血去不尽，即成痛症。其症无时刺痛，痛则有形，须臾痛止，又不见形，宜用黑神散，或失笑散及后羊肉汤更佳。又有因产时寒气客于子门，入于小腹，或坐卧不谨，使风寒之气乘虚而入，此寒症也。但不作胀，且无形影，用金铃子散：川楝子（去核）、小茴、补骨脂、肉桂各一钱，木香四分（磨兑），姜引，水煎，食前热服。或后羊肉汤更妙。"

《妇科秘书·腹痛论》："但产后恶露不尽，留滞作痛，亦常有之。然与虚痛不同，必其由渐而甚，或大小便不行，或小腹硬实，作胀痛极，不可近手，或自下上冲心腹，或痛极，牙关紧急，有此实症，当速去之。近上者，宜失笑散；近下者，宜通瘀煎。未效，用决津煎为善。又有腹痛定于一边及小腹者，此是侧卧，败血留滞所致，亦用决津煎为当也。"

《不知医必要·卷四·儿枕腹痛》："此是儿已产下，其所枕之腹内疼痛，摸之亦似有块，按之亦微拒手，与瘀血作痛，自下上冲，心腹痛不可忍者迥别。"

4. 辨有无血块

《邯郸遗稿·卷四·产后》："产后败血腹痛寒热，名曰儿枕痛也。若无块，轻，以四乌汤治之；若有块，重，则以醋个散治之，须量人虚实而用，大抵产后禁用棱、术二味，必元气实者方可用之；若瘦弱者，只可服四乌汤；若不咳嗽，加肉桂些须亦可，以行血。倘饮食不进，而四乌汤不济事，乃用醋个散治之，然亦不宜多服。"

《孕育玄机·卷下·腹痛》："产后腹痛，宜先问血块有无。如有血块，只用生化汤调失笑散消块，痛自止；若风寒乘虚作痛，五积散；如伤饭食作痛，加神曲、麦芽；伤肉食作痛，加山楂、砂仁。"

《胎产新书·女科秘旨·卷八·产后腹痛》："凡产后腹痛，先问血块有无。若无块痛，因遇风冷，乘虚入腹作痛，宜服加味生化汤。若有血块痛，只服生化汤调元胡索末一钱，块痛消止。产后遇风寒，乘虚入腹作痛。"

《胎产指南·卷七（上）·产后论解三十二症医方·产后腹痛》："产后腹痛，先问血块有无。有血块痛，只服生化汤，调一笑散、鹿角灰散，块消，痛自止矣。若风冷，乘虚入腹作痛，宜服加味生化汤治之。"

5. 辨恶血新久

《丹台玉案·卷五·产后诸症》："产后腹痛，不可尽作恶血不行，须看新久。若初产腹中有痛阵，如将产之状，腹皮又宽软，又若运转不宁，乃是双胎。若经一二日腹痛者，恶血停滞，而未尽去也，名曰儿枕块。若恶血已收，而腹中如芒刺者，翕翕无力，乃空痛也，不可复以行血之剂治，惟养血而已。"

二、辨脉象

《女科经纶·卷五·产后证上》:“(产后腹痛属伤食裹血)王节斋曰:假如产妇数朝内,或饮食如常,忽作腹痛,六脉沉伏,四肢厥冷,此恶露不尽,伤食裹血,而脉不起也,不可误认为气血两虚,用大补剂,须用消导行血之药。”

“(产后腹痛属冷气乘虚入产门)产后有下血过多,冲任空虚,肝经血少而腹痛,脉弦者,以熟地、山茱为主,加白芍药、木瓜、蒺藜一剂。有难产久坐,风入胞门,而腹痛欲绝,脉浮而弦,续断一两,防风五钱,服之立愈。一虚一实,不可不辨。”

《内府秘传经验女科·卷二·产后腹痛》:“恶血不尽痛忧疑,脉来细紧与沉迟,聚宝丹磨随饮引,童便和酒最相宜。脉弦而紧黑神散,血利玄胡桂与归,心腹绞痛并儿枕,蒲黄宜入五灵脂。”

【论治法】

本病治疗以补虚化瘀,调畅气血为主。虚者补而调之,实者通而调之。

《校注妇人良方·卷二十二·产后腹痛泻利方论第十一》:“产后腹痛泻利,因肠胃虚怯,寒邪乘袭,或水谷不化,洞泄肠鸣,兼手足逆冷,用调中汤治之。陈无择云:若六淫七情而致者,当因所感而治之。”

《绛雪丹书·产后上卷·产后诸症总论·血块论》:“世多专消散,然后议补,又有消补混施,不知旧血固当消,新血又当生也。若专消则新血不宁,专生则原本旧血反滞。”

《女科经纶·卷五·产后证上》:“(产后血块腹痛戒用峻厉药)产后腹痛有虚实之分,实者有恶露不尽,有干血瘀滞,有食伤裹血。虚者有气弱寒阻,有血虚空痛。自当审因施治。在虚者固宜补气补血,而实者亦未可以峻厉克伐,重虚其虚也。”

《医学真传·胎产》:“又产后腹痛,多属经脉不和,中土虚寒,但当调其经脉,温其中土,破气行瘀亦所禁也。”

《妇科冰鉴·卷七·产后门·腹痛》:“治此之法,血少者,补养之;瘀滞者,开逐之;食伤者,消导之;风寒乘于胞中者,温散之。然倘数朝以内,饮食如常,忽尔腹痛,六脉沉伏,四肢厥冷,此恶血不尽,伤食里血而脉不起也。不可误认气血两虚,辄用大补,须消导兼以行血可也。”

《医学说约·杂症分目·妇人门·产后》:“产后必先逐瘀,然后大补血气,夏脉不宜洪数,大约血晕者降之,儿枕痛者攻之,寒热者补之,身浮者利之,子肠不收者升之,血入心经者清之,血冲发狂者下之,若伤寒当从中,治中风亦禁汗,下痢则养血平胃而已。”

一、内治法

1. 活血化瘀

《丹溪治法心要·卷七·妇人科·产后》:“产后腹痛发热,必有恶血,当去之。”

《医学正传·卷七·妇人科下·产后》:“恶露不尽,小腹作痛,名儿枕痛,用五灵脂、香附为末,醋糊丸,甚者加留尖桃仁。”

《古今医鉴·卷十二·产后》:“产后腹痛血瘀,宜四物汤加五灵脂、牡丹皮、桃仁、红花、玄胡索、香附、青皮、干姜、官桂、酒、水各一钱,黑豆一撮,后磨木香入童便、姜汁服,取下恶物为效。或用黑神散尤妙,后以八物汤加干姜、陈皮,少佐童便、炒香附调理。”

《赤水玄珠·卷二十三·产后腹痛儿枕痛》:“山楂浓煎汁,入砂糖少许服之。极治儿枕痛。以其能消瘀血,故痛止也。”

《傅青主女科·女科下卷·产后·产后少腹疼六十七》:“似乎可用破血之药;然血活则瘀自除,血结则瘀作祟;若不补血而反败血,虽瘀血可消,毕竟耗损难免,不若于补血之中,以行逐瘀之法,则气血不耗,而瘀亦尽消矣。”

《女科经纶·卷五·产后证上》:“(产后血块腹痛戒用峻厉药)《产宝新书》曰:产后血块痛,用生化汤加肉桂、红花,块散痛止。慎不可用苏木、三棱、蓬术等峻厉之药。虽山楂行气行血,亦不易多服,恐虚产母也。”

《冯氏锦囊秘录·女科精要·卷十八·产后腹痛》:“产后恶血,或因外感六淫,内伤七情,致令斩然而止,瘀血壅滞,所下不尽,故令腹痛,当审因治也。如产妇期数内,或饮食如常,忽作腹痛,六脉沉伏,四肢厥冷,此恶血不尽,伤食裹血而脉不起也,不可误认为气血两虚,而用大补,须兼消导行血之药。”

《证治摘要·卷下·产前后》:“[按]产后腹

痛，及少腹痛，有与破血，消黄剂下之而不愈者，宜桂茯丸料，加当归、延胡索兼失笑散，百发百中。”

2. 温经通络

《冯氏锦囊秘录·女科精要·卷十八·产后腹痛》：“《要略》曰：产后腹中㽲痛，当归生姜羊肉汤主之。㽲痛者，缓缓痛也，属客寒相阻，故以当归通血分之滞，生姜行气分之寒。君以羊肉者，所谓形不足补以味，况羊肉又能补气，㽲痛属气弱，故宜之。”“寇氏曰：妇人产当寒月，寒气入产门，脐下胀满，手不得犯，此寒疝也，宜仲景羊肉汤。或产后脐腹忽痛，乃呼吸之间冷风乘虚而入，宜当归建中汤、四顺理中汤。”

3. 补气养血

《傅青主女科·女科下卷·产后·产后少腹疼六十七》：“大凡虚疼宜补，而产后之虚疼，尤宜补焉。惟是血虚之疼，必须用补血之药，而补血之味，多是润滑之品，恐与大肠不无相碍；然产后血虚，肠多干燥，润滑正相宜也，何碍之有。”

《杂症会心录·妇人杂症·产后腹痛》：“产后腹痛主温养脾土而生阴血，非泛论腹痛，真产后腹痛之论也。”

《景岳全书·卷三十九人集·妇人规下·产后腹痛》：“儿枕痛议非瘀血，血海陡虚而痛，此说未可全信，往往用理气消瘀之药而愈者多矣。但去血过多，不可消瘀。然五物煎即四物加肉桂，初产用之，胸膈满闷不宽，饮食不进矣。”

4. 理气止痛

《孕育玄机·卷下·腹痛》：“务用小柴胡汤并醋炒香附、芍药、胆草，庶肝火平而速效耳。盖肝之经脉络于小腹，一疏肝而气条达，故愈矣。”

《景岳全书·卷三十九人集·妇人规下·产后腹痛》：“丹溪以不服药为妙，若用药，仍以理气为先，气行则痛自止矣。”

5. 补益脾肾

《丹溪治法心要·卷七·妇人科·产后》：“产后腹痛，或自利者，服青六丸，用补脾、补血药汤送下。”

《冯氏锦囊秘录·女科精要·卷十八·产后痢疾》：“产后腹痛泻痢者，由产后肠胃虚怯，寒邪易侵，故腹痛如刺，水谷不化，洞泻肠鸣，或下赤白，急服调中汤立愈。若非外因所伤，乃属肾气亏损，阳虚不能生土，阴虚不能闭藏耳。必用四神八味补肾，倘误投分利导水之剂，是益虚其虚也。”

6. 消积化滞

《严氏济生方·妇人门·校正郭稽中产后二十一论治》：“又有食肉太早，强食过多，停积不化，脐腹疼痛而成泄痢者，诚有之矣。法当消化停滞则愈。但不可用牵牛、巴豆峻剂以虚气血。”

7. 调和脏腑

《景岳全书·卷三十九人集·妇人规下·产后腹痛》：“治此者，但宜安养其脏，不久即愈，惟殿胞煎为最妙，其次则四神散、五物煎皆极佳者。若误认为瘀，而妄用桃仁、红花、玄胡、青皮之属，反损脏气，必增虚病。”

《苍生司命·卷八（贞集）·产后诸证》：“恶露不尽，小腹作痛，名儿枕痛。用附、桂、五灵脂、红花、炒蒲黄、当归、白术、干姜、玄胡索有验，或用醋炒桃仁、白芍、甘草、粟壳、香附者，醋以收之之义也。”

《经验良方全集·卷二·心气痛》：“法用醋炒芍药、粟壳、甘草水煎，少入米醋服之，酸以收之之义也。”

《脉义简摩·卷七·妇科诊略·产后杂病脉证》：“治此者，宜用和养，不宜破瘀，致损脏气。张景岳此论儿枕痛也，‘和养’二字最佳。产后不宜寒凉，人所知也；不宜温热，则未知也。”

二、外治法

《针灸神书·卷三·琼瑶神书人部·八法流注六十四法》：“照海阴穴近太溪，妇人血气并胎衣，产后血虚儿枕痛，吐食噎闭小肠疾，大便不通并淋沥，心烦腹胀不曾饥，气块更兼强气痛，一针痊可显名医。”

《普济方·针灸卷二·针灸门·定八穴所在》：“公孙……儿枕痛（小肠、三焦）。”“照海……儿枕痛（胃、肝）。”

《针方六集·卷二开蒙集·八法主治》：“公孙二穴主治二十七证，必取内关二穴配合……儿枕痛血块。”“照海二穴主治二十七证，必取列缺二穴配合……妇人血积，儿枕痛。”

《类经图翼·卷七·经络·足少阴肾经穴》：“治……产后腹痛恶露不已……先以照海为主，后随证加穴分治。”

《针灸集成·卷二·乳肿》：“产后腹痛，气海百壮。”

《外治寿世方·卷四·妇科·产后腹痛》:“苎麻安腹上,又兔头炙令热,以熨产妇腹,如刀绞痛者立定。又取一苦瓠芦未经开者开之,去子讫,以沸酸酢投中蒸热,随痛熨。冷即换,极效。又因感寒起者,用陈蕲艾二斤焙干捣,铺脐上,以绢覆住,熨斗熨之,口中艾气出,痛自止。”

《针灸学纲要·产后腹痛》:“针石门、关元。”

【论用方】

《济阴纲目·卷十一·产后门上·腹痛》:“产后小腹作痛,俗名儿枕块,用失笑散行散之(按腹痛原文尚有数症,曰因气滞用玄胡索散:因外寒用五积散;因怒气用四物加木香、柴胡;因阳气虚弱用四君、当归、炮姜:因脾虚血弱,用六君、当归、炮姜)。若恶露既去而仍痛,用四神散调之,若不应,用八珍汤。若痛而恶心,或欲作呕,用六君子汤。若痛而泄泻,用六君子汤送四神丸。若泄泻痛而后或后重,用补中益气汤送四神丸。若胸膈饱胀,恶食吞酸,或腹痛手不可按,此是饮食所致,用二陈加山楂、白术以消导;若食既消而仍痛,或按之不痛,或更加头痛,烦热作渴,恶寒欲呕等证,此是中气被伤,宜补脾胃为主。若发热腹痛,按之痛甚,不恶食,不吞酸,此是瘀血停滞,用失笑散消之。若止是发热头痛,或兼腹痛,按之却不痛,此属血虚,用四物加炮姜、参、术以补之。如发渴用白虎(发渴恐属血虚,用白虎宜慎!东垣云:血虚忌白虎);气弱用黄芪;血刺痛,则用当归;腹中痛,则加芍药。宜详察脉证而用之。”

一、治产后腹痛方论

1. 论四物汤

《医学正传·卷七·妇人科下·产后》:“产后腹痛不息,宜四物汤加乌药、香附、桂心、高良姜、陈皮,童便和醋煎服,甚效。”

《古今医鉴·卷十二·产后》:“产后腹痛血瘀,宜四物汤加五灵脂、牡丹皮、桃仁、红花、玄胡索、香附、青皮、干姜、官桂、酒、水各一钱,黑豆一撮,后磨木香入童便、姜汁服,取下恶物为效。”

《女科证治准绳·卷一·治法通论》:“四物汤……产后恶露,腹痛不止,加桃仁、苏木、牛膝。产后腹痛,血块攻肠,加大艾、没药、好酒。若因产后欲推陈致新,补血海,治诸疾,加生姜煎。若产后被惊气滞,种种积滞败血,一月内恶物微少,败血作病,或胀或疼,胸膈痞闷,或发寒热,四肢疼痛,加玄胡索、没药、香白芷,与四物等分为细末,淡醋汤或童子小便、酒调下。”

《寿世保元·卷七·产后》:“治产后小腹作痛,有块,脉芤而涩,以四物汤加玄胡索、红花、桃仁、牛膝、木香。”

《医通祖方·十七、四物汤》:“四物汤加独活、桑寄生、杜仲、牛膝、细辛、秦艽、茯苓、桂心、防风、人参、甘草。《古今录验》无寄生,有续断。《肘后》无寄生、人参、甘草、当归,有附子。产后腹痛不得转动及腰脚挛痛不得屈伸、痹弱者,宜服此方。”

《奇效良方·卷六十三·妇人门·调经通治方》:“益营卫,滋气血。治月水不调,脐腹疠痛,妇人经病,或前或后,或多或少,疼痛不一,腰足腹中痛,或崩中漏下,或半产恶露过多,或停留不出,妊娠腹痛下血,胎不安,产后血块不散,或亡血过多,恶露不止,四物汤加茱萸煎服,若阳脏少使茱萸,若阴脏多使茱……产后腹痛,血块攻肠,大艾没药好酒。”

2. 论当归生姜羊肉汤

《金匮要略广注·卷下·妇人产后病脉证治第二十一》:“产后腹痛,乃去血过多,虚寒证也。当归养血,生姜散寒,羊肉补虚。《经》所谓精不足者,补之以味,故并治虚劳不足之病。治寒疝者,疝从寒生,三味皆温养气血之药也。”

《金匮玉函经二注·卷二十一·妇人产后病脉证治第二十一》:“产后本虚,则寒易入,今腹中为肝之幕,为脾之统,痛非正虚而邪实耶,此汤原治寒疝,取以治产后,未常不可,即以治虚劳,又谁曰不宜。”

《女科经纶·卷五·产后证上》:“(产后腹痛属气弱阻寒)《金匮要略》曰:产后腹中疠痛,当归生姜羊肉汤主之。[注]曰:疠痛者,缓缓痛也。概属客寒相阻,故以当归通血分之滞,生姜行气分之寒。君以羊肉者,所谓形不足,补以味。羊肉补气,疠疼属气弱,故宜之。”

《张氏医通·卷十一·妇人门下·产后》:“产后腹中疠痛,当归生姜羊肉汤主之。并治腹中寒疝,虚劳不足。若寒多者,加生姜成一斤。痛多而呕者，加橘皮一两、白术一两。""产后腹中疠痛，乃寒积厥阴冲脉，故用辛温以散血中之寒，助以血肉之性，大补精血，较诸补剂，功效悬殊。若腹痛兼呕，而所呕皆是稀痰，是知脾虚浊气上逆，故加橘皮以宣散其气，白术以固护其脾。倘见血逆而呕，所呕浑是清水，腹胀满急，则加桃仁、肉桂，具见言外矣。至于寒疝虚劳，少腹结痛，总是下焦寒结，亦不越是方也。"

《金匮要略心典·卷下·妇人产后病脉证治第二十一》："产后腹中疠痛，与妊娠腹中疠痛不同，彼为血虚而湿扰于内，此为血虚而寒动于中也，当归、生姜温血散寒。孙思邈云：羊肉止痛利产妇。"

《订正仲景全书金匮要略注·卷六·妇人产后病脉证并治第二十一》："产后暴然腹中急痛，产后虚寒痛也。主之当归生姜羊肉汤者，补虚散寒止痛也。并治虚劳不足，寒疝腹痛者，亦以其虚而寒也。""程林曰：产后血虚有寒，则腹中急痛。《内经》曰：味厚者为阴。当归、羊肉味厚者也，用以补产后之阴，佐生姜以散腹中之寒，则疠痛自止。夫辛能散寒，补能去弱，三味辛温补剂也，故并主虚劳寒疝。""魏荔彤曰：妊娠之疠痛，胞阻于血寒也。产后腹中疠痛者，里虚而血寒也。一阻一虚，而治法异矣。"

《金匮要略浅注·卷九·妇人产后病脉证治第二十一》："产后(属虚，客寒阻滞气血，则)腹中疠痛，(以)当归生姜羊肉汤主之，并治腹中寒疝，虚劳不足。""疠痛者，缓缓痛也。概属客寒相阻，故以当归通血分之滞，生姜行气分之寒。然胎前责实，故当归芍药散内加茯苓、泽泻，泻其水湿。此属产后，大概责虚，故以当归养血而行血滞，生姜散寒而行气滞，又主以羊肉味厚气温，补气而生血，俾气血得温，则邪自散而痛止矣。此方攻补兼施，故并治寒疝虚损，或疑羊肉太补，而不知孙真人谓羊肉止痛利产妇，古训凿凿可据，又何疑哉。"

《金匮玉函要略辑义·卷五·妇人产后病脉证治第二十一》："(程)产后血虚有寒，则腹中急痛。《内经》曰：味厚者为阴。当归羊肉味厚者也，用以补产后之阴，佐生姜以散腹中之寒，则疠痛自止。夫辛能散寒，补能去弱，三味辛温补剂也，故并主虚劳寒疝。(魏)妊娠之疠痛，胞阻于血寒也。产后腹中疠痛者，里虚而血寒也。一阻一虚，而治法异矣。(尤)当归、生姜，温血散寒。孙思邈云：羊肉止痛利产妇。《千金》当归汤，治妇人寒疝，虚劳不足。若产后腹中绞痛，即本方加芍药。[注]云：《子母秘录》有甘草。丹溪《心要》云：当产寒月，脐下胀满，手不可犯，寒入产门故也，服仲景羊肉汤二服愈。《严氏济生》当归羊肉汤，治产后发热自汗，肢体痛，名曰蓐劳，即本方加人参、黄芪。"

《医学实在易·卷八·妇人科》："产后腹中疠痛，诸药不效，以手重按稍止者，虚之候，必用峻剂法，羊肉汤主之。"

《高注金匮要略·妇人产后病脉证治第二十一》："此气空血虚之疠痛也。气空则胞胎新下，而肠胃一时未得安妥，故作馁痛。血虚则络脉干缩，故作吊痛。当归苦温以补血，生姜、羊肉辛温甘温以补气，使阳气匀满，而阴血滋润，故可为止痛之主药也。又温上者，能化下寒，补上者能固下脱，故并治寒疝之上犯腹中，虚劳之下滑精汁者也。"

3. 论枳实芍药散

《金匮要略广注·卷下·妇人产后病脉证治第二十一》："腹痛烦满，胃家实也，《经》云胃不和则卧不安。""枳实下气宽肠，烧黑则入血分，芍药安脾通壅，能于土中泻木，使痛止满消则卧安矣。又芍药泄邪热，枳实能壅瘀，故并主痈脓，下以麦粥者，麦入心经，诸痛痒疮皆属心火是也。"

《金匮玉函经二注·卷二十一·妇人产后病脉证治第二十一》："仲景凡治腹痛，多用芍药，何也？以其能治气血积聚，宣行腑脏，通则痛止也。阴气之散乱成痛，用此收之也。以其能治血痹之痛也，以其能缓中而止急痛也。《本草》谓主邪气腹痛，故多用之。盖五气之邪，莫如厥逆，肝木之性急暴，一有不平，则曲直作痛。又肝为藏血之海，瘀积则海不清，而肝木之气塞矣。东方震木，出于纯阴，则振起发生，若出于散乱之阴，则肝本之气旺矣。木强直，更值邪气，则肝木与搏击矣。由此三者而言，芍药所治，皆肝木也，虽曰治之而亦补之，木之味酸，芍药亦酸，故云补也。枳实炒黑，入血破瘀。麦粥补血脉也。"

《金匮要略心典·卷下·妇人产后病脉证治第二十一》："产后腹痛，而至烦满不得卧，知血郁而成热，且下病而碍上也，与虚寒疠痛不同矣。枳实烧令黑，能入血行滞，同芍药为和血止痛之剂也。”

《订正仲景全书金匮要略注·卷六·妇人产后病脉证并治第二十一》：“产后腹痛，不烦不满，里虚也；今腹痛，烦满不得卧，里实也。气结血凝而痛，故用枳实破气结，芍药调腹痛。枳实炒令黑者，盖因产妇气不实也。并主痈脓，亦因血为气凝，久而腐化者也。佐以麦粥，恐伤产妇之胃也。”“尤怡曰：产后腹痛而至烦满不得卧，知血郁而成热，且下病而碍上也，与虚寒疞痛不同矣。”

《金匮玉函要略辑义·卷五·妇人产后病脉证治第二十一》：“（鉴）产后腹痛，不烦不满，里虚也。今腹痛烦满，不得卧，里实也。气结血凝而痛，故用枳实破气结，芍药调腹痛，枳实炒令黑者，盖因产妇气不实也。并主痈脓，亦因血为气凝，久而腐化者也。佐以麦粥，恐伤产妇之胃也。（尤）产后腹痛，而至烦满不得卧，知血郁而成热，且下病而碍上也，与虚寒疞痛不同矣。枳实烧令黑，能入血行滞，同芍药为和血止痛之剂也。（魏）大麦粥，取其滑润宜血，且有益胃气也。”

《高注金匮要略·妇人产后病脉证治第二十一》：“此腹中之血暴虚，而客气挽留血分之症治也。腹为阴，腹中之血分，为阴中之阴，乘其虚而客气留于空处，故痛满也。痛则阳气不能内伏，满则息道艰于下引，故不得卧也。枳实善破留气，烧黑则入阴分而破血中之滞，又得走血之芍药以领之，则直入阴血中而无可挪移，故主之。麦粥当是小麦，以小麦为心谷，既与血虚者相宜，且并治其症中之烦故也，痈脓亦系客气留滞于血分之所成，故并主之。但在经络者，或可加麻桂之类以外引之，归芎之类以散行之耶，盖主之之义，特以此为主，而原与人以增减之谓也。”

4. 论下瘀血汤

《金匮要略广注·卷下·妇人产后病脉证治第二十一》：“大黄苦以泻实，桃仁苦以行瘀，䗪虫咸以走血。亦主经水不利，要惟血实者宜之，血虚者忌服。”

《金匮玉函经二注·卷二十一·妇人产后病脉证治第二十一》：“血之干燥凝着者，非润燥荡涤，不能去也。芍药、枳实不能治，须用大黄荡逐之。桃仁润燥，缓中破结，䗪虫下血，用蜜补不足，止痛和药，缓大黄之急，尤为润也。与抵当同类，但少缓尔。”

《金匮要略心典·卷下·妇人产后病脉证治第二十一》：“腹痛服枳实芍药而不愈者，以有瘀血在脐下，着而不去，是非攻坚破积之剂，不能除矣。大黄、桃仁、䗪虫，下血之力颇猛。用蜜丸者，缓其性不使骤发，恐伤上二焦也。酒煎顿服者，补下治下制以急，且去疾惟恐不尽也。”

《订正仲景全书金匮要略注·卷六·妇人产后病脉证并治第二十一》：“产妇腹痛，属气结血凝者，枳实芍药散以调之。假令服后不愈，此为热灼血干著于脐下而痛，非枳实、芍药之所能治也，宜下瘀血，主之下瘀血汤，攻热下瘀血也。并主经水不通，亦因热灼血干故也。”“程林曰：䗪虫主开血闭，大黄主攻瘀血，桃仁主破死血。”

《金匮要略浅注·卷九·妇人产后病脉证治第二十一》：“师曰：产妇腹痛，法当以枳实芍药散。假令不愈者，此为（热灼血干）腹中有瘀血，（其痛）着（于）脐下（非枳实芍药所能治也），宜下瘀血汤主之。亦主经水不利。”“此为痛着脐下，出其方治也。意者病去则虚自回，不必疑其过峻。”

《金匮玉函要略辑义·卷五·妇人产后病脉证治第二十一》：“（鉴）产妇腹痛，属气结血凝者，枳实芍药散以调之，假令服后不愈，此为热灼血干，着于脐下而痛，非枳实芍药之所能治也，宜下瘀血主之。下瘀血汤，攻热下瘀血也，并主经水不通，亦因热灼血干故也。”“（程）䗪虫，主下血闭，咸能软坚也。大黄主下瘀血，苦能泄滞也。桃仁亦下瘀血，滑以去着也。三味相合，以攻脐下干血。（魏）此类于抵当汤丸之用，亦主经水不利，无非通幽开积之治也，和酒为丸者，缓从下治也。（徐）既曰新血，又曰如豚肝，骤结之血也。”

《高注金匮要略·妇人产后病脉证治第二十一》：“产后腹痛，止留气瘀血两因。服枳芍散不愈，则非留气，而为瘀血之痛可知，故宜下瘀汤，以下其瘀矣。以气重破血之桃仁，合性走缝络而行血之䗪虫，则直达瘀血之所，然后君以气味俱重，而善于攻血之大黄，逐而下之，酒煎顿服，取其性行而并力也。经水不利者，非由十二经脉，其渗灌血室之细络，为癥病所阻，即血室之下通贴脊腰俞等之细络，为干血所瘀，故亦可主此，则瘀去而经自利矣。”

5. 论大承气汤

《金匮要略广注·卷下·妇人产后病脉证治

第二十一》："此一节俱两证在内，一是太阳蓄血证，一是阳明里实证，因古人文法错综，故难辨也。无太阳证，谓无表证也，少腹坚痛者，以肝藏血，少腹为肝经部分，故血必结于此，则坚痛亦在此，此恶露不尽，是为热在里，结在膀胱，此太阳蓄血证也，宜下去瘀血（《经》云：蓄血者，太阳随经，瘀热在里故也，又云热结膀胱，其人如狂，血自下者愈）。若不大便，烦躁，脉实，谵语者，阴阳里实也（《经》云实则谵语）。再倍发热者，热在里而蒸蒸发于外也，阳明旺于申酉戌，日晡是阳明向旺时，故烦躁不能食，病在阳而不在阴，故至夜则愈，此阳明府病也，宜大承气汤以下胃实。""按《经》云：阳明病不能食，攻其热，必哕，以胃中虚冷故也。又云：发热者，尤当先解表，乃可攻之。况在产后，安可妄议攻下哉，必认证果真，方可用此。"

《金匮玉函经二注·卷二十一·妇人产后病脉证治第二十一》："太阳为表，膀胱为里，七八日表证入里，故曰无太阳证。恶露已为病气所郁，不能尽去，邪因入里，与恶露相搏击，在膀胱而小腹坚痛，下焦热极，故不大便。烦躁发热，更切其脉微实，再倍发热，日晡时烦躁，此邪又攻于胃，胃热则不食，食入则谷气之热更助，两热相并，故谵语。至夜愈，此产后血虚，邪易入血室，入血室，则夜如见鬼状，言此以明其不在血室，而在膀胱与胃，故用大承气汤。"

《金匮要略心典·卷下·妇人产后病脉证治第二十一》："无太阳证者，无头痛恶寒之表证也。产后七八日，少腹坚痛，恶露不尽，但宜行血去瘀而已。然不大便，烦躁，发热，脉实，则胃之实也。日晡为阳明旺时，而烦躁甚于他时，又胃热之验也。食气入胃，长气于阳，食入而助胃之热则谵语。至夜阳明气衰而谵语愈，又胃热之验也。故曰热在里，结在膀胱。里即阳明，膀胱即少腹，盖谓不独血结于下，而亦热聚于中也。若但治其血而遗其胃，则血虽去而热不除，即血亦未必能去，而大承气汤中，大黄、枳实，均为血药，仲景取之者，盖将一举而两得之欤。"

《订正仲景全书金匮要略注·卷六·妇人产后病脉证并治第二十一》："无太阳证，无表证也；少腹坚痛，有里证也。因其产后七八日，有蓄血里证，而无太阳表证，则可知非伤寒太阳随经瘀热在里之病，乃产后恶露未尽，热结膀胱之病，当主以下瘀血可也。若不大便，不食、谵语、烦躁、发热，日晡更甚，至夜即愈，此为胃实之病，非恶露不尽之病。以其日晡更甚，至夜即愈，则可知病不在血分而在胃也，故以大承气汤下之。"

《金匮玉函要略辑义·卷五·妇人产后病脉证治第二十一》："（程）太阳伤寒，热结膀胱，则蓄血，小腹坚痛。今产后非太阳证，而小腹亦坚痛者，此恶血未尽，热在里，结在膀胱也，宜下瘀血汤辈。若不大便，烦躁发热，则热不在膀胱，而热在胃，切其脉亦微实也。日晡时，阳明向王时也，当向王时，是以再倍发热烦躁，则胃中实矣。胃实则不能食，故食则谵语，转增其实也，宜大承气汤下之。"

《高注金匮要略·妇人产后病脉证治第二十一》："产后七八日，无太阳症，少腹坚满，此恶露不尽，不大便，烦躁发热，切脉微实，再倍发热，日晡时烦躁者，不食，食则谵语，至夜则愈，宜大承气汤主之。热在里，结在膀胱也。前第二条，申言郁冒，后文七八两条，申言喜中风之治例，盖所以防其痓也，本条是言大便难之变症耳，故前后诸症，总以不大便句为主，盖产后血虚而肠胃干涩，故大便难。便难至七八日，则肠实而气滞，气滞，故恶露不行，而种种危机，俱伏于此矣。是恶露不行，由于便难之故，苟非下之以通其气而行其血，乌可施治哉。然产后自虚，务须诊得千真万确，方可任下，否则蹈虚虚之戒，而速之死耳。比如产后已七八日，是七八日之中，先曾饮食矣，却又无太阳之头疼恶寒等候，是不曾中风寒可知，又不该有烦躁发热之表症矣，今诊得少腹坚满，则知其为七八日中，但食而不大便，以致气滞阻血，故恶露不尽，结于少腹而坚满者也，夫不大便，则下干者上吸精华，故烦躁，又不大便，则内实者外托经脉，故发热也。但犹不敢径下，又须切脉微实，是内结气聚之诊，再倍发热，是内结愈久愈热之候，日晡烦躁，是手足阳明火炎官旺之乡，不食是肠胃实而莫容之应，食则谵语，津液既干，又因食而塞其神气转舒之位也。日为阳，主腑，夜为阴，主脏，病在手足阳明，属胃与大肠之腑，故日甚，与阴脏无关，故至夜则愈也。据种种之脉症，而以大承下之，岂过举哉。热在里，缴前无太阳症一句，结在膀胱，缴前少腹坚满两句，盖谓此为在里之热外蒸，故太阳无风寒而亦发表热，此为因热实而恶露之瘀血结在膀胱之后。故少腹坚满，统属下症也，结在膀胱，勿泥作膀胱之内，盖指膀胱之后隔壁也。夫两肠通于大便，其路在后，膀胱浮居少腹，其位在前，产后之血，系胞门子户间，荫子之润余者，子落而血无所归，故从二肠及膀胱之中道，即产路而下为恶露耳。恶露结于少腹，因大肠在膀胱之微下处，大肠热实，热则滞其行血之气，实则挤其行血之窍，而兜住其瘀血，却在膀胱之后，而与膀胱平对，然又不可名状，故借膀胱为外层之尺寸耳，明者察之。"

6. 论生化汤

《胎产心法·卷下·小腹痛并儿枕痛论》："又有因血虚痛及小腹者，亦服生化汤妙。至血块作痛，俗名儿枕痛者，亦用生化汤；不应，用延胡生化汤均可。"

《温病条辨·卷五·解产难·产后瘀血论》："余见古本《达生篇》中，生化汤下注云：专治产后瘀血腹痛、儿枕痛，能化瘀生新也。"

《胎产新书·女科秘旨·卷八·产后小腹痛》："产后虚中感寒饮冷，寒气下攻，则小腹作痛，又有血块作痛者，亦有产后血虚，脐下痛者，并宜加减生化汤治之。"

二、治产后腹痛方

1. 桂心酒（《备急千金要方·卷三·妇人方中·心腹痛第十三》）

治产后小腹痛及猝心腹痛方。

桂心（三两）

以酒三升煮取二升，去滓，分三服，日三。

2. 广济方（《外台秘要·卷三十四·产后腹中绞刺痛方九首》）

疗产后腹中绞刺痛不可忍。

当归　芍药　干姜　芎䓖（各六分）

上四味捣散，以酒服方匕，日二服。

3. 茱萸酒（《外台秘要·卷三十四·产后腹中绞刺痛方九首》）

疗产后腹内外疾痛。

吴茱萸（一升）

酒三升，渍一宿，煎取半升，顿服，亦可再服，瘥止。

4. 葛氏方（《医心方·卷二十三·治产后腹痛方第二十二》）

治产后腹瘕痛方。

桂，为末，温酒服方寸匕，日三。

5. 无聊赖方（《医心方·卷二十三·治产后腹痛方第二十二》）

治产后腹中如弦，恒坚痛。

当归屑（二方寸匕）

纳蜜一升，煎之适口，一顿服之。

6. 白术散（《太平圣惠方·卷七十八·治产后呕逆诸方》）

治产后腹中痛，呕逆，饮食不下。

白术　麦门冬（去心，焙）　厚朴（去粗皮，涂生姜汁炙令香熟）　人参（去芦头）　陈橘皮（汤浸去白瓤，焙）　当归（锉，微炒）　桂心（以上各一两）

上件药，捣粗罗为散。每服四钱，以水一中盏，入生姜半分，煎至六分，去滓，不计时候温服。

7. 葱白散（《三因极一病证方论·卷七·诸疝证治》）

治一切冷气不和，及本脏膀胱气，攻刺疼痛；及治妇人产前产后腹痛，胎不安，或血刺者；兼能治血脏宿冷，百骨节倦痛，肌瘦怯弱，伤劳带癖，久服尽除。但妇人一切疾病，最宜服之。

川芎　当归　枳壳（麸炒去瓤）　厚朴（姜制炒）　官桂（去皮）　青皮　干姜（炮）　茴香（炒）　川楝（炒）　神曲（炒）　麦芽（炒）　三棱（炮）　蓬术（醋浸一宿，焙）　人参　茯苓　芍药　木香（炮）　干地黄（各一两）

上为末。每服三钱，水一盏，葱白二寸，煎七分，入盐少许，热服。大便秘涩，加大黄煎；大便自利，加诃子煎；食前服。

8. 独圣散（《妇人大全良方·卷二十·产后儿枕心腹刺痛方论第七》）

疗产后腹痛。

当归（为末）

每服二钱。水一盏煎至七分，温服。

9. 当归散（《妇人大全良方·卷二十·产后两胁胀满气痛方论第十》）

治产后腹痛，腹胁胀满。

当归　干姜（等分）

上为末。每服三钱，水一盏煎八分，入盐、醋少许，食前热服。《选奇方》用酒煎。

10. 乌药散（《类编朱氏集验医方·卷十·妇

人门·产后》)

治产后腹痛。

天台乌药　杜当归

上为末，豆淋酒调下。

11. 保安丸

1)《御药院方·卷十一·治妇人诸疾门》

治妇人产前产后三十六种冷血风，半身不遂，手脚疼痛，诸疾并宜服之。

赤茯苓(去粗皮)　牡丹皮　白芍药(各三分)　石茱萸　沉香(各一分)　人参(去芦头)　桂(去粗皮)　当归(洗去土，切，焙)　牛膝(酒浸)　吴白芷　木香　藁本(去芦头)　麻黄(去根节)　川芎　细辛(择净)　黑附子(炮，去皮脐)　兰香叶　甘草(炙，锉)　寒水石(烧)　防风(去芦头、叉口者)　桔梗(去芦头)　蝉壳(去足翅，以上一十七味各半两)　马鸣退(炙)　生干地黄(各一两)

上件二十四味杵，罗为细末，炼蜜和丸如小弹子大。每日空心，用温酒化下一丸。疗八风十二痹、癥瘕乳中风，淋血聚，并治胎不安。子死腹中，不过三丸生下死胎。胎衣不出，一丸便出。产前产后痢，并赤白带下，及呕逆填心，痰气烦满，一丸瘥。产前产后腹中疞痛，绕脐下如刀刺相似者，一丸便止。入难月，便一日一服，至产下可觉疼痛。产前伤寒中风，体如板者，以热煎麻黄汤化下一丸，立效。经脉不通，或频并来或赤白，吃食无味，瘦恶，乍寒乍热，面赤唇焦，手足烦痛，遍身黑点生血斑者，一切病服此药悉愈。每服一丸，细嚼，空心温酒送下。

2)《普济方·卷三百二十八·妇人诸疾门·杂病》

治产前产后诸证。

白豆蔻　赤茯苓　牡丹皮　红芍药　沉香　诃子皮　槟榔　朱砂　石茱萸(各三两)　马鸣蜕(炒)　生地黄(各一两)　人参　当归　官桂　牛膝(酒浸)　白芷　木香　藁本　麻黄(去节)　黑附子(炮)　川芎　细辛(去叶)　兰香叶　甘草　桔梗(去芦)　寒水石(烧粉)　防风(去芦)　蝉壳　乳香　没药　白术(各五钱)　龙脑(一钱)　麝香(少许)

上为细末，炼蜜为丸如弹子大。每服一丸，空心细嚼，温酒送下。治证列于后。八分淋血紧，不过三丸。胎衣不下，只三丸。产前产后腹痛，只一丸。子死腹中，只三丸。脐下如刀刺，只一丸。遍身生黑斑，只一丸。经脉不通，只一丸。产前产后伤寒，只一丸。临产时一丸则易生。

12. 加减四物汤(《卫生宝鉴·卷十八·妇人门·调经顺气》)

治胎前产后腹痛，及月事不调，或亡血去多，或恶露不下，妇人一切疾证。

当归　白芍　熟地黄　川芎(各二两)

水煎服。

13. 四物汤(《世医得效方·卷十五·产科兼妇人杂病科·通治》)

当归　川芎　熟地黄(洗，焙，酒炒)　白芍药(各等分)

上锉散。每服四钱，水一盏半煎到七分，去滓，食前热服，为末服亦可……产后腹痛，血块攻肠，大艾、没药、好酒。

14. 芎归汤(《世医得效方·卷十五·产科兼妇人杂病科·通治》)

治产前、产后腹痛，体热，头疼，及诸疾才差了，未进别药，即先服此。能除诸疾，逐败血，生新血。

川芎(二两)　川当归(三两)

上锉散。每服三钱，水一盏、酒二分煎，温服，为末亦可。将产，先安排两服煎，产了速进之，三日内日二服，三日外日一服。产后腹疼不可忍者，加桂心、酒，与童子小便合煎，立效。

15. 姜粉散(《普济方·卷三百四十九·产后诸疾门·产后儿枕腹痛》)

才产后服此，荡尽儿枕，除百病。

当归　人参　木香　黄芪　川芎　甘草　茯苓　芍药　桂心　知母　大黄　草豆蔻　白术　诃子　良姜　青皮　熟地黄(少许)　附子(重半两一个)

上除地黄、附子外，各等分焙干，生姜一片，研取自然汁，于碗中停留食久，倾去清汁，取下面粉脚，摊在蒻叶中，同入焙罢，干捣罗为末。才产后用药三钱，水一盏，姜三片，枣一枚，煎至七分，热服。后产母自然睡醒，半日以来，睡觉再服，全除腹痛，每日三服，过九日，不可服，肚中冷也。

16. 芍药汤(《普济方·卷三百五十一·产后诸疾门·腹痛》)

治产后苦腹痛。

芍药（六两） 桂心 生姜（各三两） 甘草（三两） 胶饴（八两） 大枣（十二枚）

上㕮咀，以水七升煮取四升去滓，纳胶饴令烊，分三服，日三。

17. 当归丸（《普济方·卷三百五十一·产后诸疾门·腹痛》）

治产后腹痛。

当归（锉，微炒） 芎䓖 赤芍药 苦楝子 硇砂（细研，各一两） 蒲黄（半两）

上为末，以醋熬硇砂如饧，和丸如梧桐子大。不计时候，温酒下十丸。

18. 延胡索散（《普济方·卷三百五十一·产后诸疾门·腹痛》）

治产后脐下痛。

釜底墨（醋炒令干透） 延胡索 刘寄奴 桂心 菴䕡子（各等分）

上为末，以热酒调下二钱。

19. 香桂散（《普济方·卷三百五十一·产后诸疾门·腹痛》）

治产后脐腹疼痛不止。

川芎 当归（各一分） 桂心（半两）

上为细末，分三服。每服酒一盏，煎三五沸，入小便少许，煎至七分温服，甚者不过再服。

20. 当归建中汤（《赤水玄珠·卷二十三·产后极虚生风》）

治产后腹痛拘急，痛连腰背，自汗少食。

当归 桂心（各三两） 白芍（六两） 炙甘草（二两）

每服五钱，姜、枣，水煎，入饴糖一匙，以效为止。

21. 济生增损四物汤（《女科证治准绳·卷五·产后门·腹痛》）

治产后阴阳不和，乍寒乍热，恶露停滞，亦令寒热，但看小腹急痛为异。

当归（酒浸） 白芍药 川芎 人参（各一两） 甘草（炙，半两） 干姜（一两）

上㕮咀。每服四钱，姜三片，水煎，无时热服。

22. 乌金散（《万氏家抄济世良方·卷五·产后》）

治产后一十八证。

乌金子（即大乌豆） 肉桂（去粗皮） 当归（去芦洗） 真蒲黄 皂荚（不蛀者，煅存性） 青皮（去白） 木香 血余（洗净，煅） 赤芍药 紫葳 大蓟根 小蓟根 蚕退纸（煅存性，新绵灰亦可） 棕毛（煅存性，各半两） 红花（一两） 川乌（一个，生用） 朱砂（少许，细研） 血竭（少许，细研）

上一十八味，除灰药等别研外，并为细末，入研药一处和匀。每服一钱，姜汤或芍药或凌霄花煎酒调下，甚者，日夜三四服。忌猪、鱼、羊，一切生冷、油腻等物。第一胎死产不下；二产难；三胎衣不下；四产后眼花；五产后口干、心闷；六产后寒热似疟疾，七产后败血、四肢浮肿、寒热不定；八产后血邪如鬼神、颠狂言语无度；九产后失音不语；十产后腹痛；十一产后百节疼疼；十二产后败血似鸡肝；十三产后咳嗽热不定；十四产后胸胁气满、呕逆；十五产后小便涩；十六产后舌干、鼻中血出、绕顶生斑；十七产后腰疼如角弓；十八产后喉中如蝉声。以上十八证并治。

23. 家宝丹（《先醒斋医学广笔记·卷二·妇人》）

专治妇人产难，胎衣不下，血晕，胎死腹中及产后小腹痛如刀刺，兼治胎前、产后一切诸病，杂症诸气，中风，乳肿，血淋，胎孕不安。平时赤白带下，呕吐恶心，心气烦闷，经脉不调或不通，翻胃，饮食无味，面唇焦黑，手足顽麻，一切风痰俱效。高存之每年修合普施。

何首乌（二两，取鲜者竹刀切片，晒干） 川乌（四两，先用湿纸包煨，去皮，留待草乌同煮） 草乌（四两，温水浸半日，洗去黑毛，刮去皮，与川乌同切厚片，将无灰酒和匀入砂器中，炭火慢煮，渐渐添酒，一日夜，以入口不麻为度） 苍术（四两，米泔浸一宿，去皮切片，酒炒） 大当归（二两，酒洗） 白附子（二两，去皮） 麻黄（去头节，滚汤泡去沫） 桔梗（炒） 粉草（炙） 防风 白芷 川芎 人参 天麻 大茴香（炒） 荆芥（炒） 白术（面炒，各四两） 木香 血竭 细辛（各一两）

共极细末，蜜丸弹子大。每丸重二钱，酒化开，和童便下；如不能饮者，酒化开，白汤下。产后腹痛者，酒化开，益母汤下。更有男妇年久腹痛，诸药不效者，服两三丸即愈。室女经脉不通者，用桃仁、苏木、红花、当归煎汤下。惟劳热有肺火者不宜服。

24. 香附子散(《济阴纲目·卷二·血崩门·治崩漏血瘀昏晕疼痛》)

治血崩不止,或成五色;亦治产后腹痛,及小产血不止。大是妇人仙药,常服益血调气。

香附子(不拘多少,舂去毛,中断之,略炒)

上为细末。每服二钱,清米饮调下,能止血;好酒调下,能破积;冷气,姜汤下;带下,艾汤入醋少许下。四法俱良。

25. 许真君七宝如意仙丹(《秘方集验·诸虫兽伤·余方补遗》)

服之者,百疾悉瘳。

川乌(炮,刮去皮尖) 川黄连(去芦须) 人参(去芦) 茯苓(去皮) 干姜(慢火煨) 桔梗(去芦) 肉桂(去皮,日晒) 石菖蒲(洗净) 厚朴(去皮,姜汁浸) 吴茱萸(去梗,盐汤浸一宿炒) 柴胡(去芦) 紫菀(去须洗净) 川椒(去子,炒去汗) 猪牙皂角(去皮,日晒) 当归(酒洗净) 木香 大附子(一个,童便泡,去皮脐) 巴豆(去壳,用纸压去油务尽,南人去五钱)

以上十八味,各一两,加槟榔一两,选用道地,拣净称明。五月五日午时,或每月上七日,遇庚申、甲子,福生天德吉日,预择鸡犬不闻处为丹室,屏除人事,先安奉真君神位具供,叩陈合药救人情旨,如法炮制。共为极细末,入柏中,杵三千下,炼蜜或面糊为丸梧桐子大,上好辰砂为衣,洁诚收贮。遇病,照引五更时吞服立效。禁荤腥、生冷一二日。药引丸则:温疫热病,三丸、五丸,俱井水下……产后腹痛下血,五丸,阿胶酒下。

26. 胎产金丹(《秘方集验·卷下·余方补遗》)

统治妇女百病。

当归(酒洗) 川芎(酒洗) 白芍(酒炒) 人参(去芦) 赤石脂(火煅,另研) 白术(去芦,土炒) 茯苓(去皮) 桂心 藁本 白薇 白芷 丹皮 延胡 没药(另研) 甘草(各一两)

除石脂、没药另研外,其余皆以醇酒浸三日,烘干为末,足秤十五两;外用香附米去皮毛,以水醋浸三日,略炒为末,足秤十五两。共十六味和合,重罗筛过,炼蜜丸如弹子大,磁器收贮。诸症汤引;不问老幼室女,经闭成疾,四肢麻木,筋骨疼痛,头昏脚肿,气郁成痨,血淋,血瘕,赤白带下,随症轻重多寡服之,滚汤下。不受孕者,滚汤服一丸,服至一月,必然有孕,体弱者倍用。胎不安者,滚汤调服一丸,睡半日即安。受孕后即服不辍,保全足月,分娩无忧。临产清米汤调服一丸,分娩自然顺利,难产者倍用。产下童便好酒调服一丸,无崩晕之患。服过五日至十日,气血完固,无他病。血崩,童便和滚水,调服一丸,用至二三丸,即止。血晕,川芎、当归煎汤,调服一丸,用至二三丸,即醒。惊风,防风煎汤,调服一丸,用至二三丸,即解。儿枕痛,山楂煎汤,和砂糖少许调服,用至二三丸,即定。呕吐,淡姜汤,调服一丸,用至二三丸即止。胞衣不下,干姜炒黑,煎汤调服一丸,用至二三丸即下。产下四五日后,调理者,俱滚汤服。虚怯者,每日滚汤服一丸,服至满月全愈。金箔为衣及朱砂皆可为衣。

27. 产后腹痛舒筋汤(《妇科秘方·产后》)

治产后腹痛。

玄胡索 当归 桂心 杜仲 桃仁 牛膝 续断 水酒(各半两)

水煎服。

28. 当归和血散(《奇效良方·卷五十四·疮疡门·疮科通治方》)

治疮疡未发出,内痛不可忍,及治妇人产前产后腹痛。

当归(二钱) 乳香(半钱) 没药(一钱半) 白芍药(三钱)

上为细末。每服一钱,水一中盏煎七分,和滓温服,日二,妇人酒煎。疮既发不须用。疮痒者加人参木香,妇人服之加赤芍药。

29. 万应丸(《奇效良方·卷六十三·妇人门·胎前通治方》)

治妊娠胎动不安,及产后小腹疼痛。

知母(去皮,炒为末)

炼蜜和丸如弹子大。每服一丸,以清酒一盏化开,食前服。

30. 抵圣汤(《竹林女科证治·卷三·保产下·呕吐》)

治产后腹痛呕逆。

赤芍 半夏(制) 泽兰叶 陈皮 人参(各一钱五分) 甘草(五分) 姜(七片)

水煎服。

31. 灵枢保产黑神丹(《竹林女科证治·卷

三·保产下》)

是丹有回天造命之功，其用甚广，其传甚稀(世所传如海南一勺及扬城乌金丸，亦用陈墨为主，然与此方异)，惟徐灵胎先生《洄溪医案》中略举其概，曰黑神丸以陈墨为主，而以消瘀镇心之品佐之，为产后安神定魄，去瘀生新之要品，方亦未之出也。今从诸氏鸣皋却病锦囊中幸获全方，亟为录刊广传于世，此药也累世蓄之，或未必用，一旦求之则难猝得。有室家者，依方预合于以利己救人，同登仁寿，亦有裨于生生之一端焉！

陈墨(一锭，须觅顶上选烟历百十年胶性全脱者，俟天雨时用新净瓷器当空接取，是为无根水洗净砚。男子手磨成浓汁，倾入净细大瓷盘中，晒燥刮下研细待用。每料约用净墨粉肆钱，墨汁易坏用水勿太多，遇久雨及夏令更宜斟酌。霉雨勿用) 百草霜(二钱，得陈者佳，须取近山沿海人家烧各种野草者，取烟时先扫净火，门上积烟逐日扫下筛净，研细待用，烧牛粪者最良。凡烧独种柴草者勿用，并勿误用锅煤) 天麻(二钱，要透明切时勿用，水泡研细待用) 淮小麦面粉(二钱，踰淮安府城西三十里外，麦方间开花可用，筛净，半入药中，余半糊丸) 足赤大金箔(五十页，以四十页研入药中，余俟丸成为衣)

上药先各研极细秤准足分，再合和研匀，即将淮面粉打糊为丸(打丸开水须俟凉定)，金箔为衣，晒令极干如芡实大。每丸约重一分，外用蜡壳封护。宜择天医天月二德等吉日斋戒，严洁于净室中，焚香修合得诵人。保产神咒等诸经虔礼斗忏尤著神验，忌手足不具人，妇女孝服一切荤秽及鸡犬等触犯(药工务宜预戒仆从先，须约束一切，器用俱要洁净，用此丸催生者，忌犯阴人手)。服药得愈，当量行善，愿以答神祐。以后所开引药，如急证猝不及购，俱用童便或白汤研送。证轻者用药一丸，重者二三丸(用丸时剥去蜡壳)。凡治小产后诸证与正产同。产后腹痛难忍，按之得缓者，用酒水各半煎，酒炒白芍一钱研送。若按之痛反甚者，改用元胡索一钱，以酒水各半煎汤研送(不饮者酒宜减，素有肝气者用水煎)。如痛而有块者，照后两条。产后腹中生块不时作痛，常聚不散，因房事太早，食硬卧冷所致者，用当归一钱酒煎研送，并宜接服妇科回生至宝丹(此丸杭城大药肆备之)。若痛时有块，痛止即散者(属气分)改用青皮五分，川楝子一钱，水煎研送(不用酒煎当归)。产后数日内腹中血块攻痛(俗名儿枕痛)，由于恶露不通或通而甚少者，用山楂炭一钱炒枯黑，沙糖四钱煎汤冲入童便半杯研送。

三、治感寒证产后腹痛方

1. 独活汤(《备急千金要方·卷三·妇人方中·心腹痛第十三》)

治产后腹痛引腰痛拘急痛方。

独活 当归 桂心 芍药 生姜(各三两) 甘草(二两) 大枣(二十枚)

上七味㕮咀，以水八升煮取三升，去滓，分三服，服后相去如人行十里久再进。

2. 芎䓖汤(《普济方·卷三百五十一·产后诸疾门·腹痛》)

疗先患冷气，因产后腹痛。

芎䓖 桂心 当归 吴茱萸 茯苓 芍药 甘草(各六分) 桃仁(十分)

上㕮咀，以水七升煮取二升，去滓，分温服。

3. 生料五积散(《济阴纲目·卷十一·产后门上·腹痛》)

治产后内有余血，外感寒邪，相搏而腹痛。

苍术(二钱四分) 麻黄(去根节) 橘红 枳壳(各六钱) 桔梗(一钱二分) 厚朴 干姜(炮，各四钱) 当归 白芍 川芎 白茯苓 半夏 白芷 肉桂 甘草(炙，各三分)

上加姜葱，水煎服。

4. 独活寄生汤(《本草简要方·卷二·草部一·独活羌活》)

治妇人妊娠腰腹背寒，产后腹痛不可转动，腰脚挛痛不得屈伸，痹弱脚风。

独活 桑寄生 杜仲(去皮，切姜汁炒，去丝) 牛膝(酒浸) 北细辛 秦艽 白茯苓 桂心 防风 川芎(酒洗) 人参各一钱五分 炙草 当归(酒洗) 白芍(酒炒) 熟地各一钱

水二大盏，生姜三片，煎至七分，食前温服。气虚下利去地黄。

四、治血虚证产后腹痛方

1. 当归生姜羊肉汤(《金匮要略·卷下·妇人产后病脉证治第二十一》)

产后腹中㽲痛，当归生姜羊肉汤主之，并治腹

中寒疝，虚劳不足。

当归（三两） 生姜（五两） 羊肉（一斤）

上三味，以水八升，煮取三升，温服七合，日三服。若寒多者，加生姜成一斤；痛多而呕者，加橘皮二两、白术一两。加生姜者，亦加水五升，煮取三升二合，服之。

2. 内补当归建中汤（《备急千金要方·卷三·妇人方中·心腹痛第十三》）

治产后虚羸不足，腹中疞痛不止，吸吸少气，或苦小腹拘急，痛引腰背，不能饮食，产后一月，日得服四五剂为善，令人力壮方。

当归（四两） 芍药（六两） 甘草（二两） 生姜（六两） 桂心（三两） 大枣（十枚）

上六味㕮咀，以水一斗煮取三升，去滓，分三服，一日令尽。若大虚纳饴糖六两，汤成纳之于火上暖，令饴消。若无生姜则以干姜三两代之。若其人去血过多，崩伤内竭不止，加地黄六两、阿胶二两。合八种作汤，或去滓，纳阿胶，若无当归以芎䓖代之。

3. 猪肾汤（《千金翼方·卷六·妇人二·腹痛第六》）

治产后腹痛。

猪肾（一枚） 茱萸（一升） 黄芪 当归 芎䓖 人参 茯苓 干地黄 （各二两） 生姜（切） 厚朴（炙） 甘草（炙，各三两） 桂心（四两） 半夏（五两，洗去滑）

上一十三味，㕮咀，以水二斗煮猪肾令熟取一斗，吹去肥腻，纳药又以清酒二升，煮取三升，分为四服，日三夜一服。

4. 芍药汤（《千金翼方·卷六·妇人二·腹痛第六》）

主产后腹痛。

芍药（四两） 茯苓（三两） 人参 干地黄 甘草（各二两）

上五味，㕮咀，以清酒兼水各六升煮取三升，分服日三。

5. 缓中葱白汤（《千金翼方·卷六·妇人二·腹痛第六》）

主产后腹痛少气。

葱白 当归 人参 半夏（洗去滑） 细辛（各二两） 天门冬（去心） 芍药 干姜 甘草（炙，各六两） 生地黄（取汁） 吴茱萸（各一升）

上一十一味，㕮咀，以水七升煮取二升，一服一升，日夜服之令尽。

6. 千金当归汤（《外台秘要·卷三十四·产后腹中绞刺痛方九首》）

疗妇人寒疝，虚劳不足，若产后腹中绞痛方。

当归（三两） 生姜（五两） 芍药（二两） 羊肉（一斤）

上四味切，以水八升煮取三升，适寒温顿服七合，日三。

7. 当归黄芪汤（《普济方·卷三百五十一·产后诸疾门·腹痛》）

治产后余疾，腹中绞痛，不下食，瘦乏。

当归 黄芪 芍药（各六分） 干地黄 白术（各八分） 桂心 甘草（各四分） 枣（十四枚）

上㕮咀，以水二升煮取八合，去滓，空心作两次服，忌生葱。

8. 羊肉生地黄汤（《普济方·卷三百五十一·产后诸疾门·腹痛》）

治产后三日腹痛，补中益脏，强气力清血。

羊肉（三斤，一方作白羊肉） 生地黄（切二升） 桂心 当归 甘草 芎䓖 人参（各二两） 芍药（三两）

上㕮咀，以水二斗煮取一斗，去肉纳药，煎取三升，分四服，日三夜一服。一方，治产后虚羸，用熟干地黄。

9. 羊肉汤（《普济方·卷三百五十一·产后诸疾门·腹痛》）

1）疗虚及产后腹中痛，虚眩不能支持，两胁当脐急痛，逆气上冲，前后相引痛。

精羊肉（四两） 当归 川芎（各半两） 生姜（一两）

上细切，以水十盏煎至三盏，掠去沫，去滓，分四服，空心热服。一日来再作，两日滓合为一日煎，当一剂服。

2）疗产后内虚，寒气入腹，腹中绞痛，下赤白痢，谵语见鬼。

肥羊肉（一斤） 当归 甘草 芍药（各一分，一作各一两）

上㕮咀，以水一斗，先煮羊肉，取七升，入药更煎，取二升去滓，分温服。

10. 大岩密汤（《赤水玄珠·卷二十三·产后腹痛儿枕痛》）

治阳气虚寒，心腹作痛，不食，四肢厥冷。

生地 当归 独活 吴茱萸 炮姜 白芍药（炒） 甘草（炙） 桂心 小草（各一两） 细辛（半两）

每帖五钱，水煎服。

11. 千金方（《济阴纲目·卷十一·产后门上·腹痛》）

治产后余疾，腹中绞痛，瘦乏，不下食。

当归 黄芪 芍药（各六钱） 干地黄 白术（各八分） 桂心 甘草（各四分） 大枣（十四枚）

上㕮咀，水二升煮八合，空心服，忌生冷。

12.《大典》女金丹（一名**不换金丹**）（《景岳全书·卷六十一长集·妇人规古方·妇人》）

治妇人久虚无子，及产前产后一切病患。此药能安胎催生，妊娠临月服五七丸，产时减痛。妇人子宫寒冷无孕，如服月余，男女自至。又治半身不遂，带浊血崩，及产后腹痛吐逆，子死腹中，气满烦闷，脐腹作痛，月水不通，中风口噤，痢疾消渴，败血上冲，头疼寒热，血运血泄，见鬼迷闷，产后伤寒，虚烦劳瘦。凡妇人诸疾，不问久近，并宜服之，兼治男子下虚无力等证。

人参 白术（炒） 茯苓 炙甘草 当归 川芎 白芍 白薇（酒洗） 丹皮 白芷 藁本 肉桂 玄胡 没药（另研） 赤石脂（另研，上各一两） 香附（醋浸三日炒香，十五两）

上共十六味，为末，炼蜜丸弹子大，以瓷瓶收贮封固。每服一丸，空心温酒化下，食干物压之；服至四十九丸为一剂，以癸水调平受妊为度。妊中三五日服一丸，产后二三日服一丸。醋汤下亦妙。内加熟地黄一两，即名胜金丹。

13.《良方》黄雌鸡汤（《妇人规·下卷·产后类·产后腹痛》）

治产后虚羸腹痛。

当归 白术（炒） 熟地黄 黄芪（炒） 桂心（各半两） 小黄雌鸡（一只，去头足肠翅，细切）

上先用水七碗，煮鸡至三碗，每用汁一碗、药四钱煎，日三服。

14. 九蜜煎（《妇人规·下卷·产后类·产后腹痛》）

治产后阳气虚寒，或阴邪入脏，心腹疼痛，呕吐不食，四肢厥冷。

当归 熟地（各三钱） 芍药（酒炒焦） 茯苓（各钱半） 炙甘草 干姜（炒） 肉桂 北细辛（各一钱） 吴茱萸（制五分）

水二钟，煎服。

15. 术归桂草汤（《辨证录·卷十二·产后诸病门》）

治产后腹痛。

白术 当归（各五钱） 肉桂（五分） 炙甘草（一钱）

水煎服。二剂愈。

16. 补虚生荣汤（《罗氏会约医镜·卷十五·妇科（下）·论产后调治》）

治产后气血两虚，无神无力，不时昏迷等证。

黄芪（蜜炒，三五钱） 当归（去尾，二三钱） 白术（二钱） 茯苓（一钱） 熟地（三钱） 益母草（二钱） 甘草（炙，二钱） 干姜（炒黑透心，三五分） 白芍（煨，酒炒，钱半） 荆芥穗（炒黑，七分）

水煎，少加酒、童便和服。若不得力，黄芪可加至两余，再加附子七八分，以助药力。如有血气痛，名儿枕血，加山楂二钱，一剂愈，即去之，余药不可增入。可服数剂，气血易于复元，日后自体旺而百病消除矣。人能有力加参，更妙。

17. 当归建中汤（《罗氏会约医镜·卷十五·妇科（下）·产后腹痛》）

治产后血虚，外受风冷之气，内伤寒冷之物，以致腹痛，得按略止，或热物熨之即止者是也。

归身（二钱） 白芍（酒炒） 肉桂（去皮） 甘草（各二钱）

姜枣引。

18. 肠宁汤（《傅青主女科·女科下卷·产后·产后少腹疼六十七》）

治产后腹痛。

当归（一两，酒洗） 熟地（一两，九蒸） 人参（三钱） 麦冬（三钱，去心） 阿胶（三钱，蛤粉炒） 山药（三钱，炒） 续断（二钱） 甘草（一钱） 肉桂（二分，去粗，研）

水煎服。一剂而疼轻，二剂而疼止，多服更宜。此方补气补血之药也，然补气而无太郁之忧，补血而无太滞之患，气血既生，不必止疼而疼自止矣。

五、治气滞证产后腹痛方

1. 枳实芍药散(《金匮要略·卷下·妇人产后病脉证治第二十一》)

治产后腹痛,烦满不得卧。

枳实(烧令黑,勿大过)　芍药(等分)

上二味,杵为散。服方寸匕,日三服。并主痈脓,以麦粥下之。

2. 木香散(《太平圣惠方·卷八十一·治产后儿枕腹痛诸方》)

治产后心腹不利,儿枕痛。

木香(一分)　当归(一两,锉,微炒)　赤芍药(半两)　芎䓖(三分)　桂心(半两)

上件药,捣粗罗为散。每服三钱,以水酒各半中盏,入生姜半分,煎至六分,去滓温服,日三四服。

3. 刘寄奴汤(《圣济总录·卷一百六十·产后门·产后恶露不下》)

治产后恶露不尽,七八日腹痛,两胁妨满,兼儿枕痛。

刘寄奴(二两)　桔梗(炒,三两)　当归(锉焙,二两)　生姜(切,焙,一两)　桂(去粗皮,二两)　陈橘皮(汤去白,焙,一两半)　芍药(三两)　赤茯苓(去黑皮,三两)

上八味,粗捣筛。每服三钱匕,水一盏半煎至八分,去滓入延胡索末半钱匕,搅匀温服。日三。

4. 茯苓散(《普济方·卷三百五十一·产后诸疾门·腹痛》)

疗产后腹痛气胀,胁下闷,不食兼微利。

茯苓　人参　当归　甘草(各六分)　生姜　陈皮(各四分)　厚朴(八分)

上㕮咀,以水二升煎取八合去滓,分温服。一方,有黄芩无生姜,为细末,以米饮调下方寸匕,日三。

5. 乌金散(《济阴纲目·卷十一·产后门上·腹痛》)

治恶露败血走刺心腹,儿枕痛,坐卧不得,余血不快。

川芎(七钱半,烧燃盖甑中存性)　黑附子(半枚,炮去皮脐,用烧川芎、黑附者,温血海之里也)

上为细末。每三钱,童便和酒调服,痛止血下,方住服。

6.《局方》蟠葱散(《妇人规·下卷·产后类·产后腹痛》)

治男妇脾胃虚冷,滞气不行,攻刺心腹,痛连胸胁,膀胱小肠寒疝、气疝,及妇人血气刺痛。

苍术(米泔浸切)　炙甘草(各八钱)　三棱(煨)　蓬术(煨)　茯苓　青皮(各六钱)　丁皮　砂仁(去壳)　槟榔(各四钱)　延胡索(三钱)　干姜(炒)　肉桂(各三钱)

上每服五钱,水一盏,入连根葱白一茎,煎七分,空心热服,或为末用葱汤调服二三钱。[按]丁皮即丁香树皮。

7. 金铃子散(《胎产心法·卷下·腹痛论》)

治产后寒气入于小腹,而为寒疝,非若血滞之作胀而有形影者。

川楝子(去核)　小茴香(炒)　补骨脂　桂心(各一钱)

姜引,水煎,加木香一钱,水磨汁,和匀,食前热服。予谓木香磨汁二三分,冲服亦足矣。

六、治血瘀证产后腹痛方

1. 下瘀血方(《金匮要略·卷下·妇人产后病脉证治第二十一》)

产妇腹痛,法当以枳实芍药散。假令不愈者,此为腹中有干血着脐下,宜下瘀血汤主之。亦主经水不利。

大黄(三两)　桃仁(二十枚)　䗪虫(二十枚,熬,去足)

上三味,末之,炼蜜和为四丸,以酒一升,煎一丸,取八合,顿服之,新血下如豚肝。

2. 大承气汤(《金匮要略·卷下·妇人产后病脉证治第二十一》)

产后七八日,无太阳证,少腹坚痛,此恶露不尽。不大便,烦燥发热,切脉微实,再倍发热,日晡时烦躁者,不食,食则谵语,至夜即越,宜大承气汤主之。热在里,结在膀胱也。

大黄(四两,酒洗)　厚朴(半斤,炙,去皮)　枳实(五枚,炙)　芒硝(二合)

上四味,以水一斗先煮二物取五升,去滓;纳大黄煮取二升,去滓;纳芒硝,更上火微一二沸,分温再服,得下止服。

3. 芎䓖汤(《备急千金要方·卷三·妇人方中·心腹痛第十三》)

治产后腹痛方。

芎䓖　甘草（各二两）　蒲黄　女萎（各一两半）　芍药　大黄（各三十铢）　当归（十八铢）　桂心　桃仁　黄芪（《千金翼》作黄芩）　前胡（各一两）　生地黄（一升）

上十二味㕮咀，以水一斗、酒三升，合煮取二升，去滓，分四服，日三夜一。

4. 没药散

1）《太平圣惠方·卷八十一·治产后小腹痛诸方》

治产后恶血不尽，小腹挡撮疼痛。

没药（一两）　赤芍药（一两）　桂心（一两半）　当归（一两，锉，微炒）　白芷（一两）　芎䓖（一两）　牡丹（一两）　川大黄（一两半，锉碎，微炒）

上件药，捣细罗为散，不计时候，以热酒调下二钱。

2）《杨氏家藏方·卷十六·妇人方下五十四道》

治一切血气脐腹撮痛，及产后恶露不快，儿枕痛块。

血竭（别研）　肉桂（去粗皮）　当归（洗焙）　蒲黄　红花　木香　没药（别研）　延胡索　干漆（炒尽烟）　赤芍药（以上各等分）

上件为细末。每服二钱，热酒调下，食前。

3）《普济方·卷三百五十一·产后诸疾门·腹痛》

治产后腹痛。

没药　干漆（捣碎，炒令烟出）　五灵脂　琥珀（各一分）　芫花（醋拌，炒令干）

上捣细罗为散，不计时候，以热酒调下二钱。

5. 琥珀散

1）《太平圣惠方·卷八十一·治产后小腹痛诸方》

治产后恶血不尽，结聚，小腹疼痛。

琥珀（半两）　当归（三分，锉，微炒）　没药（半两）　青橘皮（半两，汤浸去白瓤，焙）　赤芍药（半两）　木香（半两）　桂心（半两）　香附子（一两）

上件药，捣细罗为散，不计时候，以豆淋酒调下一钱。

2）《本草单方·卷十九·兼治》

止血生肌，镇心明目。破癥瘕气块，产后血晕闷绝，儿枕痛，并宜饵此方。

琥珀（一两）　鳖甲（一两）　京三棱（一两）　延胡索（半两）　没药（半两）　大黄（六铢）

熬捣，为散。空心酒服三钱匕，日再服，神验莫及。产后即减大黄。

6. 雄黄散（《太平圣惠方·卷八十一·治产后小腹痛诸方》）

治产后余血不散，致小腹疼痛不可忍。

雄黄（一两）　硇砂（半两，细研）　麝香（一分）　熊胆（一分）　石炭（二两，末）　水蛭（一两，微炒）

上件药，都细研为散，不计时候，以热酒下半钱。

7. 红蓝花散（《太平圣惠方·卷八十一·治产后小腹痛诸方》）

治产后血不散，小腹疼痛。

红蓝花（一分）　当归（半两，锉，微炒）　琥珀（一分）　没药（半两）　桂心（三分）　蒲黄（一分）

上件药，捣细罗为散，不计时候，以热酒调下一钱。

8. 麒麟竭散（《太平圣惠方·卷八十一·治产后小腹痛诸方》）

1）治产后恶血攻刺，小腹疼痛。

麒麟竭（半两）　芫花（半两，醋拌炒令干）　延胡索（半两）　当归（半两，锉，微炒）　硝石（半两）

上件药，捣细罗为散，不计时候，以热酒调下一钱。

2）治产后腹中有凝血不散，疞刺疼痛，名为儿枕。

麒麟竭（半两）　当归（半两，锉，微炒）　桂心（半两）　荷叶（半两）　川大黄（半两，锉碎，微炒）

上件药，捣细罗为散，不计时候，以红蓝花汤调下一钱。

9. 牡丹散（《太平圣惠方·卷八十一·治产后儿枕腹痛诸方》）

治新产儿枕上下刺痛，壮热口干，烦渴头痛，汗出，或大小便不利，未得便下，但与生姜、童子小便频服，其病亦顺，若风血相搏，其病未愈。

牡丹(半两) 玄参(半两) 黄芩(半两) 芎䓖(半两) 射干(半两) 赤芍药(三分) 川大黄(三分,锉碎,微炒) 瞿麦(半两) 海藻(半两,洗去咸味) 水蛭(一分,炒令微黄) 虻虫(一分,炒令微黄,去翅足头) 蛴螬(二十枚,微炒) 桃仁(半两,汤浸去皮尖、双仁,麸炒微黄)

上件药,捣粗罗为散。每服三钱,以水一中盏,入生姜半分,薄荷三七叶,煎至六分,去滓温服,日三四服。

10. 桂心散(《太平圣惠方·卷八十一·治产后儿枕腹痛诸方》)

治产后儿枕攻刺,腹肚疼痛不止。

桂心(三分) 赤芍药(一两) 琥珀(半两,细研) 白芷(半两) 当归(三分,锉,微炒)

上件药,捣筛为散。每服三钱,以水一中盏,入生姜半分,枣二枚,煎至六分,去滓,不计时候温服。

11. 当归散(《太平圣惠方·卷八十一·治产后儿枕腹痛诸方》)

治产后败血不散,结聚成块,俗呼儿枕,疼痛发歇不可忍。

当归(一两,锉,微炒) 鬼箭羽(一两) 红蓝花(一两)

上件药,捣筛为散。每服三钱,以酒一中盏煎至六分,去滓,不计时候温服。

12. 延胡索散

1)《太平圣惠方·卷八十一·治产后儿枕腹痛诸方》

治产后,儿枕攻上下,心腹疼痛。

延胡索(一两) 当归(一两,锉,微炒) 桂心(一两)

上件药,捣粗罗为散。每服三钱,以童子小便酒各半中盏,入生姜半分,煎至六分,去滓,不计时候温服。

2)《妇人大全良方·卷二十·产后儿枕心腹刺痛方论第七》引《经验妇人方》

治产后儿枕腹痛,得效。

延胡索 当归(各一两) 真琥珀 蒲黄(各一分,炒) 赤芍药(半两) 桂心(三分) 红蓝花(二钱)

上为细末,以童子小便合细酒,温温调三钱,食前服。

13. 桃仁散

1)《鸡峰普济方·卷十二·妇人》

治血气不调,脐腹撮痛,及产后小腹痛。

桃仁 当归 干姜 白芷 芎䓖(各一两)

上为细末。每服二钱,水七分,酒三分,煎至六分,去滓温服,无时。

2)《普济方·卷三百五十一·产后诸疾门·腹痛》

治妇人产后血下不尽,腹痛不可忍。

桃仁(六十枚) 厚朴(一两) 芍药(一两) 当归(一两)

上以水三升煎二升,分二服。未瘥,加锦纹大黄一两。

14. 没药丸(《鸡峰普济方·卷十二·妇人》)

治产后恶露行,而或断绝,骤作寒热,脐腹百脉皆痛,及儿枕痛,兼呕逆,状如锥刺非常,此由冷热不调,或思虑动作,气所壅遏,蓄血经络。

当归(一两) 没药 延胡索(各一分) 五灵脂(二两) 姜黄 桂 蓬莪术(各半两)

上为细末,醋煮面糊和丸如梧桐子大。每服二十丸至三十丸,温醋汤下,食前服。一方加芍药半两、桃仁一分、虻虫五十个、水蛭五十个。

15. 大延胡索散(《黄帝素问宣明论方·卷七·积聚门·药证方》)

治妇人经病,产后腹痛,腹满喘闷,癥瘕癖块及一切心腹暴痛。

延胡索 当归 芍药 荆三棱 川苦楝 蓬莪术 官桂 厚朴 木香 川芎(各一分) 桔梗 黄芩 大黄(各半两) 甘草(一两) 槟榔(二钱)

上为粗末。每服三钱,水一盏煎至六分,去滓,热服,食前。如恶物过多,去大黄、官桂,加黄药子、染槐子、龙骨各半两,如前法煎服。

16. 黑白散(《素问病机气宜保命集·卷下·妇人胎产论第二十九》)

治产后儿枕大痛。

乌金石(烧红醋淬七遍,另为细末) 寒水石(烧存性末)

上二味各等分,另顿放,临服各抄末一钱半,粥饮汤下,痛止便不可服,未止再服,大效。

17. 地黄丸(《妇人大全良方·卷十八·产后门·产后方论第三》)

治产后腹痛，眼见黑花。或发狂如见鬼状；或胎衣不下，失音不语，心胸胀满，水谷不化，口干烦渴，寒热往来，口内生疮，咽喉肿痛，心中忪悸，夜不得睡。产后中风，角弓反张，面赤，牙关紧急；或崩中如豚肝，脐腹㽲痛，烦躁恍惚，四肢肿满；及受胎不稳，唇口、指甲青黑。

生地黄（研取汁留滓） 生姜（各二斤，研取汁留滓） 蒲黄 当归（各四两）

上于银石器内，用慢火取地黄汁炒生姜滓，以生姜汁炒地黄滓，各令干，四味同焙干为细末，醋煮面糊丸如弹子大。每服一丸，食前用当归酒化下神妙。一方地黄减半，当归一两，延胡索、琥珀各一两，名琥珀地黄丸，治状同。

18. 天仙藤散（《妇人大全良方·卷二十·产后儿枕心腹刺痛方论第七》引《经验妇人方》）

治产后腹痛不止，及一切血气腹痛。

天仙藤（五两，炒焦）

为细末。每服二钱，产后腹痛，用炒生姜、小便和细酒调下。常患血气，用温酒调服效。

19. 黑神散

1）《妇人大全良方·卷二十·产后儿枕心腹刺痛方论第七》

疗产后血块，痛经，脉行后腹疼，并经脉不调。

熟地黄（一斤） 陈生姜（半斤）

上拌，同炒干为末。每服二钱，产前乌梅汤调下；常服，酒调；经脉不通，乌梅、荆芥酒调下。

2）《绛雪丹书·临产·临产须知十二条·死胎诸症》

治临产血多，胎被血裹，难产横逆，子死母腹，胎衣不下，血迷心窍，头晕眼迷眼花，血散，四肢浮肿，口干舌燥，发狂谵语；或月内饮冷，败血凝聚，小便闭涩，大便艰难，小便出血或恶露未尽，误食酸物，收敛漏滴，败血冲心，气急血凝，腹胀呕吐，腹痛兼泻，遍身疼痛，月内不语，中风，伤寒，儿枕痛。惟三症不可治：口鼻黑色及鼻衄病甚、喉中喘急心痛者。

当归 熟地 白芍（酒洗） 肉桂 炙草（各一两） 棕灰 蒲黄 没药（各五分） 乳香（一两） 赤芍（一两） 血竭（五分）

共为末。每服二钱，温酒童便调服。

20. 桃仁芍药汤（《妇人大全良方·卷二十·产后儿枕心腹刺痛方论第七》）

疗产后腹痛。

桃仁（半升） 芍药 当归 川芎 干漆（碎，熬） 桂心 甘草（各二两）

上细切，以水八升煮取二升半，去滓，分三服。

21. 乳香黄芪散（《普济方·卷二百八十三·痈疽门·诸痈疽》）

治一切恶疮、痈疽、发背、疔疮，疼痛不可忍者；或疮气入腹，神昏不醒呕吐者；或未成者速散之，已成者溃败，脓不出则以刀砭，其恶肉自下，打扑伤损，筋骨疼痛；或妇人产后腹痛，恶物不下。

黄芪 当归（去芦） 川芎 陈皮 麻黄（去根节） 甘草 芍药（各一两） 人参（五钱） 米壳（二两，去根蒂，蜜炒） 乳香 没药（各五钱，另研）

上为末。每服三钱，水一盏煎至七分，去滓温服。如疮在上食后，如疮在下食前服。

22. 常器之火龙丹（《普济方·卷三百四十八·产后诸疾门·产后血晕》）

治产后血刺晕迷，败血上冲，不省人事，儿枕痛，小腹腰痛，一切疼痛不可忍者。

百草霜（不拘多少，罗过再研极细）

上用头醋作面糊丸如弹子，朱砂为衣。每服一粒，火烧焰，出醋内蘸过，再烧再蘸，尽醋半盏为度，细研，以酒半盏、童子小便半盏调下。初一服，减腹内痛，两服败血自下，神体和畅，三服调理诸疾。

23. 立效散（《普济方·卷三百四十九·产后诸疾门·产后儿枕腹痛》）

治产后儿枕痛不可忍。

五灵脂

慢火熬为细末，每服二钱，温酒调下。

24. 定痛散（《普济方·卷三百四十九·产后诸疾门·产后儿枕腹痛》）

治产后三五日，但觉腹中痛儿枕未定，或恶血未止。

当归（一钱） 芍药（一钱） 肉桂（半钱）

上为末，与酒共一盏，姜一块弹大拍破，同煎至六分，俟温服。如体热以芎代桂。

25. 醋煎散（《普济方·卷三百四十九·产后诸疾门·产后儿枕腹痛》）

治妇人血气腹刺痛不可忍者，及产后败血，儿枕急痛，并宜服之。

高良姜(一两) 当归(洗,焙) 肉桂(去粗皮) 白芍药 陈橘皮(去白) 乌药(五味,各半两)

上件为细末。每服三钱,水半盏、醋半盏,同煎至七分,通口服,不拘时候。

26. 鲤鱼皮散(《普济方·卷三百五十一·产后诸疾门·腹痛》)

治产后恶血未尽,结聚腹痛。

鲤鱼皮灰 乱发灰 益智子(去皮,各半两) 虻虫(微炒) 水蛭(微炒,各一分) 当归(锉,微炒,三分)

上捣细罗为散,不计时候,以热酒调下一钱。

27. 当归汤(一名**四神散**)(《普济方·卷三百五十一·产后诸疾门·腹痛》)

疗产后腹中绞痛不可忍,积血作块。

当归 白芍药 川芎 干姜(各等分)

上为末。每服二钱,温酒调下。一方加延胡索(炒)。

28. 鲤鱼鳞散(《普济方·卷三百五十一·产后诸疾门·腹痛》)

治产后腹痛。

鲤鱼鳞(二两) 乱发 故绯帛(各一两)

上同入瓶子内,以瓦子盖,盐泥缝,渐次着火烧令通赤为度,候冷取出,细研为散,入曲末一两,更同研令匀,不计时候,以热酒调下二钱。

29. 姜黄散(《普济方·卷三百五十一·产后诸疾门·腹痛》)

治产后腹痛,并疗新产后腹中如弦常坚。

川姜黄(二分) 没药(一分)

上为末,以水及童子小便各一盏,入药煎至一盏半,分作三服,通口服,约人行五七里再进一服,即止,不过三服便安。

30. 菴䕡子丸(《普济方·卷三百五十一·产后诸疾门·腹痛》)

治产后腹痛。

菴䕡子 桃仁(汤浸去皮尖、双仁,麸炒微黄,各半两)

上捣罗为末,炼蜜和丸如梧桐子大。不计时候,以热酒下二十丸。

31. 当归玄胡索汤(《万氏妇人科·卷三·产后章·产后儿枕痛》)

治产后腹痛。

当归身尾(酒洗) 玄胡索(各一钱半) 五灵脂 蒲黄(各一钱) 赤芍 桂心(各七分) 红花(五分)

酒水各一盏煎一盏,入童便一杯,同服。

32. 红花酒(《医方集宜·卷七·产后·治方》)

治产后腹痛有块,名儿枕痛

用红花三钱,酒与童便各一钱,共煎热服。

33. 五灵脂散(《医方集宜·卷七·产后·治方》)

治儿枕痛。

五灵脂(不拘多少)

为末,每服二钱,酒服。

34. 隐居泽兰汤(《赤水玄珠·卷二十三·产后腹痛儿枕痛》)

产后恶露腹痛,或胸满少气。

泽兰 生地 当归 芍药(炒) 生姜(各一钱) 甘草(炙,五分) 大枣(四枚)

水煎服。

35. 失笑散(《赤水玄珠·卷二十三·产后腹痛儿枕痛》)

治心腹痛,产后瘀血上攻,心腹疼痛而牙关紧急,一服而愈。

五灵脂 蒲黄(各一钱)

醋水煎服。五灵脂一味尤妙。

36. 当归养血丸(《赤水玄珠·卷二十三·产后腹痛儿枕痛》)

产后瘀血,心腹胀痛,或腰脚疼痛。

当归 赤芍 丹皮 延胡索(炒,各二两) 桂心(一两)

为末,蜜丸梧子大。每服五十丸,温酒下。

37. 金黄散(《赤水玄珠·卷二十三·产后腹痛儿枕痛》)

治恶露上冲,肚腹作痛,或发热口渴。

延胡索 蒲黄(各一钱) 桂心(二分)

为末,酒调下。

38. 芸苔散(《女科证治准绳·卷五·产后门·腹痛》)

产后恶露不尽,血结刺痛,名血母块;兼治心腹诸疾。

芸苔子(隔纸炒) 当归 桂心 赤芍药(各等分)

细末，酒调二钱，产后可常服。

39. 山楂饮(《胤产全书・卷三・腹痛类》)

治产后腹痛。

山楂

浓煎汁，入砂糖少许，再煎热服。

40. 产宝方(《胤产全书・卷三・腹痛类》)

产后血下不尽，腹中痛无计。

青木香　当归　牛膝　川芎　黄芪　芍药(各八分)　大黄(十三分，浸)　芒硝(十二分)

细切，水七升煮二升半，入大黄更三沸，分三服。

41. 加味佛手散(《寿世保元・卷七・产后》)

治产后恶露不快，腰疼小腹痛，时作寒热头痛，不思饮食；亦治久积恶血，月水不调；又疗心痛，小肠气痛，血气痛欲死者；又治心腹疼痛及儿枕痛不可忍；又或血迷心窍，不省人事。

当归　川芎　荆芥(各等分)

上锉一剂，水煎。入童便，温服。又治北人青筋症，用酒三钱调下。

42. 如圣散(《济世全书・艮集　卷三・痹痛》)

治一切风疾，血脉凝滞经络，手足拘挛，四肢骨节疼痛，行步艰难，半身不遂，口眼㖞斜及遍身尽痛；又治妇人儿枕痛。

玄胡索(炒)　当归身(酒洗)　官桂(各等分)

上为末。每服三钱，酒调，早晚各一服。腰痛，加杜仲(酒炒)、小茴香(酒炒)各等分。

43. 通经丸(《济世全书・离集卷六・经闭》)

治妇人、室女月信不通，兼治胎衣不下；又治产后内热，恶露作痛，俗名儿枕痛者及大便不利闭结者。并煎四物汤化一丸服；如发寒热如疟，内热者，煎小柴胡汤化服。并不损人，大能活血荡秽，润燥清神，开胃消食，兼男女长幼大小血疾，除伤寒大病表未解者，一切服之如神。

大黄酒浸，干一斤，为末，以醋一碗，慢火熬成膏，丸如弹子大。每服一丸，空心热酒化下。

44. 加味四物汤(《济阴纲目・卷十一・产后门上・腹痛》)

治产后恶露不尽腹痛。

当归　川芎　芍药　熟地(各一钱)　香附(炒)　五灵脂(炒，二味另为末，各一钱，临服调入)

上锉一服，水煎服。痛甚者，加桃仁泥四分。

45. 当归蒲延散(《济阴纲目・卷十一・产后门上・腹痛》)

治产后血瘕作痛，脐下胀满，或月经不行，发热体倦。

当归(八分)　桂心　芍药(炒)　血竭　蒲黄(炒，各六分)　玄胡索(炒，四分)

上为末。每服二钱，空心酒调下。

46. 玄胡索散(《济阴纲目・卷十一・产后门上・腹痛》)

治产后恶血攻刺腹痛，及一切血气刺痛，不论新旧虚实，皆可服之。

当归(酒浸)　玄胡索　赤芍　蒲黄(隔纸炒)　桂皮　乳香　没药(各等分)

上研为细末。每服三钱，温酒调，空心服。

47. 地黄散(《济阴纲目・卷十一・产后门上・腹痛》)

治产后恶血不尽，腹中绞痛。

生地黄(炒)　当归(炒，各一两)　生姜(五钱，切碎，新瓦上炒令焦黑)

上为细末，姜酒调下二钱，空心服。一方加蒲黄，为丸。

48. 四神散(《济阴纲目・卷十一・产后门上・腹痛》)

治产后瘀血不消，积聚不散作块，心腹切痛。

当归　干姜(炮)　川芎　赤芍(炒，各等分)

上为末。每服二钱，温酒调下。

49. 卷荷散(《济阴纲目・卷十一・产后门上・腹痛》)

治产后血上冲心，血刺血晕，血气腹痛，恶露不快，并皆治之。

初出卷荷　红花　当归(各一钱)　蒲黄(纸炒)　牡丹皮(各半两)

上为细末。每服三钱，空心盐酒调下。

50. 荷叶散(《济阴纲目・卷十一・产后门上・腹痛》)

治产后恶露不下，腹中疼痛，心神烦闷。

干荷叶(二两)　刘寄奴　蒲黄(各一两)　桃仁(去皮尖，麸炒，半两)

上㕮咀。每服四钱，童子小便一盏，生姜三片，生地黄一分，煎至六分，热服，不拘时。均是破血药，而治烦闷之症，则童便、生地尤佳。一方有鬼箭羽。

51. 当归血竭丸（《济阴纲目·卷十一·产后门上·腹痛》）

治产后恶露不下，结聚成块，心胸痞闷及脐下坚痛。

当归　血竭　芍药　蓬术（炮，各二两）　五灵脂（四两）

上为细末，醋糊和丸如梧桐子大。每服五十丸，食前温酒送下。

52. 紫金丸（《济阴纲目·卷十一·产后门上·腹痛》）

治产后恶露不快，腰腹小腹如刺，时作寒热头痛，不思饮食，亦治久有瘀血，月水不调，亦可疗心痛。（产后瘀血要药，即失笑散之变）

五灵脂（水淘去土石，焙干，炒为末）　真蒲黄（各等分）

上以好米醋调五灵脂，慢火熬成膏，次以蒲黄末搜和，丸如樱桃大。每服一丸，水与童便各半盏煎至七分，令药化温服之，少顷再一服，恶露即下；久有瘀血成块，月信不利者，并用酒磨下。

53. 玉烛散（《济阴纲目·卷十一·产后门上·腹痛》）

治产后恶露不尽，脐腹疼痛，大便燥结，时发寒热。

当归　川芎　赤芍　熟地　大黄　朴硝　甘草（各一钱半）

上作一服，水煎，食前温服。此河间法也，四物合大承气主之，盖咸走血之意。

54. 当归川芎汤（《妇人规·下卷·产育类·小产论外方》）

治小产后瘀血，心腹疼痛，或发热恶寒。

当归　熟地黄　白芍药（炒）　玄胡索（炒）　川芎　桃仁　红花　香附　青皮（炒）　泽兰　牡丹皮

上水煎，入童便、酒各小半。若以手按腹愈痛，此是瘀血为患，宜用此药或失笑散。按之反不痛，此是血虚，宜用四物、参苓白术。若痛而作呕，此是胃虚，宜用六君子。若或作泻，此是脾虚，宜用六君子送二神丸。

55. 殿胞煎（《妇人规·下卷·产育类·小产论外方》）

治小产后腹痛、产后儿枕疼痛等证，如神。

当归（五七钱或一两）　川芎　炙甘草（各一钱）　茯苓（一钱）　肉桂（一二钱或五七分）

水一钟煎八分，热服。如脉细而寒或呕者，加干姜（炒黄色）一二钱。如血热多火者，去肉桂加酒炒芍药一二钱。如脉弱阴虚者，加熟地三五钱。如气滞者加香附一二钱，或乌药亦可。腰痛加杜仲一二钱。

56. 加味归芎汤（《婴童类萃·上卷·初诞论》）

治新产二三日服之，去瘀生新，且无儿枕痛之苦。

当归（五钱）　川芎（二钱）　山楂（三钱）

水二瓯，煎瓯半，加赤砂糖十数茶匙服。

57. 归荆安枕汤（《辨证录·卷十二·产后诸病门》）

治产后腹痛。

当归（五钱）　丹皮（一钱）　荆芥（三钱）　山楂（十粒）

水煎服。一剂即止痛。

58. 聚宝丹（《内府秘传经验女科·卷二·产后腹痛》）

治产后腹痛。

没药（炙去油）　真琥珀（另研）　当归（酒洗焙干，研末）　木香（各一两）　乳香（五钱，炙，去油）　辰砂（水飞）　麝香（各一钱，另研）

上为末，或滴为小丸，或用酒糊为锭子。每用一锭，酒下或童便下尤妙。

59. 当归失笑散（《女科切要·卷六·产后如狂喘满》）

治产后心腹绞痛欲死，及儿枕作疼。

当归（五钱）　炒蒲黄（五钱）　五灵脂（五钱）

共为末。每服二钱，醋调熬成膏子，白滚汤下。

60. 山楂益母草汤（《罗氏会约医镜·卷十五·妇科（下）·产后腹痛》）

治儿枕血痛，即化而愈。

山楂（二三钱）　益母草　当归（各二钱）　川芎　陈皮（去白，各一钱）　香附（酒炒，六分）　干姜（炒黑，三分）

煎就，加酒、童便各半杯，合服。

61. 行瘀煎(《产科发蒙·卷三·产后第五》)

治产后血晕,恶露不下及儿枕痛神效。

接骨木(上) 红花 当归 芍药 桂枝 山楂子 桃仁(各中) 川芎 苏木 甘草(各下)

上十味,水煎温服。此方不特治产后恶露不下,凡瘀血结滞,成诸疾者,用之神效。方中接骨木能通瘀血,山楂子消滞血,妙在此二品。

62.《圣惠》牛膝散(《产科发蒙·卷三·产后血晕第六》)

治产后血迷,及儿枕痛。

牛膝(一两) 桂枝 赤芍 当归(炒) 木香 牡丹皮 川芎 延胡索(各半两) 桃仁(三分,麸炒)

上锉。每服四钱,水煎温服。

63. 健捷散(《产科发蒙·卷三·胞衣不下第七》)

治难产经日,及胞衣不下;又寻常经闭、儿枕痛等服此,其效如神。

香白芷 干姜 桂枝 云母(各等分)

上四味细末。每服二三钱,海萝汤搅和匀顿服。

64. 回生丹(《羊毛瘟证论·备用诸方》)

治产后儿枕痛,恶露不尽。

生黄芪(二两) 白术(五钱) 青皮(三钱) 醋炒木瓜(三钱) 全当归(一两五钱) 酒洗川芎(八钱) 香附醋炒(八钱) 地榆炒(五钱) 蒲黄(五钱) 赤茯苓(八钱) 桃仁炒研(八钱) 大熟地(一两五钱) 怀牛膝(五钱) 盐汤炒山萸肉(五钱) 京三棱(酒炒,三钱) 五灵脂(醋炒,五钱) 甘草(五钱) 荆芥穗(五钱) 新会橘皮(五钱) 白芍(五钱) 乌药(一两) 乳香煅(一钱) 没药(煅,一钱) 广木香(一钱) 白僵蚕(一两) 蝉蜕(五钱) 广姜黄(三钱) 红曲(八钱)

上为细末,用大黄膏为丸弹子大,金箔为衣。大黄膏法:用苏木三两,河水五碗,煎至三碗,去渣;红花三两,炒黄色,用无灰酒二斤,煮十数滚,去渣;小黑豆一升,水煮留汁三碗,黑豆晒干研末,俱听用;生大黄一斤,为末,用米醋八碗,熬成膏,次下苏木汤、红花酒、黑豆汁,搅匀,又熬成膏,贮于盆。将锅焦焙干,为末,同黑豆末、前药末合丸。用丹一粒,开水和加沙糖一匙,温服。

65. 加味生化汤(《胎产指南·卷七(上)·产后论解三十二症医方》)

1) 治产后腹痛。

川芎(二钱) 当归(四钱) 炮姜(四分) 炙甘(四分) 桃仁(十粒) 桂枝(一钱五分)

痛止即减,不止再加。伤面食,加神曲一钱,麦芽一钱(炒)。伤肉,加山楂五粒,砂仁七分。如血块未消而痛,加一笑散二钱,酒炒元胡二钱,共为末。一笑散即失笑散。

2) 治产后小腹痛。

川芎(六分) 当归(二钱) 炮姜(五分) 炙甘(四分) 桃仁(十粒)

问有血块痛,本方加元胡散二钱,亦治寒气痛。如血块无,但小腹痛,按而稍止者,属虚,加熟地二钱。

66. 元胡散(《胎产指南·卷七(上)·产后论解三十二症医方》)

治产后小腹痛。

肉桂(一钱) 元胡(一钱)

为末。

67. 散结定疼汤(《傅青主女科·女科下卷·产后·产后少腹疼六十七》)

治产后腹痛。

当归(一两,酒洗) 川芎(五钱,酒洗) 丹皮(二钱,炒) 益母草(三钱) 黑芥穗(二钱) 乳香(一钱,去油) 山楂(十粒,炒黑) 桃仁(七粒,泡去皮尖,炒,研)

水煎服。一剂而疼止而愈,不必再剂也。此方逐瘀于补血之中,消块于生血之内,妙在不专攻疼痛,而疼痛止。彼世人一见儿枕之疼,动用元胡、苏木、蒲黄、灵脂之类以化块,又何足论哉!

68. 生化汤(《寿世编·上卷》)

治产后儿枕痛,及恶露不行腹痛等症。

当归(六钱) 川芎(四钱) 干姜(五分,炒) 桃仁(五分,不可增) 甘草(五分,炒)

水一盅、童便一盅,煎服。以益母草二两煎汤代水更妙,净水浓煎服。壮年产妇服此不甚相宜,莫若重用佛手散为稳,或单服益母草汤亦可。

69. 胎产金丹(《太医院秘藏膏丹丸散剂·卷三》)

当归(一两,酒洗) 茯苓(一两) 白术(一两,土炒) 生地(一两,酒煮) 白薇(一两) 元胡(一两) 桂心(六钱) 蕲艾(一两) 藁本(一两) 沉香(三钱) 甘草(一两,炒) 赤石脂(一两) 川芎(一两) 丹皮(一两) 没药(六钱) 鳖甲(一两) 益母草(一两) 香附(二两) 五味子(五钱)

上药共合一处,将紫河车一具,放长流水浸三日,取出入铅球内,入白酒二斤,清水一碗灌满,以蜡封球口严密,外用炒锅盛水,将球悬于煤火煮二日,两边为度,取出紫河车,黄白共汁,俱捣群药内,拌匀晒干,研极细末,炼蜜为丸,每丸重二钱,朱砂为衣。专治胎前产后一切危急诸症。产后儿枕痛,用山楂、好酒、黑糖化服一丸。

七、治产后腹痛泄利方

1. 当归汤(《外台秘要·卷三十四·产后下痢方四首》)

《千金》疗产后下痢腹痛。

当归 龙骨(各三两) 干姜(一两) 白术(二两) 甘草(炙一两) 附子(炮两) 熟艾(一两) 芎䓖(二两半)

上八味切,以水六升煮取二升半,去滓分为三服,日三,一日令尽。

2. 蒲黄黑神散(《卫生家宝产科备要·卷五》)

产前、产后一切疾皆治之。

雄黑豆(二两,小者是,去皮秤) 当归(洗,去芦并须,切,焙) 芍药(洗,锉) 甘草(炙,锉) 干姜(炮,锉) 肉桂(去皮,锉,不见火) 生干地黄(温汤洗,锉,焙,忌冷水) 蒲黄(银石器内微炒,令赤或以纸辛铫子内炒,纸黄为度,各一两)

上为末。每服二钱,空心温酒调下。若三十已人及生产少妇人不用桂、干姜,入炒生姜、红花代之。生姜、红花各用二两,经洗者并焙干。产后腹痛兼泻痢,急服此药,后服调中汤。

3. 五香散(《妇人大全良方·卷八·妇人泄泻方论第八》)

治食鱼伤,泄泻不止,气刺奔冲;及妇人产前、产后腹痛,血气等疾,用温酒下;产后败血冲心,用败蒲煎汤下;安胎,以糯米饮调下;孕妇脾泄泻痢,煎陈米饮调下,食前。

乌药 白芷(炒) 枳壳 白术(炒) 良姜(炒) 甘草 莪术(有孕减半)

等分为细末。每服二钱,温酒调下。

4. 清六丸(《丹溪心法·卷二·泄泻十》)

去三焦湿热,治泄泻多与清化丸同用,并不单用,兼治产后腹痛或自利者。能补脾补血,亦治血痢。

六一散(一料) 红曲(炒,半两,活血,又云二两半)

上为末,饭丸梧子大。每五七十丸,白汤下。

5. 理中汤(《普济方·卷二十二·脾脏门·兼理脾胃》)

温中散寒,逐饮去湿,固卫止汗。治妇人新产,五内俱虚,血脉未定,及产后腹痛作泻,最为急证,并宜服之。

人参 干姜(炮) 白术 甘草(炒各一两)

上㕮咀。每服三钱。水盏半。煎取一中盏。去滓。空心服。

6. 调中汤(《普济方·卷三百五十一·产后诸疾门·腹痛》)

治产后腹痛兼泻痢,由产后肠胃虚冷,寒邪所侵,若未满月饮冷物,更当风坐卧,则被寒邪相乘,散入肠中,作阵痛如刀刺,及泻不止,腹胁䐜胀,或走痛不止。

当归(去芦) 肉桂(去粗皮) 芍药 附子(炮) 川芎 甘草(炙) 良姜(各等分)

上为细末。每服三钱,水一盏煎至八分,去滓,热服。

7. 白术安胃散(《证治准绳·类方第六册·滞下》)

治一切泻痢,无问脓血相杂,里急后重窘痛,日夜无度;及治小肠气痛,妇人脐下虚冷,并产后儿枕痛,虚弱寒热不止者。

御米壳(三两,去顶蒂,醋煮一宿) 茯苓 车前子 白术 乌梅肉(各一两) 五味子(各半两)

上为粗末。每服五钱,水二盏煎至一盏,空心温服。

8. 益元散(《丹台玉案·卷二·伤寒门·温病》)

治产后腹痛。

滑石(六两) 甘草(一两)

为末。每服三钱,入蜜少许,沸汤调服。热者,冷水调服。伤寒热不解,加苍术末三钱,葱豉汤,连进数服,汗出为度。汗吐下后余热,以此解之。虚烦不眠,加辰砂少许。一切风热上壅,咽喉不利,加青黛、薄荷少许,蜜丸噙化。产后腹痛自痢,用补脾、补血药下,或加五灵脂能行血,止痢泻甚加肉豆蔻少许。一切痰热吐逆,及胃热惊痫颠狂加黄连少许,姜汁蒸饼为丸。

9. 通畅回生丹(《孕育玄机·卷下·产后方》)

治产后一十九症。

大黄(一斤,为细末) 苏木(三两,用水五碗煎汁三碗,去滓存汁) 红花(三两,炒黄,入好酒一大壶,煮三五沸,去花存汁) 黑豆(三升,煮汁三碗,去豆存汁)

先将大黄末以好米醋三四碗搅匀,文武火熬成膏,如此二遍。次下红花酒、苏木汤、黑豆汁,搅匀,又熬成膏,取出,如有锅焦,另焙干为末,入后药内:

当归 川芎 熟地 茯苓 苍术(米泔浸) 香附 乌药 玄胡 桃仁(另研) 蒲黄 牛膝(各一两) 白芍(酒炒) 甘草 陈皮 木香 三棱 五灵脂 羌活 地榆 山萸(酒浸,各五钱) 人参 白术 青皮 木瓜(各三钱) 良姜(四钱) 乳香 没药

上为细末,用大黄膏捣丸如弹子大。每服一丸,酒顿化服。产后腹痛泄痢,产后月内误食酸冷、坚硬之物,与血相搏,流入大肠,不得转化,但服此丹,即愈。

10. 产后十八论神验方(《妇科冰鉴·卷七·产后门·产后门汇方》)

此蒙溪党河图道先氏传也。序云:予子媳孕素弱多病,临产愈甚,举家惶恐,延医十数,聚论无济,真呼吸死生也。适有好友于老医处觅得此方持送,极言其效。予无计可施,只得按症投药,一服而母子保全,其应如响。后值家人妇三四辈,皆产后危症,按论而治,不爽毫厘,族党亲友以此方治人者,无不神验,历年以来,百投百效。用是公之于世,庶产难有解,而生全无算矣。

红花(二两) 官桂(一两五钱) 干姜(一两,二味如妇人三十岁以外者再加五钱) 熟地(一两) 当归(一两) 莪术(一两,面煨) 蒲黄(一两,炒) 赤芍(一两) 雄黑豆(一两)

上药九味,如法炮制,共为细末。盛磁瓶内,须封口勿令出气,临用时每服三钱。凡患产后诸症者,细查十八论中,必其所患与所论相符,乃照所论引子,用水二钟,煎六分,将前药三钱冲入搅匀,空心温服即效,其服数不拘多少,总以病好为度。大约重者不过四五服,轻者二三服而已。

八、治产后腹痛验方

1)《医心方·卷二十三·治产后腹痛方第二十二》引《集验方》

治产后腹痛。

当归(一斤) 酒(一斗)

煮取七升,以大豆四升熬,酒洗热豆,去滓,随多少服,日二。

2)《医心方·卷二十三·治产后腹痛方第二十二》引《千金方》

治产后腹痛不可忍方。

牛膝(五两) 酒(五升)

煮取二升,分再服,若干,以酒渍之,然后可煮。

3)《医心方·卷二十三·治产后腹痛方第二十二》引《僧深方》

治产后余寒冷,腹中绞痛并上下。

吴茱萸 干姜 当归 芍药 独活 甘草(各一两)

凡六物,水八升,煮取三升,分三服。

4)《医心方·卷二十三·治产后腹痛方第二十二》引《产经方》

治产后腹中绞痛,脐下坚满。

白饴

以清酒煮,令如浓白酒,顿服二升,不瘥复作,不过三,神良。

5)《妇人大全良方·卷二十·产后儿枕心腹刺痛方论第七》引《必效方》

疗产后腹痛方。

羌活(四两,切)

以酒二升,煮取一升,分服。

6)《济阴纲目·卷十一·产后门上·腹痛》

治产后血块痛,发热。

五灵脂(四钱,炒) 牡丹皮 没药 滑石

上研细,分五帖,豆淋酒下之,食前服。

7)《名家方选·妇人病·妊娠产后诸病》

治半产后及顺产后腹痛不止。

柚皮(阴干)

上一味,水煎服。

治儿枕痛。

阿胶　胡椒

阿胶烊消,投胡椒末,和搅为膏,乘热涂少腹,顷刻病人觉发热乃瘥。

疗儿枕痛。

酸浆草(二钱)　莪术(五分)

上二味。水煎服。

8)《家用良方·卷二·治妇女各症·治胎前产后各症》

治产后感冒寒邪,腹痛如绞欲死者。

当归(三、四钱)　川芎(八分)　苏梗　炮姜(各一钱)　桂心(研,冲,七八分)

水煎服。

9)《华佗神方·卷七》

治产后腹痛。

当归　芍药　干姜　芎䓖(各六分)

上四味捣散,酒下方寸匙,日三。

【论用药】

1. 三岁陈枣核

《证类本草·卷二·序例下》:"三岁陈枣核,平,治产后腹痛,使。"

2. 干地黄

《证类本草·卷六·干地黄》:"《药性论》云:干地黄,君。能补虚损,温中下气,通血脉,久服变白延年。治产后腹痛,主吐血不止。"

《神农本草经疏·卷六·草部上品之上·干地黄》:"得肉桂及乳香、没药、五灵脂,治儿枕痛。"

3. 大黄

《本草易读·卷四·大黄》:"下瘀血汤:大黄、桃仁、䗪虫 蜜丸弹大,酒下。治产后腹痛在脐下者,亦治经水不利。"

4. 小皮莲

《滇南本草·第三卷·小皮莲》:"小皮莲,味苦、微辛,性微寒。治瘀血结滞,或产后腹痛,或经期腹痛,散血块,破癥瘕,发热头痛,寒热往来,有如疟状,退虚热。治跌打损伤,服时忌生冷、鱼、羊。"

5. 山楂

《本草发挥·卷三·木部》:"丹溪云:棠球子消食积,行结气,健胃,催疮疹。治妇人儿枕痛,浓煎此药汁,入砂糖调服,立效。"

《神农本草经疏·卷二十三·果部三品·赤爪木实》:"《本经》云:味酸气冷,然观其能消食积,行瘀血,则其气非冷矣。入足阳明、太阴经。二经有积滞,则成下痢;产后恶露不尽,蓄于太阴部分,则为儿枕痛。山楂能入脾胃,消积滞,散宿血,故治水痢及产妇腹中块痛也。大抵其功长于化饮食,健脾胃,行结气,消瘀血,故小儿,产妇宜多食之。"

《本草纲目·果部第三十卷·果之二·山楂》:"治妇人产后儿枕痛,恶露不尽,煎汁入沙糖服之,立效。(震亨)"

《文堂集验方·卷三·女科》:"儿枕腹痛,用山楂肉百个打碎煎汤,入砂糖和成膏,好酒冲服三钱,催下败血即安。"

《本草新编·卷五(羽集)·山楂》:"消宿食,除儿枕痛,去滞血,理疮疡,行结气,疗癞疝,健脾胃,祛臌胀。"

6. 天仙藤

《本草纲目·草部第十八卷·草之七·天仙藤》:"产后腹痛儿枕痛:天仙藤五两,炒焦为末。每服二钱,炒生姜汁、童子小便和细酒调服。(《经验妇人方》)"

7. 木瓜

《本草害利·肝部药队·泻肝猛将·木瓜》:"凡经闭不通,由于血虚,而不由于瘀滞;产后腹痛,由于血虚空痛,而不由于留血结块;大便不通,由于津液不足,而不由于血燥闭结;误用之大伤阴气。"

8. 五灵脂

《本草汇言·卷十八·禽部·五灵脂》:"治产后一切瘀血为患、为胀、为痛、为呕、为寒热,或儿枕痛,或血晕痛,或卒暴心胃作痛,或男妇疝瘕酒积作痛,或小儿疳积虫痛,俱能治之。"

《神农本草经疏·卷二十二·虫鱼部下品·五灵脂》:"五灵脂,其功长于破血行血,故凡瘀血停滞作痛,产后血晕,恶血冲心,少腹儿枕痛,留血经闭,瘀血心胃间作痛,血滞经脉,气不得行,攻刺疼痛等证,在所必用。""丹溪方:产后腹痛:五灵脂、香附、桃仁,等分研末,醋糊丸。服一百丸,白术、牛膝、陈皮汤下。"

9. 牛膝

《本草蒙筌·卷一·草部上·牛膝》:“疗产妇血晕血虚,儿枕痛甚。”

《冯氏锦囊秘录·杂症痘疹药性主治合参卷三十七·草部上·牛膝》:“单煎治老疟弗愈,女人血癥血瘕,月水行迟;产妇血晕,血虚,儿枕痛甚。”

《本草述钩元·卷九·隰草部·牛膝》:“味苦酸平,气薄味厚,走而能补,性善下行,入足厥阴少阴经。生者去恶血,得酒能补肝肾。生用通经脉,逐血气,理膀胱气化迟难,五淋尿血茎中痛,女子月水不通,癥瘕,心腹诸痛,产后腹痛血晕。”

10. 户垠下土

《证类本草·卷四·户垠下土》:“无毒。主产后腹痛,末一钱匕,酒中热服之。”

11. 艾

《本草纲目·草部第十五卷·草之四·艾》:“产后腹痛欲死,因感寒起者:陈蕲艾二斤,焙干,捣铺脐上,以绢覆住,熨斗熨之,待口中艾气出,则痛自止矣。(《杨诚经验方》)”

12. 生铁

《医学入门·内集卷二·本草分类·治疮门》:“生铁……秤锤,味辛,温,无毒。主妇人横生逆产,胎衣不下,产后血瘕,儿枕腹痛及喉痹寒热,并烧赤淬酒服之。”

13. 芍药

《药征·卷中·芍药》:“《金匮要略》曰:产后腹痛,枳实芍药散主之。《千金方》曰:产后虚羸、腹中刺痛,当归建中汤主之。此皆芍药主药,而用之于产后也。”

14. 当归

《本草纲目·草部第十四卷·草之三·当归》:“产后腹痛如绞:当归末五钱,白蜜一合,水一盏,煎一盏,分为二服。未效再服。(《妇人良方》)”

15. 羊肉

《本草乘雅半偈·第十一帙·羊肉》:“《金匮要略》羊肉汤,疗产后腹中疠痛。”

《本草思辨录·卷四·羊肉》:“故仲圣用治寒疝腹痛与产后腹中疞痛,取其气热味甘,足以温脾缓中。”

16. 羊蹄根

《万氏家抄济世良方·卷八·药性草部》:“羊蹄根(味苦,气寒,无毒)主头秃疥瘙、女子阴蚀、男妇坐板疮,醋磨涂癣。产后儿枕痛,取羊蹄子微炒,水煎服神效。”

17. 苎根

《证类本草·卷十一·苎根》:“将苎麻与产妇枕之,止血晕。产后腹痛,以苎安腹上则止。”

18. 羌活

《本草易读·卷三·羌活》:“产后腹痛,产后诸药不效,酒煎二两服。”

19. 没药

《神农本草经疏·卷十三·木部中品·没药》:“治儿枕痛,及恶露未净,腹痛寒热等证立效。”

20. 苦菜

《伤寒瘟疫条辨·卷六·本草类辨》:“再如苦菜,用苗五两,水十盅,煎三盅,分三次连服。治产后腹痛如锥刺,并腰脚刺痛者。”

21. 败酱

《本草经集注·草木中品·败酱》:“味苦、咸,平、微寒,无毒。主治暴热,火疮赤气,疥瘙,疽痔,马鞍热气。除痈肿,浮肿,结热,风痹,不足,产后腹痛。”

《本草汇言·卷四·草部·败酱草》:“治产后腹痛如锥刺,不可忍者:用败酱八两,水五升,煮取升半,每服二合,日三服。”

22. 兔头

《本草纲目·兽部第五十一卷·兽之二·兔》:“产后腹痛:兔头炙热摩之,即定。(《必效》)”

23. 京三棱

《证类本草·卷九·京三棱》:“[臣禹锡等谨按]《日华子》云:味甘、涩,凉。治妇人血脉不调,心腹痛,落胎,消恶血,补劳,通月经治气胀,消扑损瘀血,产后腹痛,血晕并宿血不下。”

24. 泽兰

《证类本草·卷九·泽兰》:“《药性论》云:泽兰,使,味苦、辛。主产后腹痛,频产血气衰冷,成劳瘦羸,又治通身面目大肿。”

《本草汇言·卷二·草部·泽兰》:“根色紫黑,名为地笋,与粟根相同,通血脉利九窍,止产后腹痛,产妇可作蔬菜食之。妇科方中有泽兰汤丸,用之甚多,除妇人产后,他用甚少。”

25. 官桂

《本草正·竹木部·官桂》:“与当归、川芎同用,最治妇人产后血瘀、儿枕腹痛及小儿痘疹虚寒、作痒不起。”

26. 茺蔚

《神农本草经疏·卷六·草部上品之上·茺蔚子》:“兼产后血晕,瘀血薄心,恶露不行腹痛,少腹儿枕痛,调经治血闭经阻,经行作痛。”

《本经逢原·卷二·隰草部·茺蔚》:“藏器主产后腹痛。今人治白带用一味为末,服之大效。”

27. 枳实

《本草纲目·木部第三十六卷·木之三·枳》:“产后腹痛:枳实(麸炒)、芍药(酒炒)各二钱,水一盏煎服。亦可为末服。(《圣惠方》)”

《本草易读·卷七·枳实》:“枳实芍药散:枳实、白芍为末。治产后腹痛。”

28. 香附

《类证普济本事方释义·卷十·治妇人诸疾》:“香附子舂去皮毛,中断之,略炒为末。每服二钱,用清米饮调下。此方徐朝奉传,其内人有是疾,服遍药不效,后获此方,遂愈。须久服为佳。亦治产后腹痛,大是妇人仙药,常服和血调气。”

29. 秦椒

《本草蒙筌·卷四·木部·蜀椒》:“秦椒,乃出秦岭,气味俱苦,生温熟寒。制法与蜀椒相同,颗粒较蜀椒略大。所恶又有三药,防葵、雌黄、栝蒌。主遍身恶风,散四肢痿痹。灭瘢生发,悦色通神。治口齿浮肿动摇并喉痹吐逆,调产后腹痛余疾及经闭不通。”

30. 桃仁

《本草汇言·卷十五·果部·桃仁》:“故凡经闭不通,由于血枯,而不由于血滞者;产后腹痛由于血虚,而不由于留血结块者;大便不通,由于津液不足,而不由于血燥血闭结者并忌用之。”

31. 息王藤

《证类本草·卷十三·息王藤》:“味苦,温,无毒。主产后腹痛,血露不尽,浓煮汁服之。”

32. 益母草

《本草汇言·卷三·草部·益母》:“治产后血晕,瘀血薄心,恶露不行,腹痛,少腹儿枕痛,兼催生及胞衣不下,并气闭经阻,经行作痛。”

33. 硇砂

《先哲医话·卷上·荻野台洲》:“硇砂能治产后腹痛。”

34. 蚺蛇胆

《本草经集注·虫兽三品·下品·蚺蛇胆》:“味甘、苦,寒,有小毒。主治心腹疠痛,下部䘌疮,目肿痛。膏:平,有小毒。主皮肤风毒,妇人产后腹痛余疾。”

35. 麻黄

《证类本草·卷八·麻黄》:“《子母秘录》治产后腹痛及血下不尽:麻黄去节杵末,酒服方寸匕,一日二三服,血下尽即止。”

36. 鹿角

《神农本草经疏·卷十七·兽部中品·附鹿角》:“《子母秘录》:产后腹痛,瘀血不尽者,鹿角烧研,豉汁服方寸匕,日三。并治产后血晕。”

37. 琥珀

《海药本草·木部卷三·琥珀》:“温,主止血,生肌,镇心,明目,破癥瘕气块,产后血晕闷绝,儿枕痛等,并宜饵此方。”

《冯氏锦囊秘录·卷四十·木部·琥珀》:“琥珀入药,研末用汤调吞,利水道,通五淋,定魂魄,安五脏,破癥结瘀血,杀鬼魅精邪,止血生肌,明目摩翳,治产后血晕,并儿枕痛,疗延烂金疮及胃脘痛。”

38. 蒲黄

《雷公炮制药性解·卷三·草部中·蒲黄》:“炒用则性涩,主止血,除崩漏滞下,一切吐衄血,痢血尿血,肠风下血,止精泄,定儿枕痛。”

《本经逢原·卷二·水草部·蒲黄》:“能破瘀积,消痈肿,去产妇儿枕痛。”

《本草新编·卷二(商集)·蒲黄》:“能止衄血妄行,咯血、吐血亦可用;消瘀血,止崩漏白带,调妇人血候不齐,去儿枕痛;疗跌扑折伤,亦佐使之药,能治实,而不可治虚。”

《喻选古方试验·卷四·产后》:“产后儿枕痛(俗名空肚疼),蒲黄三钱,米饮服。(《产宝》)”

39. 僵蚕

《本草择要纲目·平性药品·僵蚕》:“主治小儿惊痫夜啼,去三虫,男子阴痿,女子崩中赤白,产后腹痛,灭诸疮瘢痕,疗一切金疮疔肿风痔。”

《本草详节·卷十二·虫部·白僵蚕》:“主散

风痰，结核，瘰疬，喉痹，风虫齿痛，皮肤风疮，丹毒，阴痒，痰疟，癥结，中风失音，崩中赤白，乳闭，产后腹痛，小儿惊痫夜啼，疳蚀。”

40. 蘩菜

《证类本草·卷六·蘩菜》：“味辛，平，无毒。主破血，产后腹痛。煮汁服之，亦捣碎敷疔疮。”

41. 䗪虫

《本草汇言·卷十七·虫部·䗪虫》：“治产后腹痛，有干血癥瘕者：用䗪虫二十枚（去足炒），桃仁二十枚（去皮研），大黄一两（酒煮捣烂成膏），总和为丸如弹子大，每早服一丸，酒下。”

《增订伪药条辨·卷四·虫介部·䗪虫》：“考仲景《金匮》鳖甲煎丸，用之治病疟日久，结为癥瘕；大黄䗪虫丸，用之治虚劳腹满，内有干血；下瘀血汤，用之治产后腹痛，内有瘀血；土瓜根散，用之治经水不利，少腹满痛，以其消癥而破瘀也。”

42. 蟹壳

《本草纲目·介部第四十五卷·介之一·蟹》：“壳，烧存性，蜜调，涂冻疮及蜂虿伤。酒服，治妇人儿枕痛及血崩腹痛，消积（时珍）。”

《种杏仙方·卷三·产后》：“治产后小腹作痛，诸药不效及吹乳、乳痈，痛不可忍。用螃蟹一个，烧存性，研末，空心好酒一盏，调服即止。生男用尖脐，生女用圆脐蟹。”

43. 鳞

《神农本草经疏·卷二十·虫鱼部上品·附鳞》：“鱼鳞得水中之阳气，而鲤鱼鳞则又禀阴极生阳之数，性能入血散滞。入血者，阴之用也；散滞者，阳之用也。故主妇人产后腹痛及血气不和等证。”

【医论医案】

一、医论

《杂症会心录·妇人杂症·产后腹痛》

大凡腹痛者，皆责在脾土，而产后耗脾中之血，非大补脾元，难以生阴液。而定痛者也，第痛有虚实寒热瘀血之不同，而用药迥别。苟非察脉辨症，细心体会，未有不杀人于反掌间者矣。夫痛之生也，喜按为虚，拒按为实，喜热饮为寒，喜冷饮为热，而瘀血之痛则按之为更甚，勿以通则不痛之说，遂谓产后逐瘀为第一义也。盖脾主血而生血，养胎既虚在先，胎下复虚在后，脾元不运，痛而面赤，口渴潮热，大便秘，按之稍定，脉细数等症，无非阴亏而火动。治宜芍药甘草汤，加丹参、沙参、熟地、当归之属投之，自然阴血生而虚火静，营卫调而痛亦止矣。若脾脏虚寒，气不运行，痛而面青，曰手足冷，冷汗出，大便泄，按之稍定，脉细迟等症，无非阳虚而火衰。治宜六君合生化汤，加桂附投之，自然元阳回而真气复，营卫调而痛亦止矣。倘瘀血内蓄，积块未消，伤在冲任，脐之上下，乃二脉所由之道，瘀血塞而不行，冲任虚而受困，按之疼痛，虽实也，而实中挟虚耳。治宜生化汤除瘀生新，俾瘀从旧路下走，腹痛亦可止，若一味逐瘀，而不顾元气，将见攻愈急，而痛愈甚，正愈亏而瘀愈阻，瘀愈阻而药愈乱，变症百出，岂能保全乎。临症者，宜视其人平素体气壮实，用生化汤加延胡、丹参，莫不应手取效。视其人平素体虚，用生化汤加人参、桂、附，气壮易动，此万举万当之法也。又有小腹有块作痛，名曰儿枕，宜补中逐瘀可也。旧血须当消化，新血亦当生养，如专主攻旧，新亦不宁矣。张景岳云：子宫蓄子既久，忽尔相离，血海陡虚，所以作痛，胞门受伤，必致壅肿，所以亦若有块而实非真块，肿既未消，是以亦颇拒按，但宜安养其脏，不久即愈。景岳之说，深合病情，可见少腹之痛，与脐上之痛，部位虽不同，而瘀血为害则一也，补中之消，消中之补，并行不悖，斯为医中之良手矣。设无血块，但小腹作痛，按之少止，此属血海空虚。生化汤加熟地、肉桂，取效亦甚速也。《内经》曰：腹为阴，阴中之阴脾也。治腹痛者，其可不知温养脾土而生阴血耶。

二、医案

1. 外感六淫案

《济阴纲目·卷十一·产后门上·腹痛》

一妇人寒月中，产后腹大痛，觉有块，百方不治。一人教以羊肉四两，熟地二两，生姜一两，水煎服之，二三次愈。（曰觉有块，想是寒气乘虚而聚，非真实癥也，不然，何以羊肉、熟地愈哉）

《续名医类案·卷二十五·产后·腹痛》

《衍义》治一妇人，产当寒月，脐腹胀满，痛不可按，百治不效。或作瘀血，将用抵当汤。曰：非其治也，此脾虚寒，邪客于子门也。以羊肉四两，当归、川芎、陈皮各五钱，姜一两，煎服，二三次而安。

周于文母，产后月余，腹中作痛不已，甚至恶心不食，恶寒发热，服药不效。有人教用荔枝四两，连核壳烧灰存性，称准四两，酒煎服。或作几次服下，亦无不可。按此系平阳事也。其地产后每食老姜汤，或服姜醋，以其山水寒冷故也。如少饮，则为患不小。［雄按］此不独东瓯为然，而广东尤盛，亦习俗使然耳。贫苦之家，或无大害，席丰履厚者，多伤损而死，不悟也。

《张爱庐临证经验方·产后腹痛》

丁(右)。上腊严寒，生产受寒凉甚，当时瘀露云畅，脐下阵痛，迄今五月未止。阅所服药，皆宗产后宜温之例，固属近是，惜未考经穴经隧耳。譬之锁则买矣，何以不付以匙？买者不知，卖者当知，病者难晓，医者当明，致使远途跋涉，幸遇善与人配匙者。肉桂二钱，细辛五分，同研细末，饭粒为丸，均五服，每晨一服。

《重订温热经解·治验》

阮斗瞻之弟妇，产后腹痛发热，饮食不进。由京中派医官二人来津，其始用失笑散，不效，腹益痛。继用当归羊肉汤，不效，身热尤甚。延予往诊，予曰：此外感风邪也。为拟柴胡饮子。其医官议予方曰：此方服下，当即汗脱。病家持方问予，予曰：倘服此方汗脱，予当负责，若不汗脱当云何？病家谓予曰：君有把握，病能愈乎。予应之曰：果服予方一剂，病当十去其九。次日延予复诊，予问曰：今日病情何如？彼应曰：不但九成，竟悉愈矣。予曰：二位医官，能否请见？据云：已于清晨入都矣。

2. 气血两虚案

《孙文垣医案·卷二·三吴治验》

倪二南内人小产后小腹痛，夜分作热，作晕。予曰：此气血虚而恶露未尽也。川芎一钱半，当归三钱，泽兰、益母草、香附、丹参各一钱，人参七分，荆芥穗五分，山楂、桂皮各一钱。一帖而小腹痛止，再帖而热晕悉除。

《孙文垣医案·卷三·新都治验》

予有表嫂小产后，腹痛晕厥，冷汗淋淋，遍身麻木，心怔怔动，左脉绝不应指，虚极故也。以当归三钱，川芎一钱五分，人参、荆芥穗（灯火烧存性）各一钱，益母草、泽兰叶各八分，甘草五分，水煎饮之。腹痛减，惟怔怔不宁。以四君子汤倍加黄芪为君，当归、香附、益母草为臣，川芎为佐，炮姜为使，两剂而安。

《济阴纲目·卷十一·产后门上·腹痛》

一妇人产后腹痛后重，去痢无度，形体倦怠，饮食不甘，怀抱久郁，患茧唇(茧唇因虚，宜以脉症参之)，寐而盗汗如雨，竟夜不敢寐，神思消烁。余曰：气血虚而有热，用当归六黄汤纳黄芩、黄柏（炒黑）一剂，汗顿止，再剂全止，乃用归脾汤、八珍散兼服，元气渐复而愈。

《医权初编·卷下·王有成妻产后恶露不下一案第三十九》

族弟有成妇，产后小腹痛，脉症皆虚，贫不能用参，予以桂、附、黑姜、元胡、吴萸、牛膝等加芪、术与之。人见此方争议之。有成信之不疑，一帖而痊。

《竹亭医案·竹亭医案女科卷二·妇女经产杂症》

谈禹范襟兄乃室产后腹痛误作肠痈几危案。

谈禹范襟兄乃室，已卯五月。产后恶露未尽，缠绵两月有余。小腹时痛，血块偏左，偶发寒热，食后作胀。脾土亏而肝木不舒，防其腹大块攻。皆由产后失调耳，况右关虚大，左关弦急，又显有明征耶。

西党参三钱，焦冬术一钱半，茯苓一钱半，陈皮一钱，当归身一钱半，广木香八分，白芍一钱半（炒），炙草七分，女贞子三钱，制香附二钱。加阳春砂仁四分，研细冲。进药五帖，食饮增倍，每次可吃饭两小碗，胀势大减，痛亦渐缓。惟块尚在，此产后积血而成，原不易去，必待气血充和方能渐消，若不加意调治便为终身之累。

复诊：原方去白芍、香附，加川芎、益智仁等，服后诸恙俱减。因腹块未消，不时作痛，病者性急，轻信旁言，疑生外症，因延疡科治。医竟作肠痈论，用当归、桃仁、元胡索、五灵脂、益母草膏辈，佐攻伐破血之法，不应。又用平肝、活血、行气之剂，又不应。复更疡科，用破气、泄肝、导气、散痈之法四五帖，亦不应。二医皆以为肠痈，且云已有作脓之势，药宜内托排脓，不日开刀见脓痛自缓等语，使病者闻之心惧胆怯。自觉廿余日来，块益坚，痛益盛，且连日食饮大减，即杯许之饭不能下咽。头汗常有，夜不能寐，肌肉消瘦，颈软头垂，四肢乏力。举家踌躇，因买舟延余一决，如果肠痈再请前医，否则仍就予治。予曰前已决定，无庸再决。因而立案疏方以亟救之，迟则不及矣。

六月初九日方案列下：产后失调，瘀血凝滞，结而成块，块偏于左，迄今三月。结块时痛，大如碗口，偶尔寒热，不时腰疼。疡科不明产后变端，误认小肠痈，妄投破血散气、通经导滞之药，以致块坚痛增，小溲不爽，食饮维艰，肌瘦神疲，脉象虚软，气血日亏，郁而不散。诛伐无辜，弄假成真，深可痛恨。如果小肠痈，当小溲数如淋，身皮甲错，腹痛异甚，按之濡如肿状，身无热，再验之于左尺脉独数，知小肠痈之脓已成也，宜以药内溃之，亦无庸刀针开之。今既无此形，无此脉，何可妄治。自予审之乃产后气血大亏，营卫失调，恶血阻络。理应调摄脾胃，和其气血。俾营卫流通，食饮渐增，庶几块消痛止矣。

西党参三钱，焦冬术一钱半，白扁豆三钱（炒），茯神二钱，益智仁一钱二分，柏子仁三钱，女贞子三钱，归身一钱半，制香附三钱，杜仲三钱（炒），川续断一钱半。加橘叶三大片。外用冲和膏，先将葱白头煨烂同捣，临用和入麝香一分，睡时带热贴痛块上，绵纸盖上，软绢扎之。逐日如法，共换三次。

又，六月十三日复诊：服前初九日方四剂，左腹块痛十减其五。敷药三日，块亦渐小，夜能安睡，腰疼大缓，食饮亦增，小溲不滞。药服颇合，仍宗前方出入，不用外敷之法。

西党参三钱，淮山药三钱（炒），白扁豆三钱（炒），茯神二钱，酸枣仁一钱半（炒），制首乌三钱，白芍药一钱半（炒），归身一钱半，广木香七分，杜仲三钱（炒），陈皮一钱半，砂仁六分，加鲜橘叶三片。服五帖，左腹块痛已止。其块大如碗口者，今小如酒杯之口。食饮倍增，精神日健，大有生机矣。

又，十八日方：西党参三钱，焦冬术一钱半，制首乌三钱，归身一钱半，白芍药一钱半（炒），云茯苓二钱，女贞子三钱，炙草四分，杜仲三钱（炒），川续断一钱半（炒），益智仁一钱，陈皮一钱半，加砂仁末三分，冲。服此五剂，食饮如常，腹块全消。

是证几乎为疡科所误，服予前后三方，进药十四剂而痛止块消，霍然全愈，诚快事也。

《竹亭医案·竹亭医案女科卷三》

王氏女产后腹痛，寒热汗多误作外感几殆案。

胡家庄王氏女，年十八岁。于嘉庆十三年九月初六生产，两日后恶露渐少，小腹微疼。于初七日忽然头痛，顷之寒热、胸闷、恶心、头汗甚多。次日延土医治，用疏解、消食，加香附、丹皮、归身，又以益母草八钱煎汤代水煎服。服后愈加胸前难过，欲嗳气而不能，头痛汗多如前，因特买舟求治于余。

案云：新产受凉，虽寒热、头汗兼痛，而产后见之又不得作外感治。况脉息虚数无力，显有明征。丹溪云：产后气血俱亏，虽有他证，以末治之。旨哉斯言！（九月初十日诊）

西党参三钱，归身一钱半，川芎一钱，炮姜八分，白芍药一钱半（炒），元胡索一钱半（炒），蔓荆子一钱半，陈皮一钱，白蔻仁四分（研，冲），加生姜二片，大枣两枚，去核。服此头痛大减，气逆汗多亦缓，当解结粪，小溲短赤，口干胸闷，身热未退。

复诊（九月十一日诊）：西党参三钱，当归一钱半，川芎一钱，炮姜八分，赤茯苓三钱，乌药一钱半，青皮一钱，元参二钱，车前子一钱半（炒） 炙甘草六分，陈皮一钱半，加生姜二片，大枣两枚，去核。服两帖，身热渐退，胸闷、口干俱平，再以益气调荣之剂而全愈。

《顾氏医案·二十六、产后调经，胎前崩漏门》

产后腹痛，癸水衍期，形神削夺，脉微细软。气营大亏，非补不可，从未服参，反为不对，是何言欤？黑归脾汤。

3. 瘀血阻滞案

《周慎斋遗书·卷十·妇人杂证·产后》

一妇产后二日，血止腹痛，痛而欲按。用人参三钱，同肉桂、炮姜、吴萸煎服，瘀血自行而愈。

《校注妇人良方·卷二十·产后恶露腹痛方论第六》

一妇产后小腹痛甚，牙关紧急，此瘀血内停，灌以失笑散，下血而苏，又用四物加炮姜、白术、陈皮而愈。

《胎产证治·产后总论·腰腹痛》

治例，产后一二日，腹绞痛者，恶血未尽也，古方独胜散最佳，用山楂一两，浓煎，调砂糖热服，血自下行，痛立止。或用芎、归、益母、桃仁、胡索等分，煎服。若恶血已尽，五六日间腹痛者，血虚也，宜四物加炙草。

《济阴纲目·卷十一·产后门上·腹痛》

一产妇小腹作痛，有块，脉芤而涩，以四物加玄胡、红花、桃仁、牛膝、木香，治之而愈。

一妇人经水来，比常度过多不止，遂用涩药止之，致腹作痛，此乃气血凝滞也，用失笑散二服而愈。

《续名医类案·卷二十五·产后·腹痛》

周慎斋治一产妇，腹胀痛，服败血去瘀之药，致小腹胀痛，硬入大腹，用姜、桂、吴茱萸、荜茇，数剂而愈。

朱丹溪治冯宅妇，产后发热，腹中痛，有块，自汗恶寒，曾服黑神散，用白术、白芍各三钱，滑石五钱，黄芩、丹皮各二钱五分，人参、川芎、归尾、陈皮、荆芥、干姜各一钱，甘草些须。

《顾西畴方案·女科·时症门》

女，产后腹痛偏右，虚中有瘀，身热咳呛，音哑脉数，兼夹客感，防其内陷昏愦。（此亦女科套方）桑叶、泽兰、细生地、丹参、荆芥、楂炭、益母草、全归身。

《剑慧草堂医案·卷下·女科产后瘀阻》

1）产后瘀月余，恶露早断，少腹攻痛，脉弦数。恐成肠痈。白芍（上桂心二分酒制）、桃仁、蒲黄、乳香、川郁金、泽兰、川芎一钱、归尾、甲片、五灵脂、没药、九香虫、牛膝、茺蔚子。

2）产后瘀阻，少腹攻痛，营卫不和，寒热往来。白芍（桂枝二分拌炒）、半夏、牛膝、归尾、生蒲黄、川郁金、川楝、淡草、青陈皮、桃仁、甲片、五灵脂、泽兰、茺蔚子。

复方：产后腹痛已止，再调气血。当归、川芎、川郁金、朴花、桑叶、原斛、白芍、细地（砂仁末炒）、青陈皮、香附（四制）、茯神、川断。

《费绳甫先生医案·费绳甫先生女科要略·产后》

产后血晕，用醋炭熏之，其气自鼻而入即苏。产后腹痛，此瘀血阻气。治宜和营行瘀。全当归二钱，大丹参三钱，金香附一钱半，川芎䓖八分，南楂炭三钱，桃仁泥八分。

《丁甘仁医案·卷七·产后案》

邹右。产后腹痛，小溲淋漓，脉弦紧右濡细，此营血已亏，宿瘀未楚，挟湿下注膀胱，宣化失司。拟和营祛瘀，通利州都。全当归二钱，朱茯神三钱，泽兰叶一钱五分，荸荠梗一钱五分，紫丹参二钱，生草梢八分，益母草三钱，大川芎八分，绛通草八分，琥珀屑（冲）六分。

4. 燥矢内结案

《孕育玄机·卷下·腹痛》

侄女产后一月，发热小腹痛。产医曰：瘀血。又医曰：儿枕，用消瘀、破血药，俱不效。予视之，右关弦实，此结矢也，与大剂芎、归润肠，果去结矢，腹不痛矣。三日右胁下一块顶起，仍大痛。前医又以儿枕瘀血，与行血药。予再诊曰：是干结未净也。主人不信，隔日果大去结矢而安。是见以儿枕瘀血者，臆度也。予以燥粪者，凭脉也。主人才服矣。然而瘀血者多结，垢者亦常有，不可拘泥也。瘀血者脉必涩；肠痈者，脉必芤，不涩不芤，非痈非瘀矣。

《沈氏女科辑要·卷下·胃脘痛腹痛少腹痛》

一妇产后腹痛，令其夫以手按之，小腹痛尤甚，下恶露而痛仍不减，知其非瘀，乃燥屎也。予药一剂，大便润下而愈。姜用川治验：炮姜五分，丹皮二钱，归身三钱，川芎一钱五分，山楂二钱炒，枳壳一钱五分炒，麻仁二钱（杵烂），桃仁泥二钱，生地二钱，炙甘草四分，加研烂松子仁五粒。

《张聿青医案·卷十七·产后》

某（右）。产后腹痛有形，临圊更甚，自汗便秘。此恶露未清，营郁气滞也。延胡索、金铃子、焦楂炭、炒赤芍、火麻仁、乌药、香附、归尾、香橼皮、上徭桂（饭丸）。

凡产后瘀行之期，男胎约半月，女胎须一月，恶露方清。稍稍自汗，不妨汗则血之所化，自汗而并无烦扰之象者，不必治其汗也。（清儒附志）

5. 瘀生痈脓案

《济阴纲目·卷十一·产后门上·腹痛》

一产妇小腹作痛，服行气破血之药不效，其脉洪数，此瘀血内溃为脓也，以瓜子仁汤二剂痛止，更以太乙膏下脓而愈。产后多有此病，纵非痈，用之更效。

一产妇小腹痛，小便不利，用薏苡仁汤二剂痛止，更以四物加红花、桃仁下瘀血而愈。大抵此证皆因荣卫不调，或瘀血停滞所致。若脉洪数，已有脓；脉但数，微有脓；脉迟紧，乃有瘀血，下之即愈。若腹胀大，转侧作水声，或脓从脐出，或从大便出，宜用蜡矾丸、太乙膏，及托里散。

一妇产后小腹患痛，服瓜子仁汤下瘀血而痊。

凡瘀血停滞，宜急治之，缓则腐化为脓，最难治疗。若流注关节，则患骨疽，失治多为败症。

《外科心法·卷四·肠痈》

汪中翰侧室，产后小腹作痛，诸药不应，其脉滑数。此瘀血内溃为脓也。以瓜子仁汤痛止，更以太乙膏而愈。今人产后多有此病，纵非痈患，用之更效。有人脐出脓水，久而不愈，亦以前膏及蜡矾丸治之亦愈。

《素圃医案·卷四·胎产治效》

黄美倩翁令媳汪氏，产后腹痛四阅月，真州来郡，借居吴天其翁宅就医，诊脉细数而涩，脐下作痛，午后发热，恶寒咳嗽盗汗，俨然虚损矣，而经水或红或淡，犹未止。询真州时道治法，或用大黄、红花、桃仁，或用肉桂、炮姜、附子，遍治不效，渐增发热咳嗽，脉证皆属阴虚。但败浊屡月不止，则非积瘀，又腹痛有形，脉不紧，且已用姜、桂、附子，而痛不减，则非寒。余拟其为肠痈，未遽用药，令其看腹皮粗糙否，脐中有臭水否，腹内可有水声，大小二便可坠胀，所下败浊似脓血否。病人答云：件件皆有。余曰：此肠痈，误治无疑矣。今已溃，未收口，须两月方愈，不能急效。病人唯唯。遂以六味地黄汤，去泽泻，加人参、苡仁、当归、赤芍、桃仁、肉桂为煎剂，外用六味地黄丸，去泽泻，加人参、黄芪。此外科治肠痈之七贤散也，用蜜为丸。如此煎丸并服，一月咳嗽发热先退，又半月，脓血方净，而痛亦止。完口之后，回真州。

《妇科冰鉴·卷七·产后门·产后门汇方》

一产后腹痛兼泻痢，或腹胀虚满者，皆因月中误吃生冷热物，而余血结聚，日久渐甚，腹胀疼痛，米谷不消，或脓血不止。水气入肠冷痛，或败血入小肠，变赤白带。须先眼此药，逐去败血，然后调治泻痢。用葛根一钱煎汤入童便、陈酒各二分和药服。

《评注产科心法·下集·朴斋治验案》

武林有本家，其妇人产后腹痛，诸药罔效。延予诊视，知生肠痈，本家不信，复请他医。又半月而痛愈甚，食亦不进，二便不利。予见尺部脉已数，曰此痈已成脓矣。前者与消而不服我药，今既已熟当出脓矣。如再迟延，恐伤脏而莫及也。遂如案之药加葵根与服，下脓，腹痛渐减，随服参、芪、地、归补之，续用四物汤、八珍补月余而起。

《眉寿堂方案选存·卷下·女科》

产后腹痛脉数，足不能伸，瘀留入络，结为小腹痈矣。失笑散加桃仁、归尾、醋炒蓬术。

《洄溪医案·产后肠痈》

洞庭某妇，产后小腹痛甚，恶露不止，奄奄垂毙。余诊之，曰：恶露如此多，何以其痛反剧？更询其所行之物，又如脓象。余曰：此乃子宫受伤，腐烂成痈也。宜令名手稳婆探之，果然。遂用绵作条，裹入生肌收口之药，而内服解毒消瘀之方，应手而愈。凡产后停瘀，每多外证，如此甚多，不可不知也。

《慎五堂治验录·卷七》

杨奔室，庚辰，北港。半产五朝，恶露少降，腹中攻痛，下利褐色，不纳作恶，面赤口苦，脉细苔黄，音低神惫。气血不通，兼吸时邪，且拟逐邪化瘀为治。郁金二钱，丹参三钱，香附三钱，金石斛一钱半，降香五钱，滑石三钱，楝实一钱半，伏龙肝一两，泽兰一钱半，谷芽五钱。

腹痛尤甚，仍主通瘀，前方去滑、楝，加失笑散。

腹痛未止，右尺紧数，腹皮甲错，泻出黑水，不食不饮，苔色薄黄，瘀血内结，肠痈之象。宗《金匮》丹皮汤意。牡丹皮一钱半，苡仁三钱，五灵脂一钱半，灯心四分，甜瓜子三钱，归尾一钱半，全丹参一钱半，金斛一钱半，败酱草三钱，血珀三分（冲），台乌药三分（摩、冲），谷芽五钱。

小产后腹痛，进仲圣法痛止能食，停药二候。近因起榻动劳，身热头汗，腰痛腹疼，疼则下利，口腻脘痞，舌苔糙厚，不食，脉弦。暑邪损胎，究竟余邪尚伏，乘劳又发耳，虽久仍当搜逐。豆豉、桑叶、金石斛、佛手、青蒿、佩兰、宋半夏、谷芽。

汗出通身，诸候悉平，邪已清而虚未复，薄味清养足矣。金石斛、茯神、宋半夏、桑叶、生谷芽、佛手、冬瓜子、豆豉。

6. 中气不足案

《济阴纲目·卷十一·产后门上·腹痛》

一产妇腹痛发热，气口脉大，余以为饮食停滞，不信，乃破血补虚（因实成虚，因虚投补，当与勿当，医者病者两责之，幸勿误也），反寒热头痛，呕吐涎沫。又用降火化痰理气，四肢逆冷，泄泻下坠，始悔，问余曰，何也？余曰：此脾胃虚之变证也，法当温补，遂用六君子加炮姜二钱，肉桂、木香各一钱，四剂，诸症悉退，再用补中益气之剂，元气遂复。

《续名医类案·卷二十五·产后·腹痛》

一产妇患小腹痛，或作呕，或昏愦，此脾气虚寒，用人参理中汤渐愈。又以补中益气汤加茯苓、半夏全愈。后复作痛而兼喘，仍用补中益气汤，培补脾肺而遂瘥。（《良方》）

一产妇小腹作痛，小便不利，内热晡热，形体倦怠，用加味逍遥散以清肝火，生肝血，用补中益气汤补脾胃，升阳气而痊。（同上）

《得心集医案·卷五·产后门·潮热腹痛》

吴显余内人，小产后腹痛，夜热，咳嗽，医者作瘀血治之，遂尔腰屈不伸，痰多食减。又以理中、四物之属投之，致今夜热大作，少腹极痛，脉来迟紧带弦。因谓之曰：此中虚而血寒也。四物泥腻，非痰多食减者所宜，理中壅燥，岂夜热咳嗽者能任？遂疏黄芪建中汤，叠进而安。

《金氏门诊方案》

陈右三十三岁。咳呛失音，胎前延及产后，腹痛便溏，往年宿根发，现病缠四月，形瘦冷热，脉虚，舌薄，延防蓐损。凤凰衣、桔梗、淡草、枇杷叶、北沙参、牛膝、贝母、茯苓、饭蒸于术、橘红、玄参、牡蛎。

7. 肝郁脾虚案

《王旭高临证医案·卷四·产后门》

毛。产后腹痛，一载有余。营虚木郁，脾胃受戕。时作恶心，时吐酸水。用《千金》当归建中汤法。当归、炮姜炭、炙甘草、肉桂、川椒、白芍（吴萸炒）、橘饼、南枣。

又，前投建中法，腹痛已止。复因经行之后，劳碌受寒，腹中又痛，加以晡热，饮食减少，舌苔干白。此属血虚肝郁，脾虚木横。用归脾法加减。黄芪、党参、冬术、茯苓、砂仁、炮姜、木香、陈皮、归身、白芍（吴萸炒）、橘饼。

8. 肠腑湿热案

《孙文垣医案·卷三·新都治验》

陈铁兄内人产后腹痛，发热下痢脓血，里急后重。川芎二钱，当归三钱，茯苓、干姜、肉桂、山楂、陈皮、酒炒白芍药、白术各一钱，粉草五分。一帖而腹痛止，痢轻，后重亦除，惟发寒热多汗。改用人参、白芍药、桂枝、粉草、川芎、当归、白术、茯苓、香附、陈皮、山楂，再剂而诸症如释。

附：产后腹胀

产后腹胀指妇人产后脾胃虚弱，产后又由于败血瘀阻上冲脾胃，或内伤饮食停积中焦，以致引起腹胀。

【辨病因】

产后腹胀多因败血阻滞，冲气上攻于脾胃，或伤于饮食，损伤脾胃所致。

《胎产心法·卷下·腹胀满闷论》：“然妇人因产，脾胃多虚，饮食最易停滞而生胀闷。”“其产后大率因伤食而误用消导，因气郁而误专顺散，或因多食冷物而停滞恶露，或因血虚大便燥结误下而愈胀。此盖止知伤食当消，气郁当顺，恶露当攻，便结当下，不知消耗愈多，胃气大损，满闷益增，气不升降，积郁之久兼成膨胀。若再专用攻消，不死不休矣。”

《医方简义·卷六·产后腹胀》：“产后腹胀，因胎前元气虚弱，多索汤饮，或素有茶湿之人，至产后误服破气伤气之药，或恶露未净，不节鲜油肥腻食物，或因血虚便秘，而误服攻下之剂，皆致腹胀之由。”

【辨病机】

一、瘀血阻滞

《妇人大全良方·卷二十一·产后腹胀满闷呕吐不定方论第七》：“败血散于脾胃，脾受之则不能运化精微而成腹胀；胃受之则不能受纳水谷而生吐逆。”

《严氏济生方·妇人门·校正郭稽中产后二十一论治》：“胃受水谷，脾主运化，主血生气，内濡脏腑者也。因产腑脏曝虚，恶露下少，败血乘虚散于脾胃，脾受之而为腹胀，胃受之则为吐逆。亦有恶露过多，气无所主，聚于脾胃，脾受之则为腹胀，胃受之则为吐逆。”

二、脾胃虚弱

《女科经纶·卷五·产后证上·产后腹胀呕吐属饮食伤脾胃》：“产后腹胀呕吐，未有不因脾胃虚弱所致。”

【辨病证】

产后腹胀应辨血瘀食滞。

《胎产指南·卷七(下)·增补产后十二症·腹胀》:“产后腹胀满闷,因败血散于脾胃,脾受之,则不能运化津液而成腹胀。亦有停食而腹胀者,以脉辨之。因于血者,则脉结涩,不恶食。因于食者,脉必弦滑恶食。”

《产科发蒙·卷四·产后腹胀第二十》:“产后腹胀而呕吐,心下痞硬,或腹痛者,由饮食停滞,宜消导饮,加半夏一二钱。若不呕吐而腹胀满,小腹疼痛,大便难者,宜木直煎。若无腹痛痞硬等证,唯腹胀满闷,呕吐不定者,败血犯脾胃也,抵圣汤,加穿山甲肉桂极妙。又恶露下少,腹胀满,大小便秘涩者,宜忍冬饮。”

【论治法】

一、内治法

《胎产心法·卷下·腹胀满闷论》:“若产毕,随服生化汤,消其旧瘀而生其新血,瘀块既消,便大补气血,使脾胃健运,自无中虚胀满之证。”“则恶露自行而大便濡润亦通。再考之《纲目》内云:饮食停于脾,六君子汤加厚朴一钱。若饮食伤于胃,宜六君子汤以补之。又云:大凡停于脾,莫妙节其饮食,自愈为善。《尊生》亦用加减六君子汤治之。”

《医方简义·卷六·产后腹胀》:“治之者切勿因腹胀而专消其胀,勿因气滞而重伤其气。总以活血扶脾为治。弥月后元气渐复,胀自消矣。病者切勿妄求速效,不然愈治其胀而胀更甚矣。”

1. 活血祛瘀

《严氏济生方·妇人门·校正郭稽中产后二十一论治》:“抵圣汤而治。恶露过多者,于抵圣汤中去泽兰、赤芍药,倍加生姜、橘皮也。”

2. 消积化滞

《赤水玄珠·卷二十三·呕吐腹胀及呕逆不食》:“薛氏谓:若饮食停于脾,宜用六君厚朴。若饮食伤于胃,宜用六君子汤或加砂仁、神曲之类。大凡损其脾者,当节其饮食为善。”

二、针灸疗法

《扁鹊心书·卷上·黄帝灸法》:“妇人产后腹胀水肿,灸命关百壮、脐下三百壮。”

《针灸大成·卷七·治病要穴·腹部》:“神阙,主百病及老人、虚人泄泻如神。又治水肿鼓胀,肠鸣卒死,产后腹胀,小便不通,小儿脱肛。”

《针灸集成·卷二·大便》:“妇人产后腹胀,大小便不通,取气海、足三里、关元、三阴交、阴谷。(《纲目》)”

【论用方】

一、治产后腹胀方

1. 桔梗半夏汤(《明医指掌·卷九·妇人科·产后六》)

治产后腹胀呕逆,调和阴阳。

桔梗(二钱五分) 陈皮(二钱五分) 半夏(汤泡,二钱五分)

姜、水煎,温服。

2. 腹皮饮(《郑氏家传女科万金方·产后门》)

治产后腹胀发浮,小水不利,气急胸闷,身热,用腹皮饮。

紫苏 青皮 五味 桔梗 草果 甘草 陈皮 大腹皮 茯苓

加姜,入盐少许。小便不通,加滑石、木通。

3. 治胀方(《胎产心法·卷下·腹胀满闷论》)

治产后腹胀。

人参(二钱) 白术(土炒) 当归(各三钱) 茯苓(一钱五分) 川芎(七分) 陈皮(四分) 甘草(三分)

水煎服。

4. 养生化滞汤(《胎产心法·卷下·腹胀满闷论》)

治产后大便不通,误服大黄等药,致成鼓胀。

人参 茯苓 川芎 白芍(炒,各一钱) 当归(四钱) 桃仁(十粒,去皮尖) 肉苁蓉(一钱五分,酒洗去泥甲) 大腹皮(五分,黑豆水制净) 陈皮(四分) 制香附 炙草(各三分)

水煎服。如胀甚,再加人参二三钱。常治误用大黄多者,服参、归至半斤以上,大便方通,肿胀渐退。

5. 加减六君子汤(《胎产心法·卷下·腹胀

满闷论》）

治产后腹胀。

人参　白术（土炒）　茯苓（各一钱）　陈皮（六分）　厚朴（八分，制）　砂仁　炮姜（各四分）　炙草（五分）

水煎服。

6. 忍冬饮（《产科发蒙·卷四·产后腹胀第二十》）

治产后腹胀。

当归　川芎　芍药　木通　赤茯苓　荜澄茄　忍冬（各等分）

每服五钱，水煎温服。此方又治妇人月经不来，二三月，腹胀满，大小便秘者。忍冬消腹胀之神药，人未知之。

7. 琥珀茯苓丸（《医方简义·卷六·产后腹胀》）

治产后腹胀暴肿诸症。

琥珀（五钱）　浙茯苓（二两）　猪苓（五钱）　木瓜（五钱）　牛膝梢（三钱）　粉丹皮（三钱）　泽泻（八钱）　制香附（一两）　车前（五钱炒）　肉桂（五钱）　淡附片（一两）　蓬术（四钱炒）　三棱（三钱）　山楂肉（八钱）　䗪虫（十个炒）　神曲（五钱）　羌活（五钱）　独活（五钱）　麦芽（五钱炒）　广木香（五钱）

上药十五味，共末，蜜丸如弹子大。每服一丸，日一服，开水冲化，或以水一碗煎服亦可，用陈酒化服更妙。此种药品，最为和缓，系利水导滞，活血消瘀，温经调气之品，并治七癥八瘕皆效。

二、治血瘀证产后腹胀方

1. 抵圣汤（《世医得效方·卷十四·产科兼妇人杂病科·产后》）

治产后腹胀满闷，呕吐不定。

赤芍药　半夏　泽兰叶　人参　陈皮（各一分）　甘草（一钱）

上锉散。每服一剂。用水一碗，生姜焙干半两，煎至半碗，分三服，热服。

2. 四物汤（《古今医鉴·卷十一·妇人科》）

治产后腹胀，加枳壳、肉桂。

当归　川芎　芍药　地黄

上锉一剂，水煎温服，临病加减用之。

三、治食滞证产后腹胀方

1. 香砂养胃汤（《济阴纲目·卷十三·产后门下·腹胀》）

治产后呕吐，饮食不下，腹胀者，此败血攻于脾胃之间，日久成反胃之症。（败血日久成反胃者，理实有之，而古方六丁丸可治，此方不能治瘀血也）

半夏（一钱）　白术　陈皮　茯苓　厚朴　香附子（各八分）　人参　藿香　砂仁　槟榔　草果（各五分）　甘草（四分）

上锉，加生姜三片，乌梅一个，水煎服。（与人参养胃汤少有差别，而香附、槟榔、砂仁、白术皆得治法之要）

2. 加味六君子汤（《济阴纲目·卷十三·产后门下·腹胀》）

治饮食停滞于脾，以致腹胀呕吐。

人参　白术　茯苓　甘草（炙，减半）　陈皮（去白）　半夏（汤泡七次）　厚朴（姜制，各一钱）

上锉，加生姜三片，水煎服。（此立斋方也，如果有饮食停滞者，不妨另为加减）

四、治脾胃虚弱产后腹胀方

加味平胃散（《济阴纲目·卷十三·产后门下·腹胀》）

治产后腹胀。（以平胃加人参，总是虑产后气虚之故；却为医家作一法眼）

厚朴（姜炒）　苍术（米泔浸，炒）　陈皮　甘草（炙）　人参（各一钱）

上锉，水煎服。

【论用药】

《神农本草经疏·卷二·〈续序例〉下·妇人门》："产后腹胀由于阴血虚、脾阴虚。[忌]破气宽中，升提发散，消导，吐，下，甘，苦寒，咸寒，大热，温燥，滞腻。诸药俱见前。[宜]益脾阴，补脾，和肝，酸寒，收敛，甘温。白芍药、酸枣仁、人参、茯苓、石斛、橘皮、薯蓣、五味子、木瓜、莲实、车前子、芡实。"

治产后腹胀药

1. 黍粘根

《千金宝要·卷一·妇人第一》："产后腹胀痛

者，煮黍粘根为饮，一服即愈。”

2. 糵米

《本草纲目·主治第三卷·百病主治药·胀满》：“糵米，消食下气，去心腹胀满。产后腹胀，不得转气，坐卧不得，酒服一合，气转即愈。”

《本草纲目·谷部第二十五卷·谷之四·糵米》：“产后腹胀不通，转气急，坐卧不安：以麦糵一合，为末，和酒服，良久通转，神验。此乃供奉辅太初传与崔郎中方也。（李绛《兵部手集》方）”

【医论医案】

《评注产科心法·下集·朴斋治验案》

吴大文夫人产后腹胀，小便不流利。予诊脉迟软，知寒结冲任，二脉气滞不宣，用五味异功散加附子一钱，数剂而安。

《王氏医案续编·卷一·浙西王士雄孟英医案》

慎氏妇产后腹胀泄泻，面浮足肿。医予渗湿温补，月余不效，疑为蓐损。孟英视之，舌色如常，小溲通畅，宛似气虚之证，惟脉至梗涩，毫无微弱之形，因予丹参、滑石、泽兰、茯苓、茺蔚、蛤壳、桃仁、海蛇、五灵脂、豆卷，数服即瘥。此证必系产后恶露未净，瘀停化热。腹胀为瘀停，泄泻为热邪自寻出路，面浮足肿为瘀停化热，上贼气阴，气机失其下降，渗湿则愈伤其阴，温补则愈助热。舌色如常，小溲通畅，为病在血不在气之明证。瘀停阻气，故脉至梗涩。瘀系实邪，故脉无微弱之形。紫丹参四钱，西滑石（先煎）五钱，泽兰叶三钱，白茯苓三钱，茺蔚子（杵先）五钱，生蛤壳（杵先）一两，生桃仁（研）三钱，淡海蜇（先煎）一两，五灵脂二钱，大豆卷（次入）三钱。

第六节

产后泄泻

产后泄泻是指产后大便次数增多，粪质稀薄，甚或泻下似水者，称为产后泄泻。本病属“产后三急”之一。

【辨病名】

本病之名首见于《诸病源候论》，又名“产泻”“产后腹泻”等。

《胎产心法·卷下·泄泻及完谷不化并遗屎论》：“夫完谷不化者，因产时劳倦伤脾，而转输稽迟也。夫水谷入胃，游溢精气，散归于脾，脾气散精，上归于肺，而调通水道，乃能致气滋脏以养人。今因产劳倦脾伤，以致冲和之气不能化，而物完出焉，病名飧泄。又饮食太过，脾胃受伤，亦致完谷不化，俗呼为水谷痢也。”

【辨病因】

本病多因产后饮食失节，生冷不慎；或产后脾虚，复感寒湿或暑湿之邪；或素体脾肾亏虚，因产劳伤，命门火衰所致。

《张氏妇科·产后诸症》：“产后泄泻不止者，多因误食生冷坚硬之物，与恶血相搏，流注大肠，不能克化也。”“夫产后泄泻，多有不同。或因难产之后，气血两虚而泄泻者，泻久则寒；或因寒气所侵而泻者，久则必虚。”

《圣济总录·卷一百六十四·产后泄泻》：“论曰：产后气血俱虚，饮食易为伤动，脾胃不和，水谷不化，故腹满肠鸣而为泄泻。更遇寒气，则变为滞下矣。”

《普济方·卷三百五十五·产后诸疾门·泄泻》：“产后下痢，非止一证，当随所因而调之。既云饮冷当风，何所不至；寒热风湿，本属外因；喜怒忧思，还从自性；况劳逸饥饱，皆能致病，若其洞泄，可服调中汤。”

《赤水玄珠·卷二十三·产后腹痛泻利》：“产后腹痛泻利，因肠胃虚弱，寒邪乘袭，或水谷不化，洞泄肠鸣，或手足逆冷。”

《张氏医通·卷十一·妇人门下·产后》：“产后泄泻，其因有五：一者因胎前泄利未止，产后尤甚；一者因临产过伤饮食，产后滑脱；一者因新产骤食肥腥，不能克运；一者因新产烦渴恣饮，水谷混乱；一者因新产失护，脐腹脏腑受冷。”

《杂症会心录·妇人杂症·产后泄泻》：“产后泄泻一症，有外因食滞是也，有内因脾肾虚是也。”

《医方简义·卷六·产后泄泻》：“泄泻因脾胃虚弱，土不胜水，木旺侮土，停滞不运，各能致泻。更有血瘀不净，因郁因忧，因怒因悲者，皆能留瘀，结为癥瘕瘕聚之患，都是致泻之由。”

《女科折衷纂要·产后门·泄泻》：“产后泄泻

者，由肠胃虚怯，寒邪易侵；或饮冷当风，乘袭留于腹胁，故腹痛作阵；或如刀刺流入大肠，水谷不化，洞泄肠鸣；或下赤白，胠胁膜胀；或痛走不定。急服调中汤立愈。”

【辨病机】

本病的病机主要为脾虚湿盛，传化失职，水谷下走肠道；或脾胃虚弱，食滞肠胃；或肝郁乘脾，脾运不健；或产劳伤肾，命门火衰不能暖土等。

《绛雪丹书·产后上卷·产后诸症总论·泄泻论》：“盖产（后）泄泻由气虚食积与湿也。”

《张氏医通·卷十一·妇人门下·产后》：“其致泻之由虽异，一皆中气虚寒，传化失职之患。”

《杂症会心录·妇人杂症·产后泄泻》：“产后泄泻一症，有外因食滞是也，有内因脾肾虚是也。夫胎系于脾，脾中之血，为胎所耗，产后脾土失健运之常，复又食物无节，生冷不慎，致中焦不化，而噫气嗳腐，腹中肠鸣，大便下泄矣。体实辈用平胃散加减，在一二剂之间，不可多进也。体虚辈平日脾土薄弱，产后更弱，而夹食不消者，用长生活命汤投之，百试百效。设纯用楂朴槟卜之属，耗其真元，其人必死。此治外因者也。若内因伤在脾肾，最为产后之恶症。盖脾司仓廪，后天根本，生血液以灌溉四脏。如脾中血虚而生火，则暴注下迫，疾走大肠。如脾中气虚而生寒，则运行失职，完谷不化。产后气血内空，食饮入胃，不能变化精微，升清降浊，而时时频泄，未免下多阴亡，泄久阳亡之患矣。至于肾为生气之原，命火能生脾土，为人生立命之根蒂。产后去血过多，则伤肾中之阴气，因血耗则伤肾中之阳。阴虚者，火必刑金，上逆作咳。肺虚热移大肠，下通作泄。”

《胎产秘书·下卷·产后泄泻》：“产后泄泻，大率虚弱食积，土虚不能胜湿而然。”

【辨病证】

一、辨证候

《张氏妇科·产后诸症》：“产后泄泻，水谷不化，粪门不闭，此虚寒极也。”“产后泄泻，腹中作痛，大便急涩者，亦瘀血入大肠也。”“产后泄泻，胸膈饱闷，泄泻不常，此食积也。”

《明医指掌·卷九·妇人科·产后六》：“产后泄泻，君苓汤。挟寒，腹痛肠鸣，小水清白不浊，口不渴，加肉豆蔻、煨桂、炒芍药。如热泄肠垢，口渴，痛一阵，泻一阵，加炒黄连、木通，或益元散。湿胜水泄，胃苓汤。”

《赤水玄珠·卷二十三·产后腹痛泻利》：“陈无择谓：若六淫七情而致者，当随所感而治之。若胸膈饱胀，或恶食吞酸，此饮食停滞，用六君、枳实、山楂以消导。若食既消而仍痛，更或头痛热渴，恶寒欲呕，此中气被伤，用补中益气，半夏、茯苓，以益脾胃。”

《绛雪丹书·产后上卷·产后诸症总论·泄泻论》：“如痛下清水腹鸣，米饮不化者，寒泻也；粪色黄，肛门痛者，热泻也；或伤脾泻者，自有嗳气吞酸泄屁，气如败卵者；也有脾泻（日）久，气虚少食，食下肠鸣腹急，尽下其食而方快者。”

《傅青主女科·产后编下卷·产后诸症治法·泻第二十一》：“若产旬日外，方论杂症，尤当论虚实而治也。如痛下清水，腹鸣，米饮不化者，以寒泄治；如粪水黄赤，肛门作痛，以热泄治之；有因饮食过多，伤脾成泄，气臭如败卵，以食积治之；又有脾气久虚少食，食下即鸣，急尽下所食之物，方觉快者，以虚寒泄治之。”

《产宝·泄泻》：“产后泄泻，悉属脾虚。亦有因寒因食之殊，惟热泻甚少。”

《胎产心法·卷下·泄泻及完谷不化并遗屎论》：“产后泄泻，不可与杂证同治。大率中气虚弱，传化失职所致，气虚、食积与湿也。气虚宜补，食积宜消，湿宜燥之。然恶露未除，又难以骤补、峻消、急燥，当先用莲子生化汤三剂，化旧生新。方中且有莲子、茯苓补脾利水，兼治其泻。候旧化新生，然后用健脾利水生化汤，或补气或消食，或化积或燥湿分利，因证加入对证之药，始无滞涩虚虚之失。至产后旬日外，方可与杂证同论，然犹宜量人虚实而治也。如痛下清水，腹鸣，米饮不化者，以寒泻温之。如粪色黄，肛门痛，以热泻清之。如饮食过多伤脾，嗳气味如败卵，以食积消之。如饮食减少，食下腹鸣腹急，尽下所食之物方觉畅快，以脾虚食积补而消之。丹溪云：如产后虚泻，眼昏不识人，危证，用参苓术附汤救之。又有胎前久泻，产后不止，以致虚脱，须从权服参苓生化汤以扶虚，仍分块痛、不痛，加减而治。凡泻兼热，切勿用芩、连、栀、柏。兼痰，切勿用半夏、生姜。如泻渴，参麦饮以回津液。如产后脾泻不止，参苓莲子饮妙。然产方三日内，血块未散，患此脾败胃弱之证，未可遽加芪、术，且服加味生化汤，内有益智、砂仁少温其气，俟块消散，服参苓大补生化汤。如胃气虚，泻利黄色，用补中益气汤加木香治之。若久泻痢虚者，参香散。如久泻元气下陷，大便不禁，肛门如脱，宜加味六君子汤。若见完谷不化，色白如糜，此脾胃大虚，元气虚脱之候，十有九死，惟猛进温补之剂，庶可挽回。即有烦躁发热面赤，脉来数大，皆虚火上炎之故，当并进桂、附、人参、甘草、干姜、苓、术之类，伏龙肝煎汤代水煎服，仍得收功。若小便混浊如泔，或大便中有白沫如肠垢者，乃元气下陷之故，并宜补中益气加桂、苓、炮姜升举之。或泻臭水不止，加蕲艾、香附、吴茱萸。若兼瘀结不通，腹胀喘急，虽神丹亦无济也。如大便不知为遗屎，补中益气汤加肉苁蓉、故纸。”

二、辨色脉

《杂症会心录·妇人杂症·产后泄泻》：“医家不知有肾阴亏虚泄泻之症，一味补土，未见奏功。若误认夹食，更为医中之庸者矣。盖阳虚泄泻，必命火衰微，已土不生，而真气不固，非如阴虚有火者，脉细数面赤，口渴为异也。况阳虚脉必细迟而微，或空大而虚，面色惨淡，手足冷而浮肿，自有症脉虚寒之真象。医家宜细心体会者也。”

【论治法】

本病治法以理中健脾，渗湿止泻为主，并依据不同的证型兼以散寒除湿、清利湿热、消食导滞、温肾健脾等。

《赤水玄珠·卷二十三·产后腹痛泻利》：“产后腹痛泻利，因肠胃虚弱，寒邪乘袭，或水谷不化，洞泄肠鸣，或手足逆冷，用调中汤治之。”

《绛雪丹书·产后上卷·产后诸症总论·泄泻论》：“产后泄泻，非杂症食泄、洞泄、濡泄、湿泄、水谷泄同治，盖产（后）泄泻由气虚食积与湿也。然恶露未尽，又难以骤补其气而峻消急燥也，当先用生化汤三剂加茯苓以利水道，候血分生化，然后加以消食补气燥湿之药可也。若旬日之外泄泻，方以杂症论，亦宜量人虚实而治之。”“治法寒则温之，热则清之；食积则健脾，分利兼消补，斯最善矣。”

《傅青主女科·产后编下卷·产后诸症治法·泻第二十一》：“产后泄泻，非杂症有食泄、湿泄、水谷注下之论，大率气虚食积与湿也。气虚宜补、食积宜消、湿则宜燥，然恶露未净，遽难骤燥，当先服生化汤二三帖，化旧生新，加茯苓以利水道，俟血生，然后补气以消食，燥湿以分利水道，使无滞涩虚虚之失。”“治法寒则温之，热则清之，脾伤食积，分利健脾，兼消补虚，善为调治，无失也。产后虚泻，眠昏人不识，弱甚形脱危症，必用人参二钱，白术、茯苓各二钱，附子一钱，方能回生。若脉浮弦，按之不鼓，即为中寒，此盖阴先亡而阳欲去，速宜大补气血，加附子、黑姜以回元阳，万勿忽视。”

《郑氏家传女科万金方·卷四·产后门》“产后泄泻，小便不利而大便泻，此阴阳不分之故，宜服胃苓汤。腹痛是食积，宜加消食药；恶露不行，加行血药。若感风寒而内伤饮食生冷作泻者，宜服养胃汤加山楂、神曲、半夏。若产后寒泻，宜服五积散。如恶露未净者，加归尾、赤芍、桃仁、红花；已净者，加白芍、归头，不必活血药也，理中汤亦可。咳嗽者，五积散内去姜、桂。暑泻者，服胃苓汤加香薷；恶露未净者，加桃仁、红花。如产后久泻不止者，亦宜养胃汤加肉桂、肉果、木通、木香。”

《张氏医通·卷十一·妇人门下·产后》：“并宜理中汤为主。食，加枳实、山楂。水，加桂心、茯苓。虚，加桂、附倍参。寒，加桂、附倍姜。久泻肾虚，加桂心、熟附。瘀结不行，加炮楂、归身。”

《产宝·泄泻》：“产后泄泻，悉属脾虚，亦有因寒因食之殊。惟热泻甚少，治法与杂症诸泻不同。诚以恶露未消，难以遽补，元气暴竭，难以议消，太温恐新血流崩，骤寒虑血凝变症。大抵产后患此，先宜服生化汤，加茯苓一钱五分，俟二三剂后块痛已除，方能补脾，消食温中，随症施治。产毕即泻，服诃皮生化汤。胎前久泻至产后不止，服参苓生化汤从权以济甚危。块痛已除，服加味生化汤。因寒因食，分别调治。惟审系实在热泻，去黑姜肉果二味。切勿加以凉药，免致血寒，贻患不可不慎。”

《杂症会心录·妇人杂症·产后泄泻》：“治脾阴虚而有火者，嘉禾饮为必用之药。脾气虚而无火者，六君子汤为必用之药。肾虚而有火者，六味加人参汤为必用之药。阳虚而无火者，八味加人参汤为必用之药。倘服此而泄泻不止，四神丸用参汤吞下，更为治泄之神丹。再用枯矾附子五倍子研末，和面、人唾作饼，贴脐中，无不立验。此治内因者也。《内经》曰：肾者胃之关。又曰肾主开阖，开窍于二阴。治脾泄者，亦宜治肾，况肾泄乎？补脾不如补肾之说，亦未之闻乎。”

《竹林女科证治·卷三·保产下·泄泻》：“产后泄泻，有挟寒腹痛肠鸣，小水清白，口不渴者，宜君苓汤加肉果、肉桂、白芍。有热泻肠垢口渴，痛一阵下一阵者，宜君苓汤加黄连、木通、六一散。有湿胜水泄者，宜胃苓汤。有肾气虚寒，泻痢腹痛者，宜胃关煎。”

《验方新编·卷二十·妇科产后门·申论泻痢十方》：“产后泻黄色，乃脾土真气虚也。宜补中益气汤加木香四分，煨肉果一枚，炮姜四分。”“产后久泻不止，元气下陷，大便不禁，肛门如脱，宜服六君子汤加木香四分，煨肉果一枚，炮姜四分，可加升麻五分。”“产后泄泻不止，加莲子十粒，石榴皮一钱。”

《女科折衷纂要·产后门·泄泻》：“前症非止一端，当随所因而调之。若肝木来侮脾土，用六君加柴胡、炮姜。若寒及水来侮土，用钱氏益黄散。若久泻或元气下陷，兼补中益气汤以升发阳气。若脾土虚寒，用六君加木香、姜、桂。若脾肾虚寒，用补中益气及四神丸。若属命门火衰而脾土虚寒，用八味丸以补土母。若小便涩滞或兼喘咳，用《金匮》肾气丸，以补脾肾、利水道。若肾气虚弱而四肢浮肿，浮肿治须补脾胃为主。若久而不愈，或非饮食所伤而致，乃属肾气亏损，必用四神、六味、八味三药以补肾。若用分利导水之剂，是虚其虚也，仍当参胎前泄泻调治之。”

《医述·卷十三·女科原旨·产后》：“产后泄泻，责在脾虚，不可用利水药而致脾肾皆虚。治宜补中益气汤加白芍。如兼发热口渴者，乃阴竭，也用六味丸，煎六君汤或人参汤下。盖泻多则亡阴，故兼发热口渴。然因泻而热渴，其原由于脾传肾，故用六君、参汤下六味丸，此标本兼治之义也。（高鼓峰）”

《类证治裁·卷八·产后论治》：“产后泄泻，脾上虚寒也，六君子汤加炮姜温摄之。脾肾虚寒，补中汤合四神丸升摄之。命门火弱，以八味丸补其母。若伤食泻，六君子汤加楂肉、神曲、谷芽消运之。完谷不化，阳火虚也，理中合四神丸。泻白沫如肠垢，元气陷也，补中汤加桂、苓、炮姜升举之。滑泄不止，参香散收涩之。”

《医方简义·卷六·产后泄泻》：“若治产后泄泻而不用通络温中之法，非善治者也。世人但知利水治泻而不知补土即所以利水也，疏木即所以扶土也。余制调元益胃汤，以为治泻之主方，加减而用，庶乎挽一时之流弊耳。”

【论用方】

一、治产后泄泻方

1. 人参丸（《圣济总录·卷一百六十四·产后泄泻》）

治产后泄泻不止。

人参　草豆蔻仁（炮）　诃黎勒（炮，去核）　甘草（炙，各一两）　白矾（熬令汁尽，半两）

上五味，捣罗为末，面糊和丸梧桐子大。每服三十丸，米饮下，食前服。

2. 赤石脂丸（《圣济总录·卷一百六十四·产后泄泻》）

治产后久泻不止。

赤石脂　人参（各一两）　干姜（炮，半两）　龙骨（三分）

上四味，捣罗为末，面糊和丸梧桐子大。每服三十丸，食前米饮下。

3. 厚朴汤（《圣济总录·卷一百六十四·产后泄泻》）

1）治产后泄泻不止。

厚朴（去粗皮，生姜汁炙，锉）　干姜（炮）　白术（锉，炒，各一两）　甘草（炙，半两）　陈橘皮（去白，炒，三分）

上五味，粗捣筛。每服三钱匕，水一盏，煎七分，去滓温服，食前。

2）治产后泄泻腹痛，呕逆不能食。

厚朴（去粗皮，生姜汁炙，锉，二两）　白术（微炒，一两）

上二味，粗捣筛。每服五钱匕，水一盏半，煎至八分，去滓，空心、食前温服。

4. 阿胶丸（《圣济总录·卷一百六十四·产后泄泻》）

治产后泄泻，肠滑不止。

阿胶(炒令燥) 黄柏(去粗皮,锉) 人参 干姜(炮) 当归(切,炒) 酸石榴皮(各一两)

上六味,捣罗为末,面糊和丸梧桐子大。每服三十丸。食前米饮下。

5. 的奇散(《世医得效方·卷十四·产科兼妇人杂病科·产后》)

治产后泄泻,恶露不行,此余血渗入大肠为泻,分过则愈,虽洞泄不禁,下青黑色物亦验。

大荆芥(四五穗)

于盏内燃火烧成灰,不得犯油火,入麝香少许研,沸汤一二呷调下。此药虽微,能愈大病,勿忽。

6. 调中汤(《普济方·卷三百五十五·产后诸疾门·泄泻》)

治产后腹痛,又泻痢,或成赤白,或洞泻肠鸣。

高良姜 当归 桂心 芍药 附子 川芎(各一两) 甘草(半两)

上为粗末。每服三钱,水三盏煎一盏,去滓,热服。

7. 四君子汤(《普济方·卷三百五十五·产后诸疾门·泄泻》)

治产后腹微疼,泄泻不止。

人参 白术 茯苓 甘草

用陈米煎汤调下。

8. 白术散(《赤水玄珠·卷十六·霍乱门·霍乱》)

中暑呕吐眩晕,及大病后调理失宜,劳复,及脾胃虚损,面色青黄,饮食不思,口吐酸水,滑泄腹鸣。饮食所伤,霍乱吐泻并宜服之。

白芷 甘草(炙) 青皮 白茯苓 桔梗 香附子 山药(各三两) 干姜(五钱) 白术 陈皮(各一两)

每一两,姜三片,枣一枚,木瓜一片,紫苏三叶,水煎服。若吐泻加白梅煎;喘加桑白皮、杏仁;伤寒劳复加薄荷;膈气加木通,入麝香少许;中暑呕逆,加香薷;霍乱加藿香;产后泄泻加荆芥;气厥加盐煎服。

9. 芎归补血汤(《万病回春·卷六·产后》)

治产后一切诸病,气血虚损,脾胃怯弱,或恶露不行,或去血过多,或饮食失节,或怒气相冲,以致发热恶寒、自汗口干、心烦喘急、心腹疼痛、胁肋胀满、头晕眼花、耳鸣、口噤不语、昏愦等症。

当归 川芎 白术(去芦) 白茯苓(去皮) 熟地黄 陈皮 乌药 香附(童便炒) 干姜(炒黑) 益母草 牡丹皮 甘草

上锉一剂,生姜一片、枣一枚,水煎温服。产后泄泻,脾虚发肿,依本方加人参、苍术、厚朴、砂仁、猪苓、木通、大腹皮、白芍炒,去熟地黄、川芎、乌药、益母草、牡丹皮;泻甚不止,加肉蔻、诃子、乌梅,去厚朴;久不愈,成产后脾泻中满。

10. 茯苓汤(《胤产全书·卷四·泻痢类》)

治产后泄。

茯苓 川芎 黄芩 白术 干姜 滑石 陈皮 芍药(炒,各等分)

上水煎服之。

11. 人参白术散(《胤产全书·卷四·泻痢类》)

治产后泄泻。

人参 白术 茯苓 甘草 陈皮 半夏 制厚朴 砂仁 当归 神曲(炒)

姜三片,水煎服。

12. 芎归调血饮(《济世全书·离集卷六·产后》)

治产后诸病。

当归身(酒洗) 川芎 白芍(火煨,切片,酒炒熟用) 怀生地黄(酒蒸黑) 白术(去油芦,土炒) 白茯苓(去皮) 陈皮 香附(童便炒) 甘草(炒,初产临服,加童便一钟,好酒半钟同服,是能行瘀血,退热如神)

上锉作剂,生姜一片,枣一枚,水煎温服。看病加减于后,产后泄泻不止,加黄芪、干姜炒,去地黄。

13. 君苓汤(《明医指掌·卷九·妇人科·产后六》)

治产后泄泻。

四君子加白术(炒,二钱) 白茯苓(二钱) 猪苓(一钱五分) 泽泻(一钱五分)

煎服。

14. 益元散(一名**六一散**,一名**天水散**)(《明医指掌·卷九·妇人科·产后六》)

止泻利水,生津止渴。

滑石(水飞,六两) 甘草(一两,为末)

每服二钱,新汲水调下。

15. 胃苓汤

1)《明医指掌·卷九·妇人科·产后六》

治产后泄泻。

即平胃散合后药：白术（土炒，二钱） 茯苓（去皮，二钱） 猪苓（一钱五分） 泽泻（一钱五分）

煎服。

2)《竹林女科证治·卷三·保产下·泄泻》

治产后泄泻。

陈皮 厚朴 甘草 苍术（米泔浸） 白术（蜜炙） 茯苓 泽泻 猪苓 肉桂（各一钱） 姜（五片） 枣（二枚）

水煎服。

16. 木苓散〔《郑氏家传女科万金方·胎前门（上卷）·胎前问答》〕

治胎前产后泄泻。

木香 厚朴 甘草 川连 苍术 陈皮

水煎服。

17. 安胃汤（《郑氏家传女科万金方·产后门》）

治产后泄泻如豆汁，湿多故也。

人参 白术 川芎 官桂 白芍 当归 茯苓

加陈米百粒，食前服。

18. 参苓生化汤（《胎产心法·卷下》）

治胎前久泻，产后不止。

人参 当归（各二钱） 干姜（炮） 炙草（各五分） 诃子皮 川芎 山药（炒，各一钱） 肉果（一个，面裹煨） 茯苓（一钱五分） 莲子（七粒） 糯米（一大撮）

水煎服。虚甚，加人参三四钱。如七日内外，块痛不止，减参、肉果、诃子以除痛。血块不痛，加土炒白术二钱、陈皮三分。

19. 参苓大补生化汤（《胎产心法·卷下》）

治产后血块痛止，可服此以补之，完谷自化矣。

人参 白术（土炒，各二钱） 川芎 当归 益智仁 白芍（炒） 茯苓（各一钱） 干姜（四分，炮） 肉果（一个，面煨） 炙草（五分） 莲子（八枚，去心）

水煎服。泻而腹痛，加砂仁八分。泻水多，加泽泻、木通各八分。渴，加去心麦冬、五味子。寒，倍炮姜，加木香四分。食积黄色，以神曲、麦芽、山楂、砂仁，择一二味加入。

20. 平胃散（《杂症会心录·妇人杂症·产后泄泻》）

治产后泄泻。

苍术（五斤，泔浸七日） 陈皮（三斤，去白） 厚朴（三斤，姜汁炒） 甘草（十二两，炙）

上共为末，白滚汤调服三五钱。

21. 莲子生化汤（《高淑濂胎产方案·高氏〈胎产方案〉卷三》）

治产后泄泻。

莲子（福建产者，去心炒，八分） 茯苓（一钱） 五诃子（炒，去核，八分） 桃仁（炒，去皮尖，十粒） 炮姜（五分） 当归（土炒，一钱五） 川芎（一钱） 甘草（炙，五分） 生姜（一片）

水煎二剂。如泻不止，原方加人参三钱。

22. 大参苓生化汤（《高淑濂胎产方案·高氏胎产方案·卷三》）

治产后泄泻。

人参（二钱） 茯苓（一钱） 五川芎（一钱） 当归（土炒，二钱） 炮姜（五分） 甘草（炙，五分） 陈皮（一钱） 白术（土炒，一钱五） 肉蔻（煨研） 诃子（炒，去核，各一钱） 莲子（炒，去心，研，八分） 糯米（一撮）

寒泻，原方加砂仁五分。热泻，原方加黄连（姜汁炒）三分。久泻，原方加升麻三分。水泻，原方加苍术（炒）一钱。泻出肉食如败卵及噫气，原方加神曲、砂仁各八分，山楂、麦芽（各炒焦）各五分，肉蔻、公丁香各一分。渴，原方加麦冬、五味子各五钱。

23. 益黄散（《儿科要略·儿科特征·疳证》）

治小儿脾胃虚寒，乳食不化，腹痛泄利，妇人妊娠呕吐泄泻，产后泄泻。

陈橘皮 青橘皮 诃子肉（煨） 甘草（炙，各五钱） 丁香（二钱）

研为细末。每服二三钱，清水煎服。

二、治产后寒泄方

1. 白垩丸（《圣济总录·卷一百六十四·产后泄泻》）

治产后冷滑，泄泻不止。

白垩（火烧，一两） 赤茯苓（去黑皮） 生干地黄（焙） 干姜（炮） 陈橘皮（去白，炒，各半两）

上五味，捣罗为末，以薄面糊和丸梧桐子大。每服三十丸，食前米饮下。

2. 四胜丸（《圣济总录·卷一百六十四·产后泄泻》）

治产后水泻不止。

代赭　干姜（炮）　龙骨（各一两）　附子（炮裂，去皮脐，三分）

上四味，捣罗为末，面糊和丸梧桐子大。每服二十丸，米饮下，空心食前服。

3. 肉豆蔻散（《圣济总录·卷一百六十四·产后泄泻》）

治产后冷泻不止。

肉豆蔻（去壳，一两）　生姜（汁，二合）　细面（二两）

上三味，捣罗二味，用姜汁调作饼子，慢火炙干再焙，捣罗为散。每服二钱匕，米饮调下，空腹日三。

4. 熟艾丸（《圣济总录·卷一百六十四·产后泄泻》）

治产后冷泻，日久不止。

熟艾（炒，四两）　附子（炮裂，去皮脐）　陈橘皮（去白切，炒）　干姜（炮，各一两）

上四味，捣罗为末，面糊和丸梧桐子大。每服三十丸，食前米饮下。

5. 苏合香丸（《简明医彀·卷二·中寒》）

治中风、中气、中寒，卒倒，口噤不省，暴感寒毒，脐腹绞痛，肢冷吐泻，心痛痹疼，鬼祟邪恶，痨瘵传尸，疫疠秽气，岚瘴蛊疰，小儿急、慢惊风。

香附　白术　安息香（如无，以白豆蔻代）　檀香　木香　荜茇　犀角（另锉末）　沉香　诃子（肉，各二两）　麝香　乳香　朱砂（水飞，重研）　苏合油（各一两）　冰片（五钱）

上各取真者，另研细末，次入麝、冰、油、砂，研匀加炼熟白蜜和。每丸重二钱，黄蜡厚封或入小瓶，蜡封口，勿令泄气，勿湿润。每服男、妇一丸，小儿半丸，生姜汁化开，姜汤调下。牙紧半丸擦，牙开灌之。如感冒风寒，咳嗽痰喘，姜、葱汤下。产后泄泻、腹痛，一切风寒、怒气胸满等证，防雾露，酒服。火病戒服。

三、治产后热泄方

1. 木香汤（《圣济总录·卷一百六十四·产后泄泻》）

治产后热泻不止。

木香（炮）　黄连（去须，各一两）　诃黎勒皮（三分，炮）　龙骨（火烧红，半两）　厚朴（去粗皮，生姜汁炙，三分）

上五味，粗捣筛。每服三钱匕，水一盏，煎至七分，去滓温服，空心食前服。

2. 归芎散（《胤产全书·卷四·泻痢类》）

治产后身热，腹痛泄泻。

当归　川芎　白芍药　玄胡索　砂仁　甘草　白术　神曲　茯苓　干姜皮

水姜煎服。

3. 嘉禾饮（《杂症会心录·妇人杂症·产后泄泻》）

治产后泄泻。

苡仁（二钱）　扁豆（二钱，炒）　丹参（一钱五分）　茯苓（一钱）　白芍（一钱，炒）　山药（一钱，炒）　谷芽（一钱，炒）　沙参（一钱）　人参（一钱）　石斛（一钱）　陈皮（八分）　神曲（八分）　半夏曲（八分）　莲子（七粒，去心，炒）　甘草（五分）　黑枣（三枚）

水煎服。

四、治产后食积泄泻方

1. 加味五积散（《普济方·卷三百五十五·产后诸疾门·泄泻》）

治产后因食动伤，腹痛至甚，水谷不化，洞泻肠鸣。

五积散除麻黄，加高良姜、附子、生姜、乌梅、红枣

煎服，效。

2. 加味参苓生化汤（《客尘医话·卷三·产后述略》）

治产后食积泄泻。

白术（一钱，土炒）　人参（一钱）　茯苓（二钱）　川芎（一钱）　当归（二钱，土炒）　炮姜（四分）　炙甘草（四分）　焦神曲（五分）　焦麦芽（八分）　广皮（四分）　泽兰（一钱）

如有寒加生姜一片，大枣二枚；如热去炮姜加金石斛三钱；如痛加煨木香四分；如至五更而甚者，加煨肉果四分。

3. 香砂生化汤（《客尘医话·卷三·产后

述略》）

治产后食积泄泻。

砂仁（三分，炒研）　益智仁（三分，炒）　归身（三钱，土炒焦）　川芎（一钱）　炙甘草（四分）　炮姜炭（四分）　泽兰（一钱五分）　焦锅粑（五钱）

水煎服。

4. 加味参苓白术散（《客尘医话·卷三·产后述略》）

治产后食积泄泻。

人参（一钱）　白术（一钱五分，土炒）　茯苓（二钱）　归身（三钱，土炒）　川芎（一钱）　炮姜（四分）　炙甘草（四分）　益智仁（三分，炒）　泽兰（一钱五分）　白芍药（八分，酒炒炭）　广皮（四分，炒）　煨木香（二分）

水煎服。

五、治产后虚泄方

1. 附子丸（《圣济总录·卷一百六十四·产后泄泻》）

治产后虚冷，泄泻不止，脏腑冷痛，腹胀满闷。

附子（炮裂，去皮脐）　木香（炮）　当归（切，炒）　甘草（炙）　干姜（炮）　芍药（各半两）　厚朴（去粗皮，生姜汁炙，锉）　吴茱萸（汤洗焙干炒，各一两）　陈橘皮（去白，炒）　白术（锉，炒）　诃黎勒（炮去核，各三分）　黄连（去须，一两半）

上一十二味，捣罗为末，薄面糊和丸梧桐子大。每服三十丸，米饮下，食前服。

2. 地榆散（《圣济总录·卷一百六十四·产后泄泻》）

治产后泄泻，日久不止，烦渴困倦，不思饮食。

地榆（细锉）　桂（去粗皮）　草豆蔻（去皮）　黄连（去须，各三分）　槟榔（锉）　当归（切炒）　肉豆蔻（炮去壳）　阿胶（炒令燥）　木香（炮）　乌头（炮干，去皮脐）　丁香（炒）　枳壳（去瓤麸炒）　高良姜（炒，各半两）

上一十三味，捣罗为散。每服二钱匕，温酒调下，米饮亦得，空心食前。

3. 龙骨丸（《圣济总录·卷一百六十四·产后泄泻》）

治产后日久泄泻，倦怠烦渴。

龙骨　甘草（炙）　赤石脂　乌梅肉（炒）　人参　黄芩（去黑心）　枳壳（去瓤锉，炒）　赤茯苓（去黑皮，各半两）　厚朴（去粗皮，生姜汁炙，锉）　黄连（去须，各三分）

上一十味，捣罗为末，面糊和丸梧桐子大。每服三十丸，米饮下，食前日三。

4. 厚朴汤（《圣济总录·卷一百六十四·产后泄泻》）

治产后泄泻久不止，不思饮食。

厚朴（去粗皮，生姜汁炙，二两）　生干地黄（焙）　苍术（切，焙，各一两）　当归（切，炒，三分）　酸石榴皮（半两）

上五味，粗捣筛。每服三钱匕，水一盏，煎至七分，去滓温服，食前服。

5. 阿胶丸（《普济方·卷三百五十五·产后诸疾门·泄泻》）

治产后虚冷洞下，心腹绞痛，兼泄泻不止。

阿胶（四两）　人参　甘草　龙骨　桂心　干地黄　白术　黄连　当归　附子（各二两）

上为末，蜜丸如梧桐子大。温酒服二十丸，日三。

6. 理中汤（《绛雪丹书·产后上卷·产后诸症总论·泄泻论》）

治产后脾胃虚泄泻者。

人参　白术　炙草　干姜

水煎服。脾肾两虚者，煎前汤送四神丸。

7. 四神丸

1）《绛雪丹书·产后上卷·产后诸症总论·泄泻论》

治产后脾胃虚泄泻者。

补骨脂（四两）　肉果（二两，面裹煨熟）　五味子（一两）　吴茱萸（五钱，汤泡去苦水）

共为细末，用大枣百枚，生姜四两切片，同煮，去姜取枣肉，同捣为丸。腿足浮并头面俱浮者，急用八味丸或《金匮》肾气丸。不可泛用利水行气之药。

2）《赤水玄珠·卷二十三·产后腹痛泻利》

治脾肾虚弱，侵晨五更作泻，或全不思食，或食而不化，大便不实。

破故纸（炒，四两）　肉豆蔻（二两，生用）　五味子（二两）　吴茱萸（炒，四两）

为末，用大红枣四十九枚、生姜四两，以水共煮烂，去姜，以枣肉和药，捣为丸，梧子大，空心盐汤下。

8. 参苓术附汤(《绛雪丹书·产后上卷·产后诸症总论·泄泻论》)

治产后虚泄眼昏不识人,危症用此。

白术(三钱) 人参(七钱) 熟附子(一钱) 茯苓(一钱或三钱)

水煎服。

9. 加减生化汤

1)《绛雪丹书·产后上卷·产后诸症总论·泄泻论》

治产后虚泻,血块未除者。

川芎(二钱) 当归(四钱) 炙草(五分) 炮姜(四分) 茯苓(二钱) 桃仁(十粒) 莲子(八粒,去心)

水煎服。

2)《胎产心法·卷下》

治产后脾虚,三日内血块未消,完谷不化,胎前素弱者,非胃苓能治,此方主之。

川芎 益智仁 砂仁(各一钱) 当归(四钱,土炒) 炮姜(四分) 炙草(五分) 茯苓(一钱五分) 桃仁(十粒,去皮尖)

水煎服。

10. 健脾利水生化汤(《绛雪丹书·产后上卷·产后诸症总论·泄泻论》)

治产后虚泻,血块已消者。

川芎(一钱) 白术(二钱) 当归(二钱) 炮姜(四分) 炙草(五分) 茯苓(钱半) 人参(三钱) 肉果(一枚,煨) 陈皮(五分) 泽泻(八分)

水煎服。寒泻,加砂仁八分,炮姜多用三五分;热泻,加炒黄连八分;泄水腹痛,米饮不化,加砂仁、山楂、麦芽各六分;泻有酸嗳臭气,加砂仁、神曲各八分,山楂五粒,麦芽五分;脾虚日久泄尽方快者,以食积论,亦加神曲、麦芽、山楂;如弱甚形色俱脱,必用丹溪参苓术附汤大补方愈;久泻加升麻;诸泻宜加莲子十粒,水多加苍术以燥湿。

11. 参苓莲子饮(《绛雪丹书·产后上卷·产后诸症总论·泄泻论》)

治脾虚泻年久不止者,须用百帖,甚则数百帖。

人参(二钱) 白术(二钱) 茯苓(一钱) 山药(一钱) 当归(钱半) 白芍(一钱) 炙草(四分) 陈皮(三分) 升麻(三分) 莲子(十二粒)

姜水煎服。次煎即取莲子细嚼,药汤送下。大忌房事,倘遇房劳,则火动而腹复痛矣,加炮姜五分。此方治杂症脾泻不止之方也,即治产后泄泻亦妙。参苓莲子饮治脾泄,升举大补汤治血崩,二方活人多矣。

12. 五味子散(《赤水玄珠·卷二十三·产后腹痛泻利》)

产后泄泻或肾泄,在五更侵晨作泻,饮食不进,或大便不实,登厕无时。

五味子(炒,三两) 吴茱萸(炒,五钱)

共为末。每以二钱,白汤调下,为丸尤妙。

13. 二神丸(《赤水玄珠·卷二十三·产后腹痛泻利》)

治产后泄泻。

四神丸减去五味子、吴茱萸

为丸服。

14. 参香散(《胎产心法·卷下》)

治久泻痢虚者。

人参 木香(各二钱) 肉蔻 茯苓 扁豆(各四钱) 陈皮 粟壳(各一钱)

为末,米饮下。

15. 加味六君子汤(《胎产心法·卷下》)

凡产后泻久,胃气虚弱,完谷不化,宜温助胃气也。

人参 茯苓 半夏(制,各一钱) 白术(二钱,土炒) 陈皮 炙草(各八分) 肉果(一枚,面煨熟,去面) 木香(三四分)

水煎服。一方有炙干姜四分。

16. 神效参术散(《罗氏会约医镜·卷十五·妇科(下)·产后泄泻》)

治产后泄泻,及痢疾日久,积秽已去,滑泄不止。

人参 木香(煨,各一钱) 肉蔻(煨) 茯苓 扁豆(各二钱) 陈皮(三钱) 罂粟壳(去蒂,醋炒,四钱)

共为末。每用钱匕,米汤下,收涩如神。

17. 补中益气加减汤(《不知医必要·卷四·泄泻》)

治产后泄泻,不可利小便。

炙芪 白术(土炒) 党参(去芦,米炒) 淮山(炒,各一钱五分) 扁豆(炒,杵,一钱) 升麻

（蜜炙，三分） 陈皮（六分） 炙草（七分）

加生姜二片，红枣二枚煎。如不止，加肉蔻霜一钱；寒加干姜四分。

18. 胃关煎（《竹林女科证治·卷三·保产下·泄泻》）

治产后泄泻。

熟地黄（三钱） 山药（姜汁炒） 白扁豆（炒，各二钱） 炙甘草 干姜（炒焦） 白术（蜜炙，各一二钱） 吴茱萸（泡，五分）

水煎温服。

六、治产后泄泻验方

1）《圣济总录·卷一百六十四·产后泄泻》

治产后泄泻不止，脐腹撮痛。

白矾（烧汁尽） 附子（炮裂，去皮脐，各二两）

上二味，捣罗为末，炼蜜和丸如梧桐子大。每服十丸，温米汤下，食前服。

2）《普济方·卷三百五十五·产后诸疾门·泄泻》

治产后泄泻不止。

艾子（一两）

微炒为末。每服一钱，温酒调下。

3）《寿世保元·卷七·产后》

治产后泄泻。

人参 白术（去芦，土炒） 白茯苓（去皮） 陈皮 白芍（炒） 干姜（炒） 泽泻 厚朴（姜汁炒） 砂仁 当归（酒炒） 甘草（炙）

上锉。姜、枣煎服。

4）《苍生司命·卷八（贞集）·产后诸证·产后诸方》

治产后泄泻，此有积血在脾胃也。

苍术 白术 赤茯 白茯 桃仁

用水煎服。

【论用药】

一、产后泄泻常用药

《神农本草经疏·卷二·〈续序例〉下·妇人门》："产后泄泻 ［忌］消导，滑肠，腻膈，发散，生冷，破气，苦寒。诸药俱见前。［宜］温中补气，健脾开胃。人参、甘草、薯蓣、莲肉、扁豆、茯苓、白芍药、橘皮、车前子、肉豆蔻（内热津液不足者少用）、藿香、五味子、补骨脂（内热火炽者勿用）、缩砂蜜。"

1. 荜茇

《证类本草·卷九》："《海药》云：谨按《徐表南州记》，本出南海，长一指，赤褐色为上。复有荜茇，短小黑，味不堪。舶上者味辛，温。又主老冷心痛，水泻虚痢，呕逆醋心，产后泄痢，与阿魏和合良。"

《本草纲目·草部第十四卷·草之三》"温中下气，补腰脚，杀腥气，消食，除胃冷，阴疝痃癖。（藏器）霍乱冷气，心痛血气。（《大明》）水泻虚痢，呕逆醋心，产后泄痢，与阿魏和合良。"

2. 蛇含

《本草纲目·草部第十六卷·草之五》："产后泻痢：小龙牙根一握，浓煎服之甚效，即蛇含是也。（《斗门方》）"

3. 伏龙肝

《本经逢原·卷一·土部·诸土》："《日华子》主催生者，取温中而镇重下坠也。其胎漏不止，产后下利，并宜煮水澄清去滓，代水煎药，取温土脏，和营血也。"

二、产后泄泻禁用药

1. 生地黄

《神农本草经疏·卷六·草部上品之上·干地黄》："生地黄，性大寒。凡产后恶食作泻，虽见发热，恶露作痛，不可用。误用则泄不止。胃气者，后天元气之本也。胃困则饮食不运，精血不生，虚热何自而退，故并当归忌之。凡见此证，宜多加炮姜、桂心、人参，必自愈。凡阴虚咳嗽，内热骨蒸，或吐血等候，一见脾胃薄弱，大便不实，或天明肾泄，产后泄泻，产后不食，俱禁用生地黄、当归，误则同于前辙。慎之！凡胸膈多痰，气道不利，升降窒塞，药宜通而不宜滞，汤液中禁入地黄。"

2. 麦门冬

《冯氏锦囊秘录·杂症痘疹药性主治合参卷三十七·草部上》："中寒有湿者少服，脾胃虚寒，产后泄泻者忌之。"

3. 厚朴

《神农本草经疏·卷十三·木部中品·厚

朴》："厚朴气味辛温，性复大热，其功长于泄结散满，温暖脾胃。一切饮食停积，气壅暴胀，与夫冷气逆气，积年冷气入腹，肠鸣虚吼，痰饮吐沫，胃冷呕逆，腹痛泄泻，及脾胃壮实之人偶感风寒，气实人误服参芪致成喘胀，诚为要药。然而性专消导，散而不收，略无补益之功，故凡呕吐不因寒痰冷积，而由于胃虚火气炎上；腹痛因于血虚脾阴不足，而非停滞所致；泄泻因于火热暴注，而非积寒伤冷，腹满因于中气不足，气不归元，而非气实壅滞；中风由于阴虚火炎，猝致僵仆，而非西北真中寒邪；伤寒发热头疼而无痞塞胀满之候；小儿吐泻乳食，将成慢惊；大人气虚血槁见发膈证；老人脾虚不能运化，偶有停积；娠妇恶阻，水谷不入；娠妇胎升眩晕；娠妇伤食停冷；娠妇腹痛泻痢；娠妇伤寒伤风，产后血虚腹痛；产后中满作喘；产后泄泻反胃，以上诸证，法所咸忌。若误投之，轻病变重，重病必危。世人不究其原，一概滥用，虽或一时未见其害，而清纯冲和之气，默为耗矣。可不慎哉！"

4. 鳖甲

《神农本草经疏·卷二十一·虫鱼部中品·鳖甲》："鳖甲，妊娠禁用。凡阴虚胃弱，阴虚泄泻，产后泄泻，产后饮食不消，不思食，及呕恶等证，咸忌之。"

【医论医案】

一、医论

《女科证治准绳·卷五·产后门·泻利》

（郭）产后腹痛及泻利者何？答曰：产后肠胃虚怯，寒邪易侵。若未满月，饮冷当风，乘虚袭留于肓膜，散于腹胁，故腹痛作阵，或如锥刀所刺，流入大肠，水谷不化，洞泄肠鸣，或下赤白，胠胁䐜胀，或痛走不定，急服调中汤立愈。若医者以为积滞取之，祸不旋踵，谨之谨之。

陈无择评曰：产后下痢，非止一证，当随所因而调之。既云饮冷当风，何所不至，寒热风湿，本属外因，喜怒忧思，还从内性，况劳逸饥饱，皆能致病。若其洞泄，可服调中汤。赤白滞下，非此能愈，各随门类，别有正方。

（薛）产后泻痢，或因饮食伤损脾土，或脾土虚不能消食，当审而治之。若米食所伤，用六君加谷芽。若面食所伤，用六君加麦芽。若肉食所伤，用六君加山楂、神曲。凡兼呕吐，皆加藿香。若兼咽酸或呕吐，用前药送越鞠丸。若肝木来侮脾土，用六君加柴胡、炮姜。若寒水反来侮土，用钱氏益黄散。若久泻，或元气下陷，兼补中益气汤以升发阳气。若泻痢色黄，乃脾土真气，宜加木香、肉果。若脾土虚寒，当用六君子加木香、姜、桂。若脾肾虚寒，用补中益气及四神丸。若属命门火衰，而脾土虚寒，用八味丸以补土母。若小便涩滞，肢体渐肿，或兼喘咳，用《金匮》肾气丸以补脾肾，利水道。若胃气虚弱而四肢浮肿，治须补胃为主。若久而不愈，或非饮食所伤而致，乃属肾气亏损，盖胞胎主于任而系于肾，况九月、十月，乃肾与膀胱所养，必用四神、六味、八味三药以补肾。若用分利导水之剂，是虚其虚也。一产妇泻痢，发热，作渴，吐痰甚多，肌体消瘦，饮食少思，或胸膈痞满，或小腹胀坠，年余矣。余以为脾胃泻，朝用二神丸，夕用六君子，三月余而痊。一妇产后泄泻，兼呕吐咽酸，面目浮肿，此脾气虚寒。先用六君加炮姜为主，佐以越鞠丸而咽酸愈；又用补中益气加茯苓、半夏，而脾胃康。一产妇泻利年余，形体骨立，内热晡热，自汗盗汗，口舌糜烂，日吐痰三碗许，脉洪大，重按全无，此命门火衰，脾土虚寒而假热，吐痰者，乃脾虚不能统摄归源也。用八味丸补火以生土，用补中益气汤兼补肺金而脾胃健。一产妇腹痛后重，去痢无度，形体倦怠，饮食不进。与死为邻，此脾肾俱虚。用四神丸、十全大补汤而愈。但饮食难化，肢体倦怠，用补中益气汤而康。一妇人五月患痢，日夜无度，小腹坠痛，发热恶寒，用六君子汤送香连丸，二服渐愈。仍以前汤送四神丸四服全愈。至七月终，怠惰嗜卧，四肢不收，体重节痛，口舌干燥，饮食无味，大便不实，小便频数，洒淅恶寒，凄惨不乐，此肺之脾胃俱虚，而阳气寒不伸也。用升阳益胃汤而痊。

二、医案

1. 脾胃气虚案

《丹溪治法心要·附医案拾遗》

一妇人产后泄泻不禁，用人参五钱，白术七钱，附子一钱半，二服而愈。

《女科证治准绳·卷五·产后门·泻利》

汪石山治一妇产后滑泄，勺水粒米弗容，时即泄下。如此半月余，众皆危之，或用五苓散、平胃散，病益甚。汪诊之，脉皆濡缓而弱。曰：此产中劳力以伤其胃也，若用汤药，愈滋胃湿，非所宜也。令以参苓白术散除砂仁，加陈皮、肉豆蔻，煎姜、枣汤调服，旬余而安。

《续名医类案·卷二十五·产后·泄泻》

陈三农治一妇，产后滑泄，勺水粒米不容，即时泻下，半月余矣，六脉濡而弱，此产时劳力伤脾也。若用汤药，恐滋胃湿，遂以参苓白术散加肉桂、生姜、枣肉为丸，服愈。［雄按］今秋石北涯仲媳，胎前患泄泻，娩后泻如漏水，不分遍数，恶露不行，专科束手。余视其脉，左弦数，右大而不空，口苦不饥，小溲全无，以白头翁汤合伏龙肝丸治之，一剂而减，三啜而瘳。

2. 脾气虚寒案

《女科撮要·卷下·产后泻痢》

一妇人产后泄泻，兼呕吐咽酸，面目浮肿，此脾气虚寒，先用六君加炮姜为主，佐以越鞠丸而咽酸愈，又用补中益气加茯苓、半夏而脾胃康。

《济阴纲目·卷十四·产后门下·泄泻》

一妇产后泄泻，兼呕吐咽酸，面目浮肿，此脾气虚寒，先用六君加炮姜为主（按总方所言脾土虚寒，用六君加木香、姜桂，而此止加炮姜一味为主，是又不必拘于一定之法矣）佐以越鞠丸，而咽酸愈，又用补中益气加茯苓半夏，而脾胃康。

3. 肝气乘脾案

《续名医类案·卷二十五·产后·泄泻》

陆养愚治臧舜田内人，脾胃素常不实，产后因怒，大便泄泻。或以胃苓汤加归、芍投之，势日甚，且汗出气喘，脉气散大。或谓此非产后泄泻所宜，宜勿药。陆曰：脉虽大，而按之不甚空，尚有一二分生意。用人参理中汤加诃子、肉果。已煎矣，忽传人事已不省，再诊之，浮按虚数，沉按如丝，手足逆厥。或谓今夜决不能延，乃辞去。陆令前药急以加附子一钱，一剂汗止泻减，再剂病减七分。去附子加归、芍，数剂起。

《续名医类案·卷二十五·产后·泄泻》

张子和治李德卿妻，因产后病泄年余，四肢瘦乏，皆断为死症。张曰：两手脉皆微小，乃利病之生脉，况洞泄属肝经，肝木克土而成。此病亦是肠澼，澼者，肠中有积水也。先以舟车丸四十五粒，又以无忧散三四钱，下四五行。又进导饮丸，渴则调以五苓散，再与胃风汤调之，半月而能行，一月而安健。

4. 寒湿伤中案

《续名医类案·卷二十五·产后·泄泻》

王偹如治一产妇，弥月泻，年余不愈，六脉沉迟，此元气下陷，寒湿太甚症也。然汤药犹湿也，以湿治湿可乎？遂用参、芪、苓、术、肉蔻、升麻、防风、甘草，用猪肚一枚，入莲肉一斤，好酒煮烂，捣和为丸，日进而安。

5. 脾肾两虚案

《续名医类案·卷二十五·产后·泄泻》

薛立斋治一产妇，大便不实，饮食少思，五更或清晨遗尿，此中气虚寒，脾肾不足，用补中益气送四神丸而痊。

《剑慧草堂医案·卷下·女科便泻》

食滞不化，消导过度，脾胃受戕，便泻腹痛。刻下虽便泻已止，脾胃生气未醒，脉小弦。高年切宜调养。藿香、陈皮、白芍、白术（土炒）、川贝、海石、炒香红枣、枳壳、半夏、扁豆、云苓、谷芽、牛膝、姜汁竹茹。

复方：泻后转为便结，浊饮泛滥，气促咳痰不爽，夜寐欠安，舌白腻，脉弦滑数。治以降气涤痰。紫石英、牛膝、海石、旋覆 、葶苈、生草、橘红络、云茯神、知母、代赭、川贝、杏仁、竹茹、丝瓜络。

前方先录：自投理中汤合生化、失笑之属，恶露已通，呕逆得止，腹痛便泻依然，脉虚弦。局势非轻。於术（土炒）、炮姜炭、焦芍、扁豆、香附炭、砂仁、石莲、炙草、茯苓神、陈皮、肉果、归身炭、原斛、谷芽、茺蔚子。

复方：产后泄泻，自胎前得来，已经月余，腹痛已缓，夜寐不安，交阴身热口渴，舌光绛苔剥，脉来弦滑而数。当顾脾胃。於术（土炒）、茯苓神 、焦芍、桑叶、原斛、谷芽、丹皮炭、炙草、炮姜炭、陈皮、半夏、石莲 、枳壳、炒香红枣、竹茹（水炙）。

背拟方：据述种种病情，腹泻已经两月，是脾伤及肾，胃阴受伤，厥阴疏泄失司。年高体弱，得之调治不易，悬拟易谬，还希裁酌。於术（土炒）、茯苓、焦芍、扁豆、诃子、原斛、谷芽、炮姜炭、炙草、陈皮、肉果、川贝（炒黄）、石莲、芸曲 、炒香红枣。

6. 外感寒邪案

《孤鹤医案·十九、杂证案例》

产后泄泻。产后十朝，外感寒邪，腹痛便泄，色黄，脉略浮涩。拟温理下焦。炒冬术一钱半，煨木香五分，川芎一钱，荆芥一钱半，面炒枳壳一钱半。山楂炭二钱。干荷叶一角。炒小朴一钱。炙艾绒一钱。炮姜五分，独活一钱，苏梗一钱半，白茯苓三钱。

第七节

产后痢疾

产妇产褥期内，发生腹痛，里急后重，痢下赤白脓血为主症者，称为产后痢疾。

【辨病名】

本病又称为“产后下痢”“产子痢”等。

《诸病源候论·妇人产后病诸候下·产后痢候》：“产后虚损未平复而起早，伤于风冷，风冷乘虚入于大肠，肠虚则泄，故令痢也。产后痢若变为血痢，则难治，世谓之产子痢也。”

《彤园医书(妇人科)·卷五·产后门·痢疾》：“产后患痢，名产子痢。”

【辨病因】

本病的主要病因有外感湿热、疫毒、寒湿及内伤馊腐、不洁之物为主。

《妇人大全良方·卷二十二·产后赤白痢疾及虚羸气痢方论第十二》：“产后痢疾者，由产劳伤，脏腑不足，日月未满，虚乏未复。或劳动太早；或误食生冷。”

《女科撮要·卷下·产后泻痢》：“产后泻痢，或因饮食伤损脾土，或脾土虚不能消食，当审而治之。”

《赤水玄珠·卷二十三·产后赤白痢》：“产后痢疾，因饮食、六淫、七情，伤于脾胃，或渗大肠，皆为难治。”

《产鉴·下卷·泻痢》：“产后肠胃虚怯，寒邪易侵。若未满月，饮冷当风，乘虚袭留于盲膜，散于腹胁，故腹痛作阵，或如锥刀所刺。流入大肠，水谷不化，洞泄肠鸣，或下赤白，胠胁䐜胀，急服调中汤立愈。若医者以为积滞取之，祸不旋踵，谨之谨之。”

《妇科百辨·产后》：“妇人产后痢疾者何？曰：产后大虚，过伤生冷所致。”

《郑氏家传女科万金方·产后门·产后问答》：“问：产后痢疾，里急后重者何？答曰：饮食冷热不调所致，宜服加减胃苓汤。”

《胎产新书·女科旨要·卷三·诊产后证论》：“产后痢疾，里急后重，因食热毒太过，后食生冷之物，冷热不和，能成此症。”

《彤园医书(妇人科)·卷五·产后门·痢疾》：“多因饮食不调，贪食生冷，或起居不慎，冲寒冒暑所致。当分虚实寒热治之。”

【辨病机】

本病的主要由产后气血俱虚，脾胃虚弱，或饮食不节，嗜食生冷油腻厚味，损及肠胃，酿成湿热，湿热内炽，腑气阻滞，气血凝滞，化为脓血。或恶露不下，败血渗入大肠所致。

《妇人大全良方·卷二十二·产后赤白痢疾及虚羸气痢方论第十二》：“若行起太早，则外伤风冷乘虚入于肠胃；若误食生冷、难化之物，伤于脾胃，皆令洞泄水泻，甚者变为痢也。”

《普济方·卷三百五十五·产后诸疾门·下痢》：“产后下痢作渴，水谷之精不能化为血气津液，以养脏腑，脏腑虚燥，故痢而渴，若引饮则难止反溢水气，脾胃既虚，不能克水，水自流溢，浸渍皮肤，则令人肿。但止其渴，则痢自瘥。产后劳伤，脏腑不足，或饮食乖度，肠胃虚弱，水谷不消，冷热之气乘之于血，血渗肠间，方与肠间津液相杂而下，故成脓血痢也。”

【辨病证】

本病辨证主要依据痢下物的形状、色、质和伴随的腹部及肛门症状，判定本病的寒热虚实。

一、辨证候

《妇人大全良方·卷二十二·产后赤白痢疾及虚羸气痢方论第十二》：“若血渗入大肠，则为血痢，难治。泄，谓之产子痢是也。得冷则白，或如鱼脑；得热则赤黄，或为骤血。若冷热相搏，则下痢赤白，或脓血相杂。若下痢青色，则极冷也。若饮食不进，便利无常，日夜无度，产后本虚，更加久痢不止，无力瘦乏，愈见羸弱，谓之虚羸下利。又有产后气宇不顺，而下痢赤白，谓之气痢。”

《赤水玄珠·卷二十三·产后赤白痢》：“若饮

食不进，谓之虚痢。气宇不顺，谓之气痢。寒热温凉，升降调补。各随所宜而施治之。白属气分而赤属血分也。“产后痢疾作渴者，乃内亡津液，或胃气虚不生津液，但止其渴，其痢自瘥。若渴而不喜冷饮，属胃气虚，故无津液，宜用七味白术散。或钱氏白术散。如夜间发热、口渴，属肾气虚而不能润，宜六味丸。并佐以益气汤，以滋化源。”

《邯郸遗稿·卷四·产后》：“产后恶露未尽而痢，以胃苓汤加桃仁，虽日夜去百次，服之可验。如饱闷，加红花、当归，而滑肠者禁用，可服神曲、五个散亦可。产后恶露尽而痢者，以胃苓汤加半夏、神曲治之。产后不拘赤白痢者，以胃苓汤一方而可治也；虽有食积，多服几剂自愈。”“产后冷热痢者，宜黄连阿胶丸。”“产后痢疾，渴饮无度，宜用麦门冬、乌梅煎汤，或用冬瓜汁亦可。”“产后赤白痢者，宜服香连术苓散，又以四君子汤加黄芪、粟壳治之。”“产后气虚下痢，宜用当归芍药汤。”“产后血痢，宜三黄熟艾汤。”“产后下痢，宜用参粟散。”

《医述·卷十三·女科原旨·产后》：“产后痢疾有三：一因胎前患痢，产后不止，昔人谓七日必死之候。若产妇壮实，元气未败，脉有胃气，能饮食者，宜伏龙肝汤随证治之。二因产时脐腹受冷，饮食不化，下痢腹痛，或恶露不行者，宜理中汤。白多加吴萸、木香，赤多加当归、肉桂。三因产后误吞生冷，或临产饮食过饱，泻痢齐作，亦宜理中汤；间有热痢后重者，宜白头翁汤加甘草阿胶清理之；如恶露未净，痢久不止，腹痛后重者，宜补中汤升举之。大抵产后下痢，惟顾元神，调和气血，则积滞自下，恶露自行。不然，较妊娠更难照顾也。”

《类证治裁·卷八·产后论治》：“产后痢疾，青白属寒，紫赤属热，寒热相搏，赤白杂下。寒热生冷，伤肠胃也，虚寒腹痛，理中汤加木香、白芍主之。胃虚呕痢，六君子汤调补之。热痢后重，白头翁汤加甘草、阿胶清理之。赤白杂下，腹绞痛，救急散去熟地调之。久痢后重，补中益气汤升举之。泻痢脉濡缓，胃湿也，汤药愈滋其湿。宜参苓白术散加肉豆蔻、煎姜枣汤，调服。久泻久痢，肉蔻理中丸温摄之。”

二、辨脉象

《邯郸遗稿·卷四·产后》：“产后痢疾脉诀：产后痢疾，脉息须知：细小者生，洪大不取；欲绝附骨，无事断之；产后须细，痢疾尤宜；浮钩洪大，必死无疑。”

《郑氏家传女科万金方·产后门》：“产后痢疾，视其脉细小者生，洪大者死。凡产后痢疾，两手脉绝，须细细寻之，微见附骨，即以无事断之。盖产后之脉，沉细附骨者生，而况痢疾，尤当细也。”

【论治法】

本病应据寒热虚实的不同而确定相应的治法，热证实证，以清热化湿解毒为主，兼以调气行滞；寒证虚证，以温中补虚，调理脾胃为主，佐以收涩固脱；虚实夹杂证宜攻补兼施。

一、内治法

1. 治法总论

《妇人大全良方·卷二十二·产后赤白痢疾及虚羸气痢方论第十二》：“治之之法，热则凉之；冷则温之；冷热相搏则调之；滑者涩之。虚羸者补之，水谷不分者，当利小便。若产妇性情执着，不能宽解，须当顺其气，未有不安者也。治之各有方。”

《普济方·卷三百五十五·产后诸疾门·下痢》：“士人李潜善医，曰：蓐中痢与他痢不同，常痢可用苦涩药止之。蓐中痢，生于阴虚不足，涩之，则血愈不行，痢当更甚。”

《女科撮要·卷下·产后泻痢》：“若米食所伤，用六君加谷蘖。若面食所伤，用六君加麦蘖。若肉食所伤，用六君加山楂、神曲。凡兼呕吐，皆加藿香。若兼咽酸或呕吐，用前药送越鞠丸。若肝木来侮脾土，用六君加柴胡、炮姜。若寒水反来侮土，用钱氏益黄散。若久泻，或元气下陷，兼补中益气汤以升发阳气。若泻痢色黄，乃脾土真气，宜加木香、肉果。若属脾土虚寒，当用六君加木香、姜、桂。若脾肾虚寒，用补中益气及四神丸。若属命门火衰，而脾土虚寒，用八味丸以补土母。若小便涩滞，肢体渐肿，或兼喘咳，用《金匮》肾气丸以补脾肾，利水道。若胃气虚弱，而四肢浮肿，治须补胃为主。若久而不愈，或非饮食所伤而致，乃属肾气亏损。盖胞胎主于任而系于肾，况九月十月，乃肾与膀胱所养，必用四神、六味、八味三药以补肾，若用分利导水之剂，是虚其虚也。”

2. 清热利湿

《明医指掌·卷九·妇人科·产后六》：“产后下痢腹痛，里急后重，至圊不能便者，香连散加人参、当归、神曲、麦芽、厚朴。病久不已，四君子汤加当归、白芍药、曲蘖、陈皮、木香、黄连。”

《妇科百辨·六、产后》：“若腹中作痛，里急后重，用木香导滞汤驱逐之，次用黄芩芍药汤清利之。久则用真人养脏汤之类。”

《冯氏锦囊秘录·杂症大小合参卷十三·方脉痢疾合参》：“产后痢疾，积滞虽多，腹痛虽极，不可用大黄等药行之，致伤胃气，遂不可救，但用人参、白芍、当归、红曲、醋(炒)升麻、益母草煨木香、留白、广皮、炙甘草足矣。如血虚可加炒阿胶二钱。”

《罗氏会约医镜·卷十五·妇科(下)·产后痢疾》：“痢属湿热，赤属热，白属湿(有谓赤属热，白属寒者非也)。无湿不变热，无热不变痢。其证不一，有冒时气之湿热者；有伤饮食之湿热者，须以清利为主。而察证诊脉，变化用之，乃为上工。产后虽曰无实证，而亦有脉实体实者，宜以治病为急，而扶本之药，或兼用之，或后用之，不得偏执专于补也。而脉虚证实者，以固本为急，而治标之药，或重用之，或轻用之，不得偏执一味泻也。其中又有宿食者，有虚寒者，有肠滑者，有败血者，务宜详审施治，庶不误人。”

3. 养血行气

《绛雪丹书·产后下卷·完谷不化论·痢疾论》：“凡产后七日内外，患赤白痢疾，后重频并难治，欲调血行血而推荡痢疾，犹恐产后之元气虚，欲滋荣益气而大补气血，反助痢物之滞结，须当行不损元，补不助邪，惟生化汤减炮姜而代以木香、茯苓，则善消恶露兼行痢滞，并治而不悖也，再服加味香连丸，俟二三日后看痢势而后加减可保无虞。产妇禀厚，产期已过三十日可服生化汤加芩、连、朴、芍等行积之药，加味香连丸亦可；若产妇素弱，虽产后月余不可峻剂行积；其七日内外有患褐色痢者即当加补。”

《绛雪丹书·附录·又明产后二十九症医方》：“产后痢疾，不论红白，生化汤去炮姜加木香二分，连服二三帖，则血块与痢积荡尽矣，又不损产母气血。慎勿用寒药以致血块停瘀。”

《秘方集验·卷下·妇女诸症》：“胎前产后痢疾，用败龟甲，以米醋炙，为末，调服。”

《妇科秘方·产后》：“产后痢疾，腹痛后重：木香、茯苓、陈皮、山茱、苡仁、白术、木通、苍术、厚朴、芍药、干姜、肉桂、玄胡、乌药、猪苓、泽泻、草果、半夏、砂仁”

《古今医彻·卷四·女科·产后论》：“产后痢疾，或因胎前所致，用当归、芍药、川芎、木香、肉桂、白术、茯苓、炙甘草、广陈皮、阿胶。”

《医述·卷十三·女科原旨·产后》：“产后下利虚极，白头翁加甘草阿胶汤主之。(《金匮》)”

二、外治法

《绛雪丹书·产后下卷·完谷不化论·痢疾论》：“产后痢疾腹痛，用温汤布醮暖腹则止。”

【论用方】

一、治产后痢疾方论

1. 论胃苓汤

《邯郸遗稿·卷四·产后》：“产后恶露未尽而痢，以胃苓汤加桃仁，虽日夜去百次，服之可验。如饱闷，加红花、当归，而滑肠者禁用，可服神曲、五个散亦可。产后恶露尽而痢者，以胃苓汤加半夏、神曲治之。产后不拘赤白痢者，以胃苓汤一方而可治也；虽有食积，多服几剂自愈。”

《郑氏家传女科万金方·产后门》：“凡产后痢疾，不拘赤白，只胃苓汤一药可以通治。此药多服数剂，虽有食积，亦能消化，不必用芍药汤推荡。”

2. 论七味白术散

《济阴纲目·卷十四·产后门下·痢疾》：“白术治中气虚弱，以致津液短少者宜之，盖为胃气不能致津液于脾也；干葛、木香、藿香皆发脾气，而木香于小儿更宜，于产后须量用。”

二、治产后痢疾方

1. 当归汤

1)《圣济总录·卷一百六十五·产后下痢》

治产后赤白痢，脐腹撮痛。

当归(切，炒)　犀角屑　黄芩(去黑心，各一两)　黄连(去须，二两)

上四味，粗捣筛。每服三钱匕，水一盏，煎七分，去滓温服，不拘时。

治产后下痢赤白，腹痛烦热。

当归（锉，炒） 厚朴（去粗皮，生姜汁炙令香） 黄连（去须，各一两半） 肉豆蔻（去壳，五枚，炮） 甘草（炙，锉，一两）

上五味，粗捣筛。每服三钱匕，水一盏，煎至七分，去滓温服，食前。

治产后下痢赤白。

当归（切，焙） 酸石榴皮（炒） 地榆（各三两） 大豆黄（炒，五合） 糯米（炒，二合） 甘草（炙，锉，半两）

上六味，粗捣筛。每服三钱匕，水一盏，入薤白二寸切，同煎至八分，去滓，空心、食前温服。

2）《普济方·卷三百五十五·产后诸疾门·下痢》

治产后下痢赤白，腹痛。

当归 龙骨（各三两） 干姜 白术（各二两） 芎䓖 甘草 白艾（熟者） 附子（各一两）

上㕮咀，以水六升煮取二升，去滓，分三分，一日令尽。服药忌猪肉、冷水、桃、李、雀肉、毒物。

2. 驻车丸（《圣济总录·卷一百六十五·产后下痢》）

治产后冷热痢腹痛。

干姜（二两，微炮） 黄连（去须，六两） 阿胶（炒，别为末） 当归（锉，各三两）

上四味，除胶外，捣罗为末，用多年陈醋，消胶令熔，和为丸，并手丸如梧桐子大。每服三十丸，以陈米饮下，日再服，甚者加丸数。

3. 地榆饮（《圣济总录·卷一百六十五·产后下痢》）

治产后赤白痢，久不止，脐腹疞痛。

地榆（锉，焙干） 酸石榴皮（各一两） 黄连（去须，三两） 当归（锉，炒，二两）

上四味，捣为粗散。每服三钱匕，水一盏煎至七分，去滓食前温服。

4. 芍药饮（《圣济总录·卷一百六十五·产后下痢》）

治产后下痢赤白，心烦腹痛。

芍药（二两） 甘草（炙，锉） 阿胶（炙令燥） 艾叶（炙） 当归（锉，炒，各一两） 生干地黄（焙，二两，锉）

上六味。捣为粗散。每服三钱匕，水一盏煎至七分，去滓温服。不拘时。

5. 乌梅丸（《圣济总录·卷一百六十五·产后下痢》）

治产后冷热痢，久下不止。

乌梅（三百枚） 当归（四两，锉） 干姜（微炮，十两） 桂（去粗皮） 附子（炮裂，去皮脐，各六两） 黄连（去须，十六两） 蜀椒（去目并闭口者，炒出汗，四两） 细辛（去苗叶） 人参 黄柏（各六两，锉）

上一十味，除乌梅外，各捣罗为末，再合和匀，以苦酒渍乌梅一宿，去核蒸之，捣如泥，盘中与药搜令相得，炼蜜和杵二千下，丸如梧桐子大。每服十丸，食前米饮下，加至二十丸，日三。

6. 阿胶丸

1）《圣济总录·卷一百六十五·产后下痢》

治产后赤白痢，日久不止肠痛。

阿胶（炒令燥） 黄连（去须） 赤茯苓（去黑皮） 当归（锉，炒） 黄柏（各一两） 干姜（三分，炮）

上六味，捣罗为末。炼蜜和丸，如梧桐子大。每服三十丸，米饮下，食前，日再。

2）《普济方·卷三百五十五·产后诸疾门·下痢》

治产后痢下脓血，腹痛。

阿胶（一两，捣碎） 黄连（一两，去须） 干姜（半两，炮） 木香（三分） 厚朴（二两，去粗皮，姜汁炙）

上为末，炼蜜丸梧桐子大。每服三十丸，食前，米饮下。

7. 乌梅黄连丸（《圣济总录·卷一百六十五·产后下痢》）

治产后赤白痢，肠腹疞痛。

乌梅（去核，炒） 黄连（去须） 当归（锉，炒） 阿胶（炒令燥，各一两） 醋（一两半）

上五味，除醋外，捣罗为末，炼醋乘热和丸梧桐子大。每服三十丸，米饮下，日三服。

8. 黄连丸

1）《圣济总录·卷一百六十五·产后下痢》

治产后赤白痢，肠鸣腹痛。

黄连（去须） 当归（锉，炒） 胡粉 阿胶（炒令燥，各一两半） 无食子（二枚）

上五味捣罗为末，炼蜜和丸如梧桐子大。每

服三十丸，食前米饮下。

治产后赤白痢。

黄连（去须炒，一两） 阿胶（炙燥） 当归（切焙） 干姜（炮，各三分） 赤茯苓（去黑皮，半两） 甘草（炙，锉，一分）

上六味，捣罗为末，炼蜜和丸如梧桐子大。每服二十丸，空心米饮下。

2)《普济方·卷三百五十五·产后诸疾门·下痢》

治产后赤白痢，日夜数十行，腹中疼痛。

黄连（一两，去须） 乌梅肉（三分，炒） 败龟（三分，涂酥令黄） 鹿角屑（半两，微焙黄） 干姜（半两，炮） 当归（一两，炒） 阿胶（半两，捣碎，炒令黄） 槐角皮（一两）

上为末，炼蜜丸如梧桐子大。每服二十丸，粥饮下，不计时。

疗产后冷热痢。

黄连（六两） 乌梅（三两） 干姜（一两）

上为细末，炼蜜如梧桐子大。空心米饮下三十丸。忌食猪肉。

3)《济阴纲目·卷十四·产后门下·痢疾》

治产后热滑赤白痢，腹中搅痛不可忍。（此方以三黄解毒为主，非真热勿用，辨之）

黄连（四两） 黄芩 黄柏（各二两） 梔子仁 阿胶 蒲黄（各一两） 当归（二两半）

上为末，炼蜜丸如桐子大。每服六七十丸，米饮下，日三夜一。

9. 茱萸丸（《圣济总录·卷一百六十五·产后下痢》）

治产后赤白痢日久，脐腹冷疼。

吴茱萸（一两，黑豆汁浸，炒干） 黄连（去须，一两半）

上二味，捣罗为末，炼蜜和丸如梧桐子大。每服二十丸，煎芍药汤下，空心食前服。

10. 黄芪汤（《圣济总录·卷一百六十五·产后下痢》）

治产后赤白痢，脓血相兼疠痛。

黄芪（锉，一两） 赤石脂（一两半） 阿胶（炒令燥） 黄连（去须，各一两） 黄柏（锉，三分） 白术（一两，锉，炒） 龙骨（一两半，火烧红）

上七味，粗捣筛。每服二钱匕，水一盏，煎七分，去滓温服，日二夜一。

11. 当归芍药汤

1)《圣济总录·卷一百六十五·产后下痢》

治产后赤白痢，脐腹疠痛。

当归（锉，炒） 芍药 地榆 龙骨（火烧红） 黄连（去须，各一两） 艾叶（炙） 甘草（炙，锉） 黄芩（去黑心） 干姜（炮） 厚朴（去粗皮，生姜汁炙，各三分）

上十一味，粗捣筛。每服三钱匕，水一盏，煎七分，去滓温服，食前，日二。

2)《郑氏家传女科万金方·产后门》

治产后痢疾。

当归 白芍 熟地 川芎 柴胡 升麻 防风

水煎服。

12. 甘草散（《圣济总录·卷一百六十五·产后下痢》）

治产后下痢赤白，久不瘥。

甘草（半生半炙） 黄连（去须炒，各二两）

上二味，捣罗为散。每服二钱匕，温浆水调，食前服。

13. 木香散

1)《圣济总录·卷一百六十五·产后下痢》

治产后痢不止。

木香（三分） 诃黎勒皮（酥炒令黄，一两半）

上二味，捣罗为散研匀。每服二钱匕，米饮调下。

2)《普济方·卷三百五十五·产后诸疾门·下痢》

治产后赤白痢，腹中疼痛，不欲饮食。

木香（半两） 厚朴（一两，去粗皮，姜汁制炒令香） 诃黎勒皮（一两，煨） 甘草（半两，炙） 黄连（一两，去须，炒） 白术（三分） 当归（一两，微炒） 龙骨（一两） 赤石脂（一两） 干姜（半两） 阿胶（三分，捣碎炒黄）

上为细末，不计时，以粥饮调下二钱。

治产后赤白痢，脐腹撮痛。

木香（半两） 甘草（炙，半两） 阿胶（三分，捣碎） 地榆（一两） 当归（三分，炒） 赤芍药 黄连（一两，去须） 诃黎勒皮（一两） 熟干地黄（一两）

上为散。每服三钱，水一钟煎五分，去滓，食前温服。

14. 春蕨散(《圣济总录·卷一百六十五·产后下痢》)

治产后痢疾。

新生蕨菜(不限多少)

阴干为细散,每日空心,陈米饮调下三钱匕。

15. 芸苔食方(《圣济总录·卷一百六十五·产后下痢》)

治产后下痢,久不止。

芸苔(不拘多少净洗)

上一味烂煮,饱食佳。

16. 赤石脂汤(《圣济总录·卷一百六十五·产后下痢》)

治产后下痢赤白。兼下血。

赤石脂　黄连(去须)　地榆(各三分)　甘草(炙,一分半)　厚朴(去粗皮,生姜汁炙,锉,二分半)　干姜(炮裂,一分半)　当归(切,焙,半两)

上七味,粗捣筛。每服三钱匕,水一盏,入薤白三寸切,同煎七分,去滓食前温服。

17. 当归饮

1)《圣济总录·卷一百六十五·产后下痢》

治产后赤白痢,脐下疞痛。

当归(切,焙)　赤芍药　艾叶(炒)　地榆　白龙骨　黄芪(锉,各一两)　厚朴(去粗皮,生姜汁炙)　黄芩(去黑心)　干姜(炮)　甘草(炙,各三分)

上一十味,粗捣筛。每服三钱匕,水一盏煎至七分,去滓不拘时温服。

2)《胤产全书·卷四·赤白痢疾类》

治产后痢疾。

当归　川芎　芍药　香附(炒)　陈皮　茯苓　甘草　砂仁　泽泻　白术　神曲(炒)　干姜(炒)　木香(不见火,为末,余药煎熟,入末服)

上水煎服。

18. 芍药丸(《圣济总录·卷一百六十五·产后下痢》)

治产后赤白痢。

芍药(炒)　艾叶(各一两)　地榆(炒)　当归(切,焙)　白术(各三分)　龙骨(碎)　干姜(炮,各半两)

上七味,粗捣筛。每服五钱匕,水一盏半煎至八分,去滓温服。

19. 紫桂丸(《圣济总录·卷一百六十五·产后下痢》)

治产后痢疾。

桂(去粗皮)　甘遂　丁香　芫花(醋炒焦)　木香　巴豆(去心,皮勿去油)　硇砂(各等分)

上七味,捣罗为细末,醋面糊为丸小绿豆大。每服二丸至三丸,温水下,加减更量虚实。此丸取积最胜,不以久近,皆能化逐,产后逐积滞尤妙。

20. 泽兰汤(《普济方·卷三百五十五·产后诸疾门·下痢》)

治产后余疾,寒下冻脏,里急,胸胁满痛,咳嗽呕血,寒热,小便赤黄,大便不利。

泽兰　石膏(各二十四铢)　当归　甘草　厚朴(各十八铢)　远志(三十铢)　藁本　川芎(各十五铢)　干姜　人参　桔梗　干地黄(各三十铢)　白术　蜀椒　白芷　柏子仁　山茱萸　细辛(各九铢)　桑皮　麻子仁(各半升)

上㕮咀,以水一斗五升,先用桑白皮煮取七升半,去滓,纳诸药,煮取三升五合,去滓,分三服。

21. 蓝青丸(《普济方·卷三百五十五·产后诸疾门·下痢》)

治产后下痢。

蓝青(熬)　附子　鬼臼　蜀椒(各一两半)　厚朴　阿胶　甘草(各一两)　艾叶　龙骨　黄连　当归(各三两)　黄柏　茯苓　人参(各一两)

上为末,蜜和丸如梧桐子大。每服二十丸,空心饮下。一方用赤石脂四两。

22. 赤石脂散(《普济方·卷三百五十五·产后诸疾门·下痢》)

治产后脓血痢,腹中疼痛不可忍。

赤石脂　龙骨(一两)　黄连(去须,一两,炒)　当归(三分,炒)　干姜(半两,炮)　艾叶(半两,炒)　阿胶(半两,捣碎炒令黄)　黄柏(半两,微炙)　黄芪(半两,锉)

上为末。每服二钱,粥饮调下,日三四服。

23. 干姜散(《普济方·卷三百五十五·产后诸疾门·下痢》)

治产后脓血痢,腹中疼痛,四肢逆冷。

干姜(半两,炮)　当归(半两,炒)　川椒(半两,去目闭口者,炒)　白术(一两)　艾叶(一两,

炒）　熟地黄（一两）　缩砂（半两，去皮）　甘草（半两，炙）　赤石脂（一两）

上为末。每服二钱，粥饮下，日三四服。

24. 木香丸（《普济方·卷三百五十五·产后诸疾门·下痢》）

治产后心腹气痛，泄痢不止。

木香（半两）　诃黎勒皮（一两，煨）　龙骨（一两）　附子（炮，去皮脐）　黄连（一两，去须）　干姜（一两，炮）　当归（一两）　吴茱萸（浸七次炒，半两）

上为末，炼蜜丸如梧桐子大。每服二十丸，粥饮下，日三四服。

25. 白术散（《普济方·卷三百五十五·产后诸疾门·下痢》）

治产后赤白痢，腹痛，不思饮食。

白术（一两）　赤芍药（一两）　当归（一两）　黄连（去须，炒）　厚朴（姜汁炙）　黄芩　肉豆蔻　干姜（各一两，炮）

上为末，以枣肉杵丸如梧桐子大。不计时，艾叶煮粥饮下三十丸。

26. 桂蜜汤（《普济方·卷三百五十五·产后诸疾门·下痢》）

治产后余寒，下痢便脓血赤白，日数十行，腹痛，时时下血。

桂心　甘草　干姜（二两）　附子（一两）　蜜（一升）　当归（三两）　赤石脂（半两）

上㕮咀，以水六升煮取三升，去滓，纳蜜，煎一两沸，分三服，日三。

27. 生地黄汤（《普济方·卷三百五十五·产后诸疾门·下痢》）

治产后忽著寒热下痢。

生地黄（五两）　甘草　黄连　桂心（各一两）　大枣（十枚）　淡竹叶（二升，一作竹叶）　赤石脂（二两）

上㕮咀，以水一斗，煎竹叶取七升，去滓，纳药，煮取二升半，分三服，日三。

28. 当归散（《普济方·卷三百五十五·产后诸疾门·下痢》）

1）治产后下痢，腹中疼痛。

当归（一两，炒）　干姜（一两）　赤芍药（半两）　芎䓖（半两）　甘草（半两，炙）　熟地黄（炙，两半）　艾叶（一两半，炒）

上为散。每服三钱，水一钟煎六分，去滓，温服，日三四服。

2）治产后赤白痢不止。

当归（一两）　犀角屑（一两）　黄芩（一两）　黄连（一两）　白术（一两）　地榆（一两）

上为散。每服三钱。水一中盏煎六分，去滓，不计时温服。

29. 橡斗子散（《普济方·卷三百五十五·产后诸疾门·下痢》）

治产后休息痢。

橡斗子灰（二钱）　白矾灰　密陀僧（半钱）　自然铜（半钱）　龙骨（半钱）　乱发灰（二钱）　麝香（半钱，细研）

上为末。每服半钱，食前，粥饮调下。

30. 附子散（《普济方·卷三百五十五·产后诸疾门·下痢》）

治产后脓血痢，日夜数十行，疼痛不止。

附子（半两，炮，去皮脐）　干姜（半两，炮）　川椒（半两，去目合口者，炒）　甘草（三分，炙）　白术（三分）　黄芪（三分）　赤石脂（二两）

上为末。每服二钱，粥饮调下，日三四服。

31. 胶蜡汤（《普济方·卷三百五十五·产后诸疾门·下痢》）

治产后三日内，下诸杂五色痢。

阿胶　黄柏（各一两）　蜡（如博棋三枚）　当归（一两半）　黄连（二两）　陈廪米（一升）

上㕮咀，以水八升煮米蟹目沸，去米，纳药，煮二升去滓，纳胶蜡令烊，分四服，一日令尽，一方无黄柏。

32. 救急散（《普济方·卷三百五十五·产后诸疾门·下痢》）

治产后下赤白痢，腹中绞痛。

芍药　干地黄（各五两）　甘草　阿胶　艾叶　当归（各三两）

上㕮咀，以水七升煮取二升半，去滓，纳胶令烊，分三服，空心。

33. 黑散（《普济方·卷三百五十五·产后诸疾门·下痢》）

治产后下痢。

麻黄　贯众　桂心（各一两）　甘草　干漆（各三两）　细辛（二两）

上，治下筛，酒服五撮，日再，五日愈，麦粥下尤佳。

34. 龙骨散(《普济方·卷三百五十五·产后诸疾门·下痢》)

治产后五色痢。

龙骨　代赭　黄柏根皮(蜜炙令焦)　艾(各一两半)　黄连(二两)　赤石脂(一两半)

上治下筛,饮服方寸匕,日三。

35. 黄芪散(《普济方·卷三百五十五·产后诸疾门·下痢》)

治产后赤白痢,日夜数十行,心腹疼痛。

黄芪(三两)　地榆(二两)　紫参(三两)　黄柏(二两)　厚朴(姜汁炙,一两)　黄连(一两,去须,炒)

上为散。每服三钱,水一中盏,入薤白三茎,煎六分,食前,去滓温服。

36. 黄连散(《普济方·卷三百五十五·产后诸疾门·下痢》)

1) 治产后三日内,患脓血痢,腹痛不止。

黄连(一两,去须)　黄柏(一两)　阿胶(一两,捣研,炒)　当归(一两,微炒)　龙骨(一两)　木香(三分)

上为散。每服三钱,水一大盏,入陈米半合,煎五分去滓,温服,日三四服。

2) 治产后下痢。

黄连(一两)　黄芩　䗪虫　熟地黄(各一两)

上治下筛。酒服方寸匕,日三服,十日愈。

37. 干地黄汤(《普济方·卷三百五十五·产后诸疾门·下痢》)

治产后下痢。

干地黄(二两)　白头翁　黄连(各一两)　蜜蜡(一方寸)　阿胶(如手掌大一枚)

上㕮咀,水五升煮取二升半,去滓,纳胶蜡令烊,分三服,日三。《千金翼》用干姜一两。

38. 白头翁丸(《普济方·卷三百五十五·产后诸疾门·下痢》)

治产后下痢不止。

白头翁(一两)　干姜(一两,炮)　黄连(一两,去须)　地榆(一两)　阿胶(一两,捣碎)

上为末,黄蜡消丸如梧桐子大。每服二十丸,食前,粥饮下。

39. 薤白饮子(《普济方·卷三百五十五·产后诸疾门·下痢》)

治产后赤白痢,心腹疼痛,不能饮食。

薤白(切,二合)　甘草(半两,炙)　黄连(一两,去须,炒)　木香(半两)

上为散,分为六分。每服水一钟煎六分,去滓,不计时,温服。

40. 桃胶丸(《普济方·卷三百五十五·产后诸疾门·下痢》)

治产后下痢赤白,里急后重,疼刺等症。

桃胶(瓦上焙干)　沉香　蒲黄(隔纸炒,等分)

上为末。每服二钱,粥饮调下,日三四服。

41. 赤散(《普济方·卷三百五十五·产后诸疾门·下痢》)

治产后下痢。

赤石脂　代赭(各三两)　桂心(一两)

上为末。酒服方寸匕,日三服,十日愈,粥饮下亦可。

42. 三圣散(《普济方·卷三百五十五·产后诸疾门·下痢》)

治产后赤白痢不止。

乌鱼皮(炒)　烧绵灰　血余灰(拌醋,各等分)

上为细末。每服一钱,煎石榴皮汤调下,热服。

43. 舒眉丸(《普济方·卷三百五十五·产后诸疾门·下痢》)

治痢痛。

五灵脂　蒲黄(炒,各等分)　麝香(少许)

上为末,炼蜜丸如梧桐子大。每服一丸,醋汤下。

44. 没药散(《普济方·卷三百五十五·产后诸疾门·下痢》)

没药(一两)　木香(二两)　阿胶(一两,捣碎)

上为末。每二钱,粥饮调下二钱,日三四服。

45. 硇砂丸(《普济方·卷三百五十五·产后诸疾门·下痢》)

治一切积滞,化气消食,补益真气。产后逐败血,补虚,至善。

硇砂(拣通无石者,别研如粉)　天雄(用无灰酒煮五七百沸,候干去皮)　金铃子(去皮核)　当归(净各,二两) 巴戟 槟榔 木香 舶上茴香(炒) 附子(炮) 沉香 阿魏(各半两,米醋磨成膏,入诸药) 肉苁蓉(一两)

上为细末,以无灰酒煮,白面糊丸如梧桐子大。每服三十丸,空心,日午温酒下。吾家妇人常病下痢,日久甚困笃,百方不瘥。

46. 香连散(《明医指掌·卷九·妇人科·产后六》)

治产后痢疾,里急后重,腹中疠痛不可忍。

黄连(炒,一钱半) 木香(一钱二分) 白术(炒,二钱) 白芍药(炒,二钱) 滑石(一钱,研细) 甘草(炙,五分)

锉一剂,水二盏,煎八分服。

47. 白术圣散子(《古今医统大全·卷三十六·滞下门·药方》)

治一切泻痢久不瘥,并妇人产后痢疾。

白术 肉豆蔻(煨) 砂仁 石榴皮 当归 干姜(炮) 陈皮 甘草 诃子 芍药(各等分)

上为粗末。每服五钱,水盏半,入乳香一豆大,煎八分,食前服。

48. 济阴返魂丹(《本草纲目·草部第十五卷·草之四·茺蔚》)

昝殷《产宝》曰:此方,乃吉安文江高师禹,备礼求于名医所得者,其效神妙,活人甚多,能治妇人胎前、产后诸疾危证。

野天麻

以石器碾为细末,炼蜜丸如弹子大。随证嚼服用汤使。其根烧存性为末,酒服,功与黑神散不相上下。其药不限丸数,以病愈为度。或丸如梧子大,每服五七十丸。又可捣汁滤净,熬膏服之。产后痢疾,米汤下。

49. 神龟散(《胤产全书·卷四·赤白痢疾类》)

治产后胎前痢疾。

败龟甲(一枚)

米醋炙,研为末,醋汤调下。

50. 的奇散(《产鉴·下卷·泻痢》)

治产后余血渗入大肠,洞泄不禁,下青白黑色。

荆芥(大者,四五穗)

于盏内烧灰,不得犯油火,入麝香少许,研汤,三呷调下。此药虽微,能治大病。

51. 香附芍药汤(《产鉴·下卷·泻痢》)

治产后痢疾。

当归 川芎 芍药 香附 陈皮 茯苓 白术(各一钱) 砂仁(六分) 甘草(五分) 泽泻(五分) 木香(三分)

上水煎服,腹疼者倍芍药,加黄连八分。

52. 香连丸

1)《产鉴·下卷·泻痢》

治一切泄痢神效。

黄连(净,十二两) 吴茱萸(去枝梗,十两)

上二味用热水拌和,入瓷器内,置热汤炖一日,同炒至黄连紫黄色,去茱用连,为末。每末四两,入木香末一两,淡醋米饮为丸桐子大。每服三四十丸,滚汤下。久痢中气下陷者,用补中益气汤。

2)《彤园医书(妇人科)·卷五·产后门·痢疾》

治产后中暑伤湿,因成痢疾。

川连(四两) 吴萸(三两)

入罐同煮一日,焙干炒至黄连紫黄色,捡去吴萸,研连为末,称足四两,另研木香一两,入内和匀,用淡醋煮米粥,糊为小丸。每用二三十丸,白汤送下。气虚久痢者,煎四君子汤送下。

53. 加味四君子汤(《济阴纲目·卷十四·产后门下·痢疾》)

治产后赤白痢,神效。

人参 白术 白茯苓 甘草(炙) 黄芪(各一钱) 罂粟壳(炙,去蒂,五分)

上锉,水煎。

54. 神仙感应丸(《济阴纲目·卷十四·产后门下·痢疾》)

治产后固无积痢,多有因食荤味早,亦作泻痢者,百无一生,非此方不能救之,三二服立止,不然荏苒日月,致不救也,如不因食荤者不可服。

神曲(炒,三钱) 人参 枳壳(麸炒去穰,各一钱) 赤石脂 熟地 白术(各二钱)

上为细末。每服三钱,空心米饮调下。(此方以神仙感应为名,必非虚语,然以为食荤早而致泄者,脾胃必薄,故用参术,而神曲为化食之用,枳壳佐之,赤石脂固之,似矣。而熟地何为也,大抵肾者胃之关,产后肾虚,气不能固,故用之欤,于食荤不食荤,可服不可服之理,自非庸人所知)

55. 连翘丸(《济阴纲目·卷十四·产后门下·痢疾》)

治产后久病赤白痢,盖因脾胃不和,气滞积聚所致,心腹胀满,干呕酸心,饮食不下,胸膈噎塞,胁肋疼痛危困者。

连翘 陈皮(去白) 京三棱(各钱半) 肉桂(不见火) 槟榔 牵牛子(取头末) 蓬术 青皮(去白,各一钱) 肉豆蔻(面裹煨) 好墨(各半钱)

上为细末,面糊丸如桐子大。每服三十丸,米饮下,或用水煎服,亦可。(凡治积方不等,而此所集方,一用地黄、石脂,此用连翘、好墨,亦大异也。其他不过温气行气攻积而已,亦奇人用奇药,于他方可再求之)

56. 必效方

1)《济阴纲目·卷十四·产后门下·痢疾》

疗产后痢,而渴饮无度数。(清心生津)

麦门冬(三两) 乌梅(二十个)

上细锉,水一升煮取七合,细呷。

2)《彤园医书(妇人科)·卷五·产后门·痢疾》

治产后久痢,津液干涸,口渴不止。

姜制厚朴 蜜蒸萎参 蜜芪 茯苓 麦冬(去心) 煅龙骨(等分)

姜枣引。

57. 经效方(《济阴纲目·卷十四·产后门下·痢疾》)

疗产后久痢,津液涸,渴不止。涩气生津。

龙骨(十二分) 厚朴 茯苓 黄芪 麦门冬 人参(各八分) 生姜(六分) 大枣(十四枚)

上细锉,以水一大斗煮取七合,空心分两服。

58. 七味白术散(《济阴纲目·卷十四·产后门下·痢疾》)

治产后痢,津液竭,渴不止。大和脾胃以生津。

人参 白术(炒) 白茯苓 甘草(炙) 藿香 木香 干葛(各一钱)

上锉一服,水煎服。

59. 调荣汤(《丹台玉案·卷五·产后诸症》)

治产后痢疾。

白茯苓 当归 生地 山楂(各一钱) 赤芍 木通 香附 丹皮(各六分) 川芎 甘草(各五分) 乌梅(五个)

煎服。

60. 加减生化汤(《绛雪丹书·产后下卷·完谷不化论·痢疾论》)

治产妇七日内外患痢者。

川芎(二钱) 当归(五钱) 炙草(五分) 桃仁(十二粒) 茯苓(一钱) 陈皮(四分) 木香(二分)

水煎服。白痢加砂仁六分(炒,研)。

61. 加减胃苓汤(《郑氏家传女科万金方·产后门·产后问答》)

治产后痢疾。

厚朴 陈皮 猪苓 泽泻 归尾 川连 白术 黄芩 白芍 肉豆蔻 地榆 升麻 甘草

一方加粟壳。

62. 加味香连丸(《灵验良方汇编·卷下·产后痢》)

治痢疾,赤白脓血,里急后重,腹痛。

黄连(五两,切片,用吴茱萸七钱,水二盅,煎汁一盅浸黄连,炒燥用) 厚朴(姜制,六钱) 陈皮(六钱) 木香(一两) 甘草(四钱)

各研匀,米醋糊丸,米饮下。如患腹痛后重,先服两次,复将合成之末分二两,加生大黄六钱,研末,醋糊丸,服之痢减即止。

63. 妇人百病皆宜二方(《寿世编·上卷·妇女门》)

治产后痢疾。

1) 陈皮(一两) 当归 生地 芍药 川芎 茯苓(各一两五钱) 小茴 白术(各二两) 香附(用童便浸一宿,再用七醋煮,晒干四两)

醋和丸如梧桐子大,空心白水下八十丸,神效无比。

2) 益母草阴干研末,蜜和为丸或熬成膏,收贮磁器内封固,常服一二匙最妙,以病愈为度。若加用芎、当归、赤芍、木香煎水调服,更妙,以水汤下。

64. 逐血补心汤(《胎产新书·女科旨要·卷三》)

治产后痢疾。

红花 赤芍 生地 桔梗 苏叶 前胡 胆星 黄连 茯苓 防风 粉草(一钱)

分三帖,姜三片,空心服。

65. 清热导滞汤(《罗氏会约医镜·卷十五·

妇科(下)·产后痢疾》)

治产后痢疾,里急后重,腹痛舌黄,脉滑实者。

当归(二钱,下纯血而热者用一钱) 白芍(生用,钱半) 川芎 黄连 槟榔 陈皮(去白,各一钱) 广香(三分,用煎)

水煎,热服。不应,加大黄(酒炒)钱半。内有补药,放心用之,中病即止。愈后,用四君子汤加陈皮和之。

66. 消化汤(《罗氏会约医镜·卷十五·妇科(下)·产后痢疾》)

治宿食痢疾,腹痛腹胀,恶闻食气,或食后更痛。

白术 藿香 厚朴(姜汁炒) 神曲(炒) 白芍 陈皮 砂仁(炒) 枳实(炒,各一钱) 木香(三分)

水煎,热服。

67. 芍药汤(《彤园医书(妇人科)·卷五·产后门·痢疾》)

治产后冷热不和,下痢赤白。

炒芍 炒连 当归(各钱半) 炙草 桂心 木香 槟榔(各五分) 炒片芩(一钱)

腹痛胀满加生大黄,后重倍槟榔。

68. 人参败毒散(《彤园医书(妇人科)·卷五·产后门·痢疾》)

治产后外感风寒,因成痢疾。

羌活 独活 柴胡 前胡 川芎 茯苓 枳壳 桔梗(各一钱) 甘草 人参(各五分) 薄荷(三分) 生姜(三片)

水煎服。

69. 胃风汤(《妇科问答·产后三十四问》)

治产后痢疾

木通 猪苓 泽泻 苍术 厚朴 山楂 蓬术 白茯 赤芍 陈皮 木香 草豆蔻 枳实 甘草

水煎服。

三、治产后赤痢方

1. 当归丸(《圣济总录·卷一百六十五·产后下痢》)

治产后血痢,结涩疞痛。

当归(锉炒) 白术 甘草(炙,锉,各一两半) 桂(去粗皮) 人参(各三分) 桑根白皮(锉) 干姜(炮) 细辛(去苗叶,各一两)

上八味,捣罗为末,炼蜜和丸如梧桐子大。每服三十丸,米饮下,空心食前日三服。

2. 阿胶散

1)《圣济总录·卷一百六十五·产后下痢》

治产后痢赤如血,烦热渴燥腹疼。

阿胶(炒令燥) 黄连(去须) 黄柏 芍药 地榆(锉) 甘草(炙,锉) 虎杖(酒浸炙,锉) 艾叶(各一两半)

上八味,捣罗为散。每服二钱匕,米饮调下食前,日再服。

2)《普济方·卷三百五十五·产后诸疾门·下痢》

治产后脓血痢不止,腹中疼痛,不欲饮食,渐加羸弱。

阿胶(三分,捣碎炒) 人参(三分,去芦) 黄芪(三分) 干姜(三分,炮) 当归(三分) 熟地黄(三分) 芎䓖(半两) 白茯苓(半两) 陈皮(半两,去白) 艾叶(半两) 赤石脂(二两)

上为末。每服二钱,粥饮调下,日三四服。

3. 诃黎勒散(《圣济总录·卷一百六十五·产后下痢》)

治产后血痢腹痛不止。

诃黎勒(炮去核) 阿胶(炒令燥) 黄柏 地榆 甘草(炙,锉)

上五味等分,捣罗为散。每服二钱匕,米饮调下,食前日三。

4. 牛角䚡散(《圣济总录·卷一百六十五·产后下痢》)

治产后血痢不止。

黄牛角(二两半,烧灰) 橡实(一两,炒) 侧柏叶(半两,锉,焙)

上三味,捣罗为散。每服二钱匕,米饮调下,空心食前服。

5. 樗皮丸(《圣济总录·卷一百六十五·产后下痢》)

治产后血痢不止。

臭樗根皮(锉,炒)

上一味,捣罗为末,水和丸如枣核大,以面裹捏作小馄饨二七枚,煮熟空腹吞之,日再。

6. 地榆汤(《圣济总录·卷一百六十五·产后下痢》)

治产后血痢不止，脐腹疞痛。

地榆　芍药（各三分）　木香　当归（切，焙）　甘草（炙，锉）　阿胶（炙燥，各半两）　干姜（炮裂，一分）

上七味，粗捣筛。每服五钱匕，水一盏半，煎至八分，去滓温服。

7. 犀角散（《普济方·卷三百五十五·产后诸疾门·下痢》）

治产后热毒痢。

犀角屑（一两）　苦参（一两）　黄连（一两）　黄柏（一两）

上为末。每服二钱，粥饮下，日三四服。

8. 神马饮（《胤产全书·卷四·赤白痢疾类》）

治产后血痢，小便不通，脐腹疼痛。

生马齿苋（捣汁，二大合）

煎一沸，下蜜一合，调顿服。

9. 槐连四物汤（《济阴纲目·卷十四·产后门下·痢疾》）

治产后热滑血痢，脐腹疼痛。

当归　川芎　赤芍药（炒）　生地黄　槐花　黄连（炒，各一钱）　御米壳（去蒂，蜜炙，五分）

上锉，水煎服。（前以四君粟壳治气虚而滑，此以四物粟壳以治血热虚滑，气血之分，智者自辨，而止涩之剂非滑勿投，慎之）

10. 清血丸（《绛雪丹书·产后下卷·完谷不化论·痢疾论》）

治红痢神效，产后七日内外者勿用寒性故也。

香连丸（为末）　莲肉粉（各一钱半）

为丸服。如口噤赤白痢脐腹绞痛加行积药。

11. 化瘀方（《罗氏会约医镜·卷十五·妇科（下）·产后痢疾》）

治产后恶露不下，以致败血渗入大肠而利鲜血者。腹中刺痛，但里不急，后不重者是也。

枳壳（面炒，钱半）　荆芥穗（略炒，二钱半）

水煎服，神效。

四、治产后白痢方

1. 温脾丸（《圣济总录·卷一百六十五·产后下痢》）

治产后脾胃虚冷，水谷不化胀满，或时寒极及下痢。

干姜（炮）　人参　桔梗（炒）　甘草（炙，锉，各三两）　法曲（五合，炒）　桂（去粗皮，五两）　附子（炮裂，去皮脐）　细辛（去苗叶，各二两）　枳实（三枚，去瓤，炙）　吴茱萸（汤洗焙干，炒）　大麦糵（炒，各五两）

上十一味，捣罗为末，炼蜜和丸如梧桐子大。每服二十丸，温酒下，加至三十丸，日三。

2. 燥湿丸（《圣济总录·卷一百六十五·产后下痢》）

治产后肠胃气虚，泄痢水谷。

黄连（去须，三分）　乌梅肉（熬，二分半）　酸石榴皮　当归（锉，焙）　赤石脂（各半两）　干姜（炮，一分半）

上六味捣罗为末，炼蜜丸如梧桐子大。空腹米饮下二十丸，加至三十丸。

3. 桂姜散（《圣济总录·卷一百六十五·产后下痢》）

治产后冷痢疾。

桂（去粗皮，以姜汁半合涂炙，令姜汁尽）　阿胶（炙令燥）　当归（切，焙，各半两）

上三味，捣罗为细散，空心以陈米饮调下二钱匕，日再服。

4. 乳姜散（《圣济总录·卷一百六十五·产后下痢》）

治产后冷痢疾。

干姜（二两，炮）

捣罗为细末，以人乳汁和作饼，以慢火炙令黄熟，研为细散。每服空心，陈米饮调下三钱匕。

5. 黄连散（《圣济总录·卷一百六十五·产后下痢》）

治产后冷痢不止。

黄连（去须，炒）　干姜（炮）　诃黎勒（面裹煨，去核）　地榆（炙，锉，各一两）　甘草（炙，锉，半两）　乌梅肉（炒，三分）

上六味，捣罗为散。每服二钱匕，陈米饮调下，食前服。

6. 厚朴汤（《圣济总录·卷一百六十五·产后下痢》）

治产后水泻不止。

厚朴（去粗皮，生姜汁炙）　白茯苓（去黑皮）　黄连（去须，各半两）　当归（锉，焙，一分）　枳壳（去瓤麸炒，一分半）

上五味，锉如麻豆大。每服三钱匕，水一盏，煎至七分，去滓空腹温服。

7. 白术汤（《圣济总录·卷一百六十五·产后下痢》）

治产后心腹胀满，饮食不消，时作水痢。

白术　厚朴（去粗皮，生姜汁炙）　草豆蔻（去皮）　枳壳（去瓤麸炒，各三分）　白茯苓（去黑皮）　木香　人参（各半两）

上七味，细锉如麻豆。每服五钱匕，水一盏半，入生姜三片，同煎至八分，去滓温服日二。

8. 白术散（《圣济总录·卷一百六十五·产后下痢》）

治产后冷痢，脐下痛，羸瘦不能食。

白术　芍药（炒，各三分）　木香（半生半炒）　缩砂仁　黄连（去须炒，各半两）　陈曲（炒，一两半）　厚朴（去粗皮，生姜汁炙，一两）

上七味，捣罗为散。每服三钱匕，煎干姜米饮调下。

9. 白豆蔻散（《圣济总录·卷一百六十五·产后下痢》）

治产后冷痢，脐下痛，不能食。

白豆蔻　白术　甘草（炙，锉）　肉豆蔻仁　芍药　白茯苓（去黑皮，各三分）　桂（去粗皮）　陈橘皮（去白，焙，各半两）　枳壳（去瓤麸炒，一分）

上九味，捣罗为散。每服二钱匕，空腹米饮调下。

10. 乌梅散（《普济方·卷三百五十五·产后诸疾门·下痢》）

治产后脓白痢及水谷不化，脐下疼痛。

乌梅肉（一两，炒）　龙骨（二两）　干姜（一两，炮）　赤石脂（三两）　甘草（半两，炙微炒）　黄连（一两，去须，炒）　人参（一两）　白术（一两）　当归（一两）　阿胶（一两，捣碎，炒）　艾叶（一两，炒）

上为末。每服二钱，粥饮调下，日三四服。

11. 附子丸（《普济方·卷三百五十五·产后诸疾门·下痢》）

治产后冷痢，不食，腹痛，乏力。

附子（一两，炮裂，去皮）　当归（三分）　艾叶（三分，微炒）　诃黎勒皮（半两）　厚朴（三分，去皮，姜汁制）　木香（半两）　吴茱萸（半两，汤浸七次）

上为末，醋煮，饭和丸梧桐子大。不计时，每服三十丸，粥饮下。

12. 干姜丸（《普济方·卷三百五十五·产后诸疾门·下痢》）

治产后冷痢久不瘥。

干姜（一两，炮）　黄连（二两，去须，炒）　当归（一两）　乌梅肉（二两，炒）　熟地黄（二两）　木香（一两）

上为末，炼蜜丸梧桐子大。每服三十丸，粥饮空心下，日三四服。

13. 鳖甲汤（《普济方·卷三百五十五·产后诸疾门·下痢》）

治产后早起，中风，冷泄痢及带下。

鳖甲（如手大）　当归　黄连　干姜（各二两）　黄柏（长一尺，广一寸）

上㕮咀。以水七升煮取三升，去滓，分三服，日三。《千金翼》加白头翁一两。

14. 厚朴汤（《普济方·卷三百五十五·产后诸疾门·下痢》）

治产后下部冷痛。

厚朴（一两半，姜汁炙）　干姜（三分）　黄连（一两，去皮微炒）　当归（一两，锉）

上为散。每服三钱，水一钟，煎六分去滓，温服，日三四服。

15. 调中汤（《产鉴·下卷·泻痢》）

治产后虚寒洞泄。

高良姜　当归　桂心　芍药　川芎（各一两）　附子　甘草（各半两）

上为粗末。每服三钱，水煎服。

五、治产后气痢方

1. 木香散（《圣济总录·卷一百六十五·产后下痢》）

治产后气痢不止，腹痛。

木香（三分）　诃黎勒（半生半煨，并去核，一两一分）　当归（切）　白术　肉豆蔻（去壳，各半两）

上五味，捣罗为散。每服二钱匕，陈米饮调下。

2. 香莲丸（《罗氏会约医镜·卷十五·妇科（下）·产后痢疾》）

治里急后重，以气滞而热伏也。

黄连（一两） 吴茱萸（炮汤炒干） 广木香（五钱）

共为末，蜜丸，或浆糊丸。用前药煎就，送丸三钱，日三服。

六、治产后虚痢方

1. 黄连汤（《圣济总录·卷一百六十五·产后下痢》）

治产后下痢赤白，日久羸瘦。

黄连（去须） 甘草（炙，锉） 熟艾（炙） 芍药 干姜（炮） 当归（锉，炒） 人参（各一两）

上七味，粗捣筛。每服二钱匕，水一盏煎至七分，去滓温服，食前，日三。

2. 大豆饮（《圣济总录·卷一百六十五·产后下痢》）

治产后下痢赤白，久不止，身面虚肿。

大豆（炒，一分） 小麦（半升） 蒲黄（半两） 吴茱萸（炒，一两）

上四味，粗捣筛。每服五钱匕，水一盏半煎至八分，去滓温服。

3. 龙骨散（《普济方·卷三百五十五·产后诸疾门·下痢》）

治产后久痢，腹中疼痛，不欲饮食。

龙骨（一两） 肉豆蔻（三分，去壳） 厚朴（一两，姜汁制） 白术（三分） 艾叶（三分，炒） 干姜（半两，炮） 人参（去芦，半两） 诃黎勒（一两，煨用皮） 当归（一两） 地榆（半两） 白头翁（半两） 木香（半两）

上为散。每服三钱，水一钟，生姜半分，煎六分去滓，温服。

4. 赤石脂丸（《普济方·卷三百五十五·产后诸疾门·下痢》）

疗产后下痢虚冷，青色惊溏。

赤石脂（三两） 甘草 当归 白术 黄连 干姜 秦皮（各二两） 川椒 附子（各一两）

上为细末，炼蜜丸如梧桐子大。酒下二十丸，日三，良。忌猪肉、海藻、菘菜。《千金方》作散，酒服方寸匕。

5. 理中汤（《普济方·卷三百五十五·产后诸疾门·下痢》）

治产后虚证，下痢纯白，腹痛，里急后重，手足冷。

人参（去芦） 白术 干姜 甘草（各等分）

上为粗末。加木香煨、肉豆蔻，每服三钱，空心服。

6. 干姜散（《普济方·卷三百五十五·产后诸疾门·下痢》）

治产后赤白痢。

干姜（一两，炮） 人参（半两，去芦） 枳壳（去白，麸炒，半两） 赤石脂（一两） 白术（三分） 神曲（一两，炒微黄）

上为末。每服二钱，粥饮调下，日三四服。

7. 胶豉汤（《普济方·卷三百五十五·产后诸疾门·下痢》）

治产后虚冷下痢并血液，转泻腹痛。

阿胶（一两，捣碎） 豉（一两） 薤白（七茎，切） 生姜（切，一两）

上为散，水二大盏，煎二分去滓，食前，分三服。

8. 神曲散（《普济方·卷三百五十五·产后诸疾门·下痢》）

疗妇人生产多，脐下冷，数痢，瘦不能食，令人腹发花色方。

曲（二升，宽器中熬令香发即止） 熟地黄（五升，净洗） 白术（五两）

上为末，每日以好酒服两大匙，无酒，米饮及乳下亦得，服讫，饭食。

9. 白头翁加甘草阿胶汤（《济阴纲目·卷十四·产后门下·痢疾》）

治产后下痢虚极。

白头翁 甘草（炙） 阿胶（炒，各二钱） 黄连 黄柏 秦皮（去皮，各三钱）

上锉作二服，水煎，纳胶令消尽，温服。白头翁汤原仲景治协热毒痢药，而《脉经》加胶、甘以治热痢，新产极虚，然非热痢下血，其敢用乎。

10. 神效参香散（《济阴纲目·卷十四·产后门下·痢疾》）

治痢疾日久，秽积已少，腹中不痛，或微痛不窘，但滑溜不止，乃收功之后药也。

人参 木香（各二钱） 肉豆蔻（煨） 白茯苓 白扁豆（各四钱） 陈皮 罂粟壳（去蒂穰，醋炙，各一两）

上为细末。每服一钱匕，清米饮调下，食远

服。此收涩之剂，陈皮与粟壳相等，得处方之妙。

11. 补中益气汤下香莲丸（《罗氏会约医镜·卷十五·妇科（下）·产后痢疾》）

治产后脉虚痢疾，里急后重，腹痛，或不痛，或日久神倦，及年衰体弱之人。

人参（一钱，或以时下生条参三钱代之） 白术（钱半） 黄芪（蜜炒，二钱） 当归（钱半） 陈皮 茯苓 炙草（各一钱） 升麻（盐水炒） 柴胡（酒炒，各三分）

姜枣引。

12. 加味四君子汤（《罗氏会约医镜·卷十五·妇科（下）·产后痢疾》）

治产后久痢，积垢去而不止，此脾虚肠滑也。

人参（少者，或以山药三钱炒黄代之） 白术（二钱） 茯苓（钱半） 炙草（一钱） 白芍（钱半） 乌梅（二个） 罂粟壳（七分）

水煎，温服。此方宜酌量，恐用之太早有害。

13. 养脏汤（《彤园医书（妇人科）·卷五·产后门·痢疾》）

治下痢日久，虚寒滑脱，及痢色清冷，溏如鸭粪，宜温补固涩之。

人参 炙术 白芍（各二钱） 煨研肉蔻 煨诃子肉（各一钱） 桂心 木香 炙草 罂粟壳（蜜炙，各八分） 生姜（三片） 红枣（二枚）

水煎服。

七、治产后痢疾验方

1）《普济方·卷三百五十五·产后诸疾门·下痢》

疗产后赤白，腹中绞痛，不下食。

当归 石榴皮 地榆（各三分） 白花蘘荷 黄连（各十二分） 黄柏（一分） 犀角屑（四分） 黄芩 枳壳 甘草 升麻（各六分） 茜根（八分） 粳米（三分） 薤白（一升）

上为末，炼蜜丸如梧桐子大。空心粥饮吞下二十丸。

治产后痢赤白，脐下气痛。

制朴（四钱） 当归（三钱） 枳壳 诃子 甘草（各三分） 薤白（一合） 肉豆蔻（三钱，煨）

上每服四钱，水盏半，煎大半盏，去滓。空心服。

治产后赤白痢，心腹刺痛。

薤白（一两） 当归（二两） 酸石榴皮（三两） 地榆根（四两） 粳米（五合）

上㕮咀，水六升煮取二升半，去滓，分三服，必效。一方，加厚朴一两，阿胶、人参、甘草、黄连各（一两半）。《圣济总录》有大黄豆、糯米，无粳米，黄豆五合，糯米二合。

疗产后赤白痢疾。

黄连（八分） 阿胶（六分） 赤茯苓 当归 黄柏（各四分）

上为末，炼蜜丸如梧桐子大。粥饮吞下二十丸，空心。一方用干姜炮三分。

疗产后赤白痢，脐下气痛。

当归（八分） 厚朴 黄连（各十二分） 肉豆蔻（五枚） 甘草（六分）

上㕮咀，水一盏，煎七分去滓，温服。

治产后赤白痢，日夜数十行。

买子木（一两） 生藕（肥长者一尺一挺，捣绞取汁） 益麻线头

上水二小盏，煎上件二味药至一大盏，去滓，用藕汁相和，更煎三五沸，分为三服。

治产后痢下脓血，腹痛。

臭樗根（一两，微炙） 地榆（一两半） 甘草（半两，炙）

上为末，炼蜜丸梧桐子大。每服三十丸，食前粥饮下。

治产后赤白痢。

葱白（一握） 余粮（两合）

好豉煎，吃了当时除。

疗产后血痢。

艾叶（三分） 阿胶（十分） 黄连（七分） 芍药 黄柏 甘草（各六分）

上为末，粥饮调下方寸匕。《外台秘要》有地榆。

治产后大便血痢。

黄芩 蒲黄 车前子 牡蛎粉 芍药 干地黄（各等分）

上为末，米饮下，食前，调一钱服。忌面、蒜。

治产后泻下血不止。

艾叶（半两，炙熟） 老生姜（半两）

浓煎汤。一服立止。

疗产后水痢。

黄连（六分） 乌梅（五分） 赤石脂 石榴

皮　当归(各四两)　干姜(三分)

上为细末,炼蜜丸如桐子大。空心,米饮下三十丸。

疗产后水痢。

当归(三分)　枳壳(四分)　厚朴　茯苓　黄连(各六分)

上以水一升,煮取八合,空心,分为三服。

治产后患水痢。

神曲末(五合,熬,六月六日煮)　人参(四分)　枳实(炙,六分,一作枳壳)　赤石脂(十分)　白术(六分)

上捣散,饮下方寸匕,渐渐加之。忌桃、李、雀肉等。一方有熟地黄。

治产后下痢,白多赤少,腹痛不止。

甘草(半两,炙)　川乌头(半两,去皮脐)

上水一大盏,煎取半盏,食前分二服。

疗产后气痢不止,日夜十余次者。

青木香(三分)　诃子(酥炙黄,去核,八分)

上为细末,空心米饮调下方寸匕。一方,用缩砂仁三味等分为细末,入蜜一匙,米饮调下二钱。

疗产后虚羸,下痢脓血,腹痛。

黄连　芍药　甘草　当归　干姜　人参(各八两)　艾叶(三分)

上㕮咀,水七升煮取二升,分三服。忌猪、鹿肉。

疗产后羸困,赤白痢疾,心腹绞痛。

薤白　石榴皮　黄连(各三分)　当归(一两)　地榆(二分)

上以水七升,煮取二升半,分为三服。

治产后下痢不禁,止因气乏欲绝,无问赤白,水谷不进。

黄连　厚朴(各三两)　芍药　黄柏(各一两)

上水六升,取二升,分二温服。

治产后痢久不瘥。

仓米(一合)　当归(一两)

上以水一大盏,煎六分去滓,分为二服。

2)《济阴纲目·卷十四·产后门下·痢疾》

治产后血泻不禁,余血作痛,兼块,属寒滑者。

桂心　干姜(各等分)

上为末,空心酒调服方寸匕。(以血泻而用姜桂,人所难信,而谓寒滑不禁,又所当遵。夫学道爱人,用方者宜体认之)

3)《经验良方全集·卷二·产育》

治产后痢疾。

红苋菜(一把)　大米(三合)

同煮粥食愈。

【论用药】

1. 马齿苋

《普济方·卷三百五十五·产后诸疾门·下痢》:"疗产后血痢,小便不通,脐腹痛。上用生马齿苋捣取汁三合,煎一沸,下蜜一合,调,顿服。"

2. 龙牙草根

《普济方·卷三百五十五·产后诸疾门·下痢》:"治产后泻痢。上用龙牙草根,焙干,不拘分两,捣为细末,用米饮调下一钱。"

3. 生姜

《普济方·卷三百五十五·产后诸疾门·下痢》:"治产后血痢:上用生姜不拘多少,切成小棋子大片,以面搜球子,慢火炒令黄色为末,米饮调下三钱,空心服。"

4. 冬瓜

《普济方·卷三百五十五·产后诸疾门·下痢》:"疗产后痢日久,津液枯竭,四肢浮肿,口干舌燥。上以冬瓜一枚,黄泥裹,厚五寸,煨令烂熟,去皮,搅汁,服之瘥。"

5. 发灰

《普济方·卷三百五十五·产后诸疾门·下痢》:"治产后大小便血痢:上用发灰为末,米饮调一钱,空心服。"

6. 刘寄奴

《普济方·卷三百五十五·产后诸疾门·下痢》:"治产后痢,无不瘥:用刘寄奴一两,为末,每服二钱,陈米饮调下。"

7. 羊肉

《普济方·卷三百五十五·产后诸疾门·下痢》:"又方,上炙肥羊肉食之。"

8. 苍耳子叶

《普济方·卷三百五十五·产后诸疾门·下痢》:"治产后痢无不效:上用苍耳子叶为汁,温服半盏,日三四服。"

9. 系弥子

《本草纲目拾遗·卷八·果部下·系弥子》:

"产后痢疾不止：用系弥子一合，酒、水各一盏，煎八分，空心服下，片刻即效。"

10. 没石子

《普济方·卷三百五十五·产后诸疾门·下痢》："治产后痢：上用没石子一个，烧为末，和酒服方寸匕，冷即酒服，热即饮下。"

11. 诃黎皮

《普济方·卷三百五十五·产后诸疾门·下痢》："治产后痢无不瘥：用诃黎皮一两，酥炒为末，每服二钱，温酒调下。"

12. 鸡子

《普济方·卷三百五十五·产后诸疾门·下痢》："治产后虚及痢。上用鸡子醋煮服之。一方用黄脚鸡子一枚，水搅，取两服，合水服之。"

13. 败龟甲

《普济方·卷三百五十五·产后诸疾门·下痢》："治产后产前痢：上用败龟一枚，米醋搗为末，米饮调下。"

14. 野鸡

《普济方·卷三百五十五·产后诸疾门·下痢》："治产后下痢，腰腹痛：上用野鸡一只，作馄饨食之。"

15. 鲎鱼骨尾

《普济方·卷三百五十五·产后诸疾门·下痢》："治产后痢：上用鲎鱼骨尾，其尾长二尺，烧为黑灰，为末，酒下。先服生地黄汁蜜煎讫，然后服之，无不断也。"

16. 薤白

《普济方·卷三百五十五·产后诸疾门·下痢》："产后诸痢方，上煮薤白食之。又方上以羊肾脂炒薤白，空心服食，尤佳。"

17. 蠹虫粪

《普济方·卷三百五十五·产后诸疾门·下痢》："治产后痢，日五十行者：上取木里蠹虫粪，铛中炒之，令黄，急以水沃之，稀稠得所，服之立止。独孤祭酒纳方。"

【医论医案】

一、医论

《胤产全书·卷四·赤白痢疾类》

产后痢疾者，由产劳伤，脏腑不足，劳动太早，误食生冷，风冷乘虚误入肠胃，生冷难化之物伤于脾胃，皆令洞泄、水泻，甚者变为痢也。若血渗入大肠则为血痢，难治，世谓之产子痢也。得冷则白或如鱼脑，得热则赤黄或为骤血，若冷热相搏，则下赤白痢或脓血相杂。若下痢青色，则极冷也。若饮食不进，日夜无度，产后本虚，久痢不止，必至危笃，当慎治之。

《女科经纶·卷六·产后证下·产后痢疾作渴属津液内竭》

《产宝百问》曰：产后下痢作渴者，水谷之精，化为血气津液，以养脏腑，脏腑虚燥，故痢而渴。若引饮则难止，反溢水气。脾胃既虚，不能克水，水自流溢，浸渍皮肤，则令人肿。但止其渴，痢自瘥。薛立斋曰：产后痢作渴，渴而不喜冷饮，属胃气虚，不能生津液也，七味白术散。如夜间发热口渴者，肾水弱而不能润也，六味丸佐益气汤，以滋化源。

《高淑濂胎产方案·卷三》

产后七日内患赤白痢疾，后重频数最为难治，八日亦然。欲调气血而推荡邪秽，又虑产后元气虚，欲滋荣养气而大补脾肾，又恐补住瘀邪，惟生化汤减炮姜，加陈皮、木香等味，善消恶露兼行痢疾，并行而不悖也。再服加味香连丸，以俟一二日后，病势稍减可保无虞。若七日外，患褐色后重虚痢，则当加补无疑。其产母禀厚，产期已过二十日，可于生化汤加芩、连、芍、枳及加味香连之类，承气等药断不可用。若产母虚弱，虽及月余，行积峻剂，切不宜用。若产后阴虚，血痢日久愈甚，当用四物汤加人参矣。

二、医案

1. 脾胃虚寒案

《校注妇人良方·卷二十二·产后赤白痢方论第十二》

一产妇食鸡子，腹中作痛，面色青黄，服平胃、二陈，更下痢腹胀。用流气饮子，又小腹一块不时上攻，饮食愈少。此脾胃虚寒，肝木克侮所致，用补中益气加木香、吴茱渐愈。又用八珍大补，兼服调理寻愈。

《女科撮要·卷下·产后泻痢》

一妇人五月患痢，日夜无度，小腹坠痛，发热恶寒，用六君子汤送香连丸，二服渐愈，仍以前汤送四神丸，四服痊愈。至七月终，怠惰嗜卧，四肢不收，体重节痛，口舌干燥，饮食无味，大便不实，小便频数，洒淅恶寒，凄惨不乐，此肺之脾胃虚，而阳气寒不伸也，用升阳益胃汤而痊。

《女科指要・女科医案・痢疾门》

一妇，产后食鸡子，腹中作痛，面色萎黄，服平胃、二陈，便下痢腹胀。服流气饮子，又小腹有一块，不时上攻，饮食少进，脉缓虚弦。此脾胃虚寒，肝木克侮脾土，而气陷结积也。用补中益气汤加木香、姜、茱渐减。又以八珍、大补二汤，俱加炮姜、木香，调理一月，痢止胀退而康。

2. 脾肾两虚案

《女科撮要・卷下・产后泻痢》

一产妇泻痢，发热作渴，吐痰甚多，肌体消瘦，饮食少思，或胸膈痞满，或小腹胀坠年余矣。余以为脾胃泻，朝用二神丸，夕用六君子汤，三月余而痊。

一产妇泻痢年余，形体骨立，内热晡热，自汗盗汗，口舌糜烂，日吐痰三碗许，脉洪大，重按全无。此命门火衰，脾土虚寒而假热，然痰者乃脾虚不能统摄归源也，用八味丸补火以生土，用补中益气汤兼补肺金而脾胃健。

一产妇腹痛后重，去痢无度，形体倦怠，饮食不进，与死为邻。此脾肾俱虚，用四神丸、十全大补汤而愈。但饮食难化，肢体倦怠，用补益汤调理而康。

3. 气血亏虚案

《女科撮要・卷下・产后泻痢》

一妇人产后，腹痛后重，去痢无度，形体倦怠，饮食不甘，怀抱久郁，患茧唇，寐而盗汗如雨，竟夜不敢寐，神思消烁。余曰：气血虚而有热。用当归六黄汤，内黄芩、连、柏（炒黑），剂汗顿止，再剂全止。乃用归脾汤、八珍散兼服，元气渐复而愈。

《周慎斋遗书・卷八・痢》

一妇产后痢疾，误服克伐，暂觉宽快，而肛门痛如针刺，脉数无至数，产后见此为难治。用人参一钱，木香二分，一服减半，后用人参二钱，黄芪一钱，升麻、柴胡各五分，甘草、陈皮、木香各三分，愈。初用人参补肺，肺气充，则大肠之气不至下陷，木香行滞，以散肛门之痛也。

《南雅堂医案・卷四・妇科・产后门》

产已弥月，忽然下痢，腹鸣作痛，肛坠，着枕气逆上冲，咳嗽吐涎，脉象劲数，神形困倦，纳食渐减，此乃下损及中，成为蓐劳之症，治之匪易。人参一钱五分，怀山药三钱，白茯神三钱，建莲肉一钱，大熟地三钱（炒），赤石脂二钱。

4. 湿热积滞案

《女科证治准绳・卷五・产后门・泻利》

一妇人五月患痢，日夜无度，小腹坠痛，发热恶寒，用六君子汤送香连丸，二服渐愈。仍以前汤送四神丸四服全愈。至七月终，怠惰嗜卧，四肢不收，体重节痛，口舌干燥，饮食无味，大便不实，小便频数，洒淅恶寒，凄惨不乐，此肺之脾胃俱虚，而阳气寒不伸也。用升阳益胃汤而痊。

《济阴纲目・卷十四・产后门下・痢疾》

一妇产后痢，未至月满，因食冷物及酒，冷热与血攻击，滞下纯血，缠坠极痛，其脉大无力，口干，用黄芩芍药汤，三服而安。（若果脉大无力，可不温补，而乃用黄芩芍药汤者，以缠坠极痛之症，为积滞未去也，故从症不从脉焉）

《张氏医通・卷十・妇人门上・胎前》

其仆妇产后数日，亦忽下痢脓血，至夜微发寒热，小腹胀痛，与《千金》三物胶艾汤去榴皮，加炮黑山楂，六服而瘳。

《女科指要・女科医案・痢疾门》

一妇，产后痢，未至满月，即食冷物及酒，冷热相搏，而与血攻击，滞下纯血，缠绵极痛。诊其脉大无力，此湿热伤血，蕴蓄肠胃也。用黄芩芍药汤，三服而渐安。

《柳宝诒医案・卷二》

汤。胎前痢疾，产后复剧。本有七日之例，况瘀血不行。舌苔黄浊，唇焦里热，脐下疠痛颇甚。据证是邪瘀湿积不通之候，姑与疏通瘀积，望其瘀行气畅，乃有生机。广木香、延胡索、焦楂炭、归尾、乌药、桃仁、川芎、六神曲、莱菔子、海南子、益智、鲜藕（煎汤代水）。

第八节

产后疟疾

产后疟疾是指妇人产后疟发作或患疟疾者，出现寒战壮热，休作有时的症状。

【辨病名】

本病首见于《诸病源候论》,又称“产后疟候”“产后疟病”等。

《诸病源候论·妇人产后病诸候下·产后疟候》:“夫疟者,由夏伤于暑,客在皮肤,至秋因劳动血气,腠理虚而风邪乘之,动前暑热,正气相击,阴阳交争,阳盛则热,阴盛则寒,阴阳更盛,故发寒热。阴阳相离,则寒热俱歇。若邪动气至,交争复发,故疟休作有时。”

《赤水玄珠·卷二十三·产后疟疾》:“陈无择曰:产后寒热,或一二日,或二三日一发,或先寒后热,或先热后寒,或寒多热少,或寒少热多,或纯寒纯热者,皆是疟疾。”

【辨病因】

产后疟疾多因脾胃虚弱,饮食停滞,或为外邪所感,或郁伤脾,或伏暑邪等。

《诸病源候论·妇人产后病诸候下·产后疟候》:“产后血气损伤,而宿经伤暑热,今因产虚,复遇风邪相折,阴阳交争,邪正相干,故发作成疟也。”

《丹台玉案·卷五·产后诸症》:“产后疟疾,适值秋七八月间发者,方可以疟治,若春夏及冬时而发者,非其时而有其气,谓之非疟而似疟,必是产后风食所伤,气血两虚也。”

《妇科百辨·六、产后》:“妇人产后疟疾者何?曰:过伤饮食,食滞生痰故也。”

《验方新编·卷九·妇人科产后门·产后疟疾》:“气血俱虚,荣卫不固,脾胃未复,或外感风寒,内伤饮食,皆能成疟。又有胎前病疟,产后未愈者。”

《医方简义·卷六·产后疟疾痢疾》:“产后患疟,其人必肝阳素盛,血衰气旺者居多,或胎前曾有发热等症,至产后邪正交浑而化疟者,或产后不慎起居,触受风寒暑湿等邪而成疟者。”

【辨病机】

本病多因产后气血虚弱,营卫空虚,疟邪乘虚侵入,或兼感风寒暑湿之邪,邪正交争所致。亦有产前病疟而产后未愈者。

《圣济总录·卷一百六十二·产后寒热疟》:“论曰:产后气血未至和平,邪气客于风府,循膂而下,与卫气大会,阴阳交争,虚实更作,寒热相移,或先寒而后热,或先热而后寒,其始发也,起于毫毛,伸欠乃作,寒慄鼓颔,腰脊俱痛,寒去则内外皆热,头痛如破,渴欲冷饮,此寒热疟之证也。‘疟论’曰:并于阳则阳胜,并于阴则阴胜,阴胜则寒,阳胜则热此之谓欤。”

《女科经纶·卷六·产后证下》:“(产后寒热属败血不可作疟治)娄全善曰:产后疟疾,多由污血挟寒热而作。”

《冯氏锦囊秘录·女科精要卷十八·产后杂症门·产后疟疾》:“产后半月内外,寒热往来,或日晡夜间发热,或一日二三度,其发有期,其证类疟,由气血并竭,阳虚作寒,阴虚发热也。”

【辨病证】

本病的辨治应根据病情的轻重,寒热的偏盛,正气的盛衰等确定,若热多寒少,或但热不寒,口渴引饮属温疟;若寒多热少,或但寒不热,口不渴属寒疟。

《普济方·卷三百五十四·产后诸疾门·疟疾》:“有产后病疟而作寒热,有一日一发,或一日二三发,或间一日一发,或三两日一发,或先寒后热,或先热后寒,或寒多热少,或热多寒少,或但寒但热者,亦有产前病疟而产后未愈者。”

一、辨外感内伤

《女科撮要·卷下·产后疟疾》:“产后疟疾,因脾胃虚弱,饮食停滞,或因外邪所感,或郁怒伤脾,或暑邪所伏,审系饮食,用六君加桔梗、苍术、藿香。如外邪多而饮食少,用藿香正气散。如外邪少而饮食多,用人参养胃汤。饮食劳役,用补中益气汤。气血虚弱,用十全大补加炮姜,虚寒用六君加姜、桂。元气脱陷,急加附子。大凡久疟,多属元气虚寒,盖气虚则寒,血虚则热,胃虚则恶寒,阴火下流则寒热交作,或吐泻不食,腹痛烦渴,发热谵语,或手足逆冷,寒战如栗,虽见百症,当峻温补,其病自退,若误用清脾、截疟之类,多致不起。”

《胎产证治·产后总论·外感杂症》:“然须辨其为风为食,寒多热少,而腹不饱者风也,热多寒少,而不思饮食者食也。”

《医宗金鉴·卷四十七·妇科心法要诀·产

后门》："产后疟多因瘀血，荣卫不和热又寒，生化汤中加柴甲；痰食二陈楂朴添；外感不正正气散，陈半苓术苏朴甘，腹皮桔梗藿香枳，引加姜枣一同煎。"

《彤园医书（妇人科）·卷五·产后门·疟疾》："产后患疟，有因脾胃虚弱饮食停滞者，用六君子汤加制苍术、藿香、桔梗。若脾胃虚寒，加炮姜、桂心。久疟不已，胃虚不思食者，六君内加煨研草果、乌梅、姜枣，名四兽饮。久疟气血大虚，用十全大补汤。热甚加柴胡，寒甚加炮姜。饥饱劳役损伤元气，用补中益气汤倍柴胡，加白芍。"

二、辨寒热

《医学纲目·卷六·阴阳脏腑部·产后疟》："产后疟疾，多由污血挟寒热而作，大法宜柴胡四物汤调之。热多者，宜服草果饮子。""寒多者，宜服生熟饮子。"

《明医指掌·卷九·妇人科·产后六》："产后疟疾，寒热相半，或热多，草果饮子，或清脾饮去青皮、厚朴。寒多，人参养胃汤或四兽饮、胜金丹。"

《济阴纲目·卷十三·产后门下·疟疾》："《补遗》云：产后疟疾，热多寒少者，清脾饮；寒多热少者，养胃汤；久而不已者，七宝饮截之。"

《女科切要·卷七·产后疟疾》："产后疟疾，宜分别施治，有寒热相兼，有热多寒少，草果饮子或青皮饮；寒多，养胃汤或四兽饮之类。"

三、辨恶露

《邯郸遗稿·卷四·产后》："产后疟疾，如恶露未尽者，以五积散加桃仁、红花、山楂、神曲治之；如已尽者，以养胃汤加消食药治之。盖疟虽不泻，然须预防脾胃为要，故用此剂也；如兼泻者，用之尤妙；热多寒少，以生熟饮、养胃汤治之；久而不已者，以七宝饮治之。"

【论治法】

本病的基本治法是祛邪截疟，在此基础上，根据具体证候的不同，适当结合其他治法。

《胎产证治·产后总论·外感杂症》："必是产后风食所伤，当以风食为主，而以血药佐之。""治食则消食为主，而少兼风药。治风则疏风为先，而少兼食药。有痰加痰药，宜斟酌之。治以四物为主，加柴胡、黄芩以定寒热，有痰加橘红，有食加麦芽、山楂，有风加防风、荆芥，头痛倍川芎，寒热甚倍芍药，酒炒。"

《妇科玉尺·卷四·产后》："产后疟疾，治与胎前略同，却宜以虚为主，其或寒热往来，或热多于寒皆是也，宜草果饮。"

一、调补气血

《妇科百辨·六、产后》："妇人产后疟痢，治以温补而泄泻者何？曰：此必暴雨之后，病家不知，误用无根水煎，气益下行，故不效而反泻也。急以人参喂救之，仍用温补之剂。"

《郑氏家传女科万金方·胎前门（上卷）·胎前问答》："问：胎前产后疟疾何治？答曰：宜用养胃汤加黄芩、柴胡、青皮服之，一云服定齐草果饮。"

《女科经纶·卷六·产后证下》："（产后疟疾属阴阳两虚不可用柴胡汤）《产宝新书》曰：产后类疟分二证，产后半月内外，寒热往来，或午后日晡夜间发热，或一日两三度，其发有期，其证类疟。由气血并竭，阳虚寒作，阴虚发热也。慎毋以疟治，虽小柴胡汤，不可轻用。唯调补气血，寒热自除。仲景云：伤寒往来寒热，一日二三度发。此阴阳俱虚，不可更发汗、更吐、更下，其意亦同。"

"（产后疟疾属气血虚宜补胃气为主）薛立斋曰：产后疟疾，总以补胃气为主，佐草果饮之类。若胃气稍充，以草果饮为主，佐以补胃药。盖气虚则寒，血虚则热，胃气虚则恶寒，胃气下陷，则寒热交作。当大补气血，其病自退。若误用清脾截疟之类，多致不起。""［慎斋按］以上三条，序产后有疟疾之证也。疟病在夏秋之交，本风寒暑湿四气之感。而产后之疟，虽有外邪，当从气血两虚为治。阳虚外感，阴虚内热，阴阳两虚则寒热交作，故宜大补气血为主。若郭氏以败血为害，固当消瘀，亦必兼补气血始善。故一切治疟诸方，如小柴、清脾、截疟、四兽之属，概不可施。况草果饮有川芎、白芷、紫苏、柴胡、青皮、良姜之发表耗气。立斋以补胃气立论，诚得治疟之本。若以草果饮为主佐则失矣，不能无辨。"

《冯氏锦囊秘录·女科精要·卷十八·产后杂症门·产后疟疾》："产后半月内外，寒热往来，或日晡夜间发热，或一日二三度，其发有期，其证类疟，由气血并竭，阳虚作寒，阴虚发热也。毋以疟治，柴胡汤不可轻用，惟调补气血，寒热自除，欲阳藏纳，浮越自已。”

《孕育玄机·卷下·疟疾》：“产后寒热往来，每用应期而发，其症类疟，切不可用常山、草果等截疟方药治之。夫气血虚而寒热更作，元气弱而外邪或侵，或昼轻夜重，或日晡寒热，虽所见症与疟疾同，其治之之法必当滋荣益气以退寒热。有汗急当止汗，如麻黄根等方；若头汗而不及于身，乃孤阳绝阴之症也，宜加当归、地黄等药；若明知感寒头痛、无汗，宜芎、归、羌活、防风、莲须、葱头五个以散之，决不可作正疟治也。”

《罗氏会约医镜·卷十五·妇科（下）·产后疟疾》：“产后气血两虚，荣卫不固，脾胃未复，或外感风寒，内伤饮食，皆能成疟，只以补虚扶正为主。正气胜，则邪气自退。不可用截药，重虚正气，为害甚大。”

《蠢子医·卷四》：“（产后诸症只以治产后为主）产后疟痢并疮疡，只用产后大补方。疟痢疮疡药间加一二味，亦不妨。不必额外生枝节，恐伤根本变非常。一伤气血，便有非常之变。”

二、活血祛瘀

《医方简义·卷六·产后疟疾痢疾》：“总以祛瘀活血为主，大忌表散，恐邪去正伤故也。”

【论用方】

一、治产后疟疾方

1. 犀角饮（《圣济总录·卷一百六十二·产后寒热疟》）

治产后寒热疟，往来不歇。

犀角屑　麦门冬（去心，焙）　升麻（洗，焙）　知母（切）　当归（切，焙）　甘草（炙）　生干地黄（焙）　鳖甲（醋炙，去裙襴）　石膏（打碎）　柴胡（去苗，各一两）

上一十味，粗捣筛。每服五钱匕，水一盏半，煎至一盏去滓，当未发前服，欲发时再服。

2. 小柴胡汤（《圣济总录·卷一百六十二·产后寒热疟》）

治产后寒热疟。

柴胡（去苗，八两）　黄芩（去黑心）　人参　甘草（炙，各三两）　半夏（汤洗去滑，二两半）

上五味，粗捣筛。每服三钱匕，水一盏，生姜三片，枣二枚擘，同煎七分，去滓温服，不拘时。

3. 秦艽汤（《圣济总录·卷一百六十二·产后寒热疟》）

治产后疟，先寒后热，头痛发渴，骨节痛。

秦艽（去苗、土）　麻黄（去根节，煎掠去沫，焙）　乌梅（去核，炒）　甘草（炙）　麦门冬（去心，炒）　青蒿子　常山　柴胡（去苗）　鳖甲（醋炙去裙襴）　大黄（炮，锉）　当归（切，焙）　赤茯苓（去黑皮，各一两）

上一十二味，粗捣筛。每服五钱匕，水一盏半，生姜三片，煎至八分去滓，当未发前服，欲发时再服。

4. 柴胡汤（《圣济总录·卷一百六十二·产后寒热疟》）

治产后诸疟，寒热往来，烦渴。

柴胡（去苗）　黄芩（去黑心）　人参　当归（切，焙）　生干地黄（焙）　甘草（炙）　猪苓（去黑皮，各一两）

上七味，粗捣筛。每服五钱匕，水一盏半煎八分，去滓，当未发前，及空心、日午、临卧服。

5. 木香丸（《圣济总录·卷一百六十二·产后寒热疟》）

治产后一切疟。

木香　常山（锉）　牡蛎（火烧赤）　大黄（炮，锉）　知母（焙）　麻黄（去根节，煎掠去沫，焙）　鳖甲（醋炙，去裙襴）　乌核（去核，炒）　当归（切，炒，各一两）　丹砂（别研入，半两）

上一十味，捣罗为末，炼蜜为丸梧桐子大。每服二十丸，温酒下，当未发前服。

6. 芍药饮（《圣济总录·卷一百六十二·产后寒热疟》）

治产后寒热疟，头疼体痛烦渴。

赤芍药（一两）　当归（切，焙，二两）　柴胡（去苗，一两）　麦门冬（去心，焙，一两半）　黄芩（去黑心，一两）　白茯苓（去黑皮，一两半）　白术（锉，三分）　甘草炙（半两）　鳖甲（去裙襴，醋炙，二两）　常山（三分）

上一十味，粗捣筛。每服五钱匕，水一盏半，生姜三片枣二枚擘，同煎八分，去滓温服，当未发前，不拘时服。

7. 人参饮（《圣济总录·卷一百六十二·产后寒热疟》）

治产后寒热疟，往来不已，烦渴体痛。

人参　甘草（炙）　厚朴（去粗皮，生姜汁炙，各三分）　知母（半两）　常山（半两）　麦门冬（去心，焙）　柴胡（去苗）　猪苓（去黑皮）　白茯苓（去黑皮，各一两）

上九味，粗捣筛。每服五钱匕，水一盏半，生姜三片，同煎至八分去滓，当未发前服。

8. 乌梅饮（《圣济总录·卷一百六十二·产后寒热疟》）

治产后寒热疟，发渴头痛。

乌梅肉（炒）　黄连（去须）　柴胡（去苗）　人参（各一两）　甘草（炙，三分）　当归（切，焙，一两半）　常山（半两）　生干地黄（焙，三分）

上八味，粗捣筛。每服五钱匕，水一盏半，生姜三片，枣二枚擘，同煎至八分去滓，当未发前温服。

9. 七胜饮（《圣济总录·卷一百六十二·产后寒热疟》）

治产后寒热疟，烦渴引饮，头疼体痛。

干姜（半两，炮）　黄连（去须）　桃仁（去皮尖、双仁，炒）　当归（切，焙）　常山（锉）　柴胡（去苗）　猪苓（去黑皮，各一两）

上七味，粗捣筛。每服三钱匕，水一盏，煎至七分去滓，当未发前，空心温服，欲发时再服。

10. 知母饮（《圣济总录·卷一百六十二·产后寒热疟》）

治产后寒热疟，或半日间日发。

知母（半两）　白茯苓（去黑皮，一两）　乌梅肉（三分，炒）　大青（半两）　麦门冬（去心，一两）　柴胡（去苗，一两）　甘草（炙，三两）　当归（切，焙，一两）

上八味，粗捣筛。每服五钱匕，水一盏半，生姜三片，枣二枚擘，同煎至八分去滓，当未发前服，欲发时再服。

11. 常山饮（《圣济总录·卷一百六十二·产后寒热疟》）

治产后寒热疟。

常山　甘草（炙，各一两）　黄芩（去黑心）　石膏（碎，各二两）　乌梅（去核熬，十四枚）　当归（切，焙，二两）　芍药（一两半）

上七味，粗捣筛。每服五钱匕，水一盏半，生姜三片，枣二枚擘，同煎至八分去滓，当未发前温服。

12. 草果饮子（《妇人大全良方·卷二十一·产后乍寒乍热方论第三》）

治妇人产后疟疾，寒热相半者，或多热者。

半夏（泡）　赤茯苓　甘草（炙）　草果（炮，去皮）　川芎　陈皮　白芷（各二钱）　青皮（去白）　良姜　紫苏（各一钱）　干葛（四钱）

上㕮咀。每服三钱重，水一大盏，姜三片，枣二个，同煎至七分，去滓，当发日，侵早连进三服，无有不安。

13. 生熟饮子（《妇人大全良方·卷二十一·产后乍寒乍热方论第三》）

治产后疟疾多寒者。

肉豆蔻　草果仁　厚朴（生，去粗皮）　半夏　陈皮　甘草　大枣（去核）　生姜

上八味等分，细锉和匀，一半生，一半用湿皮纸裹煨令香熟，去纸，与一半生者和匀。每服秤五钱重，水二盏煎至七分，食前一服，食后一服。

14. 大黄散（《普济方·卷三百五十四·产后诸疾门·疟疾》）

治妇人天行疟病，因产后心下痞闷，气逆潮热，小便涩秘不通者。

大黄　陈皮　黑牵牛（各一两，炒）

上为末。每服三钱。清茶调下。

15. 无忧散（《普济方·卷三百五十四·产后诸疾门·疟疾》）

治产后疟疾。

萝卜子（不拘多少，炒）

上一味为末。每服二钱，米饮调下，只一服立效。

16. 增损柴胡汤（《赤水玄珠·卷二十三·产后疟疾》）

产后虚热，寒热如疟，食少腹胀。

柴胡　人参　甘草（炙）　半夏　陈皮　川芎　白芍（炒）

各等分，每贴七钱，入姜、枣，水煎。

17. 白茯苓散（《赤水玄珠·卷二十三·产后疟疾》）

产后蓐劳，头目四肢疼痛，寒热如疟。

白茯（一两） 当归 川芎 桂心 白芍（炒） 黄芪（炒） 人参（各半两） 熟地（四钱）

上先以水三盏，入猪肾一只，姜、枣各三，煎至二盏，入前药半两，再煎至一盏许服之。

18. 藿香正气散（《赤水玄珠·卷二十三·产后疟疾》）

治外感风寒，内伤饮食，头痛寒热，或霍乱泄泻，或作疟疾。

藿香（一钱半） 桔梗（炒） 大腹皮 紫苏 半夏曲 茯苓 白芷 陈皮 白术（炒） 厚朴（制，各一钱） 炙甘草（五分）

加姜枣，水煎服。

19. 人参当归散（《赤水玄珠·卷二十三·产后疟疾》）

治去血过多，内热短气，头痛闷乱，骨节作痛。或虚烦咽燥，有似疟者。

人参 当归 生地 桂心 麦冬 白芍（酒炒）

各等分，粳米一合，竹叶十片，水三盅煎二盅，纳前药五钱，枣二枚，煎至八分服。虚甚者，用熟地。

20. 橘半饮（《丹台玉案·卷五·产后诸症》）

治产后疟疾。

当归 柴胡 生地（各八分） 白芷 半夏 橘红 山楂 川芎（各一钱） 生姜（三片）

不拘时服。

21. 滋荣益气扶正汤（《孕育玄机·卷下·疟疾》）

治产后寒热有汗，每午后应期而发。

川芎 熟地 人参 黄芪 麦冬 麻黄根（各一钱） 当归（二钱） 炙甘（五分） 陈皮（去白，四分） 白术（八分）

上，水煎。晚用六味丸。

22. 加减养胃汤（《孕育玄机·卷下·疟疾》）

治产后寒热往来，头疼，有汗，类疟。

当归（三钱） 川芎 藿香 茯苓 苍术（各一钱） 人参（一钱五分） 半夏（八分） 炙甘 橘红（各五分）

姜水煎。

23. 四兽饮（《女科切要·卷七·产后疟疾》）

治产后疟疾。

人参（一钱） 白术（一钱，炒） 陈皮（一钱二分） 茯苓（一钱二分） 甘草（五分） 草果（八分） 乌梅（三个） 半夏（六分）

加姜枣，水煎服。

24. 胜金丹（《女科切要·卷七·产后疟疾》）

治产后疟疾。

常山（四两，酒蒸） 尖槟榔（一两）

共为末，醋糊丸。未发时，先吞三十丸，至五更再吞十五丸，温酒送下，丸如豌豆大。发时切不可服。

25. 辅正除邪汤〔《罗氏会约医镜·卷十五·妇科（下）·产后疟疾》〕

治产后疟疾。

北柴胡 陈皮 半夏 茯苓 甘草（各钱半） 川芎（八分） 归身（二钱） 干姜（炒） 肉桂 黄芩（各一钱） 白豆蔻肉（一钱，微炒，研） 生姜（一钱）

头煎要轻，失三个时服，次煎加鳖甲（醋炙）二钱，先一个时服，则药性发，而疟适来，两相遇而即止矣。此治疟秘传，最效最捷。如寒多者，重加姜、桂；如热多者，重加黄芩，并加知母；如久疟汗甚者，加蜜炒黄芪一二钱；若一二剂不应者，加酒炒常山一钱。

26. 加味生化汤〔《彤园医书（妇人科）·卷五·产后门·疟疾》〕

治产后疟疾，因瘀血停留，荣卫不和，往来寒热，腹多胀痛。

当归（五钱） 川芎（三钱） 炮姜 炙草 柴胡 制桃仁 炙鳖甲（各一钱）

童便兑服。

27. 柴胡四物汤〔《彤园医书（妇人科）·卷五·产后门·疟疾》〕

治产后瘀血夹寒热而发疟者。

柴胡（二钱） 法半 炒芩 当归 熟地 川芎 炒芍（各钱半） 人参 甘草（各一钱）

姜枣引。

28. 人参养胃汤〔《彤园医书（妇人科）·卷五·产后门·疟疾》〕

治疟疾但恶寒，不甚发热，头痛恶心，面青白，脉沉迟者。

法半 炒朴 陈皮 茯苓 炙草 人参 藿香 制苍术 炒草果（等分）

乌梅、生姜引。

29. 清脾饮(《彤园医书(妇人科)·卷五·产后门·疟疾》)

治疟疾但发热而不恶寒,口苦咽干,尿赤涩,脉弦数者。

醋炒青皮　炒朴　柴胡　炒芩　法半　茯苓　炙草　炙术　炒研草果　生姜

渴加麦冬、知母。

30. 邪滞双解散(《古方汇精·卷三·妇科门》)

治产后疟。

川芎(六分)　当归　建曲　夏曲　炒苍术(各一钱五分)　枯谷芽　炒白芍　藿香叶(各一钱)　云苓　丹参(各二钱)　大生地(三钱,炙)

引葱八分,煨黑姜一钱;肢冷加桂枝尖木三分。二剂后,疟来已正,方内加升麻、炙柴胡各四分,生熟首乌各一钱五分。投二剂,可止,如未止,再投二剂。接服休疟饮与八珍汤,相间服之,可期渐愈。

31. 加减柴胡四物汤(《秘珍济阴·卷三·产后门·产后疟疾》)

治产后疟疾。

柴胡　人参　半夏　炙草　当归　川芎　干姜(炮)　肉桂

若久疟加黄芪、鳖甲(醋炙)。

二、治产后疟疾验方

《先醒斋医学广笔记·卷一·疟》

治产后疟。

当归(三钱至五钱)　柴胡(一钱)　鳖甲(四钱至七钱)　牛膝(一两)　白茯苓(三钱)　广橘红(三钱)　生姜皮(一钱至二钱)　炒黑干姜(四分至六七分)

水二盅煎八分,露一宿,五更温服。如渴,加麦门冬六钱、竹叶五十片、青蒿三五钱,去生姜皮、干姜。如渴甚,更加知母三钱、栝蒌根三钱。痰多,并加贝母四钱。如脾胃弱,加人参三钱至一两,元气虚亦如之。有肺热者,去人参,加白芍药四钱。如汗多,加黄芪二钱至五钱。寒甚,加桂枝七分至一钱二分、炒黑干姜七分。如恶露未尽亦加之,并加益母草五钱、炒黑豆一两、苏木五钱(打碎,别以绵裹入药煎)。热多,加青蒿三四钱。

【论用药】

一、治产后疟疾药

1. 人参

《本草纲目·主治第三卷·百病主治药·疟》:"人参:虚疟食少,必同白术用。孕疟、产后疟、瘴疟,未分阴阳,一两,煎冷服。"

2. 龟版

《本草汇言·卷十九·介部·龟版》:"治产后疟疾主方:用龟板、鳖甲(俱用酒炙)各五钱,当归、柴胡、茯苓、陈皮、生姜皮、炮姜各二钱,白术、白芍药各三钱,牛膝一两。水二碗,煎八分,五更服。"

3. 狗肉

《滇南本草·第三卷·狗肉》:"治妇人产后疟疾。"

二、用药禁忌

《普济方·卷三百五十四·产后诸疾门·疟疾》:"亦有产前病疟而产后未愈者,最难用药。如柴胡、常山、信砒等,断不可用。"

《孕育玄机·卷下·产后药忌》:"产后疟疾,切不可用常山等截疟。"

【医论医案】

一、医论

《校注妇人良方·卷二十一·产后疟疾方论第四》

郭稽中云:产后乍寒乍热者,多是败血为害,或阴阳不和,若概作疟疾治之误矣。陈无择曰:产后寒热,或一二日,或二三日一发,或先寒后热,或先热后寒,或寒多热少,或热多寒少,或纯寒纯热者,皆是疟疾,最难治疗,可用草果饮、生熟饮、四兽饮,选用之。[愚按]前症当与第十四卷第九论参看。用药以补胃气为主,佐以草果饮之类。若胃气稍充,以草果饮为主,佐以补胃之剂。大抵产后疟疾,因脾胃虚弱,饮食停滞,或外邪所感,或郁怒伤脾,或暑邪所伏。审系饮食,用六君加桔梗、苍术、藿香。如外邪多而饮食少,用藿香正气散。如外邪少,饮食多,用人参养胃汤。劳役所伤,用补中益气汤。气血虚弱，用十全大补加炮姜。中气虚寒，用六君加姜、桂。元气脱陷，急加附子。盖气虚则寒，血虚则热，胃虚则恶寒，胃气下陷则寒热交作，或吐泻不食，腹痛烦渴，发热谵语，或手足逆冷，寒战如栗，虽见百症，但温补脾胃，其病自退。若误用清脾饮，则中气伤而变症多矣。

二、医案

《济阴纲目・卷十三・产后门下・疟疾》

一产妇患疟，发热作渴，胸膈胀满，遍身作痛，三日不食，咽酸嗳气，此是饮食所伤，脾胃不能消化，用六君加神曲、山楂四剂，而不作酸，乃去神曲、山楂，又数剂而饮食进，其大便不通，至三十五日，计进饮食七十余碗，腹始闷，令用猪胆汁导而通之，其粪且不甚燥。（以气虚，故可至三十五日而便犹不燥，若以日久大下之，误矣。六脉不恒，宜乎用此，然非医工之良者不能，非主人之专任者不用，各宜自省）

一产妇患疟久不愈，百病蜂起，其脉或洪大，或微细，或弦紧，或沉伏，难以名状，用六君加炮姜二十余剂，脉证稍得，又用参术煎膏，佐以归脾汤，百余剂而瘥。（以一疟而用百余剂，真为可笑，然病有如是者，不得不然也，幸勿以迂而勿信，盖目击时事，故敢赘及）

一产妇朝寒暮热，或不时寒热，久不愈，用六君子、补中益气兼服，百余剂而寻愈。（一疟用药百余剂，世间岂有此治法，此非药之效，乃病久自息耳。丹溪、立斋用药多如此，殊为可笑）

《孕育玄机・卷下・疟疾》

产后寒热似疟，此是疟非疟也。时师不审，多作邪治，或作虚治，药无一效矣。有妇人新产，不时寒热，治者既不能察脉，又不审病因，浪用四物、干姜，服后热益甚。予诊六脉浮弦细数，如一丝发，又如按刀口，知其怒动肝火，用柴胡、黄芩、芎、归，砂仁、甘草、玄胡索，一服入口而寒热除。

又一妇人产后寒热，医作疟治，投常山、草果、槟榔等，寒热倍甚，不食，困惫。予投四物、参、术之类得安。

一妇产后寒热多，医治之，久不能痊。予诊六脉虚甚，而左关独弦，意其产中兜气，肝火郁甚而然也。与人参、柴胡、甘草、黄芩、白术、当归、香附、砂仁、秦艽，二服而寒热除，身亦不疼。已上皆类疟之症，盖因肝胆之火能作寒热，怒则动其火而然也。疑似之症不可不辨。

《续名医类案・卷二十四・疟痢》

郝氏妇怀孕九月患疟，三四发即呕恶畏食。诊其脉，气口涩数不调，右关尺弦数微滑，此中脘有冷物阻滞之候。以小柴胡去黄芩，加炮姜、山楂，四服稍安，思食。但性不嗜粥，连食肺、鸭之类，遂疟痢兼并，胎气下坠不安，以补中益气去黄芪，加木香、乌梅，五服而产，产后疟痢俱不复作矣。其仆妇产后数日，亦忽下痢脓血，至夜微发寒热，小腹胀痛，与《千金》三物胶艾汤去榴皮，加炮姜、山楂，六服而瘳。

《王孟英医案・卷一・疟》

四弟妇怀娠临月，西甫起病之次日即患疟。因弟病日剧，不免忧劳。至第五日，孟英视之，脉欲离经，腰疼腹坠，伏暑化疟，将娩之征。以栀、豉、苏、归、芩、连、茹、半、知母、葱白，服两帖而产。产后疟来颇减，恶露不行，腹不胀疼，不饥而渴，投栀、滑、薇、茹、泽兰、丹参、通草、桃仁、茺蔚药。一剂，恶露即行，而狂言不寐，面红口渴，人皆危之。盖杭谚有云：夫病妻怀孕，铁船过海难逃命。未产先萦忧惧，既娩血去火炎，故昼夜辄以铁船沉海云云。孟英于前方去泽兰、通草，加琥珀、菖蒲、胆星、灯心，和以童溲投之。一饮神识渐清，再剂即安睡矣。去琥珀、菖、星、桃仁、灯草、茺蔚，加知母、麦冬、甘草、沙参、枇杷叶，冲入藕汁一杯。三服，解赤矢而苔退，疟亦减而嗽痰。改用沙参、枇杷叶、冬瓜子、甘、斛、栀、薇、茹、翘，两帖。嗽减犹渴，而身痛，去栀、薇、枇杷叶，加归、贝、鳖甲。四帖而疟罢，眠食咸安。调养至弥月，即出房矣。

第九节

产后积聚

产后积聚是指妇人产后腹内结块，或痛或胀的病证。

【辨病因】

产后积聚的发生多与产后体虚，感受外邪，或饮食所伤而致。

《妇人大全良方・卷二十・产后积聚癥块方

论第十一》："夫积者，阴气也，五脏所生；聚者，阳气也，六腑所成。皆由饮食不节，寒热不调，致五脏之气积，六腑之气聚。"

《彤园医书(妇人科)·卷五·产后门·积聚》："产后气血已虚，脏腑虚损，或饮食不节，寒热失调，致风冷干入脏腑，与血气相搏而成。"

【辨病机】

产后积聚的主要病机为产后肝脾受损，脏腑失和，气机阻滞，瘀血内停，或兼痰湿凝滞，而成积聚。

《妇人大全良方·卷二十·产后积聚癥块方论第十一》："产后血气伤于脏腑，脏腑虚弱，为风冷所乘，搏于脏腑，与血气相结，故成积聚癥块也。"

《冯氏锦囊秘录·女科精要·卷十八·产后积聚瘕疝》："产后积聚瘕疝，多属气血为风冷所搏而成。"

【辨病证】

积和聚不同，积是有形，固定不移，痛有定处，病属血分，乃为脏病；聚是无形，聚散无常，痛无定处，病属气分，乃为腑病。

《妇人大全良方·卷二十·产后积聚癥块方论第十一》："积者，痛不离其部；聚者，其痛无有常处。所以然者，积为阴气，阴性沉伏，故痛不离其部。聚为阳气，阳性浮动，故痛无常处。"

《冯氏锦囊秘录·女科精要·卷十八·产后积聚瘕疝》："积者，阴气也，五脏所生。聚者，阳气也，六腑所成。阴性沉伏，故痛不离其部；阳性浮动，故痛无常处。瘕者，假也，谓其痛浮假成形，无定处也，皆由产后气血虚弱，风冷所乘，搏于脏腑，与血气相结而成也，若不急治，多成积结，妨害月水。"

【论治法】

产后积聚治疗应辨别虚实的主次，予理气活血，活血化瘀，补正祛瘀之法。

《彤园医书(妇人科)·卷五·产后门·积聚》："立斋曰：产后积聚，当先固其真气，不可图速效而攻伐之，当用八珍汤、逍遥散、归脾汤，随其脉症加味施治。"

《类证治裁·卷八·产后论治》："产后积聚风冷，与气血相搏而成也。积为阴在脏，聚为阳在腑，痛有常处，四神散；痛无定处，芍药汤选用。"

【论用方】

一、治产后积聚方

1. 桃仁散(《太平圣惠方·卷七十九·治产后积聚癥块诸方》)

治产后余血不散，结成癥块，疼痛。

桃仁(一两，汤浸去皮尖、双仁，麸炒微黄)　当归(一两，锉，微炒)　赤芍药(三分)　琥珀(三分)　延胡索(三分)　芎䓖(半两)　鬼箭羽(一两)　川大黄(一两，锉碎，微炒)　桂心(半两)　鳖甲(一两，涂醋炙令黄，去裙襕)

上件药，捣罗为散。每服一钱，以水一中盏，入生姜半分，煎至六分，去滓，不计时候温服。

2. 京三棱散(《太平圣惠方·卷七十九·治产后积聚癥块诸方》)

治产后积血不散，结聚为块，或时寒热，不思饮食。

京三棱(一两，微煨，锉)　当归(半两，锉，微炒)　桂心(半两)　芎䓖(半两)　牡丹(半两)　牛膝(三分，去苗)　赤芍药(半两)　桃仁(三分，汤浸去皮尖、双仁，麸炒微黄)　生干地黄(一两)　刘寄奴(半两)　鳖甲(一两，涂醋炙令黄，去裙襕)　川大黄(三分，锉碎，微炒)

上件药，捣筛为散。每服三钱，以水一中盏，入生姜半分，煎至六分，去滓，温服，日三四服。

3. 鳖甲散(《太平圣惠方·卷七十九·治产后积聚癥块诸方》)

治产后，小腹内恶血结聚成块，坚硬疼痛，胀满。

鳖甲(一两，涂醋炙令黄，去裙襕)　桃仁(一两，汤浸去皮尖、双仁，麸炒微黄)　桂心(一两)　川大黄(三分，锉碎，醋拌炒干)　吴茱萸(一分，汤浸七遍，焙干微炒)　鬼箭羽(一两)　牛膝(一两，去苗)　当归(一两，锉，微炒)　菴蔄子(一两)

上件药，捣筛为散。每服三钱，水酒各半中盏，入生姜半分，煎至六分，去滓，食前稍热服。

4. 硇砂散(《太平圣惠方·卷七十九·治产

后积聚癥块诸方》)

治产后恶血不散，结成癥块，脐腹疼痛。

硇砂(一两，细研) 芫花(半两，醋拌炒干) 虻虫(半两，去翅足，微炒) 水蛭(半两，微炒) 琥珀(三分) 干漆(半两，捣碎，炒令烟出) 没药(三分) 桂心(半两) 麝香(一分，研入)

上件药，捣细罗为散，入研了药令匀。每服食前，以温酒调下一钱。

5. 水蛭散(《太平圣惠方·卷七十九·治产后积聚癥块诸方》)

治产后恶血不尽，经脉日久不通，渐成癥块，脐腹胀硬，时时疼痛。

水蛭(八十枚，炒令黄) 虻虫(八十枚，去翅足，微炒) 牛膝(一两，去苗) 牡丹(半两) 桃仁(一分，汤浸去皮尖、双仁，麸炒微黄) 桂心(半两) 菴蔺子(一两) 当归(一两，锉，微炒) 鳖甲(一两，涂醋炙令黄，去裙襕) 干漆(一两，捣碎，炒令烟出) 鬼箭羽(三分) 琥珀(三分) 吴茱萸(半两，汤浸九遍焙干，微炒) 芫花(半两，醋拌炒令黄) 麝香(一分，研入)

上件药，捣细罗为散，入研了药令匀。每服食前，以温酒调下一钱。

6. 木香丸(《太平圣惠方·卷七十九·治产后积聚癥块诸方》)

治产后恶血不散，积聚成块，在脐腹下，坚硬疼痛。

木香(半两) 京三棱(一两，微煨，锉) 槟榔(一两) 桂心(半两) 附子(一两，炮裂，去皮脐) 没药(半两) 阿魏(半两，面裹煨面熟为度) 桃仁(一两，汤浸去皮尖、双仁，麸炒微黄) 鳖甲(一两，涂醋炙令黄，去裙襕) 芎䓖(半两) 虻虫(一分，去翅足，微炒) 水蛭(一分，微炒令黄) 当归(半两，锉，微炒) 牡丹(半两) 赤芍药(半两) 硇砂(半两，细研) 川大黄(一两半，锉碎，微炒) 干漆(一两，捣碎，炒令烟出)

上件药，捣罗为末，炼蜜和捣五七百杵，丸如梧桐子大。每服以温酒下二十丸，日三四服。

7. 桂心丸(《太平圣惠方·卷七十九·治产后积聚癥块诸方》)

治产后血气不散，积聚成块，上攻心腹，或时寒热，四肢羸瘦烦疼，不思饮食。

桂心(半两) 没药(半两) 槟榔(半两) 干漆〔三分，捣碎，炒令黄燥(烟出)〕 当归(半两，锉，微炒) 赤芍药(半两) 川大黄(一两，锉碎，微炒) 桃仁(一两，汤浸去皮尖、双仁，麸炒微黄) 鳖甲(一两，涂醋炙令黄，去裙襕) 延胡索(一两) 厚朴(一两，去粗皮，涂生姜汁炙令香熟) 京三棱(一两，微煨，锉) 牡丹(半两) 青橘皮(三分，汤浸去白瓤，焙)

上件药，捣罗为末，炼蜜和捣五七百杵，丸如梧桐子大。每服以温酒下三十丸，日三四服。

8. 鳖甲丸(《太平圣惠方·卷七十九·治产后积聚癥块诸方》)

治产后积聚，按之跃手，食饮不为肌肤，萎黄不耐劳苦，呕逆上气，月水闭塞。

鳖甲(一两半，涂醋炙令黄，去裙襕) 川大黄(一两，锉碎，微炒) 干漆(半两，捣碎，炒令烟出) 熟干地黄(一两) 赤芍药(一两) 芎䓖〔三分(半两)〕 桂心(半两) 延胡索(半两) 牡丹(半两) 蛴螬(十四枚，微炒) 䗪虫(十四枚，去翅足，微炒) 水蛭〔三(一)分，炒令黄〕 当归(三分，锉，微炒) 干姜(半两，炮裂，锉) 虻虫(十四枚，去翅足，微炒)

上件药，捣罗为末，炼蜜和捣三五百杵，丸如梧桐子大。每于食前，以温酒下十丸。

9. 桃仁煎丸(《太平圣惠方·卷七十九·治产后积聚癥块诸方》)

治产后恶血，结成癥块，羸瘦无力。

桃仁(四十九枚，汤浸去皮尖、双仁，研如膏) 生地黄汁〔一(二)升〕 生牛膝汁(一升) 白蜜(五两)

以上四味，同于石锅中，慢火熬如稀饧。

鳖甲〔十(一)两半，涂醋炙令黄，去裙襕〕 京三棱(一两，微煨，锉) 当归(一两，锉，微炒) 延胡索(一两) 干漆(一两，捣碎，炒令烟出) 芫花(半两，醋拌炒干) 水蛭(四十九枚，炒令黄) 虻虫(四十九枚，去翅足，微炒) 槟榔(一两) 川大黄(一两，锉碎，微炒) 桂心(二两) 琥珀(一两)

上件药，捣细罗为末，入前煎中溲和，捣三二百杵，丸如梧桐子大。每服食前，以温酒下二十丸。

10. 干漆丸(《太平圣惠方·卷七十九·治产后积聚癥块诸方》)

1）治产后恶血不散，结成癥块，经脉不利。

干漆（一两，捣碎，炒令烟出） 牡丹（三分） 赤芍药〔半（一）两〕 琥珀（一两） 桃仁（一两，汤浸去皮尖、双仁，麸炒微黄） 牛膝（一两，去苗） 桂心（三分） 吴茱萸（三分，汤浸七遍炒） 川大黄（一两，锉，微炒） 水蛭（三十枚，炒令黄） 虻虫（三十枚，去翅足，微炒） 菴䕡子（一两） 乱发灰（一钱） 䗪虫（三十五枚，微炒） 大麻仁（半两） 鳖甲（一两，涂醋炙令黄，去裙襕） 蛴螬（十三枚，微炒）

上件药，捣罗为末，炼蜜和丸如梧桐子大。每服二十丸，空心以温酒下。

2）治产后脐下结硬，大如升，月经不通，成积聚癥块，羸瘦。

干漆（半斤，捣碎炒令烟出，研为末） 生地黄（十斤，捣绞取汁）

上件药相和，煎令可丸，即丸如梧桐子大，每日空心，以温酒下二十丸，渐加至三十丸。

11. 芫花丸（《太平圣惠方·卷七十九·治产后积聚癥块诸方》）

1）治产后，腹中有癥块，疼痛不可忍。

芫花（一两，醋拌炒干） 川乌头（一两，炮裂，去皮脐） 干姜（一两，炮裂，锉） 木香（一两） 蓬莪术（一两） 刘寄奴（半两） 桂心（一两） 当归（一两，锉，微炒） 没药（一两）

上件药，捣罗为末，先以米醋五升，于银锅中煎如稀饧，后下药末，捣三二百杵，丸如绿豆大。每服空心，以温酒下十丸。

2）治产后积聚癥块，腹胁疼痛。

芫花（一两，半醋拌炒令干，捣罗为末） 巴豆（一分，去皮心，研纸裹压去油） 硇砂（三分，细研）

上件药，都研令匀，以醋煮面糊和丸如绿豆大。每服以醋汤下二丸，兼治败血冲心，煎童子小便下五丸。

12. 琥珀丸

1）《太平圣惠方·卷七十九·治产后积聚癥块诸方》

治产后恶血不散，积聚成块。

琥珀（一两） 赤芍药（一两） 桂心（一两） 当归（一两，锉，微炒） 川大黄（一两半，锉碎，微炒） 干漆（一两，捣碎，炒令烟出） 虻虫（二分，去翅足，微炒） 水蛭〔一（三）分，炒令黄〕 鳖甲（一两，涂醋炙令黄，去裙襕） 硇砂（一两，细研） 桃仁〔一（二）两，汤浸去皮尖、双仁，麸炒微黄〕

上件药，捣罗为末，炼蜜和捣三二百杵，丸如梧桐子大。每日空心及晚食前，以温酒下二十丸。

2）《太平圣惠方·卷七十九·治产后血瘕诸方》

治产后积聚成血瘕，致月水不通，小腹疼痛。

琥珀（一两，细研） 没药（一两） 当归（一两，锉，微炒） 赤芍药（一两） 京三棱（一两） 鳖甲（一两，涂醋炙微黄） 虻虫（一两，去翅足，微炒） 水蛭（一两，炒令黄）

上件药，捣罗为末，炼蜜和捣三二百杵，丸如绿豆大。每日空心，以温酒下十丸。

13. 硇砂丸（《太平圣惠方·卷七十九·治产后积聚癥块诸方》）

治产后，积聚癥块，疼痛。

硇砂（五两，莹净颗块者，以固济了瓷瓶，一所用独扫灰纳瓶中，可一半安硇砂在中心上，又以灰盖之后，盖瓶口以武火断令通赤，待冷取出细研如粉） 川大黄（半两，锉碎，微炒） 干姜（一分，炮裂，锉） 当归（半两，锉，微炒） 芫花（半两，醋拌炒干） 桂心（半两） 麝香（一分，细研）

上件药，除硇砂外，捣罗为末，入研了药令匀，以酒煮蒸饼和丸如绿豆大。每日空心，以温酒下五丸，不饮酒，荆芥汤下亦得。

14. 三棱丸（《太平圣惠方·卷七十九·治产后积聚癥块诸方》）

治产后癥块。

京三棱（一两，微煨，锉） 木香（半两） 硇砂（三分，细研） 芫花（半两，醋拌炒干） 巴豆（一分，去心，皮纸裹压去油）

上件药，捣细罗为末，研入前件硇砂巴豆令匀，以米醋二升，熬令减半，下诸药，慢火熬令稠，可丸，即丸如绿豆大。每服空心，以醋汤下二丸。

15. 大黄煎方（《太平圣惠方·卷七十九·治产后积聚癥块诸方》）

治产后积聚血块，攻心腹，发即令人闷绝，兼破鬼胎等病。

川大黄（一两，锉碎，微炒） 芫花（一两，醋拌炒令干） 蓬莪术（一两） 咸硝（一两） 桃仁（一两，汤浸去皮尖、双仁，麸炒微黄） 朱粉

（半分）

上件药，捣罗为末，以醋二升，于铁器中，慢火熬令稀稠得所，即下米粉搅匀。每日空心，以温酒调下一茶匙。

16. 破癥丸（《太平圣惠方·卷七十九·治产后积聚癥块诸方》）

治产后，积聚癥块疼痛。

硇砂（一两半） 硫黄（一两） 水银（一钱）

上件药，以不著油铫子，先下硫黄，次下硇砂，以箸搅令匀，次入水银，又搅炒令稍黑，不绝烟便倾出，候冷细研，以醋浸蒸饼和丸如绿豆大。每服食前，以当归酒下三丸。

17. 菴蕳子丸（《太平圣惠方·卷八十·治产后恶血腹内㽲刺疼痛诸方》）

治产后积聚，恶血攻刺心腹，及两胁㽲痛。

菴蕳子 延胡索 肉桂（去皴皮） 当归（锉，微炒，各一两） 干漆（捣碎，炒令烟出） 五灵脂 没药 牡丹 神曲（微炒，各半两）

上件药，捣罗为末，以醋煮面糊和丸如梧桐子大。不计时候，煎生姜醋汤下二十丸，温酒亦得。

18. 朱砂丸（《普济方·卷三百四十九·产后诸疾门·产后积聚癥块》）

治产后虚，中有积结成诸疾。

黑附子 桂心 白姜（各半两） 巴豆（一钱，醋浸煮，去皮尖）

上为细末，入巴豆研停，醋煮面糊丸如麻子。每服三丸，或至五丸，冷茶下，服之取泻为度。

19. 朱砂斑蝥丸（《普济方·卷三百四十九·产后诸疾门·产后积聚癥块》）

治产后吃硬食，变作血气食块，无问新旧。

皂角末（三分） 巴豆（四枚，去油） 硇砂（一皂子大块） 干蝎 斑蝥（十个） 红娘子（五个） 水蛭（三个） 朱砂（一钱）

上为末，蜜和丸，都分作十五丸。每服一丸至二丸三丸，以温酒下。初更吃，平明取下血化水，十年之病治之，或大便小便不多。

20. 辰砂大红丸（《普济方·卷三百四十九·产后诸疾门·产后积聚癥块》）

治产后寒热晕闷，血食块硬，疼痛不止。

朱砂（半入药，半为衣） 生干地黄（炮） 没药 乳香 肉苁蓉 肉桂 延胡索 姜黄 硇砂（各半两） 斑蝥（一分） 海马（半钱）

上为末，酒煮面糊为丸如酸枣大。每服一丸，煎当归酒化下温服；经水不行，煎红花酒下。

21. 牡蒙圆（一名**紫盖丸**）（《普济方·卷三百四十九·产后诸疾门·产后积聚癥块》）

治妇人产后十二癥病，带下无子，皆是冷风寒气。或产后未满百日，胞络恶血未尽，便利于悬圊上，及久坐，湿寒入胞里，结在小腹，牢痛，谓之积聚。小如鸡子，大者如拳头，按之跳手隐隐然；或如虫啮，或如针刺，气时抢心，两胁支满不能食，饮食不消化，上下通流；或胃脘痛连玉门背膊，呕逆短气汗出；少腹若寒，胞中创，咳引阴痛，小便自出，子门不正，令人无子；腰胯疼痛，四肢沉重浮跃，一身尽肿，乍来乍去，大便不利，小便淋沥；或月经不通，或下如腐肉，青黄赤白黑等如豆汁。

牡蒙 厚朴 硝石 前胡 干姜 䗪虫 牡丹皮 蜀椒 黄芩 桔梗 茯苓 细辛 葶苈 人参 芎䓖 吴茱萸 桂心（各十八铢） 大黄（二两半） 附子（一两六铢） 当归（半两）

上二十味为末，蜜和更捣万杵，丸如梧桐子大。空心温酒下三丸，日三，不知则加之至五六丸，下赤白青黄物如鱼子者，病根出矣。

22. 无极丸（《本草单方·卷十二 女科·经闭》）

治妇人经血不通，赤白带下，崩漏不止，肠风下血，五淋，产后积聚，癥瘕腹痛；男子五劳七伤；小儿骨蒸潮热等证。其效甚速。宜六癸日合之。

锦纹大黄（一斤，分作四份：一份用童尿一碗、食盐二钱浸一日，切晒；一份用淳酒一碗浸一日，切晒，再以巴豆仁三十五粒同炒，豆黄去豆不用；一份用红花四两泡水一碗，浸一日，切晒；一份用当归四两，入淡醋一碗，同浸一日，去归切，晒）

为末，炼蜜丸梧子大。每服五十丸，空心温酒下，取下恶物为验，未下，再服。

23. 破紫血丸（《妇科秘方·万病回生丹治产后十八症》）

治产后积聚，瘀血成块。

红娘子（一钱，微炒） 蒲黄（三钱） 归尾（酒浸） 斑蝥（去头足，焙，七分） 雄黄 血竭（一钱）

共为细末，面糊为丸如胡桃大，金箔为衣。每服九丸，空心酒送，一服痛止。

24. 四神散（《彤园医书（妇人科）·卷五·产

后门·积聚》)

治产后瘀血不消,积聚成块,心腹切痛。

当归　川芎　赤芍　炮黑姜(等分)

晒研极细,每用酒调三钱,日二服,或煎服。

二、治产后积聚验方

1)《普济方·卷三百四十九·产后诸疾门·产后积聚癥块》

治产后恶血行少,腹中成块,疞痛不可胜忍。

鳖甲(一两,硇砂化醋,炙黄为丸)　官桂　牛膝　川芎　当归　牡丹皮(去心)　延胡索　槟榔　楝子(各半两)　狼毒(十铢)　芫花(一两半)　大黄(一分,醋炙)　麝香(去毛,一铢)

上狼毒捶碎,醋三碗,同芫花土器内煮干炒令黄细研,罗为末,上件药依法修制,先于乳钵内研芫花、狼毒、麝香共为细末,所余药只作一处杵相滚芫花等令匀。每服用三钱,于土器内浓煎汤调下,空心服。

2)《彤园医书(妇人科)·卷五·产后门·积聚》

治产后诸积,不任攻伐,用此去热养阴,积聚自消。

酒洗白芍(三钱)　酒炒条芩(钱半)　茯苓(二钱)　生姜(三片)

日三服。

治血瘕积聚,脐下胀痛发热,食少倦怠。

当归(二两)　酒炒赤芍　炒蒲黄　炒元胡　桂心　血竭(各一两)

晒研极细。每用酒调二钱,日二服。

【医论医案】

《冯氏锦囊秘录·女科精要·卷十八·产后积聚瘕疝》

有产妇腹中一物时痛不止,以为血瘕,用行血破气药,两胁肚腹尤甚,肢节间各结小核,隐于肉里,以为鳖子,治亦不效。殊不知肝血而养诸筋,何处之骨不属于肾,何处之筋不属于肝,此肝血虚损,筋涸而挛结耳。养其脾土,补水以滋肝血,则筋自舒,八珍汤、逍遥散、归脾汤加减治之。甚者,温补肾元,则真阳得而气行乃健,何有假物成形之患,真阴得而血分不枯,自无筋挛、胁痛之虞矣。

第十节

产后浮肿

产后头面肢体发生虚浮肿胀的,或上身不肿而下肢浮肿,按之凹陷的,称为产后浮肿。

【辨病因】

本病多因产后体虚,风寒乘袭,或因饮食不节,恣食膏粱厚味,或因产耗气伤血,脾失健运,或因产伤肾,肾失蒸化所致。

《圣济总录·卷一百六十五·产后肿满》:“论曰:产后气血俱虚,寒湿客搏,致脾胃怯弱,不能播散诸气,使水血不分,流溢肌肤,故为肿满,利其小水,则病可愈。”

《妇人大全良方·卷二十二·产后四肢浮肿方论第十》:“夫产后劳伤血气,腠理虚,则为风邪所乘。邪搏于气,不得宣越,故令虚肿轻浮。”

《邯郸遗稿·卷四·产后》:“盖产后浮肿多端,或胎前肿至产后者,或产后着风寒而肿者,或内伤生冷而肿满者,或因败血化水而肿满肠鸣者,或因血虚气滞而浮肿者,切不可专用导药,宜辨其虚实而治之。”

《女科经纶·卷六·产后证下》:“(产后浮肿属血与气搏留滞经络)陈无择曰:产后浮肿多端,有自怀妊肿至产后不退;亦有产后失于将理,外感寒暑风湿,内则喜怒忧惊,血与气搏,留滞经络。”

【辨病机】

本病的病机主要为产后气血亏损,脾虚失运;或产后肾虚,水液泛溢;或肝肾阴虚,肝失疏泄,脾失健运,土不制水,水湿泛溢为肿。

一、气血亏虚

《医述·卷十三·女科原旨·产后》:“产后浮肿,多属气血两亏,脾胃薄弱,营卫不能运行所致。若云发汗利小便,是重竭其津液而益虚其虚矣。岂产后之肿,竟作外邪有余治乎?”

二、瘀血停滞

《妇人大全良方·卷二十二·产后四肢浮肿

方论第十》:"产后败血乘虚停积于五脏,循经流入四肢。留淫日深,却还不得,腐坏如水,故令面黄,四肢浮肿。"

《妇科冰鉴·卷七·产后门·浮肿》:"产后浮肿,多由败血停留,乘虚流入经络,血化为水,故令浮肿。"

三、脾肾两虚

《胎产心法·卷下·浮肿论》:"产后手足俱浮,皮肤间光莹色润,乃脾虚不能制水,肾虚不能行水也。"

《产孕集·下篇·去疾第十三》:"产后浮肿,乃大虚也。脾恃中气以运阴阳,中气者,阳气也。产后亡血,阳气大虚,脾无所恃,失转运之正,水气停蓄,津液阻梗。木郁于左,无升达之力。金逆于右,无下行之路。气位于上,水位于下。肺不降则水上逆,肝不升则气下陷,上逆则肿头目,下陷则肿肚腹。四肢者,诸阳之本,脾之所属也。血亡阳散,失所依附,渔于四末,而水湿随之,无所泄越,故壅阻而为肿。前人论此,谓恶血流入四肢,夫恶血瘀滞,能为痿痹而不为浮肿,浅小之见,无足深辨。"

【辨病证】

产后浮肿症见面目四肢皆浮肿,腹胀纳少,腰腿酸软,便溏,为脾肾两虚;或见脘闷胁胀,善太息,急躁易怒,脉弦细,为气滞。

一、辨气分血分

《妇人大全良方·卷二十二·产后四肢浮肿方论第十》:"夫产后劳伤血气,腠理虚,则为风邪所乘。邪搏于气,不得宣越,故令虚肿轻浮。是邪搏于气,气肿也。若皮肤如熟李状,则变为水肿。"

《妇科冰鉴·卷七·产后门·浮肿》:"然有气分、血分、水肿之别,不可不辨。轻虚浮肿,心胸胀满,因素有水饮,名曰气分也。皮如熟李,遍身青肿者,名曰血分也。若喘嗽小便不利,为水肿矣。"

《沈氏女科辑要·卷下·浮肿》:"沈尧封曰:产后浮肿,先要分水病、气病。水病皮薄色白而亮,如裹水之状;气病皮厚色不变。《经》云:肾者,胃之关也。关门不利,聚水生病。盖产后肾气必损,胃底阳微不能蒸布津液,通调水道,此聚水之由也。宜肾气汤丸。是证皮薄色白可证。人身营卫之气,通则平,滞则胀。顽痰、瘀血,皆能阻滞气道作肿。是证皮厚色不变,以脉弦者为痰;脉结而芤者为血分证,分别论治用药。更有一种血虚而致气滞者,其肿不甚,色带淡黄,宜归身为君,佐以白术、陈皮、茯苓之类。"

二、辨虚实

《明医指掌·卷九·妇人科·产后六》:"产后败血停蓄五脏,循经流入于四肢,化为水,因成虚浮肿者,调经散。产后血气大虚,肢体浮肿者,不可通利其水,宜大补气血,四君子汤加苍术。"

《女科经纶·卷六·产后证下·产后浮肿属体虚有湿热》:"朱丹溪曰:产后浮肿,小便少,口渴,恶寒,无力,脉沉,此体虚而有湿热之积,必上焦满闷,宜补中导水行气可也。方用白术、陈皮、茯苓、川芎、木通。"

《竹林女科证治·卷三·保产下·浮肿》:"产后浮肿有败血停积,以致营卫阻滞,运行失度,面目四肢浮肿者,宜芎归汤加血余炭、荆芥、牛膝、瞿麦,血行则肿自消,有气血大虚,肢体浮肿者,不可利水,宜八珍汤。若水气浮肿必发嗽,小便必数,治当利水,宜宣气汤。"

【论治法】

妇人产后水肿治疗上多宜健运脾胃,脾旺,运化水湿功能正常,水肿自消。

《赤水玄珠·卷二十三·产后四肢浮肿》:"产后四肢浮肿者,乃败血乘虚流注,宜用小调经散。陈无择云:若风邪乘于气分,皮肤肿而浮虚,乃气也。若皮肤肿如熟李,乃水也。盖气肿者,宜发汗。水肿者,宜利小便。薛氏谓:若寒水侮土,宜养脾肺。若气虚浮肿,宜益脾胃。若水气浮肿,宜补中气。仍参水分血分而治。"

《孕育玄机·卷下·四肢浮肿》:"肿满之症虚实不同,实者可消,虚者当补。乃若产后之肿,除有瘀血、食积、怒气外,皆虚也。或中气大虚,不能通调水道,小便不利而肿者,治在补中;或肾气大虚,不能分注水气,以致水积膀胱而肿者,治在补肾。补中用补中益气汤加茯苓、泽泻、木通;补肾用《金匮》肾气丸加琥珀、沉香;如气血两虚者,早用补气药利水,晚用补阴药兼利水,早晚两治,效速如神。毋曰肿胀属实，必以大腹皮、苍术、枳、朴、商陆、牵牛、大戟、芫花、千金子等物也。"

《妇科玉尺·卷四·产后》："产后浮肿，有因败血蓄于五脏，循经流入四肢而化为水，因乘虚浮肿者，宜调经汤。有气血大虚，肢体浮者，不可利水，宜八珍汤。有浮肿而有水气当利者，宜宣气汤。"

《妇科冰鉴·卷七·产后门·浮肿》："若属气分者，枳术汤；属血分者，小调经散。水肿者，茯苓导水汤。"

《产科发蒙·卷四·产后肿满第十一》："若小便涩滞，渐肿满者，此浊液流入经络，留淫日深，而散漫偏身也，宜橐吾饮。其人若小腹有块坚硬，唇口干燥，恶露下少者，紫葳苏木汤，《千金》牛膝汤之类择用。若肿中有凝结者，泽兰汤。若肿胀稍硬，腰以下更甚，而无光泽，小便短少者，六皮煎。用之不效，而肿势日盛者，禹翼汤尤神效。若服诸导水消瘀药，而并不效，肿胀充满，腹如抱瓮，手足似腰大，皮肤光泽如莹者，非用禹绩汤，则决不能取效。此方实出于予之心裁，而救危起废之神剂也。若每欲小便，必大便不利者，甚治难，宜用茯苓汤加琥珀一钱。若肿不甚，涉遍身而饮食气宇如故，或时肩背拘急，或又疼痛者，宜利气之剂，集香汤尤妙。若面独肿而久不消者，分心气饮，或独味紫苏汤。若面无血色，肿状如熟李，大便滑者，下焦虚，琥珀汤，加味肾气丸料之类，宜选用焉。其他有脚气湿毒敦阜等肿，而见证多端，治法各异焉，不能备录于兹。"

《金匮启钥（妇科）·卷五·痞闷论》："又有四肢浮肿者，若专作水气治之，则无益矣。盖凡治水，多用导水之药，极易虚人，产后即虚，又以药虚损之，是谓重虚多致不救，但服小调经散以行血消肿，则愈。然有气分血分之异，又不可不辨，小调经散血分合宜。若体虚为风邪所乘，邪搏于气，不得宣越，致令浮轻是气肿也，若肤如熟李状，则又为水肿。气肿者，发汗即愈。水肿者，利小便自瘥。大调经散、旋覆花汤，可微汗而略利小便。夺魂散、通术汤可利小便，均治产后浮肿之要药。至白术可治气分，大法以气血为主，佐以理中加茯苓，六君子及加减《金匮》肾气丸，此皆千古之定规，后有明者，总不离此范围也。"

一、发汗利水

《妇人大全良方·卷二十二·产后四肢浮肿方论第十》："气肿者，发汗即愈；水肿者，利小便瘥也。"

《济阴纲目·卷十三·产后门下·浮肿》："夫产后劳伤血气，腠理虚，则为风邪所乘，邪搏于气，不得宣越，故令虚肿轻浮，是邪搏于气，气肿也。若皮肤如熟李状，则变为水肿。气肿者，发汗即愈；水肿者，利小便瘥也。如产后风寒在表，面目四肢浮肿，宜《局方》七圣丸，白汤下，日加，以利为度。如浮肿至膝，喘嗽，加木香，槟榔倍之，谓气多也；如浮肿，又头痛昏冒，加羌活、川芎，谓风多也；如只浮肿，止七圣丸本方服。"

二、活血行气

《严氏济生方·妇人门·校正郭稽中产后二十一论治》："但服调经散血行肿消，自然良已。黑龙丹亦治产后浮肿血滞所致，不可不知。"

《普济方·卷三百四十九·产后诸疾门·产后血风血虚浮肿》："大抵产后败血停积五脏，流入四肢，令人浮肿。医人不识，便作水气治之。凡治水气，多以导水药。极是虚人，况产后本虚，又以药虚之，可谓重虚，往往因致枉夭，但此药血行肿自消。又去血过多，心虚易惊，加龙脑煎服。四肢浮肿，加甘草。鲍氏方有评曰：产后肿证多端，当治所因。治之有血分气分当辨，调经散治血分固效，力浅耳。"

《医方集宜·卷七·产后·产后法》："产后浮肿，有败血流于四肢，宜用小调经汤。"

《邯郸遗稿·卷四·产后》："虽见虚，又不可便用重补，须治其气，气顺理其血，血活则气血和而病得效矣。然顺气之药，当以黑龙丹、黑神丸、五积散、紫苏饮调经之剂。"

《冯氏锦囊秘录·女科精要·卷十八·产后杂症门·产后浮肿》："产后四肢浮肿，由败血乘虚停积，而循经流入四肢，留淫日深，腐坏如水，故令面黄，四肢浮肿。医人不识，便作水气治之。多用导水。凡治水药极能虚人，产后既虚。药又虚之，是谓重虚，多致夭枉，服小调经散，血行肿消即愈。"

三、补气养血

《医学正传·卷三·肿胀》："产后浮肿，必大补气血，少佐以苍术、茯苓，使水自降，大剂白术补脾。"

《医学原理·卷九·肿胀门·治肿胀大法》："凡产后浮肿，必在大补气血为主，佐以燥湿之剂。如壅满者，加半夏、陈皮、香附之类；如挟热当清肺金，如麦冬、黄芩之属。"

四、补益脾肾

《傅青主女科·女科下卷·产后·产后四肢浮肿七十三》："产后四肢浮肿，寒热往来，气喘咳嗽，胸膈不利，口吐酸水，两胁疼痛，人皆曰败血流于经络，渗于四肢，以致气逆也。谁知是肝肾两虚，阴不得出之阳乎？夫产后之妇，气血大亏，自然肾水不足，肾火沸腾。然水不足，则不能养肝，而肝木大燥，木中乏津，木燥火发。肾水有党，子母两焚，火焰直冲，而上克肺金，金受火刑，力难制肝，而咳嗽喘满之象生焉。肝火既旺，而下克脾土，土受木刑，力难制水，而四肢浮肿之病出焉。然而肝木之火旺，乃假象，而非真旺也。假旺之气，若盛而实不足，故时而热时而寒，往来无定，乃随气之甚衰以为寒热。而寒非真寒，热亦非真热，是以气逆于胸膈之间而不舒耳。两胁者，肝之部位也。酸者，肝之气味也。吐酸胁疼痛，皆肝虚而肾不能荣之象也。治法宜补血以养肝，补精以生血，精血足而气自顺，而寒热咳嗽浮肿之病悉退矣，方用转气汤。"

《胎产心法·卷下·浮肿论》："冯氏云：产后浮肿，若寒水侮土，宜养脾肺。若气虚浮肿，宜益脾胃。若水气浮肿，宜补中汤。若兼喘咳而脉沉细无力，此命门火衰，脾土虚寒也，八味丸主之。腹满者，虚气而非血也，补中汤送八味丸。一以升补清阳，一以敛纳浊气，升降既得，而胀满自消矣。"

【论用方】

一、治产后浮肿方

1. 羌活汤（《圣济总录·卷一百六十五·产后肿满》）

治产后浮肿烦闷。

羌活（去芦头）　青橘皮（去白麸炒，各半两）　枳壳（去瓤麸炒）　芎䓖　生干地黄（焙）　白术（锉）　桑根白皮（各一两）　木香　牵牛子（略炒）　诃黎勒皮（微炒）　赤茯苓（去黑皮，各半两）

上十一味，粗捣筛。每服三钱匕，水一盏煎至七分，去滓温服，不拘时候。

2. 牵牛子丸（《圣济总录·卷一百六十五·产后肿满》）

治产后遍身肿满。

牵牛子（半生半熟）　枳壳（去瓤麸炒，各一两）　当归（切，焙）　生干地黄（焙）　芎䓖　桑根白皮（锉）　木香（炮）　防己　诃黎勒（炮去核，各半两）

上九味，捣罗为末，炼蜜丸如梧桐子大。每服二十丸，煎桑根白皮汤下，不拘时。

3. 羚羊角汤（《圣济总录·卷一百六十五·产后肿满》）

治产后肿满，心烦气闷，肠胃不利。

羚羊角（屑）　延胡索　枳壳（去瓤麸炒）　芍药　刘寄奴　槟榔（锉）　桑根白皮（锉，等分）

上七味，粗捣筛。每服三钱匕，水一盏，煎至七分，去滓温服，不拘时。

4. 商陆汤（《圣济总录·卷一百六十五·产后肿满》）

治产后通身暴肿，烦闷不食。

商陆根（锉，二两）　防风（去叉，一两）　甘草（炙，半两）　附子（炮裂，去皮脐，一枚）　赤小豆（二合）　麻子仁（三合）

上六味，㕮咀如麻豆。每服五钱匕，水一盏半，煎取一盏，去滓温服，不拘时。

5. 干地黄汤（《圣济总录·卷一百六十五·产后肿满》）

治产后遍身头面浮肿。

生干地黄（焙）　白术　芍药　赤茯苓（去黑皮，各一两）　桑根白皮（锉，二两）　甘草（锉，半两）　赤小豆（五合）　黄芪（锉）　商陆根（锉，各二两）

上九味，并生用，粗捣筛。每服五钱匕，水一盏半，煎至一盏，去滓温服，不拘时。

6. 枳壳丸（《圣济总录·卷一百六十五·产

后肿满》)

治产后头面浮肿,两胁痛。

枳壳(去瓤麸炒,一两一分) 诃黎勒(煨去核,二两) 当归(切,焙) 大黄(锉,炒) 防己 芍药(微炒,各三分) 郁李仁(酒浸去皮,一两) 木香 芎䓖 甘草(炙,锉,各半两) 牵牛子(一两,炒捣,取半两用)

上一十一味,捣罗为末,炼蜜和丸梧桐子大。每服二十丸,煎桑白皮枣汤下。加至三十丸。

7. 防己汤(《圣济总录·卷一百六十五·产后肿满》)

治产后肿满不能食。

防己(二两) 防风(去叉) 芎䓖 附子(炮裂,去皮脐) 甘草(炙,锉) 当归(切,焙) 陈橘皮(去白,焙,各一两) 赤小豆(拣二合)

上八味,㕮咀如麻豆。每服三钱匕,水一盏,入生姜三片,同煎至六分,去滓食前温服。

8. 调经散(《三因极一病证方论·卷十七·产科二十一论评》)

治产后四肢浮肿。因产后败血停积于五脏,循经流入于四肢,留淫日深,腐败如水,故令四肢面目浮肿。

没药(别研) 琥珀(别研) 桂心 赤芍药 当归(各一钱) 细辛 麝香(各半钱,别研)

上为末。每取半钱匕,生姜汁、温酒各少许,调匀服。

9. 加减吴朱萸汤(《妇人大全良方·卷二十二·产后四肢浮肿方论第十》)

治妇人脏气本虚,宿挟风冷,胸膈满痛,腹胁绞刺,呕吐恶心,饮食减少,身面虚浮,恶寒战栗;或泄不止,少气羸困;及因生产,脏气暴虚,邪冷内胜,宿疾转增。

吴茱萸(一两半) 苦梗 干姜 甘草 麦门冬 防风 半夏 细辛 当归 赤茯苓 牡丹皮 桂心(各半两)

上为粗末。每服四钱。水盏半煎至七分,去滓,食前热服。

10. 正脾散(《济阴纲目·卷十三·产后门下·浮肿》)

治产后通身浮肿,及治妇人大病后脾气虚弱,中满腹胀等症。(此行气法,谓之正脾者,气行而脾得运也)

蓬莪术 香附子(童便浸) 茴香 甘草(炙) 陈皮(各等分)

上为细末。每服二钱,灯心草木通汤下。

11. 小调中汤(《济阴纲目·卷十三·产后门下·浮肿》)

治产后一切浮肿,但用此药,无不效者。(补脾胃,行瘀血,妙在调服法)

茯苓 当归 白芍药 陈皮(各一钱) 白术(一钱半)

上切作一剂,煎汤调后药末:

没药 琥珀 桂心(各一钱) 细辛 麝香(各五分)

12. 橘皮酒(《济阴纲目·卷十三·产后门下·浮肿》)

治产后肌浮,以此行气。

橘皮为末,每服二钱,酒调服。

13. 七圣丸(《济阴纲目·卷十三·产后门下·浮肿》)

治产后风气壅盛,面目四肢浮肿,涕唾稠黏,咽干口燥,心胁胀满,大便秘,小便赤,睡卧不安。(此方为实热者设)

肉桂(去皮) 川芎 大黄(酒蒸) 槟榔 木香(各半两) 羌活 郁李仁(去皮,各一两)

上为末,炼蜜丸如桐子大。每服十五丸,食后温汤下。山岚瘴地最宜服,量虚实加减。如浮肿,又头痛昏冒,加羌活川芎,谓风多也;如只浮肿,止用本方。

14. 加味八物汤(《济阴纲目·卷十三·产后门下·浮肿》)

治产后遍身浮肿,气急潮热。

人参 白茯苓 熟地黄 小茴香(各三钱) 白术 川芎(各四钱) 当归 白芍 香附子(各五钱) 柴胡 黄芩 甘草(各一钱)

上锉散,分作六七服。每服加生姜三片,水煎,空心热服。尽此药,方服调经丸。若肚痛,加玄胡索、干漆、枳壳各三钱;若呕吐恶心,加良姜、砂仁各二钱;若手足麻痹,加肉桂一钱半;若咳嗽,加五味子、款冬花、杏仁。

15. 加减金匮肾气丸(《济阴纲目·卷十三·产后门下·浮肿》)

治肺肾虚,腰重脚肿,小便不利,或肚腹肿胀,四肢浮肿,或喘急痰盛,已成蛊证,其效如神,此证多因脾胃虚弱，治失其宜，元气复伤而变证者，非此药不能救。（夫土为防水之堤，肾为置水之器，肾为胃之关，而开窍于二阴，土恶湿，肾恶燥，而命门之气藏于肾，为生土之母，主化津液以利膀胱，故肾气盛则土旺而水有所堤，自无泛溢之患。若火衰则气不化而水溢，溢则湿土卑滥而妄行矣，故有水胀之病。此方既能益火以生土，又能化气以利水，此其所以为治肿之圣药也，若于热胀，又非所宜）

熟地黄（四两，酒拌，捣膏） 白茯苓（三两） 山药 山茱萸 泽泻 牡丹皮 牛膝 车前子 官桂（各一两） 附子（半两）

上为末，和地黄，炼蜜丸如桐子大。每服七八十丸，空心白汤下。

16. 琥珀调经散（《丹台玉案·卷五·产后诸症》）

治产后浮肿。

琥珀（五钱） 白芍 当归（各三两） 没药 肉桂 细辛（各四钱） 甘草 麝香（各一钱）

上为末。每服一钱五分。食远酒调下。

17. 补中利水汤（《胎产心法·卷下·浮肿论》）

治产后七日外，消肿利水。

人参 白术（土炒，各二钱） 茯苓 白芍（炒，各一钱） 木瓜（八分） 陈皮（五分） 紫苏 木通 制苍术 大腹皮（黑豆水制净） 厚朴（姜汁制，各四分）

水煎服。如壅满，用制半夏、陈皮、制香附监之。虚，加人参。热，加去心麦冬、炒黄芩以清肺金。大便不通，加郁李仁、麻仁各一钱。

18. 调经汤（《胎产心法·卷下·浮肿论》）

治产后浮肿。

归身（酒洗） 赤芍 丹皮 桂心 赤茯苓 陈皮 炙草（各一钱） 细辛 炮姜（各五分）

姜一片，水煎服。

19. 加味吴萸汤（《彤园医书（妇人科）·卷五·产后门·产后浮肿》）

治脏气素虚，宿夹风冷，产后复感寒邪，致身面虚浮，恶寒战栗，或吐泄干呕，腹胁痛，食少困倦，肢冷吐涎。

泡吴萸（二钱） 干姜 桂心 防风 细辛 当归 丹皮 赤茯 法半 桔梗 藿香 甘草（各一钱）

20. 橐吾饮（《产科发蒙·卷四·产后肿满第十一》）

治产后浮肿。

当归 芎䓖 芍药 茯苓（各一中合） 桑白皮（一大合） 甘草（一小合） 橐吾茎叶（三大合）

上水煎服。次日加橐吾四钱，又次日加六钱，更加南天烛实尤妙。

21. 集香汤（《产科发蒙·卷四·产后肿满第十一》）

凡肿胀先用诸香以透彻关络，则小便易利。

沉香 丁香（各二钱） 木香 青木香 藿香 川芎 槟榔 赤茯苓 枳壳 甘草（炙，各三钱） 乳香（钱半） 麝香（一字，别研）

上粗末。每（二钱半）姜三片，紫苏三叶，空心煎服。

22. 分心气饮（《产科发蒙·卷四·产后肿满第十一》）

治产后肿满。

紫苏（二大合） 大腹 芍药 木通 半夏 茯苓 桑白皮（炒） 橘皮 青皮 羌活 甘草 灯草（各一中合）

生姜三片，枣二枚，水煎温服。

23. 加味六皮煎（《产科发蒙·卷四·产后肿满第十一》）

治产后肿满。

大腹皮（上） 桑白皮（上） 五加皮（中） 茯苓皮（上） 生姜皮（中） 木瓜（中） 橘皮（中） 姜黄（下） 灯草（上）

上九味，以水二盏煮取一盏，温服。

二、治气分证产后浮肿方

1. 大腹皮散（《太平圣惠方·卷七十九·治产后风虚浮肿诸方》）

治产后风虚气滞，头面四肢浮肿，喘息促，不思饮食。

大腹皮（一两，锉） 天蓼木（半两，锉） 白薇（半两） 猪苓（一两，去黑皮） 杏仁（半两，汤浸去皮尖、双仁，麸炒微黄） 槟榔（半两） 枳壳（三分，麸炒微黄，去瓤） 桑根白皮（一两，锉） 紫苏叶（半两） 麻黄（半两，去根节） 细辛（半

两） 甘草（半两，炙微赤，锉）

上件药，捣筛为散。每服三钱，以水一中盏，入生姜半分，煎至六分，去滓，不计时候温服。

2. 商陆散（《太平圣惠方·卷七十九·治产后风虚浮肿诸方》）

治产后风虚壅，通身浮肿，不能饮食。

商陆（一寸白色者） 赤小豆（一分生用） 大麻仁（一合） 附子（半两，炮裂，去皮脐） 甘草（一分，炙微赤，锉） 防风（一分，去芦头） 桑根白皮（一分，锉）

上件药，捣筛为散，分为五服。每服以水一中盏煎至六分，去滓服，三（二）服。

3. 汉防己散（《太平圣惠方·卷七十九·治产后风虚浮肿诸方》）

治产后风虚，气壅上攻，头面浮肿。

汉防己（一两） 枳壳（一两，麸炒微黄，去瓤） 猪苓（一两，去黑皮） 商陆〔二（三）分〕 桑根白皮（一两，锉） 甘草（三分，炙微赤，锉）

上件药，捣筛罗为散。每服四钱，以水一中盏，入生姜半分，煎至六分，去滓，不计时候温服。

4. 葶苈散（《太平圣惠方·卷七十九·治产后风虚浮肿诸方》）

治产后风虚气壅，通身浮肿，腹胁妨闷，上气促，不欲食。

甜葶苈（一两，隔纸炒令紫色） 枳壳（半两，麸炒微黄去瓤） 桑根白皮（一两半，锉） 当归（三分，锉，微炒） 大腹皮（一两，锉） 木香（半两） 紫苏茎（一两） 陈橘皮（一两，汤浸去白瓤，焙） 郁李仁（一两，汤浸去皮）

上件药，捣筛为散。每服四钱，以水一中盏，入生姜半分，煎至六分，去滓，不计时候温服。

5. 郁李仁散（《太平圣惠方·卷七十九·治产后风虚浮肿诸方》）

治产后风虚，头面四肢浮肿，坐卧不稳。

郁李仁（一两，汤浸去瓤） 防风（三分，去芦头） 羌活（三分） 赤茯苓（一两） 商陆（一两） 泽泻（三分） 汉防己（半两） 木香（半两） 槟榔（半两）

上件药，捣筛为散。先用赤小豆一升，以水五升，煮小豆烂，取汁二升，每服，用药三钱，小豆汁一中盏，煎至六分，去滓温服，日三服。

6. 紫菀散（《太平圣惠方·卷七十九·治产后风虚浮肿诸方》）

治产后风虚，遍身浮肿，上气喘咳，腹胁妨闷，不思饮食，四肢少力。

紫菀（一两，去苗土） 汉防己（半两） 桂心（半两） 细辛（半两） 槟榔（三分） 赤茯苓（半两） 桑根白皮（半两，锉） 大腹皮（半两，锉） 枳壳（半两，麸炒微黄，去瓤） 甜葶苈（半两，微炒） 木香（半两） 甘草（半两，炙微赤，锉）

上件药，捣筛罗为散。每服三钱，以水一中盏，入生姜半分，煎至六分，去滓，不计时候温服。

7. 槟榔丸（《太平圣惠方·卷七十九·治产后风虚浮肿诸方》）

治产后风虚，头面浮肿，胸胁刺痛，四肢烦疼，不欲饮食。

槟榔（一两） 枳壳（三分，麸炒微黄，去瓤） 诃黎勒皮（一两） 木香（半两） 当归（半两，锉，微炒） 陈橘皮（一两，汤浸去白瓤，焙） 川大黄（一两，锉，微炒） 郁李仁（三分，汤浸去皮，微炒） 桑根白皮（一两，锉） 赤芍药（半两） 牵牛子〔一（二）两，微炒〕

上件药，捣筛为末，炼蜜和捣三二百杵，丸如梧桐子大。每于食前，以生姜橘皮汤下二十丸。

8. 泽膝丸（《太平圣惠方·卷七十九·治产后风虚浮肿诸方》）

治产后风虚，头面浮肿，心胸不利，少思饮食。

泽膝（一两） 汉防己（三分） 郁李仁（一两，汤浸去皮，微炒） 细辛（半两） 防风（半两，去芦头） 前胡（一两，去芦头） 赤茯苓（一两） 木香（三分） 桑根白皮（一两，锉） 诃黎勒皮（一两） 枳壳（三分，麸炒微黄去瓤） 槟榔（一两）

上件药，捣罗为末，炼蜜和捣三二百杵，丸如梧桐子大。每于食前，以生姜汤下三十丸。

9. 大腹皮汤（《圣济总录·卷一百六十五·产后肿满》）

治产后肿满，因宿有抑郁，滞气留结不散，变为浮肿，烦闷咳逆，恶血不行。

大腹皮 赤茯苓（去黑皮） 当归（切，焙） 紫苏茎叶 青橘皮（汤浸去白，炒） 甘草（炙，锉） 木通（锉，各一两） 桑根白皮（锉） 木香 槟榔（锉） 大黄（锉，炒，各半两）

上十一味，粗捣筛。每服三钱匕，水一盏煎至七分，去滓温服。日三。

10. 柘黄汤（《圣济总录·卷一百六十五·产后肿满》）

治产后血风通身浮肿。

柘黄　枳壳（去瓤麸炒）　白术　地丁（各一两半）　黄芪（锉）　人参　款冬花　桔梗（炒，各二两）

上八味，粗捣筛。每服三钱匕，水一盏煎至六分，去滓温服，不拘时。

11. 枳术汤

1）《妇人大全良方·卷二十二·产后四肢浮肿方论第十》

治心腹坚大如盘，边如旋盘，水饮所作，名曰气分。

枳实（一两半）　白术（三两）

上㕮咀。每服四钱，水一盏半煎至七分，去滓温服。中软即当散也。

2）《彤园医书（妇人科）·卷五·产后门·产后浮肿》

治产后轻度浮肿，心胸胀满。由素有水饮所作，乃属气分也。

麦炒枳实（一两）　土炒白术（二两）　生姜皮（五钱）

煎汤频频服。

12. 加味五皮汤（《胎产心法·卷下·浮肿论》）

治产后虚弱，腠理不密，调理失宜，外受风湿，面目浮肿，四肢肿者。

桑白皮　陈皮　茯苓皮　大腹皮（黑豆水制净）　生姜皮（各一钱）　汉防己　枳壳（麸炒）　猪苓（各八分）　炙草（五分）

生姜引，水煎服。此方重在外受风湿四字，故用此渗利之剂。

13. 宣气汤（《妇科玉尺·卷四·产后·治产后病方》）

治产后浮肿，由于水气者。

白术　郁李仁　葶苈　桑皮　炙草　赤苓　陈皮　川芎　当归　白芍　生地

水煎服。

三、治血分证产后浮肿方

1. 四物汤（《世医得效方·卷十五·产科兼妇人杂病科·通治》）

治产后浮肿。

当归　川芎　熟地黄（洗，焙，酒炒）　白芍药（各等分）

上锉散。每服四钱，水一盏半煎到七分，去滓，食前热服，为末服亦可。

2. 沉香散（《普济方·卷三百四十九·产后诸疾门·产后血风血虚浮肿》）

治产后血未尽，分入四肢浮肿，腹胀气急。

沉香（三钱）　川芎（半两）　桂心（半两）　白芍药（半两）　甘草（三钱）　当归（三钱）　牡丹皮（十一铢）　蒲黄（半两，炒）

上为细末，温酒调下二钱，以血去肿消为效。

3. 紫葳苏木汤（《产科发蒙·卷四·产后肿满第十一》）

治恶露不尽，产后浮肿者。

紫葳（即凌霄花叶，一大合半）　冬瓜子（一大合）　苏木　当归　川芎　茯苓　牡丹皮（各一中合）　甘草（一小合）

上，以水一盏半煮取一盏，去滓温服。

4. 泽兰汤（《产科发蒙·卷四·产后肿满第十一》）

治产后四肢肿满，肿中或凝结有块，而不食者。

泽兰　防已（各上）　枳壳　琥珀　桂心　商陆　半夏　归尾　莪术　茯苓　麦芽　桃仁　神曲　桑白皮（各中）

上，生姜水煎，食远服。大便秘者，加大黄。

5. 禹翼汤（《产科发蒙·卷四·产后肿满第十一》）

治产后肿满，皮肤无光泽，肿稍硬者。

桑白（二大合）　防已（一大合半）　茯苓　猪苓（各一中合）　黑豆（一大合）　泽兰（一大合半）

上，以水一盏半煮取一盏，温服，日与二三贴。若气不和，加紫苏一大合。

四、治水肿证产后浮肿方

1. 防已汤（《圣济总录·卷一百六十五·产后肿满》）

治产后通身肿满，气喘烦闷。

防已　枳壳（去瓤麸炒）　桑根白皮（锉）

芎䓖　蒺藜　当归(切,焙,各一两)　葶苈(隔纸炒,一分)　木香(半两)

上八味,粗捣筛。每服三钱匕,水一盏,枣二枚擘破,煎至七分,去滓温服,以疏利肿消为度。

2. 防己枳壳汤(《圣济总录·卷一百六十五·产后肿满》)

治产后肿满喘咳。

防己(一两)　枳壳(去瓤麸炒,二两)　桑根白皮(锉)　当归(切,焙,各一两)　木香(半两)　紫苏茎(锉)　槟榔(锉,各一两)

上七味,粗捣筛。每服五钱匕,水一盏半煎至一盏,去滓温服,不拘时。

3. 贝母汤(《圣济总录·卷一百六十五·产后肿满》)

治产后肿满,喘急咳嗽。

贝母(去心)　桑根白皮(锉)　紫菀　赤茯苓(去黑皮)　五味子(各一两)　杏仁(去皮尖、双仁,别研)　人参(各一两半)　葶苈(隔纸炒,半两)

上八味,粗捣筛。每服三钱匕,水一盏煎至七分,去滓温服,不拘时。

4. 枳壳丸(《圣济总录·卷一百六十五·产后肿满》)

治产后肿满,烦闷喘咳。

枳壳(去瓤麸炒)　防己(各二两)　诃黎勒皮(半两)　大黄(炒,一两)　当归(切,焙,二两)　郁李仁(去皮,别研,半两)　桑根白皮(锉,一两)

上七味,除研外,捣罗为末拌匀,炼蜜丸如梧桐子大。每服二十丸,生姜紫苏汤下。不拘时。

5. 贝母丸(《圣济总录·卷一百六十五·产后肿满》)

治产后头面四肢肿满,气喘咳嗽。

贝母(去心)　赤茯苓(去黑皮各,二两)　紫菀　桑根白皮(锉)　五味子　杏仁(去皮尖、双仁,炒,别研膏)　人参(各一两)　大枣(十枚,煮熟去皮核,别研膏)

上八味,除研二味外,捣罗为末,以杏仁枣膏拌,如干更入炼蜜少许,丸如梧桐子大。每服二十丸至三十丸,浓煎商陆根汤下,不拘时。

6. 夺魂散(《妇人大全良方·卷二十二·产后四肢浮肿方论第十》)

治产后虚肿,喘促,利小便则愈。

生姜(三两,取汁)　白面(三两)　半夏(七个)

上以生姜汁搜面裹半夏为七饼子,炙焦熟为末,水调一盏,小便利为效。

7. 大调经散(《妇人大全良方·卷二十二·产后四肢浮肿方论第十》)

最治产后肿满,喘急、烦渴,小便不利。

大豆(一两半,炒,去皮)　茯神(一两)　真琥珀(一钱重)

上为细末,浓煎乌豆紫苏汤调下。

8. 返魂丹(一名**益母丸**)(《仁斋直指方论·卷二十六·附子嗣》)

治生产十六证。

野天麻(一名益母草,方梗,四五月节间开紫花时采花、叶子,阴干,半斤)　木香(五钱)　赤芍药(六钱)　当归(七钱)

上同为末,炼蜜丸如弹子大。每服一丸,随饮子下。产后浮肿,气喘,小便涩,咳嗽,恶心口吐酸水,胁痛,腰痛无力,酒下。

9. 茯苓导水汤(《彤园医书(妇人科)·卷五·产后门·产后浮肿》)

治产后浮肿,喘满咳嗽,小水不利,则为水肿病。

茯苓　猪苓　陈皮　炙术　泽泻　木瓜　苏叶　伏毛　炒桑皮　研砂仁(各一钱)　槟榔　木香(各五分)

姜引。胀甚加枳壳,喘加葶苈子,脚肿胀加防己。

10. 禹绩汤(《产科发蒙·卷四·产后肿满第十一》)

治遍身肿满,皮肤光泽如莹,小便不利,诸药不能疗者。

西瓜皮　赤小豆(冬瓜内蒸晒干,各二大合)　冬瓜子　西瓜子　猪苓　茯苓(各一中合)　大腹皮　冬瓜皮(各一大合半)　海金砂(一小合)

上,以水一盏半煮取一盏温服,宜进日二贴。

11. 茯苓汤(《产科发蒙·卷四·产后肿满第十一》)

治脾气不实,手足浮肿,小便秘涩,气急喘满。

白茯苓　泽泻　香附子　大腹皮　干生姜　橘红　桑白皮(细锉,炒,各等分)

每服五钱,水一盏半煎至七分,去滓温服,不拘时候。

12. 琥珀汤(《产科发蒙·卷四·产后肿满第十一》)

治脾肾虚寒,小水不利,遍身肿满,或咳喘者。

琥珀 人参 白术(一大合) 茯苓(一中合) 桂枝 附子 干姜 砂仁(一小合半) 陈皮 破故纸 桑白皮(童子小便浸炒,各一中合)

上水煎。食远服。

五、治产后浮肿验方

1)《妇人大全良方·卷二十二·产后四肢浮肿方论第十》

治产血虚、风肿、水肿。

泽兰叶 防己(等分)

上为末。每服二钱,温酒调下;不能饮者,醋汤调亦可。

治产后遍身青肿疼痛,产后血水疾。

干漆 大麦蘖(等分)

上各为细末,以新瓦罐子中铺一重麦蘖、一重干漆,如此填满,用盐泥固济,火煅通赤,放冷研为散。但是产后诸疾,热酒调下二钱。

2)《普济方·卷三百四十九·产后诸疾门·产后血风血虚浮肿》

治妇人败血流溢,遍身肿,谓之血分。

芫花 当归 羌活 芍药 青皮 肉桂 蒲黄 大腹子 延胡索 熟地黄

上为细末。每服半钱,空心服。

治产后肿痛满。

乌豆(一斗五升)

煮取五升,澄清去滓,如此三度,不令有浊,再以清酒五升合煮,煎二升,分五服。

治妇人产后四肢虚肿。

荆芥(一两) 甘草(一两)

上为细末。每服二钱,用清茶调。

3)《济阴纲目·卷十三·产后门下·浮肿》

妇人产后浮肿,小便少,口渴,恶寒无力,脉皆沉,此体虚而有湿热之积,必上焦满闷,宜补中导水行气可也。

白术(二两半) 陈皮(一两) 川芎(半两) 木通(六钱) 茯苓(三钱)

上用水煎,下与点丸二十五丸。黄芩为末糊丸,名曰点丸,亦名清金丸。此方以白术为君,陈皮为佐,川芎调血,通苓利水,与点丸清金。

【论用药】

1. 佩兰

《本草撮要·卷一·草部》:"味辛。入阳明太阴经。功专消渴。散结滞。清肺消痰。为妇科要药。产后水肿血虚浮肿。防己等分为末。每服二钱。醋酒下神效。"

2. 泽兰

《本草纲目·草部第十四卷·草之三》:"产后水肿,血虚浮肿:泽兰、防己等分为末,每服二钱,醋汤下。(张文仲《备急方》)"

《得配本草·卷二·草部》:"防己为之使。苦、辛,温。入足厥阴,兼足太阴经血分。破宿血,去癥瘕,兼除痰癖、蛊虫,能疗目痛痈肿。配防己,治产后水肿。"

3. 柑皮

《鲟溪秘传简验方·卷下·产后门》:"产后浮肿:柑皮,酒煎服。"

【医论医案】

《济阴纲目·卷十三·产后门下·浮肿》

一产妇饮食少思,服消导之剂,四肢浮肿。余谓中气不足,朝用补中益气汤,夕用六君子汤而愈。后因怒腹胀,误服沉香化气丸,吐泻不止,饮食不进,小便不利,肚腹四肢浮肿,用《金匮》加减肾气丸而愈。(以中气虚误服消克药所致,故宜补土为主,金匮丸者,以补火生土,而有水郁折之之法存焉)

一产妇泄泻,四肢面目浮肿,喘促恶寒。余谓脾肺虚寒,用六君加姜桂而泄泻愈,用补中益气而脾胃健。

杜氏治张宣徽侍宠产后半月,忽患浮肿,急召产科医治,经半月不瘥,病势转剧,召杜治之。杜至,曰:诸医作何病。张曰:皆云水气浮肿。杜曰:非也,且水气发咳嗽,小便涩是也(审水气法,如咳嗽小便涩者,乃因失降下之令)。今爱宠小便不涩,不作咳嗽,惟手足寒,乃血脏虚,气塞不通流,面生浮肿。遂用益血和气药治之,旬日病去七八,经半月痊愈。所用之药乃《灵苑方》牡丹散也,其方云:治血脏风虚冷。今产科家多用此药治产后诸病如神,更名捐金汤者是也。

一妇产后四肢浮肿，寒热往来，盖因败血流入经络，渗入四肢，气喘咳嗽，胸膈不利，口吐酸水，两胁疼痛，遂用旋覆花汤，微汗渐解，频服小调经散，用泽兰根煎汤调下，肿气渐消。

《古今医案按·卷九·女科·浮肿》

丹溪治一妇产后，四肢浮肿，寒热往来。盖因败血流入经络，渗入四肢，气喘咳嗽，胸膈不利，口吐酸水，两胁疼痛。遂用旋覆花汤，微汗渐解。频服小调经，用泽兰梗煎汤调下。肿气渐消。

［震按］此系败血流经之肿，乃产后浮肿之一端耳。其不因败血而肿者，又当另法以治。但产后浮肿，亦是险证。此二方未必能效。

《生生堂治验·卷下》

一妇人，产后浮肿腹满，大小便不利，饮食不进。其夫医人也，躬亲疗之不验。可一年而疾愈进，短气微喘，时与桃花加芒消汤无效，于是请救于师。师往诊之，脉浮滑，按其腹水声漉漉然。谓其主人曰：吾子之术当矣，然病犹不知，则又当更求方。夫当下而不下，即更吐之和之，不当即发之。又可所谓开南窗而北风自通，又张机所谓与大承气汤不愈者，瓜蒂散主之类也。主人曰善。因与大青龙温覆之，其夜大发热，汗如流，翌又与如初。三四日小便通利，日数行。五六日间，腹满如忘。与前方凡百余贴复故。

第十一节

产后便难

产后大便艰涩，或数日不解，或排便时干燥疼痛，难以解出者，称为产后便难。属新产三病之一。

【辨病名】

本病首见于《金匮要略·卷下·妇人产后病脉证并治第二十一》，又称“产后大便不通”等。

《金匮要略·卷下·妇人产后病脉证治第二十一》：“问曰：新产妇人有三病，一者病痉，二者病郁冒，三者大便难，何谓也？师曰：新产血虚，多汗出，喜中风，故令病痉；亡血复汗，寒多，故令郁冒；亡津液，胃燥，故大便难。”

《女科经纶·卷六·产后证下·产后便秘属血虚火燥》：“产后大便不通，因去血过多，大肠干涸，或血虚火燥，不可计日期，饮食数多。用药通润之，必待胀满，觉胀自欲去而不能去，乃结在直肠，宜胆导之。”

【辨病因】

由于分娩失血，营血骤虚，津液亏耗，不能濡润肠道，以致肠燥便难。

《金匮要略·卷下·妇人产后病脉证治第二十一》：“亡津液，胃燥，故大便难。”

《圣济总录·卷一百六十五·产后大便不通》：“论曰：大肠者，传道之官，变化出焉，产后津液减耗，胃中枯燥，润养不足，糟粕壅滞，故大便难而或致不通，凡新产之人，喜病此者，由去血多，内亡津液故也。”

《妇人大全良方·卷二十三·产后大便秘涩方论第二》：“产卧水血俱下，肠胃虚竭，津液不足，是以大便秘涩不通也。若过五六日腹中胀闷者，此有燥屎在脏腑，以其干涩，未能出耳。宜服麻仁丸，以津润之。若误以为有热而投以寒药，则阳消阴长，变证百出，性命危矣。”

《普济方·卷三百五十四·产后诸疾门·大小便秘涩》：“《内经》谓大肠与膀胱受五脏浊气，名曰传化之府，此不能久留输写者也。妇人大小肠本挟热者，既产之后，血气暴竭，津液内涸，燥热相搏，大小肠秘涩，不能传导，故大小便俱不通也。”

《景岳全书·卷三十九人集·妇人规下·产后大便秘涩》：“产后大便秘涩，以其失血亡阴，津液不足而然，宜济川煎加减主之。”

《冯氏锦囊秘录·女科精要·卷十八·产后杂症门》：“产后便难者，由肠胃无血也。大肠为传导之官，变化出焉。产后津液耗损，胃中枯燥，而精微不及下输，是以糟粕壅滞，故令便难，由气血过多，内亡津液也。然大肠主津，小肠主液，其大肠小肠，更必受胃之阳气，乃能行津液于上焦。今产后大虚，胃中原气已亏，二肠津液并损，故便难者，此其宜也。惟宜调中养血，切不可单用麻仁、枳壳，徒耗肠胃中生养之气也。”

《孕育玄机·卷下·大小便秘涩》：“产后大便秘涩，由产水血俱下，肠胃血液干涸，以致秘结不行也。”

《彤园医书(妇人科)·卷五·产后门·大便秘结》:"产后出血过多,伤其津液,致胃燥肠枯,大便秘结。"

【辨病机】

本病的病机主要为血虚肠燥,或阴虚火盛,内灼津液,肠道失于滋润,传导不利,而致大便燥结。

《诸病源候论·妇人产后病诸候下·产后大便不通候》:"肠胃本挟于热,因产又水血俱下,津液竭燥,肠胃否涩,热结肠胃,故大便不通也。"

《女科撮要·卷下·产后大便不通》:"产后大便不通,因去血过多,大肠干涸,或血虚火燥干涸。"

《济阴纲目·卷十四·产后门下·大便秘涩》:"盖产后去血多则郁冒,郁冒则汗多,汗多则大便闭,皆血虚也。"

《续名医类案·卷三十五(外科)·疡症便秘》:"凡老弱、产后便难者,皆气血虚也,胆汁最效。"

《医述·卷十三·女科原旨·产后》:"产后便秘者,由气虚不能推送,血虚不能濡润也。""大便不通,在杂证,有阳明实热之积,有肠胃瘀血之阻。而在产后,则专责在气血之虚也。夫阴血骤脱,气亦骤亏,少阴失开阖之司,大肠少津液之润,是以秘结不解。"

《万氏妇人科·卷三·产后章·产后大便闭涩不通》:"产后气虚而不运,故糟粕滞而不行,血虚而不润,故沟渎干涩而不流,大便不通而虚秘也。"

【辨病证】

一、辨证候

《女科撮要·卷下·产后大便不通》:"产后大便不通,因去血过多,大肠干涸,或血虚火燥干涸,不可计其日期,饮食数多,用药通之润之,必待腹满觉胀,目欲去而不能者,乃结在直肠,宜用猪胆汁润之。若服苦参药润通,反伤中焦元气,或愈加难通,或通而泻不能止,必成败症。若属血虚火燥,用加味逍遥散。气血俱虚,八珍汤。慎不可用麻子、杏仁、枳壳之类。"

《彤园医书(妇人科)·卷五·产后门·大便秘结》:"产后血虚火燥,便秘胀痛,用四物汤加丹参、桃仁。气血两虚,八珍汤加制桃仁、杏仁,气滞加枳壳、木香。脉症俱实,六一顺气汤。"

《医述·卷十三·女科原旨·产后》:"产后去血过多,大肠干涸,每至三五日而大便始通者,此其常也。必待腹满欲去不能,方用蜜导或酱姜瓜导之。惟胆导禁用,以其苦寒,误用每致发呃也。若血虚火燥者,用四物汤加鲜何首乌润下之;若气血俱虚者,便虽数日不通,然饮食如常,腹中如故,只用八珍汤加麻仁、熟蜜;若多日不解,躁闷异常,不得已用当归、枳壳,亦权宜耳。"

二、辨经络

《傅青主女科·产后编上卷·产后诸症治法·类伤寒三阴症》:"潮热有汗,大便不通,毋专论为阳明症;口燥咽干而渴,毋专论为少阴症;腹满液干,大便实,毋专论为太阳症;又汗出谵语便闭,毋专论为肠胃中燥粪宜下症。数症多由劳倦伤脾,运化稽迟,气血枯槁,肠腑燥涸,乃虚症类实,当补之症,治者勿执偏门轻产,而妄议三承气汤,以治类三阴之症也。间有少壮产后妄下,幸而无妨;虚弱产妇亦复妄下,多致不救。屡见妄下成膨,误导反结。又有血少,数日不通,而即下致泻不止者,危哉!"

【论治法】

本病治法以养血润肠为主,并按症之属阴虚兼内热或兼气虚,分别佐以泻火或补气之品,不宜妄行苦寒通下,徒伤中气。

一、内治法

《太平惠民和剂局方·附指南总论·卷下·论妇人诸疾》:"产后大便不通,或秘涩者,缘内无津液,肠胃干燥,切不可用猛烈药下之,恐生他疾,可与四物汤,加青皮去白,每服入半钱,拌匀同煎服。更不通者,可与麻仁丸、三和散。"

《圣济总录·卷九十五·大小便门·大小便统论》:"产后便难,与夫老者秘涩之病,又以津液不足,止可滑以利之,润以滋之,苟荡以駃剂,则糟粕不通,真气受弊,不可不知也。"

《陈素庵妇科补解·产后众疾门·卷五·产后大便秘结方论》:"大肠者传导之官,气化出也,言糟粕从大肠而出，故日传导也。一日一便，乃其常度，或痢或泻或结不通，凡此，皆病也。产后水血俱下，水者浊浆，血者瘀血，津液内亡，大肠干燥，水谷结而不下，则愈闭滞，胸腹胀闷，轻用泄利之药则伤胃，或于补气养血药中略加一二润肠通结之品则可。

［补按］此症亦有因血虚火燥而致者。养血清火以润燥，滋阴则大便如常，然不可纯用寒凉，致变百出。所谓清火者清其由血虚而生之火，非外因风热之火也。丹皮、黄芩、生地、防风、沙参之属加于四物汤中则补血兼清火，大肠津液日生，自无枯涩之患矣。"

《校注妇人良方·卷二十三·产后大便秘涩方论第二》："产后大便秘涩，因肠胃虚弱，津液不足也。若腹闷胀，宜服麻仁丸润之。若用苦寒药通，则促其危矣。""前症若计其日期，饮食数多，即用药通之，祸在反掌之间。必待腹满觉胀，欲去不能者，乃结在直肠，宜用猪胆汁润之。若服苦寒疏通，反伤中气。通而不止，或成痞症。若去血过多，用十全大补。血虚火燥，用加味四物。气血俱虚，用八珍汤。虽数日不通，饮食如常，腹中如故，仍用八珍加桃仁、杏仁治之。若泥其日期，饮食数多而通之，则误矣。"

《济阴纲目·卷十四·产后门下·大便秘涩》："李氏曰：产后大便闭者，芎归汤加防风、枳壳、甘草，秘涩者，麻子仁丸或苏麻粥……产后固不可轻用大黄，然大肠秘结不通，或恶露点滴不出，不得大黄以宣利之，势必不通，但利后即当以参、芪、白术、甘草及芎、归等药大剂调补之，不然，元气下脱，后将不可救矣。"

《傅青主女科·产后编上卷·产后诸症治法·类伤寒三阴症》："以上数等大便燥结症，非用当归、人参至斤数，难取功效。大抵产后虚中伤寒，口伤食物，外症虽见头痛发热，或胁痛腰痛，是外感宜汗，犹当重产亡血禁汗。惟宜生化汤，量为加减，调理无失。又如大便秘结，犹当重产亡血禁下，宜养正助血通滞，则稳当矣。"

《女科经纶·卷六·产后证下·产后便秘戒轻用大黄》："陈无择曰：产后不得利，利者百无一生？去血过多，脏燥，大便秘结，固当清滑之：大黄似难轻用，惟葱涎调腊茶为丸，复以腊茶下之。单养贤曰：产后大便日久不通，因血少肠燥故也。宜多服生化汤，则血旺气顺，传化如常，自无燥涩之患。切不可用硝、黄峻利之剂以亡阴血，致中气虚而便秘愈甚，遂成胀满者有之。"

《灵验良方汇编·卷下·产后大便久不通》："《妇人良方》云：产后大便秘，若计其日期，饮食数多，即用药通之，祸在反掌，必待腹满觉胀，欲去不能者，乃结在直肠，宜用猪胆汁润之。若日期虽久，饮食如常，腹中如故，亦只用补剂而已；若服苦寒以疏通之，反伤中气，通而不止，或成痞满，误矣。"

《医述·卷十三·女科原旨·产后》："医药求其暂通，取快一时，因而重虚其虚，元气更伤，缓则复秘而变胀满，速则亡阴而致虚脱。夫产后新血未生，元气未回，幸得后门坚固，旬日未解，亦自无妨。虽有滞涩，当从缓治，宜用生化汤加人乳、苁蓉，以润枯涸。倘气因血耗，传化失职者，宜用八味汤加人参、苁蓉，以助真气。古人有言，产后大便日久不通，由于血少肠燥，参乳汤多服则血旺气顺，自无便涩之患。"

《沈氏女科辑要笺疏·卷下·便秘》："便秘……沈尧封曰：当用当归、肉苁蓉、生首乌、麻仁、杏仁。不应，用麻仁丸四、五十丸。［笺疏］新产津液必伤，便燥是其常态，宜以养液为先。概与润肠，防有滑泄之变，苁蓉亦只可暂用，而麻仁之类不足恃也。［颐按］润而不嫌滑泄，可用黑芝麻，即油麻之黑色者，能滋肝肾之阴……松子仁亦佳。"

二、外治法

《宁坤秘笈·中卷》："如大便燥结十日以上，肛门必有燥粪，用蜜枣导之。蜜煎褐色成膏，入水成枣，入肛门，其燥粪自化而出。或用蜡烛一支插入亦能化。""用麻油口含，竹管入肛门内，吹油入四五口，腹中屎和即通。猪胆一个，竹管照前插入亦可。"

《彤园医书(妇人科)·卷五·产后门·大便秘结》："若饮食如常而无胀痛之苦者，不可妄服寒凉攻下之药，只用猪胆蜜煎等导法，或服简易方。"

【论用方】

一、治产后便难方论

1. 论八珍汤

《医述·卷十三·女科原旨·产后》："产后便

秘者，由气虚不能推送，血虚不能濡润也。宜用八珍汤加桃仁、杏仁。人知桃仁能破血，不知又能利血而滑肠；人知杏仁能润肺，不知又能润肠而利便。若单用八珍，恐燥矢未得下，乃加二味，使之速功。"

2. 论麻仁丸

《医学原理·卷十二·产后门·治产后方》："麻仁丸治产后大便秘结。此乃亡血过多，大肠枯燥，法当养血润燥。是以用人参、当归补气血，大黄、麻仁润燥结，枳壳疏利大肠结。"

3. 论生化汤

《傅青主女科·产后编上卷·产后诸症治法·类伤寒三阴症》："以上数等大便燥结症，非用当归、人参至斤数，难取功效。大抵产后虚中伤寒，口伤食物，外症虽见头痛发热，或胁痛腰痛，是外感宜汗，犹当重产亡血禁汗。惟宜生化汤，量为加减，调理无失。又如大便秘结，犹当重产亡血禁下，宜养正助血通滞，则稳当矣。"

《傅青主女科·产后编下卷·补集·产后大便不通》："产后大便不通，用生化汤内减黑姜加麻仁；胀满，加陈皮；血块痛，加肉桂、元胡。"

《宁坤秘笈·中卷》："产后大便不通，因血少肠燥，其虚弱产妇多服生化汤，则血旺气顺，自无便涩之症。切不可用硝黄等下药，重亡阴血，便闭愈甚。致成胀满者，或致泻不能止者，又当服生化汤加减治之。"

《验方新编·卷二十·妇科产后门·恶露》："产后大便不通，或至八九日者，由血少肠燥故也。宜生化汤加麻仁三钱、苁蓉五钱以润之，日久自通。如虚加人参二钱，勿用承气汤。"

二、产后便难内治方

1. 槟榔散（《太平圣惠方·卷七十九·治产后大小便秘涩诸方》）

治产后大小便秘，心腹胀满，气促。

槟榔（一两） 车前子（三分） 冬瓜仁（二分） 川大黄（一两，锉碎，微炒） 木通（一两，锉） 桂心（半两） 甘草（半，炙微赤，锉） 当归（半两，锉，微炒） 滑石（一两） 川朴硝（一两）

上件药，捣筛为散。每服三钱，以水一中盏煎至六分，去滓，不计时候温服。

2. 榆白皮散（《太平圣惠方·卷七十九·治产后大小便秘涩诸方》）

治产后大小便秘涩，小腹疼痛。

榆白皮（三分，锉） 木通（一两，锉） 黄芩（半两） 当归（三分，锉，微炒） 葵子（半两） 赤芍药（半两） 滑石（一两） 蒲黄（半两） 川大黄（一两，锉碎，微炒）

上件药，捣筛为散。每服三钱，以水一中盏，入生姜半分，煎至六分，去滓，不计时候温服。

3. 桃仁散（《太平圣惠方·卷七十九·治产后大小便秘涩诸方》）

治产后大小便秘涩，心腹胀满，时时抽撮疼痛。

桃仁（一两，汤浸去皮尖、双仁，麸炒微黄） 葵子（一两） 川大黄（一两，锉碎，微炒） 甜瓜子（一两） 青橘皮（一两，汤浸去白瓤，焙） 槟榔（一两） 当归（一两，锉，微炒） 甘草（半两，炙微赤，锉）

上件药，捣筛为散。每服三钱，以水一中盏煎至六分，去滓，不计时候温服。

4. 木通散（《太平圣惠方·卷七十九·治产后大小便秘涩诸方》）

治产后大小便秘涩。

木通（一分，锉） 大麻仁（一两） 葵子（一两） 滑石（一两） 槟榔（一两） 枳实（半两，麸炒微黄）

上件药，捣筛为散。每服三钱，以水一中盏煎至六分，去滓，不计时候温服。

5. 牵牛子丸（《太平圣惠方·卷七十九·治产后大小便秘涩诸方》）

治产后大小便秘涩，腹胀疼痛。

牵牛子（一两，捣碎，微炒） 大麻仁〔一分（两）〕 当归（一两，锉，微炒） 川大黄（一两，锉碎，微炒） 木通（一两，锉） 桃仁（一两，汤浸去皮尖、双仁，麸炒微黄）

上件药，捣罗为末，炼蜜和捣三二百杵，丸如梧桐子大。不计时候，以粥饮下三十丸，以利为度。

6. 芫花丸（《太平圣惠方·卷七十九·治产后大小便秘涩诸方》）

治产后大小便秘涩，坐卧不安。

芫花（半两，醋拌令干） 滑石（一两） 川大黄（一两，锉，微炒）

上件药，捣罗为末，炼蜜和丸如梧桐子大。每服以葱汤下二十丸，如人行五七里再服。

7. 十圣丸(《圣济总录·卷一百六十五·产后大便不通》)

治产后大便秘涩不通，脐腹坚痛。

槟榔(锉) 木香 芎䓖 羌活(去芦头) 桂(去粗皮，各一两) 大黄(锉，蒸) 郁李仁(去皮尖，别研如膏) 当归(切，焙) 熟干地黄(焙) 人参(各二两)

上一十味，除郁李仁外，捣罗为末，入郁李仁和匀，炼蜜为丸梧桐子大。每服二十丸，米饮下，不拘时，以利为度。

8. 三脘汤

1)《圣济总录·卷一百六十五·产后大便不通》

治产后大便不通。

大腹皮(锉) 紫苏茎叶 羌活(去芦头) 甘草(炙) 木瓜(切，焙) 芎䓖 陈橘皮(去白切，炒) 槟榔(锉) 沉香 白术 木香(各一两)

上一十一味，粗捣筛。每服二钱匕，水一盏，煎七分，去滓温服，不拘时。

2)《普济方·卷三百五十四·产后诸疾门·大便不通》引余居士《选奇方》

治产后大小便不通，治产后大小便不利。

大黄 芍药 麻仁(各八分) 枳壳(五分) 甘草(三分) 山栀(三分)

上为末，炼蜜和丸如梧桐子大。每服米饮吞下三十丸。

9. 诃黎勒丸(《圣济总录·卷一百六十五·产后大便不通》)

治产后大便秘涩不通。

诃黎勒(煨，去核) 大黄(锉，炒) 当归(切，焙) 熟干地黄(焙) 火麻仁(别研如膏) 人参(各一两半)

上六味，捣罗五味为末，与火麻仁，同研令匀，炼蜜和丸如梧桐子大。每服三十丸，米饮下，不拘时服。

10. 厚朴丸(《圣济总录·卷一百六十五·产后大便不通》)

治产后大肠虚结，秘涩不通。

厚朴(去粗皮，生姜汁炙透) 人参 陈橘皮(去白，焙) 大黄(锉) 郁李仁(去皮，别研如膏，各一两) 当归(切，焙，一两半)

上六味，捣罗五味为末，入郁李仁膏，同研令匀，炼蜜和丸如梧桐子大。每服三十丸，温水下，不拘时。

11. 人参丸(《圣济总录·卷一百六十五·产后大便不通》)

治产后大便不通。

人参 槟榔(锉，各一两半) 当归(切，焙，一两) 厚朴(去粗皮，生姜汁炙透，三分) 郁李仁(去双仁、皮尖，研如膏，半两)

上五味，捣罗四味为末，入郁李仁膏，同研令匀，炼蜜和丸如梧桐子大。每服二十丸，温水下，加至三十丸，不拘时。

12. 大黄丸(《圣济总录·卷一百六十五·产后大便不通》)

1) 治产后大便秘涩不通。

大黄(锉，炒) 赤芍药 当归(切，焙) 厚朴(去粗皮，生姜汁炙透，各一两) 枳实(去瓤麸炒) 火麻仁(别研如膏) 生干地黄(焙，各三分)

上七味，捣罗六味为末，与麻仁膏同研令匀，炼蜜和丸如梧桐子大。每服二十丸，米饮下，不拘时服。

2) 治产后风热，大便秘涩。

大黄(锉，炒) 火麻仁(研如膏) 当归(切，焙，各三两) 生干地黄(焙，四两)

上四味，捣罗三味为末，与麻仁膏研令匀，炼蜜和丸如梧桐子大。每服二十丸。米饮下，以利为度。

13. 调胃散(《圣济总录·卷一百六十五·产后大便不通》)

治产后大便秘涩不通。

大黄(锉，炒) 当归(切，焙) 麦门冬(去心，焙) 桃仁(去双仁、皮尖，麸炒) 生干地黄(焙) 菖蒲(锉) 鳖甲(醋炙，去裙襕) 柴胡(去苗，各一两) 厚朴(去粗皮，生姜汁炙透) 秦艽(去苗、土) 黄连(去须，各三分) 桂(去粗皮，半两) 吴茱萸(汤洗去涎，焙干，炒，半两)

上一十三味，捣罗为散。每服二钱匕，温水调下，空心食前服。

14. 郁李仁饮(《圣济总录·卷一百六十五·

产后大便不通》)

治产后肠胃燥热,大便秘涩。

郁李仁(去双仁、皮尖,研如膏) 朴硝(研,各一两) 当归(切,焙) 生干地黄(焙,各二两)

上四味,将二味粗捣筛,与别研者二味和匀。每服三钱匕,水一盏,煎至七分,去滓温服,未通更服。

15. 升麻汤(《圣济总录·卷一百六十五·产后大便不通》)

1)治产后大便秘涩。

升麻 大黄(锉,各一两) 当归(切,焙,二两) 生干地黄(焙,三两) 前胡(去芦头,二两半) 山栀子仁(微炒,二两)

上六味,粗捣筛。每服五钱匕,水一盏半煎至八分,去滓,食前温服。

2)治产后热燥。大便秘涩。

升麻 枳实(去瓤麸炒) 黄芩(去黑心,各三分) 大黄(锉) 栀子仁 杏仁(去双仁、皮尖,麸炒) 当归(切,焙) 人参 甘草(炙) 生干地黄(焙,各一两)

上一十味,粗捣筛。每服二钱匕,水一盏煎至七分,去滓,食前服。

16. 大腹皮汤(《圣济总录·卷一百六十五·产后大便不通》)

治产后热毒气结燥,大便不通,壅滞气闷疼痛,腰重胁胀。

大腹皮(五枚,细锉) 枳壳(去瓤麸炒) 赤芍药(锉,各一两) 秦艽(去苗、土) 羌活(去芦头,各半两) 天门冬(去心,焙干,三分) 生干地黄(焙,一两) 甘草(炙,三分) 郁李仁(去皮,半两,炒)

上九味,粗捣筛。每服三钱匕,水一盏煎至七分,去滓温服,得利为度。

17. 温中丸(《圣济总录·卷一百六十五·产后大便不通》)

治产后大便不通,七八日以上者。

硫黄(用柳木细研飞过,生用)

上一味,用水浸炊饼和丸如梧桐子大。每服二十丸,或三十丸,用木香少许,煎汤吞下即效。

18. 中和散(《圣济总录·卷一百六十五·产后大便不通》)

治大便不通,不问老幼,皆可吃。

附子(一两,一半生,一半炒) 大黄(一两,一半生,一半炒)

上二味,同碾为散。每服二钱匕,温米饮调下,临卧服。

19. 麻子仁丸(《鸡峰普济方·卷十二·妇人》)

治产后大便秘。

麻子(一两半) 杏仁(二分) 枳实 厚朴(各半两) 大黄(二两) 白芍药(半两)

上为细末,炼蜜和,杵千下丸如梧桐子大。每服二十丸,温水下,未效,加至五十丸。

20. 润肠散(《扁鹊心书·卷下·神方》)

治老人虚气、中风、产后大便不通。

枳实(麸炒) 青皮 陈皮(各一两)

共为末。每服四钱,水一盏煎七分,空心服。

21. 麻仁丸

1)《妇人大全良方·卷二十三·产后大便秘涩方论第二》

麻仁 枳壳 人参(各四分) 大黄(二分,煨)

上为末,炼蜜丸如梧桐子大。空心,温酒下二十丸。未通渐加丸数,不可太过。

2)《苍生司命·卷八(贞集)·产后诸证·产后诸方》

治产后大便秘结。

麻仁 枳壳 人参 大黄 当归

等分为末,蜜丸梧子大。白汤下二十丸,以便润为度。

22. 麦蘖散(《妇人大全良方·卷二十三·产后大便秘涩方论第二》)

疗产后五七日不大便,切不宜妄服药。

大麦芽(不以多少)

上炒黄为末。每服三钱,沸汤调下,与粥间服。

23. 阿胶枳壳丸(《妇人大全良方·卷二十三·产后大便秘涩方论第二》)

治产后虚羸,大便秘涩。

阿胶 枳壳(等分)

上为末,炼蜜丸如梧桐子大,别研滑石末为衣。温水下二十丸,半日以来,未通再服。

24. 许学士方(《妇人大全良方·卷二十三·

产后大便秘涩方论第二》）

许学士云：妇人产后有三种疾。郁冒则多汗，汗则大便秘，故难于用药。唯麻子仁、苏子粥最佳，稳当。

紫苏子　大麻子仁

上二味各二合净洗，研令极细，用水再研，取汁一盏，分二次煮粥啜之。此粥不惟产后可服，大抵老人诸虚风秘皆得力。

25. 桃花散（《妇人大全良方·卷二十三·产后大小便不通方论第三》）

治产后大小便秘涩。

桃花　葵子　滑石　槟榔（等分）

上为细末。每服二钱，葱白汤空心调下。

26. 调导饮（《仁斋直指方论·卷十五·秘涩·大便秘涩证治》）

治妇人产前、产后大便不通。

当归　川芎　防风　枳壳（制，各四分）　甘草（炙，二钱）

上细锉。每服三钱，食前姜、枣煎服。

27. 返魂丹（一名**益母丸**）（《仁斋直指方论·卷二十六·附子嗣》）

治生产一十六证。

野天麻（一名益母草，方梗，四五月节间开紫花时采花、叶子，阴干，半斤）　木香（五钱）　赤芍药（六钱）　当归（七钱）

上同为末，炼蜜丸如弹子大。每服一丸，随饮子下。产后大便秘，心烦口渴，童便、酒化下，薄荷自然汁亦可。

28. 神功丸（《普济方·卷四十三·三焦腑门·三焦实热》）

治三焦热壅，心腹痞闷，六腑风热，大便不通，津液内枯，大肠干涩，里急后重，或下鲜血，痰唾稠黏，风气下流，腰疼脚重，脐下胀痛，溺赤如金。

大黄（三两）　人参（半两）　麻子仁（五两，另研）　诃子皮（炮取，二两）

上杵研为细末，炼蜜丸如梧桐子大。每服二十丸，温水下，日三服，以通为度。妇人产后大便秘，米饮下十丸。

29. 柴胡汤（《普济方·卷三百五十四·产后诸疾门·大小便秘涩》）

治产后内热，大小便不通。

柴胡（去苗）　黄芩（去黑心）　陈橘皮（汤浸去白，切，焙）　泽泻　石膏（椎碎）　羚羊角（镑，各三分）　栀子仁（一两）　赤茯苓（去黑皮，一两）　芒硝（别研为末，一两半）

上粗捣筛八味。每服三钱匕，水一盏半煎至八分，去滓，下芒硝末半钱匕，更煎一滚温服。

30. 茯苓丸（《普济方·卷三百五十四·产后诸疾门·大小便秘涩》）

治产后大小便不通。

赤茯苓（去黑皮）　赤芍药　当归（切，焙）　人参　枳壳（去瓤麸炒）　白术（锉，炒）　大麻仁（别研如膏，各半两）　大黄（锉，炒，三两）

上捣罗，七味为末，与麻仁研匀，炼蜜和丸如梧桐子大。每服二十丸，煎茅根汤送下，以利为度。

31. 栀子仁汤（《普济方·卷三百五十四·产后诸疾门·大小便秘涩》）

治产后大小便不通。

栀子仁　石膏（碎）　黄芩（圆小者）　泽泻　柴胡（去苗）　赤芍药（锉）　葳蕤（各一两半）　车前叶（切半升）

上粗捣筛。每服三钱，以水一盏煎至七分，去滓，食前温服，以利为度。

32. 槟榔散（《普济方·卷三百五十四·产后诸疾门·大小便秘涩》）

治产后大小便不通，脐下疼痛，兼腹满急胀。

槟榔（锉，半两）　桂（去粗皮）　芎䓖　独活（去芦头）　木香（各半两）　大黄（锉，炒）　郁李仁（去皮尖、双仁，别研）　赤茯苓（去黑皮，各一两）

上为散。每服二钱匕，食前温水调下，以利为度。

33. 木通饮（《普济方·卷三百五十四·产后诸疾门·大小便秘涩》）

治产后大小便秘涩。

木通（锉，炒）　冬葵根（锉，各三两）　黄芩（去黑心）　甘草（炙，锉）　当归（切，焙）　蒲黄（微炒）　陈橘皮（汤浸去白，焙）　瞿麦穗（各半两）

上粗捣筛。每服五钱，以水一盏半煎至八分，去滓，温服，日再。

34. 赤芍药丸（《普济方·卷三百五十四·产后诸疾门·大小便秘涩》）

治产后风虚壅结，大小便不通。

赤芍药（一两一分） 桂（去粗皮，一两） 瞿麦（取穗，三分） 大黄（锉，炒，半两） 槟榔（锉） 当归（切，焙） 羌活（去芦头，各二两）

上为末，炼蜜和丸如梧桐子大。每服二十丸，米饮下，以利为度。

35. 木香丸（《普济方·卷三百五十四·产后诸疾门·大小便秘涩》）

1）治产后因肿满小腹急胀，大小便不通。

木香（一两，炮） 牵牛子（二两，炒，别捣为末） 防己 陈橘皮（去白炒，各半两） 诃黎勒（炮，去核） 羚羊角（镑） 槟榔（锉，各一两）

上为末，炼蜜和丸如梧桐子大。每服二十丸，煎生姜橘皮汤下，以利为度。

2）治产后胸膈噎塞，心下痞坚，行滞气，消饮食，大小便通利。

木香（二两） 牵牛子（二十四两，炒香，别捣取末十二两） 荜澄茄 补骨脂（炒） 槟榔（酸粟米饭裹湿纸煨熟，去饭，各四两）

上捣四味为末，与牵牛末和匀，渐滴井花水和丸如绿豆大。每服四十丸，茶清熟水食后任下。

36. 石苇汤（《普济方·卷三百五十四·产后诸疾门·大小便秘涩》）

治产后大小便不通，脐下妨闷兼痛。

石苇（去毛） 赤芍药（各一两） 当归（二两，锉，炒） 赤茯苓（去黑皮） 瞿麦（取穗，一两半） 冬葵子（二合，炒） 大黄（半两，生，锉）

上粗捣筛。每服二钱，以水一盏煎至七分，去滓，温服，以利为度。

37. 大黄丸（《普济方·卷三百五十四·产后诸疾门·大小便秘涩》）

治产后关格闭塞，大小便不通。

大黄（一两，锉，炒） 芒硝（一两，别研） 黄芩（去黑心） 赤芍药 赤茯苓（去黑皮） 杏仁（去皮尖、双仁，麸炒） 生干地黄（焙，各一两半）

上为末，炼蜜和捣丸如梧桐子大。每服二十丸，食前煎粟米饮下，以利为度。

38. 芍药汤（《普济方·卷三百五十四·产后诸疾门·大小便秘涩》）

治产后大小便不通，腹胀气急。

赤芍药 芒硝（别研） 杏仁（去皮尖、双仁，麸炒，各一两） 大黄（锉，炒） 大麻仁（三分，研如膏） 当归（切，炒，各三两）

上将四味，粗捣筛，入大麻仁同研令匀。每服三钱，以水一盏半煎至八分，去滓，下芒硝半钱匕，温服，以利为度。

39. 当归散（《普济方·卷三百五十四·产后诸疾门·大小便秘涩》）

治产后大小便秘涩。

当归（二两，锉，炒） 黄芩（一两） 紫葛（一两，锉） 白茅根（三分，锉） 川朴硝（二两） 甘草（半两，炙，锉）

上为散。每服三钱，水一盏，生姜半分，煎至六分，去滓，不计时，温服。

40. 榆白皮汤（《普济方·卷三百五十四·产后诸疾门·大小便秘涩》）

治产后大小便不通。

榆白皮（锉碎，四两） 桂（去粗皮） 当归（切，炒） 甘草（炙，锉） 滑石（各一两）

上粗捣筛。每服三钱，以水一盏煎至七分，去滓，温服，以利为度。

41. 葱胶汤（《普济方·卷三百五十四·产后诸疾门·大小便秘涩》）

治产后大小便不通。

葱白（一握） 牛胶（一片，广二寸长四寸）

上锉研，以水三升和煮，消尽，去滓，顿服。

42. 木香煮散（《普济方·卷三百五十四·产后诸疾门·大小便秘涩》）

治产后冷热不调，大小便不通。

木香（炮，为末） 青黛（研，各一两）

上再研令匀。每服二钱，以水半盏，麻油少许，同煎十余沸，去滓温服，少顷即通。

43. 濡脏汤（《普济方·卷三百五十四·产后诸疾门·大小便秘涩》）

治产后大小便不通，六七日，腹中有燥屎，寒热烦闷，气短汗出，腹胀满。

生葛根（五两，切，无生者用干葛一两） 大黄（半两，锉，炒）

上粗捣筛。每服三钱，以水一盏煎至七分，去滓，温服，以利为度。

44. 枳壳丸（《普济方·卷三百五十四·产后诸疾门·大小便秘涩》）

治产后大小便涩滞。

枳壳（一两，麸炒） 大黄（一两） 木香（三

钱） 麻仁（炒黄，一两）

上为细末，炼蜜和丸如梧桐子大。每服三十丸，食前，温水送下。如饮食不化，亦得服之。

45. 葱涎丸（《普济方·卷三百五十四·产后诸疾门·大便不通》）

治产后大便秘结。

麻仁 枳壳（各等分）

上为末，葱涎调腊茶为丸。每服五七十丸，空心食前，葱茶下之，必通。

46. 滋肠五仁丸（《济阴纲目·卷十四·产后门下·大便秘涩》）

治产后血气虚损，大肠闭涩，传道艰难。

杏仁（去皮，面炒） 桃仁（如上制，各一两） 柏子仁（五钱） 松子仁（一钱半） 郁李仁（一钱，面炒） 橘红（四两）

为末，以橘红为君者，和气润下也。一方加当归梢五钱。上五仁另研为膏，合橘皮末和匀再研，炼蜜丸如桐子大。每服三十丸，加至五六十丸，食前清米饮下。

47. 兵部手集方（《济阴纲目·卷十四·产后门下·大便秘涩》）

治产后秘结不通，膨满气急，坐卧俱难。

大麦蘖（炒黄）

为末，酒下一合，神效。

48. 济川煎（《妇人规·下卷·产后类·产后大便秘涩》）

凡病涉虚损而大便闭结不通，则硝黄攻击等剂必不可用，若势有不得不通者，宜此主之，此用通于补也。

当归（三五钱） 牛膝（二钱） 肉苁蓉（酒洗去咸，二三钱） 泽泻（一钱半） 升麻（五七分或一钱） 枳壳（一钱，虚甚者不必用）

水一钟半煎八分，食前服。如气虚者，但加人参无碍；如有火加黄芩；如肾虚加熟地。

49. 利肠散（《妇科百辨·论中引用各方》）

治产后大便不通。

四物汤多加青皮

产后便张，宜以润肠汤、玉烛散等治之，如不效，百检升经心法，知产后大便秘结，因下血过多，精液耗竭，以此散极效。

50. 生地蜜油饮（《顾松园医镜·卷十五·数集·大便秘结》）

治老人津液干枯，及产后大便秘结。

生地（四两，作小块） 芝麻油（四两）

入生地同煎，以浮起油面为度，去地，将油倾入大碗，加生白蜜两许，调滚汤一碗。同油顿饮。或独用生地三四两，煎汤顿饮亦效，再加松子仁一两更佳。

51. 法制清宁丸（《绛囊撮要·通治》）

治产后大便不通。

锦纹大黄或十斤或百斤，米泔水浸半日，切片晒干，入无灰酒浸三日，取出晾大半干。

第一次将大黄入甑内，用侧柏叶垫底，蒸一炷香，取出晒干，每次俱用侧柏叶悉要换过。

二次绿豆熬浓汁，将大黄拌透晒干，蒸照前晒干。

三次大麦熬浓汁，将大黄拌透晒干，蒸照前晒干。

四次黑豆熬浓汁，将大黄拌透晒干，蒸照前晒干。

五次槐叶熬浓汁，将大黄拌透晒干，蒸照前晒干。

六次桑叶熬浓汁，将大黄拌透晒干，蒸照前晒干。

七次桃叶熬浓汁，将大黄拌透晒干，蒸照前晒干。

八次鲜车前草熬浓汁，将大黄拌透晒干，蒸照前晒干。

九次每大黄一斤，用厚朴一两煎汁拌透晒干，蒸照前晒干。

十次每大黄一斤，用新会皮一两煎汁拌透晒干，蒸照前晒干。

十一次每大黄一斤，用半夏一两煎汁拌透晒干，蒸照前晒干。

十二次每大黄一斤，用白术一两煎汁拌透晒干，蒸照前晒干。

十三次每大黄一斤，用香附一两煎汁拌透晒干，蒸照前晒干。

十四次每大黄一斤，用黄芩一两煎汁拌透晒干，蒸照前晒干。

十五次用无灰陈酒，拌透晒干，蒸照前晒干。

以上如法制度磨为细末，每末一斤，加黄牛乳二两、童便二两、姜汁二两，拌匀捣千下，丸如弹子大。每干重一钱，小儿酌减。

52. 黄连四物汤（《妇科玉尺·卷四·产后·治产后病方》）

治产后大便秘结。

川芎　当归　白芍　熟地　黄连

水煎服。

53. 麻仁苏子粥（《彤园医书（妇人科）·卷五·产后门·大便秘结》）

治产后大便秘结。

去壳麻仁　净苏子

等分磨成细粉，筛末煮作稀粥，或加糯米频服，通治老人风秘症。

54. 调导散（《彤园医书（妇人科）·卷五·产后门·大便秘结》）

治产后便秘，胀满燥结。

当归（三钱）　川芎（二钱）　肉防风　炒香附　炒枳壳（各一钱）　甘草（八分）

姜引。忌食动风发物。

55. 硫半丸（《彤园医书（妇人科）·卷五·产后门·大便秘结》）

治产妇命门真火不足，虚寒痰结，饮食如常，化为痰液，形体虚肥，日久不便，并不胀满。通治老幼虚秘冷秘，久服自通。

西地石硫黄（八两）

研粗末，贯入猪大肠内，两头扎口，水煮极烂，捡取黄末，水漂净，又贯入大肠煮洗，如法三次，方将硫黄晒研听用；圆白大颗生半夏八两，水浸七日，每日换水，沥去皮涎，七日后方另捣生姜汁浸一日夜，漫火焙干，晒研极细，与硫黄末等分称准，合研极匀，生姜自然汁糊丸梧子大，炼蜜为丸亦可。每用姜汤迭下二三钱。

56. 助血润肠丸（《宁坤秘笈·中卷》）

治产后大便不通，或误用下药成胀之症。

川芎（一钱）　当归（四钱）　桃仁（十粒）　甘草（五分）　麻仁（一钱五分，炒）　陈皮（四分）

血块痛加肉桂、玄胡索各五分，水二钟煎七分，食前稍热服。气虚多汗加人参一二钱、黄芪一钱。汗多而渴加参一二钱、麦冬二钱五分、五味子八粒。

57. 养正通幽汤（《傅青主女科·产后编上卷·产后诸症治法》）

治产后大便秘结类伤寒三阴症。

川芎（二钱半）　当归（六钱）　炙草（五分）　桃仁（十五粒）　麻仁（二钱，炒）　肉苁蓉（酒洗去甲，一钱）

汗多便实，加黄芪一钱、麻黄根一钱、人参二钱；口燥渴，加人参、麦冬各一钱；腹满溢便实，加麦冬一钱、枳壳六分、人参二钱、苁蓉一钱；汗出谵语便实，乃气血虚竭，精神失守，宜养荣安神，加茯神、远志、苁蓉各一钱，人参、白术各二钱，黄芪、白芷各一钱，柏子仁一钱。

58. 润肠粥（《傅青主女科·产后编上卷·产后诸症治法》）

治产后日久大便不通。

芝麻（一升，研末）　米（二合）

煮粥食，肠润即通。

三、治产后便难验方

1）《妇人大全良方·卷二十三·产后大小便不通方论第三》

疗产后津液燥竭，大小便不通。

芍药　大黄　枳壳　麻仁（等分）

上为细末，炼蜜丸如梧子大。空心，熟水下二十丸。一方有甘草、山栀仁。

2）《普济方·卷三百五十四·产后诸疾门·大小便秘涩》

治产后大小便秘涩，此是津液少，不可服通利药，宜润其肠，若通利之，则必至肠滑不禁，不可治。

麻仁

每用半盏，擂仁取水煮粥服之。

四、产后便难外治方

1. 皂荚内药方（《圣济总录·卷一百六十五·产后大便不通》）

治产后大便不通。

猪牙皂荚（生）　杏仁（汤退去皮尖，生）　蛇蜕皮（微炙）　干姜（炮，各一分）　蜜（半两）

上五味先捣前四味，细罗为末，于铫子内，熬蜜三两沸后，下药末，不住手搅，候可丸，即丸如枣核大。每一丸，用绵子裹药，以麻油润药上，纳下部中，仰卧便通。未通再纳。

2. 蜜煎导方（《圣济总录·卷一百六十五·产后大便不通》）

治产后大肠结燥秘涩，气壅胀闷欲死。

蜜（半碗）

上一味，铫内微火煎之，搅令稠如饧，取出搓，如手指大小，约长二寸。纳下部中，须臾即通，未通再纳不妨。

3. 纳药方（《圣济总录·卷一百六十五·产后大便不通》）

治产后大便不通，大肠结燥，腹中壅胀。

皂荚（不蛀蚛者一梃，去皮子酥炙，捣为末） 盐豉（半合，研细） 白蜜（一合）

上三味，先熬蜜令消，次下盐豉皂荚末，慢火煎，不住手搅，候如饧即止，丸如枣核大。纳一丸入下部中，未通可纳三五丸不妨，药在内自化，如得通利，即随出。

4. 乌梅导方（《圣济总录·卷一百六十五·产后大便不通》）

治产后下部闭塞，大便秘结不通。

乌梅（十四枚）

上一味，温汤浸取肉，捣丸如小槟榔大，每用一枚，纳下部中，立通。

5. 皂荚导方（《圣济总录·卷一百六十五·产后大便不通》）

治产后大肠热燥，糟粕结硬，药势不入，大便不通。

皂荚（肥不蚛者，去皮子，一梃）

上一味，捣罗为末，炼蜜和丸如枣大。取一丸纳下部中，须臾即通。

6. 蜜兑法（《妇人大全良方·卷二十三·产后大便秘涩方论第二》）

《千金》疗产后热结，大便不通。

白蜜（五合）

慢火煎，令如硬饧，以投冷水中，良久取出，捻如拇指大，长二寸，内谷道中即通。

7. 产后便难外治验方（《普济方·卷三百五十四·产后诸疾门·大小便秘涩》）

治产后大小便不通，并服泻药，腹胀气喘。

青盐（半斤）

炒令变色，先以浆水一斗半，煎沸下盐末，在汤中搅和，倾盆中，看冷热通手即入盆中坐浸腰腹，须臾便通畅。或渐冷，即入新热汤投之，常令稍热，人困即扶起，少顷又浸。

【论用药】

一、治产后大便难药

1. 火麻仁

《本经逢原·卷三·谷部·麻子仁》："《日华》：止消渴，通乳汁，主催生难产，及老人血虚，产后便秘宜之。"

《本草求真·上编卷一·补剂·火麻仁》："更能止渴通乳，及妇人难产，老人血虚，产后便秘最宜。"

2. 麦芽

《本草述钩元·卷十四·谷部·蘖》："产后便秘，五七日不通，不宜妄服药丸，用大麦芽炒黄为末，每服三钱，沸汤调下，与粥间服。"

二、用药禁忌

《女科撮要·卷下·产后大便不通》："慎不可用麻子、杏仁、枳壳之类。"

《胎产指南·卷五·产后禁忌药物·产妇禁用诸药》："产后大便不通，禁用大黄、芒硝。"

《冯氏锦囊秘录·女科精要·卷十八·产后便难》："切不可单用麻仁、枳壳，徒耗肠胃中生养之气也。"

《医述·卷十三·女科原旨·产后》："惟胆导禁用，以其苦寒，误用每致发呃也。"

【医论医案】

一、医论

《胎产全书·卷下》

产后大便燥秘，由于去血过多，胃中枯燥，精微不及下输，以至糟粕壅滞不通。况大肠主津，产妇内亡津液，则干涸失其传导变化之权，故令便难。多服生化汤，则血旺气顺，自润而通。或服养正通幽汤亦可。倘不大便，而无所苦，即勿药亦可。所以产后，每至三五日之久，甚至八九日而大便始通者，皆其常也。即有似伤寒三阴证，潮热汗出，或口燥腹满，或谵语便秘，燥粪宜下等证，乃气血枯竭，虚证类实，慎勿执偏门而轻产，妄议三承气汤以下之。或有血虚火燥不便者，不可计其日数，必待腹满觉胀，欲自去而不能，此乃结在直肠，用润肠粥润之自通,《全书》用济川煎主之,慎不可用导法。倘润之不通,势急有无可如何者,用蜜煎导之,将蜜煎褐色成膏,入水捏成枣样,纳入肛门,其结粪自化而出。或削酱瓜、酱姜,如蜜枣导法。此亦权宜之计耳。惟猪胆汁导切记禁用,以其苦寒误用,每至发呃。倘服苦寒药攻通,反伤中焦元气,或愈结难通,或通泄不止,斯成败证矣。《医通》云:血虚火燥,用四物汤加何首乌润下之。立斋云:若去血过多,十全大补汤。气血俱虚,用八珍汤。如数日不通,饮食如常,腹中如故者,八珍加桃仁、杏仁治之。冯氏云:大便难,惟宜调中养血,切不可单用麻仁、枳壳,徒耗肠胃中生养之气而无功也。有治大便日久不通,大料芎、归,服至斤数,方得取效,仍兼服润肠粥。

二、医案

1. 血虚肠燥案

《校注妇人良方·卷二十三·产后大便秘涩方论第二》

一产妇大便秘结,小腹胀痛,用大黄等药,致吐泻不食,腹痛胸痞,余用六君子加木香、炮姜治之而愈。

一产妇大小便不通,诸药不应,将危矣。令饮牛乳,一日稍通,三日而痊。人乳尤善。

一妇人大便秘涩,诸药不应,苦不可言,令饮人乳而安。

《女科撮要·卷下·产后大便不通》

一产妇大便不通七日矣,饮食如常,腹中如故。余曰:饮食所入,虽倍常数,腹不满胀。用八珍加桃杏二仁,至二十一日腹满欲去。用猪胆汁润之,先去干粪五七块,后皆常粪而安。

《临证指南医案·卷九·产后》

脉缓热止,病减之象。但舌色未净,大便未通。产后大虚,不敢推荡。勿进荤腻,恐滞蒸化热。蔬粥养胃,以滋清润燥便通再议补虚。生首乌、麻仁、麦冬、蜜水炒知母、苏子花粉。

《女科指要·女科医案·大便不通门》

一妇,产后大便不通,已七日矣,饮食如常,腹中如故,脉软微涩。此血气虚而不能濡润宣通也。故饮食不减,腹无胀满。用八珍汤加桃仁、杏仁,至二十一日觉腹满欲去,用猪胆汁导之,先去干结燥粪五六枚,后皆常粪而愈。

《吴鞠通医案·卷四·产后》

王氏。郁冒,自汗出,大便难,产后三大症俱备。因血虚极而身热发厥,六脉散大。俗云产后惊风,不知皆内症也,断断不可误认外感症。议翕摄真阴法。大生地六钱,麦冬(不去心)三钱,白芍二钱(炒),生龟板五钱,阿胶三钱,五味子(制)一钱,生牡蛎三钱,鲍鱼三钱,炙甘草一钱,鸡子黄二枚(去渣后搅入,上火二三沸),海参二条。煮三杯,分三次服。又,夜间汗多,加龙骨三钱。又,产后郁冒,自汗出,六日不大便,血少而淡。一以增津补液为主。元参五钱,大生地六钱,洋参一钱,麻仁五钱,炒白芍三钱,鲍鱼四钱,麦冬(不去心)四钱,生龟板三钱,海参三条,阿胶三钱,五味子一钱五分,炙甘草一钱五分,白蜜一酒杯(得大便去此)。煮三大杯,分三次服。见大便去元参。又,于前方内去洋参、甘草。

《南雅堂医案·卷八·妇科·产后门》

新产便秘,数日不更衣,腹中不胀不痛,纳食如常,脉形虚细,乃产后血去阴伤,肠胃津液不足,致乏传导之力,证属虚候,切忌攻下,兹用五仁加味以润其下,幽门通则其恙自平。杏仁一钱五分(去皮尖),桃仁八分(去皮尖,炒),柏子仁一钱五分,松子仁一钱五分,郁李仁五分(麸炒),阿胶二钱,枳壳五分。

《杂病广要·脏腑类·大便不通》

又有妇人产后大便秘,须四五日、六七日不通者,出血已多,津液少也,浓煎紫苏汤饮一两盏自通。更一日不通,服局方大麻仁丸三十丸。(《医说》引《医余》)

2. 痰气交阻案

《临证指南医案·卷九·产后》

陈,三十。夏季坐蓐,秋月热病。半年来不寐不便,无皮毛焦落之象。是痰饮为气所阻,以致升降失常,乃痹之基也。议宣肺以通肠。紫菀八钱,杏仁三钱,枳壳一钱,桔梗一钱,瓜蒌皮一钱,郁金一钱。

3. 阴虚火盛案

《临证指南医案·卷九·产后》

张。产后十三朝,舌黄边赤,口渴,脘中紧闷,不食不饥,不大便。此阴分已虚,热入营中,状如疟症,大忌表散清克。议滋清营热,救其津液为要。细生地、天冬、生鳖甲、丹皮、丹参、茯神。

《临症经应录·卷四·妇女疾病门·产后便难》

某(妇)。产后二十一朝,营卫有伤,瘀蓄热结,燥气上逼则呛咳无痰,呼吸似喘。肺不主宣布,大肠与之为表里,肠间津液不足,传导失司,少腹胀,大便难。

4. 暑热伤津案

《临证指南医案·卷九·产后》

产后血络空虚,暑邪客气深入,疟乃间日而发。呕恶,胸满,口渴,皆暑热烁胃津液也。此虚人夹杂时气,只宜和解,不可发汗腻补。青蒿梗、淡黄芩、丹皮、郁金、花粉、川贝、杏仁、橘红。

5. 脾胃气虚案

《女科撮要·卷下·产后大便不通》

一产妇大便八日不通,用通利之药,中脘作痛,饮食甚少。或云通则不痛,痛则不通,乃用蜜导之,大便不禁,吃逆不食。余曰:此脾肾复伤,用六君加吴茱、肉果、骨脂、五味数剂。喜其年壮,不然多至不起。

《女科医案·大便不通门》

一妇,产后大便不通,已经八日。或用通利之药,中脘痛胀,不思饮食。又云:通则不痛,痛则不通,乃用蜜煎导之,大便不禁,呃逆不食。余诊脉软微弦。此脾胃虚而初不传送,复受药伤,所以不能禁固也。呃逆不食,胃气垂亡,势甚危迫。遂以六君子汤加吴茱、肉果、补骨脂、五味子,数剂病幸获效而身渐康。

6. 脾胃虚寒案

《女科指要·女科医案·大便不通门》

一妇,产后大便秘结,小腹痛胀,用大黄等药,吐泻不食,腹痛胸痞,脉虚弦细。此脾胃虚寒,关门失启闭之职。余用六君子汤加黑附、炮姜、木香、肉果治之而愈。

7. 气血亏虚案

《南雅堂医案·卷八·妇科·产后门》

产后大便不通,虚坐努力,乃血虚而气又不足也,用八珍汤加味:人参二钱,炒白术二钱,白茯苓二钱,炙甘草一钱,干地黄二钱,当归身二钱,炒白芍一钱,川芎八分,桃仁八分(去尖打),杏仁八分(去皮尖)。

8. 气滞血瘀案

《叶氏医案存真·卷一》

产后腹坚有形,气聚不通,渐成胀满,乃冲脉为病。其大便秘阻,血药润滑不应,柔腻气愈凝滞。考徐之才云:肾恶燥,以辛润之。当归身、精羊肉、舶茴香、老生姜。

第十二节

产后便血

妇女产后血从大便二下,或血便夹杂而下,或单纯下血,或大便前后下血,称为产后便血。

【辨病因】

本病多由于产时失血过多而伤阴,或因劳累伤脾,或过食辛热温补,灼伤经络,而致大便出血。

《女科撮要·卷下·产后便血》:"产后便血,或饮食起居,或六淫七情,以致元气亏损,阳络外伤。"

《冯氏锦囊秘录·女科精要·卷十八·产后大小便出血》:"产后大便出血者,或饮食起居失宜,或六淫七情过极,致元气亏损,阴络受伤也。"

【辨病机】

本病病机主要为肠道湿热,胃肠脉络受损,或脾胃虚寒,中气不足,脾不统血等。

《女科经纶·卷六·产后证下》:"(产后大便出血分诸证用药)产后既亡血,而大小二便复有下血之患,此非寻常火热,渗于膀胱,归于大肠,可例治也。非血虚即气脱。心主血,脾统血,心气虚则小肠不能制而血流,脾气弱则大肠无移荫而血下。故二便出血,当责之心脾二经为病。"

《妇科冰鉴·卷七·产后门·大便出血》:"产后便血,有因膏梁积热,醇酒湿毒,壅积胃中,传及大肠者;有脾气馁弱,不能统摄者;有中气下陷,无力升提者。析而明之,施治可也。"

【论治法】

本病治法以清化湿热,凉血止血,健脾温中,养血止血为主。

《女科撮要·卷下·产后便血》:"若因膏梁积热,用加味清胃散;若因醇酒湿毒,葛花解酲汤;若因怒动肝火,六君加柴、芍、芎、归;若因郁结伤脾,加味归脾汤;若因思虑伤心,妙香散;若因大肠风热，四物加侧柏、荆、防、枳壳、槐花；若因大肠血热，四物加芩、连；若因肠胃虚弱，六君加升麻、柴胡；若因肠胃虚寒，六君加肉蔻、木香；若因元气下陷，补中益气加茯苓、半夏；若因气虚，用六君、升麻；若因血虚，用四物；气血俱虚，用八珍，俱加柴胡、升麻。大凡病久，或元气虚弱，见病百端，皆因脾胃亏损，内真寒而外假热，但用六君子，或补中益气加炮姜温补脾气，诸症悉退。若四肢畏冷，属阳气虚寒，急加附子。病因多端，当临症制宜，庶无误矣。"

《冯氏锦囊秘录·女科精要·卷十八·产后大小便出血》："若因高粱积热，醇酒湿毒，宜清之，怒动肝火，郁结伤脾，思虑伤心，宜和肝而调心脾。大肠风热血热，宜凉血去风。肠胃虚弱，元气下陷，宜大补而兼升提。况产后气血大虚之后，复犯络伤失血之患，可不急固脾元中气，以为摄血统血之用耶！"

《医宗金鉴·卷四十八·妇科心法要诀·产后门》："产后便血大肠热，四物芩连酒炒黑，地榆阿胶荆穗炒，蜜炙升麻棕榈灰；脾虚不摄归脾效，气虚下陷补中宜。"

《妇科冰鉴·卷七·产后门·大便出血》："若肠胃积热者，加味芩连四物汤。脾虚不能统血者，归脾汤。中气下陷者，补中益气汤。"

【论用方】

1. 加味清胃散（《济阴纲目·卷十四·产后门下·大便出血》）

治因膏粱积热便血。

当归身（酒浸，一钱）　黄连　生地黄（酒洗）　升麻（各二钱）　牡丹皮（一钱半）　石膏（三钱）

上锉，水煎服。一方无石膏，有犀角、连翘、甘草。

2. 的奇散（《济阴纲目·卷十四·产后门下·大便出血》）

治产后恶露不行，余血渗入大肠，洞泻不禁，下青黑物，亦验。

荆芥（大者四五穗）

于盏内燃火烧成灰，不得犯油火，入麝香少许，研匀，沸汤一两呷调下。此药虽微，能愈大病，幸勿忽之。

3. 加味芩连四物汤（《医宗金鉴·卷四十八·妇科心法要诀·产后门》）

治产后大便出血。

四物汤加黄芩（酒炒黑）　黄连（酒炒黑）　地榆　阿胶　荆芥穗（微炒）　升麻（蜜制）　棕榈皮灰。

水煎服。

4. 观音救度普济丹（《太医院秘藏膏丹丸散剂·卷三》）

治产后大便下血不止，赤白带下，气血虚弱，恶血下降，用药一丸，无灰酒送下。

明天麻　全当归　明没药　南红花　广木香　王不留行　香墨　百草霜　飞罗面（各一两）　藏红花（一钱）

将墨打碎研细，用滚水浸泡，每日清晨将陈水泼去，换上新水，如此三次，胶性尽去，墨皆澄清，届时听用，与前药面为丸。

【医论医案】

1. 中气不足案

《女科撮要·卷下·产后便血》

一产妇粪后下血，诸药不应，饮食少思，肢体倦怠，此中气虚弱，用补中益气加茱炒黄连五分，四剂顿止。但怔忡少寐，盗汗未止，用归脾汤治之而痊。

《女科指要·女科医案·大便出血门》

一产妇，粪后下血，饮食少思，肢体倦怠，诸药不应，脉软微数。此中气虚弱，不能摄血归经也。投补中益气汤加吴茱、炒黄连，四剂顿止，汤用归脾调理而全安。

2. 肝气乘脾案

《女科撮要·卷下·产后便血》

一妇人但怒便血，寒热口苦，或胸胁胀痛，或小腹痞闷，此木乘土，用六君加山栀、柴胡而愈，用补中益气、加味逍遥二药，而不复作。

3. 脾胃虚寒案

《女科撮要·卷下·产后便血》

一妇人久下血在粪前，属脾胃虚寒，元气下陷。用补中益气加连炒吴茱一钱，数剂稍缓，乃加生吴茱五分，数剂而愈。

《女科指要·女科医案·大便出血门》

一产妇，粪后下血，脉软迟涩。此脾胃虚寒，不能摄血归原也。投以补中益气汤加白芍、炮姜渐愈，又加炒黑附子，数剂而始痊。

4. 肺脾气虚案

《女科撮要·卷下·产后便血》

一妇人产后便血，口干饮汤，胸胁膨满，小腹闷坠，内热晡热，饮食不甘，体倦面黄，日晡则赤，洒淅恶寒，此脾肺气虚，先用六君加炮姜、木香，诸症渐愈；用补中益气将愈；用归脾汤痊愈。后饮食失节，劳役兼怒气，发热血崩，夜间热甚，谵语不绝，此热入血室，用加味小柴胡，二剂而热退；用补中益气而血止；用逍遥散、归脾汤，调理而康。

5. 肝脾血虚案

《女科指要·女科医案·大便出血门》

一产妇，大便下血，口干饮水，胸胁膨胀，小腹重坠，脉数弦虚紧涩。此肝脾血虚，肝阳侮土而不能摄血也。投以逍遥散合左金丸稍减，又以六君子汤合补中益气汤，数十剂而全愈。

一产妇，劳倦后复怒，忽大便下血，身热时烦，夜间谵语，脉数弦涩。此肝脾素亏，怒则火逆，而热入血室也。投以小柴胡加白芍、生地，二剂而热退神清，血亦顿减。又用加味逍遥、补中益气、归脾三汤，一月而血定全安矣。

第十三节

产后不语

产后不语是指妇人生产后心气不能上通于舌而不能言语。

【辨病因】

本病多由产妇素体虚弱，临产劳伤，过服汤药等而致。

《女科经纶·卷六·产后证下》："（产后不语属胃湿热痰迷心）武叔卿曰：产后不语，有临产服药与汤过多，胃湿使然。又有热痰迷于心不语，导痰汤。"

《家用良方·卷二·治妇女各症·治胎前产后各症》："凡产后不语者，因体素弱，临产劳伤，以致血气扰乱，上壅心窍，而不能通于舌故也。"

【辨病机】

产后败血不去，停积于心，心脏受阻，或产后气血两脱，心气亏虚，均导致心气不能上通于舌而不语，又或产后痰热乘心，心气闭塞亦不能上通于舌。

一、瘀血阻滞

《卫生家宝产科备要·卷五·产前后十八论乌金散》："第九论问：产后不语者，何？答曰：夫人心有七孔、三毛，产后败血上行，流入心孔之中，被血闭之，即使不语。时人不先去心孔败血，其病不除。但服此药，当渐语也。"

《妇人大全良方·卷十八·产后门·产后不语方论第八》："产后不语者何？答曰：人心有七孔三毛。产后虚弱，多致停积败血，闭于心窍，神志不能明了；又心气通于舌，心气闭塞则舌亦强矣，故令不语。如此但服七珍散。"

《严氏济生方·妇人门·校正郭稽中产后二十一论治》："心者君主之官，神明出焉。内候血海，外应于舌，舌者心之机，产后败血停蓄，上干于心，心气闭塞，则舌强而不语矣。但服八珍散自瘥。"

《女科经纶·卷四·胎前证下》："（妊娠子喑治当补心肾）但产后不语，属败血之入心。"

《女科经纶·卷六·产后证下》："（产后不语属败血入心）人心有七孔三毛。心者，君主之官，神明出焉，外应于舌，舌者声之机。产后虚弱，多致败血停蓄，上干于心，心窍闭塞，神志不能明了。又心气通于舌，心气闭则舌强不语，但服七珍散。"

二、痰气闭阻

《郑氏家传女科万金方·胎前门（上卷）·胎前问答》："问：胎前产后不语者何治？答曰：凡声出于肺，不语者痰闭其窍也，不可误认气闭，宜服导痰开窍之药，自愈。"

三、气血不足

《赤水玄珠·卷二十二·产后不语》："产后不语，因心气虚而不能通津于舌，则舌强不能言语者，宜服七珍散。"

《女科经纶·卷六·产后证下·产后不语分证用药》："《经》云：大肠之脉散舌下。又云：脾之脉，是动病舌本强，不能言。又云：肾之别脉，上入于心，系舌本，虚则不能言。"

《医学心悟·卷五·妇人门·产后不语》:“不语之症,有心病不能上通者,有脾病不能运动舌本者,有肾病不能上交于心者。虽致病之因不同,而受病之处,总不出此三经耳。产后不语,多由心肾不交,气血虚弱,纵有微邪,亦皆由元气不足所致。”

《医述·卷十三·女科原旨·产后》:“产后不语,稽中主于败血迷心,《济阴》主于胃热湿痰。皆论病之有余。其有去血过多,阴火上乘,郁冒心神而不语者,则属于虚耳。(萧慎斋)”

【辨病证】

产后不语一般可分虚实二证,实证多因痰阻心窍,或败血冲心,血闭心窍,神气闭塞而不语;虚证多因产后失血过多,或心肾气虚,肾脉不能上通于心而系舌本,而致不语。

《女科经纶·卷六·产后证下》:“(产后不语属热血热痰迷塞心窍)方约之曰:产后不语,有热血迷塞心窍者,有热痰迷塞心窍者,前方七珍散治热血,孤风散治热痰。肥人多是热痰,瘦人多是热血。”

《妇科冰鉴·卷七·产后门·不语》:“产后不语,须分虚实。有痰热乘心者,有败血冲心者,有气血两虚而郁冒神昏者,大抵产后属虚者多,而实者少也,治者详之。”

【论治法】

一、内治法

《女科经纶·卷六·产后证下·产后不语分证用药》:“前证若心肾气虚,用七珍散。肾虚风热,地黄饮。大肠风热,加味逍遥散加防风、白芷。脾经风热,秦艽升麻汤。肝经风热,柴胡清肝散加防风、白芷。脾气郁结,加味归脾汤加升麻。肝木太过,小柴胡加钩藤。脾受木侮,加白芷、升麻、钩藤。肝脾血虚,佛手散。脾气虚,四君子汤。气血俱虚,八珍汤。不应,独参汤加附子,补其气而生血。若竟用血药,则误矣。”

《张氏医通·卷十一·妇人门下·产后》:“产后不语,多因停积败血,闭于心窍,神志不能明了,严氏清魂加苏木、丹参。若因心肾气虚而不能通于舌,则舌强不语,辰砂七珍散或人参、石菖蒲等分,不时煎服。肾虚风热,地黄饮子。肝木太过,柴胡清肝散或小柴胡加钩藤。脾受木侮,六君子加升麻、钩藤。气血俱虚,八珍汤加菖蒲、远志,不应,独参汤加附子一片,峻补其气,而血自生。若竟用血药,则误矣。”

《医学心悟·卷五·妇人门·产后不语》:“古方七珍散主之。若兼思虑伤脾,倦怠少食,更佐以归脾汤。若兼气血两虚,内热晡热,更佐以八珍汤。若兼脾虚生痰,食少呕恶,更佐以六君子汤。若兼肾气虚寒,厥冷痹痛,更佐以地黄饮子。若兼水虚火炎,内热面赤,更佐以六味地黄汤。如此调治,自应渐愈,倘妄行祛风攻痰,失之远矣。”

1. 活血祛瘀

《医方集宜·卷七·产后·产后法》:“产后不语,是败血塞于心窍,况心气通于舌,故舌强而不语也,宜用七珍汤、孤风散、逐血补心汤。”

《古今医鉴·卷十二·产后》:“产后不语,因败血迷心窍所致,宜四物汤加辰砂、石菖蒲、红花、人参。”

《妇科玉尺·卷四·产后》:“如产后不语,因败血上干于心,心气闭塞,舌为心苗,故舌强不语,宜逐血补心汤……亦或恶血攻心,欲死而不语,宜郁金三钱,烧存性,醋调服之。”

《妇科冰鉴·卷七·产后门·不语》:“败血冲心者,七珍散。”

《类证治裁·卷八·产后论治》:“产后不语者,或因败血,上闭心胞,以清魂散加牛黄、丹参、苏木理之。”

2. 清热化痰行气

《济阴纲目·卷十二·产后门中·不语》:“有临产服汤药过多,胃湿使然者,熟料五积散六君子汤;痰热迷心不语者(不语由于胃湿,谓生痰也,而谓汤药过多何欤,五积散之用又难解),导痰汤;或痰气郁滞,闭目不语者,用孤风散。”

《妇科玉尺·卷四·产后》:“亦或痰气壅滞,目闭不言,宜白矾汤吐之。”

《妇科冰鉴·卷七·产后门·不语》:“痰热者,星连二陈汤。”

《类证治裁·卷八·产后论治》:“产后不语者……因痰涎上干心窍,用温胆汤加菖蒲汁豁之。”

3. 补气养血

《傅青主女科·产后编下卷·产后诸症治法·不语四十三》:"《妇人良方》云:产后喑,心肾虚不能发声,七珍散;脾气郁结,归脾汤;脾伤食少,四君子汤;气血俱虚,八珍汤,不应,独参汤;更不宜急加附子,盖补其血以生血;若单用佛手散等破血药,误矣。"

《妇科冰鉴·卷七·产后门·不语》:"若气血两虚者,加味八珍汤。"

《笔花医镜·卷四·女科证治·产后诸症》:"产后不语者,由心肾不交,气血虚弱所致,七珍散、归脾汤并主之。若虚火上炎,六味地黄丸。"

《类证治裁·卷八·产后论治》:"产后不语者……因心肾气虚,不能上通于舌,用七珍散补而开之。"

二、外治法

《普济方·针灸·卷二·针灸门·定八穴所在》:"列缺穴,主治三十一证……产后不语(心包络)。"

【论用方】

一、治产后不语方

1. 保生丸(《鸡峰普济方·卷十二·妇人》)

治妇人产前产后一切风冷血气,产后血风,头旋身颤。

金钗石斛　秦艽　桂　熟干地黄　贝母　防风　糯米　干姜　甘草　细辛(各二钱)　当归　川椒　黄芩　大麻仁(各一两半)　大豆卷　石膏(各一两)

上为细末,炼蜜和,作一百四十四丸。每服一丸,月信不通,当归酒下;产前产后,赤白带下,温酒下;催生,当归酒下;难产及胎不下,死胎横正不顺,产后不语,但心头热,用枣汤研药,灌之药,人喉立效;产后恶血不尽,脐腹疼痛,寒热烦躁闷乱,月后皮肤虚肿,面色萎黄,渐成劳疾,产血不止,虚劳,中风口噤不语,半身不遂,大便秘涩,烦渴闷晕,酒下。妊娠临月,频服此药,每日空心,温酒下,临产五脏不疼,易生也。产后中风血晕,生地黄汁,与温酒同煎,十余沸,研药,灌之立效。产后四五日,一丸细嚼,空心热酒下,一切风邪自不能入。忌生冷、油腻、鱼肉、豉等。

2. 四物汤(《世医得效方·卷十五·产科兼妇人杂病科·通治》)

治产后不语。

当归　川芎　熟地黄(洗,焙,酒炒)　白芍药(各等分)

上锉散。每服四钱,水一盏半煎到七分,去滓,食前热服,为末服亦可。

3. 镇惊造命丹(《简明医彀·卷六·急惊》)

治胎惊,急慢诸惊。癫痫不省人事,目直上视,惊风痰壅,睡中惊跳,夜卧不安,啼哭不止,客忤、内钓。凡一切惊疾,初生至长,及奇怪形状不能辨名者,并大人因惊忧劳损,卧不安寐,怔忡恍惚,恐怖颠狂,妇人产后不语,昏愦啼笑。

蛇含石(微火煨热,炭火煅红,米醋淬;再煅再淬七次,研细水飞,澄去水,晒燥,重研万下,四两)　代赭石(煅研,如前)　辰砂(水飞)　青礞石(硝,煅金色,水飞,重研)　南星(牛胆制过)　茯神(各五钱)　僵蚕(洗,炒)　蝉蜕(去土)　白附子　使君子　天麻(各末,三钱)　牛黄(陕西,七分)　麝香(五分)　冰片(三分)

上研匀,炼蜜和丸,金箔为衣。大人二钱,小儿一钱,婴儿三五分,灯心、薄荷汤化服,金银煎汤尤好。

二、治瘀血阻滞产后不语方

逐血补心汤

1)《女科证治准绳·卷五·产后门·不语》

治产后失音不语。

红花　赤芍药　生地黄　桔梗　苏叶　前胡　茯苓　防风　牛胆南星　黄连　粉葛(各二钱)　当归(三钱)　薄荷　人参　升麻(各一钱五分)　半夏(二钱五分)　甘草(一钱)

上锉为散,分作二服。每服水一盅半,姜三片,煎至七分,空心服,滓再煎服。

2)《彤园医书(妇人科)·卷五·产后门·不语》

治败血侵入心肺二窍,复感风寒,壅闭不语。

当归　赤芍　川芎　芥尾　防风　苏叶　前胡　丹参　红花　胆星　甘草　桔梗　法半　茯苓　生姜

水煎服。

三、治痰气闭阻产后不语方

1. 胡氏孤凤散(《妇人大全良方·卷十八·产后门·产后不语方论第八》)

治产后闭目不语。

白矾(研细)

上每服一钱,以熟水调下。

2. 产后不语方(《本草单方·卷十三女科·产后诸疾》)

治产后不语。

人参　石菖蒲　石莲肉(等分)

每服五钱,水煎服。

3. 加味二陈汤〔《彤园医书(妇人科)·卷五·产后门·不语》〕

治产后不语,因痰热乘心,脉滑数而尿秘。

姜制半夏　酒炒川黄连　真胆星　茯苓　甘草　生姜

水煎服。

四、治气血不足产后不语方

1. 七珍散(《妇人大全良方·卷十八·产后门·产后不语方论第八》)

治产后不语。

人参　石菖蒲　生干地黄　川芎(各一两)　细辛(一钱)　防风　辰砂(别研,各半两)

上为细末。每服一钱,薄荷汤调下,不拘时。

2. 八珍散(《郑氏家传女科万金方·产后门》)

治产后不语。

人参　菖蒲　细辛　生地　川芎　防风　甘草　朱砂

为末,薄荷汤下。去甘草,即七珍散(又名七宝散)。

五、治风热产后不语

秦艽升麻汤(《孕育玄机·卷下·不语》)

治产后不语。

升麻　葛根　甘草　芍药　人参　秦艽　白芷　防风　桂枝(各三钱)

每服一两,葱白二根,水煎。

六、治肝木太过产后不语

柴胡清肝散(《孕育玄机·卷下·不语》)

治产后不语。

柴胡　黄芩(炒,各五分)　人参　山栀(炒)　川芎(各一钱)　连翘　桔梗(各八分)　甘草(五分)

上,水煎服。

【论用药】

1. 人参

《神农本草经疏·卷六·草部上品之上·人参》:“在参苏饮,治肺虚人伤风……同石菖蒲、莲肉等分水煎,治产后不语。”

《本草纲目·主治第四卷·百病主治药·音声》:“人参:肺热声症,同诃子,末噙;产后不语,同菖蒲服。”

《本草纲目·草部第十二卷·草之一·人参》:“产后不语:人参、石菖蒲、石莲肉等分,每服五钱,水煎服。”

《本草易读·卷三·人参》:“产后不语,同菖蒲、莲肉煎服。”

《得配本草·卷二·草部·人参》:“佐石菖蒲、莲肉,治产后不语。”

2. 矾石

《本草纲目·主治第四卷·百病主治药·音声》:“矾石:中风失音,产后不语,汤服一钱。痰盛多服,吐之。”

《本草纲目·石部第十一卷·金石之五·矾石》:“产后不语,胡氏孤凤散:用生白矾末一钱,熟水调下。”

【医论医案】

一、医论

《女科经纶·卷六·产后证下·产后不语分证用药》:“产后不语,稽中主于败血迷心,《济阴》主于胃湿热痰,此皆论病之属有余也。产后去血过多,阴火上乘,郁冒心神为不语,此证之属虚者为多,而败血热痰,亦间有之。至论胃湿使然,则迂矣。若立斋又兼肝脾风热用药,多以防、芷、升、柴为发散,似未切中病机也。”

《女科经纶·卷六·产后证下》:“(产后恍惚不可作风治)愚谓产后不语一证,有败血、有湿、有热痰、有风热,一主实邪外感为病,而不及于虚,此亦前人立论之失。若惊悸恍惚,自是血虚,心气不足所致。《大全》必言风邪抟心,致有斯证,其言甚戾。立斋以为但固本原,毋专治风,有功来学不小。”

二、医案

《女科证治准绳·卷五·产后门·不语》

一产妇不语,用七珍散而愈。后复不语,内热晡热,肢体倦怠,饮食不进,用加味归脾汤为主,佐以七珍散而愈。后因怒,不语口噤,腰背反张,手足发搐,或小便见血,面赤或青或黄,或时兼赤。余曰:面青肝之本色也,黄者脾气虚也,赤者心血虚也。用八珍汤加钓藤钩、茯苓、远志渐愈,又用加味归脾汤而痊。

《素圃医案·卷四·胎产治效》

英德县令王公仆妇,年三十外,本出西人,夏月恣食瓜果,八月初旬,产后积冷在腹,五日后腹痛,先泻后痢,两关紧滑,用姜桂香砂胃苓汤,四剂而愈。两三日后,因前寒未解喉痛,又开窗取凉,复受寒邪,以致头疼发热,身痛脉浮紧,用芎苏饮微汗而表解,热尚未除。继用桂枝葛根汤,二剂热即退。忽变为神昏不语,掐指龂牙,肠鸣下利,问病若聋,诊脉弦细无力。产后尚未满月,知属里虚,证类中风。用桂枝汤加白术、半夏、天麻、炮姜、附子二剂,五更后即能言,至未申即不语,坐卧如凝。能言时谓身痛腹疼,其渴饮茶汤,日夜两大壶,随即洞泻八九次,肠鸣水食,脉弦细紧。此为风邪直入肝经,乃厥阴之病。盖厥阴病本消渴,风邪不解,内搏为泻,身痛多汗,脉不浮,断非表证,乃骨寒而痛也。且午后不语,定属阴邪,准作厥阴治法,不治洞泻。用当归四逆汤,桂枝、当归、赤芍、细辛、附子、炮姜、人参、白术、茯苓、甘草,姜枣为引。服六剂,渴全止,夜得微汗,腹痛身疼即解,泻止能言。自立方付彼,令其照方撮药,服十余剂即全愈。若用育神止泻,不察病名,岂不大误乎。余每见产后不语,不治者多矣。此北人胃气本厚,故合证之药,易于取效也。前程案乃寒中少阴寒水之藏,故终日不语阴也。此证乃风中厥阴风木之藏,木中有火,午后方不语,非纯阴也。所以药亦阴阳对待,不似程案用纯阳药矣。

第十四节

产后呃逆

妇人产后出现以气逆上冲,喉间呃呃连声,声短而频,令人不能自制的症状,称为产后呃逆。

【辨病因】

本病病因多由产后饮食不节,情志不和,或素体正气亏虚,中气不足,胃阴受损而致。

《胎产指南·卷七(下)·增补产后十二症·呃逆》:“产后呃逆,气从胃中出,上冲贲门,呃忒作声。有胃气虚寒者,有中气不足者;有冲任之火,直犯清道而上者;有饮水过多,水停而逆者;有大小便秘,下焦不通而气上逆者,皆虚极胃气将绝也。”

【辨病机】

本病病机多为寒气蕴积中焦,损伤胃阳;或燥热内蕴,阳明腑实,气不顺行,气逆动膈;或肝气横逆犯胃,胃失和降;或气滞痰阻,升降失常;或产后脾肾阳气虚弱,胃气衰败,清气不升,浊气不降,气逆动膈而致。

一、气虚感寒

《济阴纲目·卷十三·产后门下·呃逆》:“《大全》云:夫五脏六腑俱禀气于胃,而肺为主气之总司,若产后致伤气血,则脏腑气损,而风冷搏之,肺因气逆而上则呃逆矣。”

《女科经纶·卷五·产后证上》:“(产后呃逆属脾虚聚冷胃中伏寒)《大全》曰:肺主气,五脏六腑俱禀于气。产后气血伤,脏腑皆损,风冷抟于气,则气逆上。”

二、脾胃虚寒

《济阴纲目·卷十三·产后门下·呃逆》:“又脾虚气冷,胃中伏寒,因食热物,冷热相击,气厥而不顺,则呃逆也(言聚冷内因也,然又有痰热虚呃之不同,并宜详辨)。脾者主中焦,为三焦之关,五脏之仓廪,贮积水谷,若阴阳气虚,使荣卫气厥逆,则致生斯病也。《经》云：呃噫者，胃寒所生。服药无效者，灸期门（期门在乳下）三壮必愈。期门穴乃胃之大络。”

《胎产心法·卷下·呃逆论》：“至于产后呃逆，乃胃虚气寒证也。”

三、虚火上逆

《冯氏锦囊秘录·女科精要·卷十八·产后呃逆》：“然亦有中气大虚，下焦阴火上冲而致者，当用桂、附、干姜之类。”

【辨病证】

产后呃逆胃中寒冷所致者，呃声沉缓有力，得热减轻，受寒加重，胸膈及胃脘不舒，舌淡苔白，脉迟缓；胃热上逆者，呃声洪亮有力，冲逆而出，口臭烦渴，舌苔黄或黄糙，脉滑数；气滞痰阻者，喉有痰阻，呼吸不利，脘胁胀满，舌苔薄腻，脉弦而滑；或气滞痰阻化热，则兼见口渴黏腻，舌红苔黄，脉兼数象。

《女科经纶·卷五·产后证上·产后呃逆分证用药法》：“前证属胃气虚寒之恶候。如用丁香散未应，急投参附汤，亦有生者。若产后呃逆，有寒热虚实之不同。如寒者，丁香、姜、桂。热者，宜干柿、竹茹。虚者，宜人参、附子。实者，宜香附、橘皮。误施则有噬脐之悔。”“《经》云：病深者，其声哕。哕即呃逆也。诸病见之为恶候，况产后犯此。有虚无实，有寒无热矣。立斋必兼热实论，殊谬。若古方治产后呃逆，又兼败血瘀停胃逆，用丁香豆蔻散，煎桃仁、吴茱汤下之。病机又不可不知。”

【论治法】

本病治疗以和胃降逆为主，脾胃虚寒者温中和胃降逆，肝胃郁热者清胃理气降逆。忌用重镇潜降火破气之品，慎防中气反陷。

《罗氏会约医镜·卷十五·妇科（下）·产后呃逆》：“宜因证诊脉以治之，若用降气之药则危矣。”

一、温中理气

《证治准绳·杂病第三册·诸呕逆门·呃逆》：“（产后呃逆）此恶候也。急灸期门三壮，神效。屈乳头向下尽处是穴，乳小者，乳下一指为率。男左女右，与乳正直下一指陷中动脉处是穴，炷如小豆大，穴真病立止。丁香散、羌活散，桂心五钱，姜汁三合，水煎服。参附汤。（上皆热剂）干柿一个切碎，以水一盏，煎六分热呷。（内有热，不禁热剂者可用）”

《邯郸遗稿·卷四·产后》：“产后呃逆不已，乃胃寒而气不顺也，宜丁香散治之，或单橘皮汤，或用肉桂、姜汁，以火炙热，用手承擦摩背上。”

《张氏医通·卷四·诸呕逆门·呃逆》：“产后呃逆，最为恶候。急灸期门左穴，艾炷如小豆大。宜服四逆加人参汤、羌活附子散；或桂心五钱，姜汁三合，和水煎服。”

二、化痰理气

《郑氏家传女科万金方·胎前门（上卷）·胎前问答》：“问：胎前、产后呃逆不已者，何治？答曰：胃中有痰，气不顺也，用下方治之。半夏　橘红　防风　黄芩　瓜仁　杏仁　南星　川连　茯苓　竹茹　加姜汁煎。”

【论用方】

1. 丁香散（《济阴纲目·卷十三·产后门下·呃逆》）

治产后心烦，咳噫不止。

丁香　白豆蔻（各半两）　伏龙肝（一两）

上为细末。每服一钱，煎桃仁、吴茱萸汤调下，如人行五里再服。（此治咳逆也，而何又有心烦焉，阅此方咳逆是虚寒气滞，心烦是败血瘀留，不然何以用桃仁同吴萸为汤也，当识之）

2. 姜桂散（《济阴纲目·卷十三·产后门下·呃逆》）

治产后咳逆，三日不止欲死。

肉桂（五钱）　姜汁（三合）

上锉，同煎，服三合。以大火炙手，摩令背热，时时涂药汁尽，妙。（此治寒自背入而咳逆也，摩背法极妙，其曰时时涂药汁尽，则既服之外，又以药涂手摩之也）

3. 羌活散

1）《济阴纲目·卷十三·产后门下·呃逆》

治呃逆。

羌活　附子（炮）　茴香（炒，各半两）　木香

白姜(炮,各二钱半)

上为末。每服二钱,水一盏,盐一捻,煎十数沸,热服,一服止。(治下元虚,中气弱,而又为外感寒邪者设也,妙在用盐)

2)《彤园医书(妇人科)·卷五·产后门·呃逆》

治外感寒邪,呃逆兼表症者。

羌活　附片　炒茴香(各二钱)　陈皮　炮姜(各一钱)　木香(五分)

水煎服。

4. 香柿理中汤〔《罗氏会约医镜·卷十五·妇科(下)·产后呃逆》〕

治产后胃虚气寒,呃逆之声上冲。

人参　白术　炙草　干姜(炮)　陈皮(各一钱)　丁香(二分)　柿蒂(二钱)

水煎,温服。如有热证热脉,去丁香,加竹茹二钱。如阴火上冲,加肉桂、附子各一钱,引火归源,不致游移上逆也。

5. 丁香豆蔻散〔《彤园医书(妇人科)·卷五·产后门·呃逆》〕

治产后气血两虚,脾胃虚寒,中焦之气厥而不顺,以致频频呃逆者。

公丁香　白豆蔻　灶心土(等分,研末)

煎去皮尖桃仁、泡吴萸汤,每调化二钱空心服。倘仍不效,当以人参、附子煎汤调服。

6. 茹橘饮〔《彤园医书(妇人科)·卷五·产后门·呃逆》〕

治产后发热面红,小便赤色,热实呃逆者。

竹茹　陈皮(各三钱)　干柿(五钱)

或加伏龙肝末。

7. 济阴方〔《彤园医书(妇人科)·卷五·产后门·呃逆》〕

治一切呃逆。

沙参　竹茹　陈皮　炙草　柿蒂　丁香

如因气郁加香附米,因痰加法半、胆星,有热加灶心土,寒加白蔻、生姜。[按]产后呃逆,因寒者宜丁香、桂心、干姜,热者宜柿蒂、竹茹、伏龙肝,虚者宜参术,虚寒宜参附,实者宜香附、橘皮、木香。

8. 华佗治产后呃逆神方(《华佗神方·卷七》)

治产后呃逆。

白豆蔻　丁香(各五钱)

共研末,桃仁煎汤下一钱,少顷再服,服尽自愈。

【论用药】

1. 白豆蔻

《本草纲目·草部第十四卷·草之三·白豆蔻》:"产后呃逆:白豆蔻、丁香各半两。研细,桃仁汤服一钱,少顷再服。"

2. 陈壁钱

《鸡鸣录·女科第一》:"产后呃逆不止　陈壁钱(即喜儿窠,三五个)煎汤呷下立止。"

3. 柿干

《本草备要·果部·柿干》:"柿蒂止呃逆:古方单用,取其苦温降气。《济生》加丁香、生姜,取其开郁散痰,亦从治之法。《产宝》云:产后呃逆、烦乱。柿饼一个,煮汁热饮。"

【医论医案】

《张聿青医案·卷十七·产后》

某(右)。产九朝,甫产之后,血从上冒,幸半时之久,即得安定。而肝阳由此上逆,冲胃则为呕吐,乘脾则为泄泻,扰神则为不寐。今胃逆之极,甚而作呃。脉左倍于右,按之鼓指。深恐阳升太过,而致发厥。急为镇逆,参以宁神。半夏曲二钱,旋覆花一钱五分,炒枣仁二钱,丹参二钱,上广皮一钱,煅赭石三钱,朱茯神三钱,磨刀豆子四分,泽兰二钱,煅龙齿四钱,煨生姜二片,姜汁炒竹茹一钱,益母草煎汤代水。

改方:呃止,加砂仁四分。

第十五节

产后烦渴

产后烦渴是指妇人产后出现烦躁、烦热、烦闷、口干、不眠等症状。

【辨病因】

本病多因新产之后气血亏虚,多汗耗伤阴液,或产后多食热性之物,而引起烦渴。

《太平圣惠方·卷七十九·治产后烦渴诸

方》："夫产后烦渴者，由产时水血俱下，腑脏干燥，津液不足，因虚则生热，故令烦渴也。"

【辨病机】

本病病机为产后气血亏损，或阴虚火旺，灼伤津液所致。

《太平惠民和剂局方·附指南总论·卷下·论妇人诸疾》："产后烦渴欲饮冷者，皆因去血过多，阴气衰少，客阳乘之。"

【论治法】

本病治法以滋阴降火，清热除烦，或生津止渴为主。

《太平惠民和剂局方·附指南总论·卷下·论妇人诸疾》："产后烦渴欲饮冷者，皆因去血过多，阴气衰少，客阳乘之，当助其内，可与四物汤，每服加乌梅两个同煎。渴不止，与五苓散，熟汤调服。"

《济阴纲目·卷十三·产后门下·发渴》："李氏曰：产后烦渴气虚者，生脉散；血虚者，四物汤加天花粉、麦门冬；气血俱虚作渴，头眩脚弱，饮食无味者，用人参二钱，麦门冬一钱半，熟地黄七分，天花粉三钱，甘草五分，糯米姜枣煎服。（此方分两有法，读者不可轻放过）"

《产科发蒙·卷四·产后烦渴第十四》："产讫面色青惨汗出，而烦渴不止者，此因骤脱血也，此证多难治。若产后二三日发热头痛，脉浮数而烦渴者，宜竹叶汤。若恶露下多，发热烦渴者，《集验》栝楼汤。若吐利腹痛，手足清冷烦渴者，《圣惠》白术散。随症宜择用。"

【论用方】

一、治产后烦渴方

1. 生干地黄散（《太平圣惠方·卷七十九·治产后烦渴诸方》）

治产后烦渴壮热，不思饮食。

生干地黄（一两）　赤茯苓（一两）　麦门冬（三分，去心）　葛根（半两，锉）　石膏（一两，细研）　甘草（一分，炙微赤，锉）

上件药，捣筛为散。每服三钱，以水一中盏，入生姜半分，枣三枚，煎至六分，去滓，不计时候温服。

2. 栝蒌根散（《太平圣惠方·卷七十九·治产后烦渴诸方》）

治产后烦渴，体热食少。

栝蒌根（一两）　甘草（一分，炙微赤，锉）　人参（一两，去芦头）　麦门冬（一两，去心）　生干地黄（一两）　芦根（二两，锉）　赤茯苓（一两）　益母草（一两）

上件药，捣筛为散。每服三钱，以水一中盏，入生姜半分、枣二（三）枚，煎至六分，去滓，不计时候温服。

3. 黄芪散（《太平圣惠方·卷七十九·治产后烦渴诸方》）

治产后体虚烦渴，吃食减少，乏力。

黄芪（一两，锉）　麦门冬（半两，去心）　生干地黄（一两）　甘草（一分，炙微赤，锉）　人参（三分，去芦头）　陈橘皮（三分，汤浸去白瓤，焙）　白茯苓（一两）　桑寄生（半两）

上件药，捣筛为散。每服三钱，以水一中盏，入生姜半分、枣三枚、竹叶二七片，煎至六分，去滓，不计时候温服。

4. 红蓝花散

1）《太平圣惠方·卷七十九·治产后烦渴诸方》

治产后烦渴不止。

红蓝花（一两）　蓖麻子（一两）　栝蒌根（一两）　生干地黄（一两）　甘草（半两，炙微赤，锉）　菰根（一两）

上件药，捣筛为散。每服三钱，以水一中盏，入生姜半分、枣二枚，煎至六分，去滓，不计时候温服。

2）《普济方·卷三百四十七·产后诸疾门·产后烦渴》

治产后调顺气血。治虚烦渴躁，或乳脉欲行，头昏寒热。

川芎　当归（洗，焙）　蒲黄

上件为细末。每服三钱，水一盏，入荷叶心一斤、黑豆三十粒，同煎至七分，温服不拘时候。

5. 人参散（《太平圣惠方·卷七十九·治产后烦渴诸方》）

治产后烦渴，体热头痛，食少。

慄人参（一两，去芦头）　麦门冬（一两，去心）　石膏（一两）　当归（一两，锉，微炒）　甘草（半两，炙微赤，锉）　栝蒌根〔三（二）分〕　生干

地黄（三分） 柴胡（三分，去苗） 赤茯苓（三分）

上件药，捣筛为散。每服三钱，以水一中盏，入生姜半分、枣三枚，煎至六分，去滓，不计时候温服。

6. 莲子房散（《太平圣惠方·卷七十九·治产后烦渴诸方》）

治产后烦渴不止。

莲子房（二两，秋前者） 甘草（一分，炙微赤，锉） 人参（一两，去芦头） 麦门冬（三分，去心） 芦根（一两，锉）

上件药，捣筛为散。每服三钱，以水一中盏，入生姜半分、枣三枚，煎至六分，去滓，不计时候温服。

7. 益母草散（《太平圣惠方·卷七十九·治产后烦渴诸方》）

治产后血虚烦渴，口干心躁。

益母草（一两） 人参（半两，去芦头） 黄芩（半两，锉） 葛根（半两，锉） 生干地黄（半两） 甘草（半两，炙微赤，锉）

上件药，捣筛为散。每服三钱，以水一中盏，入生姜半分，煎至六分，去滓，不计时候温服。

8. 羚羊角饮子（《太平圣惠方·卷七十九·治产后烦渴诸方》）

治产后心胸烦渴不解。

羚羊角屑（一分） 竹叶（三七片） 小麦（半合） 麦门冬（半两，去心） 枣（五枚） 生姜（一分） 赤茯苓（半两）

上件药，细锉和匀，分为二（五）服。每服以水一中盏煎至六分，去滓，不计时候温服。

9. 人参白术汤（《黄帝素问宣明论方·卷十·燥门·药证方》）

治胃膈瘅热烦满，饥不欲食，瘅成为消中，善食而瘦，燥热郁甚，而成消渴，多饮而数小便。兼疗一切阳实阴虚，风热燥郁，头目昏眩，中风偏枯，酒过积毒。一切肠胃燥涩，倦闷壅塞，疮疥痿痹。并伤寒杂病产后烦渴，气液不得宣通。

人参 白术 当归 芍药 大黄 山栀子 荆芥穗 薄荷 桔梗 知母 泽泻（各半两） 茯苓（去皮） 连翘 栝蒌根 干葛（各一两） 甘草（三两） 藿香叶 青木香 官桂（各一两） 石膏（四两） 寒水石（二两） 滑石（半斤）

上为细末。每服抄五钱，水一茶盏，入盆硝半两、生姜三片，煎至半盏，绞汁，入蜜少许，温服。渐加至十余钱，得脏腑流利，取效。如常服，以意加减。兼服消痞丸散，以散肠胃结滞。湿热内甚，自利者，去了大黄、芒硝。

10. 返魂丹（一名**益母丸**）（《仁斋直指方论·卷二十六·附子嗣》）

治生产一十六证。

野天麻（一名益母草，方梗，四五月节间开紫花时采花、叶子，阴干，半斤） 木香（五钱） 赤芍药（六钱） 当归（七钱）

上同为末，炼蜜丸如弹子大。每服一丸，随饮子下。产后烦渴呵欠，不思饮食，手足麻疼，温米饮下。

11. 五苓散（《世医得效方·卷十四·产科兼妇人杂病科·产后》）

治产后烦渴，潮热。

泽泻（二两半） 桂心（一两） 猪苓（去皮） 赤茯苓（去皮） 白术（去芦，各一两半）

枇杷叶去白毛蜜涂炙，麦门冬二十粒去心，煎汤服。

12. 当归补血汤（《济阴纲目·卷十三·产后门下·发渴》）

治产后血脱，烦躁引饮，昼夜不息，脉洪大而虚，重按全无者。（原东垣治脱血方也，移之以治产后烦渴，非有见者不能）

当归（二钱） 黄芪（炙，一两）

上锉作一服，水煎服。

13. 集验栝楼汤（《产科发蒙·卷四·产后烦渴第十四》）

疗产后血渴。

地黄（中） 栝蒌根（上） 土瓜根（上） 甘草（下） 人参（中） 麦门冬（中） 大枣（中）

上水煎服。《产宝》无地黄、麦门冬，有牡蛎粉等分。

14. 《圣惠》白术散（《产科发蒙·卷四·产后烦渴第十四》）

治产后烦渴。

白术 橘皮 人参 麦门冬 干姜（炮，各上） 甘草（中） 生姜（下）

上水煎服。

二、治产后烦渴验方

《太平圣惠方·卷七十九·治产后烦渴诸方》

治产后在蓐内,烦渴狂语。

苏枋木(一两,锉)

上以水二大盏,煎至一盏,去滓,放温,渐渐服尽,其渴立止。

【论用药】

紫葛

《本草纲目·主治第三卷·百病主治药·消渴》:"紫葛:产后烦渴,煎水服。"

《本草纲目·草部第十八卷·草之七·紫葛》:"产后烦渴,血气上冲也:紫葛三两,水二升,煎一升,去滓呷之。"

【医论医案】

《女科指要·女科医案·虚烦门》

妇,素禀薄弱,新产后去血过多,心烦不宁。余诊之,脉濡数细涩。此血气两亏,心神失养而虚烦也。先以人参当归汤,数剂稍宁。又以逍遥、归脾二汤,调治数月全安。

妇,产后心胸烦满,气短不宁,脉数弦涩,此心气郁而虚热乘心也。与竹叶汤,三剂稍宁。又以竹茹汤去黄芩,加归身,四剂。再用加味逍遥散及加味八珍汤,各数服而全安。

第十六节

产后风瘫

产后风瘫是指妇女产后手足痿弱无力,麻木不仁而难以提举和行动者。产后风瘫属于痿病的一种。

【辨病名】

产后风瘫又名产后风痿、产痿,俗称产瘫。

一、产后风痿

《妇科玉尺·卷四·产后》:"而又有兼内外因者,如产后风痿。《经》云:诸风痿弱,筋挛无力,血不足以养筋也"。

二、产瘫

《陈素庵妇科补解·产后众疾门·卷五·产后膝腘痛方论》:"膝及前后腘足三阴经所主,产后气血俱损,或寒月风冷,下体去衣太早,胎下甚迟,则风冷乘虚袭于下部,瘀血流注经络,阻而不行,两膝酸痛麻软,行步艰难,得寒尤甚,延年不愈,便成产瘫。"

三、产痿

《验方新编·卷九·妇人科产后门·产后风瘫》:"名曰产痿。盖由冲任血虚,心脾失养,故宗筋放弛,不能束骨而利机关,令人手足痿弱,怔忡目眩,俗名产瘫。"

【辨病因】

本病多因产后气血大虚,突受风冷寒湿,凝滞气血,筋脉拘急所致。

《陈素庵妇科补解·产后众疾门·卷五·产后膝腘痛方论》:"膝及前后腘足三阴经所主,产后气血俱损,或寒月风冷,下体去衣太早,胎下甚迟,则风冷乘虚袭于下部,瘀血流注经络,阻而不行,两膝酸痛麻软,行步艰难,得寒尤甚,延年不愈,便成产瘫。"

【辨病机】

本病病机为冲任血虚,心脾失养,不能濡养肌肉筋脉,故宗筋放弛,不能活动关节,四肢痿弱无力。

《验方新编·卷九·妇人科产后门·产后风瘫》:"盖由冲任血虚,心脾失养,故宗筋放弛不能束骨而利机关,令人手足痿弱,怔忡目眩。"

【论治法】

产后风瘫的治疗,虚证以扶正补虚为主。脾胃虚弱者,益气健脾;心脾两虚者,健脾养心;肝肾亏虚者,滋养肝肾。实证以祛邪和络为主,肺热伤津者,清热润燥;瘀阻脉络者,活血行瘀。

《张氏医通·卷十一·妇人门下·产后》:"产后痿废不起者,但当补气药中兼行气为主,朝用香砂六君子,暮用越鞠丸。"

《妇科玉尺·卷四·产后》:"《经》云:诸风痿弱,筋挛无力,血不足以养筋也,宜血风汤。有血弱气虚多汗,风抟而成痓者,其症口噤,脊强反张。若汗出不止者死,宜大圣汤加川芎。"

《验方新编·卷九·妇人科产后门·产后风瘫》:"若以降火滋阴,破气破血为治,荣卫愈伤,终身废弃,再莫能挽。初起之时,宜加味四君子汤:台党、当归各三钱,黄芪、白术各一钱,茯苓一钱,半夏八分,陈皮、炙草各五分,水煎,空心服。又方:大红野蔷薇花子一两,酒煎服。初起者一服即愈。如日久两手不能提举,以蔷薇花四两,当归二两,红花一两,浸酒五斤(不论何酒),每日酒随量饮,最凶者两料全愈。如瘫痪在两月外者,其功稍缓。"

【论用方】

一、治产后风瘫方论

论虎骨酒

《陈素庵妇科补解·产后众疾门·卷五·产后膝腘痛方论》:"前症因血虚而风冷乘之也。虎骨辛热,搜风最有力,佐以肉桂、骨脂则沉寒怕冷悉去,加芍、归、熟、药、白术辛苦温平,补血益肾,萆、独祛下焦风湿寒一切痿痹瘫痪,红花、佐芎、归以活血,仲、膝、米仁引入下部,使两膝及前后腘臁所受风湿诸邪,悉驱除之使出也。"

二、治产后风瘫方

1. 虎骨酒《陈素庵妇科补解·产后众疾门·卷五·产后膝腘痛方论》

治产后气血俱损,或寒月风冷,下体去衣太早,胎下甚迟,风冷乘虚袭于下部,瘀血流注经络,阻而不行,两膝酸痛麻软,行步艰难,得寒尤甚,延久不愈,便成产瘫。

虎骨(四两,酥炙,为末用,膝以下胫骨尤妙) 萆薢(一两) 牛膝(一两) 杜仲(二两) 米仁(一两) 当归(四两) 白术(三两) 川芎(一两) 熟地(三两) 红花(一两) 肉桂(一两) 山药(二两) 补骨脂(盐水炒,二两) 独活(一两)

上为末。每药一两,用无灰酒一斤,用绢袋贮药入瓮煮一昼夜,候冷时时服之,令醉可也。

2. 虎骨鹿茸丸《胎产秘书·卷下·产后瘫痪症》

治产后瘫痪。

虎胫骨(一对,或十四两,如无,以胶三两代之) 鹿茸(一对,羊酥蒸炙,如无,以胶四两代之) 枸杞子(一两) 小茴(酒炒,三两) 菟丝子(三两) 巴戟肉(酒炒,三钱) 刺蒺藜(酒炒,二两) 破故纸(盐水炒,一两五钱) 肉桂(一两五钱) 陈皮(一两) 威灵仙(一两五钱) 防风(一两) 淫羊藿(羊油炙,三两) 杜仲(姜汁炒,三两) 全蝎梢(酒洗淡,炒,三钱) 归身(酒炒,三两) 川萆薢(一两) 龟甲(醋炙,二两)

上为末,各胶熔化,将鹿筋(如无,牛筋可代)一斤炖烂化,捣如泥;再用米仁一斤,炒研末,打稠糊,和饴糖三斤溶化,与前各药和匀为丸。不拘大人、小儿,每服五钱,以绍酒浸红花、蕲艾少许送下。

3. 加味四君子汤《验方新编·卷九·妇人科产后门·产后风瘫》

治产后风瘫初起,手足痿弱,痰忡目眩,名产瘫。

台党 当归(各三钱) 黄芪 白术(各二钱) 茯苓(一钱) 半夏(八分) 陈皮 炙甘草(各五分)

水煎,空心服。

4. 华佗治产后风瘫神方(《华佗神方·卷七》)

初起者用:野蔷薇子(择大红色者)一两,酒煎服,一次即愈。

如日久两手不能提举。可用:

蔷薇花(四两) 当归(二两) 红花(一两) 陈酒(五斤)

上以各药内酒中,渍数日,随量饮之,两料全愈。

第十七节

产后惊悸

产后惊悸是指妇人产后出现心悸易惊,怵惕不安,神思不定,慌乱无主的病证。

【辨病因】

本病多因分娩失血过多,或忧惊劳倦,血不养心,外邪乘入,神无所主所致。

《圣济总录·卷一百六十三·产后惊悸》:"论

曰：产后气血俱虚，心气不足，风邪乘虚入于手少阴之经，则神气浮越，举动多惊，心悸，目睛不转者，是其候也。”

《普济方·卷三百五十三·产后诸疾门·心虚惊悸》：“夫产后脏虚，心神惊悸者，由体虚心气不足，心之经为风邪所乘也。或恐惧忧迫，令心气受风邪，风邪传于心，则惊不自安。若惊不已，则悸动不安，其状目睛不转而不能呼。”

【辨病机】

本病的主要病机为产后血虚未复，心气不守，心失所养，神不守舍。

《妇人大全良方·卷十九·产后中风恍惚方论第四》：“《千金》疗产后暴苦，心悸不定，语言错乱，恍惚，皆由心虚所致。”

《赤水玄珠·卷二十三·产后心神惊悸》：“薛氏曰：人之所主者心，心之所主者血，心血一虚，神气不守，此惊悸所由作也。当补血气为主。”

《冯氏锦囊秘录·女科精要·卷十八·产后惊悸》：“产后惊悸者，由脏虚，心气不足，阴虚邪热乘心，以致惊不自安，悸动不定，目睛不转，而不能动，诊其脉动而弱者，惊悸也。”

【辨病证】

一、辨证候

《孕育玄机·卷下·惊悸怔忡》：“产后惊悸怔忡，由产惊忧劳倦，去血过多，则中心躁动不宁，惕然而惊，谓之惊悸。心中惕惕然如人将捕之状，谓之怔忡。”

二、辨脉

《普济方·卷三百五十三·产后诸疾门·心虚惊悸》：“诊其脉动而弱者，惊悸也，动则为惊，弱则为悸矣。”

《陈素庵妇科补解·卷五·产后众疾门·产后惊悸方论》：“产后惊悸，其脉动而微。动主惊，微主悸，惊必触物而后动，悸则不因物而时时跳动也，全是心虚所致。”

【论治法】

本病的治疗以益气养血，安神定悸为主。

《郑氏家传女科万金方·产后门》：“产后惊悸，精神恍惚，夜卧不宁，此症心血少故也，宜服平补镇心丸主之，或加味温胆汤。”

《冯氏锦囊秘录·女科精要·卷十八·产后惊悸》：“惟宜养血，佐以安神，血生则神有所依也。”

《孕育玄机·卷下·惊悸怔忡》：“治此惟宜调和脾胃，补养心血，俾志定神宁，气舒心安，而病愈矣。”

《竹林女科证治·卷三·保产下·惊悸》：“产后惊悸，闻声欲死，非他人用力抱持，则虚烦欲死，由心肝脾三经虚也，宜石斛散。若心气大虚，言语颠倒，宜芎归汤送补心丸，得卧即安。”

《温病条辨·卷五·解产难·产后当补心气论》：“余每于产后惊悸脉芤者，用加味大定风珠，获效多矣（方见温热下焦篇，即大定风珠，加人参、龙骨、浮小麦、茯神者）。”

【论用方】

一、治产后惊悸方

1. 远志汤

1）《圣济总录·卷一百六十三·产后惊悸》

治产后心虚惊悸，梦寐不安。

远志　龙齿　人参　茯神（去木）　桂（去粗皮）　芍药（锉）　黄芪（锉）　麦门冬（去心焙，各一两半）

上八味，粗捣筛。每服二钱匕，水一盏煎七分，去滓温服，不拘时候。

2）《普济方·卷三百五十三·产后诸疾门·心虚惊悸》

治产后忽苦心中冲悸不定，志意不安，言语错误，惚惚愦愦，情不自觉。

远志　麦门冬　人参　甘草　当归　桂心（各二两）　芍药（一两）　茯苓（五两）　生姜（六两）　大枣（二十枚）

上为末，以水一斗煮取三升，去滓，分三服，日三，羸者分四服。产后得此，正是心虚所致。无当归，用芎䓖。若其人心胸中逆气，加半夏三两。

2. 琥珀散（《圣济总录·卷一百六十三·产后惊悸》）

治产后心气不足，惊悸不安。

琥珀(研,一两) 人参(半两) 白茯苓(去黑皮,一两) 远志(去心) 熟干地黄(焙,各半两) 甘草(炙,一分) 铁粉(研,半两)

上七味,先以五味,捣罗为散,再入研者药研匀。每服二钱匕,煎金银汤调,放温服,空心、日午、临卧各一。

3. 人参汤(《圣济总录·卷一百六十三·产后惊悸》)

1) 治产后虚惊,心神恍惚。

人参(锉,一两) 麦门冬(去心,半两) 木通(锉) 芍药(各二两) 甘草(炙,一两) 羚羊角(镑屑,一分)

上六味,粗捣筛。每用水三盏,先煮羊肉三两,取汁一盏,去肉入药末三钱匕,再煎至七分,去滓温服,不拘时候。

2) 治产后惊悸不安。

人参(一两) 远志(去心,半两) 白茯苓(去黑皮,二两) 麦门冬(去心,焙) 芍药(锉,各半两) 甘草(炙,锉碎) 当归(切,焙) 桂(去粗皮,各一两)

上八味,粗捣筛。每服二钱匕,生姜二片,枣一枚擘破,水一盏,煎至七分,去滓通口服,不拘时候。

4. 芍药汤(《圣济总录·卷一百六十三·产后惊悸》)

治产后血气虚弱,心下惊悸,梦寐不安,妄见鬼物。

赤芍药(锉,一两) 芎䓖 牡丹皮 玄参 当归(切,焙) 人参(各半两) 五味子 麦门冬(去心,焙,各一两) 白茯苓(去黑皮) 白薇(各半两) 熟干地黄(焙,二两) 甘草(炙,半两)

上一十二味,粗捣筛。每服三钱匕,水一盏煎七分,去滓温服,不拘时候。

5. 羊心汤(《圣济总录·卷一百六十三·产后惊悸》)

治产后血虚惊悸,神志不宁。

羊心(一枚,以水五盏煎取三盏汁用) 甘草(炙,一两) 远志(去心,半两) 防风(去叉,一两) 生干地黄(焙,一两半) 芍药(锉) 牡蛎(熬,各一两) 人参(一两半) 羚羊角(镑屑,半两)

上九味,将八味粗捣筛。每服三钱匕,以煮羊心汁一盏煎至七分,去滓温服,不拘时候。

6. 麦门冬汤(《圣济总录·卷一百六十三·产后惊悸》)

治产后心虚惊悸,恍惚不安。

麦门冬(去心,焙,半两) 熟干地黄(焙,一两) 白茯苓(去黑皮) 甘草(炙,锉,各一两) 芍药(锉,一两)

上五味,粗捣筛。每服三钱匕,水一盏,入生姜五片,枣一枚擘破,煎至七分,去滓温服,不拘时候。

7. 茯神汤

1)《圣济总录·卷一百六十三·产后惊悸》

治产后虚惊,心气不安。

茯神(去木,二两) 人参 白茯苓(去黑皮,各一两半) 芍药(锉) 甘草(炙,锉) 当归(锉,焙) 桂(去粗皮,各一两)

上七味,粗捣筛。每服二钱匕,水一盏煎至七分,去滓温服,不拘时候。

2)《普济方·卷三百五十三·产后诸疾门·心虚惊悸》

治产后忽若心中冲悸,或志意不定,恍恍惚惚,言语错谬,心虚所致。

茯神(四两) 人参 茯苓(各三两) 芍药 甘草 当归 桂心(各二两) 生姜(八两) 大枣(三十枚)

上㕮咀,以水一斗煮取三升,去滓分三服,日三,良。

8. 牛黄散(《普济方·卷三百五十三·产后诸疾门·心虚惊悸》)

治产后脏腑虚,心忪惊悸,言语错乱。

麦门冬 人参(各八钱) 牛黄(研) 白薇(各二钱) 茯神 独活 远志 生地黄(一作熟干地黄) 朱砂(飞) 防风 天竺黄 甘草 龙齿(研,各四钱) 龙脑 麝香(并细研,各一钱)

上为末,用薄荷酒调下二钱。

9. 大远志丸(《普济方·卷三百五十三·产后诸疾门·心虚惊悸》)

治产后心虚不足,心下虚悸,志意不安,恍恍惚惚,腹中拘急痛,夜卧不安,胸中吸吸少气,内补伤损,益气,安定心神,亦治虚损。

远志 甘草 干地黄 桂心 茯苓 人参 麦门冬 当归 白术 泽泻 独活 菖蒲(各三

两） 薯蓣 阿胶（各二两） 干姜（四两）

上为末，蜜和丸如大豆。未食，温酒服二十丸，日三，不知稍增至五十丸，若大虚身体冷，少津液，加钟乳三两为善。

10. 远志丸（《普济方·卷三百五十三·产后诸疾门·心虚惊悸》）

治产后脏虚，心神惊悸，志意不安，腹中心痛。

远志（去心） 黄芪（锉） 白茯苓 桂心 麦门冬（去心，焙） 人参（去芦头） 当归（锉，微炒） 白术 钟乳粉 独活 柏子仁 阿胶（捣碎，炒令黄燥） 菖蒲 熟干地黄 薯蓣（各一两）

上为末，炼蜜和捣五七百杵，丸如梧桐子大。不拘时候，温酒下二十丸。

11. 丹砂丸（《普济方·卷三百五十三·产后诸疾门·心虚惊悸》）

治产后风虚，心神惊悸，或时烦闷，志意不定。

丹砂（一两，细研水飞过） 龙齿（三分，细研） 铁精（三分，细研） 金箔（十一片，细研） 牛黄（一分，细研） 麝香（一分，细研） 柏子仁（半两） 菖蒲（半两） 远志（半两，去心） 琥珀（半两，细研） 人参（三分，去芦头） 茯苓（半两） 生干地黄（三分）

上为末，入研了药令匀，炼蜜和捣三五百杵，丸如梧桐子大。每服二十丸，不拘时，以金银汤下。

12. 白茯苓散（《普济方·卷三百五十三·产后诸疾门·心虚惊悸》）

治产后心神惊悸不定，语言失常，心中愦愦。

白茯苓（一两半） 熟干地黄（一两半） 远志（一两，去心） 甘草（一两） 白芍药（一两） 黄芪（一两） 桂心（一两） 当归（一两） 麦门冬（一两） 人参（一两） 菖蒲（三钱） 桑寄生（三钱）

上为散。每服四钱，水一中盏，入生姜半分，枣三枚，竹叶三七片，煎至七分，去滓，不拘时服。

13. 茯苓散

1）《普济方·卷三百五十三·产后诸疾门·心虚惊悸》

治产后脏虚，心中惊悸，志意不定，言语错乱，不自觉知。

茯苓 远志 人参 麦门冬 桂心 生地黄（一方作熟干地黄） 当归 龙齿 白芍药 羚羊角（各等分）

上为粗末。每服三钱，水一盏，姜三片，枣一枚，煎至六分去滓，温服，不拘时。

2）《孕育玄机·卷下·惊悸怔忡》

治产后心虚忪悸，言语错乱，健忘少睡，或自汗盗汗。

人参 炙甘 芍药（炒） 当归 生地（各八分） 远志（去心） 茯苓（各一钱） 桂心（六分） 麦冬（五分） 大枣（二枚）

水煎服。

14. 龙齿散（《普济方·卷三百五十三·产后诸疾门·心虚惊悸》）

治产后心虚，惊悸，神思不安。

龙齿 黄芪 白薇 生地黄（各一两） 人参 茯神 远志 羌活 甘草 桂心 防风（各半两）

上为粗捣末。每服三钱，水一盏，姜三片，枣一枚，煎至六分去滓，无时服。一方无黄芪，有荆芥五钱，一方用熟地黄。

15. 白羊心汤（《普济方·卷三百五十三·产后诸疾门·心虚惊悸》）

治产后内虚，心神惊悸，志意不定，皆为风邪所攻。

白羊心（一枚，细切，以水六中盏，煎取三盏，去心） 熟干地黄（三分） 牡蛎（捣碎，炒令微黄） 防风（去芦头） 人参（去芦头） 远志（去心） 独活 白芍药 黄芪（锉） 茯神 甘草（炙微赤，锉，各半两）

上为散。每服三钱，以羊心汁一中盏煎至六分，去滓，不拘时，温服，日三。

16. 茯神散（《普济方·卷三百五十三·产后诸疾门·心虚惊悸》）

疗产后心虚，惊悸，志意不定，烦燥恍惚。

茯神 当归 黄芩 麦门冬 甘草 人参 芍药 酸枣仁 白藓皮（各三两） 大枣（七枚）

上为粗末，以水二升煮取七合，去滓，温服。

17. 甘草丸（《普济方·卷三百五十三·产后诸疾门·心虚惊悸》）

治产后心虚不足，惊悸，心神不安，吸吸乏气，或若恍恍惚惚，不自觉知者。

甘草 远志 菖蒲（各三两） 人参 麦门冬 干姜 茯苓（各二两） 泽泻 桂心（各一两） 大枣（五十枚）

上为末，蜜丸如大豆。酒服二十丸，日四五服，夜再服，不知稍加。若无泽泻，以白术代之。若胸中冷，增干姜。

18. 人参丸（《普济方·卷三百五十三·产后诸疾门·心虚惊悸》）

治产后大虚，心悸，志意不安，不自觉，恍惚恐畏，夜不得眠，虚烦少气。

人参　甘草　茯苓（各三两）　麦门冬　菖蒲　泽泻　薯蓣　干姜（各一两）　桂心（一两）　大枣（五十枚）

上为末，以蜜枣膏和丸如梧桐子大。未食，酒服二十丸，日三夜一，不知稍增。若有远志纳二两为善，若风气，纳当归、独活三两；亦治男子虚损心悸。

19. 龙齿散（《普济方·卷三百五十三·产后诸疾门·心虚惊悸》）

治产后脏气虚，心神惊悸，不自觉知，语言错误，志意不定。

龙齿　远志　人参（去芦头）　茯神　熟干地黄　甘草（炙，锉，微赤）　当归（锉，微炒）　白芍药　麦门冬（去心，焙）　牡蛎（烧为粉，各一两）

上为散。每服三钱，水一中盏，入艾叶三七片，生姜半分，枣三枚，煎至六分去滓，不拘时，温服。

20. 人参散（《普济方·卷三百五十三·产后诸疾门·心虚惊悸》）

治产后脏虚，心中惊悸，语言错乱。

人参（去芦头）　茯神　麦门冬（去心，焙）　羚羊角屑　犀角屑　黄芩　龙齿（各一两）　白藓皮（半两）　甘草（半两，炙微赤，锉）

上捣筛。每服二钱匕，水一中盏煎至六分，去滓，入竹沥半合，更煎一两沸，不拘时候，温服。

21. 茯苓汤（《普济方·卷三百五十三·产后诸疾门·心虚惊悸》）

治产后暴苦，心悸不定，言语错谬，恍恍惚惚，心中愦愦，此皆心虚所致。

茯苓（五两，一方用三两）　甘草（二两，一方用一两）　芍药（二两）　桂心（二两，一方用一两）　当归（二两，一方用一两）　生姜（六两，一方用八两）　麦门冬（一升）　大枣（三十枚）

上㕮咀，以水一斗煮取三升，去滓，分三服，日三。无当归，可用芎䓖。若苦心志不定，人参二两，亦可内远志二两。若苦烦闷短气，加生竹叶一升，先以水一斗三升煮竹叶取一斗，纳药。若有微风，加独活三两、麻黄二两、桂心二两，用水一斗五升。若颈及脊背膊强者，加独活、葛根各三两，麻黄、桂心各二两，生姜八两，用水一斗五升。

22. 安心汤（《普济方·卷三百五十三·产后诸疾门·心虚惊悸》）

治产后心悸不定，恍恍惚惚，不自知觉，言语错误，虚烦短气，志意不定，此是心虚所致。

远志　甘草（各二两）　人参　茯神　当归　芍药（各三两）　麦门冬（一升）　大枣（三十枚）

上㕮咀，以水一斗煮取三升，去滓，分三服，日三。若苦虚烦短气者，加淡竹叶二升，水一斗二升，煮竹叶取一斗，纳药。若胸中少气者，益甘草三两为善。

23. 产乳七宝散（《普济方·卷三百五十三·产后诸疾门·心虚惊悸》）

疗初产后服之，调和气血，补虚安神，压惊悸。

辰砂　桂心　当归　川芎　人参　白茯苓　羚羊角（烧存性，以上各二钱）　干姜（一钱各等分）

上为末。每服三钱，用羌活豆淋酒下，将护产妇用之。如不饮酒，用清米饮调下。如觉心烦热闷，以麦门冬去心煎水调下。若心下烦闷而痛，用童子小便调下。若觉心胸烦热，即减姜桂，冷即加之。腹痛加当归。心闷加羚羊角。心虚气怯，加桂心。不下食或恶心，加人参。虚颤，加茯苓。以意斟酌。日二夜一服。

24. 白茯苓丸（《普济方·卷三百五十三·产后诸疾门·心虚惊悸》）

治产后心虚惊悸，神不安定。

白茯苓（一两）　熟干地黄（一两）　琥珀　桂心　人参（去芦头）　远志（去心）　菖蒲　柏子仁（各半两）

上为末，炼蜜和捣二三百杵，和丸如梧桐子大。不拘时候，以粥饮下三十丸。

25. 琥珀地黄丸（《普济方·卷三百五十三·产后诸疾门·心虚惊悸》）

治产后惊悸，乱道言语，如见鬼状，精神不定者，研好朱砂酒下，《局方》龙虎丹三丸，并作一服，兼服此药。

南番琥珀（别研）　延胡索（糯米同炒赤，去米） 当归（各一两） 蒲黄（炒香，四两） 生姜（洗，研裂汁留滓，以生姜汁于银石器内，炒地黄滓，以地黄汁炒生姜滓，各至干堪为末则止） 生地黄（各二斤，研裂汁留滓）

上为末，炼蜜和丸如弹子大。食前，当归汤化一丸服。

26. 芎归调血饮（《济世全书·离集 卷六·产后》）

治产后诸病。

当归身（酒洗） 川芎 白芍（火煨，切片，酒炒熟用） 怀生地黄（酒蒸黑） 白术（去油芦，土炒） 白茯苓（去皮） 陈皮 香附（童便炒） 甘草（炒）

上锉作剂，生姜一片，枣一枚，水煎温服。初产临服，加童便一钟，好酒半钟同服，是能行瘀血，退热如神。产后惊悸、怔忡，加远志、麦门冬、酸枣仁；一产后惊悸乱语，精神不定，用好朱砂为末，每服钱许，酒调下。

27. 平补镇心丸（《郑氏家传女科万金方·产后门》）

治产后惊悸。

茯神 五味 车前子 远志 麦冬 姜制山药 官桂 天冬 熟地 人参 龙齿 枣仁

朱砂为衣，蜜丸。空心服。

28. 加味温胆汤（《郑氏家传女科万金方·产后门》）

治产后惊悸。

枣仁 远志 茯神 人参 熟地 五味

煎服。

29. 加减养荣汤（《孕育玄机·卷下·惊悸怔忡》）

治产后惊悸。

川芎 当归 茯神 枣仁 人参 麦冬 远志 黄芪 白术（各一钱） 炙甘 陈皮（各四分） 圆眼肉（八个）

姜水煎，如虚烦加竹茹一钱，有痰加竹沥、姜汁。

30. 养心汤（《孕育玄机·卷下·惊悸怔忡》）

治产后心血不足，惊恐，悸惕不安。

黄芪 当归 麦冬 枣仁 柏子仁（各一钱） 茯神 川芎 远志（各八分） 人参 炙甘（四分） 五味子（十五粒）

姜水煎。另服安神丸尤妙。

31. 石斛散（《竹林女科证治·卷三·保产下·惊悸》）

治产后惊悸。

人参 酸枣仁 茯神 远志肉 白芍 石斛 麦冬（去心） 炙甘草 五味子（各等分，为末）

每服二三钱，桂圆汤下。

32. 芎归汤（《竹林女科证治·卷三·保产下·惊悸》）

治产后惊悸。

当归 川芎（各五钱）

水煎服。

33. 补心丸（《竹林女科证治·卷三·保产下·惊悸》）

治产后惊悸。

当归身 生地黄 熟地黄 茯神（各一两） 人参 麦冬（各一两五钱） 枣仁 柏子仁（各八钱） 炙甘草（四钱） 五味子 莲子（各一两二钱）

上为末，蜜丸梧子大。每服百余丸，芎归汤下。

二、治产后惊悸验方

《普济方·卷三百五十三·产后诸疾门·心虚惊悸》

疗产后心气虚损，卒惊狂语，或歌哭嗔笑，性气不定。

上等银（一升） 桂心 甘草（各六分） 细辛（四分） 人参 生姜 远志 茯神（各八分） 生地黄（二十分） 龙骨（三分） 枣子（一枚）

上㕮咀，以水八升煮银至一升半，入药煎至一升，分作三服，温进。

疗心虚多惊，及产后败血诸疾。

辰砂 琥珀 没药（并细研） 当归（各等分）

上为末。每服三钱，空心、日午、临卧白汤调服。

治产后血邪，安心。止惊悸。

自然铜，以酒磨服之。

【论用药】

1. 朱砂

《赤水玄珠·卷二十三·产后心神惊悸》："治

产后惊悸乱语，精神不定，用好朱砂为细末，每以酒调下一钱。”

2. 猪心

《本草纲目·主治第三卷·百病主治药·惊悸》：“猪心：除惊补血，产后惊悸，煮食。”

【医论医案】

《赤水玄珠·卷二十三·产后心神惊悸》

一产妇患前症，二度服琥珀地黄丸、《局方》妙香散，随效。再患服之，其症益甚，而脉浮大，按之如无，发热恶寒。此血气俱虚，乃以十全大补、加味归脾二汤，各百余剂而愈。后遇惊恐劳怒复作，仍服前药而安。

《续名医类案·卷二十五·产后·惊悸》

高鼓峰治用晦室人，患产后惊悸。初起时，见筐中棉絮，念将所生儿入棉絮中，不几闷死，遂作惊恐忧患之状。后凡有所触，意中以为不耐，即忧患不止。或一端执想，数日才已，饮食不进，面少精采，服诸补心养血药无一效。高脉之曰：孩时得毋因齿病致大惊否？用晦向室人问之。曰：十岁时，果曾病齿，治齿者用刀钳之，几受惊而死，子何能识之也？解曰：脉法当如是耳，不精于象数钤法之学者，不能也。(此语不必)少时以惊受损，伤其君火，心包气散，痰得留之。今产后火虚，痰因虚动，疾端见矣。夫心为君主，主明则下安，国乃大昌。故凡七情，皆由心起。今心虚甚，痰邪侵扰，思虑亦因之多变。况喜乐气之阳也，忧患惊恐气之阴也，阳虚则阴得乘之。又儿为其所爱，气虚痰入，则爱不得正，因爱而过为防护之惟恐不至，遂因而生忧矣。今先用归脾、养荣、八味等类，五十大剂，待其气血完备，然后攻之，病可得而去，而病不再发矣。(先补后攻法)如言治之果愈。

缪仲淳治王六媳乃正，产后惊悸，闻声辄死，非用力抱持，则虚烦欲绝，如是累月。曰：此心、脾、肝三经俱虚也。用人参、枣仁、茯神、远志、白芍、石斛、甘草、麦冬、五味、丹砂为丸，以龙眼汤吞，弥月而愈。

《续名医类案·卷二十五·产后·颠狂》

施笠泽治庠友唐仲宣乃正，产后惊悸恍惚，语言错乱。此产后心虚，败血停积，上干包络，致病若此。先用佛手散加石菖蒲、五灵脂、刘寄奴、姜黄等药，以除败血，后以归脾调理而愈。至明年五月复产，复病前症，遍延诸医，施仍书前方。一医讶曰：寄奴、蒲黄等药，从何来邪？仲宣疑不复用。至是冬，施偶同李士材过大洪桥，忽遇仲宣，喜而迎曰：内人自乳子后，或歌曲嗔笑，狂妄不常，向服安神清心之剂不效，夜来几自缢矣，今偶值二子，岂天赐邪，幸为诊之。遂偕往诊之，六脉沉涩，曰：瘀血挟痰，久且益坚，非前药所能疗。用归尾、桃仁煎汤，下滚痰丸二服，每服三钱，下去恶物，复用镇惊镇肝调理而愈。

第十八节

产后痉证

产褥期间，突然项背强直，四肢抽搐，甚则口噤不开，角弓反张者，称为产后痉证。

【辨病名】

本病在《金匮要略》中已有论述，并被称为“新产三病”之一。又称“产后发痉”“产后痉风”“产后惊风”“褥风”等

《金匮要略·卷下·妇人产后病脉证并治第二十一》：“新产妇人有三病，一者曰痉，二者病郁冒，三者大便难。新产血虚，多汗出，喜中风，故令病痉。亡血复汗，寒多，故令郁冒。亡津液胃燥，故大便难。”

《女科证治准绳·卷五·产后门·中风》：“陈临川云：凡产后口噤，腰背强直，角弓反张，皆名曰痉，又名曰痉。古人察有汗无汗，以分刚柔阴阳而治。今《产宝》诸书有中风口噤一门，又有角弓反张一门，其实一也。如憎寒发热，有类伤寒，皆不论及，岂可只以一二药治之。”

《幼幼集成·卷一·保产论·附气脱案》：“产后百脉空虚，洗拭太早，令中风口噤，手足搐搦，角弓反张；或因怒气，发热迷闷。用荆芥穗酒炒至黑，大当归各三钱，用水半杯、酒半杯、童便半杯，煎至一杯，灌之，牙关紧，以簪抉开灌之，仍捻其鼻，以手摩其喉，使得下喉即活矣。此即产后病痉，而幼科称为惊风者是也。”

《痉病与脑膜炎全书·第五篇·类别》：“《金匮》：新产血虚，汗出，喜中风，故令病痉。此言产后之类痉当辨者。予屡诊产后，头晕，汗出，面赤，

目眩，齘齿，言謇，手足蠕动，或拘急，即断为产后病痉，而颈项强者间有之，若背反张者则未之见焉，此不可认为西医之脑脊髓膜炎也。”

【辨病因】

本病的发生，多因产后失血伤津，筋脉失养；或感染邪毒，乘虚直窜脏腑筋脉所致。

《诸病源候论·妇人产后病诸候上·产后中风痉候》：“产后中风痉者，因产伤动血脉，脏腑虚竭，饮食未复，未满日月。荣卫虚伤，风气得入五脏，伤太阳之经，复感寒湿，寒搏于筋则发痉。其状，口急噤，背强直，摇头马鸣，腰为反折，须臾十发，气急如绝，汗出如雨，手拭不及者，皆死。”

《妇人大全良方·卷十九·产后汗出多而变痓方论第八》：“产后血虚，肉理不密，故多汗，因遇风邪搏之则变痓。痓者，口噤不开，背强而直，如发痫状，摇头马鸣，身反折，须臾十发，气息如绝。宜速斡口灌小续命汤，稍缓即汗出。如两手拭不及者，不可治也。”

《金匮玉函要略述义·卷上·痉湿暍病脉证第二》：“又按柯氏曰，夫痉之始也，本非正病，必夹杂于他病之中，此说殆佳。盖其人本有某故，而营血内乏，或外感误治，而亡其津液，俱使邪火就燥，以着筋脉，遂为劲急也。太阳病发汗太多，风病误汗下，疮家过汗，皆是痉之所因。而并产后发痉观之，则其非径得之者，可以见矣。其证必备表候，而冠以太阳病，则外邪所触而致者，亦可以知矣。”

【辨病机】

本病多因产后亡血伤津，心肝血虚，筋脉失养，或亡血复汗，外邪乘虚侵入，直窜经络所致。

《金匮要略方论·卷下·妇人产后病脉证治第二十一》：“问曰：新产妇人有三病：一者病痉，二者病郁冒，三者大便难，何谓也？师曰：新产血虚，多汗出，喜中风，故令病痉。亡血复汗，寒多，故令郁冒。亡津液，胃燥，故大便难。”

《济阴纲目·卷十二·产后门中·发痉》：“郭稽中曰：产后汗出多而变痉者，因产后血虚，腠理不密，故多汗出，遇风邪搏之，则变痉也。痉者，口噤不开，背强而直，如发痫状，摇头马嘶，身反折，须臾又发，气息如绝，宜速斡口灌小续命汤，稍缓即汗出如雨，手摸空者，不可治也。”

《彤园医书(妇人科)·卷五·产后门·产后痉病》：“产后血气不足，脏腑空虚，每多汗出。腠理不密，风邪乘虚袭入而成痉病。”

《女科撮要·卷下·产后发痓》：“产后发痓，因去血过多，元气亏极；或外邪相搏，其形牙关紧急，四肢劲强；或腰背反张，肢体抽搐。若有汗而不恶寒者，曰柔痓。若无汗而恶寒者，曰刚痓。然产后患之，实由亡血过多，筋无所养而致。故伤寒汗下过多，溃疡脓血大泄，多患之，乃败症也。若大补血气，多保无虞。若攻风邪，死无疑矣。”

《景岳全书·卷三十九人集·妇人规下·产后发痉》：“产后发痉，乃阴血大亏证也。其证则腰背反张，戴眼直视，或四肢强劲，身体抽搐。在伤寒家虽有刚痉、柔痉之辨，然总之则无非血燥血枯之病，而实惟足太阳与少阴主之。盖膀胱与肾为表里，肾主精血，而太阳之脉络于头目项背，所以为病若此。若其所致之由，则凡如伤寒误为大汗以亡液，大下以亡阴，或溃疡、脓血、大泄之后，乃有此证。故在产后，亦惟去血过多，或大汗大泻而然，其为元气亏极、血液枯败也可知。”

《医宗己任编·卷四·四明医案》：“每验小儿惊症、产后痉症，以及类中风症，悉属火燥生风。”

【辨病证】

产后痉证有虚实之分，凡面色苍白，舌淡脉细者，属血虚；面呈哭笑，项强口噤，发热恶寒者，属邪毒。

一、辨刚痉柔痉

《女科撮要·卷下·产后发痓》：“若有汗而不恶寒者，曰柔痓。若无汗而恶寒者，曰刚痓。”

《济阴纲目·卷十二·产后门中·发痉》：“薛氏曰：产后发痉，因去血过多，元气亏极，或外邪相搏，以致牙关紧急，四肢痉强，或腰背反张，肢体抽搐。若有汗而不恶寒者曰柔痉，无汗而恶寒者曰刚痉。由亡血过多，筋无所养而致，故伤寒汗下过多，溃疡脓血大泄多患之，乃败证也，急以十全大补汤大补血气，如下应，急加附子，或保无虞，若攻风邪，死无疑矣。”

《张氏医通·卷十一·妇人门下·产后》：“发痉：产后发痉，因去血过多，元气亏极，或外邪相搏，或阴火内动所致，故伤寒汗下过多，溃疡脓血大泄，多患此证。须大补气血，或保无虞。若攻风邪必死。其证牙关紧急，腰背反张，四肢抽搐，两目连札，十全大补。有汗，加炮姜。多汗，加附子。不应，并加姜、附倍人参。多服始应。尝治大虚之证，服参、芪数斤，附子数枚方应。若汗拭不及，两手摸空者不治。"

《医学刍言・妇人门》："产后痉、口噤、角弓反张、无汗者，名刚痉，宜荆芥穗一两，童便煎服之；或桂枝汤加葛根。有汗为柔痉，宜桂枝汤加花粉。凡二种痉属虚者，以十全大补汤加钩藤、竹沥、姜汁；汗多加附子。"清

二、辨缓急

《彤园医书（妇人科）・卷五・产后门・产后痉病》："手三阳之脉结于颈项，风寒侵入则口噤不开，经络周环于身，风寒湿侵入，则项背脊骨强直如角反张之状。产后患此，皆以虚论，当补正祛邪。若头摇喘促，汗出不止，两手撮空，则真气已去，邪气独留，不必治也。"

《先哲医话・卷上・华冈青洲》："痉病初发，必两腮刚强，先与葛根汤，可针于合谷及发际则治。若见脱候者，十全大补汤加荆芥、附子，兼用豆淋酒加荆芥。然角弓反张甚，水药不下咽者，及口开者，不治。（传云：痉病握手者刺合谷穴，其深一寸五分或二寸，刺发际以浅为佳，铁针尤良）破伤风其初项背强，或言语謇涩寒栗者可治，宜葛根汤、续命汤类，无患子、虎杖茎二味煎服亦效。若至角弓反张，则多难治，产后痉病亦同此法。痉病脉浮涩为吉，若浮数者必再发。"

《女科折衷纂要・产后门・发痉》："郭稽中曰：产后汗出多而变痉者，因产后血虚，腠理不密，故多汗出。遇风邪搏之则变痉也。痉者，口噤不开，背强而直，如发痫状，摇头马鸣，身反折，须臾又发，气息如绝，宜速灌小续命汤。稍缓即汗出如雨，两手摸空者，不可治也。"

【论治法】

本病的治法，虚实各异。属阴血亏虚者，以养血熄风为主；若感染邪毒，则宜解毒祛瘀镇痉。不可过用辛温之品，以防燥血伤津，致生他变。

《医门法律・卷四・热湿暑三气门・三气门方》："凡治产后痉病，妄称产后惊风，轻用镇惊之药者，立杀其妇。此庸工所当知警者也。产后血舍空虚，外风易入，仲景谓新产亡血。虚多汗出，喜中风故令病痉。后贤各从血舍驱风，成法可遵。非甚不肖者，必不妄用镇惊之药，不似小儿惊风之名，贻害千古，在贤智且不免焉。"

《简明医彀・卷二・中风》："风痉昏迷，强直吐沫及产后痉：黑豆炒焦投酒，淬淋，渍酒一碗，入川独活、荆芥各三钱，煎七分温服，未安再服。"

《先哲医话・卷上・荻野台洲》："子痫者，与芍药甘草汤加干姜，副用童便可也。盖产前子痫与产后痉无异，故又宜甘草干姜汤。《妇人良方》交加散，亦治柔痉。产后之痉病与豆淋酒者，以酒气缓筋脉也。此等法不可拘产后可，亦治杂病之痉矣。"

《不知医必要・卷四・产后发痉》："此症腰背反张，戴眼直视，或四肢强劲，身体抽搐，无论刚痉柔痉，均属血燥血枯之病。若误用发散消导等药，必死。"

《寿山笔记・跋》："产后痉病莫作风治，须育阴潜阳，此尚可议也。"

一、疏风养血

《女科证治准绳・卷五・产后门・中风》："娄氏云：续命汤、大豆紫汤、举卿古拜散，太阳厥阴药也。邪实脉浮弦有力者固宜，但产后血气太虚之人，不宜轻发其表，但用防风当归散治之为妙。"

二、大补气血

《景岳全书・卷三十九人集・妇人规下・产后发痉》："凡遇此证，速当察其阴阳，大补气血，用大补丸煎，或理阴煎，及十全大补汤之类，庶保其生。若认为风痰，而用发散消导等剂，则死无丸矣。"

《妇科玉尺・卷四・产后》："薛己曰，产后发痉，大补气血，可保无虞，但攻风邪，死无疑矣。"

《评注产科心法・上集・胎前门・胎产医法总论》："如薛立斋之良方善矣，而产后发痉一症用小续命汤，此方为中风而用，其中麻黄、防风、黄芩之类，何堪与产后之人服耶？虽自陈明后续云，前方与服不已，则转用十全大补。予恐前药过喉，虽有十全，已无补于事矣。"

【论用方】

一、治产后痉证方

1. 大豆紫汤(《备急千金要方·卷三·妇人方中·中风第十二》)

治产后百病及中风痱痉,或背强口噤,或但烦热,苦渴,或头身皆重,或身痒,剧者呕逆直视,此皆因虚风冷湿及劳伤所为方。

大豆(五升)　清酒(一斗)

上二味,以铁铛猛火熬豆,令极热,焦烟出,以酒沃之,去滓,服一升,日夜数服,服尽,更合小汗则愈。一以去风,二则消血结。如妊娠伤折,胎死在腹中三日,服此酒即瘥。

2. 防风当归散(《女科证治准绳·卷五·产后门·中风》)

治发汗过多,发热头摇口噤,背反张,及破伤风发表太过,自汗不止,妇人产后血气大虚,及产后痉。

防风　当归　川芎　地黄(各一两)

上锉。每服一两,水三盏煎至二盏,温服。

3. 愈风散(《杂病广要·外因类·痉》引《华佗方》)

疗产后中风口噤,牙关紧急,手足瘈疭,如角弓状。

荆芥(略焙为末)

上每服三钱,豆淋酒调下,用童子小便亦可,其效如神。口噤者灌,齿断噤者吹鼻中,皆效。

4. 归荆汤(《杂病广要·外因类·痉》)

治风痓昏迷,吐沫抽掣。脊背强直,产后中痓。

当归　荆芥穗

上等分末之。每二钱,水一盏、酒少许,煎七分灌下。如牙紧,用铜匙斡,以鸡羽蘸药入口。或用童尿调下,或以芎䓖代当归亦妙。(《直指》)

[按] 以上四方,考其证候,并似刚痉之治。

5. 炒豆紫汤(《证治摘要·卷上·中风》)

治中风口噤。

乌豆(五升)　清酒(一斗)

炒令烟绝投酒中,待酒紫赤色,去豆量性服之。按《千金》大豆紫汤、豆淋酒,《圣济》大豆酒,皆同方也。《千金》云:中风口喎,日服一升。破伤风,产后痉病,并诸病,服之大效。

二、治血虚受风产后痉证方

1. 麻黄散(《太平圣惠方·卷七十八·治产后中风口噤诸方》)

治产后中风痉,通身拘急,口噤,不知人事。

麻黄(去根节)　白术　独活(以上各一两)

上件药,捣筛为散。每服四钱,以水酒各半盏煎至六分,去滓,不计时候温服。

2. 一物白藓汤、一物独活汤(《妇人大全良方·卷十九·中风口噤角弓反张方论附》引《小品》)

疗产后中风,虚人不可服他药者,一物独活汤主之及一物白藓汤主之,亦可与独活合煮之。

川独活(三两,细切)

上水三升,煮取一升分服。耐酒者,亦可酒水煮。一方用白藓皮,亦依此法。

3. 防风汤(《普济方·卷三百五十·产后诸疾门·中风角弓反张》)

疗产后中风痉,腰背强直,时时反张。

防风　葛根　川芎　地黄　麻黄(去节)　甘草　桂心　川独活　防己(各六两)　杏仁(五个,去皮尖炒,锉)

上细切,以水八升,煮麻黄去沫后,下诸药,煎取三升,分温三服,有汗者不可服。

4. 大豆汤(《女科证治准绳·卷五·产后门·中风》)

治产后中风,发则仆地,不省人事,及妊娠挟风,兼治蓐草之间,诸般病证

大豆(五升,炒黄)　独活(去芦)　葛根(各八两)　防己(去皮,六两)

上㕮咀。每服五钱,酒二盏煎至一盏半,去渣温服,不拘时,日三服。

5. 羚羊角饮子(《女科证治准绳·卷五·产后门·中风》)

治产后气实,腹中坚硬,两胁胀满,心中烦热,渴欲饮水,欲成刚痉、中风之疾。

羚羊角(半两,镑)　防风　羌活　桔梗(并去芦)　败酱(各八钱)　桂心　柴胡(去芦)　大黄(浸过煨,各一两二钱)

为㕮咀。每服五钱,水一大盏半同煎至一盏,去渣温服,不拘时候。更服地黄酒,用地黄切一

升，炒令黑，瓷瓶中下热酒三升，密封口煮令减半，任意服之。

6. 小续命汤（《产鉴·下卷·痉疾》）

治产后中风及刚痉柔痉。

防风（一钱） 麻黄（去节） 黄芩（去朽） 白芍 人参（各八分） 川芎 防己 肉桂（各七分） 附子（炮，去皮脐） 杏仁（去皮尖） 麸炒（各五分） 甘草（炙，四分）

上姜枣水煎服。春夏加石膏、知母、黄芩；秋冬加官桂、附子、芍药。柔痉自汗者，去麻黄，加葛根。

［按］上方朱奉议称刚柔二痉，并可加减与之。但产后血气大虚之人，恐不宜轻发其表。若邪气实，脉浮弦有力者，用之固宜。其虚弱之人，不若用大豆紫汤及防风当归散。

7. 钩藤汤（《妇科玉尺·卷四·产后·治产后病方》）

治产后发痉，口噤背强。

钩藤钩 茯神 当归 人参（各一钱） 桔梗（一钱半） 桑寄生（五分）烦热，加石膏。

8. 八珍汤〔《彤园医书（妇人科）·卷五·产后门·产后痉病》〕

治产后中风。

八珍汤 加生芪、桂心、防风、苍术，治刚痉，脉浮而数无汗，恶寒发热者。

八珍汤 加蜜芪、肉桂、防风、附子，治柔痉，脉浮有汗，不恶寒只发热者。

水煎服。

9. 竹叶汤（《医学三字经·卷四·妇人科方》）

治产后中风，病痉发热，面正赤，喘而头痛。

鲜竹叶（四十九片） 葛根（三钱） 防风（一钱） 桔梗 桂枝 人参 附子（炮） 甘草（各一钱） 大枣（五枚） 生姜（五钱）

水三杯，煎八分，温服，温覆使汗出，日夜作三服。头项强，加附子五分，煎药扬去沫；呕者，加半夏二钱。［愚按］自汗者，去葛根，加栝蒌根三钱、附子五分。产后痉症，十中只可救一，除此方外，无一善方。

三、治血虚生风产后痉证方

1. 救产止痉汤（《杂病广要·外因类·痉》引《辨证录》）

妇人新产之后，忽然手足牵搐，口眼㖞斜，头摇项强，甚则角弓反张，人以为产后惊风，谁知是亡血过多而成痉乎。

人参（五钱） 当归（一两） 川芎（三钱） 荆芥（炒黑，一钱）

水煎服。一剂病轻，二剂又轻，三剂全愈。［按］此盖属柔痉。

2. 十全大补汤（《不知医必要·卷四·产后发痉》）

治产后发痉。

炙芪 党参（去芦，米炒） 白芍（酒炒） 白术（净炒） 茯苓（各一钱五分） 当归（三钱） 肉桂（去皮，另炖，三分） 川芎（一钱） 熟地（三钱） 炙草（七分） 生姜（二片） 大枣（二枚）

3. 大补元煎（《不知医必要·卷四·产后发痉》）

治产后发痉。

党参（去芦，米炒，一钱五分） 山药（炒） 杜仲（盐水炒，各二钱） 熟地（三钱） 当归 枸杞（各一钱五分） 萸肉（一钱） 炙草（七分）

如元阳不足畏寒者，加泡姜七分，制附子一钱。

【论用药】

1. 当归

《罗氏会约医镜·卷十六·本草（上）·草部》："治虚劳、寒热、头痛、腰痛。（血不足也。）舒筋活瘫，（血足养肝。）润肠（性滑。）止痢，（活血。）心腹诸痛，（散寒和血。）风痉无汗，（辛散风，温和血，产后痉者，以血脱无以养筋也。）排脓止痛。（血和则痛止。）"

2. 防风

《本草正义·卷二·草部·防风》："新产之中风，及破伤风二证，皆有发痉一候，是血虚而内风煽动，非外来之风邪，故曰内痉，而防风亦能通治，颇似合外风、内风而一以贯之。然古人于中风一证，无不从外来风邪治疗，是以产后发痉、角弓反张，《千金》《外台》均用豆淋酒后方，纯以发表祛风为主。究竟产后痉厥、金疮破伤两者，虽自有猝为寒风所来，宜于解表之一证，要知二者皆在血脱之后，阴不涵阳，肝风内煽，发为痉瘛，尤其多数，此则宜于潜阳息风、镇定为亟,万不可再用风药,助其暴戾,古人板法,直同鸩毒,《别录》'内痉'二字,必非防风之辛温发散者,所可妄试。"

3. 钩藤

《本草简要方·卷四·草部三·钩藤》:"钩藤钩、当归、茯神、人参各一两,苦桔梗一两五钱,桑寄生五钱。研粗末,每服五钱,水二盏煎至一盏去滓,不拘时温服。忌猪肉、菘菜。治妊娠八九月胎动不安,心腹疠痛,面目青冷,汗出气欲绝,产后发痉口噤背强。若烦热加石膏二两五钱;临产日加桂心一两。"

【医论医案】

《女科撮要·卷下·产后发痉》

一产妇牙关紧急,腰背反张,四肢抽搐,两目连札,余以为去血过多,元气亏损,阴火炽盛,用十全大补加炮姜一剂而苏,又数剂而安。余在吴江史万湖第,将入更时,闻喧嚷云:某家人妇,忽仆牙关紧急已死矣。询云是新产妇出直厨,余意其劳伤血气而发痉也。急用十全大补加附子煎滚,令人推正其身,一人以手夹正其面,却挖开其口,将药灌之,不咽,药已冷,令侧其面出之,仍正其面复灌以热药,又冷又灌,如此五次,方咽下,随灌以熟药遂苏。

《济阴纲目·卷十二·产后门中·发痉》

《夷坚志》云:杜壬治郝质子妇产四日,瘈疭戴眼,弓背反张,壬以为痉病,与大豆紫汤、独活汤而愈。政和间,余妻方分娩,犹在蓐中,忽作此症;头足反接,相去几二尺,家人惊骇,以数婢强拗之不直,适记所云,而药草有独活,乃急为之,召医未至,连进三剂,遂能直,医至即愈矣,更不须用大豆紫汤。古人处方,神验屡矣……郭氏不问产后虚实,邪之有无,而概宗之,似乎一偏。至薛氏又谓产后亡血过多,非急用十全大补不可,若攻风邪,死无疑矣,又一见也。及《夷坚志》案,以大豆紫汤、独活汤而愈者,则又主于风矣。是续命亦不为妄,但本方有麻黄、附子,于气血两虚之人不可轻用,而郭氏论又有速灌之说,稍缓即汗出如雨,反不以麻黄为忌,何其语之切也。二说均不可废,临证之际,详之可也……陈临川云:陈无择评曰:产后汗出多变痉,亦令服小续命汤。此又难信,既汗多,如何更服麻黄、官桂、防己、黄芩辈,不若大豆紫汤为佳,《局方》大圣散亦良药也。愚观朱奉议云:凡刚柔二痉,小续命汤并可加减与之。若柔痉自汗者,去麻黄加葛根之说,朱奉议必有所据,虽大豆紫汤、大圣散良,亦不可偏见曲说,有妨古人之意。

第十九节

产后口噤

妇人产后牙关紧闭,口不能张,称为产后口噤。

【辨病名】

《妇人大全良方·卷十九·产后汗出多而变痉方论第八》:"凡产后口噤,腰背强直,角弓反张,皆名曰痉,又名曰痓。古人察有汗、无汗以分刚柔、阴而治。今《产宝》诸书有中风口噤一门,又有角弓反张一门,其实一也。"

【辨病因病机】

产后口噤多因产后败血不去,停积于心;或产后气血两脱,心气虚不能上通于舌;或痰热乘心,心气闭塞所致。

《校注妇人良方·卷十九·产后口噤腰背反张方论第九》:"产后口噤;由血气虚而风邪乘于手三阳经也。盖手三阳之筋,循结于颔,得风冷则筋急,故致口噤。"

《傅青主女科·产后编上卷·产后诸症治法·类中风第十二》:"产后气血暴虚,百骸少血濡养,忽然口噤牙紧,手足筋脉拘搐等症,类中风痫痉。"

《冯氏锦囊秘录·女科精要·卷十八·产后口噤》:"产后中风口噤,是血气虚而风入颔,颊口之筋也。于三阳之筋结于颔,产前劳损脏腑,伤于筋脉,风乘之,则三阳之筋脉偏虚,得风冷则急,故冷口噤。更有心气虚极,不能为语而口噤者。"

【论治法】

本病的治法以大补气血为主,虽有他症以末治之。

《校注妇人良方·卷十九·产后口噤腰背反张方论第九》:"前症因血气耗损,腠理不密,汗出过多而患之者，乃虚象也，宜固气血为主，佐以本方。丹溪云：产后当大补气血为先，虽有他症，以末治之。如恶寒发热等症，乃气血虚甚之极也，宜大剂参、芪、归、术、肉桂以培养之。如不应，急用炮附子。再不应，用人参一两，炮附子二三钱，名参附汤。仍犹未应，乃药力未能及也，宜多用之。”

《傅青主女科·产后编上卷·产后诸症治法·类中风第十二》：“虽虚火泛上有痰，皆当以末治之，勿执偏门，而用治风消痰之方，以重虚产妇也。治法当先服生化汤，以生旺新血。如见危症，三服后，即用加参，益气以救血脱也；如有痰火，少佐橘红、炒芩之类，竹沥、姜汁亦可加之，黄柏、黄连切不可并用，慎之！”

《冯氏锦囊秘录·女科精要·卷十八·产后口噤》：“惟有峻补之中，兼以通调心气之药。”

《家用良方·卷二·治妇女各症·治胎前产后各症》：“用牛穿鼻木不拘多少，烧灰研末，砂糖调服。或用牛穿鼻绳索亦可。此方兼治伤寒口噤，取牛气不时呼吸之意。”

【论用方】

1. 大豆紫汤（《指迷方》名**独活汤**）（《妇人大全良方·卷十九·产后汗出多而变痓方论第八》）

治中风头眩，恶风自汗，吐冷水及产后百病。或中风痱，痓，背强口噤，直视，烦热。脉紧大者不治。《小品方》主产后中风困笃，背强口噤，或但烦躁，或头身皆重，或身重痒剧，呕吐直视者。

川独活（两半）　大豆（半升）　酒（三升）

上先以酒浸独活煎一二沸，别炒大豆极焦烟出，急投酒中密封，候冷去豆。每服一二合许，得少汗则愈，日十服。此药能去风、消血结，如妊娠折伤，胎死腹中，服此得瘥。

2. 生化汤《绛雪丹书》

治产后口噤，牙关紧闭，手足牵搐类中风状。

生化汤加天麻、羌活、防风、生姜

水煎服。

3. 五石汤（《普济方·卷三百五十·产后诸疾门·中风》）

治产后猝中风，发疾口噤，倒闷吐沫，瘛疭眩冒不知人，及湿痹缓弱，身体痓，妊娠百病。

紫石英（三两）　钟乳　赤石脂　石膏　白石英　牡蛎　人参　黄芩　白术　甘草　栝蒌根　芎䓖　桂心　防己　当归　干姜（各二两）　独活（三两）　葛根（四两）

上以五石为末，诸药㕮咀，用水一斗四升煮取三升半，分五服，日三夜二。一方有滑石、寒水石各二两，枣二十枚。

4. 四石汤（《普济方·卷三百五十·产后诸疾门·中风》）

治产后猝中风，发疾口噤，瘛疭闷满，不知人，并缓急诸风毒痹，身体痓强，及挟胎中风，妇人百病方。

紫石英　白石英　石膏　赤石脂（各三两）　独活　生姜（各六两）　葛根（四两）　芎䓖　桂心　甘草　芍药　黄芩（各二两）

上㕮咀，以水一斗二升煎去三升半，去滓，分五服。一方有麻黄、黄芩各二两。

5. 独活汤（《普济方·卷三百五十·产后诸疾门·中风》）

治产后中风，手足顽痹，角弓反张，或口噤不语。

独活　生姜（各五两）　防风　秦艽　桂心　白术　甘草　当归　附子（各二两）　葛根（二两）　防己（一两）

上㕮咀，以水一斗二升煮取三升，去滓，分三服，不计时候。

6. 龙脑散（《普济方·卷三百五十·产后诸疾门·中风角弓反张》）

治产后口噤，身体如角弓反张，迷闷。

龙脑（细研）　腻粉　干蝎（微炒）　白矾（各一分）　天麻　天雄（炮裂，去皮脐）　天南星（用酒一升，微火煮令酒尽，取出切曝干）

上为末，入乳钵中，研令匀，不计时候，以暖酒调下一钱。

7. 豆淋独活酒（一名**独活紫汤**）（《普济方·卷三百五十·产后诸疾门·中风角弓反张》）

治产后中风，形如角弓反张，口噤涎潮，烦热身重，呕吐直视。

黑豆（半斤，净）　独活（半两，切碎）

上于铁铫中炒黑豆令焦黑，候烟起，以无灰好酒二升沃之，安瓷器中。每用酒一盏，去豆入独活同煎，约至八分，去滓温服，日进无时，以瘥为度。

8. 丹溪愈风汤（《医学原理·卷十二·产后门·治产后方》）

治产后口噤，牙关紧，手足瘛疭，角弓反张，此乃亡血过多，筋失所养，表虚感寒所致。治以养血散风。故用当归养血，荆芥通利血脉以驱风。

当归（辛甘温） 荆芥穗（苦辛凉，兼止产后血晕，各二两）

为细末，再以大黑豆不拘多少，炒焦，用好酒沃之，去豆用酒调服二五钱，或童便调服亦可。

9. 滋荣活络汤（《妇科秘书》）

治产后口噤、项强、筋搐，类中风证。

人参（二钱或三钱） 川芎 茯神（各一钱） 当归（三钱，酒浸） 黄芪（一二钱，蜜炙） 麦冬（一钱二分或一钱） 天麻（八分或一钱） 熟地（二钱） 陈皮 荆芥 防风 羌活 炙草（各四分） 黄连（三分，姜汁炒）

水煎服。

10. 止汗生血饮（《妇科秘书》）

治产后汗出多而口噤，背强而直，气息欲绝，类痉症，宜速治。

当归（二钱，酒浸） 川芎 麻黄根（各一钱） 桂枝 羌活 防风 羚羊角 天麻（各六分） 附子（制） 炙草（各四分）

水煎服。

11. 华佗治产后口噤神方（《华佗神方·卷七》）

治产后口噤。

独活 生姜（各五两） 防风 秦艽 桂心 白术 甘草 当归 附子（各三两） 葛根（二两） 防己（一两）

上以水一斗二升，煮取三升，去滓，分三服。

【论用药】

红蓝花

《医学启源·卷下》："气温，味辛。主产后口噤、血晕，腹内恶血，绞痛，破留血神验。酒浸，佐当归生新血。"

《汤液本草·卷三·草部·红蓝花》："《象》云：治产后口噤血晕，腹内恶血不尽，绞痛。破留血，神效。搓碎用。"

【医论医案】

《续名医类案·卷二十五·产后·喑》

沈明生治袁令默女，素禀不足，分娩后，体倦发热，医者以其弱龄瘦质，且遵丹溪产后当大补之法，遂以参、芪进之，病益甚。诊之，脉浮而涩，此不惟有瘀血，且有风寒在内。夫瘀血未尽，外邪初感，均有用参之诫，是以补之无功耳。遂用解表散瘀之剂，三四服后，热除胸爽。然倦怠如故，曰：参、芪之用，此其时矣。而袁惩噎废食，因循勿与。越至四五日，忽舌喑不语，或用茯神、枣仁，或用南、半、姜、橘，或用芩、连，皆不效。复延治，察其神情，虽不能语，然每对食物，辄注目以视，得食则神稍旺，更衣则神即疲，且脉空而大。《经》云：脾之脉，连舌本，散舌下。心之别脉系舌本。今火土两虚，医药杂乱。《经》又云：言而微，终日乃复言者，此夺气也。况经月不语乎，不惟用参，且应用附矣。服五六日，诸症悉愈。夫病机者，间不容发，有昨宜用攻，而今宜用补，旦宜用热，而夕宜用凉，惟视其机之所在，以法合病耳。故是症也，不用补之害，与骤补之害，同失其机甚矣，机之难也。

《沈菊人医案·卷下·五十六·产后》

卒然偏产后汗泄，瘀下如崩，去血过多，血晕不省人事，口噤风痉，脉亦散乱，频频昏厥，汗脱可危。回生丹一丸，益母草汤化服。外用醋炭熏鼻。

第二十节

产后狂证

产后狂证是指妇人产后败血冲心，心窍被阻所致喜笑妄行、弃衣而走、登高而歌、骂詈不避亲疏、如见鬼神，或发昏晕、不语等的病证。

【辨病因】

产后发狂的病因多由外感六淫疫毒之邪，热扰神明；或因所欲不遂，恼怒伤肝，情志抑郁，日久化火，扰乱神明所致。

《邯郸遗稿·卷四·产后》："产后狂言谵语，如见鬼神者，其原不一。有因惊风，语言颠倒，心神恍惚不定者，宜用琥珀丸。有因心虚惊悸，言语错乱，不知人事，目瞪不能叫呼，宜用龙齿清魂散。有因败血攻心，狂言颠语错乱者，宜用延胡散。有因风寒，致令恶露不行，憎寒发热，俨如疟状，昼则明，夜则昏者，此乃热入血室，宜用琥珀地黄丸，或小柴胡汤，或四物汤加柴胡亦可。"

【辨病机】

产后狂证的病机主要为气机不畅，瘀血攻心；或痰火扰心，蒙扰神明；或气血不足，虚火上炎等。

一、瘀阻心脉

《妇人大全良方·卷十九·产后乍见鬼神方论第一》："心主身之血脉，因产伤耗血脉，心气虚则败血停积，上干于心，心不受触，遂致心中烦躁，卧起不安，乍见鬼神，言语颠错。"

《严氏济生方·妇人门·校正郭稽中产后二十一论治》："肝能藏血，心能主血，因产走耗其血，劳动肝心，败血奔冲，邪淫于心，所以乍见鬼神，言语颠倒，非风邪也。"

《普济方·卷三百四十九·产后诸疾门·产后血邪攻心狂语》："夫血邪攻心狂语者，由产后脏腑俱虚，败血奔冲，邪淫于心，心不受触，气血相蒸，气搏于肝，神魂不定，内外虚乱，心气怯弱，因其体虚血邪干于心脏，故狂乱或见鬼神也。"

《医方集宜·卷七·产后》："产后狂言如鬼状，盖因败血流入心经，或心虚因惊神思不安。"

《胤产全书·卷四·狂言谵语颠狂乍见鬼神类》："夫产后语言颠倒，狂言谵语如见鬼神。产后因惊败血冲心，昏闷发狂，或因产伤血脉，心气既虚，败血停积，上干于心，心中烦躁，言语颠错，卧起不安，乍见鬼神。"

《丹台玉案·卷五·产后诸症》："产后发狂，跳跃不顾羞耻，欲上屋者，非颠也，乃各经之血，一齐乘虚上升，迷其心窍，而下部恶血又相奔腾，其势上而不下，故发狂跳跃，不能自禁也。"

二、心血不足

《女科经纶·卷六·产后证下·产后乍见鬼神属心脾血少》："夫心所主者血也，心生血，肝藏血。产后阴血暴亡，则心失所养，肝火得以上炎。肝藏魂，心藏神，血虚则神魂不守，有发狂见鬼诸证。"

《冯氏锦囊秘录·女科精要·卷十八·产后发狂》："产后发狂者，此阴血暴崩，肝虚火炎之极也。"

《妇科冰鉴·卷七·产后门·发狂谵语见鬼》："产后发狂谵语，妄见鬼神，由败血冲心，或心血虚损。"

《妇科问答·产后三十四问》："产后狂言乱语，何治？答曰：因产后之气虚弱，神不守舍故也。宜服后药：茯苓、远志、枣仁、荆芥、甘草、石菖蒲、当归、川芎、香附 、陈皮、丹皮。"

三、虚火上炎

《石室秘录·卷六(数集)·伤寒门》："产后感阳明之邪，发狂亡阳者，不救之症也。狂症多是实热；产后发狂又是虚热矣。"

【辨病证】

《产鉴·下卷·癫狂》："产后语言颠倒，或狂言谵语，如见鬼神者，其源不一，须仔细辨证用药。一则产后心虚，败血停积，上干于心，而狂言独语者，当作乍见鬼神条求之。二则产后脏虚，心神惊悸，言语错乱，不自觉知，神思不安者，当在惊悸条求之。三则宿有风毒，因产心虚气弱，腰背狂直，或歌哭嗔笑，言语错乱，当作风痓治。四则产后败血，迷乱心经而颠狂，言语无常或晕闷者，当作血晕治。五则产后感冒风寒，恶露斩然不行，恶寒发热如疟，昼日明了，暮则谵语，如见鬼状，当作热入血室治之。又有产后因惊，败血冲心，昏闷发狂，如有鬼祟，宜用大圣泽兰散，或好辰砂研细，酸枣仁汤调下一钱，立效。"

一、辨恶露有无

《续名医类案·卷二十五·产后·见鬼》："沈尧封曰：产后发狂谵语，恶露不来者，是血瘀，宜无极丸。恶露仍通者，是痰迷，宜六神汤：半夏曲、橘红、胆星、石菖蒲、茯神、旋覆花各一钱，水煎服。"

二、辨虚实

《妇科冰鉴·卷七·产后门·发狂谵语见鬼》："败血冲心者，面颜赤紫，其声壮厉而挥乱；心血虚损者，面唇黄白，神志恐怯而言微。以此辨之，最为确当。"

《竹林女科证治·卷三·保产下·狂言谵语》："产后乍见鬼神，由血虚之极，败血攻冲，邪淫于心，胡言乱语如见鬼神，非风邪也。宜妙香散、调经汤。若产后五六日狂乱胡言，持刀欲杀人，乃阴血暴崩，肝火虚炎也。宜泽兰汤。"

【论治法】

本病治法以行气化瘀，清热化痰，安神定志为主，此外可结合针灸法，以及心理疏导等。

一、内治法

《医学入门·外集·卷五·妇人门·产后》："产后乍见鬼神者，由血虚劳动肝心，败血攻冲，邪淫于心，胡言乱语，非风寒、非鬼祟也，宜小调经散加龙脑少许，或妙香散加当归、地黄、黄连。瘀血迷心，妄言妄见，及心虚谵妄昏晕者，八物汤去芍药，加琥珀、柏子仁、远志、朱砂、金银煎服；甚者，黑龙丹。产后血少，怔忡，睡卧不宁者，十味温胆汤，或宁神膏、定志丸。"

《女科经纶·卷六·产后证下·产后乍见鬼神属心脾血少》："薛立斋曰：产后乍见鬼神，若败血停滞，用调经散；若心血虚损，用柏子仁散。此证皆心脾血少所致。但调补脾胃之气，则痰清而神自安。若果系鬼祟所附，即灸鬼穴可愈。其或不起，多因豁痰降火攻伐之过也。"

《冯氏锦囊秘录·女科精要·卷十八·产后杂症门·产后发狂》："产后发狂者，此阴血暴崩，肝虚火炎之极也。宜泽兰、归、地、牛膝、茯神、远志、枣仁加童便主之。若因败血停滞，用调经散。若因心血虚损，用柏子仁散，若因肾虚阴火上迫，而为如狂者，宜八味汤加减服之。要知产后大虚，而继诸病，则当以虚为本，而病为标也。"

1. 活血祛瘀

《妇人大全良方·卷十九·产后乍见鬼神方论第一》："但服调经散，每服加龙脑一捻，得睡即安。"

《医方集宜·卷七·产后·产后法》："产后狂言如鬼状，盖因败血流入心经，或心虚因惊神思不安，宜用四物汤加减、琥珀地黄丸、大圣泽兰散、安神汤。"

《胎产证治·产后总论·血晕》："须用重剂使血归经则愈矣。治法，急令两人扶住，煎当归一两服之，其恶血下行，新血各自归经，即时安宁矣；或用川芎、当归各半，水煎加童便服。"

《女科经纶·卷六·产后证下·产后狂言谵语分五证治》："以上诸证，大抵产后首当逐败生新，然后仔细详疾，不可妄立名色，自生新意。加减方药，大宜对证，依古法施治，未有不安者也。"

《明医指掌·卷九·妇人科·产后六》："产后乍见鬼神，由血虚之极。败血攻冲，邪淫于心，胡言乱语，如见鬼祟，非风邪也，调经散少加龙脑，或妙香散加当归、黄连、生地黄。"

《妇科冰鉴·卷七·产后门·发狂谵语见鬼》："若败血冲心者，小调经散。心血虚损者，妙香散，以当归熟地煎汤调服，其效如神。"

2. 养心安神

《赤水玄珠·卷二十二·产后狂言谵语》："产后狂言谵语，乃心血虚也。用朱砂末酒调下龙虎丹，丹参丸、琥珀地黄丸亦可，如惊悸歌哭颠狂等症，当参治之。"

《证治准绳·杂病第五册·神志门·谵妄》："产后发热，狂言奔走，脉虚大者，四物汤加柴胡，不愈加甘草、柴胡、生地黄等分煎服，亦可。"

《石室秘录·卷六(数集)·伤寒门》："产后感阳明之邪，发狂亡阳者，不救之症也。狂症多是实热；产后发狂又是虚热矣。实热可泻火而狂定，虚热岂可泻火以定狂哉。然吾以为可救者，正以其亡阳也。亡阳多是气虚，虽实热而气仍虚也，故泻实热之火，不可不兼用人参，况产后原是虚症乎。大约亡阳之症，用药一止汗，便有生机，吾今不去定狂。先去止汗。方用救阳汤：人参三两，桑叶三十片，麦冬二两，元参一两，青蒿五钱，水煎服。一剂而汗止，再剂而狂定，不可用三剂也。二剂后即单用人参、麦冬、北五味、当归、川芎调理，自然安也，此方止可救亡阳之急症，而不可据之为治产之神方，盖青蒿虽补，未免散多于补不过借其散中有补，以祛胃中之火，一时权宜之计。倘多服又恐损产妇气血矣，所以二剂后，必须改用他方。"

《罗氏会约医镜·卷十五·妇科(下)·产后发狂》："产后发狂者，此阴血暴崩，肝虚火炎之极也，宜养心生血，则得矣。"

二、外治法

《普济方·针灸·卷二·针灸门》："列缺穴，主治三十一证……产后发狂(心)。"

【论用方】

一、治产后狂证方

1. 柏子仁散(《妇人大全良方·卷十九·产

后乍见鬼神方论第一》)

治产后狂言乱语,皆由内虚、败血挟邪气攻心。

柏子仁　远志(去心)　人参　桑寄生　防风　琥珀(别研)　当归(炒)　生地黄(焙)　甘草(等分)

上为粗末,先用白羊心一个切片,以水一大盏半先煮至九分,去羊心,入药末五钱,煎至六分,去滓,无时服。

2. 琥珀散(《普济方·卷三百四十九·产后诸疾门·产后血邪攻心狂语》)

产后迷闷,言语错乱。

琥珀(一两,细研)　人参(三分,去芦头)　远志(三分,去心)　茯神(三分)　生干地黄(三分)　阿胶(三分,捣碎,炒令黄烟)　铁粉(一两)　朱砂(半两,细研)　甘草(一分,炙微赤,锉)　麝香(一分,细研)

上为细散,入研了药,令匀,不计时候,以金银汤调下一钱。

二、治瘀阻心脉产后狂证方

1. 麝香散　(《普济方·卷三百四十九·产后诸疾门·产后血邪攻心狂语》)

1) 治产后血攻心,言语无度,烦闷不安。

麝香(一分)　牛黄(一分)　朱砂(三分)　龙齿(三分)　麒麟竭(半两)

上都细研为散,不计时候,以豆淋酒调下一钱。

2) 治产后血邪气攻心,如见鬼神,状候似风,乱语不定,腹中刺痛胀满。

麝香(一钱,细研)　乌驴蹄护(一两,烧灰)　乱发(二两,烧灰)　干漆(一两,捣碎,炒令烟出)

上为细散,研入麝香令匀,不计时候,温酒调下一钱。

2. 金乌散(《普济方·卷三百四十九·产后诸疾门·产后血邪攻心狂语》)

治产后血邪冲心,言语不得,心神迷闷。

乌鸦(一两,烧灰)　麝香(半两)　虎粪(一两,烧灰)

上同研令细,不计时候,以童子小便调下一钱。

3. 铁粉丸(《普济方·卷三百四十九·产后诸疾门·产后血邪攻心狂语》)

治产后体虚,血邪攻心,狂语或见鬼神。

铁粉(一两)　天竹黄(半两)　真珠末(半两)　地黄(半两)　砒黄(一两,研)　朱砂(一分)　麝香(一分)　琥珀(半两)　金箔(二十片)　银箔(二十片)

上都研如面,以粟米饭和丸如梧桐子大。不计时候,以竹叶汤下五丸。

4. 丹砂丸(《普济方·卷三百四十九·产后诸疾门·产后血邪攻心狂语》)

治产后血邪攻心迷闷,气不足,脏腑虚弱,令人如癫狂怕惊,或啼或笑,或惊或恐,言无准凭,状如鬼魅,宜服。

光明朱砂(二两)　白矾(二两)　金箔(五十片)

先将光明朱砂并矾纳瓷瓶子中封闭了于甑上,每两度蒸至半月日取出,和前金箔细研,以粟米软饭和为丸如绿豆大。每服不计时候,以麦冬汤下七丸。

5. 麒麟竭散(《普济方·卷三百四十九·产后诸疾门·产后血邪攻心狂语》)

治产后血邪攻心,恍惚如悭狂。

麒麟竭(一分)　蒲黄(三分)

上相和研令细,不计时候,以温酒调下二钱。

6. 黑龙丹(《普济方·卷三百四十九·产后诸疾门·产后血邪攻心狂语》)

治产后败血冲心,不省人事,狂言如癫。

当归(去芦,酒浸)　五灵脂　川芎　高良姜(三两)　生地黄(三两)

以上锉入砂锅内,纸筋盐泥固济,炭火煅令通红,令冷后取出,细研入后药:

生硫黄　花蕊石　百草霜　乳香　琥珀

上五味一两一钱细末,同前药和匀,米醋煮面糊为丸如弹子大。每服一丸,服时再入炭火煅药通红,入生姜汁内浸碎,以无灰酒合童子小便顿服,神效不可述。

7. 妙香散(《明医指掌·卷九·妇人科·产后六》)

治产后乍见鬼神及恶露不尽,如神药也。

麝香(一钱,研)　白茯苓(一两)　白茯神(一两)　干山药(一两)　姜汁(拌炒)　黄芪(一两,炙)　远志(一两,去心)　人参(五钱,去芦)

桔梗(五钱,去芦)　甘草(五钱,炒)　辰砂(三钱,另研)　木香(二钱五分)

末之。每服二钱,临卧或食后温酒送下。

8. 荷叶散(《胤产全书·卷四·狂言谵语颠狂乍见鬼神类》)

产后败血冲心,发热狂言奔走,脉虚大者,服此方。

干荷叶　生地黄　牡丹皮(等分)

三味浓煎汤,调生蒲黄末二钱匕,一服即定。

9. 乌金散(《胤产全书·卷四·狂言谵语颠狂乍见鬼神类》)

治产后三五日,或半月之间,忽狂言乱语,目见鬼神等证。

当归　远志肉　川芎　酸枣仁　白术　赤芍　香附　辰砂(另研入)　熟地　羌活　防风(各二钱)　茯神(二钱)　半夏(三钱)　全蝎　麦门冬　人参　牛膝　天麻(各一钱)　甘草(九分)　陈皮　白芷(各一钱半)

上锉散,作二服,水一盅,生姜三片,葱三枝,入金银同煎一碗,温服。

10. 琥珀地黄汤(《产鉴·下卷·癫狂》)

治产后恶露冲心,语言乱通,如见鬼神,惊悸不定,小便不利者。

琥珀　辰砂　没药(各研细)　当归(各一两)

上为细末。每服二钱,空心白汤调下,日三服。心腹痛者加延胡索,兼晕者加蒲黄。

11. 大圣泽兰散(《产鉴·下卷·癫狂》)

治产后败血冲心,中风口噤,及坠胎腹中刺痛、横生逆产、胎衣不下,血昏、血滞、血崩、血入四肢一切血证,诸种风气,或伤寒吐逆、咳嗽、寒热往来、遍身生疮、头痛恶心、经脉不调、赤白带下、胎藏虚冷、数常坠胎、久无子息、室女经脉不通并宜服之,常服暖子宫,和血气,悦颜色,退风冷,消除百病。

泽兰叶　石膏(研,各二两)　卷柏(去根)　防风　白茯苓(去皮)　厚朴(姜制)　细辛　桔梗　柏子仁　五味子　人参　藁本　吴茱萸(汤洗七次,焙)　干姜(炮)　白术　川椒(去子及闭口者,炒出汗)　川乌头(炮,去皮脐)　白芷　黄芪　丹参(各七钱半)　芜荑(微炒)　甘草　川芎　白芍　当归(各一两七钱半)　白薇(炒燥,五钱)　肉桂(一两)　阿胶(炒珠,五钱)　生地黄(一两半)

上为细末。每服二钱,临卧热酒调下,若急疾不拘时,日三服。

12. 调经散(《产鉴·下卷·癫狂》)

治产后狂躁,昏闷,时见鬼神。

没药　琥珀(各另研细)　桂心(各一钱)　芍药　当归(各二钱半)　麝香(另研)　细辛(各五分)

上为末。每服五六分,姜汁温酒各少许调服。

13. 芎归泻心汤〔《罗氏会约医镜·卷十五·妇科(下)·产后发狂》〕

败血停积,上干于心,胸膈胀闷,烦燥昏乱,狂言妄语,如见鬼神,若视为邪祟,误矣!此方服之神效。

归尾　川芎　元胡　蒲黄　丹皮(各一钱)　桂心(七分)

水煎,调五灵脂另研末一钱,食后服。

14.《局方》妙香散〔《金匮启钥(妇科)·卷五·不语论》〕

治产后狂言,如见鬼神。

当归　生熟地

上煎汤服效。

15. 调经汤(《竹林女科证治·卷三·保产下·狂言谵语》)

治产后狂言谵语。

生地黄　当归(各等分)

水煎服。

16. 泽兰汤(《竹林女科证治·卷三·保产下·狂言谵语》)

治产后狂证。

龙齿(煅)　茯神　生地黄　当归　牛膝　远志肉　酸枣仁　泽兰叶(各一钱)

水煎服。

三、治心血不足产后狂证方

1. 茯苓散(《妇人大全良方·卷十九·产后心惊中风方论第三》)

疗产后狂语,志意不定,精神昏乱,心气虚,风邪所致。

茯苓(一方使茯神)　生地黄(十二分)　远志　白薇　龙齿(各十分)　防风　人参　独活

(各八分,同为末)

上以银一大斤、水一斗五升,煎取七升,下诸药,煎取三升,温分三服,忌如前。一方治产后风邪所干,心神恍惚,志意不定,加荆芥八分、甘草五分。

2. 茯神散(《普济方·卷三百四十九·产后诸疾门·产后血邪攻心狂语》)

治产后血邪,心神恍惚,言语失度,睡卧不安。

茯神(一两) 人参(去芦头) 龙齿 琥珀 赤芍药 黄芪 牛膝(去苗,以上各二分) 生干地黄(半两) 桂心(半两)

上为散。每服用一盏,先以羊肾三钱,水一中盏,同煎至六分,去滓不计时候温服。

3. 羊肾汤(《普济方·卷三百四十九·产后诸疾门·产后血邪攻心狂语》)

治产后狂语,如见鬼神,皆是体虚心气不足,邪血所攻。

羊肾(一对,切去脂膜) 远志(三分,去心) 白芍药(三分) 熟干地黄(一两) 黄芪(锉) 白茯苓 人参(去芦头) 防风(去芦头) 独活 甘草(炙微赤,锉) 羚羊角屑(以上各半两)

上为散。每服用一大盏,先煎羊肾至七分,去肾入药五钱,再煎至四分,去滓不计时候温服。

4. 茯苓汤(《普济方·卷三百四十九·产后诸疾门·产后血邪攻心狂语》)

治产后心气不足,血邪狂乱,眠卧不安。

白茯苓(去黑心) 熟地黄(焙,各一两半) 甘草(炙,锉) 远志(去心,焙) 独活(去芦头) 防风(去叉) 人参(各半两) 白薇 龙齿(各一两半,研)

上粗捣筛。每服三钱,水一盏煎至七分,去滓温服不拘时。

5. 宁中膏(《普济方·卷三百四十九·产后诸疾门·产后血邪攻心狂语》)

治产后心志不宁,心血耗散,狂乱见鬼。

人参 酸枣仁(各一两) 辰砂(半钱)

上为末,蜜丸如弹子大。每服一丸,薄荷汤化下,又宜研琥珀、麝香灯心汤下。

6. 抱胆丸(《女科证治准绳·卷五·产后门·惊悸》)

治产后血虚,惊气入心,及颠痫风狂,或室女经脉通行,惊邪蕴结。

水银(二两) 黑铅(一两半) 朱砂(一两,另细研) 乳香(一两,另细研)

上将黑铅入铫子内溶化,下水银结成砂子,次下朱砂、滴乳末,乘热用柳木槌研匀,丸如芡实大。每服一丸,空心,金、银、薄荷汤化下,得睡切莫惊动,觉来即安。妙香散亦善。

7. 四物补心汤(《胤产全书·卷四·狂言谵语颠狂乍见鬼神类》)

治产后言语恍惚,颠倒错乱。

当归(五钱) 川芎 生地黄 白芍药 茯神 半夏 桔梗 白术(各四钱) 陈皮(三钱) 甘草(一钱)

上锉为散,分作六服。每服用水一盅,姜三片,煎至七分,空心温服。有热加酒炒黄连二钱,无热不用。

8. 济火养心汤〔《罗氏会约医镜·卷十五·妇科(下)·产后发狂》〕

治阴虚火炎,似狂非狂,不得认为实证也。

熟地(五七钱) 当归身(二三钱) 泽兰叶(四五钱) 怀牛膝(酒蒸) 茯神 枣仁(炒,研,各钱三分) 远志(七分)

煎就,加童便一杯合服,或加柏子(去油)一钱。如因恶露未下,败血攻心,加苏木浓煎汁合服,或再加桃仁(去皮)、红花(酒炒)各五六分于此补剂内亦可。若因肾虚阴火上迫而为如狂者,宜八味地黄汤。要知产后大虚,而继诸病,则当以虚为本,而病为标也。如血虚内热,脉洪滑,舌黄便燥,少加清火之品,如生地、白芍、丹皮、麦冬、淡竹叶之类可也。

四、治痰迷心窍产后狂证方

八珍散(《普济方·卷三百四十九·产后诸疾门·产后血邪攻心狂语》)

治产后痰迷心窍,言语不正,状如癫狂。

人参 石菖蒲 生地黄 川芎(各一两) 朱砂(别研) 防风(去芦,各半两) 细辛(洗净,一钱) 甘草(炙,半两)

上为末。每服一钱,薄荷汤下,不拘时候,地黄多恋膈,脾胃不快者,即以当归代之。

五、治产后狂证验方

1)《普济方·卷三百四十九·产后诸疾门·产后血邪攻心狂语》

治血攻心，癫狂不识人。

赤马蹄（炒令焦黄） 白僵蚕（微炒，各一两）

上为细散，不计时候，煎苦参汤调下一钱。

延胡索（半两） 狗胆（一分，干者） 琥珀（半两）

上为细散，不计时候，以温酒调下一钱，童便调亦可。

治妇人产后发狂。

木香 附子（二钱） 辰砂末（一钱）

用木香、附子去须皮净为末。每用二钱，再入研极细真辰砂末一钱，以烧通红称锤淬好酒调服，神效。

治产后癫狂。

小柴胡汤加生地黄

同煎百余沸安。

逍遥散外加远志、桃仁、苏木、红花

每服一钱重，服后再服平胃散安，此先理血而后理脾者。

2）《产鉴·下卷·癫狂》

治产后邪风入心，颠狂如见祟物。

大辰砂（一二钱，研极细） 人乳（三四茶匙许）

调碗内，仍掘白项活地龙一条，入药内，候地龙滚三滚，取出地龙不用，但欲得地龙身上涎耳，无令带药出，少入无灰酒与乳汁相和，重汤内温，作二三服。惊风入心，忡悸不止者，宜抱龙丸。

3）《名家方选·妇女病·妊娠产后病诸症》

治产后狂痫。

犀角 虎骨 血竭（各二分） 苎麻叶（一钱二分，六七月中为霜）

上四味为末。白汤送下。

4）《妇科秘方·产后》

治产后狂言，瘀血不行。

陈皮 归尾 桔梗 乌药 川芎 熟地 干姜 肉桂 红花 灵脂 三棱 莪术 白芷 香附 山楂 草果 甘草 砂仁（一钱） 生姜（三片）

水煎至八分，入童便一钟，热服。

5）《华佗神方·卷七》

治产后狂语。

鹿肉（三斤） 芍药 独活 秦艽 黄芩 黄芪 半夏 干地黄 桂心 芎䓖（各二两） 生姜（六两） 甘草 阿胶（各一两） 茯苓 人参（各四两）

以水二斗，先煮肉得一斗二升，去肉纳药，煎三升，去滓，纳胶令烊，分四服，日三夜一。

【论用药】

1. 青黛

《本草纲目·草部第十六卷·草之五·青黛》："产后发狂：四物汤加青黛，水煎服。"

《得配本草·卷三·草部·青黛》："咸，寒。入足厥阴、太阴经血分。除郁火，解热毒。杀小儿疳虫，散时疫赤斑，消膈痰，止血痢。配川连，洗风热眼。佐蒲黄，治重舌胀。冷水调服，治内热吐血。入四物汤，治产后发狂。"

2. 香附子

《本草纲目·草部第十四卷·草之三·莎草香附子》："产后狂言，血晕，烦渴不止：生香附子去毛为末，每服二钱，姜、枣水煎服。"

【医论医案】

1. 肝火扰神案

《校注妇人良方·卷十八·产后门·产后颠狂方论第六》

一产妇患前症，或用大泽兰汤而愈。后又怔忡妄言，其痰甚多，用茯苓散补其心虚顿愈。又用八珍散加远志、茯神，养其气血而安。

《校注妇人良方·卷十八·产后门·产后狂言谵语方论第七》

一产妇形体甚倦，时发谵语，用柏子仁散稍愈，又用加味归脾汤而愈。又因怒，仍狂言胁痛，小便下血，用加味逍遥散，以清肝火、养肝血顿瘥，又佐以加味归脾汤而安。

2. 心血不足案

《校注妇人良方·卷十八·产后门·产后颠狂方论第六》

一产妇亦患此，用化痰安神等药，病益甚，神思消烁。余以为心脾血气不足，用大剂参、术、芎、归、茯神、酸枣仁，四斤余而安，乃以归脾汤五十余剂而愈。

3. 气滞血瘀案

《产论·附录子玄子治验四十八则》

一妇产后发狂，子诊之，脐下左方有块大如

瓜，与以折冲饮，又作镇亢丸服之，七日而愈。

4. 痰热扰神案

《续名医类案·卷二十五·产后·见鬼》

一成衣妇，产后半月余，发狂，打骂不休，其夫锁之磨上，余附无极丸六钱，分两服酒下，服毕即愈。越四五日后发，又与六服，后不复发。

一丁姓妇，产后神昏，谵语如狂，恶露仍通，亦不过多，医者议攻议补不一。金尚陶前辈后至，诊毕曰：待我用一平淡药，吃下去看。遂疏六神汤，一剂神气清，四剂霍然。

甲戌春，钱香梅如君产后，微热痞闷，时时谵语，恶露不断，用理血药不应，改用六神汤四剂，病去如失。

《柳宝诒医案·卷四》

苏。病起产后，始则狂笑，继则呆木。瘀热流于厥阴，兼有浊痰蒙胃。病历年余，灵明渐锢，此非轻剂所能奏效。礞石滚痰丸，每服钱半，空心临卧前服。丹参、桃仁、苏木、降香，四味煎汁，分两次送丸。

5. 虚火上炎案

《医述·卷十三·女科原旨·产后》

一妇产后六朝发狂，持刀杀人。此阴血暴崩，肝虚火炎。用泽兰、归、地、牛膝、茯神、远志、枣仁、童便治愈。（缪仲淳）

《柳宝诒医案·卷一》

盛。时邪郁伏已久，适值小产，血室空虚，脏气震动，蒙陷于里。始则狂谵，继则昏蒙，口噤戴眼，循衣撮空，种种恶候，层见迭出，势已难于挽救。所见之证，大抵在于厥阴。腑垢屡通而病仍转剧，其邪机深入于脏可知。脉数弦带促，舌光红，鼻煤气逆，阴液伤而肺胃亦被燔灼。姑拟潜熄厥阴，清养肺胃，而化热托邪之意，即寓其中，然亦不过聊尽愚忱，以冀万一之幸而已。羚羊角、丹皮、白薇、紫丹参、泽兰叶、郁金、西洋参、麦冬肉、鲜生地（洗打去汁，用姜汁拌炒）、黑荆芥。另：妇科回生丹一粒（研），和入琥珀屑四分，即用药汁调，冲入童便一杯服。

二诊：瘀热已化，神识渐清，危病转机，病者之幸也。刻诊脉象软数未静，耳聋面浮，筋节麻木，寐则多梦，脏腑大热虽去，而营中之余热，经络之郁气，岂能一旦清肃？当此大病伤残之候，须清其余热，和其胃气，畅其经络。凡腻补之品，尚难骤进。况偏卧痰多，脾肺之气，胎前久已失调，刻下尤宜照顾。拟清营和胃，佐调脾肺之法。缓缓图复，冀其不致再生波折为幸。全当归、东白芍、小生地、白薇、丹皮、橘络红（各）、瓜蒌皮、桑白皮、郁金、冬瓜子、西洋参、石斛、甜杏仁、夜交藤、竹二青。

第二十一节

产后伤寒

产后伤寒是指产妇因生产而气血大虚，卫外不固，寒邪乘虚侵入肌表，邪正相争，以致症见恶寒发热、头痛、无汗或有汗者。

【辨病名】

《诸病源候论·妇人产后病诸候下·产后伤寒候》："触冒寒气而为病，谓之伤寒。"

《圣济总录·卷一百六十二·产后伤寒》："论曰：产后气血俱弱，邪气易袭，藏于肤腠之间，与正气相搏，则令头痛体疼，发热恶寒，是为产后伤寒之证。"

【辨病因】

产后伤寒多因产妇产时伤力，失血过多，或外感风寒，或早起劳动，或饮食停滞等。

《诸病源候论·妇人产后病诸候下·产后伤寒候》："产妇血气俱虚，日月未满，而起早劳动，为寒所伤，则啬啬恶寒，吸吸微热，数日乃歇。重者，头及骨节皆痛，七八日乃瘥也。"

【辨病机】

本病主要病机为产后气血虚弱，腠理不密，卫外不固，邪气乘虚侵入所致。

《圣济总录·卷一百六十二·产后伤寒》："论曰：产后气血俱弱，邪气易袭，藏于肤腠之间，与正气相搏，则令头痛体疼，发热恶寒，是为产后伤寒之证，汗下之方，比常人用之宜轻，不可一概也。"

《重订通俗伤寒论·伤寒夹证·产后伤寒》："产妇始生，气血俱虚，外失卫护，内无主持，最宜调养，设受风寒，岂非难治。故产后伤寒，邪得以深入，非比寻常伤寒，内有郁热，与邪相拒，循经渐人之缓也。”

《验方新编·卷九·妇人科产后门·产后伤寒》：“气血俱虚，荣卫不守，起居失节，调养不宜，伤于风则卫受之，伤于寒则荣受之，而成伤寒也。”

【辨病证】

一、辨证候

《医方集解·经产之剂第二十一》：“吴绶曰：产后伤寒，不可轻易发汗，盖有产时伤力发热，有去血过多发热，有恶露不尽发热，有三日乳蒸发热，或早起劳动、饮食停滞，亦皆发热状类伤寒，要须详辨。”

《冯氏锦囊秘录·杂症大小合参卷十·产后伤寒》：“其发热者，有因去血过多，有恶露不尽，有三日蒸乳，或早起劳动，或饮食停滞，俱有发热恶寒，状类伤寒，不可便用发表攻里之剂。但产后恶露不尽，发热恶寒者，必胁肋胀满，连大小腹，有块作痛。产后饮食停滞，发热头痛者，必有噫气作酸，恶闻食臭，胸膈饱闷，右关脉紧。若产后蒸乳发热恶寒者，必乳间胀硬疼痛，令产妇揉乳汁通其热自除，不药而愈矣。”

二、辨脉象

《医宗说约·卷首·脉象主病二十九法》：“产后伤寒脉小，非阳病见阴脉也。”

《医宗说约·女科·产后脉法》：“产后伤寒热病，脉宜微细，不作阳病见阴脉论也。丹溪曰：‘胎前脉细小，产后脉洪大者，死’。”

《女科经纶·卷五·产后证上·产后攻补二法辨疑论》：“如产后伤寒热病，烦渴秘结，不用苦寒，何以解利？非产后亦有热乎？今人但见产后，六脉浮洪弦紧，便说有热，不知产后脉与别病脉不同。产后洪大，是气血耗散，内无存蓄，故显是脉。如用凉剂，杀人反掌，不可不知也。”

《重订通俗伤寒论·伤寒夹证·产后伤寒》：“伤寒脉紧，产后伤寒脉必紧细。”

《脉诀新编·卷二·诊产后伤寒脉歌》：“产后因得伤寒证，脉细四肢暖者生；忽然洪大肢逆冷，须知其死莫能停。”“凡寻常伤寒，脉宜洪大；但产后气血亏损，脉宜微细为顺，勿以阳症见阴脉为论。”

【论治法】

本病治法当以扶正祛邪为主，不可轻易汗下。

《伤寒六书·论产后伤寒与胎前有别法》：“且产妇始生，气血俱虚，外失卫护，内无主持，最宜调养。设受风寒，岂能救治，故与胎前不同。且产后十数日不解，头痛恶寒，时时有热，心下坚，干呕汗出，以阳旦汤。产后亡津液，大便多秘，或谵语烦躁，宜服神功丸。产妇头疼身热，兼腹内拘急疼痛，以桂心牡蛎汤。产妇伤风，发热，面赤而喘，头痛，以竹叶防风汤。”

《医学入门·外集·卷三·瘥危死证及妇人伤寒》：“产后伤寒发热，宜四物汤倍芎、归加软柴胡、炒干姜、人参佐之。如恶露未去者，柴胡破瘀汤。”

《赤水玄珠·卷十九·产后伤寒》：“产后伤寒，不可轻易汗下，恐产时伤力。其发热有去血过多，有恶露不尽，有三日蒸乳发热，或早起劳动，或饮食停滞，具有发热恶寒状类伤寒，不可便用发表攻里之剂。产后恶露不尽，亦有发热恶寒，必胁肋胀满，连大小腹有块作痛。产后饮食停滞，发热头痛，必有噫气作酸，恶闻食臭，胸膈饱闷，右关脉紧，用治中汤加山楂、神曲、砂仁、炒黄连、川芎、当归佐之。若产后蒸乳，发热恶寒者，必乳间胀硬疼痛。令产妇揉乳汁通，其热自除，不药而愈矣。若果产后不谨，虚中入风者，当以四物汤加防风、荆芥、白芷、人参、香附、乌梅、僵蚕、干姜。产后不谨，感冒伤寒，发热恶寒，头疼、骨疼，脉浮紧，表证宜汗者，用四物汤加羌活、苍术、白术、干姜、苏叶、栀子，少佐用葱白头，水煎取微汗。自汗去苍术、苏叶，加白术；热甚加软柴胡，干姜少许，黄芩佐之炒用。热邪传里，口燥渴大便不通，脉沉实，或热甚谵语，宜下之。轻则蜜导法，重则用四物加柴胡、炒黄芩、枳壳、熟大黄彻下，就用四物汤加干姜少许，参术大用，以温补其血气。若热邪传至半表半里，证寒热呕口苦，脉洪数者，四物汤合小柴胡主之。”

《胎产证治·产后总论·外感杂症》：“产后伤寒，决不可服汗吐下之剂，以其气血俱虚也，汗则亡阳而伤气，下则亡阴而伤血。若犯麻黄、大黄，多致不救，惟以和解为主，而以血药佐之，无万一失。然伤寒发于产后，必费调治而多危，惟感冒者为易愈耳。治例，只宜用羌活、紫苏、柴胡、川芎、甘草、生姜以解寒，陈皮、香附以调气，有痰加痰药，有食加食药，佐以四物煎服，以微汗出为度。若大便秘结，以猪胆汁导之，或饮蜜汤。”

《明医指掌·卷九·妇人科·产后六》：“产后血气大亏，纵有寒邪，不可大发汗，芎归汤加人参、紫苏、干葛微汗之。热不止，黄龙汤加芎、归，大热加知母、黄连。可攻、可温者，临时斟酌，不可妄用峻剂耗损真元也。”

《绛雪丹书·产后上卷·产后诸症总论·产后伤寒总论》：“产后伤寒，虽见头痛发热或胁痛腰痛，似乎外感而宜汗，须念产后亡血而禁发汗，惟于生化汤内量为加减，大便秘结亦当思产后亡血而禁下泻，惟养正助血通滞为稳耳。”

《伤寒绪论·卷上·总论》：“郑虚庵云：凡产后伤寒，切不可遽用小柴胡，以有黄芩在内，易停恶血伤人也。”“产后伤寒，切不可过用表药，多汗经虚，每致发痉也。”

《郑氏家传女科万金方·产后门》：“产后伤寒，或芎苏饮，或十神汤，酌量用之，切不可遽用小柴胡汤，盖因内有黄芩，容易停凝恶露，恐反有害也。”

《张氏医通·卷十一·妇人门下·产后》：“产后伤寒，不可遽用小柴胡，盖有黄芩在内，停滞恶血也，宜小建中汤、增损柴胡汤。”

《冯氏锦囊秘录·女科精要·卷三十八·产后发热》：“产后伤寒，不可轻易发汗。产时有伤力发热，有去血过多发热，有恶露不去发热，有三日蒸乳发热，有早起劳动，饮食停滞发热，状类伤寒，要在仔细详辨，切不可孟浪发汗，犹覆水难收也。产后大血空虚，汗之重则亡阳，轻则筋惕肉瞤，或郁冒昏迷，或搐搦便秘，变症百出。凡有发热，多因血虚，阳无所依，浮散于外而为热，宜于四物为君去川芎、生地换熟地，加软苗柴胡、人参、炮姜最效。盖炮姜辛热而兼苦咸，以火而治火，收其浮热，且能引血药入血分，气药入气分，更能去恶生新，有阳生阴长之道，以热治热，深合《内经》之旨，正气得力外邪自散矣。”

《冯氏锦囊秘录·杂症大小合参卷十·产后伤寒》：“产后伤寒，不可轻易汗下，恐产时伤力。”“若果产后不谨，虚中感冒者，当以四物汤加入风药，尤宜甲其，正气之虚实而邪感之重轻以汗之，至于热邪传里，燥渴便秘，而脉沉实，热甚谵语者，重则下之，用四物加柴胡、黄芩、枳壳、熟大黄，轻则蜜导，下后用四物汤加干姜少许，参术大用，以温补其血气。若热邪传至半表半里，用四物汤合小柴胡汤主之。然当产后气血大虚，诸病以大补气血为主，虽有杂症，以末治之，况汗下乎？”

《疡医大全·卷四十·附刊寒门秘法·似证辨疑》：“夫产后血气大虚，久病血气必弱，二者设感寒邪，治不与正伤寒同，产后气血亏以致恶寒发热，脉必虚弱无力，非伤寒也，当大补气血，用小柴胡汤加减，在里用大柴胡汤加甘草（大柴胡汤用大黄，枳实芩夏白芍将，煎加姜枣表兼里，妙法内攻并外攘）。若虚弱甚而里证急者，用大柴胡汤加人参固下。盖参能补肺气，肺与大肠相为表里，用参以助药力，虽行而不伤其气血，此产后伤寒用药之法也。”

《妇科玉尺·卷四·产后》：“产后伤寒，因气血大虚，虽有寒邪，不可大发散，宜芎归汤加参、苏、葛根微汗之。即或大热不止，宜芎归汤加黄连、知母，亦不可妄投峻剂，以耗元气。”

《重订通俗伤寒论·伤寒夹证·产后伤寒》：“寒宜温中达邪，俾中气温，而寒自散。”“若血气大虚，生阳不振，虽大温大补，不能破其范围。大抵产后血亏挟滞，营气不能布护，寒邪得以直入冲任，恶寒无汗，发热不休，脉紧细涩者，主以建中汤（当归三钱、赤芍钱半、肉桂一钱）。无汗加炒黑荆芥；腹痛加炒焦砂糖。”“产后气血两虚，风寒得以伤之，故发热无汗，而恶风寒，脉浮涩者，主以疏风芎归散（当归三两，人参、川芎、紫苏、葛根各一两五钱，砂糖炒黑为散，生姜两片，葱白三枚，水煎）。”“产后伤寒身热，恶露为热搏不下，烦闷胀喘狂言者，抵当汤及桃仁承气汤主之。伤寒小产，恶露不行，腹胀烦闷欲死，大黄桃仁汤（朴硝、大黄等分末之，每一钱或二钱，桃仁去皮尖碎之，浓煎汤调下）以通为补。”

《产孕集·下篇·去疾第十三》：“产后伤寒，治法与产前同，产前宜安胎，产后宜补血，小柴胡汤主之。”

《验方新编·卷九·妇人科产后门·产后伤寒》：“只以补虚为主，余症以末治之。用五物汤：台党、川芎、归身、白芍（酒炒）、炙草等分，姜三片，葱白三个，水煎服。”“无汗曰伤寒，本方加麻黄、苏叶。”

【论用方】

一、治产后伤寒方论

论四物汤

《医方集解·经产之剂第二十一》:“大抵产后大血空虚,若汗之则变筋惕肉瞤,或昏迷不醒,或搐搦不定,或大便闭塞,其害非轻。凡有发热,且与四物汤,芎归为君最多,白芍须炒过,酒蒸熟地黄佐之,加软苗柴胡、干姜、人参主之,最效。盖干姜辛热,能引血药入血分,气药入气分,且能去恶生新,有阳生阴长之道,以热治热,深合《内经》之旨。如恶露不尽者,益母丸、黑神丸必兼用之。胃虚食少者,加白术、茯苓;有痰呕逆者,加陈皮、半夏;其余六经治例皆同。必以四物为主,乃养血务本之要也。刘河间曰:大抵产病,天行从增损柴胡;杂证,从增损四物,宜详察脉证而用之。”

《女科经纶·卷六·产后证下》:“(产后诸发热状类伤寒不可发汗)大抵产后,大血空虚,汗之则变筋惕肉瞤,或郁冒昏迷,或搐搦,或便秘,其害非轻。凡有发热,宜与四物为君,加柴胡、人参、炮姜最效。盖干姜辛热,能引血药入血分,气药入气分,且能去恶生新,有阳生阴长之道。以热治热,深合《内经》之旨。”

二、治产后伤寒方

1. 桂心散(《太平圣惠方·卷七十八·治产后伤寒诸方》)

治产后伤寒,头目四肢俱疼,心胸烦热。

桂心(一两) 麻黄(三分,去根节) 荆芥(三分) 石膏(二两) 赤芍药(三分) 柴胡(一分,去苗) 葛根(二分) 芎䓖(半两) 人参(半两,去芦头) 细辛(半两,去苗、土) 甘草(一分,炙微赤,锉)

上件药,捣粗罗为散。每服四钱,以水一中盏,入生姜半分,枣三枚,煎至六分,去滓,温服。如人行五七里再服,以得汗出为效。

2. 前胡散(《太平圣惠方·卷七十八·治产后伤寒诸方》)

1)治产后伤寒,头目疼痛,四肢烦热,心胸满闷,不欲饮食。

前胡(三分,去芦头) 石膏(二两) 麻黄(一两,去根节) 葛根(锉) 人参(去芦头) 黄芩 芎䓖 枳实(麸炒微黄) 赤芍药 甘草(炙微赤,锉) 半夏(汤洗七遍去滑) 桂心(以上各半两)

上件药,捣粗罗为散。每服四钱,以水一中盏,入生姜半分,豉五十粒,葱白五寸,煎至六分,去滓,稍热频服,以微汗为效。

2)治产后伤寒咳嗽,心胸不和,背髆烦疼。

前胡(三分,去芦头) 杏仁(半两,汤浸去皮尖、双仁,麸炒微黄) 桂心(半两) 人参(三分,去芦头) 麻黄(三分,去根节) 赤茯苓(三分) 白术(三分) 细辛(半两) 甘草(一分,炙微赤,锉) 赤芍药(半两)

上件药,捣粗罗为散。每服四钱,以水一中盏,入生姜半分,枣三枚,煎至六分,去滓,不计时候温服。

3. 半夏散(《太平圣惠方·卷七十八·治产后伤寒诸方》)

治产后伤寒咳嗽,咽喉不利,四肢烦疼。

半夏(汤洗七遍去滑) 人参(去芦头) 赤芍药 细辛 白术 桔梗(去芦头) 桂心 陈橘皮(汤浸去白瓤,焙) 前胡(去芦头) 甘草(炙微赤,锉,以上各半两) 杏仁(三分,汤浸去皮尖、双仁,麸炒微黄) 麻黄(一两,去根节)

上件药,捣粗罗为散。每服四钱,以水一盏,入生姜半分,煎至六分,去滓,不计时候温服。

4. 细辛散(《太平圣惠方·卷七十八·治产后伤寒诸方》)

治产后伤寒,虚烦体热,头痛,四肢骨节俱疼。

细辛(半两) 桂心(一两) 赤芍药(三分) 前胡(一两,去芦头) 石膏(二两半) 葛根(三分,锉) 黄芩(半两) 甘草(半两,炙微赤,锉)

上件药,捣粗罗为散。每服四钱,以水一中盏,入生姜半分,葱白五寸,豉五十粒,煎至六分,去滓,不计时候,温服,以微汗为效。

5. 枇杷叶散(《太平圣惠方·卷七十八·治产后伤寒诸方》)

治产后伤寒,呕哕不止,虚烦渴躁。

枇杷叶(半两,去毛,微炙) 麦门冬(三分,去心) 厚朴(半两,去皴皮,涂生姜汁炙令香熟) 干葛根(三分,锉) 陈橘皮(半两,汤浸去白瓤)

人参（三分，去芦头） 甘草（半两，炙微赤，锉）

上件药，捣粗罗为散。每服四钱，以水一中盏，入生姜半分，煎至六分，去滓，不计时候温服。

6. 葛根散（《太平圣惠方・卷七十八・治产后伤寒诸方》）

治产后伤寒三日以前，头痛恶风烦热。

葛根（一两，锉） 麻黄（一两，去根节） 桂心（三分） 甘草（三分，炙微赤，锉） 赤芍药（三分） 柴胡（一两，去苗） 细辛（三分） 石膏（二两） 厚朴（一两，去粗皮，涂生姜汁炙微香熟）

上件药，捣粗罗为散，每服四钱，以水一中盏，入生姜半分，煎至六分，去滓，稍热服之。如人行五七里再服，以微汗为度。

7. 麻黄散（《太平圣惠方・卷七十八・治产后伤寒诸方》）

治产后伤寒三日以前，头项腰脊俱痛，发汗不出，烦躁者。

麻黄（一两，去根节） 桂心（三分） 杏仁（半两，汤浸去皮尖、双仁，麸炒微黄） 人参（三分，去芦头） 白术（三分） 干姜（二两，炮裂，锉） 芎䓖（三分） 厚朴（三分，去粗皮，涂生姜汁炙令香熟） 附子（三分，炮裂，去皮脐） 甘草（半两，炙微赤，锉）

上件药，捣粗罗为散。每服四钱，以水一中盏，入生姜半分，枣三枚，煎至五分，去滓，稍热服。以衣覆，取微汗，如人行五七里未汗，即再服。

8. 栀子仁散（《太平圣惠方・卷七十八・治产后伤寒诸方》）

治产后伤寒，烦热不解，大小便涩。

栀子仁（半两） 犀角屑（三分） 赤芍药（三分） 黄芩（半两） 柴胡（一两，去苗） 川大黄（一两半，锉碎，微炒） 甘草（半两，炙微赤，锉） 木通（一两，锉）

上件药，捣粗罗为散。每服四钱，以水一中盏，入生姜半分，煎至六分，去滓，不计时候温服。

9. 麦门冬散（《太平圣惠方・卷七十八・治产后伤寒诸方》）

治产后伤寒头疼，身体如火，心胸烦躁。

麦门冬（一两，去心） 赤芍药（三分） 黄芩（三分） 栀子仁（二分） 石膏（二两） 犀角屑〔一（三）分〕 甘草（半两，炙微赤，锉）

上件药，捣粗罗为散。每服四钱，以水一中盏，入生姜半分，煎至六分，去滓，不计时候温服。

10. 羌活散（《太平圣惠方・卷七十八・治产后伤寒诸方》）

治产后伤寒，心膈热躁，肩背强硬，四肢拘急烦疼。

羌活（三分） 石膏（一两） 麻黄（一两，去根节） 甘草（一分，炙微赤，锉） 桂心 芎䓖 赤茯苓 赤芍药 葛根 白术 黄芩 细辛（以上各半两）

上件药，捣粗罗为散。每服四钱，以水一中盏，入生姜半分，葱白五寸，豉五十粒，煎至六分，去滓，稍热频服，微汗出为度。

11. 射干散（《太平圣惠方・卷七十八・治产后伤寒诸方》）

治产后伤寒，经数日后，胸中妨闷，喉咽噎塞，不能饮食。

射干（半两） 川升麻（三分） 人参（三分，去芦头） 甘草（半两，炙微赤，锉） 陈橘皮（二分，汤浸去白瓤，焙）

上件药，捣粗罗为散。每服五钱，以水一大盏，入生姜半分，煎至五分，去滓，不计时候温服。

12. 白术散（《太平圣惠方・卷七十八・治产后伤寒诸方》）

治产后伤寒，四肢拘急，心腹满闷，头痛壮热。

白术（三分） 芎䓖（三分） 赤芍药（三分） 附子（三分，炮裂，去皮脐） 桂心（二分） 青橘皮（一分，汤浸去白瓤，焙） 甘草（一分，炙微赤，锉） 厚朴（一两，去粗皮，涂生姜汁炙令香熟） 石膏（一两半）

上件药，捣粗罗为散。每服四钱，以水一中盏，入生姜半分，煎至六分，去滓，不计时候稍热服。

13. 人参散（《太平圣惠方・卷七十八・治产后伤寒诸方》）

治产后伤寒，心膈痰壅，呕逆，四肢烦热。

人参（一两，去芦头） 丁香（半两） 前胡（一两，去芦头） 半夏（半两，汤洗七遍去滑） 桂心（半两） 甘草（半两，炙微赤，锉） 诃黎勒皮（三分） 厚朴（一两，去粗皮，涂生姜汁炙令香熟）

上件药，捣粗罗为散。每服四钱，以水一中盏，入生姜半分，枣三枚，煎至六分，去滓，不计时候温服。

14. 乌鸡煎丸(《太平惠民和剂局方·卷九·续添诸局经验秘方》)

治妇人胎前、产后诸般疾患,并皆治之。

乌雄鸡(一个) 乌药 石床 牡丹皮 人参(去芦) 白术 黄芪(各一两) 苍术(米泔浸切,焙,一两半) 海桐皮 肉桂(去粗皮) 附子(炮,去皮脐) 白芍药 蓬莪术 川乌(炮) 红花 陈皮(各二两) 延胡索 木香 琥珀 熟干地黄(洗,焙) 肉豆蔻 草果(各半两)

上细锉,用乌雄鸡一只,汤挦去毛及肠肚,将上件药安放鸡肚中,用新瓷瓶好酒一斗同煮令干,去鸡骨,以油箪盛,焙干为细末,炼蜜为丸如梧桐子大。每服三十丸,胎前产后伤寒,蜜糖酒下;胎前气闷壮热,炒姜酒下;赤白带下,生姜地黄煮酒下;产后败血攻心,童子小便炒姜酒吞下;产后血块攻筑,心腹疼痛,延胡索酒下;胎前呕逆,姜汤下;催生,炒蜀葵子酒下;安胎,盐酒下;室女经脉当通不通,四肢疼痛,煎红花酒下;血气攻刺,心腹疼痛,煎当归酒下;血运,棕榈烧灰,酒调吞下;血邪,研朱砂、麝香酒下;血闷,煎乌梅汤研朱砂下。子宫久冷,温酒或枣汤下,空腹,日一服;血风劳,人参酒吞下;小腹㽲痛,炒茴香盐酒下;血散四肢,遍身虚浮黄肿,赤小豆酒下;常服,温酒、醋汤任下,并空心,食前服。

15. 桂枝汤(《圣济总录·卷一百六十二·产后伤寒》)

治产后伤寒,头目昏痛,体热烦闷。

桂枝(去粗皮) 麻黄(去根节,煎掠去沫,焙) 前胡(去芦头) 芍药 柴胡(去苗) 人参 当归 甘草(炙) 芎䓖 石膏(各一两)

上一十味,粗捣筛。每服三钱匕,水一盏,生姜三片,枣二枚擘,煎七分,去滓温服,不拘时候。

16. 前胡汤(《圣济总录·卷一百六十二·产后伤寒》)

治产后伤寒发热,头疼体痛,咳嗽痰壅。

前胡(去芦头) 麻黄(去根节,煎掠去沫,焙) 柴胡(去苗) 人参 桔梗 芎䓖 细辛(去苗叶) 枳壳(去瓤麸炒) 甘草(炙,各一两) 半夏(半两,洗七遍去滑,姜汁炒)

上一十味,粗捣筛。每服三钱匕,水一盏,入生姜一枣大切,煎至七分,去滓温服,不拘时。

17. 荆芥汤(《圣济总录·卷一百六十二·产后伤寒》)

治产后伤寒,头目昏痛,咳嗽痰壅,肢节疼痛。

荆芥穗 麻黄(去根节,煎掠去沫,焙) 干姜(炮) 五味子 石膏 甘草(炙) 人参 芍药(各一两)

上八味,粗捣筛。每服三钱匕,水一盏,煎至七分,去滓温服,不拘时候。

18. 人参汤(《圣济总录·卷一百六十二·产后伤寒》)

治产后伤寒,头痛项强,壮热恶寒,身体烦疼,寒壅咳嗽鼻塞声重。

人参 赤茯苓(去黑皮) 当归(切,炒) 前胡(去芦头) 芎䓖(锉) 羌活(去芦头) 白术 柴胡(去苗) 枳壳(去瓤麸炒) 桔梗 甘草(炙) 独活(去芦头,各一两)

上一十二味,粗捣筛。每服三钱匕,水一盏,生姜三片,薄荷五叶,煎至七分,去滓温服,不拘时候。

19. 小柴胡汤(《圣济总录·卷一百六十二·产后伤寒》)

治产后伤寒时气,发热恶风,颈项强急,胸满胁痛,呕逆烦渴,寒热往来,大小便不利,或骨内烦热、伤寒过经不解,或病瘥劳复,百节疼痛。

柴胡(去苗,四两) 黄芩(去黑心) 人参 甘草(炙) 半夏(汤洗去滑,各一两半)

上五味,粗捣筛。每服三钱匕,水一盏半,生姜五片,枣二枚擘破,同煎八分,去滓温服,不拘时候。

20. 石膏汤(《圣济总录·卷一百六十二·产后伤寒》)

治产后伤寒,时行温疫,壮热恶风,头疼体痛,鼻塞咽干,心膈烦满,寒热往来,咳嗽痰壅。

石膏(二两) 黄芩(去黑心,一两半) 前胡(去芦头) 葛根(各二两半) 升麻 桑根白皮(锉) 荆芥穗(各一两半) 赤芍药 柴胡(去苗,各二两半)

上九味,粗捣筛。每服三钱匕,水一盏,生姜三片,豉十粒,同煎七分,去滓温服,不拘时候。

21. 芍药汤(《圣济总录·卷一百六十二·产后伤寒》)

治产后伤寒,肢体疼痛,干呕头昏,烦躁潮热。

赤芍药　葛根(各一两,锉)　麻黄(去根节,煎掠去沫,焙)　甘草(炙)　石膏　人参　当归(切,炒,各半两)

上七味,粗捣筛。每服三钱匕,水一盏煎七分,去滓温服,不拘时候。

22. 竹叶汤(《圣济总录·卷一百六十二·产后伤寒》)

治产后伤寒,烦躁迷闷,热渴头痛。

淡竹叶(半两,切)　人参　芍药　黄芩(去黑心)　石膏　麦门冬(去心焙)　甘草(炙,各一两)

上七味,粗捣筛。每服三钱匕,水一盏,生姜三片,枣二枚擘破,同煎七分,去滓温服,不拘时候。

23. 麻黄汤

1)《圣济总录·卷一百六十二·产后伤寒》

治产后伤寒咳嗽,痰壅气短。

麻黄(去根节,煎掠去沫,焙)　前胡(去芦头)　白前　桑根白皮(锉)　杏仁炒(去皮尖、双仁)　甘草(炙)　贝母(去心)　当归(切,炒,各一两)

上八味,粗捣筛。每服三钱匕,水一盏,生姜三片,葱白三寸,同煎七分,去滓温服,不拘时候。

治产后伤寒,烦热头痛,表未解。

麻黄(去根节,煎掠去沫,焙,半两)　桂(去粗皮)　芍药　葛根(细锉)　甘草(炙)　石膏(碎,各一两)

上六味,粗捣筛。每服三钱匕,水一盏,生姜三片,枣二枚擘破,同煎七分,去滓温服,得汗解为效。

2)《圣济总录·卷一百六十二·产后头痛》

治产后伤寒,头痛目眩。

麻黄(去根节,汤煮掠去沫)　葛根　石膏(火煅)　桂(去粗皮)　附子(炮裂,去皮脐)　芍药　甘草(炙,锉)　秦艽(去土)　防风(去叉)　当归(切,焙,各一两)

上一十味,锉如麻豆。每服三钱匕,水一盏煎至七分,去滓温服,不拘时候。

24. 柴胡汤(《圣济总录·卷一百六十二·产后伤寒》)

治产后伤寒,呕逆烦躁,热盛头疼。

柴胡(去苗)　芍药　黄芩(去黑心)　枳壳(去瓤,麸炒)　人参　当归(切,炒,各一两)　半夏(半两,汤洗去滑,姜汁炒)

上七味,粗捣筛。每服三钱匕,水一盏,生姜三片,枣二枚擘破,同煎七分,去滓温服,不拘时候。

25. 羌活汤(《圣济总录·卷一百六十二·产后伤寒》)

治产后伤寒,发热咳嗽,头疼壅闷。

羌活(去芦头)　当归(切,炒)　麻黄(去根节,煎掠去沫,焙)　陈橘皮(去白,焙)　杏仁(去皮尖、双仁,炒)　人参甘草(炙,各一两)　桂(去粗皮)　紫菀(去苗、土,各三分)　吴茱萸(一分,汤洗,炒)　半夏(半两,洗七遍去滑,姜汁炒)

上一十一味,粗捣筛。每服三钱匕,水一盏煎至七分,去滓温服,不拘时候。

26. 羚羊角饮(《圣济总录·卷一百六十二·产后伤寒》)

治产后伤寒壮热,胸膈烦闷渴躁。

羚羊角屑　前胡(去芦头)　人参　桂(去粗皮)　芍药　大腹皮(锉)　芦根(洗,锉)　甘草(炙)　当归(切,炒,各一两)

上九味,粗捣筛。每服三钱匕,水一盏,生姜三片,枣二枚擘破,同煎七分,去滓温服,不拘时候。

27. 胜金丸(一名**胜金丹**)(《妇人大全良方·卷二·众疾门·方序论第五》)

治妇人诸虚不足,心腹疼痛,产后伤寒,虚烦劳闷。凡妇人众疾,不论年月日深,并皆治之。

白芍药　藁本　石脂(赤、白皆可)　川芎(不见火)　牡丹皮　当归　白茯苓　人参　白薇　白芷　桂心　延胡索　白术　没药　甘草(炙,江西安抚司没药,甘草减半)

上十五味,等分为细末,炼蜜为丸如弹子大。每服一丸,温酒化下。

28. 养心通幽汤(《绛雪丹书·产后上卷·产后诸症总论》)

治产后伤寒类三阴症大便秘者。

川芎(二钱半)　当归(六钱)　炙草(五分)　桃仁(十五粒,炒,去皮尖)　陈皮(四分)　麻仁(二钱)　肉苁蓉(二钱)

水煎服。汗多便实加黄芪二钱、麻黄根一钱、人参二钱;口渴加麦冬一钱、人参一钱;腹满咽干便实加麦冬一钱、枳壳八分、人参一钱;汗出谵语便实，乃气血两竭，心主失守，宜养气安神加茯苓、枣仁、远志、柏子仁各一钱，人参二钱，白术二钱，黄芪一钱。

29. 八毒大黄丸（《普济方·卷一百四十八·时气门》）

治天行病，三四日，身热目赤，四肢不举，产后伤寒，舌黄白，狂言妄语。

藜芦（二分，炙） 大黄（三分） 朱砂（五分） 蜀椒（四分） 雄黄（四分，研） 巴豆（去皮熬，四分） 桂心（四分）

上捣筛，蜜和为丸如麻子大。每服三丸，当下，不瘥更服。合时勿令妇人、鸡、犬见之。忌生葱、野猪肉、芦笋、狸肉、生血物。

30. 保安丸（《普济方·卷三百二十八·妇人诸疾门·杂病》）

治产前产后诸证。

白豆蔻 赤茯苓 牡丹皮 红芍药 沉香 诃子皮 槟榔 朱砂 石茱萸（各三两） 马鸣蜕（炒） 生地黄（各一两） 人参 当归 官桂 牛膝（酒浸） 白芷 木香 藁本 麻黄（去节） 黑附子（炮） 川芎 细辛（去叶） 兰香叶 甘草 桔梗（去芦） 寒水石（烧粉） 防风（去芦） 蝉壳 乳香 没药 白术（各五钱） 龙脑（一钱） 麝香（少许）

上为细末，炼蜜为丸如弹子大。每服一丸，空心细嚼，温酒送下。治证列于后：八分淋血紧，不过三丸。胎衣不下，只三丸。产前产后腹痛，只一丸。子死腹中，只三丸。脐下如刀刺，只一丸。遍身生黑斑，只一丸。经脉不通，只一丸。产前产后伤寒，只一丸。临产时一丸则易生。

31. 小柴胡汤加生地黄汤（《普济方·卷三百五十三·产后诸疾门·伤寒》）

治产后往来寒热而脉弦者，少阳也。

柴胡（二两） 黄芩（七钱半） 人参（五钱） 半夏（一两半，锉） 甘草（七钱半） 大枣（三枚） 生地黄 栀子 枳壳（麸炒，各五钱）

上锉细。每服一两，水煎服。

32. 柴胡当归汤（《普济方·卷三百五十三·产后诸疾门·伤寒》）

治产后伤寒，喘急躁扰，或战而作寒，阴阳俱虚，不宜汗下，此宜主之。

柴胡（锉，三两） 白术（二两） 人参 甘草（炒） 川当归 五味子 芍药 木通（各一两）

上锉散。每服四钱，水一盏半，生姜四片，枣二枚，煎至七分去滓，服，不拘时候，日进二三服。

33. 羚羊角汤（《普济方·卷三百五十三·产后诸疾门·伤寒》）

治产后时行，兼邪气似疟者。

羚羊角 鳖甲（炙，各六分） 知母 甘草（炙，各二两） 香豉（五合） 牡蛎（一两）

上以水五升煮取一升八合，去滓，分五服，连用有殊效。

34. 桂药散（《普济方·卷三百五十三·产后诸疾门·伤寒》）

治产后如伤寒候，寒热不调，心惊头昏，体虚，四肢无力，饮食全不思，产中所犯并宜服。

没药（一两，研） 官桂（半两） 当归（三分，生用）

上为末。每服一大钱，炒葱白酒下。日三服。

35. 阳旦汤（《普济方·卷三百五十三·产后诸疾门·伤寒》）

治妇人产后伤风，十数日不解，头微痛，恶寒，时时有热，心下坚，干呕，汗出。

桂枝 芍药（各三两） 甘草（炙） 黄芩（各二两）

上㕮咀。每服三钱，水一盏，姜三片，枣二枚，煎至七分去滓，温服，无时候。出汗者，去桂加炮熟附子一枚。渴者，去桂加栝蒌根三两。下痢者，去芍药，加干姜三两。心下悸者，去芍药，加茯苓四两。虚劳里急者，正阳旦汤主之，煎时入胶饴为佳。若脉浮紧无汗发热者，莫与也。

36. 神秘万灵丹（《鲁府禁方·卷三·康集·妇人杂症》）

专治妇人一切胎前产后，诸般病症。治产后伤寒中风，体如板者，用麻黄汤下。

何首乌（去皮，用黑豆九蒸九晒，忌铁器） 川当归（酒浸） 两头尖（各五钱） 川乌（去尖，用火炮） 草乌（去尖，用火炮过） 大茴香 川芎 人参（去芦） 防风（去芦、尾） 白芷 荆芥穗 桔梗（米泔浸） 麻黄（水煮四沸，去节） 炙甘草 天麻（各二两） 白术（米泔浸） 木香（不见火） 辽细辛 血竭（另研，各五钱） 苍术（半斤，米泔洗过，入酒浸一宿，晒干，为末）

上共二十味，俱为细末，炼蜜为丸如弹子大。

每服一丸，细嚼，黄酒送下。

37. 芍药栀豉汤(《证治准绳·类方第五册·虚烦》)

治妇人产后虚烦，不得眠者。

芍药　当归　栀子(各五钱)　香豉(半合)

上如前栀子豉汤修服。产后伤寒，便同下后变证。

38. 羌苏饮(《丹台玉案·卷五·产后诸症》)

治产后伤寒，忌汗吐下三法，以和解取微汗。

羌活　香附　紫苏(各一钱五分)　当归(一钱)　白芍　柴胡　陈皮(各一钱二分)

葱白三茎，不拘时服。

39. 黄龙汤(《明医指掌·卷九·妇人科·胎前四》)

治妊娠及新产后伤寒，和解退热之药。

柴胡(二钱)　黄芩(一钱五分)　人参(一钱)　甘草(五分)

上锉，作一剂，生姜三片，水二盏，煎一盏，空心热服。

40. 回生丹(《秘方集验·卷下·妇女诸症》)

胎前产后，三十六症，及崩淋经次诸疾，无不治之。此诚神验妙方也。

锦纹大黄(去皮，一斤，为细末)　苏木(三两，锉，用河水五碗，煎汁三碗，去渣存汁)　红花(三两，炒黄色，入好酒一大碗，同煎三五滚，去渣存汁)　黑豆(三升，煮熟取汁三碗，去豆不用。一方此下有只用豆皮四字)

先将大黄末用好米醋三两碗，搅匀，以文武火熬成膏(须煮三遍，至色黑为度)；次用红花酒、苏木汤、黑豆汁，搅开大黄膏入内，又熬成膏，取出如有锅粑，再焙干，入后药：

当归(白大者，酒洗净)　川芎(茶洗净)　地黄(好酒浸透，九蒸九晒，如不烂，加酒煮杵化)　白茯苓　乌药(酒炒)　苍术(米汁浸制)　香附米(便制醋炒)　玄胡索(醋炒)　蒲黄(微炒)　牛膝(去芦)　桃仁(去皮尖，另炒熟，研，各一两)　甘草　广皮　木香　三棱(醋炒)　羌活　五灵脂(酒飞净)　地榆(生用)　山萸肉(酒蒸)　白芍(酒炒，各五钱)　良姜(四钱，壁土炒)　人参　白术(炒，去笋)　木瓜　青皮(去穰，醋炒，各三钱)　乳香　没药(各一钱)

以上共二十七味，为细末，用大黄膏丸如弹子大。每服一丸，陈好酒顿化，通口服……产后伤寒，如头疼身热无汗，加麻黄末三分，葱姜煎汤调下。如头痛身热自汗，冬加桂枝末三分，春夏加防风、白术末各三分，葱姜汤调下。

41. 十神汤(《郑氏家传女科万金方·产后门》)

治产后伤寒。

紫苏　川芎　香附　干姜　白芷　甘草　白芍　麻黄　升麻　陈皮

加姜，煎服。

42. 五物汤〔《罗氏会约医镜·卷十五·妇科(下)·产后伤寒》〕

治产后外感主药。

人参　当归身(二钱)　白芍(酒炒)　川芎　炙草(各一钱)　生姜(五分)　葱白(三根)

水煎，热服。如有汗，为伤风，加防风、桂枝。如无汗，为伤寒，加麻黄、苏叶。头痛，加藁本、北细辛。身痛，加羌活、苍术。但热而不寒，加柴胡、葛根。发热而渴，加知母、麦冬、淡竹叶。

【论用药】

白云瓜

《滇南本草·卷一·白云瓜》："叶，治伤寒头疼，不问阴阳两感，或阴毒、或阳毒。或有汗、或无汗，或乱语失汗、肺津火盛、鼻血不止，或产后伤寒，服之神效。"

【医论医案】

一、医论

《证治准绳·伤寒·卷七·妇人伤寒》

吴。新产后患伤寒不可轻易发汗，盖有产时伤力，发热，去血过多发热，恶露不去发热，三日蒸乳发热，或有早起动劳，饮食停滞，一皆发热，状类伤寒，要在仔细详辨切，不可辄便发汗。大抵产后大血空虚，若汗之则变筋惕肉瞤，或郁冒昏迷而不省，或风搐搦而不定，或大便秘涩而难去，其害非轻，切宜精审。凡有发热，且与四物汤，以川芎、当归为君最多，白芍药须炒过，酒蒸熟地黄佐之。如发热加软苗、柴胡、人参、干姜主之，最效。盖干姜之辛热，能引血药入血分，气药入气分也，且能去恶养新，有阳生阴长之道，以热治热，深合《内经》

之旨。予尝用之，取效如神，故录以劝之。如有恶露未尽者，益母丸、黑神散必兼用之。若胃虚食少者，必加白术、茯苓；有痰呕逆者，必加陈皮、半夏。其余六经各条，治例皆同，但药中必加四物汤为主，乃养血务本之要也。

丹。产后发热恶寒，皆属血气虚左手脉不足补血，右手脉不足补气。凡恶寒发热又腹痛，当去恶血。恶寒发热乳汁不通及膨者无子，当消。用麦芽二两炒，研细，清汤，作四服调下。有子当下，用木通、通草、猪蹄汁调煎服。产后才见身热，不可发表并一切苦寒药，必用干姜治之，大发其热，轻则用茯苓，淡渗其热。

大凡产后发热，头痛身疼，不可便作感冒治之，此等多是血虚，或败血作梗，宜以平和之剂，与服必效。如玉露散或四物加北柴胡等分煎服。若便以小柴胡汤及竹叶石膏汤之类，竟不救者多矣。

《医学三信编·中卷·感证类要》

吴绶云：产后伤寒不可轻易发汗，盖有产时伤力发热者，有去血过多发热者，有恶露不尽发热者，有三日乳蒸发热者，或早起劳动，饮食停滞，皆有发热，状类伤寒而须详辨。刘完素云：大抵产病，天行从增损柴胡，杂症从增损四物，宜详察脉症而用之。王海藏云：凡妇人伤寒，六经治例皆同。有怀妊者，则以四物为君养血安胎。又云：娩后露体中风，伤卫自汗，宜桂枝汤加红花，或配黑鱼头骨更妙。朱丹溪云：产后诸病当大补气血为主，余作末治。张介宾云：此言虽是，然亦不必拘泥。余有辨论在全书内妇人类中，学者亦考。

二、医案

《许氏医案·正文》

祁子和尚书之孙君司马段少沧军机之婿夫人产后伤寒，谵语病重。延余诊视，脉紧有力，拟以葛根汤生化汤合参和解，一服汗澈而愈。

《邹亦仲医案新编·产后疏散真阳发外》

蔡泽配室，产后伤寒，医用疏散法，汗出不止，其热如烙，业频于危，诊脉浮空豁大。正气被伤，邪热犹炽。治法虽产后之真阴宜顾，而汗多亡阳之危，在所急救也。与桂枝附子汤收摄残阳，固其腠理。一帖汗止热平，遂免危殆。前此之热如烙者，真阳发外之象也，一得附子招反其内，即得热退汗收焉。易服四物柴胡汤，调理经旬，渐次痊愈。

《邹亦仲医案新编·产后发汗真阳上戴》

魏某室，产后伤寒，发热头痛，无汗身疼。其夫自命为医，见不汗出，数投麻桂，渐至头面俱红，如酒醉状，延仆诊视，乃浮长数大之脉，又是阳戴于上之症。欲为援手，奈徒执己见，谓用麻桂何妨？此喻氏所谓娇矜不伦于理，为四不治。故又直讽之曰：君欲法千钧之榨压，取枯糖之油，其何可得乎。恐夫人祸不旋踵，幸咎有攸归也。数日云亡。不知产后阴虚，汗源已涸，宜益血养阴之不暇，纵是宜发，只可以柴胡四物为抽添也。夫阴阳原有互根之义，阳无阴则越上，阴无阳亦失守。虽欲微发，宜先养阴，不养阴而徒发，安得不脱而戴上乎。既戴上矣，又不许设法招返，且用麻桂之成见难除，其何能生存哉。其实戴阳较轻于亡阳之危多矣。前治蔡陈氏，亦因疏散而召真阳发外之险，已为救护无恙，胡此妇竟酿成逝症，缘伊夫之自信力大过也，可悲也夫。

第二十二节 产后伤食

产后血气亏虚，胃中元气不足，复因饮食所伤，不能运化，而致纳呆食少、脘腹胀满，甚则嗳腐泛酸、恶心呕吐等症，称为产后伤食。

【辨病因】

本病多因产后暴饮暴食，食滞肠胃；或素体脾胃虚弱，产时耗气伤血，脾虚更甚，运化失司；或情志抑郁，产后郁怒，横逆犯脾而致。

《绛雪丹书·产后上卷·产后诸症总论·伤食论》："新产之后，形体劳倦，脾胃俱伤，是以务宜去膏粱远厚味也，食粥茹蔬乃为切当。不知者，惟虑产后之虚进以厚味，强以饮食，胃虽暂纳，脾转输迟，以致食停痞塞，恶食嗳酸。"

《傅青主女科·产后编上卷·产后诸症治法·伤食第七》："新产后禁膏粱，远厚味。如饮食不节，必伤脾胃。"

《胎产指南·卷七（上）·产后论解三十二症医方·产后伤食》："凡产形体劳倦，脾胃俱伤，胃受食伤，不受谷味。是以新产之后，禁膏粱，远厚味，食粥茹蔬，乃切务也。不善调摄之家，惟虑产妇之虚，以多食有益，厚味为补本，不思食而强与餍足，胃受食伤，不受谷食，脾转输迟，食停痞塞，嗳酸恶食。”

《女科经纶·卷六·产后证下》：“（产后伤食发热不可作血虚治）王节斋曰：产后脾胃大虚，多有过服饮食伤滞发热者，误作血虚则不效。”

【辨病机】

产后伤食多因产后脏腑功能未复，脾胃本弱，或饮食失节，过食肥甘，或情志抑郁，或素有脾胃宿疾，产后脾气更虚，则食积于胃，损伤脾胃，运化失司而致本病。

《女科经纶·卷五·产后证上》：“（产后伤食停滞分证用药法）产后气血已虚，胃中元气甚弱，凡饮食偶有所伤，必难运化，而成痞闷。”

《验方新编·卷二十·妇科产后门·产后伤食》：“产后形体劳倦，脾气受伤，是以新产不能多食厚味，食之胃虽少纳，脾转运滞，食停痞塞，嗳酸恶食，良以此也。”

【辨病证】

《邯郸遗稿·卷四·产后》：“产后伤食者，如恶露未尽，以四乌汤加消食药；若泻者，以五个散治之；若恶露去多者，宜五苓散；若恶露去多而不泻者，宜养胃汤治之。”

《女科经纶·卷五·产后证上·产后伤食停滞分证用药法》：“薛立斋曰：前证若宿食停滞，六君子加枳实、神曲。若因肉食，加山楂。若因鱼鲙，加陈皮。其物既消而仍痞，或反作痛作呕，此脾胃受伤，六君子。或咽酸嗳腐，加炮姜。作泻加升麻，不应，佐四神丸，或间用补中汤。”

【论治法】

本病治法当补益脾胃，消积化食为主。

《绛雪丹书·产后上卷·产后诸症总论·伤食论》：“治法当以扶元为主，补气血健脾土，助胃气而养中为佐，兼审所伤何物，佐以消导之药，则脾气畅，输转易，滞物行，而胃思食矣。盖以温补为主，神曲消面食；以山楂、砂仁消肉食；以吴茱萸、肉桂消冷食，补消兼治，无有不安。庸医但求速效，惟进消化之药，反损真气，益加闷满，一剂不效，又加峻药，一医不效，又易他医，先后互异，轻症反危，岂不惜哉。产后误用耗气顺气之药，反增饱闷，若用陈皮切不可用至五分以上，人多不知其弊。”

《傅青主女科·产后编上卷·产后诸症治法·伤食第七》：“治当扶元，温补气血，健脾胃。审伤何物，加以消导诸药。生化汤加神曲、麦芽以消面食；加山楂、砂仁以消肉食；如寒冷之物，加吴萸、肉桂；如产母虚甚，加人参、白术。又有块，然后消补并治，无有不安者。屡见治者不重产后之弱，惟知速消伤物，反损真气，益增满闷，可不慎哉！”

《胎产指南·卷六·产后二十九症医方·产后伤食》：“宜服生化汤，加炒神曲一钱、麦芽五分，以消面饭；加山楂四粒、砂仁五分，以消肉食。如伤寒饭食，加吴茱萸一钱、桂枝五分；伤寒食胁痛，加肉桂七分。切不可专用消食药，以损气血虚产。”

《胎产指南·卷七（上）·产后论解三十二症医方·产后伤食》：“治当扶元为主，温补气血，健助脾胃，养正兼消，审伤何物，佐以消导。斯脾气复而转输散精，滞物行而胃始思谷。夫饮食者，元气之滋味，而产后尤借此以补助也。因劳倦伤脾，不胜甘饫，薄味渐进，运化亦速，再兼服温补之剂，佐以神曲、麦芽，消面饭之伤；山楂、砂仁，消肉食之伤；如伤寒冷之物，吴茱萸、桂枝亦当加也。如此补消并治，无有不安，屡见治重产虚弱，惟知速消伤物，反损真气，益增满闷，一帖不效，又加峻药，一医无功，又更一医，先后方类，轻症增重，致使少食思谷之人反虚，虚而绝不思谷者，十常八九，病家自归数命，医家以为尽技，惜哉。”

《郑氏家传女科万金方·产后门》：“产后伤食，如恶露未净者，四乌汤加消食药；若泻者，用五积散；恶露去多而兼泻者，服胃苓汤或五积散；去多而不泻者，只服养胃汤可也。”

《胎产心法·卷下·气逆呕吐不食论》：“若产后伤食，呕吐胀满，用六君子汤为主，加随证药治之。”

《客尘医话·卷三·产后述略》：“必须健脾助胃，加以轻品消导之药，则食化胀平。断不可用峻剂消之，致伤元气，宜服健脾消食生化汤。”

《验方新编·卷二十·妇科产后门·产后伤食》："治当扶元为主，温补气血，健脾助胃，养正兼消。审所伤何物，佐以消导。斯脾气复而运转如常，滞物行而胃始思谷矣，若消导过多，必致绝谷难治，急以长生活命饮救之。"

【论用方】

1. 加味生化汤（《绛雪丹书·产后上卷·产后诸症总论·伤食论》）

治产后血块未消兼消食。

川芎（二钱） 当归（五钱） 炮姜（五分） 炙草（四分） 桃仁（十粒，炒，去皮尖）

水煎服。伤面食加神曲一钱、麦芽一钱；伤肉食加山楂、砂仁各五分；伤冷食加吴茱萸一钱、肉桂五分；虚甚加人参二三钱。

2. 健脾消食生化汤（《绛雪丹书·产后上卷·产后诸症总论·伤食论》）

治产后无块痛，宜服此方。

川芎（一钱） 神曲（八分） 当归（三钱） 人参（五钱） 白术（一钱，土炒） 麦芽（八分） 炙草（四分）

水煎服。所伤加减如前，如冷物停久，脾胃虚甚，药不能消，当以热手按揉而并以炒麸熨之。

3. 长生活命丹（《绛雪丹书·产后上卷·产后诸症总论·伤食论》）

治产后伤食消导之药也，多服致令绝食并杂症，误消食绝者，恐病人闻药即呕，用锅焦粉引胃耳。

人参（三钱，独煎）

先用饭锅内焦片，黄色者佳，黑者不堪用，研细末，以好酒或温汤调送三匙，引开胃口，然后渐加参汤。此方曾活数十人矣，神效。胃所养者谷，日久不食，胃空不受药气，须用人参二三钱，姜三片，白术一大撮，水煎服。

4. 误消健脾汤（《灵验良方汇编·卷下·产后臌胀》）

治产后伤食，误消成臌胀者。

白术 人参（各二钱） 茯苓 芍药 川芎（各八分） 陈皮 大腹皮（各四分） 当归（钱半） 神曲（一钱） 砂仁（腹胁痛用五分）

5. 加味六君子汤（《罗氏会约医镜·卷十五·妇科（下）·产后呕逆》）

治产后伤食，呕吐腹胀，照后加入。

人参 白术 茯苓 半夏（各钱半） 炙草 陈皮 枳实（曲炒） 山楂（各一钱） 姜黄（六分） 生姜（八分）

食远服。或加神曲、麦芽（俱炒）各一钱。如胃寒者，加炮姜、煨木香。如木旺侮土者，加肉桂。如命门火衰，不能生土者，八味丸重用桂附。呕吐泄泻，手足冷，肚腹痛者，乃阳衰也，急用附子理中汤。

6. 加味异功散（《不知医必要·卷四·伤食》）

治产后伤食，吞酸嗳腐满闷者。

党参（去芦，米炒，二钱） 白术（净，一钱五分） 陈皮 麦芽（炒） 茯苓 神曲（炒） 炙草（各一钱）

加生姜二片煎。如腹痛，加木香末六分，冲药服。

7. 长生活命饮（《高淑濂胎产方案·高氏〈胎产方案〉卷三》）

治产后伤食。

人参（二钱）

水二碗煎八分，以馒头烧焦（研末）三钱，调服。如寒窘之人不能服参者，单用焦馒头末水冲服之，或以白术二钱，煎汤调服亦可，胃开即愈。

8. 山药主化汤（《高淑濂胎产方案·高氏胎产方案·卷三》）

治产后伤食。

山药（炒，一钱） 当归（二钱） 炮姜、甘草（炙，各五分） 川芎（一钱）

完谷不化，原方加肉蔻（煨）一个。块痛，原方加桃仁（炒，去皮尖）十粒。痛止而虚者，原方加人参、白术（土炒）各一钱。

【医论医案】

《张氏医通·卷四·诸呕逆门·呕吐哕》

虞恒德治一中年妇，产后伤食，致脾虚不纳谷，四十余日，闻谷气则恶心，闻药气则呕逆。用异功散加藿香、砂仁、神曲、陈仓米。先以顺流水煎沸，调伏龙肝，搅浑澄清取二盏，加姜、枣煎服。遂不吐。别以陈仓米煎汤，时时咽之，服前药二三剂渐安。

《续名医类案·卷二十五·产后·呕》

陈霞山治一妇，产后伤食，致胃虚不纳谷，四十余日，闻谷气药气俱呕，以参、苓、白术、炒曲各一钱，陈皮、藿香各五分，炙甘草三分，砂仁五分，陈米一合，用沸汤二碗，泡伏龙肝末，澄清汁煎药服而安。

第二十三节

产后身痛

妇女产褥期间，出现肢体酸痛、麻木、重著者，称为产后身痛。

【辨病名】

本病或称“产后关节痛”“产后风”“产后痛风”等。

《女科经纶·卷五·产后证上》：“(产后遍身疼痛属血气失其常度)产后百节开张，血脉流散，曰遍身，则自筋骨皮肉、手足、胁腹腰背，无处不痛。”

【辨病因】

本病的病因多由产时失血过多，筋脉失濡；或产后起居不慎，风寒湿邪乘虚而入；或素体肾虚，因产伤损，胞脉失养而致。

《万氏妇人科·卷三·产后章·产后遍身疼痛》：“产时骨节开张，血脉流散，元气衰弱，则经络肉分之间，血多凝滞，骨节不利，筋脉不舒，故腰背不能转侧，手足不能屈伸而痛也。勿作风寒用汗之剂，宜趁痛散主之。”“又有因新产气虚，久坐多语，运动用力，遂致头目昏眩，四肢疼痛，寒热如疟，自汗，名曰蓐劳。勿作伤寒，误投汗剂，白茯苓散主之。”

《女科切要·卷七·产后遍身疼痛》：“产后遍身疼痛，因早劳动行走，致气血升降失常，留滞于关节间，筋脉牵引，或手足拘挛，不能伸屈，故遍身肢节作疼，宜趁痛散。恶露不净，流于遍身肢节，腰脚关节等处作痛，宜如神汤。”

《妇科冰鉴·卷七·产后门·遍身痛》：“产后遍身疼痛，去血过多，荣血不足，卫气衰微，不能荣养也，或风寒外客，必有表证可凭。倘面唇色紫，身胀而痛，则属停瘀所致也。”

【辨病机】

本病的病机主要是产后气血俱虚，腠理不密，邪气乘入，留着经络、关节，气血不畅，瘀滞不通而痛；或产后血虚，经脉失养，亦因肾虚，胞脉失养，不荣则痛。

一、不通则痛

《妇人大全良方·卷二十·产后遍身疼痛方论第一》：“产后百节开张，血脉流散，遇气弱则经络、分肉之间血多流滞，累日不散，则骨节不利，筋脉急引。故腰背不能转侧，手足不能动摇，身热头痛也。”

《校注妇人良方·卷二十·产后遍身疼痛方论第一》：“产后遍身疼痛者，由气虚百节开张，血流骨节，以致肢体沉重不利，筋脉引急，发热头痛，宜用趁痛散治之。”

《胎产证治·产后总论·外感杂症》：“产后遍身痛，腰背不得转侧，手足不能动摇，此败血不散所致。”

《女科经纶·卷五·产后证上》：“(产后遍身疼痛属血气失其常度)郭稽中曰：产后遍身疼痛者何？曰：因产走动气血，升降失其常度，留滞关节，筋脉引急，是以遍身疼痛，甚则腰背强硬，不能俯仰，手足拘挛，不能屈伸。或身热头痛，不可作他病，但服趁痛散，循流血气，使筋脉舒畅，疼痛自止。”“《大全》以为血滞经络，似属有余。然去血过多，虚而风寒袭之，亦为疼痛。”

《竹林女科证治·卷三·保产下·遍身痛》：“产后遍身疼痛，因气血走动，升降失常，留滞于肢节间，筋脉引急，或手足拘挛不能屈伸，故遍身肢节走痛，宜趁痛散。若瘀血不尽流于遍身，则肢节作痛，宜如神汤。”

二、不荣则痛

《冯氏锦囊秘录·女科精要·卷十八·产后手足身痛》：“产后身痛者，是血虚而不能荣也。手足走痛者，是气血不能养荣四末，而浊气流于四肢则肿，阴火游行四旁则痛也，不出荣养，如黑姜主之。”

《医学心悟·卷五·妇人门·产后身痛》：“产后遍身疼痛，良由生产时百节开张，血脉空虚，不能荣养,或败血乘虚而注于经络,皆令作痛。”

【辨病证】

本病以肢体关节疼痛为主证,辨证主要根据疼痛的部位、性质、结合舌脉及兼证,辨其虚实寒热。

一、辨虚实

《校注妇人良方·卷二十·产后遍身疼痛方论第一》:“前症若以手按而痛益甚,是血瘀滞也,用四物、炮姜、红花、桃仁、泽兰,补而散之。若按而痛稍缓,此是血虚也,用四物、炮姜、人参、白术,补而养之。”

《张氏医通·卷十一·妇人门下·产后》:“产后遍身疼痛,气虚百节开张,恶露乘虚流入经络骨节之间,谓之败血流经,或流于腰胯,或流入髀股,痛不可拊,痛处热肿,流注日深,渐致身面浮肿,《局方》调经散最当,琥珀地黄丸亦宜。若因虚风所侵,以致肢体沉重不利,筋脉引急,发热头痛,《局方》用五积散去苍术加鲮鲤甲,用生漆涂煅尤良,或四神散加桂枝、姜、枣,和营止痛最捷。若误作伤寒发汗,致经脉抽搐,手足厥冷而变为痉,又当十全大补为主。若以手按而痛益甚者,是瘀滞也,四乌加鲮鲤甲、桂枝、姜、枣以散之。按而痛稍缓者,此血虚也,四物加香附、炮姜、人参、白术、甘草以养之。如皮肉痛者,外感也,如月内恶露未净者,香苏散加肉桂、鲮鲤甲。”

《胎产心法·卷下·手足身痛论》:“以手按而痛益甚,是瘀滞。按而痛少缓,是血虚。以此别虚实,庶无差谬。”

《医学心悟·卷五·妇人门·产后身痛》:“若遍身疼痛,手按更痛者,是瘀血凝滞也,用四物汤,加黑姜、桃仁、红花、泽兰,补而化之;若按之而痛稍止,此血虚也,用四物汤,加黑姜、人参、白术,补而养之。其或有兼风寒者,则发热恶寒,头痛鼻塞,口出火气,斯为外感,宜用古拜散,加当归、川芎、秦艽、黑姜,以散之。散后痛未除,恐血虚也,宜用八珍汤以补之。此治身痛之大法也。”

《妇科冰鉴·卷七·产后门·遍身痛》:“若去血过多,荣血不足,或风寒外客者,均宜趁痛散主之。荣卫气血两虚者,人参养荣汤加黑姜。面唇色紫者,当以行瘀止痛为主,秦没四物汤,瘀和而痛自止也。”

《笔花医镜·卷四·女科证治·产后诸症》:“产后身痛,若遍身手按更痛者,瘀血凝滞也,四物汤加黑姜、桃仁、红花、泽兰化之。若身痛喜按者,血虚也,四物汤加黑姜、参、术补之。若兼风寒,必头痛,鼻塞,恶寒,宜古拜散加当归、川芎、秦艽、黑姜散之。”

《妇科秘书·手足身痛论》:“产后遍身疼痛者,因产百节开张,血脉流散,气弱不充,则经络间血多凝滞不散,筋脉急引,骨节不利,故有腰背不能转侧,手足不能伸屈,或身热头痛者,起痛散主之。若误作伤寒,发表汗出,则筋脉瞤动,手足厥冷,变为痉证,又当十全大补汤也;若指节疼痛,补中益肾汤;足膝肿或痛,独活寄生汤。”

二、辨寒热

《评注产科心法·下集·产后门·产后身痛》:“大意:按之痛者,非风寒则瘀滞。若按之不痛,喜附热者,虚寒也。如血不足以流通者,四物汤加黑姜、桃仁、红花、泽兰,补兼运行。如或喜按畏寒者,用四物汤加人参、白术、黑姜,补养自安。有外感风寒,则发寒热而头身痛,或鼻塞口出火气,斯为外感,用古拜散加归、芎、黑姜、秦艽以温散。如散后痛未尽止,乃气血虚致荣卫未和,用八珍汤补之,此散后补之大法也。”

【论治法】

本病因产后气血俱虚,虽挟外邪,亦当以调理气血为主,兼以温经通络、散寒除湿、补肾强腰等法。

一、内治法

《妇人大全良方·卷二十·产后遍身疼痛方论第一》:“若医以为伤寒治之,则汗出而筋脉动惕,手足厥冷,变生他病。但服趁痛散除之。”

《校注妇人良方·卷二十·产后遍身疼痛方论第一》:“陈无择云:若兼感寒伤食,宜用五积散。若误作伤寒发汗,则筋脉抽搐,手足厥冷,则变为痉,当大补气血为主。”

《绛雪丹书·附录·又明产后二十九症医方》:“产后遍身疼痛,多是血滞气虚,生化汤加肉桂八分,韭白二十根。如四肢麻木,多是血虚,化生汤加人参。"

《秘方集验·卷下·妇女诸症》:"产后遍身疼痛,此症因产走动,血气升降,失其常度,流滞关节,筋脉引急,是以遍身疼痛,甚则腰背强硬不能俯仰,手足擎物未能屈伸,或身热头痛,不可作他病治。川牛膝(去芦,酒浸)、当归(去尾,酒浸)、官桂(不见火)、白术、黄芪(去芦)、独活、生姜、白僵蚕、甘草、桑寄生各等分为末,每服四钱,滚水调服,神效。"

《秘珍济阴·卷三·产后门·产后遍身痛》:"产时骨节开张,血脉流散经络内分之间,血多凝滞,故腰背手足不能转侧屈伸而痛,又或寒热如疟,蓐劳自汗,头目昏眩,不得误作风寒,浪投汗剂,重虚其表,宜趁痛散茯苓散二方主之。"

二、外治法

《针方六集·卷二·开蒙集·八法主治》:"外关二穴主治二十七证,必取临泣二穴配合:肢节肿痛,臂膊冷痛,鼻衄,手足发热,眉棱中痛,指节痛不能屈伸,手足疼痛,产后恶风,伤寒自汗,头风,四肢不遂,筋骨疼痛,迎风泪出,赤目疼痛,腰背肿痛,眼肿,伤寒表热,手足麻痛无力,破伤风,手臂痛,头风掉眩痛,头项痛,盗汗,目翳隐涩,产后身痛,腰胯痛,雷头风。"

【论用方】

一、治产后身痛方论

1. 论趁痛散

《女科经纶·卷五·产后证上》:"(产后遍身疼痛属血气失其常度)陈无择曰:趁痛散不特治产后气弱血滞,兼能治太阳经感风头痛,腰背疼,自汗发热。"

2. 论五积散

《女科经纶·卷五·产后证上》:"(产后遍身疼痛属血气失其常度)若感寒伤食,忧恐惊怒,皆致身疼,发热头痛,况有蓐劳,诸证尤甚,趁痛散皆不能疗,不若五积散入醋煎用,却不妨。""[立斋按]五积散治产后身痛,兼感寒伤食。"

二、治产后身痛方

1. 苍术四物各半汤(《产鉴·下卷·遍身痛》)

治产后遍身痛。

四物汤(半两) 苍术(半两)

上用水二钟,煎一钟,温服,下活血丹更妙。

2. 活血丹(《产鉴·下卷·遍身痛》)

治产后遍身痛。

熟地(三两) 当归 白术 白芍 续断 人参(各一两)

上为末,酒糊丸如梧桐子大,每服百丸。

3. 愈痛丸(《丹台玉案·卷五·产后诸症》)

治产后遍身疼痛。

当归 白芍 羌活 川芎 香附(各二两,艾煮) 肉桂(五钱) 玄胡索 桃仁(各八钱) 乳香 没药(各三钱,箬炙去油)

上为末,以酒为丸。每服二钱,空心白滚汤送下。

4. 如神汤

1)《女科切要·卷七·产后遍身疼痛》

治产后肢节疼痛。

厚朴(一钱,炒) 半夏(六分) 枳壳(七分,炒) 白芍(八分,炒) 木香(六分) 肉桂(六分) 陈皮(六分) 茯苓(六分) 人参(六分) 甘草(五分) 苍术(一钱,炒) 茴香(一钱,炒) 香附(七分,醋炒) 桔梗(八分) 干姜(六分) 川芎(七分) 当归(一钱) 白芷(八分) 木瓜(六分) 桃仁(六分)

水煎服。

2)《竹林女科证治·卷三·保产下·遍身痛》

治产后身痛。

当归 延胡索 桂心(各等分)

水煎服。

三、治血瘀证产后身痛方

1. 乌金散(《卫生家宝产科备要·卷五·产前后十八论乌金散》)

产后百节开张,败血流入四肢,留滞日久不散,结聚虚胀,是致疼痛。但服此散,遂去百节间败血,须臾自定。

头发灰(男子者不须洗,烧灰) 鲤鱼鳞(烧灰) 当归(焙,去芦须) 延胡索(生用) 好墨(煅过) 肉桂(不见火,去粗皮) 麒麟竭 赤芍药(锉) 百草霜(是锅底刮下者煤)

上件九味等分，杵罗为末。每服二钱，温酒调下；又用童子小便半盏，生姜一块同煎，调下，入麝香少许，更妙。

2. 大全牛膝散（《赤水玄珠·卷十二·痹门·产后身痛》）

产后遍身青肿，疼痛，及众疾。

牛膝　大麦芽（为细末）

以新瓦罐子中填一层麦芽，一层牛膝，如此填满，用盐泥固济，火煅赤，放冷，研末。但是产后诸疾，热酒调下二钱。

3. 返魂丹（《女科证治准绳·卷四·胎前门·胎产大法》）

治妇人胎前产后诸疾危证。

赤箭（即野天麻，叶似艾叶，开紫花如红蓼花，子名茺蔚子，又名益母草，又名大札，又名贞蔚，又名负担。端五日采取阴干，用叶及花子）

以瓷器研为细末，炼蜜和丸如弹子大，随后治证嚼服。其根烧存性为末，酒调服，功与黑神散不相上下……产后遍身疼痛，百节开张，血乘虚流入肠中，停留不散，脐腹疼痛，米饮化下。

4. 趁痛散〔《罗氏会约医镜·卷十五·妇科（下）·产后身痛》〕

治气虚，以致败血凝滞经络，而遍身疼痛。

当归　桂心　白术　牛膝（酒炒）　黄芪（蜜炙，各钱半）　独活　生姜（各一钱）　炙草　薤白（各五分）

水煎，热服。

5. 四物加泽兰汤（《不知医必要·卷四·身痛》）

治产后身痛，因瘀血凝滞，以手按遍身而更痛者。

泽兰　熟地（各二钱）　当归（三钱）　白芍（酒炒）　川芎（各一钱五分）　桃仁（去皮尖，研，七粒）　红花（一钱）

四、治外感证产后身痛方

1. 金枣丹（《赤水玄珠·卷十二·痹门·产后身痛》）

治一切风疾等症。

川乌（生用，去皮脐）　两头尖　防风　白芷　独活　蔓荆子　荆芥（各四两）　白术　羌活　细辛（各五钱）　全蝎　僵蚕　天麻　威灵仙（各二两）　雄黄　木香　乳香（各一两）　苍术（八两）　川芎（五两）　何首乌（一两八钱）　没药　草乌（各一两半）　藁本（二两半）　当归（三两）

上末，糯米糊丸，枣样大，金箔为衣。每服一锭，伤风流涕，好酒化下。中风不语，生姜汤下。左瘫右痪，好酒调下。白虎历节风，遍身走痛，生姜汤或好酒下。破伤风昏倒在地，牙关紧急，好酒调服，仍磨敷患处。雷头风并干癣麻痹，温酒调服；洗头风，酒服；偏正头风，及夹脑风，研末吹鼻中，吐涎，再用生姜汁调药涂两太阳穴，仍用茶清调服。

2. 五积散（《赤水玄珠·卷二十三·产后遍身疼痛》）

治风寒所伤，遍身疼痛，脚气疼痛，或寒热拘急，呕吐不食等症。

当归（浸）　白芍　川芎　桔梗（各炒）　厚朴（姜炒）　干姜　人参　茯苓　陈皮　白芷　苍术　半夏（姜制）　肉桂　麻黄　炙甘草（各五分）

入姜、枣，水煎服。

3. 古拜散（《评注产科心法·下集·产后门·产后身痛》）

治产后受风，筋脉引急，或搐抽口噤，或昏愦不省人事，头身痛，发寒热。果是风者，一二剂即愈。盖产后空虚之人，又何必羌、防、柴、葛之重表耶？如破船重载，焉得不沉。

荆芥穗（炒黑为末）

生姜汤调下一二钱，量人虚实用。

4. 芎归加古拜汤（《不知医必要·卷四·身痛》）

治产后外感身痛，兼鼻塞恶寒者。

当归（三钱）　川芎　秦艽（各一钱）　炮姜（七分）

加荆芥穗二钱，研末，生姜汤调下。

五、治血虚证产后身痛方

1. 白茯苓散〔《罗氏会约医镜·卷十五·妇科（下）·产后身痛》〕

治产后虚损，四肢疼痛，寒热自汗，名曰蓐劳，勿作伤寒，误投汗剂。

茯苓　归身　黄芪（蜜炙）　熟地（各二钱）　川芎　桂心　白芍（酒炒）　人参（各一钱）

豮猪腰子一对，去脂膜，切片，煎汤一碗，去肾，加姜枣，同药煎服；或改用人参养荣汤；一加黑姜主之。

2. 四物加参术汤（《不知医必要·卷四·身痛》）

治血虚身痛喜按者。

党参（去芦，米炒） 白芍（酒炒） 白术（净） 川芎（各一钱五分） 当归 熟地（各二钱） 炮姜（一钱）

水煎服。

【医论医案】

1. 外感六淫案

《济阴纲目·卷十一·产后门上·遍身疼痛》

一产妇遍身头项作痛，恶寒拘急，脉浮紧，此风寒之证也，用五积散一剂，汗出而愈。但倦怠发热，此邪风去而真气虚也，用八珍汤调补而痊。

一妇六月产后，多汗人倦，不敢袒被，故汗出被里，冷则浸渍，得风湿疼痛，遂以羌活续断汤，数服而愈。

《徐养恬方案·卷下·产后》

伏邪寒热伤胎，产后身痛不能移动，两足日肿，手麻不举，舌胎黄腻，寒热依然，近加咳嗽。此属湿邪流入关节，但百脉空疏，消补两难，虑蔓延遍体肿胀则不治矣。白杏仁、米仁、炙桑皮、秦艽、川萆薢、片姜黄、赤苓、青木香、木瓜、粗桂枝、生牡蛎、泽泻，加桑枝。

2. 气血亏虚案

《济阴纲目·卷十一·产后门上·遍身疼痛》

一产妇身腹作痛，发热不食，烦躁不寐，盗汗胁痛，服解散祛血之药，不时昏愦，六脉洪大如无，用补中益气加炮姜、半夏。一剂顿退，二三又剂，寝食甘美，但背强而痛，用八珍散大补汤调理而安。

3. 血虚寒凝案

《临证指南医案·卷九·产后》

某。产后身痛。少腹满。（血虚寒滞）楂肉、川芎（醋炒）、延胡（醋炒）、泽兰、丹皮、艾叶、小茴、香附（醋炒）、茯苓，益母膏丸。又，当归、桂心、茴香、香附、紫石英、茯苓，羊肉胶丸。

《秘珍济阴·卷三·产后门·产后遍身痛》

有妇产后自腰至腿疼痛，右手背自高骨前至指筋节俱痛，手不能举，指不能握，延湘门诊视。其脉濡紧，是因寒滞瘀故。关节肿痛用前趁痛散二剂，身痛减半，惟手如常，改用舒筋散加乌药、香附、侧柏、苏杆、老姜，一服稍减，连服二剂肿消痛减。手不能举握，又守方桂易薄桂，横行手臂，加寻骨风二钱、南星片一钱。进二服，其肿尽退，其指能握。减南星又二服，腕能运动，连进十余剂，方得全愈。

《高淑濂胎产方案·高氏胎产方案·卷四》

光绪丁酉，泰安城汛把总周振甲先生之夫人，患产后遍身疼痛，以祛痛散加减，三剂而愈；继服桂延生化汤，二剂复元。

第二十四节

产后妄言妄见

产后妄言妄见是指因产后失血过多，神失所养，或瘀血攻心所致神志恍惚，语无伦次，言语颠倒，狂乱胡言，或神智迷乱，眼见异物，躁动狂越等症。

【辨病因】

本病多由产后气血耗伤，或外感风寒，或恶露不行等所致。

《胎产心法·卷下·血脱气脱神脱三证论》："其神脱妄言妄见一证，因心、肝、脾三阴血少而神魂无依也。"

《胎产新书·女科秘要·卷七·产后妄言妄见》："产后妄言妄见，由气血大虚，精夺神昏，妄有所见而妄言也。轻则梦中呢喃，重则不睡亦语。又有痰乘虚客于中焦，以致五官失其职，视听言动，俱有虚妄，毋认邪鬼。误用符水，以致不救。朱丹溪云：虚症有似邪祟是也。屡治此症，服药多，方能见效。[吴按] 痰火逆传心胞，为虚中实症。急治不任攻伐，缓调恐成痼疾。况值产后，尤以扶正驱邪，消息而医之。"

《验方新编·卷二十·妇科产后门·产后谵语》："产后妄言妄见，由气血两虚而神魂无所依也。""又或因痰客于上焦，以致十二官各失其职，视听言动，皆有虚妄，毋认鬼邪。"

【辨病机】

本病病机主要是产后气血耗伤，心气心血不

足，神失所养；或败血上攻，扰乱心神。

一、气血大虚

《胎产心法·卷下·血脱气脱神脱三证论》："妄言妄见为神脱。""夫人之心，藏神生血者也，而言乃心之声，心有血而神存，则言不妄发。肝藏魂藏血者也，目得血而司视，则瞳瞭而视正。若夫产后气血暴竭，而心神失守，故言语无伦。肝魂无依，则瞳眊妄见。况心为五脏之主，目乃百脉之官，虚证见于心目，则十二官各失其职可知矣。是以视听言动，皆成虚妄。"

二、痰蒙清窍

《宁坤秘笈·中卷》："又痰乘虚于中焦，以致五官各失其职，视听言动皆有虚妄，勿认鬼邪，误用符水以致不救。"

【辨病证】

一、辨有无块痛

《绛雪丹书·产后上卷·产后诸症总论·妄言妄见论》："若儿方初下，块痛未除者，当先服生化汤两帖，以化块而定痛，痛止，然后复用加参生化汤以补之，则自愈矣。若产后日久，亦无块痛，而形气病势俱有不足，当大补为主，以生气养血安神定志服之充足，其病自愈矣。"

《胎产指南·卷七（上）·产后论解三十二症医方·产后妄言妄见》："若娩儿之后，块痛未除，先服生化汤三帖，以化块定痛。服药痛止，即继服加参生化汤；或补中益气汤，加安神定志汤丸调治之也。若产日久，形气血气俱不足，即当大补为主，生养气血，安神定志，服至药力充足，其病全愈。"

《胎产心法·卷下·血脱气脱神脱三证论》："若分娩儿下之后，块痛未止者，宜服宁神生化汤，确知瘀血不行，合失笑散同服。如痛止者，则服宁心定魄茯神汤，连进大补十数剂，生气养血，安神定志，服至元足，其病始愈矣。或以生地易熟地而清心火，宁君主之官亦可。"

二、辨虚实

《胎产心法·卷下·血脱气脱神脱三证论》："然有谵语、郑声之分，甚至发狂等证，统归于妄耳。其轻者，睡中呢喃；重者，不睡亦语，或言日用寻常之事，或如见鬼状，昏不识人，语言不休，此谵语之谓也。若虚甚而声转无力，言语不能接续，有头无尾，一两句即止；或重言叠语，说过又说；或如造字出于喉中，若郑声之轻怯，此郑声之谓。其精气衰夺，更甚于谵语矣。"

【论治法】

本病治法因于虚者宜益气补血宁神，因于败血者宜活血祛瘀宁心。

《绛雪丹书·产后上卷·产后诸症总论·妄言妄见论》："治此症当分产期远近，有无块痛。""病家勿求速效，医（家）勿任去邪，喷以法水，惊以法尺，率致不救。予屡治此症，服药至十数帖始效。丹溪云虚病似邪祟，又云欲泄其邪，当补其虚，先调其气。此次论诸症，古人之确论也。说者谓攻补不可同剂，必攻邪尽立可用补误矣。是医产后及年老人虚弱妄言妄见等症所当用心也。"

《胎产指南·卷七（上）·产后论解三十二症医方·产后妄言妄见》："治法当论产期，块痛有无缓急。""病家毋救速效，医家毋论邪祟，若喷以法水，惊以法尺，多致不救。屡治此病，服药十数帖方效。""丹溪云：虚病犹似邪祟也。又云：欲泄其邪，先补其虚，先调其气，次论诸疾。此古人治虚弱人，有挟外因内之确论，但人不能体认其议用药，反言攻补难同于方，愚人必攻邪尽，方可用补，病家不信难补，此医家治产后虚症，及年老人虚喘，弱人妄言，三症所当用心也。""宜滋荣益气复神汤，少佐痰剂以清心火，治神脱，宁君主之官也。"

《胎产心法·卷下·血脱气脱神脱三证论》："当论产期块痛有无，先后施治，方为得法。""病家毋求速效，勿信邪祟，若喷以法水，惊以法尺，多致不救。屡治此病，服八珍加炮姜十数剂方效。丹溪云：虚病犹似邪祟也。又云：欲泄其邪，当补其虚。此古人之确论，但人不能体认其意，反言攻补难施。若必攻邪尽方可言补，则误矣。不特医家治产后虚证，即高年及虚弱人，妄言妄见等证，亦当如是慎重也。"

【论用方】

1. 加味滋荣益气复神汤(《绛雪丹书·产后上卷·产后诸症总论·妄言妄见论》)

治产后块痛已止,妄言妄见者。

川芎(一钱) 当归(三钱) 熟地(二钱) 炙草(四分) 黄芪(一钱) 人参(二钱) 茯神(一钱) 柏子仁(一钱) 益智仁(一钱,炒) 莲肉(八分,去心) 龙眼肉(八分) 陈皮(三分) 麦冬(一钱) 五味子(十粒)

枣水煎服。有痰加竹沥一盏,姜汁一匙;大便不通加麻仁钱半,切不可用大黄。此症极虚,服药俱平稳,未见大效,候药力充足,顿除诸疾,曾有服十二帖始见全效者。

2. 宁神生化汤

1)《胎产心法·卷下·血脱气脱神脱三证论》

治产后块痛不止,妄言妄见,未可用芪术者。

人参(二钱) 当归(三钱,酒洗) 干姜(炙黑) 炙草(各四分) 茯神 柏子仁 川芎(各一钱) 桃仁(十粒,去皮尖) 益智仁(八分) 陈皮(三分)

枣二枚,龙眼肉五个,水煎服。瘀血不行,合失笑散。

2)《验方新编·卷二十·妇科产后门·产后谵语》

治产后妄言妄见,由气血两虚而神魂无所依也。轻则睡中呢喃,重则不睡妄言。又或因痰客于上焦,以致十二官各失其职,视听言动,皆有虚妄,毋认鬼邪。

川芎(二钱) 当归(四钱) 茯神 枣仁 柏仁(各一钱) 桃仁(十粒) 炮姜 炙甘草(各五分) 红枣(二枚,去皮)

水煎。虚加人参。

3. 宁心定魄茯神汤(《胎产心法·卷下·血脱气脱神脱三证论》)

治产后块痛已止,妄言妄见证。

人参 当归(酒洗) 熟地(各二钱) 川芎 黄芪(蜜炙) 白术(土炒) 枣仁(炒,去壳) 柏子仁 茯神 益智仁 麦冬(去心,各一钱) 陈皮(三分) 五味子(十粒,碎) 炙草(四分)

枣二枚,建莲肉去心八枚,桂圆肉八分,水煎服。

4. 芎归泻心汤(《胎产心法·卷下·血脱气脱神脱三证论》)

治积血上干于心,胀闷昏乱,起卧不安,以致妄言妄语,如见鬼神。

归梢(酒洗) 川芎 延胡索 蒲黄 牡丹皮(各一钱) 桂心(七分)

水煎,另研五灵脂末一钱,食后调服。

5. 安神定志生化汤(《客尘医话·卷三·产后述略》)

治产后妄言妄见,由气血两虚,魂魄无依也。

枣仁(一钱五分,炒熟) 远志(四分,炒) 柏子仁(一钱五分,勿研) 麦冬(一钱五分,炒) 归身(三钱) 川芎(一钱) 桃仁(七粒,去皮尖) 炙甘草(四分) 炮姜炭(四分) 人参(五分) 加龙眼肉(五个)

水煎服。

6. 加参生化汤(《胎产指南·卷四·产后诸症·新产十九危症医方》)

川芎(一钱五分) 当归(三钱) 干姜(五分) 甘草(五分) 桃仁(五分) 加人参(二三钱)

产后妄言妄见。加参生化汤加枣仁一钱,茯苓一钱,柏子仁一钱,橘红四分, 远志肉一钱,麦冬五分。

7. 加味生化安神汤(《宁坤秘笈·中卷》)

治产后三日内血块未除,患妄言妄见,服此三四帖后加减。

川芎(二钱) 当归(四钱) 茯苓(一钱) 甘草(四分) 干姜(四分) 枣仁(一钱) 桃仁(十粒) 大枣(二枚)

水二钟煎六分,食远服。

8. 益荣安神汤(《宁坤秘笈·中卷·产后类疟症,分二症,立三方》)

治三日内外,血块不痛,妄见妄言症虚极。服药但平稳未见大效,候药力充足,诸症顿除。曾服二十帖多见全效。

川芎(一钱五分) 当归(三钱) 茯苓 人参 柏子仁(各一钱) 枣仁(一钱) 甘草(五分) 龙眼肉(八个) 陈皮(去白,三分) 竹肉(二丸)

汗加黄芪一钱、麻黄根一钱;泻加白术一钱五分;痰加竹沥一小酒盏,姜汁一茶匙;大便不通加麻仁一钱五分,切不可用大黄。

【医论医案】

一、医论

《证治准绳·杂病·神志门·谵妄》

陈氏云:产后狂言谵语,乃心血虚也。用朱砂末酒调,下龙虎丹参丸、琥珀地黄丸。薛新甫云:前证当固胃气为主,而佐以见证之药为善。若一于攻痰则误矣。郭氏论产后乍见鬼神者何?答曰:心主身之血脉,因产耗伤血脉,心气虚则败血得积,上干于心,心不受触,遂致心中烦躁,起卧不安,乍见鬼神,言语颠倒,俗人不识,呼为风邪,如此但服调经散,每服加龙胆一捻,得睡即安。产后发热,狂言奔走,脉虚大者,四物汤加柴胡,不愈加甘草、柴胡、生地黄等分煎服,亦可。

二、医案

《续名医类案·卷二十五·产后·见鬼》

薛立斋治一产妇乍见鬼神,或用调经散,愈而复作,仍服前散益甚,痰涎上涌,朝寒暮热,乃朝用八珍散,夕用加味归脾汤,各五十余剂而愈。

盛用敬治金棠妻半产,病数月,曰厥者数四,见鬼自顶而出,自口而入,盛曰:脉涩而弦,血少有痰,鬼自顶门出,原神出也。出而不进者死,出而复人可活也。药之,去痰碗许,寻愈。

陈良甫治五羊洪运使天锡子舍孺人产后语言颠倒,谵语不已,如有神灵,服诸药无效,召诊之,六脉和平,以夺命散,两服而愈。

第二十五节

产后虚烦

产后虚烦是妇人产后出现烦热少气、疲倦、胸膈满闷,甚者虚烦不得眠的病证。

【辨病因病机】

本病多因产后气血亏虚虚火上扰,或恶露不尽,上奔心胸所致。

《诸病源候论·妇人产后病诸候下·产后虚烦候》:"产,血气俱伤,脏腑虚竭,气在内不宣,故令烦也。"

《产鉴·下卷·汗出不止》:"产后虚烦不止者,由阴气虚,阳无所附,阳气独发于外,故汗出也。"

《女科经纶·卷六·产后证下》:"(产后发热不可作火治误用寒凉)薛立斋曰:产后虚烦发热,乃阳随阴散,气血俱虚,故恶寒发热。若误作火证,投以凉剂,祸在反掌。"

《张氏医通·卷十一·妇人门下·产后》:"产后虚烦,皆气血亏损,虚火上泛所致。"

【辨病证】

本病应辨血虚或血瘀之证。

《妇科冰鉴·卷七·产后门·虚烦》:"产后虚烦,其致有三。或阴血亏竭,因见气浮而短;或败血冲心,虽烦多兼胀痛之证。若烦而躁者,乃去血过多,亡阴所致也。"

【论治法】

本病当本于血分中求治,血虚者,宜滋阴养血;血瘀者,宜行血逐瘀。

《赤水玄珠·卷二十三·产后虚烦发热》:"薛氏曰:虚烦发热,乃阳随阴散,气血俱虚。若恶寒发热,烦躁作渴,急用十全大补汤。若热愈甚,急加桂附,若作渴面赤,宜用当归补血汤。若误以为火症,投以凉剂,祸在反掌。"

《证治准绳·杂病第五册·神志门·虚烦》:"产后虚烦不得眠,芍药栀豉汤、酸枣汤。"

《女科证治准绳·卷五·产后门·虚烦》:"四物汤加茯神、远志,治产后虚烦,十全大补汤尤效。"

《济阴纲目·卷十三·产后门下·虚烦》:"薛氏曰:四物汤加茯神、远志,治产后虚烦,十全大补汤尤效,论见发热条。""陈氏曰:寻常治诸虚烦热者,以竹叶石膏汤、温胆汤,殊不知产后与寻常不同,如石膏等药不宜轻用,用之必死。"

《产鉴·下卷·虚烦发热》:"薛立斋曰:产后虚烦发热,乃阳随阴散,气血俱虚。若恶寒发热,烦躁,多渴,急用十全大补汤。若热愈甚,急加桂附。若作渴,面赤,宜用当归补血汤。若误认为火证,投以凉剂,祸在反掌。"

《邯郸遗稿·卷四·产后》："产后虚烦，渴饮不止，短气眩晕，饮食无味者，宜竹叶汤加乌梅、干姜，或四物汤加门冬、五味子、乌梅、花粉治之。"

《医方集宜·卷七·产后·产后法》："产后虚烦发热口干作渴宜用参冬地黄汤、人参当归汤"

《张氏医通·卷十一·妇人门下·产后》："《千金》治产后内虚烦热短气，用甘竹茹汤。产后乍寒乍热，手足身温，心胸烦满，用知母汤。产后虚烦头痛短气，闷乱不解，用淡竹茹汤。产后烦满不安，用人参当归汤。俱孙真人法也。"

《妇科冰鉴·卷七·产后门·虚烦》："若心烦而短气者，人参当归汤。败血冲心者，失笑散。亡血过多者，当归补血汤，则烦躁皆除也。"

《类证治裁·卷八·产后论治》："产后虚烦气短者，竹叶汤清补之。"

【论用方】

一、治产后虚烦方

1. 竹根汤(《备急千金要方·卷三·妇人方中·虚烦第十一》)

治产后虚烦。

甘竹根(细切，一斗五升)

以水二斗，煮取七升，去滓，纳小麦二升，大枣二十枚，复煮麦熟三四沸，纳甘草一两、麦门冬一升，汤成去滓，服五合，不瘥更服取瘥。短气亦服之。

2. 淡竹茹汤(《备急千金要方·卷三·妇人方中·虚烦第十一》)

治产后虚烦，头痛、短气欲绝，心中闷乱不解方。

生淡竹茹(一升)　麦门冬　小麦(各五合)　甘草(一两)　生姜(三两)

上六味，㕮咀，以水一斗煮竹茹、小麦，取八升，去滓，纳诸药，煮取一升，去滓，分二服，羸人分作三服，若有人参入一两，无人参，纳茯苓一两半亦佳。人参、茯苓皆治心烦闷及心虚惊悸，安定精神，有则为良，无自依方服一剂，不瘥更作。若气逆者加半夏二两。

3. 赤小豆散(《备急千金要方·卷三·妇人方中·虚烦第十一》)

治产后虚烦，不能食，虚满方。

赤小豆(三七枚)

烧作末，以冷水和，顿服之良。

4. 人参散(《圣济总录·卷一百六十三·产后烦闷》)

治产后虚烦气短，心下不利。

人参　乌药(各一两)　槟榔(锉，半两)　黄芪(锉，一分)　熟干地黄(焙，一两)　麦门冬(去心，炒)　甘草(炙，锉，各三分)　木香(一分)

上八味，捣罗为散。每服二钱匕，沸汤调下，不拘时候。

5. 当归汤(《圣济总录·卷一百六十三·产后烦闷》)

治产后虚烦腹痛。

当归(切，焙)　芍药　木通(锉，各一两)

上三味，粗捣筛。每服四钱匕，水一盏半，入生地黄二寸许切碎，同煎至八分，去滓温服，不拘时候。

6. 葛根饮(《圣济总录·卷一百六十三·产后虚渴》)

治产后虚烦热渴。

葛根(锉)　人参(各一两)　白茯苓(去黑皮，半两)　桂(去粗皮，一两)　甘草(炙，半两)　槟榔(一枚，锉)　芎䓖　赤芍药　麦门冬(去心，焙，各半两)

上九味，捣为粗末。每服三钱匕，水一盏煎至七分，去滓温服，不拘时候。

7. 蒲黄散(《世医得效方·卷十四·产科兼妇人杂病科·产后》)

治产后虚烦，必效。

蒲黄(不以多少)

纸上炒，每一钱，东流水调，不拘时服。

8. 人参丸(《普济方·卷三百四十七·产后诸疾门·产后闷烦》)

治产后虚烦，气血滞攻，腰腹疼痛，烦闷少力。

人参(一两)　延胡索　桂(去粗皮)　芎䓖　木香　当归(切，焙)　白茯苓(去黑皮)　厚朴(去粗皮，生姜汁炙)　蒲黄　白芷(各一两)　熟干地黄(焙，二两)

上为末，炼蜜和丸如梧桐子大。每服三十丸，酒下每日三服。

9. 麦门冬汤(一名**淡竹茹汤**)(《普济方·卷三百五十一·产后诸疾门·头痛》)

治产后虚烦,头疼短气欲死,心下乱不解。

麦门冬(去心,二两) 石膏(十二分) 淡竹茹(五分) 小麦(二合) 甘草(六分) 干葛(七分)

上以水二升煎至八合,去滓,食后分三服。

10. 甘竹汤(《证治准绳·类方第五册·虚烦》)

治产后内虚,烦热短气。

甘竹茹(一升) 人参 茯苓 甘草(各一两) 黄芩(三两)

上吹咀,水六升煮一升,分三服。

11. 芍药栀豉汤(《证治准绳·类方第五册·虚烦》)

治妇人产后虚烦,不得眠者。

芍药 当归 栀子(各五钱) 香豉(半合)

上如前栀子豉汤修服。产后伤寒,便同下后变证。[按] 此方虽云岐法,不若仲景酸枣汤稳当。

12. 金黄散(《女科证治准绳·卷五·产后门·虚烦》)

治产后恶血冲心,时发烦躁。

玄胡索 蒲黄(各半两) 桂心(二钱半)

上为细末,乌梅煎汤,冷调下二钱。

13. 没药丸(《女科证治准绳·卷五·产后门·虚烦》)

治产后心胸烦躁,恶血不快。

没药(研) 蛮姜 延胡索 干漆(炒) 当归 桂心 牛膝 牡丹皮 干姜(各等分)

上为细末,醋煮面糊丸如梧桐子大。煎曲汤下十丸至十五丸。

14. 竹叶汤(《女科证治准绳·卷五·产后门·虚烦》)

治产后短气欲绝,心中烦闷。

竹叶(切细) 麦门冬 小麦(各一升) 甘草(一两) 生姜(二两) 大枣(十二枚)

上切,以水一斗,煮竹叶、小麦至八升,去渣纳余药,煮取三升,去渣温服。虚悸加人参二两;少气力加糯米五合。

15. 人参当归汤(《女科证治准绳·卷五·产后门·虚烦》)

治产后去血过多,血虚则阴虚,阴虚生内热,令人心烦短气,自汗头痛。

熟地黄 人参(去芦) 当归身(去芦) 肉桂(去粗皮) 麦门冬(去心,各二钱) 白芍药(炒,二钱半)

血热甚者,加生地黄二钱。水二盅,粳米一合,竹叶十片,煎至一盅,食远服。

16. 薤白汤(《女科证治准绳·卷五·产后门·虚烦》)

治产后胸中烦热逆气方。

薤白 半夏 甘草 人参(各一两) 栝蒌根(二两) 麦门冬(半升)

上吹咀,以水一斗三升煮取四升,去渣分五服,日三夜二。热甚加知母一两。

17. 仲景二物黄芩汤(《女科证治准绳·卷五·产后门·虚烦》)

妇人在草褥,自发露得风,四肢苦烦热头痛者,与小柴胡汤,头不痛但烦者,此汤主之。

黄芩(一两) 苦参(二两) 干地黄(四两)

上三味,以水八升煮取二升,温服一升,多吐下虫。

18. 荷叶散(《济阴纲目·卷十三·产后门下·虚烦》)

疗产后七日内宿血不散,时时冲心迷闷。

荷叶(一两七钱半) 玄胡索(二两) 地黄汁(二合)

上用水二升煮二味取六合,下玄胡索,分三服,空心服。忌肉食一日。

19. 川芎散(《济阴纲目·卷十三·产后门下·虚烦》)

疗产后余血不尽,奔上冲心,烦闷腹痛。

川芎 生干地黄 白芍 枳壳(各等分)

上为末,酒调方寸匕,日二服。

20. 参冬地黄汤(《医方集宜·卷七·产后·治方》)

治产后虚烦发热。

人参 麦门冬 生地黄 天花粉 甘草 韭白 知母 芍药

白水煎食远服。

21. 竹皮大丸(《张氏医通·卷十五·妇人门下》)

治产后虚烦呕逆。

生竹茹　石膏(各半两)　甘草(炙,一两)　桂枝　白薇(各二钱半)

上五味,末之,煮枣肉和丸弹子大。以饮服一丸,日三夜二服。有热,倍白薇;烦满,加柏实。

22. 凉血饮(《女科切要·卷七·产后虚渴》)

治产后虚烦发渴。

黄芩(二钱,酒炒)　赤芍(二钱)　川芎(二钱)　甘草(一钱)　荆芥(二钱)　花粉(二钱)　生地(二钱)　麦冬(二钱)

上药分作二服,每服加竹叶七片,灯心二十茎,水煎。

二、治产后虚烦验方

1)《医心方·卷二十三·治产后不得眠方第三十》引《葛氏方》

若产后虚烦不得眠。

枳实,夕药(分等并炙之)

末,服方寸匕,日三。

2)《女科证治准绳·卷五·产后门·虚烦》

治产后烦躁。

禹余粮(一枚,状如酸馅者,入地埋一半,四面筑紧,用炭一秤,发顶火一斤煅,去火,三分耗二为度,用湿沙土罨一宿,方取出,打去外面一层,只用里内,细研水淘,澄五七度,将纸衬干,再研数千遍)

用甘草煎汤调二钱匕,一服立效。

3)《济阴纲目·卷十三·产后门下·虚烦》

产后血气烦闷。

生地黄汁　清酒(各一升)

上二味相和,煎一沸,分为两服。

【论用药】

竹茹

《本经逢原·卷三·苞木部·竹茹》:"竹茹专清胃府之热,为虚烦烦渴、胃虚呕逆之要药。咳逆唾血,产后虚烦无不宜之。《金匮》治产后虚烦呕逆,有竹皮大丸。《千金》治产后内虚烦热短气,有甘竹茹汤。产后虚烦,头痛短气,闷乱不解,有淡竹茹汤。内虚用甘以安中,闷乱用淡以清胃,各有至理存焉。其性虽寒而滑,能利窍,可无郁遏客邪之虑。"

《麻科活人全书·卷一·应用药性》:"竹茹专清胃府之热,为虚烦、烦渴、胃虚、呕逆、要药。咳逆唾血,产后虚烦,无不宜之。性虽寒而滑,能利窍,可无郁遏客邪之虑。"

【医论医案】

《素圃医案·卷四·胎产治效》

瓜镇吴象衡兄令眷,怀孕临盆,丧子悲恸,不数日,生产一女,悲怒交加,产后即胸胀寒热烦躁。历医三四位,皆主疏气消瘀,至七日不效,始迎余治。脉虚大无伦,烦躁作渴,辗转于床,时值秋暑,目中流火,视物皆赤。予曰:此产后虚烦,真阳外越,若不温补,必致危殆。象衡素自用,答曰:胸胀如此,岂胜补药耶,烦热如此,岂胜温剂耶。余言之极力,其岳家亦以前用消克,其病愈甚为辞。象衡为理屈,不得已,听余用药。余勉以归脾汤加炮姜,用人参一钱,服一剂颇安,再剂则热止得卧。如此三日,诸证皆回,但胀满未解耳。彼怀疑误补,又惑前医之言,以前胡、厚朴、陈皮、半夏、知母、丹皮,清热宽中,五六日胀满未除,更增腹痛泻利,汗多不食,呕哕似呃矣,病益加重。前医束手无策,又复求治。余曰病危矣。前药亦不应,须用附子、干姜,挽回于万一,言明不效勿怨。遂用人参五钱,附子、白术、干姜、肉桂、茯苓各钱半,大温大补,始克有济,下咽一刻,即汗敛呕止。如此大剂,十日泻止能食,一月方减药,而病亦渐愈。若其复请时,以前医翻案,置怀不一援救,岂不坐视其毙乎。

瓜镇曹实甫令眷,年将三十,产后二日,忽恶寒发热,头痛身疼,医认作伤寒,断食三日,汗大出而热不退,更增烦躁。实甫具病状,问治于镇江何似充先生。何答云:产后以大补气血为主,虽有他疾,以末治之。药用参、芪、归、术、茯苓、炮姜、麦冬、五味、甘草。实甫复呈方于前治之医,斥之曰:老朽已聋瞽失时,此等伤寒热证,岂堪补耶。又任其专治七日,则愈热愈躁,而脉愈大。暮夜相招,脉散大,呻吟狂躁热渴,扬手掷足,几不欲生。予曰:产后虚烦,急须温补。发药加参。实甫以何药见示,药竟相同,遂放心与服。服毕即安卧,次日脉敛热退。嘱其仍要加参。实甫惜费不用,逾一日夜,复热躁欲脱,通夜服人参七钱始安。如前参芪归术,调补匝月而起。

第二十六节

产后阴门不闭

产后阴门不闭是指产后阴道外口不能闭合，亦名“玉门不闭”“产门不闭”等。本病多发于新产时，若不及时治疗，易致阴挺下脱。

【辨病因】

本病多因元气素虚，胎前失于调护，或因初产或难产，临产用力努气太过，阴户受损，不能收摄所致。

《诸病源候论·妇人产后病诸候下·产后阴道开候》：“子脏宿虚，因产冷气乘之，血气得冷，不能相荣，故令开也。”

《三因极一病证方论·卷十八·阴脱证治》：“妇人趣产，劳力、努咽太过，致阴下脱，若脱肛状，及阴下挺出，逼迫肿痛。举重房劳，皆能发作，清水续续，小便淋露。”

《陈素庵妇科补解·产后众疾门·卷五·产后玉门不闭方论》：“七日外玉门不闭者，由妇人元气素弱，胎前失于调养，产后又去血太多，肝脏少血，肝脏脉环阴器，肝经虚极，不能摄血束筋，故玉门不闭也。产后治法，当大补气血，使厥阴经脉得滋养则愈。”

《校注妇人良方·卷十七·交骨不开产门不闭方论》：“交骨不开、产门不闭，皆由元气素弱，胎前失于调摄，以致血气不能运达而然也……产门不闭，气血虚也，用十全大补汤。”

《万氏妇人科·卷三·产后玉门不敛》：“产后玉门不敛，女子初产，身体纤柔，胞户窄小，子出不快，乃致撕裂，浸淫溃烂，日久不敛。”

《医灯续焰·卷十五·胎产脉证第七十七·胎产杂述》：“交骨不开，产门不闭，皆元气素弱，胎前失调，以致血气不能运达而然。”

《女科经纶·卷六·产后证下》：“（产后玉门不闭属气血不能收摄）陈良甫曰：产门不闭，由元气素弱，胎前失于调养，以致血气不能收摄故也。”

《冯氏锦囊秘录·女科精要·卷十八·胎产门·预免难产》：“立斋曰：交骨不开，产门不闭，子宫不收三证，皆由元气素弱，胎前缺于调理，致气血不能运用而然。”

《产科发蒙·卷四·产后玉门不闭第十二》：“产后玉门不闭者，因难产强努力，或死胎不娩，以回生术救之后，玉门错和，气血失运行，而不能括缩，致不知小便漏出也。”

《生生宝录·卷下·产后门·产后方》：“此病有二，由来一也。一以产母血气素亏，以致子肠随出；一有临盆太早，用力过多，以致子肠不收，产门不闭。”

【辨病机】

产后阴门不闭的主要病机为气虚血弱，宗筋失养；湿热下注，筋脉弛张；肝气郁结，血行滞涩；外阴撕裂，宗筋受损，以致约束无力，产门开而不闭。

《景岳全书·卷三十九人集·妇人规下·产育类》：“产门不闭，由阴气大虚，不能收摄；或由阴火下流而然。”

《丹台玉案·卷五·产后诸症》：“产门不闭，生肠不收，阴户及子宫脱下，皆由气血虚弱也。”

《医灯续焰·卷十五·胎产脉证第七十七·胎产杂述》：“产门不闭，气血虚。”

《冯氏锦囊秘录·女科精要·卷三·产后玉门不闭》：“产后诸证，总以气血大虚为主，况阴挺下脱，玉门不闭，皆由气虚血脱乎！”

《孕育玄机·卷下》：“产后阴门不闭，亦由元气怯弱，不能收摄。”

《金匮启钥（妇科）·卷四·产要论》：“产门不闭者，是阴不到也，或为阳火所蒸。”

《类证治裁·卷八·产后论治》：“产门不闭，阴气失敛也，十全大补汤峻补之。”

【辨病证】

产后阴门不闭，以虚证为主。

《景岳全书·卷三十九人集·妇人规下·产育类》：“产门不闭，由阴气大虚，不能收摄；或由阴火下流而然。故或为阴挺突出，或为肿胀，或为淋涩不禁。若气血俱虚者，宜十全大补汤加五味子，补而敛之。或痛而觉热者，宜加味逍遥散。若忧思伤脾血热者，加味归脾汤。若暴怒伤肝动火者，龙胆泻肝汤。”

《女科经纶·卷六·产后证下》：“（产后玉门

不闭属气血不能收摄）陈良甫曰：产门不闭，由元气素弱，胎前失于调养，以致血气不能收摄故也，十全大补汤。有初产阴户肿胀，或焮痛不闭，加味逍遥散。若肿不闭者，补中汤加五味子，切忌寒凉之药。”

《冯氏锦囊秘录·女科精要·卷十八·胎产门》：“产门不闭者，气血虚也，十全大补汤，加五味子收之。子宫不闭者，补中益气，加醋炒白芍、五味。如初产肿胀痛而不闭者，加味逍遥散。若肿既消而不闭者，补中汤加半夏、茯苓以健脾，使元气复而诸疾自愈，切忌寒凉之剂。”

《金匮启钥（妇科）·卷四·产要论》：“体虚者，十全大补加五味。痛疼觉，蒸热气，逍遥散。忧思血热，加味归脾汤。暴怒动火，龙胆泻肝汤，外用艾叶、益母草煎汤洗之。”

【论治法】

本病治法证属气血大虚者，治宜大补气血；若产时所伤，阴户破溃者，治宜清热解毒凉血。此外熏洗坐浴也是有效之治法。

一、内治法

《陈素庵妇科补解·产后众疾门·卷五·产后玉门不闭方论》：“产后玉门不闭，与阴脱各不相同。玉门不闭，由外而内，即产门也；阴脱自内而外，俗名子袋也。总由血虚筋骨懈弛。一者外不能闭，一者内不能系。阴脱，当大补药中兼升提；玉门不闭，当大补药中加敛涩。升提之药，防风、升麻之属；敛涩之药，龙骨、牡蛎之类……脱者升之，弛者敛之，虚者补之，虚寒者温而补之。”

《济世全书·离集卷六·产后》：“治产后阴门不闭，发热恶寒，用十全大补加五味子，数剂而寒热退。又用补中益气加五味，数剂而敛。若初产肿胀，焮痛而闭者，用加味逍遥散。若肿既济而不闭者，补中益气汤，切忌寒凉之剂。”

《邯郸遗稿·卷四·产后》：“产后玉门不闭，此乃气虚不足也，以补中益气汤倍加升麻治之，或八物汤，或硫黄汤。”

《妇科百辨·临产》：“妇人产门不闭者何？曰：此气血大虚也，用十全大补或补中益气汤倍加升麻。”

《绛雪丹书·胎症下卷·子宫不收》：“盖交骨不开，补气以开之；子宫不收，补血以收之；产门不闭，酸以敛之；俱以芎归为主，但在产后须先消血块，后服加味生化汤。”

《冯氏锦囊秘录·女科精要·卷十八·产后玉门不闭》：“丹溪、立斋医按，见症种种，而治疗无非参芪归地，加以升提收涩耳。”

《孕育玄机·卷下》：“产后阴门不闭，亦由元气怯弱，不能收摄，肿痛，理宜十全大补汤以收之。有肿痛既愈，而有不闭者，用补中益气汤。切忌寒凉之药。”

《胎产心法·卷下·前阴诸证论》：“产门不闭，如无肿痛，或肿既消而不闭者，此气血虚不能收摄，以十全大补汤服数帖，再用补中益气汤，加五味子治之；或以补中益气汤，加制半夏、茯苓以健脾，使元气复而诸疾自愈；或以硫黄汤外洗；又敛宫方治子宫不敛甚效。”

《评注产科心法·下集·产后门·玉门不闭》：“产门不闭乃气血大虚也。先用生化汤一二剂，随进八珍汤补之。如不应，用十全大补汤温补之，自闭无恙。”

《履霜集·卷二·救产论》：“许鹤年曰：产后玉门不闭，发热恶寒，气血虚也，十全大补汤加五味子，切忌寒凉。”

《笔花医镜·卷四·女科证治·临产将护法》：“产门不闭，气血虚也，八珍汤补之。如不应，十全大补汤。”

《生生宝录·卷下·产后门·产后方》：“此宜补血为主，而治标亦宜急。”

《医述·卷十三·女科原旨·产后》：“产后诸证，总以气血大虚为治，况阴挺下脱，玉门不闭乎？阅丹溪、立斋医案，有产户下物如手帕者，有如合钵者，有二歧者，有出肉线者，有子宫损落者，凡此皆属气虚血脱之故。其立方处治，不过参、芪、归、地，加以升提收涩，临证神而明之。（萧慎斋）”

二、外治法

《急救广生集·卷五·妇科·产后》：“产后玉门不闭：吴茱萸、菟丝子各一两五钱，蛇床子一两，硫黄四两，每用四钱水二碗煎汤，频洗自效。（《保产良方》）”“一方，用石灰一升，炒极热，以滚水二碗投灰于中，候温坐浸，斯须平复。（《肘后方》）”

《医述·卷十三·女科原旨·产后》：“产门不

敛：用香油数斤，炖温倾入盆内，令产妇坐油中一食顷，另用皂角末吹鼻取嚏即收。（《丹溪心法》）”

《外治寿世方·卷四·妇科·产后玉门不闭》：“石硫黄（研）、蛇床子各四分，菟丝子五分，吴茱萸六分，捣为末，以汤一升，投方寸七，用洗玉门，瘥止。又取大纸捻蘸油点，火吹灭，以烟熏鼻，即闭。又阳气虚寒不闭，用石硫黄、海螵蛸、北五味各等分，共为末，掺患处，日三易。”“玉门不闭，或脱出，温水洗软，用雄鼠粪（两头尖者是），烧烟熏之，即愈。”

【论用方】

一、治产后阴门不闭方论

论十全大补汤

《沈氏女科辑要笺疏·卷下·产后玉门不闭》：“薛立斋云：气血虚弱十全大补汤主之。［笺疏］新产而产门不能收合，下焦无固摄之权，诚是虚症，然所以治之者，仍当随其他兼见之证，而最为滋补，尤必以收摄下元为主，十全蛮方何？足以尽活泼灵通之变化，且其中有肉桂，惟有寒症有为宜，若在炎天或其人多火，即为鸩毒。立斋：呆汉只为呆用，成方只知方名，十全大补当然无一不全，无一不补，何其陋耶？此症虚弱之人时有之，初胎者尤宜留意，故新产后，必正卧而紧并其两足，防此，有家者皆宜知之。”

二、产后阴门不闭内治方

1. 补元汤（《丹台玉案·卷五·产后诸症》）

治产后产门不闭。

人参（三钱） 川芎 熟地 白术 紫河车 白芍（各一钱二分） 五味子 升麻（各三分） 大枣（十枚）

不拘时服。

2. 加味芎归汤

1）《女科仙方·卷三·产后·断脐》

治子宫不收产门不闭。

党参（一钱） 黄芪（一钱） 川芎（一钱） 当归（二钱） 升麻（八分） 炙甘草（四分） 五味子（十五粒） 再不收加半夏（八分） 白芍（八分，酒炒）

水煎服。

2）《疑难急症简方·卷二·产》

治产门不闭，气血虚也。

当归（三钱） 川芎（一钱） 炙龟版（六钱） 血余炭（钱半）

煎服，不效再服。

3. 加味生化汤（《胎产指南·卷三·临产须知异症·异症医方》）

治子宫不收，产户不闭，交骨不开。

人参（二钱） 白术（一钱） 黄芪（一钱） 川芎（一钱） 炙草（四分） 当归（二钱） 升麻（八分）

子宫不收，再加半夏八分，北五味十五粒，酸以收之；芍药八分，醋炒，补而升之。以上三症，皆元气不足之甚，娩后患此，必先服生化汤消血块，继服加参生化汤。三症交骨不开，补以开之；子宫不收，补以收之；产门不闭，酸以敛之。

4. 生化汤（《评注产科心法·下集·产后门·玉门不闭》）

治产后玉门不闭。

当归（四钱） 川芎（一钱五分） 黑姜（一钱，夏天用五分） 桃仁（十粒，去尖研，双仁者不用） 益母草（二钱）

水煎温服，或加茯神、甘草（看人用）。

5. 十全大补汤（《竹林女科证治·卷三·保产上·产门不闭》）

治产门不闭。

人参 白术（蜜炙） 茯苓 黄芪（蜜炙） 当归 熟地黄 白芍 川芎（各一钱） 肉桂 炙甘草（各五分） 姜（三片） 枣（二枚）

水煎服。

6. 加味逍遥散（《竹林女科证治·卷三·保产上·产门不闭》）

治产门不闭。

当归 白芍 白术（蜜炙） 茯神 甘草 柴胡 丹皮 栀子（炒，各七分） 姜（三片）

水煎服。

7. 加味归脾汤（《竹林女科证治·卷三·保产上·产门不闭》）

治产门不闭。

人参 黄芪 白术（蜜炙） 茯苓 酸枣仁（各二钱） 远志（制） 当归 柴胡 栀子（炒，

各一钱） 木香 炙甘草（各五分） 龙眼肉（七枚）

水二钟煎七分，食远服。

8. 龙胆泻肝汤（《竹林女科证治·卷三·保产上·产门不闭》）

治产门不闭。

龙胆草（酒炒） 人参 天冬（去心） 麦冬（去心） 甘草 黄连（炒） 栀子（炒） 知母（各五分） 黄芩（七分） 柴胡（一钱） 五味子（三分）

水煎，温服。

三、产后阴门不闭外治方

1. 硫黄汤

1）《邯郸遗稿·卷四·产后》

治产后玉门不闭，此乃气虚不足。

硫黄（四两） 吴茱萸 菟丝子（各二两半）

煎汤洗，自收。

2）《胎产心法·卷下·前阴诸证论》

治产后玉门开而不闭，及阴户突出。

硫黄（三钱） 吴茱萸 菟丝子（各二钱） 蛇床子（一钱五分）

上研匀，水一腕，煎汤频洗自收。

2. 敛宫方（《胎产心法·卷下·前阴诸证论》）

治子宫不敛。

荆芥 藿香 椿根白皮

煎汤熏洗，神效。

3. 硫黄散（《胎产心法·卷下·前阴诸证论》）

治产后阳气虚寒，玉门不闭。

硫黄 乌贼骨（各五钱） 五味子（一钱）

上为末，掺患处，日三易。

4. 石灰汤（《产科发蒙·卷四·产后玉门不闭第十二》）

治产后玉门不闭。

石灰（一升，炒令能烧）

上投热汤中搅调，俟适温，乃取澄清移大盆内，坐汤中以浸玉门，斯须平复如故。（此方原《肘后方》）

5. 闭关汤（《生生宝录·卷下·产后门·产后方》）

治产门不闭。

蜜芪（二钱） 蜜玉竹（三钱） 蜜党参 防风（各钱半） 陈皮（去白，酒醋炒一次） 宣瓜 黑荆芥 北连翘（去间，各一钱） 五味子（十粒）

龙眼肉十个、核桃壳三个打分二块引煎服。又用陈皮（不去白）、陈苏（兜锉碎）各一两，加入醋少许同煎熏洗。

6. 华佗方《华佗神方·卷七》

治产后玉门不闭。

石硫黄（研） 蛇床子（各四分） 菟丝子（五分） 吴茱萸（六分）

上四味擣散，以汤一升，投方寸匙，以洗玉门，瘥止。

【论用药】

1. 石灰

《本草纲目·石部第九卷·金石之三·石灰》："产门不闭，产后阴道不闭，或阴脱出：石灰一斗熬黄，以水二斗投之，澄清，熏。（《肘后方》）"

《本草汇言·卷十二·火石类·石灰》："（《肘后方》）治产后产门不闭，或阴挺脱：用新解风化石灰五合，和水十碗，煎滚以瓦钵盛汤，腿下熏之，用被覆盖。"

《本草备要·金石水土部·石灰》："内用止泻痢、崩带，收阴挺（阴肉挺出，亦名阴菌，或产后玉门不闭。熬黄水泡，澄清暖洗）、脱肛，消积聚、结核。风化者良。"

《得配本草·卷一·石部·石灰》："熬黄色，水泡澄清，洗产后玉门不闭，阴挺不收。"

《本草易读·卷八·石灰》："产门不闭，石灰熬黄，以水投之，澄清频熏之。"

2. 蛇床子

《本草备要·草部·蛇床子》："治痿囊湿，女子阴痛阴痒（湿生虫，同矾煎汤洗），脏虚寒，产门不闭（炒热熨之），肾命之病。"

《理瀹骈文·续增略言》"蛇床子，温阴之叶，同甘草研末，掺或煎熏，并治崩带脱肛；又同菟丝子，和如泥涂，日五，并治阳衰不起；再加吴萸煎熏，并治产后玉门不闭症效。"

《本草撮要·卷一·草部·蛇床子》："味苦，入少阳三焦经，功专强阴养阴，得五味、菟丝疗阳瘘，得乌梅治产后阴脱，同矾煎洗治阴瘘囊湿，女子阴痛阴痒，炒蛇床熨产门不闭。恶丹皮、贝母、巴豆。”

【医论医案】

《医述·卷十三·女科原旨·产后》

一妇产后，产门不闭，垂下肉带一条，约长尺余，腰痛不能转动。医疑小肠未收，误用蓖麻子贴顶，神昏喘呕，命在须臾。予谓，此带脉下也。与回天饮加白果、升麻、樗皮，服二剂，喘定呕止，带亦收入。再与佛手散加蛤蜊齿末，产门始闭。（程华仲）

一妇产后，水道中垂出肉线一条，长三四尺，动则病绝。令先服失笑散，次用生姜三斤，捣烂入香油二斤，炒干为度，用绢兜起肉线，屈盘水道边，以热姜熏之，姜冷再炒。一日即缩，二日收尽，服芎归汤调理而愈。肉线一断，则不可救。（《丹溪心法》）

第五章 妇科杂病

第一节 不孕症

女子婚后未避孕，有正常性生活，同居两年，而未受孕者；或曾有过妊娠，而后未避孕，又连续两年未再受孕者，称不孕症。前者为原发性不孕，后者为继发性不孕。

【辨病名】

早在《山海经·西山经》中已有关于不孕的相关记载："有草焉，其叶如穗，其本如桔梗，黑华而不实，名曰骨蓉，食之使人无子。""无子"即不孕。《黄帝内经素问·骨空论》有"督脉者……此生病……其女子不孕"的记载。《千金要方》对不孕进行分类命名见。此外又有"绝产""绝嗣""绝子""全不产""断绪"等病名，历代妇科医籍均有"求嗣""种子""子嗣""嗣育"门。

一、不孕

《易经》："妇三岁不孕。"

《黄帝内经素问·骨空论》："其女子不孕，癃痔、遗溺、嗌气。"

《医学入门·卷四·杂病·求嗣》："女人阴血衰弱，虽投真阳强盛之精，不能摄人子宫，是以交而不孕，孕而不育。"

《古今医鉴·卷十一·求嗣·期嗣保胎论》："瘦怯妇人不孕育者，以其子宫无血，精气不聚故也。可用四物汤、养血气等药。"

《胎产新书·女科秘要·卷八·瘦怯不孕子宫少血》："妇人瘦怯不孕，以子宫血少故也。"

《医学指要·二十八脉指要》："涩为阴虚，乃血气俱虚之候……男子为伤精，女子为不孕，为经脉不调。"

二、断绪久不产、全不产

《备急千金要方·卷二·妇人方上·求子第一》："妇人立身以来全不产，及断绪久不产三十年者。"

三、无子

《黄帝内经素问·上古天真论》："任脉虚，太冲脉衰少，天癸竭，地道不通，故形坏而无子也。"

《诸病源候论·妇人杂病诸候三·月水不利无子候》："月水不利而无子者，由风寒邪气客于经血，则令月水痞涩，血结子脏，阴阳之气不能施化，所以无子也。"

《汤液本草·卷下·紫石英》："女子风寒在子宫，绝孕十年无子。"

四、绝产

《脉经·平带下绝产无子亡血居经证第四》："妇人少腹冷，恶寒久，年少者得之，此为无子；年大者得之，绝产。"

《太平圣惠方·卷七十一·治妇人八瘕诸方》："治妇人绝产不复生，及未曾生，皆有胎瘕，宜用此受子导散。"

《妇人大全良方·卷九·妇人无子论第三》："尺脉微涩，中年得此，为绝产也。"

五、绝子

《诸病源候论·妇人杂病诸候一·月水不断候》："凡月水不止而合阴阳，冷气上入脏，令人身体面目萎黄，亦令绝子不产也。"

《太平惠民和剂局方·卷九·治妇人诸疾》："阳起石丸，治妇人子脏虚冷，劳伤过度，风寒结搏，久不受胎，遂致绝子不产。"

《扁鹊神应玉龙经·灸法杂抄切要》："阳气虚

急，失精绝子，宜灸中极。”

《世医得效方·卷十五·产科兼妇人杂病科·求嗣》：“妇人绝子，灸然谷五十壮。”

《济阴纲目·卷五·积聚癥瘕门·论妇人八瘕所因》：“月水不通，面目黄黑，脱声少气，有此病者，令人绝子。”

六、绝嗣

《备急千金要方·卷二·妇人方上·求子第一》：“治妇人绝嗣不生，胞门闭塞，穴关元，灸三十壮，报之。”

《普济方·卷四百二十四·针灸门·绝孕》：“治妇人绝嗣不生，穴气门，灸百壮。”“治妇人绝嗣不生，漏赤白，穴泉门灸十壮，三报。”

【辨病因】

一、外感风冷

《诸病源候论·妇人杂病诸候一·风虚劳冷候》：“若风冷入于子脏，则令脏冷，致使无儿。”“子脏冷无子者，由将摄失宜，饮食不节，乘风取冷，或劳伤过度，致风冷之气乘其经血，结于子脏，故使人无子。”“妇人夹疾无子，皆由劳伤血气，冷执调，而受风寒客于子宫，致使胞内生病，或月经涩闭，砂崩血带下，致阴阳之气不和，经血之行乖候，故无子也。”

《诸病源候论·妇人杂病诸候三·带下无子候》：“带下无子者，由劳伤于经血，经血受风邪则成带下。带下之病，日沃与血相兼，兼而下也。病在子脏，胞内受邪，故令无子也。”

二、内伤情志

《景岳全书·卷三十九人集·妇人规下·子嗣类》：“产育由于血气，血气由于情怀，情怀不畅，则冲任不充，冲任不充则胎孕不受。”

三、房事不节

《诸病源候论·妇人杂病诸候候三·带下无子候》：“月水未绝，以合阴阳，精气人内，令月水不节，内生积聚，令绝子，不复产乳。”“凡月水不止而合阴阳，冷气上人脏，令人身体面目萎黄，亦令绝子不产也。”

四、瘀血内停

《诸病源候论·妇人杂病诸候三·月水不通无子候》：“八瘕者……成病则不复生子。”“黄瘕者……病令人无子。青瘕者……令人少子。燥瘕……其人少子。血瘕者……此病令人无子。脂瘕者……令人无子。狐瘕者……有此病者，终身无子。蛇瘕者……有此病者，不复生子。鳖瘕者……有此病者，令人绝子。”“月水不通而无子者，由风寒邪气客于经血。搏子脏而成病，致阴阳之气不调和，月水不通而无子也。”

《妇人大全良方·卷九·妇人无子论第三》：“妇人者，众阴所集，常与湿居，十四以上，阴气浮溢，百想经心，内伤五脏，外损姿颜，月水去留，前后交互，瘀血停凝，中道断绝，其中伤堕不可具论矣。”

五、素有痰饮

《丹溪心法·卷五·子嗣九十三》：“若是肥盛妇人，禀受甚厚，恣于酒食之人，经水不调，不能成胎，谓之躯脂满溢，闭塞子宫。”

《傅青主女科·女科上卷·种子·肥胖不孕三十五》：“妇人有身体肥胖，痰涎甚多不能受孕。”

六、禀赋异常

《格致余论·受胎论》：“男不可为父，得阳气之亏者也；女不可为母，得阴气之塞也，与男女之兼形者……其类不一。以女涵男有二：一则遇男为妻，遇女为夫。一则可妻而不可夫，其有女具男之全者。”

《万氏家传广嗣纪要·卷之三·择配篇》：“一曰螺，阴户外纹如螺狮样旋入内；二曰纹，阴户小如箸头大，只可通，难交合，名曰石女；三曰鼓，花头绷急似无孔；四曰角，花头尖削似角；五曰脉，或经脉未及十四而先来，或至十五六而始至，或不调，或全无。此五种无花之器，不能配合太阳，焉能结仙胎也哉。”

【辨病机】

胎孕的机理，如《黄帝内经》中所言“人之始生，以母为基，以父为楯”“两精相搏，合而成形，常先身生，是谓精”。清代陈氏在《石室秘录·论子嗣》中曰：“女子不能生子有十病，十病何为？一胞胎冷也，一脾胃寒也，一带脉急也，一肝气郁也，一痰气盛也，一相火旺也，一肾水衰也，一任督病也，一膀胱气化不行也，一气血虚而不能摄也。”故不孕的病机复杂，概括而言有肾虚、痰湿、血瘀、肝郁、气血虚弱、脾虚、经络失调、外邪侵袭等。

一、肾气虚

《黄帝内经素问·上古天真论》：“女子七岁，肾气盛，齿更发长；二七天癸至，任脉通，太冲脉盛，月事以时下，故有子……七七任脉虚，太冲脉衰少，天癸竭，地道不通，故形坏而无子。”

《傅青主女科·女科下卷·妊娠·妊娠恶阻三十九》：“妇人受妊，本于肾气旺也，肾旺是以摄精。”

二、肾阴虚

《格致余论·受胎论》：“阳精之施也，阴血能摄之，少不足以摄精。”

《傅青主女科·女科上卷·种子·身瘦不孕二十九》：“瘦人多火，而又泄其精，则水益少，而火益炽。此阴虚火旺，不能受孕。”

《傅青主女科·女科上卷·种子·骨蒸夜热不受孕三十六》“妇人有骨蒸夜热，遍体火焦，口干舌燥，咳嗽吐沫，难于生子者……骨髓热，由于肾之热，肾热而胞胎亦不能不热。且胞胎非骨髓之养，则婴儿无以生骨。骨髓过热，则骨中空虚，惟存火烈之气，又何能成胎？治法必须清骨中之热，然骨热由于水亏，必补肾之阴，则骨热除，珠露有滴濡之喜矣。”

《石室秘录·卷五·十六论子嗣》：“一相火旺也……相火旺者，则过于焚烧，焦干之地，又苦草木之难生。一肾水衰也……肾水衰者，则子宫燥涸，禾苗无雨露之润，亦成萎黄，必有堕胎之叹。”

《女科经纶·卷二·嗣育门》：“（妇人不孕属冲任伏热真阴不足）妇人久无子者，冲任脉中伏热也。夫不孕由于血少，血少则热，其原必起于真阴不足。真阴不足，则阳胜而内热，内热则荣血枯，故不孕。益阴除热，则血旺易孕矣。”

三、脾肾阳虚

《圣济总录·卷一百五十三·妇人无子》：“妇人所以无子者，冲任不足，肾气虚寒也。”

《辨证录·卷十一·妇人科·受妊门》：“妇人有下体冰冷，非火不暖。交感之时，阴中绝无温热之气。人以为天分之薄也，谁知是胞胎寒之极乎！盖胞胎居于心肾之间，上系于心而下系于肾，胞胎之寒凉，乃心肾二火之衰微也。故治胞胎者，必须补心肾二火而后可。”

《傅青主女科·女科上卷·种子·胸满少食不孕三十二》：“妇人有素性恬淡，饮食少则平和，多则难受，或作呕泄，胸膈胀满，久不孕。人以为赋胸薄也，谁知是脾胃虚寒乎。”

《女科经纶·卷二·嗣育门》：“（妇人不孕属风寒袭于子宫）女子系胞于肾及心胞络，皆阴脏也。虚则风寒乘袭子宫，则绝孕无子。”

四、气血虚弱

《格致余论·秦桂丸论》：“阳精之施也，阴血能摄之，精成其身，血成其胞，胎孕乃成，今妇人无子者，率由血少不足以摄精也。”

《景岳全书·卷三十九人集·妇人规下·子嗣类》：“妇人所重在血，血能构精，胎孕乃成，欲察其病，惟于经候见之；欲治其病，惟以阴分调之。”“男女孕育所在，总在血气，若血气和平壮盛者，无不孕育，亦育无不长。其有不能孕者，无非气血薄弱；育而不长者，无非根本不固。”

《沈氏女科辑要·卷上·求子》：“求子全赖气血充足，虚衰则无子。”

五、寒凝胞宫

《神农本草经·卷二·上经》：“女子风寒在子宫，绝孕十年无子。”

《诸病源候论·妇人杂病诸候三·月水不通无子候》：“月水不利而无子者，由风寒邪气客于经血，则今月水痞涩，血结子脏，阴阳之气不能施化，所以无子也。”

六、痰湿内阻

《丹溪心法·卷五·子嗣九十三》：“若是肥盛妇人，禀受甚厚，恣于酒食之人，经水不调，不能成胎，谓之躯脂满溢，闭塞子宫，宜行湿燥痰。”“妇人肥盛者，多不能孕育。以身中有脂膜闭塞子宫，致经事不行……肥人无子，宜先服二陈汤，四物去生地，加香附，久服之，丸更妙。”

《万氏妇人科·卷一·调经章·概论五条》:“盖妇女之身,内而肠胃开通,无所阻塞,外而经隧流利,无所碍滞,则血气和畅,经水应期。惟肥硕者,膏脂充满子宫之户不开;夹痰者,痰涎壅滞,血海之波不流,故有过期而经始行,或数月经一行,乃为浊、为滞、为经闭、为无子之病。”

《傅青主女科·女科上卷·种子·肥胖不孕三十五》:“妇人有身体肥胖,痰涎甚多而不能受孕者……乃脾土之内病也……不知湿盛者多肥胖,肥胖者多气虚,气虚者多痰涎夫……脾本湿土,又因痰多,愈加其湿,脾不能受,必浸润于胞胎,日积月累且肥胖之妇,内肉必满,遮隔子宫,不能受精,此必然之势也。”

《石室秘录·卷五·十六论子嗣》:“膀胱与胞胎相近,倘气化不行,则水湿之气必渗入于胎胞,而不能受妊矣。”

七、肝郁不舒

《寿世保元·卷七·求嗣》:“凡妇人无子,多因七情所伤,致使血衰气盛,经水不调……或子宫虚冷,不能受孕。”

《景岳全书·卷三十九人集·妇人规下·子嗣类·宜麟策》:“产育由于气血,气血由于情怀,情怀不畅,则冲任不充,冲任不充则胎孕不受。”

《傅青主女科·女科上卷·种子·嫉妒不孕三十四》:“其郁而不能成胎者,以肝木不舒,必下克脾土而致塞;脾土之气塞,则腰脐之气必不利;腰脐之气不利,必不能通任脉而达带脉,则带脉之气亦塞矣。带脉之气既塞,则胞胎之门必闭,精既到门,亦不得其门而入矣,其奈之何哉。”“妇人有怀抱素恶,不能生子者,人以为天心厌之也,谁知是肝气郁结乎……妇人多肝郁气滞,常因肝阴血不足,难以疏泄,易致肝郁凌脾,肝火脾土两互伐肾,以致元精郁闭,不能受孕。”

八、瘀血内停

《针灸甲乙经·妇人杂病》:“女子绝子,衃血在内不下。”

《诸病源候论·妇人杂病诸候三·月水不通无子候》:“积气结搏于子脏,至阴阳血气不调和,故病结积而无子。”“月水不利而无子者,由风寒邪气客于经血,则令月水痞涩,血结子脏,阴阳之气不能施化,所以无子也。”

《傅青主女科·女科上卷·种子·腰酸腹胀不孕三十七》:“癥瘕碍胞胎而外障,则胞胎必缩于癥瘕之内,往往精施而不能受。”

《石室秘录·卷五·十六论子嗣》:“任督之间倘有癥瘕之症,则精不能施,因外有所障也。”

《张氏医通·卷十·妇人门上》:“有因瘀积胞门,子宫不净,或经闭不通,成崩中不止,寒热体虚而不孕者。”“妇人立身以来全不产,及断乳后十年、二十年不产,此胞门不净,中有瘀积结滞也。”

《医林改错·下卷·少腹逐瘀汤说》:“此方治少腹积块疼痛,或有积块不疼痛,或疼痛而无积块,或少腹胀满……种子如神。”

九、冲任督带损伤

《黄帝内经素问·骨空论》:“督脉者……生此病……其女子不孕。”

《傅青主女科·女科上卷·种子·少腹急迫不受孕三十三》:“妇人有少腹之间,自觉有紧迫之状,急而不舒,不能生育。此人人之所不识也,谁知是带脉之拘急乎!夫带脉系于腰脐之间,宜弛而不宜急。今带脉之急者,由于腰脐之气不利也。”“妇人有腰酸背楚,胸满腹胀,倦怠欲卧,百计求嗣不能如愿。人以为腰肾之虚也,谁知是任督困乎……故任脉虚则带脉坠于前,督脉虚则带脉坠于后,虽胞胎受精亦必小产。况任督之脉既虚,而疝瘕之症必起……往往精施而不能受。”

《女科经纶·卷二·嗣育门》:“(妇人不孕属冲任伏热真阴不足)妇人久无子者,冲任脉中伏热也。夫不孕由于血少,血少则热,其原必起于真阴不足。真阴不足,则阳胜而内热,内热则荣血枯,故不孕。”

【辨病证】

一、辨脉象

1. 常脉

《仁斋直指方论·卷二十六·附子嗣·子嗣方论》:“《内经》曰:阴搏阳别,谓之有子(谓阴脉搏手,其中别有阳脉也)。是为血气和平,阳施而阴化也。盖为人之夫妇,犹天地然。天地之道,阴阳和而后万物育;夫妇之道,阴阳和而后男女生。

是故欲求嗣者，先须调其妇之经脉，经脉既调则气血和平，气血和平则百病不生，而乐乎有子矣。”

《济阴纲目·卷六·求子门·论求子脉须和平》：“又有女人气多血少，寒热不调，月水违期，或后或先，白带频下而无子者，皆当诊脉而以活法治之，务欲使其夫妇之脉，皆和平有力，不热不寒，交合有期，不妄用精，必能生子，子不殇夭。故欲得子者，必须对脉立方，因脉用药。”

2. 病脉

《万病回春·卷六·求嗣》：“脉：求嗣之脉，专责于尺，右尺偏旺，火动好色；左尺偏旺，阴虚非福。唯沉滑匀，易为生息。微涩精清，兼尺冷极。若见微涩，入房无力。女不好生，亦尺脉涩。”

《简明医彀·卷七·广嗣》：“脉法沉涩，气郁；洪数，内火；微迟，虚寒。微弱细涩，气血两虚，少年无孕，中年绝产。六脉相停，滑而和乃成孕。”

《冯氏锦囊秘录·女科精要·卷十七·嗣育门绪论》：“妇人不孕……又当审其男女尺脉，芸有尺脉细或虚大无力，用八味丸。左尺洪大，按之无力，用六丸。两尺俱微细，或浮大，用十补丸。若徒用辛执燥血，不惟无益，反受其害矣。”

《女科要旨·卷一·种子》：“门人问曰：妇人不能得孕，或易于得孕，可以诊脉而预知之否乎？曰：陈楚良云：人身血气，各有虚实寒热之异，惟察脉可以知，舍脉而独言药者，妄也。脉不宜太过而数，数则为热；不宜不及而迟，迟则为寒；不宜太有力而实，实者正气虚，火邪乘之以实也。治法当散郁，以伐其邪，邪去而后正可补。不宜太无力而虚，虚乃血气虚也，治法当补其气血。又有女子气多血少，寒热不调，月水违期，皆当诊脉，而以活法治之。务使夫妇之脉，和平有力，交合有期，不妄用药，乃能生子也。”

《知医必辨·论胎孕》：“总之妇科首重调经，缩则为热，过则为寒，如果月事愆期，脉来迟濡，实属虚寒，寒体不能受胎，温经亦可，但此等脉象最少。盖今之妇人，十有九肝气，脉多弦数，再服温热，必致肝火盛而血妄行，其患岂独不受胎乎？”

《脉义简摩·卷七·妇科诊略》：“妇人肺脉盛，肝脉软而虚或微而动，心脉芤。肺气有余，相刑克肝，木受金伤，不能生血，月候多少、迟速不定，多下不节，以致无子，偶然怀之，又无故坠下，当减其肺，益其肝。”

二、辨形体

《丹溪心法·卷五·子嗣九十三》“若是肥盛妇人，禀受甚厚，恣于酒食之人，经水不调，不能成胎，谓之躯脂满溢，闭塞子宫，宜行湿燥痰，用星、夏、苍术、台芎、防风、羌活、滑石，或导痰汤之类。若是怯瘦性急之人，经水不调，不能成胎，谓之子宫干涩无血，不能摄受精气，宜凉血降火，或四物加香附、黄芩、柴胡，养血养阴等药可宜。”

《丹溪治法心要·卷七·妇人科》：“肥者不孕，因躯脂闭塞子宫而致，经事不行，用导痰之类；瘦者不孕，因子宫无血，精气不聚故也，用四物养血、养阴等药。予侄女形气俱实，得子之迟，服神仙聚宝丹，背发痈疽，证候甚危。诊其脉数大而涩，急以四物汤加减，百余剂补其阴血，幸其质厚，易于收救，质之薄者，悔将何及！”

《古今医统大全·卷八十四·螽斯广育》：“妇肥盛而无子者，由痰多脂膜闭塞子宫，宜行湿燥痰之剂，更服顺坤丹、降生丹之类即孕。瘦人无子，因血虚子宫干涩，不能配取精气。宜养血滋阴。人多不审寒热，悉谓子宫虚冷，概以乌附辛热之药煎熬，气血愈亏，祸不旋踵，孕安得乎？”

《傅青主女科·女科上卷·种子·肥胖不孕三十五》：“妇人有身体肥胖，痰涎甚多，不能受孕者，人以为气虚之故，谁知是湿盛之故乎……治法必须以水化痰为主。然徒泄水化痰，而不急补脾胃之气，则阳气不旺，湿痰不去，人先病矣，乌望其茹而不吐乎？”“妇人有瘦怯身躯，久不孕育，一交男子，即卧病终朝。人以为气虚之故，谁知是血虚之故乎……治法必以补肾气为主，但补肾而不兼补脾胃之品，则肾之水火二气，不能提于至阳之上也。”

《医方简义·卷五·妇人辨论》：“古人之言女尺恒盛者，指平脉也。近时妇女，两尺沉滞涩小者居多。因吾乡地属东南，湿热为胜，气虚血滞者为多。北方风寒为胜，地属西北，血虚气旺者为多。故西北之人，病带下者十之十二，以寒盛故也。东南之人，病带下者十常八九，以湿盛故也。又肥人血多滞为寒，瘦人血多滑为热，肥者难孕而易育，瘦者易孕而难育也。”

三、辨月事

《医学纲目·卷三十五·妇人部·胎前症》：

"胎前之道，始于求子。求子之法，莫先调经。每见妇人之无子者，其经必或前或后，或多或少，或将行作痛，或行后作痛，或紫，或黑，或淡，或凝而不调，不调则血气乖争，不能成孕矣。详夫不调之由，其或前或后，及行后作痛者，虚也。其少而淡者，血虚也。多者，气虚也。其将行作痛，及凝块不散者，滞也。紫黑色者，滞而夹热也。治法：血虚者四物，气虚者四物加参、芪，滞者香附、缩砂、木香、槟榔、桃仁、玄胡，滞久而沉痼者吐之下之，脉证热者四物加芩、连，脉证寒者四物加桂、附及紫石英之类是也。直至积去、滞行、虚回，然后血气和平，能孕子也。予每治经不调者，只一味香附末，醋为丸服之，亦百发百中也。"

《简明医彀·卷七·广嗣》："是故欲求子者，必先审其妇之月经调否。经者，常也。如月月应期而来，按期而止，无易常也，故曰月经。经或不调，先后、频闭、紫淡、多少，而致赤白带下，崩漏淋沥，兼以夜热诸证，断不成孕。虽得成孕，半产堕胎，坐蓐不育，或儿致疾苦，常有之矣。此所以论经血之病也。更有三因之杂证，必宜调之。若六淫外侵，七情内扰，及不内外因，则起居作劳，饮食失节诸证，尤当疗于经血之前。如气体不充，荣卫虚弱，则风冷乘虚而干之。或受于经络，或循于肠腹，或致脾胃不和，则不能司消运之令，饮食必减，生化之道有亏，则四脏百骸失养，故荣卫凝滞，肌肤黄燥，面不光泽。或兼大肠气虚，则为泄泻、不利。若流入关元，致绝子嗣。随有所伤，脏腑悉能致疾，此举一外感风冷而言也。其如暑湿燥火，内伤诸患，皆类此而推之矣。《经》曰：妇人三十六病，皆因六邪外伤，七情内郁，加以劳役等因。是故冲任之脉，为十二经之会海。故妇人之病，皆见于少阴、太阳之经而致焉。能先愈其病，将摄顺理，则荣卫充足，腠理固密，何六邪之袭乎？气血和畅，性静神怡，何七情之扰乎？若此则阴阳冲叶而经调，经既调而服以肇妊之丸，引以种子之法，则自然受孕无惑矣。"

《傅青主女科·女科上卷·诸症·便涩腹胀足浮肿不孕三十八》："妇人有经水艰涩，腹胀脚肿不能受孕者，人以为小肠之热也，谁知是膀胱之达化膀胱之水，使先天之本壮，则膀胱之气化，胞胎之湿除，而汪洋之田，化成雨露之阶矣。水化则膀胱利，火旺则胞胎暖，安有布种而不发生者哉？"

四、辨寒热

《简明医彀·卷七·广嗣》："妇人不孕，不可概谓子宫虚寒冷闭而温热之药。有体瘦而多气郁，全是内火煎熬，阴血津液枯涸，但宜滋阴养血，兼以清热乃效。若全用温执之药，则阴血愈亏，非惟无孕，变生他病，祸不旋踵矣。"

《傅青主女科·女科上卷·种子·骨蒸夜热不受孕三十六》："妇人有骨蒸夜热，遍体火焦，口干舌燥，咳嗽吐沫，难于生子者。人以为阴虚火动也，谁知是骨髓内热乎……治法必须清骨中之热，然骨热由于水亏，必补肾之阴，则骨热除，珠露有滴濡之喜矣。'壮水之主，以制阳光'，此之谓也。""女人有下身冰冷，非火不暖。交感之际，阴中绝无温热之气。人以为天分之薄也，谁知是胞胎寒之极乎……故治胞胎者，必须补心肾二火而后可。"

《临证指南医案·卷一·虚劳》："症见失血咳嗽，继而暮热不止，幺水仍来，六七年已不孕育，乃肝肾冲任皆损，二气不交延为劳怯。治以摄固，包举其泄越。"

五、辨带下

《济阴纲目·卷三·赤白带下门·论带下劳伤冲任》："严氏曰：巢氏《病源》论妇人有三十六疾者，七癥、八瘕、九痛、十二带下也。而带下不显其证，今人惟知赤白二带耳。此由劳伤冲任，风冷据于胞络，妇人平居，血欲常多，气欲常少，百疾不生。或气倍于血，气倍生寒，血不化赤，遂成白带。若气平血少，血少生热，血不化红，遂成赤带。寒热交并，则赤白俱下，其脉右手尺浮，浮为阳，阳绝者无子。苦足冷带下，轻则漏下，甚则崩中，皆心下荣血，肝不藏血所致。其脉寸口弦而大，弦则为减，大则为芤，减为寒，芤为虚，寒虚相搏，其脉为革，主半产漏下。又尺寸脉虚者漏血，漏血脉浮者，不可治。"

《医方简义·卷五·妇人辨论》："冲为血海，隶属阳明。任为负荷，会于两阴之间。督为奇脉之总领。带为一身之束带，属少阳足经。八脉失司，诸病丛生，经候不调，孕育难矣。冲任为病，崩漏瘕聚之患迭出。督脉为病，则偻废冲疝，从小腹上冲作痛，不得前后。带脉为病，则带下绵绵。又冲脉为病，气逆而里急。任脉为病，男子内结七疝，女子带下瘕聚。督脉为病，主女子不孕癃闭，遗溺嗌干之症。带脉为病，腹满腰溶溶如坐水中。二跷为病，《难经》云：阴络者阴跷之络，阳络者阳跷之络。阴跷为病，阳缓而阴急。阴跷为病，阴缓而阳急。二维为病，阳维为病苦寒热，阴维为病苦心痛。此八脉者，于孕育大有关系，欲治孕育，必先调经，欲调其经，必先治奇。"

六、辨兼证

《傅青主女科·女科上卷·种子·胸满少食不受孕三十二》："妇人有素性恬淡，饮食少则平和，多则难受，或作呕泄，胸膈胀满，久不受孕。人以为赋禀之薄也，谁知是脾胃虚寒乎……治法可不急温补其脾胃乎？然脾之母原在肾之命门，胃之母，原在心之包络。欲温补脾胃，必须补二经之火。盖母旺子必不弱，母热子必不寒，此子病治母之义也。""妇人有少腹之间，自觉有紧迫之状，急而不舒，不能生育。此人人之所不识也，谁知是带脉之拘急乎……治法宜宽其带脉之急，而带脉之急，不能遽宽也，宜利其腰脐之气。而腰脐之气，不能遽利也，必须大补其脾胃之气与血，而腰脐可利，带脉可宽，自不难于孕育矣。""妇人有怀抱素恶，不能生育者。人以为天心厌之也，谁知是肝气郁结乎……治法必解四经之郁，以开胞胎之门，则庶几矣。""妇人有腰酸背楚，胸满腹胀，倦怠欲卧，百计求嗣不能如愿。人以为腰背之虚也，谁知是任督之困乎……治法必须先去其疝瘕之病，而补其任督之脉，则提挈天地，把握阴阳，呼吸精气，包裹成形，力足以胜任而无虞矣。外无所障，内有所容，安有不能生育之理。"

【论治法】

本病以辨证治疗为主，补肾益精，疏肝解郁，理气化痰，此外应注意清心寡欲，择细缊候合阴阳，以利于成孕。

一、补益肾气

《傅青主女科·女科上卷·种子·胸满少食不受孕三十二》："妇人有饮食少思，胸膈满闷，终日倦怠思睡，一经房事，呻吟不已。人以为脾胃之气虚也，谁知是肾气不足乎。夫气宜升腾，不宜消降。升腾于上焦则脾胃易于分运，降陷于下焦则脾胃难于运化。人乏水谷之养，则精神自尔倦怠，脾胃之气可升而不可降也明甚。然则脾胃之气虽充于脾胃之中，实生于两肾之内。无肾中之水气，则胃之气不能腾；无肾中之火气，则脾之气不能化。惟有肾之水火二气，而脾胃之气姑能升腾而不降也。然则补脾胃之气，可不急补肾中水火之气乎？治法必以补肾气为主，但补肾而不兼补脾胃之品，则肾之水火二气不能提于至阳之上也。"

二、温肾助阳

《傅青主女科·女科上卷·种子·下部冰冷不受孕三十一》："妇人有下身冰冷，非火不暖，交感之际，阴中绝无温热之气。人以为天分之薄也，谁知是胞胎寒之极乎！夫寒冰之地，不生草木；重阴之渊，不长鱼龙。今胞胎既寒，何能受孕。虽男子鼓勇力战，其精甚热，直射于子宫之内，而寒冰之气相逼，亦不过茹之于暂而不能不吐之于久也。夫犹是人也，此妇之胞胎，何以寒凉至此，岂非天分之薄乎？非也。盖胞胎居于心肾之间，上系于心而下系于肾。胞胎之寒凉，乃心肾二火之衰微也。故治胞胎者，必须补心肾二火而后可。"

三、滋阴补肾清热

《傅青主女科·女科上卷·种子·骨蒸夜热不孕三十六》："妇人有骨蒸夜热，遍体火焦，口干舌燥，咳嗽吐沫，难于生子者……骨髓热，由于肾之热，肾热而胞胎亦不能不热。且胞胎非骨髓之养，则婴儿无以生骨。骨髓过热，则骨中空虚，惟存火烈之气，又何能成胎？治法必须清骨中之热，然骨热由于水亏，必补肾之阴，则骨热除，珠露有滴濡之喜矣。"

四、滋阴养血清热

《丹溪心法·卷五·子嗣九十三》："若是怯瘦性急之人，经水不调，不能成胎，谓之子宫干涩无血，不能摄受精气。宜凉血降火，或四物加香附、黄芩、柴胡，养血养阴等药可宜。"

《丹溪治法心要·卷七·妇人科·子嗣第九》："瘦者不孕，因子宫无血，精气不聚故也，用四物养血、养阴等药。"

《古今医统大全·卷八十四·螽斯广育》："瘦人无子，因血虚子宫干涩，不能配取精气。宜养血滋阴。人多不审寒热，悉谓子宫虚冷，概以乌附辛热之药煎熬，气血愈亏，祸不旋踵，孕安得乎？”

《简明医彀·卷七·广嗣》：“妇人不孕，不可概谓子宫虚寒冷闭而温热之药。有体瘦而多气郁，全是内火煎熬，阴血津液枯涸，但宜滋阴养血，兼以清热乃效。若全用温热之药，则阴血愈亏，非惟无孕，变生他病，祸不旋踵矣。”

《妇科百辨·种子》：“妇人身瘦而不成胎者何？曰：身瘦性急之妇，子宫干涩少血，不能摄受精气，治宜凉血降火，或四物汤加芩、柴、香附诸药。”

五、益气养血调经

《严氏济生方·妇人门·求子论治》：“治疗之法，女子当养血抑气，以减喜怒，男子益肾生精，以节嗜欲，依方调治，阴阳和平，则妇人乐有子矣。”

《万氏妇人科·卷一·种子章》：“女人无子，多因经候不调，药饵之辅，尤不可缓。若不调其经候而与之合，徒用力于无用之地。”

《济阴纲目·卷六·求子门·论求子禁用热剂》：“今妇人之无子者，率由血少不足以摄精也。血之少也，固非一端，然欲得子者，必须调补阴血，使无亏欠，乃可推其有余，以成胎孕。”

《景岳全书·卷三十九人集·妇人规下·子嗣类》：“凡男女胎孕所由，总在血气。若血气和平，壮盛者无不孕育，亦育无不长。其有不能孕者，无非气血薄弱，育而不长者，无非根本不固。即如诸病相加，无非伤损血气。如果邪逆未除，但当以煎剂略为拨正；拨正之后，则必以调服气血为主，斯为万全之策。所以凡用种子丸散，切不可杂以散风消导及败血苦寒峻利等药。盖凡宜久服而加以此类，则久而增气，未有不反伤气血，而难于孕者也。”

《济世珍宝·广嗣要语本序》：“弱阴不能摄阳，谓女人阴血衰弱，虽投真阳强壮之精，不能摄人子宫，是以交而不孕，孕而不育。或因病后、经后、产后调理失宜，劳动骨节，亏损阴血所致。治宜调经养血之要。”

《简明医彀·卷七·广嗣》：“是故欲求子者，必先审其妇之月经调否。”

《医门要诀·卷三十三·妇人门·经带杂病》：“如瘦而不孕，乃气血两虚，宜八珍汤加菟丝、杜仲、鹿茸、川椒。”

六、燥湿化痰行滞

《丹溪心法·卷五·子嗣九十三》：“若是肥盛妇人，禀受甚厚，恣于酒食之人，经水不调，不能成胎，谓之躯脂满溢，闭塞子宫。宜行湿燥痰，用星、夏、苍术、台芎、防风、羌活、滑石，或导痰汤之类。”

《丹溪治法心要·卷七·妇人科》：“肥者不孕，因躯脂闭塞子宫而致，经事不行，用导痰之类。”

《古今医统大全·卷八十四·螽斯广育》：“妇肥盛而无子者，由痰多脂膜闭塞子宫。宜行湿燥痰之剂，更服顺坤丹、降生丹之类即孕。”

《万病回春·卷六·求嗣》：“肥人痰多，躯脂满溢，闭塞子宫，治消痰养血顺气，四物汤加白术、茯苓、陈皮、枳实、半夏、砂仁、香附、甘草、竹沥；瘦人火多，子宫干燥无血，治宜清热补血，四物汤加人参、茯苓、黄芩、山栀、香附、生地、甘草、陈皮。”

《妇科百辨·种子》：“妇人身肥而不成胎者何？曰：禀受厚恣于饮食，躯脂满溢，闭塞子宫。治宜燥湿，用南星、半夏、苍术、川芎、防风、羌活等药。”

《傅青主女科·女科上卷·种子·肥胖不孕三十五》：“妇人有身体肥胖，痰涎甚多，不能受孕者，人以为气虚之故，谁知是湿盛之故乎……治法必须以水化痰为主。然徒泄水化痰，而不急补脾胃之气，则阳气不旺，湿痰不去，人先病矣，乌望其茹而不吐乎？”

《医门要诀·卷三十三·妇人门·经带杂病》：“妇人肥而不孕，乃子宫脂满，宜芎、归、芍、香附、半夏、贝母、益母膏为丸。”

七、疏肝养肝

《傅青主女科·女科上卷·种子·嫉妒不孕三十四》：“妇人有怀抱素恶，不能生子者，人以为天心厌之也，谁知是肝气郁结乎。夫妇人之有子也，必然心脉流利而滑，脾脉舒徐而和，肾脉旺大而鼓指，始称喜脉。未有三部脉郁而能生子者也。若三部脉郁，肝气必因之而更郁，肝气郁则心肾之脉必致郁之极而莫解。盖子母相依，郁必不喜，喜必不郁也。其郁而不能成胎者，以肝木不舒，必下克脾土而致塞。脾土之气塞，则腰脐之气必不利。腰脐之气不利，必不能通任脉而达带脉，则带脉之气亦塞矣。带脉之气既塞，则胞胎之门必闭，精即到门。亦不得其门而入矣。其奈之何哉？治法必解四经之郁，以开胞胎之门，则几矣。"

《重订灵兰要览·卷下·子嗣》："女人无子，当调其经。于月事门求之，调经首在治肝滋水，肝气为患，妇女尤甚，往往左胁下痞积胀满，呕逆，皆先天肝血不足，治从滋养则平。着误投疏伐则殆。若血亏肝旺，上犯胃脘，下侵两足，纳食则吐，两足挛痛，遂发痉厥，乃肝病入络，因血少不能沈遇，慎勿执肝无补法，妄用克伐，宜滋水生肝，乙癸同源之治。"

八、活血化瘀

《医林改错·下卷·少腹逐瘀汤说》："更出奇者，此方种子如神，每经初见之日吃起，一连吃五付，不过四月必成胎……不知子宫内，先有瘀血占其地，胎至三月再长，其内无容身之地，胎病靠挤，血不能入胎胞，从旁流而下，故先见血。"

【论用方】

一、治不孕症方论

1. 论艾附丸

《医略六书·女科·种子·卷二十七》："血亏气乱，子宫寒冷，故天癸来迟，不能孕子焉。熟地补血以滋血室，当归养血以荣经脉，白芍收敛营血，艾叶温暖子宫，香附温中散滞气，藿香开胃醒脾，丁香温中散滞，醋丸以收之，酒下以行之。使子宫温暖，则经血充盈而经气调和，天癸无来迟之患，岂犹有不能孕子之忧哉！"

2. 论柏子建宫丸

《医略六书·女科·种子·卷二十七》："当归养血以荣血海，熟地补血以滋冲任，川芎行血中之气，白芍敛经中之阴，阿胶补任脉之血，艾叶暖子宫以调血气也。蜜以丸之，酒炒以行之，使血海充足，则子宫温暖而冲任化育有权，天下无不孕之妇矣。"

3. 论鳖甲丸

《千金方衍义·卷四·妇人方下·月水不通第十九》："鳖甲入肝，为癥瘕疟癖要药，有散血消积之功，滋阴清热之效，无苦寒伤中之虞，峻攻耗气之患；虻、蛭、蛰、螬、大黄为小腹中积聚如盘而设，干血内著，非苦寒不能逐之使下；鳖甲、苦、沙、玄参为两胁热如火炙而设，癖积旺气，非滋阴不能化之使解；椒、辛、皂荚、防葵、蜂房为上下周流痛不可忍而设，风毒攻注，非搜逐不能开之使泄；姜、桂、萸、附为玉门冷如风吹而设，寒结固痰，非辛烈不能破之使散；甘草、人参、丹、归、芍为手足苦冷、咳噫腥臭而设，伤残之余，非温理血气不能培之使和；人但知鳖甲、苦、沙、玄参为滋阴火热之用，不知本体所主，无一不为消坚散积之专药。至于防葵利血脉，蜂房涤痰垢，皆破敌之先锋。"

4. 论长春广嗣丹

《医方考·卷六·广嗣门第七十一》："是方也，人参、天门冬、五味子用之补肺；石菖蒲、柏子仁；当归、远志用之养心；白茯苓、怀山药用之养脾；山茱萸、熟地黄、覆盆、杜仲、牛膝、巴戟、苁蓉、枸杞、菟丝用之补肝肾。所以然者，肝肾同一治也；车前、泽泻利其灼阴之邪；生地、骨皮平其五脏之火；石脂之涩，所以固精；木香之窜，所以利六腑；川椒之辛，所以散湿痹也。此则兼五脏六腑而调之，五脏之精实，六腑之气和，夫然后可以媾精而宜子矣！"

5. 论承泽丸

《千金方衍义·卷二·妇人方上·求子第一》："承泽丸专破子脏积血。子脏属冲脉，紧附厥阴而主风木。故取梅仁之酸平以泄厥阴风热，则亭长方得振破血之威；辛夷、藁本、溲疏三味，(《本经》)一治寒热风头脑痛，一主妇人阴中寒肿痛，一止遗溺利水道；更用泽兰子统理妇人三十六病，一举而内外风气悉除，胞户积血尽扫。"

6. 论当归泽兰丸

《女科指要·卷一·经候门·带下》："血亏气滞，天癸愆期，而带脉不能收引，故赤白带下，经久不能生子焉。熟地补阴滋血，生地凉血滋阴，当归养血脉以荣经，白芍敛营阴以和血，川芎行血中之气，艾叶暖子宫之血，泽兰去宿生新，白术健脾燥湿，黄芩清肺气以肃生水之源，香附解郁结以调冲任之气。醋以丸之，汤以下之，使经脉有资，则血气调和，而天癸无不如度，带脉约束有权，何赤白带下之不除哉？自此带愈经调，天下应无不孕之妇矣。"

7. 论地黄丸

《类证普济本事方释义·卷十·治妇人诸疾》:"熟地黄气味甘苦微寒,入足少阴;山茱萸气味酸微温,入足厥阴;白芜荑气味辛平,入手足阳明、足太阴;干姜气味辛温,入手足太阴;白芍药气味酸微寒,入足厥阴;代储石气味甘平,入手少阴、足厥阴;厚朴气味辛温,入足阳明、太阴;白僵蚕气味辛咸平,入手足阳明,能引药入络。温酒送药,亦引入经络也。此妇人月经不调,兼有白带,渐渐瘦悴,饮食无味,累年无子者,急宜治之,使血气冲和,否则终身不孕育也。"

8. 论调营定痛丸

《医略六书·女科·种子·卷二十七》:"血脉空虚,气滞而血去,脉络愈虚,故经后脐腹疼痛,不能怀孕焉。熟地补血滋血,人参补气通脉,白术健脾气以生血,当归养营血以荣经,川芎行血中之气,白芍敛血室之阴,木香化滞气以调中,香附调营气以定痛,茯苓渗湿以清血室,石英涩血以暖子宫也。蜜丸酒下,使经血内充,则滞气自化而冲任调和,何有经后疼痛之患,尚可冀其怀孕矣。"

9. 论归附丸

《女科指要·卷二·种子门·选方》:"冲任亏损,血气不调,致生阳不振,不能媾精,而年久无子焉。香附和血调气;当归养血荣经;鹿角黑炒,力能扶冲任之阳,以燥子宫之寒湿也。醋丸酒下,使子宫温暖,则生阳振发,而经脉滋荣,血气无不调之患,年久无不孕之虞矣。"

10. 论龟鹿二仙胶

《增补内经拾遗方论·卷四·辨第七十一》:"龟也、鹿也,皆世间有寿之物,故称之曰二仙。龟、鹿禀阴之最完者,龟取板,鹿取角,其精锐之气。尽在于是矣。胶,粘膏也。"

《医方考·卷三·虚损劳瘵门第十八》:"龟、鹿禀阴气之最完者,其角与版,又其身聚气之最胜者,故取其胶以补阴精,用血气之属剂而补之,所谓补以其类也;人参善于固气,气固则精不遗;枸杞善于滋阴,阴滋则火不泄。此药行,则精日生,气日壮,神日旺矣。"

《医方集解·补养之剂第一》:"此足少阴药也。龟为介虫之长,得阴气最全;鹿角遇夏至即解,禀纯阳之性,且不两月,长至一二十斤,骨至速生无过于此者,故能峻补气血;两者皆用气血以补气血,所谓补之以其类也。人参大补元气,枸杞滋阴助阳,此血气阴阳交补之剂,气足则精固不遗,血足则视听明了,久服可以益寿,岂第已疾而已哉。李时珍曰:龟、鹿皆灵而有寿。龟首常藏向腹,能通任脉,故取其甲以补心、补肾、补血,皆以养阴也;鹿鼻常反向尾,能通督脉,故取其角以补命、补精、补气,皆以养阳也。"

11. 论过期饮

《医略六书·女科·种子·卷二十七》:"熟地补血,以滋血室;当归养血,以荣经脉;川芎行冲脉之血;白芍敛任脉之阴;附子补火御寒;肉桂温经通闭;香附解郁调经;炮姜温中逐冷;艾叶理血气以暖子宫也;水煎温服,使伏寒解散,则血室滋荣而子宫温暖,何有经行涩少来迟不孕之患哉。"

12. 论吉祥丸

《千金方衍义·卷二·妇人方上·求子第一》:"桃花令人好颜色,柳絮能除面热黑,斯亦闺人之所需。其地黄、芎䓖、楮实养血壮筋,菟丝、覆盆、五味补精益气,牡丹、桂心、桃仁和营暖宫,茯苓、白术、天麻清痰逐湿,饮用苦酒,取酸收以归子宫也。"

13. 论济阴丹

《医略六书·女科·种子·卷二十七》:"气血两亏,寒凝经脉,不能输泄而天癸来迟,久不孕育焉。熟地补血以滋血海,人参扶元以通血脉,当归养血荣经,川芎活血行气,肉桂温经暖血,干姜暖胃散寒,秦艽活血脉以通经,木香调胃气以化气,糯米实土膏以滋营经脉也。炼蜜丸之,温酒下之,使寒滞消散,则血气充盈而经脉调和,天癸无来迟之患,即久不孕者,尚可图效耳。"

14. 论加减八味丸

《医略六书·女科指要·调经·卷二十六》:"熟地补先天之血,附子补真阳之火,萸肉涩精秘气,肉桂暖血温经,当归养血脉以荣经脉,泽泻泻浊阴以清子宫,吴茱温肝逐冷,干姜暖胃祛寒,阳起石以壮阳暖子脏也。白蜜丸之,椒汤下之,使火壮阳回则寒冷消散而子宫温暖,何有阴冷之疴,以致不孕之愆哉!"

15. 论加味种子四物汤

《女科指要·卷二·种子门·选方》:"冲任两虚,不能交媾水火,是胞中血少气涩,故无以孕精而娠焉。熟地补阴滋血，当归养血荣经，川芎活冲脉之血，白芍敛任脉之阴，白术健脾生血，阿胶补血益阴，香附调气解郁，炙草缓中益胃，茯苓渗湿以清子室，续断续筋以雄经脉也。水煎温服，稍佐砂仁调胃醒脾，使脾胃调和，则血室充足，而气无滞涩之患，何有冲任不调，媾精不孕哉。"

16. 论七制香附丸

《卫生鸿宝·卷五·女科》："香附为主，辛温能达各经，醋浸开气中之郁，消血中之滞；盐水浸，清坎中之阳；小茴香入水同炒干，以补腰滋肾；童便浸，滋离中之阳；益智仁入水同浸炒，培脾补肾强志；萝卜子入水同浸炒，化滞开胃；酒浸，通十二经络。当归、熟地、川芎、白芍、人参、白术、茯苓、炙甘草、枣仁、天冬为臣。益母草、山萸肉、陈皮为佐。加条芩清血热，平肝热，去膈热，解心热，泻肺热；砂仁保安胎产；炼蜜润肺滋阴。其性清上达下，导滞和中。早，白汤下，清上焦之营；晚，温酒送，养下焦之血；或用清米汤，则补肺健脾；或用桂圆汁，则养心和血。修合不易，气味和平，血病用之效，气病服之灵，不但无孕者能孕，即有孕者，可以却病延年也。"

17. 论启宫丸

《医方集解·经产之剂第二十一》："此足太阴、厥阴药也。橘、半、白术燥湿以除其痰；香附、神曲理气以消其滞；川芎散郁以活其血，则壅者通，塞者启矣。茯苓、甘草，亦以去湿和中，助其生气也。肥而不孕，多由痰盛，故以二陈为君，而加气、血药也。"

18. 论青娥丸

《医方考·卷五·腰痛门第五十八》："肾，坎象也，水火并焉。水衰，则阳光独治，而令肾热；火衰，则阴翳袭之，而令肾寒；水火俱衰，则土气乘之，而邪实于肾，均之令人腰痛也。是方也，破故纸、杜仲、胡桃味厚而温，黄柏、知母、牛膝味厚而寒，温者可使养阳，寒者可使养阴，均之味厚，则均之能走下部矣；若萆薢者，苦燥之品，足以利水土之邪而平其气也。曰青娥者，涵阳之坎也，假之以名方，明其全夫水火之真尔！"

19. 论神仙附益丹

《医略六书·女科·种子·卷二十七》："血凝于络，气滞于经，故无癸不调，不能媾精而孕子焉。香附理血中之气，力能解郁调经；益母调冲任之血，性善生新去宿。艾汤以丸之，温酒以行之，使子宫温暖，则血活气行而经脉融和，天癸如度，岂有不孕之妇乎？"

20. 论升阳利湿汤

《医略六书·女科·种子·卷二十七》："躯脂满溢，闭塞子宫，故天癸不调，不能怀孕焉。苍术燥湿强脾，南星散痰燥湿，羌活疏太阳之府，防风燥冲任之经，台芎行血海之气，滑石开子宫之闭，半夏豁躯内之痰涎也。水煎温服，使湿痰消散则子宫肃清，而冲任融和，何有闭塞经愆不孕之患哉！"

21. 论胜金丸

《医略六书·女科·种子·卷二十七》："熟地补血，以滋冲任；当归养血，以营经脉；川芎行血海；白芍敛阴血；人参扶元补气，兼通血脉；白术健脾统血，鼓运脾元；茯苓渗湿，以清血室；炙甘草缓中，以益胃气；延胡化血滞，力擅通经；香附解气郁，专主调经；桂心补火暖血；白薇降泄益阴。蜜以丸之，酒以行之，使血气内充，寒滞解散，而经气温暖，腹痛无不自退，岂有经迟不孕之患乎？"

22. 论十全济阴丸

《济阴纲目·卷六·求子门·治血虚不孕》："此方以当归身养血和气为君，入手少阴经，以主心血也；入足太阴经，以脾裹血也；入足厥阴经，以肝藏血也，熟地黄补肾中元气，生心血，与芍药同用，又生肝血；川芎乃血中之气药，下行血海，通经导气为臣。人参通经活血，助熟地黄以补下元；白术利腰脐间血，与人参同用，补益脾气；香附疏气散郁，佐泽兰能生新血，而和平气体；牡丹皮养新血去坏血，固真气行结气；山药能强阴补虚；枸杞子补肾水，而止下血腰疼为佐；紫石英补心气，散心中结气，填补下焦；艾叶助香附和百脉，温子宫，兼行血药而平其寒；炙甘草通经脉血气而和诸药，且缓肝经之急为使。"

23. 论消脂膜导痰汤

《医略六书·女科·种子·卷二十七》："南星散痰燥湿，半夏燥湿化痰，防风祛闭以胜湿，枳壳泻滞以化气，滑石通肌利窍，羌活燥湿通经，橘红利气除痰，川芎活血行气，茯苓渗湿以清经脉，车前利湿气以净子宫，生姜开豁痰涎以清廓胞门也。水煎温服，使痰化结开，则胞门清肃而经脉融和，天癸无不如度，何忠不能生子乎！"

24. 论紫河车丸

《医略六书·女科·种子·卷二十七》:"气血两亏,子宫不暖,致天癸衍期,无以孕育而生子焉。熟地补阴滋血,人参补气扶元,当归养血荣经,白术健脾生血,川芎行血海以调经,白芍敛阴血以和络,香附调气解郁,山药补脾益阴,蕲艾叶理血气以温血室,紫石英涩血气以暖子宫,甘枸杞滋培肾脏,紫河车大补血气,入酒煮烂收焙,炼蜜以丸之,温酒以下之,俾血气内充,则子宫温暖而冲任融和,天癸无不调,自能孕育而生子矣。"

25. 论紫石英丸

《医略六书·女科·种子·卷二十七》:"血海久冷,冲任少薰育之权,故腹痛经迟,时发寒热而不能孕子焉。桂、附暖血海以逐冷,姜、朴温中气以散寒,当归养血脉,人参扶元气,秦艽活血通经,半夏化痰燥湿,白薇降泄以除寒湿热也。炼蜜以丸之,温酒以下之,俾血海温暖,则久冷顿消,而腹痛无不退,寒热无不除,何患天癸不调,不能孕子乎。"

二、治不孕症方

1. 金城太守白薇丸(《备急千金要方·卷二·妇人方上·求子第一》)

治月水不利,闭塞绝产十八年,服此药二十八日有子。

白薇　细辛(各三十铢)　人参　杜蘅(《古今录验》用牡蛎)　牡蒙　厚朴　半夏　白僵蚕　当归　紫菀(各十八铢)　牛膝　沙参　干姜　秦艽(各半两)　蜀椒　附子　防风(各一两半)

上十七味为末,蜜和丸如梧子大。先食服三丸,不知可增至四五丸。此药不可常服,觉有娠即止,用之大验。

2. 承泽丸(《备急千金要方·卷二·妇人方上·求子第一》)

治妇人下焦三十六疾,不孕绝产方。

梅核仁　辛夷(各一升)　葛上亭长(七枚)　溲疏(二两)　藁本(一两)　泽兰子(五合)

上六味为末,蜜丸如大豆。先食服二丸,日三,不知稍增之。若腹中无坚澼积聚者,去亭长,加通草一两。恶甘者,和药现以苦酒搜散,乃纳少蜜和为丸。

3. 吉祥丸(《备急千金要方·卷二·妇人方上·求子第一》)

治女人积年不孕方。

天麻　柳絮　牡丹　茯苓　干地黄　桂心(各一两)　五味子　桃花　白术　芎䓖(各二两)　覆盆子(一升)　桃仁(一百枚)　菟丝子　楮实子(各一升)

上十四味为末,蜜和丸如豆大。每服空心,饮苦酒下五丸,日中一服,晚一服。

4. 朴消荡胞汤(《备急千金要方·卷二·妇人方上·求子第一》)

治妇人立身以来全不产,及断绪久不产三十年者。

朴消(三钱)　牡丹(三钱)　当归(三钱)　大黄(三钱)　桃仁(生用,三钱)　细辛(一铢)　厚朴(一铢)　桔梗(一铢)　赤芍药(一铢)　人参(一铢)　茯苓(一铢)　桂心(一铢)　甘草(一铢)　牛膝(一铢)　橘皮(一铢)　虻虫(十枚)　水蛭(十枚)　附子(六铢)

以清酒五升,水五升合煮,取三升,分四服,日三夜一。每服相去三时,更服如常。覆被取少汗,汗不出,冬日着火笼之,必下积血及冷赤脓如赤小豆汁。若斟酌下尽,气力弱、大困,不堪更服,亦可二至三服即止。如大闷不堪,可食酢饭冷浆一口即止。然恐去恶物不尽,不大得药力,若能忍服尽大好,日后仍着导药。

5. 秦椒丸(《备急千金要方·卷二·妇人方上·求子第一》)

治妇人绝产,生来未产,荡涤腑脏,使玉门受子精方。

秦椒　天雄(各十八铢)　人参　玄参　白蔹　鼠妇　白芷　黄芪　桔梗　露蜂房　白僵蚕　桃仁　蛴螬　白薇　细辛　芜荑(各一两)　牡蒙　沙参　防风　甘草　牡丹皮　牛膝　卷柏　五味子　芍药　桂心　大黄　石斛　白术各(二十铢)　柏子仁　茯苓　当归　干姜(各一两半)　泽兰　干地黄　芎䓖(各一两十八铢)　干漆　紫石英　白石英　附于(各二两)　钟乳(二两半)　水蛭(七十枚)　虻虫(一百枚)　麻布叩幞头(七寸,烧)

上四十四味为末,蜜和丸如梧子大。酒服十丸,日再,稍加至二十丸。若有所去如豆汁鼻涕,此是病出。觉有异即停。

6. 鳖甲丸(《备急千金要方·卷四·妇人方下·月水不通第十九》)

治女人小腹中积聚,大如七八寸盘面,上下周流,痛不可忍,手足苦冷,咳噫腥臭,两胁热如火炙,玉门冷如风吹,经水不通,或在月前,或在月后。或不孕。

鳖甲(一两半) 桂心(一两半) 蜂房(半两) 玄参(十八铢) 蜀椒(十八铢) 细辛(十八铢) 人参(十八铢) 苦参(十八铢) 丹参(十八铢) 沙参(十八铢) 吴茱萸(十八铢) 䗪虫(一两) 水蛭(一两) 干姜(一两) 牡丹(一两) 附子(一两) 皂荚(一两) 当归(一两) 芍药(一两) 甘草(一两) 防葵(一两) 蛴螬(二十个) 虻虫(一两六铢) 大黄(一两六铢)

上为末,炼蜜为丸如梧桐子大。每服七丸,酒送下,每日三次,稍加之,以知为度。

7. 大泽兰丸(《备急千金要方·卷四·妇人方下·补益第十八》)

治妇人虚损及中风余病疝瘕,阴中冷痛;或头风入脑,寒痹筋挛缓急,血闭无子,面上游风去来,目泪出多涕唾,忽忽如醉;或胃中冷逆胸中呕不止,及泄痢淋沥;或五脏六腑寒热不调,心下痞急,邪气咳逆;或漏下赤白,阴中肿痛,胸胁支满;或身体皮肤中涩如麻豆,苦痒,痰澼结气;或四肢拘挛,风行周身,骨节疼痛,目眩无所见;或上气恶寒洒淅如疟;或喉痹鼻齆,风痫癫疾;或月水不通,魂魄不定,饮食无味,并产后内衄,无所不治,服之令人有子方。

泽兰(二两六铢) 藁本 当归 甘草(各一两十八铢) 紫石英(三两) 川芎 干地黄 柏子仁 五味子(各一两半) 桂心 石斛 白术(各一两六铢) 白芷 苁蓉 厚朴 防风 薯蓣 茯苓 干姜 禹余粮 细辛 卷柏(各一两) 川椒 人参 杜仲 牛膝 蛇床子 续断 蕲艾叶 芜荑(各十八铢) 赤石脂、石膏(各二两)

上三十二味为末,蜜和丸如梧子大,酒服二十至四十丸。久赤白痢,去干地黄、石膏、麦冬、柏子仁,加大麦、陈曲、龙骨、阿胶、黄连各一两半,有钟乳加三两良。一方有枳实十八铢,麦冬一两半。

8. 荡胞汤(《千金翼方·卷五·妇人一·妇人求子第一》)

主妇人断绪二三十年,及生来无子并数数失子,服此皆有子长命无病方。

朴硝 桃仁(去皮尖、两仁者,熬) 茯苓 牡丹皮 大黄(各三两) 人参 桂心 芍药 厚朴(炙) 细辛 牛膝 当归 橘皮(各二两) 附子(炮,去皮,一两半) 虻虫(去翅足,熬) 水蛭(熬,各六十枚)

上一十六味,㕮咀,以酒五升、水六升合渍一宿,煮取三升,分四服,日三,夜一服,每服相去三时辰,少时更服如常。覆被少取汗,汗不出,冬月著火笼。

9. 崔氏地黄酒(《外台秘要·卷十七·虚劳羸瘦方五首》)

令人充悦益气力,轻身明目方。令人能食。久饮之,去万病。妇人服之更佳,无子者令人有子。

生地(黄肥大者一石二斗,捣以生布绞取汁,四斗四升) 杏仁(一斗,去尖皮,双仁熬捣末) 大麻子(一斗,熬捣末) 糯米(一石,曝干) 上曲(一斗五升,曝干,细锉)

上五味,先以地黄汁四斗四升,浸曲候发,炊米二斗作饭。冷暖如人肌,酘曲汁中和之。候饭消,更炊米一斗作饭酘如前法。又取杏仁、麻子末,各一升二合半,和饭搅之酘曲汁中。待饭消,依前炊米饭一斗。以杏仁、麻子末各一升二合半,一如前法酘之。凡如此可八酘讫,待酒发定封泥之。二七日压取清,每温饮一升,渐加至二升,日再服。忌芜荑。

10. 白薇丸(《圣济总录·卷一百五十三·妇人无子》)

治妇人久无子。

白薇(去土锉) 当归(锉炒) 附子(炮裂,去皮脐) 芎䓖 藁本(去苗、土) 人参 禹余粮(烧醋淬,各一两) 石斛(去根) 熟干地黄(焙) 桂(去粗皮) 姜黄(切,炒) 紫参 柏子仁(炒) 蜀椒(去合口并目,炒出汗) 五味子(炒) 防风(去叉) 吴茱萸(浸半日,炒) 甘草(炙) 牛膝(锉,酒浸一宿,焙) 桑寄生(炙,锉,各半两)

上二十味,捣罗为末,炼蜜杵丸如梧桐子大。温酒下二十丸,加至三十丸,空心食前服。

11. 诜诜丸(《儒门事亲·卷十五·妇人病证第七》)

疗妇人无子。

当归 熟地黄各(二两) 玄胡索 泽兰(各一两半) 川芎 赤芍药 白薇 人参 石斛 牡丹皮(各一两)

上为末,醋糊为丸。每服五十丸,桐子大,空心酒下。

12. 续嗣降生丹(《妇人大全良方·卷九·妇人无子论第三》)

治妇人禀受气弱,胎脏虚损,子宫冷惫,血寒痼冷,难成子息。

当归 桂心 龙齿 乌药(真天台者佳) 益智 杜仲 石菖蒲 吴茱萸(各一两半) 茯神 川牛膝 秦艽 细辛 苦桔梗 半夏 防风 白芍药(各三分) 干姜(一两,半生半炒) 川椒(三两,汤泡半日,焙) 附子(一只重八钱者,去脐心,作一窍如皂子大,入朱砂一钱重,湿面裹煨) 牡蛎(一大片,要取漳泉二州者,却用童子小便浸四十九日,五日一换,取出用硫黄末一两,米醋涂遍,却用皮纸裹又用米醋浸令纸湿,次盐泥厚固济,俟干用炭五斤煅,每遇合药入二两,余者留后次合药用)

上为细末,取附子入内,朱砂别研为细末,糯米糊为丸如梧桐子大。每服三十丸至百丸,空心吞下,淡醋温酒盐汤亦可,一日二服。

13. 调经散(《普济方·卷三百三十六·妊娠诸疾门·胤嗣》)

疗月候不调,或在月前,或在月后,或多或少,或逾月不至,或一月两来,此是病主不孕。

吴茱萸(去目闭口,沸汤洗通三次,一两半) 半夏(汤泡七次,一两) 当归(去芦,酒洗,一两) 人参 麦冬(去皮,一两半) 白芍药(京南者) 川芎(色如腊者) 牡丹皮 厚朴(去皮,不见火) 阿胶(蚌粉炒如珠子) 甘草(炙,一两)

上㕮咀。每服三钱,水一盏半,生姜五片,煎至八分去滓,食前稍热服。

14. 当归泽兰丸(《摄生众妙方·卷十·妇人门》)

治妇人经脉不调,赤白带下,久无子者。

香附子(去衣,分作四处,童便四两、酒四两、醋四两、米泔四两各浸一宿,一斤) 当归(去须,酒浸,二两) 白芍药(炒,二两) 熟地黄(酒制,二两) 生地黄(二两) 泽兰叶(一两五钱) 艾叶(一两五钱) 白术(一两五钱) 黄芩(一两) 川芎(二两)

上为末,醋糊为丸如赤豆大。每服六十丸,空心白汤或酒送下。

15. 凤雏丸(《古今医统大全·卷八十四·螽斯广育·附录〈广嗣方〉》)

治妇人不孕。

头窝乌骨鸡(雌雄一对)

放置一处养之,勿与群鸡相混,候生子时,将初生子顶颠上画一圈,待生子数多,抱时将初子照圈开空,用辰砂三钱,当归二钱,芍药二钱,川芎二钱,熟地黄二钱,为末,将子黄倾出调和药末,仍入壳内盛不尽时,另又装一壳,俱封之以厚纸放众子内同抱,鸡出时,将药子取起去壳,用炼蜜为丸。每服三十至四十丸,空心好酒送下,药尽有孕。

16. 二益丹(《古今医鉴·卷十一·带下》)

妇人带下,不孕。

木香 丁香 沉香 麝香 砂仁 肉果 草果 吴茱萸 官桂 桂心 肉桂 潮脑 当归 南星 附子 川椒 血竭 川乌 草乌 硫黄 甘松 三奈(各等分)

上为末,炼蜜为丸,金箔为衣,如棉花子大。每次一丸,送至阴内;行房后用之种子,一月见效。

17. 先天归一汤(《古今医鉴·卷十一·求嗣·期嗣保胎论》)

求嗣。

人参(八钱) 白术(一两,麸炒) 白茯苓(去皮,一两) 甘草(四钱) 川芎(一两) 当归(一两二钱) 生地(酒洗,一两) 白芍(八钱) 砂仁(七钱,炒) 香附(七钱) 陈皮(六钱) 牛膝(八钱,酒炒) 半夏(七钱,汤泡) 丹皮(七钱,去骨)

妇人子宫久冷不孕,加干姜、肉桂各五钱,如冷甚,灸丹田七壮;子宫太热,加黄柏、知母、柴胡各六钱;白带、白淫、白浊时下,加白芷一两,升麻五钱,或倍半夏;气不流通者,加木香三钱;平素虚劳盗汗,或恶寒发热,加黄芪、肉桂;咳嗽,加阿胶、贝母各四钱;劳热、血枯,加柴胡、鳖甲;劳甚,腰背疼痛者,灸膏肓七壮;饮食减少,倍白术、陈皮,加厚朴、神曲(炒)各五钱;肥人痰盛,迷塞子宫,加南星、三棱各六钱;经水将行,小腹作痛者,加桃仁、红花各四钱,来效去人参,加五灵脂六钱(半炒、半生用），乳香三钱；腰腿痛者，加杜仲一两二钱，羌活三钱，桃仁四钱；经行后作疼者，加熟地黄六钱，当归八钱，五味子三钱；腹下有痞者，去牛膝，加三棱、莪术各六钱；桃仁、枳实各五钱，前五剂加槟榔五钱；腹有鬼胎者，状如怀胎，非真胎，宜用桃仁、干漆、肉桂、麝香、水银之类丸药以去之，再服本汤，以候经调；经水前期而至者，加黄芩五钱，炒蒲黄五钱；经水过期而至，加干姜、牡丹皮各五钱；经水崩漏不止，加莲蓬壳灰五钱，白芷八钱，猪骨头灰六钱，熟艾三钱，黄芩五钱；平日有风寒湿气疼痛，加秦艽三钱，羌活七钱，乳香、没药各五钱，或加苍术；有热疼痛，加黄柏；心腹疼痛者，加大腹皮、木香各三钱，槟榔五钱；小便涩少不通，加猪苓、泽泻，亦不宜多服，恐泄肾气；室女经脉涩滞不通者，加刘寄奴六钱，不应，加卫矛三钱（即鬼箭羽）。

均作十剂。加生姜三片，水二钟煎，空心服；滓再煎，临卧时服。经未行，先取五剂，后服五剂，此药尽即效。如无他病，只照本方服之；如有他病，宜照后加减服之，经脉调和，即当妊孕。

18. 正元丹（《女科证治准绳·卷四·胎前门·求子》）

治女子不孕。

香附（一斤，同艾三两，先以醋同浸一宿，然后分开制之，酒、盐、酥、童便各制四两）　阿胶（蛤粉炒，二两）　枳壳（四两，半生、半麸炒）　怀生地（酒洗，四两）　熟地（酒浸，四两）　当归身（酒洗，四两）　川芎（炒，四两）　白芍药（八两，半生，半酒炒）

上为末，醋为丸如梧桐子大。每服五十至六十丸，空心盐汤吞下。

19. 广嗣良方（《墨宝斋集验方·卷上》）

治女子不孕。

山茱萸（酒浸，去核，五两）　香附子（去毛，四制，五两）　川芎（酒洗，三两）　熟地黄（酒洗，捣极烂，三两）　白芍药（去皮，酒炒黄，四两）　益母草（三两）　条芩（酒炒，二两）　蛇床子（水洗净，微炒，二两）　覆盆子（微炒，二两）　玄胡索（微炒，二两）　陈皮（水洗，去白，二两）　苍术（米泔水浸一宿，三两）　砂仁（去壳，一两五钱）　丹参（水洗，二两）　当归（酒洗，去芦，全用，三两）　白丝毛乌骨（雄鸡一只，预先喂养一月，不令与雌鸡同处，临合将线缉死，不出血，干去毛，剖开，去肠内污物并膝内宿食、肫内黄皮，用酒洗净，一应事件仍装入鸡肚内，不令见水，置土坛内，入酒二斤，封固，重汤煮烂取出，刮下净肉，捣如泥，仍将鸡骨酥油和原汁或酒炙酥为末，入药末拌匀）

上为极细末，同鸡肉、地黄入醋煮米糊拌匀，木臼内捣极细，丸如梧桐子大。每服四十至五十丸，渐加至八十至九十丸，空心清米饮送下。

20. 六龙固本丸（《寿世保元·卷七·带下》）

治妇人赤白带下，不孕，及小产、血崩、五劳七情等致虚者。

怀山药（四两）　巴戟肉（四两）　山茱萸肉（四两）　川楝子肉（二两）　黄芪（一两）　补骨脂（二两，青盐三钱煎汤，拌半日，搓去皮，黄柏五钱酒煎，拌骨脂，炒）　小茴香（一两，盐二钱煎汤，拌楝肉，同炒干）　人参（二两）　莲肉（二两）　木瓜（二两）　当归身（二两）　生地黄（二两）　白芍（一两）　川芎（一两）

用水三碗，童便二钟，拌浸一日，烘，又浸又烘干，上为细末，用斑龙胶一料为丸，如梧桐子大。每服一百丸，空心淡盐汤送下。

21. 归附丸（《济阴纲目·卷六·求子门·治血虚不孕》）

治小产、产后诸证，年久无子，脉细涩者。

香附子（大者，砂罐内醋煮极熟，水洗，焙干为末，一斤）　当归（大者，去芦梢用身，酒洗，切片，焙干为末，十两）　鹿角（大者，刮去粗皮，镑末，二至三两，绵纸垫铁锅内，文火炒，为细末，二两）

上和匀，醋糊为丸如梧桐子大。每服三钱，早起、临睡各一服，白滚汤送下。一月，经后入房即孕。

22. 经验调经种子丸（《医学正印·卷下·女科》）

治妇人不孕，月经不调。

香附（半斤，醋浸二两三日，酒浸二两三日，童便浸二两三日，盐水浸二两三日）　当归（酒洗，二两）　川芎（二两）　白芍药（酒炒，二两）　麦门冬（去心，二两）　川续断（酒洗，二两）　条芩（酒炒，二两）　牡丹皮（二两）　白茯苓（二两）　杜仲（盐水炒断丝，二两）　白术（陈壁土炒，二两）　牛膝（酒洗，二两）　人参（去芦，二两）　阿胶（蛤粉炒，二两）　小茴香（炒，一两）　艾叶（醋煮，捣

烂作饼,新瓦烙干,研末,一两）　怀熟地（四两）　黑豆（炒去壳,四十九粒）

上为末,醋糊为丸如梧桐子大。每服五十丸,空心白汤送下。

23. 大灵丹（《丹台玉案·卷五·带下门》）

治妇人一切赤白带下,因此久不孕育,及诸虚百损。

当归身（四两）　人参（四两）　阿胶（三两）　川芎（一两八钱）　牡蛎（一两八钱）　天麻（一两八钱）　生地（二两）　丹皮（二两）　续断（二两）　何首乌（九蒸九晒,二两）　山栀（炒黑,二两）　甘草（八钱）

每服三钱,空心白滚汤送下。

24. 和荣艾附汤（《丹台玉案·卷五·月信不调》）

治一切经水不调,或先或后,久不孕育。

当归（一钱五分）　川芎（一钱五分）　条芩（一钱五分）　香附（一钱五分）　阿胶（一钱五分）　黄连（八分）　知母（八分）　甘草（八分）　泽兰叶（八分）　白芍（八分）

上加大枣五个,水煎,空心服。

25. 金莲种玉丹（《何氏济生论·卷七》）

治不孕。

白莲花蕊（十一对,去梗留蒂,连须房瓣）　赤首乌（人乳浸蒸四次,日晒夜露,四两）　芡实（四两）　人参（量用）　甘枸杞（人乳浸一宿,晒干）　生地黄（酒浸一宿,甑安煮羊肾锅上蒸烂）　羊外肾（十一对,盐腌一宿,用酒于瓦器内煮至如地黄色为度,去皮膜,同地黄杵千下）

前五味为末,和后二味杵匀,量加炼蜜为丸如梧桐子大。每服三钱,盐汤送下。须戒定色欲,待女子经尽后交媾,即成孕矣。

26. 调经种子神验秘方（《郑氏家传女科万金方·调经门·调经十五论》）

治不孕。

白归身（一钱二分半,酒洗）　白芍（酒炒,五分）　川芎（五分）　熟地（一钱三分,自制）　四制香附（一钱半）　广皮（八分）　丹皮（酒炒,八分）白茯苓（五钱,乳蒸）　吴茱萸（一钱,炒）　延胡索（八分）

照方连进四剂,加生姜三片,水二钟,煎八分,清晨空心服;滓再煎,临卧服。俟经水来时服起,一日一服,药尽经止。如未成孕,俟后经来,如法再服四剂。

27. 过期饮（《医略六书·女科·种子·卷二十七》）

治经候过期,不孕,脉迟涩者。

熟地（五钱）　当归（三钱）　白芍（酒炒,一钱五分）　川芎（一钱）　肉桂（一钱,去皮）　炮姜（一钱）　附子（一钱）　香附（酒炒,二钱）　艾叶（酒炒,一钱）

水煎,去滓温服。

28. 济阴丹（《医略六书·女科·种子·卷二十七》）

治久不孕,脉软弦涩者。

熟地（五两）　人参（一两半）　当归（三两）　川芎（一两）　肉桂（一两半,去皮）　干姜（炒,一两）　秦艽（二两）　木香（一两）　糯米（一合,炒）

上为末,炼蜜为丸。每服三钱,温酒送下。

29. 调营定痛丸（《医略六书·女科·种子·卷二十七》）

治经后脐腹疼痛,不孕,脉虚涩者。

熟地（五两）　人参（一两半）　炒白术（一两半）　川芎（一两,醋炒）　当归（三两）　木香（一两）　白芍（一两半,酒炒）　香附（二两,酒炒）　茯苓（一两半）　紫石英（三两,醋煅）

上为末,炼蜜为丸。每服五钱,温酒送下。

30. 必孕汤（《仙拈集·卷三·妇人科·求嗣》）

治经期准而不孕。

续断（二钱）　沙参（二钱）　杜仲（二钱）　当归（二钱）　香附（二钱）　益母（二钱）　川芎（二钱）　橘皮（二钱）　砂仁（五分）

水煎服。服四剂,下期再服四剂,必无不孕者。

三、治气血亏虚不孕症方

1. 柏子仁丸（《备急千金要方·卷四·妇人方下·补益第十八》）

治妇人五劳七伤,羸冷瘦削,面无颜色,饮食减少,貌失光泽,及产后断绪无子,能久服,令人肥白补益方。

柏子仁　黄芪　干姜　白石英　钟乳（各二

两) 川椒(一两半) 杜仲 当归 甘草 芎䓖(各四十二铢) 厚朴 桂心 桔梗 赤石脂 茯苓 五味子 白术 细辛 独活 人参 石斛 白芷 芍药(各一两) 泽兰(二两六铢) 藁本 芜荑(各十八铢) 紫石英(二两) 干地黄 乌头(一方作牛膝) 防风(各三十铢)

上三十味为末蜜和,酒服二十丸如梧子,不知加至三十丸。

2. 熟干地黄丸(《太平圣惠方·卷七十二·治妇人月水不通无子诸方》)

治妇人月水不利,四肢羸瘦,吃食减少,渐觉虚乏,故令无子。

熟干地黄(二两) 牡丹(一两) 柏子仁(微炒,一两) 白芍药(半两) 当归(锉,微炒,半两) 人参(去芦头,三分) 紫石英(细研,水飞过,一两) 白茯苓(三分) 桂心(半两) 附子(炮裂,去皮脐,半两) 泽兰(三分) 白薇(半两) 萆薢(锉,半两) 牛膝(去苗,三分) 石斛(去根节,二分) 白术(半两) 细辛(半两) 芎䓖(半两) 吴茱萸(汤浸七遍,焙干,微炒,半两) 木香(半两) 槟榔(半两)

上件药,捣罗为末,炼蜜和捣五七百杵,丸如梧桐子大。每于空心及晚食前,以温酒下三十丸。

3. 泽兰丸(《圣济总录·卷一百五十三·妇人无子》)

治妇人久无子。

泽兰(去根) 陈橘皮(去白,焙) 白龙骨(碎研) 禹余粮(烧,赤醋淬七遍) 紫石英(研细) 远志(去心) 当归(锉,炒) 芎䓖 蒲黄(炒) 桃仁(浸去皮尖、双仁,炒) 藁本(去苗、土) 卷柏(微炙,锉) 白芷(各一两) 覆盆子(去梗) 菴蕳子(炒) 麦门冬(去心,焙) 人参 桂(去粗皮) 蛇床子(炒) 细辛(去苗叶) 干姜(炮) 熟干地黄(焙) 蜀椒(去目及闭口者,炒出汗) 白茯苓(去黑皮) 石膏(碎研) 车前子 白薇 赤石脂(研,各半两)

上二十八味,捣罗为末,炼蜜和匀,丸如梧桐子大。每服二十丸,温酒下。

4. 八珍益母丸(《古今医统大全·卷八十四·螽斯广育·附录〈广嗣方〉》)

治血气两虚,脾胃并弱,饮食少思,四肢无力,月经不调,或腰酸腹胀,或断或续,赤白带下,身作寒热,罔不获效。服一月之后即可受胎;虚甚者,用药一斤,必能受子。

人参 白术(土炒) 茯苓 川芎(各一两) 当归(酒洗) 熟地(酒洗,各二两) 炙甘草(五钱) 芍药(醋炒,一两) 益母草(四两,五六月采取,止用上半截带叶者,不见铁器,晒,杵为末)

上为末,炼蜜丸弹子大。空心蜜汤,或酒下一丸,或为小丸亦可。

5. 增损三才丸(《医学纲目·卷三十五·妇人部·胎前症》)

治妇人体瘦,宫内无血,不孕者。

天门冬(酒浸,去心) 熟地黄(酒蒸) 人参(去芦) 远志(去心) 五味子 茯苓(去心,酒浸焙干) 鹿角(酥炙)

上为细末,炼蜜为丸如梧桐子大。每服五十丸,空腹好酒送下。

6. 神仙附益丹(《古今医鉴·卷十一·求嗣·期嗣保胎论》)

治妇人不孕,脉涩滞者;妇人百病,血虚不孕。

香附米(一斤,童便浸透,取出,水洗净,露一宿,晒干,再浸,再露,再晒,如此二次,用好醋浸透过宿,晒干为末) 益母草(十二两,东流水洗净,烘干为末)

上用香附四两,北艾一两,煮汁三分,醋七分,将前二味和合为丸如梧桐子大。每服五十至七十丸,空心、临卧淡醋汤送下。

7. 金莲种子仙方(《济阴纲目·卷六·求子门·治血虚不孕》)

治血虚不孕者。

熟地黄(酒洗,三两) 当归(酒洗,三两) 白芍药(酒炒黄,三两) 益母草(三两) 川芎(酒洗,三两) 苍术(米泔水浸一宿,三两) 蛇床子(酒洗炒,二两) 条芩(酒洗,二两) 覆盆子(炒,二两) 玄胡索(微炒,二两) 陈皮(水洗去白,二两) 丹参(水洗,二两) 砂仁(去壳,一两五钱) 山茱萸(酒浸去核,五两) 香附(四制,五两)

上为极细末,用白毛乌骨雄鸡一只,预先喂养一月,勿令与雌鸡同处,临时将鸡缉死,不出血,干去毛,剖开,去肠内污垢物并膝内宿食,肫内黄皮用酒洗净,一应时件仍入鸡肚内,不令见火,置缸内,入酒二斤,封固,重汤煮烂取出,割下净肉捣如泥，仍将鸡骨用酥油和原汁或酒炙炼为末，入前药末内拌匀，再用醋煮米糊，同鸡肉木臼内捣极细，为丸如梧桐子大。每服四十至五十丸，渐加至八十至九十丸，空心清米饮送下。

8. 毓麟珠（《景岳全书·卷五十一德集·新方八阵·因阵》）

治妇人气血俱虚，经脉不调，或断续，或带浊，或腹痛，或腰酸，或饮食不甘，瘦弱不孕，服一二斤即可受胎。

人参　白术（炒）　茯苓　芍药（酒炒，各二钱）　川芎　炙草（各三两）　当归　熟地　菟丝子（各四两）　杜仲（酒炒）　鹿角霜　川椒（炒出汗，各二两）

炼蜜丸如弹子大。每空心嚼服一二丸，用酒或白汤送下，或为小丸吞服亦可。

9. 乌鸡丸（《景岳全书·卷之六十一长集·妇人规古方·妇人》）

治妇人羸弱，血虚有热，经水不调，崩漏带下，骨蒸不能成胎等疾。

乌骨白毛公鸡（一只，重二斤半许者，闭杀之，去毛杂，外用艾叶四两）　青蒿（四两，切碎，纳一半在鸡肚内，以小酒坛一个，入鸡并所剩蒿艾，用童便和水灌令没鸡二寸许，煮绝干，取出去骨，余俱同捣如薄饼，焙干为细末听用）　南香附（去毛净，一斤，分四份，用米泔、童便、酒、醋各浸一份，春秋一二日，夏一日，冬四日，取出晒干，略炒）　人参　熟地　当归（酒浸洗）　生地　川芎　白芍（各三两）　黄芪　白术　川牛膝　柴胡　知母　丹皮（各二两）　鳖甲（醋浸炙黄，三两）　白茯苓（二两半）　秦艽（一两半）　黄连（炒）　地骨皮　贝母　玄胡索　干姜（炮焦，各一两）

上俱为末，用酒、醋各半煮糊为丸桐子大。每服五六十丸，渐加至百丸，温酒、米饮任下。忌煎炒、辛辣等物及苋菜。

10. 益母种子丸（《年氏集验良方·卷五》）

治妇人一切月水不调，气血两虚，不孕。

益母草（上截，十两）　人参（二两）　白术（土炒，去芦，四两）　归身（四两，酒洗）　白茯苓（三两）　川芎（二两）　熟地（四两，砂仁酒炒）　白芍（酒炒，二两）　生草（二两）　木香（二两）　砂仁（二两，炒）

炼蜜为丸如梧桐子大。每空心服三钱。

11. 加味济坤大造丸（《胎产新书·女科秘要·卷八》）

治妇人气虚血弱，宫寒不孕。

紫河车（一具，须壮妇人头产男胎连带者，洗净，用砂罐内隔竹片三或五根，剪蒲包一块，架住，放河车于蒲包上，下用白酒，不可令胞粘着，取酒气蒸极熟）　人参（一两五钱）　当归（二两）　生地（酒洗蒸熟，二两）　山药（一两）　天冬（去心，一两）　牛膝（一两，炒）　黄柏（炒，八钱）　杜仲（姜汁、酒炒断丝，八钱）　麦冬（去心，一两五钱）　五味子（五钱）

上为末，捣河车于内，使极匀。空心每服六十至七十丸。

12. 益母毓麟丸（《饲鹤亭集方·女科》）

治妇人血气俱虚，经水不调，腹痛腰痠，饮食不甘，瘦弱不孕及赤白带下。

当归（四两）　熟地（四两）　党参（二两）　鹿角霜（二两）　白术（二两）　茯苓（二两）　川断（二两）　杜仲（二两）　香附（二两）　白芍（二两）　菟丝子（二两）　川芎（一两）　川椒（一两）　甘草（一两）

加蜜二十两为丸服。

四、治下焦虚寒不孕症方

1. 吉祥丸（《备急千金要方·卷二·妇人方上·求子第一》）

治妇人寒瘀凝结子宫，月经不调，积年不孕；妇人气食生冷，其腹多病，经准不孕；任脉不荣，冲脉少藏，经事不调。

天麻（一两）　五味子（二两）　覆盆子（一升）　桃花（二两）　柳絮（一两）　白术（二两）　芎䓖（二两）　牡丹（一两）　桃仁（一百枚）　菟丝子（一升）　茯苓（一两）　楮实子（一升）　干地黄（一两）　桂心（一两）

上为末，炼蜜为丸如豆大。每服五丸，空心以苦酒送下，日中一次，晚一次。

2. 枸杞子煎（《外台秘要·卷十七·补益虚损方七首》）

主妇人久无子冷病，有能常服大益人，好颜色，年如十五时。

枸杞子（三升）　杏仁（去皮尖，研，一升）　生地黄（研取汁，三升）　人参（十分）　茯苓（十

分）　天门冬（捣汁，干者末亦得，半斤）　白蜜（五升）　牛髓（一具，无亦得）　酥（五升）

上九味各别，依法料理。先煎汁等如饧，纳诸药煎候如神膏，入水不散即成。一服两匙，酒和服之。忌鲤鱼、酢物。当合之时，净洁向善，即得延年。强记益心力，用王相日合。虽此日复须天晴明无风雨，成满日大良。

3. 柏子仁丸（《太平圣惠方·卷七十·治妇人子脏虚冷久无子诸方》）

治妇人子脏虚冷，及五劳七伤、羸瘦、面无颜色、不能饮食、产后断绪无子多时。

柏子仁（一两）　泽兰（一两）　川椒（去目及闭口者，微炒出汗，三分）　甘草（炙微赤，锉，三分）　桂心（半两）　芎䓖（一两）　防风（去芦头，一两）　钟乳粉（二两）　白术（半两）　紫石英（细研，水飞过，一两）　白石英（细研，水飞过，一两）　芜荑（半两）　人参（去芦头，半两）　石斛（去根，锉，半两）　白芷（半两）　肉苁蓉（酒浸一宿，刮去皱皮，炙令干，半两）　厚朴（去粗皮，涂生姜汁炙令香熟，一两）　赤石脂（细研，半两）　白芍药（半两）　桔梗（去芦头，半两）　五味子（半两）　当归（锉碎，微炒，一两）　秦艽（去苗，半两）　熟干地黄（一两）　龙骨（半两）　防葵（半两）　白茯苓（半两）　杜仲（去粗皮，炙微黄，锉，一两）　藁本（半两）　细辛（半两）　黄芪（锉，二两）　干姜（炮裂，锉，一两）　独活（半两）　牛膝（去苗，一两）

上件药，捣罗为末，入研药匀，炼蜜和捣五七百杵，丸如梧桐子大。每于空心及晚食前，以温酒下三十丸。

4. 卷柏丸（《太平圣惠方·卷七十·治妇人子脏虚冷久无子诸方》）

治妇人子脏冷久无子，由风寒邪气客于经络。

卷柏　牡蒙　藁本　当归（锉碎，微炒）　熟干地黄　柏子仁　干姜（炮裂，锉）　禹余粮（烧醋淬七遍）　白薇（以上各一两）　芎䓖（酒洗）　人参（去芦头）　五味子　石斛（去根，锉）　桂心　附子（炮裂，去皮脐）　防风（去芦头）　吴茱萸（汤浸七遍，焙干微炒）　甘草（炙微赤，锉）　牛膝（去苗）　桑寄生　川椒（去目及闭口者，微炒去汗，以上各三分）

上为末，炼蜜和丸如梧桐子大。空心及晚食前，以温酒下三十丸。

5. 熟干地黄散（《太平圣惠方·卷七十·治妇人子脏虚冷久无子诸方》）

治妇人久无子断绪者，是子脏积冷，血气不调。

熟干地黄（一两）　牛膝（一两，去苗）　当归（锉细，微炒，一两）　芎䓖（三分）　卷柏（三分）　防风（去芦头，三分）　桂心（半两）　柏子仁（一两）　白薇（一两）

上件药，捣罗为散。每服三钱，以水一中盏煎至六分，去滓，每日空心温服。

6. 桃花丸（《太平圣惠方·卷七十二·治妇人月水不通无子诸方》）

治妇人月水不通，无子。由子宫风冷，积血滞于膀胱，故致腰胯疼痛、手脚心热、背膊妨闷，经络不调、腹内多气、四肢乏力、面无血色，及多无子。

桃花　苏合香　安息香　木香　槟榔　川芒硝（以上各三分）　水蛭（半两，炒令微黄）　虻虫（半两，炒令微黄，去翅足）　鳖甲（涂醋炙令黄，去裙襕）　麒麟竭　附子（炮裂，去皮脐）　柴胡（去苗）　卷柏　当归（锉，微炒）　辛夷　白芷　紫石英（细研，水飞过）　禹余粮（炒醋拌七遍）　芎䓖　牡丹　细辛　麦冬（去心，焙）　羌活　桂心　肉豆蔻（去壳，以上各一两）

上件药，捣罗为末，炼蜜和捣三二百杵，丸如梧桐子大。每日空心及晚食前，煎茅香汤下三十丸。

7. 紫石英丸（《太平圣惠方·卷七十二·治妇人月水不通无子诸方》）

治妇人久无子，由子脏久积风冷，阴阳不能施化。

紫石英（细研，水飞过，二两）　细辛　桔梗（去芦头）　厚朴（去粗皮，涂生姜汁炙香熟）　防风（去芦头）　川大黄（锉碎，微炒）　川椒（去目及闭口者，微炒去汗）　附子（炮裂，去皮脐）　硫黄（细研）　白薇　当归（锉碎，微炒）　桂心（各一两）　鳖甲（生用，二两半）　牡蒙　人参（去芦头）　桑寄生（各三分）　半夏（汤洗七遍去滑用）　白僵蚕（微炒）　续断　紫菀（洗去苗、土）　杜蘅　牛膝（去苗，各两半）

上为末，炼蜜和丸如梧桐子大。每服三十丸，空心及晚食前温酒下。

2)《女科证治准绳·卷四·胎前门·求子》

治妇人久冷无子,及数经堕胎,皆因冲任之脉虚损,胞内宿寒疾病,经水不时、暴下不止,月内再行,或月前月后;及子脏积冷,虚羸百病,崩漏带下三十六疾,积聚癥瘕,脐下冷痛,少腹急重,小便白浊。以上疾证,皆令孕育不成,以至绝嗣不孕,此药并能主疗。

海螵蛸(烧灰) 山药 甘草(炙,各一两半) 天冬(去心,焙) 紫石英(研,各三两) 紫葳 辛夷仁 熟干地黄 卷柏(去根) 禹余粮(烧,醋淬七遍,研) 肉桂(去粗皮) 石斛(去根) 芎䓖 牡蒙各(二两) 食茱萸 人参 续断 当归(去芦,微炒) 川乌(炮,去皮脐) 牡丹皮 桑寄生 细辛(去苗) 厚朴(去粗皮,姜汁炙) 干姜(炮) 牛膝(去苗,各一两一分) 柏子仁(微炒,别研,一两半)

上为细末,炼蜜丸如梧桐子大。每服三十丸,温酒或温米饮下,空心、食前,日二服。

3)《医略六书·女科·种子·卷二十七》

治血海久冷不孕,脉细涩者。

紫石英(三两) 人参(一两半) 熟地黄(五两) 当归身(三两) 川芎(一两) 川乌头(一两,炮) 紫厚朴(一两,制) 桂心(一两半) 吴茱萸(一两,醋炒) 白干姜(炒,一两)

上为末,炼蜜为丸。每服二至三钱,温酒送下。

8. 大圣散(《博济方·卷四》)

治血海虚冷,久无子息,及产后败血冲心,中风口噤,子死腹中,掰开口灌药,须臾生下,无恙。并治堕胎,腹中攻刺疼痛,横生逆产,胎衣不下,血运,血癖,血滞,血崩,血入四肢,应血脏有患,及诸种风气。或伤寒吐逆,咳嗽,寒热往来,遍身生疮,头痛恶心,经脉不调,赤白带下,乳生恶气,胎脏虚冷,数曾堕胎,崩中不定,因兹成疾,及室女经脉不通,并宜服之。

泽兰叶 石膏(研,各二两) 白茯苓(去皮) 卷柏(去根) 柏子仁(炒) 防风(去芦) 厚朴(去粗皮,姜汁炙) 细辛(去苗) 人参(去苗) 藁本(去苗) 干姜(炮) 五味子 白芷 川椒(去目及闭口者,炒出汗) 白术(各三分) 当归(去芦) 芜荑(炒) 甘草(炙) 川芎(各一两三分) 生干地黄(一两半) 官桂(去皮,一两一分) 黄芪(去苗,三分) 芍药(一两三分) 白薇(半两) 桔梗(一两) 川乌(三分) 阿胶(半两) 丹参(三分) 吴茱萸(汤洗七次,焙炒,一两)

上为末。每服二钱,空心,热酒调服。若急有患,不拘时候,日三服。

9. 白薇丸(《太平惠民和剂局方·卷九·治妇人诸疾》)

治胞络伤损,宿受风寒,久无子息,或受胎不牢,多致损堕。久服去下脏风冷,令人有子。

秦椒(去目及闭口者,微炒出汗,半两) 白薇(去苗) 熟干地黄 当归(去户,锉,微炒) 姜黄(各一两七钱半) 牡蒙 藁本(去苗及土,各一两二钱半) 禹余粮(火煅、酒淬七遍,研,二两) 人参 柏子仁(微炒) 桑寄生 附子(炮,去皮脐) 肉桂(去粗皮) 五味子(去梗) 吴茱萸(汤浸微炒) 石斛(去根) 甘草(炙,微赤) 牛膝(去苗,酒浸一宿,焙干) 防风(去苗、叉) 芎䓖(各一两半)

上为细末,入研药匀,炼蜜为丸如梧桐子大。每服三十丸至五十丸,温酒或米饮下,空心食前服。才觉妊娠即住服,已怀孕者尤不宜服之。

10. 钟乳泽兰丸(《太平惠民和剂局方·卷九·治妇人诸疾》)

治冲任虚损,月水不调,脐腹疠痛,腰腿沉重,四肢倦怠,百节酸痛,心忪恍惚,忧恚不乐,面少光泽,饮食无味。除下脏风冷,治带下三十六疾,崩中漏下五色,子宫久冷无子及数堕胎,或因产劳损,冲任血气虚羸,肌瘦嗜卧。久服补暖元脏,润泽肌肤,长发去鼾,除头风,令人有子。

钟乳粉(三两) 泽兰(二两二钱半) 芜荑(炒,半两) 麦冬(去心,焙)(一两半) 山茱萸(一两二钱半) 艾叶(醋炒,七钱半) 防风(一两七钱半) 柏子仁(炒,别捣) 人参(去芦) 石膏(研飞) 石斛(去根) 熟干地黄(酒蒸,各一两半) 芎䓖 甘草(微炙赤) 牛膝(去芦,酒浸焙) 白芷 山药 当归(去芦,炒) 藁本 细辛(去苗,不见火) 肉桂(去粗皮,各一两)

上为细末,炼蜜和为丸如梧桐子大。每服三十丸至五十丸,温酒或米饮下,空心,食前,日二服。

11. 陈橘皮煎丸(《圣济总录·卷七十二·久积癥癖》)

治久积冷气,攻心腹疼痛,痃癖呕逆,腹胀不思饮食,肌肤瘦瘁,腰膝倦痛,下痢泄泻,痃疾肠风,并妇人血海久冷无子。

陈橘皮(汤浸去白,焙,十五两,别捣罗为末) 巴戟天(去心) 石斛(去根) 牛膝(酒浸切,焙) 肉苁蓉(酒浸切,焙) 鹿茸(去毛,酒炙) 菟丝子(酒浸三日,别捣,焙) 杜仲(去粗皮,炙,锉) 阳起石(酒浸研如粉) 厚朴(去粗皮,生姜汁炙) 附子(炮裂,去皮脐) 吴茱萸(汤洗,焙干炒) 当归(切,焙) 干姜(炮) 京三棱(煨,锉) 萆薢各(三两) 甘草(炙,锉,一两)

上一十七味,捣罗为末,先以好酒五碗,于银石器内,煎橘皮末令如饧,入诸药搅匀,再捣三五百杵,稍干更入酒少许和丸如小豆大。每服二十丸,至三十丸,空心温酒下,盐汤亦得。

12. 威喜丸(《圣济总录·卷九十二·白淫》)

治精气不固,遗沥常流,小便白浊,梦中频泄;及治妇人血海冷,白带,白浊,白淫,下身常湿,小便如泔,或无子息。

黄蜡(四两) 白茯苓(去皮,四两,作块,用猪苓一分,同于瓷器内煮二十余沸,出,晒干,不用猪苓)

上以茯苓为末,熔黄蜡搜为丸如弹子大。空心细嚼,满口生津,徐徐咽服,以小便清为度。忌米醋,只吃糠醋,切忌使性气。

13. 钟乳丸(《圣济总录·卷一百五十三·妇人无子》)

治妇人断绪无子。

钟乳(研一复时) 白矾(烧令汁尽,各一两) 阿胶(炙令燥) 紫石英(研细) 蜀椒(去目及闭者,炒出汗) 生干地黄(焙) 五味子(炒) 蛇床子(炒) 原蚕蛾(炒) 石亭脂(研极细,各半两)

上一十味,除石药别研外,余药捣罗为末,同和匀,炼蜜和捣,丸如梧桐子大。每日空心暖酒下二十丸,渐加至三十丸。

14. 固本丹(《杨氏家藏方·卷九·痼冷方一十道》)

治男子一切虚损衰弱、夜梦颠倒、遗精失溺、小便白浊,妇人血海久冷、崩中带下、久无子息,皆可治之。

牡蛎(白者,生为细末,别用好醋和丸子,入火烧令通赤,放冷秤,四两) 白石脂(二两) 硫黄(一两半) 阳起石(一两)

上件同研为末,煮汤和丸如桐子大,阴干入合子内,以赤石脂封口,外用盐泥固济,候干,煅令鬼焰绝,埋黄土内,出火毒三时辰取出。每服五十丸,温酒或米饮空心送下。

15. 暖宫丸(《杨氏家藏方·卷十五·妇人方上三十六道》)

治冲任脉弱,经候不调,因成带下,妊娠不牢,久无子息,日渐羸瘦,手足烦热,变骨蒸并宜服之,常服大益气血。

当归(洗,焙,二两) 续断 藁本(去土) 吴茱萸(汤浸焙干七遍) 五味子 人参(去芦头) 白茯苓 白术 绵黄芪(蜜炙) 川芎 香白芷 缩砂仁 干姜 萆薢(酒浸一宿,以上十三味各一两) 石斛三两(去根称) 牡蛎(煅通红,研细称) 香附子(炒) 熟干地黄(洗,焙) 山药 菟丝子(好酒煮软,焙七分干,盆研,焙干称) 羌活(去芦头) 白龙骨(细研,以上七味,各二两) 茴香(一两半,炒研) 山茱萸(去核,半两) 延胡索 川椒(炒,半两)

上为细末,炼蜜为丸如梧桐子大。每服五十丸,温酒或醋汤送下,空心食前服。

16. 白芷暖宫丸(《妇人大全良方·卷一·调经门·崩中漏下生死脉方论第十七》)

治子宫虚弱,风寒客滞,因而断绪不成孕育;及数尝堕胎,或带下赤白,漏下五色,头目虚晕,吸吸少气,胸腹苦满,心下烦悸,脐腹刺痛,连引腰背,下血过多,两胁牵急,呕吐不食,面色青黄,肌肤瘦瘁,寝常自汗。常服温补胞室,和养血气,光净颜色,消散风冷,退除百病,自成孕育,性平不热。

禹余粮(制,一两) 白姜(炮) 芍药 白芷 川椒(制) 阿胶粉(炒) 艾叶(制) 川芎(各三分)

上为末,炼蜜丸如梧桐子大。每服四十丸,米饮下,或温酒、醋汤亦得。

17. 橘皮煎丸(《世医得效方·卷八·大方脉杂医科·虚损》)

治久虚积冷,心腹疼痛,呕吐痰水,饮食减少,胁肋虚满，脐腹弦急，大肠虚滑，小便利数，肌肤瘦悴，面色痿黄，肢体怠惰，腰膝缓弱；及治痃澼积聚，上气咳嗽，久疟久痢，肠风痔瘘；妇人血海虚冷，赤白带下，久无子息，并宜服。

京三棱(煨熟，乘热捣碎，三两)　陈橘红(净洗，焙，十五两)　当归(洗，去芦，焙)　革薢　厚朴(去皮，姜汁炒)　肉苁蓉(酒浸焙干)　肉桂　附子(炮，去皮脐)　阳起石(酒浸研，焙如粉)　巴戟(去心)　石斛(去根)　鹿茸(茄子者，燎去毛，劈开，酒浸炙干)　牛膝(去苗，酒浸焙)　菟丝子(酒浸焙干，炒)　杜仲(姜汁炒)　吴茱萸(洗，焙)　干姜(泡，各三两)　甘草(炙，一两)

上为末，用酒五升，于银、石器内将橘内熬如饧，却入诸药末，搅和均匀，仍以臼内捣五百杵，丸如梧子大。每服二十丸，空心，温酒或盐汤吞下。

18. 螽斯丸(《产乳备要》)

治妇人无子。

附子(炮，去皮脐，一枚)　杜仲(炒断丝)　地榆　桔梗　白薇(去土)　川牛膝(去苗)　川白芷　黄芪　沙参　厚朴(去粗皮，姜汁炒，各四钱)　北细辛(去叶)　干姜　蜀椒(各二钱半)

上为末，炼蜜丸梧桐子大。每服二十丸，盐酒下。服之一月，自然有孕。

19. 暖宫万灵丸(《普济方·卷三百二十二·妇人诸疾门·虚损》)

治冲任虚损，下元久冷，脐腹痛；月水不调，或前或后，或多或少，过期不来，或来时崩下，或月内再行，淋沥不止；带下五色；经脉时至，肢体倦怠，饮食不进，渐至羸瘦；又治子宫久寒，不成孕。

川芎　当归　芍药　熟地黄　生地黄(各三两)　白茯苓　牡丹皮　肉桂　玄胡索　黄芪　泽兰　卷柏　牛膝(酒浸)　香附子(炒)　白术　甘草　没药(另研)　吴茱萸(炒，各二两)　木香(一两)　山药　山茱萸　桂心(各一两)　石斛(去根，一两半)　钟乳粉(三分)　藁本　五味子(各一两)

上为末，炼蜜和捣三五百杵，丸如梧桐子大。每服空心及晚食前，以温酒服三十丸。

20. 苍术膏(《摄生众妙方·卷二·补养门》)

治男子精冷绝阳，妇人胎冷不孕。

苍术(十斤，米泔浸一宿，削去皮，碓舂如泥，大锅内文武火煮水二桶，约有十余碗，取出冷定，绢滤去滓，入瓷罐内，加众药)　人参(四两)　生地黄(四两)　熟地黄(四两)　黄柏(四两)　远志(四两)　杜仲(炒，四两)　川芎(四两)　核桃肉(四两)　川椒(四两)　破故纸(四两)　碎青盐(二两)　碎朱砂(一两)　当归(四两)　旱莲草(取汁，二碗)　蜂蜜(二斤)　姜汁(四两)

上药并入前苍术膏，瓷罐内封固，大锅水煮，香二炷为度，取出埋地七日。每服一盏，空心酒一盏或白汤服下。

21. 加味苍术膏(《医学入门·外集·卷六·杂病用药赋》)

治男子精冷绝阳，妇人胞冷不孕。

苍术(十斤，捣如泥，入大锅内，用水二桶，以文武火煮至十余碗，取出绢滤，入瓷罐内)　人参(四两)　生地(四两)　熟地(四两)　黄柏(四两)　远志(四两)　杜仲(四两)　川芎(四两)　胡桃肉(四两)　川椒(四两)　故纸(四两)　当归(四两)　姜汁(四两)　青盐(二两)　朱砂(一两)　旱莲草汁(二碗)　白蜜(二斤)

上为末，共入膏内封固，大锅水煮，官香二炷为度，取出埋土中七日。每空心酒、汤任下。

22. 长春广嗣丹(《医方考·卷六·广嗣门第七十一》)

治男妇艰嗣，男子劳损羸瘦，中年阳事不举，精神短少，未至五旬，须发早白，步履艰难；妇人下元虚冷，久不孕育者。

人参(去芦，一两)　天门冬(去心，一两)　当归(酒洗，一两)　泽泻(去毛，一两)　山茱萸(去核，一两)　石菖蒲(炒，一两)　赤石脂(一两)　五味子(去梗，一两)　复盆子(去萼，一两)　白茯苓(一两)　车前子(一两)　广木香(一两)　柏子仁(一两)　山药(姜汁炒，二两)　川巴戟(去心，二两)　川椒(去目与梗及闭口者，炒出汗，二两)　川牛膝(去芦，酒洗，二两)　生地黄(二两)　熟地黄(二两)　地骨皮(去木与土，二两)　杜仲(二两)　远志(去芦，甘草汤泡去心，三两)　肉苁蓉(酒洗去心膜，晒干，三两)　枸杞子(三两)　菟丝子(酒洗去土，及用酒蒸，捣饼晒干，四两)

上为末，炼蜜为丸如梧桐子大。每服三十丸，日三次。

23. 内药续生丸(《济阴纲目·卷六·求子

门·治宫冷不孕》)

治宫冷不孕。

母丁香　附子　肉豆蔻　枯矾　乌鱼骨

上为末,糊为软丸,绵裹纳阴中。

24. 十全济阴丸(《济阴纲目·卷六·求子门·治血虚不孕》)

治月经不调,子宫寒冷不孕。

当归身(酒洗,四两)　熟地黄(四两)　香附子(童便煮,四两)　干山药(二两五钱)　白术(二两五钱)　枸杞子(二两)　人参(二两)　蕲艾叶(去梗筋,二两,同香附用陈醋、老酒煮一时,捣烂,焙干)　川芎(一两五钱)　白芍药(一两五钱)　牡丹皮(一两五钱)　紫石英(火煅淬,一两五钱)　泽兰(一两)　紫河车(一具,在净水内洗去秽血,用银针挑去紫筋)

同河车入砂锅内,用陈老酒三碗、陈米醋一碗、清白童便一碗、米泔水数碗和匀,倾入锅内,浮于药寸许,如尚少,再加米泔,以锅盖盖密,勿令透气,桑柴火慢煮,以河车融化,汁干为度,同药俱取出,在石臼内捣极烂,捻作饼子,日晒夜露三昼夜,宜在月满之时,以受日精月华,仍焙干为末,炼蜜为丸如梧桐子大。每服五十丸,渐加至八十至九十丸,空心淡盐汤送下,随用早饭,使药下行。

25. 续嗣降生丹(《景岳全书·卷之六十一长集·妇人规古方》)

治妇人五脏虚损,子宫冷惫,不能成孕;并治男子精寒不固,阳事衰弱,白浊梦泄,妇人带下寒热,诸虚百损,盗汗短气,无不感应。

当归(酒洗)　杜仲(酒炒)　茯神　益智仁　龙骨(煅)　桂心　吴茱萸(制)　干姜(半生半熟)　川椒(去目)　台乌药(各一两)　白芍药(酒炒)　川牛膝(酒浸)　半夏(制)　防风　秦艽　石菖蒲(去毛)　北细辛　桔梗(各五钱)　附子(一枚重一两者,脐下作一窍,入朱砂一钱,面裹煨熟,取出朱砂,留为衣)　牡蛎(大片者,以童便浸四十九日,每五日一换,取出,用硫黄一两为末,酒和涂遍,用皮纸糊实,米醋浸湿,外以盐泥厚固之,候干,用炭五斤煅过为末。每料止用二两,余可收贮再用)

上为末,以酒煮糯米糊为丸梧子大,以前朱砂为衣。每服三五十丸,渐至七八十丸,空心滚白汤或盐汤、温酒下。

26. 温胞饮(《傅青主女科·女科上卷·种子·下部冰冷不孕三十一》)

治妇人下部冰冷不孕。

白术(土炒,一两)　巴戟(盐水浸,一两)　人参(三钱)　杜仲(炒黑,三钱)　菟丝子(酒浸炒,三钱)　山药(炒,三钱)　芡实(炒,三钱)　肉桂(去粗皮,研,二钱)　附子(制,三分)　补骨脂(盐水炒,二钱)

水煎服。

27. 经验广嗣丸(《惠直堂经验方·卷一·种子门》)

治男子劳损羸瘦,中年阳事不举,精神短少,未至五旬,须发早白,步履艰难;妇人下元虚冷,久不孕育。

人参(一两)　山萸(一两)　茯苓(一两)　天冬(一两)　石菖蒲(一两)　车前子(一两)　赤石脂(另研,一两)　当归(一两)　生地(二两)　熟地(二两)　杜仲(二两)　地骨皮(二两)　川椒(二两)　牛膝(二两)　枸杞(三两)　肉苁蓉(三两)　远志(三两)　菟丝(四两)　覆盆子(一两)　泽泻(一两)　柏子仁(一两)　山药(一两)　五味子(一两)　巴戟天(一两)　木香(一两)

上为末,蜜为丸如梧桐子大。初服六十丸,渐加至一百丸,空心盐汤或酒送下。

28. 加减八味丸(《女科指要·卷一·经候门·阴冷》)

治阴内冰冷,不孕,脉细者。

熟地(五两)　附子(三两,炮)　肉桂(三两,去皮)　萸肉(三两)　泽泻(一两半)　当归(三两)　吴茱(一两半,醋泡炒)　阳起石(三两,煅)　干姜(一两半,炒)

上为末,炼蜜为丸。每服三钱,川椒汤送下。

29. 艾附丸(《医略六书·女科·种子·卷二十七》)

治血虚宫冷不孕,脉弦缓涩者。

熟地(五两)　当归(三两)　白芍(一两半,酒炒)　艾叶(一两半,醋炒)　丁香(一两)　香附(二两,酒炒)　木香(一两)　藿香(一两半)

上为末,醋为丸。每服三钱,温酒送下。

30. 柏子建宫丸(《医略六书·女科·种子·卷二十七》)

治血虚宫冷,不孕,脉数濡弦微涩者。

熟地(三两) 当归(三两,酒炒) 白芍(一两半,酒炒) 川芎(八钱,炒) 阿胶(三两,麸炒) 艾叶(一两五钱,醋炒)

上为末,炼蜜为丸。每服三钱,温酒送下。

31. 紫河车丸(《医略六书·女科·种子·卷二十七》)

治妇女虚寒不孕,脉软弱者。

紫河车(一具,白酒洗,银针挑净紫筋) 大熟地(八两) 当归身(四两) 白芍药(二两,酒炒) 冬白术(四两,制) 淮山药(四两,炒) 金香附(二两,酒炒) 拣人参(四两) 紫石英(四两,醋煅) 甘枸杞(四两) 蕲艾叶(二两,醋炒) 川芎(二两)

各药同河车入陈酒煮烂,收干晒脆,为细末,炼蜜为丸。每服三至五钱,温酒送下。

32. 琥珀调经丸(《妇科玉尺·卷一·月经》)

治妇人胞冷无子,能令经调。

香附(一斤,分各半,童便醋各浸九日,和净熟艾四两,再加醋五碗,砂锅内炒干) 琥珀(一两) 川芎 当归 熟地 白芍 生地 没药(各二钱)

醋糊丸。每百丸,空心艾醋汤下。

33. 温冲汤(《医学衷中参西录·医方·治女科方》)

治妇人血海虚寒不育。

生山药(八钱) 当归身(四钱) 乌附子(二钱) 肉桂(去粗皮,后入,二钱) 补骨脂(炒,捣,三钱) 小茴香(炒,二钱) 核桃仁(二钱) 紫石英(煅研,八钱) 真鹿角胶(二钱,另炖,同服,若恐其伪可代以鹿角霜三钱)

水煎服。

五、治瘀血内停不孕症方

1. 大黄汤(《圣济总录·卷一百五十三·妇人无子》)

治妇人月水不利,结积无子。

大黄(锉,炒,一两) 桃仁(汤浸去皮尖、双仁,四十九枚) 虻虫(去翅足,微炒,三十枚) 水蛭(糯米内炒,候米黄即止,三十枚)

上四味,锉如麻豆。每服一钱匕,酒一盏,煎至七分,去滓,空腹温服。如无结积,不可服。

2. 大硝石丸(《世医得效方·卷四·大方脉杂医科·癥瘕》)

治七癥八瘕,聚结痞块,及妇人带下绝产,并欲服丹药。腹中有癥瘕者,当先下此药,但去癥瘕,不令人困。

硝石(三两) 大黄(四两) 人参 甘草(各一两半重)

上为末,以三年苦酒三升,置铜石器中,以竹作准,每一升作一刻,注器中,先纳大黄,常搅不息,使微沸,尽一刻,乃内余药,又尽一刻,极微火熬,使可丸,则丸如梧桐子大。每服三十丸,米汤下,四日一服。妇人服之,或下如鸡肝,或如米泔,正赤黑等三二升后,忌风冷如产妇。

六、治肝郁气滞不孕症方

1. 抑气散(《世医得效方·卷十五·产科兼妇人杂病科·求嗣》)

治气盛于血,所以无子,寻常头晕,膈满件痛,怔忡,皆可服之。

香附子(炒,杵净,四两) 茯神(去木,一两) 橘红(二两) 甘草(炙,一两)

上为末。每服二钱,食前沸汤调服。仍兼进紫石英丸(炙用)。

2. 无名丹(《普济方·卷二百十七·诸虚门·补虚固精》)

主女人无子服益子。

茅山苍术(不浸,入药臼,以面杵舂令稍滑,净筛去粗皮,亦不须过当,一斤) 龙骨(另研如粉,一两) 赤石脂(研,二两) 破故纸(微炒,三两) 川楝子(去核,微炒用,三两) 川乌头(大者,炮裂,削去皮脐,一两) 茴香(舶上并京者,微炒用,各一两半)

其作用非至神不能处之,遂无名可称其效,故以无名。一方加远志、莲肉(并去心)、白茯苓三味各一两,用苏合香丸酒下。一方无赤石脂。

上为细末,合和令匀,酒煮糊为丸如桐子大,朱砂为衣。多可百丸,少止三十丸,食前温酒或米饮盐汤下,如欲持药力,冷酒下五十丸。

3. 开郁种玉汤(《傅青主女科·女科上卷·种子·嫉妒不孕三十四》)

治妇人嫉妒不孕。

白芍(酒洗,一两) 香附(酒炒,三钱) 当归(酒洗,五钱) 白术(土炒,五钱) 丹皮(酒

洗，三钱） 茯苓（去皮，三钱） 花粉（三钱）

水煎服。

4. 郁金舒和散（《辨证录·卷十一·受妊门》）

治妇人肝气郁结不孕。

白芍（一两） 当归（五钱） 郁金（一钱） 香附（一钱） 神曲（一钱） 枳壳（三分） 白术（三钱） 川芎（二钱）

水煎服。

5. 七制香附丸（《奇方类编·卷下》）

治妇人经脉不调。妇人郁怒伤肝，思虑伤脾，肢体困倦，面目枯黄，日晡潮热，夜静昼烦，胸膈膜胀，腰胁疼痛，饮食无味，神识不安，赤白带下，如是等情，渐致经水不调，或致半产漏下，久而不孕，亦有成劳；亦治山岚异气，老幼水土不服。

香附米（十四两，分作七分，酒、醋、盐、童便、小茴香二两、益智仁二两、莱菔子二两，凡浸，春、秋三日，夏一日，冬七日，同入砂锅内，用艾叶四两，无灰酒随煮随添，以黑色为度） 制香附（七两） 归身（四两，酒洗） 熟地（四两，姜汁焙） 生地（四两，姜汁焙） 白芍（四两，酒炒） 抚芎（三两） 人参（一两） 白术（土炒，二两） 白茯苓（二两） 枣仁（二两，炒） 炙甘草（九钱） 天冬（二两九钱） 益母草（四两） 条芩（酒炒，二两五钱） 砂仁（炒，一两五钱） 阿胶（二两，炒） 陈皮（二两） 山茱萸（酒蒸，二两） 元胡索（一两五钱，醋炒）

上为细末，用神曲四两，酒煮神曲糊为丸如梧桐子大。每日空心服一百丸。

6. 合欢丸（《叶氏女科证治·卷四·求嗣》）

治妇人气郁不孕。

当归（三两） 熟地黄（三两） 茯苓（一两五钱） 白芍（一两五钱） 酸枣仁（炒，一两） 远志肉（制，一两） 香附（酒炒，八分） 炙甘草（八分）

上为末，炼蜜为丸。白汤送下。

七、治肝肾不足不孕症方

1. 养真丸（《妇人大全良方·卷九·求嗣门·〈千金翼〉求子方论第四》）

治妇人血虚气惫，阴阳不升降，久不成妊娠者。

鹿茸 当归 肉苁蓉 禹余粮 菟丝子 覆盆子 熟地黄 紫石英 海螵蛸各（二两） 五味子（炙） 真琥珀 白芍药 川芎 桑寄生 卷柏 艾叶 川姜 坚白茯苓 人参 牡蛎 酸枣仁（各一两） 钟乳粉（四两）

上为末，酒煮面糊丸如梧桐子大。食前温酒吞下五十丸，日三服，吃后用粥饭压之。

2. 青娥丸（《摄生众妙方·卷二·补养门》）

治肾虚腰膝疼痛无力，不孕，并耳聋、眩晕、足无力、耳鸣、头晕目眩。

补骨脂（即破故纸，四川合州者，洗净，酒浸少顷，纸炒香为度，四两） 萆薢（四两，真正者，切片分作四份用，一两盐水，一两童便，一两米泔水，一两无灰好酒，各浸一宿，晒干） 杜仲（姜汁炒去丝，四两） 胡桃肉（汤泡去皮，八两） 黄柏（蜜炒，四两） 知母（蜜炒，三两） 牛膝（酒洗去芦，四两）

上为细末，春夏用糊，秋冬用蜜，其糊用糯米一碗煮粥，将胡桃仁捣烂为膏，和匀，石臼捣为丸如梧桐子大。每服五十至八十丸，空心盐汤或盐酒送下，以干物压之。

3. 调经种玉汤（《寿世保元·卷七·求嗣》）

凡妇人无子，多因七情所伤，致使血衰气盛，经水不调，或前或后，或多或少，或色淡如水，或紫如血块，或崩漏带下，或肚腹疼痛，或子宫虚冷，不能受孕，宜进此药而效可通神。

归身（酒洗，四钱） 南芎（四钱） 白芍（二钱） 熟地黄（酒洗，六钱）白茯（去皮，三钱） 陈皮（三钱） 香附（炒，三钱） 吴茱萸（炒，四钱） 官桂（二钱） 干姜（炮，三钱） 丹皮（三钱） 玄胡索（三钱） 熟艾（二钱）

上锉四剂，生姜三片，水一碗半煎一碗，空心温服。渣再煎，待经至之日服起，一日一剂，药尽则当交媾，必成孕矣。

4. 河车种玉丸（《景岳全书·卷之六十一长集·妇人规古方》）

功在补肾助孕。

紫河车（一具，只要母气壮盛、厚大新鲜者，但去胞内瘀血，不必挑去鲜红血脉，以米泔水洗净，用布绞干，石臼内生杵如糊，用山药末四五两收干，捻为薄饼八九个，于砂锅内焙干，以香如肉脯为妙） 大熟地（酒洗烘干，八两） 枸杞（烘干，五两） 白茯苓（人乳拌晒三次） 归身（酒洗） 人参 菟丝（制） 阿胶（炒珠，各四两） 丹皮（酒洗） 白薇（酒洗，各二两） 沉香（一两） 桂心 山茱萸 香附米（用酒、醋、水三件各半碗浸三日，晒干略烘，各三两） 大川芎（酒浸切片晒干，二两）

上炼蜜和丸桐子大。每服百余丸，空心或酒或白汤、盐汤任下。如带浊多者，加赤、白石脂各二两，需以清米泔飞过用。服药后忌生萝卜、生藕、葱、蒜、绿豆粉之类。

5. 清骨滋肾汤（《傅青主女科·女科上卷·种子·骨蒸夜热不孕三十六》）

治妇人骨蒸夜热不孕。

地骨皮（酒洗，一两） 丹皮（五钱） 沙参（五钱） 麦冬（去心，五钱） 玄参（酒洗，五钱） 五味子（炒研，五分） 白术（土炒，三钱） 石斛（二钱）

水煎服。

6. 养精种玉汤（《傅青主女科·女科上卷·种子·身瘦不孕二十九》）

补肾水而平肝木。治妇人身瘦不孕。

大熟地（九蒸，一两） 当归（酒洗，五钱） 白芍（酒炒，五钱） 山萸肉（蒸熟，五钱）

水煎服。

7. 清骨汤（《辨证录·卷十一·受妊门》）

治妇人不孕，口干舌燥，骨蒸夜热，遍体火焦，咳嗽吐沫。

地骨皮（一两） 丹皮（五钱） 沙参（五钱） 麦冬（五钱） 玄参（五钱） 北五味子（五分） 金钗石斛（二钱） 白术（三钱）

水煎服。连服一月而骨中之热自解，再服二月自可受孕矣。

8. 加味种子四物汤（《医略六书·女科·种子·卷二十七》）

治冲任两虚，不孕，脉虚涩者。

熟地（五钱） 当归（三钱） 白术（钱半） 川芎（一钱） 白芍（钱半，炒） 茯苓（钱半） 阿胶（三钱，面炒） 香附（二钱，酒炒） 续断（三钱，酒炒） 炙草（五分）

水煎去滓，冲炒黄砂仁末五分，温服。

八、治脾肾不足不孕症方

1. 地黄丸（《普济本事方·卷十·妇人诸疾》）

治妇人月经不调，每行数日不止，兼有白带，渐渐瘦悴，饮食少味，累年无子。

熟干地黄（一两一分） 山茱萸（连核用，一两） 白芜荑（一两） 白芍药（锉，微炒，一两） 代赭石（醋淬煅五至六次，一两） 干姜（炮，三分） 厚朴（去粗皮，生姜汁炙，三分） 白僵蚕（去丝嘴，炒，三分）

上为细末，炼蜜为丸如梧桐子大。每服四十至五十丸，空心酒送下，日三次。

2. 龟鹿二仙胶（《医便·卷一·男女论》）

治男妇真元虚损，久不孕育；男子酒色过度，消铄真阴，妇人七情伤损血气，诸虚百损，五劳七伤。

鹿角（用新鲜麋鹿杀角，解的不用，马鹿角不用；去角脑梢骨二寸绝断，劈开，净用，十斤） 龟版（去弦，洗净，五斤，捶碎） 人参（十五两） 枸杞子（三十两）

前三味袋盛，放长流水内浸三日，用铅坛一只，如无铅坛，底下放铅一大片亦可，将角并版放入坛内，用水浸高三至五寸，黄蜡三两封口，放大锅内，桑柴火煮七昼夜，煮时坛内一日添热水一次，勿令沸起，锅内一日夜添水五次；候角酥取出，洗，滤净取滓，其滓即鹿角霜、龟版霜也。将清汁另放，外用人参、枸杞子用铜锅以水三六碗，熬至药面无水，以新布绞取清汁，将滓石臼水捶捣细，用水二四碗又熬如前；又滤又捣又熬，如此三次，以滓无味为度。将前龟、鹿汁并参、杞汁和入锅内，文火熬至滴水成珠不散，乃成胶也。候至初十日起，日晒夜露至一七日，七日夜满，采日精月华之气，如本月阴雨缺几日，下月补晒如数，放阴凉处风干。每服初一钱五分，十日加五分，加至三钱止，空心酒化下，常服乃可。

3. 右归丸（《景岳全书·卷五十一德集·新方八阵·因阵》）

治元阳不足，或先天禀衰，或劳伤过度，以致命门火衰，不能生土，而为脾胃虚寒，饮食少进，或呕恶膨胀，或翻胃噎膈，或怯寒畏冷，或脐腹多痛，或大便不实，泻痢频作，或小水自遗，虚淋寒疝，或寒侵溪谷而肢节痹痛，或寒在下焦而水邪浮肿。总之，真阳不足者，必神疲气怯，或心跳不宁，或四体不收，或眼见邪祟，或阳衰无子等证，俱速宜益火之源，以培右肾之元阳，而神气自强矣，此方主之。

大怀熟（八两） 山药（炒，四两） 山茱萸（微炒，三两） 枸杞（微炒，四两） 鹿角胶（炒珠，四两） 菟丝子（制，四两） 杜仲（姜汤炒，四两） 当归（三两，便溏勿用） 肉桂（二两，渐可加至四两） 制附子（二两，渐可加至五六两）

上丸法如前，或丸如弹子大。每嚼服二三丸，以滚白汤送下，其效尤速。

4. 万灵至宝仙酒（《身经通考·卷四·方选·种子门》）

治肾阴阳亏虚，阳萎不举，妇人赤白带下，月水不调，肚冷脐痛，不孕。

淫羊藿（酒洗净，剪碎，十两） 列当（如无以肉苁蓉代之，四两） 仙茅（糯米泔浸一宿，竹刀削去粗皮黑顶，四两） 雄黄（研，二两） 黄柏（去粗皮，二两） 知母（去尾，二两） 当归（酒洗浸，八两）

无灰酒十五斤，装入瓶内封固，桑柴文武火悬煮三个时，埋地内三昼夜，去火毒取出，待七日将药捞出，晒干为细末，糯米粉打糊为丸如梧桐子大。酒药同服，仍以干物压之。此酒用银壶或瓷壶重汤煮热服。酒后不可妄泻，待时而动，少则三月，多则半年，精泻胞成，屡试屡验。

5. 并提汤（《傅青主女科·女科上卷·种子·胸满不思食不孕三十》）

治妇人胸满不思食，不孕。

大熟地（九蒸，一两） 巴戟（盐水浸，一两） 白术（土炒，一两） 人参（五钱） 黄芪（生用，五钱） 山萸肉（蒸，三钱） 枸杞（二钱） 柴胡（五分）

水煎服。

6. 升带汤（《傅青主女科·女科上卷·种子·腰酸腹胀不受孕三十七》）

治妇人腰酸腹胀不孕。

白术（土炒，一两） 人参（三钱） 沙参（五钱） 肉桂（去粗，研，一钱） 荸荠粉（三钱） 鳖甲（炒，三钱） 茯苓（三钱） 半夏（制，一钱） 神曲（炒，一钱）

水煎服。

7. 化水种子汤（《傅青主女科·女科上卷·种子·便涩腹胀足浮肿不孕三十八》）

治妇人便涩腹胀足浮肿不孕。

巴戟天（盐水浸，一两） 白术（土炒，一两） 茯苓（五钱） 人参（三钱） 菟丝子（酒炒，五钱） 芡实（炒，五钱） 车前（酒炒，二钱） 肉桂（去粗研，一钱）

水煎服。

8. 温土毓麟汤（《傅青主女科·女科上卷·种子·胸满少食不孕三十二》）

治妇人胸满少食不孕。

巴戟（去心，酒浸，一两） 覆盆子（酒浸蒸，一两） 白术（土炒，五钱） 人参（三钱） 怀山药（炒，五钱） 神曲（炒，一钱）

水煎服。

9. 宽带汤（《傅青主女科·女科上卷·种子·少腹急迫不孕三十三》）

治妇人少腹急迫不孕。

白术（土炒，一两） 巴戟肉（酒浸，五钱） 补骨脂（盐水炒，一钱） 人参（三钱） 麦冬（去心，三钱） 杜仲（炒黑，三钱） 大熟地（九蒸，五钱） 肉苁蓉（洗净，三钱） 白芍（酒炒，三钱） 当归（酒洗，一钱） 五味（炒，三分） 建莲子（不去心，二十粒）

水煎服。

10. 五美丹（《辨证录·卷十一·受妊门》）

治妇人肾虚木旺，身躯瘦怯，久不孕育，一交男子。卧病终朝。

熟地（一两） 当归（五钱） 山茱萸（五钱） 麦冬（五钱） 山药（五钱）

水煎服。

11. 延寿获嗣酒（《惠直堂经验方·卷一·种子门》）

治素性弱，不耐风寒劳役，或思虑太过，致耗气血，或半身不遂，手足痿痹；或精元虚冷，久而不孕，及孕而多女，或频堕胎。

生地（十二两，酒浸一宿，切片，用益智仁二两同蒸一炷香，去益智仁） 覆盆子（酒浸一宿，炒，四两） 山药（炒，四两） 芡实（炒，四两） 茯神（去木，四两） 柏子仁（去油，四两） 沙苑（酒浸，四两） 萸肉（酒浸，四两） 肉苁蓉（去甲，四两） 麦冬（去心，四两） 牛膝（四两） 鹿茸（一对，酥炙）

上药用烧酒五十斤、无灰酒二十斤、白酒十

斤、龙眼肉半斤、核桃肉半斤同入缸内，重汤煮七炷香，埋土七日，取起勿令泄气。每晚男女各饮四至五杯，勿令醉。至百日后，健旺无比。

九、治脾虚痰湿不孕症方

1. 茂芝丸(《济阴纲目·卷六·求子门·治痰塞不孕》)

治妇人肥盛，脂膜闭塞子宫，以致经事不行，不能孕育；痰塞不孕。

白术(二两)　半夏曲(一两)　川芎(一两)　香附米(一两)　神曲(炒，半两)　茯苓(半两)　橘红(四钱)　甘草(二钱)

上并为末，粥为丸。每服八十丸。

2. 消脂膜导痰汤(《济阴纲目·卷六·求子门·治痰塞不孕》)

治宫冷不孕。痰纳胞门，闭遏子室，天癸不调。

半夏(姜制，一两)　南星(火炮，一两)　橘红(一两)　枳壳(去瓤麸炒，一两)　茯苓(一两)　滑石(研细，一钱)　川芎(五分)　防风(五分)　羌活(五分)　车前子(七分)

上细切，作一服。加生姜五片，水煎，空心服，以干物压之。

3. 启宫丸(《医方集解·经产之剂第二十一》)

治妇人肥盛，多由痰盛，子宫脂满壅塞，不能孕育。

芎䓖(一两)　白术(一两)　半夏曲(一两)　香附(一两)　茯苓(五钱)　神曲(五钱)　橘红(一钱)　甘草(一钱)

上为末，粥为丸，口服。

4. 加味补中益气汤(《傅青主女科·女科上卷·种子·肥胖不孕三十五》)

治妇人肥胖不孕。

人参(三钱)　黄芪(生用，三钱)　柴胡(一钱)　甘草(一钱)　当归(酒洗，三钱)　白术(土炒，一两)　升麻(四分)　陈皮(五分)　茯苓(五钱)　半夏(制，三钱)

水煎服。

5. 升阳利湿汤(《医略六书·女科·种子·卷二十七》)

治肥人湿闭不孕，脉弦缓者。

南星(二钱，制)　苍术(一钱半，炒黑)　羌活(一钱半，盐水炒黑)　台芎(八分)　滑石(三钱，姜汁炒)　半夏(一钱半，姜汁制)　防风(一钱半，炒黑)

水煎，去滓温服。

6. 胜金丸(《医略六书·女科·种子·卷二十七》)

治经迟不孕，脉虚者。

熟地(五两)　人参(一两半)　白术(炒，一两)　茯苓(一两半)　当归(三两)　白芍(一两半，酒炒)　川芎(一两)　桂心(一两半)　香附(二两，酒炒)　白薇(一两，酒炒)　延胡(一两半，酒炒)　炙草(五钱)

上为末，炼蜜为丸。每服三至五钱，温酒送下。

7. 补中丸(《竹林女科证治·卷四·求嗣上·妇人脾胃寒》)

治妇人脾胃虚寒，带脉无力，不孕。

川芎(一两)　当归(一两)　黄芪(蜜炙，一两)　白术(蜜炙，一两)　人参(一两)　白芍(一两)　杜仲(盐水炒，一两)　川续断(一两)　阿胶(炒珠，一两)　五味子(炒，一两)　甘草(蜜炙，五钱)

上为末，炼蜜为丸。白汤送下。

【论用药】

1. 牛膝

《本草经集注·草木上品》："味苦、酸，平，无毒。主治寒湿痿痹，四肢拘挛，膝痛不可屈伸，逐血气，伤热火烂，堕胎。治伤中少气，男子阴消，老人失溺，补中续绝，填骨髓，除脑中痛及腰脊痛，妇人月水不通，血结，益精，利阴气，止发白。"

2. 艾叶

《神农本草经·卷九》："艾叶，味苦，微温，无毒……利阴气，生肌肉，辟风寒，使人有子。""使人有子，盖指气血两虚之人，风寒乘虚入子宫不孕者设也。"

3. 仙茅

《本草新编·卷三》："味辛，气温，有毒。入肾。治心腹冷气，疗腰膝挛痹，不能行走，男子虚损劳伤，老人失溺，无子，益……闭精，则精不易泄，止溺，则气不外走，无子者自然有子。"

4. 当归

《本草经集注·草木中品》:"味甘、辛,温、大温,无毒。主治咳逆上气,温疟寒热洗洗在皮肤中,妇人漏下绝子,诸恶疮疡、金疮。煮饮之。"

5. 肉苁蓉

《本草经集注·草木上品》:"味甘、酸、咸,微温,无毒。主治五劳七伤,补中,除茎中寒热痛,养五脏,强阴。益精气,多子,治妇人癥瘕,除膀胱邪气、腰痛,止痢。久服轻身。生河西山谷及代郡雁门。"

6. 阳起石

《神农百草经百种录·中品》:"阳起石味咸微温。主崩中漏下,寒滑之病。破子脏中血、癥瘕结气,寒热腹痛,无子,凡寒凝血滞之病,皆能除之。"

7. 桑螵蛸

《神农本草经·上品·虫鱼》:"味咸,平。主伤中,疝瘕,阴痿,益精生子,女子血闭,腰痛,通五淋,利小便水道。一名蚀疣,生桑枝上,采,蒸之。"

8. 黄狗肾

《神农本草经·中品·兽》:"味咸,平。主伤中,阴痿不起,令强热大,生子,除女子带下十二疾。一名狗精。胆主明目。《名医》曰:六月上伏,取阴干百日。"

9. 蛇床子

《本草经集注·草木上品》:"味苦、辛、甘,平,无毒。主治妇人阴中肿痛,男子阴痿湿痒,除痹气,利关节,癫痫,恶疮。温中下气,令妇人子脏热,男子阴强。久服轻身,好颜色,令人有子。"

10. 紫石英

《本草蒙筌·紫白石英》:"紫石英类水精明澈,似樗蒲达头。治妇人子户风寒,经十年不孕。"

《神农百草经百种录》:"女子风寒在子宫,绝孕十年无子。子宫属冲脉、血海,风寒入于其中,他药所不能及,紫石英色紫入血分,体重能下达,故能入于冲脉之底,风寒妨孕,温能散寒驱风也。久服温中,轻身延年。补血纳气之功。"

11. 覆盆子

《药性论》:"主男子肾精虚竭,女子食之有子。主阴痿。"

【医论医案】

一、医论

《医旨绪余·下卷·删定野山秘抄种子论》

《易》曰:"天地絪缊,万物化醇;男女媾精,万物化生。"则絪缊者,升降凝聚之谓也,媾精者,配合交感之谓也。必二气合,则化自生矣。否则独阳不生,独阴不成,恶能望其化生哉!然则人之不孕育者,岂夫妇竟无一交媾之遇邪?遇而不识不会,是亦独阴独阳之谓也。不知者诿于天命,则泥矣。间有倡为资药饵以养精血,候月水以种孕育,又多峻补以求诡遇,则嗣未必得,而害已随之,此固予之痛惜也久矣。因究种子之道有四:一曰择地,二曰养种,三曰乘时,四曰投虚是也。何也?盖地则母之精也,种则父精也,时则两精交媾之时也,虚则去旧生新之初也。又尝闻之师曰:不受胎之原有二,阴失其道而不能受者,以气胜血衰故也。衰则寒热乘之,气凝血滞,而营卫不和,经水先后多寡不一也。阳失其道而不能施者,以气虚精弱故也。弱则原于色欲过度,耗其精元,精元既弱,譬之射者,力微矢枉,安能中的。究斯二者,皆由不能自宝,以致真元耗散,阳不施,阴不受,阴涸阳枯,则生生之道息矣,犹乃归之天命,不亦误哉!以是种子者,必地盛则种可投,又必时与虚俱得焉,可成孕而生子矣。虽然,至难养者精,至难遇者时与虚,苟不凭以药饵之力,示以调摄之宜,候以如期之法,则养与遇竟茫然矣。又知种子之法,以调经养精为首,而用药须审平和,夫妇尤必相保守,旬日之间,可使精元俱盛,待时而合。时则所谓三十时中两日半也,经候至此,积秽荡涤既尽,新血初生,时与虚俱会,而可以施其巧矣。又恐情窦不开,阴阳背驰,续有奇砭以动其欲,庶子宫开而真元媾合,两情畅美,虽平生不孕者亦孕矣,尚何疑哉。是乃历试历验,百发百中者也。呜呼!是说也,岂畔道云乎哉!亦以培植元气,顺养天真,特资药力以佐助之,所谓人定亦可以胜天者是也。由是而知,始而无嗣者,非天也,人自戕天也;继而有嗣者,亦非天也,人能成其天也。故曰:斯道顺则成人,逆则成丹,慎毋以天命自诿也。噫!以天命自诿者,良可惜哉。

《重庆堂随笔·卷上》

陈氏云：男不能生子有六病：精寒也，气衰也，痰多也，相火盛也，精少也，气郁也。女不能受孕有十病：胞门冷也，脾胃寒也，带脉急也，肝气郁也，痰气盛也，相火旺也，肾水亏也，任督病也，膀胱气化不行也，气血偏而不能摄精也。可见精寒与胞门冷，特其一端耳。故喻氏谓丈夫无子，不可徒服壮阳之药。然则女人不孕，岂可概投辛热之剂耶？惟确见虚寒之证者，始可用此等方。孙真人以五丸为一服，何其慎哉！后世之神佑丸每服七粒，得其旨矣。雄谓男女纵无病，而两情未洽，亦不能孕，情之未洽，尤非笔所能罄。是二方者，不仅治病，兼寓洽清，此我曾王父所以有取而录之，盖欲人之家室和而似续延，故先王父叹为有深意存焉。旨哉言乎！

《知医必辨·论胎孕》

即如胎孕一门，妇人以此为重，数年不孕，即延医服药，膏、丸并进，乃不独不能受胎，而转生他病，月事不调一月经行二三次，甚且淋漓不尽，致成崩漏。此何以故？大率医家皆以温热药为主，而妇人亦以为多服温热，即可受孕，不知未能受胎，而早已受害矣。夫天地之道，阴阳和而万物生焉，孤阴不生，独阳不长。其以春药医男子，谓可种子，已遗害无穷，何能生子？即或生子，而胎毒甚重，赤游丹等症，叠起环生；纵或苟延，天花症断难存活。此男子服春药之效也。乃治妇人亦用此法，以致血海之波澜不静，血热妄行，经且不调，安能怀孕乎？总之妇科首重调经，缩则为热，过则为寒，如果月事愆期，脉来迟濡，实属虚寒，寒体不能受胎，温经亦可，但此等脉象最少。盖今之妇人，十有九肝气，脉多弦数，再服温热，必致肝火盛而血妄行，其患岂独不受胎乎？予尝见望子之妇人，爱服暖药，而庸工多附妇人之意以用药，究之子不得孕而病不离身，实堪痛恨，故辨言及此。至于业已受孕，而又易于滑胎，大约在三月内者居多，请医保胎，竟未见有能保者何也？盖庸工既不读书，故不明医理也。

二、医案

《儒门事亲·卷六·湿形·泻儿八十一》

妇年三十四岁，夜梦与鬼神交，惊怕异常，及见神堂、阴府、舟楫桥梁，如此一十五年，竟无娠孕，巫祈觋祷，无所不至，钻肌灸肉，孔穴万千，黄瘦发热引饮，中满足肿，委命于天日。苦请戴人，戴人曰：阳火盛于上，阴火盛于下。鬼神者阴之灵，神堂者阴之所，舟楫桥梁水之用，两手寸脉皆沉而伏，知胸中有痰实也。凡三涌三泄三汗，不旬日而无梦，一月而有孕。戴人曰：余治妇人使有娠，此法不诬。

《儒门事亲·卷八·内积形·冷疾一百二十八》

戴人过醮都营中饮，会邻席有一卒说出妻事。戴人问其故答曰：吾妇为室女，心下有冷积如覆杯，按之如水声，以热手熨之如冰，娶来已十五年矣，恐断我嗣，是故弃之。戴人曰：公勿黜也。如用吾药，病可除，孕可得。卒从之。戴人诊其脉沉而迟，尺脉洪大而有力，非无子之候也，可不逾年而孕。其良人笑曰：诚之。先以三圣散吐涎一斗，心下平软，次服白术调中汤五苓散，后以四物汤和之，不再月气血合度，数月而娠二子。戴人常曰：用吾此法，无不子之妇。此言不诬矣。

《妇人大全良方·卷九·求嗣门·褚尚书澄求男论第二》

建平孝王妃姬寺，皆丽，无子。择良家未笄女人御，又无子。问曰：求男有道乎？澄对曰：合男女必当其年。男虽十六而精通，必三十而娶。女虽十四而天癸至，必二十而嫁。皆欲阴阳完实，然后交合，则交而孕，孕而育，育而为子，坚壮强寿。今未笄之女，天癸始至，已近男色，阴气早泄，未完而伤，未实而动，是以交而不孕，孕而不育，育而子脆不寿，此王之所以无子也。然妇人有所产皆女者，有所产皆男者，大王诚能访求多男妇人，媒至官府，有男之道也。王曰：善。未再期生六男。夫老阳遇少阴，老阴遇少阳，亦有子之道也。

《石山医案·卷中》

一妇尝患横生逆产七八胎矣，子皆不育。予诊脉皆细濡颇弦。曰：此气血两虚兼热也。或曰：气血有余，方成妊娠。气血既亏，安能胎耶？予曰：观其形长瘦而脉细濡，属于气血两虚；色青脉弦，属于肝火时炽；而两尺浮滑，似血虚为轻，而气虚为重也。宜以补阴丸除陈皮，倍加香附、参、芪，蜜丸服之，常令接续，逾年临产，果顺而育一子。

《石山医案·附录》

一妇，形肥色淡紫，年几三十，艰于育子。居士脉之，两尺脉皆沉微，法当补血。以形言之，肥人气虚，亦当补气。遂令多服八物汤，仍以补阴丸加参、芪，空腹吞之。三月余有孕。复为诊之，两尺如旧。以理论之，孕不当有。昔人云脉难尽凭，殆此类欤。

《丹溪治法心要·卷七·妇人科》

肥者不孕，因躯脂闭塞子宫，而致经事不行，用导痰之类；瘦者不孕，因子宫无血，精气不聚故也，用四物养血养阴等药。予侄女形气俱实，得子之迟，服神仙聚宝丹，背发痈疽，证候甚危。诊其脉数大而涩，急以四物汤加减，百余帖，补其阴血，幸其质厚，易于收救，质之薄者，悔将何及！

《明医杂著·卷一·医论·泄泻》

愚尝治少宰李蒲汀，庚寅冬，湿热泄泻。因未生子，惑于人言淡渗之剂能泻肾，而服参、芪等药。后变黄疸，小便不利，腹胀，胸痞。余曰：有是病必用是药，须以淡渗疏导其湿热。遂用茵陈五苓散，诸症顿退。至辛卯冬生子。

《孙文垣医案·卷一·三吴治验》

迪老之子凤林，见予起乃翁疾，乘间语曰：内子包有隐疾，每月汛行，子户傍辍生一肿毒，胀而不痛，过三五日，以银簪烧红针破，出白脓盏余而消，不必贴膏药而生肉，无疤痕。初间用针刺，近只以指掏之，脓即出，但汛行即发，或上下左右而无定所，第不离子户也，于今八年，内外科历治不效，且致不孕，先生学博而思超，幸为筹之。予沉思两日而悟曰：此中焦湿痰，随经水下流，壅于子户也。经下而痰凝，故化为脓，以原非毒，故不痛。用白螺蛳壳火煅存性为君，南星、半夏为臣，柴胡、甘草为佐，面糊为丸，令早晚服之，未终剂而汛行不肿，次年生女。

《孙文垣医案·卷四·新都治验》

一妇生女不生子，多思多郁，小便秘而不通，胀闷不安者二日。歙医汪氏，以备急丸进之。谓大便行，小水自利也。讵意大便行后而小水点滴不通，胀闷益急，时刻不能存，将欲自尽。家人急予为治。予询之曰：近来经不行否？答曰：行过十日矣。小腹肿大如一大西瓜之硬。自大便泻后，疲困不足以息，势若燃眉。予曰：此转脬病也，不急治则危矣。以补中益气汤，临服入韭菜汁一小酒杯，服讫，选有力妇人进房，令患者横卧床间，力妇以患者两脚膝弯架于肩上，将患者下身虚空提起，摇摆数次。俾尿脬倒上，徐徐放下。患者去衣不及，小便箭射而出。热如汤，黑如墨，顷刻盈盆，小腹立消而愈。后遇数人，不拘男妇，皆以此法治之而安。

《女科证治准绳·卷三·杂证门下·积聚癥瘕》

张戴人过谯，遇一卒，说出妻事。戴人问其故，答曰：吾妇为室女时，心下有冷积如覆杯，按之如水声，以热手熨之如冰，娶来已十五年矣，恐断我嗣，是故弃之。戴人曰：公勿黜也，如用吾药，病可除，孕可得。卒从之。戴人诊其脉，沉而迟，尺脉洪大而有力，非无子之候也，可不逾年而孕。其良人笑曰：试之。先以三圣散吐涎一斗，心下平软，次服白术调中汤、五苓散，后以四物汤和之，不再月气血合度，数月而娠二子。戴人尝曰：用吾此法，无不子之妇。此言不诬。（三圣散用防风、瓜蒂各三两，藜芦一两，为粗末，以齑汁煎服。制煎法，详见《儒门事亲》。白术调中汤用白术、茯苓、泽泻、橘红各半两，甘草一两，干姜、官桂、砂仁、藿香各二钱半，为末，白汤化蜜调服二钱，无时。五苓散见伤寒渴门）

《寓意草·卷四》

友继室夫人，身体肥盛。经候虽调，从未孕育。令仆定方而施转移化机之药，虽从古医书所未载，然可得言也。盖山之不可葬者五：童、断、过、石、独。纵有明师，无所施其翦裁。以故女之不可孕，如方书所志生禀之殊，非人工所能改移者，可不更论。若夫生禀不殊，但为形躯所累，而嗣孕终不乏者，古今来不知凡几。第夫妇之愚，天然凑合之妙，虽圣神有不能传者，所以方书缺焉未备耳！仆试言之：地之体本重浓，然得天气以苞举之，则生机不息。若重阴沍寒之区，天日之光不显，则物生实罕。人之体中肌肉丰盛，乃血之荣旺，极为美事。但血旺易至气衰久而弥觉其偏也。夫气与血，两相维附，何以偏衰偏旺耶？盖气为主，则血流；血为主，则气反不流。非真气之衰也，气不流有似于衰耳。所以一切补气之药，皆不可用；而耗气之药，反有可施。缘气得补则愈锢，不若耗之以助其流动之势，久而久之，血仍归其统握之中耳！湖阳公主，体肥受孕，然不能产也。进诸御医商之，得明者定一伤胎之方，服数十剂，而临产始得顺利，母子俱无灾害。盖肥满之躯，胎处其中，全无空隙，以故伤胎之药，止能耗其外之血肉，而不能耗其内之真元也。此用药之妙也。仆仿是意而制方，预为受胎之地，夫岂无术而杜撰乎！然而精诚之感，贯于金石，女之宜男者，先平其心，心和则气和，气和则易于流动充满也。其次在节食，仙府清肌，恒存辟谷。宫中细腰得之忍饥。志意动气，何事不成耶？而且为斋心积德，以神道之教，补药饵之不逮，有不天人叶应者乎！仆于合浦求珠，蓝田种玉之举，而乐道之。胡卣臣先生曰：观此一论，不必问方，而已得其意之所存，破尽寻常窠臼矣。奇创奇创！

《张氏医通·卷三·诸气门上·郁》

易思兰治一妇，患浑身倦怠，呵欠口干，经月不食，强之不过数粒而已。有以血虚治之者，有以气弱治之者，有知为火而不知火之源者，用药杂乱，愈治愈病，至冬微瘥。次年夏间，诸病复作，肌消骨露，三焦脉洪大侵上，脾肺二脉微沉，余部皆平和，此肺火病也，以栀子仁姜汁浸一宿，炒黑研极细末，用人参、麦冬、乌梅煎汤调下，进二服，即知饥喜食，旬日肢体充实如。后因久病不孕，众皆以为血虚，而用参、芪之品，半月胸膈饱胀，饮食顿减，至三月余而经始通，下黑秽不堪，或行或止，不得通利，其苦万状，易复以四物汤换生地，加陈皮、苏梗、黄芩、山栀、青皮、枳壳十数剂，一月内即有孕。

《临证指南医案·卷一·虚劳》

王氏。凡女科书，首篇必论调经，既嫁必究孕育。结缡十载，未能得胎。病在至阴之脏，延及奇经八脉。述经迟晨泄，心若摇漾，得食姑缓，肛疡久漏，都属下损。人参、麋茸、紫石英、茯苓、当归、补骨脂，枣艾汤泛丸。

《临证指南医案·卷五·湿》

庞，四四。湿久脾阳消乏，中年未育子，肾真亦惫。仿安肾丸法。鹿茸、胡芦巴、附子、韭子、赤石脂、补骨脂、真茅术、茯苓、菟丝子、大茴香。

《临证指南医案·卷九·调经》

朱，二六。经水一月两至，或几月不来，五年来并不孕育，下焦肢体常冷。是冲任脉损，无有贮蓄。暖益肾肝主之。人参、河车胶、熟地（砂仁制）、归身、白芍、川芎、香附、茯神、肉桂、艾炭、小茴、紫石英，益母膏丸。

程，三七。十三年不孕育，其中幻病非一。病人述经期迟至来期预先三日，周身筋骨脉络牵掣酸楚，不得舒展。凡女人月水，诸络之血，必汇集血海而下。血海者，即冲脉也，男子藏精，女子系胞。不孕，经不调，冲脉病也。腹为阴，阴虚生热，肢背为阳，阳虚生寒，究竟全是产后不复之虚损。惑见病治病之误，有终身不育淹淹之累。肝血阴虚，木火内寄，古人温养下焦，必佐凉肝坚阴。勿执经后期为气滞，乱投破气刚药劫阴。河车胶、生地、枸杞、沙苑、生杜仲、白薇、山楂、黄柏、白花益母草。

《眉寿堂方案选存·卷下·女科》

1）十年不孕，奇脉大伤，经来如崩，周身筋掣，自脑后痛连腰膂，食少腹胀，干呕气冲，小溲如淋窒痛。盖奇经诸脉，隶于肝肾恒多，肾失纳，肝失藏，脉络气血消乏，何以束骨充形？此病之最延绵难却也。阅古人法中，脏真宜固，脉络宜通，非偏寒偏热之治。鹿角霜、当归身、柏子仁、川桂枝、小茴香、真茯神。

2）质偏于热，阴液易亏。女人肝为先天，月事虽准而少，里乏储蓄，无以交会冲脉，此从不孕育之因由也。凡生气及阴血，皆根于阳。阳浮为热，阴弱不主恋阳。脊背常痛，当从督任脉治。元武板、桑螵蛸、当归身、细子芩、鹿胎、枸杞子、桂圆肉、茯苓。

3）左肢麻木，经迟宿，中年从未生育。脉数，怒则腹胀。和肝胃之阳，即调经要领。生地、当归、砂仁（盐水炒）、炒楂仁、穞豆皮、香附、知母。

《叶天士晚年方案真本·卷下·当归生姜羊肉汤》

方，长浜，三十岁。络脉少血，气聚形象，升降而动，起居如惊，跗踵乏力登高。久已未育，乃下焦肝肾虚损，累及八脉。紫石英、巴戟肉、归身、鹿角胶、白石英、淡苁蓉、枸杞子、杜仲，羊肉肾丸。

闵，既产已过十年不孕育。经将至，周身脉络牵掣。腹中不和，若用力劳瘁，即起寒热。乃经后劳乏，奇经益损。当安逸年，络血宁，八脉自苏。愚人遍尝药汤，不知养病大旨。损不能复，劳怯莫救。鹿角霜、枸杞子、小茴香、当归、沙苑蒺藜、南楂肉、茯苓、香附。

王，无锡。冲脉为病，男子成疝，女子带下瘕聚。经水仍来，是气攻入络脉，为有形矣。况产后又十六年不育，冲任病显然。小茴香、川楝子、橘核、桂枝、茯苓、南楂肉、生香附、蓬术。［注］《叶氏医案存真·卷三》也录有本案，但易生香附为生附子。

杨，三十三岁。产后十五年不得孕育，瘕聚心痛气冲，乃冲脉受病，久则未易图速。南山楂、茯苓、蓬术、香附、炒小茴香、葱白。

《碎玉篇·下卷·女科》

1）脉络少血，气聚形象升降而动，起居如惊，跗肿，乏力登高，久已未育，乃下焦肝肾虚损，累及八脉。甘杞子、鹿胶、归身、白石英、苁蓉、巴戟天、杜仲、紫石英，为末，羊肾捣丸。

2）十五年未产，瘕聚心痛，气冲，乃冲脉受病。香附、茯苓、小茴香、蓬术、川贝、葱白。

3）未育十年。据说经将至，周身脉络牵掣不和，腹中不舒。若用力烦劳，即起寒热。是为奇损。当安佚怡悦一年。络血得宁，八脉自苏，否则劳怯不救。鹿霜、归身、香附、茯苓、甘杞子、沙苑、小茴香、南楂。

《女科指要·女科医案·种子门》

一妇人，体肥太过，子宫脂膜长满，经水虽调，亦不能生子。投以消脂膜、开子宫药二三十剂，明，果生子。

《扫叶庄一瓢老人医案·卷四·经产淋带女科杂治》

1）少年怀妊恶阻，误药殒胎，十余年后不孕育。每经来周身经络暨痛，少腹瘕触寒热皆至，乃八脉交损。八脉之治，非转展不效。紫河车、归身、阿胶、紫石英、小茴香、蕲艾、茯苓、鹿角霜、枯黄芩，益母草膏丸。

2）质偏于热，阴液易亏。女人肝为先天，月事虽准，而里少乏储蓄，无以交会冲脉，此从不孕育之因由也。凡生气阴血，皆根于阳，阳浮为热，阴弱不主恋阳，脊背常痛。当从督任二脉治。鹿胎、当归、桂圆肉、桑螵蛸、元武板、茯苓、枸杞子、细子芩。

《续名医类案·卷十三·瘵》

易思兰治一妇人，患浑身倦怠，呵欠，口干饮冷，一月不食，强之食，数粒而已。有以血虚治之者，有以气弱治之者，有知为火而不知火之原者，用药杂乱，愈治愈病。自夏至冬觉微瘥，次年夏，诸病复作甚于前，肌消骨露。诊的三焦脉洪大侵上，脾肺二脉微沉，余皆和平。曰：此肺火病也，以栀子汤饮之。栀子汤用山栀仁，姜汁浸一宿，晒干炒黑，研极细末，用人参二分，麦冬钱一钱，乌梅二个，冲汤调栀仁末二茶匙服。进二服，即知饥而喜食，旬月，气体充实如常。后因久病不孕，众皆以为而虚，而用参、芪为君大补之剂，胸膈饱胀，饮食顿减。至三月余，经始通，下黑秽不堪，或行或止，不得通利，治以顺气养荣汤十剂。顺气养荣汤，当归八分，南芎六分，生地一钱二分，酒炒白芍一钱，陈皮六分，甘草五分，醋炒香附一钱，乌药五分，姜汁炒山栀五分，苏梗五分，酒炒黄芩八分，枳壳五分，青皮五分。因大便燥结，加黄芩、枳壳煎服，一月内即有孕。夫火与气不两立，怠倦者，火耗其精神也；呵欠者，火郁而不伸也。其夫曰：荆人之恙，自处子时至今，二十载矣，百治不效，君独以火治而效，何也？曰：尊眷之脉，左三部和平无恙，惟右寸微沉，右尺洪大侵上，此三焦之火升上而侮金也。口干饮冷者，火炽于上也；饮食不进者，火格于中也；肌消骨露者，火气消烁也。不治其火，血气何由而平？故用黑栀去三焦屈曲之火，人参、麦冬收肺中不足之金，乌梅酸以收之，火势既降，金体自坚矣。至经水过期而多，其色红紫，肝脉有力，乃气滞血实也。用参、芪补之，则气愈滞，血愈实，安能得孕？故以调气为主，佐以养血，气顺血行，经事依期，而妊娠有准矣。前以降火为先，今以调气为主，治法不同，病源则一。盖气有余即是火，其病归于气郁而已。郁气一舒，火邪自退，得其病本，斯随手取效也。

《续名医类案·卷二十三·求子》

薛立斋治儒者钱思习子室，年三十余无嗣，月经淋沥无期，夫妇异处几年矣。思习欲为娶妾，以谋诸薛，薛意此郁怒伤肝脾，虚火动而血不归经，乃肝不能藏，脾不能摄也。当清肝火，补脾气，遂与加味归脾、逍遥二药，四剂送至其家，仍告其姑曰：服此症自愈，而当受胎，妾可无娶也。果病愈，次年生子。

后妃不妒忌，而百斯男，独中山靖王饮酒好内，生子百十二人。世称全鹿丸为周文王所定，常服之，故生子众多，岂中山靖王亦常服是丸者耶？何生子之多于文王也。（《张氏卮言》）

冯楚瞻治金绍老，晨泻不已，就诊，按其脉，两寸关俱沉弱无力，两尺沉微更甚，曰：少年得此不惟难愈，更恐嗣育之间，多女少男矣。适许某至，亦索诊，其脉亦然。各道连生数女而无子，令以八味去丹皮、泽泻，加补骨脂三两、菟丝子四两、五味子二两。早晚食前各服五钱，后各生子矣。《精要》云：久服令人肥健多子，信然。

吴孚先治蔡孝兼年已五旬，苦乏嗣，遍求种子方，备尝十载，无一验。诊得右尺神旺，真火本自不衰，惟左尺虚弱，乃真水干涸也。宜补阴配阳，与六味地黄丸加元武胶，越二载果得一子。

《三家医案合刻·卷一》

舌色白晦，脉得右大，来去不整，左部小促。耳聋身热不寐，语言謇涩。非是少阳伤寒，良由小产，阴气不复，阳气上冒。恐有牵搐暴厥之忧，无以轻浅视之。生地、阿胶、丹皮、麦冬、白芍、蔗浆。再诊，前方去白芍，加元参、羚羊角。

《王氏医案续编·卷八·杭州王士雄孟英医案》

孙位申室，平昔阴虚肝滞，痛胀少餐，暮热形消，咽疼喉癣，不孕育者九年矣。往岁汛愆，人皆谓将不起，而孟英切其脉尚不细，肤犹淖泽，许筹带病延年之策。果月事仍行，而诸恙皆缓，且能作劳，惟饭食日不过合米。今秋延孟英往诊云：经自三月至今未转，一切旧恙，弥见其增。君术虽仁，恐难再延其算矣。及举脉弦滑左甚，遽曰：岂仅可延其算哉？且有熊罴入梦矣。其家闻之异，迨季冬果得一子，颇快而健。

《柳宝诒医案·卷六》

欧。种玉必先调经，兹经水如期，营分并无疾疴。前人谓痰阻子宫，奇脉气滞者，均于受胎有碍，用药即仿其意。香附一斤（须用丸制）、当归（炒）、川芎、川断（酒炒）、茯苓、菟丝子（酒炒）、枳壳（醋炒）、春砂仁、川郁金、丹参、清半夏、长牛膝（酒炒）、杜仲（酒炒）、桂心，上药共为细末，用益母膏化水泛丸，每服四钱。

第二节

脏躁

凡妇人精神忧郁，情志烦乱，哭笑无常，呵欠频作，称为“脏躁”。

【辨病名】

脏躁之名首见于张仲景《金匮要略》，历代医家中有将脏躁的“躁”改为“燥”一说，清代医家认为孕妇无故悲泣亦是脏躁，并提出“孕悲”一词，或称为“子躁”。

一、脏躁

《金匮要略·卷下·妇人杂病脉证并治第二十二》：“妇人脏躁，喜悲伤欲哭，象如神灵所作，数欠伸，甘麦大枣汤主之。”

《女科百问·卷上》：“（第二十七问妇人喜少怒多悲泣不止何也）妇人喜少怒多，悲泣不止，何也？答曰：妇人悲泣不止，象如神灵，或以祟祈祷，终不应，《金匮》谓之燥脏是也，为所欲不称其意，大枣汤主之。”

《妇人大全良方·卷十五·妊娠门·妊娠脏躁悲伤方论》：“许学士云：乡里有妇人，数欠，无故悲泣不止。或谓之有祟，祈禳请祷备至，终不应。余忽忆有一证云，妇人脏躁，悲伤欲哭，象如神灵，数欠者，大枣汤。余急令治，药尽剂而愈。古人识病制方，种种妙绝，如此试而后知。”

《金匮要略广注·卷下·妇人杂病脉证治第二十二》：“男子生于寅，秉阳气也；女子生于申，秉阴气也。故悲伤欲哭，皆阴气愁惨之状，且申属金，肺亦属金，同气相求，故此脏躁不病男子而病妇人，而且不病他脏而独病肺脏也。”

《奇症汇·卷四》：“《经》云：在脏为肺，在志为悲。又云：精气并于肺则悲是也。盖喜属阳，心主之；怒属阴，肝主之。妇人禀性阴柔，故喜常少而怒常多，或悲泣不止，皆阴类也。又云：神有余则笑，神不足则悲。所以人之幼时神魂未足，善于啼哭也。”

二、孕悲

《产科心法·胎前门·孕悲》：“孕妇无故悲泣，为脏躁也。”

《胎产合璧》：“孕妇脏躁，无故悲泣，名曰孕悲。”

三、子躁

《胎产新书·女科旨要·卷三》：“肝肾阴亏，

相火炎上，不时均令心烦，且亦令人作躁，谓之子躁。”

【辨病因】

脏躁易发于经、孕期及产后。其发病原因与所欲不遂，五志生火及阴血损耗。

一、外感邪气

《证治准绳·杂病·神志门·悲》：“仲景云：妇人脏躁，喜悲伤欲哭……运气悲，皆属寒水攻心。《经》云：火不及曰伏明，伏明之纪，其病昏惑悲忘，从水化也。又云：太阳司天，寒气下临，心气上从，喜悲数欠。又云：太阳司天，寒淫所胜，善悲，时眩仆。又云：太阳之复，甚则入心，善忘善悲，治以诸热是也。”

《资生集·卷四·胎前门下·脏躁悲伤》：“仲景曰：妇人脏躁，悲伤欲哭，象如神灵所作，数欠伸，甘麦大枣汤主之……薛立斋曰：一妊妇悲哀烦躁，其夫询之，云我无故，但欲自悲耳……但前证或因寒水攻心，或肺有风邪者，宜审察治之。”

《沈氏女科辑要·卷下·脏躁》：“所谓子宫血虚，受风化热者是也。血虚脏躁，则内火扰而神不宁，悲伤欲哭，有如神灵，而实为虚病。”

二、情志内伤

《医宗金鉴·卷二十三·订正仲景全书金匮要略注·妇人杂病脉证并治第二十二》：“脏，心脏也，心静则神藏。若为七情所伤，则心不得静，而神躁扰不宁也。故喜悲伤欲哭，是神不能主情也。象如神灵所凭，是心不能神明也，即今之失志、癫狂病也。数欠伸，喝欠也；喝欠烦闷，肝之病也。母能令子实，故证及也。”

《女科指掌·卷一·调经门·脏躁悲伤》：“妇人无故忽悲伤，不是神灵不是狂，脏躁欠伸谁识得，长沙传下麦甘汤。妇人脏躁悲伤欲哭，象如鬼神所作，数欠身，甘草小麦大枣汤主之。盖心虚则悲伤，悲伤则心动，心动则宗脉感而液道开，令人欲哭，过甚则宗气消而荣卫不利，阴阳相引而作欠伸也。《产宝》曰：喜属阳心主之，怒属阴肝主之，妇人禀性阴柔，故喜常少而怒常多，或悲泣不止，皆阴类也。有似神灵所凭，皆因所欲不遂，思极伤心故也。”

《也是山人医案·脏躁悲伤》：“吴（六三）。肝阳亢为头晕，肾阴虚则耳鸣，此晚年肝肾气馁，下虚上实明甚。但忽惊悸，汗大泄，有时寤不肯寐，竟有悲伤欲哭之象，明系脏阴少藏，厥阳鼓动，内风上冒，舞于太阴。每有是症，自情志中生。”

【辨病机】

一、肺虚肝旺，心阴不足

《金匮玉函经二注·妇人杂病脉证并治》：“《内经》以肺之声为哭，又曰并于肺则悲。《灵枢》曰：悲哀动中则伤魂。此证因肝虚肺并，伤其魂而然也。盖肝阳脏也，肺阴脏也，阳舒而阴惨。肝木发生之气，不胜肃杀之邪，并之，屈而不胜，生化之火被抑，扰乱于下，故发为脏躁，变为悲哭；所藏之魂，不得并神出入，遂致妄乱，象如神凭。”

《女科指掌·卷一·调经门·脏躁悲伤》：“盖心虚则悲伤，悲伤则心动，心动则宗脉感而液道开，令人欲哭，过甚则宗气消而荣卫不利，阴阳相引而作欠伸也。《产宝》曰：喜属阳心主之，怒属阴肝主之，妇人禀性阴柔，故喜常少而怒常多，或悲泣不止，皆阴类也。有似神灵所凭，皆因所欲不遂，思极伤心故也。”

二、肺气不足，心火上炎

《证治准绳·杂病·神志门·悲》：“《经》云：在脏为肺，在志为悲。又云：精气并于肺则悲……运气：悲皆属寒水攻心。《经》云：火不及曰伏明，伏明之纪，其病昏惑悲忘，从水化也。又云：太阳司天，寒气下临，心气上从，喜悲数欠。又云：太阳司天，寒淫所胜，善悲，时眩仆。又云：太阳之复，甚则入心，善忘善悲，治以诸热是也。”

《医碥·卷四·杂症·悲》：“悲属肺，悲则气降，肺主降，故属肺也……子和诊一妇人，问曰：娘子常欲痛哭为快否？妇人曰：然。子和曰：火灼肺金，金受屈制，无所投告，肺主悲，故欲痛哭也。”

三、肾阴不足，肝阳上亢

《女科要旨·卷四·杂病》：“妇人脏燥，（脏属阴，阴虚而火乘之则为燥，不必拘于何脏，而既已成燥，则病症皆同。但见其）悲伤欲哭，象如神灵所作，（现出心病，又见其）数欠（善）伸，（现出肾病，所以然者，五志生火动必关心，阴脏既伤，穷必及肾是也。以）甘麦大枣汤主之。”

《沈氏女科辑要·卷下·脏躁》：“血虚脏躁，则内火扰而神不宁，悲伤欲哭，有如神灵，而实为虚病邪哭使魂魄不安者，血气少而属于心也。数欠伸者，《经》云：肾为欠为嚏。又肾病者，善数欠，颜黑。盖五志生火，动必关心脏。阴既伤，穷必及肾也。”

《也是山人医案·脏躁悲伤》：“吴（六三）。肝阳亢为头晕，肾阴虚则耳鸣。此晚年肝肾气馁，下虚上实明甚。但忽惊悸，汗大泄，有时寤不肯寐，竟有悲伤欲哭之象，明系脏阴少藏，厥阳鼓动，内风上冒，犇于太阴，每有是症，病自情志中生。”

四、肺虚肺燥，心神失养

《资生集·卷四·胎前门下·脏躁悲伤》：“脏躁者，肺金燥也，肺之志为悲，胎热则火炙肺，不能自持，故无故悲哭，兹治以甘缓，佐以凉泻，无不愈矣。”

《高注金匮要略·妇人杂病脉证并治第二十二》：“脏躁言脏中阳液枯干，而脏真之气尝不能自立，而有躁急之义。故其心神肺魄，如失援失依，不可自支。而悲伤欲哭者，烦冤之所致也。如神灵所作，正言无故而悲伤欲哭，如有凭藉之象。气失所依，而时引上下则欠；气自微长，而时欲外达则伸也。”

【辨病证】

脏燥的临床表现以忧郁、烦乱、无故悲伤，哭笑喜怒无常，呵欠频作，精神恍惚，惊悸不安等心神失养，神魂不宁的症状为主。

《种福堂公选良方·卷四·妇科·经带崩漏》：“治妇人脏躁之症：好哭悲伤，颠狂骂人，如有鬼神。平时女人好哭，自己不知其故，服之最妙。”

《脉义简摩·妇科诊略·脏躁脉证》：“《金匮·中风门》防己地黄汤，治病如狂状，独语不休，无寒热，其脉浮，此亦脏躁之类也。”

【论治法】

本病的治疗以滋养清润，安神宁志为主，或兼泻火，或兼理气疏肝，或兼化痰。甘麦大枣汤为治疗本病之祖方。

《陈素庵妇科补解·胎前杂症门·卷三·妊娠无故悲泣方论》：“妊娠无故终日悲泣，或独居一室，嬉笑不止，状如鬼祟所附，或惊悸数发，此由脏躁故也。盖无故悲泣，肺脏燥也；嬉笑不止，心脏燥也。心藏神，心虚故发惊悸。心肺居至高之位，心为血之主，肺为气之主，心主火本燥，肺为燥金，今二脏受伤，血气无所资禀，则心火愈炽，肺金愈燥而不能制矣。急宜养心血，滋肺金，肃清上焦则胎安，宜大枣汤安胎定神。”

《女科证治准绳·卷四·胎前门·脏躁悲伤》：“妇人脏躁悲伤欲哭，象如神灵所作，数欠伸，甘麦大枣汤主之。甘麦大枣汤……亦补脾气。”

《济阴纲目·卷九·脏躁悲伤》：“脏躁者，肺金燥也，肺之志为悲，胎热则火炎，肺不能自持，故无故悲哭，兹治甘缓，佐以凉泻，无不效。”

《女科经纶·卷四·胎前证下·妊妇悲哀烦躁证用药法》：“无故悲伤肺病，脏燥者，肺脏燥也，胎前气血壅养胎元，则津液不能润，肺燥当补母，故有甘麦大枣以补脾。若立斋用八珍汤补养气血，真佐前人未尽。”

《沈氏女科辑要·卷下·脏躁》：“《金匮》云：妇人脏躁，悲伤欲哭，象如神灵所作，数欠伸，甘麦大枣汤主之。”

《重订通俗伤寒论·伤寒兼证·发狂伤寒》：“其人数欠伸，喜悲伤欲哭，象如神灵所作，妇女最多此病，《金匮》名曰脏燥，日医名曰脏躁。以加减散花去癫汤。”

《奇效简便良方·卷三·妇女》：“凡妇人平时悲伤好哭，自已不知其故，颠狂骂人，如有鬼神附之者是。生甘草两，小麦一升，红枣十个，水六大碗，煮三碗，分三次服。”

《脉义简摩·妇科诊略·脏躁脉证》：“妇人脏躁，喜悲伤欲哭，状如神灵所作，数欠，甘草小麦汤主之。燥属秋气，秋气清肃，故悲伤欲哭也。治宜温润肝脾，以存养肺气，则病愈。”

【论用方】

一、治脏躁方论

1. 论甘麦大枣汤

《金匮要略论注·卷下》：“小麦能和肝阴之客

热而养心液，具有消烦利溲止汗之功，故以为君；甘草泻心火而和胃，故以为臣；大枣调胃，而利其上壅之燥，故以为佐。盖病本于血，心为血主，肝之子也，心火泻而土气和，则胃气下达；肺脏润，肝气调，燥止而病自除也；补脾气者，火为土之母，心得所养，则火能生土也。"

《金匮要略心典·卷下》："五志生火，动必关心，脏阴既伤，穷必及肾也。小麦为肝之谷，而善养心气；甘草、大枣甘润生阴，所以滋脏器而止其躁也。"

《金匮悬解·卷二十二·妇人》："妇人脏燥，悲伤欲哭，象如神灵所作，数欠伸，甘麦大枣汤主之。肺属金，其气燥，其志悲，其声哭，妇人脏燥，则悲伤欲哭，象如神灵所作，不能自由。盖五行之气，升于九天之上，则畅遂而为喜，喜者，心之志也；陷于九地之下，则幽沦而为恐，恐者，肾之志也；方升未升，喜之未遂，则郁勃而为怒，怒者，肝之志也；方陷未陷，恐之将作，则凄凉而为悲，悲者，肺之志也。以厥阴风木之气，善耗津血，风动而耗肺津，肺金枯燥，故悲伤欲哭。欠者，开口而呵气；伸者，举臂而舒筋，阴阳之相引也。日暮阳降，则生欠伸，欠伸者，阴引而下，阳引而上，未能即降也。金主降，燥金欲降而肾阴又引之，故数作欠伸。甘麦大枣汤，甘草培土，大枣滋乙木而息风，小麦润辛金而除燥也。"

《成方切用·卷八上·润燥门·甘麦大枣汤》："妇人血室，先受积而郁久为热，则脏为之燥。《灵枢》曰：一阴主关，关至阖折，则肝气绝而喜悲。则知燥气乘肝，为悲伤欲哭，象如神灵所作。病从血来，故见阴象也。《灵枢》曰：胃病善伸数欠，颜黑。则知燥气侵胃，为欠伸。但使肝气津润，君火不亢，则脏阴不燥，何致乘肝侵胃。今令悲伤欠伸，其肝阴之热可知，心肺之热亦可知，故以甘麦大枣汤主之。小麦能和肝阴之客热而养心液，且有消烦利溲止汗之功，故以之为君。甘草泻心火而和胃生金，故以为臣。大枣调胃而通津液，利其上壅之燥，故以为佐。盖病本于血，心为血主，肝之子也。心火泻而土气和，则胃气下达，肝脏润，肺气调，则燥止而病自除也。"

《松心医案》："此手厥阴心包络之疾也。《经》云：心主舌，其在天为热，在地为火，在声为笑，在变动为忧。又云：膻中者，臣使之官，喜乐出焉。夫少阴、厥阴，体用虽分，而其象则皆应喜出。悲愁既久，所司亦失其职，火性上炎，变且百出，故其哭者，积忧之所发也。《经》亦云：肺在声为哭，在志为忧，忧伤肺，喜胜忧。今无喜之可胜，而忧之象适应肺，宜其号泣而不能自禁也。且夫笑者，心壤之本体；哭者，心之变象；泪者，肝之见端。彼以忧易喜，是犹将牿亡之性也。而清夜平旦之时，萌蘖犹存，故先有笑，以呈其未亡之性，而即继之以哭，犹之乎牿之反复，其天真随现随隐，不能自持。此犹幸病之方发，其根未深。迨相寻既久，其先哭而后号眺者，将止见号眺而并无所谓笑者矣。至于泪随笑出，是心、肝二部之火所致，盖心忧则肝气必郁，以类相感，金从火化，故肺叶遂举而上溢为泪。且心与肝，实子母也，子病则母亦病，相因之理，势所必至。"

《血证论·卷八·方解下》："三药平和，养胃生津化血，津水血液，下达子宫，则脏不燥，而悲伤太息诸证自去。此与麦门冬汤滋胃阴以达胞宫之法相似，亦与妇人乳少催乳之法相似。乳多即是化血之本，知催乳法，则知此汤生津液润燥之法。"

2. 论大枣汤

《陈素庵妇科补解·胎前杂症门·卷三·妊娠无故悲泣方论》："是方以枣、麦为君；四物养血，参、苓、甘、芪补气为臣；麦冬、茹、神清心安神，陈、附使气不上逆为佐。使气以煦之，血以濡之，脏不燥而血自安。"

3. 论八珍散

《医方考·卷三·血证门第二十一》："血气俱虚者，此方主之。人之身，气血而已。气者百骸之父，血者百骸之母，不可使其失养者也。是方也，人参、白术、茯苓、甘草，甘温之品也，所以补气；当归、川芎、芍药、地黄，质润之品也，所以补血。气旺则百骸资之以生，血旺则百骸资之以养。"

《沈氏女科辑要笺疏·卷下·前方煎服》："四君、四物合为八珍，按之药理功能，可谓四君气药，能助脾阳；四物血药，能养脾阴。一属于气，一属于血。只可专主脾胃讲，决不能泛泛然谓四君补气、四物补血。"

4. 论转输汤

《辨证录·卷之十·自笑门》："此方用参、术、茯、甘补脾土也，土旺而肺金安有再弱之理。惟肺燥善悲，不润肺解燥，反助土生火，不益增其燥乎？不知助土生火，正助金以生气也，气旺而肺之燥自解。小麦成于麦秋,有金秋之气焉,入于参、术、茯、甘之内,全无真火之气,所以相剂而成功也。”

二、治脏躁方

1. 甘麦大枣汤(《金匮要略·卷下·妇人杂病脉证并治第二十二》)

治妇人脏躁,喜悲伤,欲哭,象如神灵所作,数欠伸。

甘草(三两) 小麦(一升) 大枣(十枚)

以水六升煮取三升,温分三服。

2. 淡竹茹汤(《三因极一病证方论·卷九》)

治妊妇心虚惊悸,脏躁,悲伤不止。

麦门冬(二两半,去心) 小麦(二两半) 甘草(炙,一两) 人参(一两半) 白茯苓(一两半) 半夏(汤洗七次,二两)

上锉散。每服四大钱,以水二盏,加生姜七片、大枣三枚、淡竹茹一块(如指大),煎七分,去滓,食前服。

3. 八珍散(《瑞竹堂经验方·卷四·女科》)

治妇人脏躁,自笑自哭。

当归(去芦,一两) 川芎(一两) 熟地黄(一两) 白芍药(一两) 人参(一两) 甘草(炙,一两) 茯苓(去皮,一两) 白术(一两)

上㕮咀。每服三钱,水一盏半,加生姜五片,大枣一枚,煎至七分,去滓,不拘时候,通口服。

4. 大枣汤(《陈素庵妇科补解·胎前杂症门·卷三·妊娠无故悲泣方论》)

1)治妇人脏躁,妊娠无故悲泣。

麦冬(一钱) 石菖蒲(六分) 浮小麦(六合) 枣仁(一钱半) 茯神(一钱半) 天冬(一钱) 柏子仁(三钱) 大枣(十个) 甘草(六分) 白芍(一钱) 元参(五钱) 黄芩(一钱) 竹茹(一钱) 当归(一钱)

水煎服。

2)治妊娠无故终日悲泣,或独居一室,喜笑不休,状如鬼祟所附,或惊悸数发,此由脏燥故也。

大枣 浮小麦 麦冬 人参 川芎 当归 竹茹 茯苓 茯神 陈皮 熟地 香附 白芍 黄芪

水煎服。

5. 竹茹汤(《万氏妇人科·卷二·胎前章·杂证》)

治孕妇心虚惊恐,脏躁悲泣。

人参(一钱) 麦冬(一钱) 茯苓(一钱) 炙草(一钱) 小麦(一合) 青竹茹(鸡子大一团)

加生姜三片、大枣五个,水煎,食后服。

6. 转输汤(《辨证录·卷之十·自笑门》)

治肺虚脏燥,无故自悲,涕泣不止。

人参(三钱) 甘草(二钱) 小麦(五钱) 大枣(十枚) 白术(五钱)茯神(三钱)

水煎服。

7. 加味参术汤(《辨证录·卷之十·自笑门》)

治脏躁,无故自悲,涕泣不止。

人参(五钱) 天花粉(五钱) 生地(五钱) 白术(一两) 麦冬(一两)

水煎服。

8. 清燥汤(《沈氏经验方·附胎产良方》)

治脏燥。妇人怀孕六十至七十日,大便燥结,腹满,努力难解,无故悲泣。

瓜蒌仁(一钱五分,炒,研) 白芍(一钱五分,酒炒) 归身(一钱五分) 甘草(四分) 生地(二钱) 麦冬(二钱,去心) 麻仁(炒,二钱) 枳壳(一钱,麸炒) 条芩(一钱)

上加松子仁二钱,调白蜜十匙服。

9. 加减散花去癫汤(《重订通俗伤寒论·伤寒兼证·发狂伤寒》)

治悲苦狂,其人数欠伸,喜悲伤欲哭,象如神灵所作。

生白芍(一两) 当归 麦冬(各五钱) 焦栀 元参 辰茯神 杜牛膝(各三钱) 川柴胡(二钱) 生甘草 白芥子 鲜石菖蒲(各一钱) 当门子(五厘,冲)

水煎服。

10. 震灵散(《产科发蒙·卷二·脏燥第十三》)

治妇人妊娠脏燥,心中虚悸,烦闷气逆。

茯苓(十钱) 辰砂(五钱)

上为极细末。每服七至八分,白汤送下。

【论用药】

1. 大枣

《本草述钩元·卷十六·五果部》:“妇人脏

燥，悲伤欲哭，象若神灵。数欠者，大枣汤主之。大枣十枚，小麦一升，甘草（二两）。每服一两，水煎服之，亦补脾气。”

《本草撮要·卷三·果部》：“味甘微苦辛酸咸，气香，入足太阴阳明经，功专和营，得生姜则和卫治疟疾，得小麦、甘草治脏燥悲伤。”

《本草思辨录·卷三》：“一为甘麦大枣汤。脏燥或主五脏，或主心脏，或主肺脏，或主子脏。”

2. 淮小麦

《本草经解·卷四·谷菜部》：“小麦同通草，治五淋腹满；同甘草、大枣，治女人脏燥悲啼。”

《本草便读·谷部·谷类》：“甘凉养胃气，润泽益心神。淮小麦，麦为心谷，故能入心，南麦性温，北麦性凉，以淮产者为佳。故无壅滞生热之虑，却有凉心润燥之功，是以《金匮》甘麦大枣汤，治妇人脏燥一证，可想见矣。”

【医论医案】

一、医论

《寓意草·卷二》

姜宜人得奇症，简《本草经疏》治交肠用五苓散之说，以为神秘。余见之，辨曰：交肠一症，大小二便易位而出，若交易然，古用五苓治之，专为通前阴而设也。若此症，闭在后阴，二便俱从前阴而出，拟之交肠，诚有似是实非者。况交肠乃暴病，骤然而气乱于中。此症乃久病以渐，而血枯于内，有毫厘千里之不同，安得拟之！原失疾之所始，始于忧思，结而伤脾。脾统血者也，脾伤则不能统摄，而错出下行，有若崩漏，实名脱营。脱营病宜大补急固，乃误认为崩漏，以凉血清火为治，则脱出转多。不思天癸已尽，潮汛已绝，万无是病。其年高气弱无血以实漏卮者，毫不念也。于是胞门子户之血，日渐消亡，势不得不藉资，不仰给矣！藉资于大肠，转将大肠之血，运输而渗入胞囊，久之大肠之血亦尽。而大肠之气附血而行者，孤而无主，为拳为块，奔疼涣散，与林木池鱼之殃祸同矣。又如救荒者，剥邻国为立尽之墟所罔顾矣！犹未也，仰给于胃脘，转将胃脘之血，吸引而渗入胞囊。久之胃脘之血亦尽，下脱之血始无源自止。夫胃脘之血，所以荣周身而灌百脉者，今乃暗归乌有，则苞稂失润，而黍离足忧。血尽而止，较之血存而脱，又倍远矣！故血尽然后气乱，气乱然后水谷舍故趋新，舍宽趋隘。江汉两渠，并归一路，身中为之大乱，势必大肠之故道复通，乃可拨乱返治，与五苓一方全无干涉。又况水谷由胃入肠，另有幽门泌别清浊，今以渗血之故，酿为谷道，是幽门辟为坦径矣。尚可用五苓再辟之乎！又况五苓之劫阴，为亡血家所深戒乎！今之见一病，辄有一药横于胸中，与夫执成方奉为灵秘者，大率皆误人者也。若宜人之病，余三指才下，便问曰，病中多哭泣否？婢媪曰，时时泣下，乃知脏躁者多泣，大肠方废而不用也，交肠云乎哉！今大肠之脉，累累而现于指，可虞之时，其来春枣叶生乎？枣叶生而言果验。胡卣臣先生曰：此等症，他人不能道只字，似此河汉无极，而更精切不可移易，为难能矣！

二、医案

《妇人大全良方·卷十五·妊娠脏躁悲伤方论第十三》

一妇人，妊娠，忽然无故悲泣不止，或谓之有祟，祈禳请祷备至，终不应。予忆《金匮》有云：妇人脏躁，悲伤欲哭，象如神灵所附，宜甘麦饮。令煎急服而安。

《万氏家传广嗣纪要·卷十三·妊娠杂症》

一妇人，妊娠，无故悲伤欲哭，与甘麦大枣汤二剂而愈。后复患，又用前汤，佐以四君子汤加山栀而安。

《赤水玄珠·卷六·怔忡惊悸门·善悲》

《纲目》述管先生，治一妊娠四五个月，脏躁悲伤。遇昼则惨感泪下，数欠像若神灵，如有所凭，医与巫皆无所益，与仲景大枣汤一投而愈。

《赤水玄珠·卷二十二·脏躁悲伤》

又程虎卿内，妊娠五月，惨戚悲伤，亦投大枣汤而痊。

《济阴纲目·卷九·胎前门下·脏躁悲伤》

一妊妇悲哀烦躁，其夫询之，云我无故，但自欲悲耳，用淡竹茹汤为主，佐以八珍汤而安。

《续名医类案·卷二十一·哭笑》

吴桥治胡有儒母，中年亲酒而疏谷，忽心乱恍惚，日夜啼泣，如不欲生。桥始诊之，曰：脉无他，但此病非岁月可已，假令用药，即积寒凉而他病生。但勿药，听其自愈。顾语不入，遍谒诸医，治踰年病益深，逆桥复诊。桥曰：脉稍损于前，然不为害,第勿药而听其自愈耳。母敬诺。每月延桥视之,桥持议如初,勿药踰年而愈。

《吴鞠通医案·卷四·脏燥》

陈室女,年十五岁。脉弦数,时时欲哭,每日哭四五次,劝住一时又哭,无故而然,每逢经后更甚。此行经太早,脏气燥也,与《金匮》甘麦大枣汤以润之,服十数剂渐愈。后服专翕大生膏四斤全安。

《叶氏医案存真·卷二·春温症》

悲惊不乐,神志伤也,心火之衰,阴气乘之则多惨戚。拟大建中汤。桂枝、人参、蜀椒、附子、饴糖。

第三节

阴疮

妇人阴户肿痛,甚或化脓溃疡,黄石淋沥,或阴户一侧凝结成块坚硬,或如蚕茧状者,称为阴疮。

【辨病名】

阴疮之名首见于《金匮要略》,又名“阴蚀”“妒精疮”“阴肿”“蚌疽”“阴茧”“阴蚀疮”等,在妇科及外科医籍中,均有描述。

一、阴疮

《金匮要略·卷下·妇人杂病脉证并治第二十二》:“少阴脉滑而数者,阴中即生疮,阴中蚀疮烂者,狼牙汤主之。”

二、蚌疽

《外科大成·卷二·下部前》:“阴肿忽然,肿而作痛名蚌疽,由劳伤血分所致。”

三、妒精疮

《三因极一病证方论·卷十五·妒精疮证治》:“逻欲人多患妒精疮者,以妇人阴中先有宿精,男子与之交接,虚热即成。初发在阴头如粟,拂之则痛甚矣,两日出清脓,作臼孔,蚀之大痛。妇人亦有此病,生在玉门内,正似疳蚀疮,不痛为异耳。”

四、阴茧

《疡医大全·卷二十四·阴器部·阴疮门主论》:“阴户一边结肿,亦有两边结肿,其形如茧,名曰阴茧。内脓成自溃头,得之于肝火湿热,或新婚伤损,或交合不洁染毒,均成此证。”

五、阴蚀

《妇人大全良方·卷二十三·妇人阴蚀五疳方论第十》:“凡妇人少阴脉数而滑者,阴中必生疮,名曰䘌疮,或痛或痒,如虫行状,淋露脓汁,阴蚀几尽者。”

【辨病因】

阴疮的发病与虫蚀、房事不节与不洁、情志抑郁有关。

一、虫蚀

《诸病源候论·妇人杂病诸候四·阴疮候》:“阴疮者,由三虫九虫动作,侵食所为也。”

《外科正宗·卷四·阴疮论第三十九》:“又妇人久居寡室……邪火久注,多致阴中作痒生虫,此虫食人内脏,阴中腐烂,攻刺疼痛,臭水淋漓,口干发热,形削不食,有此者,非药能愈,终归于死。”

二、房事不节与不洁

《三因极一病证方论·卷十五·妒精疮证治》:“夫逻欲人多患妒精疮者,以妇人阴中先有宿精,男子与之交接,虚热即成,初发……如粟,拂之则痛甚矣,两日出清脓,作臼孔,蚀之大痛。妇人亦有此病,生在玉门内,正似疳蚀疮,不痛为异耳。”

《普济方·卷三百二十六·妇人诸疾门·下部诸疾》:“凡产后归房早,多有此疮。”

《女科证治准绳·卷三·杂证门下·前阴诸疾》:“因月后便行房,致成湛浊,伏流阴道,疳疮遂生,搔痒无时。”

三、情志抑郁

《妇人大全良方·卷二十三·妇人阴蚀五疳方论第十》:“凡妇人少阴脉数而滑者,阴中必生疮,名曰䘌疮,或痛或痒,如虫行状,淋露脓汁,阴蚀几尽者。此皆由心神烦郁，胃气虚弱，致气血留滞。”

《外科正宗·卷四·阴疮论第三十九》：“凉荣泻火汤，治妇人怀抱忧郁不清，致生内热，小水涩滞，大便秘结，及阴中郁火作痛，亦如涩淋，宜此泻之。”

《景岳全书·卷三十九人集·妇人规下·前阴类》：“妇人阴中生疮，多湿热下注，或七情郁火，或纵情敷药，中于热毒。”

【辨病机】

阴疮的病机主要有肝郁化火，湿热下注，热毒蕴结以及寒湿痰凝，导致气血壅滞，郁结成疮。

《三因极一病证方论·卷十八·䘌疮证治》：“凡妇人少阴脉数而滑者，阴中必生疮，名曰阴䘌疮。或痛或痒，如虫行状，淋露脓汁，阴蚀几尽，皆由心神烦郁，胃气虚弱，致气血留滞。”

《普济方·卷三百二十六·妇人诸疾门·下部诸疾》：“阳明经虚，不荣肌肉，阴中生疮不愈。”

《外科正宗·卷四·阴疮论第三十九》：“清肝渗湿汤，治肝经郁滞，邪火流行，致阴肿痛，或风热作痒。”

《外科大成·卷二·下部前》：“夫阴器属足厥阴肝经任脉之会，《素问》云：督脉者，其络循阴器合纂间，是属督脉也……《素问》：又为前阴者，宗筋之所聚，太阳阳明之所合，又属脾与胃也。痈疡生于其间，须细心求而责之，不可专主一厥阴经，而惟清肝导湿之为事，斯无俣眷矣。”

《外科大成·卷二·下部前》：“阴疮，运气皆属于寒。《经》曰：太阳之胜，阴中乃疡，隐曲不利，治以苦热。”

《女科经纶·卷八·杂证门·前阴诸证》：“（妇人㾓疮属月事行房浊流阴道）妇人阴中生疮，属于湿热之邪下流肝肾。阴器为肝肾之部，二经虚，则湿热下陷而生㾓䘌诸疮矣。若月事行房，败精与浊血凝滞成疮者，此又人事之不谨，当以清火消浊为治也。”

【辨病证】

本病先辨别寒热。红肿热痛，发病急骤，甚或脓水淋沥，或伴有全身发热者，为热为实；肿块坚硬，不痛不痒，日久不消，形体虚羸者，多为虚寒。其次要辨善恶。疮疡溃腐，久不收敛，脓水淋沥，恶臭难闻者，多属热毒蕴郁而气血衰败之恶候。

《校注妇人良方·卷八·阴中生疮方论》：“谓前症乃七情郁火，伤损肝脾，湿热下注。其外症阴中出如蛇如菌，或如鸡冠状，或生虫湿痒，或溃烂出水，或肿闷坠痛；其内症体倦内热，经候不调，或饮食无味，晡热发热，或胸胁不利，小便痞胀，或赤白带下，小水淋涩。”

《济阴纲目·卷七·前阴诸疾·论阴户生疮》：“俱属肝胆之火，少分虚实求治。以肿痛属血虚肝热；湿痒为脾虚肝热；淋涩属肝肾有热；腐溃属肝脾；肿脱为不足有火。”

【论治法】

本病治疗根据不同临床表现分别论治，以内服药为主，佐以局部用药，既体现了辨证论治的基本原则，又表明了阴疮辨证治疗的特殊性。

《三因极一病证方论·卷十八·䘌疮证治》：“凡妇人少阴脉数而滑者，阴中必生疮，名曰阴䘌疮。或痛或痒，如虫行状，淋露脓汁，阴蚀几尽，皆由心神烦郁，胃气虚弱，致气血留滞。故《经》云：诸痛痒疮皆属心。又云：阳明主肌肉，痛痒皆属心。治之当补心养胃，外以熏洗坐导药至治之，乃可。”

《校注妇人良方·卷八·阴中生疮方论》：“其治法，肿痛者，四物汤加柴、栀、丹皮、胆草；湿痒者，归脾汤加柴、栀、丹皮；淋涩者，龙胆泻肝汤加白术、丹皮；溃腐者，逍遥散、山栀、川芎；肿闷坠痛者，补中益气汤、山栀、丹皮。佐以外治。”

《外科正宗·卷四·阴疮论第三十九》：“妇人阴疮，乃七情郁火伤损肝脾，湿热下注为患。其形固多不一，总由邪火所化也……阴户忽然肿突作痛，因劳伤血分，湿火下流，宜四物汤加丹皮、泽泻、花粉、柴胡治之……阴器外生疙瘩，内生细虫作痒不可忍者，此虫食人脏腑即死；令人多发寒热，与痨瘵相似……因循日久，面黄肌瘦，身发寒热，咳嗽多痰，往往不治者多矣。如有此症，急与逍遥散吞芦荟丸，早晚二服，外用银杏散绵裹塞入阴中。”

《景岳全书·卷三十九人集·妇人规下·前阴类》：“凡治此之法，若肿痛内外俱溃者，宜芍药蒺藜煎为佳，或四物汤加栀子、丹皮、胆草、荆芥，或用加味逍遥散；若湿痒者，宜芍药蒺藜煎或归脾汤加柴、栀、丹皮；淋涩者，宜龙胆泻肝汤加白术、丹皮；淋涩而火盛痛胀者，宜大分清饮或抽薪饮；肿而坠重者，补中益气汤加山栀、丹皮；可洗百草煎；可敷者，宜螵蛸散、完疮散。”

【论用方】

一、治阴疮方论

1. 论阴疮膏

《千金方衍义·卷三·妇人方中·杂治第十七》：“膏中芍药和血痹寒热，黄芩主恶疮疽蚀，牡蛎治赤白带下，附子破癥坚积聚，白芷疗阴肿寒热，煎用猪脂滋血解毒，和米粉止痛生肌，专借附子透入阴经也。”

2. 论归榆汤

《陈素庵妇科补解·产后众疾门·卷五·产后阴蚀方论》：“归、榆凉血养血，荆、薄去风散浮热，柏叶、甘草清火，苍术燥湿，作汤熏洗，则风火清，湿热降，气血充足，而阴蚀之症自愈矣。”

二、内治方

1. 补心汤（《世医得效方·卷十五·产科兼妇人杂病科·杂方》）

治妇人阴中生疮，或痛或痒，如虫行状，淋沥脓汁，阴蚀几尽。

白茯苓（三分） 人参（三分） 前胡（三分） 半夏（汤洗七次，去滑，三分） 川芎（三分） 橘皮（半两） 枳壳（麸炒去瓤，半两） 紫苏（半两） 桔梗（半两） 甘草（炙，半两） 干姜（半两） 当归（一两三分） 白芍药（二两） 熟地黄（一两半）

上锉散。每服四钱，水一盏半，加生姜五片，大枣一枚，同煎，食前服。

2. 甘理散（《陈素庵妇科补解·产后众疾门·卷五·产后阴蚀方论》）

治产后阴蚀，阴中生疮。

黄芪 葛根 当归 赤芍 甘草 川芎 生地 白芷 白术 厚朴 陈皮 人参 前胡 枣子

水煎服。

3. 清肝渗湿汤（《外科正宗·卷四·阴疮论第三十九》）

治肝经郁滞，邪火流行，致阴肿痛，或风热作痒。

川芎 当归 白芍 生地 山栀 黄连 连翘 龙胆草（各一钱） 银柴胡 泽泻 木通（各六分） 滑石（二钱） 芦荟（五分） 甘草（三分） 防风（八分）

水二盅，淡竹叶、灯心各二十件，煎八分，食前服。

4. 凉荣泻火汤（《外科正宗·卷四·阴疮论第三十九》）

治妇人怀抱忧郁不清，致生内热，小水涩滞，大便秘结，及阴中郁火作痛。

川芎 当归 白芍 生地 黄芩 黄连 山栀 木通 柴胡 茵陈 胆草 知母 麦门冬（各一钱） 甘草（五分） 大黄（酒炒，二钱）

水煎服。

5. 解毒木通汤（《外科正宗·卷四·阴疮论第三十九》）

治男妇房术热药所伤，阴户痒痛，小水涩滞。

木通 黄连 龙胆草 瞿麦 滑石 山栀 黄柏 知母（各一钱） 芦荟 甘草（各五分）

水二盅，灯心二十根，煎二分，食前服。

6. 龙胆泻肝汤（《疡科选粹·卷四》）

治妇人阴疮痒痛。

柴胡 青皮 龙胆草 山栀 大黄 白芍药 木通 连翘 黄连 滑石（各等分）

水煎服。

7. 加味四物汤（《医宗金鉴·卷四十九·妇科心法要诀·阴疮证治》）

治妇人阴疮肿痛者。

四物汤加柴胡 栀子 龙胆草

水煎服。

8. 秦艽汤（《医宗金鉴·卷六十九·外科心法要诀·妇人阴疮》）

治妇人阴疮。

秦艽（六钱） 石菖蒲（三钱） 当归（三钱） 葱白（五个）

水二钟，煎一钟，食远服。

9. 暗治饮（《外科医镜·痈疽真假例论》）

治妇人阴蚀疮。

当归（五钱） 白芍（三钱） 茯苓（三钱）

炒栀子（一钱半）　柴胡（八分）　海螵蛸（二钱）

水煎服。

10. 逍遥八物汤（《外科医镜·痈疽真假例论》）

治妇人阴蚀。

人参（二钱）　柴胡（一钱）　白芍（三钱）　归身（三钱）　海螵蛸（三钱）　山药（三钱）　茯苓（三钱）　甘草（一钱）　肉桂（随宜加用）

水煎服。

三、外治方

1. 当归汤（《刘涓子鬼遗方》）

治妇人阴蚀。

当归（二两）　甘草（一两）　芎䓖（一两）　芍药（一两）　地榆（三两）

以水五升煮取三升，洗之，日三夜一。

2. 阴疮膏（《备急千金要方·卷三·妇人方中·杂治第十七》）

治男女阴疮及口疮。

米粉（一酒杯）　芍药（十八铢）　黄芩（十八铢）　牡蛎（十八铢）　附子（十八铢）　白芷（十八铢）

以不中水猪膏一斤煎之，于微火上三下三上，候白芷黄膏成，绞去滓，内白粉和令相得。敷疮上。

3. 大黄汤（《医心方·卷二十一·治妇人阴疮方第十》）

治妇人、男人阴蚀，及脓血不禁。

大黄（二两半）　黄芩（二两）　黄柏（二两）　半夏（二两）　细辛（二两）　生地黄（二两）　虎掌（一两半）　茼草（一两半）

以新汲井水一斗，煮取三升，洗疮。若阴里病，取练沾汤中，著阴道中，时复易，半日久佳。

4. 雄黄散（《太平圣惠方·卷四十四·治阴疮诸方》）

治女子阴疮。

雄黄（二分，为末）　矾石（二分，为末）　麝香（半分）

捣敷患处。

5. 甘草汤（《太平圣惠方·卷七十三·治妇人阴疮诸方》）

治妇人阴疮。

甘草一两（生用）　干漆（一两）　黄芩（二两）　生干地黄（一两）　赤芍药（二两）　当归（二两）　龟甲（五两）

上锉细，以水七升，煎至三升，去滓，以绵蘸汤塌疮处，日三次。

6. 杏仁膏（《太平圣惠方·卷七十三·治妇人阴疮诸方》）

治妇人阴疮。

杏仁（五两，汤浸去皮，研）　白芷（一两）　芎䓖（一两）　生干地黄（一两）　猪脂（三两）　羊髓（三两）

上锉细，以猪脂、羊髓拌令匀，入铛中，慢火煎，候白芷色黄，绞去滓，膏成，用瓷盒贮之。每取如枣大，绵裹纳阴中，频频换之。

7. 麝香杏仁散（《黄帝素问宣明论方·卷十一·妇人门·药证方》）

治妇人阴疮。

麝香（少许）　杏仁（不以多少，烧存性）

上为细末。如疮口深，用小绢袋子二个，盛药满，系口，临上药，炙热，安在阴内，立愈。

8. 鳖灰散（《普济方·卷三百零一·下部疮门·总论》）

治妇人阴疮脱肛。

鳖甲头（烧灰）

以鸡子白和敷之。

9. 秘传一擦光（《医学正传·卷六·疮疡》）

治妇人阴蚀疮、漆疮、天火丹，诸般恶疮。

蛇床子（一两）　苦参（一两）　芜荑（一两）　雄黄（五钱）　枯矾（一两二钱）　硫黄（五钱）　轻粉（二钱）　樟脑（二钱）　大风子（五钱，取肉）　川椒（五钱）

上为细末，生猪油调敷。

10. 归榆汤（《陈素庵妇科补解·产后众疾门·卷五·产后阴蚀方论》）

治产后阴蚀。

当归　甘草　地榆　枳壳　荆芥　薄荷　柏叶

熏洗产门。

11. 摩风膏（《活人心统·卷三》）

治妇人阴蚀疮，漆疮，火丹，诸般恶疮。

大风子肉（十四个）　杏仁（二十个，为膏）

枯矾（二钱） 川椒（末，三钱） 蛇床子（末，五钱） 红银朱（一钱） 雄黄（一钱五分） 樟冰（二钱）

上药用桐油三两研匀，为丸如弹子大，瓷器盛之。每用少许，呵烊遍擦之。

12. 冰黄膏（《疮疡经验全书·卷三》）

治妇人阴蚀疮。

黄连（二两） 冰片（三分） 麝香（二分） 轻粉（五分） 硫黄末（一钱）

水二碗，文武火煎黄连至一碗，滤去渣，再重汤慢火煎至一酒杯；将后四味俱研末，调和。用鹅毛润阴内。

13. 甘湿散（《女科证治准绳·卷五·产后门·阴蚀》）

疗疳虫蚀阴。

蚺蛇胆 青木香 石硫黄 铁精 麝香（各四分）

临时分之多少入，缘麝香辟蛇毒，若先以相和，蛇胆即无力也。

14. 洗搨汤（《女科证治准绳·卷五·产后门·阴蚀》）

治阴蚀。

甘草 干漆（各一两） 黄芩 干地黄 当归 芍药（各二两） 龟甲（五两）

上细切，以水七升，煮取一半，以绵帛内汤中，以搨疮处，良久即易，日二度。每搨汤，可行十里许即裛干，捻取甘湿散敷疮上使遍，可经半日，又以汤搨，搨讫如前敷药。

15. 疳湿散（《东医宝鉴·外形篇·卷四》引《得效》）

治妇人阴蚀疮。

五月五日虾蟆 木香 硫黄 铁精（各等分）

上为末，入麝香少许，掺敷患处。

16. 洗搨散（《寿世保元·卷五·诸虫·九虫形状》）

治妇人阴蚀疮，阴户中有细虫，其痒不可当，食人脏腑即死，令人发寒热，与劳症相似。

五倍子 花椒 蛇床子 苦参 白矾 葱（各等分）

水煎，熏洗。

17. 一扫光（《奇方类编·卷下》）

治妇人阴蚀疮，诸般恶毒。

蛇床子（一两） 苦参（一两） 芜荑（一两） 雄黄（五钱） 川椒（五钱） 大风子肉（五钱） 硫黄（五钱） 枯矾（一两二钱） 轻粉（二两） 樟脑（二两）

上为细末，猪油调搽。

18. 蛇退散（《罗氏会约医镜·卷十五·妇科（下）·阴疮》）

治妇人阴疮。

蛇退（烧存性，一条） 枯矾（二钱） 黄丹（二钱） 萹蓄（二钱） 藁本（二钱） 硫黄（一钱三分） 荆芥穗（一钱三分） 蛇床子（一钱三分）

共为细末，香油调搽，湿则干掺。先以荆芥蛇床子汤熏洗，挹干敷药。

19. 碧珠散（《易简方便医书·卷三》）

治妇人阴蚀疮、小户嫁痛。

珍珠（新白者，一钱） 青缸花（五钱，即靛缸浮水，水飞过） 真轻粉（一两）

珍珠入豆腐内煮数滚，取出，研极细无声，加青缸花、真轻粉共研极细，瓷罐收贮。外搽患处，若下疳，用甘草汤洗净，猪脊髓调搽；诸疮不生皮者，可干掺。

20. 溻痒汤（《外科医镜·痈疽真假例论》）

治妇人阴蚀，又名䘌疮。

蛇床子（一两） 川椒（三钱） 白矾（三钱）

水煎，乘热熏之，温则洗之，数日即愈。

【论用药】

1. 丹雄鸡

《证类本草·卷十九·禽上》："和光粉炒干，止小儿疳痢及妇人阴疮。"

2. 孔公孽

《本草经集注·玉石三品·中品·孔公孽》："治男子阴疮，女子阴蚀。"

3. 石硫黄

《证类本草·卷四》："《肘后方》：女子阴疮，末硫黄敷之。"

《本草纲目·石部第十一卷·金石之五》："《直指方》：女子阴疮，硫黄末敷之，瘥乃止。"

4. 龟甲

《本草经集注·虫兽三品·中品》："治头疮难燥，女子阴疮及惊恚气。"

《本草蒙筌·卷十一·虫鱼部》："理女子湿痒

阴疮。”

《药鉴·新刻药鉴卷二》:“又治女子湿痒阴疮。”

《本草正·虫鱼部》:“可敷小儿头疮难燥、妇人阴疮、臁疮,亦治脱肛。”

《要药分剂·卷五·补剂下》:“女子阴疮。”

5. 胡麻

《证类本草·卷二十四》:“亦疗妇人阴疮。”

《神农本草经疏·卷二十四·米谷部上品》:“陈士良:生嚼涂小儿头疮,煎汤浴恶疮,及妇人阴疮。皆取其甘平益血脉,补虚羸,入肝脾肾之功耳。”

6. 桃

《本草纲目·果部第二十九卷·果之一》:“女人阴疮,如虫咬痒痛者:生捣桃叶,绵裹纳之,日三四易。(《食疗本草》)”

7. 黄雌鸡卵

《本草品汇精要·卷二十六·禽部上品·羽虫》:“卵合光粉炒干,止小儿疳痢及妇人阴疮。”

8. 蛇莓

《本草图经·草部下品之上卷八》:“蛇莓而厚大,深绿色;根黑色,若兽之齿牙,故以名之……张仲景治妇人阴疮,亦单用之。”

9. 落雁木

《海药本草·木部卷三》:“又主妇人阴疮浮疱,以椿木同煮之妙也。”

10. 紫葳

《本草纲目·草部第十八卷·草之七》:“妇人阴疮:紫葳为末,用鲤鱼脑或胆调搽。(《摘玄方》)”

11. 槐实

《证类本草·卷十二》:“《日华子》云:槐子,治丈夫、女人阴疮湿痒,催生。”

12. 槐蕊

《得配本草·卷七·木部》:“烧研水服,除虫心痛,止肠痔血,疗妇人阴疮。”

13. 鲫鱼

《本草纲目·鳞部第四十四卷·鳞之三》:“妇人阴疮”。

《本经逢原·卷四·鱼部》:“炙油调涂妇人阴疮。”

14. 瞿麦

《证类本草·卷八》:“治浸淫疮,并妇人阴疮。”

15. 鳗鲡鱼

《本草纲目·鳞部第四十四卷·鳞之四》:“治恶疮,女人阴疮虫痒。”

【医论医案】

《外科心法·卷五》

一妇人隐内脓水淋漓,或痒或痛,状似虫行,诊之少阴脉滑数。此阴中有疮也,名曰䘌,由心神烦郁,胃气虚弱,气血凝滞所致。与升麻、白芷、黄连、木通、当归、川芎、白术、茯苓、柴胡煎服,服拓肿汤熏洗,更搽蒲黄、水银,两月余而愈。或有胞络虚,风邪乘阴,血气相搏,令气否涩,致阴肿痛,当以菖蒲散治之,更以枳实炒热,帛裹熨之,冷则再炒。或有子脏虚冷,气下冲,致阴脱出,谓之下脱,或因产努力而脱者,以当归散治之。久不愈者,以补中益气汤,倍加升麻、柴胡升举之。

《校注妇人良方·卷二十三·妇人阴蚀疳方论第十》

一产妇素有肝火患此,内溃痒痛,食少热渴,小水淋沥,用加味逍遥散、加味归脾汤兼服,间以芦荟丸,外以鹤虱草煎汤洗而愈。

《女科撮要·卷上·阴疮》

一妇人(阴疮)腐溃,脓水淋漓,肿痛寒热,小便赤涩,内热作渴,肢体倦怠,胸胁不利,饮食少思,三月余矣。用补中益气,内柴胡、升麻各用一钱,加茯苓一钱、炒山栀二钱,数剂少愈。又与归脾加山栀、川芎、茯苓三十余剂,诸症悉退,惟内热尚在。再与逍遥散,倍用山栀而愈。

一妇人热痛,用寒凉败毒,饮食不人,时欲呕吐,小腹重坠,似欲去后。此脾胃亏损,元气下陷,症属虚寒,先用补中益气加炮姜二剂,重坠如失。再用前汤加茯苓、半夏,二十余剂而愈。乃以归脾少加柴胡、升麻、六味地黄丸,调理两月余而康。

妇人素性急,阴内或痛,小便赤涩,怒则益甚,或发热,或寒热。治以芎、归、炒栀、柴胡、苓、术、丹皮、泽泻、炒芍、炒车前、炒连、生草数剂渐愈。乃去黄连、泽泻,又数剂而痊愈。

《女科撮要·卷下》

一产妇失治,肿溃不已,形体消瘦,饮食不思,朝寒暮热，自汗盗汗半年矣。用补中益气加茯苓、半夏以健脾胃，脓水渐少，饮食渐进。用归脾汤以解脾郁，共五十余剂，元气复而疮亦愈矣。

《保婴撮要·卷十四·下疳阴痿》

一女子十四岁，禀肝经湿热，肌体消瘦，寒热如疟，下部患疮。先用小柴胡汤，寒热顿退，但晡热少食，用加味逍遥散为主，以九味芦荟丸为佐而愈。出嫁后前症仍作，另用杂药，疮口翻出如菌，余用龙胆泻肝汤、加味逍遥散而愈。

《外科正宗·卷四·阴疮论第三十九》

一妇人阴器半边肿痛，身发寒热，口干便秘，脉实有力。以内疏黄连汤一剂，大便通利，口干乃止，惟肿痛尤甚，此湿毒结聚欲为脓也。以四物加角针、泽泻二剂，脓熟胀痛；又以透脓散一服，出臭脓钟许，疼痛顿止；以八珍汤加丹皮、泽泻十余剂而安。

一妇人阴器肿痛，小水涩滞，遇晚寒热交作，此肝经湿热为患。以龙胆泻胆汤二服，小水通利；又以四物汤兼小柴胡汤加天花粉、木通、炒山栀服之愈。

《素圃医案·卷四·女病治效》

瓜镇胡宅之内眷，隔幕诊脉，两尺弦数，左关单弦，独异他部，默不言病，似欲考医者。余因脉言病，谓两尺弦数，定为下部之痛，数则为热，必有血证，但不知为何病。彼家然后直告，谓一月前小便淋秘而痛，因其夫常宿青楼，疑为梅毒。疡医以斑蝥毒剂下之，致血大下而痛愈甚。经数医杂治，而病不减。非敢试医，因亵病不能直陈耳。余遂以脉辨证，弦者肝病，数者火证，少腹乃肝部，妇人肝经，内络廷孔。廷孔者，溺孔之端也。郁怒生肝火，火循经而结于廷孔，所以初病小便淋秘而痛，误行攻劫，以致益甚。因属隐疾，不便明言。以逍遥散去白术，加生地黄、炒山栀、龙胆草、木通，连进二剂。次日痛减，因复再招，遂以阴疮证书封问其夫，合病则治，否则当别延医也。其夫云的是此病，即以前方服十余剂，痛止。减去胆草、木通，加丹皮、白术、香附，十数剂而愈。

又一妇人，中年心事郁怒，血崩已久，因血虚而肝火益甚，流于下焦，内结阴疮，少腹有块，按之则痛，大小二便，常时下迫，痛甚下脓血如带，则痛稍减，隔十日半月，又痛又下。此属虚邪，虽用滋肝凉血之药，治之不效，血液日耗，渐变虚劳寒热咳嗽痛楚而殒。

《类证治裁·卷八·前阴诸疾论治》

唐氏，数年经闭，阴疮内溃，晡热食减，头眩口干，肢痛便燥，身面俱发丹毒红晕，据述为伊夫疳毒所染。内服加味四物汤，添金银花、甘草、嫩桑枝，外用忍冬藤、鱼腥草、甘草、苦参，煎汤熏洗，拭干。用海螵蛸、人中白、冰片，名螵蛸散掺之。数之热减，红晕消，改用加味逍遥散去白术，加生熟地黄、麦冬等服，又用青黛、黄柏（研面）、山栀、薄荷（俱研），麻油调搽。

第四节

阴吹

妇女阴道中时时出气或气出有声，状如矢气，谓之阴吹。

【辨病名】

本病最早记载于《金匮要略》。

一、阴吹

《金匮要略·卷下·妇人杂病脉证并治第二十二》："胃气下泄，阴吹而正喧。"

《女科指要·卷一·经候门·阴肿》："胃实脬虚，则阴气下泄，气迫声喧，名曰阴吹。"

《杂病源流犀烛·卷二十八·前阴后阴病源流》"妇人又有阴吹，由胃虚，其浊气下泄，注于阴中甚喧，若放屁连声不绝者"。

《妇科冰鉴·卷八·前阴门·阴吹》："妇人阴吹者，阴中时时气出有声，如谷道转矢气状。"

《验方新编·卷九·妇人科杂治·阴户吹响》："名曰阴吹，乃阴户放空如撒尿之声也。"

《金匮玉函要略辑义·卷五·妇人杂病脉证并治第二十二》："前阴下气，谓之阴吹。"

《家用良方·卷二·治妇女各症》："凡阴中时时气出有声者，名曰阴吹。"

二、正喧

《金匮要略心典·卷下》："阴吹，阴中出声，如大便矢气之状，连续不绝，故曰正喧。"

【辨病因】

本病多因素体阳盛，或肝郁化火，久病伤阴等致胃肠燥热，腑气不畅，浊气下泄，干及前阴所致。

《金匮要略广注·卷下·妇人杂病脉证治第二十二》："阴吹者，胃气自阴中吹出也；正喧者，阴吹之声喧响不已也。盖胃以纳谷，谷气太实，急切不得从大便转出，反从前阴窍中下泄，此倒行逆施之病也。"

《沈氏女科辑要·卷下·阴吹》："王孟英曰：阴吹亦妇人恒有之事，别无所苦者，亦不为病，况属隐微之候，故医亦不知耳。俗传产后未弥月而啖葱者必患此，惟吹之太喧，而大便艰燥，乃称为病。然仲圣但润其阳明之燥，则府气自通，仍不必治其吹也。"

【辨病机】

阴吹病机常为肠胃燥化，腑气欠通，或中气不足，谷道欠利，或因肝气郁结，气机逆乱，或因饮停中焦，清气失于升发，下走为患。

一、腑气不通

《金匮要略·卷下·妇人杂病脉证并治第二十二》："胃气下泄，阴吹而正喧，此谷气之实也，宜膏发煎导之"。

《春脚集·卷三·前后二阴》："前阴放空如撒屁之声，名为阴吹，胃气下泄也。"

二、肾虚血亏

《脉经·平阴中寒转胞阴吹生疮脱下证第七》："少阴脉弱而微，微则少血，弱则生风，微弱相搏，阴中恶寒，胃气下泄，吹而正喧。"

《陈素庵妇科补解·胎前杂症门·卷三·妊娠阴吹方论》："妊娠阴吹之病，子宫内聒聒有声，如矢气状。或赤白带下，或先有浊气臭液出流阴户，然后有声，此系足少阴、厥阴二经血虚所致。""［补按］阳化气，阴成形，阴本无声，今阴收而气响乃阳下陷入阴矣。子宫为养胎之所，肾不能摄血，肺不能主气，是以血中之气有时而泄，赤白二带相并而下，肝肾二经亏也。人身之有声者，舌能言，鼻能嚏，大肠能下气，至于肺病则咳嗽齁齁有声。今胞门之内阴户之中忽有气作响，非虚阳下陷而何？"

《医宗金鉴·卷二十五·订正仲景全书金匮要略注·妇人杂病脉证并治第二十二》："肾虚不固，则气下泄。阴吹而正喧，谓前阴出气有声也。此谷气之实，谓胃气实而肾气虚也。"

三、痰饮蓄积

《温病条辨·卷三》："若饮家之阴吹，则大不然。盖痰饮蟠踞中焦，必有不寐、不食、不饥、不便、恶水等证，脉不数而迟弦，其为非津液之枯槁，乃津液之积聚胃口可知。故用九窍不和，皆属胃病例，峻通胃液下行，使大肠得胃中津液滋润而病如失矣。此证系余治验，故附录于此，以开一条门径。"

《温病正宗·下篇·正宗辑要·通论》："痰湿阻气之阴吹证，实前人所未道及。"

【辨病证】

辨证当辨实，胃燥津亏阴吹可见口燥咽干，大便燥结，腹部胀满，舌红苔黄脉滑数等；而气郁阴吹可见精神忧郁，烦躁易怒，胸胁胀闷，时欲叹息，小腹作胀等。

《脉经·平阴中寒转胞阴吹生疮脱下证第七》："师曰：脉得浮紧，法当身躯疼痛，设不痛者，当射云何？因当射言，若肠中痛、腹中鸣、咳者，因失便，妇人得此脉者，法当阴吹。"

《温病条辨·卷三》："饮家阴吹，脉弦而迟。"

【论治法】

阴吹治法总以调理脾胃为先，若腑气不通者宜润导大便，便通则阴吹除；若肾虚血亏者宜养血温阳，补肾和胃，则气充血沛，阴吹自消；若痰饮蓄积，则宜化痰燥湿，理气和胃。

《陈素庵妇科补解·胎前杂症门·卷三·妊娠阴吹方论》："妊娠阴吹之病，子宫内聒聒有声，如矢气状。或赤白带下，或先有浊气臭液出流阴户，然后有声，此系足少阴、厥阴二经血虚所致。失久不治，必致漏而半产，宜当归羊肉汤。"

《冯氏锦囊秘录·女科精要·卷十六·前阴诸症》："《金匮》云：胃气下泄，阴吹而正喧，此谷气即不能上升清道，复不能循经下走后阴，阴阳乖辟，如肠交之义是也。甚或簌簌有声，如后阴之失气状，宜补中汤加五味子主之。”

《医宗金鉴·卷四十九·妇科心法要诀·前阴诸证门》：“妇人阴吹者，阴中时时气出有声，如谷气道转矢气状，《金匮》谓由谷气实，胃气下泄，用膏发煎，即猪膏煎乱发服也。导病从大便而出，其法甚奥。若气血大虚，中气下陷者，宜十全大补汤加升麻、柴胡，以升提之。”

《顾松园医镜·卷十六·数集·附〈金匮〉治妇人杂病五方》：“猪膏发煎，治胃气下泄，阴吹而正喧，此谷气之实也。（肠胃津液枯燥，谷食壅滞不下，气不往后阴，而反从前阴泄出，声响如吹）此方润燥养血，俾肠间得润，谷食下而气转后阴，此通则彼塞矣。沈氏谓：有大便不结，中虚下陷而阴吹者，当补中升提以治之，不可概指为胃实也。”

《温病条辨·卷三》：“饮家阴吹，脉弦而迟，不得固执《金匮》法，当反用之，橘半桂苓枳姜汤主之。《金匮》谓阴吹正喧，猪膏发煎主之。盖以胃中津液不足，大肠津液枯槁，气不后行，逼走前阴，故重用润法，俾津液充足流行，浊气仍归旧路矣。若饮家之阴吹，则大不然。盖痰饮蟠踞中焦，必有不寐、不食、不饥、不便、恶水等证，脉不数而迟弦，其为非津液之枯槁，乃津液之积聚胃口可知。故用九窍不和，皆属胃病例，峻通胃液下行，使大肠得胃中津液滋润而病如失矣。此证系余治验，故附录于此，以开一条门径。”

《女科要旨·卷四·杂病》：“胃气下泄，（不从大便为失气，而从前）阴吹（出）而正喧（谓其连续不绝，喧然有声），此谷气之实（大便不通故）也，（以）猪膏发煎主之（取其滋润以通大便，则气从大便而出，此通而彼塞也）。”

《疑难急症简方·卷三·男妇阴中诸症》：“如阴吹气泄奔鸣，补中益气汤、补阴益气汤，加丹皮、栀子可愈。”

【论用方】

一、论治阴挺方

1. 论当归羊肉汤

《陈素庵妇科补解·胎前杂症门·卷三·妊娠阴吹方论》：“是方羊肉补形，人参补气，主治虽异，功用则同。羊肉甘温能补阴血，配当归、白术之苦温，和营健脾；山药、杜仲之苦涩固肾益精，砂仁之辛温，糯米之甘凉和中益胃。”

2. 论猪膏发煎

《金匮玉函经二注·妇人杂病脉证并治》：“阳明不能升发谷气上升，变为浊邪，反泄下利，子宫受抑，气不上通，故从阴户作声而吹出。猪脂补下焦、生血、润腠理；乱发通关格。腠理开，关格通，则中焦各得升降，而气归故道也。”

《金匮要略心典·卷下》：“湿热经久，变为坚燥，譬如盦曲，热久则湿去而干也。《本草》：猪脂利血脉，解风热；乱发消瘀。开关格，利水道，故曰病从小便出。”

《金匮悬解·卷二十二》：“前阴气吹而正喧鸣，此谷气之实，后窍结塞而不通也。猪膏发煎，猪膏、乱发利水而滑大肠，泄湿而通膀胱也。”

二、治阴吹方

1. 膏发煎（《妇人大全良方·卷二十四·拾遗方》）

治妇人谷气实，胃气下泄，阴吹而正喧，阴中出血。

头发灰　猪脂

上调停，绵裹如枣核大，纳阴中。

2. 当归羊肉汤（《陈素庵妇科补解·胎前杂症门·卷三·妊娠阴吹方论》）

治妊娠阴吹之病。

羊肉（一两，水煮烂如稀糊）　当归末（酒炒，三两）　山药末（二两）　白术末（土炒，三两）　砂仁末（一两）　杜仲末（盐水炒，二两）　白糯米（一升）

同煮如食粥法，日三服，夜一服。若嫌味苦，或暑天味变，捣成饼，晒干再磨，炼蜜为丸。每服一钱，日二夜一服。

3. 诃黎勒散（《金匮启钥（妇科）·卷三·前阴诸疾论·方》）

治阴吹。

诃黎勒（纸裹煨）　厚朴（制）　陈皮

上等分为末，蜜丸梧子大，白汤下。

4. 橘半桂苓枳姜汤（《温病条辨·卷三》）

治饮家阴吹，脉弦而迟者。

半夏（二两）　小枳实（一两）　橘皮（六钱）　桂枝（一两）　茯苓块（六钱）　生姜（六钱）

甘澜水十碗，煮成四碗，分四次，日三夜一服，以愈为度。

【论用药】

1. 乱发

《得配本草·卷十·人部·血余》："苦，微温。入手少阴、足厥阴经血分。消瘀(能去窍血)生新，补阴甚捷……入猪膏煎化，治阴吹"。

《本草撮要·卷七·人部·发》："味苦，平。入足少阴厥阴经。功专止血通淋。得龟板、芎、归治交骨不开，得猪膏治阴吹。"

《本草思辨录·卷四·乱发》："仲圣猪膏发煎治黄疸与阴吹正喧，以猪膏润燥，乱发引入下焦血分，消瘀通关格利水道。"

2. 猪脂

《本草撮要·卷八·禽兽部·猪》："猪脂得血余，治阴吹"。

【医论医案】

一、医论

《杂症会心录·妇人杂症·阴吹》

阴吹一症，古书不多见，惟张长沙《金匮要略》云：胃气下泄，阴吹而正喧，此谷气之实也，发煎导之。夫阴器属厥阴部位，精窍通冲任之脉，尿窍通小肠之路，气道不从此出，安得有声而喧？盖由肝肾亏于下，肺气亏于上，致阳明胃气，不能鼓舞上行而亏于中，下走阴器，直入精窍而出，岂同大肠矢气，《经》谓浊阴出下窍者可比耶？尝见虚损之辈，久咳经阻，胃气不升，往往多有此患，以言乎肾，则气不摄可知；以言乎肝，则气不平可知；以言乎肺，则气不主可知。是以上咳下吹，气窍相通，阴器隐隐而有声，足见精血之亏，元气之弱，根本摇摇矣。

夫阳明为多气多血之海，与冲任血海之脉，同气而相应，下为经而上为乳，变化取汁，血气之实也，喧闻户外，胃气之虚也。魏氏云：谷气之实，其实胃中正气之衰。斯言极中长沙之秘旨。如必谓谷气实，而引导浊气从大肠出，纵胃气下泄必由浊道，而不致干乱清道，是错认溺窍为病也。第胃气下泄前阴之膀胱，何异下泄后阴之大肠，而终无补于病情，岂仲景当日之深意哉？且肾主开阖，为生气之原；阴器属肝，主疏泄之令。今胃气下走，岂寻常之药可以奏功，必须培补肝肾以固肺金，生精益血以助真气。若阳分多亏，补中归脾之属可投；阴分多亏，六味左归之属可用；阴阳两亏，八味右归之属可服。耗气败血之药非其治也，倘不咳而窍有声，较咳而窍有声者为稍轻，逍遥六味，皆合法也。虽然，膀胱有下窍而无上口，胃气何由下泄，其从精窍而来，不待辨而自明。男子从无，妇人常有，无非窍空而妄泄，况谷道后通，而前阴之吹者有之。谷道后秘，而前阴不吹者有之，谷气实，胃气安得下泄，仲景发煎导引之法，其说似属难明矣，即令胃气从溺窍下泄，小便当随气而共出，何吹时惟有声而无溺，则溺窍而来之说，更属无据。要之胃气者，乃水谷之精气，上输于脾，脾气散精，上归于肺，与肾中生气而互根，得毋因其人水谷之真气衰弱，而以脂膏益血之品，从阴引阳，填补冲任，不使气陷于子宫，直走精门，未可知也。阴吹一症，人但知气从下泄，而昧于出自何窍，拘泥长沙之文，未有畅发其因者，先生为之条分缕析，可振聋聩，非三折肱良手，安能搜此精义！

二、医案

《孙文垣医案·卷四·新都治验》

令媳长卿之妇，腹中微疼，经行不流利，喉痛，四肢麻木作战，不知饥饿。右脉洪大如豌豆，以川芎、香附、麦芽、山楂、乌梅、粉草、桔梗、酒芩、防风、荆芥、白术、茯苓四剂而安。次月经水大行，十日不止，以黄芪、阿胶、蒲黄各一钱，白芍药二钱，粉草三分，一帖而止。此后但觉浊气下坠，屁从子户中出，以补中益气汤，加酒炒黄连调养而平。

《张氏医通·卷十一·疮疡》

《金匮》明言胃气不清，谷气之实，所以腹中喧响，则气从前阴吹出，如矢气之状，第用猪膏发煎之治，难于推测。余治一仆人之妇，经闭三月，少腹痛贯彻心，而见前证不已。与失笑散之服，瘀血大下，遂不复作。又治一贵显之媳，小产后寒热腹痛，亦有前证，与炮黑楂肉，熬焦黑糖为丸，用伏龙肝煮水澄清，煎独参汤送三钱。一服结粪大下，再进瘀血续行，而前证顿止。始悟猪膏发煎，皆为逐瘀而设，虽皆未用其方，而实不离《金匮》之法也。

《续名医类案·卷二十三·经水》

程好吾子妇，腹中微疼，经行不畅，喉痛，四肢麻木作胀，不知饥饿。孙诊之，右脉洪大如豌豆，以川芎、香附、麦芽、山楂、乌梅、甘草、桔梗、酒芩、防风、荆芥、白术、茯苓，四剂而安。次月经水大行，十日不止，以黄芪、阿胶、蒲黄各一钱，白芍二钱，甘草三分，一帖而安。此后但觉浊气下坠，屁从子户中出（即阴吹病），以补中益气汤，用酒炒黄连调养而平。

《吴鞠通医案·卷四·阴吹》

黄氏，四十岁。痰饮误补，喘而脉洪，汗出，先与大青龙去麻、辛而安。半月后又因感燥金之气，兼之怒郁伤肝，脉弦紧，身热腹痛，先与柴胡桂枝各半汤，热退而腹痛未愈，且泄泻、阴吹，焉得肠槁？用川椒、吴萸、良姜、丁香合五苓散，而阴吹愈，后调理痰饮一月而安。

英氏，三十八岁。阴吹。按《金匮》妇人门之阴吹，治以猪膏发煎，纯然补阴，注谓肠胃俱槁。再按肠胃俱槁，阴不足者，阳必有余，脉当数，面与唇舌当赤，口当渴。兹面青脉弦而迟，不食不饥，不便不寐，盖痰饮蟠踞胃中，津液不行大肠，肠虽槁而胃不槁。议通幽门法半夏一两，桂枝六钱，广皮五钱，枳实八钱。煮三杯，分三次服。服一帖而减，三帖而退。惟余痰饮，调理脾胃数月而痰饮亦愈。

第五节

阴冷

阴冷指妇人自觉外阴及阴中寒冷，甚则冷及少腹、尻股之间。轻者阴道寒冷，带下淋漓，经水不调；重则小腹抽掣疼痛，不能受孕。

【辨病名】

本病最早的论述见于《金匮要略》中“蛇床子散，温阴中坐药”。其病名出自《诸病源候论》，此外又称“阴中寒冷”“阴寒”等。

一、阴冷

《诸病源候论·虚劳病诸候下·虚劳阴冷候》：“今阴虚阳弱，血气不能相荣，故使阴冷也。”

《济阴纲目·卷七·前阴诸疾门·论阴冷》：“《良方》云：妇人阴冷，因劳伤子脏，风冷客之也。”

二、阴寒

《医宗金鉴·卷二十三·订正仲景全书金匮要略注·妇人杂病脉证并治第二十二》：“阴寒，前阴寒也。”

三、玉门冷

《备急千金要方·卷三·妇人方中·杂治第八》：“产后癖瘦，玉门冷，五加酒。”

【辨病因】

本病的病因与劳伤过度，损伤阴阳气血，风冷之邪乘虚客于其所，因此发生阴冷。

《诸病源候论·妇人杂病诸候四·阴冷候》：“胞络劳伤，子脏虚损，风冷客之，冷乘于阴，故令冷也。”

《太平圣惠方·卷七十三·治妇人阴冷诸方》：“夫妇人胞络劳伤，子脏虚损，风冷客之，冷乘于阴，故令冷也。”

【辨病机】

阴冷的主要病机有素体阳虚，气血不足；或久居湿地，寒湿内停；或饮食失节，滋生痰湿；或肝经湿热，阻碍气血下荣阴部所致。

一、阳虚气弱

《校注妇人良方·卷八·阴冷方论》：“八味丸，治血弱不能荣养脏腑，津液枯涩，风寒客于子脏，以致阴冷。［愚按］此丸果系肝脾肾虚，殊有神效。”

《女科经纶·卷八·杂证门·前阴诸证》：“（妇人阴冷属风冷客于子脏）阴中冷，非外邪风冷客于子脏，即气衰血虚，脏腑虚寒，以致肝经失养，阴户为之寒冷也。立斋必欲断为肝经湿热，外乘风冷所致，岂有客邪之气加于湿热之病，而变为阴冷耶？论属未当。”

《女科指掌·卷一·调经门·阴中诸病》：“劳伤子脏阴中冷，以是三阳元气虚，内服天冬钟乳酒，外施牛胆食茱萸。”

《金匮悬解·卷二十二·妇人·杂病》：“妇人阴中寒冷，肾肝之阳虚也。”

二、寒凝血瘀

《妇科冰鉴·卷八·前阴门·阴吹》:“妇人阴冷,皆由劳伤过度,风寒乘虚客于子脏,久之血凝气滞,多变他证,且难于受孕也。”

《女科指南·前阴诸证门·阴冷证治》:“妇人阴冷,皆由风寒乘虚客于子脏,久之血凝气滞,多变他证,且难于受孕。宜服桂附地黄丸最宜。外以远志、干姜、蛇床子、吴萸为末,裹纳之阴中,日二易。”

三、肝经湿热

《校注妇人良方·卷八·阴冷方论》:“[愚按]前症属肝经内有湿热,外乘风冷所致。”

《济阴近编·卷四》:“阴冷,因肝经湿热,内郁邪气乘其本,正气走于经络间也。”

四、痰湿下注

《张氏医通·卷七·前阴诸疾》:“妇人阴冷,肥盛者,多是湿痰下流所致。”

《类证治裁·卷八·前阴诸疾论治》:“其肥盛而阴冷者,多湿痰下流。”

【辨病证】

阴冷病证有寒热虚实之分,虚者因肾阳不足,实者为风寒外侵,痰湿下注,瘀血阻滞等。

《景岳全书·卷三十九人集·妇人规下·阴冷》:“妇人阴冷,有寒证有热证,寒由阳虚,真寒证也;热由湿热,假寒证也。假寒者,必有热证,如小便涩数黄赤,大便燥结,烦渴之类是也。真寒者,小便清利,阳虚畏寒者是也。”

【论治法】

阴冷的治法当辨证施治,有内治法、外治法和针灸法,药物治疗与心理疏导相结合,疗效更佳。

一、内治法

《校注妇人良方·卷八·阴冷方论》:“[愚按]前症属肝经内有湿热,外乘风冷所致。若小便涩滞,或小腹痞痛,用龙胆泻肝汤;若内热寒热,或经候不调,用加味逍遥散;若寒热体倦,饮食少思,用加味四君子汤;若郁怒发热,少寐懒食,用加味归脾汤。”

《景岳全书·卷三十九人集·妇人规下·阴冷》:“妇人阴冷……真寒者,宜补其阳,如理阴煎、十补丸、加减续嗣降生丹。假寒者,当清其火,宜龙胆泻肝汤、加味逍遥散。肝肾虚寒者,宜暖肝煎、镇阴煎、大营煎。脾胃虚寒者,宜理中汤、理阴煎、寿脾煎的之类主之。”

二、外治法

《太平圣惠方·卷七十三·治妇人阴冷诸方》:“治妇人阴冷痒方:吴茱萸半两(生用),甜葶苈半两,蛇床子三分,没石子一枚。上件药,捣罗末,绵裹枣许大,纳阴中,令腹内热为度。”

《丹溪治法心要·卷七·妇人科·妇人杂病》:“阴冷,用母丁香为末,缝纱囊如小指大,实药末,纳阴中,愈。温中药:蛇床子末,白粉少许,和匀如枣大,绵裹纳之。”

《医药易知·妇科易知·阴冷·玉门宽冷》:“妇人阴冷:五味子四两为末,以口中玉泉和丸兔矢大,频纳阴中,取效。又方:十年无子者,用吴茱萸、川椒各一升,为末,炼蜜丸弹子大,绵裹纳阴中,日再易之,但子宫开,即有子也。玉门宽冷,硫黄煎水频洗。”

三、针灸法

《脉经·右足三阳脉》:“前如内者,足厥阴也。动,苦少腹痛与腰相连,大便不利,小便难,茎中痛,女子月水不利,阴中寒,子户壅绝内,少腹急,男子疝气,两丸上入,淋也。针入六分,却至三分。”

《针灸甲乙经·妇人杂病》:“女子阴中寒,归来主之。”

【论用方】

一、治阴冷方论

1. 论加减八味丸

《女科指要·卷一·经候门·阴冷》:“熟地补先天之血,附子补真阳之火,萸肉涩精秘气,肉桂暖血温经,当归养血脉以荣经脉,泽泻泻浊阴以清子宫，吴茱温肝逐冷，干姜暖胃祛寒，阳起石以壮阳暖子脏也。白蜜丸之，椒汤下之，使火壮阳回则寒冷消散而子宫温暖，何有阴冷之疴，以致不孕之愆哉！”

2. 论椒艾丸

《千金方衍义・卷十五・脾脏方・冷痢第八》：“蜀椒、干姜温中，石脂、乌梅敛脱，熟艾恢复元阳，温暖子脏，故可治阴冷无子。服之若不愈，必有积热伏匿于中，则加黄连以分解之。”

3. 论暖胞丸

《女科指要・卷一・经候门・阴冷》：“寒湿内袭，阴中冰冷，谓之阴冷，艰于孕育。吴茱萸温暖下元以祛寒湿，蛇床子祛除下湿以清胞脉，蜜丸绢纳，内服八味丸以暖子宫，何患阴冷不除，孕育不再。”

二、内治方

1. 椒艾丸（《备急千金要方・卷十五・脾脏方・冷痢第八》）

治阴冷无子。

蜀椒（三百粒）　熟艾（一升）　干姜（三两）　赤石脂（二两）　乌梅（一百枚）

上椒、姜、艾为末，梅著一斗米下蒸，令饭熟，去核，纳姜、椒末，炼蜜为丸如梧桐子大。每服十丸，日三服；不愈，加至二十丸。

2. 五加皮浸酒（《太平圣惠方・卷七十三・治妇人阴冷诸方》）

治妇人癖瘦阴冷。

五加皮（三两）　地骨皮（二两）　熟干地黄（三两）　丹参（三两）　天门冬（一两，去心）　杜仲（一两，去皴皮，炙微黄）　蛇床子（三两）　干姜（三两）　钟乳粉（四两）

上件药，细剉，以生绢袋盛，以酒一斗五升，渍二宿后，每服煖一中盏，空心及晚食前服。

3. 坎离丸（《魏氏家藏方・卷六》）

治小便白浊，腰腿无力，心神不宁，下焦虚寒，阴冷遗沥。

酸枣仁（炒，一两）　菟丝子（淘净，酒浸，研成饼，一两）　柏子仁（炒，别研，一两）　五味子（去枝，一两）　薏苡仁（炒，一两）　覆盆子（一两）　人参（去芦，一两）　枸杞子（一两）　鹿茸（燎去毛，锉成片，酒浸炙，一两）　牛膝（去芦，酒浸，一两）　肉苁蓉（一两，炒）　当归（去芦，酒浸，一两）　杜仲（姜制，炒去丝，一两）　远志（去心，一两）　地黄（洗，一两）　茯神（去木，一两）　沉香（不见火，半两）　附子（炮，去皮脐，半两）　龙骨（煅，半两）　朱砂（三钱，别研）　麝香（一钱，别研）

上为细末，炼蜜为丸如梧桐子大。每服五十丸，空心温酒或人参汤送下。

4. 玄胡苦楝汤（《普济方・卷三百二十八・妇人诸疾门・杂病》）

治妇人脐下冷撮痛，阴冷大寒，白带下。

肉桂（三分）　附子（三分）　熟地黄（一钱）　炙甘草（五分）　玄胡（二分）　黄柏（三分，为引用）　苦楝子（二分）

上㕮咀，都作一服，水四盏，煎至一盏，去滓，空心、食前稍热服。

5. 加减八味丸（《女科指要・卷一・经候门・阴冷》）

治阴内冰冷。不孕，脉细者。

熟地（五两）　附子（三两，炮）　肉桂（三两，去皮）　萸肉（三两）　泽泻（一两半）　当归（三两）　吴茱（一两半，醋泡，炒）　阳起石（三两，煅）　干姜（一两半，炒）

上为末，炼蜜为丸。每服三钱，川椒汤送下。

6. 加味逍遥散（《杂病源流犀烛・卷二十八・前阴后阴病源流・治前阴后阴病方七十三》）

治妇人阴缩，阴户急，痛引入小腹；阴冷而内热寒热，经候不调。

白芍（一钱二分）　白术（一钱二分）　地骨皮（一钱）　知母（一钱）　当归（一钱）　茯苓（八分）　麦冬（八分）　生地（八分）　山栀（五分）　黄柏（五分）　桔梗（三分）　甘草（三分）

水煎服。

7. 酒药方（《彤园医书（妇人科）・卷六・前阴门・阴冷》）

治阴冷有因肝经湿郁者。

五加皮　蛇床子　丹参　熟地　杜仲（各三两）　枸杞子　天冬　干姜各（二两）　钟乳粉（四两）

共锉细，绢袋盛住，用酒十斤，浸放坛内七日后，每服一二杯，日三次。

8. 东垣补肝汤(《彤园医书(妇人科)·卷六·前阴门·阴冷》)

治阴冷如冰,阴汗如水,脚软无力。

人参　蜜芪　炙草　陈皮　制苍术　炒川柏　炒神曲　当归　升麻　葛根　泽泻　茯苓　猪苓　羌活　防风　连翘　柴胡　知母(各等分)

姜、枣引。外用艾叶、蛇床子、吴萸,煎汁熏洗。

三、外治方

1. 浴汤(《备急千金要方·卷三·妇人方中·中风第十二》)

治产后中风流肿,及妇人阴冷肿痛。

盐(五升,熬令赤)　鸡毛(一把,烧作灰)

以水一石,煮盐作汤,纳鸡毛灰着汤中,适冷暖以浴。

2. 远志散〔《古今医统大全·卷八十三·妇科心镜(下)·妇人阴冷候》〕

治妇人阴冷痒。

远志(二分)　干姜(生,三分)　莲花(三分)　蛇床子(四分)　五味子(四分)

上为细末。先以兔尿涂阴中,次以绵裹一钱纳阴中,热即为效。

3. 回春散(《古今医鉴·卷七·痼冷》)

治阴冷。

白矾(一钱)　黄丹(八分)　胡椒(二分)　焰消(一分)

上为细末。醋调,推于手内,合阴处。

4. 温中坐药

1)《济阴纲目·卷七·前阴诸疾门·治阴冷》

治妇人阴冷。

吴茱萸　牛胆

将吴茱萸入牛胆中令满,阴干百日。每取二十粒,研碎绵裹,纳阴中,良久如火热。

2)《医宗金鉴·卷四十九·妇科心法要诀·阴冷证治》

治妇人阴冷,由风寒乘虚客于子脏,久之血凝气滞,艰于受孕。

远志　干姜　蛇床子　吴茱萸

上为末,绵裹纳阴中,一日二易。内宜多服桂附地黄丸。

5. 暖胞丸(《女科指要·卷一·经候门·阴冷》)

治阴中冰冷,脉紧细者。

吴茱萸(三两,生用)　蛇床子(三两,酒炒)

上为末,炼蜜为丸如枣核大,绢裹纳阴中。内服八味丸。

【论用药】

1. 丁香

《证类本草·卷十二》:"为末,缝纱囊如小指,实末,纳阴中。主阴冷病,中病便已。"

《本草品汇精要·卷十七·木部上品之下·木之木》:"母丁香,缝绛纱囊如小指实末,内阴中,主阴冷病瘥即已。(海药云)"

《本草纲目·木部·第三十四卷·木之一》:"妇人阴冷:母丁香末,纱囊盛如指大,纳入阴中,病即已。(《本草衍义》)"

《本草汇言·卷八·木部》:"(《本草衍义》)治妇人阴冷。用母丁香三颗,为末,纱囊盛,纳入阴中即暖。"

2. 大蓟

《本草品汇精要·卷十一·草部中品之中·草之草》:"止崩中下血(《别录》):根煮汁服,治阴冷。"

3. 小麦

《本草纲目·谷部第二十二卷·谷之一》:"阴冷闷痛,渐入腹肿满:醋和面熨之。(《千金方》)"

4. 五加皮

《本草简要方·卷六·木部二》:"妇人阴冷癖瘦,腰膝时痛。"

5. 五味子

《本草纲目·草部第十八卷·草之七》:"女人阴冷:五味子四两为末,以口中玉泉和丸兔矢大,频纳阴中,取效。(《近效方》)"

《本草易读·卷五·五味子》:"女人阴冷:五味子四两为末,口中玉泉合丸,纳阴中。"

6. 石南叶

《本草征要·第二卷·形体用药及专科用药·四肢百骸》:"利皮毛筋骨,治风痹内伤。男子阳衰堪酌服,妇人阴冷可频尝。"

7. 龙骨

《本草蒙筌·卷十一·虫鱼部》:"紫梢花,又别号，为阴冷无孕仙丹。”

8. 冬灰

《本草纲目·纲目第七卷（下）·土之一》：“阴冷疼闷，冷气入腹，肿满杀人：醋和热灰，频熨之。（《千金方》）”

9. 肉苁蓉

《得配本草·卷二·草部》：“除茎中虚痛，腰膝寒疼，阴冷不孕。”

10. 伏龙肝

《本草纲目·纲目第七卷（下）·土之一》：“阴冷发闷，冷气入腹，肿满杀人：釜月下土，和鸡子白敷之。（《千金方》）”

11. 积雪草

《本草纲目·草部第十四卷·草之三》：“如女子阴冷者，即取前药五两，加桃仁二百枚（去皮尖），熬捣为散，以蜜为丸如梧子大。每旦空腹米饮及酒下三十丸，日再服，以愈为度。忌麻子、荞麦。（《图经本草》）”

【医论医案】

《校注妇人良方·卷八·妇人阴冷方论第十八》

一妇人阴中寒冷，小便澄清，腹中亦冷，饮食少思，大便不实，下元虚寒。治以八味丸月余，饮食渐加，大便渐实。又月余，诸症悉愈。

一妇人所患同前，更寒热呕吐，两股肿痛，先用小柴胡加山栀一剂，寒热呕吐顿止，次用龙胆泻肝汤一剂，肿痛顿消。

一妇人阴中寒冷，小便黄涩，内热寒热，口苦胁胀。此因肝经湿热，用龙胆汤祛利湿热，用加味逍遥散调血气而安。

第六节

阴挺

妇女子宫下脱，甚则挺出阴户之外，或阴道壁膨出。前者为子宫脱垂，后者为阴道壁膨出，统称“阴挺”。

【辨病名】

阴挺在《诸病源候论》中有“阴挺下脱”的记载，其盆腔器官脱垂的外在症候“突物如蛇或如菌”，故又有别称“阴癞”“阴菌”“阴茄”“下瘩”“鸡冠疮”等别名。

一、阴挺

《普济方·卷三百二十六·妇人诸疾门·下部诸疾》：“治阴中生一物渐大，牵引腰腹胀痛，甚至不思饮食，皆因多服热药及煎煿，或犯非理房事兼意淫不遂，名阴挺。”

《景岳全书·卷三十九人集·妇人规下·前阴类》：“妇人阴中突出如菌如芝，或挺出数寸，谓之阴挺。”

《张氏医通·卷十一·妇人门下·疮疡》：“阴中舒出如蛇，俗呼阴挺”。

二、阴癞

《杂病源流犀烛·卷二十八·前阴后阴疮疡》：“妇人又有阴癞硬肿如卵状，极痛难忍”。

三、阴菌

《本草备要·金石水土部》：“阴肉挺出，亦名阴菌”。

《验方新编·卷二十·妇科产后门·前阴诸证论》：“突如饼，俗呼阴菌”。

《景岳全书·卷三十九人集·妇人规下·前阴类》：“如菌者，谓之阴菌”。

四、阴茄

《验方新编·卷九·妇人科杂治·阴户生物如茄》：“此名阴茄，亦阴挺也。”

《奇效简便良方·卷三·妇女·阴茄》：“阴中生物如茄，亦名阴挺。”

五、鸡冠疮

《医学实在易·卷八·补遗并外备诸方》：“秘授此方，治妇人蚂蚁疮，又名鸡冠疮，俗名下瘩，古名阴挺，今人呼为吃血痨是也。”

【辨病因】

妇人因临产时过于用力，或难产等致产程过长，或产后劳动过早，房劳过度等因素而导致本病的发生。

一、分娩所伤

《诸病源候论·妇人杂病诸候三·月水不通无子候》:"《养生方》云:少时,若新产后,急带举重,子阴挺出或倾邪,月水不泻,阴中激痛,下塞,令人无子。"

《陈素庵妇科补解·产后众疾门·卷五·产后阴脱阴挺方论》:"产后阴脱,阴下挺出,由趣产劳力努咽太过,致阴下脱或阴下挺出,逼迫肿痛。"

《医方集宜·卷七·产后·产后法》:"产后阴挺下脱,玉户肿痛,因用力太过,以致如此。"

《医宗金鉴·卷四十九·妇科心法要诀·前阴诸证门》:"妇人阴挺,或因胞络伤损,或因分娩用力太过,或因气虚下陷,湿热下注。"

二、房劳过度

《妇人大全良方·卷二十三·产后阴脱玉门不闭方论第九》:"《三因》论曰:妇人趣产劳力,弩咽太过,至阴下脱若脱肛状。乃阴挺下出,逼迫肿痛。举动、房劳能发作,清水、续小便淋露。"

《世医得效方·卷十五·产科兼妇人杂病科·杂方》:"治阴中生一物,渐大,牵引腰腹,膨痛至甚,不思饮食,皆因多服热药及煎爆,或犯非理房事,兼意淫不遂,名阴挺。"

《陈素庵妇科补解·产后众疾门·卷五·产后阴脱阴挺方论》:"产后阴脱,阴下挺出……或举重,或房劳,或登高上楼皆能发作。"

三、情志内伤

《简明医彀·卷七·阴挺》:"郁怒伤肝,积久不舒,肝气亢极。"

《本草从新·卷十三·金石部》:"阴肉挺出,肝经之火"。

【辨病机】

一、气虚下陷

《医宗金鉴·卷四十九·妇科心法要诀·前阴诸证门》:"妇人阴挺,或因胞络伤损,或因分娩用力太过,或因气虚下陷,湿热下注。"

《医方简义·卷六·产后阴挺》:"产后阴中下精肉一块,形如鸡冠约长出寸许,甚至及尺,名曰阴挺。系产时努力太过,气虚下脱所致。"

二、肾虚失纳

《诸病源候论·妇人杂病诸候四·阴挺出下脱候》:"胞络伤损,子脏虚冷,气下冲则令阴挺出,谓之下脱。"

《女科指要·卷一·经候门·阴肿》:"元虚下脱,则阴挺出,名曰阴挺。"

三、湿热下注

《医学心悟·卷一·医门八法·论消法》:"至于湿热下坠,则为阴菌、阴蚀、阴挺下脱、阴茎肿烂之类"。

《医宗金鉴·卷四十九·妇科心法要诀·前阴诸证门》:"妇人阴挺,或因胞络伤损,或因分娩用力太过,或因气虚下陷,湿热下注,阴中突出一物如蛇,或如菌、如鸡冠者,即古之癞疝类也。"

《女科要旨·卷四·外科·附妇人阴挺论》:"阴挺证,坊刻《外科》论之颇详,大抵不外湿热下注为病。"

《药治通义·卷八·消法》:"至于湿热下坠,则为阴菌、阴蚀、阴挺下脱。"

四、肝郁化火

《明医杂著·卷四·风症》:"肝经热甚,阴挺失职也"。

《医学心悟·卷三·小便不禁》:"一曰肝热,肝气热则阴挺失职,书云:肝主疏泄是已,加味逍遥散主之。"

《医碥·卷一·杂症》:"肝热阴挺,疏泄不藏。"

【辨病证】

一、辨脉象

《脉经·平阴中寒转胞阴吹阴中疮脱下证第七》:"少阴脉浮而动,浮为虚,动为痛,妇人则脱下。"

《诸病源候论·妇人杂病诸候四·阴挺出下脱候》:"诊其少阴脉浮动,浮则为虚,动则为悸,故令下脱也。"

二、辨寒热虚实

《医宗金鉴·卷四十九·妇科心法要诀·前阴诸证门》："妇人阴挺，或因胞络伤损，或因分娩用力太过，或因气虚下陷，湿热下注，阴中突出一物如蛇，或如菌、如鸡冠者，即古之㿗疝类也。属热者，必肿痛小便赤数，宜龙胆泻肝汤；属虚者，必重坠小便清长，宜补中益气汤加青皮、栀子。外用蛇床子、乌梅熬水熏洗之，更以猪油调藜芦末敷之，无不愈者。"

【论治法】

阴挺的治法以"虚者补之，陷者举之，脱者固之"为原则，总以益气升提，补肾固脱为主。除内治法外，尚可外洗、外敷及阴道纳药、针灸等。内外合治，相得益彰。

《医学入门·外集卷五·妇人门·产后》："因产用力过多，阴门突出者，四物汤加龙骨末少许，连进二服。外用蓖麻子捣烂贴顶，少收，即去蓖麻。"

《景岳全书·卷三十九人集·妇人规下·产育类》："产门不闭，由阴气大虚，不能收摄，或由阴火下流而然，故或为阴挺突出，或为肿胀，或为淋沥不禁。若气血俱虚者，宜十全大补汤加五味子，补而敛之。或痛而觉热者，宜加味逍遥散。若忧思伤脾，血热者，加味归脾汤圆。若暴怒伤肝，动火者，龙胆泻肝汤。子宫不收而外坠者，宜补中益气汤加醋炒芍药，敛而举之。或外以黄芪煎汤熏洗亦妙，或以硫黄汤熏洗，硫黄散敷之。"

《冯氏锦囊秘录·女科精要·卷十六·前阴诸症》："阴挺下脱，牵引腰腹膨痛者，或因胞络伤损，或因子脏虚冷，或犯非理房事，或因分娩用力所致，当以升补元气为主。若肝脾郁结，气虚下陷，补中汤；若肝火湿热，小便赤涩，龙肝汤。有阴中突出如菌，四围肿痛，便数，晡热，似痒似痛，小便重坠，此肝火湿热而肿痛，脾虚下陷而重坠也。先以补中汤加山栀、茯苓、青皮，以清肝火，升脾气，更以加味归脾汤调理脾郁。外以生猪油和藜芦末涂之而收。新室嫁孔痛，宜舒郁和血，四物加香附、红花。"

《资生集·卷六·月水乳病玉门·产门不闭肿痛分证用药》："［慎斋按］已上三条，序产后有阴脱不闭之二证也。产后一切证，总以气血大虚为治，况阴挺下脱，玉门不闭乎？故丹溪、立斋医案，有产户下一物如手帕者；有下一物如合钵有二歧者；有出肉线一条者；有子宫损落一片者，凡此皆气虚血脱。故子户胞门，见证种种，其立方处治，不过参、芪、归、地，加以升提收涩，临证之工，可以神明之矣。"

《类证治裁·卷八·前阴诸疾论治》："妇人阴中挺出数寸，如菌如芝，因损伤胞络，或临产用力所致。以升补元气为主，补中益气汤。若肝经湿热，小水涩滞，龙胆泻肝汤。阴虚滑脱，固阴煎、秘元煎。肝脾气郁，归脾汤。服药不效，用一捏金丸。妇人瘕聚，阴中突出如茄子，与男疝同，亦名㿗疝，卧则上升，立则下坠，多因气虚，劳力举重，宜大补元煎。"

《验方新编·卷九·妇人科杂治·阴中生核肿大不消》："此亦阴挺类也。用蚌蛤肉塞阴中，日换数次，早服补中益气汤，晚服龙胆泻肝汤，连服数日自消，消后再用四物汤加柴胡、山栀、龙胆草，调理而安。"

【论用方】

一、治阴挺方论

1. 论当归益荣散

《陈素庵妇科补解·产后众疾门·卷五·产后玉门不闭方论》："产后玉门不闭与阴脱各不相同。总由血虚筋骨懈弛，一者外不能闭，一者内不能系。阴脱，当大补药中兼升提；玉门不闭，当大补药中加敛涩。升提之药，防风、升麻之属；收敛之药，龙骨、牡蛎之类。蛇床子兼暖子宫、补命门，四物补阴血，参、芪、陈、草补卫气。脱者开之，弛者敛之，虚者补之，虚寒者温而补之。至于阴脱之症，或肿痛，或淋沥，则方中有防风、地榆、白芷、黄芩之药为佐使也。"

2. 论乌贼鱼骨丸

《陈素庵妇科补解·产后众疾门·卷五·产后阴脱阴挺方论》："乌贼鱼骨，《内经》名乌鲗骨，即海螵蛸也，味咸，性温，入肝肾血分，能通血脉，故以为君；芎、归芍、地兼杜仲，养血固肾为臣；龙骨、牡蛎、五味、山萸，涩敛固脱为佐；升、柴升提，不使下陷，黄芪、白芷防其脓血以致肿痛。病若愈，大忌举重、房劳、久服十全大补，无复发之患。”

3. 论固阴煎

《证因方论集要》：“人参、熟地两补气血，山萸涩精固气，山药理脾固肾，远志交通心肾，炙甘草补卫和阴，菟丝强阴益精，五味酸敛肾气，阴虚精脱者，补以固阴也。”

4. 论加减补中益气汤

《女科指要·卷一·经候门·阴挺》：“气血大虚，元气不能收摄于下，故阴中挺出。熟地滋阴补血，人参补气扶元，黄芪补中益气，白术培土益脾，当归养血脉以荣经，白芍敛肝阴以和血，升麻升阳明清气，柴胡升少阳清气，龙骨涩精秘气，牡蛎涩精固阴。水煎温服，使气阴内充，则清阳不复下陷，而阴挺自收也。”

5. 论加减龙胆泻肝汤

《济阴纲目·卷七·前阴诸疾门·治阴户肿痛》：“泻肝而兼导赤，泻其子也；泻肝而用利水，肝主疏泄也，龙胆、山栀，假以降火；当归、生地，以滋肝阴；生甘草缓肝之急；炒黄芩助肝之气。”

6. 论升肝舒郁汤

《医学衷中参西录·医方·治女科方》：“方中黄芪与柴胡、芎䓖并用，补肝即以舒肝，而肝气之陷者可升。当归与乳香、没药并用，养肝即以调肝，而肝气之郁者可化。又恐黄芪性热，与肝中所寄之相火不宜，故又加知母之凉润者，以解其热也。”

7. 论黄芩散

《千金方衍义·卷三·妇人方中·杂治第十七》：“阴脱与子门不闭不同，劳则泄而不收，脱则虚热下坠，故以黄芩、竹皮清理湿热；当归、芍药调和血气；猬皮治阴肿下血；牡蛎治赤白带下；狐茎取其善缩入腹。”

8. 论当归洗汤

《千金方衍义·卷三·妇人方中·杂治第十七》：“产后阴肿，无非风热瘀血。独活、白芷散风，当归、地榆散血，败酱解毒，矾石消肿，如法洗之最良。”

二、阴挺内治方

1. 黄芩散（《备急千金要方·卷三·妇人方中·杂治第十七》）

治妇人阴脱。

黄芩（半两）　猬皮（半两）　当归（半两）　芍药（一两）　牡蛎（二两半）　竹皮（二两半）　狐茎（一具）

上药治下筛。每服方寸匕，以饮送下，每日三次。

2. 鳖头散（《太平圣惠方·卷六十·治脱肛诸方》）

治肛出，妇人阴脱出。

磁石（四两）　桂心（一尺）　猬皮（一个）　鳖头（一个）

上为末。每服方寸匕，饮送下，每日一次。

3. 白薇散（《世医得效方·卷十五·产科兼妇人杂病科·通治》）

治妇人胎前产后诸证，妇人阴挺。

白薇（去土）　川芎　熟地黄（酒炒）　桂心　牡丹皮（去骨）　甘草（炙）　当归（去尾）　泽兰叶　苍术（切，焙）　芍药（各等分）

上为末。每服三钱，随证酌量用汤饮。

4. 乌贼鱼骨丸（《陈素庵妇科补解·产后众疾门·卷五·产后阴脱阴挺方论》）

治产后阴脱，阴干挺出，或举重，或房劳，或登高上楼皆能发作，仍旧挺出，清水续续，不时而下，小便淋沥，夏月则焮肿作烂。

白芷（三钱）　当归（五钱）　龙骨（三钱）　牡蛎（三钱）　熟地（一两）　萸肉（五钱）　柴胡（一钱）　升麻（一钱）　黄芪（三钱）　白芍（五钱）　川芎（五钱）　杜仲（五钱）　五味子（三钱）

用乌贼鱼骨炙、研，入前药同丸。每服三钱，空心白汤入醋少许送下，一日三次。不应，再合一服，服尽自愈。

5. 玉龙汤（《医方集宜·卷七·产后·治方》）

治产后阴挺下坠脱，玉户肿痛。

当归　芍药　龙骨　川芎　熟地黄

白水煎，不拘时服。

6. 无忧散（《增补内经拾遗方论·卷四》）

治孕妇偶伤胎气，腰疼腹痛，甚至见红不止，势欲小产；或临产时交骨不开，横生逆下，或子死腹中，命在垂危。血晕阴脱。

菟丝饼（一钱五分）　当归（酒洗，一钱五分）　川芎（一钱三分）　白芍（一钱二分，冬月只用一钱）　甘草（五分）　荆芥穗（八分）　炙黄芪（八分）　厚朴（姜汁炒，七分）　枳壳（六分）　艾叶

（五分） 真贝母（一钱五分，去心） 羌活（五分）

上药依方修合。另将真川贝为细末，候药煎好，冲入同服，服八剂，或间日一服。

7. 乌肝汤（《医学摘粹·杂证要法·虚证类·脱证》）

治阴脱证。

甘草（二钱） 人参（三钱） 茯苓（三钱） 桂枝（三钱） 干姜（三钱） 附子（三钱，炮） 首乌（三钱，蒸） 芍药（三钱）

煎大半杯，温服。

三、治气虚阴挺方

1. 当归散（《千金翼方·卷六·妇人二·阴脱第三》）

治妇人阴脱。

当归（二两） 黄芩（二两） 芍药（一两六铢） 蝟皮（半两） 牡蛎（二两半）

上为散。酒服方寸匕，日三次。禁举重，良。

2. 当归黄芪饮（《医学正传·卷七·妇人科下·产后》）

治产后阴脱。

当归（二钱） 白芍（二钱） 黄芪（二钱） 人参（二钱） 升麻（半钱）

上切细，作一服。水煎温服，未收再服。

3. 当归益荣散（《陈素庵妇科补解·产后众疾门·卷五·产后玉门不闭方论》）

治妇人元气素弱，胎前失于调养，产后去血太多，肝脏少血，不能摄血束筋，产后七日外，玉门不闭；兼治阴脱、阴挺。

当归 黄芩 牡蛎 赤芍 防风 龙骨 陈皮 蛇床子 白芷 黄芪 川芎 生地 升麻 甘草

水煎服。

4. 参术膏（《外科枢要·卷四·治疮疡各症附方》）

治妇人阴脱。

人参 白术（各等分）

水煎稠，汤化服。

5. 两援汤（《辨证录·卷八·阴阳脱门》）

治阴脱。大便之时，一时昏晕而脱者，两目上视，手足冰冷，牙关不利，不能语言。

熟地（二两） 当归（一两） 人参（一两） 白术（一两） 肉桂（二钱）

水煎服。

6. 加减补中益气汤（《女科指要·卷一·经候门·阴挺》）

治阴中挺出，脉软者。

人参（一钱半） 黄芪（三钱，蜜炙） 白术（三钱，制） 升麻（五分） 当归（三钱） 柴胡（五分） 白芍（一钱半，炒） 龙骨（三钱，煅） 牡蛎（三钱，煅） 熟地（五钱）

水煎，去滓温服。

7. 举陷参芪煎（《重订通俗伤寒论·伤寒坏证·伤寒转脱》）

治妄下阴脱。凡伤寒温热攻下太过，脾胃受伤，心中懊憹，起卧不安，下泻不止者。

玄参（二钱） 黄芪（二钱） 炒白术（一钱） 茯苓（一钱） 陈皮（一钱） 柴胡（一钱） 升麻（一钱） 炙甘草（五分） 泽泻（二钱）

姜、枣、灶心土为引，水煎服。

四、治肾虚阴挺方

1. 石脂散（《类编朱氏集验医方·卷十·妇人门·带下》）

治白冷精带下，阴挺脱出，或青黑黄白，腹下攻痛，胸闷，头旋眼晕，耳聋啾啾，痰上壅。

赤芍药（四两，炒） 干姜 香附子（二两）

上为细末。每服三钱，空心酒下；如带赤冷，即用陈米饮下，煎阿胶艾汤尤妙。

2. 固阴煎（《景岳全书·卷五十一德集·新方八阵·因阵》）

治妇人阴挺，阴虚滑脱，以致下坠者。

人参（适量） 熟地（三至五钱） 山药（炒，二钱） 山茱萸（一钱半） 远志（七分，炒） 炙甘草（一至二钱） 五味（十四粒） 菟丝子（炒香，二至三钱）

水二钟，煎至七分，食远温服。

五、治湿热阴挺方

1. 三萸丸（《普济方·卷三百二十六·妇人诸疾门·下部诸疾》）

治因多服热药及煎煿，或犯非理房事兼意淫不遂，阴中生一物渐大，牵引腰腹胀痛，甚至不思饮食，名阴挺。

食茱萸(一两)　吴茱萸(汤浸微炒,一两)　桔梗(水浸一伏时漉出,慢火炒,一两)　白蒺藜(一两)　青皮(去白,一两)　山茱萸(去核取肉,微炒,一两)　舶上茴香(淘去沙土,焙干,一两)　五味子(净拣,一两半)　海藻(洗,焙,一两半)　大腹皮(酒洗过,晒干,一两半)　川楝子(去核,一两半)　玄胡索(一两半)

上为末,酒糊为丸如梧桐子大。每服三十至五十丸,木通汤送下。

2. 一捻金丸(《普济方·卷三百二十六·妇人诸疾门·下部诸疾》)

治阴挺,阴中生一物渐大,牵引腰腹胀痛,甚至不思饮食。

玄胡索(二两)　舶上茴香(二两)　吴茱萸(炒,二两)　川楝子(去核)(二两)　青木香(二两)

上为末,粳米糊为丸如梧桐子大。每服三十至五十丸,空心木通汤送。

3. 加减龙胆泻肝汤(《外科发挥·卷七·便痈》)

治肝经湿热,阴部生疮,阴囊肿痛,小便赤涩,便毒悬痈,妇人阴挺。

龙胆草(酒拌炒黄,一钱)　泽泻(一钱)　车前子(炒,五分)　木通(五分)　生地黄(酒拌,五分)　当归尾(酒拌,五分)　山栀(炒,五分)　黄芩(五分)　甘草(五分)

上作一剂。水二钟,煎八分,食前服。

4. 龙胆泻肝汤(《东医宝鉴·卷四引·医学入门》)

治肝脏湿热,男子阴挺肿胀,妇人阴挺疮疡,或阴茎湿痒,出脓水,此因酒得之。

龙胆草(一钱)　柴胡(一钱)　泽泻(一钱)　木通(五分)　车前子(五分)　赤茯苓(五分)　生地黄(五分)　当归(五分)　酒拌山栀仁(五分)　黄芩(五分)　甘草(五分)

上锉,作一帖,水煎,空心服。

5. 升肝舒郁汤(《医学衷中参西录·医方·治女科方》)

治妇女阴挺,亦治肝气虚弱,郁结不舒。

生黄芪(六钱)　当归(三钱)　知母(三钱)　柴胡(一钱五分)　生明乳香(三钱)　生明没药(三钱)　川芎(一钱五分)

水煎服。

六、外治方

1. 硫黄散(《千金翼方·卷六·妇人二·阴脱第三》)

治妇人阴脱。产后阳气虚寒,玉门不闭。

硫黄(半两)　乌贼鱼骨(半两)　五味子(三铢)

上为末。以粉其上,一日三次。

2. 当归洗汤(《备急千金要方·卷三·妇人方中·杂治第十七》)

治妇人阴挺出下脱。

当归(三两)　独活(三两)　白芷(三两)　地榆(三两)　败酱(二两)　矾石(二两)

以水一斗半,煮取五升,适冷暖,稍稍洗阴,日三次。

3. 下瘤丸(《集成良方三百种·上册》)

治妇人阴中生物,如蛇如茄,名曰阴挺,痛痒难忍。

枯矾(六两)　铜绿(五钱)　桃仁(一两)　雄黄(一两)　五味子(五钱)

上为细末,炼蜜为丸,每丸重一钱,雄黄为衣。用时纳阴中。

七、针灸法

《针灸甲乙经·卷十二·妇人杂病第十》:"妇人阴挺出,四肢淫泺,身闷,照海主之。""女子绝子,阴挺出不禁白沥,上窌主之。"

《太平圣惠方·卷九十九·具列一十二人形共计二百九十穴》:"阴跷二穴,在足内踝下陷者宛宛中,是穴。主卒疝,小腹痛。病者左取右,右取左,立已。女子不月水,惊喜悲不乐,如堕坠,汗出,面黑,病饥不欲食,妇人淋沥,阴挺出。"

《圣济总录·卷一百九十一·针灸门·足太阳膀胱经》:"上髎二穴,在第一空腰髁下,挟脊陷中,足太阳少阳络。治腰膝冷痛,呕逆鼻衄,寒热疟,妇人绝嗣,阴挺出不收,针入三分,可灸七壮。"

《普济方·针灸·卷十六·针灸门》:"治阴挺出(《资生经》),穴大敦;治阴挺长,穴少府;治阴挺出,穴阴跷:治妇人阴挺出不禁,穴上髎;治妇人阴挺出,穴阴跷、照海、水泉、曲泉。"

《金针秘传·十二经四肢各穴分经主治病症·足厥阴肝经》:"曲泉:二穴水也,在膝内辅骨下，大筋上小筋下陷中，屈膝取之。足厥阴脉之所入也，为合。治女子血瘕，按之如汤浸股内，少腹肿，阴挺出”。

【论用药】

1. 五加皮

《本草汇言·卷十·木部》：“凡下部一切风寒湿热，结聚不散，如阴痒、阴疽、阴肿、阴痛、阴脂、阴挺，有关肝肾二经，湿滞血伤诸病，咸宜用之。”

2. 石灰

《本草纲目·石部第九卷·金石之三》：“散血定痛，止水泻血痢，白带白淫，收脱肛阴挺，消积聚结核，贴口㖞，黑须发。（时珍）”

《本草正·金石部·石灰》：“如散血定痛，敷痈毒，消结核，瘿瘤、恶疮、腐肉、白癜、黖斑、息肉，收脱肛、阴挺，杀痔漏、诸虫，止金疮血出，生肌长肉。”

《本草易读·卷八·石灰》：“辛，温，无毒。散瘀止痛，止血生肌。蚀恶肉而灭瘢疵，止泻痢而收崩带。消积聚而除结核，收阴挺而杀疮虫，疗金疮而坠胎孕，住血痢而止水泄。”

《本草备要·金石水土部》：“内用止泻痢、崩带，收阴挺（阴肉挺出，亦名阴菌，或产后玉门不闭。熬黄水泡，澄清暖洗）。”

《玉楸药解·卷三·金石部》：“石灰温暖燥烈，收湿驱寒，治痈疽疥癣，瘰疬癥瘕，痔瘘瘿疣，白癜黑痣，松刺瘜肉，水泄红烂，赤带白淫，脱肛阴挺。”

3. 茄根及枯茎叶

《本草纲目·菜部第二十八卷·菜之三》：“散血消肿，治血淋下血，血痢阴挺”。

4. 矾石

《本草纲目·石部第十一卷·金石之五》：“时珍曰：矾石之用有四：吐利风热之痰涎，取其酸苦涌泄也；治诸血痛脱肛、阴挺疮疡，取其酸涩而收也。”

《本草正·金石部·白矾》：“其性收涩，可固脱滑，故能治崩淋带下、肠风下血、脱肛阴挺，敛金疮，止血”。

《本草征要·第四卷·外治·矿物药》：“外治：收脱肛阴挺，理疥癣湿淫。内服：消痰止利，涤热祛风。”

《本草从新·卷十三·金石部》：“治诸血痛、阴挺脱肛疮疡，取其酸涩而收也。”

5. 铁华粉

《本草汇言·卷十二·金石部·金类》：“据韦氏《得效方》治妇人阴挺，用铁华粉一二钱，冰片一分，研细水调敷产门上。”

6. 铁锈

《本经逢原·卷一·金部》：“妇人产后阴挺不收，和冰片研水敷之。”

7. 鳖甲

《药性切用·卷六中·介部》：“鳖头：治脱肛、阴挺。”

【医论医案】

《丹溪纂要·卷四》

一妇产二日，产户下一物如吧，有尖，约重一斤余。此胎前因劳役伤气、肝痿所致，却喜血不甚虚。急与黄芪、白术、升麻各五分，参、归各一钱，连与三帖即收，上得汗，其粘席、冻干者，落一片约五六两，盖脂膜也。脉涩，左略弦，形实。与白术、芍药，当归各一钱半，陈皮一钱，姜一片，二三帖养之。

一妇产后阴户下一物，如合钵状，有二歧，此子宫也，气血弱而下。用升麻、当归、黄芪，大剂服二次后，觉一响而收入。但经宿着席破落一片如掌心，甚忧惧。予曰：非肠胃此也，肌肉尚可复完，以四物加人参数十帖。三年后复生子。

《校注妇人良方·卷八·妇人阴挺下脱方论第十九》

一妇人阴中突出如菌，四围肿痛，小便频数，内热晡热，似痒似痛，小便重坠，此肝脾郁结。盖肝火湿热而肿痛，脾虚下陷而重坠也，先以补中益气加山栀、茯苓、车前子、青皮，以清肝火升脾气，更以加味归脾汤，调理脾郁，外以生猪脂和藜芦末，涂之而收。

一妇人阴中挺出五寸许，闷痛重坠，水出淋漓，小便涩滞，夕与龙胆泻肝汤，分利湿热，朝与补中益气汤，升补脾气，诸疾渐愈。再与归脾汤，加山栀、茯苓、川芎、黄柏，间服调理而愈，后因劳役，或怒气，下部湿痒，小水不利，仍用前药而愈。

《女科撮要·卷上·阴疮》

妇人阴中突出如菌，四围肿痛，小便频数，内热晡热，似痒似痛，小腹重坠。此肝脾郁结之症，盖肝火湿热而肿痛，脾虚下陷而重坠也。先以补中益气加山栀、茯苓、车前、青皮以清肝火，升脾气，渐愈。更以归脾汤加山栀、茯苓、川芎调理，更以生猪脂和藜芦末，涂之而收入。

妇人阴肿下坠，闷痛出水，胸腹不利，小便频数，内热晡热，口苦耳鸣。先用小柴胡加车前、胆草、苓、术、升麻，二剂稍缓。又用加味逍遥加升麻，数剂稍愈。乃以加味归脾加升麻、柴胡，并补中益气加山栀，数剂渐愈。仍用加味逍遥、加味归脾二药调理而瘥。

《孙文垣医案·卷二·三吴治验》

吴氏妇，有隐疾，其夫访于予，三造门而三不言，忸怩而去。后又至，未言而面先赭。予因诘之曰：诸来诣予者，皆谓予能为人决疑疗急也。今子来者四，必有疑于中。疑而不露一语，虽百来而疑终不可决，疾终不可去矣。且盈天地间怪事甚多，非圣智所能尽识，然亦非圣智不能通疗也。彼《折肱录》《医说》《医鉴》等集，怪症猬毛，假非明哲决而治之，何以扩后人之闻见也。其夫乃俯首徐应曰：言之无任主臣，先生长者，即言之，谅无哂。山妇子户中突生一物，初长可三寸，今则五寸许矣。状如坚筋，色赤，大可拱把。胀而且痛，不便起止，憎寒壮热，寝食俱减。羞涩于言，每求自尽。闻先生能为人决疑疗怪，不啻扁华，特相访而祈一决。予曰：疾成几年？对曰：将百日。予曰盖凡所谓怪者，耳目无所闻睹，书籍无所注载。今所言者，乃阴挺症也。书有所征，奚足言怪。夫曰：阴挺何自而生？何法而治？几何月日而可愈也？可无妨于生育否？予曰：子户属厥阴肝经，肝属木，肝有湿热，故生阴挺，犹木有湿热而生蕈然。法当以龙胆泻肝汤及猬皮散，当归、黄芩、牡蛎、猬皮、赤芍药为末，每用二钱，空心米饮调下。既而治之，大计月余可消释也，奚生育之有妨哉。其夫合手顶礼于地曰：愿如药王言，敢侥料。随按法措剂，畀之而去。甫三月，来报云前疾果如所言，消释无痕。兹为汛期一月不至，敢问。予曰：此有身也。夫曰：疾才愈，未必即能受身，恐防他疾。予曰：前恙乃肝经有余之疾，肝为血海。书云：女人血盛则怀胎，据血盛行当先期，今汛逾期，实孕耳，匪病也。后果足月而产一子。

《孙文垣医案·卷四·新都治验》

一仆妇，因产难而子宫坠出户外。半月不收，艰于坐卧家贫不能求药。忧恐成痼，邻妪为访之专门，黄医博氏教之四：此易事也。只须补中益气汤一百帖，每帖要人参三钱，计二斤可收功也。夫闻言，即大伸舌谢之曰：侬家朝佣暮食，无隔宿之储，甑生蛛网者半越月矣，安有人参二斤可服也，惟命是俟耳。妪复向予言之，且告以医博氏之治。予笑语妪曰：审如彼言，贫家则尽俟命矣。又奚医为？此必产时受寒，血凝滞，不能敛而收入。症虽名阴脱，未必尽由气虚下脱也。观其善餐而大小便如常可知矣。予有一法，价廉而功捷，三五日可瘳也。用未经水石灰干一块重二三斤者，又以韭菜二三斤，煎汤里盆中，将灰干投入，灰开汤沸，看沸声尽，乃滤去灰，带热坐于盆上，先熏后洗，即以热韭菜于患处揉挪。盖石灰能散寒消血，韭菜亦行气消血。一日洗一次，如法洗之，初极爽快，洗三日，果消软收入。此予臆度之方，初不期捷效如是，里中闻之，咸谓此方合命名曰：赛百帖人参汤云。

《赤水玄珠·卷二十二·交骨不开产门不闭》

一产妇子宫肿大，二日方收，损落一片，殊类猪肝，面黄体倦，饮食无味，内热晡热，自汗盗汗，用十全大补汤二十余剂，诸症悉愈，仍复生育。

《女科证治准绳·卷五·产后门·阴脱产门不闭》

一妇产后水道中出肉线一条，长三四尺，动之则痛欲绝。先服失笑散数次，以带皮姜三斤，研烂入清油二斤，煎油干为度，用绢兜起肉线，屈曲于水道边，以前姜熏之，冷则熨之。一日夜缩其大半，二日即尽入。再服失笑散、芎归汤调理之。如肉线断则不可治矣。

一妇人产子后，阴户中下一物如合钵状，有二歧。其夫来求治，予思之，此子宫也，必气血弱而下坠。遂用升麻、当归、黄芪，大料二帖与之，半日后，其夫复来曰，服二次后觉响一声，视之已收阴户讫，但因经宿干着席上，破一片如掌心大在席，某妻在家哭泣，恐伤破不可复生。予思之，此非肠胃，乃胎膏也。肌肉破，尚可复完，若气血充盛，必可生满。遂用四物汤加人参，与一百帖，三年后复有子。治子宫下，用黄芪一钱半，人参一钱，当归七分，升麻三分，甘草二分，作一帖，水一盅，煎至五分，去渣食前服。却用五倍子末泡汤洗。又用末敷之，如此数次，宜多服药，永不下。

《济阴纲目·卷十四·产后门下·产后阴下有物脱出产肠不收》

一妇人三十余岁，生女二日后，产户下一物如手帕，下有帕尖，约重一斤。予思之，此因胎前劳乏伤气，或肝痿所致，却喜血不甚虚耳。其时暮天寒，恐冷干坏了，急与炙黄芪半钱，人参一钱，白术五分，当归一钱半，升麻五分，三帖连服之，即收上，得汗通身乃安，但下裔沾席处，干者落一片，约五六两重，盖脂膜也。食进得眠，诊其脉皆涩，左略弦，视其形却实，与白术、芍药各半钱，陈皮一钱，生姜一片，煎二三帖以养之。

《女科指要·女科医案·阴户下脱门》

一产妇，子宫下坠，脉软虚涩。此气虚不能收摄而下陷也。遂与黄芪三钱，人参钱半，当归二钱，升麻五分，炙草八分，作帖服，却令用五倍子末煎汤洗，又以末敷之，如此数次即安。

《吴鞠通医案·卷四·产后》

周氏，三十三岁。产后子肠不收，突出户外，如小西瓜大块，但软扁耳，脉弦数。气血皆虚，着重在气。先以吴萸细末作袋垫身下。汤药以补中益气汤少加川芎八分，一帖而收，二帖去川芎，三帖去升、柴，加桂圆，弥月而安。

《南雅堂医案·卷八·妇科·产后门》

脉洪大而虚，子宫下坠不收，乃努力致伤，新产气血俱虚，用补中益气汤法，而主之以附。炮附子八分，黄芪二钱，人参一钱五分，炙甘草一钱，炒白术一钱，当归身八分，陈皮八分，升麻三分，柴胡三分，大枣两枚。

《王氏医案续编·卷五·杭州王士雄孟英医案》

翁嘉顺令正，娩后阴户坠下一物，气虚不固。形色如柿，多方疗之不收，第三日始求治于孟英。令以泽兰叶二两，煎浓汤熏而温洗，随以海螵蛸、五倍子等分。[石念祖按]醋炙海螵蛸四钱，炒五倍子一钱，研细粉糁之，果即收上。

《医学衷中参西录·上册》

一妇人，年三十余，患阴挺，用陈氏《女科要旨》治阴挺方，治之不效。因忆《傅氏女科》有治阴挺之方，其证得之产后，因平时过怒伤肝，产时又努力太过，自产门下坠一片，似筋非筋，似肉非肉，用升补肝气之药，其证可愈。遂师其意，为制此汤服之。数剂即见消，十剂痊愈。

《孔氏医案·议某氏妇奇症并治验》

妪某氏，凌晨叩门，为其女求治，意甚仓皇。予问病者何以不来？曰：不能移动。问何病？病自几时？曰：下体肿疼才三日耳，而重特甚。问其详？曰：言之殊惭，亦不得不言。此女素本无病，适人不久，三日前自其夫家来归，亦甚欢愉。及晚，稍觉腹中热疼。次日阴股已肿，阴中有物外撑，痛乃甚，小便不利，通宵无片刻安。至昨日，阴中之物突出三四寸，赤红粗大，上带锋刺，触之疼彻心腑，不惟小便不能涓滴，并肛门撑阻，大便亦不能下。而其物且方长未艾。目下惟支股卧榻上，哭求速死，不知尚可治否？予曰：但痛亦不至死，小便不通，胡可久也。吾为立二方，一以饮，一以洗，或尚可瘳，然效与不效，明日必来回信。亲朋骇曰：此为何病？君敢慨立二方。予曰：病名予所不识，然其理可意断也。《经》曰：诸痛疮疡，暴病暴肿，皆属于火。刘守真曰：五志过极皆火。此必五志之火郁于内，而少年新婚，又有以触之，故其火不炎而上焚，反吸而下就。夫火性极速，其发亦暴，故三日而病至此极也。且病之似此者三：曰阴挺，曰阴菌，曰阴痔。其为症多属产后虚劳，中气陷下之故，而总不闻其肿疼，亦必不至于阻便。今新婚未产，何至于虚？平日无病，气必不陷，不作火治，此外尚有他途乎？予但为之清火，保无舛错。曰：风湿中无此症乎？曰：风之为性也动，必不骤结于一处；湿之着人也迟，必不猝发于一朝。惟心包之火，可下注于膀胱，而肝家之雷火，肾家之龙火，地近垠接，声应气求，势必翕然归一，并起为害。斯其所以沸腾气血，鼓荡肌肉，以至肿劲而突出也。兹用丹皮、连翘清心包之火，佐之以龙胆，臣之以知、柏，凉之以地黄，和之以芍药，而又用车前子，牛膝导引直下，火势即不清，能不衰减乎？洗法特属末事，无足道也。次早，前妪至，讯之，突出之物果消归乌有，痛亦顿止，惟阴股尚余微肿。问药可再服否？予曰：分量过重，减半服之可也。及服半剂，病遂痊愈。

第七节

阴痒

外阴及阴道瘙痒不堪，甚或痒痛难忍，或伴有带下增多等，称为“阴痒”。

【辨病名】

本病见于《肘后备急方》及《诸病源候论》，历代妇科医籍均有记载。

一、阴痒

《脉经·辨脉阴阳大法第九》:"尺脉沉细者,名曰阴中之阴,病若两胫酸疼,不能久立,阴气衰,小便余沥,阴下湿痒。"

《脉经·卷十》:"中央直前者,手少阴也……滑者,为有娠。女子阴中痒痛,痛出玉上一分前。"

二、阴䘌

《胎产心法·卷下·前阴诸证论》:"产后阴户中生小疮,形如痱子,名曰䘌疮,或痛痒如虫行状,脓汁淋沥"。

《疡医大全·卷二十四》:"阴䘌,窦汉卿曰:妇人之性多偏而多郁,若有不遂,则心、肝、肾三经之火,勃然而起。"

【辨病因】

本病多由外感湿邪,或久居湿地,或情志不畅,或感染虫䘌,或房劳所伤,忽视卫生所致。

一、外感风湿

《疡医大全·卷二十四》:"陈实功曰:产后交骨未合,骤为风所侵作痒。又曰:阴户作痒,四边黄泡,乃风湿下渗。"

《疡医大全·卷二十四》:"澄曰:妇人阴户作痒,乃肝脾风湿流注,亦有肝火郁结而成。"

二、情志不畅

《疡医大全·卷二十四》:"阴䘌,窦汉卿曰:妇人之性多偏而多郁,若有不遂,则心、肝、肾三经之火,勃然而起,遂致阴内生疮,或生疳疮,或生翻花疮,阴中极痒,名䘌疮,又名阴蚀疮。"

《杂病源流犀烛·卷二十八·前阴后阴病源流》:"且阴痒而有虫,止是一端?有痒而竟无虫者,或由郁怒伤于肝脾,致阴中闷痒,必兼胸膈不快,内热作渴,饮食无味,肢体倦怠,小水赤涩,宜归脾汤加山栀、逍遥散加山栀。"

三、虫积

《诸病源候论·妇人杂病诸候四·阴痒候》:"妇人阴痒是虫食所为。三虫九虫在肠胃之间,因脏虚虫动,作食于阴。其虫作势,微则痒,重者乃痛。"

《太平圣惠方·卷七十三·治妇人阴痒诸方》:"夫妇人阴痒者,是虫蚀所为,三虫在于肠胃之间,因脏虚,三虫动作,蚀于阴,其虫作,热微则为痒,重者乃痛也。"

《疡医大全·卷二十四》:"冯楚瞻曰:阴痒阴疮,多属虫蚀所为,始因湿热,故生三虫在肠胃间,因脏虚乃动,其虫侵蚀阴中精华,故时作痒,甚则痛痒不已,溃烂成疮。在室女、寡妇、尼姑多犯之,因积想不遂,以致精血凝滞酿成,湿热久而不散,遂成三虫,痒不可忍,深入脏府即死。"

《杂病源流犀烛·卷二十八·前阴后阴病源流》:"甚或生虫,痒不可忍,发寒热,若蚀入脏府即死。"

四、房事不节

《疡医大全·卷二十四》:"令人发热恶寒,与痨相似。亦有房室过伤,以致热壅肿痒内痛"。

《竹林女科证治·卷二·安胎下·妊娠阴痒》:"有孕房事不节,阴精留蓄,因而作痒"。

【辨病机】

本病发生有虚实两类。虚证多由肝肾阴虚,化燥生风,阴户失养;实证多因肝经湿热,下渍阴部或感染病虫,虫蚀阴中而发阴痒。临床上常分为肝肾阴虚、肝经湿热和湿热虫积三种类型。

一、湿热下注

肝经湿热久居湿地,湿邪侵入机体,或情志不畅,肝失疏泄,木克脾土,脾虚生湿,湿蕴化热,湿热互结,流注下焦,损伤任带,带下量多,浸渍阴户而致阴痒。

《张氏医通·卷七·大小府门·前阴诸疾》:"阴中痒,亦是肝家湿热,小柴胡汤下滋肾丸。"

《疡医大全·卷二十四》:"妇人湿热下注,阴中作痒,或内外生疮。"

《杂病源流犀烛·卷二十八·前阴后阴病源流》:"或由肝脾气虚,湿热下注,致阴内痛痒,不时出水,食少体倦"。

《胎产新书·女科秘要·卷二》:"胎前湿热不化阴门痒。"

二、肝肾阴虚

素体阴虚，或年老体弱，或大病久病，或房事不节，致精血亏虚，肝肾阴虚。肝经绕阴器，肾开窍于二阴，肝肾阴虚，精血不足，化燥生风，阴部失养发为阴痒。

《太平圣惠方·卷四十四·治阴下湿痒诸方》："夫虚劳损肾，肾气不足，故阴冷汗液自泄，风邪乘之，则搔痒也。"

《张氏医通·卷七·大小府门·前阴诸疾》："瘦人燥痒属阴虚，六味丸三钱、滋肾丸一钱，和服。外用蛇床子煎汤洗之。"

《疡医大全·卷二十四》："令人发热恶寒，与痨相似。亦有房室过伤，以致热壅肿痒内痛，外为便毒，莫不由欲事伤损肝肾，肾阴亏而肝火旺，才郁思达，肝经郁滞之火走空窍下注，为痒为虫。"

【辨病证】

本病应从阴部瘙痒情况及全身状况辨其原因，湿胜作痒，常浸淫流液；热盛作痒，常焮热或溃烂；虫淫作痒，白带增多，色质异常，奇痒如虫爬；精血亏虚作痒，阴部干涩，灼热或皮肤变厚或萎缩等。

《疡医大全·卷二十四》："极痛极痒，状如虫行，淋漓脓汁，皆由湿热与心火相系而生。"

《杂病源流犀烛·卷二十八·前阴后阴病源流》："妇人又有阴中䘌疮，少阴脉滑而数，阴中或痛或痒，如虫行状，脓水淋沥。"

【论治法】

本病治疗着重调理肝、脾、肾的功能，采用内服与外治结合的方法。

《石室秘录·卷四》："大约儿门内之病，非痒则痛，吾言一方俱可兼治，取效甚神，方用当归一两、栀子三钱、白芍五钱、柴胡一钱、茯苓五钱、练树根五分，水煎服。此方之妙，皆是平肝祛湿之品，无论有火无火、有风有湿，俱奏奇功，正不必问其若何痒、若何痛、若何肿、若何烂，此暗治之宜知也矣！有痰加白芥子一钱，有火加黄芩一钱，有寒加肉桂一钱，余不必加。"

《女科经纶·卷八·杂证门·前阴诸证》："（妇人阴痒属欲事不遂积成湿热）妇人有阴痒生虫之证也，厥阴属风木之脏，木朽则蠹生，肝经血少，津液枯竭，致气血不能荣运，则壅郁生湿。湿生热，热生虫，理所必然。故治法不外渗湿清热，外以杀虫为治。然其本元，又当滋养肝血、补助脾土、益阴燥湿也。至春甫论欲事不遂所致，亦病情之不可不察者也。"

《杂病源流犀烛·卷二十八·前阴后阴病源流》："按此阴痒之虫，当属肝风内煽所化，与阴疮之虫有异，故治法亦必以清肝为主，以清其内，宜柴胡清肝汤、逍遥散。外用药纳阴中，以制其虫，宜桃仁泥或雄黄末，或鸡肝纳阴中。"

【论用方】

一、治阴痒方论

1. 论加味逍遥散

《女科指要·卷一·经候门·阴痒》："蛤壳生研，利少阴之湿热；柴胡盐制，解肝胆之虚阳；当归养血荣经；白芍敛阴和血；白术培土制湿；茯苓渗湿和脾；丹皮凉血以清相火；山栀降热以清湿火；炙甘草以缓中和胃也。白雷丸汤调下，取其清热杀虫，使热化虫消则湿亦得泄而津血四布，肝脾无不皆受其荫，岂有湿热下注以成阴痒之疴哉！"

2. 论龙胆泻肝汤 1）

《兰室秘藏·卷下·阴痿阴汗门·阴痿阴汗及臊臭论》："此药柴胡入肝为引；用泽泻、车前子、木通淡渗之味利小便，亦除臊气，是病在下者，引而竭之；生地黄、草龙胆之苦寒泻酒湿热，更兼车前子之类以撤肝中邪气；肝主血，用当归以滋肝中血不足也。"

3. 论龙胆泻肝汤 2）

《医方集解·泻火之剂第十四》："此足厥阴、少阳药也。龙胆泻厥阴之热，柴胡平少阳之热，黄芩、栀子清肺与三焦之热以佐之，泽泻泻肾经之湿，木通、车前泻小肠、膀胱之湿以佐之，然皆苦寒下泻之药，故用归，地以养血而补肝，用甘草以缓中而不伤肠胃，为臣使也。"

《重订通俗伤寒论·六经方药·清凉剂》："肝为风木之脏，内寄胆府相火，凡肝气有余，发生胆火者，症多口苦胁痛，耳聋耳肿，阴湿阴痒，尿血赤淋，甚则筋痿阴痛。故以胆、通、栀、芩纯苦泻肝为君；然火旺者阴必虚，故又臣以鲜地、生甘，甘凉润燥，救肝阴以缓肝急；妙在佐以柴胡轻清疏气，归须辛润舒络；使以泽泻、车前咸润达下，引肝胆实火从小便而去。此为凉肝泻火，导赤救阴之良方。然惟肝胆实火炽盛，阴液未涸，脉弦数，舌紫赤，苔黄腻者，始为恰合。”

《医宗金鉴·卷二十九·删补名医方论·卷四》：“胁痛口苦，耳聋耳肿，乃胆经之为病也；筋痿阴湿，热痒阴肿，白浊溲血，乃肝经之为病也。故用龙胆草泻肝胆之火，以柴胡为肝使，以甘草缓肝急，佐以芩、栀、通、泽、车前辈大利前阴，使诸湿热有所从出也。然皆泻肝之品，若使病尽去，恐肝亦伤矣，故又加当归、生地补血以养肝。盖肝为藏血之脏，补血即所以补肝也。而妙在泻肝之剂，反作补肝之药，寓有战胜抚绥之义矣。”

《成方便读·卷三·清火之剂》：“夫相火寄于肝胆，其性易动，动则猖狂莫制，挟身中素有之湿浊，扰攘下焦，则为种种诸证。或其人肝阴不足，相火素强，正值六淫湿火司令之时，内外相引，其气并居，则肝胆所过之经界，所主之筋脉，亦皆为患矣。故以龙胆草大苦大寒，大泻肝胆之湿火；肝胆属木，木喜条达，邪火抑郁，则木不舒，故以柴胡疏肝胆之气，更以黄芩清上，山栀导下，佐之以木通、车前、泽泻，引邪热从小肠、膀胱而出；古人治病，泻邪必兼顾正，否则邪去正伤，恐犯药过病所之弊，故以归、地养肝血，甘草缓中气，且协和各药，使苦寒之性不伤胃气耳。”

《谦斋医学讲稿·卷二》：“本方以龙胆为君，配合黄芩、山栀泻肝胆实火；木通、车前、泽泻清热利湿，用生地、当归防其火盛伤阴，再用甘草和中解毒，柴胡引经疏气，总的功能是苦寒直折，泻肝火而清利下焦湿热。故治胁痛、口苦、目赤、耳聋等肝火上逆，亦治小便淋沥、阴肿阴痒等湿热下注之证。”

二、治湿热下注阴痒方

1. 大黄散（《太平圣惠方·卷七十三·治妇人阴痒诸方》）

治妇人阴痒。

川大黄（一两，锉碎，微炒）　黄芩（一两）　赤芍药（半两）　玄参（半两）　黄芪（一两，锉）　丹参（半两）　山茱萸（半两）　蛇床子（半两）

上为细散。每服二钱，食前以温酒调下。

2. 龙胆泻肝汤

1)《兰室秘藏·卷下·阴痿阴汗门·阴痿阴汗及臊臭论》

治肝经湿热，喉口热疮，阴痒肿痛，小便赤涩，遗精白浊。

柴胡梢（一钱）　泽泻（一钱）　车前子（五分）　木通（五分）　生地黄（三分）　当归梢（三分）　草龙胆（三分）

上锉，如麻豆大，都作一服。

用水三盏，煎至一盏，去滓，空心稍热服，便以美膳压之。

2)《医方集解·泻火之剂第十四》

治肝胆火盛之胁痛，口苦目赤，耳肿耳聋；肝胆湿热下注之阴肿阴痒，小便淋浊，尿血，带下等。

龙胆草（酒炒）　黄芩（炒）　栀子（酒炒）　泽泻　木通　车前子　当归（酒洗）　生地黄（酒炒）　柴胡　甘草（生用）

水煎服。

3. 柴胡石膏汤（《郑氏家传女科万金方·杂症门·杂症问答》）

治妇人湿热阴痛、阴痒。

柴胡　石膏　黄芩　荆芥　前胡　茯苓　升麻　桑皮　甘草

水煎服。

4. 神功至宝丹（《本草纲目拾遗·卷九·引王秋泉方》）

治溜脓肥疮，脓窠疮，瘌痢头，遍身风癞瘾疹疥癣，瘙痒异常，麻木不仁，诸风手足瘦痛，皮肤破烂，阴囊痒极，并妇人阴痒湿痒。

苦参（一斤，为末）　鹅毛（香油炒存性，六两）

上用黄米糊为丸，朱砂为衣。随病上下，茶汤送下，一日二次。

5. 八仙饮（《产科发蒙·附录·产前后经验方》）

治赤白带下不止，阴门瘙痒。

土茯苓　陈皮　茯苓　木通　当归　金银花　大黄　川芎（各等分）

上八味，每服四钱，水二盏，煎一盏温服。

三、治湿虫滋生阴痒方

1. 将军散（《寿世保元·卷七·妇人杂病》）

治妇人阴痒，是虫蚀，微则为痒，重则痛。

大黄（微炒，一两） 黄芩（一两） 黄芪（炙，一两） 赤芍（五钱） 玄参（五钱） 丹参（五钱） 山茱萸（去核，五钱） 蛇床子（五钱）

上为末。每服二钱，食前温酒调下。

2. 芦荟丸（《医学集成·卷三》）

治阴痒生虫。

芦荟 当归 白芍 川芎 胡连 芜荑 木香 甘草

上为末，糊为丸。每服一钱半，开水送下。外用桃叶、白果捣烂，绵裹，纳阴中，日三换。

四、治肝肾阴虚阴痒方

1. 石斛散（《太平圣惠方·卷十四·治伤寒后虚损梦泄诸方》）

治肾气虚损，小便余沥，梦遗白浊，阴痒，腰背寒痛；伤寒后肾气虚损，小便余沥，及夜梦失精，阴下湿痒。

石斛（一两半，去根，锉） 巴戟（一两，去心） 桑螵蛸（三分，微炒） 菟丝子（一两，酒浸三日，晒干，别杵为末） 杜仲（三分，去粗皮，炙微黄赤，锉）

上为细散，入菟丝末和匀。每服二钱，食前温酒调下。

2. 滋阴八味煎（《景岳全书·卷五十一德集·新方八阵·因阵》）

治肝肾阴虚，虚火上炎，头昏目眩，耳鸣耳聋，喉痹，喘急；或阴虚火旺，下焦湿热而成之癃闭，尿频急痛，带下，阴痒，腰痠膝软，舌质红，尺脉旺。

山药（四两） 丹皮（三两） 白茯苓（三两） 山茱萸肉（四两） 泽泻（三两） 黄柏（盐水炒，三两） 熟地黄（八两，蒸捣） 知母（盐水炒，三两）

水煎服。

3. 加味逍遥散（《女科指要·卷一·经候门·阴痒》）

治阴痒，脉弦虚数。

柴胡（六钱，盐水炒） 白芍（二两，炒） 白术（一两半，制） 当归（三两） 茯苓（一两） 炙草（四钱） 山栀（二两，炒） 丹皮（一两半） 蛤壳（三两，生研）

上为散。白雷丸三钱，煎汤调下三钱。

五、治肝郁脾虚阴痒方

温肝汤（《产孕集·卷下·去疾第十三》）

治阴痒。

柴胡 白芍 川芎（各一钱） 当归 首乌 白术 苡仁（各三钱） 葱白（七枚）

外以蛇床子煮汤熏洗之。

六、外治方

1. 苦参汤（《金匮要略·卷上·百合狐惑阴阳毒病证治第三》）

治狐惑病，蚀于下部，咽干。阴肿、阴痒、疥癞。

苦参

煎汤熏洗前阴病处，除湿热以治其本。

2. 真丹散（《外台秘要·卷三十四·阴痒方五首》）

治阴痒似有虫状，烦闷。

真丹（一分，研） 矾石（二分，烧，研） 芎䓖（四分）

上为散，以谷囊盛，着阴中，虫当死尽。

3. 黄丹散（《太平圣惠方·卷七十三·治妇人阴痒诸方》）

治妇人阴痒，似有虫状，烦闷。

黄丹（一两） 白矾（三分） 芎䓖（一两）

上为末，以谷囊盛，纳阴中，虫当自出。

4. 五加皮汤（《普济方·卷三百零一·下部疮门·阴汗》）

治阴痒有汗。

五加皮，煎汤外洗。另用密陀僧扑之，百药煎末敷之。

5. 椿根皮汤〔《古今医统大全·卷八十三·妇科心镜（下）·妇人阴痒候》〕

治妇人阴痒突出。

臭椿皮 荆芥穗 藿香（各等分）

上锉，煎汤熏洗，既入即止。

6. 杏仁膏〔《古今医统大全·卷八十三·妇科心镜（下）·妇人阴痒候》〕

治妇人阴痒不可忍。

杏仁（烧存性） 麝香（少许）

上为末，用旧帛裹之，缚定，火上炙热，纳阴中。

7. 芎归汤(《外科正宗·卷四·阴疮论第三十九》)

治妇人阴中突出如蛇，或似鸡冠、菌样，阴痒者。

川芎 当归 白芷 甘草 胆草(各等分)

每服五钱，煎汤浴洗患上，随后搽药。

8. 桃仁雄黄膏(《医宗金鉴·卷四十九·妇科心法要诀·前阴诸证门》)

治阴痒。

桃仁 雄黄末

桃仁研膏，合雄黄末，鸡肝切片，蘸药纳户中。其虫一闻肝腥，皆钻肝内吮食，将肝提出，其病即愈。

9. 椒芷汤(《叶氏女科证治·卷二·安胎下》)

治妊娠阴痒。妇人受妊后，不节房劳，阳精留蓄因而作痒。

川椒(去目，一两) 白芷(一两五钱)

水煎，服头煎，以二煎洗患处。

10. 洗阴煎(《仙拈集·卷三·妇人科》)

治妇人阴痒生疮。

蛇床(五钱) 五倍(五钱) 明矾(五钱) 花椒(五钱) 葱白(五钱)

煎汤洗之。

11. 塌痒汤(《疡医大全·卷二十四》)

治阴痒。

鹤虱草(一两) 苦参 威灵仙 归尾 蛇床子 狼毒(各五钱)

水煎，或加猪胆汁二三枚，乘热熏洗患处。

12. 珠母散(《外科方外奇方·卷四》)

治妇人阴痒，甚者令人发热如劳。

陈蚌壳(煅，二钱) 儿茶(二钱) 轻粉(二钱) 飞滑石(二钱) 人中白(煅，二钱) 煅龙骨(一钱) 枯矾(一钱) 冰片(三分)

上为末。先以鸡肝或猪肝切作长条，蒸熟，插入阴户，过一夜，次早取出，如此二至三次，痒减虫净，然后用麻油调搽。

【论用药】

1. 小蓟

《本草纲目·草部第十五卷·草之四》："妇人阴痒：小蓟煮汤，日洗三次。(《普济方》)"

2. 五加皮

《本草经集注·草木下品》："味辛、苦，温、微寒，无毒。主治心腹疝气，腹痛，益气，治躄，小儿不能行，疽疮，阴蚀；男子阴痿，囊下湿，小便余沥，女人阴痒及腰脊痛"。

《本草蒙筌·卷一·草部上》："去女人阴痒难当，扶男子阳痿不举。"

3. 车前子

《证类本草·卷六》："《外台秘要》治阴痒痛：车前子，以水三升煮三沸，去滓，洗痒痛处。"

4. 生大豆

《证类本草·卷二十五》："阴痒汗出，嚼生大豆黄，敷之佳。"

5. 白僵蚕

《本草蒙筌·卷十一·虫鱼部》："治妇人崩中赤白。止阴痒，去三虫。"

6. 矾石

《本草品汇精要·卷一·玉石部上品之上·石之水》："矾石烧为末，每日合酒调方寸匕，日三服，治阴痒脱。"

《证类本草·卷三》："《千金翼》治阴痒脱方：烧矾石一味，研为末，每日空心酒调方寸匕服，日三。"

7. 胡麻

《证类本草·卷二十四》："《肘后方》：治阴痒生疮，嚼胡麻敷之。"

8. 桃核仁

《神农本草经疏·卷二十三·果部三品》："《肘后方》：妇人阴痒，桃仁杵烂，绵裹塞之。"

9. 狼牙

《本草纲目·草部第十七卷·草之六》："妇人阴痒：狼牙二两，蛇床子三两，煎水热洗。(《外台秘要》)"

10. 瓶儿草

《滇南本草·第三卷》："瓶儿草味淡，性微温。行经络，消气结，散瘰疬、马刀、结核，鼠疮溃烂，脓血不止，补气血虚弱，调元；搽癣疮、小儿黄水疮，妇人阴痒生虫，洗之良。"

11. 蛇床

《本草纲目·草部第十四卷·草之三》："妇人阴痒：蛇床子一两，白矾二钱。煎汤频洗。(《集简方》)"

【医论医案】

《明医杂著·卷四·拟治诸方》

一妇人，吐痰，发热，遍身作痛，小便频数，阴中作痒，日晡热甚。余曰：此肝脾血虚气滞而兼湿热也。用加味逍遥散加车前子而愈。

《女科撮要·卷上·阴疮》

一妇人阴中挺出一条，五寸许，闷痛重坠，水出淋漓，小便涩滞。夕与龙胆泻肝汤分利湿热，朝与补中益气汤升补脾气，诸症渐愈。再与归脾，加山栀、茯苓、川芎、黄柏，间服，调理而愈。后因劳役或怒气，下部湿痒，小水不利，仍用前药即愈。亦有尺许者，亦有生诸虫物者，皆用此治。

一妇人素郁闷，阴内痛痒，不时出水，饮食少思，肢体倦怠，用归脾加丹皮、山栀、芍药、柴胡、生草主之而安。

一妇人阴内痒痛，内热倦怠，饮食少思，用参、芪、归、术、陈皮、柴胡、炒栀、炒车前、升麻、芍药、丹皮、茯苓，治之而瘥。若阴中有虫痒痛，亦属肝木，以桃仁研膏，和雄黄末纳阴中以杀之，仍用清肝解郁。有以鸡肝纳之者，乃取虫之法也。

一妇人胸膈不利，内热作渴，饮食不甘，肢体倦怠，阴中闷痒，小便赤涩。此郁怒所致，用归脾加山栀而愈。后因怒，患处并小腹胀痛，用小柴胡加山栀、芎、归、芍药而愈。但内热晡热，用逍遥散加山栀而愈。后因劳役发热，患处肿胀，小便仍涩，用补中益气加山栀、茯苓、丹皮而愈。

《保婴撮要·卷八·白浊》

女子小便或青或白，后前阴作痒出水。此肝经湿热，先用龙胆泻肝汤一剂，又以加味逍遥散加龙胆草而愈。

《赤水玄珠·卷十五·前阴诸疾门·阴痿阴汗阴冷阴臭》

一富者，前阴间尝闻臊臭，又因连日饮酒，腹中不和，求予治之。予应之曰：夫前阴者，足厥阴之脉，络阴器，出其挺末，臭者，心之所主，散入于五方为臭，入肝为臊臭，此其一也。当于肝中泻行间，是治其本。后于心经，泻少冲，以治其标。如恶针，当用药除之，治法当求其本。连日饮酒，夫酒者，气味俱能生湿热，是风湿热合于下焦为邪。故《经》云：下焦如渎。又云：在下引而竭之。酒者是湿热之水，亦宜决前阴以去之。是合下焦二法治之，龙胆泻肝汤是也。龙胆泻肝汤治阴部时复湿痒，有臊臭。柴胡梢、泽泻各一钱，车前子、木通各五分，当归尾、龙胆草、生地黄各三分，水煎，空心饥时热服，便以美膳压之。柴胡入肝为引，用泽泻、车前子、木通，其淡渗之味，利小便亦除臊臭，是名在下者引而竭之。生地黄、龙胆草之苦寒，泻酒湿热。更兼车前子之类，以彻肝中邪气。肝主血，用当归以滋肝中血不足也。

《女科指要·女科医案·前阴诸疾门》

一妇人，年二十余，内热烦渴，倦怠食少，阴中闷痒，小水赤涩，脉沉弦数。此郁怒伤损肝脾，湿热乘虚下注。加味逍遥散调治一月而安。

一妇人，年三十余，阴内痛甚作痒，时常出水，食少体倦，脉软涩数。此肝脾气虚，湿火下注。用归脾汤加生白芍、牡丹皮、黑山栀、生甘草，四剂而病减，久服而全安。

一妇人，年四十二，阴内痒痛异常，内热倦怠，饮食少思，脉软弦数。此郁怒伤损肝脾，元气下陷，湿热留恋阴中。宜用参、芪、归、术、陈皮、柴胡、炒山栀、车前子、升麻、白芍、丹皮、茯苓，十剂渐减，久服而全安。

病名索引

（按中文笔画排序）

二画

三画

四画

五画

六画

七画

八画

九画

十画

十一画

十二画

十三画

十四画

十五画

十六画

方剂索引

（按中文笔画排序）

一画

二画

三画

四画

五画

六画

七画

八画

九画

十画

十一画

十二画

十三画

十四画

十五画

十六画

十七画

十八画

十九画

廿一画

廿三画